Livro da Sociedade Brasileira de **Reumatologia**

Livro da Sociedade Brasileira de **Reumatologia**

EDITORES

Caio Moreira

Samuel Katsuyuki Shinjo

EDITORES ASSOCIADOS

Ivânio Alves Pereira

Michelle Ugolini-Lopes

Vanessa Hax

3ª EDIÇÃO REVISADA, ATUALIZADA E AMPLIADA

AMB Associação Médica Brasileira

manole editora

Editora responsável: Eliane Usui
Projeto gráfico: Departamento de Arte da Editora Manole
Diagramação: HiDesign Estúdio
Ilustrações: Luargraf Serviços Gráficos, HiDesign Estúdio, Formato Editoração
Capa: Ricardo Yoshiaki Nitta Rodrigues

CIP-BRASIL. CATALOGAÇÃO NA PUBLICAÇÃO
SINDICATO NACIONAL DOS EDITORES DE LIVROS, RJ

L762
3. ed

Livro da Sociedade Brasileira de Reumatologia / editores Caio Moreira, Samuel Katsuyuki Shinjo ; editores associados Ivânio Alves Pereira, Michelle Ugolini-Lopes, Vanessa Hax. - 3. ed. - Santana de Parnaíba [SP] : Manole, 2023.
il.

Inclui bibliografia e índice
ISBN 9788520464540

1. Reumatologia. I. Moreira, Caio. II. Shinjo, Samuel Katsuyuki. III. Pereira, Ivânio Alves. IV. Ugolini-Lopes, Michelle. V. Hax, Vanessa.

23-85210 CDD-616.723
CDU: 616.002.77

Gabriela Faray Ferreira Lopes - Bibliotecária - CRB-7/6643

3ª edição – 2023
Reimpressão – 2024

Editora Manole Ltda.
Al. América, 876 – Tamboré
06543-315 – Santana de Parnaíba – SP – Brasil
Tel. (11) 4196-6000
www.manole.com.br | https://atendimento.manole.com.br/

Impresso no Brasil
Printed in Brazil

Editores

CAIO MOREIRA

Membro Titular da SBR. Especialista em Parasitologia Médica pelo Instituto de Ciências Biológicas da Universidade Federal de Minas Gerais (UFMG). Presidente da SBR (2002-2004). Membro da Comissão de Doenças Osteometabólicas da SBR (2014-2016, 2017-2018, 2019-2020). Coeditor das obras *Noções Práticas de Reumatologia* (Moreira C, Carvalho MAP. Belo Horizonte: Editora Health; 1996), *Reumatologia: Diagnóstico e Tratamento* (Moreira C, Carvalho MAP. 2. ed. Rio de Janeiro: Medsi; 2001), *Reumatologia Essencial* (Moreira C, Castelar Pinheiro GC, Marques Neto JF. Rio de Janeiro: Editora Guanabara Koogan; 2009) e *Livro da Sociedade Brasileira de Reumatologia* [Shinjo SK, Moreira C e editores associados. Barueri: Editora Manole; 2018 (1ª edição), 2021(2ª edição) e 2023 (3ª edição).

SAMUEL KATSUYUKI SHINJO

Professor Associado (Livre-docência, MS-5), Disciplina de Reumatologia, Faculdade de Medicina FMUSP, Universidade de São Paulo, São Paulo.

Editores associados

IVÂNIO ALVES PEREIRA

Chefe do Serviço de Reumatologia do Hospital Universitário da Universidade Federal de Santa Catarina (UFSC). Professor Doutor, Disciplina de Reumatologia da Universidade do Sul de Santa Catarina. Diretor Científico da SBR (2022-2024). Membro da Comissão de Artrite Reumatoide e de Doenças Raras da SBR (2022-2024).

MICHELLE UGOLINI-LOPES

Médica Assistente do Ambulatório de Lúpus Eritematoso Sistêmico do Serviço de Reumatologia do Hospital das Clínicas HCFMUSP, Faculdade de Medicina, Universidade de São Paulo, São Paulo. Doutora em Ciências do Sistema Musculoesquelético pela FMUSP.

VANESSA HAX

Doutora e Mestre em Ciências Médicas pela Universidade Federal do Rio Grande do Sul (UFRGS). Médica Contratada e Preceptora do Serviço de Reumatologia do Hospital de Clínicas de Porto Alegre.

Autores

ADRIANA MARIA KAKEHASI

Professora Associada de Reumatologia da Faculdade de Medicina da Universidade Federal de Minas Gerais (UFMG). Membro Titular da SBR.

ADRIANO CHIEREGHIN

Médico Reumatologista pela SBR. Professor Assistente Mestre da Pontifícia Universidade Católica de São Paulo (PUC-SP). Coordenador do Ambulatório de Espondiloartrites da Faculdade de Ciências Médicas de Sorocaba da PUC-SP.

ALESSANDRA DE SOUSA BRAZ

Médica Preceptora e Supervisora do Programa de Residência Médica em Reumatologia do Hospital Universitário Lauro Wanderley da Universidade Federal da Paraíba (HULW-UFPB). Professora Associada I da Disciplina de Reumatologia da UFPB. Coordenadora do Serviço de Reumatologia do HULW-UFPB. Membro da Comissão de Dor, Fibromialgia e outras Síndromes Dolorosas de Partes Moles da SBR e da Comissão de Títulos de Especialistas da SBR.

ALEXANDRE WAGNER SILVA DE SOUZA

Professor Afiliado da Disciplina de Reumatologia da Escola Paulista de Medicina, Universidade Federal de São Paulo (EPM/UNIFESP). Coordenador da Comissão de Vasculites da SBR.

ALÉXIA MOURA ABUHID LOPES

Membro Titular do Colégio Brasileiro de Radiologia. *Fellowship* em Imagem do Sistema Osteoarticular na Duke University, NC (EUA) e em Lyon (França). Médica Radiologista da Clínica Axial Medicina Diagnóstica em Belo Horizonte (MG).

ALICE VIANA DE JESUS

Médica Residente na Faculdade de Ciências Médicas da Universidade Estadual de Campinas (UNICAMP).

ALINE RANZOLIN

Reumatologista no Hospital Universitário Oswaldo Cruz e Hospital das Clínicas da Universidade Federal de Pernambuco (HC-UFPE). Responsável pelos Ambulatórios de Fibromialgia, Espondiloartrite, Gota e Gestação em Doenças Reumáticas (HC-UFPE). Mestrado e Doutorado pela Universidade Federal do Rio Grande do Sul (UFRGS).

ALINE SERFATY

Radiologista Musculoesquelética e Diretora Médica da Clínica MedScanLagos. Graduada em Medicina pela Universidade Federal do Estado do Rio de Janeiro (UFRJ). Residência Médica em Radiologia e Diagnóstico por Imagem pela Universidade Federal Fluminense (UFF). Doutora pela UFRJ. Ex-presidente da Sociedade de Radiologia do Rio de Janeiro. Membro da *International Skeletal Society* e do Conselho Consultivo do Medscape.

ANA BEATRIZ SANTOS BACCHIEGA

Docente da Faculdade de Ciências da Saúde de Barretos (FACISB). Reumatologista da Fundação Pio XII - Hospital de Amor/Santa Casa de Misericórdia de Barretos. Mestre em Ciências Médicas pela Universidade do Estado do Rio de Janeiro (UERJ). Membro da Comissão de Vasculites da SBR.

ANA CAROLINA DE OLIVEIRA E SILVA MONTANDON

Médica Reumatologista do Serviço de Reumatologia do Hospital das Clínicas da Faculdade de Medicina da Universidade Federal de Goiás (HCFMUFG).

ANA CAROLINA MATIAS DINELLY PINTO

Supervisora do Laboratório de Sorologia da UNADIG/Fiocruz (CE).

ANA CRISTINA DE MEDEIROS RIBEIRO

Pós-doutora, Coordenadora do Ambulatório de Artrite Reumatoide do Hospital das Clínicas HCFMUSP, Faculdade de Medicina, Universidade de São Paulo, São Paulo.

ANA JÉSSICA PINTO

Pós-doutorado em Metabolismo e Fisiologia do Comportamento Sedentário pela *University of Colorado Anschutz Medical Campus*, EUA. Graduação em Educação Física pela Escola de Educação Física e Esporte da Universidade de São Paulo (USP).

ANA JULIA PANTOJA DE MORAES

Reumatologista Infantil. Professora Associada na Universidade Federal do Pará (UFPA). Responsável pelo Ambulatório de Reumatologia Pediátrica (CASMUC-UFPA).

ANA KARLA GUEDES DE MELO

Reumatologista Assistente da Residência de Reumatologia do Hospital Universitário Lauro Wanderley da Universidade Federal da Paraíba (HULW-UFPB). Mestre em Medicina pela Faculdade de Ciências Médicas da Santa Casa de Misericórdia de São Paulo. Doutoranda do Programa de Pós-graduação de Saúde Baseada em Evidências da Escola Paulista de Medicina, Universidade Federal de São Paulo (EPM/UNIFESP).

ANA LUISA CALICH

Médica Reumatologista do Hospital Sírio-Libanês. Doutorado em Ciências Médicas no Hospital das Clínicas HCFMUSP, Faculdade de Medicina, Universidade de São Paulo, São Paulo. Colaboradora do Ambulatório de Vasculites da Escola Paulista de Medicina, Universidade Federal de São Paulo (EPM/UNIFESP).

ANA PATRÍCIA DE PAULA

Superintendente da Região de Saúde Central do DF/SESDF.

ANA PAULA LUPPINO ASSAD

Reumatologista do Serviço de Reumatologia do Hospital das Clínicas HCFMUSP, Faculdade de Medicina, Universidade de São Paulo, São Paulo. Assistente do Ambulatório de Esclerose Sistêmica e Doença Mista do Tecido Conjuntivo; Ambulatório de Doenças de Início da Infância; Centro de Dispensação de Medicações de Alto Custo (CEDMAC) do Hospital das Clínicas HCFMUSP, Faculdade de Medicina, Universidade de São Paulo, São Paulo. Colaboradora do Grupo Multidisciplinar de Hipertensão Pulmonar do Instituto do Coração de São Paulo (InCor).

ANA PAULA MONTEIRO GOMIDES REIS

Reumatologista com área de atuação em Dor pela Associação Médica Brasileira (AMB). Mestre e Doutora pela Universidade de Brasília (UnB). Professora Titular e Coordenadora Assistente do

Curso de Medicina do Centro Universitário de Brasília (CEUB). Membro das Comissões de Dor, Fibromialgia e Artrite Reumatoide da SBR.

ANA PAULA TOLEDO DEL RIO

Médica Reumatologista Doutora em Clínica Médica pela Universidade Estadual de Campinas (UNICAMP). Coordenadora do Ambulatório de Esclerose Sistêmica e Capilaroscopia no Hospital de Clínicas da UNICAMP.

ANDRÉ DE SOUZA CAVALCANTI

Chefe do Serviço de Reumatologia Pediátrica do Hospital das Clínicas da Universidade Federal de Pernambuco (HC-UFPE). Doutor em Biociências e Biotecnologia em Saúde pelo Instituto Aggeu Magalhães/Fundação Oswaldo Cruz (IAM/FIOCRUZ).

ANDRÉ ROSENFELD

Membro Titular do Colégio Brasileiro de Radiologia. Especialização em Radiologia Musculoesquelética pela Escola Paulista de Medicina, Universidade Federal de São Paulo (EPM/UNIFESP). Médico Colaborador do Departamento de Diagnóstico por Imagem da EPM/UNIFESP. Coordenador Médico do Centro de Diagnósticos (AACD/SP) e da TC/RM (DASA/SP). Médico Radiologista no CURA/SP.

ANDRÉ SILVA FRANCO

Médico Assistente do Serviço de Reumatologia do Hospital das Clínicas HCFMUSP, Faculdade de Medicina, Universidade de São Paulo, São Paulo. Título de Especialista em Reumatologia pela SBR/AMB e em Densitometria pelo CBR/ABRASSO/AMB.

ANDREA BARRANJARD VANNUCCI LOMONTE

Reumatologista pela SBR. Doutora em Ciências Médicas pela Faculdade de Medicina FMUSP, Universidade de São Paulo, São Paulo. Pesquisadora Clínica e Gerente Científica do Centro Paulista de Investigação Clínica.

ANDRÉA FERNANDES ELOY DA COSTA FRANÇA

Professora Doutora da Disciplina de Dermatologia da Faculdade de Ciências Médicas da Universidade Estadual de Campinas (FCM-UNICAMP).

ANDREA ROCHA DE SABOIA MONT'ALVERNE

Doutora em Ciências Médicas pela Universidade de São Paulo. Médica Assistente do Serviço de Reumatologia do Hospital Geral de Fortaleza. Professora Assistente da Universidade Fortaleza (UNIFOR).

ANDRÉA TAVARES DANTAS

Professora Adjunta de Reumatologia da Universidade Federal de Pernambuco (UFPE). Doutora em Inovação Terapêutica pela UFPE. Coordenadora do Ambulatório de Esclerose Sistêmica do HC-UFPE.

ANDRESE ALINE GASPARIN

Mestra e Doutora em Ciências Médicas pela Universidade Federal do Rio Grande do Sul (UFRGS).

ANGELA LUZIA BRANCO PINTO DUARTE

Doutora em Reumatologia pela Escola Paulista de Medicina, Universidade Federal de São Paulo (EPM/UNIFESP). Professora Titular de Reumatologia da Universidade Federal de Pernambuco (UFPE). Chefe do Serviço de Reumatologia do HC-UFPE.

ANTONIO CARLOS XIMENES

Doutor em Reumatologia pela Universidade de São Paulo, São Paulo. Diretor Clínico do Hospital Geral de Goiânia. *Master* PANLAR. Presidente da SBR (1996-1998). Presidente da PANLAR (2010-2012).

ANTONIO JOSÉ LOPES FERRARI

Médico Doutor Assistente da Disciplina de Reumatologia da Escola Paulista de Medicina, Universidade Federal de São Paulo (EPM/UNIFESP).

ARI S. R. HALPERN

Médico Assistente do Serviço de Reumatologia do Hospital das Clínicas HCFMUSP, Faculdade de Medicina, Universidade de São Paulo, São Paulo. Doutor em Reumatologia pela Universidade de São Paulo, São Paulo. Chefe do Grupo de Patologias da Coluna do Serviço de Reumatologia do HCFMUSP.

BLANCA ELENA RIOS GOMES BICA

Professora Associada de Reumatologia da Universidade Federal do Rio de Janeiro (UFRJ). Chefe do Serviço de Reumatologia do Hospital Universitário Clementino Fraga Filho da UFRJ. Ex-presidente da Sociedade de Reumatologia do Rio de Janeiro (SRRJ). Membro da Comissão de Reumatologia Pediátrica e da Comissão de Doenças Endêmicas e Infecciosas da SBR. Responsável pelo Setor de Reumatologia do Adolescente do HUCFF da UFRJ.

BORIS A. CRUZ

Médico Reumatologista da Rede Mater Dei e Pulsus Inovação.

CAMILA RIBEIRO DUTRA

Residente do Serviço de Reumatologia do Hospital São Lucas da Pontifícia Universidade Católica do Rio Grande do Sul (PUCRS).

CARLA BALEEIRO RODRIGUES SILVA

Reumatologista pelo Hospital das Clínicas HC-FMUSP, Faculdade de Medicina, Universidade de São Paulo, São Paulo. Doutoranda em Síndrome Antifosfolípide pela FMUSP.

CARLA DA FONTOURA DIONELLO

Doutora em Medicina pela Universidade Estadual do Rio de Janeiro (UERJ). Mestre em Medicina Interna pela Universidade Federal do Paraná (UFPR). Reumatologista da Universidade Federal do Rio de Janeiro (UFRJ). Chefe do Serviço de Reumatologia do Hospital Central do Exército (HCE/RJ).

CARLA FORGIARINI SALDANHA

Reumatologista graduada no Hospital das Clínicas de Porto Alegre. Mestre em Ciências Médicas pela Universidade Federal do Rio Grande do Sul (UFRGS).

CARLA GONÇALVES SCHAHIN SAAD

Assistente Doutora do Serviço de Reumatologia do Hospital das Clínicas HCFMUSP, Faculdade de Medicina, Universidade de São Paulo, São Paulo.

CARLOS AUGUSTO FERREIRA DE ANDRADE

Pesquisador Titular em Saúde Pública da Escola Nacional de Saúde Pública Sergio Arouca (ENSP)/Fundação Oswaldo Cruz (FIOCRUZ). Professor Titular de Reumatologia da Universidade de Vassouras (RJ).

CARLOS EWERTON MAIA RODRIGUES

Doutor em Reumatologia pela Universidade de São Paulo (USP). Professor Associado do Departamento de Medicina Clínica da Universidade Federal do Ceará (UFC) e da Pós-graduação em Ciências Médicas da Universidade de Fortaleza (UNIFOR). Membro da Comissão de Lúpus e Epidemiologia da SBR.

CAROLINA AGUIAR MOREIRA

Doutora em Medicina Interna pela Universidade Federal do Paraná (UFPR) e *Columbia University*, Nova York, EUA. Professora Associada do Departamento de Clínica Médica da UFPR. Médica da Unidade de Metabolismo Ósseo do Serviço de Endocrinologia e Metabologia da UFPR e do Serviço de Densitometria Óssea do HC-Ebserh – UFPR. Coordenadora do Centro de Pesquisa Acadêmica do Instituto Pró-Renal.

CÉLIO ROBERTO GONÇALVES

Assistente Voluntário do Serviço de Reumatologia do Hospital das Clínicas HCFMUSP, Faculdade de Medicina, Universidade de São Paulo, São Paulo.

CÉSAR EMILE BAAKLINI

Professor da Faculdade de Medicina de Marília (FAMEMA). Chefe do Serviço de Reumatologia do Hospital das Clínicas da FAMEMA. Mestre em Reumatologia pela Universidade Federal de São Paulo (UNIFESP). Doutor em Clínica Médica pela Faculdade de Medicina de Botucatu.

CHARLLES HELDAN DE MOURA CASTRO

Professor Adjunto da Disciplina de Reumatologia e Coordenador do Programa de Pós-graduação em Ciências da Saúde Aplicadas à Reumatologia da Escola Paulista de Medicina, Universidade Federal de São Paulo (EPM/UNIFESP).

CLAITON VIEGAS BRENOL

Título de Especialista em Reumatologia pela SBR. Membro da Comissão de Artrite Reumatoide da SBR. Professor da Faculdade de Medicina da Universidade Federal do Rio Grande do Sul (UFRGS). Professor do Programa de Pós-graduação em Ciências Médicas da Faculdade de Medicina da UFRGS. Coordenador do Ambulatório de Artrite Reumatoide do Hospital de Clínicas de Porto Alegre (HCPA).

CLARISSA CANELLA

Médica Radiologista da Clínica de Diagnóstico por Imagem CDPI, ALTA Excelência Diagnóstica. Professora Adjunta de Radiologia da Universidade Federal Fluminense (UFF).

CLAUDIA DINIZ LOPES MARQUES

Professora Associada da Disciplina de Reumatologia da Universidade Federal de Pernambuco (UFPE). Residência em Reumatologia no Hospital das Clínicas da UFPE. Título de Especialista em Reumatologia pela SBR/AMB. Mestre em Medicina Interna pela UFPE. Doutora em Saúde Pública pelo Centro de Pesquisas Aggeu Magalhães – FIOCRUZ/PE. Membro das Comissões de Espondiloartrites e de Ensino da SBR. Coordenadora do Projeto REUMACOV-Brasil.

CLAUDIA GOLDENSTEIN SCHAINBERG

Professora Colaboradora Assistente Doutora da Faculdade de Medicina FMUSP, Universidade de São Paulo, São Paulo. Membro da Comissão de Artrite Psoriásica e da Comissão de Coluna Vertebral da SBR. Membro da Sociedade Brasileira de Pediatria, Sociedade Paulista de Reumatologia, Sociedade Paulista de Pediatria, *Group for Research and Assessment of Psoriasis and Psoriatic Arthritis* (GRAPPA), *GRAPPA Steering Committee* do *GRAPPA Education Committee*, do Colégio Americano de Reumatologia (ACR) e da Academia Americana de Pediatria (AAP).

CLAUDIA SAAD MAGALHÃES

Professora Titular de Pediatria e Reumatologia Pediátrica da Faculdade de Medicina de Botucatu, Universidade Estadual Paulista (UNESP).

CLAUDIO ARNALDO LEN

Pediatra e Reumatologista Pediatra. Professor Associado do Departamento de Pediatria da Escola Paulista de Medicina, Universidade Federal de São Paulo (EPM/UNIFESP).

CLOVIS ARTUR ALMEIDA DA SILVA

Professor Titular do Departamento de Pediatria, Faculdade de Medicina FMUSP, Universidade de São Paulo, São Paulo. Chefe do Departamento de Pediatria da FMUSP. Responsável Técnico-científico das Unidades de Adolescente e de Reumatologia Pediátrica, Instituto da Criança e do Adolescente do HCFMUSP.

CRISTIANE KAYSER

Professora Afiliada da Disciplina de Reumatologia, Escola Paulista de Medicina, Universidade Federal de São Paulo (EPM/UNIFESP). Coordenadora da Comissão de Esclerose Sistêmica da SBR.

CRISTIANO A. F. ZERBINI

Diretor do Centro Paulista de Investigação Clínica.

CRISTIANO BARBOSA CAMPANHOLO

Reumatologista da Santa Casa de São Paulo. Mestre pela Faculdade de Ciências Médicas da Santa Casa de São Paulo. Membro da Comissão de Artrite Psoriásica da SBR e do *Group for Research and Assessment of Psoriasis and Psoriatic Arthritis* (GRAPPA).

CRISTINA COSTA DUARTE LANNA

Professora Titular de Reumatologia, Faculdade de Medicina, Universidade Federal de Minas Gerais (UFMG). Professora do Curso de Pós-graduação em Ciências Aplicadas à Saúde do Adulto, Faculdade de Medicina, UFMG. Preceptora da Residência Médica em Reumatologia, Serviço de Reumatologia do Hospital das Clínicas, UFMG.

CRISTINA MEDEIROS RIBEIRO DE MAGALHÃES

Professora Titular da Faculdade de Medicina do Centro Universitário de Brasília (CEUB). Doutora em Ciências da Saúde pela Universidade de Brasília (UnB). Reumatologista Pediatra.

DANIELA GERENT PETRY PIOTTO

Professora Afiliada e Visitante do Departamento de Pediatria da Escola Paulista de Medicina, Universidade Federal de São Paulo (EPM/UNIFESP). Membro da Comissão Científica de Reumatologia Pediátrica da Sociedade Paulista de Reumatologia.

DANIELI ANDRADE

Professora Livre-docente pela Reumatologia, Faculdade de Medicina FMUSP, Universidade de São Paulo, São Paulo. Responsável pelo Ambulatório e Laboratório de SAF no HCFMUSP. Membro do Comitê Executivo do APS ACTION.

DANYENNE REJANE DE ASSIS

Médica Infectologista. Mestre em Ciências da Saúde – Disciplina de Infectologia da Escola Paulista de Medicina, Universidade Federal de São Paulo (EPM/UNIFESP). Preceptora da Unidade de Doenças Infecciosas e Parasitárias do Hospital Universitário Júlio Müller (UFMT-EBSERH).

DAVID COSTA BUARQUE

Presidente da Sociedade Brasileira de Geriatria e Gerontologia de Alagoas (2014-2016; 2016-2018). Professor Auxiliar da Faculdade de Medicina da Universidade Federal de Alagoas (UFAL). Supervisor da Residência Médica em Geriatria da Santa Casa de Misericórdia de Maceió.

DAVID WILLIAM DEMPSTER

Professor do Departamento de Patologia e Biologia Celular da Universidade Columbia, Nova York, EUA.

DAWTON TORIGOE

Chefe da Disciplina de Reumatologia da Santa Casa de São Paulo. Vice-diretor do Departamento de Medicina da Santa Casa de São Paulo. Doutor em Reumatologia pela Faculdade de Medicina FMUSP, Universidade de São Paulo, São Paulo.

DÉBORA CERQUEIRA CALDERARO

Professora Adjunta de Reumatologia da Faculdade de Medicina da Universidade Federal de Minas Gerais (UFMG). Médica Assistente, responsável pelo Ambulatório de Lúpus Eritematoso Sistêmico do Serviço de Reumatologia do Hospital das Clínicas da UFMG. Membro da Comissão de Lúpus Eritematoso Sistêmico e da Unidade de Pesquisa da SBR.

DIOGO SOUZA DOMICIANO

Assistente-doutor do Serviço de Reumatologia do Hospital das Clínicas HCFMUSP, Faculdade de Medicina, Universidade de São Paulo. Coordenador do Laboratório de Metabolismo Ósseo da Disciplina de Reumatologia da FMUSP.

DORIS HUPFELD MORENO

Médica Psiquiatra. Mestre e Doutora em Medicina pelo Faculdade de Medicina da Universidade de São Paulo (FMUSP). Médica Assistente do Instituto de Psiquiatria (IPq) do HCFMUSP. Supervisora e Pesquisadora do Programa de Transtornos Afetivos (GRUDA) do IPq-HCFMUSP.

EDGARD TORRES DOS REIS NETO

Professor Adjunto da Disciplina de Reumatologia da Escola Paulista de Medicina, Universidade Federal de São Paulo (EPM/UNIFESP). Coordenador da Comissão de Lúpus da SBR (2020-2022 e 2022-2024). Membro do Grupo Latino Americano para Estudo do Lúpus (GLADEL).

EDUARDO DE SOUZA MEIRELLES

Assistente-doutor e Chefe do Grupo de Reumatologia do Instituto de Ortopedia e Traumatologia do Hospital das Clínicas HCFMUSP, Faculdade de Medicina, Universidade de São Paulo, São Paulo. Médico Reumatologista do Núcleo Avançado de Reumatologia (NARe) do Hospital Sírio-Libanês (São Paulo).

EDUARDO DOS SANTOS PAIVA

Professor Adjunto de Reumatologia, Universidade Federal de Paraná (UFPR). Coordenador da Comissão Multiprofissional da SBR. Membro da Comissão de Dor, Fibromialgia e Reumatismo de Partes Moles da SBR. Editor-chefe da revista *Advances in Rheumatology*. Editor Associado da revista *Best Practice & Research: Clinical Rheumatology*.

EDUARDO FERREIRA BORBA NETO

Professor Associado Livre-docente da Disciplina de Reumatologia, Hospital das Clínicas HCFMUSP, Faculdade de Medicina, Universidade de São Paulo, São Paulo. Membro da Comissão de Lúpus Eritematoso Sistêmico da SBR.

EDUARDO JOSÉ DO ROSÁRIO E SOUZA

Doutor em Reumatologia pela Escola Paulista de Medicina, Universidade Federal de São Paulo (EPM/UNIFESP). Coordenador do Serviço de Reumatologia do Hospital Santa Casa de Belo Horizonte.

ELEUSA FLEURY TAVEIRA

Médica Reumatologista. Mestre em Farmacologia. Professora Titular do Departamento de Farmacologia da Universidade Federal de Goiás (UFG).

ELISA MARTINS DAS NEVES DE ALBUQUERQUE

Professora Assistente de Reumatologia da Universidade do Estado do Rio de Janeiro (UERJ). Médica do Serviço de Reumatologia do HUPE - UERJ.

ELOISA BONFÁ

Professora Titular da Disciplina de Reumatologia da Faculdade de Medicina FMUSP, Universidade de São Paulo, São Paulo.

EMILIA INOUE SATO

Livre-docente e Professora Titular de Reumatologia da Escola Paulista de Medicina, Universidade Federal de São Paulo (EPM/UNIFESP). Membro Titular da Academia de Medicina de São Paulo. Ex-presidente da SBR.

EVANDRO MENDES KLUMB

Professor Associado e Coordenador da Unidade Docente Assistencial e da Disciplina de Reumatologia da Universidade do Estado do Rio de Janeiro (UERJ).

FÁBIA MARA GONÇALVES PRATES DE OLIVEIRA

Reumatologista com titulação pela SBR e AMB. Mestre em Ciências da Saúde, Universidade Federal de Goiás (UFG). Preceptora no PRM de Reumatologia do Hospital Estadual Dr. Alberto Rassi. Habilitação em Ultrassonografia Musculoesquelética pela SBR.

FABIANO DE ALMEIDA BRITO

Médico Reumatologista e Patologista Clínico. Professor Adjunto, Faculdade de Medicina da Universidade Federal de Minas Gerais (UFMG). Assessor Científico do Grupo Pardini. Coordenador da Comissão de Laboratório da SBR.

FABIANO FERREIRA DE ABRANTES

Especialização em Neurorreumatologia pela Escola Paulista de Medicina, Universidade Federal de São Paulo (EPM/UNIFESP). Membro do Ambulatório de Neurologia Geral e Ataxias da EPM/UNIFESP.

FABIO JENNINGS

Mestre e Doutor em Reumatologia, Escola Paulista de Medicina, Universidade Federal de São Paulo (EPM/UNIFESP). Coordenador da Residência de Reumatologia (EPM/UNIFESP). Coordenador da Comissão de Coluna Vertebral da SBR.

FABÍOLA REIS OLIVEIRA

Médica Reumatologista. Doutora em Ciências pelo Departamento de Clínica Médica da Faculdade de Medicina de Ribeirão Preto, Universidade de São Paulo (FMRP-USP).

FABRÍCIA FONSECA SIMIL

Mestre em Reumatologia pela Faculdade de Medicina da Universidade Federal de Minas Gerais (UFMG). Membro da Comissão de Vasculites da SBR. Médica Assistente do Serviço de Reumatologia do Hospital das Clínicas da UFMG. Título em Reumatologia pela SBR.

FABRICIO DE SOUZA NEVES

Médico Reumatologista pelo Hospital das Clínicas HCFMUSP, Faculdade de Medicina, Universidade de São Paulo, São Paulo. Doutor em Processos Inflamatórios e Alérgicos pela FMUSP. Professor do Departamento de Clínica Médica da Universidade Federal de Santa Catarina (UFSC).

FELIPE FREIRE DA SILVA

Reumatologista pelo Hospital das Clínicas HCFMUSP, Faculdade de Medicina, Universidade de São Paulo, São Paulo. Doutorando da Disciplina de Reumatologia da FMUSP. Médico Assistente do Programa de Residência em Clínica Médica do Hospital Geral Ernesto Simões Filho (HGESF).

FERNANDA FRANCO AGAPITO SIMÕES

Nutricionista Ambulatorial do Hospital das Clínicas HCFMUSP, Faculdade de Medicina, Universidade de São Paulo, São Paulo. Graduada pela Faculdade de Saúde Pública da Universidade de São Paulo. Pós-graduada em Nutrição Clínica e Mestre em Nutrição em Saúde Pública pela Faculdade de Saúde Pública. Coordenadora de Módulo de Curso de Pós-graduação em Nutrição Clínica do HCFMUSP.

FERNANDA RODRIGUES LIMA

Doutora em Reumatologia pela Faculdade de Medicina FMUSP, Universidade de São Paulo, São Paulo. Membro da SBR. Médica Assistente do Serviço de Reumatologia do HCFMUSP.

FERNANDO AUGUSTO CHIUCHETTA

Certificado de Atuação na Área de Dor pela Associação Médica Brasileira (AMB). Preceptor de Reumatologia para a Residência do Hospital da XV (Curitiba). Membro da Comissão de Dor da SBR. Secretário Geral da SBR (2022-2024).

FERNANDO HENRIQUE CARLOS DE SOUZA

Título de Especialista e Membro da SBR. Doutorado em Ciências Médicas pela Faculdade de Medicina FMUSP, Universidade de São Paulo, São Paulo. Médico Assistente da Reumatologia do Serviço de Reumatologia, HCFMUSP. Coordenador da Comissão de Miopatias da SBR (2022-2024).

FERNANDO NEUBARTH

Médico Especialista em Clínica Médica e Reumatologia. Presidente da SBR (2006-2008). Presidente do Conselho Consultivo da SBR. Membro da Academia Brasileira de Reumatologia. Diretor de Ensino e Pesquisa do Hospital Psiquiátrico São Pedro (SSRS). Chefe do Serviço de Reumatologia do Hospital Moinhos de Vento (Porto Alegre/RS).

FLAVIA PATRICIA SENA TEIXEIRA SANTOS

Reumatologista/Reumatologista Pediátrica. Coordenadora do Setor de Reumatologia Pediátrica – Serviço de Reumatologia, Hospital das Clínicas da Universidade Federal de Minas Gerais (HC-UFMG). Mestre em Saúde da Criança e do Adolescente pela UFMG. Doutora em Medicina Molecular pela UFMG.

FLAVIO SZTAJNBOK

Professor Associado do Departamento de Pediatria, Universidade Federal do Rio de Janeiro (UFRJ). Responsável pelo Setor de Reumatologia

Pediátrica, Hospital Universitário Pedro Ernesto, Universidade do Estado do Rio de Janeiro (UERJ).

FRANCINNE MACHADO RIBEIRO

Doutora em Medicina pela Universidade Federal Fluminense (UFF). Coordenadora da Enfermaria de Reumatologia do Hospital Pedro Ernesto da Universidade do Estado do Rio de Janeiro (UERJ). Médica do Ambulatório de LES do Hospital Pedro Ernesto da UERJ.

FRANCISCO AIRES CORREA LIMA

Reumatologista do Hospital Universitário de Brasília (UnB).

FRANCISCO AIRTON CASTRO DA ROCHA

Professor Titular de Reumatologia, Faculdade de Medicina da Universidade Federal do Ceará (UFC). Mestre em Reumatologia pela Faculdade de Medicina FMUSP, Universidade de São Paulo, São Paulo. Doutor em Reumatologia pela Escola Paulista de Medicina, Universidade Federal de São Paulo (EPM/UNIFESP). Pós-doutorado em Reumatologia, *Université de Sherbrooke*, Canadá.

FRANCISCO ALVES BEZERRA NETO

Professor de Reumatologia na Universidade Federal do Rio Grande do Norte (UFRN). Professor de Medicina na Universidade Potiguar (UnP). Mestre em Medicina Interna pela Universidade Federal do Paraná (UFPR).

GECILMARA SALVIATO

Professora Afiliada da Disciplina de Reumatologia da Escola Paulista de Medicina, Universidade Federal de São Paulo (EPM/UNIFESP). Mestre e Doutora pela Faculdade de Medicina de Ribeirão Preto, Universidade de São Paulo (FMRP-USP). Membro da Comissão de Doenças Endêmicas e Infecciosas e da Unidade de Pesquisa da SBR. Membro do CIFAVI – Comitê Interdisciplinar de Farmacovigilância em Eventos Adversos Pós-imunização do MS. Pesquisadora do Instituto D'Or de Pesquisa.

GEORGES BASILE CHRISTOPOULOS

Presidente da SBR (2016-2018). Preceptor da Residência em Clínica Médica do Hospital da Santa Casa de Maceió. Membro do Comitê de Reumatologia do Conselho Federal de Medicina.

GERALDO DA ROCHA CASTELAR PINHEIRO

Professor Titular da Disciplina de Reumatologia da Faculdade de Ciências Médicas da Universidade do Estado do Rio de Janeiro (UERJ). Doutor em Reumatologia pela Escola Paulista de Medicina, Universidade Federal de São Paulo (EPM/UNIFESP).

GILBERTO TOSHIMITSU YOSHIKAWA

Médico Reumatologista. Professor Adjunto da Universidade Federal do Pará (UFPA).

GILDA APARECIDA FERREIRA

Professora Associada de Reumatologia da Faculdade de Medicina da Universidade Federal de Minas Gerais (UFMG). Coordenadora da Unidade de Pesquisa da SBR. Médica Assistente, Responsável pelo Ambulatório de Vasculites do Serviço de Reumatologia do Hospital das Clínicas da UFMG.

GLEICE CLEMENTE SOUZA RUSSO

Professora Afiliada da Escola Paulista de Medicina, Universidade Federal de São Paulo (EPM/UNIFESP). Médica Assistente do Setor de Reumatologia Pediátrica do Departamento de Pediatria da EPM/UNIFESP.

GUILHERME RIBEIRO RAMIRES DE JESÚS

Professor Adjunto de Obstetrícia do Hospital Universitário Pedro Ernesto da Universidade do Estado do Rio de Janeiro (UERJ). Médico Obstetra do Instituto Fernandes Figueira (FIOCRUZ). Membro da Associação Internacional para Estudos Clínicos em Síndrome Antifosfolípide.

GUSTAVO GOMES RESENDE

Membro Titular da SBR. Médico Reumatologista no Hospital das Clínicas da Universidade Federal de Minas Gerais (UFMG). Mestre em Saúde do Adulto pela Faculdade de Medicina da UFMG. Preceptor da Residência Médica em Reumatologia do Hospital das Clínicas da UFMG. Coordenador do Ambulatório de Espondiloartrites do Hospital das Clínicas da UFMG. Membro da Comissão de Espondiloartrites da SBR (2023-2024). Coordenador do Registro Brasileiro de Espondiloartrites da SBR (2023-2024). Membro do *Group for Research and Assessment of Psoriasis and Psoriatic Arthritis* (GRAPPA). Sócio fundador do *site* ReumatoScience.

GUSTAVO GUIMARÃES MOREIRA BALBI

Professor de Reumatologia da Universidade Federal de Juiz de Fora (UFJF). Membro das Comissões de Síndrome Antifosfolípide e de Vasculites da SBR. Membro da Associação Internacional para Estudos Clínicos em Síndrome Antifosfolípide (APS ACTION).

HEITOR FURLAN GIORDANO

Reumatologista pela Faculdade de Medicina FMUSP, Universidade de São Paulo, São Paulo e do Corpo Clínico da Imuno Brasil.

HELENA LÚCIA ALVES PEREIRA

Mestre em Reumatologia pela Escola Paulista de Medicina, Universidade Federal de São Paulo (EPM/UNIFESP). Professora Colaboradora da Disciplina de Reumatologia da Universidade Federal do Amazonas (UFAM). Professora Titular da Disciplina de Reumatologia na Universidade Nilton Lins.

HENRIQUE AYRES MAYRINK GIARDINI

Doutor em Reumatologia pela Faculdade de Medicina FMUSP, Universidade de São Paulo, São Paulo. Médico Assistente do Serviço de Reumatologia da USP.

HENRIQUE DE ATAÍDE MARIZ

Mestre e Doutor em Ciências da Saúde Aplicadas à Reumatologia pela Escola Paulista de Medicina, Universidade Federal de São Paulo (EPM/UNIFESP). Professor Adjunto de Reumatologia da Universidade Federal de Pernambuco (UFPE).

HENRIQUE HELSON HERTER DALMOLIN

Médico Especialista em Reumatologia pela Faculdade de Medicina FMUSP, Universidade de São Paulo, São Paulo. Preceptor do Serviço de Reumatologia do HCFMUSP em 2022. Doutorando em Reumatologia pela FMUSP.

HENRIQUE JOSEF

Mestre em Reumatologia pela Faculdade de Medicina FMUSP, Universidade de São Paulo, São Paulo. Doutor em Reumatologia pela Escola Paulista de Medicina, Universidade Federal de São Paulo (EPM/UNIFESP). Ex-chefe da Clínica Reumatológica do Hospital do Servidor Público de São Paulo.

IEDA MARIA MAGALHÃES LAURINDO

Doutora em Reumatologia pela Faculdade de Medicina FMUSP, Universidade de São Paulo, São Paulo. Professora da Universidade Nove de Julho. Presidente da SBR (2008-2010). Coordenadora do BiobadaBrasil. *Master in Rheumatology* pela PANLAR.

INÊS GUIMARÃES DA SILVEIRA

Reumatologista. Mestre e Doutora em Ciências da Saúde. Professora Adjunta da Escola de Medicina da Pontifícia Universidade Católica do Rio Grande do Sul (PUCRS). Preceptora da Residência Médica em Reumatologia do Hospital São Lucas da PUCRS.

ISABELE PARENTE DE BRITO ANTONELLI

Reumatologista pela Faculdade de Medicina FMUSP, Universidade de São Paulo, São Paulo e do Corpo Clínico da Imuno Brasil.

ISABELLA VARGAS DE SOUZA LIMA

Doutora pela Escola Bahiana de Medicina e Saúde Publica. Professora Assistente na Universidade Federal da Bahia (UFBA). Título de Especialista pela SBR.

ISIDIO CALICH

Médico Reumatologista do Hospital Sírio-Libanês. Doutor em Ciências Médicas no Hospital das Clínicas HCFMUSP, Faculdade de Medicina, Universidade de São Paulo, São Paulo.

IZAIAS PEREIRA DA COSTA

Mestre e Doutor em Reumatologia pela Faculdade de Medicina FMUSP, Universidade de São Paulo, São Paulo. Professor Titular Aposentado da Faculdade de Medicina da Universidade Federal de Mato Grosso do Sul (UFMS). Titular da cadeira 23 da Academia Brasileira de Reumatologia.

JAIME DANOWSKI

Responsável pelo Setor de Doenças Osteometabólicas do Hospital Israelita, Rio de Janeiro.

JAMIL NATOUR

Professor Livre-docente da Disciplina de Reumatologia, Chefe do Departamento de Medicina, Escola Paulista de Medicina, Universidade Federal de São Paulo (EPM/UNIFESP).

JEAN COSTA NUNES

Patologista pelo Serviço de Anatomia Patológica do Hospital Universitário Polydoro Ernani de São Thiago, Universidade Federal de Santa Catarina (UFSC). Neurologista pelo Serviço de Neurologia do Hospital Governador Celso Ramos (Santa Catarina). Doutor em Ciências Médicas pelo Programa de Pós-graduação em Ciências Médicas da UFSC. Pós-doutorado em Neuropatologia pelo *Institut für Neuropathologie – Rudolf-Virchow-Haus, Charité – Universitätsmedizin Berlin* (Alemanha). Professor Adjunto do Curso de Medicina da UFSC.

JOÃO CARLOS TAVARES BRENOL

Professor Doutor, Faculdade de Medicina da Universidade Federal do Rio Grande do Sul (UFRGS), Serviço de Reumatologia do Hospital de Clínicas de Porto Alegre. Presidente da SBR (1994-1996). Master PANLAR.

JOSÉ ALEXANDRE MENDONÇA

Especialista em Reumatologia pela SBR. Professor da Pós-graduação em Ciências da Saúde da Pontifícia Universidade Católica de Campinas (PUC-Campinas). Professor de Reumatologia da Graduação da PUC-Campinas. Ultrassonografista da Reumatologia no Setor de Radiologia da PUC-Campinas. Membro da Comissão de Imagem da SBR. Coordenador da Certificação de Habilitação da Ultrassonografia Reumatológica. Membro dos grupos de métricas e estudos: OMERACT, GRAPPA e PANLAR de Ultrassom Reumatológico.

JOSÉ CARLOS AMARAL FILHO

Professor Adjunto Aposentado da Faculdade de Medicina da Universidade Federal de Mato Grosso (UFMT). Reumatologista do Centro de Infusão de Biológicos de MT.

JOSÉ CARLOS PERNAMBUCO

Mestre em Reumatologia pela Escola Paulista de Medicina, Universidade Federal de São Paulo (EPM/UNIFESP). Chefe do Setor de Clínica Médica do Instituto de Pesquisa Lauro de Souza Lima – Bauru/SP.

JOSÉ EDUARDO MARTINEZ

Professor Titular do Departamento de Medicina da Pontifícia Universidade Católica de São Paulo (PUCSP). Doutor em Reumatologia pela Escola Paulista de Medicina, Universidade Federal de São Paulo (EPM/UNIFESP). Membro da Comissão de Fibromialgia, Dor e outras Síndromes de Partes Moles da SBR.

JOSÉ GERARDO ARAUJO PAIVA

Mestre em Reumatologia pela Escola Paulista de Medicina, Universidade Federal de São Paulo (EPM/UNIFESP). Médico do Serviço de Reumatologia do Hospital Universitário Walter Cantídio da Universidade Federal do Ceará (UFC).

JOSÉ MARQUES FILHO

Reumatologista. Pós-doutor em Bioética. Membro Titular da Academia Brasileira de Reumatologia. Docente de Bioética da Faculdade de Medicina Unisalesiano de Araçatuba, São Paulo.

JOSÉ PEDRO DUARTE HILLAL

Residente do Serviço de Reumatologia do Hospital São Lucas da Pontifícia Universidade Católica do Rio Grande do Sul (PUCRS).

JOSÉ ROBERTO PROVENZA

Professor Titular de Reumatologia da Pontifícia Universidade Católica de Campinas (PUC-Campinas). Membro da Academia Brasileira de Reumatologia. Membro do Conselho Consultivo da SBR.

JOSÉ TUPINAMBÁ SOUSA VASCONCELOS

Professor Doutor, Disciplina de Reumatologia, Faculdade de Ciências Médicas da Universidade Estadual do Piauí (FACIME-UESPI), Teresina. Diretor Científico da SBR (2016-2018). Editor da 1ª edição do *Livro da Sociedade Brasileira de Reumatologia*. Membro da Academia Brasileira de Reumatologia.

JOZELIA RÊGO

Professora Associada de Reumatologia da Faculdade de Medicina da Universidade Federal de Goiás (UFG). Professora Titular do Curso de Medicina da Universidade Evangélica de Goiás. Chefe do Serviço de Reumatologia do Hospital das Clínicas da UFG. Membro da Comissão de Vasculites da SBR.

JOZÉLIO FREIRE DE CARVALHO

Professor Associado do Instituto de Ciências da Saúde da Universidade Federal da Bahia (UFBA). Livre-docente pela Universidade de São Paulo (USP). Professor da União Metropolitana de Educação e Cultura (UNIME).

JÚLIO CÉSAR BERTACINI DE MORAES

Diretor do Serviço de Reumatologia do Hospital das Clínicas HCFMUSP, Faculdade de Medicina, Universidade de São Paulo, São Paulo.

KARIN KLACK

Nutricionista Chefe da Seção de Dietas Metabólicas e Enterais da Divisão de Nutrição e Dietética do Instituto Central do Hospital das Clínicas HCFMUSP, Faculdade de Medicina, Universidade de São Paulo, São Paulo (DND ICHC FMUSP). Graduada pela Faculdade de Saúde Pública (FSP-USP). Especialista em Gerontologia pela FSP-USP e em Nutrição Clínica pela ASBRAN. Preceptora da Residência em Nutrição Clínica da DND ICHC FMUSP.

KARINA GATZ CAPOBIANCO

Doutora em Ciências Médicas pela Universidade Federal do Rio Grande do Sul (UFRGS). Médica Responsável pelo Serviço de Reumatologia do Hospital Moinhos de Vento (Porto Alegre).

KARINA R. BONFIGLIOLI

Assistente dos Ambulatórios de Artrite Reumatoide, CEDMAC e Ultrassonografia Reumatológica do Serviço de Reumatologia do Hospital das Clínicas HCFMUSP, Faculdade de Medicina, Universidade de São Paulo, São Paulo. Coordenadora da Comissão de Artrite Reumatoide da SBR (2020/2022 e 2022/2024).

LAURA MARIA CARVALHO DE MENDONÇA

Reumatologista da Universidade Federal do Rio de Janeiro (UFRJ). Densitometrista na DASA (CDPI Leblon Mulher/MDX). Diretora Clínica do Osteolab Centro de Diagnóstico e Treinamento em Densitometria Óssea e Osteoporose. Membro do Comitê de Osteoporose da SBR. Coautora do PCDT de Osteoporose do Ministério da Saúde 2021. Representante da *International Society of Clinical Densitometry* (ISCD) para o Painel da América Latina.

LEANDRO LARA DO PRADO

Doutor em Ciências do Sistema Musculoesquelético pela Faculdade de Medicina FMUSP, Universidade de São Paulo, São Paulo. Reumatologista do Núcleo Avançado de Reumatologia do Hospital Sírio-Libanês (São Paulo).

LENISE BRANDÃO PIERUCCETTI

Chefe do Serviço de Reumatologia do Hospital Heliópolis (São Paulo). Mestre em Reumatologia pela Escola Paulista de Medicina, Universidade Federal de São Paulo (EPM/UNIFESP).

LICIA MARIA HENRIQUE DA MOTA

Médica Reumatologista. Doutora em Ciências Médicas pela Faculdade de Medicina da Universidade de Brasília (UnB). Professora do Programa de Pós-graduação em Ciências Médicas e do Programa de Patologia Molecular da Faculdade de Medicina da UnB. Serviço de Reumatologia do Hospital Universitário de Brasília, UnB. Membro da Comissão Científica e da Comissão de Artrite Reumatoide da SBR. Diretora Científica da Sociedade de Reumatologia de Brasília.

LILIAN DAVID DE AZEVEDO VALADARES

Mestre em Ciências da Saúde pela Universidade Federal de Pernambuco (UFPE) e Doutora pelo Programa de Pós-graduação e Inovação Terapêutica da UFPE. Membro da Comissão de Doenças Endêmicas e Infecciosas e Endêmicas da SBR. Docente pela UNINASSAU/PE. Atual Presidente da Sociedade de Reumatologia de Pernambuco.

LILIAN HUPFELD MORENO

Médica de Família e Comunidade pela Irmandade da Santa Casa de Misericórdia de São Paulo. Especialização em Preceptoria em Medicina de Família e Comunidade pela Universidade Federal de Ciências da Saúde de Porto Alegre (UNASUS/UFCSPA). Médica Voluntária no Programa Transtornos Afetivos (PROGRUDA) do Instituto de Psiquiatria (IPq) do Hospital das Clínicas HCFMUSP, Faculdade de Medicina, Universidade de São Paulo, São Paulo.

LILIAN TEREZA LAVRAS COSTALLAT

Professora Titular de Reumatologia da Faculdade de Ciências Médicas da Universidade de Campinas (UNICAMP).

LISSIANE KARINE NORONHA GUEDES

Reumatologista. Médica Assistente do Serviço de Reumatologia do Hospital das Clínicas HC-FMUSP, Faculdade de Medicina, Universidade de São Paulo, São Paulo. Especialista em Ultrassonografia Reumatológica.

LÍVIA ALMEIDA DUTRA

Neurologista. Doutora em Neurociências pela Universidade Federal de São Paulo (UNIFESP). Professora Assistente da Faculdade Israelita de Ciências da Saúde Albert Einstein. Coordenadora Científica do Instituto do Cérebro do Hospital Israelita Albert Einstein.

LUCILENE SALES DE SOUZA

Médica Dermatologista – Fundação Alfredo da Matta (Manaus/Amazonas).

LUÍS EDUARDO COELHO ANDRADE

Professor Associado, Livre-docente, Disciplina de Reumatologia, Escola Paulista de Medicina, Universidade Federal de São Paulo (EPM/UNIFESP). Presidente do Comitê de Padronização e Controle de Qualidade da IUIS. Coordenador do ICAP (*International Consensus on ANA Patterns*).

LUIZ CARLOS LATORRE

Mestre em Reumatologia pela Faculdade de Medicina FMUSP, Universidade de São Paulo, São Paulo. Doutor em Epidemiologia pela Faculdade de Saúde Pública da USP.

LUIZ FELIPE ADSUARA DE SOUSA

Médico Assistente da Disciplina de Reumatologia da Santa Casa de São Paulo. Doutorado e Residência em Reumatologia pelo Serviço de Reumatologia do Hospital das Clínicas HCFMUSP, Faculdade de Medicina, Universidade de São Paulo, São Paulo. Reumatologista do Hospital Israelita Albert Einstein.

LUIZ SANTOS DE FREITAS

Professor de Reumatologia da Universidade da Região de Joinville.

LUIZ SEVERIANO RIBEIRO

Reumatologista, Doutor, Preceptor da Residência Médica em Reumatologia do Hospital dos Servidores do Estado de Minas Gerais (IPSEMG). Membro Titular da SBR.

MANOEL BARROS BERTOLO

Professor Titular da Disciplina de Reumatologia da Faculdade de Ciências Médicas da Universidade Estadual de Campinas (UNICAMP).

MANUELLA LIMA GOMES OCHTROP

Médica Assistente do Serviço de Reumatologia do Hospital Universitário Pedro Ernesto da Universidade do Estado do Rio de Janeiro (HUPE/UERJ). Doutora em Reumatologia e Imunologia Clínica pela Universidade de Freiburg (Alemanha).

MARCELO BORDALO

Médico Radiologista. Doutorado pela Faculdade de Medicina FMUSP, Universidade de São Paulo, São Paulo. Chefe do Serviço de Radiologia do *Aspetar Orthopedic and Sports Medicine Hospital* (Doha, Catar).

MARCELO CRUZ REZENDE

Membro Titular da SBR. Especialista em Dor pela Associação Médica Brasileira (AMB). Coordenador da Comissão de Dor, Fibromialga e Síndromes de Partes Moles da SBR. Presidente da Sociedade de Reumatologia do Mato Grosso do Sul.

MARCELO DE MEDEIROS PINHEIRO

Assistente-doutor, Chefe do Setor de Espondiloartrites, Coordenador do Setor de Densitometria Óssea e Preceptor do Ambulatório de Doenças Osteometabólicas da Disciplina de Reumatologia da Escola Paulista de Medicina, Universidade Federal de São Paulo (EPM/UNIFESP). Membro da Comissão de Espondiloartrites da SBR e do *Assessment of Spondyloarthritis International Group* (ASAS).

MARCO ANTONIO ARAÚJO DA ROCHA-LOURES

Doutor pela Universidade Estadual de Maringá. Membro da Comissão de Osteometabolismo e Osteoporose da SBR. Presidente da Sociedade Paranaense de Reumatologia (2015-2019). Presidente da SBR (2022-2024).

MARCO ANTONIO GONÇALVES PONTES FILHO

Reumatologista pelo Hospital das Clínicas HC-FMUSP, Faculdade de Medicina, Universidade de São Paulo, São Paulo. Título de Especialista em Reumatologia pela SBR/AMB. Certificação de Área em Dor e em Densitometria Óssea pela AMB/SBR/CBR. Coordenador da Comissão de Medicina Física e Reabilitação da SBR. Membro das Comissões de Coluna Vertebral e de Dor, Fibromialgia e Outras Lesões de Partes Moles da SBR.

MARCO AURÉLIO GOLDENFUM

Mestre em Docência Universitária. Especialista em Reumatologia e em Medicina do Trabalho. Presidente da Comissão de Reumatologia Ocupacional da SBR. Consultor da Comissão de Dor e Fibromialgia da SBR. Membro da Comissão de Coluna Vertebral da SBR.

MARCOS AURÉLIO DE FREITAS MACHADO

Título de Especialista em Reumatologia pela SBR e Associação Médica Brasileira (AMB) e em Medicina do Trabalho pela Fundação Centro Nacional de Segurança, Higiene e Medicina do Trabalho (Fundacentro). Membro da Comissão de Dor, Fibromialgia e Outras Síndromes de Partes Moles da SBR. Membro da Comissão de Dor da AMB (2012-2022). Membro da Associação Internacional Para Estudo da Dor (IASP). Ex-reumatologista do Ministério da Saúde. Ex-membro do Grupo de Perícias Médicas do Ministério da Saúde. Diretor Clínico da Unidade Clínica de Reumatologia de Ribeirão Preto – SP.

MARCOS RENATO DE ASSIS

Especialista em Reumatologia e em Alergia e Imunologia pela Faculdade de Medicina de Ribeirão Preto, Universidade de São Paulo (FMRP-USP) e em Fisiatria pela Universidade Federal de São Paulo (UNIFESP). Doutor em Ciências da Reabilitação pela UNIFESP. Docente de Reumatologia na Faculdade de Medicina de Marília. Professor da Faculdade de Medicina de Assis. Editor-chefe da Revista *Advances in Rheumatology.*

MARIA CARMEN LOPES FERREIRA SILVA SANTOS

Médica Patologista. Doutora em Ciências. Chefe do Serviço de Anatomia Patológica do Hospital Universitário Cassiano Antônio Moraes/ EBSERH/UFES. Professora Associada III do Departamento de Patologia do Centro de Ciências da UFES.

MARIA CAROLINA DE OLIVEIRA

Professora Associada da Faculdade de Medicina de Ribeirão Preto, Universidade de São Paulo (FMRP-USP).

MARIA DE FÁTIMA LOBATO DA CUNHA SAUMA

Professora Associada da Disciplina de Reumatologia da Faculdade de Medicina da Universidade Federal do Pará (UFPA).

MARIA FERNANDA BRANDÃO DE RESENDE GUIMARÃES

Mestre e Doutora em Medicina pela Universidade Federal de Minas Gerais (UFMG). Reumatologista no Hospital das Clínicas da UFMG. Membro das Comissões de Doenças Endêmicas e Infecciosas, Osteometabolismo e de Título de Especialista da SBR. Presidente da Sociedade Mineira de Reumatologia.

MARIA LUIZA BENEVIDES

Residência em Neurologia Infantil pela Universidade Estadual de Campinas (UNICAMP) e em Neurologia no Hospital Governador Celso Ramos (HGCR), Florianópolis. Doutora em Neurociência Translacional pelo Programa de Pós-graduação do Instituto de Neurociência Translacional na Universidade Federal do Rio de Janeiro (UFRJ). Integrante do Grupo de Futuros Líderes da Associação Internacional de Neurologia Infantil (*Future Leaders of the International Child Neurology Association* – FLICNA). Atua na Neuropediatrics Brasil, clínica interdisciplinar de Neuropediatria (Florianópolis).

MARIA TERESA CORREIA CALEIRO

Assistente Doutora do Serviço de Reumatologia do Hospital das Clínicas HCFMUSP, Faculdade de Medicina, Universidade de São Paulo, São Paulo.

MARIA TERESA TERRERI

Professora Associada do Setor de Reumatologia Pediátrica do Departamento de Pediatria da Escola Paulista de Medicina, Universidade Federal de São Paulo (EPM/UNIFESP).

MARIANA ORTEGA PEREZ

Reumatologista e Doutora pelo Serviço de Reumatologia do Hospital das Clínicas HCFMUSP, Faculdade de Medicina, Universidade de São Paulo, São Paulo. Coordenadora da Comissão de Osteoporose e Doenças Osteometabólicas da SBR. Reumatologista e Diretora da Imuno Brasil.

MARIANA PEIXOTO GUIMARÃES UBIRAJARA E SILVA DE SOUZA

Reumatologista titulada pela SBR. Mestre em Saúde do Adulto pela Universidade Federal de Minas Gerais (UFMG). Diretora Científica da Sociedade Mineira de Reumatologia. Membro das Comissões de Artrite Reumatoide e Centro de Terapia Assistida da SBR.

MARILIA BARRETO GAMEIRO SILVA

Mestre e Doutora em Medicina Interna pela Universidade Federal do Paraná/Instituto em Pesquisas Médicas. Professora Assistente de Reumatologia na Faculdade Evangélica Mackenzie do Paraná. Médica do Serviço de Reumatologia do Hospital Universitário Evangélico Mackenzie. Membro da Comissão de Osteoartrite da SBR.

MARIO NEWTON LEITÃO DE AZEVEDO

Professor Associado da Faculdade de Medicina da Universidade Federal do Rio de Janeiro (UFRJ).

MÁRIO SÉRGIO FERREIRA SANTOS

Professor Adjunto da Disciplina de Clínica Médica da Faculdade de Medicina da Universidade Estadual do Piauí (FACIME-UESPI). Doutor em Ciências pela FMUSP.

MAURO WALDEMAR KEISERMAN

Reumatologista, Chefe do Serviço de Reumatologia do Hospital São Lucas da Pontifícia Universidade Católica do Rio Grande do Sul (PUCRS). Membro da Comissão de Espondiloartrite da SBR.

MAX VICTOR CARIOCA FREITAS

Professor Assistente da Universidade de Fortaleza (UNIFOR).

MICHEL ALEXANDRE YAZBEK

Médico Reumatologista Assistente, Doutor da Disciplina de Reumatologia da Universidade Estadual de Campinas (UNICAMP). Coordenador do CEDMAC e do Ambulatório de Espondiloartrites do HC-UNICAMP. Membro do GRAPPA e das Comissões de Biotecnologia e Artrite Psoriásica da SBR.

MILTON HELFENSTEIN JR.

Mestre e Doutor em Reumatologia. Membro da Sociedade Britânica de Reumatologia. Membro da Comissão de Reumatologia Ocupacional da SBR.

MITTERMAYER BARRETO SANTIAGO

Professor Adjunto da Escola Bahiana de Medicina e Saúde Pública e Chefe dos Serviços de Reumatologia do Hospital Universitário Professor Edgard Santos (Professor Albino Novaes) e do Hospital Santa Izabel (Salvador).

MÔNICA SIMON PRADO

Médica Reumatologista pela Faculdade de Medicina de São José do Rio Preto (FAMERP). Mestre e Doutoranda em Ciências Médicas Aplicadas à Reumatologia pela Universidade Federal de São Paulo (UNIFESP).

MORTON SCHEINBERG (*IN MEMORIAM*)

Clínico e Reumatologista do Hospital Israelita Albert Einstein. Diretor do Centro de Pesquisas Clínicas do Hospital AACD. PhD pela Boston University. Livre-docente pela Universidade de São paulo. *Master* pelo *American College of Rheumatology*. Diretor do Centro Avançado de Doenças Autoimunes do Hospital BP – Mirante São Paulo.

MURILLO DÓRIO

Reumatologista Doutor-Assistente do Hospital das Clínicas HCFMUSP, Faculdade de Medicina, Universidade de São Paulo, São Paulo, e do Núcleo Avançado de Reumatologia do Hospital Sírio-Libanês e da Imuno Brasil. Membro das Comissões de Osteoartrite, Artrite Psoriásica e Artrites Microcristalinas da SBR.

NÁDIA EMI AIKAWA

Assistente do Serviço de Reumatologia do Hospital das Clínicas HCFMUSP, Faculdade de Medicina, Universidade de São Paulo, São Paulo. Assistente da Unidade de Reumatologia Pediátrica do Instituto da Criança e do Adolescente do HCFMUSP.

NAFICE COSTA ARAÚJO

Médica Assistente e Preceptora de Ensino no Serviço de Reumatologia do Hospital do Servidor Público Estadual de São Paulo (IAMSPE) e na Universidade Cidade de São Paulo (UNICID). Membro das Comissões de Lúpus, Multiprofissional e Epidemiologia da SBR.

NATALIA PEREIRA MACHADO

Reumatologista pela SBR. Mestre em Ciências da Saúde Aplicadas a Reumatologia pela Universidade Federal de São Paulo (UNIFESP). Doutora em Ciências da Saúde pela Universidade

Federal de Paraná (UFPR). Assistente do Hospital de Clínicas da UFPR.

NATALINO HAJIME YOSHINARI (*IN MEMORIAM*)

Professor Associado Aposentado, Disciplina de Reumatologia, Faculdade de Medicina FMUSP, Universidade de São Paulo, São Paulo.

NATHÁLIA DE CARVALHO SACILOTTO

Médica Assistente do Serviço de Reumatologia do Hospital do Servidor Público Estadual de São Paulo.

NICOLE PAMPLONA BUENO DE ANDRADE

Médica contratada do Hospital de Clínicas de Porto Alegre (HCPA). Título de Especialista pela SBR. Mestre em Ciências Médicas pela Universidade Federal do Rio Grande do Sul (UFRGS).

NILZIO ANTONIO DA SILVA

Doutor em Reumatologia, Faculdade de Medicina FMUSP, Universidade de São Paulo, São Paulo. Professor Titular de Reumatologia da Faculdade de Medicina da Universidade Federal de Goiás (FMUFG). Professor Emérito da FMUFG. Presidente da SBR (1990-1992).

ODIRLEI ANDRÉ MONTICIELO

Professor Associado do Departamento de Medicina Interna da Faculdade de Medicina da Universidade Federal do Rio Grande do Sul (UFRGS). Médico Reumatologista e Chefe do Serviço de Reumatologia do Hospital de Clínicas de Porto Alegre. Coordenador do Ambulatório de Lúpus Eritematoso do Serviço de Reumatologia do Hospital de Clínicas de Porto Alegre.

PAULO LOUZADA JUNIOR

Professor Titular da Divisão de Reumatologia, Alergia, Imunologia e Terapia Imunológica da Faculdade de Medicina de Ribeirão Preto, Universidade de São Paulo (FMRP-USP).

PAULO SERGIO MASSABKI

Mestrado em Reumatologia pela Escola Paulista de Medicina, Universidade Federal de São Paulo (EPM/UNIFESP). Doutor em Medicina pela EPM/UNIFESP. Professor Assistente da EPM/UNIFESP nas áreas de Clínica Médica e Reumatologia.

PEDRO WEINGRILL

Professor de Reumatologia da Universidade da Região de Joinville. Densitometrista pela ABRASSO e ISCD.

PERCIVAL D. SAMPAIO-BARROS

Coordenador do Ambulatório de Esclerose Sistêmica do Serviço de Reumatologia do Hospital das Clínicas HCFMUSP, Faculdade de Medicina, Universidade de São Paulo, São Paulo. Coordenador do Grupo de Estudo de Esclerose Sistêmica da PANLAR (2008-2016) e da Comissão de Esclerose Sistêmica da SBR (2010-2014). Coordenador Nacional do Registro Brasileiro de Espondiloartrites (RBE) (2006-2020). Membro do *Advisory Board* do Grupo ASAS.

PHILLIP SCHEINBERG

Chefe da Hematologia. Centro de Oncologia e Hematologia, Hospital A Beneficência Portuguesa de São Paulo.

RAFAEL ALVES CORDEIRO

Reumatologista pelo Hospital das Clínicas HCFMUSP, Faculdade de Medicina, Universidade de São Paulo, São Paulo. Pós-graduação em Medicina do Trabalho pela FMUSP. Doutor em Ciências do Sistema Musculoesquelético pela FMUSP. Assistente Colaborador do Ambulatório de Doenças Infiltrativas, Síndrome de Behçet e Síndromes Autoinflamatórias do adulto (AIBA) do Serviço de Reumatologia do Hospital das Clínicas HCFMUSP, Faculdade de Medicina, Universidade de São Paulo, São Paulo. Membro das Comissões de Miopatias Inflamatórias e de Coluna Vertebral da SBR.

RAFAEL NAVARRETE FERNANDEZ

Professor Assistente de Reumatologia da Pontifícia Universidade Católica de Goiás (PUC-GO). Mestre em Medicina Tropical pela Universidade Federal de Goiás (UFG). Membro da Comissão de Dor, Fibromialgia e Outras Síndromes Dolorosas de Partes Moles da SBR.

RAFAELA SILVA GUIMARÃES GONÇALVES

Professora Adjunto da Disciplina de Reumatologia da Universidade Federal de Pernambuco (UFPE). Mestre e Doutora pelo Programa de Pós-graduação em Inovação Terapêutica (PPGIT) da UFPE. Coordenadora do Ambulatório de Artrite Psoriásica do HC-UFPE. Supervisora da Residência Médica de Reumatologia do HC-UFPE. Membro da Comissão de Artrite Psoriásica da SBR. Membro do *Group of Research and Assessment in Psoriasis and Psoriatic Arthritis* (GRAPPA).

REJANE MARIA RODRIGUES DE ABREU VIEIRA

Doutora em Saúde Pública pela Universidade Estadual do Ceará (UECE). Médica Reumatologista do Serviço de Reumatologia do Hospital Geral de Fortaleza (HGF). Professora Assistente do Curso de Medicina da UECE e da Universidade de Fortaleza (UNIFOR).

RENAN DE ALMEIDA AGUSTINELLI

Médico Reumatologista. Mestre e Doutorando pela Disciplina de Reumatologia da Escola Paulista de Medicina, Universidade Federal de São Paulo (EPM/UNIFESP). Professor Assistente da Disciplina de Reumatologia da Faculdade de Ciências Médicas de Santos (FCMS).

RENAN RODRIGUES NEVES RIBEIRO DO NASCIMENTO

Residência em Clínica Médica e Reumatologia pela Escola Paulista de Medicina, Universidade Federal de São Paulo (EPM/UNIFESP). Membro Efetivo da Comissão de Doenças Raras pela SBR (2022-2024).

RENATA MIOSSI

Médica Assistente do Serviço de Reumatologia do Hospital das Clínicas HCFMUSP, Faculdade de Medicina, Universidade de São Paulo, São Paulo. Doutora em Ciências do Sistema Musculoesquelético pela FMUSP.

RICARDO ACAYABA DE TOLEDO

Professor Convidado da Disciplina de Reumatologia da Faculdade de Medicina de São José do Rio Preto (FAMERP). Médico Assistente do Serviço de Reumatologia do Hospital de Base de São José do Rio Preto. Mestre em Ciências da Saúde pela FAMERP. Membro do *Group of Research and Assessment in Psoriasis and Psoriatic Arthritis* (GRAPPA).

RICARDO DA CRUZ LAGE

Membro titular da SBR. Preceptor da Residência em Reumatologia do Hospital das Clínicas da Universidade Federal de Minas Gerais (UFMG). Mestre em Saúde do Adulto pela UFMG.

RICARDO FULLER

Reumatologista Doutor-assistente. Responsável pelo Ambulatório de Artrites Microcristalinas do Serviço de Reumatologia do Hospital das Clínicas HCFMUSP, Faculdade de Medicina, Universidade de São Paulo, São Paulo.

RICARDO MACHADO XAVIER

Professor Titular, Universidade Federal do Rio Grande do Sul (UFRGS). Serviço de Reumatologia, Hospital de Clínicas de Porto Alegre. Presidente da SBR (2020-2022).

RINA DALVA NEUBARTH GIORGI

Reumatologista pela SBR/AMB. Mestre em Reumatologia pela Faculdade de Medicina FMUSP, Universidade de São Paulo, São Paulo. Diretora Técnica do Serviço de Reumatologia do Hospital do Servidor Público (HSPE-IAMSPE).

RITA DE CÁSSIA CORRÊA MIGUEL

Reumatologista. Mestre em Ciências da Reabilitação e Doutora em Saúde Pública pela Universidade Federal de Minas Gerais (UFMG). Professora no Curso de Medicina da Universidade José do Rosário Vellano (UNIFENAS).

RITA NELY VILAR FURTADO

Médica Reumatologista e Fisiatra. Graduada em Medicina pela Universidade Federal do Rio Grande do Norte (UFRN). Residência em Reumatologia e Especialização em Fisiatria pela Universidade Federal de São Paulo (UNIFESP). Mestre e Doutora em Reumatologia pela UNIFESP. Especialização em Reumatologia Intervencionista pelo Hospital Cochin, Paris, França. Médica e Professora Afiliada da Disciplina de Reumatologia da UNIFESP.

ROBERTA PERNAMBUCO

Médica Reumatologista. Especialista pela SBR. Mestre em Ciências de Saúde na área de Reumatologia. Coordenadora da Comissão de Gota e Artrites Microcristalinas da SBR (2022-2024). Coordenadora do Ambulatório de Imunobiológicos e do Ambulatório de Síndrome de Sjögren do Hospital do Servidor Público (HSPE-IAMSPE). Preceptora do Programa de Residência Médica de Reumatologia do HSPE-IAMSPE.

ROBERTO ACAYABA DE TOLEDO

Chefe do Serviço de Reumatologia, Faculdade de Medicina de São José do Rio Preto (FAMERP/FUNFARME).

ROBERTO BERND

Membro Titulado da SBR. Preceptor do Serviço de Clínica Médica do Hospital do Servidor Público Estadual de São Paulo.

ROBERTO CORDEIRO DE ANDRADE TEIXEIRA

Médico Reumatologista. Professor Adjunto da Disciplina de Reumatologia da Universidade Estadual de Ciências da Saúde de Alagoas (UNCISAL). Professor Titular do Curso de Medicina da UNIT Alagoas.

ROBERTO EZEQUIEL HEYMANN

Reumatologista do Corpo Clínico do Hospital Israelita Albert Einstein. Membro da Comissão de Dor, Fibromialgia e Outros Reumatismos de Partes Moles da SBR. Doutor em Reumatologia pela Disciplina de Reumatologia da Escola Paulista de Medicina, Universidade Federal de Medicina (EPM/UNIFESP).

RODOLFO DE MELO NUNES

Laboratório Prof. César Timo-Iaria de Investigação em Osteoartropatias da Universidade Federal do Ceará (UFC). Professor Adjunto de Farmacologia/Imunologia. Centro Universitário Fametro/Centro Universitário Vale do Jaguaribe.

ROSA MARIA RODRIGUES PEREIRA (*IN MEMORIAM*)

Professora Titular da Disciplina de Reumatologia da Faculdade de Medicina FMUSP, Universidade de São Paulo, São Paulo.

RUBENS BONFIGLIOLI

Professor Doutor em Clínica Médica pela Universidade de Campinas (UNICAMP). Professor Assistente da Disciplina de Reumatologia da Pontifícia Universidade Católica de Campinas (PUC-Campinas). Membro das Comissões de Título de Especialista e Artrite Psoriásica (2022-2024) da SBR. Ex-presidente da Sociedade Paulista de Reumatologia.

SANDRA GOFINET PASOTO

Professora Livre-docente, Serviço de Reumatologia e Laboratório de Investigação Médica- 17 (LIM-17), Hospital das Clínicas HCFMUSP, Faculdade de Medicina, Universidade de São Paulo, São Paulo.

SANDRA HIROKO WATANABE

Mestre em Reabilitação pela Escola Paulista de Medicina, Universidade Federal de São Paulo (EPM/UNIFESP). Editora da *Revista Paulista de Reumatologia.*

SANDRA LÚCIA EUZÉBIO RIBEIRO

Médica Reumatologista. Professora de Reumatologia na Universidade Federal do Amazonas (UFAM). Professora Associada da Faculdade de Medicina da UFAM.

SANDRO FÉLIX PERAZZIO

Professor Afiliado da Disciplina de Reumatologia da Escola Paulista de Medicina, Universidade Federal de São Paulo (EPM/UNIFESP). Responsável pelo Ambulatório de Imunodesregulação da Disciplina de Reumatologia (EPM/UNIFESP). Assistente-doutor da Imunologia do Laboratório Central do Hospital das Clínicas HCFMUSP, Faculdade de Medicina, Universidade de São Paulo, São Paulo. Coordenador da Comissão de Doenças Raras da SBR.

SEBASTIÃO CEZAR RADOMINSKI

Professor Adjunto IV da Especialidade de Reumatologia da Universidade Federal do Paraná (UFPR). Presidente da SBR (2000-2002) e da Associação Brasileira de Avaliação Óssea e Osteometabolismo (ABRASSO) (2013-2014).

SELMA DA COSTA SILVA MERENLENDER

Membro titular da SBR. Presidente da Sociedade de Reumatologia do Rio de Janeiro (2017-2018). Diretora Técnica do Centro Multidisciplinar Fluminense.

SHEILA KNUPP FEITOSA DE OLIVEIRA

Professora Titular de Pediatria da Universidade Federal do Rio de Janeiro (UFRJ). Membro da Comissão de Reumatologia Pediátrica da SBR. Membro da Academia Brasileira de Reumatologia e da Academia Brasileira de Pediatria.

SILVIO FIGUEIRA ANTONIO

Médico Assistente do Serviço de Reumatologia do Hospital do Servidor Público Estadual de São Paulo de São Paulo.

SIMONE APPENZELLER

Professora Titular de Reumatologia, Faculdade de Ciências Médicas, Universidade Estadual de Campinas (UNICAMP).

SÔNIA MARIA ALVARENGA ANTI LODUCA LIMA

Professora de Reumatologia da Faculdade de Medicina do ABC. Preceptora de Reumatologia do Hospital do Servidor Público Estadual de São Paulo. Membro da Comissão de Artrite Psoriásica da SBR. Membro do *Group of Research and Assessment in Psoriasis and Psoriatic Arthritis* (GRAPPA).

STEPHANO RAYDAN RAMALHO ROCHA

Médico graduado pela Universidade Federal do Rio Grande do Norte (UFRN). Residência Médica em Radiologia pelo Hospital Sírio-Libanês.

SUELI CARNEIRO

Professora Titular e Chefe do Departamento de Especialidades Médicas. Chefe do Serviço e Coordenadora da Disciplina da Residência e da Especialização em Dermatologia, Hospital Universitário Pedro Ernesto (FCM/UERJ). Docente de Pós-graduação em Ciências Médicas (FCM/UERJ) e Anatomia Patológica e Clínica Médica (FM/UFRJ) e do Convênio (UFMA/UERJ). Membro de AAD/EADV/SBD/SBR/PANLAR/ILAR/GRAPPA/IDEOM/SOLAPSO. Dermatologista e Reumatologista – AMB/SBD/SBR.

TATIANA NAYARA LIBÓRIO-KIMURA

Professora Associada IV do Departamento de Patologia e Medicina Legal, Faculdade de Medicina da Universidade Federal do Amazonas (DPML/FM/UFAM). Docente do Programa de Pós-graduação em Odontologia, Faculdade de Odontologia (PPGO/UFAM) e da Pós-graduação em Hematologia e Hemoterapia da Universidade Estadual do Amazonas (PPGH/UEA/HEMOAM). Vice-coordenadora da Residência em Patologia Oral e Maxilofacial do Hospital Universitário Getúlio Vargas (HUGV/UFAM/EBSERH). Membro da Comissão de Doença de Sjögren da SBR.

THAIS MOURA

Médica Preceptora da Unidade de Alergia e Imunologia do Instituto da Criança do Hospital das Clínicas HCFMUSP, Faculdade de Medicina, Universidade de São Paulo, São Paulo. Especialista em Alergia e Imunologia pela Associação Brasileira de Alergia e Imunologia (ASBAI).

THAUANA LUIZA DE OLIVEIRA

Doutora em Ciências da Saúde Aplicadas à Reumatologia pela Escola Paulista de Medicina, Universidade de São Paulo (EPM/UNIFESP). Professora de Reumatologia da Universidade da Região de Joinville. Reumatologista pela EPM/UNIFESP.

THIAGO QUADRANTE FREITAS

Médico Reumatologista Pós-graduando (doutorado) da Disciplina de Reumatologia do Hospital das Clínicas HCFMUSP, Faculdade de Medicina, Universidade de São Paulo, São Paulo.

TIAGO PEÇANHA

Senior Lecturer em Fisiologia Cardiovascular no Departamento de Ciência do Esporte e Exercício da *Manchester Metropolitan University* (Reino Unido). Pesquisador Colaborador do Departamento de Clínica Médica, Faculdade de Medicina FMUSP, Universidade de São Paulo, São Paulo. Pós-doutorado na FMUSP com período sanduíche no *Research Institute for Sport and Exercise Sciences* da *Liverpool John Moores University*. Doutor em Ciências pela Escola de Educação Física e Esporte da USP.

VALDERÍLIO FEIJÓ AZEVEDO

Professor Adjunto Doutor em Reumatologia na Universidade Federal de Paraná (UFPR). Coordenador da Comissão de Artrite Psoriásica da SBR. Coordenador Geral do Fórum Latinoamericano de Biossimilares. Segundo Secretário da SBR.

VALÉRIA VALIM

Professora de Reumatologia da Universidade Federal de Espírito Santo (UFES). Chefe do Serviço de Reumatologia do Hospital Universitário Cassiano Antonio Moraes (HUCAM/UFES). Membro da Comissão de Doença de Sjögren da SBR. Doutora em Reumatologia pela Universidade Federal de São Paulo (UNIFESP).

VERA LÚCIA SZEJNFELD

Professora Doutora Adjunta da Disciplina de Reumatologia da Escola Paulista de Medicina, Universidade Federal de São Paulo (EPM/UNIFESP). Coordenadora do Setor de Doenças Ósseas da Disciplina de Reumatologia da EPM/UNIFESP. Membro do Comitê de Doenças e Osteoporose da SBR. Editora da revista *Conectividade Óssea* da ABRASSO.

VERÔNICA SILVA VILELA

Professora Adjunta de Reumatologia da Universidade Estadual de Rio de Janeiro (UERJ). Doutora em Ciências Médicas.

VIRGINIA FERNANDES MOÇA TREVISANI

Professora Livre-docente pela Escola Paulista de Medicina, Universidade Federal de São Paulo (EPM/UNIFESP). Professora Adjunta da Disciplina de Medicina de Urgência e Medicina Baseada em Evidências da EPM/UNIFESP. Professora Titular da Disciplina de Reumatologia da Universidade de Santo Amaro (UNISA), São Paulo. Membro da Comissão de Doença de Sjögren da SBR. Assistente Pesquisadora do Centro Cochrane do Brasil.

VITALINA DE SOUZA BARBOSA

Professora Adjunto Doutora do Serviço de Reumatologia do Hospital das Clínicas da Faculdade de Medicina da Universidade Federal de Goiás (UFG).

VITOR ALVES CRUZ

Doutor em Ciências da Saúde pela Universidade Federal de Goiás (UFG). Professor Adjunto da

Disciplina de Reumatologia da Faculdade de Medicina da Universidade Federal de Goiás (UFG).

VIVIANE ANGELINA DE SOUZA

Professora de Reumatologia e da Pós-graduação em Saúde da Universidade Federal de Juiz de Fora. Coordenadora da Comissão de Doenças Endêmicas e Infecciosas da SBR.

WASHINGTON ALVES BIANCHI

Chefe do Serviço de Reumatologia da Santa Casa da Misericórdia do Rio de Janeiro. Professor Doutor Adjunto da Disciplina de Fisiatria do Departamento de Medicina Interna da Faculdade de Ciências Médicas da Universidade do Estado do Rio de Janeiro (UERJ). Coordenador do Curso de Pós-graduação de Reumatologia da Pontifícia Universidade Católica do Rio de Janeiro (PUC-Rio). Professor Titular da Disciplina de Reumatologia da Faculdade de Medicina da Universidade Estácio de Sá (Rio de Janeiro).

ZORAIDA SACHETTO

Professora Doutora da Disciplina de Reumatologia do Departamento de Ortopedia, Reumatologia e Traumatologia da Faculdade de Ciências Médicas de Campinas (UNICAMP).

Sumário

Seção 4 – Síndromes de dor musculoesquelética regional e difusa

Seção 5 – Síndromes reumáticas do adulto

Seção 6 – Síndromes reumáticas da criança

Seção 7 – Doenças por deposição de microcristais

Seção 8 – Interface do reumatologista com as doenças infecciosas e parasitárias

Seção 9 – Doenças do osso e da cartilagem

Seção 10 – Manifestações reumáticas associadas a doenças sistêmicas, procedimentos ou medicamentos

Seção 11 – Tumores ósseos, articulares e periarticulares

Seção 12 – Gravidez e doenças reumáticas

Seção 13 – Avaliação e tratamento adicional em reumatologia

Seção 14 – Tratamento medicamentoso em reumatologia (guia medicamentosa)

Seção 15 – Ética e o reumatologista

Apresentação

Caríssimos colegas,

É com imensa honra e satisfação que os editores e autores apresentam-lhes a 3ª edição do *Livro da Sociedade Brasileira de Reumatologia* (SBR).

A Reumatologia [do grego *ρεῦμα* (rheûma), cujo significado é "corrente que flui"] começou com alquimistas, feiticeiros, curadores e "plantas do bem-estar" (p. ex., a casca do salgueiro, com o ácido acetilsalicílico), antes de chegar à Medicina clássica. Seus primórdios, relatados desde Hipócrates e Homero, tinham a crença de que os elementos água, terra, fogo e ar seriam indispensáveis para curar ou aliviar sensações desagradáveis. Esse conceito evoluiu e muitos séculos depois originou a **balnearioterapia**, que foi adotada inicialmente pela aristocracia, principalmente britânica, francesa e alemã, cristalizando a relação entre cura e prazer, empregando a água para curar ou aliviar ferimentos, reumatismos, cicatrizes, disenteria e tratar a artrose, gota, tosse ou a saúde da mulher (veja *Território de Epidauro*, obra de 1947 do Prof. Pedro Nava, ex-presidente da SBR). Podemos nos assustar ao ver o que nossa especialidade se tornou; lendo alguns capítulos iniciais da nossa 3ª edição, diversos autores ilustram as bases moleculares da imunidade, da inflamação, da dor e dos autoanticorpos, uma verdadeira revolução, inimaginável em épocas de Garrod, Van Breemen, Osler, Sydenham e quase inimaginável em épocas mais recentes, de Pedro Nava e Washington Bianchi.

Pensem na distância que separa o Prof. Pedro Nava e parceiros que em 1959 discutiram "sobre o possível papel da sensibilização por produtos tissulares homólogos na patogenia da artrite reumatoide" e "o reumatismo alergo bacteriano" na revista *Brasil-Médico*, dos capítulos desta obra que tratam dos **autoanticorpos** (inclusive o anti-CCP) e da artrite reativa. Uma verdadeira atualização de conceitos, digna desta obra renovadora, que justifica as suspeitas de nossos mestres sobre os mecanismos das doenças reumáticas.

Tudo isso dito para entenderem a distância que separa os nossos primórdios do que hoje entendemos como Reumatologia. Este texto introdutório não comporta comentários sobre os 147 capítulos, nem mesmo sobre os 16 capítulos inéditos introduzidos nesta edição, mas podemos garantir os avanços recentes de diagnóstico e conduta nas principais síndromes reumatológicas.

Imaginem o que escreveram sobre a espondilite anquilosante Galeno no século II d.C., o polivalente e neurofisiologista Vladimir Bekhterev da Rússia em 1893, Adolph Strümpell na Alemanha em 1897 e Pierre Marie na França em 1898. Por outro lado, nessa 3ª edição, na seção dedicada às espondiloartrites, os autores conceituam a atualíssima **entesite**, marca registrada da doença. Uma beleza ver a evolução de conceitos.

Jean Lobstein cunhou o termo "osteoporose" em 1830 e Fuller Albright cristalizou o conceito da osteoporose pós-menopáusica em 1940. Entretanto, na seção dedicada às doenças osteometabólicas, verão que o espírito de luz da Professora Rosa Maria Rodrigues Pereira (*in memoriam*) ajudou um grupo muito atualizado da SBR a mostrar que atualmente o estudo dessas nosologias é diversificado: ligadas a numerosas situações, variando desde a anorexia nervosa, até a mais arrojada, a pesquisa da perda óssea conjugada à perda de massa muscular em astronautas, como resultados da radiação espacial, microgravidade e confinamento. Enfim, a **síndrome osteoporótica** está hoje muito além das mulheres na pós-menopausa. Outra visão muito mais ampla que nos tempos de Albright.

Temos ainda a **seção dedicada à íntima relação de nossos pacientes com doenças reumáticas e com os agentes ambientais**, na maioria das vezes desastrosa, como SARS-CoV-2, gonococos, bacilo da hanseníase, vírus das hepatites, da chikungunya e seus mosquitos, *Treponema*, *Borrelia* e carrapatos brasileiros, *Strongyloides*, parvovírus B19, HIV etc. Diversos autores da presente edição nos fazem mergulhar de cabeça na realidade brasileira. Em especial, o Prof. Natalino Hajime Yoshinari (*in memoriam*), pioneiro e referência no estudo de síndrome de Lyme no Brasil, culminando com a consolidação do termo síndrome de Baggio-Yoshinari. Soma-se aos capítulos que tratam de nossa convivência íntima com a microbiota **bacteriana** de nossas cavidades, que nos ajudam muito a viver, mas, quando se viram contra nós, são um grande problema, e os autores dos respectivos capítulos nos mostram a intimidade dessas relações, quem sabe uma nova etapa de nossa terapêutica.

Nossa satisfação ao ver o Dr. Philip Scheinberg dando continuidade ao texto de seu pai, o valoroso e especial Prof. Morton Scheinberg (*in memoriam*). Atualiza os conceitos que seu pai obteve em Boston na década de 1970, com o Prof. Cohen, o "pai da amiloidose" no interesse do reumatologista.

E já pensaram na diferença do tratamento da dor dos reumáticos com a casca do salgueiro e hoje com agentes biológicos e pequenas moléculas? Uma realidade fantástica separa essas condutas.

Em síntese, caros leitores, visando uma reumatologia moderna, nós e os autores convidados fizemos o possível para mostrar-lhes a 3ª edição, atualizada e incluindo mais 16 capítulos inéditos; tarefa um pouco complicada, mas que nos deu muito prazer.

Por fim, agradecemos à Diretoria do presente biênio a confiança depositada em nós, e sobretudo agradecemos à SBR por tudo que fez e faz por nós, sempre!

Caio Moreira
Samuel Katsuyuki Shinjo
Ivânio Alves Pereira
Michelle Ugolini-Lopes
Vanessa Hax

Prefácio à 3ª edição

As primeiras escritas e os primeiros livros surgiram há 5 mil anos, no Oriente, com os sumérios na Mesopotâmia, hoje Iraque, a partir do barro, na forma de pequenas lajotas. Seus vizinhos egípcios desenvolveram posteriormente o papiro e a maior biblioteca da Antiguidade, a de Alexandria, com 700 mil livros em rolos de papiro.

O livro físico didático está na cultura escolar, mesmo antes da invenção da imprensa, no final do século XV. Na época em que os livros eram raros, os próprios estudantes universitários europeus produziam seus cadernos de textos. Com o surgimento da imprensa, os livros tornaram-se os primeiros produtos feitos em série que transmitiram o conhecimento ao longo do tempo. A concepção do livro como "*fiel depositário das verdades científicas universais*" foi se solidificando.

É motivo de orgulho e satisfação que nesta gestão, a Sociedade Brasileira de Reumatologia (SBR) promove o lançamento da 3ª edição do *Livro da SBR*, agora tanto na forma física, como também em plataforma digital do *site* da SBR. Foi um projeto sonhado pelos colegas reumatologistas que me antecederam, que em 2018 tornou-se realidade, quando foi lançada a 1ª edição, elaborada na gestão do Dr. Georges Basile Christopoulos e, posteriormente, a 2ª edição, em 2021, na gestão do Dr. José Roberto Provenza.

Desde a sua fundação no dia 15 de julho de 1949, com a visão futurista de nossos pioneiros, a SBR vem crescendo em importância entre as sociedades médicas mundiais, com participação internacional e publicações excelentes de seus associados, e este livro científico reflete esse crescimento. A continuidade de grandes e excelentes projetos nunca deve cessar, e com a concretização desta 3ª edição, damos continuidade a mais um destes projetos exitosos da SBR.

Esta nova obra objetiva fornecer não só à classe médica, mas também paramédica, informações e noções básicas sobre a condução das diversas enfermidades do elenco das doenças reumáticas, motivo de nossa especialidade. Será útil para os estudiosos da reumatologia, estudantes de graduação das escolas médicas, para os clínicos gerais, fisioterapeutas e outros especialistas que se interessam pelas doenças reumáticas. Será um excelente veículo para consulta rápida de qualquer desses profissionais no dia a dia de seu consultório.

A elaboração ampliada da 3ª edição foi pensada para abranger de modo atualizado a maioria das doenças reumáticas, oferecendo uma visão geral, interessante e prática. Foi atualizada temporalmente, obedecendo à evolução rápida dos conhecimentos médicos em nossos dias.

A disponibilidade de seu conteúdo também em plataforma eletrônica certamente facilitará sua difusão, havendo o propósito de futuras atualizações pontuais, que darão mais dinâmica ao seu conteúdo.

Nesta nova edição procuramos manter os mesmos autores da 2ª edição, para dar continuidade e seguimento aos capítulos que vêm evoluindo a partir das edições anteriores, mas novos autores também foram adicionados. Novas imagens, algoritmos e tabelas foram acrescidos, para melhorar a consulta rápida do leitor. Foi ampliada com 16 novos capítulos, pelo aumento notável das nosologias que agora necessitam da participação ativa do reumatologista.

Agradecemos aos autores que contribuíram enormemente e que engrandeceram a SBR. Todos atualizaram, escreveram ou reescreveram seus capítulos de modo voluntário, sem auferirem recursos pecuniários. Uma consciência espetacular do pertencimento à nossa SBR.

Aos Editores Samuel Katsuyuki Shinjo e Caio Moreira e aos Editores Associados Ivânio Alves Pereira, Michelle Ugolini-Lopes e Vanessa Hax, o reconhecimento eterno na orientação da organização do conteúdo espetacular desta 3ª edição do livro da SBR.

Não esqueceremos os Editores pioneiros José Tupinambá Souza Vasconcelos, Sebastião Cezar Radominski, João Francisco Marques Neto, Samuel Katsuyuki Shinjo e Caio Moreira que atuaram também nas edições anteriores e nos permitiram chegar ao futuro.

Agradecemos também a Hudson Machado, Vanessa Pimentel e Eliane Usui, e demais membros da equipe da Editora Manole, encarregados desta edição, pela maneira ética e profissional com que conduziram todo o processo da produção deste livro.

Por fim, queremos agradecer a Deus, por podermos transformar sonhos em realidade.

> "Livros dão alma ao universo, asas para a mente, voo para a imaginação, e vida a tudo."
>
> Platão

Marco Antonio Araújo da Rocha-Loures
Presidente da Sociedade Brasileira de Reumatologia (2022-2024)

Prefácio da 2ª edição

Sinto-me bastante honrado, juntamente com toda a Diretoria Executiva da Sociedade Brasileira de Reumatologia – SBR), em dar continuidade ao *Livro da Sociedade Brasileira de Reumatologia*, importante e fundamental projeto científico iniciado na gestão do Dr. Georges Basile Christopoulos, a quem devemos os nossos maiores agradecimentos pelo significativo legado científico deixado para a nossa sociedade médica.

No início de nossa gestão, nos comprometemos em levar adiante este projeto, atualizando o riquíssimo conteúdo, que já nasceu uma referência para nossa especialidade e é de grande utilidade para todas as áreas da medicina.

Atualização esta facilitada pelas novas formas de comunicação e de disseminação de informações, que neste livro chegam com a chancela importante da SBR. Esta segunda edição está disponibilizada também em formato eletrônico, permitindo sua contínua atualização, caminhando junto com a ciência – sem limites de tamanho, volumes e custos. Sabemos que os meios digitais proporcionaram uma vasta disseminação do conhecimento, com uma velocidade jamais imaginada e com a oportunidade de uma ampla interação e debates sobre qualquer conteúdo apresentado. Essa interatividade não só ofereceu um novo conhecimento como também proporcionou o questionamento e o debate, elevando ainda mais a qualidade da informação e a credibilidade dos conceitos. E importante: facilita o acesso à informação e atualização de todos nós, estejamos em grandes centros urbanos ou em remotas localidades de nosso imenso país – ou mesmo de colegas em outros cantos do mundo.

Nesta segunda edição, o impacto da COVID-19 nas doenças reumáticas imunomediadas não poderia deixar de estar presente, pela urgência, que fez com que todos nós, da comunidade médico-cientifica, contribuíssemos para uma incrível corrida pelo conhecimento, em benefício de pacientes de todo o mundo.

Portanto, este *Livro da Sociedade Brasileira de Reumatologia* se consolida e se compara a publicações científicas reconhecidas, sólidas e de extrema importância para todas as especialidades. Aproveito para relembrar o depoimento, que considero extremante relevante, do experiente decano da reumatologia Prof. Hilton Seda, que chancela este esforço da nossa sociedade:

> A obra é bastante abrangente, começando com uma introdução geral às doenças reumáticas, continuando com meios de avaliação clínica do paciente, análise dos exames complementares e noções básicas sobre inflamação, antes da descrição das várias doenças que fazem parte da especialidade, incluindo a reumatologia pediátrica: artropatias inflamatórias, doenças difusas do tecido conjuntivo, vasculites sistêmicas primárias, artropatias microcristalinas, artropatias infecciosas, doenças do osso e da cartilagem, síndromes de dor musculoesquelética regional e difusa, manifestações reumatológicas de doenças sistêmicas, miscelânea, avaliação e tratamento em reumatologia. Certamente, é um marco na especialidade.

Um marco que não se encerra com esta segunda edição – por isso, temos, desde já, o compromisso das gerações futuras pela sua revisão e atualização constantes, que faz desta obra a síntese de novos conhecimentos vastamente debatidos e balizados pelos competentes autores de cada capítulo.

Como resumiu sabiamente o Prof. Adil Muhib Samara, quando de seu lançamento:

> Escusado é dizer da sua imensa utilidade para quem deseja saber de pronto e em rápidas palavras as coisas mais atuais, os assuntos mais diversos e de alta complexidade clínica e terapêutica que ensejam nossa especialidade. Possivelmente, nenhuma outra obra a ela se compara, havendo mesmo quem tenha dito que a medicina interna tem sido, sem nenhum favor, um ramo da reumatologia.

Mais uma vez, agradecemos e convidamos todos a prestar uma homenagem aos nossos editores e editores associados da primeira e segunda edição – Drs. José Tupinambá Sousa Vasconcelos, Samuel Katsuyuki Shinjo, Caio Moreira, João Francisco Marques Neto e Sebastião Cesar Radominski – pelo esforço e dedicação para reunir e organizar todo este vasto conteúdo.

Desejamos que esta obra fique sempre viva, para poder auxiliar os nossos associados nas tomadas de decisões, nas constantes provocações e desafios em que a doença ameaça a vida.

A CIÊNCIA É INTRIGANTE, E O SER HUMANO, DESAFIANTE.

Uma boa leitura a todos!

José Roberto Provenza
Presidente da SBR
(2018-2020)

Prefácio da 1ª edição

A Sociedade Brasileira de Reumatologia (SBR) foi fundada no dia 15 de julho de 1949, principalmente graças à tenacidade de Waldemar Bianchi, em anfiteatro da Santa Casa de Misericórdia do Rio de Janeiro. Seu primeiro Presidente foi o Professor Waldemar Berardinelli (Jacareí/SP, 1903; Rio de Janeiro/RJ, 1956), muito bem escolhido, pois sempre demonstrou interesse pelas doenças reumáticas, tanto que publicou trabalhos como *Periarterite nodosa* (tese de concurso para a Quarta Cadeira de Clínica Médica da Faculdade de Medicina da Universidade do Brasil), *Síndrome de Sjögren* (primeiros casos descritos no Brasil) e *Síndrome de Reiter*, além da publicação do livro *Biotipologia*. As principais finalidades da SBR ficaram assim estabelecidas: estudar as doenças reumáticas e afins; estudar o problema médico-social dos reumatismos; interessar os poderes públicos no combate aos reumatismos; divulgar as noções fundamentais para o conhecimento das doenças reumáticas; difundir o ensino da reumatologia, organizando cursos, conferências e pesquisas; estabelecer intercâmbio com as Sociedades congêneres, nacionais e estrangeiras; realizar congressos de reumatologia; padronizar a nomenclatura e classificar as doenças reumáticas. A história do atual American College of Rheumatology (ACR) começou em 1926, quando Louis B. Wilson, Diretor da Mayo Foundation for Medical Education and Research, visitou o médico alemão Jan van Breemen e ficou muito impressionado com seus esforços para incentivar, entre seus pares, o interesse pelas doenças reumáticas. O Dr. Wilson divulgou entre os médicos americanos as ideias de van Breemen. O resultado desse trabalho foi a criação, 2 anos depois, do American Committee for the Control of Rheumatism (ACCR), com 15 membros, dirigido por Ralph Pemberton de Filadélfia. O ACCR publicou no *JAMA*, em 1934, o *The Primer on Rheumatism, Chronic Arthritis,* com a finalidade de auxiliar o médico prático no diagnóstico e tratamento dos reumatismos. Seu editor foi Edward Jordan. É considerado o primeiro *Primer*. O objetivo da publicação era "oferecer descrição concisa das doenças reumáticas com especial ênfase nas manifestações clínicas, patogenia, diagnóstico e tratamento". A última edição do livro foi em 2007 (décima terceira).

A SBR teve a feliz iniciativa de publicar um livro com os mesmos objetivos do *Primer on the Rheumatic Diseases*, visando oferecer à classe médica brasileira as noções e características básicas da especialidade. A obra é bastante abrangente, começando com uma introdução geral às doenças reumáticas, continuando com meios de avaliação clínica do paciente, análise dos exames complementares e noções básicas sobre inflamação, antes da descrição das várias doenças que fazem parte da especialidade, incluindo a reumatologia pediátrica: artropatias inflamatórias, doenças difusas do tecido conjuntivo, vasculites sistêmicas primárias, artropatias microcristalinas, artropatias infecciosas, doenças do osso e da cartilagem, síndromes de dor musculoesquelética regional e difusa, manifestações reumatológicas de doenças sistêmicas, miscelânea, avaliação e tratamento em reumatologia.

Certamente, esta obra será um marco na especialidade. Não há como deixar de parabenizar seus editores e autores pela excelente publicação.

Hilton Seda

Seção 1

Introdução, classificação e avaliação clínica das doenças reumáticas

1

Introdução geral às doenças reumáticas

Eduardo Ferreira Borba Neto
Eloisa Bonfá
Emilia Inoue Sato
Luís Eduardo Coelho Andrade
Rosa Maria Rodrigues Pereira (*in memoriam*)

EPIDEMIOLOGIA GERAL E CLASSIFICAÇÃO DAS DOENÇAS REUMÁTICAS

As doenças reumáticas estão classificadas pelo Código Internacional de Doenças [Classificação Estatística Internacional de Doenças e Problemas Relacionados com a Saúde (CID)] no capítulo XIII de sua 10ª revisão (CID-10), com a denominação "Doenças do Sistema Osteomuscular e do Tecido Conjuntivo" (Quadro 1). Elas possuem grande abrangência e de forma didática estão divididas em 6 grupos: artropatias, doenças sistêmicas do tecido conjuntivo, dorsopatias, transtornos dos tecidos moles, osteopatias e condropatias e outros transtornos do sistema osteomuscular e do tecido conjuntivo.

Em fevereiro de 2022, a Organização Mundial da Saúde (OMS) divulgou a 11ª revisão da CID (CID-11). Essa versão é totalmente digital, possui um novo formato e recursos multilíngues que minimizam a chance de erro. O processo de tradução para a língua portuguesa é coordenado pelo Ministério da Saúde, em parceria com a Câmara Técnica Assessora para Gestão da Família de Classificações Internacionais e com a Organização Pan-Americana da Saúde (OPAS) e em breve estará disponível no seu site. Nesta nova versão, as doenças de interesse específico do reumatologista estão majoritariamente listadas em dois capítulos. O capítulo 4 do CID-11 faz referência a "Doenças do Sistema Imune", contendo 45 categorias (iniciando com o código 4A40), como o lúpus eritematoso sistêmico (4A40.0), miopatia inflamatória idiopática (4A41), esclerose sistêmica (4A42), doença autoimune sistêmica não órgão-específica indiferenciada (4A43), vasculite (4A44) e síndrome antifosfolípide (4A45), entre outras. O capítulo 15 refere-se às "Doenças do Sistema Musculoesquelético ou do Tecido Conjuntivo", incluindo várias formas de osteoartrite (p.ex. osteoartrite de joelho/FA01; osteoartrite de mãos ou punhos/FA02), artrite infecciosa bacteriana (FA10.1), artrite reativa (FA11), artrite reumatoide (FA20), artrite psoriásica (FA21), polimialgia reumática (FA22), doença de Still do adulto (FA23), artrite idiopática juvenil (FA24), gota primária (FA25.0), doença por deposição de pirofosfato de cálcio (FA26.0), espondiloartrite axial (FA92.0) e osteoporose (FB83.1). Essa distribuição em dois capítulos distintos reflete as duas principais vertentes das doenças de interesse reumatológico, sinalizando uma possível tendência à subespecialização da reumatologia. Apresentamos uma versão preliminar da classificação CID-11 no Quadro 2, alertando para que seja consultada a publicação oficial da classificação traduzida para o português, quando disponível.

Um aspecto relevante das doenças reumáticas sistêmicas é que a maioria não tem um teste patognomônico e, portanto, o diagnóstico é um desafio e depende de um conjunto de manifestações clínicas, exames laboratoriais ou de imagem. Diante disso, foram criados e aprimorados critérios de classificação para distinguir as doenças e uniformizar as definições. Esse processo é dinâ-

QUADRO 1 Classificação Estatística Internacional de Doenças e Problemas Relacionados com a Saúde (CID-10). Capítulo XIII, "Doenças do sistema osteomuscular e do tecido conjuntivo"

M00-M25 Artropatias	*M00-M03 Artropatias infecciosas* M00 Artrite piogênica M01* Infecções diretas da articulação em doenças infecciosas e parasitárias classificadas em outra parte M02 Artropatias reacionais M03* Artropatias pós-infecciosas e reacionais em doenças infecciosas classificadas em outra parte *M05-M14 Poliartropatias inflamatórias* M05 Artrite reumatoide soropositiva M06 Outras artrites reumatoides M07* Artropatias psoriásicas e enteropáticas M08 Artrite juvenil M09* Artrite juvenil em doenças classificadas em outra parte M10 Gota M11 Outras artropatias por deposição de cristais M12 Outras artropatias especificadas M13 Outras artrites M14* Artropatias em outras doenças classificadas em outra parte *M15-M19 Artroses* M15 Poliartrose M16 Coxartrose [artrose do quadril] M17 Gonartrose [artrose do joelho] M18 Artrose da primeira articulação carpometacarpiana M19 Outras artroses *M20-M25 Outros transtornos articulares* M20 Deformidades adquiridas dos dedos das mãos e dos pés M21 Outras deformidades adquiridas dos membros M22 Transtornos da rótula [patela] M23 Transtornos internos dos joelhos M24 Outros transtornos articulares específicos M25 Outros transtornos articulares não classificados em outra parte
M30-M36 Doenças sistêmicas do tecido conjuntivo	M30 Poliarterite nodosa e afecções correlatas M31 Outras vasculopatias necrosantes M32 Lúpus eritematoso disseminado [sistêmico] M33 Dermatopoliomiosite M34 Esclerose sistêmica M35 Outras afecções sistêmicas do tecido conjuntivo M36* Doenças sistêmicas do tecido conjuntivo em doenças classificadas em outra parte
M40-M54 Dorsopatias	*M40-M43 Dorsopatias deformantes* M40 Cifose e lordose M41 Escoliose M42 Osteocondrose da coluna vertebral M43 Outras dorsopatias deformantes *M45-M49 Espondilopatias* M45 Espondilite ancilosante M46 Outras espondilopatias inflamatórias M47 Espondilose M48 Outras espondilopatias M49* Espondilopatias em doenças classificadas em outra parte *M50-M54 Outras dorsopatias* M50 Transtornos dos discos cervicais M51 Outros transtornos de discos intervertebrais M53 Outras dorsopatias não classificadas em outra parte M54 Dorsalgia

(continua)

QUADRO 1 Classificação Estatística Internacional de Doenças e Problemas Relacionados com a Saúde (CID-10). Capítulo XIII, "Doenças do sistema osteomuscular e do tecido conjuntivo" *(continuação)*

M60-M79 Transtornos dos tecidos moles	*M60-M63 Transtornos musculares*
	M60 Miosite
	M61 Calcificação e ossificação do músculo
	M62 Outros transtornos musculares
	M63* Transtornos de músculo em doenças classificadas em outra parte
	M65-M68 Transtornos das sinóvias e dos tendões
	M65 Sinovite e tenossinovite
	M66 Ruptura espontânea de sinóvia e de tendão
	M67 Outros transtornos das sinóvias e dos tendões
	M68* Transtorno de sinóvias e de tendões em doenças classificadas em outra parte
	M70-M79 Outros transtornos dos tecidos moles
	M70 Transtornos dos tecidos moles relacionados com o uso, uso excessivo e pressão
	M71 Outras bursopatias
	M72 Transtornos fibroblásticos
	M73* Transtornos dos tecidos moles em doenças classificadas em outra parte
	M75 Lesões do ombro
	M76 Entesopatias dos membros inferiores, excluindo pé
	M77 Outras entesopatias
	M79 Outros transtornos dos tecidos moles, não classificados em outra parte
M80-M94 Osteopatias e condropatias	***M80-M85 Transtornos da densidade e da estrutura óssea***
	M80 Osteoporose com fratura patológica
	M81 Osteoporose sem fratura patológica
	M82* Osteoporose em doenças classificadas em outra parte
	M83 Osteomalácia do adulto
	M84 Transtornos da continuidade do osso
	M85 Outros transtornos da densidade e da estrutura ósseas
	M86-M90 Outras osteopatias
	M86 Osteomielite
	M87 Osteonecrose
	M88 Doença de Paget do osso (osteíte deformante)
	M89 Outros transtornos ósseos
	M90* Osteopatias em doenças classificadas em outra parte
	M91-M94 Condropatias
	M91 Osteocondrose juvenil do quadril e da pelve
	M92 Outras osteocondroses juvenis
	M93 Outras osteocondropatias
	M94 Outros transtornos das cartilagens
M95-M99 Outros transtornos do sistema osteomuscular e do tecido conjuntivo	M95 Outras deformidades adquiridas do sistema osteomuscular e do tecido conjuntivo
	M96 Transtornos osteomusculares pós-procedimentos não classificados em outra parte
	M99 Lesões biomecânicas não classificadas em outra parte

mico e está em constante aprimoramento com comitês específicos de sociedades dedicados a esse tema. As modificações muitas vezes refletem uma nova informação particularmente relacionada à fisiopatogênese, descoberta de métodos mais sensíveis/específicos ou à necessidade de reconhecimento mais precoce da doença e de seu tratamento.

Nesse contexto, temos várias atualizações na última década de critérios de classificação/diagnóstico (Quadro 3) que foram realizadas pelo Colégio Americano de Reumatologia (*American College of Rheumatology* – ACR) e pelo Colégio Europeu de Reumatologia (*The European League Against Rheumatism* – EULAR). Além disso, nos últimos anos foram desenvolvidos vários critérios

QUADRO 2 Classificação Estatística Internacional de Doenças e Problemas Relacionados com a Saúde – CID-11

Capítulo 4 – Doenças do Sistema Imune	
4A00 Imunodeficiências primárias devidas a distúrbios da imunidade inata	*4A00.0 Defeitos funcionais de neutrófilos* *4A00.1 Defeitos do sistema complemento* 4A00.14 Angioedema hereditário 4A00.15 Angioedema adquirido 4A00.3 Imunodeficiência com deficiência de células NK *4A01 Imunodeficiências primárias devidas a distúrbios da imunidade adaptativa* 4A01.0 Imunodeficiências com predomínio de deficiência de anticorpos 4A01.00 Agamaglobulinaemia hereditária com redução acentuada ou ausência de células B 4A01.03 Hipogamaglobulinemia transitória da infância 4A01.1 Imunodeficiências combinadas 4A01.10 Imunodeficiências combinadas graves *4A01.2 Doenças de imunodesregulação* 4A01.21 Síndrome de imunodesregulação apresentando-se primariamente como autoimunidade 4A01.23 Linfohistiocitose hemofagocítica primária 4A01.34 Síndromes de hiperimunoglobulina E (síndrome hiper-IgE) *4A0Z Imunodeficiências primárias, não especificadas* *4A20 Imunodeficiências adquiridas*
Doenças autoimunes sistêmicas não órgão-específicas (4A40-4A4Z)	*4A40 Lúpus eritematoso* 4A40.0 Lúpus eritematoso sistêmico 4A40.1 Lúpus eritematoso induzido por drogas *4A41 Miopatias inflamatórias idiopáticas* 4A41.0 Dermatomiosite 4A41.00 Dermatomiosite do adulto 4A41.01 Dermatomiosite juvenil 4A41.1 Polimiosite 4A41.2 Miopatia por corpos de inclusão 4A41.Z Miopatia inflamatória idiopática, não especificada *4A42 Esclerose sistêmica* 4A42.0 Esclerose sistêmica de início pediátrico 4A42.1 Esclerose sistêmica difusa 4A42.2 Esclerose sistêmica limitada *4A43 Doença autoimune sistêmica não órgão-específica ou síndrome de superposição* 4A43.0 Doença relacionada a IgG4 4A43.1 Doença de Mikulicz 4A43.2 Síndrome de Sjögren 4A43.20 Síndrome de Sjögren primária 4A43.21 Síndrome de Sjögren secundária 4A43.3 Doença mista do tecido conjuntivo 4A43.4 Fasciíte eosinofílica difusa 4A43.Z Doença autoimune sistêmica não órgão-específica indiferenciada *4A44 Vasculite* 4A44.0 Pseudopoliartrite rizomélica 4A44.1 Síndrome do arco aórtico 4A44.2 Arterite de células gigantes 4A44.3 Vasculite de órgão único 4A44.4 Poliarterite nodosa 4A44.5 Síndrome mucocutânea com linfadenomegalia (Kawasaki) 4A44.6 Síndrome de Sneddon 4A44.7 Angiíte primária do sistema nervoso central 4A44.8 Tromboangiíte obliterante 4A44.9 Vasculite de pequenos vasos por imunocomplexos 4A44.90 Vasculite crioglobulinêmica 4A44.91 Vasculite urticariforme hipocomplementêmica

(continua)

QUADRO 2 Classificação Estatística Internacional de Doenças e Problemas Relacionados com a Saúde – CID-11 *(continuação)*

Doenças autoimunes sistêmicas não órgão-específicas (4A40-4A4Z)	4A44.92 Vasculite por IgA 4A44.A Vasculite associada a anticorpos anticitoplasma de neutrófilos 4A44.A0 Poliangiíte microscópica 4A44.A1 Poliangiíte com granulomatose (Wegener) 4A44.A2 Granulomatose eosinofílica com poliangiíte (Churg-Strauss) 4A44.B Vasculite leucocitoclástica 4A44.Z Vasculite, não especificada *4A45 Síndrome antifosfolípide* 4A45.0 Síndrome antifosfolípide primária 4A45.1 Síndrome antifosfolípide secundária *4A4Z Distúrbios autoimunes sistêmicos não órgão-específicos, não especificados*
Distúrbios autoinflamatórios (4A60-4A6Z)	*4A60 Síndromes autoinflamatórias monogênicas* 4A60.0 Febre familiar do Mediterrâneo 4A60.1 Síndromes periódicas associadas à criopirina 4A60.2 Síndrome periódica associada ao receptor 1 do fator de necrose tumoral 4A60.Z Síndrome autoinflamatória, não especificada 4A61 Síndrome SAPHO 4A62 Doença de Behçet 4A6Z Distúrbios autoinflamatórios, não especificados
Distúrbios do sistema imunitário envolvendo linhagens de células brancas (4B00-4B0Z)	*4B20 Sarcoidose* *4B22 Crioglobulinemia*
Outros distúrbios envolvendo o sistema imunitário (4B20-4B2Y)	*4B24 Doença enxerto versus hospedeiro* 4B24.0 Doença enxerto versus hospedeiro aguda 4B24.1 Doença enxerto versus hospedeiro crônica
Capítulo 15 – Doenças do Sistema Musculoesquelético ou do Tecido Conjuntivo	
Osteoartrite (FA00-FA0Z)	*FA00 Osteoartrite de quadril* FA00.0 Osteoartrite de quadril primária FA00.2 Osteoartrite de quadril secundária *FA01 Osteoartrite de joelho* FA01.0 Osteoartrite de joelho primária FA01.2 Osteoartrite de joelho secundária *FA02 Osteoartrite de punhos ou mãos* FA02.0 Osteoartrite primária de punhos ou mãos FA02.1 Osteoartrite secundária de punhos ou mãos FA03 Osteoartrite de outra junta específica FA0Z Osteoartrite, não especificada
Artropatias relacionadas a infecções (FA10-FA1Z)	*FA10 Infecções diretas de articulações* FA10.0 Infecção articular bacteriana FA10.1 Infecção articular viral FA10.2 Infecção articular fúngica FA10.Z Infecções diretas de articulações, não especificadas *FA11 Artropatias reativas* FA11.0 Artropatia após bypass intestinal FA11.1 Artropatia pós-vacinação FA11.2 Artropatia após infecção genitourinária FA11.Z Artropatias reativas, não especificadas *FA12 Artropatias pós-infecciosas* FA12.0 Artropatia pós-infecciosa bacteriana FA12.1 Artropatia pós-infecciosa viral FA12.2 Artropatia pós-infecciosa fúngica FA12.3 Artropatia pós-infecciosa parasitária *FA13 Espondiloartrite infecciosa*

(continua)

QUADRO 2 Classificação Estatística Internacional de Doenças e Problemas Relacionados com a Saúde – CID-11 *(continuação)*

Artropatias inflamatórias (FA20-FA2Z)	*FA20 Artrite reumatoide* FA20.0 Artrite reumatoide soropositiva FA20.1 Artrite reumatoide soronegativa *FA21 Artrite psoriásica* FA21.0 Espondiloartrite psoriásica *FA22 Polimialgia reumática* *FA23 Doença de Still de início adulto* *FA24 Artrite idiopática juvenil* FA24.0 Oligoartrite idiopática juvenil FA24.1 Poliartrite idiopática juvenil FA24.2 Artrite psoriásica juvenil FA24.3 Artrite juvenil entesites-relacionada FA24.4 Artrite sistêmica juvenil *FA25 Gota* FA25.0 Gota primária FA25.1 Gota secundária *FA26 Artropatias por cristal especificadas* FA26.0 Doença por deposição de pirofosfato de cálcio anidro FA26.1 Doença por deposição de hidroxiapatita FA26.2 Condrocalcinose FA26.Z Artropatias por cristais, não especificadas FA27.0 Doença de Kashin-Beck FA27.1 Sinovite vilonodular pigmentosa FA27.2 Reumatismo palindrômico *FA30 Deformidades adquiridas de dedos e artelhos* FA30.0 Hallux valgus adquirido FA30.1 Hallux rigidus FA30.2 Artelho em martelo adquirido *FA36 Efusão articular (hidrartrose)* FA36.0 Efusão articular hemorrágica *FA38 Artropatias em doenças especificadas em outras seções* FA38.0 Artropatia diabética FA38.1 Artropatia neuropática FA38.10 Artropatia diabética de Charcot FA38.3 Artropatia hemofílica *FA5Z Artropatias, não especificadas*
FA70 Distúrbios estruturais da coluna vertebral (FA70-FA7Z)	*FA70 Deformidades da coluna* FA70.0 Cifose FA70.1 Escoliose FA70.2 Lordose *FA71 Torcicolo* *FA72 Distúrbios da vértebra* FA72.0 Hiperostose anquilosante FA72.1 Doença de Baastrup FA72.2 Espondiloartropatia traumática FA72.3 Fratura de fadiga da vértebra
Condições degenerativas da coluna vertebral (FA80-FA8Z)	*FA80 Degeneração do disco intervertebral* FA80.0 Degeneração do disco intervertebral da coluna cervical sem prolapso de disco FA80.1 Degeneração do disco intervertebral da coluna cervical com prolapso de disco FA80.3 Degeneração do disco intervertebral da coluna cervical com envolvimento do sistema nervoso FA80.8 Degeneração do disco intervertebral da coluna lombar sem prolapso de disco

(continua)

QUADRO 2 Classificação Estatística Internacional de Doenças e Problemas Relacionados com a Saúde – CID-11 *(continuação)*

Condições degenerativas da coluna vertebral (FA80-FA8Z)	FA80.9 Degeneração do disco intervertebral da coluna lombar com prolapso de disco FA80.A Degeneração do disco intervertebral da coluna lombar com osteófito vertebral FA80.B Degeneração do disco intervertebral da coluna lombar com envolvimento do sistema nervoso *FA81 Espondilólise* FA81.0 Espondilólise com escorregamento *FA82 Estenose vertebral* *FA84 Espondilolistese* *FA8Z Alteração degenerativa da coluna vertebral, não especificada*
Inflamação da coluna vertebral (FA90-FA9Z)	*FA90 Infecção vertebral* *FA91 Infecção do disco intervertebral* *FA92 Espondiloartropatia inflamatória* *FA92.0 Espondiloartrite axial* FA92.00 Entesite da coluna vertebral FA92.01 Sacroiliíte, não classificada em outras seções FA92.1 *Espondiloartrite periférica* FA92.Z *Espondiloartropatia inflamatória, não especificada*
Distúrbios dos músculos (FB30-FB3Z)	*FB30 Miosite infecciosa* *FB31 Calcificação ou ossificação do osso* FB31.1 Fibrodisplasia ossificans progressiva FB32.2 Infarto muscular isquêmico
Distúrbios da sinóvia ou tendão (FB40-FB4Z)	FB40 Tenossinovite FB40.0 Tenossinovite infecciosa FB40.1 Fasciíte plantar FB40.2 Tendonite tibial posterior FB40.3 Tendonite calcificante FB40.4 Dedo em gatilho FB40.5 Tenosssinovite do estiloide radial FB41 Ruptura espontânea de sinóvia ou tendão FB41.0 Ruptura espontânea de cisto poplíteo FB41.2 Ruptura espontânea de tendão *FB42 Distúrbios específicos da sinóvia ou tendão* FB42.0 Tendão aquileu curto adquirido FB42.1 Contratura da bainha tendinosa FB42.2 Cisto sinovial (ganglion)
Outros distúrbios de partes moles (miscelânea) (FB50-FB50.6)	*FB50 Bursite* FB50.0 Bursite infecciosa FB50.1 Bursite por uso, hiperuso ou pressão FB50.2 Cisto sinovial do espaço poplíteo FB50.3 Depósito cálcico em bolsa FB50.Z Bursite, não especificada *FB51 Distúrbios fibroblásticos* FB51.0 Fibromatose da fáscia palmar FB51.1 Nódulos de Garrod (Knuckle pads) FB51.2 Fasciíte e fibromatosa FB51.4 Fibrose retroperitoneal *FB53 Lesões do ombro* FB53.0 Capsulite adesiva do ombro FB53.1 Síndrome do manguito rotador FB53.2 Síndrome de colisão do ombro *FB54 Entesopatias do membro inferior* FB54.0 Esporão da crista ilíaca FB54.1 Síndrome da faixa iliotibial FB54.3 Esporão de calcâneo FB54.4 Metatarsalgia

(continua)

QUADRO 2 Classificação Estatística Internacional de Doenças e Problemas Relacionados com a Saúde – CID-11 *(continuação)*

Outros distúrbios de partes moles (miscelânea) (FB50-FB50.6)	*FB55 Entesopatias específicas* FB55.0 Epicondilite medial do cotovelo FB55.1 Epicondilite lateral do cotovelo FB55.2 Periartrite de punhos
Osteopatias e condropatias (FB80-FB8Z)	*FB81 Osteonecrose* FB81.0 Osteonecrose idiopática asséptica FB81.1 Osteonecrose por diálise FB81.2 Osteonecrose droga-induzida FB81.3 Osteonecrose por trauma FB81.4 Osteonecrose por hemoglobinopatia FB81.5 Osteonecrose por radiação ionizante *FB82 Condropatias* FB82.0 Condromalácia FB82.00 Condromalácia da patela FB82.1 Osteocondrose ou osteocondrite dissecans FB82.2 Escorregamento superior da epífise femoral FB82 Policondrite relapsante *FB83 Doenças de baixa massa óssea* FB83.0 Osteopenia FB83.00 Osteopenia pré-menopausa idiopática FB83.01 Osteopenia pós-menopausa FB83.02 Osteopenia senil FB83.03 Osteopenia por desuso FB83.04 Osteopenia induzida por droga FB83.1 Osteoporose FB83.10 Osteoporose pré-menopausa idiopática FB83.11 Osteoporose pós-menopausa FB83.12 Osteoporose por desuso FB83.13 Osteoporose induzida por droga FB83.14 Osteoporose por má absorção FB83.2 Osteomalácia do adulto FB83.20 Doença óssea relacionada ao alumínio FB83.21 Osteomalácia do adulto por desnutrição FB83.22 Osteomalácia do adulto induzida por droga *FB84 Osteomielite ou osteíte* FB84.0 Osteomielite aguda hematogênica FB84.2 Osteomielite subaguda FB84.3 Osteomielite crônica multifocal *FB85 Doença óssea de Paget* FB86 Distúrbios associados ao crescimento ósseo FB86.0 Parada de crescimento epifisário FB86.1 Hiperplasias ósseas FB86.10 Osteoartropatia hipertrófica

Observação: esta é uma tradução, feita pelos autores, da 11ª edição da *International Classification of Diseases for Mortality and Morbidity Statistics* (ICD-11) da Organização Mundial da Saúde (www. https://www.who.int/standards/classifications/classification-of-diseases).

de resposta/remissão para essas doenças, como uma forma de se obter uma referência de alvo terapêutico. Entre elas temos para resposta de polimiosite e dermatomiosite do adulto, remissão para artrite reumatoide, revisão de resposta ACR20 para artrite reumatoide e definição de remissão e de baixa atividade no lúpus eritematoso sistêmico (LES).

As doenças reumáticas foram consideradas raras em décadas passadas e hoje são reconhecidamente uma das causas mais importantes de morbidade na população adulta. Nesse sentido, em março de 2017, o Centro de Controle e Prevenção de Doenças anunciou que aproximadamente 25% da população americana apresenta doenças reumáticas, e destas, a osteoartrite é o tipo mais comum, seguida

QUADRO 3 Atualizações de critérios de classificação/diagnóstico das doenças reumáticas na última década

Doença	Critério de classificação (C) e diagnóstico (D)	Vantagem	Referência
Artrite reumatoide	2010 ACR/EULAR (C)	Maior sensibilidade para diagnóstico precoce	Aletaha D et al., 2010
Artrite psoriásica	2006 CASPAR (C)	Alta especificidade e sensibilidade	Taylor W et al., 2006
Esclerose sistêmica	2013 ACR/EULAR (C)	Melhor sensibilidade e especificidade e relativamente fácil de utilizar	van den Hoogen F et al., 2013
Espondilite anquilosante axial/periférica	2009 e 2011 ASAS (C)	Maior sensibilidade para diagnóstico precoce	Rudwaleit M et al., 2009 e Rudwaleit M et al., 2011
Fibromialgia	2016 ACR (D)	Alta sensibilidade e especificidade sem necessidade de avaliação de pontos dolorosos	Wolfe F et al., 2016
Gota	2015 ACR/EULAR Gota (C)	Melhor desempenho e incorporação de novas modalidades de imagem	Neogi T et al., 2015
Lúpus eritematoso sistêmico	2012 SLICC (C) 2019 EULAR/ACR	A sensibilidade é alta e similar para ambos, com especificidade discretamente maior para o 2019 EULAR/ACR. Este último considera o peso de cada domínio para a classificação	Petri M et al., 2012 Aringer M et al., 2019
Miopatias inflamatórias idiopáticas do adulto e juvenil	2017 EULAR/ACR (C)	Melhor desempenho, utiliza um número limitado de variáveis de definições clínicas e laboratoriais, define subgrupos mais relevantes	Lundberg et al., 2017
Síndrome de Sjögren	2016 ACR/EULAR (C)	Baseado em testes objetivos com redução de risco de classificação errônea	Shiboski CH et al., 2016
Vasculites			
Arterite de Takayasu	1990 ACR (C)	Aceito pelo Consenso de Chapel Hill, 2012	Arend WP et al., 1990
Arterite de células gigantes	1990 ACR (C)	Aceito pelo Consenso de Chapel Hill, 2012	Hunder GG et al., 1990
Polimialgia reumática	2012 EULAR/ACR provisório (C)	Sensibilidade maior, mas limitação de diferenciação com a AR soronegativa	Dasgupta B et al., 2012
Poliarterite nodosa	1990 ACR (C)	Aceito pelo Consenso de Chapel Hill, 2012	Lightfoot RW Jr et al., 1990
Vasculites associadas ao ANCA	2022 EULAR/ACR (C)	EULAR/ACR para as 3 vasculites ANCA associadas	Grayson PC et al., 2022 Robson JC et al., 2022 Suppiah R et al., 2022

ASAS: *Assessment of Spondyloarthritis International Society*; EULAR/ACR: *The European League Against Rheumatism and the American College of Rheumatology*; FAN: fator antinuclear; SLICC: *The Systemic Lupus International Collaborating Clinics*; ANCA: anticorpo anticitoplasma de neutrófilos.

de gota e fibromialgia. As condições autoimunes são menos frequentes, mas ainda assim afetam cerca de 0,5% a 1% da população adulta com artrite reumatoide. Esse cenário é ainda mais preocupante quando consideramos a probabilidade de fratura osteoporótica (coluna, quadril, úmero e antebraço) em adultos com 40 anos ou mais determinados pelo FRAX, que foi estimada em 5,3%. Uma revisão sistemática recente destacou ainda que dor lombar baixa crônica tem uma alta prevalência, atingindo no Brasil 25,4% da população adulta mais idosa.

As doenças reumáticas sistêmicas na sua maioria possuem causa não totalmente conhecida, mas apresentam na sua epidemiologia fatores de risco que podem desencadear a doença ou agravar a sua manifestação. Entre os fatores de risco não modificáveis temos o fato de que muitas dessas condições se tornam mais frequentes com a idade, incluindo gota, osteoartrite, osteoporose, lombalgia, e artrite reumatoide. O papel dos genes e sua interação com outros fatores de risco têm sido descritos para diversas doenças reumáticas, entre elas a artrite reumatoide, espondilite anquilosante, LES, vasculites associadas a anticorpos anticitoplasma de neutrófilos (ANCA). No outro espectro, temos os fatores potencialmente modificáveis, como o cigarro, que parece contribuir para o aparecimento e a gravidade da artrite reumatoide, o estrógeno e a luz ultravioleta que também são fatores desencadeantes e de piora do LES, a obesidade para a osteoartrite, agentes farmacológicos e dieta rica em purina para gota, e cigarro, alta ingesta de álcool, dieta pobre em cálcio, sedentarismo e baixo peso para osteoporose (Quadro 4).

QUADRO 4 Fatores de risco em algumas doenças reumáticas

Doença	Ambientais	Outros
Artrite reumatoide	Cigarro Exposição a sílica Obesidade	Polimorfismo nos genes HLA (HLA-DRB1, HLA-DPB1, HLA-B) Polimorfismo de nucleotídeo único próximo do gene PTPN22, TNFAIP3 e TYK2 Idade Anti-ACPA
Esclerose sistêmica	Exposição a sílica ou solventes orgânicos	Genes (TGF-beta, HLA-DQA1, STAT4, TBX21, TNFSF4 etc.) Microquimerismo Anti-Scl-70
Espondilite anquilosante	Microbiota intestinal	Genes (HLA-B27, IL-23-R, IL1R2 etc.) Sexo masculino
Gota	Agentes farmacológicos Dieta rica em purina	Gene promotor de TNF-alfa
Lúpus eritematoso sistêmico	Hormonal – estrógenos Luz ultravioleta	HLA-DRB1*03:01 e *15:01 Interação de genes (p. ex.: CTLA4, IRF5 e ITGAM com HLA-DRB1)
Osteoartrite	Obesidade Lesão articular prévia	Genes (IL-1, ADAM12, ASPN etc.) Idade
Osteoporose	Dieta pobre em cálcio Sedentarismo Baixa exposição solar Alta ingesta de álcool (≥ 3 U/dia)	Idade Baixo peso História de osteoporose na família História de fratura em parente de 1° grau
Poliarterite nodosa	Vírus da hepatite B	Deficiência de adenosina deaminase 2 (PAN em crianças)
Vasculites associadas ao anticorpo anticitoplasma de neutrófilos (ANCA)	Exposição a cocaína adulterada com levamisole Medicações: propiltiouracil, minociclina	HLA-DP Serpina 1 (codifica alfa 1-antitripsina) PRTN3 (codifica PR3) HLA-DQ

VISÃO GERAL DO TRATAMENTO DAS DOENÇAS REUMÁTICAS

A ampla abrangência clínica das doenças reumáticas exige uma vasta gama de modalidades e agentes terapêuticos, conforme delineado no Quadro 5. Tais modalidades terapêuticas são frequentemente complementares e devem ser ajustadas judiciosamente a cada paciente ao longo das distintas fases da enfermidade.

QUADRO 5 Espectro de modalidades terapêuticas em doenças reumáticas

Modalidade terapêutica	Condições a que se aplicam
Controle da dor	Condições agudas (++++) e crônicas (++)
Reabilitação, fisioterapia e atividade física	Maior parte das enfermidades reumáticas, incluindo as de natureza inflamatória sistêmica
Redução do processo inflamatório	Doenças agudas (++++) e crônicas (+++)
Modificação de atividade de doença	Doenças autoimunes sistêmicas
Modificação do metabolismo ósseo	Osteopenia, osteoporose, osteomalácia, terapêutica prolongada com esteroides
Redução da uricemia	Condições hiperuricêmicas; deve ser evitada nas crises agudas de gota
Anticoagulação	Síndrome antifosfolípide, algumas formas de doença de Behçet
Condroproteção	Evidência de efetividade questionável
Antibioticoterapia	Artrites e bursites sépticas; miosite tropical, osteomielite, complicações infecciosas em imunossuprimidos

Para o controle da dor, são corriqueiramente utilizados o acetaminofen (paracetamol) e a dipirona. O uso de fármacos mais potentes, como os opioides (codeína, hidrocodona, oxicodona, hidromorfona, morfina), deve ser reservado para casos de dor intensa e de difícil alívio, em vista do potencial de dependência. Para dor crônica, podem ser úteis os inibidores de receptação da serotonina (duloxetina, milnacipran). Há evidências recentes de que derivados canabinoides podem ser efetivos no tratamento da dor crônica.

As várias formas de fisioterapia, especialmente a cinesioterapia, são fundamentais na condução de várias enfermidades com comprometimento articular, periarticular e muscular. Além de contribuir para a restauração funcional, ajudam na restauração do equilíbrio biomecânico. Também nas enfermidades autoimunes sistêmicas, a atividade física regular e equilibrada contribui com efeitos positivos sobre o sistema imunitário, exercendo efeito adjuvante no controle do processo inflamatório. Ademais, tem efeito benéfico no sistema cardiovascular, contrapondo-se aos efeitos aterogênicos do processo inflamatório crônico.

Além do controle da inflamação, um dos principais objetivos no tratamento das doenças autoimunes sistêmicas é modificar sua evolução e prevenir o progressivo acúmulo de lesões teciduais e disfunções de órgãos e sistemas. Para isso, utilizam-se tradicionalmente as denominadas drogas antirreumáticas modificadoras de doenças (DMARD ou MMCD), abrangendo fármacos imunossupressores que atuam em diversos mecanismos do sistema imunitário de forma abrangente e não seletiva. O Quadro 6 apresenta um rol das principais DMARD tradicionais.

QUADRO 6 Drogas antirreumáticas modificadoras de doença e imunossupressores tradicionais

Fármaco	Observações e mecanismo de ação
Antimaláricos	Aumentam o pH de lisossomos, inibem os TLR, inibem processamento de antígenos
Azatioprina	Análogo de purina, inibe síntese de DNA, RNA e proteínas, inibe mitose
Ciclofosfamida	Agente alquilante, inibe proliferação de linfócitos e outras células de alto *turnover*
Ciclosporina	Inibidor de calcineurina, inibe proliferação de linfócitos T
Glicocorticoides	Amplo espectro, resultando em ação anti-inflamatória (em baixas e altas doses) e imunossupressora (em altas doses)

(continua)

QUADRO 6 Drogas antirreumáticas modificadoras de doença e imunossupressores tradicionais *(continuação)*

Fármaco	Observações e mecanismo de ação
Leflunomida	Inibidor de síntese de pirimidina e da desidrogenasse di-hidro-orotase
Metotrexato	Inibidor da di-hidrofolato redutase, inibe síntese de purinas
Micofenolato	Inibidor da inosina monofosfato desidrogenase, inibe síntese de novo de deoxiguanosina em linfócitos, inibe proliferação de linfócitos
Rapamicina (sirolimus)	Bloqueia transdução de sinal da IL-2 e outras citocinas via inibição de mTOR, bloqueia coestímulo via CD28, inibe proliferação e ativação de linfócitos T e B
Sulfassalazina	Inibição da síntese de citocinas, prostaglandinas e leucotrienos, ação antioxidante, inibição da expansão clonal de populações de linfócitos B e T patogênicas e redução da adesão e função de leucócitos
Tacrolimo/ voclosporina	Inibidor da calcineurina, tem mecanismo duplo inibindo a proliferação de linfócitos T e reduzindo a proteinúria por mecanismo não imunológico

CD: *cluster differentiation*; mTOR: *mammalian target of rapamycin*; TLR: *toll-like receptors*.

Ao longo dos últimos 25 anos, tem sido desenvolvida uma série de novos fármacos com ação dirigida estritamente contra elementos específicos do sistema imunitário, incluindo citocinas, receptores de citocinas, moléculas de adesão e moléculas envolvidas na transdução de sinal e cascatas de sinalização intracelular. Essa classe de fármacos é majoritariamente representada por anticorpos monoclonais ou proteínas de fusão, sendo denominados fármacos imunobiológicos por serem sintetizados em organismos vivos (bactérias ou células eucarióticas). O primeiro alvo dessa classe de fármacos com aplicabilidade na reumatologia foi o TNF-α, resultando em expressivo progresso terapêutico em enfermidades como a artrite reumatoide, espondilite anquilosante e doença de Crohn. Progressivamente, desenvolveram-se monoclonais dirigidos a outros alvos moleculares, ampliando o rol de imunobiológicos e de enfermidades por eles beneficiadas. Mais recentemente, têm sido desenvolvidas pequenas moléculas sintéticas que também apresentam ação específica contra determinadas moléculas-chaves para o funcionamento do sistema imunitário, principalmente moléculas que regulam a transdução de sinal para a transcrição de genes relevantes ao processo inflamatório. O Quadro 7 apresenta um rol de fármacos imunobiológicos e pequenas moléculas sintéticas. Evidências experimentais apontam para o acréscimo de novas modalidades nos próximos anos, representadas por aptâmeros e pequenos RNA de interferência. Tanto os fármacos imunobiológicos como as pequenas moléculas sintéticas interferem na intimidade de mecanismos imunológicos específicos, o que pode acarretar eventos adversos importantes, incluindo suscetibilidade a determinadas infecções e o aparecimento de novos distúrbios imunológicos de natureza inflamatória ou autoimune.

Alguns desses agentes imunobiológicos já foram aprovados para terapia em humanos. O rituximabe, anticorpo monoclonal quimérico anti-CD20 que desencadeia a depleção de linfócitos B, é uma medicação bastante utilizada em pacientes com doença grave e refratária, particularmente no LES. O belimumabe encontrou resultados positivos em ensaios clínicos randomizados em pacientes com LES e foi a primeira medicação aprovada em bula por agências regulatórias brasileiras para uso na prática clínica nesta população. Trata-se de um anticorpo monoclonal cujo mecanismo de ação se dá pela ligação ao BLyS (*B Lymphocite Stimulator*) solúvel, impedindo sua ligação ao linfócito B, diminuindo sua maturação, diferenciação e sobrevida. Recentemente, a ANVISA também aprovou o uso de anifrolumabe, um anticorpo monoclonal contra receptor de IFN tipo 1 para o tratamento do LES. Além disso, vários outros apresentam evidências experimentais e encontram-se em fase de investigação clínica, incluindo agentes que depletam linfócitos B, como os ligantes de CD-20 (obinutuzumabe, ocrelizumabe, ofatumumabe)

QUADRO 7 Terapia imunológica alvo-dirigida em doenças autoimunes sistêmicas

Alvo	Fármaco	Mecanismo de ação
Imunobiológicos		
TNF-α	Adalimumabe, certolizumabe, etanercepte, golimumabe, infliximabe	↓ ativação de osteoclastos e fibroblastos sinoviais
IL-1β	Canaquinumabe, rilonacepte	↓ produção de IL-6 induzida pela IL-1β em fibroblastos ↓ ativação de células da imunidade inata
Receptor alfa da IL-4/IL-13	Dupilumabe	Inibição da resposta Th2
IL-5	Mepolizumabe	↓ ativação de eosinófilos
Receptor da IL-5	Benralizumabe	↓ ativação de eosinófilos
Receptor da IL-6	Tocilizumabe, sarilumabe	↓ inflamação e ativação de osteoclastos
IL-6	Clazaquizumabe, olokizumabe	↓ inflamação e ativação de osteoclastos
CD80 e CD86	Abatacepte (Fc-CTLA-4)	↓ ativação Ly T ↓ migração MØ
CD-20	Rituximabe, ofatumumabe, ocrelizumabe, obinutuzumabe	↓ produção de anticorpos ↓ células apresentadoras de antígeno
BAFF	Belimumabe, blisibimod, tabalumabe	↓ sobrevivência e diferenciação de Ly B
BDCA2	Lifilimabe	↓ produção de IFN tipo I por CDp
Cadeia p40 comum à IL-12 e IL-23	Ustequinumabe	↓ ativação de Ly T
Il-17A	Secuquinumabe, ixequizumabe, brodalumabe	↓ inflamação mediada por Th17 e IL-17
IL-23	Risanquizumabe, guselcumabe	↓ proliferação de células Th17 e produção de IL-17A
C5	Eculizumabe	Bloqueia C5, formação de C5a e complexo de ataque à membrana
Receptor tipo I do IFN	Anifrolumabe	↓ inflamação mediada por IFN-α, IFN-β e IFN-ω

BAFF: fator ativador de células B; BDCA2: *blood dendritic cell antigen 2*; CDp: célula dendríticas plasmacitoide; IFN: interferon; IL: interleucina; Ly B: linfócito B; Ly T: linfócito T; MØ: macrófago; TNF: fator de necrose tumoral.

e ligantes de CD-22 (epratuzumabe), agentes que depletam linfócitos B e plasmócitos, como os ligantes de CD-19 (MEDI155, MDX-1342), entre outros. Este cenário sinaliza uma fase de progressivo incremento no arsenal terapêutico das enfermidades autoimunes sistêmicas e consequente melhora no tratamento desses pacientes.

Uma outra frente de inovação é representada por pequenas moléculas sintéticas com ação inibidora específica sobre mediadores cruciais no desenvolvimento de certas vias do sistema imunitário. Um exemplo é o baricitinibe, um antagonista da Janus quinase (JAK) 1 e JAK2, que age mediante redução da resposta imunitária mediada por GM-CSF, IL-6, IL-12, IL-23. Outro é o tofacitinibe, antagonista da JAK1, JAK2 e JAK3, que reduz a resposta imunitária e inflamatória mediada por IL-2, IL-6, IL-7, IL-12, também diminuindo a ativação de linfócitos T. Por outro lado, o upadacitinibe inibe preferencialmente a sinalização de JAK1, levando à menor produção de IL-2, IL-4, IL-15 e IL-21. Uma outra abordagem é a utilização de inibidores do proteassomo, como o bortezomibe. A inibição do proteassomo é letal para plasmócitos, acarretando drástica diminuição na população de plasmócitos de vida longa. Bem-sucedido no tratamento de mieloma múltiplo, esse fármaco tem apresentado potencial benefício para tratamento da nefrite lúpica, porém os efeitos colaterais, principalmente hipogamaglobulinemia, têm restringido o seu uso.

Abordagens diversas e complementares são utilizadas para a avaliação de pacientes com osteoporose e fragilidade óssea. Intervenções não farmacológicas são fundamentais para o sucesso do tratamento da osteoporose e incluem uma dieta rica em cálcio, frequentemente associada a suplementação da vitamina D, além da recomendação de atividade física regular com o objetivo de manter massa óssea e muscular e reduzir o risco de quedas. A abordagem terapêutica mais frequente utiliza agentes antirreabsortivos, que reduzem a atividade osteoclástica, e incluem a terapia de reposição hormonal, os moduladores seletivos do receptor estrogênico (*selective estrogen receptor modulator* – SERM), os bisfosfonatos orais e endovenosos, e o denosumabe, anticorpo monoclonal que bloqueia o ligante do RANK (RANKL). Com o melhor perfil de custo-eficácia entre os agentes antirreabsortivos, os bisfosfonatos são a classe de fármacos mais comumente prescrita para o manejo da osteoporose. Além dos agentes antirreabsortivos, fármacos osteoformadores também podem ser utilizados para o tratamento da fragilidade óssea. A teriparatida, análogo sintético do PTH, quando administrada em doses subcutâneas diárias, estimula a atividade dos osteoblastos com consequente aumento da formação óssea e redução do risco de fraturas, principalmente na região de coluna vertebral. Além dos agentes que atuam sobre o receptor do PTH (teriparatida, PTH1-84 e abaloparatida), novas terapêuticas nesta classe foram recentemente aprovadas pela ANVISA, como o romosozumabe, anticorpo monoclonal antiesclerostina que apresenta ação tanto anabólica quanto antirreabsortiva.

O controle da uricemia é usualmente eficiente com o uso do alopurinol, inibidor da xantina oxidase que promove diminuição na formação de ácido úrico. Outro inibidor da xantina oxidase é o febuxostate, de indicação mais restrita. Alternativamente, podem ser utilizados a probenecida ou o lesinurade, que promovem aumento da excreção de ácido úrico pela urina, tendo-se em mente a contraindicação em pacientes litiásicos e naqueles com função renal comprometida. Uma alternativa recente para casos refratários é a pegloticase, com atividade enzimática de transformação do urato em alantoína, de fácil excreção renal.

Agentes anticoagulantes são frequentemente utilizados na prevenção secundária de eventos tromboembólicos e de morbidade gestacional de pacientes com enfermidades inflamatórias sistêmicas, especialmente na vigência de anticorpos antifosfolípides. As alternativas terapêuticas incluem os antagonistas da vitamina K (cumarínicos), heparina não fracionada, heparina de baixo peso molecular e anticoagulantes orais diretos. Entre estes últimos, temos os inibidores do fator Xa (rivaroxabana, apixabana e edoxabana) e o inibidor direto da trombina (dabigatrana); os anticoagulantes orais diretos não necessitam monitoramento do tempo de protrombina e apresentam maior segurança em termos de sangramento indesejado em relação aos tradicionais antagonistas da vitamina K. Entretanto, até o presente momento, esses agentes não parecem ser seguros para pacientes com síndrome antifosfolípide, pois se associam ao maior risco de eventos tromboembólicos, especialmente em pacientes com síndrome antifosfolípide e trombose arterial prévia e naqueles com alto risco de retrombose, como os triplo positivos. Há que se ressaltar que os antagonistas da vitamina K, anticoagulantes orais diretos e heparina de baixo peso molecular podem ocasionar resultado falso-positivo no teste do anticoagulante lúpico.

Os agentes condroprotetores teriam as propriedades de estimular a síntese de proteoglicanos e colágeno por condrócitos, ácido hialurônico por sinoviócitos, inibir a degradação da cartilagem e prevenir a formação de fibrina e teriam indicação na prevenção e no tratamento da osteoartrose. As pesquisas básicas, *in vitro* e *in vivo*, evidenciam múltiplos efeitos benéficos dos condroprotetores. No entanto, as evidências de sua efetividade clínica são controversas e frágeis e o seu emprego em humanos é questionável. Uma vertente recente, ainda em fase de investigação, utiliza preparados de plasma rico em plaquetas ou aspirados de medula óssea para infusão em articulações comprometidas por osteoartrite.

Antimicrobianos são utilizados em reumatologia em duas vertentes principais, as infecções primárias de estruturas musculoesqueléticas (artrite séptica, bursite séptica, miosite tropical) e nas infecções secundárias em pacientes autoimunes sob tratamento imunossupressor.

IMPACTO SOCIAL, ÔNUS E CUSTO-EFETIVIDADE DAS DOENÇAS REUMÁTICAS

Os efeitos financeiros de uma doença podem ser avaliados por meio de custos diretos (relacionado sdiretamente ao tratamento da doença, como medicações e hospitalizações), custos indiretos (perda de dias de trabalho devido à doença ou para o tratamento, além de perda de trabalho do acompanhante ou cuidador) e custos intangíveis (como a perda de qualidade de vida ou sofrimento causado pela dor ou incapacidade). As queixas musculoesqueléticas são a segunda causa de falta ao trabalho por menos de duas semanas, sendo suplantadas apenas por infecções respiratórias superiores. Além disso, diversas doenças reumáticas são responsáveis pela incapacidade laboral e necessidade de afastamento por tempo prolongado ou aposentadoria por invalidez. Na Europa, queixas musculoesqueléticas estão entre as 10 principais causas de incapacidade, sendo a artrose a 5ª causa de incapacidade.

Estudos mostraram que 32% a 50% dos pacientes com artrite reumatoide deixavam de trabalhar após 10 anos da doença, levando à redução de recursos financeiros do paciente, com impacto negativo na renda familiar. Além disso, a incapacidade laboral frequentemente leva à perda de autoestima e à depressão, pois o trabalho não tem apenas finalidade de trazer recursos financeiros, mas também atua na sociabilização e integração do paciente na sociedade.

Com novos tratamentos atualmente disponíveis, pretende-se modificar esse cenário no sentido de melhor controle da atividade inflamatória, redução da marcha evolutiva da doença e prevenção de sequelas e limitações físicas, possibilitando aos pacientes melhor qualidade de vida, manutenção da atividade laboral e sobrevida semelhante à da população geral.

Com o aumento da sobrevida da população, espera-se aumento dos casos de artrose, sobretudo de joelhos e quadris, com maior necessidade de tratamento de alto custo, como as próteses; além do aumento de fraturas osteoporóticas e de queixas musculoesqueléticas de modo geral, demandando maior número de consultas médicas e necessidade de tratamentos farmacológicos e não farmacológicos. Para uma efetiva atuação do médico reumatologista, idealmente deveríamos contar com equipe multidisciplinar (fisioterapeutas, terapeutas ocupacionais, educadores físicos, fonoaudiólogos etc.), para que atividade física regular, adaptações na residência e recuperação/manutenção da acuidade visual e auditiva e do equilíbrio possam melhorar a qualidade de vida e aumentar a independência do idoso, com consequente redução de risco de quedas e fraturas.

Estudo realizado na Espanha mostrou que pior condição socioeconômica está associada a maior participação de doenças reumáticas e de doenças musculoesqueléticas no custo de saúde, e que na maioria dos casos, pior condição econômica resultou em maior custo de cuidado da saúde.

Avaliando 523 pacientes com LES no Brasil, com média de 37,8 anos de idade, foi observado que 63,7% dos pacientes não estavam empregados, sendo que 23% estavam permanentemente afastados do trabalho devido à doença. Em análise multivariável, maior dano foi associado à etnia não branca e baixa renda *per capita*, mostrando que a intervenção para melhorar desfecho em algumas doenças reumáticas é mais complexa que o simples tratamento farmacológico.

Educação sobre a doença e os benefícios do tratamento, assim como possíveis efeitos colaterais e a decisão compartilhada, envolvendo paciente e familiares, podem contribuir para maior adesão ao tratamento, influenciando no prognóstico.

Acesso ao especialista, para um tratamento adequado e precoce, assim como a disponibilização de medicamentos são fundamentais no prognóstico de muitas doenças reumáticas. A

Sociedade Brasileira de Reumatologia tem importante papel em orientar o uso judicioso de recursos públicos para que o Sistema Único de Saúde consiga atender adequadamente o maior número de pacientes com doenças reumáticas.

REFERÊNCIAS BIBLIOGRÁFICAS

1. Aletaha D, Neogi T, Silman AJ, Funovits J, Felson DT, Bingham CO 3rd et al. 2010 rheumatoid arthritis classification criteria: an American College of Rheumatology/European League Against Rheumatism collaborative initiative. Ann Rheum Dis. 2010;69(9):1580-8.
2. Altman RD, Manjoo A, Fierlinger A, Niazi F, Nicholls M. The mechanism of action for hyaluronic acid treatment in the osteoarthritic knee: a systematic review. BMC Musculoskelet Disord. 2015;16:321.
3. Arend WP, Michel BA, Bloch DA, Hunder GG, Calabrese LH, Edworthy SM et al. The American College of Rheumatology 1990 criteria for the classification of Takayasu arteritis. Arthritis Rheum. 1990;33(8):1129-34.
4. Aringer M, Costenbader K, Daikh D, Brinks R, Mosca M, Ramsey-Goldman R et al. 2019 European League Against Rheumatism/American College of Rheumatology classification criteria for systemic lupus erythematosus. Ann Rheum Dis. 2019;78(9):1151-9.
5. Claxton L, Taylor M, Gerber RA et al. Modelling the cost-effectiveness of tofacitinib for the treatment of rheumatoid arthritis in the United States. Curr Med Res Opin. 2018;34:1991-2000.
6. Dasgupta B, Cimmino MA, Kremers HM, Schmidt WA, Schirmer M, Salvarani C et al. 2012 Provisional classification criteria for polymyalgia rheumatica: a European League Against Rheumatism/American College of Rheumatology collaborative initiative. Arthritis Rheum. 2012;64(4):943-54.
7. Fanouriakis A, Tziolos N, Bertsias G, Boumpas DT. Update on the diagnosis and management of systemic lupus erythematosus. Ann Rheum Dis. 2021;80(1):14-25.
8. Felten R, Scherlinger M, Mertz P, Chasset F, Arnaud L. New biologics and targeted therapies in systemic lupus: From new molecular targets to new indications. A systematic review. Joint Bone Spine. 2023;90(2):105523.
9. Gabriel SE, Michaud K. Epidemiological studies in incidence, prevalence, mortality, and comorbidity of the rheumatic diseases. Arthritis Res Ther. 2009;11:229.
10. Grayson PC, Ponte C, Suppiah R, Robson JC, Craven A, Judge A et al.; DCVAS Study Group. 2022 American College of Rheumatology/European Alliance of Associations for Rheumatology classification criteria for eosinophilic granulomatosis with polyangiitis. Ann Rheum Dis. 2022;81(3):309-14.
11. Helmick CG, Felson DT, Lawrence RC et al. Estimates of the prevalence of arthritis and other rheumatic conditions in the United States – Part I. Arthritis Rheum. 2008;58:15-25.
12. Hunder GG, Bloch DA, Michel BA, Stevens MB, Arend WP, Calabrese LH et al. The American College of Rheumatology 1990 criteria for the classification of giant cell arteritis. Arthritis Rheum. 1990;33(8):1122-8.
13. ICD-10 Version: 2019. Chapter XIII – Diseases of the musculoskeletal system and connective tissue. Disponível em: https://icd.who.int/browse10/2019/en#/XIII.
14. Levy C, Galenbeck E, Magid K. Cannabis for symptom management in older adults. Med Clin North Am. 2020;104:471-89.
15. Lightfoot RW Jr, Michel BA, Bloch DA, Hunder GG, Zvaifler NJ, McShane DJ et al. The American College of Rheumatology 1990 criteria for the classification of polyarteritis nodosa. Arthritis Rheum. 1990;33(8):1088-93.
16. Looker AC, Sarafrazi Isfahani N, et al. FRAX-based estimates of 10-year probability of hip and major osteoporotic fracture among adults aged 40 and over: United States, 2013 and 2014. Natl Health Stat Report. 2017;103:1-16.
17. Lundberg IE, Tjärnlund A, Bottai M, Werth VP, Pilkington C, Visser M, Alfredsson L et al. 2017 European League Against Rheumatism/American College of Rheumatology classification criteria for adult and juvenile idiopathic inflammatory myopathies and their major subgroups. Ann Rheum Dis. 2017;76(12):1955-64.
18. McInnes IB, Byers NL, Higgs RE et al. Comparison of baricitinib, upadacitinib, and tofacitinib mediated regulation of cytokine signaling in human leukocyte subpopulations. Arthritis Res Ther. 2019;21:183.
19. Meucci RD, Fassa AG, Faria NMX. Prevalence of chronic low back pain: systematic review. Rev Saude Publica. 2015;49:1.
20. Neogi T, Jansen TL, Dalbeth N, Fransen J, Schumacher HR, Berendsen D et al. 2015 Gout classification criteria: an American College of Rheumatology/European League Against Rheumatism collaborative initiative. Ann Rheum Dis. 2015;74(10):1789-98.
21. Petri M, Orbai AM, Alarcón GS, Gordon C, Merrill JT, Fortin PR et al. Derivation and validation of the Systemic Lupus International Collaborating Clinics classification criteria for systemic lupus erythematosus. Arthritis Rheum. 2012;64(8):2677-86.
22. Robson JC, Grayson PC, Ponte C, Suppiah R, Craven A, Judge A et al.; DCVAS Investigators. 2022 American College of Rheumatology/European Alliance of Associations for Rheumatology classification criteria for granulomatosis with polyangiitis. Ann Rheum Dis. 2022;81(3):315-20.
23. Rudwaleit M, van der Heijde D, Landewé R, Akkoc N, Brandt J, Chou CT et al. The Assessment of SpondyloArthritis International Society classification criteria

for peripheral spondyloarthritis and for spondyloarthritis in general. Ann Rheum Dis. 2011;70(1):25-31.
24. Rudwaleit M, van der Heijde D, Landewé R, Listing J, Akkoc N, Brandt J et al. The development of Assessment of SpondyloArthritis international Society classification criteria for axial spondyloarthritis (part II): validation and final selection. Ann Rheum Dis. 2009;68(6):777-83.
25. Schirmer M, Dejaco C, Duftner C. Advances in the evaluation and classification of chronic inflammatory rheumatic diseases. Discov Med. 2012;13:299-304.
26. Shiboski CH, Shiboski SC, Seror R, Criswell LA, Labetoulle M, Lietman TM et al. 2016 American College of Rheumatology/European League Against Rheumatism classification criteria for primary Sjögren's syndrome: A consensus and data-driven methodology involving three international patient cohorts. Ann Rheum Dis. 2017;76(1):9-16.
27. Smolen JS, Aletaha D, Barton A, et al. Rheumatoid arthritis. Nat Rev Dis Primers. 2018;4:18001.
28. Sparks JA, Costenbader KH. Genetics, environment, and gene-environment interactions in the development of systemic rheumatic diseases. Rheum Dis Clin North Am. 2014;40:637-57.
29. Suppiah R, Robson JC, Grayson PC, Ponte C, Craven A, Khalid S et al.; DCVAS Study Group. 2022 American College of Rheumatology/European Alliance of Associations for Rheumatology classification criteria for microscopic polyangiitis. Arthritis Rheumatol. 2022;74(3):400-6.
30. Taylor W, Gladman D, Helliwell P, Marchesoni A, Mease P, Mielants H; CASPAR Study Group. Classification criteria for psoriatic arthritis: development of new criteria from a large international study. Arthritis Rheum. 2006;54(8):2665-73.
31. Tektonidou MG, Andreoli L, Limper M, Tincani A, Ward MM. Management of thrombotic and obstetric antiphospholipid syndrome: a systematic literature review informing the EULAR recommendations for the management of antiphospholipid syndrome in adults. RMD Open. 2019;5(1):e000924.
32. van den Hoogen F, Khanna D, Fransen J, Johnson SR, Baron M, Tyndall A et al. 2013 classification criteria for systemic sclerosis: an American College of Rheumatology/European League against Rheumatism collaborative initiative. Arthritis Rheum. 2013;65(11):2737-47.
33. van Mulligen E, de Jong PHP, Kuijper TM et al. Gradual tapering TNF inhibitors versus conventional synthetic DMARDs after achieving controlled disease in patients with rheumatoid arthritis: first-year results of the randomised controlled TARA study. Ann Rheum Dis. 2019;78:746-53.
34. Wolfe F, Clauw DJ, Fitzcharles MA, Goldenberg DL, Häuser W, Katz RL et al. 2016 Revisions to the 2010/2011 fibromyalgia diagnostic criteria. Semin Arthritis Rheum. 2016;46(3):319-29.

2

Avaliação clínica do paciente com doença reumática

Francisco Aires Correa Lima

O reumatologista é habitualmente procurado pelos pacientes por causa de:

1. Dor projetada principalmente sobre o sistema musculoesquelético.
2. Sintomas/sinais neurológicos, vasculares ou cutâneos.
3. Solicitação de outro especialista.
4. Ou por sugestão de um conhecido, que viu nas suas queixas, ainda não esclarecidas por outros médicos consultados, algum sintoma ou sinal de doença relacionado à reumatologia.

É imprescindível, assim, que o reumatologista tenha uma boa formação clínica, permitindo que ele selecione, das queixas do paciente, informações que sejam ou não de natureza reumatológica.

DOR

O sintoma mais comum no consultório de um reumatologista é a dor, podendo ela ser ou não de origem articular ou inflamatória. O interrogatório objetivo visa identificar com clareza sua origem. Além das perguntas clássicas de quando e como começou, e ainda de como evoluiu, é recomendável insistir com o paciente para que ele assinale, com a melhor precisão possível, o local e a extensão da dor, o que facilitará ao examinador perceber se sua origem é articular. É muito relevante saber o quanto e como a dor alterou a função do segmento ou articulação envolvidos, bem como os hábitos cotidianos e profissionais do paciente. Essa informação dimensiona o significado do sintoma na vida do paciente. A importância da dor na prática reumatológica habitual foi destacada desde 2010 pelo recomendações de uma força-tarefa criada pelo Colégio Americano de Reumatologia.

Alguns sinais e sintomas podem surgir ou mesmo caracterizar a estrutura ou o sistema envolvidos e merecem comentários.

As dores de origem *neurológica* compressivas têm geralmente a distribuição do nervo comprometido, com alterações tróficas, de força ou de reflexos, correspondentes ao território do nervo ou da raiz afetados. Elas têm características próprias de acordo com a sua localização e habitualmente não trazem dificuldade diagnóstica. No entanto, é preciso estar atento para as dores resultantes de *neuropatia periférica*: elas têm predomínio noturno, referidas nas extremidades, do tipo ardência ou queimação, associadas a parestesias, imprecisas na localização, e melhoradas com o movimento. Torna-se necessário o seu conhecimento, pois algumas doenças reumatológicas se acompanham delas, ou por vezes os sintomas neurológicos podem preceder seu aparecimento.

A dor nas pernas devida à *doença venosa* habitualmente é projetada nas panturrilhas, é vespertina ou noturna, traz sensação de peso, edema e eventualmente câimbras.

A *claudicação intermitente* de origem neurológica ou vascular merece um interrogatório dirigido orientado para sua caracterização, sem que possa passar desapercebida. O paciente por vezes pode ter dificuldade para indicar o sítio da dor, mas certamente ele informará a restrição para andar distâncias cada vez menores.

As dores *inflamatórias articulares*, quando analisadas pela sua intensidade, alteração de cor, volume e temperatura da articulação, horário de aparecimento, incapacidade funcional, variação com o repouso ou movimento, podem ter sua origem identificada clinicamente pelo reumatologista. Representam 20% do conjunto das dores dos pacientes que procuram o reumatologista. São habitualmente mais fortes, de predomínio matutino, ou após repouso prolongado, e trazem significativa restrição aos movimentos na primeira hora; não melhoram com os movimentos, são acompanhadas de aumento de volume e de temperatura da articulação, e diminuem, mas não desaparecem com o repouso; geralmente comprometem mais de uma junta e ocorrem nas doenças inflamatórias de origem endógena: doenças metabólicas ou imunológicas e em algumas doenças exógenas.

As dores *inflamatórias não articulares* de origem endógena, projetadas sobre os músculos: polimiosite/dermatomiosite ou polimialgia reumática, têm o mesmo padrão circadiano das doenças inflamatórias articulares de origem endógena: são mais fortes no início dos movimentos, melhorando pouco com estes e trazem incapacidade funcional, que por vezes não é percebida pelo paciente até ser significativa.

TABELA 1 Doenças inflamatórias de origem endógena

Origem endógena
Poliartrites/oligoartrites: ▪ Artrite reumatoide ▪ Artrite reativa ▪ Doença mista do tecido conjuntivo ▪ Lúpus eritematoso sistêmico ▪ Polimialgia reumática ▪ Síndrome da dor regional complexa ▪ Vasculites ▪ Vasculites sistêmicas
Monoartrites: ▪ Cristalinas ▪ Palindrômico ▪ Reumatismo palindrômico
Espondiloartrites: ▪ Artrite reativa ▪ Artropatia psoriásica ▪ Espondilite anquilosante ▪ Artrite idiopática juvenil
Origem exógena
Artrite séptica
Artrite reativa

TABELA 2 Dores de origem exógena

Bursites
Cervicalgias
Dorsalgias
Entesopatias
Lombalgias
Osteoartrite
Síndrome miofascial
Tendinopatias

A *dor localizada* em uma articulação ou segmento, que melhora ou desaparece com o repouso, que produz pouco aumento de volume ou de temperatura articular e que diminui com os primeiros movimentos, reaparecendo logo após estes, é de origem exógena, e mais frequentemente provocada por *vício postural*, por *esforço físico indevido* ou pelos dois ou mais fatores conjugados.

A *dor generalizada*, que pode predominar em alguma região do corpo, geralmente de caráter errático, que incomoda muito, habitualmente acompanhada de distúrbio de humor e que mesmo no interrogatório dirigido, é de difícil localização, é própria de indivíduos que têm um *limiar reduzido de percepção à dor* (Figura 1).

A *síndrome da dor regional complexa*, cuja natureza ainda não está devidamente esclarecida, é monoarticular ou segmentar, embora algumas vezes possa envolver mais de um segmento ou articulação, tem características próprias que a individualizam clinicamente: dor forte, associada a aumento de volume e com distúrbios vasomotores dos segmentos ou segmento afetado; é tida como de origem endógena.

Considerando que a história clínica responde por 70% dos acertos diagnósticos, é recomendável e fundamental que o reumatologista esteja atento à coleta de informações completas, obser-

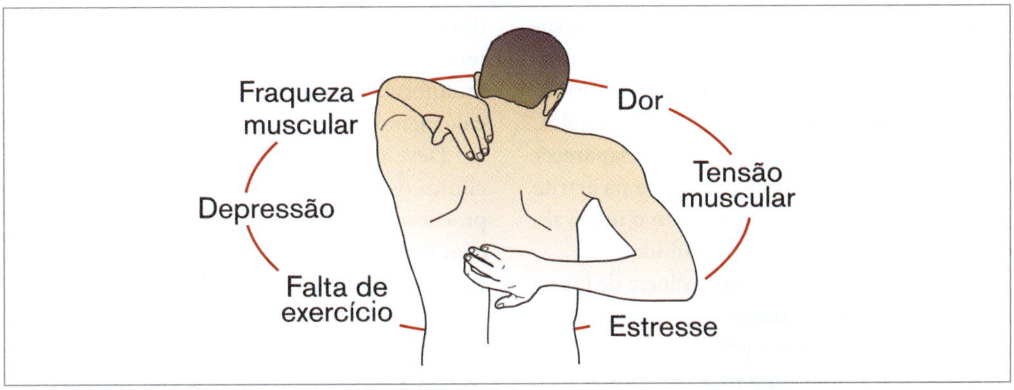

FIGURA 1 Sinais e sintomas habitualmente presentes nas queixas dos indivíduos que têm limiar de percepção da dor reduzido.

vando a sistemática ou roteiro conhecido, ou seguindo outro mais abrangente, conforme sua formação individual.

Identificados os sinais e sintomas como de origem reumatológica, procede-se ao exame objetivo da estrutura comprometida. Do conjunto de sinais e sintomas formatamos as nossas presunções diagnósticas. Para a identificação de doenças de origem *exógena* (aquelas resultantes de vícios posturais, sobrecarga ou de deformidades estruturais), é indispensável o domínio da semiótica de cada região, segmento ou articulação comprometida. Na prática clínica, a quase totalidade dos diagnósticos das doenças inflamatórias de origem *exógena* é feita pela associação de história clínica e de exame físico. Aqui os exames complementares, na sua quase totalidade os de imagem, visam avaliar com maior precisão a extensão do dano da doença já identificada.

As doenças inflamatórias de origem *endógena* devem ser devidamente selecionadas de acordo com padrões já referidos; algumas têm predomínio nas articulações centrais, e outras nas periféricas. Quando as queixas forem centrais, é fundamental inquerir objetivamente sobre dor projetada na região das sacroilíacas. As doenças inflamatórias cujo envolvimento é predominantemente centrípeto têm quase sempre comprometimento de sacroilíacas. São as espondiloartrites. Deve-se lembrar que na espondilite anquilosante o envolvimento dessas articulações é sempre simétrico.

As dores que envolvem articulações periféricas podem comprometer uma ou várias articulações. As poli ou oligoartrites ocorrem em qualquer doença das referidas na Tabela 1; a intensidade do sintoma é maior após repouso prolongado, e não há alívio significativo com os movimentos; no entanto, aquelas com envolvimento simétrico e cumulativo de pequenas e de médias articulações são mais comuns nos pacientes com artrite reumatoide. No lúpus eritematoso sistêmico, as dores articulares, embora podendo ou não obedecer a esse padrão evolutivo simétrico, têm intensidades maiores com proporcionalmente menor aumento de volume das juntas afetadas. Nas artrites reativas, a distribuição do comprometimento articular é aleatória, envolvendo articulações periféricas de diversos portes, preferencialmente as grandes juntas, trazendo muita impotência funcional pela intensidade da dor que produzem.

Cada padrão de comprometimento pode ser sugestivo de uma determinada síndrome reumática; a *poliartrite simétrica e cumulativa*, de pequenas e de médias articulações, é conceituada como "sindrome reumatoide" e, quando assim caracterizada, pode ajudar significativamente no diagnóstico da doença subjacente: artrite reumatoide, lúpus eritematoso sistêmico, artrite reativa, artropatia psoriásica. Uma *monoartrite de repetição*, muito dolorosa, em junta dos membros inferiores, em paciente do sexo masculino pode ser sugestiva de artropatia microcristalina, sendo a gota o seu estereótipo.

O *reumatismo palindrômico* deve ser presumido quando a história clínica fornecer informações de oligoartrites intermitentes de resolução espontânea e que não deixam sequelas. Evolutivamente, esse quadro pode desaparecer espontaneamente ou transformar-se na artrite reumatoide, especialmente quando o intervalo entre os episódios estiver diminuindo.

As *miopatias inflamatórias* evoluem de forma indolente e a fraqueza muscular de músculos de cinturas, especialmente a pélvica, pode ser percebida somente após uma redução substantiva. É, portanto, importante ficar atento para queixas de mal-estar, astenia e de fraqueza geral, inquirindo especificamente sobre dificuldade de pentear cabelos, de subir escadas e de levantar-se de uma cadeira. Na prática clínica, os diagnósticos das doenças musculares inflamatórias sofrem um retardo de pelo menos 3 meses após seu início.

A *doença mista do tecido conjuntivo*, bem como a *esclerose sistêmica*, em suas fases inflamatórias iniciais têm semelhanças na aparência das mãos: aumento de volume do dorso e dedos em fuso ou com aspecto de "salsicha", quase sempre associado ao fenômeno de Raynaud. Ao evoluir, a esclerose sistêmica assume características próprias.

A *doença de Behçet* tem sintomas prevalentes em mucosas, especialmente a oral. Consideram-se pelo menos três episódios intermitentes de úlceras orais por ano como uma manifestação indicativa da doença. São úlceras rasas e muito dolorosas.

O reumatologista deve estar atento para a presença de dor sobreposta a uma doença inflamatória diagnosticada, que em torno de 20% dos casos pode ter outra origem. Na artrite reumatoide a associação de sintomas dolorosos dos pacientes que têm distúrbios de percepção da dor pode mudar os valores das aferições da atividade da doença. Por outro lado, é preciso identificar distúrbio de humor, especialmente depressão, alterações do sono, da memória e outros distúrbios cognitivos em pacientes que têm doenças sistêmicas, e que podem interferir na avaliação da atividade destas doenças. Quando presente, a queixa de dor da doença inicial nestes pacientes pode ter sido substituída ou estar associada à dor de origem central. Por dor de origem central entende-se, conforme definiu Goldenberg, a dor multifocal, associada à fadiga, distúrbios de sono e de memória.

Devem merecer atenção especial na prática clínica os pacientes que são encaminhados, ou procuram o reumatologista por causa de doenças com *manifestações sistêmicas*, em particular febre, emagrecimento e comprometimento do estado geral. Torna-se fundamental um interrogatório dirigido para a febre, na intenção de clinicamente diferenciar a natureza infecciosa, daquela proveniente da própria doença. As febres presentes em doenças infecciosas, quando a infecção é aguda, são elevadas, vêm acompanhadas de calafrios e também de um sinal de localização: pele, pulmão ou algum outro órgão. Habitualmente não oferecem dificuldade diagnóstica.

As febres intermitentes, de até 38,5°C, que na maioria das vezes diminuem espontaneamente, trazendo pouca alteração no estado geral do paciente, podem ter origem em doenças infecciosas crônicas: doenças granulomatosas (tuberculose, micoses), abscesso, tumores sólidos ou de origem hematológicas e até doenças reumatológicas e outras menos comuns, como sarcoidose, amiloidose e algumas viroses.

É recomendável uma análise minuciosa da história e do exame clínico para definir um roteiro de investigação; assim, é fundamental que o reumatologista organize antes de qualquer complementação diagnóstica o conjunto de sintomas e de sinais que sugiram uma síndrome reumática clássica, a partir do que torna-se mais fácil e objetiva a solicitação dos exames necessários. Qualquer que seja a doença reumática, ela raramente sofrerá modificações substantivas e rápidas no seu comportamento evolutivo, o que facilita a investigação complementar do reumatologista. É também fundamental tomar as medidas semióticas, mesmo as cruentas, no momento certo, para evitar retardo no diagnóstico de certeza. O paciente deve ser examinado por completo frequentemente, com o objetivo de verificar mudanças no comportamento evolutivo dos sinais e sintomas, nos exames complementares, às vezes suficientes para identificar a doença ou acrescentar uma nova conduta na investigação desta.

É recomendável ainda que o reumatologista, sempre que preciso, disponha do auxílio das outras especialidades clinicas, em particular da ortopedia e radiologia.

As informações expostas, agregadas ao conhecimento individual do examinador, podem ajudar na orientação para um diagnóstico conclusivo diante de um caso clínico que seja compatível com uma doença reumática.

REFERÊNCIAS BIBLIOGRÁFICAS

1. Barsotti S, Bruni C, Cometi L, et al. One year in review 2017: Idiopathic inflammatory myopathies. Clin Exp Rheumatol. 2017;35:875-84.
2. Dubreuil M, Deodhar AA. Axial spondyloarthritis classification criteria: The debate continues. Curr Opin Rheumatol. 2017;29:317-22.
3. Goldenberg DL, Clauw DJ, et al. New concepts in pain research and pain management of the rheumatic diseases. Semin Arthritis Rheum. 2011;41:319-33.
4. Gunnarsson R, Hetlevik SO, Lilleby V, et al. Mixed connective tissue disease. Best Pract Res Clin Rheumatol. 2016;30:95-111.
5. Harden R, Oaklander N, et al. Complex regional pain syndrome: Practical diagnostic and treatment guidelines. 4. ed. Pain Medicine. 2013;14:180-230.
6. Hayakawa K, Ramasamy B, Chandrasekar PH. Fever of unknown origin: An evidence-based review. Am J Med Sci. 2012;344:307-16.
7. Lundberg IE, Tjärnlund A, Bottai M, et al. 2017 European League Against Rheumatism/American College of Rheumatology classification criteria for adult and juvenile idiopathic inflammatory myopathies and their major subgroups. Ann Rheum Dis. 2017;76:1955-64.
8. Mortezavi M, Thiele R, Ritchlin C. The joint in psoriatic arthritis. Clin Exp Rheumatol. 2015;33(5 Suppl 93).
9. Pujalte GG, Alban-Aluquin SA. Differential diagnosis of polyarticular arthritis. Am Fam Physician. 2015; 92:35-41.
10. Ranzolin A, Brenol JC, Bredemeier M, et al. Association of concomitant fibromyalgia with worse disease activity score in 28 joints, health assessment questionnaire, and short form 36 scores in patients with rheumatoid arthritis. Arthritis Rheum. 2009;61:794-800.
11. Sibbald M, Cavalcanti RB. The biasing effect of clinical history on physical examination diagnostic accuracy. Medical Education. 2011;45:827-34.

3

Classificação das doenças reumáticas e padrões clínicos de reconhecimento diagnóstico em reumatologia

Fernando Neubarth
José Tupinambá Sousa Vasconcelos

EPIDEMIOLOGIA GERAL E CLASSIFICAÇÃO DAS DOENÇAS REUMÁTICAS

As doenças reumáticas estão classificadas pelo Código Internacional de Doenças (Classificação Estatística Internacional de Doenças e Problemas Relacionados com a Saúde) em um capítulo denominado "Doenças do Sistema Osteomuscular e do Tecido Conjuntivo". Elas possuem grande abrangência e de forma didática estão divididas em seis grupos: artropatias, doenças sistêmicas do tecido conjuntivo, dorsopatias, transtornos dos tecidos moles, osteopatias e condropatias e outros transtornos do sistema osteomuscular e do tecido conjuntivo (Capítulo 1, "Introdução geral às doenças reumáticas"). A nova versão do Código Internacional de Doenças (CID 11), elaborado pela Organização Mundial da Saúde (OMS), encontra-se disponível para consulta (no site https://icd.who.int/en). O processo de tradução para o português encontra-se em andamento para aplicação e vigência em nosso meio.

Um aspecto relevante das doenças reumáticas sistêmicas é que a grande maioria não tem um teste patognomônico; portanto, o diagnóstico é um desafio e depende de um conjunto de manifestações clínicas e exames laboratoriais ou de imagem. Diante disso, foram criados e aprimorados critérios de classificação para distinguir as doenças e uniformizar as definições. Esse processo é dinâmico e está em constante aprimoramento com comitês específicos de sociedades dedicados a esse tema. As modificações muitas vezes refletem uma nova informação particularmente relacionada à fisiopatogênese, descoberta de métodos mais sensíveis/específicos ou à necessidade de reconhecimento mais precoce da doença visando o aprimoramento da terapêutica.

Nesse contexto, temos várias atualizações de critérios de classificação/diagnóstico (Quadro 1) que são endossadas pelo Colégio Americano de Reumatologia. Além disso, nos últimos anos foram desenvolvidos vários critérios de resposta/remissão para essas doenças, como uma forma de se obter uma referência de alvo terapêutico. Entre elas, temos para resposta de polimiosite e dermatomiosite do adulto, remissão para artrite reumatoide, revisão de resposta ACR20 para artrite reumatoide e definição de remissão de lúpus eritematoso sistêmico.

As doenças reumáticas foram consideradas raras em décadas passadas e hoje são reconhecidamente uma das causas mais importantes de morbidade na população adulta. Nesse sentido, em março de 2017, o Centro de Controle e Prevenção de Doenças anunciou que aproximadamente 25% da população americana apresenta doenças reumáticas, e destas, a osteoartrite é o tipo mais comum, seguida de gota e fibromialgia. As condições autoimunes são menos frequentes, mas ainda assim afetam uma grande parte da população, com cerca de 0,5% a 1% da população adulta com artrite reumatoide. Esse cenário é ainda mais preocupante quando consideramos a probabilidade de fratura osteoporótica (coluna, quadril, úmero e antebraço) em adultos com 40

QUADRO 1 Critérios de classificação/diagnóstico das doenças reumáticas 2010-2022

Doença	Critério de classificação (C) e diagnóstico (D)	Vantagem	Referência
Artrite reumatoide	2010 ACR/EULAR (C)	Maior sensibilidade para diagnóstico precoce	Aletaha et al., 2010
Escleroderma	2013 ACR/EULAR (C)	Melhor sensibilidade e especificidade e relativamente fácil de utilizar	van den Hoogen et al., 2013
Espondilite anquilosante axial/ periférica	2009 e 2011 ASAS (C)	Maior sensibilidade para diagnóstico precoce	Rudwaleit et al., 2009 Rudwaleit et al., 2011
Fibromialgia	2010 ACR preliminar (D)	Alta sensibilidade e especificidade sem necessidade de avaliação de pontos dolorosos	Wolfe et al., 2010
Gota	2015 ACR/EULAR Gota (C)	Melhor desempenho e incorporação de novas modalidades de imagem	Neogi et al., 2015
Lúpus eritematoso sistêmico	2019 EULAR/ACR (C)	Metodologia rigorosa com abordagem multidisciplinar internacional utilizando a positividade do FAN como critério de entrada. Excelente sensibilidade e especificidade	Aringer et al., 2019
Miopatias inflamatórias idiopáticas	2017 EULAR/ACR (C)	Melhor desempenho, utiliza um número limitado de variáveis de definições clínicas e laboratoriais, define subgrupos mais relevantes	Lundberg et al., 2017
Síndrome de Sjögren	2016 ACR/EULAR (C)	Baseado em testes objetivos com redução de risco de classificação errônea	Shiboski et al., 2016
Vasculites sistêmicas	2022 ACR/EULAR (C)	Atualização e refinamento do desenvolvimento e validação das vasculites sistêmicas	Ponte et al., 2022 Grayson et al., 2022 Robson et al., 2022 Suppiah et al., 2022

ASAS: *Assessment of Spondyloarthritis International Society*; EULAR/ACR: *European Alliance of Associations for Rheumatology/American College of Rheumatology*; FAN: fator antinuclear.

anos ou mais determinados pelo FRAX, que foi estimada em 5,3%. Uma revisão sistemática recente destacou ainda que dor lombar baixa crônica tem uma alta prevalência, atingindo no Brasil 25,4% da população adulta mais idosa.

PADRÕES CLÍNICOS DE RECONHECIMENTO DIAGNÓSTICO EM REUMATOLOGIA

Em reumatologia, a abordagem diagnóstica é um processo eminentemente clínico. Exames complementares oferecem uma contribuição secundária, ajudam a confirmar ou refutar hipóteses diagnósticas que são formuladas a partir de dados da anamnese e do exame físico ou servem para monitorizar a terapêutica. Os exames subsidiários, na maioria dos casos, adicionam pouca informação àquelas obtidas pelo método clínico e podem ser normais mesmo na presença de doença.

O processo diagnóstico em reumatologia pode ser dividido em três fases: a história clínica, o exame físico e a análise dos dados obtidos. A história clínica é, de longe, a parte mais importante do método.

Essa divisão do processo diagnóstico em fases distintas é artificial. Na prática, ocorre superposição de etapas. A sistematização, porém, visa garantir que todos os dados relevantes do relato do paciente ou do seu exame físico sejam registrados. O objetivo fundamental do método clínico em reumatologia é reconhecer "padrões" que permitam alocar o processo de doença em uma determinada apresentação típica de uma doença reumática específica. Este capítulo oferece um algoritmo prático de como coletar as informações, agrupá-las em categorias e, finalmente, reconhecer um padrão que oriente a formulação do diagnóstico clínico, o processo de exclusão do diagnóstico diferencial e a estimativa da extensão da doença.

QUADRO 2 Questões relevantes para o diagnóstico em reumatologia

A doença está realmente localizada primariamente no sistema musculoesquelético? Quais os dados epidemiológicos do paciente?
O padrão da doença é predominantemente inflamatório ou não inflamatório? O processo reumático é articular, periarticular ou extra-articular?
O processo articular é artrite ou apenas artralgia? Qual o modo de instalação do processo articular? Qual a duração da artrite?
Quantas articulações estão acometidas?
O padrão de distribuição da artrite é simétrico ou assimétrico? Qual a topografia das articulações inflamadas?
Estão presentes "padrões-guia" que podem sugerir a causa? Qual a sequência do comprometimento articular?
Estão presentes fatos clínicos de doença sistêmica?
Existem antecedentes patológicos ou comorbidades relevantes? Há dados de história familiar, uso de medicamentos ou fatores ambientais importantes?

A doença está realmente localizada primariamente no sistema musculoesquelético?

O relato de dor na topografia de estruturas do sistema musculoesquelético não é garantia de que o processo de doença nele se localize. Doenças sistêmicas frequentemente apresentam sintomatologia musculoesquelética. Processos infecciosos (p. ex.: endocardite infecciosa e infecção crônica pelo vírus da hepatite C), malignidades (p. ex.: leucemias e linfomas) e desordens endócrinas (p. ex.: hipotireoidismo e hiperparatireoidismo) são exemplos de condições sistêmicas que podem cursar com síndromes reumáticas difusas. Além disso, queixas reumáticas localizadas podem ter origem fora do sistema musculoesquelético, como a dor no ombro causada por um tumor de Pancoast, um abscesso subfrênico ou uma pneumonia basal ou ainda uma lombalgia originada de uma cólica nefrética ou de um aneurisma da aorta abdominal.

Quais os dados epidemiológicos do paciente?

Dados epidemiológicos podem ser de enorme valia na abordagem diagnóstica de pacientes com queixas reumáticas. Assim, a febre reumática ocorre mais comumente em pacientes com idade entre 5 e 15 anos, sendo excepcional surto primário no adulto. Ao contrário, idade avançada é um dos mais fortes fatores de risco para a osteoartrite, osteoporose, doença por deposição de pirofostato de cálcio (condrocalcinose), arterite de células gigantes e polimialgia reumática. Gota e espondilite anquilosante são enfermidades com nítida predominância no sexo masculino, enquanto lúpus eritematoso sistêmico, esclerose sistêmica e osteoporose exibem predominância no sexo feminino. Raça branca é um fator de risco para osteoporose, enquanto a anemia falciforme, que pode cursar com manifestações reumatológicas, é claramente mais prevalente na população negra.

O padrão da doença é predominantemente inflamatório ou não inflamatório?

Uma distinção inicial importante é determinar se a apresentação clínica do processo de doença é predominantemente inflamatória ou não inflamatória (mecânico). Alguns dados de anamnese podem ser valiosos nessa diferenciação. Processos predominantemente inflamatórios costumam se exteriorizar clinicamente por rigidez matinal prolongada (maior que 1 hora), dor e rigidez que aliviam ao longo do dia, fadiga significante e presença objetiva de edema de partes moles ao exame clínico. Por outro lado, processos predominantemente não inflamatórios se caracterizam clinicamente por rigidez matinal e pós-inatividade de curta duração (menor que 30 minutos), fadiga mínima ou ausente e dor que aumenta com a atividade.

O processo reumático é articular, periarticular ou não articular?

Dores de origem muscular ou originadas de sítios periarticulares podem frequentemente mimetizar processos genuinamente articulares. Como exemplo, síndrome anserina pode simular desordens da articulação do joelho, tenossinovite de De Quervain pode aparentar enfermidades do punho e doença ligamentar do tornozelo pode fornecer a falsa impressão de doença própria daquela articulação. O sítio patológico pode ser sugerido com base na análise da amplitude de movimento (ADM) articular ativo (realizado pelo paciente) e passivo (realizado pelo examinador). Assim, a dor resultante de uma doença articular (p. ex.: artrite glenoumeral) determina ADM diminuída aos movimentos ativos e passivos; dor causada por uma condição periarticular (p. ex.: tendinite ou bursite de ombro) tem ADM diminuída aos movimentos ativos, mas ADM normal aos movimentos passivos; e, por fim, em uma desordem não articular (p. ex.: radiculopatia cervical C5) a ADM está normal aos movimentos ativos e passivos. Manobras propedêuticas específicas para cada sítio musculoesquelético são úteis para refinar a distinção de desordens articulares e processos periarticulares. Algumas condições apresentam dor musculoesquelética difusa, que não respeita a topografia articular ou mesmo periarticular. A fibromialgia é o protótipo desse comportamento.

O processo articular é artrite ou apenas artralgia?

Artralgia é a denominação dada à sintomatologia dolorosa em uma ou mais articulações. Está configurada a ocorrência de artrite quando, além de dor, existem outros sinais inflamatórios (calor, rubor, aumento de volume articular e prejuízo funcional). Essa distinção é capital em reumatologia, já que artralgia é um sintoma com pouca ou nenhuma especificidade. Por outro lado, artrite é um ente clínico particular, já que a análise das suas características e do seu comportamento pode fornecer valiosas pistas para o esclarecimento de sua natureza e origem.

Qual o modo de instalação do processo articular?

Algumas desordens articulares têm início súbito, abrupto, quase instantâneo. É o caso, por exemplo, das fraturas subcondrais e das rupturas de ligamentos intra-articulares. Outras são igualmente agudas, mas sua instalação envolve horas ou dias, como acontece na artrite infecciosa bacteriana e nas artrites microcristalinas (p. ex: gota e pseudogota). Existem, porém, os processos articulares de instalação insidiosa, arrastada, envolvendo semanas ou meses. Tipicamente é o caso da artrite reumatoide, das artrites infecciosas crônicas – tuberculosa e fúngica – e da neuroartropatia de Charcot. O processo de doença pode ainda se instalar de forma lenta e gradualmente aumentar ao longo de anos, como geralmente acontece na osteoartrite. Variações podem ocorrer, com instalação atípica de uma dessas desordens.

Qual a duração da artrite?

Do ponto de vista prático, artrites com duração menor que seis semanas são ditas agudas e, de um modo geral, são autolimitadas. Esse é tipicamente o caso das artrites virais e das artrites microcristalinas. As artrites com duração maior que seis semanas são ditas crônicas, como é o caso da artrite reumatoide e das espondiloartrites (espondilite anquilosante, artrite psoriásica, artrite reativa, artrites associadas à doença de Crohn e à retocolite ulcerativa e as espondiloartrites indiferenciadas e juvenis). Algumas artrites virais, como a febre chikungunya, além da fase aguda, podem ter curso subagudo ou crônico.

Quantas articulações estão acometidas?

Em relação ao número de articulações inflamadas, o processo pode envolver apenas uma articulação (monoarticular), mais de uma e menos que quatro (oligoarticular ou pauciarticular) e mais de quatro articulações (poliarticular). Algumas doenças têm apresentação tipicamente monoarticular. É o caso das artrites infecciosas bacterianas, tuberculosa e fúngica, como também as artrites microcristalinas ou, excepcionalmente, a primeira apresentação de uma espondiloartrite. Outras enfermidades exibem artrite de feição usualmente oligoarticular, como pode acontecer com as espondiloartrites. A artrite reumatoide e as artrites virais são exemplos de doenças caracteristicamente poliarticulares.

O padrão de distribuição da artrite é simétrico ou assimétrico?

Observar a simetria ou assimetria das artrites oligo ou poliarticulares pode fornecer uma pista para a sua etiologia. Dessa forma, a artrite reumatoide, a osteoartrite erosiva e as artrites virais exibem apresentação simétrica, enquanto as espondiloartites e a gota tofácea crônica tendem a se apresentar com distribuição assimétrica.

Qual a topografia das articulações inflamadas?

Do ponto de vista diagnóstico, é muito útil classificar a topografia das articulações inflamadas em comprometimento axial, periférico ou axial e periférico. As espondiloartrites podem se apresentar clinicamente nas formas axial, periférica ou envolvendo as duas topografias. Já a artrite reumatoide, a febre reumática e as artrites microcristalinas são essencialmente artrites de distribuição periférica. O padrão de acometimento na mão e punho pode constituir uma pista diagnóstica. A artrite reumatoide afeta o punho, as articulações metacarpofalangeanas e interfalangeanas proximais, poupando as interfalangeanas distais. A osteoartrite primária, ao contrário, afeta as articulações interfalangeanas distais, interfalangeanas proximais e a articulação carpometacarpiana da base do 1º dedo, poupando as metacarpofalangeanas e o punho. A dor miofascial e da fibromialgia é não inflamatória e tende a não respeitar os limites articulares.

Estão presentes "padrões-guia" que podem sugerir a etiologia?

Algumas combinações de achados propedêuticos são muito sugestivas de uma desordem reumática específica. Assim, a "podagra" (artrite aguda da 1º articulação metatarsofalangeana) aponta fortemente para a possibilidade de gota. A artrite das articulações interfalangeanas distais (IFD) orienta para o diagnóstico de artrite psoriásica, notadamente se acompanhada de onicodistrofia. Edema crônico, simétrico e fusiforme das articulações interfalangeanas proximais (IFP) faz lembrar o diagnóstico de artrite reumatoide e a presença de nódulos de Heberden (IFD) e Bouchard (IFP) orienta para a ocorrência de osteoartrite. Edema difuso das mãos e dedos que não se restringe ao limite articular pode ser observado na síndrome da dor complexa regional (distrofia simpático reflexa), na hanseníase, na *remitting seronegative symmetrical synovitis with pitting oedema* (RS3PE3), nas fases iniciais da esclerose sistêmica e nas espondiloartrites. As deformidades indolores e corrigíveis por manipulação da artropatia não erosiva de Jaccoud podem mimetizar a artrite reumatoide, mas estão associadas ao lúpus eritematoso sistêmico, síndrome de Sjögren, febre reumática e sarcoidose. Artrite das articulações acromioclavicular, esternoclavicular e sacroilíaca obriga incluir espondiloartrites e infecção no diagnóstico diferencial.

Qual a sequência do comprometimento articular?

A sequência de envolvimento articular geralmente atende a três formas de comportamento: aditivo, migratório e intermitente. No padrão aditivo, as articulações são comprometidas seguidamente, sem que o comprometimento prévio das outras articulações se resolva. Esse padrão de envolvimento somatório é característico da artrite reumatoide, artrite reativa e osteoartrite. O padrão em que a inflamação cessa em uma articulação e uma nova se inflama é o migratório, típico da febre reumática e das fases iniciais da artrite gonocócica. No padrão intermitente, a doença evolui por crises e há completa remissão das manifestações clínicas no período intercrítico, comportamento observado nas artrites microcristalinas e no reumatismo palindrômico.

Estão presentes fatos clínicos de doença sistêmica?

Algumas formas de artrites são acompanhadas de fatos clínicos de doença sistêmica, elementos que podem orientar o diagnóstico etiológico. Sintomas constitucionais importantes – fadiga, adinamia, febre, anorexia e perda de peso – ainda que inespecíficos, podem sugerir doença sistêmica e suscitam detalhada revisão de aparelhos e sistemas. Assim, artrite no contexto de doença febril aguda multissistêmica com rápida evolução sugere afastar as possibilidades diagnósticas de lúpus eritematoso sistêmico, vasculites e processos infecciosos. A ocorrência de fraqueza muscular faz lembrar as miopatias inflamatórias ou doenças reumáticas que cursam com neuropatia periférica. A presença de pus estéril na câmara anterior do olho sugere fortemente as possibilidades de doença de Behçet e espondiloartrites. Artrite associada à púrpura petequial palpável de membros inferiores faz lembrar vasculites. A ocorrência de artrite associada à fibrose pulmonar intersticial difusa lembra a esclerose sistêmica, mas essa combinação pode ocorrer em muitas doenças reumáticas autoimunes; a fibrose bibasal sugere a artrite reumatoide, e a fibrose apical, a espondilite anquilosante. Diarreia associada à doença perianal pode ser sugestiva de doença inflamatória intestinal. Além das causas infecciosas, epididimite e orquite podem representar sinais de vasculite sistêmica. Artrite/artralgia associada à queda de cabelo, fotossensibilidade, espessamento cutâneo, úlceras orais recorrentes, xerostomia/xeroftalmia e fenômeno de Raynaud orientam para a possibilidade diagnóstica de doença difusa do tecido conjuntivo.

Existem antecedentes patológicos ou comorbidades relevantes?

A presença de antecedentes patológicos ou comorbidades pode ser de grande valor no esclarecimento etiológico de um processo reumático. O antecedente de diarreia infecciosa precedendo um quadro de oligoartrite por 4-6 semanas pode ser capital para o diagnóstico de artrite reativa. O diagnóstico de psoríase ou de doença inflamatória intestinal pode preceder, suceder ou ser contemporâneo a um quadro de artrite ou espondilite. Eventos tromboembólicos prévios associados a abortamentos de repetição sugerem a possibilidade de síndrome antifosfolípide. O antecedente de uma neoplasia pélvica pode ser um dado fundamental na abordagem etiológica de uma lombalgia crônica refratária por metástase vertebral. O relato de luxação articular recorrente na ausência de trauma em um paciente com frouxidão articular aponta para a investigação de uma condição do espectro da hipermobilidade. Uma história de asma de início recente em um adulto com doença multissistêmica pode representar uma manifestação de granulomatose eosinofílica com poliangiíte.

Há dados de história familiar, uso de medicamentos ou fatores ambientais importantes?

A história familiar pode ser fonte de informações diagnósticas importantes. Muitas das doenças reumáticas têm uma predisposição genética. Por exemplo, as espondiloartrites associadas ao HLA-B27 podem apresentar forte agregação familiar. Uma história familiar de lúpus materno pode ser fundamental no diagnóstico de lúpus neonatal. Outras doenças que também têm tendência a ser mais prevalentes em membros de uma mesma família são a gota, artrite reumatoide, algumas doenças difusas do tecido conjuntivo, osteoartrite (principalmente a doença nodal de mãos) e doenças hereditárias do tecido conjuntivo, como a síndrome de Marfan.

É muito importante um inventário das medicações usadas pelo paciente. Medicamentos podem deflagar vasculites. Fármacos como hidralazina e procainamida podem causar lúpus induzido por drogas. Pacientes podem apresentar mialgia ou miopatia estatina-induzida. O uso de glicocorticoides e de inibidores da aromatase pode predispor à osteoporose. Diuréticos podem elevar as concentrações séricas de ácido úrico e predispor à gota. Recentemente, um espectro de efeitos adversos com fenótipo reumatológico tem sido associado ao uso dos inibidores de *checkpoints* imunes na terapia oncológica, incluindo artropatia inflamatória, miosite, síndrome *sicca* e vasculites.

Fatores ambientais importantes, história social, comportamento, inclusive sexual, exposição ocupacional, viagens ou infecções virais ou bacterianas recentes no paciente e em membros da família devem ser investigados. O tabagismo é o mais forte fator de risco ambiental para artrite reumatoide. O uso de drogas ilícitas, como por exemplo a cocaína, pode causar vasculite. Uma cuidadosa história do desenvolvimento deve ser obtida, principalmente em crianças.

COMO UTILIZAR A COMBINAÇÃO DE "PADRÕES" NA CONSTRUÇÃO DO DIAGNÓSTICO EM REUMATOLOGIA

Após caracterizar o processo reumático respondendo às perguntas anteriores por meio de uma história clínica cuidadosa e um exame físico minucioso, o médico poderá combinar os achados clínicos. Por exemplo, a artrite reumatoide é uma poliartrite crônica simétrica aditiva, essencialmente de articulações periféricas, de instalação insidiosa, predominando classicamente em mãos e pés. Já a artrite infecciosa bacteriana e as artrites microcristalinas se apresentam habitualmente como monoartrites agudas, de instalação em horas ou dias. As espondiloartrites costumam se apresentar clinicamente como oligoartrites assimétricas de grandes articulações, predominando em membros inferiores e comprometendo o esqueleto axial, podendo estar presentes história pessoal ou familiar de psoríase ou doença inflamatória intestinal.

PADRÕES CLÍNICOS DOS PROCESSOS REUMÁTICOS – ASPECTOS CRÍTICOS

A caracterização de "padrões" na abordagem diagnóstica dos processos reumáticos objetiva tão somente produzir uma orientação prática que permita organizar as várias possibilidades diagnósticas subjacentes. Essa orientação não deve limitar a construção do raciocínio clínico com regras estanques. Uma doença pode exibir vários padrões, como acontece com a artrite psoriásica e as artrites microcristalinas. Por outro lado, duas doenças podem compartilhar o mesmo padrão clínico, como artrite séptica e artrites microcristalinas que, de regra, se apresentam na forma de monoartrite aguda. Além disso, uma dada doença pode assumir um padrão pouco habitual, como pode ser visto na artrite séptica poliarticular. Contudo, o reconhecimento das características clínicas dos processos reumáticos pode, certamente, poupar tempo, esforço e recursos diagnósticos auxiliares na sua abordagem diagnóstica.

Em conclusão, cabe reiterar o caráter essencialmente clínico da Reumatologia enquanto especialidade médica. Assim, a expressão "exames diagnósticos complementares" justifica a propriedade de sua denominação: complementares. Tais exames só devem ser solicitados quando relevantes para uma tomada de decisão, seja diagnóstica ou terapêutica, e apenas quando o profissional assistente souber interpretar e adotar medidas clínicas em eventual alteração de seus resultados.

TABELA 1 Perfis clínicos das doenças reumáticas mais frequentes

Doença	Início da dor	Rigidez	Envolvimento articular	Achados sistêmicos
Reumatismos de partes moles	Recente e agudo	Mínima	Estruturas periarticulares (tendões, bolsas, fáscias etc.). Locais mais comuns: ombro, cotovelo e joelho	Nenhum
Osteoartrite	Gradativo	Rápida após o repouso	Mono ou poliarticular. Locais mais frequentes: 1ªs CMPs, IFPs e IFDs, coluna vertebral, joelhos e coxofemorais	Nenhum

(continua)

TABELA 1 Perfis clínicos das doenças reumáticas mais frequentes *(continuação)*

Doença	Início da dor	Rigidez	Envolvimento articular	Achados sistêmicos
Artrite reumatoide	Início, em geral, insidioso ao longo de semanas. Às vezes, agudo ou subagudo	Superior a 30 minutos, ao acordar ou após inatividade	Poliarticular. Simétrico. Aditivo. Locais mais comuns: MCFs e IFPs, MTFs, punhos, cotovelos, ombros e joelhos	Febre baixa, anorexia, emagrecimento, fadiga, adenomegalia. Derrame pleural e pericárdico. Nódulos subcutâneos, olho seco, lesões vasculíticas etc.
Artrites microcristalinas	Início agudo. Períodos assintomáticos entre crises	Rápida e moderada ao acordar	Monoarticular. Locais mais comuns: 1ª MTF, joelho, tibiotársica, punho. Tendência a afetar inicialmente as extremidades inferiores	Tofos, litíase renal, insuficiência renal
Artrites infecciosas bacterianas	Agudo	Rigidez e impotência funcional articular	Monoarticular. Mais raramente, oligo ou poliarticular. Não simétrico. Articulação mais envolvida: joelho. Porém, qualquer articulação pode ser afetada	Febre, calafrios, exantema, pústulas, vesículas, uretrite, cervicite
Espondiloartrites	Variável. Agudo, na artrite reativa. Insidioso na espondilite anquilosante, artrite psoriásica e enteroartrites	Superior a 30 minutos ao acordar ou após inatividade	Oligo ou poliarticular. Menos comumente monoarticular. Não simétrico. Articulações mais envolvidas: sacroilíacas, coluna vertebral, grandes articulações	Conjuntivite, uretrite, eritema nodoso, uveíte, psoríase, diarreia

Adaptada de Queiroz; 2002.
CMPs: carpometacarpianas; IFDs: interfalangeanas distais; IFPs: interfalangeanas proximais; MCFs: metacarpofalangeanas; MTFs: metatarsofalangeanas.

REFERÊNCIAS BIBLIOGRÁFICAS

1. Adelman HM. Rheumatology: questions and answers. London: Merit. England; 2008.
2. Alpay-Kanıtez N, Çelik S, Bes C. Polyarthritis and its differential diagnosis. Eur J Rheumatol. 2019;6(4):167-73.
3. Cardoso A, Branco JC, Silva JAP. Regras de ouro em reumatologia. Lisboa: DGS; 2005.
4. Cecin HA, Ximenes AC (org.). Tratado brasileiro de reumatologia. São Paulo: Atheneu; 2015.
5. Firenstein GS, Budd RC, Gabriel SE. Kelley's textbook of rheumatology. 9. ed. Toronto: Elsevier; 2012.
6. Hochberg MC, Gravallese EM, Silan AJ. Rheumatology. 7. ed. Philadelphia: Elsevier; 2018.
7. Moreira C, Pinheiro GRC, Marques Neto JF. Reumatologia essencial. Rio de Janeiro: Guanabara Koogan; 2008.
8. Neubarth F, Vasconcelos JTS. Processos reumáticos. In: Hebert S, Alimena LJM (orgs.). Ortopedia: exames e diagnóstico. Porto Alegre: Artmed; 2011. p. 537-46.
9. Queiroz MV. Reumatologia. Lisboa: Lidel; 2002.
10. Sethi B, Manson JJ, Wing C. Assessment of the rheumatological patient. The rheumatological history. Medicine. 2022;50(2):85-9.
11. Ventura I, Reid P, Jan R. Approach to patients with suspected rheumatic disease. Prim Care. 2018;45(2):169-80.
12. Woolf AD. History and physical examination. Best Pract Res Clin Rheumatol. 2003;17,3:381-402.

4

Tratamento baseado em metas

Michelle Ugolini-Lopes
Vanessa Hax

INTRODUÇÃO

Nos últimos anos, as estratégias de tratamento baseado em metas, do inglês *treat-to-target* (T2T), têm sido cada vez mais valorizadas na prática clínica. O motivo deve-se ao fato de numerosos estudos terem comprovado que esse tipo de estratégia melhora o prognóstico das doenças a curto e longo prazo. Isso já foi demonstrado para doenças como hipertensão, diabetes, doenças cardiovasculares e, mais recentemente, para doenças reumáticas.

A primeira doença reumática que consolidou o T2T em seu manejo foi a artrite reumatoide (AR). Vários estudos avaliaram a eficácia do T2T na AR comparado à prática clínica usual, mostrando superioridade do T2T não apenas na velocidade em se atingir remissão, mas também na capacidade de prevenir erosões e deformidades. Mais recentemente, os especialistas em espondiloartrites (SpA), lúpus eritematoso sistêmico (LES) e gota também têm desenvolvido estratégias T2T para guiar a prática clínica e minimizar os desfechos desfavoráveis dessas doenças. A Tabela 1 traz os principais componentes da estratégia T2T para cada uma dessas doenças.

Para uma estratégia completa de T2T são necessários três aspectos:

- Uma meta terapêutica (e um método validado para medi-la);
- A definição de um intervalo de tempo viável para essa meta ser atingida; e
- Um compromisso de mudar a terapia se a meta não for alcançada.

Quanto mais simples, precisa e objetiva for a meta, maior a chance de ela ser utilizada e difundida na prática clínica. O intervalo de tempo para se atingir a meta proposta também deve ser realista, levando em consideração o mecanismo de ação dos medicamentos considerados de primeira linha e a gravidade da doença na avaliação inicial. Outro ponto fundamental é ter uma variedade mínima de tratamentos para se delinear uma estratégia de próximos passos caso a primeira escolha terapêutica falhe. A falta de qualquer um dos três aspectos mencionados reduz muito a utilidade de uma estratégia T2T.

Dentre as vantagens de se aderir a uma estratégia T2T estão facilitar a rotina de acompanhamento clínico do paciente, ter um bom respaldo científico para guiar mudanças de tratamento e garantir um melhor prognóstico do paciente. Porém, apesar das vantagens apontadas, estudos mostram que uma porcentagem relevante dos reumatologistas ainda não segue completamente as estratégias T2T. Dentre os motivos apontados para não aderir à estratégia T2T estão dificuldades na escolha e aplicação das métricas, principalmente quando elas são mais complexas e demoradas.

T2T NAS DOENÇAS REUMÁTICAS

Artrite reumatoide

Em 2010, a *European League Against Rheumatism* (EULAR) desenvolveu as primeiras recomendações T2T para o tratamento da AR. À medida que novas definições de remissão, novas estratégias de

TABELA 1 Resumo dos três principais componentes da estratégia T2T em diferentes doenças reumáticas

Patologia	Meta	Intervalo de tempo	Ação
Artrite reumatoide	Remissão ACR-EULAR booleana ou baseada em índices	Ausência de melhora aos 3 meses ou não atingir a meta em 6 meses	Escalonar terapia
Artrite psoriásica	Remissão ou, alternativamente, baixa atividade da doença	Ausência de melhora em 4-12 semanas ou não atingir a meta após 6 meses	Escalonar terapia
Espondiloartrite axial	Escore de atividade predefinido, escolha individualizada considerando todos os aspectos da doença	Ausência de melhora em 2-4 semanas para AINEs e pelo menos 12 semanas para DMARDb/ts	Escalonar terapia
Gota	Ácido úrico sérico < 6 mg/dL (5 mg/dL em alguns casos)	Reavaliação da uricemia a cada 2-4 semanas	Ajustar hipouricemiantes
Nefrite lúpica	Remissão parcial ou remissão completa	Remissão parcial aos 6 meses, remissão completa aos 12 meses	Reinduzir com esquema alternativo

ACR: *American College of Rheumatology*; AINE: anti-inflamatório não esteroidal; DMARD: drogas modificadoras de doença reumática (ou MMCD, medicamentos modificadores do curso da doença); DMARDb: DMARD biológico; DMARDts: DMARD *target specific*; EULAR: *European League Against Rheumatism*; T2T: *treat-to-target*.

tratamento e novos medicamentos foram surgindo, as recomendações foram sendo atualizadas de maneira que hoje em dia o T2T em AR está bem consolidado na reumatologia. A Tabela 2 traz os principais pontos da estratégia T2T na AR.

O capítulo sobre AR desta edição traz em detalhes as definições de remissão e o algoritmo de tratamento T2T.

Espondiloartrites

Após sua aplicação bem-sucedida na AR, o conceito T2T passou a receber destaque também no manejo das SpA. Em 2012, uma força-tarefa internacional propôs o conceito do T2T para o manejo das SpA, incluindo artrite psoriásica (APs) e SpA axial. Na Tabela 3 são sumarizados os princípios postulados para o T2T nesta população.

Artrite psoriásica

As recomendações do EULAR em 2020 para APs orientam que a meta do T2T seja remissão clínica ou, alternativamente, baixa atividade de doença, tanto do ponto de vista musculoesquelético (artrite, dactilite, entesite, doença axial), como das manifestações não musculoesqueléticas. Embora tanto o EULAR quanto o *American College of Rheumatology* (ACR) recomendem o uso do T2T na APs, o ACR faz uma ressalva com relação a circunstâncias nas quais se pode considerar não utilizar essa abordagem: efeitos adversos, custos de tratamento e o ônus que mudanças nos medicamentos associados a um controle mais rígido de doença podem trazer aos pacientes.

Dada a natureza multifacetada da APs, as medidas compostas da atividade da doença são mais apropriadas do que a avaliação de domínios individualmente, sendo por isso a remissão clínica para essa condição em geral definida como a ausência de atividade da doença em todas as suas esferas. Até o momento, não há consenso internacional sobre a medida de desfecho ideal a ser utilizada em uma estratégia T2T na APs, mas apenas o *minimal disease activity* (MDA) foi efetivamente testado em ensaio clínico randomizado e demonstrou melhores resultados clínicos e relatados pelo paciente com essa abordagem. Os principais pontos do T2T na atualização das recomendações de 2020 estão sumarizados na Tabela 4.

O capítulo sobre APs desta edição traz em detalhes as definições de remissão e o algoritmo de tratamento T2T.

TABELA 2 Principais pontos da estratégia T2T na artrite reumatoide

1. A terapia com DMARD deve ser iniciada assim que o diagnóstico de AR for feito
2. O tratamento deve ter como objetivo alcançar uma meta de remissão sustentada (por 6 meses) ou baixa atividade da doença (utilizando-se a definição de remissão ACR-EULAR booleana ou baseada em índices)
3. O monitoramento deve ser frequente na doença ativa (a cada 1-3 meses); se não houver melhora em no máximo 3 meses após o início do tratamento ou após 6 meses da meta não ter sido atingida, a terapia deve ser ajustada
4. O MTX deve fazer parte da primeira estratégia de tratamento. Se contraindicação ao MTX (ou intolerância precoce), leflunomida ou sulfassalazina devem ser consideradas como parte da estratégia de tratamento
5. Glicocorticoides devem ser considerados por um curto período ao iniciar ou alterar DMARDsc, mas devem ser reduzidos e descontinuados o mais rápido possível
6. Se o alvo do tratamento não for alcançado com a primeira estratégia de DMARDsc, na ausência de fatores de mau prognóstico, outros DMARDsc devem ser considerados
7. Se o alvo do tratamento não for alcançado com a primeira estratégia DMARDsc, quando fatores de mau prognóstico estiverem presentes, um DMARDb deve ser adicionado; inibidores de JAK (DMARDts) podem ser considerados, levando-se em consideração fatores de risco pertinentes
8. DMARDb ou DMARDts devem ser combinados com um DMARDsc; em pacientes que não podem usar DMARDsc, inibidores de IL-6 e DMARDts podem ter algumas vantagens em comparação com DMARDb
9. Após a descontinuação dos glicocorticoides e o paciente estar em remissão sustentada, a redução da dose de DMARD pode ser considerada

Adaptada de Smolen JS, 2023.
ACR: *American College of Rheumatology*; AR: artrite reumatoide; DMARD: drogas modificadoras de doença reumática; DMARDb: DMARD biológico; DMARDsc: DMARD sintéticos convencionais; DMARDts: DMARD *target specific*; EULAR: *European League Against Rheumatism*; MTX: metotrexato; T2T: *treat-to-target*.

TABELA 3 Princípios gerais que devem nortear a estratégia T2T nas espondiloartrites

1. A meta do tratamento deve ser baseada em uma decisão compartilhada entre paciente e reumatologista
2. O tratamento com metas definidas, considerando a atividade da doença e ajustando a terapia de acordo, deve melhorar os desfechos clínicos
3. SpA e APs são doenças sistêmicas multifacetadas; o manejo das manifestações musculoesqueléticas e extra-articulares deve ser compartilhado, conforme necessário, entre o reumatologista e outros especialistas (como dermatologistas, gastroenterologistas e oftalmologistas)
4. O objetivo do tratamento deve ser otimizar a qualidade de vida e participação social dos pacientes em longo prazo, por meio do controle de sinais e sintomas, prevenção de danos estruturais, preservação da função, prevenção de toxicidades e minimização de comorbidades
5. Controle da inflamação é importante para atingir esses alvos

Adaptada de Smolen JS 2018.
APs: artrite psoriásica; SpA: espondiloartrites; T2T: *treat-to-target*.

TABELA 4 Principais pontos da estratégia T2T para APs nas recomendações do EULAR publicadas em 2020

1. O tratamento deve ter como objetivo atingir a meta de remissão ou, alternativamente, baixa atividade da doença, por meio de avaliação regular da atividade da doença e ajuste adequado da terapia
2. O monitoramento deve ser frequente na doença ativa: se não houver melhora em 4-12 semanas após o início do tratamento ou após 6 meses da meta não ter sido atingida, a terapia deve ser ajustada
3. Em pacientes com poliartrite, a primeira estratégia de tratamento é com DMARDsc, com preferência pelo MTX quando há envolvimento cutâneo importante
4. Em pacientes com mono ou oligoartrite, particularmente na presença de fatores de mau prognóstico, o uso de DMARDsc deve ser considerado
5. Em pacientes com artrite periférica que não atingiram o alvo terapêutico em 6 meses com pelo menos um DMARDsc, a terapia com DMARDb deve ser iniciada

(continua)

TABELA 4 Principais pontos da estratégia T2T nas recomendações do EULAR publicadas em 2020 *(continuação)*

6. Em pacientes com entesite ou doença predominantemente axial, a primeira estratégia de tratamento é o uso de AINEs
7. Em pacientes com entesite inequívoca e doença predominantemente axial que não atingiram o alvo terapêutico em 4-12 semanas com o uso de AINEs, terapia com um DMARDb pode ser considerada
8. Em pacientes que não atingirem a meta em 6 meses com um DMARDb, a mudança para outro DMARDb ou DMARDts deve ser considerada
9. Em pacientes em remissão sustentada, a redução cautelosa dos DMARDs pode ser considerada

Adaptada de Gossec L, 2020.
AINEs: anti-inflamatórios não esteroidais; APs: artrite psoriásica; DMARD: drogas modificadoras de doença reumática; DMARDb: DMARD biológico; DMARDsc: DMARD sintéticos convencionais; DMARDts: DMARD *target specific*; EULAR: *European League Against Rheumatism*; MTX: metotrexato; T2T: *treat-to-target*.

Espondiloartrite axial

Remissão ou baixa atividade da doença tornou-se nos últimos anos uma meta factível também no tratamento da SpA axial. Nenhuma definição universalmente aceita para remissão está disponível até o momento, no entanto, várias definições baseadas em diferentes ferramentas foram propostas. Contudo, nas SpA é importante ressaltar que doença inativa do ponto de vista musculoesquelético não é necessariamente sinônimo de remissão, a qual por sua vez deve englobar dimensões adicionais da doença (manifestações extra-articulares, comorbidades e percepções do paciente).

Neste contexto, o ACR nas diretrizes atualizadas em 2019 faz uma recomendação condicionalmente contra o T2T em relação ao cuidado usual na SpA axial, devido à falta de evidências robustas e preocupações sobre o impacto dessa estratégia nos pacientes e sobre a ciclagem rápida de DMARDs (ou MMCD, medicamentos modificadores do curso da doença) biológicos. Após a publicação destas diretrizes, estudo prospectivo randomizado falhou em mostrar um benefício claro com o T2T na SpA axial, embora isso possa ter sido consequência do desfecho selecionado e do alto nível de especialização dos centros participantes, que garantiu uma taxa de resposta ao cuidado usual maior do que o esperado. Os principais pontos da estratégia T2T nas últimas recomendações do ASAS-EULAR 2022 estão sumarizadas na Tabela 5.

TABELA 5 Principais pontos da estratégia T2T nas recomendações do ASAS-EULAR publicadas em 2023

1. O tratamento deve ser orientado de acordo com uma meta de tratamento predefinida e individualizado de acordo com os sinais e sintomas da doença (manifestações axiais, periféricas, entesites e não musculoesqueléticas) e as características de cada paciente, incluindo comorbidades e fatores psicossociais
2. A frequência do monitoramento deve ser individualizada, dependendo dos sintomas, gravidade e tratamento
3. AINEs são a primeira estratégia de tratamento para a atividade axial
4. Se a meta de tratamento não for atingida com AINEs após 2-4 semanas, DMARDb ou DMARDts devem ser considerados em pacientes com alta atividade de doença persistente. Em caso de uveíte recorrente ou doença inflamatória intestinal, deve-se preferir um anti-TNF. Em pacientes com psoríase significativa, pode-se preferir um anti-IL 17
5. Na ausência de resposta ao tratamento, deve-se sempre reavaliar o diagnóstico e atentar para a presença de comorbidades
6. Se a meta de tratamento não for atingida após pelo menos 12 semanas do uso de DMARDb/ts, deve-se considerar a mudança para outro DMARDb/ts
7. Em pacientes em remissão sustentada, a redução gradual do DMARDb/ts pode ser considerada

Adaptada de Ramiro S, 2023 e Weber C, 2023.
AINEs: anti-inflamatórios não esteroidais; ASAS: *Assessment of SpondyloArthritis International Society*; DMARD: drogas modificadoras de doença reumática; DMARDb: DMARD biológico; DMARDts: DMARD *target specific*; EULAR: *European League Against Rheumatism*; T2T: *treat-to-target*.

Gota

Embora nenhum ensaio clínico randomizado comparando o tratamento usual com uma abordagem T2T tenha sido realizado em pacientes com gota, há fortes evidências indiretas que estabelecem uma meta mínima para os níveis séricos de ácido úrico e que mostram que o T2T é clinicamente eficaz na prática real. Idealmente, a meta no T2T deveria contemplar também a remissão da doença, considerando, além da uricemia, fatores como controle da dor, ausência de ataques e de tofos, mas ainda não há um desfecho bem definido nesse sentido. Contudo, estudo recente demonstrou que a redução do ácido úrico para menos de 6 mg/dL está associada à redução no número de crises nos 12 meses subsequentes, dando suporte à abordagem T2T para a uricemia no tratamento da gota.

Os princípios gerais para o T2T na gota estão sumarizados na Tabela 6.

TABELA 6 Princípios gerais para o tratamento baseado em metas na gota

1. A meta primária do tratamento é reduzir e manter o ácido úrico sérico < 6 mg/dL (ou < 5 mg/dL em pacientes com tofos, doença erosiva ou crises frequentes)
2. O manejo bem-sucedido da gota requer educação quanto à doença e seu tratamento, com decisões compartilhadas entre profissional da saúde e paciente
3. Há necessidade de adesão a longo prazo à terapia hipouricemiante
4. O ácido úrico sérico deve ser medido a cada 2-4 semanas e a terapia hipouricemiante deve ser ajustada de acordo até atingir o alvo terapêutico
5. Importância de modificações no estilo de vida e de monitorização regular da função renal

Adaptada de Kiltz U, 2017.

Lúpus eritematoso sistêmico

De acordo com as atualizações de 2019 do EULAR, com a intenção de otimizar o prognóstico dos pacientes a longo prazo, o manejo do LES deve visar a remissão dos sintomas e sinais da doença, a prevenção de acúmulo de danos, a minimização de efeitos colaterais de drogas e a melhora da qualidade de vida.

Como a remissão completa (ausência de atividade clínica sem uso de glicocorticoides e imunossupressores) é infrequente, novos estados de baixa atividade da doença vêm sendo definidos. Estudos mostram que atingir um *low disease activity score* (LDAS) ou um *lupus low disease activity score* (LLDAS) (com base em uma pontuação do *Systemic Lupus Erythematosus Disease Activity* [SLEDAI] ≤ 3 em uso de antimaláricos, ou alternativamente SLEDAI ≤ 4, *Physician Global Assessment* [PGA] ≤ 1, em uso de ≤ 7,5 mg de prednisona e imunossupressores) é comparável a atingir a remissão, em relação à prevenção do acúmulo de danos e prevenção de atividade de doença. Assim, o tratamento no LES deve visar a remissão ou, se esse estado não puder ser alcançado, alternativamente deve-se visar a baixa atividade da doença em todos os sistemas de órgãos.

Apesar da literatura já ter convergido para uma definição de remissão e de baixa atividade de doença, com exceção da nefrite lúpica, ainda não ficou clara a definição de um intervalo de tempo para essa meta ser atingida. A heterogeneidade das manifestações clínicas no LES é um dos desafios para a estruturação de uma estratégia T2T completa para essa doença.

Na nefrite lúpica, a estratégia completa de T2T já está bem definida. A terapia deve visar pelo menos a remissão parcial (definida como ≥ 50% redução da proteinúria para níveis subnefróticos e uma creatinina não pior que 10% da linha de base) em 6-12 meses ou a remissão completa (proteinúria < 500 mg/24 horas e creatinina não pior que 10% da linha de base) em 12-24 meses. Sendo assim, se aos 6-12 meses de tratamento a remissão parcial não for atingida, deve-se reiniciar o tratamento de indução com droga alternativa (no caso da primeira indução ter sido feita com micofenolato de mofetil se troca para ciclofosfamida e no caso da primeira indução ter sido feita com ciclofosfamida se troca para micofenolato de mofetil). Em casos refratários, inibidores de calcineurina ou rituximabe podem ser considerados.

Uma queda significativa precoce da proteinúria (≤ 1 g/dia aos 6 meses ou ≤ 0,8 g/dia aos 12 meses) é o melhor preditor de desfecho renal favorável a longo prazo. Mas é sabido que pacientes com proteinúria mais grave e doença de longa duração têm maior probabilidade de não responder ou de ter uma resposta mais lenta.

Paralelamente ao uso de imunossupressores, um bom controle da pressão arterial (meta ≤ 120 x 75 mmHg) e utilização de antiproteinúricos (inibidores da enzima conversora de angiotensina ou bloqueadores do receptor de angiotensina) fazem parte do tratamento da nefrite lúpica. No caso de descontrole pressórico, especialistas sugerem reavaliações a cada 15 dias para ajuste de anti-hipertensivos/antiproteinúricos até se atingir a meta.

O capítulo sobre LES desta edição traz um algoritmo detalhado da estratégia de tratamento T2T.

REFERÊNCIAS BIBLIOGRÁFICAS

1. Bertsias GK, Tektonidou M, Amoura Z, Aringer M, Bajema I, Berden JH, et al. European League Against Rheumatism and European Renal Association – European Dialysis and Transplant Association (EULAR/ERA-EDTA) recommendations for the management of adult and pediatric lupus nephritis. Ann Rheum Dis. 2012;71(11):1771-82.
2. Coates LC, Moverley AR, McParland L, Brown S, Navarro-Coy N, O'Dwyer JL, et al. Effect of tight control of inflammation in early psoriatic arthritis (TICOPA): a UK multicentre, open-label, randomised controlled trial. Lancet. 2015;386:2489-98.
3. Dures E, Shepperd S, Mukherjee S, Robson J, Vlaev I, Walsh N, Coates LC. Treat-to-target in PsA: methods and necessity. RMD Open. 2020;6(1):e001083.
4. Fanouriakis A, Kostopoulou M, Alunno A, Aringer M, Bajema I, Boletis JN, et al. 2019 update of the EULAR recommendations for the management of systemic lupus erythematosus. Ann Rheum Dis. 2019;78(6):736-45.
5. Gossec L, Baraliakos X, Kerschbaumer A, de Wit M, McInnes I, Dougados M, et al. EULAR recommendations for the management of psoriatic arthritis with pharmacological therapies: 2019 update. Ann Rheum Dis. 2020;79:700-12.
6. Kiltz U, Smolen J, Bardin T, Solal AC, Dalbeth N, Doherty M, et al. Treat-to-target (T2T) recommendations for gout. Ann Rheum Dis. 2017;76(4):632-8.
7. Klumb EM, Silva CA, Lanna CC, Sato EI, Borba EF, Brenol JC, et al. Consenso da Sociedade Brasileira de Reumatologia para o diagnóstico, manejo e tratamento da nefrite lúpica. Rev Bras Reumatol. 2015;55(1):1-21.
8. Molto A, López-Medina C, Van den Bosch FE, Boonen A, Webers C, Dernis E, et al. Efficacy of a tight-control and treat-to-target strategy in axial spondyloarthritis: results of the open-label, pragmatic, cluster-randomised TICOSPA trial. Ann Rheum Dis. 2021;80(11):1436-44.
9. Ramiro S, Nikiphorou E, Sepriano A, Ortolan A, Webers C, Baraliakos X, et al. ASAS-EULAR recommendations for the management of axial spondyloarthritis: 2022 update. Ann Rheum Dis. 2023;82(1):19-34.
10. Singh JA, Guyatt G, Ogdie A, Gladman DD, Deal C, Deodhar A, et al. Special article: 2018 American College of Rheumatology/National Psoriasis Foundation guideline for the treatment of psoriatic arthritis. Arthritis Care Res. 2019;71(1):5-32.
11. Smolen JS, Landewé RBM, Bergstra SA, Kerschbaumer A, Sepriano A, Aletaha D, et al. EULAR recommendations for the management of rheumatoid arthritis with synthetic and biological disease-modifying antirheumatic drugs: 2022 update. Ann Rheum Dis. 2023;82(1):3-18. Erratum in: Ann Rheum Dis. 2023;82(3):e76.
12. Smolen JS, Schöls M, Braun J, Dougados M, FitzGerald O, Gladman DD, et al. Treating axial spondyloarthritis and peripheral spondyloarthritis, especially psoriatic arthritis, to target: 2017 update of recommendations by an international task force. Ann Rheum Dis. 2018;77(1):3-17.
13. Stamp LK, Frampton C, Morillon MB, Taylor WJ, Dalbeth N, Singh JA, et al. Association between serum urate and flares in people with gout and evidence for surrogate status: A secondary analysis of two randomised controlled trials. Lancet Rheumatol. 2022;4(1):53-60.
14. Ward MM, Deodhar A, Gensler LS, Dubreuil M, Yu D, Khan MA, et al. 2019 Update of the American College of Rheumatology/Spondylitis Association of America/Spondyloarthritis Research and Treatment Network recommendations for the treatment of ankylosing spondylitis and nonradiographic axial spondyloarthritis. Arthritis Rheumatol. 2019;71(10):1599-613.
15. Webers C, Ortolan A, Sepriano A, Falzon L, Baraliakos X, Landewé RBM, et al. Efficacy and safety of biological DMARDs: a systematic literature review informing the 2022 update of the ASAS-EULAR recommendations for the management of axial spondyloarthritis. Ann Rheum Dis. 2023;82:130-41.

Seção 2

Bases celulares e moleculares da imunidade e imunopatogênese das doenças reumáticas

5

Bases celulares e moleculares da imunidade e imunopatologia das doenças reumáticas

Renan de Almeida Agustinelli
Max Victor Carioca Freitas
Luís Eduardo Coelho Andrade

INTRODUÇÃO

O universo das doenças reumáticas inflamatórias é amplo e heterogêneo em vários aspectos, inclusive no que tange à fisiopatogênese. Em consequência, as bases fisiopatológicas das enfermidades reumáticas inflamatórias são extremamente diversas conforme as peculiaridades de cada uma delas. Este capítulo tratará das bases celulares e moleculares do sistema imunitário em seu equilíbrio dinâmico na manutenção da homeostase e das peculiaridades da fisiopatogênese das doenças reumáticas sistêmicas de natureza imunológica, visto que a das enfermidades reumáticas microcristalinas, metabólicas, degenerativas, do metabolismo, ósseas e outras será abordada em seus respectivos capítulos.

O sistema imunitário (SI) é um dos mais complexos do organismo, pois permeia todos os tecidos e órgãos da economia, interagindo com ampla variedade de células e moléculas, de forma a apreender a atmosfera molecular e celular própria (*self*) e prontamente detectar distúrbios e anormalidades de origem intrínseca e extrínseca. Para bem identificar moléculas e microrganismos estranhos, o SI precisa primeiramente conhecer muito bem o que é próprio. Essa é uma das funções mais importantes do SI, denominada tolerância imunológica. Ademais, os vigorosos mecanismos de ação do SI têm o potencial de desencadear intensa inflamação e vasta destruição de agentes exógenos e dos tecidos próprios subjacentes. Todos esses processos são rigorosamente controlados por uma complexa rede de contrapesos celulares e moleculares. Essa função de imunorregulação complementa a tolerância imunológica no sentido de manter a ação do SI sob controle e minimizar danos aos tecidos e órgãos. Boa parte das enfermidades reumáticas de natureza imunológica tem sua fisiopatogênese baseada em deficiência das funções de tolerância imunológica e imunorregulação.

Outra importante e frequentemente despercebida função do SI é o controle da resposta inflamatória, de forma que ela seja proporcional ao estímulo agressor e moderada no tempo e espaço. Essa propriedade assegura que as poderosas forças do SI operem harmonicamente para a homeostasia do organismo. Assim, como todos os sistemas biológicos têm mecanismos homeostáticos, é imprescindível que o processo inflamatório seja deflagrado no contexto e em proporção adequados e que seja terminado tão logo eliminado o estímulo causador. O SI tem uma grande variedade de mecanismos que operam ativamente no controle do processo inflamatório. Falhas nesses mecanismos podem gerar distúrbios patológicos.

DEFICIÊNCIA NO CONTROLE DO PROCESSO INFLAMATÓRIO

Defeitos gênicos em moléculas importantes no controle da resposta imune inata podem ocasionar distúrbios no controle da resposta inflamatória. Um crescente número de anormalidades monogênicas ocasiona síndromes autoinflamatórias, nas quais ocorrem surtos agudos inflamatórios de forma aparentemente espontânea ou associados a estímulos mínimos. Assim, alguns defeitos gênicos favorecem a formação e a ativação de inflamassomos, com consequente ativação da caspase-1 e conversão da forma ativa da IL-1β e IL-18, contribuindo para a instalação e a manutenção de processo inflamatório agudo. Alguns exemplos são a febre familiar do Mediterrâneo (FMF), a síndrome periódica associada à criopirina (CAPS), também conhecida como NLRP3-*associated autoinflammatory disease*, e a enterocolite infantil com autoinflamação (*Autoinflammation with infantile enterocolitis* - AIFEC). Outros defeitos gênicos ocasionam processos inflamatórios mais persistentes e localizados preferencialmente em alguns tecidos ou órgãos, como a *pyogenic sterile arthritis, pyoderma gangrenosum and acne* (síndrome PAPA) e a síndrome de Blau. Este é um campo em rápida evolução, com progressiva descrição de novas entidades. O Quadro 1 oferece uma sinopse de algumas das mais importantes síndromes autoinflamatórias. Além das mais de 30 doenças autoinflamatórias monogênicas atualmente reconhecidas, há condições autoinflamatórias poligênicas, como a forma sistêmica da artrite idiopática juvenil, a doença de Behçet e a síndrome *Periodic Fever Aftous stomatits, Pharyngitis, Adenitis* (síndrome PFAFA).

Um grupo muito expressivo de enfermidades reumáticas de origem imunológica são as assim denominadas doenças do colágeno ou colagenoses. Esse termo, cunhado na década de 1930, é vago e inapropriado sob o ponto de vista do conhecimento atual, pois na verdade são enfermidades inflamatórias sistêmicas e crônicas, sem fator etiológico definido. Não há

QUADRO 1 Síndromes autoinflamatórias, bases genéticas e principais manifestações clínicas

Enfermidade	Herança-gene (proteína)	Principais sintomas e sinais
	Febres periódicas hereditárias	
CAPS	AD – *NLRP3* (criopirina)	Febre recorrente, eritema cutâneo, artropatia, urticária ao frio
HIDS	AR – *MVK* (MVK)	Febre recorrente, eritema cutâneo, diarreia, vômitos
FMF	AR (AD) – *MEFV* (pirina)	Febre recorrente, eritema cutâneo, serosite
NAPS	AD – *NLRP12* (NLRP12)	Febre recorrente, artropatia, urticária ao frio
TRAPS	AD – *TNFRSF1A* (TNFR1)	Febre recorrente, eritema cutâneo, fascíte, dor abdominal
	Síndromes granulomatosas e relacionadas à psoríase	
BS	AD – *NOD2* (NOD2)	Eritema papular, uveíte, artrite, lesões granulomatosas
DITRA	AR – *IL36RN* (IL-36Ra)	Psoríase pustular
CAMPS	AD – *CARD14* (CARD14)	Psoríase pustular
	Distúrbios piogênicos ou com osteíte	
PAPA	AD – *PSTPIP1* (PSTPIP1)	Acne, pioderma gangrenoso, artrite estéril
DIRA	AR – *IL1RN* (IL-1Ra)	Psoríase pustular, osteíte
Majeed	AR – *LPIN2* (Lipin 2)	Febre recorrente, osteomielite multifocal asséptica, anemia diseritropoiética, dermatite neutrofílica
Querubismo	AD – *SH3BP2* (SH3BP2)	Lesões ósseas nas mandíbulas
	Miscelânea	
CANDLE	AR – *PSMB8* (PSMB8)	Febre recorrente, paniculite, lipodistrofia, contraturas articulares
APLAID	AD – *PLC-2* (PLC-2)	Dermatite bolhosa, bronquiolite, artralgia, inflamação ocular, imunodeficiência
DII precoce	AR – *IL10RA, TGFB1, RIPK1, IL10RB, IL-10* (IL-10R)	Doença inflamatória intestinal na infância

elementos que suportem sua vinculação com distúrbios do colágeno. Talvez pelo fato de que várias delas apresentem consistente presença de autoanticorpos circulantes, têm sido largamente rotuladas como doenças autoimunes, implicando em quebra da tolerância imunológica e desenvolvimento de resposta imune adaptativa especificamente voltada contra constituintes próprios. No entanto, os autoanticorpos associados ocorrem em apenas parte dos casos e, em sua maior parte, não há evidência de que tenham papel patogênico direto. De fato, autoanticorpos com papel patogênico direto comprovado ocorrem em apenas algumas condições autoimunes, como, por exemplo, a *miastenia gravis* (antirreceptor de acetilcolina), glomerulonefrite membranosa primária (anti-PLA2R), pênfigo vulgar (antidesmogleína 1), neuromielite óptica (antiaquaporina 4), síndrome de Goodpasture (antimembrana basal glomerular) e algumas formas de encefalite autoimune. Por outro lado, os autoanticorpos observados nas doenças reumáticas autoimunes não têm papel patogênico claramente demonstrado, salvo talvez para alguns, como os anticorpos contra DNA nativo, nucleossomo e C1q no LES, anti-SS-A/Ro no lúpus neonatal e anticorpos antimieloperoxidase nas vasculites associadas ao ANCA.

De fato, o que sabemos sobre as doenças autoimunes sistêmicas é que são doenças inflamatórias crônicas e sem agentes causadores diretos conhecidos. Embora hoje classificadas como autoimunes, é possível que futuramente se venha a compreender que são, de fato, enfermidades devidas a distúrbios no controle da inflamação crônica, em analogia às doenças autoinflamatórias (devidas a distúrbios no controle da inflamação aguda). Esse conceito vem sendo amadurecido nos últimos anos mediante a proposição do grupo de doenças por distúrbios primários da imunorregulação. Porém, ao contrário destas últimas, que são predominantemente monogênicas, as doenças inflamatórias crônicas são majoritariamente poligênicas.

No entanto, vale lembrar que a pletora de autoanticorpos circulantes em altos títulos e com associações fortemente restritas a determinadas doenças (p. ex., anti-DNA nativo e LES) implica em quebra da tolerância imunológica em algum ponto da fisiopatogênese dessas enfermidades, o que mantém presente o componente de autoimunidade.

TOLERÂNCIA IMUNOLÓGICA E MECANISMOS DE QUEBRA DA TOLERÂNCIA

A tolerância imunológica caracteriza-se por ausência de resposta após exposição a um determinado antígeno. É um processo ativo e multifatorial que garante a distinção entre antígenos próprios e estranhos ao organismo. Não se trata de um processo generalizado, mas específico para cada autoantígeno. É mediada por uma diversidade de mecanismos que se complementam e a capacidade de desenvolvimento de tolerância varia de acordo com o grau de maturação e localização anatômica das células linfoides.

Embora a tolerância imunológica se refira classicamente à imunidade adaptativa, existe também um nível primordial de tolerância no contexto da assim denominada imunidade inata, representada por um conjunto de moléculas extracelulares solúveis e por vários elementos celulares, como os neutrófilos, macrófagos, fibroblastos, células endoteliais, plaquetas etc. O SI inato reconhece prontamente qualquer elemento estranho de origem intrínseca ou extrínseca. Entre os elementos estranhos de origem intrínseca, encontram-se células mortas (por necrose, apoptose, piroptose, netose e outras), imunocomplexos circulantes ou depositados e células mutadas, tumorais ou não. Os elementos estranhos de origem intrínseca apresentam diversos padrões moleculares que sinalizam dano interno (*Damage Associated Molecular Patterns* – DAMP). Entre as anormalidades extrínsecas, encontram-se os microrganismos (vírus, bactérias, fungos, protozoários), vermes, toxinas e corpos estranhos. Esses agentes externos contêm estruturas moleculares inexistentes no organismo e que sinalizam a presença de patógenos (*Pathogen Associated Molecular Patterns* – PAMP). DAMP e PAMP são prontamente reconhecidos por receptores de reconhecimento de padrão (*Pattern Recognition*

Receptors – PRR) presentes em várias células do SI inato, desencadeando uma sequência de eventos que ativam o SI promovendo reação inflamatória imediata (resposta imune inata) e preparando o terreno para a ativação de elementos da resposta imune adaptativa. Dessa forma, as estruturas próprias, que não apresentam DAMP ou PAMP, são poupadas de reação por parte do SI inato, o que corresponderia à tolerância em nível da imunidade inata.

O SI apresenta uma segunda estratégia de distinção entre o próprio e o não próprio, desempenhada pelo assim denominado SI adaptativo, que é representado por elementos celulares que apresentam uma incrível diversidade de receptores, cada qual com especificidade restrita a uma determinada estrutura molecular curta (variando entre 8 e 21 aminoácidos), denominada epítopo. Grosso modo, esses elementos celulares são denominados linfócitos B e T, e seus receptores de membrana são a imunoglobulina de superfície (*B-cell recptor* – BCR) e o receptor de linfócitos T (*T-cell receptor* – TCR), respectivamente. Os linfócitos T respondem vigorosamente quando encontram os epítopos para os quais têm especificidade, quando apresentados por moléculas do sistema principal de compatibilidade (*Major Histocompatibility Complex* – MHC) na superfície de células apresentadoras de antígeno (*Antigen Presenting Cells* – APC). Por outro lado, as imunoglobulinas solúveis ou na membrana dos linfócitos B reconhecem os respectivos epítopos em moléculas livres, não necessitando de apresentação pelo MHC de APC. Desta forma, o repertório de BCR e TCR presente nos linfócitos circulantes é determinante da capacidade de reconhecimento dos diversos antígenos possivelmente encontrados ao longo da vida.

Este é um ponto crucial no desenvolvimento da tolerância, pois os linfócitos T e B imaturos presentes nos órgãos linfoides centrais (timo e medula óssea, respectivamente) sofrem um rigoroso processo de seleção, no qual sobrevivem apenas aqueles que não reconhecem com grande avidez epítopos presentes nos antígenos próprios. Este é o mecanismo de tolerância central. Estima-se que 95% dos timócitos que adentram o timo sejam eliminados neste processo. Ainda assim, os linfócitos T e B liberados para a periferia apresentam milhões de especificidades antigênicas, sendo este repertório extremamente dinâmico e variável ao longo da vida e na dependência das diversas exposições antigênicas. Falhas no processo de tolerância central podem causar autoimunidade generalizada. Alguns exemplos clássicos são a síndrome linfoproliferativa autoimune (*Autoimmune Lymphoproliferative Syndrome* – ALPS) e a síndrome poliglandular autoimune tipo 1 (*Polyendocrinopathy, Candidíasis, Epidermal Dystrophy* – APECED). Na ALPS, defeitos monogênicos em componentes da via extrínseca da apoptose induzida por FAS (genes FAS, FAS-L, caspase 8, caspase 10) impedem que os linfócitos autorreativos sejam deletados no timo, ocasionando sua liberação para a periferia e diversas manifestações como linfadenomegalia, hepatoesplenomegalia, anemia hemolítica autoimune, plaquetopenia autoimune, artralgia, síndrome lúpus-símile e vários autoanticorpos. Na APECED, a ausência do gene *AIRE* impede a expressão dos diversos antígenos de outros tecidos no timo. Em decorrência disso, os linfócitos T autorreativos não encontram seus alvos antigênicos na medula do timo, não são deletados e acabam sendo liberados para a periferia. Em consequência, desenvolvem-se diversos quadros autoimunes órgão-específicos, como doença de Addison, hipoparatireoidismo, hipotireoidismo, *diabetes mellitus* tipo 1 e gastrite atrófica.

Embora a tolerância central seja bastante eficiente, escapam alguns linfócitos autorreativos para a periferia. Portanto, existe uma série de mecanismos periféricos que coíbem esses linfócitos autorreativos e contribuem para prevenir processos autoimunes e inflamatórios indesejáveis. Os linfócitos T reguladores (Treg) representam um mecanismo eficiente e bem definido de tolerância periférica. Os linfócitos Treg clássicos são um subtipo especial de células T $CD4^+$, com alta expressão do receptor de IL-2 (CD25) e baixa expressão de CD127, sendo ainda diferenciados pela expressão constitutiva do fator de transcrição FoxP3. A ausência de células Treg originada por anormalidade no gene *FOXP3* ocasiona, tanto em humanos como em modelos murinos, um quadro de autoimunidade envolvendo diversas glândulas endócrinas (paratireoides, tireoide, adrenais, pâncreas) e células sanguíneas (plaquetas e hemácias), bem como intenso processo inflamatório no intestino. Em humanos, essa enfermidade é denominada *Immunedysregulation, Polyendocrinopathy, Enteropathy, X-linked Syndrome* (IPEX). Há outros tipos de células T reguladoras (Tr1, Th3, $CD8^+CD28^{\emptyset}$, $CD8^+Qa1^+$, $\gamma\delta^+$, $CD4^{\emptyset}CD8^{\emptyset}$), bem como células reguladoras da linhagem B. Algumas células reguladoras têm formação nos órgãos linfoides centrais e outras na periferia. O conjunto de células reguladoras exerce um importante papel de complementação, na periferia, da tolerância imunológica estabelecida nos órgãos centrais do SI.

Outro importante mecanismo de tolerância periférica baseia-se na ausência do efeito adjuvante inflamatório em condições fisiológicas. O efeito adjuvante proporcionado pelo contexto inflamatório ou por elementos estranhos ao organismo é essencial para ativação eficiente da imunidade adaptativa. Como mencionado anteriormente, os linfócitos T respondem vigorosamente quando encontram os epítopos para os quais têm especificidade, quando apresentados por moléculas do MHC (MHC de classe I para linfócitos $CD8^+$ e MHC de classe II para linfócitos $CD4^+$) na superfície das APC. Para isso, porém, os linfócitos T precisam receber também um segundo sinal positivo (coestímulo), que é fornecido pelas APC ativadas. Na ausência do segundo sinal, o linfócito T tende a não ser ativado, tornando-se anérgico ou sendo eliminado por apoptose. Este é um detalhe fundamental, pois a ativação de APC (e consequente existência do segundo sinal) só se observa em contexto inflamatório com efeito adjuvante. De fato, as principais APC, denominadas células dendríticas, usualmente circulam em forma inativa e são incapazes de prover o segundo sinal. Portanto, a apresentação de antígenos próprios em condições fisiológicas (ausência de APC ativadas) tende a ter um efeito tolerogênico, inibindo a resposta imune, e tornando anérgicos ou eliminando eventuais linfócitos autorreativos. Por outro lado, em um ambiente adjuvante propício gerado pela resposta inflamatória do SI inato, as células dendríticas tornam-se ativadas e exibem vigorosamente o segundo sinal, promovendo ativação plena dos linfócitos T que encontrarem seus antígenos alvos. Esse é o contexto em que os linfócitos habitualmente encontram antígenos de agentes invasores, ou seja, na vigência de infecção. Portanto, a célula dendrítica pode ser considerada como uma ponte entre o SI inato e o SI adaptativo, estimulando a resposta em situações patológicas (rica em antígenos estranhos) e inibindo a resposta em condições fisiológicas (rica em autoantígenos).

O grande impacto do efeito adjuvante pode ser exemplificado pelas observações referentes à categoria das interferonopatias, entidades causadas por produção excessiva de interferon tipo I (INF I) em função de determinados defeitos monogênicos. Mutações em genes associados a degradação do DNA (*TREX1* ou *DNASE 1*) ou hipersinalização para produção de IFN I (*IFIH1* e *STING*) estão associados à síndrome de Aicardi-Goutieres e síndromes correlatas, nas quais se observam febre, eritema em pele exposta, trombocitopenia, miosite, fenômeno de Raynaud, livedo reticular, hepatoesplenomegalia, linfadenomegalia e pneumonite intersticial, além de uma característica encefalopatia progressiva com calcificações.

Outro mecanismo para o desenvolvimento de processos inflamatórios crônicos é exemplificado pela haploinsuficiência de CTLA-4. Como comentado anteriormente, a ativação do linfócito T depende de um segundo sinal, em que moléculas CD80/CD86 da APC ligam-se à molécula CD28 no linfócito T, ocasionando a transdução de um sinal positivo para ativação e diferenciação dos linfócitos. CTLA-4 é um análogo da proteína CD28, porém, ao contrário desta última, o CTLA-4 transmite um sinal inibidor, ocasionando anergia ou deleção do linfócito T. Linfócitos prolongadamente ativados passam a substituir a expressão de CD28 por CTLA-4, o que ocasiona apoptose e representa um mecanismo modulador para controle da resposta imune. Indivíduos com mutação disfuncional no gene *CTLA-4* falham nesse mecanismo moderador e apresentam resposta imune exacerbada e crônica, desenvolvendo manifestações compatíveis com doença inflamatória intestinal, esclerose múltipla, hepatite autoimune e tireoidite autoimune, entre outras. Após ativados, linfócitos T que têm a molécula de superfície CD4 ($CD4^+$) diferenciam-se em diversos subtipos de células auxiliares (Th, do inglês *T helper*) que executam diversas funções, inclusive a de promover a ativação de linfócitos B que tiverem também encontrado os epítopos para os quais têm receptores. Portanto, a resposta humoral, mediada por linfócitos B, é majoritariamente regulada por linfócitos T $CD4^+$, motivo pelo qual a tolerância em nível de linfócitos T é tão crucial. Outra linhagem de linfócitos T, com a molécula CD8 em sua superfície ($CD8^+$), tem predominantemente ação citotóxica direta sobre diversos alvos, como células infectadas por vírus e células cancerosas. Também os linfócitos T $CD8^+$ estão submetidos ao mesmo processo de tolerância imunológica.

Os diferentes subtipos de linfócitos T $CD4^+$ têm características e propriedades distintas, participando da resposta imune em contextos apropriados, e também contribuindo para os diversos contextos das doenças imunologicamente mediadas. Os linfócitos Th1 têm um perfil de citocinas predominantemente formado por IL-2 e IFN-γ, agindo predominantemente contra agentes intracelulares. Os linfócitos Th2 estão eminentemente associados a IL-4 e IL-5, relacionando-se a processos helmínticos e alergia. Os linfócitos Th17 caracterizam-se por vigorosa secreção de IL-17 e participam extensamente no combate a agentes extracelulares com intensa resposta neutrofílica. Distúrbios na distribuição equilibrada desses subtipos de linfócitos têm sido registrados em várias doenças autoimunes, como o LES, artrite reumatoide, esclerose múltipla, psoríase e doenças inflamatórias intestinais.

Algumas evidências apontam para um papel crucial desempenhado pelos linfócitos T na fisiopatogênese da autoimunidade. Os linfócitos T são essenciais para diferenciação de células B produtoras de autoanticorpos com mudança de classe isotípica e com alta avidez, e os autoanticorpos observados nas doenças autoimunes têm alta avidez e pertencem majoritariamente à classe IgG. Como veremos adiante, a maior parte das doenças autoimunes apresenta associações fortes com determinados alelos do MHC de classe II, cuja função precípua é a de apresentar antígenos aos linfócitos T $CD4^+$. Portanto, acredita-se que os linfócitos T tenham papel central na fisiopatogênese da autoimunidade. No entanto, desdobramentos objetivos oriundos do uso de agentes imunobiológicos têm demonstrado que também outros elementos celulares são de grande importância na tradução fenotípica das enfermidades autoimunes. Dois exemplos são os monoclonais anti-CD20 (depletores de células B) e anti-TNF (contraposição aos macrófagos) que têm alcançado expressiva melhoria em pacientes com artrite reumatoide e outras doenças inflamatórias crônicas.

Um mecanismo peculiar de tolerância refere-se aos antígenos exclusivamente expressos em sítios não acessíveis normalmente ao SI, assim denominados sítios privilegiados ou santuários imunológicos. Essa situação ocorre em virtude de barreiras anatômicas às células imunitárias, como no olho, testículos e sistema nervoso central. Na ocorrência de algum evento patológico que promova a exposição dos sítios privilegiados (trauma, infecção etc.), o SI pode promover uma vigorosa resposta contra antígenos locais para os quais não havia sido tolerizado, ocasionando inflamação local. Um exemplo é a oftalmite simpática, em que se observa uveíte no olho contralateral ao que sofreu um traumatismo relevante.

A quebra de tolerância e desenvolvimento de autoimunidade pode também ocorrer por um mecanismo denominado mimetismo molecular, em decorrência de infecção por determinados microrganismos. Conceitualmente, a resposta imune contra alguns epítopos de agentes patogênicos pode apresentar reatividade cruzada com antígenos próprios, em função de grande semelhança molecular. O exemplo tradicional é a febre reumática, na qual linfócitos T e B montam resposta contra antígenos do estreptococo β-hemolítico que cruzam com componentes moleculares do sarcolema e das valvas cardíacas. Algumas evidências apontam esta possibilidade para algumas outras doenças autoimunes, como a esclerose múltipla (vírus do sarampo e vírus Epstein-Barr), paraparesia tropical espástica (HTLV-1) e *miastenia gravis* (vírus herpes simples).

A propagação de epítopos (*epitope spreading*) é um fenômeno bem demonstrado e baseia-se na progressiva expansão da resposta imune para epítopos espacialmente próximos aos epítopos inicialmente reconhecidos pelo SI. Essa propagação pode ocorrer tanto para epítopos na mesma molécula do epítopo original como em moléculas adjacentes. Esse fenômeno está bem demonstrado na resposta contra microrganismos, mas também em doenças autoimunes, como no LES, esclerose múltipla, *diabetes mellitus* tipo 1, pênfigo vulgar e pênfigo foliáceo. A propagação de epítopos poderia explicar como uma resposta imune a um autoantígeno por reatividade cruzada a um determinado epítopo de um agente externo (mecanismo de mimetismo molecular) se estenderia para consolidar uma resposta autoimune vigorosa abrangendo vários epítopos e autoantígenos relacionados.

O SI está constantemente lidando com uma intensa exposição a autoantígenos extra e intracelulares representados por restos apoptóticos e imunocomplexos. Para lidar com o desafio de evitar uma resposta autoimune, há uma variedade de mecanismos de depuração, que envolvem o sistema complemento (principalmente C1q, C3 e C4) e o sistema macrofágico endotelial com seus receptores de membrana. Esse conjunto contribui para retirada dos restos apoptóticos e imunocomplexos da circulação e do meio extracelular, evitando a exposição excessiva do SI a autoantígenos e eliminando antígenos estranhos. Portanto, indivíduos com deficiências nesses elementos (C1q, C2, C3, C4A, IgA, subclasses de IgG, receptores de IgG ou FcγR) apresentam maior suscetibilidade a desenvolver LES e enfermidades associadas. Da mesma forma, a deficiência de fagocitose, observada na doença granulomatosa crônica, acarreta maior prevalência de LES e doenças relacionadas.

Imunocomplexos contendo ácidos nucleicos (anticorpos anti-DNA e anti-RNA) têm participação relevante na fisiopatogênese do LES. Ao serem internalizados por receptores para fração Fc de imunoglobulina (FcγR) na superfície de macrófagos e células dendríticas, os ácidos nucleicos contidos nos imunocomplexos ligam-se a receptores "*toll-like*" (TLR) citoplasmáticos que

QUADRO 2 Possíveis mecanismos de quebra de tolerância imunológica e desenvolvimento de autoimunidade

Mecanismos postulados	Enfermidades em que possivelmente ocorrem
Ausência de apresentação de antígenos periféricos no timo	*Autoimmune Polyendocrinopathy, Candidíasis, Epidermal Dystrophy* (APECED)
Deficiência de células T reguladoras	*Immunedysregulation, Polyendocrinopathy, Enteropathy, X-linked Syndrome* (IPEX)
Defeitos na via extrínseca da apoptose	*Autoimmune Lymphoproliferative Syndrome* (ALPS)
Exposição anormal de autoantígenos	Síndromes neurológicas paraneoplásicas, doença granulomatosa crônica, deficiência de componentes iniciais da via clássica do complemento (C1q, C2, C4), interferonopatias
Exposição de antígenos de santuários imunológicos (olhos, testículos, útero, sistema nervoso central)	Oftalmite simpática, orquite autoimune
Mimetismo molecular	Febre reumática, esclerose múltipla, paraparesia tropical espástica
Ativação policlonal	Lúpus eritematoso sistêmico e várias doenças autoimunes sistêmicas
Propagação de epítopos	Pênfigo foliáceo, lúpus eritematoso sistêmico
Efeito adjuvante – indução por processo inflamatório	Artrite induzida por adjuvantes, autoimunidade relacionada à sílica

reconhecem DNA (TLR-9) e RNA (TLR-7 e TLR-8), resultando em ativação de vias produtoras de IFN tipo I. Este grupo de IFN, por sua vez, ativa células dendríticas e estimula a diferenciação de linfócitos $CD8^+$ e de plasmócitos, que contribuem para maior produção de autoanticorpos, estabelecendo assim um ciclo amplificador.

O TERRENO GENÉTICO E AUTOIMUNIDADE

As doenças autoimunes desenvolvem-se em indivíduos geneticamente suscetíveis expostos a estímulos ambientais apropriados. Esse fenômeno é claramente demonstrado pela febre reumática, na qual a infecção pelo estreptococo β-hemolítico ocasiona um quadro inflamatório autoimune apenas em 3% de indivíduos geneticamente predispostos. Em outras palavras, tem febre reumática quem pode (tem o terreno imunogenético apropriado) e não quem quer.

A participação da predisposição genética é observada em todas as doenças autoimunes, sendo na vasta maioria dos casos de caráter poligênico. Ademais, a predisposição frequentemente não é doença-específica, e sim para autoimunidade em geral. Assim, por exemplo, não é infrequente que uma paciente apresente LES, sua mãe artrite reumatoide, sua tia *miastenia gravis* e sua filha tireoidite de Hashimoto. Por isso, falamos em genes que predispõem à autoimunidade em geral. Um exemplo é o gene *PTPN22*, responsável por codificar uma tirosina fosfatase importante na regulação do limiar de ativação de linfócitos. A mutação R620W no gene *PTPN22* condiciona maior suscetibilidade para uma série de doenças autoimunes, incluindo o LES, artrite reumatoide, tireoidite de Hashimoto, *miastenia gravis*, doença de Graves, *diabetes mellitus* tipo 1, doença de Addison e esclerose sistêmica. Outros polimorfismos gênicos que condicionam autoimunidade referem-se aos genes *CTLA-4, STAT-3, STAT-4, IRF5, TRAF-1, IL2RA, IL-10, IL-12A, IL12RB* e *IL23R* (Quadro 3). Deve ser salientado que alguns polimorfismos gênicos representam variações normalmente observadas na distribuição da população geral. Portanto, não são genes mutados anormais e por si só têm pequeno efeito no condicionamento da autoimunidade. No entanto, o acúmulo de vários desses alelos em um mesmo indivíduo condiciona uma progressiva diminuição no limiar para desencadeamento da autoimunidade, conferindo uma maior predisposição a desenvolver doença, na dependência de fatores ambientais, endógenos (hormônios), hábitos de vida e o fator chance.

Como comentado, embora a predisposição às doenças autoimunes seja majoritariamente poligênica, nos últimos anos vários defeitos monogênicos têm sido identificados e associados a condições clínicas com características fenotípicas semelhantes a doenças autoimunes tradicionais. Alguns exemplos são mutações nos genes C1qA, C1qB ou C1qC levando a defeitos no *clearance* de restos apoptóticos e de autoantígenos, ocasionando desenvolvimento de LES. Mutações relacionadas a defeitos nas vias de apoptose ou nas vias de controle da produção de IFN tipo I (interferonopatias) podem levar ao desenvolvimento do fenótipo compatível com LES. Defeitos no gene TNFAIP3 ou no gene da proteína A20 acarretam

QUADRO 3 Polimorfismos gênicos e associações com enfermidades autoimunes

Gene	Enfermidades associadas
PTPN22	AR, LES, DM1, TA, DII
BLK	AR, LES, ES, SSj
STAT3	EM, DII, PS
STAT4	AR, LES, ES, SSj, CBP, DM1, DCe, EM, DII
IL12A	ES, SSj, CBP, DCe, EM
IL12RB2	ES, CBP
1L23R	DII, EA, PS
CCR6	AR, TA, DII
IL2RA	AR, DM1, EM, DII
IL10	LES, DII, Behçet
CTLA4	AR, DM1, TA, DCe
IRF5	AR, LES, ES, SSj, CBP, DII
IFIH1	LES, DM1, DII, PS

AR: artrite reumatoide; CBP: colangite esclerosante primária; DM1: *diabetes mellitus* tipo 1; DCe: doença celíaca; DII: doença intestinal inflamatória; EM: esclerose múltipla; ES: esclerose sistêmica; LES: lúpus eritematoso sistêmico; PS: psoríase; SSj: síndrome de Sjögren; TA: tireoidite autoimune.

ativação na via do NF-kB, podendo ocasionar quadros semelhantes à doença de Behçet.

Em que pese o grande número de genes cujo polimorfismo está associado a doenças autoimunes, a maior carga genética é devida a alelos do MHC, especialmente aos genes DRB1 e DQB1. A primeira e mais forte associação foi estabelecida em 1973 entre o HLA-B27 e a espondilite anquilosante. Ao longo dos anos outras associações foram estabelecidas (Quadro 4). As associações originalmente estabelecidas com alelos do MHC determinados por microlinfocitotoxicidade (HLA em baixa resolução) foram refinadas com o advento da determinação da sequência de nucleotídeos dos alelos (HLA em alta resolução), como no caso da artrite reumatoide, em que se demonstrou que a associação se restringe a uma curta sequência entre os aminoácidos 67 e 74 na terceira região hipervariável da cadeia DRß1, denominada epítopo compartilhado, e compartilhada por uma série de alelos associados à artrite reumatoide (Quadro 4).

TENDÊNCIAS E PERSPECTIVAS

As doenças imunomediadas representam um conjunto heterogêneo de enfermidades com a participação de diversos mecanismos moleculares e fatores genéticos, ambientais e estocásticos. A Figura 1 apresenta um panorama dessa complexa rede, destacando alguns dos vários elementos participantes da fisiopatogênese. A observação atenta da história natural das doenças autoimunes ensina algumas lições que podem remeter a pistas sobre a fisiopatogênese das doenças autoimunes.

A primeira observação é que há um largo espectro de variação qualitativa (órgãos e tecidos acometidos) e quantitativa (intensidade e

QUADRO 4 Associações entre alelos do complexo de histocompatibilidade principal (MHC) e doenças autoimunes

Enfermidade	Associação clássica	Observações
Artrite reumatoide	HLA-DRB1* 0101, *0401, *0404, *0405, *0408, *1001, *1402	Regiões críticas são os aminoácidos 11, 13, 71 e 74
Espondilite anquilosante	HLA-B27 (*2701, *B2704, *2705)	A intensidade das associações varia conforme a etnia; Alguns alelos têm efeito protetor: HLA-B*2706 e B*2709
Doença celíaca	HLA-DQ2 e HLA-DQ8	Dímero DQ2 = DQA1*05 + DQB1*02 Dímero DQ8 = DQA1*0301 + DQB1*0302
Doença de Behçet	HLA-B51	HLA-B*5108 tem associação com envolvimento vascular
Doença de Crohn	HLA-DRB1*0103	Também associado a retocolite ulcerativa
Doença de Graves	Haplótipo DRB1*0301-DQA1*0501-DQB1*0201	–
Diabetes mellitus tipo 1	Haplótipos de risco: DRB1*03-DQA1*0501-DQB1*0201 e DRB1*04-DQA1*0301-DQB1*0302	Haplótipos protetores: DRB1*1501-DQA1*0102-DQB1*0602; DRB1*1401-DQA1*0101-DQB1*0503; DRB1*0701-DQA1*0201-DQB1*0303
Esclerose múltipla	DRB1*1501	Haplótipo DRB1*1501-DQA1*0102-DQB1*0602-DRB5*0101
Lúpus eritematoso sistêmico	HLA-DRB1*0301, *0801, *1501	–
Miastenia gravis	DRB1*03	–
Psoríase	HLA-C*0602	–
Tireoidite de Hashimoto	HLA-DRB1*0301, *0401	–

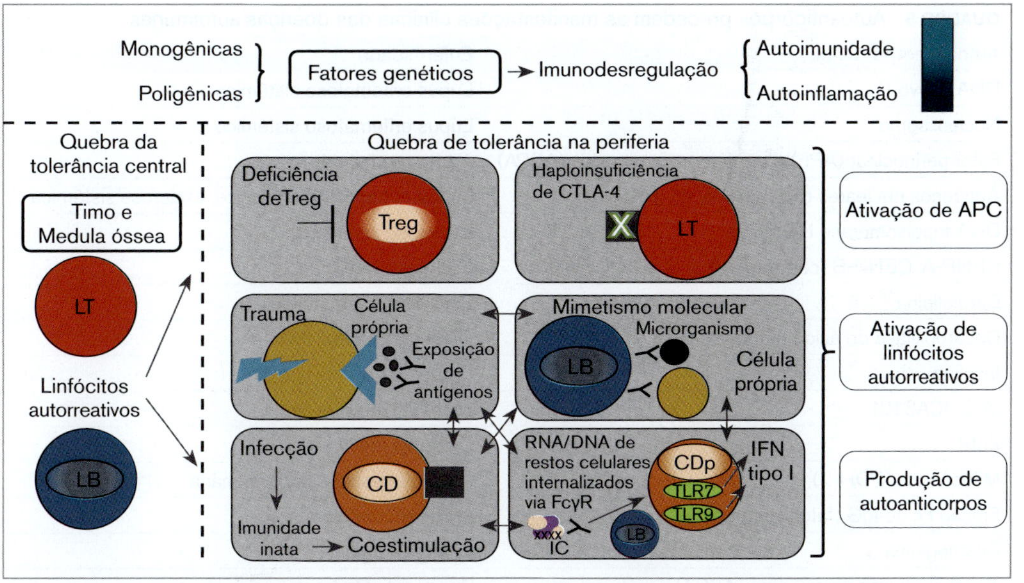

FIGURA 1 Heterogeneidade e complementaridade das múltiplas facetas participantes da fisiopatogênese das doenças reumáticas imunomediadas.
APC: célula apresentadora de antígenos; CD: célula dendrítica; CDp: célula dendritica plasmocitoide; IC: imunocomplexos; LB: linfócito B; LT: linfócito T; TLR7: *Toll-like receptor 7*; TLR9: *Toll-like receptor 9*; Treg: células T reguladoras.

gravidade) entre os diversos pacientes com uma mesma enfermidade. Por exemplo, uma paciente com LES pode ter apenas manifestações cutâneas e articulares, enquanto outra pode ter grave envolvimento renal e neurológico. Essa observação pode indicar que haja distintas enfermidades hoje classificadas sob uma mesma designação, indicando a necessidade de maior refinamento na definição individual das doenças autoimunes. Por outro lado, pode indicar também que características genéticas e ambientais, bem como o estilo de vida, possam modular e definir o fenótipo de uma mesma doença autoimune. Conhecer esses fatores pode nos auxiliar a melhor entender e tratar esses pacientes.

A segunda observação é que várias doenças autoimunes apresentam flutuação espontânea, intercalando períodos de maior e menor atividade, e até mesmo apresentando períodos de remissão espontânea. Essa observação sugere que o SI dispõe de mecanismos de retomada de controle do equilíbrio autoimune, que devem estar operando ao longo da evolução da enfermidade. Entender esses mecanismos pode representar uma oportunidade para tratar e controlar essas doenças.

A terceira observação é que, via de regra, o aparecimento de autoanticorpos específicos antecede a eclosão clínica e histológica das enfermidades por meses, anos ou décadas (Quadro 5). Essa observação indica que a ruptura de tolerância em nível de imunidade adaptativa é um evento precoce na história natural das doenças autoimunes e que uma considerável reserva de mecanismos compensadores necessita ser superada até que se instalem os processos inflamatórios teciduais e respectivas manifestações clínicas. Indica também que o processo de autoimunidade tem desenvolvimento lento e gradual, à semelhança dos processos neoplásicos. Portanto, assim como em oncologia, o detalhado entendimento das fases incipientes da autoimunidade poderá descortinar oportunidades de diagnóstico precoce e prevenção de doenças autoimunes.

Finalmente, a melhor compreensão das bases celulares e genéticas das doenças autoimunes deverá contribuir para o desenvolvimento de novas tecnologias e formas de tratamento como,

QUADRO 5 Autoanticorpos precedem as manifestações clínicas das doenças autoimunes

Autoanticorpo contra	Enfermidade
DNA nativo	Lúpus eritematoso sistêmico
Nucleossomo	Lúpus eritematoso sistêmico
Fator perinuclear (APF) e peptídeos citrulinados (ACPA)	Artrite reumatoide
Antígenos nucleares (Ro/La/Sm/U1-RNP)	Lúpus eritematoso sistêmico, esclerose sistêmica
DNA topoisomerase I (Scl-70)	Esclerose sistêmica
CENP-A, CENP-B (centrômero)	Esclerose sistêmica
Cardiolipina	Síndrome antifosfolípide
Decarboxilase do ácido glutâmico (GAD)	*Diabetes mellitus* tipo 1
Insulina	*Diabetes mellitus* tipo 1
IA-2 (ICA512)	*Diabetes mellitus* tipo 1
Znt8	*Diabetes mellitus* tipo 1
Mitocôndria (PDH-2)	Colangite esclerosante primária
Fração Fc de IgG (fator reumatoide)	Artrite reumatoide
Desmogleína 3	Pênfigo vulgar
Saccharomyses cerevisease (ASCA)	Doença de Crohn
pANCA atípico	Retocolite ulcerativa

por exemplo, a edição genômica com o sistema CRISPR/CAS9, com a possibilidade de excluir ou modificar genes específicos defeituosos relacionados com diversas doenças autoimunes, ou ainda as células *chimeric antigen receptor* – CAR T, que são linfócitos T geneticamente modificados para produzir linhagens de células T com reatividade contra alvos específicos do sistema imune como, por exemplo, contra células $CD19^+$ no LES.

Em conclusão, o tradicional tripé de interação entre terreno genético, estímulo ambiental e eventos estocásticos continua um paradigma válido para a fisiopatogênese das doenças reumáticas autoimunes sistêmicas. Em geral, elementos do meio ambiente interagem com o terreno genético sob modulação de fatores hormonais, contribuindo para o desenvolvimento paulatino de distúrbios imunológicos que se manifestam de forma espectral em termos qualitativos e quantitativos. Apesar de multifatoriais e ainda obscuros em muitos aspectos, os mecanismos dessas doenças têm sido paulatinamente e esclarecidos. Alguns desses progressos lançam questionamentos sobre a própria natureza autoimune desse grupo de enfermidades inflamatórias crônicas, sendo postulado que distúrbios na imunorregulação representem o verdadeiro fundamento de várias dessas enfermidades. Em que pese a contraposição conceitual entre autoimunidade e imunodesregulação, os recentes e continuados avanços no entendimento das vias moleculares envolvidas em alguns pacientes prometem esclarecer progressivamente as várias nuances e a heterogeneidade dessas enfermidades, abrindo oportunidades para implementação do modelo de Medicina de Precisão. Essa perspectiva tem se concretizado gradativamente mediante o desenvolvimento de anticorpos monoclonais, proteínas de fusão, pequenas moléculas especificamente dirigidas, edição genômica por tecnologia CRISPR/CAS9 e células T com receptores quiméricos (*CAR T cells*). Este é um cenário promissor e entusiasmante, que deverá ultimamente favorecer sobremaneira os pacientes com doenças inflamatórias sistêmicas.

REFERÊNCIAS BIBLIOGRÁFICAS

1. Abbas AK, Lichtman AH, Pillai S. Cellular and molecular immunology. 8. ed. Philadelphia: Elsevier Saunders; 2015.

2. Allenspach E, Torgerson TR. Autoimmunity and primary immunodeficiency disorders. J Clin Immunol. 2016;36:S57-S67.
3. Alperin JM, Ortiz-Fernández L, Sawalha AH. Monogenic Lupus: A developing paradigm of disease. Front Immunol. 2018 Oct 30;9:2496.
4. Bodis G, Toth V, Schwarting A. Role of Human Leukocyte Antigens (HLA) in autoimmune diseases. Rheumatol Ther. 2018;5:5-20.
5. Chan AY, Torgerson TR. Primary immune regulatory disorders: a growing universe of immune dysregulation. Curr Opin Allergy Clin Immunol. 2020;20:582-90.
6. Cosmi L, Liotta F, Maggi E, Romagnani S, Annunziato F. Th17 and non-classic Th1 cells in chronic inflammatory disorders: two sides of the same coin. Int Arch Allergy Immunol. 2014;164:171-7.
7. Dalmau J, Geis C, Graus F. Autoantibodies to synaptic receptors and neuronal cell surface proteins in autoimmune diseases of the central nervous system. Physiol Rev. 2017;97:839-87.
8. Didona D, Di Zenzo G. Humoral epitope spreading in autoimmune bullous diseases. Front Immunol. 9:779.
9. Fujinami RS, Herrath MG von, Christen U, Whitton JL. Molecular mimicry, bystander activation, or viral persistence: infections and autoimmune disease. Clin Microbiol Rev. 2006;19:80-94.
10. He T, Huang Y, Luo Y, Xia Y, Wang L, Zhang H, et al. Haploinsufficiency of A20 due to novel mutations in TNFAIP3. J Clin Immunol. 2020;40(5):741-51.
11. Kavai M, Szegedi G. Immune complex clearance by monocytes and macrophages in systemic lupus erythematosus. Autoimmun Rev. 2007;6:497-502.
12. Kitagawa Y, Sakaguchi S. Molecular control of regulatory T cell development and function. Curr Opin Immunol. 2017;49:64-70.
13. Kochi Y. Genetics of autoimmune diseases: perspectives from genome-wide association studies. Int Immunol. 2016;28:155-61.
14. Kretschmer S, Lee-Kirsch MA. Type I interferon-mediated autoinflammation and autoimmunity. Curr Opin Immunol. 2017;49:96-102.
15. Lucherini OM, Rigante D, Sota J, Fabiani C, Obici L, Cattalini M, et al. Updated overview of molecular pathways involved in the most common monogenic autoinflammatory diseases. Clin Exp Rheumatol. 2018;36:S3-S9.
16. Mackensen A, Müller F, Mougiakakos D, Böltz S, Wilhelm A, Aigner M, et al. Author Correction: Anti-CD19 CAR T cell therapy for refractory systemic lupus erythematosus. Nat Med. 2022. Epub ahead of print. Erratum for: Nat Med. 2022;28(10):2124-32.
17. Pascual V, Farkas L, Banchereau J. Systemic lupus erythematosus: all roads lead to type I Interferons. Curr Opin Immunol. 2006;18:676-82.
18. Shechter R, London A, Schwartz M. Orchestrated leukocyte recruitment to immune-privileged sites: absolute barriers versus educational gates. Nat Rev Immunol. 2013;13:206-18.
19. Verma N, Burns SO, Walker LSK, Sansom DM. Immune deficiency and autoimmunity in patients with CTLA-4 (CD152) mutations. Clin Exp Immunol. 2017;190:1-7.
20. Watad A, Quaresma M, Bragazzi NL, Cervera R, Tervaert JWC, Amital H, et al. The autoimmune/inflammatory syndrome induced by adjuvants (ASIA)/Shoenfeld's syndrome: descriptive analysis of 300 patients from the international ASIA syndrome registry. Clin Rheumatol. 2018;37:483-93.

6

Inflamação e seus mediadores

Francisco Airton Castro da Rocha
Ana Carolina Matias Dinelly Pinto
Rodolfo de Melo Nunes

CONCEITO

Inflamação é uma resposta tecidual de variada apresentação, a depender do tipo de estímulo, de sua intensidade, do local afetado e tempo de exposição ao agente iniciador. Desenvolver uma resposta inflamatória não consiste necessariamente em mecanismo que leve a dano tecidual, podendo dar-se reparação tecidual restituindo os tecidos originalmente lesionados, sem desenvolvimento de lesão cicatricial. Intervenções com cunho terapêutico buscam controlar esse complexo e finamente regulado processo, em que participam componentes da imunidade inata e adquirida, ao invés de eliminá-lo. Entretanto, não raro, por razões ligadas ao mecanismo, ao hospedeiro ou, mais comumente, à relação agente lesivo-hospedeiro, podem resultar em descontrole e lesão tecidual. Talvez fosse mais apropriado chamarmos de agente iniciador, uma vez que a inflamação pode ocorrer por estímulos endógenos, como na ocorrência de morte celular programada, havendo discreta, mas eficiente reação inflamatória local, mantendo a homeostase.

HOMEOSTASIA E ALARME

Os agentes ou mecanismos iniciadores da inflamação podem ser didaticamente definidos como endógenos ou exógenos. A rigor, um agente lesivo, "invasor ou do próprio hospedeiro" é abordado pelos mecanismos de vigilância (defesa), uma vez que representa potencial desencadeador de dano. Sinais de alerta incluem os padrões moleculares de resposta associados a patógenos ou a dano tecidual, respectivamente PAMP e DAMP, das siglas em inglês para *Pathogen or Damage Associated Molecular Patterns*. Esses ativariam resposta após reconhecimento por receptores endógenos como os do tipo *Toll* (*Toll-like receptors* – TLR) ou ainda por um conjunto de moléculas do inflamassomo, presente no citoplasma de células da resposta imune cuja ativação amplifica a resposta inflamatória. Assim, tanto agentes infecciosos quanto estéreis como decorrentes de trauma tecidual ou partes de bactérias como lipopolissacáride de parede bacteriana (LPS) podem levar a uma resposta que deve ser contida e "resolvida", mas, em determinadas situações, pode exacerbar-se. Um exemplo é a resposta imunoinflamatória em pacientes infectados por SARS-CoV-2. Na imensa maioria das vezes ocorre controle da doença, mas, em poucos dos infectados, a impossibilidade de resolver a inflamação pode levar a óbito. Nesse caso, a propagação universal da doença resulta em tragédia, apesar do relativo pequeno número de indivíduos que não conseguem conter o dano inicial causado pela infecção. A ativação por receptores tipo TLR e moléculas do inflamassomo é amplificada por envolvimento do fator nuclear-κB (NF-κB) e proteínas quinases associadas a mitógeno (MAPK), entre outras, levando à liberação de citocinas, ilustrando a interação entre as respostas imune inata e adquirida. Assim, agentes externos ou moléculas geradas pelo dano tecidual endógeno, incluindo moléculas simples como espécies reativas de oxigênio/nitrogênio, podem desencadear inflamação, sendo esses últimos agentes, ativadores de doenças autoinflamatórias e/ou autoimunes, que poderíamos chamar coletivamente de doenças imunomediadas.

Células da resposta inflamatória

Neutrófilos são preponderantes na fase aguda e em reagudizações de inflamação, não apenas por existirem em maior número no sangue periférico, mas por serem mais rapidamente estimulados a migrar para os tecidos. Monócitos, que se diferenciam em macrófagos quando nos tecidos, são o segundo maior componente, tendo sua migração mais tardia, mas, como podem, e de fato o fazem, proliferar no tecido, constituem um componente relevante na fase crônica da inflamação. A migração e a proliferação de linfócitos têm mecanismos peculiares e fogem ao nosso escopo. A migração de neutrófilos e monócitos é estimulada pela expressão de moléculas de adesão em sua superfície e em células endoteliais (*selectinas*), cuja produção é induzida por citocinas (discutidas a seguir) bem como por ativação de receptores da resposta imune inata, como os TLR. A ativação de *integrinas* na superfície de leucócitos permite sua adesão a outras células assim como a componentes da matriz extracelular. Dentre as integrinas, destaca-se a molécula de adesão intercelular (ICAM)-1, expressa em células endoteliais e leucócitos, que também modula a interação entre *células apresentadoras de antígeno* (APCs) e linfócitos T. Ainda, lipopolissacarídeos da parede de bactérias, manose da superfície de fungos ou produtos endógenos como ácido úrico, fruto de morte celular, podem estimular TLR, ativando mecanismos de transdução intracelular. Esses mecanismos levam à síntese de proteínas após ativação de genes da chamada resposta aguda inflamatória, incluindo os da ciclo-oxigenase (COX)-2, óxido nítrico sintase (NOS)-2 e citocinas como interleucina (IL)-1, IL-6 e fator de necrose tumoral (TNF). *Citocinas* exercem ação autócrina ou parácrina, realimentando sua síntese e de outros mediadores, como *moléculas de adesão*, contribuindo para a amplificação da resposta inflamatória inicial como que a tentar conter uma lesão em curso. *Autacoides* como histamina, bradicinina e produtos decorrentes da ativação da cascata da coagulação também participam da inflamação. Junto à liberação de *prostanoides* e *leucotrienos* (LT), inicialmente por células residentes, amplificada por células migradas, essas substâncias incrementam a migração celular, aumentam a permeabilidade vascular em vênulas pós-capilares e induzem vasodilatação local. Há ainda liberação de *fatores de transcrição* como fator de crescimento (GF) derivado de fibroblastos (FGF), de plaquetas (PDGF) ou do endotélio (VEGF), este último participando na neoformação vascular colocando células endoteliais e fibroblastos, ao lado também de mastócitos residentes ou migrados, no cenário inflamatório. *Quimiocinas* produzidas por estímulo a células da resposta inata, como via ativação de TLR ou por estímulo de citocinas, são proteínas que induzem migração celular, sendo fundamentais para o processo de reconhecimento antigênico por APCs nos linfonodos. Dentre as APC, podemos destacar células dendríticas, linfócitos B, macrófagos e mesmo células endoteliais como cruciais na indução da resposta imune adaptativa.

Mediadores lipídicos inflamatórios

São principalmente produtos derivados da ativação da ciclo-oxigenase (COX) e 5-lipoxigenase (LOX). Por ativação de fosfolipases (PL), particularmente a PLA2, o ácido araquidônico, ou eicosatetraenoico, presente na membrana celular, é clivado, formando endoperóxidos que podem ser metabolizados pelas COX ou LOX. Uma das isoenzimas é dita constitutiva (COX1) e outra indutível (COX2). COX1 leva à formação de prostanoides em pequenas e contínuas quantidades, não tendo sua expressão regulada, ao passo que COX2 necessita ter sua ativação geralmente, mas não apenas, consequente a fenômenos inflamatórios por citocinas ou após ativação de TLR, com produção de maiores quantidades de prostanoides. Entretanto, é necessário que o estímulo à sua produção, ou seja, ativação da expressão de seu gene, persista, de sorte que o controle da inflamação, por exemplo, pode cessar a atividade de COX2. *Prostanoides* incluem prostaglandinas (PG), prostaciclina (PGI2) e tromboxano (TX) e participam em funções fisiológicas como agregação plaquetária (TXA2), proteção da mucosa gástrica (PGE1) e indução do parto (PGF). Acoplam-se em receptores com relativa especificidade, incluindo receptores EP de PGE, TP de TX, IP de PGI, FP de PGF e DP de PGD. A produção de prostanoides durante inflamação está associada à indução de febre, vasodilatação, aumento de permeabilidade vascular, dor e quimiotaxia, estimulando migração de células ao foco inflamatório. Há receptores de prostanoides em todas as células, podendo regular funções de linfócitos, ativação ou inibição da atividade de osteoblastos ou osteoclastos, promovendo neoformação ou reabsorção óssea e mesmo regulação do fluxo plasmático renal de forma que a interferência nesse processo, como quando da inibição de COX, pode causar déficit na taxa de filtração glomerular. O bloqueio de COX pode ser feito por substâncias coletivamente chamadas de *anti-inflamatórios não esteroidais* (AINE) ou não hormonais (AINH), para diferenciá-los dos *glicocorticoides* que são verdadeiros anti-inflamatórios hormonais. A ação anti-inflamatória se dá por bloqueio da COX2, ao passo que o bloqueio da COX1 está habitualmente relacionado a eventos adversos de AINE. Didaticamente, classificam-se os AINE como bloqueadores seletivos para COX2 (COXIBEs) e AINEs não seletivos, estes últimos inibindo, em doses farmacológicas, ambas COX1 e COX2. O bloqueio da COX1 por doses baixas de aspirina (100 mg/dia) é excelente estratégia para inibir agregação plaquetária de forma sustentada, reduzindo risco de eventos aterotrombóticos. Lesões da mucosa gastrointestinal, tendo como fenômenos graves perfuração, obstrução e/ou hemorragia, e aumento do risco de eventos cardiovasculares são os principais efeitos colaterais dessas medicações. COXIBEs apresentam menor risco de lesão gastrointestinal, enquanto AINE não seletivo tem risco praticamente similar, independentemente do composto. Considerando o sistema cardiovascular, naproxeno, celecoxibe e ibuprofeno são os compostos mais bem estudados, oferecendo menor chance de eventos graves. Na prática clínica, recomenda-se usar AINEs sob demanda, na menor dose e tempo possíveis, associando inibidor de bomba de prótons para minimizar a ocorrência de lesão gastrointestinal.

Corticosteroides podem agir por acoplamento com receptor no citoplasma e bloquear o NFκB, reduzindo a expressão de genes da resposta aguda. Corticosteroides podem reduzir a formação de prostanoides por inibição da PLA2 ou por inibição seletiva de COX2, como por bloqueio de NFκB. Através da inibição de PLA2, também bloqueiam derivados do metabolismo do ácido araquidônico formados via 5-lipoxigenase, que leva à formação de LT. Dentre eles, o LTB4 é um potente agente quimiotáxico e ativador de neutrófilos e macrófagos, cujo bloqueio específico ainda não tem uso clínico. Os LT peptídicos (LTp), fruto da incorporação de glutationa à molécula de LTA4, incluem LTC4, LTD4 e LTE4, no passado chamados de substâncias de reação lenta da anafilaxia e estão associados a mecanismo de hipersensibilidade, hiper-reatividade brônquica e vasodilatação. Antagonistas dos receptores de LTp, como montelukaste e zafirlukaste, são usados no tratamento de asma brônquica, rinite alérgica e mesmo urticária crônica. Entretanto, estudos recentes têm associado níveis elevados de LT a eventos cardiovasculares e demência, o que pode aumentar a importância desses mediadores na fisiopatogênese de doenças crônicas e, eventualmente, a modulação de sua ação como alternativa terapêutica.

CITOCINAS

Citocinas são proteínas produzidas principalmente por células da resposta inflamatória, particularmente macrófagos e linfócitos. Didaticamente, algumas podem ser enquadradas como pró-inflamatórias, destacando-se IL-1, IL-6 e TNF, que merecerão nossa maior atenção. O TNF é uma das citocinas mais importantes na mediação da resposta inflamatória aguda, participando na indução de dor, migração de neutrófilos, lise da cartilagem articular e reabsorção óssea, além de poder retroalimentar sua produção via ativação de NF-κB, bem como de outras citocinas como IL-1 e IL-6, amplificando a resposta inflamatória. TNF age por acoplamento em dois tipos de receptores (TNF RI e RII). Recentemente, foi demonstrado que o TNF pode ter efeitos independentes dos receptores, através de um domínio lectina-símile em sua molécula, distinto do sítio de ligação aos receptores, promovendo lise de *Trypanosoma* ou inibindo a formação de biofilme de *Candida albicans.* O TNF é fundamental na formação de granuloma na defesa contra microrganismos intracelulares, p. ex. *Mycobacterium tuberculosis,* e na vigilância antitumoral, ao mesmo tempo que seu bloqueio é útil no tratamento de doenças inflamatórias. Este bloqueio pode ser feito inespecificamente, quando se usam glicocorticoides ou agentes imunossupressores alquilantes, ou especificamente, com anticorpos monoclonais anti-TNF ou seu receptor solúvel acoplado à porção Fc de imunoglobulina (Ig)G. Em face da ação antimicrobiana do TNF, seu bloqueio está associado a maior risco de infecções. A IL-1, que existe em duas isoformas, IL-1α e IL-1β, com ação biológica similar, tem alta afinidade por seu receptor específico. Também pode ativar NF-κB e um fator de transcrição chamado ativador proteico (AP)-1, levando, de forma semelhante ao TNF, à expressão de genes de proteínas da resposta de fase aguda. A IL-6, que tem sua produção estimulada por IL-1 e TNF, participa da síntese da *proteína C-reativa*, uma pentraxina produzida por hepatócitos, que, dentre outros efeitos, é responsável pela febre induzida por citocinas como TNF e IL-1, estimulando liberação de PGE2 no hipotálamo. A sinalização intracelular da IL-6 envolve uma proteína chamada gp130, que é compartilhada por outras citocinas. Sua atividade promove lise da cartilagem articular e reabsorção óssea em artrites crônicas e também amplifica a resposta imune, induzindo a diferenciação de linfócitos T auxiliares (Th) produtores de IL-17, células Th-17. Sete proteínas compõem a família IL-17 (A-F), cuja liberação é estimulada por IL-23. As citocinas da família IL-17, particularmente IL-17A, induzem liberação de quimiocinas e migração de neutrófilos, tendo sido ultimamente relacionadas ao desenvolvimento de entesites em espondiloartrites. A IL-12, que está envolvida em mecanismo de defesa contra microrganismos intracelulares, vírus e protozoários como os do gênero *Leishmania*, é estimuladora da liberação de γ-interferon e compartilha ativação de uma proteína chamada p40 com a IL-23. Assim, o bloqueio de p40 inibe ações de ambas IL-12/IL-23, que podem estimular a liberação de IL-17. Poder-se-ia dizer que a ação conjunta das citocinas, mais do que seu efeito isolado, concorre para a amplificação e o controle da resposta inflamatória, com possíveis particularidades de ação em tecidos ou mecanismos-alvo ainda por ser completamente esclarecidas.

MECANISMO DE ATIVAÇÃO INTRACELULAR – SINALIZAÇÃO VIA QUINASES

Citocinas compartilham receptores celulares que provocam modificação (sinalização) intracelular, cuja ativação pode levar à indução de fatores de transcrição como NF-κB e AP-1, seguindo-se expressão de genes de proteínas da fase aguda da inflamação. Essas proteínas sinalizadoras são chamadas de *quinases* por agregarem fosfato a outras proteínas, em um processo dito fosforilação proteica. Sua ativação provoca alteração na conformação da proteína fosforilada, desencadeando uma cascata de ativação de outras proteínas intracelulares. A sinalização intracelular na resposta imune adaptativa envolve imunorreceptores ligados ao aminoácido tirosina, podendo ser ativadores (ITAM) ou inibidores (ITIM) em células T. Também fazem parte os correceptores CD4 ou CD8, fundamentais no desencadeamento de resposta a antígenos específicos expressos em células APC. *Moléculas coestimuladoras* na sinalização, particularmente a proteína CD28 expressa em linfócitos T ativados, têm afinidade pelas proteínas CD80 e CD86, expressas em APCs previamente ativadas por um antígeno. Essa ativação da coestimulação em linfócitos T $CD4^+$ pode ser controlada (inibida) por uma proteína chamada antígeno T linfocitotóxico (CLTA)-4, expressa em linfócitos T, que tem maior afinidade pelo complexo CD80/86 em APC.

Atualmente, alternativas de aplicação clínica da inibição do efeito de citocinas incluem anticorpos monoclonais anticitocinas, receptor solúvel do TNF acoplado a Fc de imunoglobulina, anticorpo antiproteína p40 e bloqueio da coestimulação, feito pelo acoplamento de CTLA-4 à porção Fc de imunoglobulina G humana. Existe também um mecanismo de bloqueio da ativação de linfócitos B, por sua lise através de anticorpo anti-CD20, uma proteína expressa nessas células.

Algumas citocinas se ligam a receptores celulares do tipo I, como IL-2, IL-4 e IL-21, bem como citocinas cuja sinalização envolve a proteína gp130, como é o caso da IL-6. As ligadas aos receptores do tipo II incluem IL-10 e IL-22. Ambos os receptores tipo I e II têm sinalização intracelular via sistema janus quinase/transdutores de sinal e ativadores de transcrição (JAK/STAT), cuja translocação para o núcleo da célula induz expressão gênica. A família dos receptores do TNF, da qual faz parte o ligante do receptor ativador de NF-κB (RANK-L), sinaliza ativando NF-κB, com indução de expressão gênica. O bloqueio farmacológico de citocinas também pode ser feito por um mecanismo a jusante (*downstream*) da ligação citocina-receptor, através da inibição de quinases intracelulares.

A IL-1, ou a superfamília IL-1, que inclui IL-18 e IL-33, tem sinalização intracelular por via específica, similar à dos TLR, com ativação de quinases ativadas por mitógeno (MAP) e eventual sinalização também via NF-κB, à semelhança do TNF. A sinalização por IL-1 pode ativar *caspases*, enzimas cujo nome deriva da presença de cisteína e de sua propriedade de clivar proteínas que apresentem ácido aspártico na molécula. As caspases estão envolvidas no mecanismo de morte celular programada (apoptose) e podem ser ativadas diretamente via TLR, que compartilham mecanismo de sinalização intracelular comum à IL-1. A ativação de TLR por ácido úrico em excesso leva à grande produção de IL-1 e IL-33, de sorte que anticorpo anti-IL-1 pode ser utilizado em pessoas com artrite aguda por deposição de cristais de monourato de sódio, refratária a tratamento habitual. A IL-1 também é fortemente produzida pela ativação do inflamassomo, um conjunto de proteínas intracelulares ativadas via resposta imune inata. A ativação de proteínas do *inflamassomo*, como criopirinas, está associada a doenças chamadas coletivamente de autoinflamatórias, desencadeadas por alterações da resposta imune inata. O uso de anticorpo anti-IL-1 pode ser indicado no tratamento de algumas dessas raras e eventualmente graves enfermidades.

REFERÊNCIAS BIBLIOGRÁFICAS

1. Abbas AK, Lichtman AH, Pillai S. Leukocyte circulation and migration into tissues. In: Abbas AK, Lichtman AH, Pillai S. Cellular and molecular immunology. International edition. 8. ed. Philadelphia: Elsevier Saunders; 2015. p.35-50.
2. Haeggström JZ. Leukotriene biosynthetic enzymes as therapeutic targets. J Clin Invest. 2018;128(7):2680-90.
3. Kalliolias GD, Ivashkiv LB. TNF biology, pathogenic mechanisms and emerging therapeutic strategies. Nat Rev Rheumatol. 2016;12(1):49-62.
4. Merad M, Martin JC. Pathological inflammation in patients with COVID-19: a key role for monocytes and macrophages. Nat Rev Immunol. 2020;20:355-62.
5. Ranganathan V, Gracey E, Brown MA, Inman RD, Haroon N. Pathogenesis of ankylosing spondylitis – recent advances and future directions. Nat Rev Rheumatol. 2017;13(6):359-67.
6. Rocha FAC, Alves AMCV, Rocha MFG, et al. Tumor necrosis factor prevents *Candida albicans* biofilm formation. Sci Rep. 2017;7(1):1206.
7. Schwartz DM, Bonelli M, Gadina M, O'Shea JJ. Type I/II cytokines, JAKs, and new strategies for treating autoimmune diseases. Nat Rev Rheumatol. 2016;12(1):25-36.
8. Smolen JS, Aletaha D, Barton A, Burmester GR, Emery P, Firestein GS, et al. Rheumatoid arthritis. Nat Rev Dis Primers. 2018;4:18001.
9. Tu Z, Zhong Y, Hu H, et al. Design of therapeutic biomaterials to control inflammation. Nat Rev Mater. 2022;7:557-74.

7

Mecanismos da dor

Roberto Ezequiel Heymann

INTRODUÇÃO E EPIDEMIOLOGIA

A sobrevivência dos organismos depende da interação entre o sistema nervoso, responsável por detectar e memorizar perigos, e o sistema imunológico, que protege contra invasões externas. Esses sistemas compartilham vias e células, atuando conjuntamente. A dor é um sinal de alarme para possíveis danos tissulares e possui dois componentes: discriminativo-perceptivo, que identifica e memoriza o estímulo nociceptivo, e cognitivo-afetivo, responsável pelas emoções e respostas comportamentais à dor, explicando sua subjetividade.

Segundo o Comitê de Taxonomia da Associação Internacional para o Estudo da Dor, a dor é "uma experiência sensitiva e emocional desagradável associada, ou semelhante àquela associada, a uma lesão tecidual real ou potencial". Portanto, a dor apresenta dois componentes, o discriminativo, objetivo, e o componente emocional, subjetivo, associado à resposta emocional diante do quadro doloroso.

A prevalência de dor tem um pico aos 65 anos, mas a queixa de dor diminui em idosos, exceto para dores articulares. Isso pode ser devido a várias razões, como menos mobilidade, atenção dirigida para outros aspectos da vida, apresentação de estratégias eficazes para lidar com situações estressantes, deterioração do estado mental e apresentação de afecções menos doloridas. A prevalência de dor crônica reflete o equilíbrio entre a função nociceptiva comprometida no sistema nervoso e o aumento da frequência de afecções em idades mais avançadas. A dor parece ser mais predominante em mulheres devido a aspectos constitucionais, endócrinos, culturais e hábitos.

As doenças que afetam o aparelho locomotor são a causa mais frequente de dor crônica, afetando cerca de 40% da população em algum momento da vida, principalmente na faixa etária de 55 a 64 anos. As lombalgias são as causas mais frequentes de dor, e a fibromialgia, comum entre as mulheres, é encontrada em cerca de 20% dos pacientes com dores crônicas atendidos por reumatologistas.

CLASSIFICAÇÃO DA DOR

A dor pode ser classificada em relação ao tempo em aguda, que é autolimitada e geralmente tem relação direta com a lesão tecidual que a originou, e dor crônica, presente por pelo menos 3 meses, e que pode se tornar independente da lesão inicial. A dor pode ser classificada por seu mecanismo fisiopatológico como neuropática, nociceptiva, inflamatória ou nociplástica. A dor nociplástica é aquela que surge da nocicepção alterada, sem preencher critérios para os outros mecanismos de dor.

PERCEPÇÃO NORMAL DA DOR

As estruturas específicas do sistema nervoso atuam em várias funções. Desta forma, um canal sensitivo adaptado para capturar informações específicas pode, em condições especiais, passar a exercer funções para as quais não foi originalmente constituído. O processo de nocicepção refere-se à transmissão de informações sobre lesão tecidual na periferia para o sistema nervoso central, resultando na experiência sensorial da dor. Os principais processos envolvidos na experiência sensorial da dor são: transdução ou geração do estímulo doloroso, transmissão, percepção e modulação da dor.

A **transdução** da dor é o processo pelo qual nociceptores convertem estímulos nocivos em sinais elétricos que podem ser transmitidos ao longo do sistema nervoso. Os nociceptores são neurônios sensoriais especializados em detectar estímulos nocivos ou lesivos, por meio de receptores sensoriais localizados na sua superfície periférica. Esses receptores podem ser ativados por estímulos mecânicos, térmicos ou químicos, dependendo do tipo de lesão ou disfunção.

Eles estão presentes em todo o corpo, incluindo a pele, os músculos, os ossos e as vísceras.

Quando os tecidos são danificados ou inflamados, uma série de substâncias químicas, denominadas algogênicas, é liberada no ambiente tecidual e ativa os nociceptores. As substâncias algogênicas incluem acetilcolina, bradicinina, histamina, serotonina, leucotrienos, substância P, fator de ativação plaquetário, purinas, radicais ácidos, íons K, prostaglandinas, tromboxano, interleucinas (IL-1-beta, IL-6, IL-8), fator de necrose tumoral alfa (TNF-α), fator de crescimento nervoso e AMP cíclico.

A dor nociceptiva pode ser somática ou visceral, dependendo da localização do estímulo no tecido de revestimento cutâneo, subcutâneo, ósseo, articular e músculos ou em estruturas viscerais.

A concentração e a diversidade de nociceptores em diferentes tecidos explicam as diferentes características das dores somáticas e viscerais. A dor somática superficial, originada em tecidos ricos em nociceptores como pele e subcutâneo, é bem caracterizada e localizada. Já a dor somática profunda, originada em tecidos com menos nociceptores como músculos, articulações e ossos, é sentida como entorpecimento ou dolorimento difuso. A dor visceral, devido à pobre presença de nociceptores nas vísceras, pode apresentar-se como espasmos profundos não bem localizados ou até mesmo referidos em outras áreas (dor referida).

Uma vez convertida a energia do estímulo nocivo em impulsos nervosos, estes são transmitidos para o sistema nervoso central, resultando na percepção da dor.

A **transmissão** é o processo pelo qual os sinais de dor são transmitidos ao longo das vias neurais aferentes até alcançar o cérebro. Inicia-se pelas vias aferentes periféricas, com a transmissão dos sinais de dor dos receptores sensoriais periféricos até os neurônios do corno posterior da medula espinhal (CPME). Quatro grupos de fibras aferentes primárias participam da transmissão dolorosa aferente periférica: Aα, Aβ, Aδ e C. As fibras Aα e Aβ, de maior diâmetro e mielinizadas, não participam da transmissão dolorosa normal e têm um papel modulador da dor. A propagação dos estímulos dolorosos ocorre em fibras Aδ mielinizadas de diâmetro médio e fibras C não mielinizadas, que apresentam receptores sensíveis a estímulos mecânicos de limiar baixo, estímulos térmicos e químicos, e mediadores inflamatórios e algogênicos. As fibras Aδ são responsáveis pela sensibilidade dolorosa inicial, geralmente bem localizada e caracterizada como uma dor em pontada ou agulhada, enquanto as fibras C respondem pela sensibilidade dolorosa tardia, sentida segundos após a dor inicial, com sensação ascendente de desconforto ou queimação em uma área não bem delimitada.

As fibras aferentes primárias são responsáveis por transmitir informações sensoriais da periferia para o sistema nervoso central, e penetram pelo CPME, fazendo sinapses com neurônios de segunda ordem. As fibras Aβ realizam suas sinapses na lâmina IV do CPME, enquanto as fibras aferentes C e Aδ possuem sinapses com os neurônios de segunda ordem nas lâminas superficiais I e II, e as fibras Aδ podem fazê-las também na lâmina V do CPME. Os neurônios localizados no CPME que participam do processo nociceptivo normal incluem os nociceptores específicos (NS), interneurônios excitatórios ou inibitórios e neurônios "*Wide Dynamic Range*" (WDR). Os NS respondem somente a estímulos nociceptivos provenientes de fibras aferentes C e Aδ, enquanto os WDR respondem a vários tipos de estímulos aferentes. Os NS são responsáveis pela sensação dolorosa aguda, enquanto os WDR têm uma resposta que se inicia ao término do estímulo. Os neurônios não nociceptivos (N-NOC), outro subgrupo de neurônios localizados no CPME, não participam do processo nociceptivo, mas têm influência nos mecanismos supressores da dor, recebendo estímulos proprioceptivos, mecânicos e térmicos de baixa intensidade provenientes das fibras Aβ.

A combinação neurotransmissor/receptor pós-sináptico predominante nas sinapses localizadas no CPME, que transmitem a dor aguda entre as fibras aferentes primárias periféricas e os neurônios de segunda ordem, é composta pelo glutamato e seu receptor AMPA (ácido alfa-amino-3-hidroxi-5-metil-4-isoxazol-propiônico). Além disso, substância P, aspartato e peptídeo relacionado ao gene da calcitonina CGRP também têm participação na transmissão dolorosa aguda nesta sinapse.

A maioria dos neurônios de segunda ordem cruza a medula espinhal e projeta seus axônios para centros supramedulares, formando diversas vias ascendentes transmissoras de impulsos nociceptivos. As fibras nervosas da via espinotalâmica lateral cruzam para o lado oposto da medula espinhal imediatamente após a entrada no CPME e se projetam para cima pela medula espinhal, formando o trato espinotalâmico lateral. As fibras nervosas desse trato fazem sinapse com os neurônios do núcleo ventral posterolateral do tálamo. Em seguida, os neurônios do tálamo projetam para o córtex somatossensorial, que é responsável pela percepção dos componentes discriminativos e objetivos da dor, como sua localização e tipo de dor. Os neurônios da via espinotalâmica reticular projetam para várias áreas do tronco cerebral e do córtex cerebral, incluindo o núcleo reticular do tronco cerebral, o tálamo e o córtex cingulado anterior, sendo responsáveis pelo desconforto e pela reação emotiva, afetiva e autonômica observada na percepção dolorosa. As vias ascendentes espinomesencefálica e a espino-hipotalâmica também contribuem no componente afetivo da percepção dolorosa. Desta forma, a **percepção** e a interpretação do estímulo doloroso iniciam-se no tálamo medial e lateral, sendo depois complementadas nos córtex somatossensorial I, II, pré-frontal e cingular anterior, na ínsula e em estruturas límbicas.

A transferência das informações nociceptivas do corno posterior da medula para estruturas mais altas do SNC sofre influências excitatórias e inibitórias. O tálamo é considerado o centro da percepção da dor, enquanto o neocórtex é responsável pela percepção discriminativa e modula a resposta do tálamo aos estímulos nociceptivos. A percepção da dor é influenciada por fatores emocionais, culturais, genéticos e outros mecanismos moduladores que envolvem a liberação de peptídeos opioides, aminas biogênicas e outros neurotransmissores. O efeito placebo e outras variáveis podem influenciar na intensidade da percepção dolorosa, demonstrando a existência de circuitos cerebrais envolvidos na modulação da atividade de transmissão nociceptiva.

Os principais mecanismos envolvidos na **modulação** da dor são regulados pela via descendente central, pelos interneurônios que atuam nas sinapses entre os neurônios de primeira e de segunda ordem localizados no CPME e pelas vias aferentes periféricas primarias Aβ. Os interneurônios atuam regulando a liberação sináptica de neurotransmissores no CPME, aumentando ou diminuindo a intensidade e o ritmo de transmissão dos impulsos nervosos que serão enviados às vias supramedulares. A via descendente moduladora de dor é ativada pelo córtex frontal e pelo hipotálamo, e controla a passagem dos estímulos nociceptivos nas sinapses ali localizadas. A modulação dolorosa resulta de um balanço entre a inibição (funículo dorsolateral) e a facilitação (funículo ventrolateral) descendentes. O CPME apresenta rica concentração de receptores GABAérgicos e opiáceos, o que explica o mecanismo de ação das drogas opioides e GABAérgicas.

Vários neurotransmissores atuam na via descendente, influenciando ambos os funículos. O funículo dorsolateral, responsável pela inibição descendente, é ativado pela serotonina proveniente do núcleo da rafe e pela noradrenalina fornecida pelo locus ceruleus. Várias estruturas da via descendente contêm receptores opioides que são ativados pela ação de endorfinas. A analgesia observada pelos antidepressivos se dá pelo aumento da disponibilidade de serotonina e noradrenalina no tecido nervoso, favorecendo a inibição descendente. A modulação da dor também pode ocorrer por inibição competitiva entre as fibras sensoriais, com a transmissão de estímulos não nociceptivos pelas fibras Aβ capazes de diminuir a transmissão aferente dolorosa periférica.

PERCEPÇÃO ANORMAL DA DOR

A dor crônica pode ter origem neuropática, inflamatória ou nociceptiva, e muitas vezes não está relacionada à causa inicial. A abordagem terapêutica da dor aguda deve ser efetiva para minimizar o risco de cronificação. Alguns fatores que levam à cronificação da dor ainda não são totalmente compreendidos. Os mecanismos que favorecem a percepção anômala e a cronificação da dor são: sensibilização periférica e central, neuroplasticidade, desinibição e neuroinflamação.

A **sensibilização periférica** ocorre em situações de processos inflamatórios intensos, estimulação nociva repetida ou prolongada, resultando em redução do limiar para ativação e aumento da frequência de transmissão dos estímulos dolorosos nos nociceptores sensibilizados. Alguns nociceptores C liberam mediadores pró-nociceptivos no tecido periférico, ampliando o processo e sensibilizando as fibras Aβ (normalmente inócuas), aumentando a transmissão de impulsos nociceptivos. A sensibilização periférica envolve a hiperexcitabilidade de fibras aferentes primarias perifericas C e Aδ e o agrupamento de fibras Aβ ao processo nociceptivo.

A **sensibilização central** ocorre quando os nervos de segunda ordem estão sensibilizados, em consequência de uma estimulação periférica intensa e crescente no CPME proveniente das fibras aferentes C ou de fibras nervosas periféricas lesadas diretamente. A estimulação periférica intensa e crescente causa uma liberação de grandes quantidades de glutamato nas sinapses do CPME, ativando os receptores NMDA (N-metil-D-aspartato) pós-sinápticos (na transmissão dolorosa normal estão inativos). Esse fenômeno é conhecido como "*wind up*".

Após ativação do receptor pós-sináptico NMDA, ocorrem alterações plásticas pré e pós-sinápticas que resultam em uma ampliação ainda maior da transmissão de estímulos nociceptivos do corno posterior da medula para as áreas supramedulares. A sensibilização central resulta em uma amplificação da intensidade e da área de percepção dolorosa.

A intensa ativação de receptores e a liberação de neurotransmissores causam o processo de **neuroplasticidade**. Ocorrem alterações plásticas que aumentam a superfície neural receptora de dor e a sensibilização de fibras nervosas adjacentes, ampliando a área dolorosa para além da lesão inicial. Esse fenômeno explica a amplificação da percepção dolorosa e sua associação com desconforto, cognição e afeto. A neuroplasticidade também pode ser responsável pela persistência da dor crônica e pela falta de resposta aos tratamentos convencionais.

A sensibilização periférica e central com sua intensa liberação de mediadores nociceptivos no CPME leva à apoptose de interneurônios, diminuindo a capacidade inibitória GABAérgica e resultando em **desinibição** da transmissão nociceptiva ascendente. Isso explica a hiperalgesia e a alodinia observadas em pacientes com dor crônica, onde a hiperalgesia pode ser primária (na área da lesão) ou secundária (em áreas não relacionadas à lesão). A neuroplasticidade é responsável pela amplificação da área dolorosa para regiões sem relação com lesão tecidual.

Evidências sugerem que a sensibilização periférica e central é impulsionada pela **neuroinflamação** no sistema nervoso periférico e central. Durante a neuroinflamação, são liberadas citocinas pró-inflamatórias, como a interleucina-1 beta (IL-1β) e o TNF-α, que ativam receptores de dor nos neurônios sensoriais periféricos e centrais, ampliando a sensibilização periférica e central. A neuroinflamação pode afetar a expressão de genes relacionados à modulação da dor, incluindo aqueles que codificam os receptores de opioides endógenos e as proteínas envolvidas na síntese e metabolismo dos neurotransmissores. Esse processo pode levar a uma redução na eficácia dos opioides endógenos e na via descendente inibitória da dor, resultando em maior sensibilidade à dor.

REFERÊNCIAS BIBLIOGRÁFICAS

1. Fink WA. The pathophysiology of acute pain. Emerg Med Clin North Am. 2005;23(2):277-84.
2. Fitzcharles MA, et al. Nociplastic pain: towards an understanding of prevalent pain conditions. Lancet. 2021;397(10289):2098-110.
3. Garcia-Larrea L, Bastuji H. Pain and consciousness. Prog Neuropsychopharmacol Biol Psychiatry. 2018;87(Pt B):193-9.
4. Grace PM, Tawfik VL, Svensson CI, Burton MD, Loggia ML, Hutchinson MR. The neuroimmunology of chronic pain: From rodents to humans. J Neurosci. 2021;41(5):855-65.
5. Ji RR, Nackley A, Huh Y, Terrando N, Maixner W. Neuroinflammation and central sensitization in chronic and widespread pain. Anesthesiology. 2018;129(2):343-66.
6. Julius D, Basbaum AI. Molecular mechanisms of nociception. Nature. 2001;413:203-10.
7. Kuner R, Kuner T. Cellular circuits in the brain and their modulation in acute and chronic pain. Physiol Rev. 2021;101(1):213-58.
8. McCarberg B, Peppin J. Pain pathways and nervous system plasticity: learning and memory in pain. Pain Med. 2019;20(12):2421-37.
9. Ong WY, Stohler CS, Herr DR. Role of the prefrontal cortex in pain processing. Mol Neurobiol. 2019;56(2):1137-66.
10. Pertovaara A. Plasticity in descending pain modulatory systems. In: Sandkuhler J, Bromm B, Gebhart GF (eds.). Nervous system plasticity and chronic pain. Progress in Brain Research 129. Amsterdam: Elsevier; 2000. p.231-42.
11. Raja SN, Carr DB, Cohen M, Finnerup NB, Flor H, Gibson S, et al. The revised International Association for the Study of Pain definition of pain: concepts, challenges, and compromises. Pain. 2020;161(9):1976-82.
12. Richard JY, Hurley RA, Taber KH. Fibromyalgia: Centralized pain processing and neuroimaging. J Neuropsychiatry Clin Neurosci. 2019;31(3):A6-187.
13. Riedel W, Neeck G. Nociception, pain, and antinociception: current concepts. Z Rheumatol. 2001;60:404-15.

Seção 3

Exames complementares em reumatologia

8

Exames laboratoriais – hemograma, reagentes de fase aguda, urinálise e exame de fezes

Blanca Elena Rios Gomes Bica
Maria Teresa Terreri

INTRODUÇÃO

A inflamação compreende uma série complexa e altamente variável de processos que representam o dano tissular causado por injúria ou infecção. Os exames laboratoriais mais comumente usados pelos clínicos para saber a extensão da inflamação são aqueles que medem as reações de fase aguda.

Por definição, proteína de fase aguda é aquela cuja concentração plasmática aumenta ou diminui em resposta ao estímulo inflamatório. Essas proteínas são sintetizadas pelo fígado em resposta às citocinas indutoras de inflamação e podem aumentar a concentração plasmática em pelo menos 25% em relação à concentração basal, durante o processo inflamatório. Os níveis de reagentes de fase aguda não têm expressão uniforme, são relacionados ao estado patológico subjacente e regulados por diferentes combinações e interações de citocinas.

VELOCIDADE DE HEMOSSEDIMENTAÇÃO (VHS)

A VHS é a medida de inflamação mais usada na prática clínica e depende de várias características físicas e químicas do sangue, muitas delas não relacionadas à inflamação. A medida da VHS é realizada colocando-se o sangue em um tubo milimetrado, e a taxa de queda dos eritrócitos é medida após determinado tempo, que, em geral, é de uma hora. A técnica mais utilizada é a de Westergreen, que utiliza um tubo milimetrado de 200 mm e aceita valores de até 15 mm para homens e 20 mm para mulheres como limites superiores da normalidade.

Proteínas plasmáticas, especialmente o fibrinogênio, são capazes de reduzir as cargas eletrostáticas sobre a superfície das hemácias, facilitando a agregação das células, formação de *rouleaux* e a sua sedimentação mais rápida.

Vários fatores estão envolvidos na aceleração da VHS, como a presença de globulinas séricas alfa, beta e gama. Fatores ligados às hemácias também podem favorecer o *rouleaux* e acelerar a VHS. Condições como infecções, neoplasias, trauma, anemia, gestação, hipercolesterolemia, doença renal terminal e doenças cardíacas aceleram a VHS. Na febre reumática, o aumento da VHS e da PCR é um critério menor de diagnóstico. Microcitose, policitemia e alterações morfológicas das hemácias (falcização, esferocitose) reduzem a agregação e diminuem a VHS. O uso de corticosteroides e anti-inflamatórios não hormonais também reduz a VHS.

A VHS apresenta uma alta sensibilidade para processo inflamatório, porém uma baixa especificidade. Ela aumenta com a idade e varia com a raça, o que torna essa avaliação não exata. A despeito disso, a VHS permanece sendo um método fácil, de baixo custo e, por isso, tem um importante papel na prática clínica.

PROTEÍNA C-REATIVA (PCR)

A PCR é uma proteína de fase aguda cuja concentração sérica reflete uma inflamação em andamento. É melhor que os outros testes de fase aguda na maioria das doenças. É sintetizada pelos hepatócitos em resposta às citocinas pró--inflamatórias, estando presente em pequenas concentrações no plasma humano (< 1 mg/L). Os níveis de PCR aumentam mais de mil vezes durante uma infecção aguda e atingem o pico máximo em 2 a 3 dias, refletindo a extensão do processo inflamatório. Se o estímulo é removido, os níveis de PCR caem rapidamente, com uma meia-vida de aproximadamente 19 horas.

Métodos imunoenzimáticos e nefelometria são usados para quantificar a PCR. A maioria dos adultos tem PCR < 0,3 mg/dL, e concentrações séricas superiores a 1 mg/dL refletem doença inflamatória clinicamente importante. Concentrações superiores a 10 mg/dL caracterizam um aumento significativo e podem estar relacionadas às infecções bacterianas. A PCR também está aumentada em serosites, neoplasias e traumas.

Diferenças populacionais nos níveis de PCR foram observadas entre os sexos e grupos raciais. A PCR é um pouco maior nas mulheres. A elevação de PCR em idosos pode representar desordens relacionadas à idade, cuja patogênese envolva inflamação de baixo grau, e isso é um complicador para a definição de níveis normais para essa faixa etária.

Elevações persistentes de PCR são observadas em estados inflamatórios crônicos, como, por exemplo, ocorre na tuberculose pulmonar e em neoplasias. Entre as doenças reumáticas, observamos elevação moderada da PCR na artrite reumatoide, vasculites sistêmicas e na maioria das doenças autoimunes.

PCR e VHS podem refletir atividade de doença e se correlacionar com prognóstico das doenças, mas geralmente não auxiliam no diagnóstico diferencial.

MUCOPROTEÍNAS/ALFA-1-GLICOPROTEÍNA ÁCIDA (ALFA-1-GPA)

As mucoproteínas são uma fração heterogênea de glicoproteínas solúveis que pode ser separada por eletroforese em cinco subfrações, conhecidas pelo nome genérico de proteínas de fase aguda.

Uma mucoproteína é uma glicoproteína composta primariamente de mucopolissacarídeos. Pode ser encontrada no fluido sinovial. Sua concentração no organismo humano aumenta ou diminui como resposta a estímulos inflamatórios sépticos e assépticos, agudos e crônicos, localizados ou sistêmicos como a tuberculose, *diabetes mellitus*, neoplasia, doenças imunomediadas, cirrose hepática, gota, psoríase e diversas doenças infecciosas. Ela está diminuída na desnutrição, em hepatopatias graves, enteropatias com perda proteica e na gravidez.

A elevada variabilidade analítica da quantificação da mucoproteína pelo método de Winzler recomenda que esse ensaio seja substituído pela dosagem da alfa-1-glicoproteína ácida (GPA). A quantificação sérica da alfa-1-GPA é útil no diagnóstico e no acompanhamento dos processos agudos resultantes de múltiplas causas.

A quantificação da mucoproteína sérica pelo método de Winzler foi substituída amplamente pela quantificação da alfa-1-GPA em países desenvolvidos. Entretanto, o custo expressivamente menor dos reagentes para a determinação da mucoproteína, em comparação com o custo da dosagem da alfa-1-GPA, possivelmente contribui para a manutenção da mucoproteína na rotina laboratorial.

ELETROFORESE DE PROTEÍNAS

É o método comumente utilizado para rastreamento de anormalidade nas proteínas séricas. Os métodos utilizados são eletroforese, imunoeletroforese ou imunofixação. Ela detecta as seguintes proteínas: albumina, alfa-1 globulina, alfa-2-globulina, betaglobulina e gamaglobulina. A albumina pode estar diminuída em inflamação, síndrome nefrótica, cirrose hepática avançada e má-absorção. A alfa-1-globulina aumenta na gravidez e age como proteína de fase aguda nos processos inflamatórios; a alfa-2-globulina também está aumentada em processos inflamatórios, além de síndrome nefrótica, hipertireoidismo e insuficiência adrenal. A betaglobulina está elevada em condições associadas a colesterol sérico elevado e em icterícias obstrutivas. A gamaglobulina está aumentada em infecções crônicas, doenças reumáticas imunomediadas, doenças linfoproliferativas e doenças hepáticas.

Na inflamação aguda, ocorre a diminuição dos níveis séricos de albumina e a elevação de alfa-2-globulina. A fração alfa-2-globulina é considerada mais confiável na avaliação dos processos inflamatórios do que a VHS e a dosagem da PCR, pois sofre menos influência de medicações como corticosteroides e anti-inflamatórios. Já no padrão inflamatório crônico, ocorre leve ou moderada diminuição nos níveis de albumina, leve ou moderada elevação na gamaglobulina e níveis de alfa-2-globulina normais ou levemente elevados.

A eletroforese de proteínas é também usada na suspeita de gamopatias monoclonais, em que uma proteína monoclonal é visualizada na eletroforese como uma espícula de base estreita, como é o caso do mieloma múltiplo. Algumas crioglobulinemias também são associadas à gamopatia monoclonal. A hipogamaglobulinemia pode ocorrer como característica de uma imunodeficiência.

FERRITINA

A ferritina é uma proteína intracelular que tem como função o armazenamento, a liberação e o transporte do ferro. O método de detecção pode ser fluorimetria, turbidimetria, enzima imunoensaio, nefelometria ou quimioluminescência. Os valores variam com a idade e o sexo. Ela está diminuída na deficiência de ferro e aumentada em situações de sobrecarga de ferro. Não é um reagente de fase aguda medido na rotina, porém, na artrite idiopática juvenil do subtipo sistêmico e na síndrome de ativação macrofágica, ela tem um papel no diagnóstico. Nessas duas situações, os níveis de ferritina são maiores que 1.000 ng/mL.

A ferritina também pode estar aumentada na doença hepatocelular, na insuficiência renal, nas neoplasias e na hemocromatose.

FIBRINOGÊNIO

O fibrinogênio é uma proteína sintetizada exclusivamente pelos hepatócitos e é essencial para a formação do coágulo. O método de detecção é o coagulométrico ou Claus adaptado.

Não é um exame solicitado na rotina das doenças reumáticas, porém seus níveis podem estar elevados em inflamações como artrite idiopática juvenil do subtipo sistêmico, o que a diferencia da síndrome de ativação macrofágica, em que ocorre hipofibrinogenemia. Outras situações clínicas como gravidez, infecções, hepatopatias leves, síndrome nefrótica e pós-infarto agudo do miocárdio podem apresentar aumento dos valores de fibrinogênio; coagulação intravascular disseminada, leucemia mieloide aguda, hepatopatias graves e carcinomas podem ter seus valores diminuídos.

DESIDROGENASE LÁCTICA (DHL)

A DHL é uma enzima com várias 5 subfrações. O método de detecção é o cinético.

Ela pode avaliar danos nos tecidos nos quais a enzima está presente, como coração, fígado, músculo, rim, cérebro e pulmão. Pode, portanto, estar presente no infarto agudo do miocárdio e no acidente vascular encefálico. As miopatias inflamatórias apresentam aumento de DHL como uma das enzimas musculares alteradas.

Aumentos de DHL estão presentes na anemia megaloblástica e na anemia hemolítica, assim como na leucemia e em outras neoplasias hematológicas.

Na artrite idiopática juvenil do subtipo sistêmico e na síndrome de ativação macrofágica, a DHL está elevada (porém em níveis mais baixos que na leucemia, o que ajuda no diagnóstico diferencial).

HEMOGRAMA

O hemograma é um exame essencial e imprescindível. Alteração em qualquer das três séries (vermelha, branca ou plaquetas) impõe uma investigação. Embora alterações estejam presentes em infecções e neoplasias, para a especialidade de reumatologia, o hemograma também é de extrema importância.

A anemia pode estar presente nas doenças reumáticas imunomediadas seja por anemia de doença crônica, carencial (ferropriva), anemia hemolítica autoimune, ou por destruição de hemácias na síndrome de ativação macrofágica.

Leucopenia pode ocorrer decorrente de mielotoxicidade a medicações ou por autoimunidade. Na síndrome de ativação macrofágica também ocorre leucopenia, assim como em infecções virais, como por citomegalovírus. Por outro lado, leucocitose ocorre em processos inflamatórios intensos como na artrite idiopática juvenil do subtipo sistêmico.

Na série plaquetária, o aumento decorre de processos inflamatórios como artrite idiopática juvenil do subtipo sistêmico e nas vasculites sistêmicas. A plaquetopenia é decorrente de anticorpos contra as células nas doenças reumáticas imunomediadas, principalmente no lúpus eritematoso sistêmico juvenil ou também na síndrome de ativação macrofágica.

URINÁLISE

A urinálise, ou análise de urina, é um dos procedimentos laboratoriais mais solicitados pelos médicos de praticamente todas as especialidades. Possui grande importância para avaliar a função renal. Por meio desse exame não invasivo, é possível diagnosticar diversas doenças, monitorar o progresso das doenças e acompanhar a eficácia do tratamento.

O exame de urina é dividido em três etapas:

- Primeiro, são analisadas as características físicas gerais da urina, como volume, cheiro, coloração e turbidez.
- Na segunda etapa, é feita a avaliação das propriedades químicas da urina, identificando a ausência ou presença de determinadas substâncias, o pH e também a densidade. A presença de bilirrubina, urobilinogênio, corpos cetônicos, glicose, proteínas, sangue, nitritos e leucócitos é notada nessa etapa.
- A última etapa consiste no exame microscópico, a sedimentoscopia, que pode revelar a presença de células, cristais minerais e agentes patogênicos como bactérias ou fungos.

Outros exames realizados na urina são:

- Bacterioscopia e urocultura, a fim de detectar quadros infecciosos.
- Teste de gravidez.
- *Clearance* de creatinina ou depuração de creatinina.
- Dosagem do ácido vanilmandélico (VMA).
- Triagem para doenças metabólicas herdadas.
- Dosagens bioquímicas como sódio, potássio, ácido úrico, glicose, proteínas, microalbuminúria, cálcio e fósforo.
- Toxicologia e análise forense.

Na reumatologia, as doenças apresentam frequentemente envolvimento multissistêmico, sendo o rim um órgão frequentemente acometido, especialmente no lúpus eritematoso sistêmico e nas vasculites sistêmicas. Porém, essa avaliação deve ser realizada em todos os pacientes, visto que detecta alterações renais não apenas causadas pela doença, mas também pelo seu tratamento.

EXAME DE FEZES

O exame de fezes é um dos mais pedidos para detectar problemas no sistema digestivo.

O exame de fezes consta inicialmente de uma avaliação macroscópica. É feita a análise de sua consistência, textura, composição, coloração, além da pesquisa de parasitas e elementos anormais como muco, pus e sangue.

A pesquisa de sangue oculto nas fezes ou a detecção de hemoglobina humana nas fezes permitem analisar fragmentos sanguíneos no trato gastrintestinal do paciente, que não se pode observar a olho nu e, se presentes, deve-se indicar uma investigação para identificar a causa do sangramento por meio de endoscopia e/ou colonoscopia. É um exame de rastreio, que representa uma alternativa não invasiva, de baixo custo, na investigação de sangramentos gastrointestinais, como câncer colorretal e pólipos.

A coprocultura pode revelar a presença de bactérias, assim como a pesquisa de leucócitos fecais, sugerindo a possibilidade de um quadro infeccioso que pode cursar com quadros articulares reativos (por exemplo, *Yersinia, Campylobacter, E. coli*).

A pesquisa de gordura fecal pode ser realizada na investigação de doenças como doença de Crohn, amiloidose, doença de Whipple, doença celíaca, fibrose cística, diverticulose, linfoma, enterites.

A pesquisa de alguns vírus também pode ser realizada como: o rotavírus e adenovírus, responsáveis por quadros de infecção gastrointestinal.

As doenças inflamatórias intestinais são aquelas em que mais frequentemente encontramos alterações no exame de fezes. Uma das formas de avaliar a inflamação intestinal nessas doenças é a medida da calprotectina fecal. A calprotectina é uma proteína ligadora de cálcio e zinco, presente nos granulócitos, e sua quantidade nas fezes depende da migração de neutrófilos da parede intestinal inflamada para a mucosa. Esse deslocamento para o trato gastrointestinal ocorre quando há um processo inflamatório, e ela passa a ser encontrada em altas concentrações nas fezes. É considerada o principal marcador de inflamação que se correlaciona muito bem com os achados da ileocolonoscopia nas doenças inflamatórias intestinais (doença de Crohn e retocolite ulcerativa). Um nível < 50 μg/g de fezes tem valor preditivo negativo de 98% para a doença orgânica inflamatória (doença de Crohn e retocolite ulcerativa).

Os valores considerados normais são abaixo de 50 μg/g de fezes. A calprotectina fecal tem se mostrado um bom método para diferenciar quadros orgânicos de funcionais e no acompanhamento da atividade inflamatória das doenças inflamatórias intestinais.

REFERÊNCIAS BIBLIOGRÁFICAS

1. Akikusa J, Choo S. Laboratory investigations. In: Petty R, Laxer R, Lindsley C, Wedderburn L. Textbook of rheumatology. 7. ed. Philadelphia: Elsevier; 2016. p.117-28.
2. Nieves CEF, Cronstein BN, Saxena A. Acute phase reactants and the concept of inflammation. In: Firenstein GS, Budd RC, Gabriel SE, McInnes IB, O'Dell JR. Textbook of rheumatology. 10. ed. Philadelphia: Elsevier; 2017. p.846-9.
3. Pathirana WGW, Chubb SP, Gillett MJ, Vasikaran SD. Faecal calprotectin. Clin Biochem Rev. 2018;39(3):77-90.
4. Picheth J, Bresolin P, Pereira Jr O, Jaworski MCG, Santos CM, Pinto AP, et al. Mucoproteína versus alfa-1-glicoproteína ácida: o que quantificar? J Bras Patol Med Lab. 2002;38:87-91.

9

Exames laboratoriais – fator antinúcleo (FAN) ou teste de imunofluorescência indireta em células HEp-2 (IFI/HEp-2)

Sandra Gofinet Pasoto
Luís Eduardo Coelho Andrade

INTRODUÇÃO

Os termos FAN (fatores antinucleares) ou ANA (do inglês, *antinuclear antibodies*) remontam a uma época em que apenas autoanticorpos contra antígenos nucleares eram reconhecidos. Tradicionalmente, esse teste é realizado por imunofluorescência indireta (IFI) em células HEp-2. Com o progressivo reconhecimento de que vários autoanticorpos contra antígenos citoplasmáticos ou do aparelho mitótico são também detectados por IFI em células HEp-2, os termos FAN e ANA tornaram-se inadequados. Portanto, recomendam-se atualmente os termos "teste de autoanticorpos anticélulas" ou "teste de IFI em HEp-2" (IFI/HEp-2). O IFI/HEp-2 é o principal exame laboratorial destinado ao rastreamento de autoanticorpos circulantes. Portanto, é um exame fundamental para o apoio diagnóstico de diversas condições clínicas com suspeita de autoimunidade sistêmica, notadamente as doenças autoimunes sistêmicas, como artrite reumatoide (AR), artrite idiopática juvenil (AIJ), lúpus eritematoso sistêmico (LES), síndrome de Sjögren primária (SSp), esclerose sistêmica (ES), miopatias inflamatórias idiopáticas (MII) e doença mista do tecido conetivo (DMTC), bem como lúpus eritematoso cutâneo (LEC), lúpus neonatal (LN), púrpura trombocitopênica imunológica, anemia hemolítica, colangite biliar primária (CBP) e hepatite autoimune (HA), entre outras.

Contudo, deve ser lembrado que um teste de IFI/HEp-2 positivo, ainda que seja uma característica sorológica marcante dessas doenças, principalmente do LES (detectado em cerca de 98% dos pacientes), não é um marcador específico de qualquer uma delas e pode inclusive ser detectado em doenças infecciosas e neoplásicas e em aproximadamente 13% dos indivíduos saudáveis. Sendo assim, é importante que esse exame laboratorial seja solicitado dentro de um contexto clínico relevante, ou seja, na suspeita clínica de doenças autoimunes. Perante a alta prevalência de resultados positivos em indivíduos não autoimunes, a maioria de resultados positivos dos testes de IFI/HEp-2 realizados em cenários de baixa probabilidade pré-teste não pertencerá a pacientes autoimunes, o que pode prejudicar o raciocínio clínico e propiciar condutas terapêuticas inapropriadas.

O teste de IFI/HEp-2 pode rastrear a presença de um amplo espectro de autoanticorpos, cujos antígenos alvos são componentes moleculares das inúmeras organelas/estruturas celulares, como o núcleo, os nucléolos, a membrana nuclear, os ribossomos, as mitocôndrias, o complexo de Golgi, os lisossomos, além das estruturas do aparelho mitótico. Estima-se que o teste de IFI/HEp-2 possa detectar mais de 200 tipos de autoanticorpos clinicamente relevantes. No entanto, vale salientar que alguns autoantígenos de grande importância clínica não são expressos pela célula HEp-2, portanto os respectivos anticorpos não são detectados no teste IFI/HEp-2 (Quadro 1). Dessa forma, um teste de IFI/HEP-2 positivo demanda a identificação do(s) autoanticorpo(s) presente(s) por métodos imunológicos anticorpo-específicos, por exemplo, a imunodifusão dupla de Outcherlony (ID), a contraimunoeletroforese (CIE), a hemaglutinação passiva (HA) e o *Western blotting* (WB), ensaios de imunoabsorção enzimática (*Enzyme-linked Immunosorbent Assay* – ELISA), imunoensaio fluoroenzimático, ou imunoensaio quimioluminescente (CLIA) com proteínas purificadas, recombinantes ou sintéticas. A identificação do(s) autoanticorpo(s) específico(s) associado(s) ao teste de IFI/HEp-2 positivo é crucial na prática clínica, já que cada autoanticorpo tem associações clínicas próprias, p. ex., anti-DNA de dupla hélice (anti-dsDNA) e anti-Smith (anti-Sm) são marcadores específicos para LES, anti-Scl-70 é marcador da forma difusa da ES e anti-Jo-1 é marcador da síndrome antissintetase.

A seguir, abordaremos brevemente a técnica empregada para o teste de IFI/HEP-2, os consensos brasileiro e internacional para a sua padronização, os aspectos relevantes para a apresentação e interpretação dos resultados, bem como suas limitações.

QUADRO 1 Exemplos de autoanticorpos clinicamente relevantes detectáveis e não detectáveis no teste de imunofluorescência indireta em células HEp-2 (IFI/HEp-2)

Autoanticorpos detectáveis em IFI/HEp-2	Autoanticorpos não detectáveis em IFI/HEp-2
▪ DNA dupla hélice (dsDNA)	▪ Cardiolipina
▪ Nucleossomo	▪ β2-glicoproteína I
▪ Sm	▪ Anticoagulante lúpico
▪ P ribossomal	▪ Fosfatidilserina/protrombina
▪ PCNA	▪ PR3 (proteinase 3)
▪ U1-RNP	▪ MPO (mieloperoxidase)
▪ SS-A/Ro 60	▪ SS-A/Ro 52 (TRIM-21)
▪ SS-B/La	▪ Fator reumatoide
▪ Scl-70 (DNA topoisomerase I)	▪ Peptídeos citrulinados (CCP)
▪ Centrômero (CENP-A, CENP-B, CENP-C)	▪ Fator antiperinuclear
▪ RNA polimerase I	▪ Peptídeos carbamilados

(continua)

QUADRO 1 Exemplos de autoanticorpos clinicamente relevantes detectáveis e não detectáveis no teste de imunofluorescência indireta em células HEp-2 (IFI/HEp-2) *(continuação)*

Autoanticorpos detectáveis em IFI/HEp-2	Autoanticorpos não detectáveis em IFI/HEp-2
▪ RNA polimerase III	▪ NXP-2
▪ Fibrilarina	▪ HMGCR
▪ Th/To	▪ cN1A
▪ Sintetases (Jo-1, PL-7, PL-12, OJ, EJ, KJ)	▪ Aquaporina 4
▪ Mi-2	▪ NMDAr
▪ TIF-1γ	▪ AMPAr
▪ MDA-5	▪ CASPR2
▪ PM/Scl (PM-1)	▪ LGI-1
▪ Ku	▪ Receptor de glicina

AMPAr: *Alpha-amino-3-hydroxy-5-methyl-4-isoxazolepropionic acid receptor*; CASPR2: *contactin-associated protein-like 2*; cN1A: *cytosolic 5'-nucleotidase 1A*; HMGCR: *3-hydroxy-3-methylglutaryl-CoA reductase*; LGI-1: *leucine-rich glioma-inactivated 1*; MDA-5: *melanoma differentiation-associated protein 5*; NMDAr: *N-methyl-D-aspartate (NMDA) receptor*; NXP-2: *nuclear matrix protein-2*; PCNA: *proliferating cell nuclear antigen*; TIF1-γ: *intermediary factor 1-gamma*.

MÉTODO, COMPOSIÇÃO DO LAUDO E ASPECTOS RELEVANTES PARA A INTERPRETAÇÃO DOS RESULTADOS

Em 1948, com a descrição do fenômeno das células LE (células do lúpus eritematoso) por Hargraves et al. na medula óssea dos pacientes com LES, ganhou força a ideia de autoanticorpos e de doenças autoimunes. O fenômeno das células LE consiste basicamente em polimorfonucleares contendo no seu citoplasma uma inclusão amorfa basofílica homogênea que representa material nuclear de outra célula fagocitado. Tal fenômeno decorre da ligação dos anticorpos desoxirribonucleoproteínas, especialmente do isotipo IgG, presentes no soro dos pacientes com LES, com a cromatina de células mortas adjacentes. A opsonização do material amorfo promove a sua fagocitose pelos neutrófilos, na presença do componente C1 do complemento. A partir dessa observação, foi desenvolvido o teste das células LE para a detecção de tais anticorpos no soro dos pacientes com LES, sendo este o primeiro exame laboratorial marcador dessa doença, com positividade em 30% a 60% dos casos, e que foi incluído na primeira versão dos critérios de classificação do *American College of Rheumatology* (ACR) para essa doença. Todavia, a baixa sensibilidade e as dificuldades metodológicas levaram ao desuso do teste das células LE.

Na década seguinte, foi desenvolvido por Holborow et al. o teste de IFI/HEp-2 pela técnica de IFI utilizando como substrato antigênico cortes/esfregaço de fígado de roedores. Já nos anos 1980, houve progressiva substituição desse substrato pelas células HEp-2 (*human epithelial type-2 cells*), uma linhagem de células imortalizadas derivadas de adenocarcinoma de laringe humano, o que representou um grande avanço técnico e com repercussões para a prática clínica. O ensaio de IFI usando células HEp-2 é hoje em dia considerado o padrão-ouro para a triagem dos autoanticorpos nas doenças autoimunes sistêmicas, o que é corroborado pelo ACR e pela *European League Against Rheumatism* (EULAR).

De fato, a utilização de tais células proporcionou uma série de vantagens para a realização do teste de rastreamento de autoanticorpos por IFI comparativamente ao teste utilizando cortes ou esfregaço de fígado de camundongo. Além de ser uma linhagem celular humana, as células HEp-2 agregaram ao teste maior sensibilidade devido em parte à maior expressão da proteína SS-A/Ro do que no fígado de roedores. Adicionalmente, as células HEp-2 permitiram a identificação de vários novos padrões de imunofluorescência, com a marcação de diferentes organelas e domínios celulares localizados não somente no núcleo, mas também no citoplasma das células em interfase, além de estruturas do aparelho mitótico, pois a cultura apresenta células representativas de todas as fases do ciclo celular. Com a utilização das células HEp-2, foram bem caracterizadas dezenas de padrões de IFI, enquanto apenas cinco padrões eram reconhecidos com o teste com esfregaço ou corte de fígado de camundongo. Daí a denominação atual mais adequada de autoanticorpos anti-células HEp-2 ou IFI/HEp-2. Vale ainda ressaltar outras vantagens das células HEp-2 sobre os cortes ou esfregaço de tecidos de roedores, como a facilitação da análise microscópica em decorrência da distribuição em monocamada dessas células sobre a lâmina de microscopia e o fato de não ser necessária a manutenção dos biotérios. Porém, devido à grande sensibilidade do teste de IFI/HEp-2, ocorreu também um aumento da frequência de resultados positivos nos indivíduos saudáveis para 13% a 15% contra aproximadamente 2% com o esfregaço de roedores. A alta frequência de resultados positivos na população geral reforça a necessidade de solicitação criteriosa do exame de IFI/HEp-2, ou seja, mediante uma suspeita clínica relevante, garantindo maior probabilidade pré-teste e melhor aproveitamento pós-teste.

Do ponto de vista técnico, apresentamos sucintamente as principais etapas operacionais do teste de IFI/HEp-2. As células HEp-2 (*American Type Culture Collection CCL-23*) são cultivadas em monocamada nos vários poços de uma lâmina de microscopia e, então, fixadas com etanol e/ou acetona. Esses poços são em seguida incubados por cerca de 30 minutos com os soros dos pacientes (preferencialmente, na diluição 1/80 em tampão fosfato-salino) (Figura 1A e B). Procede-se então a lavagens com tampão fosfato-salino para a remoção de anticorpos excedentes não ligados. A seguir, procede-se à incubação com o anticorpo secundário ou conjugado da reação, por exemplo, um anticorpo de cabra ou de coelho da classe IgG dirigido às imunoglobulinas humanas e marcado com isotiocianato de fluoresceína (*fluorescein isothiocyanate* – FITC) (Figura 1C). Repete-se então a lavagem da lâmina, que é finalmente montada com glicerina tamponada e lamínula. A leitura da reação é então realizada em um microscópio de imunofluorescência (Figura 1D).

O laudo do exame de IFI/HEp-2 deve apresentar o método utilizado, o resultado positivo (reagente) ou negativo (não reagente), o padrão de IFI observado, o título de IFI/HEp-2 (ou seja, a última diluição que resultar reatividade bem definida) e se são reagentes ou não reagentes os seguintes compartimentos celulares: núcleo, nucléolo, citoplasma, aparelho mitótico, placa cro-

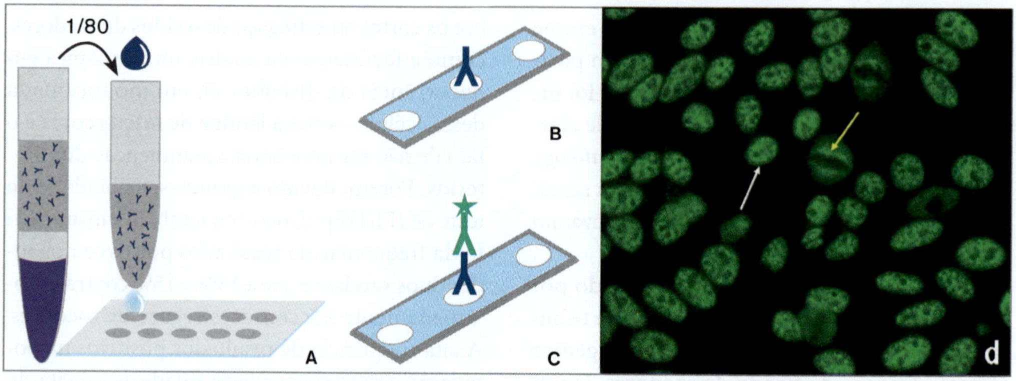

FIGURA 1 Bases gerais do método de imunofluorescência indireta em células HEp-2 para pesquisa de anticorpos anticélulas. (A) O soro do paciente é diluído 1/80 em solução salina tamponada (PBS) e cerca de 30 μL dessa diluição são aplicados sobre o poço contendo a monocamada de células HEp-2. (B) Eventuais autoanticorpos presentes na amostra ligam-se aos respectivos autoantígenos. (C) Após lavagem com PBS para remover imunoglobulinas não ligadas, acrescenta-se o conjugado (anticorpo de cabra contra IgG humana, marcado com isotiocianato de fluoresceína); o conjugado se ligará aos autoanticorpos que estiverem ligados a autoantígenos. (D) Imagem ao microscópio de fluorescência representativa de uma reação positiva com padrão nuclear pontilhado grosso (a seta branca indica uma célula em interfase e a seta amarela indica uma célula em metáfase, observando-se que a placa metafásica não está corada), aumento de 400x.

mossômica metafásica e a membrana do núcleo. Todos esses aspectos são relevantes para a interpretação dos resultados.

As amostras de soro positivas (título ≥ 1/80) devem ser novamente testadas em diluições seriadas (geralmente até 1/640) para a determinação de seu título, sendo esse um método semiquantitativo. Embora o IV Consenso Brasileiro para Pesquisa de Autoanticorpos em Células HEp-2 sugira a diluição até pelo menos 1/640, mais recentemente alguns estudos têm demonstrado que as diluições mais altas agregam valor ao resultado, visto que títulos de 1/1.280 ou 1/2.560 têm valor preditivo positivo e especificidade para o LES maiores que o título de 1/640. Os pacientes com doenças autoimunes sistêmicas apresentam geralmente IFI/HEp-2 positivo em títulos moderados (≥ 1/320) a altos (≥ 1/2.560). Em contraste, os indivíduos saudáveis apresentam comumente títulos baixos ou moderados (≤ 1/320). Contudo, o padrão de IFI/HEp-2 nuclear pontilhado fino denso (AC-2) é uma exceção, pois frequentemente é observado na população normal e em pacientes não autoimunes em altos títulos, sendo quase nunca visto em pacientes com doença autoimune sistêmica. Outra consideração relevante é que alguns pacientes autoimunes também podem ocasionalmente apresentar IFI/HEp-2 positivo em títulos baixos. Em suma, o título é um parâmetro relevante, mas não absoluto, para a valorização do resultado de IFI/HEp-2.

A caracterização do padrão de IFI/HEp-2 se baseia na identificação da distribuição topográfica da marcação fluorescente, ou seja, qual(is) organela(s) ou estrutura(s) foi(ram) marcada(s), considerando-se as células em interfase (núcleo, nucléolos, centrômeros, membrana do núcleo e as diferentes organelas no citoplasma) e também as células em diferentes fases da mitose (p. ex., fibras do fuso mitótico, ponte intercelular, centríolos e placa cromossômica metafásica). Além disso, a textura da marcação (p. ex., homogêneo, pontilhado fino, pontilhado grosso, pontilhado fino denso, reticular e fibrilar) deve ser considerada (Figura 2A a I). Cada um dos diferentes padrões de IFI/HEp-2 pode sugerir a presença de diferentes autoanticorpos circulantes, os quais, por sua vez, podem ser marcadores sorológicos específicos de algumas doenças autoimunes. Por outro lado, alguns padrões de IFI/HEp-2 ocorrem mais comumente na população saudável e em pacientes não autoimunes, como o nuclear pontilhado fino (na maioria das vezes em títulos baixos), o padrão nuclear pontilhado fino denso (inclusive em títulos altos) e padrões citoplasmáticos fibrilares. Portanto, a adequada caracterização do padrão de IFI/HEp-2 é um aspecto muito importante do método e com repercussões relevantes para a prática clínica.

Atualmente, existe uma grande variedade de produtos diagnósticos de IFI/HEp-2 disponíveis comercialmente. Todavia, a comparabilidade de padrões de HEp-2/IFI entre diferentes conjuntos diagnósticos ainda não é ideal, havendo casos em que uma amostra apresenta resultados discrepantes em lâminas de diferentes marcas comerciais. Além disso, recentemente foram desenvolvidos sistemas totalmente automatizados, os quais proporcionam qualidade, segurança e rapidez no processamento da reação e facilitação da etapa de leitura das lâminas. Porém, a qualidade das imagens adquiridas e os algoritmos de inteligência artificial desses equipamentos ainda não são capazes de proporcionar resultados comparáveis aos da leitura microscópica por analistas bem treinados. Esses aspectos apontam claramente a necessidade de melhoria no que tange à padronização e harmonização dos métodos e produtos comerciais para o teste de IFI/HEp-2. Também com relação à interpretação e à classificação dos padrões de IFI/HEp-2, há considerável heterogeneidade entre profissionais e mesmo entre diferentes países. Por esse motivo, especialistas têm se empenhado em desenvolver iniciativas para estabelecimento de consensos com os objetivos principais de padronização do método, interpretação e nomenclatura dos padrões.

CONSENSOS PARA O TESTE DE AUTOANTICORPOS EM CÉLULAS HEP-2 (IFI/HEP-2)

Os especialistas e pesquisadores brasileiros foram pioneiros no estabelecimento de um consenso sobre a nomenclatura dos padrões de IFI/HEp-2 e recomendações para realização do teste de IFI/HEp-2 em células HEp-2, as quais foram propostas inicialmente pelo I Consenso Nacional para Padronização dos Laudos de FAN em Células HEp-2, o qual foi realizado em 2000 e publicado em 2001. Posteriormente, ocorreram encontros periódicos dos especialistas para o aprimoramento e a ampliação dessas recomendações, particularmente com respeito à caracterização dos padrões de IFI e identificação de novos padrões, mas considerando ainda particularidades técnicas, bem como o estudo das principais associações clínicas. Tais recomendações foram discutidas e apresentadas nas cinco edições subsequentes do Consenso Brasileiro para Pesquisa de Autoanticorpos em Células HEp-2, publicadas entre 2003 e 2022.

Em 2014, foi realizada em São Paulo a reunião inaugural do Consenso Internacional dos Padrões de IFI/HEp-2 (*International Consensus on ANA Patterns* – ICAP), o qual reuniu especialistas de diversos países de diferentes continentes, incluindo pesquisadores brasileiros, com o objetivo principal de padronizar as denominações e as definições dos diferentes padrões de IFI em células HEp-2. O ICAP utilizou o Consenso Brasileiro como modelo para definição dos padrões de IFI/HEP-2, porém introduzindo algumas pequenas variações. Assim, os padrões foram classificados em três grandes grupos: nucleares, citoplasmáticos e mitóticos. Adicionalmente, houve a proposta inovadora de identificar cada um dos vários padrões de IFI/HEP-2 também através de um código alfanumérico, sendo cada número arábico precedido pelas letras AC- ("*anti-cell*"). A nomenclatura dos padrões no ICAP (disponível em www.anapatterns.org) é bastante similar à dos Consensos Brasileiros prévios, ainda que nem todos os padrões tenham sido incorporados ao ICAP. Assim, o Consenso Brasileiro contempla detalhes e nuances que não estão discriminados pelo ICAP.

Nesse aspecto, o V Consenso Brasileiro, publicado em 2019, teve como principal missão harmonizar a nomenclatura dos padrões com o ICAP. Além disso, foram preservados os padrões não incluídos no ICAP, como o

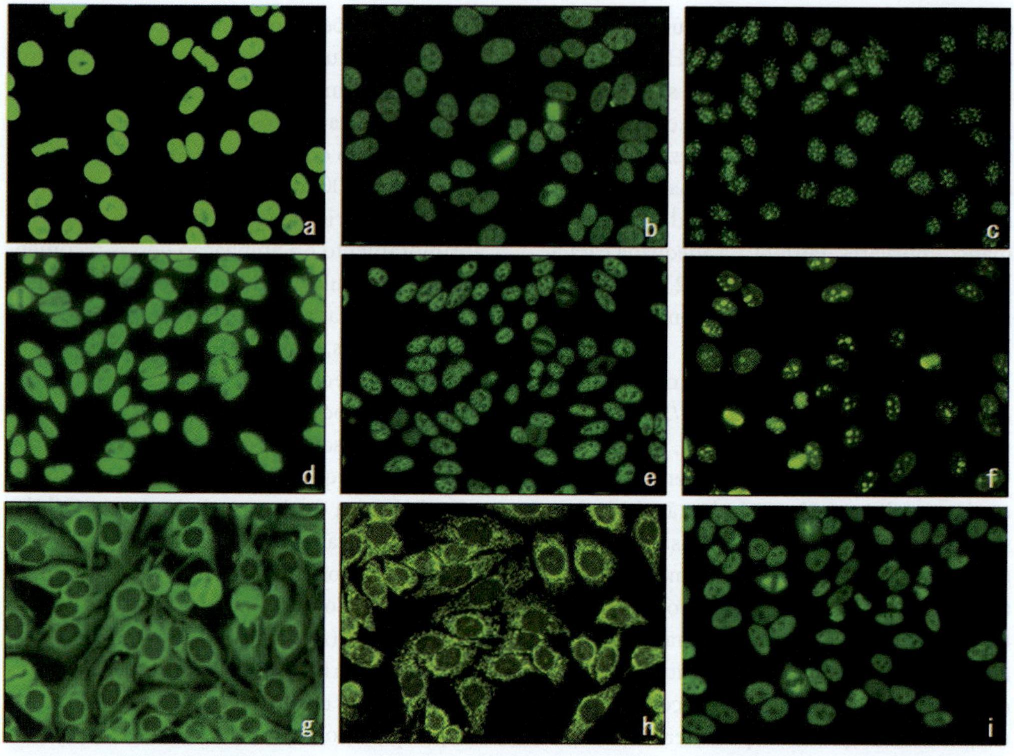

FIGURA 2 Imagens representativas de diferentes padrões morfológicos no teste de imunofluorescência indireta em células HEp-2 (IFI/HEp-2). (A) Padrão nuclear homogêneo (AC-1). (B) Padrão nuclear pontilhado fino denso (AC-2). (C) Padrão nuclear centromérico (AC-3). (D) Padrão nuclear pontilhado fino simples (AC-4b). (E) Padrão nuclear pontilhado grosso (AC-5). (F) Padrão nucleolar pontilhado (AC-10). (G) Padrão citoplasmático pontilhado fino denso (AC-19). (H) Padrão citoplasmático reticular/antimitocôndria (AC-21). (I) Padrão NuMA-símile (AC-26). Aumento de 400x. AC: "*anti-cell*". Cortesia de Cleonice Bueno, Divisão de Laboratório Central (DLC) e Laboratório de Investigação Médica-17 (LIM/17) do Hospital das Clínicas da Faculdade de Medicina da Universidade de São Paulo.

padrão nuclear quasi-homogêneo e os chamados padrões mistos (nos quais organelas de diferentes regiões celulares são marcadas por anticorpos distintos) ou compostos (nos quais uma mesma reatividade é dirigida a um antígeno específico localizado em organelas de diferentes regiões celulares). Os padrões do Consenso Brasileiro que não têm contrapartida no ICAP receberam um código alfanumérico BAC- ("*Brazilian anti-cell*").

Em 2022, foi publicado o VI Consenso Brasileiro, que promoveu avanço na harmonização da nomenclatura de alguns padrões com o ICAP, incluindo o novo padrão nuclear pontilhado fino de pontos distintos (AC-4a) (disponível em www.hep-2.com.br/arvores.php). Ademais, aprofundou-se a organização do grupo de padrões complexos, abrangendo os padrões múltiplos, padrões compostos e padrões mistos. O Quadro 2 apresenta alguns dos principais padrões de IFI/HEp-2 reconhecidos pelos Consensos Brasileiros e o ICAP, bem como as respectivas associações com autoanticorpos e condições clínicas.

FATORES QUE PODEM INFLUENCIAR OS RESULTADOS DO TESTE DE IFI/HEP-2

É importante que o clínico compreenda que diversos fatores técnicos podem influenciar os resultados do teste de IFI/HEp-2. Entre tais fatores, temos primeiramente aqueles relacionados ao substrato antigênico, pois as células HEp-2 modificam sobremaneira a forma com que apresentam os epítopos dos diversos antígenos conforme as condições de cultura e as técnicas de fixação e permeabilização celular empregadas. Também de suma importância são as variações do pH, molaridade e força iônica das soluções diluentes e de lavagem, bem como o tipo e a diluição do anticorpo secundário ou conjugado da reação. Além disso, as várias etapas do teste de IFI/HEp-2 devem ser executadas com bastante atenção, para evitar alterações morfológicas das células e a formação de artefatos fluorescentes que prejudicam a leitura da reação. As características do microscópio e da lâmpada empregada são também relevantes. Nesse aspecto, o treinamento adequado e supervisionado da leitura da microscopia é de fundamental importância. Ressalta-se ainda o adequado controle de qualidade do teste, o qual inclui a utilização em cada ensaio de controles negativos e positivos com reatividades conhecidas com títulos baixos, médios e fortes. Além disso, a cada novo lote ou novas procedências de substrato/reagentes, deve ser realizado um projeto de validação com a utilização de um painel de soros padrão com reatividades conhecidas dos principais padrões de IFI/HEp-2.

COMO O CLÍNICO DEVE INTERPRETAR O RESULTADO DO TESTE IFI/HEP-2

Como método de triagem, o teste IFI/HEp-2 é capaz de informar sobre a presença de autoanticorpos na amostra, porém não é capaz de exclui-la cabalmente, já que alguns autoantígenos não são expressos na célula HEp-2. Ademais, alguns autoantígenos presentes na célula HEp-2 têm dificuldade para ser reconhecidos no teste IFI/HEp-2, como as sintetases (Jo-1 e relacionados), o complexo P ribossomal e a proteína Ro52 (Quadro 1). Portanto, um teste IFI/HEp-2 negativo não exclui a presença desses autoanticorpos. Mesmo para autoantígenos bem expressos na célula HEp-2, pode haver casos mais raros em que o respectivo autoanticorpo não apresenta reativi-

QUADRO 2 Principais padrões de IFI do teste de autoanticorpos em células HEp-2 (IFI/HEP-2) de acordo com o ICAP e VI Consenso Brasileiro de Autoanticorpos em Células HEp-2

Padrão	Código	Autoanticorpo(s)	Condição(ões) clínica(s) associada(s)
Padrões nucleares			
Homogêneo	AC-1	Anti-dsDNA (dupla hélice)	LES, nefrite lúpica e atividade geral do LES
		Antinucleossomo	
		Anti-histonas	Lúpus induzido por drogas, LES, AR (principalmente na síndrome de Felty), AIJ (principalmente na forma oligoarticular com uveíte), ES, hepatite autoimune
		Anti-Scl-70	ES Mais comumente esse anticorpo apresenta-se como padrão AC-29
Pontilhado fino denso	AC-2	Anti-LEDGF/p75 (DFS70)	População normal, tireoidite autoimune, psoríase, dermatite atópica, asma, cistite intersticial, incomum nas DRAS
Centromérico	AC-3	Antiproteínas do centrômero (CENP-A, B, C)	ES – principalmente na forma limitada, CBP, SSj
Pontilhado fino de pontos distintos	AC-4a	Anti-Ro/SS-A	SSj, LES, LESA, LN, ES, MII, AR, CBP
		Anti-La/SS-B	

(continua)

QUADRO 2 Principais padrões de IFI do teste de autoanticorpos em células HEp-2 (IFI/HEP-2) de acordo com o ICAP e VI Consenso Brasileiro de Autoanticorpos em Células HEp-2 *(continuação)*

Padrão	Código	Autoanticorpo(s)	Condição(ões) clínica(s) associada(s)
Pontilhado fino simples	AC-4b	Anti-Ro/SS-A	SSj, LES, LESA, LN, ES, MII, AR, CBP
		Anti-La/SS-B	
		Anti-Mi-2	MII – dermatomiosite
		Anti-TIF1γ	MII – associação com neoplasias nos pacientes adultos
		Anti-Ku	Sobreposição ES-miosite, LES
Pontilhado grosso	AC-5	Anti-U1RNP (anti-U1 ribonucleoproteína)	DMTC, LES, ES, DITC, síndromes de sobreposição
		Anti-Sm (anti-Smith)	LES
		Anti-RNA polimerase III	ES, crise renal esclerodérmica e risco de neoplasia na ES
Múltiplos pontos nucleares	AC-6	Anti-Sp100	CBP
		Anti-MJ/NXP-2	MII – dermatomiosite juvenil
Poucos pontos nucleares	AC-7	Anti-P80-coilina	Associações pouco conhecidas
Nucleolar homogêneo	AC-8	Anti-Th/To	ES forma limitada com hipertensão pulmonar grave
		Anti-PM/Scl	Sobreposição ES-miosite
		Anti-C23/nucleolina	Associações pouco conhecidas, LES
		Anti-B23/ nucleofosmina	Associações pouco conhecidas, ES, SAF
Nucleolar aglomerado	AC-9	Antifibrilarina (anti-U3RNP)	ES forma difusa grave, com doença intersticial pulmonar, hipertensão pulmonar, acometimento cardíaco e miosite
Nucleolar pontilhado	AC-10	Anti-NOR 90	ES
		Anti-RNA polimerase I	ES
		Anti-ASE	LES
Membrana nuclear ou envelope nuclear contínuo	AC-11	Antilâminas (A, B, C) e anti-LAP2	Raro em DRAS, LES, esclerodermia linear, SAF, hepatite autoimune
Membrana nuclear ou envelope nuclear pontilhado	AC-12	Antiglicoproteína 210 (anti-GP210)	CBP
		Anti-p62 nucleoporina	Hepatite autoimune, raro em DRAS, LES
PCNA-símile	AC-13	Anti-PCNA	LES (especificidade para o LES questionada atualmente)
CENP-F-símile	AC-14	Proteína CENP-F (ou mitosina)	Doenças neoplásicas, como câncer de pulmão, de mama, ovário, colorretal e linfoma, SSj e outras condições inflamatórias
TOPO1-símile ou do Scl-70	AC-29	Anti-DNA topoisomerase I (anti-Scl-70)	ES forma difusa com acometimentos cutâneo e pulmonar graves

(continua)

QUADRO 2 Principais padrões de IFI do teste de autoanticorpos em células HEp-2 (IFI/HEP-2) de acordo com o ICAP e VI Consenso Brasileiro de Autoanticorpos em Células HEp-2 *(continuação)*

Padrão	Código	Autoanticorpo(s)	Condição(ões) clínica(s) associada(s)
		Padrões citoplasmáticos	
Fibrilar linear	AC-15	Anti-F-actina	Hepatite autoimmune
		Antimiosina	Associações pouco definidas, observado em hepatite C, hepatocarcinoma, miastenia gravis
Fibrilar filamentar	AC-16	Citoqueratinas, vimentina, tubulina	Associações pouco conhecidas, observado em doença hepática alcoólica e outras condições clínicas
Fibrilar segmentar	AC-17	Anti-α-actinina, antivinculina, antitropomiosina	Associações pouco conhecidas, observado em *miastenia gravis*, doença de Crohn, colite ulcerativa
Pontos isolados	AC-18	Anti-GWB, entre outros	Associações pouco conhecidas, observado em DRAS e outras condições clínicas
Pontilhado fino denso	AC-19	Anti-PL7, anti-PL12	MII – síndrome antissintetase
		Anti-SRP	MII – miopatias necrosantes imunomediadas
		Antiproteína P ribossomal	LES, LE neuropsiquiátrico e também anemia hemolítica no LES juvenil
Pontilhado fino	AC-20	Anti-histidil t RNA sintetase (anti-Jo1) Outros antiaminoacil tRNA sintetases	MII – síndrome antissintetase, doença pulmonar intersticial
Reticular/ antimitocôndria	AC-21	Antimitocôndria	CBP
Golgi-símile ou polar	AC-22	Antigolginas	Associações clínicas pouco conhecidas, mononucleose infecciosa, infecção pelo HIV, ataxia cerebelar idiopática, raro em DRAS, como LES e SSj
Anéis e bastões	AC-23	IMPDH2 CTPS1	Hepatite C tratada com ribavirina e interferon A presença desse padrão depende do substrato utilizado
		Padrões do aparelho mitótico	
Centrossomo ou centríolo	AC-24	Anti-α-enolase, entre outros	ES, esclerodermia localizada, fenômeno de Raynaud
Fibras do fuso	AC-25	Anti-HsEg5	Associações pouco conhecidas
NuMA-símile	AC-26	Anti-NuMA	SSj, LES, ES limitada, DITC
Ponte intercelular	AC-27	Anti-β-tubulina, anti-CENP-E, anti-CENP-F, entre outros	Associações pouco conhecidas
		Padrões mistos ou compostos	
Nuclear pontilhado fino e nucleolar pontilhado	BAC-1	Anti-RNA polimerase I	ES
		Anti-RNA polimerase II	LES e outras condições autoimunes
Nuclear pontilhado grosso e nucleolar homogêneo	BAC-2	Anti-Ku	Superposição polimiosite e ES, LES, ES

(continua)

QUADRO 2 Principais padrões de IFI do teste de autoanticorpos em células HEp-2 (IFI/HEP-2) de acordo com o ICAP e VI Consenso Brasileiro de Autoanticorpos em Células HEp-2 *(continuação)*

Padrão	Código	Autoanticorpo(s)	Condição(ões) clínica(s) associada(s)
Citoplasmático pontilhado fino denso e nucleolar homogêneo	BAC-5	Antiproteína P ribossomal	LES, LE neuropsiquiátrico e também anemia hemolítica no LES juvenil

AC: "*anti-cell*"; AIJ: artrite idiopática juvenil; anti-ASE: *anti-sense to DNA excision repair protein ERCC-1*; anti-GWB: *anti-glycine, tryptophan-containing bodies*; anti-LAP2: *anti-lamina associated polypeptide 2*; anti-LEDGF/p75: *lens epithelium derived growth fator*; anti-PCNA: *anti-proliferating cell nuclear antigen*; AR: artrite reumatoide; BAC: "*Brazilian anti-cell*"; CBP: colangite biliar primária; CTPS1: citidina trifosfato sintase 1; DFS70: *dense fine speckled 70 protein*; DITC: doença indiferenciada do tecido conectivo; DMTC: doença mista do tecido conectivo; DRAS: doenças reumáticas autoimunes sistêmicas; ES: esclerose sistêmica; HsEg5: *human kinesin-related motor protein*; ICAP: *International Consensus on ANA Patterns*; IFI/HEp-2: imunofluorescência indireta em células HEp-2; IMPDH2: inosina monofosfato deidrogenase 2; LES: lúpus eritematoso sistêmico; LESA: lúpus eritematoso subagudo; LN: lúpus neonatal; MII: miopatias inflamatórias idiopáticas; NuMA: *nuclear mitotic apparatus protein*; NXP-2: *Nuclear Matrix Protein-2*; SAF: síndrome antifosfolípide; SSj: síndrome de Sjögren; TIF1-γ: *Intermediary Factor 1-gamma*.

dade. Isso ocorre porque cada plataforma de imunoensaio apresenta preferencialmente determinados epítopos de um autoantígeno, omitindo alguns outros. Dessa forma, em alguns casos, um determinado autoanticorpo pode apresentar resultado positivo em uma plataforma metodológica (p. ex., IFI/HEp-2), mas não em outra (p. ex., ELISA). Ocasionalmente, um paciente pode ter anticorpos contra um autoantígeno (p. ex., DNA nativo, U1-RNP ou Sm) que reconheçam muito bem o autoantígeno em uma plataforma em fase sólida (p. ex., ELISA, CLIA ou WB), mas não o reconheçam no teste IFI/HEp-2. Tais eventualidades são raras, mas devem ser consideradas.

A correspondência entre o padrão de IFI e os possíveis autoanticorpos presentes na amostra é útil para auxiliar na orientação de que imunoensaios antígeno-específicos devem ser realizados. Por exemplo, o encontro do padrão nuclear homogêneo (AC-1) sugere a presença de anticorpos anti-dsDNA, antinucleossomo ou anti-histona. O padrão citoplasmático pontilhado reticulado (AC-21) sugere a presença de anticorpos antimitocôndria. As relevâncias clínicas dos diversos padrões podem ser consultadas nos sites do ICAP (www.anapatterns.org) e do Consenso Brasileiro (www.https://www.hep-2.com.br/). É importante salientar que tais associações devem ser valorizadas à luz do contexto clínico do paciente. Por exemplo, a pesquisa dos anticorpos anti-dsDNA ou antinucleossomo diante de um padrão nuclear homogêneo (AC-1) é apropriada se o paciente apresenta manifestações dentro do espectro clínico de LES, mas não se o paciente apresenta quadro evocativo de artrite idiopática juvenil. Vale salientar também que tais correspondências são relativas e que a presença de um determinado autoanticorpo sugerido por um determinado padrão de IF/HEp-2 precisa ser confirmada em imunoensaios antígeno-específicos (p. ex., ELISA, CLIA, WB).

Finalmente, o valor de um resultado positivo de um teste IFI/HEp-2 varia muito em função do padrão de IFI, da intensidade da reatividade (título) e da probabilidade pré-teste. A importância do padrão foi bem discutida e amplamente divulgada pelo Consenso Brasileiro e pelo ICAP. A importância do título é algo intuitiva, mas tem sido formalmente demonstrada em estudos que evidenciam que a probabilidade pós-teste de que um indivíduo com IFI/HEp-2 positivo tenha realmente uma doença autoimune sistêmica aumenta substancialmente com títulos maiores. O terceiro fator, probabilidade pré-teste, é particularmente importante para interpretação de um resultado positivo de IFI/HEp-2, já que o teste é positivo em 13% da população geral. Tendo em vista que as doenças autoimunes sistêmicas ocorrem em menos de 5% da população geral, um resultado de IFI/HEp-2 positivo em uma amostragem aleatória de indivíduos tem mais chance de pertencer a um indivíduo não autoimune. Portanto, este não é um exame para se pedir como "triagem para doenças autoimunes", mas sim para consubstanciar a investigação de um paciente em um contexto clínico condizente com autoimunidade sistêmica.

REFERÊNCIAS BIBLIOGRÁFICAS

1. Agustinelli RA, Rodrigues SH, Mariz HA, Prado MS, Andrade LEC. Distinctive features of positive anti-cell antibody tests (indirect immunofluorescence on HEp-2 cells) in patients with non-autoimmune diseases. Lupus. 2019;28(5):629-34.
2. American College of Rheumatology. Position statement subject: Methodology of testing for antinuclear antibodies. Disponível em: https://www.rheumatology.org/Practice/Clinical/Position/Position_Statements/. Acessado em fevereiro de 2022.
3. CBA. Consenso Brasileiro de Autoanticorpos. Disponível em: www.hep-2.com.br/arvores.php. Acessado em 21/02/2023.
4. Chan EK, Damoiseaux J, Carballo OG, Conrad K, de Melo Cruvinel W, Francescantonio PL, et al. Report of the First International Consensus on Standardized Nomenclature of Antinuclear Antibody HEp-2 Cell Patterns 2014-2015. Front Immunol. 2015;6:412.
5. Chan EK, Damoiseaux J, de Melo Cruvinel W, Carballo OG, Conrad K, Francescantonio PL, et al. Report on the second International Consensus on ANA Pattern (ICAP) workshop in Dresden 2015. Lupus. 2016;25(8):797-804.
6. Chan EKL, von Mühlen CA, Fritzler MJ, Damoiseaux J, Infantino M, Klotz W, et al. The International Consensus on ANA Patterns (ICAP) in 2021-The 6th Workshop and Current Perspectives. J Appl Lab Med. 2022;7(1):322-30.
7. Claessens J, Belmondo T, De Langhe E, Westhovens R, Poesen K, Hüe S, et al. Solid phase assays versus automated indirect immunofluorescence for detection of antinuclear antibodies. Autoimmun Rev. 2018;17(6):533-40.
8. Cruvinel WM, Andrade LEC, Dellavance A, Ximenes AC, Bichara CDA, Mangueira CLP, et al. VI Brazilian consensus guidelines for detection of anti-cell autoantibodies on HEp-2 cells. Adv Rheumatol. 2022;62(1):34.
9. Cruvinel WM, Andrade LEC, von Mühlen CA, Dellavance A, Ximenes AC, Bichara CD, et al. V Brazilian consensus guidelines for detection of anti-cell autoantibodies on HEp-2 cells. Adv Rheumatol. 2019;59(1):28.
10. Damoiseaux J, Andrade LEC, Carballo OG, Conrad K, Francescantonio PLC, Fritzler MJ, et al. Clinical relevance of HEp-2 indirect immunofluorescent patterns: the International Consensus on ANA patterns (ICAP) perspective. Ann Rheum Dis. 2019;78(7):879-889.
11. Dellavance A, Andrade LEC. Detection of autoantibodies by indirect immunofluorescence cytochemistry on Hep-2 Cells. Methods Mol Biol. 2019;1901:19-46.
12. Dellavance A, Gabiel Junior A, Cintra AFU, Ximenes AC, Nuccitelli B, Taliberti Ben Hur, et al. II Consenso Brasileiro de Fator Antinuclear em Células HEp-2: definitions for standardization of autoantibody testing against the nucleus (ANA HEp-2), nucleolus, cytoplasm and mitotic apparatus, as well as its clinical associations. Rev Bras de Reumatol. 2003;43:129-40.
13. Dellavance A, Gabiel Junior A, Cintra AFU, Ximenes AC, Nuccitelli B, von Mühlen CA, et al. I Consenso Nacional para Padronização dos Laudos de FAN HEp-2. J Bras Patol Med Lab. 2002;38:207-16.
14. Dellavance A, Gabiel Junior A, Nuccitelli B, Taliberti BH, von Mühlen CA, Bichara CDA, et al. 3º Consenso Brasileiro para pesquisa de autoanticorpos em células HEp-2 (FAN). Recomendações para padronização do ensaio de pesquisa de autoanticorpos em células HEp-2, controle de qualidade e associações clínicas. Rev Bras Reumatol. 2009;49:89-109.
15. Francescantonio PL, Cruvinel W de M, Dellavance A, Andrade LE, Taliberti BH, von Mühlen CA, et al. IV Brazilian guidelines for autoantibodies on HEp-2 cells. Rev Bras Reumatol. 2014;54(1):44-50.
16. Hargraves MM, Richmond H, Morton R. Presentation of two bone marrow elements; the tart cell and the L.E. cell. Proc Staff Meet Mayo Clin. 1948;23(2):25-8.
17. Holborow EJ, Weir DM, Johnson GD. A serum factor in lupus erythematosus with affinity for tissue nuclei. Br Med J. 1957;2(5047):732-4.
18. ICAP International Consensus on ANA Patterns. Disponível em: www.anapatterns.org. Acessado em 21/02/2023.
19. Irure-Ventura J, López-Hoyos M. The past, present, and future in antinuclear antibodies (ANA). Diagnostics (Basel). 2022;12(3):647.
20. Mariz HA, Sato EI, Barbosa SH, Rodrigues SH, Dellavance A, Andrade LE. Pattern on the antinuclear antibody-HEp-2 test is a critical parameter for discriminating antinuclear antibody-positive healthy individuals and patients with autoimmune rheumatic diseases. Arthritis Rheum. 2011;63(1):191-200.
21. Prado MS, Dellavance A, Rodrigues SH, Marvulle V, Andrade LEC. Changes in the result of antinuclear antibody immunofluorescence assay on HEp-2 cells reflect disease activity status in systemic lupus erythematosus. Clin Chem Lab Med. 2020;58(8):1271-81.

10

Exames complementares na reumatologia – autoanticorpos

Mônica Simon Prado
Luís Eduardo Coelho Andrade

INTRODUÇÃO

Os autoanticorpos são biomarcadores importantes para o diagnóstico de várias doenças autoimunes dentro e fora do âmbito reumatológico. Além da conotação diagnóstica, alguns autoanticorpos auxiliam também na definição prognóstica, subfenotipagem e monitoramento de atividade de doenças autoimunes. Não menos importante, alguns autoanticorpos desempenham relevante papel na classificação e definição do espectro clínico de algumas enfermidades autoimunes. Para bem utilizar esses importantes biomarcadores, o clínico deve ter uma boa noção das bases metodológicas para determinação dos diversos autoanticorpos e do seu respectivo espectro de associações clínicas.

PLATAFORMAS METODOLÓGICAS

A pesquisa de autoanticorpos utiliza diversas plataformas metodológicas que têm em comum o fato de expor o soro do paciente a uma fonte antigênica com o intuito de capturar os anticorpos que se liguem ao(s) antígeno(s) de interesse. As reações podem utilizar várias matrizes biológicas, porém, via de regra, não há vantagem adicional em se utilizar outras matrizes que não o soro. Ademais, os valores de referência estão estabelecidos majoritariamente para a pesquisa em soro. Uma possível exceção são as encefalites autoimunes em que autoanticorpos contra receptores de membrana neuronal (por exemplo, NMDAr, LGI-1, CASPR-2, receptor de glicina e AMPAr) podem ter maior expressão no liquor que no soro. As formas de exposição dos autoantígenos, as matrizes físicas em que a reação ocorre e as formas de se verificar a formação da reação antígeno-anticorpo determinam as diversas plataformas metodológicas utilizadas na pesquisa de autoanticorpos, o que veremos a seguir.

Um detalhe importante é que o soro deve ser diluído em solução salina tamponada para pH entre 7,2 e 7,4 (PBS), pois normalmente há autoanticorpos naturais em baixa concentração no soro que apresentam reatividade cruzada de baixa avidez com ampla gama de autoantígenos. O uso do soro diluído em PBS contribui para minimizar a interferência desses autoanticorpos naturais na reação. Portanto, para cada tipo de teste, é preciso determinar a diluição do soro que torne irrelevante a reatividade dos autoanticorpos naturais (ruído de fundo) e permita evidenciar claramente os autoanticorpos de interesse que ocorrem em maiores concentrações.

Imunofluorescência indireta

O substrato antigênico usualmente consiste em cortes ultrafinos de tecido (3 a 4 μm de espessura) ou cultura de células em monocamada. Por exemplo, cortes de fígado e rim de rata são utilizados para pesquisa de anticorpos antimitocôndria e anti-*liver kidney microsome* (LKM); o protozoário flagelado *Crithidia luciliae* é utilizado na pesquisa de anticorpos anti-DNA nativo; neutrófilos humanos são utilizados na pesquisa de anticorpos contra citoplasma de neutrófilos (ANCA). A Figura 1 apresenta imagens de imunofluorescência indireta (IFI) para detecção de alguns autoanticorpos em distintos substratos. Em todos esses testes, o princípio é o mesmo. Aplica-se o soro pré-diluído sobre o substrato antigênico e aguarda-se um intervalo de tempo (em geral, 30 minutos) para ligação dos autoanticorpos aos autoantígenos apresentados.

A seguir, lava-se a reação com PBS para eliminar anticorpos aderidos não especificamente. A reação é, então, incubada com o conjugado fluorescente (imunoglobulina animal, em geral cabra, contra imunoglobulina humana, tendo a imunoglobulina animal uma molécula de fluoróforo acoplada). O fluoróforo mais popular é o isotiocianato de fluoresceína, que emite cor verde quando exposto à luz azul. Os anticorpos conjugados ligam-se às imunoglobulinas humanas que estiverem ligadas aos antígenos do substrato, emitindo uma característica fluorescência verde proporcional à quantidade de autoanticorpos imobilizados na reação. Assim, podemos afirmar se há reatividade contra o autoantígeno em questão (positivo ou negativo), avaliar a intensidade da reatividade e determinar o padrão de distribuição morfológica do autoantígeno reconhecido (padrão de imunofluorescência). É importante mencionar que após incubação do conjugado é necessária ampla lavagem com PBS para remover o conjugado aderido não especificamente. Ademais, a reação deve ser processada ao abrigo da luz, pois a fluorescência do conjugado decai por exposição à luz. Pelo mesmo motivo, as lâminas com a reação já pronta devem ser guardadas ao abrigo da luz e a 4ºC até o momento da leitura. A Figura 2A ilustra esquematicamente a reação de IFI.

Aglutinação, turbidimetria e nefelometria

O ensaio de aglutinação baseia-se no princípio de que os anticorpos podem manter espacialmente próximas duas partículas recobertas por antígenos reconhecidos por esses anticorpos. Isso se deve à bivalência da molécula de imunoglobulina, com duas regiões Fab. Dessa forma, micropartículas ou células recobertas com um

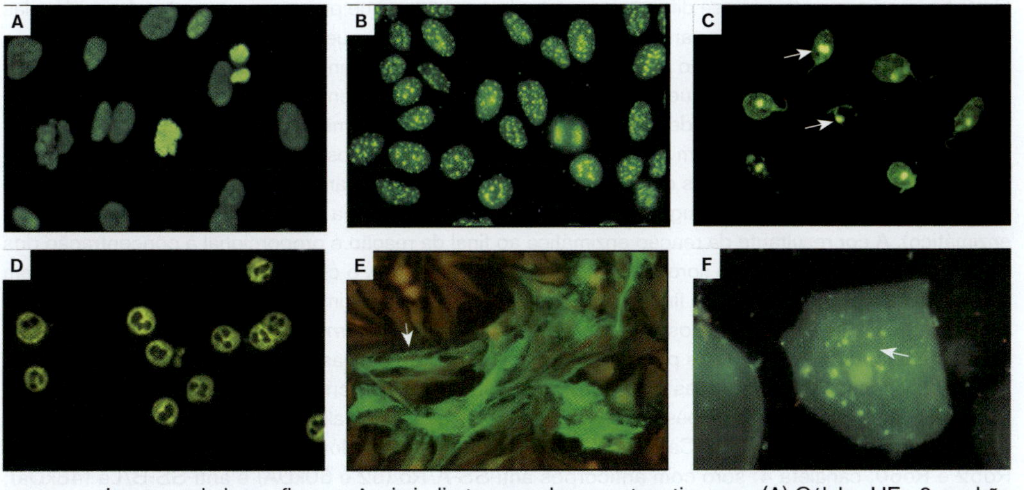

FIGURA 1 Imagens de imunofluorescência indireta para alguns autoanticorpos. (A) Células HEp-2: padrão de anticorpos anti-NuMA-1 (AC-26). (B) Células HEp-2: padrão centromérico (AC-3). (C) Células de *Crithidia luciliae* evidenciando forte reatividade contra o cinetoplasto (setas), indicando a presença de anticorpos anti-DNA nativo. (D) Neutrófilos humanos: padrão c-ANCA, sugestivo de anticorpos antiproteinase 3. (E) Mosaico de células HEK-293T transfectadas e não transfectadas com IgLON-5 (as células não transfectadas operam como controle negativo e as transfectadas (setas) sinalizam a presença de nati-IgLON-5 no soro). (F) Células de mucosa oral humana: reatividade em grânulos cerato-hialinos perinucleares (setas), indicando reatividade contra epítopos citrulinados da filagrina.

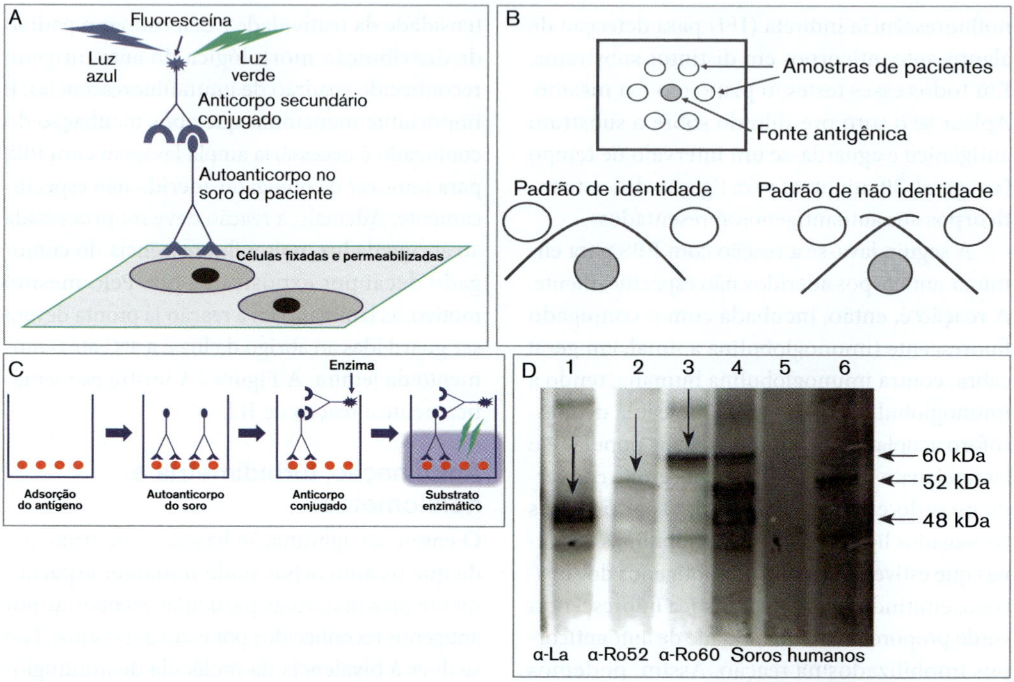

FIGURA 2 Representação esquemática dos principais imunoensaios. (A) Imunofluorescência indireta. A intensidade e a distribuição da imunofluorescência indicam a concentração de autoanticorpos na amostra e a possível natureza do autoantígeno alvo, respectivamente. (B) Imunodifusão dupla. Placa com gel de agarose com poços cilíndricos de 4 mm de diâmetro, contendo fonte de antígenos e soro de pacientes. Os anticorpos e os antígenos se difundem através da agarose, o que promove o encontro das moléculas de antígeno e de anticorpo, formando imunocomplexos insolúveis que se precipitam em linhas brancacentas. Cada linha de precipitação representa um autoanticorpo. Quando duas linhas de poços adjacentes se encontram de forma congruente, formando um arco contínuo entre ambas, falamos em padrão de identidade, ou seja, as amostras de ambos os poços apresentam o mesmo tipo de anticorpo. Por outro lado, linhas que se cruzam indicam que se trata de anticorpos distintos. (C) Enzimaimunoensaio em fase sólida (ELISA). Os autoanticorpos da amostra ligam-se ao substrato antigênico imobilizado em fase sólida e são reconhecidos pelo conjugado (anticorpo anti-imunoglobulina humana marcado com composto enzimático). A cor resultante da reação enzimática ao final da reação é proporcional à concentração dos autoanticorpos em questão no soro do paciente. Alternativamente, o conjugado pode ser marcado com composto quimioluminescente ou fluorescente, respectivamente, nos imunoensaios quimioluminescentes (CLIA) e ensaios imunoenzimáticos fluorescentes (FEIA). (D) *Western blot*. Membrana de nitrocelulose para a qual foram transferidas as proteínas de extrato total de células MOLT-4 (linhagem de leucemia linfoblástica humana) já separadas por eletroforese em gel de poliacrilamida. Em uma canaleta à parte foram separados marcadores de peso molecular, contra os quais se avalia o peso molecular dos antígenos reconhecidos pelos anticorpos. Canaletas 1 a 3: anticorpos monoclonais contra, respectivamente, La, Ro52 e Ro60; canaleta 4: soro com anticorpos anti-SS-A/Ro (52 e 60kDA) e anti-SS-B/La (48kDa); canaleta 5: soro humano normal; canaleta 6: soro com anticorpos anti-SS-A/Ro 52kDa.

determinado antígeno serão aglutinadas quando expostas a anticorpos contra esse antígeno. Caso o anticorpo seja de classe IgM (que usualmente se organiza em forma de pentâmero), a aglutinação é tão extensa que pode ser identificada a olho nu. É o caso do fator reumatoide IgM, que permite a aglutinação visível de partículas de látex revestidas com IgG agregada. Este é de fato o princípio do teste do látex para pesquisa do fator reumatoide.

Uma evolução importante dos ensaios de aglutinação são os ensaios de turbidimetria e nefelometria, pois são mais sensíveis que a aglutinação a olho nu e permitem a detecção de anticorpos das classes IgG e IgA. O princípio básico é o mesmo, com micropartículas revestidas com o antígeno de interesse sendo expostas ao soro do paciente. Para identificar a reatividade e consequente aglutinação das micropartículas, utilizam-se sensores fotoelétricos que analisam o comportamento de feixes de raios laser atravessando a solução contendo as micropartículas e os anticorpos. Se houver agregação das micropartículas, parte dos feixes de laser será desviada pelos agregados e não conseguirá impressionar os sensores fotoelétricos na extremidade oposta à fonte de laser. A atenuação dos feixes de laser é proporcional ao poder aglutinante dos anticorpos presentes na amostra. Este é o princípio da imunoturbidimetria. Uma outra metodologia é a imunonefelometria, que aborda exatamente a parte do feixe de laser desviada ao colidir com os microagregados (efeito Tyndall). Sensores colocados em diferentes ângulos em relação à fonte de laser detectam os raios defletidos, de forma proporcional à quantidade de microagregados e anticorpos presentes na reação. A imunonefelometria e a imunoturbidimetria podem fornecer uma estimativa quantitativa ou semiquantitativa da concentração dos anticorpos mediante calibração com uma curva de padrões com reatividade conhecida. Ambas são mais sensíveis que a aglutinação simples e são passíveis de automatização, sendo largamente utilizadas em laboratórios clínicos.

Imunodifusão dupla e contraimunoeletroforese

O ensaio de imunodifusão dupla, originalmente estabelecido por Ouchterlony para identificação de antígenos em microrganismos, foi adaptado para pesquisa de autoanticorpos. Foi o método usado para descoberta e caracterização de vários autoanticorpos de interesse em reumatologia, como aqueles contra os autoantígenos Sm, U1-RNP, SS-A/Ro, SS-B/La, Jo-1, Scl-70 etc. Baseia-se na precipitação de complexos antígeno-anticorpo em meio semissólido (Figura 2B). A análise criteriosa das linhas de precipitação permite identificar a especificidade de autoanticorpos em cada amostra. Uma variante deste ensaio é a contraimunoeletroforese, na qual o encontro de antígenos e anticorpos é acelerado e potencializado por uma corrente elétrica interposta entre a fonte antigênica e os poços com soro.

Os métodos de imunodifusão dupla e contraimunoeletroforese são extremamente específicos, porém sua sensibilidade pode ser menor de que a de imunoensaios de fase sólida, que serão discutidos a seguir. Ademais, não se prestam a automatização e requerem analistas experimentados na interpretação das linhas de precipitação. Portanto, há uma forte tendência à mudança para imunoensaios de fase sólida nos laboratórios clínicos.

ELISA, CLIA e FEIA

Este é um grupo de ensaios baseados na adsorção de antígenos específicos em superfícies plásticas, usualmente do tipo poliestireno. O formato mais usual é o de placas de microtitulação com 96 poços, em que cada poço processará a reação de uma amostra de soro. Formatos alternativos incluem microesferas, cápsulas individuais etc.

O antígeno a ser adsorvido à fase sólida pode ser natural, obtido por purificação de tecidos ou células, ou recombinante, a partir de expressão do respectivo cDNA em bactérias ou células eucarióticas. Pode também ser a molécula inteira do antígeno ou apenas um fragmento que contém os principais autoepítopos. Para alguns autoanticorpos, pode ser mesmo uma pequena sequência peptídica sintetizada artificialmente. Essas variantes podem ter importante influência no painel de autoepítopos disponíveis para reconhecimento pelos autoanticorpos, o que pode influenciar no desempenho diagnóstico final do ensaio.

Em todos os imunoensaios de fase sólida, o processo segue o mesmo protocolo geral. Amostras de soro diluídas são colocadas nos poços individuais já recobertos com o antígeno de interesse. Após ligação dos anticorpos aos antígenos imobilizados na superfície, procede-se à lavagem com PBS para remoção de anticorpos irrelevantes. Então incuba-se a reação com o anticorpo conjugado à semelhança do ensaio de IFI, porém nesse caso a imunoglobulina animal anti-imunoglobulina humana está conjugada a outro tipo de marcador, como enzimas (ELISA), substâncias quimioluminescentes (CLIA) ou combinação de enzima e fluoróforo (FEIA) (Figura 2C). O fluoróforo mais utilizado é o isotiocianato de fluoresceína. Enzimas frequentemente utilizadas são a peroxidase e a fosfatase alcalina. O agente quimioluminescente mais frequentemente utilizado é o isoluminol. Em todas essas modalidades, o anticorpo conjugado liga-se aos autoanticorpos que tenham se ligado ao substrato antigênico. Após lavagem com PBS para remoção do conjugado não ligado, a reação recebe os compostos para revelação. No caso das enzimas, recebe o respectivo substrato enzimático (por exemplo, H_2O_2 no caso da peroxidase) e um indicador cromógeno da reação enzimática. No caso da quimiluminescência, a reação recebe um agente que oxida o isoluminol gerando luz. A reação de ELISA é analisada em um espectrofotômetro, que mede a densidade óptica para a luz no comprimento de onda apropriado, enquanto na reação de CLIA a reação é analisada em um luminômetro e no caso de FEIA em um fluorímetro. Em qualquer desses casos, estabelece-se uma curva de calibração com amostras com um espectro de reatividade que vai do negativo ao positivo forte. Os valores obtidos com as amostras testes são interpolados nessa curva para obtenção dos valores individuais.

De maneira geral, os imunoensaios em fase sólida são muito sensíveis, o que é certamente uma vantagem. Por outro lado, permitem também a detecção de autoanticorpos de baixa avidez e em baixa concentração. Considerando-se que existe um certo grau de autoimunidade fisiológica representada por autoanticorpos naturais, pode haver reatividade em baixa intensidade (valores pouco acima do valor de corte do ensaio) em amostras de indivíduos não autoimunes, sejam sadios ou com outras enfermidades. Portanto, é preciso cautela na interpretação de resultados positivos obtidos com essas metodologias, principalmente em se tratando de reatividade limítrofe ou fraca.

Western blot, dot blot e *line blot*

Este grupo de ensaios baseia-se na exposição dos antígenos de interesse em membranas de nitrocelulose ou de *polyvinyldine difluoride* (PVDF). Os antígenos podem ser diretamente aplicados, no caso do *dot blot* e *line blot*, ou transferidos de gel de poliacrilamida após separação por eletroforese (*Western blot*). No caso do *dot* e *line blot*, antígenos purificados ou recombinantes são diretamente adsorvidos à membrana, o que se assemelha aos demais ensaios de fase sólida, com a diferença da natureza química da fase sólida. No caso do *Western blot*, as proteínas de um extrato complexo de tecidos ou células são separadas por eletroforese de acordo com seu peso molecular. Portanto, a posição da banda antigênica reconhecida pelos autoanticorpos é fundamental na definição dos prováveis autoanticorpos (Figura 2D). Em todos esses casos a reação segue a mesma estratégia de revelação mediante anticorpo conjugado, como descrito para os demais ensaios de fase sólida. O *Western blot* é utilizado predominantemente em laboratórios de pesquisa, enquanto o *dot blot* e o *line blot* são desenhados para uso em laboratórios clínicos.

Cell-based assay

Este é um método recentemente desenvolvido e que vem ganhando popularidade em função de sua versatilidade, sensibilidade e especificidade. O princípio baseia-se na transfecção do cDNA de um determinado autoantígeno para que seja expresso por uma célula que normalmente não o expressa. A linhagem celular mais utilizada tem sido a *human embryonic kidney* (HEK-293). As lâminas são preparadas com uma mistura de células transfectadas e não transfectadas. Em um ensaio de IFI convencional as amostras positivas para o anticorpo em questão irão provocar forte fluorescência nas células transfectadas, servindo as células não transfectadas como controle negativo da reação. Este ensaio tem sido utilizado para detecção de anticorpos contra a aquaporina 4, receptor de fosfolipase A2 (PLA2R), receptor de N-metil-D-aspartato (NMDAR) e ácido α-amino-3-hidroxi-5-metil-4-isoxazolepropiônico (AMPAR), IgLON-5 (Figura 1E), entre outros. Há perspectivas de que essa metodologia seja aplicada para autoanticorpos de interesse reumatológico, como recentemente demonstrado para anticorpos antifibrilarina.

Imunoensaios multiplex com microesferas identificáveis

Um avanço tecnológico recente é representado por microesferas identificáveis por um atributo físico que as distingue entre si. Em geral, elas se diferenciam por nuances cromáticas ou por diferenças no tamanho. A partir dessa prerrogativa, vários autoantígenos podem ser adsorvidos a microesferas distintas, gerando-se um conjunto de esferas heterogêneas em que cada autoantígeno estará adsorvido a um tipo específico de microesfera. Esse conjunto heterogêneo de microesferas pode ser testado diante de uma determinada amostra de soro, sendo que os autoanticorpos presentes se ligarão às respectivas microesferas. Seguem-se as etapas de lavagem e incubação com conjugado (fluorescente ou quimioluminescente) e a reação é então analisada em uma espécie de citômetro de fluxo que analisa simultaneamente a identidade física das microesferas (tamanho ou cor) e o sinal atribuído à ligação do anticorpo (fluorescência ou quimiluminescência). Ao final, tem-se o registro da presença e intensidade de vários autoanticorpos em uma única reação, permitindo uma abordagem multiplex.

Esta plataforma tem sido crescentemente utilizada em laboratórios clínicos devido a múltiplas vantagens: uso de pequeno volume de soro, rapidez, automatização, alta sensibilidade e possibilidade de consolidação da pesquisa de diversos autoanticorpos em uma só reação. No entanto, cabem os mesmos alertas feitos para todos os imunoensaios de fase sólida em relação à excessiva sensibilidade e aos cuidados com resultados positivos pouco acima do valor de corte.

Ensaios multiparamétricos

Ensaios multiparamétricos são aqueles em que uma pequena amostra de soro é simultaneamente analisada para múltiplos analitos (no caso, autoanticorpos) em uma única reação. Há dois tipos principais, de acordo com a matriz física de absorção dos autoantígenos. Os ensaios multiparamétricos em superfície planar são também conhecidos como microarranjos (*microarrays*), nos quais centenas ou milhares de pontos microscópicos com antígenos distintos são ordenadamente dispostos em uma superfície plana (nitrocelulose, derivados de silicone etc.). A reação imunológica com uma única amostra segue os princípios gerais dos imunoensaios em fase sólida e a leitura é feita em um analisador computadorizado que faz uma varredura de todos os pontos, computando a respectiva reatividade. Os ensaios multiparamétricos de fase líquida baseiam-se em microesferas identificáveis, como descrito, que são processadas em uma solução e analisadas em um citômetro de fluxo. Os ensaios multiparamétricos têm sido progressivamente incorporados na prática de laboratórios clínicos e devem ser criteriosamente avaliados como os demais imunoensaios de fase sólida.

Aprendizado de máquina e inteligência artificial para seleção e interpretação de testes paramétricos

O aprendizado de máquina ou "*machine learning*" é um subconjunto de inteligência artificial onde o objetivo é o aprendizado automatizado pelo algoritmo digital a partir dos dados apresentados, resultando em aperfeiçoamento progressivo do algoritmo. Essa abordagem pode ser aplicada para descoberta e seleção de analitos a serem dosados, bem como para a estratificação de chances de um determinado diagnóstico ou prognóstico frente a um conjunto de analitos dosados. É uma ferramenta que vem sendo utilizada no desenvolvimento da medicina de precisão e deverá integrar a abordagem laboratorial, mediante consolidação de informações de dosagem de autoanticorpos, citocinas e marcadores genéticos. Considerando-se a grande heterogeneidade no espectro clínico de cada doença autoimune, a aplicação do conceito de inteligência artificial e aprendizado de máquina poderá contribuir para a definição mais refinada do espectro clínico, prognóstico e melhores opções terapêuticas em nível individual. Esse tipo de abordagem ainda não se encontra em condições amplamente aplicáveis para estabelecimento em rotina de laboratório clínico.

RASTREAMENTO DE AUTOANTICORPOS POR IMUNOFLUORESCÊNCIA INDIRETA EM CÉLULAS HEP-2

O termo "fator antinúcleo" (FAN) tende a ser substituído pelo termo "anticorpos anticélulas" em virtude de que o teste de imunofluorescência indireta em células HEp-2 (IFI/HEp-2) permite a detecção de anticorpos contra outros componentes celulares além do núcleo, como o citoplasma e o aparelho mitótico. A célula HEp-2 é uma linhagem derivada de carcinoma de laringe humana, embora haja indícios de que as linhagens atualmente disponíveis estejam contaminadas com genes da célula HeLa, igualmente de origem humana. Este é um teste útil para o rastreamento de uma vasta gama de autoanticorpos presentes em diversas doenças autoimunes sistêmicas. O IFI/HEp-2 oferece três tipos básicos de informação. Primeiramente, um resultado positivo informa sobre a presença de um autoanticorpo na amostra. A segunda informação refere-se à concentração sérica do anticorpo, que é expressa pelo título da reação. Finalmente, e de grande importância, o padrão de imunofluorescência informa sobre os possíveis autoanticorpos presentes na amostra. De fato, o padrão de imunofluorescência reflete a distribuição espacial do antígeno reconhecido pelos autoanticorpos. Para alguns autoantígenos, a distribuição topográfica é bastante característica, permitindo intuir sobre os mais prováveis autoanticorpos presentes na amostra. Este é um importante direcionador dos próximos testes a serem executados.

O teste IFI/HEp-2 é relativamente simples do ponto de vista técnico, porém apresenta grande complexidade na etapa de interpretação, pois há grande dose de subjetividade e uma ampla gama de variáveis a serem consideradas. Portanto, é imprescindível que seja interpretado por analistas experientes, se possível com dupla leitura por um segundo analista. O Consenso Brasileiro de FAN, uma iniciativa de especialistas de várias partes do país, sistematizou a nomenclatura e classificação dos vários padrões de imunofluorescência observados ao exame IFI/HEp-2 (vide www.hep2.com.br). Ademais, serviu de alicerce para o *International Consensus on ANA Patterns* (ICAP), uma iniciativa internacional que segue os preceitos fundamentais do Consenso Brasileiro, divulgando e padronizando os critérios para interpretação do exame em todo o mundo. A página do ICAP (www.ANApattern.org) está disponível em dezoito idiomas, inclusive o português, e oferece várias informações úteis, como a árvore de classificação dos padrões, descrição pormenorizada de cada padrão com uma coleção de imagens representativas, bem como as possíveis associações com autoanticorpos específicos e respectivas associações clínicas. Além de estabelecer o consenso na nomenclatura dos diversos padrões, o ICAP designou um código alfanumérico para cada padrão, contendo o acrônimo AC (*anti-cell*) e uma numeração sequencial. Alguns exemplos são os padrões nuclear homogêneo (AC-1), citoplasmático pontilhado reticulado (AC-21) e de fuso mitótico (AC-26). O Consenso Brasileiro adotou o sistema alfanumérico do ICAP e criou um código BAC (*Brazilian AC*) para padrões ainda não presentes no sistema de classificação do ICAP.

Por ser extremamente sensível, o teste IFI/HEp-2 pode detectar autoanticorpos em uma significativa parcela de indivíduos aparentemente saudáveis, bem como em alguns pacientes com doenças não autoimunes. No Brasil, as estimativas situam a prevalência de IFI-HEp-2 positivo em 13% da população geral e em 18% de pacientes com doenças não autoimunes variadas. Em ambos os casos, não se trata de um teste falso-positivo, pois os autoanticorpos estão de fato presentes, já que uma parcela da população, saudável ou não, apresenta autoanticorpos circulantes. Para a interpretação do significado de um teste IFI/HEp-2 positivo, deve-se considerar que, em geral, os títulos de IFI/HEp-2 são mais baixos nos indivíduos não autoimunes e mais altos nos enfermos autoimunes. Porém, este não é um parâmetro absoluto, havendo exceções nas duas extremidades. A criteriosa análise do padrão de imunofluorescência também é um parâmetro valioso, pois alguns padrões tendem a ocorrer predominantemente, ou quase exclusivamente, em pacientes com doenças autoimunes sistêmicas, como, por exemplo, o nuclear homogêneo (AC-1) e o nuclear pontilhado grosso (AC-5). Em contrapartida, o padrão nuclear pontilhado fino denso (AC-2), mesmo que em altos títulos, ocorre predominantemente em indivíduos sem qualquer evidência de autoimunidade sistêmica. Esses são parâmetros úteis, mas não absolutos, devendo ser complementados pela criteriosa análise clínica e por testes adicionais para os autoanticorpos específicos relevantes no contexto.

Ao se considerar o teste IFI/HEp-2 como um método de rastreamento de autoanticorpos, é importante ter em mente que alguns autoantígenos não estão presentes nessa linhagem celular e, portanto, os respectivos autoanticorpos não ocasionarão um teste IFI/HEp-2 positivo. Autoanticorpos não detectáveis no teste IFI HEp-2 incluem aqueles contra a cardiolipina e outros fosfolípides, Ro52/TRIM21, proteinase 3, mieloperoxidase, IgG (fator reumatoide), peptídeos citrulinados, HMGCR (*3-hydroxy-3methylglutaryl coenzyme A reductase*), LKM, receptor da acetilcolina e moléculas de superfície neuronal (AMPA, NMDA, aquaporina 4 etc.). Ademais, a expressão de alguns autoantígenos é inconsistente nas células HEp-2, incluindo o sistema da proteína P ribossomal, as tRNA sintetases (Jo-1, PL-7, PL-12, etc) e a proteína SS-A/Ro60. Desta forma, um teste IFI/HEp2 negativo não descarta a possibilidade desses autoanticorpos.

IMUNOENSAIOS ESPECÍFICOS PARA PESQUISA DE AUTOANTICORPOS INDIVIDUAIS

Os imunoensaios anticorpo-específicos permitem identificar individualmente os autoanticorpos de interesse nos vários cenários clínicos. Esses testes baseiam-se nas plataformas metodológicas descritas na primeira parte deste capítulo. Abordaremos a seguir os principais autoanticorpos relevantes aos diversos cenários clínicos, observando-se que alguns autoanticorpos são específicos para determinada doença, enquanto outros estão associados a mais de uma enfermidade (Quadro 1).

Na artrite reumatoide (AR), são de grande relevância o fator reumatoide e os anticorpos contra peptídeos citrulinados (ACPA). O fator reumatoide é um anticorpo contra a fração Fc de IgG, podendo o próprio fator reumatoide ser das classes IgG, IgM ou IgA. Todos têm relevância clínica, mas o fator reumatoide IgM é o mais bem caracterizado e largamente utilizado. O fator reumatoide ocorre em 70 a 80% dos pacientes com AR, mas também ocorre em uma grande variedade de enfermidades autoimunes e não autoimunes, portanto tem especificidade clínica limitada, especialmente quando em baixos títulos. Já quando em altos títulos, ocorre preferencialmente na AR ou na síndrome de Sjögren. O outro importante sistema é o ACPA, cujos anticorpos reconhecem sequências peptídicas que tenham um aminoácido citrulina. ACPA são encontrados em 70%-75% dos pacientes reumatoides e em baixa frequência em algumas outras condições clínicas, conferindo maior especificidade para o diagnóstico de AR. ACPA podem ser detectados por vários métodos, mas o mais largamente utilizado é o de imunoensaio em fase sólida usando uma mistura de peptídeos citrulinados selecionados (anti-CCP-2). Imunoensaios para antivimentina citrulinada têm o mesmo desempenho diagnóstico que o anti-CEP-2. Vale ressaltar que o anti-CCP-3 é uma marca comercial e não uma terceira geração do anti-CCP-2. Uma alternativa caseira para pesquisar ACPA é a IFI em células da mucosa oral humana, na qual a reatividade contra grânulos cerato-hialinos indica anticorpos contra a filagrina, proteína altamente citrulinada (Figura 1F). Há uma variedade de outros autoanticorpos associados à AR, mas não têm aplicação clínica corriqueira. Ultimamente têm sido intensivamente estudados

QUADRO 1 Autoanticorpos encontrados nas doenças reumáticas autoimunes sistêmicas

Enfermidade	Autoanticorpos específicos	Autoanticorpos associados
Artrite reumatoide	ACPA, CarP	FR
Lúpus eritematoso sistêmico	Sm, DNA nativo, nucleossomos, PCNA, proteína P ribossomal	U1-RNP, Ro-52, Ro-60, SS-B/La, FR, NuMA, centrômero, hemácias, linfócitos
Síndrome de Sjögren	–	FR, Ro-60, Ro-52, SS-B/La, NuMA, centrômero
Síndrome antifosfolípide	CL, LAC, β2 GPI, domínio I da β2 GPI; PS/PT	–
Miopatias inflamatórias idiopáticas	t-RNA sintetases (Jo-1, PL-7, PL-12, EJ, OJ, KS), Mi-2, SRP, HMGCR, MDA-5, TIF1-γ, NXP-2, cN1A	Ro-52/TRIM21, U1-RNP, PM/Scl (PM-1), Ku
Esclerose sistêmica	Scl-70 (DNA topo I), RNA polimerase III, fibrilarina, To/Th	Centrômero, Ro-52, U1-RNP, FR
Poliangiíte microscópica	–	MPO, PR3, MBG
Granulomatose eosinofílica com poliangiíte	–	Mieloperoxidase (pANCA), proteinase 3 (pANCA)
Granulomatose com poliangiíte	–	Proteinase 3 (pANCA); mieloperoxidase (p-ANCA)
Doença de Goodpasture	MBG (domínio globular do colágeno IV)	*Proteinase 3 (c-ANCA),* mieloperoxidase (p-ANCA)

ACPA: anticorpos contra peptídeos citrulinados; ANCA: anticorpos contra o citoplasma de neutrófilos; anti-aCL: anticardiolipina anti- β2GPI: antibeta 2 glicoproteína; anti-LAC: anticoagulante lúpico; anti-MPO: antimieloperoxidase; anti-PR3: antiproteinase-3; anti-PS/PT: *anti-phosphatidylserine/prothrombin*; CarP: peptídeos carbamilados; FR: fator reumatoide; HMGCR: 3-hidroxi-3-metilmetilglutaril coenzima A redutase; MBG: membrana basal glomerular; MDA-5: *melanoma differentiation associated protein 5*; NuMA: *nuclear mitotic apparatus protein*; NXP-2: *nuclear matrix protein* 2; PCNA: *proliferating cell nuclear antigen*; Sm: antígeno Smith; SRP: *signal recognition particle*; TIF: *transcriptional intermediary fator*; RNP: ribonucleoproteína.

autoanticorpos contra proteínas que sofreram modificações pós-tradução. À guisa do que acontece com a arginina, outros aminoácidos podem ser modificados e os peptídeos decorrentes são imunogênicos na AR. Um exemplo são autoanticorpos que reconhecem especificamente peptídeos que contenham uma homocitrulina, uma modificação pós-tradução decorrente da carbamilação da lisina. Os anticorpos antipeptídeos carbamilados (anti-CarP) ocorrem em 30 a 40% dos pacientes com AR, sendo considerados relativamente específicos e associados a formas mais graves da doença. Autoanticorpos semelhantes são aqueles contra malonodialdeído-lisina e acetaldeído-lisina, cuja relevância clínica ainda não está bem determinada. Anticorpos contra outros tipos de modificação pós-transcrição (p. ex., colágeno tipo II oxidado) têm sido descritos na AR, mas seu uso clínico ainda não está validado.

Nos últimos anos, houve grande desenvolvimento no rol de autoanticorpos específicos das miopatias inflamatórias idiopáticas (MII) (Quadro 1). Além da conotação diagnóstica, esses autoanticorpos trazem importantes associações com o fenótipo da enfermidade. Por exemplo, a ocorrência de pneumopatia intersticial está associada a anticorpos contra as tRNA sintetases, anti-MDA-5 e anti-Ro52/TRIM21. Os anticorpos anti-tRNA sintetase associam-se fortemente à síndrome antissintetase, enquanto o anticorpo anti-MDA-5 associa-se às formas da dermatomiosite clinicamente amiopática. A ocorrência de câncer está associada aos anticorpos anti-TIF1γ e anti-NXP-2. Já os anticorpos anti-Mi-2 associam-se a dermatomiosite responsiva à terapêutica e com ausência de comprometimento pulmonar e neoplasias. Anticorpos anti-SRP (*signal recognition particle*) e anti-HMGCR (*3-hydroxy-3methyl-glutaryl coenzyme A reductase*) estão associados a formas miopáticas necrosantes e com pouco infiltrado inflamatório. Anticorpos anti-cN1A estão associados a miosite por corpos de inclusão. Anticorpos associados, mas não específicos de MII, incluem o anti-PM/Scl, anti-Ku, anti-U1-RNP e anti-Ro52/TRIM21.

Na esclerose sistêmica, os autoanticorpos tradicionais são o anticentrômero e o anti-DNA topoisomerase I (Scl-70). Anticentrômero associa-se às formas limitadas da doença e também é observado na colangite biliar primária e na síndrome de Sjögren. Anti-Scl-70 é altamente específico e associa-se às formas difusas da doença, com envolvimento visceral proeminente. Mais recentemente foram caracterizados os anticorpos anti-RNA polimerase III (RNA pol III), altamente específicos e que se associam a formas difusas e graves, bem como à maior predisposição a comprometimento renal e neoplasias, principalmente nos primeiros três anos da doença. Anticorpos antifibrilarina ocorrem em formas difusas e com grave visceralização, incluindo comprometimento cardíaco e de jejuno, enquanto os anticorpos anti-To/Th tendem a ocorrer em formas mais brandas, embora sinalize maior chance de hipertensão pulmonar. Os anticorpos anti-RNA polimerase I e anti-NOR-90 (*nucleolar organizing region*) estão associados à esclerose sistêmica, porém sua especificidade clínica não está inteiramente definida. Anticorpos associados, mas não específicos de esclerose sistêmica, incluem o anti-U1-RNP, anti-SS-A/Ro e fator reumatoide.

O lúpus eritematoso sistêmico (LES) é talvez a enfermidade com o maior número de autoanticorpos descritos (Quadro 1). Também é aquela em que se observa a maior variedade de autoanticorpos em um mesmo paciente. Assim, é comum que haja dois a quatro autoanticorpos no soro de um paciente com LES, enquanto normalmente há apenas um autoanticorpo no soro de pacientes com esclerose sistêmica ou MII. Outra marca do LES é a ocorrência de anticorpos contra antígenos da cromatina, especialmente o DNA nativo, o nucleossomo (complexo formado por DNA nativo e um octâmero de moléculas de histonas H2a, H2b, H3 e H4) e histonas. Anti-DNA nativo e antinucleossomo são anticorpos específicos, cujos níveis séricos tendem a se relacionar à atividade da doença. Os anticorpos antinucleossomo frequentemente precedem os anticorpos anti-DNA e têm a mesma especificidade diagnóstica.

A síndrome de Sjögren também apresenta uma diversidade de autoanticorpos (Quadro 1), porém nenhum autoanticorpo específico para essa síndrome está disponível em laboratórios clínicos. No entanto, os anticorpos anti-SS-A/Ro e anti-SS-B/La fazem parte dos critérios de classificação da síndrome de Sjögren. Alguns estudos apontam para autoanticorpos de ocorrência precoce na síndrome de Sjögren (antianidrase carbônica VI, antiproteína específica da parótida, antiproteínas salivar 1), porém seu valor clínico ainda está por ser determinado. A síndrome antifosfolípide é caracterizada por uma plêiade de anticorpos contra fosfolipídios, identificáveis em várias plataformas metodológicas. Aqueles reconhecidos como critérios de classificação para síndrome antifosfolípide são os anticorpos anticardiolipina, anticoagulante lúpico e anti-β2 glicoproteína I (β2GPI). Evidências de que anticorpos contra o domínio 1 da β2GPI teriam maior especificidade para manifestações tromboembólicas e gestacionais da síndrome antifosfolípide que anti-β2GPI em geral aguardam confirmação na prática clínica. Não parece haver valor adicional nos diversos testes contra outros fosfolípides, como fosfatidiletanolamina, fosfatidilserina e ácido fosfatídico.

A maior parte das vasculites não está associada a autoanticorpos com utilidade clínica definida. No entanto, uma determinada categoria de vasculites de pequenos vasos com predileção por comprometimento renal apresenta um espectro de autoanticorpos contra enzimas de neutrófilos, principalmente a proteinase 3 (associados à granulomatose com poliangiíte) e a mieloperoxidase (associados à poliangiíte microscópica e glomerulonefrite rapidamente progressiva com crescentes) (Quadro 1). Esses autoanticorpos são denominados ANCA e as vasculites relacionadas são denominadas vasculites ANCA-associadas. ANCA podem ser detectados por IFI usando neutrófilos como substrato ou imunoensaio em fase sólida com os respectivos autoantígenos. É importante dizer que ANCA, principalmente antimieloperoxidase, ocorrem também, embora com menor frequência, em uma variedade de outras enfermidades, inclusive no LES. Vale a pena citar também os anticorpos contra a membrana basal glomerular, classicamente associados à síndrome de Goodpasture, mas que podem coexistir nas vasculites ANCA-associadas, conferindo um pior prognóstico.

Há também uma crescente diversidade de autoanticorpos associados a doenças autoimunes não reumáticas. Em virtude da frequente superposição clínica e considerações no diagnóstico diferencial, é importante conhecê-los. Estes abrangem o universo de enfermidades autoimunes neurológicas, dermatológicas, hepatológicas e intestinais (Quadro 2).

Alguns autoanticorpos não estão associados a doenças autoimunes. Pelo contrário, quando são os únicos autoanticorpos presentes, é improvável que se trate de uma doença autoimune sistêmica. Os principais nessa categoria são os anticorpos contra a proteína DFS70 (ou LEDGFp75) e contra a proteína p80-coilina. Ambos estão fortemente associados aos padrões IFI HEp-2 nuclear pontilhado fino denso (AC-2) e nuclear com raros pontos isolados (AC-7), respectivamente. Portanto, o encontro desses padrões, isoladamente, é um dado contra a possibilidade de uma doença reumática autoimune.

EVOLUÇÃO TEMPORAL DOS AUTOANTICORPOS

Está bem demonstrado que os autoanticorpos precedem as manifestações clínicas de diversas

QUADRO 2 Autoanticorpos clinicamente relevantes em doenças autoimunes não reumáticas

Âmbito clínico	Autoanticorpos
Doenças neurológicas autoimunes e paraneoplásicas	NMDAR, AMPAR, CASPR2, GABA-A, DPPX, mGluR1, mGluR5, GAD65, LG1, GliR, IgLON5, Hu (ANNA-1), Ri (ANNA-2), ANNA-3, Yo (PCA-1), PCA-2, Ma-1, Ma-2, DNER (Tr), CV2 (CRMP-5), PCA-2, anfifisina
Doenças hepáticas autoimunes	Hepatite autoimune: F-actina, SLA/LP, LKM-1, LC1, pANCA atípico, Ro52/TRIM21, histonas Colangite biliar primária: PDC-E2, mitocôndria, gp210, músculo liso, Sp100, Ro52/TRIM21, histonas, pANCA atípico, centrômero
Doenças intestinais	Doença celíaca: transglutaminase tecidual (IgA e IgG), endomísio (IgA e IgA), gliadina deamidada (IgA e IgG) Doença inflamatória intestinal: ASCA (IgA e IgG), pANCA atípico, centrômero
Doença pulmonar intersticial	Sintetases (Jo-1, PL-7, PL-12, EJ, OJ, KS, Zo, Ha), MDA-5, TRIM-21 (Ro52), PM/Scl, Ku, Topo-I, U1-RNP, U11/12-RNP, FR, ACPA
Pênfigos	BP180, BP230, DSG1, DSG-3

ACPA: antipeptídeos citrulinados; anti-AMPAr: *anti-alpha-amino-3-hydroxy-5-methyl-4-isoxazolepropionic acid receptor*; anti-BP180: *Bullous pemphigoid* 180kDa ou BPAG2; anti-BP230: *Bullous pemphigoid*; anti-CASPR2: *anti-contactin-associated protein-like 2*; anti-CV2/CRMP-5: anticorpos que reconhecem proteína do cérebro de 66kDa e que pertencem à família de Ulip/CRMP; anti-DNER (Tr): *anti-epidermal growth factor-related receptor*; anti-DPPX: *anti-dipeptidyl peptidase-like protein 6*; anti-DSG-3: antidesmogleína 3 (130kDa); anti-DSG1: antidesmogleína 1 (160kDa); anti-GABA-Ar: *anti--gamma-aminobutyric acid (GABA) A receptor*; anti-GABA-Br: *anti-gamma-aminobutyricacid B receptor;* anti-GAD: *anti-glutamic acid decarboxylase*; anti-GlyR: *anti-glycine receptor*; anti-Hu (ANNA-1): *type 1 antineuronal nuclear antibody*; anti-IgLON5: IgLON5 pertence à superfamília das imunoglobulinas de moléculas de adesão; anti-LGI1: *anti-leucine-rich glioma-inactivated 1*; anti-Ma 1 e anti-Ma 2: *anti-paraneoplastic Ma antigens* (PNMA1 37kDa) e *anti-paraneoplastic Ma antigens* (PNMA2 40kDa); anti-mGluR1: *anti-metabotropic glutamate receptor type 1*; anti-mGluR5: *anti-metabotropic glutamate receptortype 5*; anti-NMDAr: *anti-N-methyl-D-aspartate receptor*; anti-PCA-2: *anti-Purkinje cell cytoplams antigen type 2*; anti-Ri (ANNA-2): *type 2 antineuronal nuclear autoantibody*; anti-Yo (PCA-1): *anti-Purkinje cell cytoplasm antibody type 1*; ASCA: *anti-Saccharomyces cerevisiae*; ASGPR: *asialoglycoprotein receptor*; gp210: *glycoprotein-210*; LC1: *liver cytosol type 1*; LKM-1: *liver kidney microsomes-1*; pANCA: *anti-neutrophil cytoplasmic antibody*, padrão perinuclear; PDC-E2: *E2-subunit of the pyruvate dehydrogenase complex*; RF: fator reumatoide; SLA/LP: *soluble liver antigen/liver pancreas*; Sp100: *Sp100 nuclear antigen*; Topo I: DNA topoisomerase I (Scl-70).

enfermidades autoimunes por meses ou anos. Este é um fenômeno praticamente universal no terreno da autoimunidade, denotando a existência de uma fase pré-clínica em que o distúrbio autoimune provavelmente está se instalando e progredindo. Esta pode ser uma janela de oportunidade para eventual estabelecimento de medidas preventivas. Na prática clínica, no entanto, o encontro de um autoanticorpo específico (p. ex., anti-DNA nativo) em uma pessoa sem evidências de autoimunidade pode representar um desafio. Certamente, o mero encontro de um determinado autoanticorpo, sem a apropriada contrapartida clínica, não permite estabelecer qualquer diagnóstico. Ademais, é importante ter em mente que nem todos os indivíduos aparentemente sadios e com um determinado autoanticorpo desenvolverão a respectiva enfermidade. Por outro lado, uma parte desses indivíduos se tornarão autoimunes de fato. Portanto, é aconselhável acompanhar criteriosamente esses casos, aconselhando que se evitem fatores sabidamente predisponentes à autoimunidade.

PROBABILIDADE PRÉ-TESTE E DIMENSÃO QUANTITATIVA DOS AUTOANTICORPOS

Embora reconhecidos como valiosos biomarcadores diagnósticos, em sua maioria os autoanticorpos não são agentes patogênicos diretos e não podem ser considerados como elementos etiológicos. Portanto, diferentemente de biomarcadores microbiológicos, o mero encontro de um determinado autoanticorpo não é suficiente para firmar diagnóstico, principalmente considerando-se o fato de que vários autoanticorpos podem ser encontrados em uma pequena parcela da população geral. Por este motivo, a probabilidade pré-teste de uma determinada doença autoimune influencia fortemente na probabilidade pós-teste de aquela doença existir frente a um resultado positivo para o autoanticorpo em questão. Por exemplo, em um cenário de alta probabilidade pré-teste para AR, o encontro de FR positivo tem alta probabilidade de pertencer a um paciente com AR (probabilidade pós-teste). Reciprocamente, em um cenário de baixa probabilidade pré-teste, um resultado de FR positivo ocorrerá na maior parte das vezes em um indivíduo que não tem AR. Portanto, o médico tem grande responsabilidade ao elaborar a lista de autoanticorpos a serem pesquisados em um determinado paciente.

Outro ponto importante é a necessidade de migrarmos do paradigma qualitativo para o quantitativo na avaliação dos autoanticorpos. Os métodos originais, p. ex., imunodifusão dupla, forneciam resultado meramente qualitativo (positivo ou negativo), o que contribuiu para estabelecer o conceito qualitativo na interpretação dos autoanticorpos. Porém, os métodos atuais oferecem a dimensão quantitativa (ou semiquantitativa), permitindo avaliar a intensidade da autorreatividade. Isto é relevante porque existe um nível baixo de autoimunidade fisiológica. O *pool* de imunoglobulinas circulantes normalmente contém autoanticorpos naturais, que reagem com baixa avidez contra vários autoantígenos, exercendo funções fisiológicas. Este nível de autoimunidade fisiológica é variável entre indivíduos e temporalmente em um mesmo indivíduo. Portanto, no que tange aos imunoensaios para autoanticorpos, a obtenção de resultados positivos em baixos níveis deve ser criticamente contextualizada frente ao quadro clínico, pois frequentemente representa apenas exacerbação da autoimunidade fisiológica e não tem relevância clínica.

REFERÊNCIAS BIBLIOGRÁFICAS

1. Chan EKL, Damoiseaux J, Carballo OG, Conrad K, Cruvinel WM, Francescantonio PLÇ, et al. Report of the first international consensus on standardized nomenclature of antinuclear antibody HEp-2 cell patterns 2014-2015. Frontiers Immunol. 2015.
2. Conigliaro P, Chimenti MS, Triggianese P, Sunzini F, Novelli L, Perricone C, et al. Autoantibodies in inflammatory arthritis. Autoimmun Rev. 2016;15:673-83.
3. Cruvinel WM, Andrade LEC, Dellavance A, Ximenes AC, Bichara CDA, Mangueira CLP. et al. VI Brazilian consensus guidelines for detection of anti-cell autoantibodies on HEp-2 cells. Adv Rheumatol. 2022;62(1):34.
4. Damoiseaux J, Andrade LE, Fritzler MJ, Shoenfeld Y. Autoantibodies 2015: From diagnostic biomarkers toward prediction, prognosis and prevention. Autoimmun Rev. 2015;14:555-63.

5. Damoiseaux J, Andrade LEC, Carballo OG, Conrad K, Francescantonio PLC, Fritzler MJ, et al. Clinical relevance of HEp-2 indirect immunofluorescent patterns: the International Consensus on ANA patterns (ICAP) perspective. Ann Rheum Dis. 2019;78(7):879-89.
6. Francescantonio PL, Cruvinel WD, Dellavance A, Andrade LE, Taliberti BH, von Mühlen CA, et al. IV Brazilian Guidelines for autoantibodies on HEp-2 cells. Rev Bras Reumatol. 2014;54:44-50.
7. Fujimoto M, Watanabe R, Ishitsuka Y, Okiyama N. Recent advances in dermatomyositis-specific autoantibodies. Curr Opin Rheumatol. 2016;28:636-44.
8. Giusti D, Le Jan S, Gatouillat G, Bernard P, Pham BN, Antonicelli F. Biomarkers related to bullous pemphigoid activity and outcome. Exp Dermatol. 2017;26:1240-7.
9. Graus F, Titulaer MJ, Balu R, Benseler S, Bien CG, Cellucci T, et al. A clinical approach to diagnosis of autoimmune encephalitis. Lancet Neurol. 2016; 5:391-404.
10. Jog NR, James JA. Biomarkers in connective tissue diseases. J Allergy Clin Immunol. 2017;140:1473-83.
11. Jung JY, Lee HY, Lee E, Kim HA, Yoon D, Suh CH. Three clinical clusters identified through hierarchical cluster analysis using initial laboratory findings in korean patients with systemic lupus erythematosus. J Clin Med. 2022;11(9):2406.
12. Kayser C, Fritzler MJ. Autoantibodies in systemic sclerosis: unanswered questions. Front Immunol. 2015;6:167.
13. Keppeke GD, Satoh M, Kayser C, Matos P, Hasegawa T, Tanaka S, et al. A cell-based assay for detection of anti-fibrillarin autoantibodies with performance equivalent to immunoprecipitation. Front Immunol. 2022;13:1011110.
14. MacEachern SJ, Forkert ND. Machine learning for precision medicine. Genome. 2021;64(4):416-25.
15. Mariz HA, Sato EI, Barbosa SH, Rodrigues SH, Dellavance A, Andrade LE. ANA-HEp-2 pattern is a critical parameter for discriminating ANA-positive healthy individuals and patients with autoimmune rheumatic diseases. Arthritis Rheum. 2011;63:191-200.
16. Moinzadeh P, Fonseca C, Hellmich M, Shah AA, Chighizola1 C, Denton CP, et al. Association of anti-RNA polymerase III autoantibodies and cancer in scleroderma. Arthritis Res Ther. 2014;16:R53.
17. Muratori P, Lenzi M, Cassani F, Lalanne C, Muratori L. Diagnostic approach to autoimmune hepatitis. Expert Rev Clin Immunol. 2017;13:769-79.
18. Schwartz DM, Bonelli M, Gadina M, O'Shea JJ. Type I/II cytokines, JAKs, and new strategies for treating autoimmune diseases. Nat Rev Rheumatol. 2016;12:25-36.
19. Smolen JS, Aletaha D, Barton A, Burmester GR, Emery P, Firestein GS, et al. Rheumatoid arthritis. Nat Rev Dis Primers. 2018;4:18001.
20. Thong B, Olsen NJ. Systemic lupus erythematosus diagnosis and management. Rheumatology (Oxford). 2017;56:i3-i13.
21. Trouw LA, Rispens T, Toes REM. Beyond citrullination: other post-translational protein modifications in rheumatoid arthritis. Nat Rev Rheumatol. 2017;13:331-9.
22. Zhou G, Song Y, Yang W, Guo Y, Fang L, Chen Y, et al. ASCA, ANCA, ALCA and many more: Are they useful in the diagnosis of inflammatory bowel disease? Dig Dis. 2016;34:90-7.

11 Líquido sinovial

Antonio José Lopes Ferrari
Fabiano de Almeida Brito

INTRODUÇÃO

O líquido sinovial (LS) normal é um ultrafiltrado do plasma, acrescido de sacarídeos de alto peso molecular (destacando-se os hialuronatos), produzidos pelos sinoviócitos do tipo B. Ele funciona como lubrificante para as articulações diartrodiais, além de ser a única fonte de nutrientes para a cartilagem articular metabolicamente ativa, que não possui vasos sanguíneos, linfáticos e nervos. Na presença de doenças que causam uma inflamação articular, com consequente produção aumentada de LS, seu exame pode trazer contribuição essencial para o diagnóstico, principalmente nas monoartrites.

COLETA DO LÍQUIDO SINOVIAL

É coletado por artrocentese, que é um procedimento de aspiração percutânea do LS de uma articulação. O preparo do paciente, o material de coleta e o acondicionamento, transporte e conservação adequada da amostra, conforme descrito a seguir, são fundamentais para a garantia de resultados fidedignos da análise do LS.

A artrocentese deve ser realizada em todos os pacientes com efusão articular de causa desconhecida. A análise do LS é particularmente útil na avaliação das monoartrites agudas, principalmente quando há suspeita clínica de artrites séptica ou microcristalina. Também auxilia no diagnóstico de artrites crônicas, independentemente do número de articulações inflamadas.

- Material de coleta: agulhas e seringas descartáveis e estéreis devem ser utilizadas para evitar contaminantes birrefringentes associados com a limpeza e reesterilização de dispositivos reutilizáveis. Não necessita ser realizada somente em ambiente hospitalar, podendo ser realizada em regime ambulatorial, respeitando sempre todos os cuidados assépticos.
- Preparo do paciente: idealmente deve-se solicitar um jejum de no mínimo 4 a 6 horas para permitir o equilíbrio de constituintes químicos entre o plasma e o líquido sinovial, assim como a coleta simultânea de amostra de sangue, quando o gradiente de glicose no plasma/LS ou outros exames bioquímicos forem solicitados.
- **Tubos e ordem de coleta** (Tabela 1): para cada tipo de análise do LS devem ser utilizados tubos de coleta específicos. Os únicos anticoagulantes permitidos são o EDTA líquido, a heparina de sódio 25 UI para cada mL de LS e o fluoreto de sódio. Tubos com EDTA liofilizado, heparina lítica e oxalato não devem ser utilizados porque podem produzir estruturas cristalizadas semelhantes a cristais de monourato de sódio (MUS). Logo após a coleta, os tubos com anticoagulante devem ser delicadamente homogeneizados por inversão para permitir a adequada mistura do LS com o anticoagulante.
- **Volume de LS**: o volume recomendado de LS por tubo é de 3-5 mL. Para análise mi-

crobiológica, o envio de volumes maiores está associado com maior sensibilidade para a detecção de microrganismos. Como a quantidade de LS pode variar de acordo com a doença de base e a articulação acometida, eventualmente o volume de LS disponível para cada tubo será inferior ao preconizado. É possível realizar citologia, citometria e pesquisa de cristais mesmo em volumes menores de LS, como 1,0 mL ou menos. Quando a quantidade de LS puncionado for pequena, o médico deve entrar em contato com o laboratório para discutir quais exames podem ser realizados com o volume obtido.

- **Conservação e transporte**: idealmente, as amostras de LS devem ser transportadas o mais rapidamente possível para o laboratório em temperatura ambiente, imediatamente após a coleta, para prevenir a degradação celular e alteração de componentes bioquímicos. Uma revisão sistemática da literatura sobre conservação e preparo do LS para diagnóstico de artrites microcristalinas estabeleceu as seguintes diretrizes ideais para o manejo pré-analítico da amostra: o LS deve ser analisado imediatamente após a coleta para a obtenção de resultados confiáveis; se não for possível análise imediata, analisar em até 24 horas em temperatura ambiente (22°C) ou refrigerado (4°C); após 24 horas da coleta, o LS deve ser conservado refrigerado em tubo de EDTA, que garante maior preservação dos elementos celulares, e analisado entre 48 e 72 horas, havendo volume suficiente. Havendo suspeita de doença de depósito de pirofosfato de cálcio (DDPC), um tubo de heparina também deve ser encaminhado para pesquisa de cristais de pirofosfato de cálcio (PFC).
- Sempre consultar o laboratório clínico sobre as condições de envio da amostra de LS. Pode haver variações de coleta, armazenamento e transporte entre os laboratórios de Patologia Clínica, principalmente quando localizados fora de uma cidade-polo.

ANÁLISE DO LÍQUIDO SINOVIAL

A análise do líquido sinovial compreende a avaliação das características macroscópicas, o exame citológico, bioquímico, microbiológico e a pesquisa de cristais.

Características macroscópicas

Características macroscópicas como volume, transparência, coloração e viscosidade do LS devem ser avaliadas e descritas por ocasião da coleta da amostra, o que auxilia muito o patologista clínico na análise posterior. Com o passar do tempo de coleta essas características podem variar e não corresponder àquelas do momento da coleta.

- **Volume**: o volume deve ser medido diretamente na seringa de coleta.
- **Transparência**: o LS normal é transparente e a opacidade deve-se à presença de quantidade aumentada de células nucleadas (leucócitos) ou hemácias. Excepcionalmente, nos pacientes portadores de artrite reumatoide, poderemos observar corpúsculos calcificados, os *rice bodies*, que ocorrem em articulações cronicamente inflamadas.
- **Cor**: o LS normal é incolor. Aumento na quantidade de plasma e células nucleadas tornam o LS amarelo ou amarelo-esverdeado, encontrado nos quadros inflamatórios e/ou sépticos. O LS hemorrágico é identificado de imediato, podendo ser derivado da natureza da doença de base ou ser traumático. A verdadeira cor do LS pode ser confundida pela presença de pequenas quantidades de sangue derivadas do trauma da punção, principalmente no final da punção. Muito raramente podemos observar um LS quiloso ou até de cor amarelo forte, quando os pacientes são portadores de distúrbios do metabolismo lipídico ou hepatites.
- **Viscosidade**: o LS normal é viscoso, portanto, capaz de produzir um efeito do tipo "liga" (colocando-se a seringa sem a agulha em posição vertical, o LS normal promove a formação de um "menisco" em sua queda, enquanto o LS com viscosidade diminuída cai

TABELA 1 Recomendações para a coleta de líquido sinovial

Ordem do tubo	Teste	Volume	Tipo de tubo
	Cor, transparência	1 mL	Avaliar todos os tubos
1	**Análise bioquímica** DHL, glicose, lactato, proteínas totais	1-3 mL	Sem anticoagulante
	Glicose	1-3 mL	Sem anticoagulante ou fluoreto de sódio
2	**Análise microscópica** Citologia, citometria, pesquisa de cristais	2-5 mL	EDTA líquido ou heparina sódica
3	**Análise microbiológica** Gram, cultura	3-10 mL	Tubo estéril ou sem anticoagulante ou heparina sódica

DHL: desidrogenase lática; EDTA: ácido etilenodiaminotetracético. Adaptada de Brunzel, 2023.

diretamente da seringa, sem a formação do "menisco"). LS inflamatório, devido à presença de enzimas proteolíticas, possui baixa viscosidade, e o LS purulento (séptico) também é viscoso.

Citologia

A análise microscópica da quantidade de leucócitos permite classificar o LS em inflamatório e não inflamatório.

O LS normal é praticamente acelular, com menos de 200 leucócitos/mm³, entre os quais < 25% são polimorfonucleares (PMN). LS com < 2.000 leucócitos/mm³ são encontrados em transtornos articulares primariamente não inflamatórios. O LS inflamatório, em geral, apresenta > 2.000 leucócitos/mm³. Já o LS séptico contém de 50 a 150.000 leucócitos/mm³ (às vezes ~ 25.000), com predomínio dos PMN. O percentual de PMN no LS inflamatório (não séptico) é, em geral, ≥ 50%; no LS séptico, ≥ 75%.

Embora a probabilidade de artrite séptica aumente com a detecção do aumento do número de células nucleadas e, em menor proporção, diminua com a redução do número dessas células no LS, a contagem e o diferencial de leucócitos não podem ser utilizados de forma isolada para o diagnóstico ou exclusão da doença (Tabela 2).

Leucócitos > 50.000/mm³ e > 100.000 mm³ estão associados a diferença modesta e grande, respectivamente, na probabilidade de artrite séptica. Devido à maior sensibilidade diagnóstica, leucócitos > 50.000/mm³ no LS podem ser considerados como evidência provisória de artrite séptica, enquanto se aguardam os resultados de Gram e cultura.

Contagens mais baixas de leucócitos podem ser observadas nos estágios iniciais da artrite séptica, em imunossuprimidos, em pacientes com doenças hematológicas e outros distúrbios que se manifestam com leucopenia, pacientes tratados com glicocorticoides e antibióticos, e em infecções de articulações protéticas. Gram e culturas do LS são essenciais para diagnósticos na maioria desses pacientes. Um estudo retrospectivo concluiu que leucócitos > 16.000/mm³ e PMN > 90% são os valores de corte com melhor desempenho para diagnóstico de artrite séptica em pacientes em uso de antibiótico, com sensibilidade/especificidade, respectivamente, de 82%/76% e 73%/74%. Eosinofilia no LS (definida como uma % de eosinófilos > 2%) sugere infecção parasitária, urticária crônica, angioedema, neoplasia ou doença de Lyme.

Bioquímica

No LS normal as concentrações de glicose e ácido úrico são equivalentes àquelas do plasma sanguíneo, enquanto as concentrações totais de proteínas e imunoglobulinas podem variar de 1/4 a metade das plasmáticas.

TABELA 2 Desempenho diagnóstico da contagem de leucócitos e porcentagem de leucócitos polimorfonucleares (PMN) para artrite séptica

Leucócitos	Sensibilidade (%)	Especificidade (%)
> 100.000/mm³	19	99
> 50.000/mm³	56	90
> 25.000/mm³	73	77
PMN > 90%	60	78

Adaptada de Carpenter CR, 2011.

A análise bioquímica do LS, via de regra, tem se mostrado pouco útil no diagnóstico diferencial das artrites. Dosagem de glicose, proteínas totais, DHL e lactato têm sido utilizados para avaliação de artrite séptica, mas com desempenho diagnóstico insatisfatório, de sorte que nenhum desses parâmetros pode ser utilizado, isoladamente, para o diagnóstico da alteração articular.

Dosagem de glicose e proteínas totais tem baixa sensibilidade/especificidade para artrite séptica. A princípio, a sensibilidade de 100% da DHL >250 U/L sugere que o teste pode ser útil para a exclusão de artrite séptica, mas esse valor de corte foi definido em um estudo cujo método utilizado para dosagem da enzima não foi descrito, com inclusão de pequeno número de pacientes. Lactato ≥ 10 mmol/L possui alta especificidade e pode ser utilizado como critério diagnóstico para artrite séptica, com a ressalva que o método utilizado para a dosagem de lactato nos estudos que permitiram essa conclusão, a cromatografia líquida, não é atualmente disponível na maioria dos laboratórios clínicos; portanto, não se sabe se esse valor de corte é intercambiável com aqueles obtidos com o método enzimático.

Os dados apresentados na Tabela 3 são referentes a três revisões sistemáticas da literatura que pontuaram várias limitações dos estudos incluídos, classificados como de qualidade baixa a moderada, e grande heterogeneidade.

Bacterioscopia

A coloração pelo Gram é um exame simples, rápido e capaz de oferecer informações valiosas para o diagnóstico da artrite séptica – microrganismos Gram positivos *vs.* Gram negativos, por exemplo. Além disso, pode representar a única evidência diagnóstica para agentes infecciosos de difícil cultivo.

A sensibilidade do Gram é baixa e um resultado negativo não afasta a infecção: é de 50%-75% para artrite séptica não gonocócica, podendo variar de acordo com o agente etiológico (75% para estafilococos, 50% para Gram negativos) e < 10% para artrite gonocócica. A coloração Ziehl-Neelsen do LS (para bacilos álcool-ácido resistentes) também possui baixa sensibilidade (aproximadamente 20%). Logo, a confirmação de tuberculose deve ser idealmente estabelecida por histopatologia e cultura da membrana sinovial (fragmento pode ser obtido através de biópsia sinovial executada com agulha especial), que pode demorar até oito semanas para detectar crescimento da micobatéria quando feita em meio sólido, como Lowenstein-Jensen, ou apenas uma a três semanas, quando feita em meio líquido.

Cultura bacteriana

A sensibilidade da cultura bacteriana do LS é de 75%-95% na artrite séptica não gonocócica e de apenas 10%-50% para artrite gonocócica. Para a artrite gonocócica, a reação em cadeia da polimerase em amostra de urina, secreção genital, *swab* retal ou de orofaringe, são os exames de escolha para o diagnóstico. Deve-se ressaltar que o uso prévio de antibióticos reduz a sensibilidade dos métodos microbiológicos. A semeadura de volumes maiores e a inoculação de parte do LS em um frasco de hemocultura (para aeróbicos e anaeróbicos) aumenta a sensibilidade da cultura (em até 20%).

Pesquisa de cristais no LS

A detecção de cristais de MUS e de PFC no LS ou tecidos constitui evidência diagnóstica definitiva de gota e doença por DDPC.

Cristais de MUS podem ser detectados no interior dos leucócitos e no meio extracelular de articulações com artrite gotosa ativa, no período intercrítico de pacientes não tratados, e até mesmo no LS de articulações de pacientes com hiperuricemia assintomática.

TABELA 3 Desempenho diagnóstico de parâmetros bioquímicos selecionados para artrite séptica

	Valor de referência	Sensibilidade (%)	Especificidade (%)
Glicose baixa*	Idêntico ao sangue LS-S: 0-10 mg/dL**	51	85
Proteínas totais > 3,0 g/dL	1,0-3,0	48	46
DHL > 250 U/L	< 250	100	51
Lactato > 10 mmol/L	1,0-1,8	36	99

* Razão glicose LS/soro < 0,5 ou 0,75, ou glicose LS < 27 mg/dL. ** Gradientes LS – soro.
DHL: desidrogenase lática. Adaptada de Carpenter CR et al., 2011, Margaretten ME et al., 2007, Shmerling RH et al., 1990.

Cristais de PFC são detectados predominantemente no interior dos leucócitos, sendo frequentemente observados fagocitados em vacúolos, achado raro com cristais de MUS. Cristais de PFC podem ser identificados no LS de articulações com inflamação ativa e no LS de articulações assintomáticas, acometidas ou não por episódios prévios de inflamação. Portanto, diagnóstico definitivo de gota e DDPC de pacientes com quadro clínico sugestivo, mas ausência de inflamação articular aparente no momento do exame clínico, é possível por meio da análise do LS puncionado de articulações como o joelho ou a 1ª metatarsofalangeana.

Eventualmente, cristais de PFC podem ser vistos concomitantemente com cristais de MSU no LS de pacientes com gota, com frequência variando de 0,66% até 7,5% em diferentes estudos.

Análise do LS para pesquisa de cristais

A microscopia óptica acoplada a filtros de luz polarizada e compensador vermelho (luz polarizada compensada) é considerada o método padrão-ouro para identificação de cristais no LS. O processo de identificação dos cristais se dá sequencialmente pela observação inicial da amostra ao microscópio sem os filtros e o compensador, seguido pelo uso dos filtros de luz polarizada para avaliação da birrefringência, e do compensador para identificação do sinal da birrefringência.

Quando a morfologia dos cristais é típica, a identificação e a distinção dos cristais de MUS e PFC podem ser feitas com a microscopia em campo claro. O filtro de luz polarizada permite a identificação do cristal com base na birrefringência. Sob a luz polarizada não compensada, todos os cristais de MUS mostram forte birrefringência e aparecem como objetos brancos brilhantes contra o fundo escuro, enquanto a maioria dos cristais de PFC mostram birrefringência fraca ou ausente (Figura 1A).

A luz polarizada compensada permite a distinção definitiva entre os cristais de MUS e PFC. Por convenção, na análise de cristais a cor de um cristal quando a sua maior dimensão é paralela ao eixo lento do compensador determina se a birrefringência é positiva ou negativa. Quando a maior dimensão do cristal é orientada paralelamente ao eixo lento do compensador e aparece azul contra o fundo vermelho-violeta, a birrefringência é positiva (Figura 1B). Se aparecer amarela, a birrefringência é negativa (Figura 1C). O compensador permite melhor distinção entre os cristais de MUS e PFC, devido às diferentes características de birrefringência desses cristais (Tabela 4).

Sensibilidade e especificidade da pesquisa de cristais no LS

De uma forma geral, a sensibilidade e a especificidade da detecção de cristais no LS são heterogêneas entre os laboratórios clínicos, sendo influenciadas pelas características do microscópio, treinamento do analista, quantidade e tipo de cristal, com desempenho pior para a identificação de cristais de PFC.

Estudos de controle de qualidade demonstraram que a sensibilidade e especificidade dos laboratórios clínicos para a identificação de cristais de MUS variou de 63%-78% e 93%-100%, e para identificação de cristais de PFC variou de

TABELA 4 Características dos cristais de monourato de sódio (MUS) e pirofosfato de cálcio (PFC) quando visualizados sob luz polarizada e compensada

Cristal	Sinal da birrefringência	Características		
		Microscopia em campo claro	Luz polarizada	Luz polarizada compensada*
MUS	Negativo	Agulha, barra	Brilho (birrefringência) intenso	Amarelo/laranja quando paralelo Azul quando perpendicular
PFC	Positivo	Retangular, romboidal, paralelepípedo, barra	Brilho (birrefringência) variável, fraco ou ausente em 80% dos cristais presentes na amostra de LS	Azul quando paralelo Amarelo/laranja quando perpendicular

* Paralelo e perpendicular referem-se à posição do maior eixo do cristal em relação ao eixo da luz polarizada compensada. LS: líquido sinovial. Adaptada de Mandell BF, 2022.

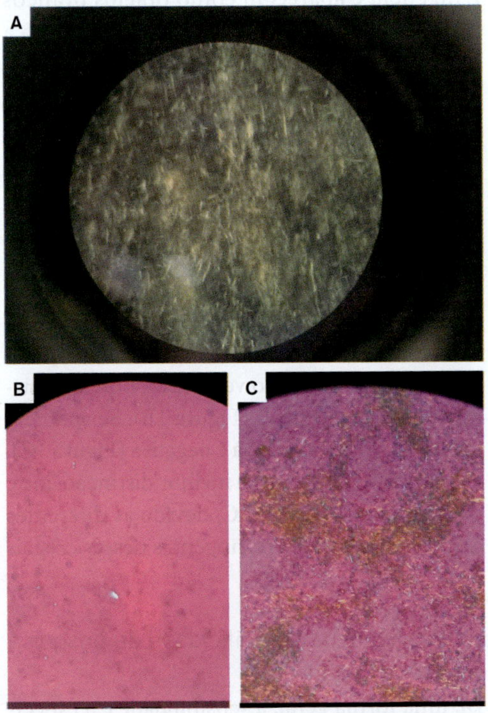

FIGURA 1 Morfologia dos cristais de monourato de sódio (MUS) e pirofosfato de cálcio (PFC). (A) Cristais de MUS sob luz polarizada simples. (B) Cristais de PFC sob luz polarizada compensada. (C) Cristais de MUS sob luz polarizada compensada. Aumento 400x.

12%-83% e 78%-96%, com razões de verossimilhança positivas de 14,0 e 2,9, respectivamente, para gota e DDPC.

O treinamento dos analistas que realizam o exame do LS pode resultar em melhora expressiva na identificação de cristais como veremos no exemplo a seguir. Considerando os achados de um reumatologista *expert* como padrão-ouro, quatro analistas avaliaram 43 amostras com cristais de MUS, 55 amostras com cristais de PFC e 64 amostras sem cristais, após um curso de treinamento. A sensibilidade e a especificidade médias para identificação de cristais de MUS foram de 95,3% e 97,2%, e para a identificação de cristais de PFC foram de 92,7% e 92,1%.

Conduta no caso de resultado negativo para pesquisa de cristais e suspeita robusta de artrite microcristalina

Resultados falso-negativos para cristais no LS são mais frequentes na DDPC do que na gota. Menor quantidade de cristais no LS, morfologia variável e birrefringência fraca ou ausente resultam em maior dificuldade de identificação dos cristais de PFC. De fato, somente 18% dos cristais de PFC demonstram algum grau de birrefringência, ao contrário dos cristais de MUS, que são fortemente birrefringentes.

Usualmente, os laboratórios realizam a pesquisa de cristais no LS sem centrifugação prévia da amostra. No entanto, a concentração da amostra por técnica de citocentrifugação ou centrifugação convencional pode resultar em aumento na detecção de cristais, principalmente aqueles de PFC. Aumentos de 6,9% e de 26,7% na identificação, respectivamente, de cristais de cristais de MUS e PFC, ocorreram após concentração por centrifugação convencional de amostras de LS inicialmente negativas. Após a citocentrifugação, que é um método especial de centrifugação que concentra as células e cristais em uma lâmina, cristais de MUS foram identificados em 100% das amostras de LS hipocelular (< 2000 células/mm^3), comparado a 71% antes da citocentrifugação. A centrifugação da amostra de LS é um procedimento trabalhoso, não realizado de rotina pela maioria dos laboratórios, motivo pelo qual deve ser solicitada para casos selecionados com suspeita robusta de artrite microcristalina, especialmente DDPC, com pesquisa negativa de cristais.

Eventualmente, algumas amostras de LS examinadas em temperatura ambiente logo após a coleta e com pesquisa de cristais inicialmente negativa podem apresentar resultados positivos quando analisadas novamente após serem mantidas conservadas refrigeradas a 4ºC por 24 horas. Cerca de 24% de todos os casos de gota e DDPC positivos para cristais em um estudo foram identificados apenas no segundo exame do LS, realizado 24 horas após o exame inicial negativo. Maior tempo de análise da amostra de LS com baixo número de cristais permitiu a identificação de cristais não visualizados na primeira análise. A precipitação dos cristais *in vitro*, resultando em aumento do número, tamanho e intensidade da birrefringência dos cristais, provavelmente explica o aumento da sensibilidade verificado com a repetição da análise na mesma amostra.

Para realizar quaisquer dos procedimentos laboratoriais descritos é necessário manter suspeita clínica de artrite microcristalina, mesmo após resultado negativo inicial para cristais no LS, e consultar o laboratório que realiza o exame para discutir qual dos procedimentos discutidos é exequível.

O achado de cristais no LS exclui artrite séptica?

A detecção de cristais de MUS e PFC no LS não exclui o diagnóstico de artrite séptica. Cristais de MUS ou PFC foram identificados em 1,5% dos pacientes com artrite séptica. Pacientes com coexistência de artrite séptica e microcristalina tinham contagem de leucócitos > 50.000/mm^3 e comorbidades importantes. Devido à similaridade da apresentação clínica e a possibilidade, ainda que infrequente, da coexistência das duas doenças, a coloração pelo Gram e a cultura do LS devem ser solicitados para a exclusão de artrite séptica, mesmo que a pesquisa de cristais seja positiva.

Outros cristais

As características morfológicas e o significado clínico de outros cristais que podem ser identificados no LS estão descritos na Tabela 5.

TABELA 5 Características microscópicas e associações clínicas de cristais não monourato de sódio e pirofosfato de cálcio

Cristal	Características microscópicas	Associações clínicas
Fosfato de cálcio básico (hidroxiapatita)	Não são visíveis à microscopia óptica convencional ou polarizada. Podem ser presumidos quando formam grandes agregados, mas necessitam de coloração especial, como vermelho de alizarina S, cuja acurácia é incerta	Síndrome de Milwaukee
Colesterol	Placas planas isoladas ou empilhadas, em forma de paralelogramo, com ranhuras nos ângulos; eventualmente assumem forma de vírgulas; birrefringência negativa cuja intensidade varia com a espessura do cristal	Artropatia crônicas como artrite reumatoide, lúpus, osteoartrite, gota tofácea, esclerose sistêmica
Lipídio (líquido)	Microesférulas em forma de cruz de Malta, birrefringência intensa, alguns de localização intracelular	Artrite reumatoide de longa duração, monoartrite aguda, sinovite vilonodular pigmentada

(continua)

TABELA 5 Características microscópicas e associações clínicas de cristais não monourato de sódio e pirofosfato de cálcio *(continuação)*

Cristal	Características microscópicas	Associações clínicas
Corticosteroide	Irregular com bordas serrilhadas; aparência de peças despedaçadas; varia com o corticosteroide usado	Injeção articular prévia de corticoide
Oxalato de cálcio	Os cristais de oxalato de cálcio dihidratado (Weddellite) têm uma estrutura bipiramidal característica de oito faces, enquanto os cristais de oxalato monoidratado (Whewellite) são ovoides ou em forma de halteres (ampulheta)	Pacientes em hemodiálise, hiperoxalúria primária
Hematina	Romboide, dourado, amarelo-amarronzado	Hemorragia articular prévia

CLASSIFICAÇÃO LABORATORIAL DO LÍQUIDO SINOVIAL

De acordo com volume, cor, viscosidade, contagem total e diferencial de leucócitos (citologia e citometria) e resultado da cultura, o LS pode ser classificado nas categorias não inflamatório, inflamatório, séptico e hemorrágico (Tabela 6 e Figura 2).

Ressaltamos que a classificação do LS possui algumas limitações, como a grande sobreposição de resultados entre as quatro categorias, a possibilidade de coexistência de duas ou mais etio-

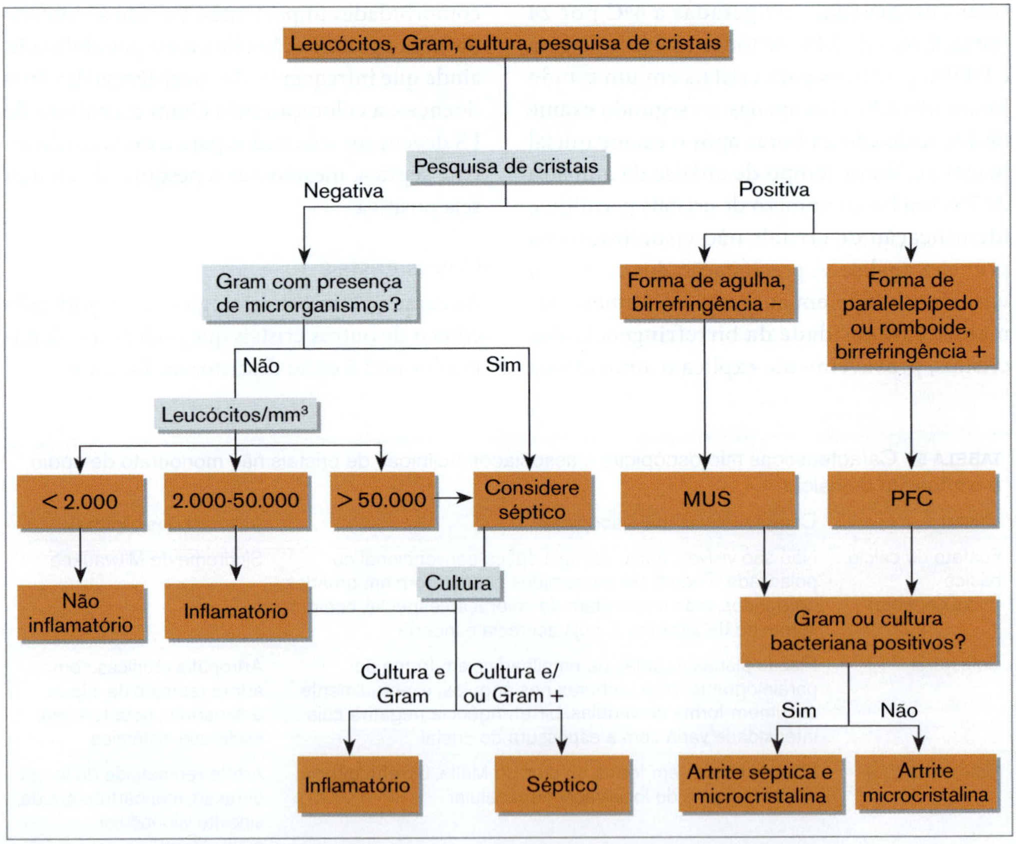

FIGURA 2 Algoritmo para análise simplificada do líquido sinovial. Gram e cultura podem ser negativos na artrite séptica, principalmente quando realizados em pacientes em uso de antibióticos. Adaptada de El-Gabalawy HS et al., 2021. MUS: monourato de sódio; PFC: pirofosfato de cálcio.

TABELA 6 Classificação do líquido sinovial baseada em aspectos laboratoriais

Categoria	Normal	Não inflamatório	Inflamatório	Séptico	Hemorrágico
Volume, mL (joelho)	< 3,5	> 3,5	> 3,5	> 3,5	> 3,5
Cor	Claro	Amarelo	Amarelo	Esverdeado	Vermelho
Viscosidade	Alta	Alta	Baixa	Variável	Variável
Leucócitos por mm^3	< 200	< 2.000	> 2.000	> 20.000	Variável
Porcentagem de PMN	< 25	< 25	≥ 50	≥ 75	50 a 75
Cultura	Negativa	Negativa	Negativa	Frequentemente positiva (microrganismo dependente)	Negativa
Condições associadas		Osteoartrite, osteonecrose, trauma, hemocromatose artropatia de Charcot	Artrite reumatoide, artrite microcristalina, lúpus eritematoso sistêmico, espondiloartrite	Artrite bacteriana, fúngica, micobacteriana	Anticoagulação, hemofilia, trauma, tumor

PMN: leucócitos polimorfonucleares.

logias pertencentes à mesma categoria ou categorias diferentes, e variabilidade nos resultados dos testes dependendo da fase evolutiva da doença. Portanto, a classificação deve ser usada apenas como um guia para a avaliação e o diagnóstico das doenças articulares. Por outro lado, um diagnóstico definitivo de artrite séptica ou microcristalina somente é possível quando microrganismos ou cristais são identificados no LS.

REFERÊNCIAS BIBLIOGRÁFICAS

1. Boumans D, Hettema ME, Vonkeman HE, Maatman RG, van de Laar MA. The added value of synovial fluid centrifugation for monosodium urate and calcium pyrophosphate crystal detection. Clin Rheumatol. 2017;36(7):1599-605.
2. Brunzel NA. Fundamentals of urine and body fluid analysis. 5 ed. Elsevier; 2023.
3. Carpenter CR, Schuur JD, Everett WW, Pines JM. Evidence-based diagnostics: adult septic arthritis. Acad Emerg Med. 2011;18(8):781-96.
4. Dey M, Al-Attar M, Peruffo L, Coope A, Zhao SS, Duffield S, et al. Assessment and diagnosis of the acute hot joint: A systematic review and meta-analysis. Rheumatology. 2023;62(5):1740-56.
5. El-Gabalawy HS, Tanner S. Synovial fluid analyses, synovial biopsy, and synovial pathology. In: Firestein & Kelley's textbook of rheumatology. v.1. 11. ed. Elsevier; 2021. p.841-58.
6. Ferrari AJL. Artropatias por depósito de cristal. Sinopse Reumatol. 2001;3:59-68.
7. Hughes JG, Vetter EA, Patel R, Schleck CD, Harmsen S, Turgeant LT, et al. Culture with BACTEC Peds Plus/F bottle compared with conventional methods for detection of bacteria in synovial fluid. J Clin Microbiol. 2001;39(12):4468-71.
8. Ivorra J, Rosas J, Pascual E. Most calcium pyrophosphate crystals appear as non-birefringent. Ann Rheum Dis. 1999;58(9):582-4.
9. Jokic A, Milevoj Kopcinovic L, Culej J, Kocijan I, Bozovic M. Laboratory testing of extravascular body fluids: National recommendations on behalf of the Croatian Society of Medical Biochemistry and Laboratory Medicine. Part II – Synovial fluid. Biochem Med (Zagreb). 2020;30(3):030501.
10. Keret S, Kaly L, Shouval A, Eshed I, Slobodin G. Approach to a patient with monoarticular disease. Autoimmun Rev. 2021;20(7):102848.
11. Lumbreras B, Pascual E, Frasquet J, González-Salinas J, Rodríguez E, Hernández-Aguado I. Analysis for crystals in synovial fluid: training of the analysts results in high consistency. Ann Rheum Dis. 2005;64(4):612-5.
12. Mandell BF. Synovial fluid analysis and the evaluation of patients with arthritis. 1. ed. Springer Nature; 2022.
13. Margaretten ME, Kohlwes J, Moore D, Bent S. Does this adult patient have septic arthritis? JAMA. 2007;297(13):1478-88.

14. Martínez Sanchis A, Pascual E. Intracellular and extracellular CPPD crystals are a regular feature in synovial fluid from uninflamed joints of patients with CPPD related arthropathy. Ann Rheum Dis. 2005;64(12):1769-72.
15. Massey PA, Clark MD, Walt JS, Feibel BM, Robichaux-Edwards LR, Barton RS. Optimal synovial fluid leukocyte count cutoff for diagnosing native joint septic arthritis after antibiotics: A receiver operating characteristic analysis of accuracy. J Am Acad Orthop Surg. 2021;29(23):e1246-e1253.
16. McGillicuddy DC, Shah KH, Friedberg RP, Nathanson LA, Edlow JA. How sensitive is the synovial fluid white blood cell count in diagnosing septic arthritis? Am J Emerg Med. 2007;25(7):749-52.
17. Meyer MM, Marks LA, Aslam F. Clinical implications of synovial fluid specimen handling for crystal associated arthritides: A systematic review. Int J Rheum Dis. 2021;24(1):10-20.
18. Pascual E, Doherty M. Aspiration of normal or asymptomatic pathological joints for diagnosis and research: indications, technique and success rate. Ann Rheum Dis. 2009;68(1):3-7.
19. Pascual E, Sivera F, Andrés M. Synovial fluid analysis for crystals. Curr Opin Rheumatol. 2011;23(2):161-9.
20. Richette P, Doherty M, Pascual E, Barskova V, Becce F, Castaneda J, et al. 2018 updated European League Against Rheumatism evidence-based recommendations for the diagnosis of gout. Ann Rheum Dis. 2020;79(1):31-8.
21. Robier C, Stettin M, Quehenberger F, Neubauer M. Cytospin preparations are superior to common smears in the detection of monosodium urate crystals in low--cellular synovial fluids. Clin Rheumatol. 2014;33(12):1797-800.
22. Shah K, Spear J, Nathanson LA, McCauley J, Edlow JA. Does the presence of crystal arthritis rule out septic arthritis? J Emerg Med. 2007;32(1):23-6.
23. Shmerling RH, Delbanco TL, Tosteson AN, Trentham DE. Synovial fluid tests. What should be ordered? JAMA. 1990;264(8):1009-14.
24. Sholter ED, Russel AS. Synovial fluid analysis. In: Up To Date (acesso em abril 2023).
25. Swan A, Amer H, Dieppe P. The value of synovial fluid assays in the diagnosis of joint disease: a literature survey. Ann Rheum Dis. 2002;61(6):493-8.
26. Yuan S, Bien C, Wener MH, Simkin P, Rainey PM, Astion ML. Repeat examination of synovial fluid for crystals: is it useful? Clin Chem. 2003;49(9):1562-3.
27. Zhang W, Doherty M, Bardin T, et al. European League Against Rheumatism recommendations for calcium pyrophosphate deposition. Part I: terminology and diagnosis. Ann Rheum Dis. 2011;70(4):563-70.

12

Exames específicos por técnicas minimamente invasivas: técnica de biópsia de glândulas salivares

Valéria Valim
Virginia Fernandes Moça Trevisani
Sandra Gofinet Pasoto

Existem várias técnicas de biópsia de glândula salivar descritas na literatura, com diferentes sensibilidades e riscos de complicações, incluindo obtenção de amostras das glândulas salivares menores, sublingual e parótida. Ao longo do tempo, houve uma evolução para técnicas menos invasivas.

A primeira técnica descrita foi a de Chisholm (incisão elíptica), para biópsia labial, em 1968. De 1968 a 2018, foram descritas duas técnicas de parótidas, uma técnica de biópsia sublingual e cinco técnicas de biópsia de glândula salivar menor labial (Quadro 1).

Uma variedade de abordagens cirúrgicas tem sido descrita para a coleta de glândulas salivares do lábio inferior usando diferentes instrumentos (bisturi, *punch* e fórceps), para produzir diferentes incisões (circular, linear ou elíptica) em uma variedade de tamanhos (de 1 a 3 cm) e orientações (paralela ao lábio, obliqua ou sempre vertical). Qualquer que seja a técnica, deve ser assegurado um número adequado de glândulas, o mínimo desconforto durante a cirurgia e a redução de complicações imediatas e tardias. A técnica de biópsia excisional de glândulas salivares menores labiais por incisão linear (BGSL), descrita por Troy Daniels em 1984, é a mais difundida na literatura e combina a vantagem de ser segura, oferecer menos complicações, ser menos invasiva e fornecer quantidade de material suficiente.

Este capítulo descreve a BGSL e a biópsia externa de parótida por agulha grossa guiada por ultrassonografia (US), por serem as técnicas menos invasivas e mais utilizadas atualmente. A biópsia externa de parótida guiada por US é utilizada principalmente para a investigação de linfoma nos pacientes com aumento persistente das glândulas parótidas.

QUADRO 1 Técnicas de biópsia de glândulas salivares descritas na literatura desde 1968 até 2018

De 1968 a 2018 foram descritas:

- Técnicas de biópsia de parótida:
  - Incisional externa (1975)
  - Intraoral (1975)
  - Incisional externa guiada por ultrassonografia (2015)
- Técnica de biópsia de sublingual (1992)
- Técnicas de biópsia de glândula salivar menor:
  - *Punch* (Meskin, 1964; Bertan, 1970)
  - Incisão elíptica (Chisholm, 1968)
  - Incisão linear (Troy Daniels, 1974 e 1984)
  - Incisão reta com braçadeira (Fox, 1985)
  - Minimamente invasiva (Teppo, 2007)

DESCRIÇÃO DA TÉCNICA DE BIÓPSIA DE GLÂNDULA SALIVAR MENOR LABIAL POR INCISÃO LINEAR

A BGSL compatível com síndrome de Sjögren (SS) é o critério de classificação com maior sensibilidade e especificidade. Deve ser realizada para o diagnóstico de SS em todos os casos suspeitos com anti-SS-A/Ro negativo. É recomendável em todos os casos para avaliar o prognóstico, grau de inflamação e de cronicidade, a critério do médico assistente e decisão compartilhada com o paciente.

As principais vantagens da BGSL são: método diagnóstico mais estudado e mais usado na prática clínica; permite obter grande número de glândulas (importante porque a doença é focal); tem boa correlação clínica; é segura e minimamente invasiva; é um procedimento ambulatorial; tem boa aceitação pelos pacientes; não deixa cicatrizes. As desvantagens são: não descarta linfoma; não tem boa sensibilidade para sarcoidose e doença relacionada à IgG-4; podem ocorrer anormalidades inespecíficas associadas com a idade, obesidade, medicamentos (como corticoide, isotretinoína) e fase avançada da doença.

A BGSL é um procedimento muito difundido pelo fácil acesso, já que as glândulas são submucosas, separadas da mucosa oral por uma fina camada de tecido conjuntivo. Além disso, a técnica é de fácil execução e com baixa frequência de complicações. Vídeo completo produzido pela comissão de síndrome de Sjögren demonstrando a técnica pode ser acessado no site da SBR. De maneira geral, essa técnica segue seis etapas básicas:

1. Seleção da região da mucosa labial inferior entre a linha média e a comissura labial: o lábio inferior é evertido, devendo-se escolher uma área de aspecto normal e saudável, usualmente à esquerda, lateralmente à linha média, pela facilidade de manejo por um cirurgião dextro. Deve-se palpar o lábio para encontrar o local com mais glândulas (Figura 1A).
2. Anestesia local com vasoconstritor: para conforto do paciente, pode-se aplicar uma pomada anestésica no local da incisão e da injeção anestésica. O bloqueio anestésico com lidocaína 2% com vasoconstritor 1 mL pode ser feito no local da incisão ou injetado no forame mentoniano, usando seringa de carpule ou seringa com rosca de 1 mL (bisel apontado para o forame). O volume de anestésico deve ser injetado lentamente, enquanto são feitos movimentos circulares para reduzir a percepção de dor e difundir o anestésico (Figura 1B).
3. Incisão linear do epitélio (superficial): a incisão deve ser superficial através do epitélio e não profundamente, a fim de evitar dano aos nervos e às próprias glândulas. A incisão, utilizando bisturi número 15 com cabo nº 3, é horizontal, paralela à gengiva, do menor tamanho possível (1-3 cm), preferencialmente menor que 1,5 cm, mas suficiente para visualizar o feixe vasculonervoso contíguo à glândula. Simultaneamente à incisão, o lábio deve ser comprimido externamente, facilitando a hemostasia, a exposição e saída das glândulas que se sobressaem através da incisão (Figura 1C).
4. Aumento da periferia da incisão para facilitar acesso às glândulas por meio de dissecção romba da submucosa: as bordas podem ser gentilmente movidas e roladas, para expor melhor todo o bloco de glândula ou glândulas próximas. Se as glândulas forem pequenas e insuficientes, pode-se aumentar a periferia da incisão. Geralmente, o rolamento das bordas é suficiente para expor mais glândulas.
5. Excisão cuidadosa de 4 a 8 glândulas, com manipulação mínima, preservando vasos e nervos: as glândulas devem ser cuidadosamente dissecadas, para evitar lesão do feixe vasculonervoso que a acompanha. Separar as glândulas do feixe vasculonervoso por dissecção romba. É essencial remover cada glândula em sua totalidade, para diminuir a possibilidade de formação de mucocele (Figura 1D).
6. Reposicionamento da mucosa com aproximadamente um a três pontos contínuos: geralmente, de 1 a 3 pontos cirúrgicos com fio absorvível ou de seda são necessários. Evitar prender glândulas residuais na incisão; evitar atravessar vasos e nervos ao fazer o ponto; evitar pontos frouxos ou muito apertados (só aproximar as bordas); evitar deixar pontas de fios muito longas (Figuras 1E a 1G).

Os materiais utilizados (Figura 2), os cuidados pré e pós-operatórios estão descritos nos

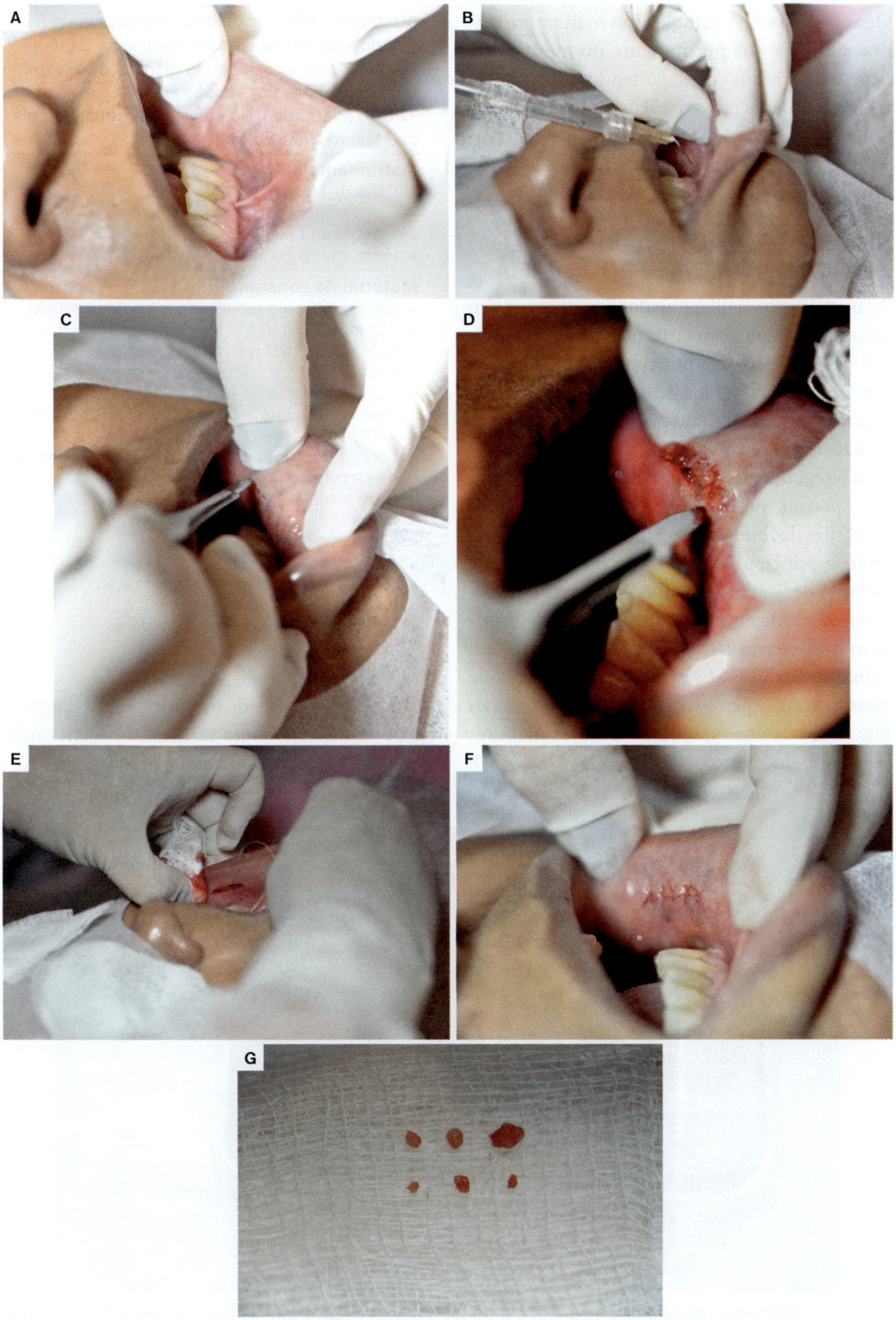

FIGURA 1 Etapas da biópsia de glândula salivar labial.

Quadros 2, 3 e 4. A complicação mais importante é a hipoestesia permanente no mento, que ocorre em 1% dos casos, podendo ser maior ou menor, a depender da experiência do profissional. Outras complicações incluem dormência transitória, granuloma piogênico, mucocele, hematoma, inchaço local e reação vagal.

BIÓPSIA DE PARÓTIDA POR AGULHA GUIADA POR ULTRASSONOGRAFIA

As biópsias por agulha guiadas por imagem têm substituído as biópsias cirúrgicas mais invasivas. A biópsia de parótida por agulha grossa guiada por US (BPAUS) foi introduzida em 2015 e tem ganhado aplicabilidade por oferecer algumas vantagens em relação à BGSL. Essa biópsia é útil para o seguimento, pois podem ser coletas seriadas e permite obter amostra de parótidas, principal sítio de linfoma não Hodgkin na SSp. Portanto, a principal indicação é a investigação da suspeita de linfoma, quando há aumento recorrente ou persistente da glândula parótida. Também pode ser utilizada para diagnóstico, em substituição à BGSL. Para fins de critérios de classificação, esperam-se as mesmas alterações que se observa nas glândulas salivares menores (ver Capítulo "Histologia: glândulas salivares").

QUADRO 2 Material utilizado na biópsia de glândula salivar labial, para realização da técnica de biópsia excisional de glândulas salivares menores labiais por incisão linear (Daniels, 1984), adaptada pelo serviço de Reumatologia do Hucam-Ufes/Ebserh

Instrumentais
- Cabo de bisturi n° 3
- Pinça anatômica delicada
- Tesoura reta pequena
- Porta agulha pequeno

Material de consumo
- Campo cirúrgico fenestrado (pequena cirurgia)
- Lâmina de bisturi n° 15
- Fio catgut n° 5,0 com agulha pequena
- Anestésico local (xilocaína 2%) com vasoconstritor
- Agulhas descartáveis: 13 x 0,3 mm (30G) e 40 x 12 mm
- Seringa descartável 1 mL com rosca ou seringa de carpule
- Gaze estéril
- Luvas cirúrgicas de procedimento
- Máscara cirúrgica
- Avental
- Tubos com formol a 10% para fixação do material e envio para patologia
- Rótulo para identificação do material

Porém, a sensibilidade é maior para os diagnósticos diferencias, como sarcoidose, doença relacionada à IgG4 e linfoma.

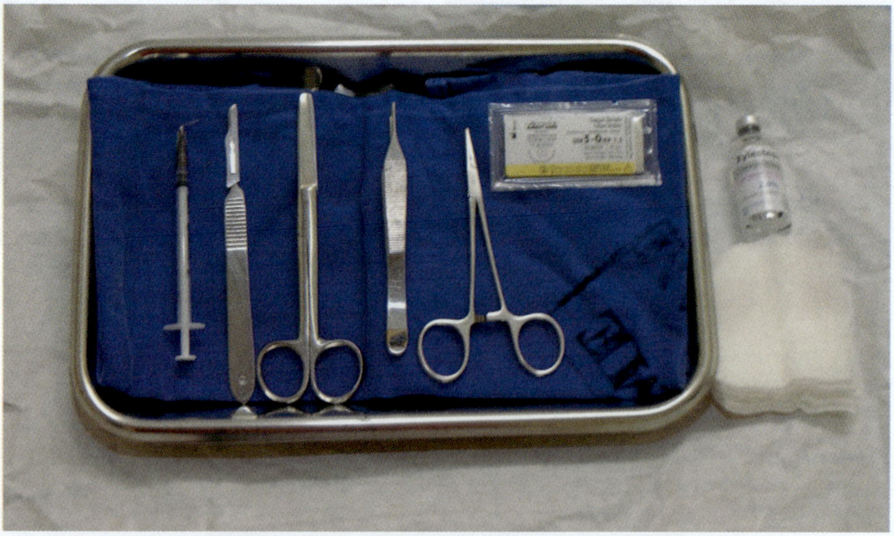

FIGURA 2 Instrumentais utilizados na biópsia de glândulas salivares labiais por incisão linear: cabo de bisturi n° 3; pinça anatômica delicada; tesoura reta pequena; porta agulha pequeno.

QUADRO 3 Cuidados pré-operatórios para biópsia de glândulas salivares labiais por incisão linear

1. Avaliar estado geral de saúde, medicamentos e riscos de sangramento. Manter todos os medicamentos em uso. Não é necessário suspender antiagregantes e anticoagulantes
2. Recomenda-se acompanhante, especialmente para menores de 18 anos e maiores de 60 anos
3. Informar as restrições alimentares e de atividade física no pós-operatório
4. Remover próteses e aparelhos

Em estudo experimental, o procedimento foi realizado em cadáveres por dois reumatologistas experientes, sob visualização direta de ultrassonografia, usando uma agulha de biópsia de núcleo rápida 18G com comprimento de lance de 10 mm. Com apenas um disparo, todas as amostras obtidas por biópsia minimamente invasiva guiada por ultrassonografia mostraram tecido típico da glândula parótida sem qualquer tecido neuronal ou vascular.

Em uma metanálise com 1.315 pacientes submetidos à biópsia por agulha de glândulas salivares guiada por ultrassonografia (83% biópsias de glândula parótida), houve apenas um caso de fraqueza facial devido à anestesia local do nervo facial e apenas sete casos de hematoma local. Esses resultados sugerem uma segurança superior à biópsia com agulha guiada por ultrassonografia em comparação com a biópsia cirúrgica. A sensibilidade e a especificidade para o diagnóstico de doenças das glândulas salivares foram de 0,94 (IC 95%: 0,92-0,96, I2 = 18,7%, $\chi 2$ P = 0,27) e 0,98 (IC 95%: 0,97-0,99, I2 = 79,6%, $\chi 2$ P = 0,00), respectivamente. A área sob a curva característica operacional resumida do receptor foi de 0,98 (95% CI: 0,97-0,99). Sete hematomas, um caso de paralisia facial temporária causada por anestesia local e nenhuma semeadura tumoral foram relatados em um total de 1.315 procedimentos.

A técnica preconiza cuidados de biossegurança para procedimento estéril, com paramentação completa e campo estéril. Recomenda-se transdutor linear (sonda 6-15 MHz), posicionado perpendicular à glândula parótida, na região pré-auricular. Fazer botão anestésico e introduzir a agulha em direção craniocaudal, paralelo ao transdutor e em direção ao tragus.

QUADRO 4 Cuidados pós-operatórios para biópsia de glândulas salivares labiais por incisão linear

1. O material deve ser identificado e conservado em formol tamponado a 10% com volume 6 a 10x o volume do material
2. Preencher a requisição informando sintomas, presença ou não de anticorpos, duração da evolução e hipóteses diagnósticas (informação deve ser completa e suscinta)
3. Fazer compressa local externa com gelo
4. Repouso e observação de 15 minutos antes de liberar o paciente
5. Evitar esforços físicos e a permanência ao sol
6. Ao deitar, utilizar apoio ou travesseiros para manter a cabeça elevada
7. Os pontos foram realizados com fio absorvível, não é preciso retirá-los. Eles caem ou dissolvem-se com o passar dos dias à medida que o local cicatriza entre 7 e 10 dias
8. É contraindicado fazer bochechos nas primeiras 24 horas após a cirurgia
9. Higienizar a boca normalmente através da escovação dentária, apenas com cuidado para não bater com a escova no local dos pontos
10. Preferir dieta líquido-pastosa e fria no primeiro dia. Após o segundo dia, a dieta poderá ser morna se quiser, evitando mastigar do lado operado
11. É normal sentir leve dormência no local nos primeiros dias devido à anestesia local e isso desaparece no decorrer dos dias
12. Evitar atividade física e esportes por 1 semana
13. Aplicar gelo no local, durante as primeiras 24 horas. O gelo deverá estar acondicionado em bolsa própria ou em envoltório plástico. A aplicação deverá ser feita pelo lado externo, protegendo-se a pele e os lábios. Após 48 horas, fazer compressas com água morna em caso de inchaço importante
14. Em caso de sangramento, lavar a boca com água gelada e comprimir o local operado com gaze ou algodão. Trocar a compressa de 15 em 15 minutos
15. Em caso de dúvidas ou complicações, procurar o médico ou o dentista que realizou o procedimento

REFERÊNCIAS BIBLIOGRÁFICAS

1. Akin RK, Kreller AJ 3rd, Walters PJ. Intraoral biopsy of the parotid gland. J Oral Surg. 1975;33(2):116-9.
2. Baer AN, Grader-Beck T, Antiochos B, Birnbaum J, Fradin JM. Ultrasound-guided biopsy of suspected salivary gland lymphoma in Sjögren's syndrome. Arthritis Care Res (Hoboken). 2021;73(6):849-55.
3. Bertram U, Hjorting-Hansen E. Punch-biopsy of minor salivary glands in the diagnosis of Sjögren's syndrome. Scand J Dent Res. 1970;78(3):295-300.
4. Chisholm DM, Mason DK. Labial salivary gland biopsy in Sjögren's disease. J Clin Pathol. 1968;21(5):656-60.
5. Daniels TE, Silverman S Jr, Michalski JP, Greenspan JS, Sylvester RA, Talal N. The oral component of Sjögren's syndrome. Oral Surg Oral Med Oral Pathol. 1975;39(6):875-85.
6. Daniels TE. Labial salivary gland biopsy in Sjögren's syndrome. Assessment as a diagnostic criterion in 362 suspected cases. Arthritis Rheum. 1984;27(2):147-56.
7. Fisher BA, Jonsson R, Daniels T, Bombardieri M, Brown RM, Morgan P, et al. Sjögren's histopathology workshop group (appendix) from ESSENTIAL (EULAR Sjögren's Syndrome Study Group). Standardisation of labial salivary gland histopathology in clinical trials in primary Sjögren's syndrome. Ann Rheum Dis. 2017;76:1161-8.
8. Fox PC. Simplified biopsy technique for labial minor salivary glands. Plast Reconstr Surg. 1985;75(4):592-3.
9. Friedman JA, Miller EB, Huszar M. A simple technique for minor salivary gland biopsy appropriate for use by rheumatologists in an outpatient setting. Clin Rheumatol. 2002;21(4):349-50.
10. Giovelli RA, Santos MC, Serrano ÉV, Valim V. Clinical characteristics and biopsy accuracy in suspected cases of Sjögren's syndrome referred to labial salivary gland biopsy. BMC Musculoskelet Disord. 2015;16:30.
11. Kim HJ, Kim JS. Ultrasound-guided core needle biopsy in salivary glands: A meta-analysis. Laryngoscope. 2018;128(1):118-25.
12. Kraaijenhagen HA. Letter: Technique for parotid biopsy. J Oral Surg. 1975;33(5):328.
13. Lida Santiago M, Seisdedos MR, García Salinas RN, Secco A, Marino Claverie L, Techera L, et al. Frequency of complications and usefulness of the minor salivary gland biopsy. Reumatol Clin. 2012;8(5):255-8.
14. Micheroli R, Wagner U, Mueller-Gerbl M, Toranelli M, Marx C, Bruyn GAW, et al Minimally invasive ultrasound-guided parotid gland biopsy in cadavers performed by rheumatologists. J Ultrason. 2019;19(77):125-7.
15. Pijpe J, Kalk WW, van der Wal JE, Vissink A, Kluin PM, Roodenburg JL, et al. Parotid gland biopsy compared with labial biopsy in the diagnosis of patients with primary Sjogren's syndrome. Rheumatology (Oxford). 2007;46(2):335-41.
16. Pratap R, Qayyum A, Ahmed N, Jani P, Berman LH. Ultrasound-guided core needle biopsy of parotid gland swellings. J Laryngol Otol. 2009;123(4):449-52.
17. Teppo H, Revonta M. A follow-up study of minimally invasive lip biopsy in the diagnosis of Sjögren's syndrome. Clin Rheumatol. 2007;26(7):1099-103.
18. Varela-Centelles P, Sanchez-Sanchez M, Seoane J. Lip biopsy for the diagnosis of Sjögren's syndrome: beware of the punch. Int J Oral Maxillofac Surg. 2014;43(1):127-30.
19. Varela-Centelles P, Seoane-Romero JM, Sánchez-Sánchez M, González-Mosquera A, Diz-Dios P, Seoane J. Minor salivary gland biopsy in Sjögren's syndrome: a review and introduction of a new tool to ease the procedure. Med Oral Patol Oral Cir Bucal. 2014;19(1):e20-3.
20. Zabotti A, Zandonella Callegher S, Lorenzon M, Pegolo E, Scott CA, Tel A, et al. Ultrasound-guided core needle biopsy compared with open biopsy: a new diagnostic approach to salivary gland enlargement in Sjögren's syndrome? Rheumatology (Oxford). 2021;60(3):1282-90.

13

Exames específicos por técnicas minimamente invasivas: técnica de biópsia muscular

Jean Costa Nunes
Samuel Katsuyuki Shinjo

CONSIDERAÇÕES GERAIS

A análise de tecido muscular estriado esquelético é importante na complementação diagnóstica de uma série de afecções neuro(musculares) adquiridas e genéticas (Quadro 1). Levando-se em consideração que as doenças neuromusculares constituem um grupo heterogêneo de doenças que podem apresentar sobreposições entre os quadros clínicos, achados neurofisiológicos e alterações laboratoriais, a biópsia muscular pode contribuir com a formulação diagnóstica definitiva ou fornecer elementos que subsidiem uma investigação genética mais precisa e direcionada. Permite também avaliar grau de cronicidade, evolução da doença e possível resposta ao tratamento, além de contribuir com a topografia predominantemente comprometida (nervo/placa motora/músculo).

QUADRO 1 Alguns exemplos de doenças musculares e neuromusculares que podem ser identificadas por meio de análise de tecido muscular

Doenças musculares adquiridas	Doenças neuromusculares hereditárias
▪ Miopatias inflamatórias idiopáticas (ou miopatias autoimunes sistêmicas) ▪ Induzidas por medicamentos ▪ Associadas às doenças autoimunes sistêmicas reumáticas ▪ Infecciosas ▪ Endócrinas ▪ Outras	▪ Distrofias musculares ▪ Distrofias miotônicas ▪ Miopatias congênitas ▪ Doenças musculares metabólicas ▪ Canalopatias ▪ Outras

LOCAL ANATÔMICO DE BIÓPSIA MUSCULAR

A biópsia pode ser realizada em qualquer sítio muscular (p. ex., m. bíceps braquial, m. deltoide, m. vasto lateral, m. tibial anterior etc.). Para definição do sítio de amostragem, levam-se em consideração dados da anamnese, tais como grupamentos musculares predominantemente paréticos, com moderado grau de hipotrofia ou álgicos à palpação. Também deve-se considerar as principais hipóteses diagnósticas, já que diferentes entidades nosológicas podem comprometer alguns músculos preferenciais em detrimento dos demais. Além disso, é importante observar a presença de eventuais estruturas nobres circunjacentes (p. ex., nervos e vasos sanguíneos).

Na medida do possível, escolhem-se áreas clinicamente comprometidas, com o intuito de aumentar a sensibilidade diagnóstica. Em contrapartida, evitam-se locais intensamente afetados, pois há possibilidade de realizar o procedimento nas áreas com muitas sequelas (lipossubstituição acentuada e/ou fibrose tissular). Evitam-se também áreas recentemente analisadas por eletroneuromiografia, com trauma físico recente etc. Tais áreas podem dar resultados falso-positivos ou vir com significativos artefatos.

CONTRAINDICAÇÕES A UMA BIÓPSIA MUSCULAR

De um modo geral, trata-se de um procedimento relativamente seguro e simples; portanto, carece de grandes contraindicações. No entanto, devemos nos atentar para algumas situações, como: infecção cutânea adjacente ao local da biópsia muscular, presença de coagulopatia associada, local muito comprometido (atrófico ou fibrótico), tendência a formar queloides.

TÉCNICAS DE BIÓPSIA MUSCULAR DISPONÍVEIS

Há três formas de realizar uma biópsia muscular: aberta (a céu aberto) (Figura 1), semiaberta e percutânea. As duas primeiras consistem em realizar pequena cirurgia, com incisão da pele, divulsão dos tecidos subcutâneos até atingir o tecido muscular que, por sua vez, é submetido a exérese. Entretanto, as principais diferenças entre a aberta e a semiaberta são o tamanho do corte cutâneo e o uso de pequeno fórceps para conseguir amostra de tecido muscular. No caso de biópsia muscular percutânea, é feita por meio de agulhas específicas, sendo a mais clássica a de Bergström (Figura 2). A principal vantagem da biópsia muscular percutânea é ser menos invasiva, um procedimento rápido, menos traumático e, esteticamente, sem deixar grandes cicatrizes pós-cirúrgicas. A desvantagem é a obtenção de amostras pequenas de tecidos musculares, o que pode comprometer a leitura histológica, histoquímica e imuno-histoquímica dos materiais coletados.

ARMAZENAMENTO DA AMOSTRA MUSCULAR EXTRAÍDA

O tecido muscular, uma vez obtido, é processado e, posteriormente, crioprotegido para ser armazenado em nitrogênio líquido a –170°C. Com esse tipo de armazenamento é possível, posteriormente, avaliar diversas reações histoquímicas, enzimo-histoquímicas, imuno-histoquímicas e realizar avaliação ultraestrutural com microscopia eletrônica.

As formas de fixação tradicionalmente aplicadas para outros tecidos, como formaldeído,

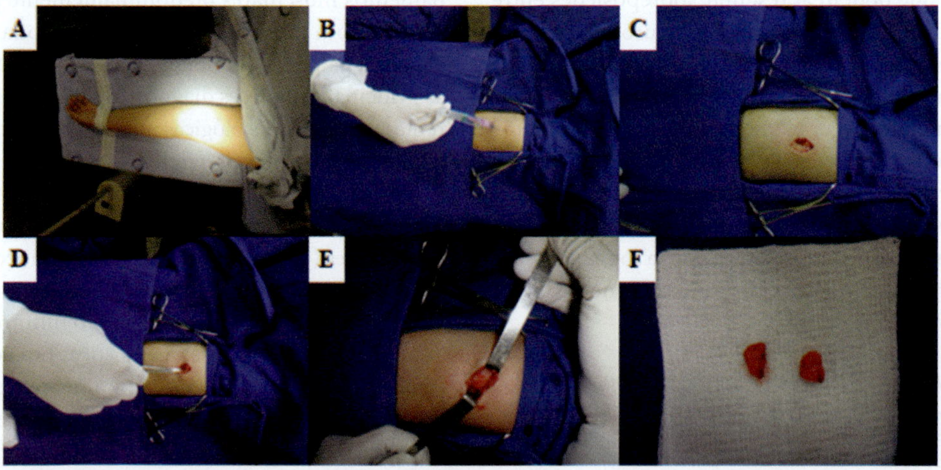

FIGURA 1 Sequência de biópsia muscular por técnica aberta ("céu aberto").

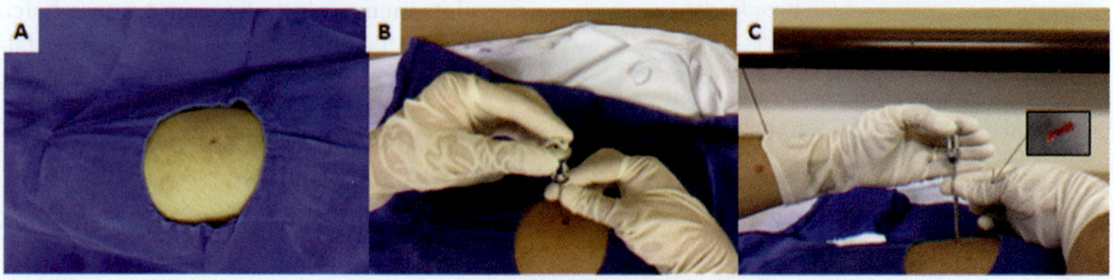

FIGURA 2 Sequência de biópsia muscular por técnica percutânea.

glutaraldeído ou paraformaldeído, não são recomendadas para preparação do tecido muscular, já que podem inviabilizar a realização de estudos enzimo-histoquímicos e de inúmeras imunorreações com anticorpos frequentemente utilizados para avaliação miopatológica.

SOLICITAÇÃO DE UMA BIÓPSIA MUSCULAR NA PRÁTICA

A exemplo de pedido de quaisquer exames complementares, é importante descrever bem o histórico do paciente, os antecedentes genéticos, a presença de possíveis comorbidades, as medicações em uso, achados de exames laboratoriais (p. ex., CK-total, aldolase etc.) e neurofisiológicos (eletroneuromiografia), assim como as hipóteses diagnósticas mais plausíveis.

RESULTADOS DE UMA BIÓPSIA MUSCULAR

O exame miopatológico completo deve conter ao menos três diferentes seções:

1. Avaliação histoquímica descrevendo os principais achados morfoestruturais.
2. Estudo enzimo-histoquímico para pesquisa de reações enzimáticas (p. ex., miofosforilase, COX, SDH etc.).
3. Estudo imuno-histoquímico para avaliação, por exemplo, de determinadas proteínas de superfície (disferlina, distrofina etc.) e marcadores inflamatórios (MHC-I, C5b9 etc.).

Resultados "normais" ou "inespecíficos" podem ocorrer na prática, sobretudo nos casos de miopatias inflamatórias adquiridas, independentemente do uso, por exemplo, de glicocorticoides ou seleção inapropriada do sítio para coleta do material. Isso acontece porque o processo inflamatório pode ocorrer em em focos; portanto, é possível que tenha sido feita a análise anatomopatológica em sítios sem a inflamação muscular. Assim sendo, em caso de suspeita forte, sugere-se que se realize a análise em mais fragmentos musculares coletados no mesmo ato cirúrgico.

REFERÊNCIAS BIBLIOGRÁFICAS

1. Berman AT, Garberino JL, Rosenberg H, Heiman-Patterson T, Bosacco SJ, et al. Muscle biopsy: proper surgical technique. Clin Orthop Relat Res. 1985;198:240-3.
2. Derry KL, Nicolle MN, Keith-Rokosh JA, Hammond RR. Percutaneous muscle biopsies: review of 900 consecutive cases at Longon Health Sciences Centre. Can J Neurol Sci. 2009;36:201-6.
3. Dubowitz V, Sewry CA, Oldfors A. Muscle biopsy: A practical approach. 4. ed. Saunders; 2013.
4. Merve A, Schneider U, Kara E, Papadopoulou C, Stenzel W. Muscle biopsy in myositis: What the rheumatologist needs to know. Best Pract Res Clin Rheumatol. 2022;36:101763.
5. Tarnopolsky MA, Pearce E, Smith K, Lach B. Suction-modified Bergström muscle biopsy technique: experience with 13500 procedures. Muscle Nerve. 2011;43:717-25.

14

Exames específicos por técnicas minimamente invasivas: avaliação de xeroftalmia e xerostomia

Valéria Valim
Virginia Fernandes Moça Trevisani
Sandra Gofinet Pasoto

INTRODUÇÃO

A xeroftalmia (93%-95%) e a xerostomia (90%-98%) são as manifestações clínicas mais prevalentes dos pacientes com síndrome de Sjögren primária (SSp) e levam a importantes complicações, como úlceras de córnea, múltiplas cáries com perdas dentárias e monilíase. Dessa forma, a adequada avaliação desses sintomas é de fundamental importância para o diagnóstico, seguimento e manejo desses pacientes. Esse tema estende-se também aos pacientes com outras doenças reumáticas autoimunes sistêmicas (DRAS) e que desenvolvem o quadro de síndrome de Sjögren (SS) secundária ou associada. De fato, a SS tem uma alta taxa de subdiagnóstico, inclusive nas formas secundárias.

AVALIAÇÃO DA XEROSTOMIA

Aspectos clínicos

A saliva é fundamental para a saúde oral e atua principalmente inibindo a proliferação de microrganismos, lubrificando a mucosa, língua e dentes, além de favorecer a mastigação e deglutição, o paladar e a digestão de carboidratos. Nesse aspecto, foi demonstrado que os pacientes com SSp, além da redução do fluxo salivar, apresentam diminuição do pH e aumento das concentrações de sódio e cloro na saliva. Essas alterações podem contribuir para o desenvolvimento de uma série de sintomas/complicações associados com a xerostomia, como: queilose, estomatopirose, disgeusia, alterações do paladar, disfagia alta para alimentos sólidos, glossodinia, múltiplas cáries com perdas dentárias e monilíase oral.

Nesse aspecto, estudo recente realizado em nosso meio mostrou que as lesões pré-cariosas e as cáries são mais frequentes nesses pacientes do que em indivíduos saudáveis pareados para sexo, idade, raça e com comparável classificação socioeconômica. É também interessante que o grau de inflamação nas glândulas salivares menores (escore focal > 1) agrega maior risco de desenvolvimento de cáries nesses pacientes.

A candidíase eritematosa crônica pode acarretar queilite angular, estomatopirose, intolerância a alimentos ácidos ou picantes, eritema da mucosa e atrofia das papilas filiformes. Nos pacientes com SSp, *C. albicans* é a espécie mais comum, mas outras, *C. tropicalis*, *C. glabrata*, *C. parapsilosis* e *C. krusei*, podem também ocorrer de forma isolada ou em combinação.

Os pacientes com SSp podem ainda apresentar parotidite e/ou aumento das glândulas submandibulares em 18% a 50% dos casos. A apresentação pode ser aguda, intermitente ou crônica e uni ou bilateral. A parotidite é um dos fatores de risco mais importantes para o desenvolvimento de linfoma na SSp e os pacientes com aumento persistente das glândulas parótidas e/ou submandibulares devem ser submetidos à investigação hematológica adequada.

A intensidade dos sintomas de secura oral e ocular (conjuntamente) pode ser avaliada por uma das três escalas visuais analógicas do *European League Against Rheumatism* (EULAR) *Sjö-*

gren's Sjögren's Syndrome Reported Index (ESSPRI). Essa métrica é recomendada para a prática clínica e pode ser aplicada a cada consulta. O ESSPRI é um instrumento constituído por três escalas visuais analógicas (secura ocular e oral, fadiga e dor). Cada uma delas recebe uma pontuação dada pelo paciente. O índice final é calculado pela média aritmética das pontuações das três escalas. Considera-se como uma melhora mínima clinicamente relevante a diminuição de pelo menos 1 ponto no ESSPRI e como um nível aceitável de sintomas ESSPRI < 5. Esse instrumento foi validado para a língua portuguesa.

Testes objetivos orais

Os testes utilizados para a avaliação objetiva da xerostomia na SSp são: a sialometria, a cintilografia de glândulas salivares e menos frequentemente a sialografia. Este último exame está em desuso e estudos recentes mostram que, se necessário, pode ser substituído pela ressonância magnética (RM).

A mensuração do fluxo salivar não estimulado é útil para o diagnóstico da SSp, compondo os critérios classificatórios do *American College of Rheumatology* (ACR)/(EULAR) de 2016. Para a **sialometria**, a saliva é coletada passivamente durante 5 a 15 minutos em um tubo graduado ou em um recipiente com peso previamente conhecido, o qual é então pesado logo após a coleta em uma balança de precisão (0,1 g ↔ 0,1 mL) (Figura 1). O fluxo salivar não estimulado normal é > 0,1 mL/min. Alguns fatores podem influenciar o resultado desse exame. A produção de saliva varia com a época do ano, a umidade relativa do ar, a temperatura ambiente, o período do dia, a duração do jejum e com os ruídos ambientais. Dessa forma, um protocolo padronizado deve ser seguido para garantir a confiabilidade dos resultados. São recomendados para a realização da sialometria: jejum de cerca de duas horas, não fumar ou escovar os dentes nesse período, realizar a coleta em um local silencioso e o paciente deve sentar-se confortavelmente e o com tronco levemente inclinado para a frente. O fluxo salivar estimulado é realizado de forma similar, com o emprego, por exemplo, de parafina odontológica para estimular a produção de saliva. A coleta pode ser realizada em 5 minutos. Não é um exame diagnóstico para a SSp, mas é relevante para avaliar o prognóstico de resposta à terapêutica.

Já a **sialografia** é um exame invasivo, que avalia a anatomia dos ductos das glândulas salivares através da cateterização e injeção de contraste nos ductos das glândulas parótidas (de Stenson) e submandibulares (de Wharton) e injeção de contraste. Na SSp, os achados típicos são as sialectasias difusas na ausência de sinais de obstrução dos ductos maiores. Contudo, devido particularmente aos efeitos adversos, como infecções e reações alérgicas ao contraste, mas também pela inconsistência dos resultados, esse exame não é mais recomendado. Pode, se necessário, ser substituído pela RM das glândulas salivares com sialografia por RM.

De fato, embora não faça parte dos critérios de classificação do ACR/EULAR de 2016, existem evidências recentes de que a RM das glândulas salivares, principalmente quando combinada com a sialografia por RM, contribui para o diagnóstico da SSp em estágios iniciais.

A **cintilografia** das glândulas salivares não foi também incluída nos critérios classificatórios para a SSp do ACR/EULAR. Entretanto, é um exame útil para a avaliação da função glandular. É um método não invasivo, mas se baseia na administração intravenosa de tecnécio pertecnetato e na leitura do traçador por meio de uma gama câmara, com as imagens sendo adquiridas antes e após a estimulação da produção de saliva com suco de limão. Esse exame tem duração de cerca de uma hora. Nos pacientes com SSp, a cintilografia pode mostrar retardo na captação do traçador, diminuição da sua concentração e/ou atraso na excreção. Conforme esses parâmetros, os achados podem ser classificados em: classe 1 – normal (absorção rápida, aumento progressivo da concentração e excreção rápida na cavidade oral em 10 min), até classe 4 – acometimento muito grave (captação e excreção do traçador muito lentificadas, levando a um intervalo maior que 1 hora para a excreção na cavidade oral).

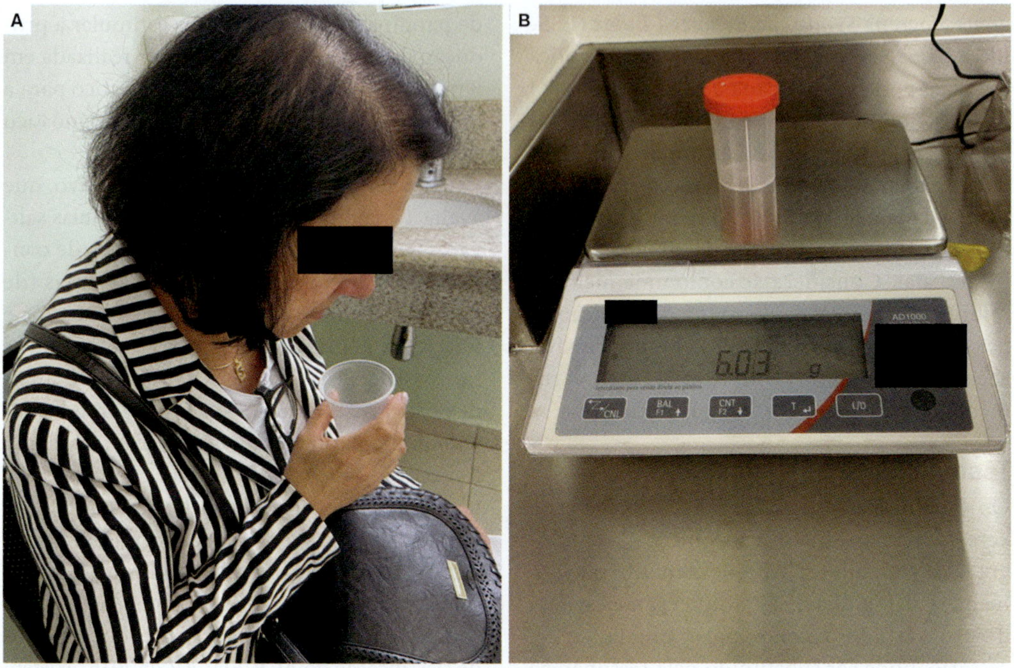

FIGURA 1 Fluxo salivar. (A) Posição da cabeça e do tronco para coleta de saliva por escoamento passivo. Fonte: cortesia de Virgínia Moça Trevisani. (B) A coleta pode ser em tubo milimetrado ou em recipiente com peso conhecido para posteriormente ser pesado em balança de precisão. Há uma correlação de 0,1 mL = 0,1 mg. Fonte: cortesia de Sandra Gofinet Pasoto.

O **ultrassom** das glândulas salivares maiores (US-GS) é um exame não invasivo e que acrescenta sensibilidade aos critérios classificatórios da SSp do ACR/EULAR de 2016, sem prejuízo da especificidade. Inclusive, já existe uma proposta para a inclusão do US-GS em tais critérios. Esse exame será abordado detalhadamente em outro capítulo desta obra.

AVALIAÇÃO DA XEROFTALMIA

Aspectos clínicos

As manifestações oculares estão presentes em 85%-98% dos pacientes com SSp. Ocorrem principalmente, em decorrência da inflamação das glândulas lacrimais, com diminuição da camada aquosa do filme lacrimal. No entanto, a camada lipídica pode estar alterada pela inflamação concomitante das glândulas de Meibomius, assim como a camada mucinosa, pela inflamação do epitélio da córnea e da conjuntiva, caracterizando um olho seco misto, com potencial gravidade e de difícil controle.

As principais queixas clínicas relatadas pelos pacientes são: ardência, irritação, prurido, hiperemia, sensação de corpo estranho, sensibilidade à luz, embaçamento visual e dor neuropática.

A avaliação da xeroftalmia deve ser inicialmente realizada através de questionários validados, que avaliam desconforto da superfície ocular e sintomas visuais relacionados a secura ocular, seguidos por testes objetivos de avaliação.

Existem diversos questionários que podem ser utilizados na avaliação de pacientes com queixas de olho seco, tanto na avaliação clínica como em pesquisas, a citar o questionário de olho seco (DEQ), o questionário de olho seco de 5 itens (DEQ-5), o índice de doença da superfície ocular (ISDI) e o impacto do olho seco na vida cotidiana (IDEEL).

Testes objetivos oculares

Os testes objetivos devem seguir uma sequência, de forma que um não interfira com o outro. O teste de Schirmer deve ser o primeiro a ser realizado, seguido do tempo de ruptura lacrimal (TBUT) e, por último, o teste de coloração da superfície ocular.

O **teste de Schirmer** I (sem anestésico) é usado para medir a produção de lágrimas ao longo do tempo. É realizado utilizando uma tira de papel de filtro milimetrada, que é colocada cuidadosamente entre os terços médio e temporal de ambas as pálpebras inferiores. O paciente é instruído a manter os olhos abertos ou fechados por 5 minutos. O teste pontua nos critérios de classificação para SSp de 2016 do ACR/EULAR de 2016, quando a parte molhada do papel de filtro for igual ou menor que 5 mm no período de cinco minutos (alteração moderada a acentuada). Apresenta sensibilidade de 42% e especificidade de 76% em estudos que compararam pacientes com SSp e indivíduos com sintomas secos, e sensibilidade de 76,9% e especificidade de 72,4% em uma comparação de pacientes com SSp e controles sem queixas de olho seco. Devido às alterações no filme lacrimal que podem ocorrer quando são administrados corantes na superfície ocular, o teste de Schirmer deve ser o primeiro teste de avaliação a ser realizado.

A segunda etapa do exame oftalmológico para avaliação da xeroftalmia é o **tempo de ruptura lacrimal** (TBUT), que consiste na instilação de 0,5% ou 1% do corante fluoresceína de sódio na superfície ocular. O paciente é instruído a piscar três vezes para distribuir o corante em toda a superfície e, em seguida, parar de piscar até que seja solicitado a piscar novamente. O TBUT é medido com uma lâmpada de fenda em ampliação de 10x, com iluminação máxima e um filtro de cobalto azul. O TBUT é definido como

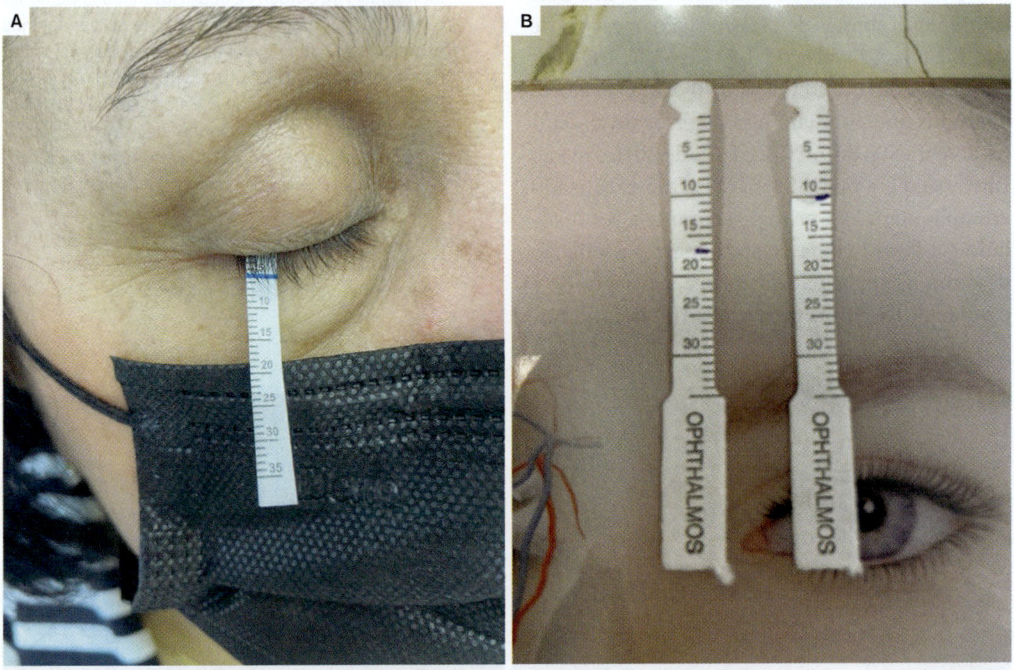

FIGURA 2 Teste de Schirmer I sem anestésico. O teste de Schirmer I (sem anestésico) é usado para medir a produção de lágrimas ao longo do tempo. É realizado utilizando uma tira de papel de filtro milimetrada, que é colocada cuidadosamente entre os terços médio e temporal de ambas as pálpebras inferiores. O paciente é instruído a manter os olhos abertos ou fechados por 5 minutos. Fonte: cortesia de Virgínia Trevisani Moça e Liliana Nóbrega Cordeiro.

o tempo em segundos entre a última piscada e o aparecimento de manchas secas na superfície da córnea. O teste deve ser repetido três vezes, e um TBUT médio < 10 s é considerado anormal. O teste reflete a estabilidade do filme lacrimal e geralmente está alterado em pacientes que apresentam olho seco evaporativo. Apresenta sensibilidade (72%) e especificidade (61%) em indivíduos com SSp. Esse teste de avaliação não está presente nos critérios de classificação do ACR/EULAR de 2016, mas é bastante utilizado na prática clínica do oftalmologista, pela facilidade na execução.

A **coloração da superfície ocular** é realizada para avaliar os danos à superfície ocular. Os corantes mais utilizados na realização do teste são a **fluoresceína de sódio** e o verde de **lissamina**. A coloração com o corante Rosa Bengala não deve mais ser realizada devido à sua toxicidade para o epitélio da superfície ocular. A avaliação do dano na superfície ocular em pacientes com SSp pode ser realizada utilizando uns dos dois diferentes sistemas de classificação, a escala de van Bijsterveld (varia de 0-9) e o *SICCA Ocular Staining Score* (OSS) (varia de 0-12). Os valores alterados que pontuam nos critérios de classificação para SSp do ACR/EULAR de 2016 são van Bijsterveld ≥ 4 ou OSS ≥ 5. O exame é realizado em duas etapas. O primeiro corante a ser instilado é a fluoresceína de sódio para a avaliação do dano na superfície da córnea, e o segundo é o verde de lissamina para avaliação da conjuntiva nasal e temporal. A avaliação é feita utilizando a lâmpada de fenda.

Outros testes que avaliam olho seco são úteis, mas não foram validados como critérios de classificação, como a altura do disco lacrimal e o teste de osmolaridade da córnea.

REFERÊNCIAS BIBLIOGRÁFICAS

1. Adatia FA, Michaeli-Cohen A, Naor J, et al. Correlation between corneal sensitivity, subjective dry eye symptoms and corneal staining in Sjogren's syndrome. Can J Ophthalmol. 2004;39:767-71.
2. Barboza MN, Barbozy GN, de Melo GM, et al. Correlation between signals and symptoms of dry eye in Sjögren's syndrome patients. Arq Bras Oftalmol. 2008;71:547-52.
3. Berman N, Vivino F, Baker J, Dunham J, Pinto A. Risk factors for caries development in primary Sjogren syndrome. Oral Surg Oral Med Oral Pathol Oral Radiol. 2019;128(2):117-22.
4. Bowman SJ, Booth DA, Platts RG, et al. Validation of the sicca symptoms inventory for clinical studies of Sjögren's syndrome. J Rheumatol. 2003;30:1259-66.
5. Jimenez-Royo P, Bombardieri M, Ciurtin C, Kostapanos M, Tappuni AR, Jordan N, et al. Advanced imaging for quantification of abnormalities in the salivary glands of patients with primary Sjögren's syndrome. Rheumatology (Oxford). 2021;60(5):2396-408.
6. Jousse-Joulin S, Gatineau F, Baldini C, Baer A, Barone F, Bootsma H, et al. Weight of salivary gland ultrasonography compared to other items of the 2016 ACR/EULAR classification criteria for primary Sjögren's syndrome. J Intern Med. 2020;287(2):180-8.
7. Martins VAO, Floriano TF, Leon EP, Villamarín LEB, Deveza GBH, Aikawa NE, et al. Primary dental care treatment in primary Sjögren's syndrome: a possible

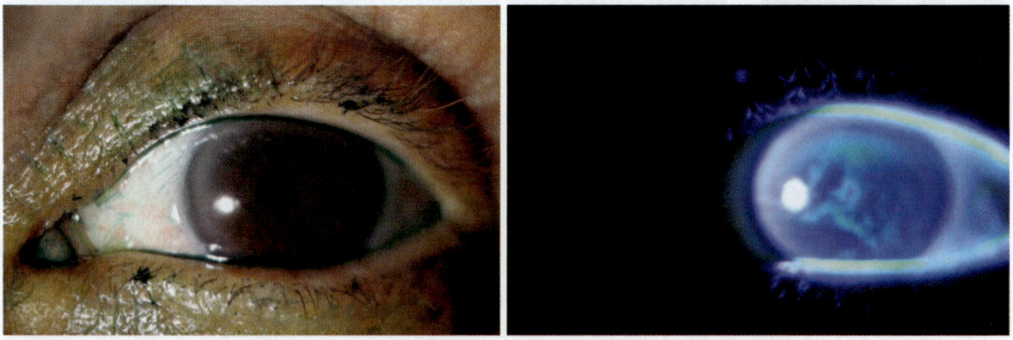

FIGURA 3 Teste de coloração da superfície ocular. A coloração da superfície ocular é realizada para avaliar os danos à superfície ocular. Os corantes mais utilizados na realização do teste são a fluoresceína de sódio e o verde de lissamina. Fonte: cortesia de Virgínia Trevisani Moça e Liliana Nóbrega Cordeiro.

role in improving salivary flow rate. Clin Exp Rheumatol. 2022;40(12):2258-67.

8. Mengher LS, Pandher KS, Bron AJ. Non-invasive tear film break-up time: sensitivity and specificity. Acta Ophthalmol. 1986;64(4):441-4.
9. Paganotti MA, Valim V, Serrano ÉV, Miyamoto ST, Giovelli RA, Santos MC. Validation and psychometric properties of the EULAR Sjögren's Syndrome Patient Reported Index (ESSPRI) into Brazilian Portuguese. Rev Bras Reumatol. 2015;55(5):439-45.
10. Rao Y, Xu N, Zhang Y, Fang Y, Tian L, Min X, et al. Value of magnetic resonance imaging and sialography of the parotid gland for diagnosis of primary Sjögren syndrome. Int J Rheum Dis. 2022.
11. Rose-Nussbaumer J, Lietman TM, Shiboski CH, et al. Inter-grader agreement of the ocular staining score in the Sjögren's Internation Clinical Collaborative Alliance (SICCA) registry. Am J Ophthalmol. 2015;160(6):1150-3.
12. Seror R, Bootsma H, Saraux A, Bowman SJ, Theander E, Brun JG, et al. Defining disease activity states and clinically meaningful improvement in primary Sjögren's syndrome with EULAR primary Sjögren's syndrome disease activity (ESSDAI) and patient-reported indexes (ESSPRI). Ann Rheum Dis. 2016;75(2):382-9.
13. Shiboski CH, Shiboski SC, Seror R, Criswell LA, Labetoulle M, Lietman TM. 2016 American College of Rheumatology/European League Against Rheumatism classification criteria for primary Sjögren's syndrome: a consensus and data-driven methodology involving three international patient cohorts. Ann Rheum Dis. 2017;76(1):9-16.
14. Trevisani VFM, Pasoto SG, Fernandes MLMS, Lopes MLL, de Magalhães Souza Fialho SC, Pinheiro AC, et al. Recommendations from the Brazilian Society of Rheumatology for the diagnosis of Sjögren's syndrome (Part I): glandular manifestations (systematic review). Adv Rheumatol. 2019;59(1):58.
15. Usuba FS, Lopes JB, Fuller R, Yamamoto JH, Alves MR, Pasoto SG, et al. Sjögren's syndrome: an underdiagnosed condition in mixed connective tissue disease. Clinics (Sao Paulo). 2014;69(3):158-62.
16. Valim V, Trevisani VF, de Sousa JM, et al. Current approach to dry eye disease. Clin Ver Allergy Immunol. 2015;49(3):288-97.
17. Van Bijsterveld OP. Diagnostic tests in the sicca syndrome. Arch Ophthalmol. 1969;82:10-4.
18. Vehof J, Utheim TP, Bootsma H, Hammond CJ. Advances, limitations and future perspectives in the diagnosis and management of dry eye in Sjögren's syndrome. Clin Exp Rheumatol. 2020;38 Suppl 126(4):301-9.
19. Versura P, Frigato M, Cellini M, et al. Diagnostic performance of tear function tests in Sjögren's syndrome patients. Eye (Lond). 2007;21(2):229-37.
20. Wolffsohn JS, et al. TFOS DEWS II diagnostic methodology report. Ocul Surf. 2017;15(3):539-74.

15

Eletroneuromiografia

José Tupinambá Sousa Vasconcelos

INTRODUÇÃO

A eletroneuromiografia (ENMG) ocupa um importante papel na avaliação de desordens neuromusculares. Na prática, esse estudo serve como uma extensão do exame clínico e deve sempre ser considerado como tal, já que não pode ser adequadamente planejado, realizado e interpretado senão à luz da história clínica e dos achados do exame físico.

O objetivo primário do exame eletroneuromiográfico é de natureza topográfica, ou seja, a determinação do sítio da lesão dentro da unidade motora, estreitando sobremaneira o diagnóstico diferencial, guiando a solicitação subsequente de exames complementares e orientando a terapêutica. Os achados eletrofisiológicos não identificam o processo nosológico subjacente, embora possam gerar informações valiosas que ajudam a diferenciar fisiopatologia primariamente axonal de patologia desmielinizante dos nervos periféricos, além de ajudar a distinguir entre miopatia necrótica e não necrótica ou ainda localizar a desordem na junção neuromuscular. A combinação das anormalidades eletroneuromiográficas permite frequentemente estimar a duração e a gravidade do processo lesional, além de avaliar a sua distribuição, contribuindo na diferenciação entre processos focais e desordens generalizadas.

Todavia, para que a ENMG forneça todas essas informações clínicas mencionadas, o estudo pode requerer o exame de membros assintomáticos e expansão da área estudada para além do território da queixa clínica. Assim, uma avaliação eletroneuromiográfica adequada deve amostrar convenientemente os vários componentes do sistema neuromuscular comprometidos na desordem em investigação.

O MÉTODO

Eletroneuromiografia é o termo genérico atribuído ao conjunto de técnicas que compreendem os estudos de neurocondução (eletroneurografia) e o estudo da atividade mioelétrica (eletromiografia). De forma simplificada, o arranjo geral básico de um sistema de eletroneuromiografia pode ser resumido nas seguintes etapas: eletrodos de superfície ou de agulha recolhem biopotenciais do tecido em estudo. Os biopotenciais são amplificados e monitorizados visual e acusticamente, podendo ser registrados e armazenados para avaliações futuras. Para a etapa de estimulação de nervos periféricos, um estimulador elétrico é incorporado e acoplado temporalmente ao sistema.

Estudos de neurocondução

Um nervo periférico pode ser estimulado por um pulso elétrico aplicado à pele, gerando potenciais de ação que se propagam ao longo desse nervo, criando um campo elétrico que pode ser registrado por eletrodos em áreas distantes do sítio de estimulação. Esse estudo pode ser realizado em nervos motores com registro transcutâneo no músculo apropriado (neurocondução motora) ou em nervos sensitivos com registro direto sobre o próprio nervo (neurocondução sensitiva). O potencial de ação muscular composto (PAMC) e o potencial de ação do nervo sensitivo (PANS) gerados, respectivamente, pela estimulação de nervos motores e sensoriais, são potenciais somados (compostos) e representam a habilidade de conduzir impulsos em uma população de fibras nervosas. A análise dos parâmetros latência, amplitude, velocidade de condução (VC) e cronodispersão desses potenciais é o fundamento básico dos estudos de neurocondução.

Uma informação topográfica relevante pode ser obtida a partir dos estudos de neurocondução sensitiva. Como o neurônio sensorial é do tipo bipolar, com o seu corpo celular localizado no gânglio da raiz dorsal, um prolongamento central curto para conexão medular e um axônio periférico longo que se estende até o receptor sensorial, processos patológicos localizados em topografia pré-ganglionar preservam a fibra periférica sensorial e o PANS dela resultante será normal.

Assim, os três principais objetivos da realização dos estudos de neurocondução são:

- Avaliação do número de axônios funcionantes (estimados pela amplitude da resposta evocada, notadamente na neurocondução sensorial).
- Avaliação do estado da mielina (estimada pela VC sensorial e VC motora).
- Localização do processo lesional em relação ao gânglio da raiz dorsal (pré-ganglionar ou pós-ganglionar).

Respostas tardias ou de latência longa

Os estudos de neurocondução avaliam segmentos distais dos nervos periféricos. A abordagem eletrofisiológica de segmentos proximais é incômoda e tecnicamente difícil. Todavia, técnicas de respostas tardias ou de latência longa, como a onda F e o reflexo H, permitem avaliação indireta dos segmentos proximais, incluindo as raízes nervosas e os plexos. O circuito da onda F é exclusivamente motor e, portanto, seus parâmetros são normais em condições que afetam apenas fibras sensoriais. Quando registrado nos músculos gastrocnêmio medial e sóleo, o reflexo H pode ser comparado ao equivalente eletrônico do reflexo aquileu. É comumente utilizado na avaliação eletroneuromiográfica de pacientes com suspeita clínica de radiculopatia S_1 e na abordagem do acometimento proximal das polineuropatias.

Testes especiais

- Reflexo do piscamento (*blink reflex*): é, essencialmente, um correspondente eletrônico do reflexo corneano e um dos poucos testes eletrofisiológicos de rotina capazes de avaliar nervos cranianos e suas conexões centrais.
- Estimulação repetitiva: é o conjunto de técnicas destinadas ao estudo eletrofisiológico das desordens da junção neuromuscular, como a *miastenia gravis* e a síndrome miasteniforme de Lambert-Eaton.

Eletromiografia (EMG)

A atividade elétrica das fibras musculares pode ser captada através de eletrodos de agulha inseridos no músculo. A EMG é o estudo clínico da atividade elétrica das fibras musculares, individual e coletivamente. O objetivo primário da análise eletromiográfica é a caracterização do processo de doença como neurogênico ou miopático. A atividade mioelétrica é rotineiramente avaliada por quatro parâmetros principais: atividade insercional, atividade elétrica em repouso, morfologia e recrutamento dos potenciais de ação de unidade motora (PAUM). Nos processos neuropáticos, o padrão eletromiográfico dos músculos afetados permite sugerir a localização do processo de doença em sítios específicos: neurônios motores do corno anterior da medula, raízes espinais, plexos nervosos ou nervos periféricos.

ELETRONEUROMIOGRAFIA: USO RACIONAL EM REUMATOLOGIA

Descreveremos sucintamente aqui as situações específicas em reumatologia em que a ENMG pode comparecer como uma importante ferramenta auxiliar na avaliação e no manejo dessas desordens.

Radiculopatias

Os exames de imagem são usualmente diagnósticos nas radiculopatias cervicais e lombossacras de etiologia estrutural (p. ex.: hérnia discal e espondilose), mas fornecem informações limitadas nas radiculopatias causadas por infecção, infiltração, desmielinização e infarto isquêmico. Embora os métodos de imagem visualizem bem a medula espinal, as raízes nervosas e suas relações com as vértebras e os discos intervertebrais, esses métodos não fornecem informações sobre o estado funcional das raízes. A ENMG complementa os exames de imagem na localização da raiz comprometida, abordando adicionalmente o seu estado funcional.

A combinação de neurocondução sensitiva normal, desnervação paravertebral e anormalidades na EMG dos membros em padrão miotomal apontam para as raízes nervosas como topografia lesional. Os valores de sensibilidade e especificidade da ENMG nas radiculopatias são muito variáveis. A principal razão para isso é que pacientes com dor radicular e sinais motores ausentes frequentemente não exibem anormalidades nos estudos de neurocondução e na EMG com eletrodo de agulha as alterações são incipientes ou ausentes. A ENMG é particularmente útil nos pacientes candidatos a tratamento cirúrgico e que não apresentam boa correlação clínica com os achados de neuroimagem e nos pacientes com radiculopatia com doença vertebral multinível.

Neuropatias periféricas compressivas

Dano estrutural e funcional de nervos periféricos pode ocorrer se esses nervos são submetidos à compressão mecânica, tração e isquemia, quando atravessam espaços anatômicos estreitos ou tortuosos. O grau de lesão ao nervo varia de muito grave, com apresentação clínica explícita, até muito leve, difícil para o paciente relatar e o médico reconhecer. Embora a história e o exame físico sugiram o diagnóstico, a confirmação e o estadiamento da neuropatia compressiva são geralmente estabelecidos pela ENMG.

O protótipo mais comum das neuropatias tunelares é a compressão do nervo mediano no túnel carpiano e o quadro clínico dela resultante, a síndrome do túnel do carpo (STC). A ENMG, de um modo geral, é um método muito sensível e específico para o diagnóstico de neuropatias compressivas, não só para confirmar o diagnóstico, mas também para estimar o grau de compressão, descartar neuropatias concomitantes e como amparo médico-legal nos casos de tratamento cirúrgico. Essa confirmação é desejável na prática clínica, já que sintomas consistentes com STC ocorrem em até 15% da população geral. Um resultado falso-negativo pode ocorrer em até 10% dos casos de STC leve, mesmo utilizando refinamentos das técnicas de neurocondução. A EMG da região tenar é importante para reconhecer degeneração axonal secundária, fato mais prevalente nos casos de STC graves.

Neuropatias periféricas não compressivas

Doenças vasculíticas podem afetar qualquer órgão ou tecido, incluindo o sistema nervoso periférico. O envolvimento pode ser focal ou difuso, distal ou proximal, gerando síndromes clínicas sensoriais e/ou motoras. O padrão mais característico e mais específico da neuropatia vasculítica é o acometimento multifocal assimétrico (mononeurite múltipla), mas polineuropatia distal simétrica é uma apresentação muito comum e radiculopatias e plexopatias secundárias também foram documentadas.

Neuropatia vasculítica pode estar associada com as vasculites sistêmicas primárias (notadamente, as vasculites associadas ao ANCA, poliarterite nodosa e a vasculite crioglobulinêmica) e com as vasculites secundárias às doenças do tecido conjuntivo (especialmente lúpus eritematoso sistêmico, artrite reumatoide e síndrome de Sjögren). Outras condições clínicas não reumáticas com apresentação musculoesquelética também podem exibir neuropatia periférica em algum momento do curso da doença, entre elas a hanseníase, sarcoidose, amiloidose, doença de Lyme e as infecções pelos vírus da hepatite C e HIV. Em todas essas situações, a ENMG pode confirmar e caracterizar uma neuropatia clinicamente expressa ou ainda revelar neuropatia subclínica, auxiliando na seleção de nervo/músculo para biópsia e contribuindo para abordagem da natureza e extensão da doença, elementos requeridos para um adequado planejamento terapêutico.

Miopatias inflamatórias

A ENMG é mais útil para separar processos miopáticos de desordens neuropáticas em um paciente com fraqueza muscular do que para reconhecer entidades específicas no espectro das miopatias. No entanto, a EMG é mais sensível que o exame clínico e pode evidenciar anormalidades eletrofisiológicas em 89% dos pacientes com diagnóstico de polimiosite ou dermatomiosite documentado por biópsia e demonstrar alterações características das miopatias inflamatórias em 45%-74% desses pacientes. O estudo eletromiográfico em repouso pode revelar aumento da atividade insercional, potenciais espontâneos de repouso (fibrilações e ondas positivas) e descargas repetitivas complexas. O aumento da atividade insercional e a ocorrência dos potenciais espontâneos de repouso são decorrentes de instabilidade elétrica da membrana da célula muscular e podem sugerir processo inflamatório/necrótico. Já as descargas repetitivas complexas, também chamadas de pseudomiotônicas, são inespecíficas e simplesmente apontam para a natureza crônica do processo subjacente.

Nas miopatias, a análise dos PAUM na atividade voluntária mostra classicamente potenciais polifásicos de baixa amplitude e curta duração. Nas miopatias inflamatórias crônicas de longa duração, a ENMG pode revelar uma combinação de achados característicos das miopatias e achados típicos de processo neuropático.

A ENMG na miosite por corpos de inclusão é heterogênea e inespecífica e pode se confundir com outros processos. Um terço dos pacientes apresenta polineuropatia sensorial ou sensitivo-motora leve nos estudos de neurocondução. A EMG pode exibir fatos eletrofisiológicos de uma miopatia inflamatória típica, de padrão neurogênico crônico ou a combinação de ambos.

ASPECTOS PRÁTICOS SOBRE A ENMG NAS MIOPATIAS INFLAMATÓRIAS

- Em regra geral, os achados eletroneuromiográficos característicos das miopatias inflamatórias começam a surgir com 2-3 semanas de evolução do processo patogênico. Por essa razão, é recomendada a realização da ENMG cerca de três semanas após o início dos sintomas para assegurar melhor sensibilidade do teste.
- Nas circunstâncias em que os músculos clinicamente fracos não forem facilmente acessíveis para biopsia (p. ex.: músculo ilíaco), a EMG pode ser apropriada para identificar um músculo adequado para exame histopatológico.
- Os níveis de CPK podem se elevar em até 30% de voluntários saudáveis entre 4 e 48 horas após a realização da ENMG, alcançando valores séricos médios de 178% dos níveis basais.
- A ENMG é frequentemente útil para distinguir entre miopatia esteroide e recorrência da atividade de doença nas miopatias inflamatórias. O exame é usualmente normal na miopatia esteroide ou, ocasionalmente, exibe PAUM de baixa amplitude e curta duração, mas atividade espontânea anormal não está presente.
- A ocorrência de descargas espontâneas de repouso (fibrilações e ondas positivas) estreita sobremaneira o espectro de diagnóstico diferencial das miopatias inflamatórias com outras desordens e exclui a possibilidade de doenças da junção neuromuscular.
- A ENMG não se presta adequadamente para monitorizar resposta ao tratamento e a evolução das miopatias inflamatórias, preferindo-se utilizar o exame físico e os níveis séricos de CPK.

ELETRONEUROMIOGRAFIA – LIMITAÇÕES E CONCLUSÕES

A ENMG possui limitações intrínsecas e circunstanciais que devem ser levadas em conta na solicitação e interpretação do método:

1. A ENMG convencional só avalia grandes axônios mielinizados. Portanto, a ausência de evidências eletrofisiológicas de uma neuropatia compressiva ou de uma polineuropatia não significa que ela não esteja presente.
2. Valores normais de neurocondução não estão firmemente estabelecidos na população pediátrica e idosa. Variabilidade de interpretação nesses grupos de pacientes é inevitável.
3. Fatores como obesidade, anticoagulação, plaquetopenia grave, uso de marca-passos e ausência de cooperação do paciente podem limitar a qualidade e a extensão do exame.
4. A VC pode se reduzir e a amplitude da resposta evocada aumentar se os membros do paciente estão frios. Essa condição pode produzir, por exemplo, um falso diagnóstico de STC.
5. Nas radiculopatias, sinais eletrofisiológicos de desnervação aguda podem ser observados primeiramente nos músculos paravertebrais; na musculatura dos membros esses sinais só estão presentes após 2-3 semanas da injúria. Essa cronologia pode gerar exames falso-negativos.
6. O diagnóstico eletroneuromiográfico de miopatia nas doenças reumáticas autoimunes pode ser dificultado pela coexistência frequente de vasculite subjacente, levando à ocorrência de anormalidades neurogênicas simultâneas.
7. Por fim, ENMG é um exame operador-dependente.

Em conclusão, ENMG pode ser uma ferramenta de grande utilidade quando solicitada por médicos informados sobre a natureza, indicações e limitações do método, auxiliando sobremaneira no diagnóstico e contribuindo para a planificação terapêutica.

REFERÊNCIAS BIBLIOGRÁFICAS

1. Bohan A, Peter JB, Bowman RL, Pearson CM. Computer-assisted analysis of 153 patients with polymyositis and dermatomyositis. Medicine (Baltimore). 1977;56:255.
2. Choi JM, Di Maria G. Electrodiagnostic testing for disorders of peripheral nerves. Clin Geriatr Med. 2021;37(2):209-21.
3. Gutiérrez-Gutiérrez G, Barbosa López C, Navacerrada F, Miralles Martínez A. Use of electromyography in the diagnosis of the inflammatory myopathies. Reumatol Clin. 2012;8(4):195-200.
4. Levin KH. Electrodiagnostic approach to the patient with suspected radiculopathy. Neurol Clin. 2002;20(2):397-421.
5. Lew HL, Date ES, Pan SS, Wu P, Ware PF, Kingery WS. Sensitivity, specificity, and variability of nerve conduction velocity measurements in carpal tunnel syndrome. Arch Phys Med Rehabil. 2005;86:12-6.
6. McCartan B, Ashby E, Taylor EJ, et al. Carpal tunnel syndrome. Br J Hosp Med (Lond). 2012;73:199-202.
7. Meyer A, Lannes B, Goetz J, Echaniz-Laguna A, Lipsker D, Arnaud L, et al. Inflammatory myopathies: A new landscape. Joint Bone Spine. 2018;85(1):23-33.
8. Paganoni, S, Amato A. Electrodiagnostic evaluation of myopathies. Phys Med Rehabil Clin N Am. 2013;24(1):193-207.
9. Pagnoux C, Guillevin L. Peripheral neuropathy in systemic vasculitides. Curr Opin Rheumatol. 2005;17(1):41-8.
10. Preston D, Shapiro B. Electromyography and neuromuscular disorders. 3. ed. Philadelphia: Elsevier; 2013.
11. Probst D, Stout A, Hunt D. Piriformis syndrome: A narrative review of the anatomy, diagnosis, and treatment. PM R. 2019;11 Suppl 1:S54-S63.

16

Exames de imagem e outros métodos: radiografia convencional

Aline Serfaty
Clarissa Canella
Marcelo Bordalo

INTRODUÇÃO

A radiografia convencional é um método de diagnóstico por imagem bastante utilizado e corresponde ao processo de obtenção de imagens bidimensionais da estrutura em estudo por meio da interação com feixes de raios X. As imagens obtidas apresentam-se em tons de cinza, variando do branco ao preto, de acordo com a densidade da região anatômica avaliada. Estruturas com alta densidade (radiopacas), como próteses metálicas e o osso compacto, aparecem em tons de branco na radiografia. Por outro lado, estruturas menos densas (radiotransparentes), como o ar ou os tecidos moles, apresentam tons mais próximos ao preto ou cinza escuro. Frequentemente, a radiografia é o método inicial na avaliação do paciente reumatológico, por apresentar fácil acesso e baixo custo.

Neste capítulo serão abordadas as alterações radiográficas das principais doenças reumatológicas, como a artrite reumatoide, a espondiloartrite, a artrite idiopática juvenil e as artrites por deposição de microcristais.

ALTERAÇÕES RADIOGRÁFICAS NA ARTRITE REUMATOIDE

As lesões da artrite reumatoide são comumente observadas de forma bilateral e simétrica nas articulações das mãos, notadamente nas metacarpofalângicas e interfalângicas proximais. O envolvimento das articulações interfalângicas distais é muito raro. A face radial das cabeças do segundo e do terceiro metacarpos é frequentemente o local onde se observa o acometimento inicial da doença.

As lesões radiográficas mais comuns da artrite reumatoide incluem a rarefação óssea reacional à hiperemia sinovial e proporcional à intensidade e duração da doença (Figura 1); as erosões nas margens ósseas intra-articulares não recobertas por cartilagem e consequentemente menos protegidas, as chamadas *"bare areas"* ou "áreas nuas" (Figura 2), sendo visualizadas 6 a 12 meses após o início da doença, podendo evoluir para o acometimento da cartilagem das porções mais centrais das superfícies articulares; a redução difusa da interlinha articular secundária à degradação da cartilagem causada pela liberação de enzimas proteolíticas durante o processo inflamatório sinovial (Figura 3); as deformidades e subluxação articular resultantes das lesões capsuloligamentares e consequente aumento da frouxidão articular; e a destruição articular e anquilose (Figura 4).

Com a evolução da doença, deformidades articulares típicas podem ser evidenciadas, como em *"boutonière"* (hiperflexão da interfalângica proximal e hiperextensão da distal), em pescoço de cisne (hiperextensão da interfalângica proximal e hiperflexão da distal), em "*coup du vent*" (desvio radial, subluxação palmar e flexão das articulações metacarpofalângicas) e em "Z" (hiperflexão da articulação metacarpofalângica associada à hiperextensão da interfalângica) (Figura 5).

O acometimento do processo estiloide da ulna por erosões é observado com frequência e

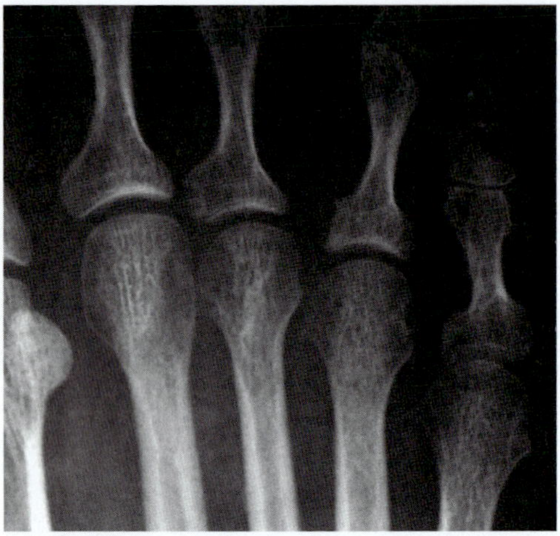

FIGURA 1 Acometimento precoce da artrite reumatoide. Rarefação óssea. Radiografia do pé mostra rarefação óssea periarticular junto às articulações metatarsofalângicas.

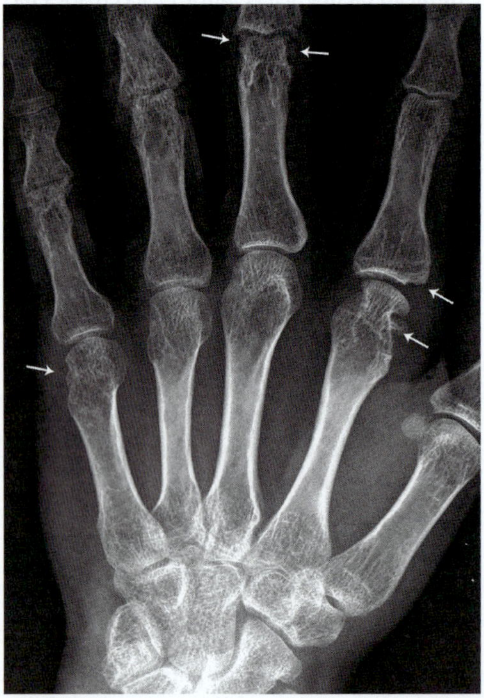

FIGURA 2 Erosões marginais da artrite reumatoide. Presença de erosões ósseas marginais (setas) junto às articulações metacarpofalângicas do 2° e 5° dedos e interfalângica proximal do 3°. Repare que os espaços articulares ainda estão conservados.

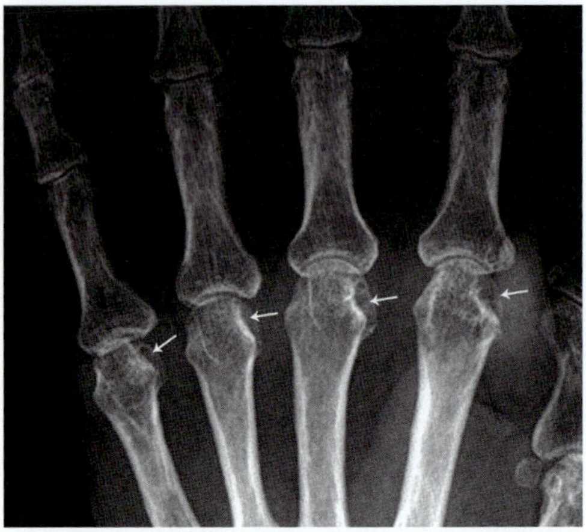

FIGURA 3 Artrite reumatoide. Erosões marginais e redução do espaço articular. Radiografia da mão demonstra erosões ósseas marginais do 2° ao 5° dedos (setas) com redução dos espaços articulares metacarpofalângicos adjacentes.

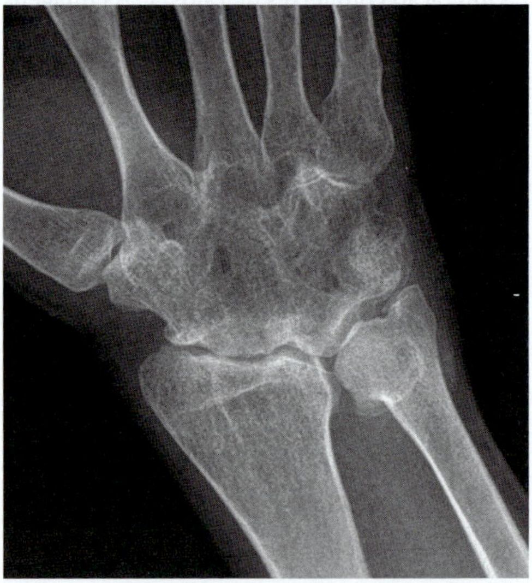

FIGURA 4 Acometimento crônico pela artrite reumatoide. Radiografia do punho com fusão completa de todas as articulações do carpo, assim como das articulações carpometacarpais do 2° ao 5° raios.

resulta da sinovite ulnocarpal ou tenossinovite do extensor ulnar do carpo. Vale ressaltar que a pesquisa desta alteração deve ser realizada de forma sistemática, uma vez que aparece usualmente no início da doença (Figura 6). O envol-

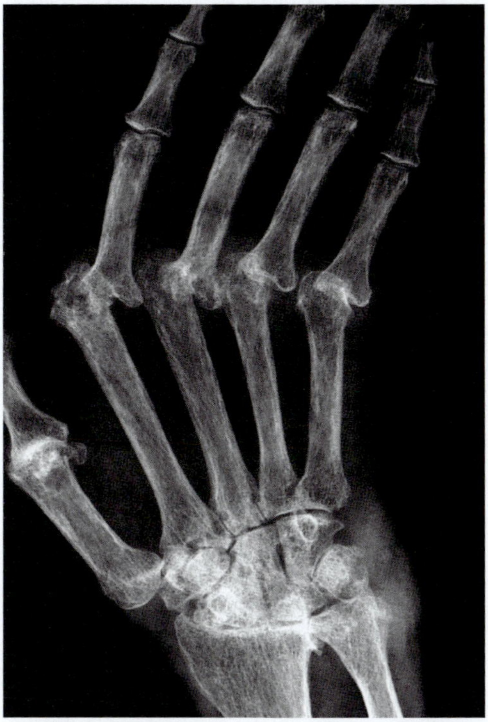

FIGURA 5 Deformidade crônica pela artrite reumatoide. Radiografia da mão mostrando intensa rarefação óssea, erosões marginais e destruição articular metacarpofalângica com subluxações e desvios ulnares do 2° ao 5° dedos (deformidade em "*coup de vent*"). Observe também o aumento de partes moles junto ao carpo, associado a erosões ósseas marginais e redução das interlinhas articulares no carpo.

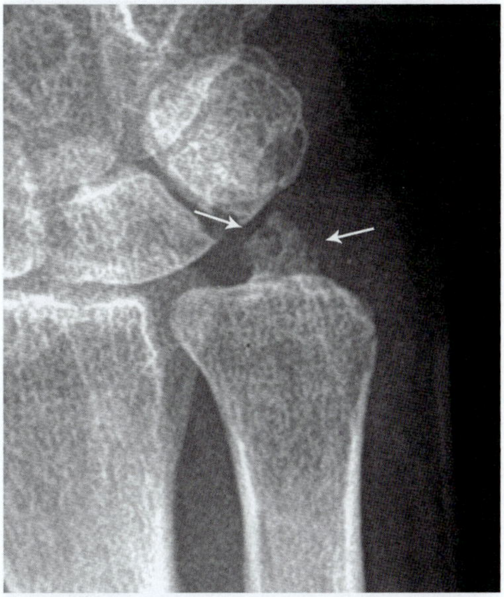

FIGURA 6 Acometimento precoce pela artrite reumatoide no punho – radiografia evidenciando erosões no processo estiloide ulnar (setas).

vimento dos ossos do carpo ocorre de forma aleatória e deformidades como a inclinação radial, a subluxação dorsal da ulna, a destruição óssea e a anquilose intercárpica são visualizadas em fases mais avançadas da doença.

Nos pés, as primeiras erosões aparecem na face lateral da cabeça do quinto metatarso e na face medial dos demais (Figura 7). As articulações interfalângicas proximais são raramente envolvidas, com exceção do primeiro pododáctilo. Com a evolução da doença, as deformidades articulares mais comumente identificadas são a dorsoflexão e a subluxação lateral dos dedos.

O envolvimento do esqueleto axial se dá, sobretudo, na coluna cervical, onde podem ser observadas erosões do odontoide, apófises e processos espinhosos, bem como subluxação lateral rotatória de C1-C2, secundária à rotura do ligamento transverso (vista em 10% dos casos após 3 anos de evolução). Osteoporose e fraturas por insuficiência também podem ocorrer (Figura 8).

Com o passar dos anos, é cada vez mais frequente o acometimento de uma grande articulação entre os pacientes com artrite reumatoide, ocorrendo em 18% dos casos no primeiro ano, 40% em 3 anos, e 50% após 6 anos de doença. A articulação do ombro é a mais comumente envolvida, seguida do cotovelo, do quadril e do joelho, sendo as erosões marginais e a rarefação óssea periarticular as lesões mais frequentes.

ALTERAÇÕES RADIOGRÁFICAS NAS ESPONDILOARTRITES

As espondiloartrites constituem um grupo de doenças inflamatórias reumatológicas que apresentam características clínicas em comum, bem como a associação com o alelo HLA-B27. São elas: a espondilite anquilosante, a artrite psoriá-

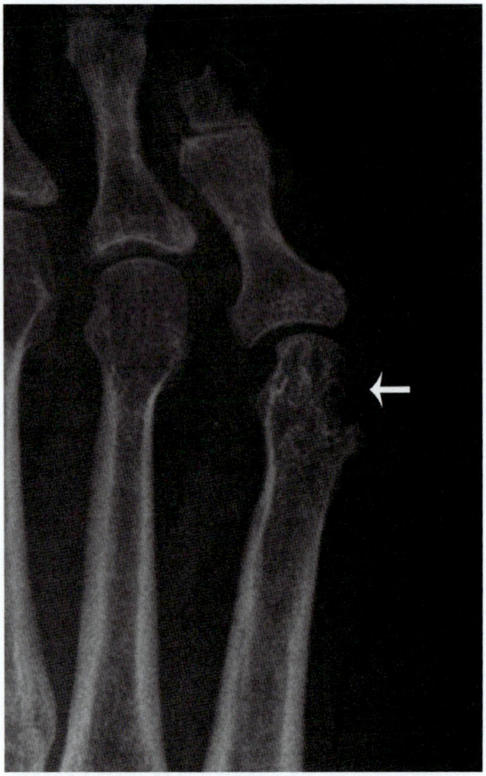

FIGURA 7 Acometimento precoce típico pela artrite reumatoide no pé. Radiografia do pé demonstra erosões na face lateral da cabeça do 5º metatarso (seta).

sica, a artrite reativa, as enteropatias e a espondiloartrite indiferenciada.

Os métodos de imagem têm papel importante no diagnóstico, na classificação e no acompanhamento das espondiloartrites, sendo capazes de identificar dois tipos de lesões: as inflamatórias ativas e as estruturais. A ressonância magnética é o principal método de imagem para a detecção das lesões inflamatórias, enquanto a radiografia convencional e a tomografia computadorizada avaliam de forma mais eficiente as alterações estruturais.

A principal espondiloartrite com acometimento axial é a espondilite anquilosante. As lesões mais frequentemente observadas na radiografia convencional das articulações sacroilíacas destes pacientes são: esclerose subcondral simétrica das superfícies articulares das sacroilíacas, notadamente dos terços inferiores e anteriores, evoluindo de forma ascendente para os segmentos lombar e torácico da coluna. De acordo com o critério de Nova York, a sacroiliíte é graduada na radiografia simples: grau 0 (normal), grau I (borramento das margens articulares), grau II (mínima esclerose óssea com pequenas erosões), grau III (esclerose com erosões graves e alargamento da articulação, com ou sem anquilose parcial) e grau IV (anquilose completa) (Figura 9).

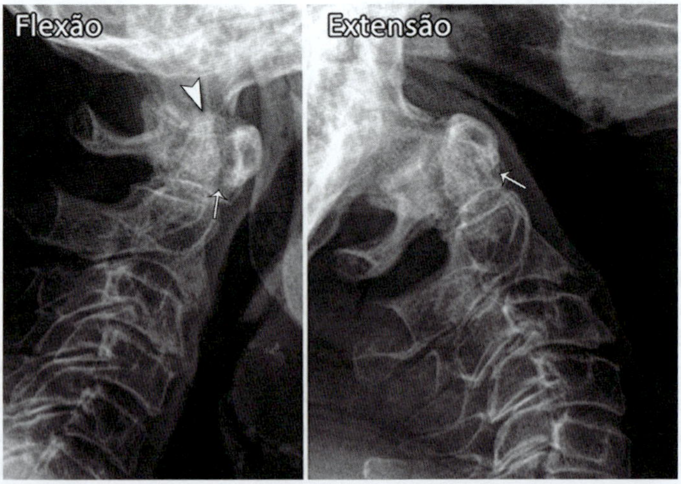

FIGURA 8 Acometimento atlantoaxial pela artrite reumatoide, erosão e subluxação. Radiografia da coluna cervical em flexão e extensão demonstra aumento do espaço entre o odontoide e o arco anterior de C1 na flexão (setas), assim como erosões na ponta do processo odontoide (cabeça de seta).

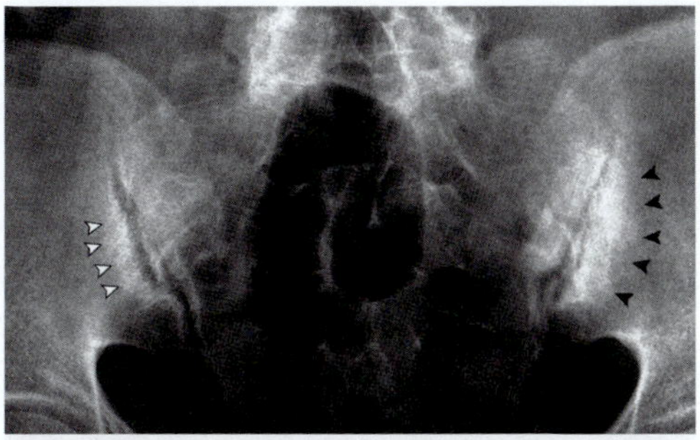

FIGURA 9 Sacroiliíte na espondilite anquilosante. Aumento do espaço articular da sacroilíaca direita com irregularidades ósseas e esclerose (cabeças de setas brancas) (grau III). Do lado esquerdo, observam-se mínimas irregularidades ósseas e predomínio de esclerose (grau II).

Na coluna vertebral, as principais lesões são a espondilite de Romanus, que é caracterizada por erosão da face anterior dos cantos vertebrais em decorrência da entesite na inserção das fibras de Sharpey (fibras mais periféricas do anel fibroso); aspecto de vértebra quadrada (clássico da doença), determinado pela perda da concavidade anterior fisiológica dos corpos vertebrais na radiografia em perfil (Figura 10); sindesmófitos caracterizados por ossificações verticais das fibras periféricas do anel fibroso, predominando na face anterolateral dos discos intervertebrais e estendendo-se à coluna toracolombar, determinando o aspecto típico de coluna em bambu (Figura 11); alterações erosivas ou anquilosantes das articulações interapofisárias, costovertebrais e costotransversas; ossificação dos ligamentos longitudinais posteriores, ligamentos amarelos e interespinhosos; e ossificação e calcificação intradiscais nas formas tardias da doença em que se observa anquilose da coluna vertebral (Figura 12).

O acometimento predominantemente periférico das espondiloartrites ocorre sobretudo na artrite psoriásica. As alterações mais frequentes no esqueleto axial destes pacientes incluem: esclerose subcondral assimétrica das articulações sacroilíacas, evoluindo para o envolvimento não ascendente da coluna toracolombar; e a presença de parassindesmófitos (ou sindesmófitos não marginais) na coluna toracolombar, caracterizados por formações ósseas unilaterais e assimétricas, mais espessas e irregulares do que os sindesmófitos (Figura 13). O acometimento precoce da coluna cervical também pode ser observado neste grupo de pacientes e a espondilite de Romanus e o envolvimento das articulações interapofisárias são mais raros nesta forma da doença.

As principais manifestações periféricas das espondiloartrites incluem: erosões ósseas assimétricas e unilaterais associadas à redução da interlinha articular, notadamente nas articulações das mãos e dos pés; envolvimento das articulações metacarpofalângicas e interfalângicas proximais e distais de um mesmo dedo; erosões associadas a microespículas ósseas, comumente com aspecto florido (Figuras 14A e B); proliferação óssea das enteses, frequentemente observadas nas inserções da fáscia plantar, dos tendões de Aquiles, patelar, quadríceps e glúteos médio e mínimo; importante envolvimento das articulações interfalângicas distais; acometimento das falanges distais sob a forma de acrosteólise, proliferação óssea ou osteocondensação (falange em marfim); e reabsorção óssea subcondral das cabeças dos metacarpos, metatarsos e falanges, dando o aspecto de "lápis dentro do copo", que apesar de raro é bem característico (Figura 15).

ALTERAÇÕES RADIOGRÁFICAS NAS ARTRITES IDIOPÁTICAS JUVENIS

De acordo com o último critério proposto pela *International League of Associations for Rheumatology* (ILAR), a artrite idiopática juvenil (AIJ) pode ser classificada de acordo com os seguintes subtipos: artrite sistêmica, oligoarticular, poliarticular associada à negatividade do fator reumatoide, poliarticular associada à positividade do fator reumatoide, artrite psoriásica, artrite relacionada à entesite e artrite indiferenciada.

Os principais aspectos radiográficos da AIJ incluem: erosões ósseas, rarefação óssea periarticular, aposições periosteais de metacarpos e metatarsos reacionais à hiperemia crônica; hipertrofia epifisária e aceleração da maturação dos centros de ossificação, usualmente observadas nos ossos do carpo e esqueleto apendicular; diástase de C1-C2; entesite com aspecto semio-

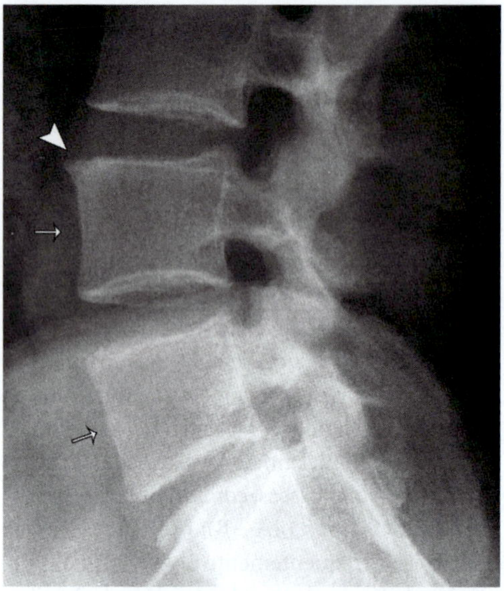

FIGURA 10 Espondilite de Romanus. Radiografia da coluna lombar. Erosão óssea do canto vertebral anterior e superior de L4 (cabeça de seta). Observe também a perda da concavidade anterior dos corpos vertebrais de L4 e L5 (setas), dando o aspecto de vértebras quadradas.

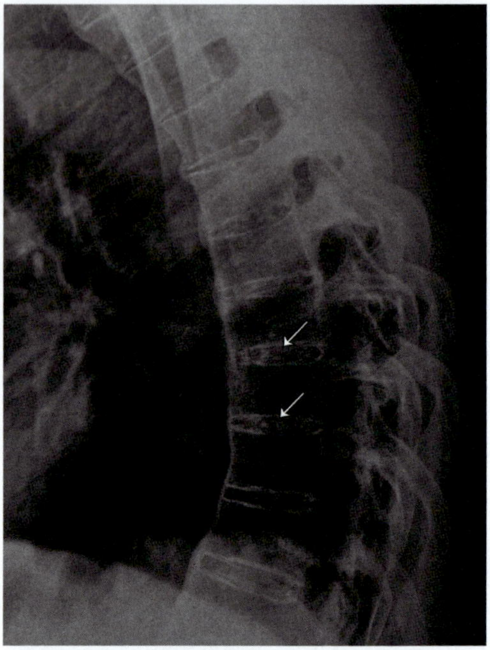

FIGURA 12 Calcificações discais da espondilite anquilosante. Radiografia da coluna torácica, evidenciando calcificações distais (setas).

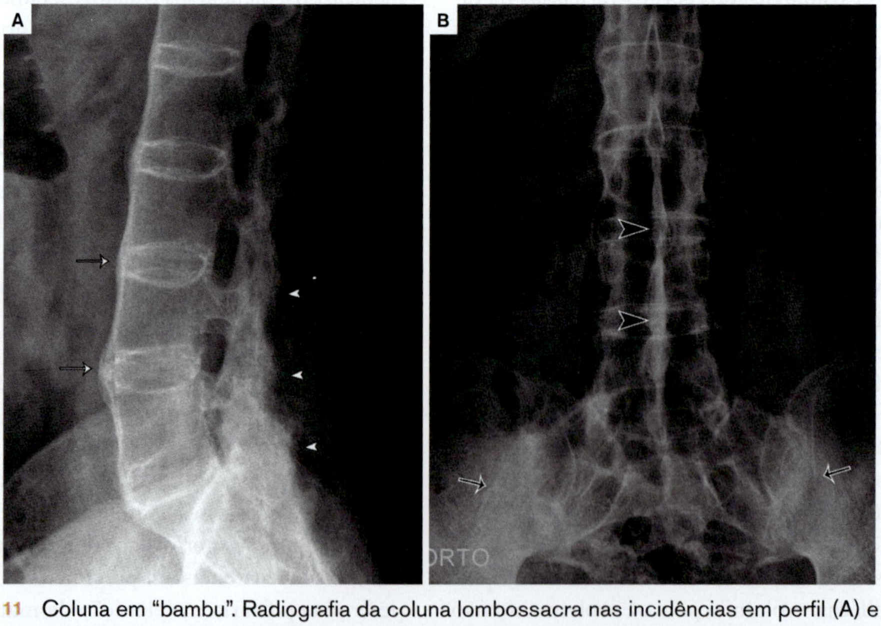

FIGURA 11 Coluna em "bambu". Radiografia da coluna lombossacra nas incidências em perfil (A) e anteroposterior (B). Extensa sindesmofitose anterior (setas brancas) e posterior na coluna lombar. Também se observam fusões das articulações interapofisárias (cabeças de seta brancas), calcificação extensa do ligamento interespinhoso (cabeças de seta pretas) e anquilose das articulações sacroilíacas (setas pretas).

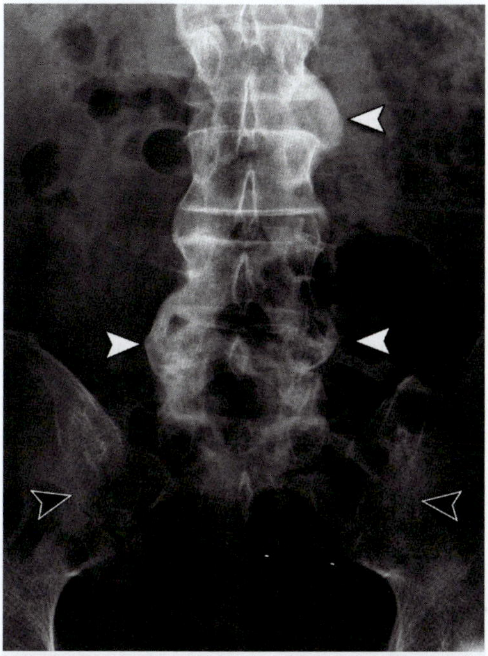

FIGURA 13 Parassindesmófitos das demais espondiloartrites. Presença de parassindesmófitos na coluna lombar, caracterizados por formações ósseas mais grosseiras, irregulares e mais distantes do disco intervertebral (cabeças de seta brancas). Observe também as fusões de ambas as articulações sacroilíacas (cabeças de seta pretas).

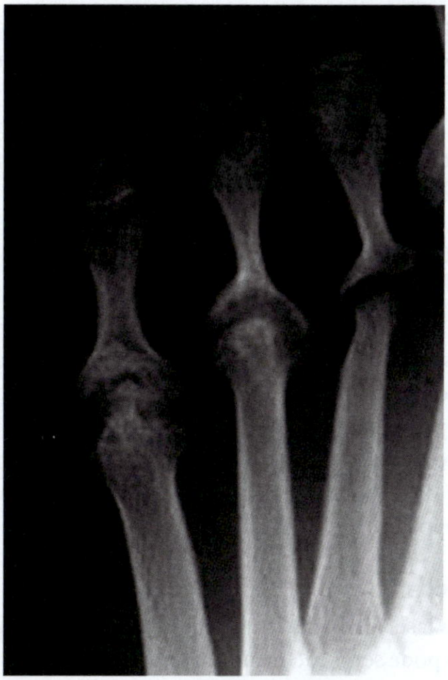

FIGURA 15 Aspecto de "lápis dentro do copo" na artrite psoriásica. Radiografia do pé. Reabsorções ósseas das cabeças metatarsianas (especialmente do terceiro metatarso) e das bases das falanges proximais, dando o característico aspecto de "lápis dentro do copo".

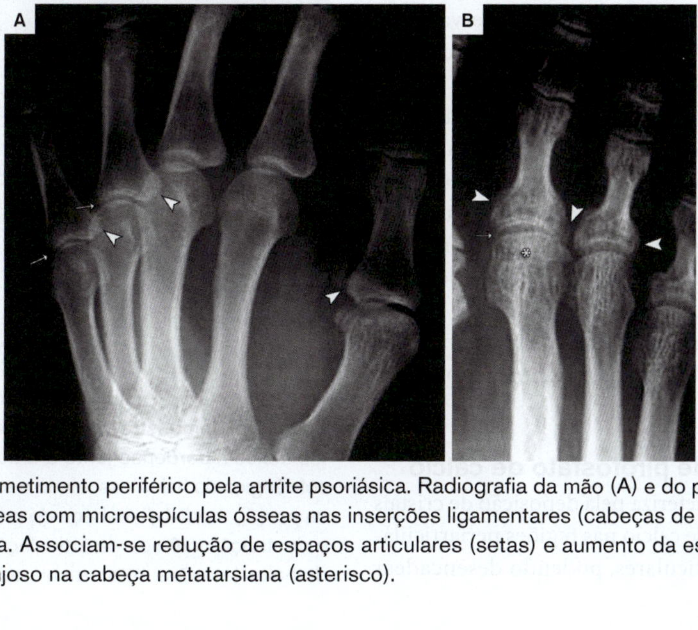

FIGURA 14 Acometimento periférico pela artrite psoriásica. Radiografia da mão (A) e do pé (B). Presença de erosões ósseas com microespículas ósseas nas inserções ligamentares (cabeças de seta), típicas da artrite psoriásica. Associam-se redução de espaços articulares (setas) e aumento da espessura do trabeculado esponjoso na cabeça metatarsiana (asterisco).

lógico idêntico à espondiloartrite do adulto; e possível anquilose nos pacientes que apresentam a forma sistêmica da doença.

Com a evolução da doença, há também acometimento da cartilagem articular e rarefação óssea difusa secundária à osteoporose.

ALTERAÇÕES RADIOGRÁFICAS NAS ARTROPATIAS POR DEPOSIÇÃO DE MICROCRISTAIS

As artropatias por deposição de microcristais incluem um grupo de doenças causadas pela deposição de microcristais intra ou periarticular. São elas: a artrite gotosa, a artrite por deposição de pirofosfato de cálcio (CPPD) e a artrite por deposição de hidroxiapatita.

Gota

Na fase aguda inicial, o único achado radiológico pode ser o edema de partes moles periarticulares, cujo aspecto é inespecífico. A primeira articulação metatarsofalângica é a mais comumente envolvida no estágio inicial da doença.

Na fase crônica, inúmeras lesões podem ser evidenciadas pela radiografia, sendo elas: massa de partes moles periarticulares únicas ou múltiplas (tofos gotosos), geralmente assimétricas e com maior densidade do que as partes moles adjacentes, podendo conter calcificações irregulares e periféricas; destruição óssea com preservação do espaço articular e ausência de osteófitos, caracterizando um processo degenerativo atípico; erosões ósseas marginais circunscritas com localização justa, intra, periarticulares ou distante da articulação, com aspecto de geodo; e formações ósseas para-articulares, localizadas adjacentes a um tofo gotoso, determinando neoformação periosteal focal, cujo aspecto é similar ao descolamento da cortical (não são osteófitos) (Figura 16).

O acometimento articular ocorre mais comumente em pés, mãos, punhos, cotovelos e joelhos.

Deposição de pirofosfato de cálcio

A CPPD se caracteriza pela deposição de cristais de pirofosfato de cálcio nas regiões periarticulares ou intra-articulares, podendo desencadear quadros inflamatórios agudos ou crônicos. O depósito desse material na cartilagem hialina e na fibrocartilagem constitui uma das causas de condrocalcinose.

Dentre as alterações radiográficas observadas nesta doença, destacam-se os depósitos cálcicos: finos e lineares nas cartilagens hialinas, paralelos ao osso subcondral, relativamente simétricos, encontrados usualmente em joelhos, punhos, quadris e cotovelos; irregulares, espessos, de aspecto granular nas fibrocartilagens, acometendo mais comumente meniscos, fibrocartilagem triangular, sínfise púbica, lábios acetabular e glenoidal; extensos, mal definidos, situados na periferia da articulação envolvendo principalmen-

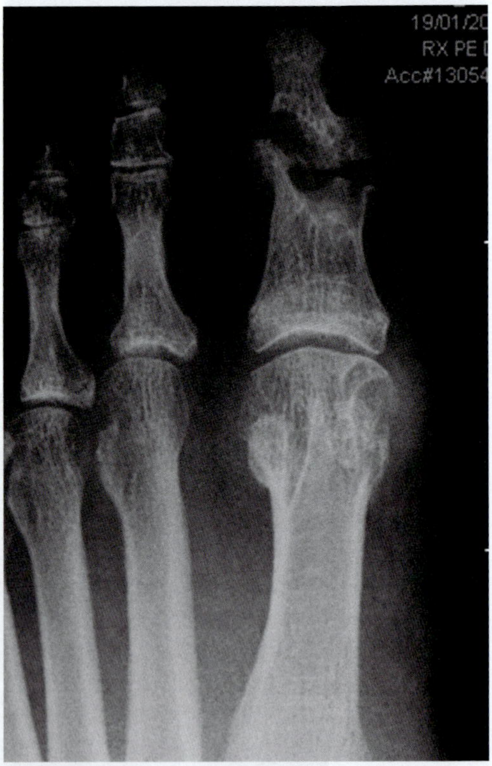

FIGURA 16 Gota – radiografia. Radiografia simples do antepé demonstra importante aumento de partes moles hiperdenso junto à articulação metatarsofalângica do hálux, associado a erosões marginais na porção medial da cabeça do primeiro metatarso e destruição crônica da articulação interfalângica do hálux (erosões intra-articulares).

te as articulações radiocarpal, radioulnar distal, metacarpo e metatarsofalângicas; intratendíneos de aspecto fibrilar, linear e orientados no mesmo eixo do tendão; e finos e lineares nas cápsulas e ligamentos (Figuras 17 e 18).

A artropatia por CPPD ocorre geralmente de forma bilateral e simétrica, podendo evoluir de forma rápida para destruição e fragmentação articular. Apresenta características semiológicas semelhantes às da osteoartrite, como redução da interlinha articular, osteocondensação e geodo subcondral. No entanto, pode ser diferenciada desta por algumas características, como a localização, que costuma ser atípica, a presença de osteocondensação subcondral mais bem definida e proeminente, o aspecto "denteado" das superfícies articulares, a presença de numerosos e volumosos geodos subcondrais, e a ausência de osteófitos.

Nos joelhos, o acometimento inicial é observado no compartimento femorotibial interno e na articulação femoropatelar. No punho, o envolvimento do compartimento radiocarpal e das articulações escafotrapeziana, metacarpotrapezoide e metacarpofalângica do segundo e do terceiro dedos deve levantar a suspeita para este diagnóstico. A presença de calcificações ligamentares e nas estruturas capsulossinoviais das articulações interapofisárias é observada frequentemente nesta doença. A deposição cálcica difusa nos discos intervertebrais é muito rara e sugestiva das formas familiares de CPPD ou ainda de ocronose.

Deposição de hidroxiapatita

A doença de depósito de hidroxiapatita de cálcio se apresenta basicamente de duas formas que podem ou não estar associadas. São elas: os depósitos periarticulares dos microcristais (mais frequentes no ombro e denominados tendinopatia calcária) e os depósitos intra-articulares, que podem dar origem à artrite aguda ou erosiva, por vezes, destrutiva.

A forma periarticular se caracteriza pela deposição de material tipicamente denso, amorfo, arredondado ou ovalar, medindo em média 1 a 2 cm, usualmente localizado nas inserções tendíneas, nos ligamentos, bainhas sinoviais, cápsulas articulares e bursas. Na fase aguda da doença, apresentam contorno mal definido, aspecto menos denso, podendo migrar para o interior das bursas.

O diagnóstico de deposição de hidroxiapatita deve ser pensado quando depósitos cálcicos periarticulares são observados em alguns locais específicos. No ombro, o tendão do supraespinhal é a topografia mais comum (Figura 19). Entretanto, outros locais podem ser acometidos, como o mús-

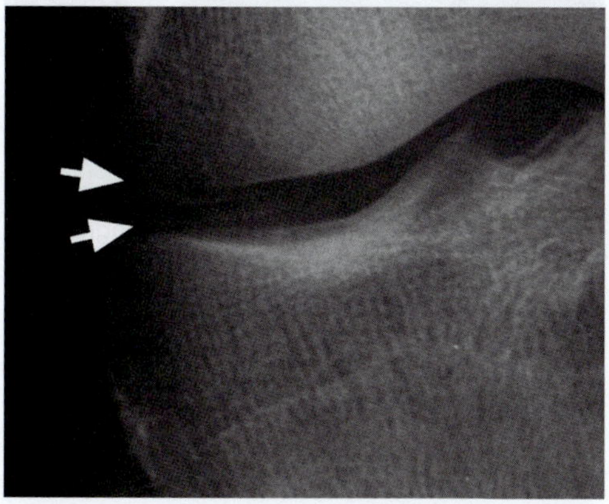

FIGURA 17 Condrocalcinose. Radiografia do joelho direito – incidência anteroposterior. Finas calcificações lineares na cartilagem hialina do côndilo femoral e platô tibial laterais (setas).

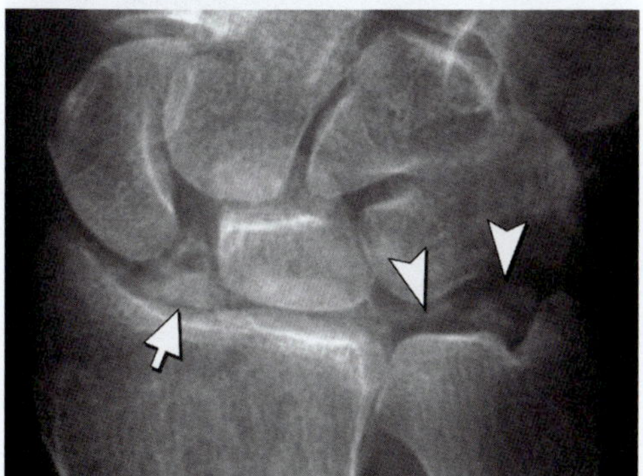

FIGURA 18 Condrocalcinose. Radiografia do punho esquerdo. Calcificações heterogêneas na fibrocartilagem triangular (cabeças de seta) e na topografia do ligamento escafossemilunar, com alargamento do espaço escafossemilunar (seta).

culo redondo menor, a origem dos tendões do bíceps braquial na borda superior da glenoide e no processo coracoide, e a inserção na diáfise umeral dos tendões do grande peitoral e do deltoide. No punho, os tendões flexor e extensor radiais do carpo, ligamentos colaterais e cápsulas das articulações metacarpofalângicas são os locais mais acometidos. No quadril, os tendões que se inserem no grande trocânter e os músculos glúteos, piriforme, reto femoral e obturador interno são frequentemente envolvidos nesta doença. O acometimento do músculo longo do pescoço é clássico e pode ser confundido clinicamente com espondilodiscite ou abscesso retrofaríngeo. Na coluna, as calcificações ao redor do processo odontoide também são muito sugestivas de depósitos de hidroxiapatita e podem desencadear dor cervical intensa.

Os depósitos cálcicos de hidroxiapatita podem migrar para o interior dos ossos, formando grandes erosões associadas a importante reação inflamatória na medula óssea e nas partes moles adjacentes. Essas lesões são muito bem visualizadas na ressonância magnética, ocorrem mais comumente no ombro e não devem ser confundidas com patologias tumorais ou infecciosas.

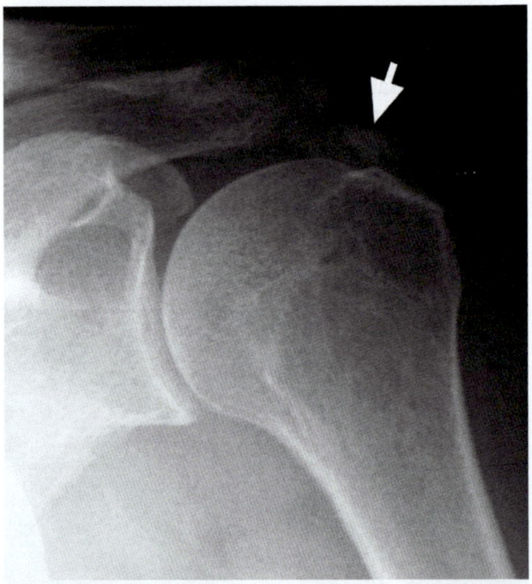

FIGURA 19 Depósito de hidroxiapatita no ombro. Radiografia do ombro – incidência anteroposterior. Calcificação amorfa, pouco densa na topografia do tendão supraespinhal (seta).

A forma intra-articular da doença, que leva à artropatia crônica e cujo principal representante é o ombro de Milwaukee, é caracterizada por migração superior da cabeça umeral, decorrente da lesão do manguito rotador, esclerose óssea subcondral, redução assimétrica da interlinha articular e ausência de osteófitos, podendo evoluir para erosões ósseas grosseiras, destruição articular e fragmentação óssea (Figura 20).

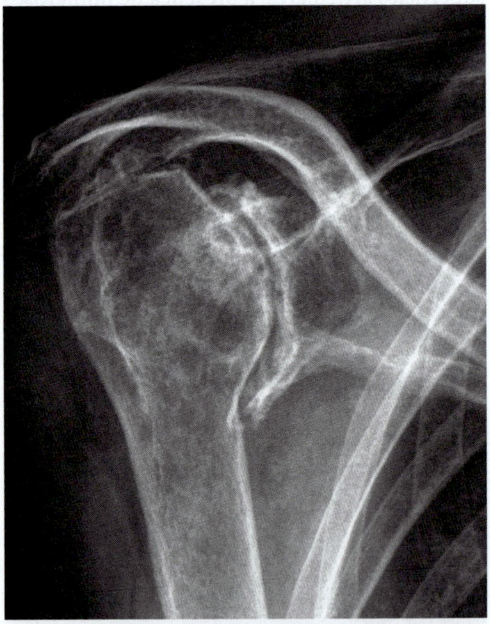

FIGURA 20 Ombro de Milwaukee. Radiografia do ombro direito. Importante artropatia erosiva glenoumeral, com perda da morfologia normal da cabeça umeral e remodelação com irregularidades ósseas na glenoide. Também se observa elevação da cabeça umeral com redução do espaço acromioumeral, indicando rotura transfixante do manguito rotador.

REFERÊNCIAS BIBLIOGRÁFICAS

1. Aletaha D, Neogi T, Silman AJ, Funovits J, Felson DT, Bingham CO 3rd, et al. 2010 Rheumatoid arthritis classification criteria: an American College of Rheumatology/European League Against Rheumatism collaborative initiative. Arthritis Rheum. 2010;62:2569-81.
2. Amor B, Dougados M, Mijiyawa M. Critères de classification des spondylarthropathies. Rev Rhum Mal Osteoartic. 1990;57:85-9.
3. Arnett FC, Edworthy SM, Bloch DA, McShane DJ, Fries JF, Cooper NS, et al. The American Rheumatism Association 1987 revised criteria for the classification of rheumatoid arthritis. Arthritis Rheum. 1988;31:315-24.
4. Braun J, Sieper J. Ankylosing spondylitis. Lancet. 2007;369:1379-90.
5. Claudepierre P, Rahmouni A, Bergamasco P, Montazel JL, Larget-Piet B, Chevalier X. Misleading clinical aspects of hydroxyapatite deposits: a series of 15 cases. J Rheumatol. 1997;24:531-5.
6. Coehn MG, Emmerson BT. Gout. In: Klippel JH, Dieppe PA. Reumatology. Philadelphia: Mosby; 1994, 7.12:1-16.
7. Colbert RA. Classification of juvenile spondyloarthritis: enthesitis-related arthritis and beyond. Nat Rev Rheumatol. 2010;6(8):477-85.
8. Cotten A. Affections microcristallines. In: Cotten A. Imagerie musculosquelettique: pathologies générales. Masson; 2005. p.69-109.
9. Cotten A. Rheumatismes inflamatoires chroniques. In: Cotten A. Imagerie musculosquelettique: pathologies générales. Masson; 2005. p.1-43.
10. Dougados M, Van der Linden S, Juhlin R, Huitfeldt B, Amor B, Calin A; European Spondylarthropathy Study Group. The European Spondylarthropathy Study Group preliminary criteria for the classification of spondylarthropathy. Arthritis Rheum. 1991;34:1218-27.
11. Fam AG. What is new about crystals other than monosodium urate? Curr Opin Rheumatol. 2000;12:228-34.
12. Foeldvari I, Bidde M. Validation of the proposed ILAR classification criteria for juvenile idiopathic arthritis. International League of Associations for Rheumatology. J Rheumatol. 2000;27:1069-72.
13. Healy PJ, Helliwell PS. Classification of the spondyloarthropathies. Curr Opin Rheumatol. 2005;17:395-9.
14. Kraemer EJ, El-Khoury GY. Atypical calcific tendinitis with cortical erosions. Skeletal Radiol. 2000;29:690-6.
15. Laredo JD, Morvan G, Webier M. Imagerie osteo-articulaire. Pathologie generale. Paris: Flammarion; 1998. p.687.
16. Lopez-Ben R, Bernreuter W, Moreland L, Alaouon G. USG detection of bone erosions in rheumatoid arthritis: a comparison to routine Radiographic of the hands and feet. Skeletal Radiology. 2004;33:80-4.
17. Nguyen VD. Rapid destructive arthritis of the shoulder. Skeletal Radiol. 1996;25:107-12.
18. Ostergaard M, Hansen M, Stoltenberg M, Jensen KE, Szkudlarek M, Pedersen-Zbinden B, et al. New radiographic bone erosions in wrist of patient with rheumatoid arthritis is detectable with magnet resonance imaging a median of two years earlier. Arthritis Rheum. 2003;48:2128-31.
19. Pereira ER, Brown RR, Resnick D. Prevalence and patterns of tendon calcification in patients with chondrocalcinosis of the knee: radiologic study of 156 patients. Clin Imaging. 1998;22:371-5.
20. Reginato AJ, Tamesis E, Netter P. Familial and clinical aspects of calcium pyrophosphate deposition disease. Curr Rheumatol Rep. 1999;1:112-20.
21. Resnick D, Niwayama G. Ankylosing spondylitis. In: Resnick D. Diagnosis of bone and joint disorders. 3. ed. Philadelphia: WB Saunders; 1995. p.1008-74.
22. Resnick D, Niwayama G. Calcium pyrophosphate dyhidrate crystal deposition disease. In: Resnick D. Diagnosis of bone and joint disorders. 3. ed. Philadelphia: WB Saunders; 1995. p.1556-614.
23. Resnick D, Niwayama G. Gouty arthritis. In: Resnick D. Diagnosis of bone and joint disorders. 3. ed. Philadelphia: WB Saunders; 1995. p.1511-55
24. Resnick D, Niwayama G. Juvenile chronic arthritis. In: Resnick D. Diagnosis of bone and joint disorders. 3. ed. Philadelphia: WB Saunders; 1995. p.971-1006.
25. Resnick D, Niwayama G. Psoriatic arthritis. In: Resnick D. Diagnosis of bone and joint disorders. 3. ed. Philadelphia: WB Saunders; 1995. p.1008-74.
26. Resnick D, Niwayama G. Rheumatoid arthritis. In: Resnick D. Diagnosis of bone and joint disorders. 3. ed. Philadelphia: WB Saunders; 1995. p.866-970.
27. Sieper J, Rudwaleit M, Baraliakos X, Brandt J, Braun J, Burgos-Vargas R, et al. The Assessment of SpondyloArthritis International Society (ASAS) handbook: a guide to assess spondyloarthritis. Ann Rheum Dis. 2009;68:1-44.
28. Sommer OJ, Kladosek A, Weiler V, Czembirek H, Boeck M, Stiskal M. Rheumatoid arthritis: a practical guide to state-of-the-art imaging, image interpretation, and clinical implications. Radiographics. 2005;25:381-98.
29. Steinbach LS. Calcium pyrophosphate dihydrate and calcium hydroxyapatite crystal deposition diseases: imaging perspectives. Radiol Clin North Am. 2004;42:185-205.
30. Van der Linden S, Van der Heijde D, Braun J. Ankylosing spondylitis. In: Harris ED J Jr., Budd RC, Firestein GS, Genovese MC, Sergent JS, Ruddy S, et al. (eds.). Kelley's textbook of rheumatology vol. II. 7.ed. Philadelphia: Elsevier Saunders; 2005. p.1125-41.
31. Wilkins E, Dieppe P, Maddison P, Evison G. Osteoarthritis and articular chondrocalcinosis in the elderly. Ann Rheum Dis. 1983;42:280-4.

17

Exames de imagem e outros métodos: ultrassonografia na reumatologia

José Alexandre Mendonça

A ultrassonografia (USG) de alta resolução demonstra ser um importante instrumento na avaliação de estruturas articulares, sendo usada como extensão do exame físico na reumatologia.

A ecografia caracteriza o mecanismo de formação da imagem, a partir do eco de ondas de frequência acima do som, equivalendo a 20 kHz. Esse processo ocorre pelos tecidos, líquidos, estruturas que refletem as ondas sonoras do ultrassom, gerado por meio de cristais piezoelétricos presentes no transdutor, que estimulam e vibram em frequências predefinidas, formando ondas que se propagam adiante. Ao encontrarem diferenças de impedância acústica por meio dessas estruturas (densidade ecográfica), essas ondas são refletidas e captadas de volta pelos cristais do transdutor, sendo traduzidas finalmente nas imagens em tons de cinza.

A avaliação ultrassonográfica das articulações apresenta um largo espectro clínico de indicações, na detecção de sinovite, entesites, tenossinovites, erosões, nas diversas entidades patológicas e em diversas situações, como nos diagnósticos diferenciais, no seguimento da atividade inflamatória, no monitoramento terapêutico, na avaliação de processo inflamatório subclínico, nas infiltrações guiadas etc.

Nos mínimos detalhes, as alterações teciduais, pelos diversos tons de cinza e contrastes, definem os danos teciduais ecotexturais. A qualidade dos resultados da ultrassonografia depende das características do equipamento e do seu operador, exigindo conhecimento de anatomia, patologia e das técnicas permitidas pelo equipamento.

A definição clínica da ultrassonografia na reumatologia é facilitar o reconhecimento inicial das artrites e atingir ação terapêutica mais precoce.

Por meio do *power* Doppler, ocorre a detecção da inflamação tecidual articular, em que pode ser diagnosticada precocemente, e sua evolução pode ser acompanhada, demonstrando, assim, o estadiamento dos diversos processos inflamatórios articulares.

O USO DA USG NA ARTRITE REUMATOIDE

A artrite reumatoide é uma doença inflamatória sistêmica caracterizada por inflamação sinovial persistente, e a escala de cinza tem se demonstrado como uma técnica confiável na verificação de variações estruturais e define diferentes graus de lesão na AR, principalmente quando se utiliza uma sonda de 18 MHz para pequenas articulações, diferenciando uma sinovite exsudativa, caracterizada por derrame articular, de uma proliferativa (Figura 1), por uma sinovite estabelecida.

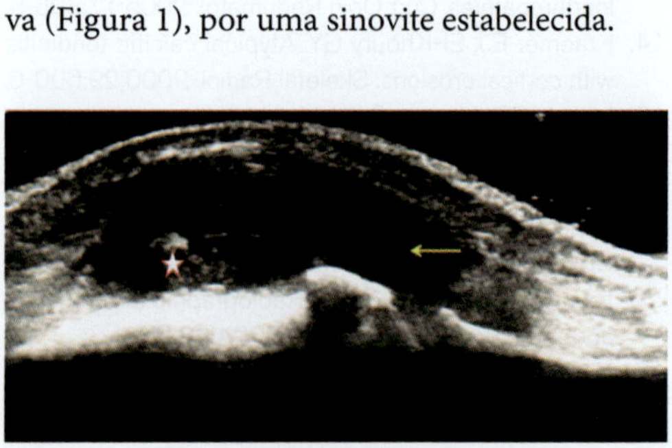

FIGURA 1 Sinovite proliferativa (estrela) e sinovite exsudativa (seta).

O Doppler utiliza o princípio de ondas sonoras refletidas por objetos que se movem em direção ao transdutor, representados clinicamente pela presença das hemácias. O Doppler pode ser aplicado em três modalidades distintas: Doppler colorido (*color* Doppler), *power* Doppler (PD) e Doppler espectral.

O Doppler colorido mostra a direção e a taxa de fluxo sanguíneo circulante e relaciona-se à velocidade e à direção das células sanguíneas, entretanto sua baixa relação sinal-ruído pode prejudicar a avaliação de vasos profundos ou que contenham fluxo sanguíneo lento, como é o caso dos vasos presentes no processo inflamatório articular. O Doppler de amplitude ou PD mostra a amplitude do sinal de Doppler, que é determinado pelo volume de sangue presente, sem, no entanto, definir a direção ou velocidade de seu fluxo.

A detecção do sinal de PD pode ser utilizada como uma indicação quantitativa do processo de inflamação sinovial, caracterizada pela neoangiogênese, ocorrida na membrana sinovial, e traduz a presença do *pannus*.

A sinovite em EC e PD pode ser medida por métodos quantitativos e semiquantitativos (Figura 2), sendo os semiquantitivos mais utilizados e validados pela maior praticidade de avaliação do dano ecotextural sinovial (Tabela 1).

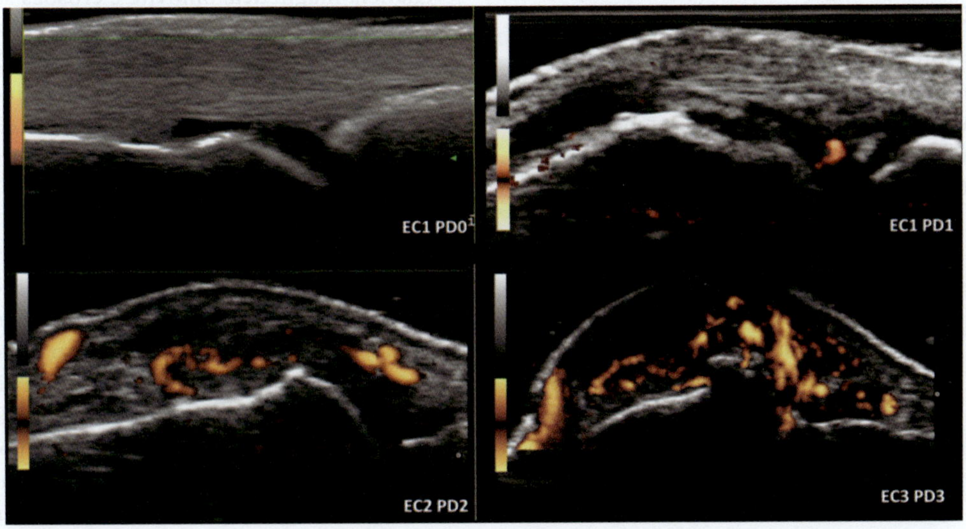

FIGURA 2 Escore semiquantitativo combinado de EC e PD de 0 a 3. EC: escala de cinza; PD: *power* Doppler.

TABELA 1 Escala semiquantitativa de EC e PD

Semiquantitativos		
EC	Derrame articular	0 = sem derrame/hipertrofia 1 = mínimo derrame/hipertrofia 2 = moderado derrame/hipertrofia 3 = extenso derrame/hipertrofia
	Hipertrofia sinovial	0 = ausência de espessamento sinovial hipoecoico 1 = espessamento sinovial hipoecoico mínimo 2 = espessamento sinovial hipoecoico que se projeta sobre a linha que liga os ossos periarticulares, mas sem extensão ao longo da diáfise óssea 3 = espessamento sinovial hipoecoico que se projeta sobre a linha que liga os ossos periarticulares e que se estende ao longo da diáfise óssea

(continua)

TABELA 1 Escala semiquantitativa de EC e PD *(continuação)*

Semiquantitativos		
PD	Sinovial	0 = ausente (sem fluxo sinovial) 1 = leve (até 3 sinais isolados) 2 = moderado (> 3 sinais isolados ou sinais confluentes em menos da metade da área sinovial) 3 = intenso (sinais em mais da metade da área sinovial)

EC: escala de cinza; PD: *power* Doppler.

O *Outcome Measures in Rheumatology in Clinical Trials* (OMERACT) defende a análise da sinovite pelo escore, por meio da composição do EC e PD, chamado *Ultrasound Global Synovitis Score* (GLOSS), e está sendo validado.

DEFINIÇÃO DE VÁRIAS ALTERAÇÕES ECOESTRUTURAIS

O OMERACT - *Ultrasound Task Force*, um grupo colaborativo internacional de *experts* em ecografia musculoesquelética, tem se empenhado em padronizar definições e métodos de avaliação ultrassonográfica na AR e em outras artropatias.

- Derrame ou efusão: caracterizado por material intra-articular hipoecoico ou anecoico, o qual se desloca à compressão e sem sinal de PD. Ecotextura é relativa ao tecido gorduroso (*fat pad*) subdermal (Figura 3).
- Tenossinovite: caracteriza material anormal anecoico ou hiperecoico; com ou sem fluido em peribainha tendínea; com possível sinal de PD em dois planos perpendiculares (Figura 4).
- Entesopatia: forma anormal (perda da arquitetura fibrilar normal) hipoecoica e/ou espessamento do tendão ou ligamento, na sua inserção óssea, visto em dois planos perpendiculares que podem apresentar sinais de Doppler e/ou alterações ósseas, incluindo entesófitos, erosões ou irregularidades da cortical óssea. Ocasionalmente, pode conter focos hiperecogênicos consistentes de calcificação (Figura 5).
- Cartilagem: caracterizada por linha anecoica (Figura 6).
- Erosão óssea: descontinuidade da cortical óssea, visualizada em dois planos, geralmente detectável no 2º metacarpo no lado radial e 5º metacarpo no lado ulnar da mão pela USG em uma fase anterior da radiografia convencional. Transdutores de alta resolução podem detectar erosões mais precocemente em pequenas articulações, por exemplo: interfalangianas proximais (PIP), em relação à ressonância magnética. Sinovite e erosões são também evidentes nos dedos do pé, especialmente nas articulações metatarsais (Figura 7).
- Paratendinite: é uma efusão peritendínea em tendão que não tem bainha tendínea (Figura 8).

O USO DA USG NA ARTRITE PSORIÁSICA

O envolvimento das unhas é uma característica clínica importante para a psoríase e para a artrite psoriásica (APs). Assim, o diagnóstico precoce do envolvimento ungueal pode ser essencial para melhor gerenciamento da psoríase e da APs. A USG é considerada uma ferramenta importante para avaliar a perda do padrão trilaminar e entesopatia ungueal que acontece nesta doença (Figuras 9 e 10).

A USG quantifica a extensão da entesite em outras articulações para propósitos de diagnóstico e seguimento de tratamento. A APs, por ser uma doença muito complexa, necessita de uma sinalização mais precisa da atividade inflamatória articular, de modo que hoje em dia é usado o escore *The Madrid Sonographic Enthesitis Index* (MASEI). Esse escore é uma pontuação ponderada, previamente calculada por regressão logística, que superestima a pontuação de três lesões elementares: calcificação e/ou ossificação na entese (0-3), Doppler (0 ou 3) e erosão (0 ou 3), mas pontua a alteração da ecotextura do tendão, a espessura do tendão e a bursa como 0 ou 1 (Figura 11).

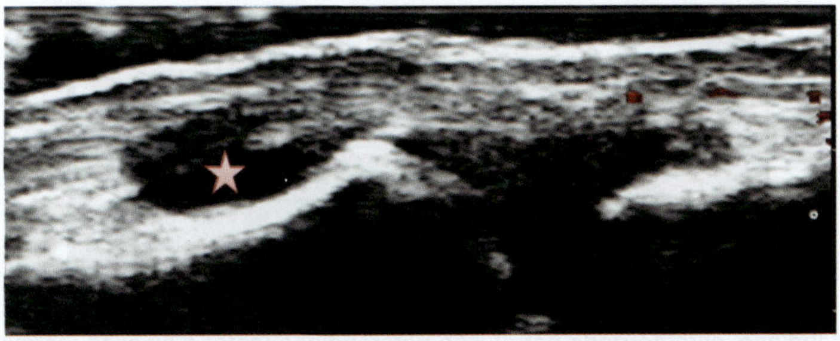

FIGURA 3 Sinovite exsudativa, com imagem anecoica em metacarpo.

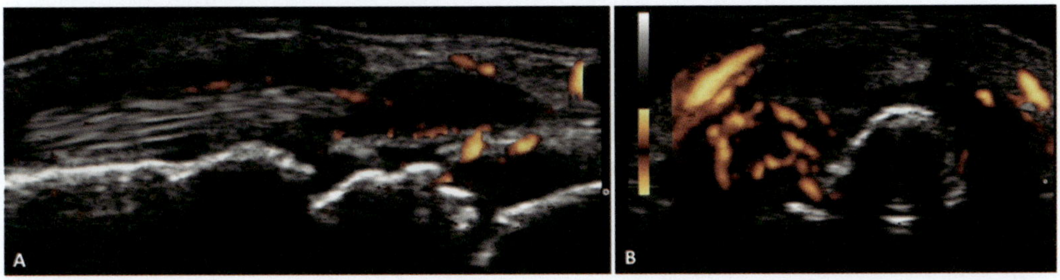

FIGURA 4 Tenossinovite de tendão tibial posterior, com *power* Doppler positivo, (A) longitudinal e (B) transversal.

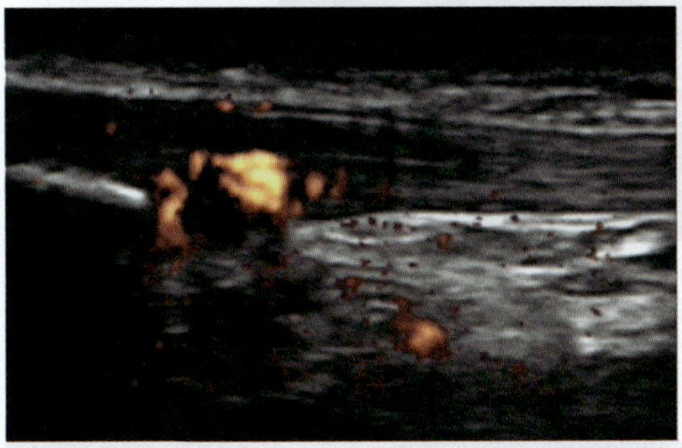

FIGURA 5 Entesite em inserção proximal do tendão patelar.

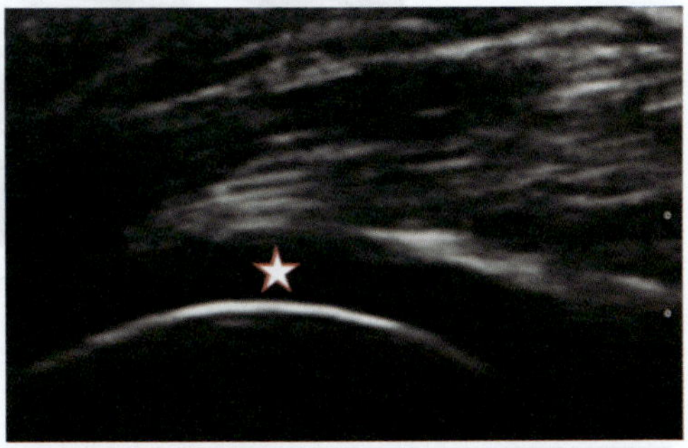

FIGURA 6 Cartilagem de côndilo femoral do recesso medial posterior do joelho.

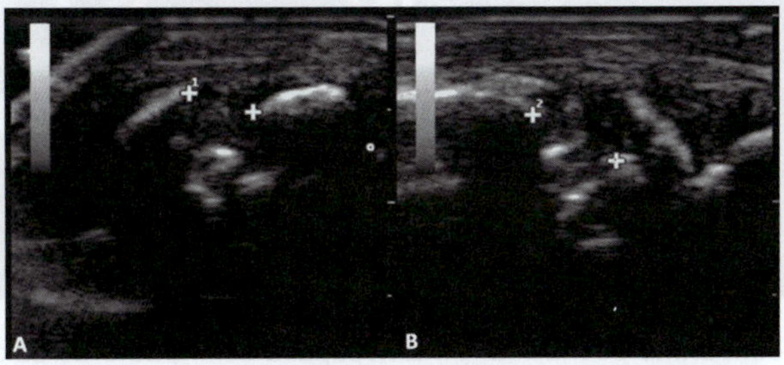

FIGURA 7 Erosão, cortes (A) transversal e (B) longitudinal da 2ª metacarpal.

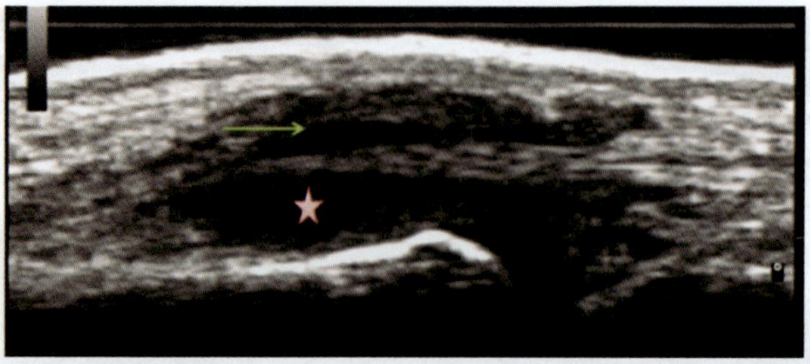

FIGURA 8 Paratendinite, caracterizada por efusão paratendínea (seta) e sinovite (estrela).

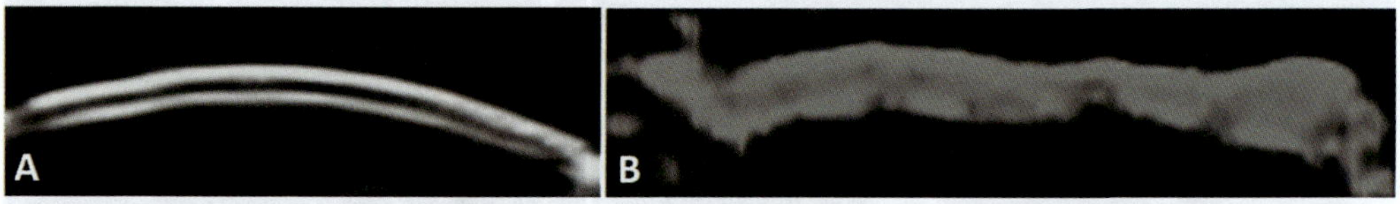

FIGURA 9 Unha. (A) Padrão trilaminar. (B) Perda de padrão trilaminar em paciente com artrite psoriásica.

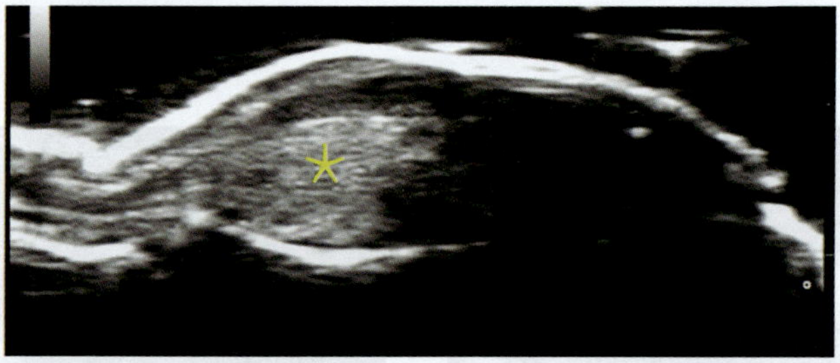

FIGURA 10 Entesopatia ungueal em paciente com artrite psoriásica (estrela).

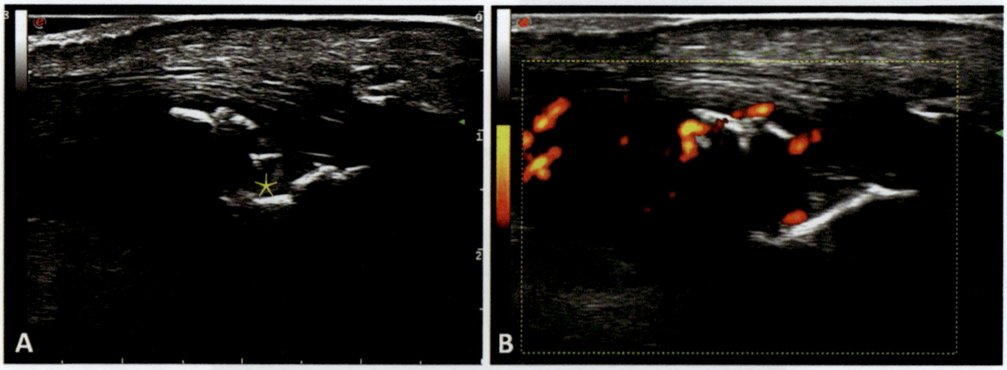

FIGURA 11 Paciente com artrite psoriásica. (A) Entesopatia com grau 3 de calcificação/ossificação, erosão grau 3 (estrela). (B) Entesite grau 3 pelo *power* Doppler (PD).

Os achados ultrassonográficos demonstram ser fundamentais em todo arsenal de diagnóstico e seguimento das artropatias em pacientes com doenças reumáticas.

REFERÊNCIAS BIBLIOGRÁFICAS

1. Brown AK, O'Connor PJ, Roberts TE, Wakefield RJ, Karim Z, Emery P. Recommendations for musculoskeletal ultrasonography by rheumatologists: setting global standards for best practice by expert consensus. Arthritis Rheum. 2005;53:83-92.
2. De Rossi SD, Mendonça JA, Palominos PE, et al. Ultrasonographic and resistance index evaluation of nails in psoriatic arthritis, psoriasis, and control groups: a cross-sectional study. Adv Rheumatol. 2021;61:48.
3. Elalouf O, Bakirci Ureyen S, Touma Z, Anderson M, Kaeley GS, Aydin SZ, et al. Psoriatic arthritis sonographic enthesitis instruments: A systematic review of the literature. J Rheumatol. 2019; 46(1):43-56.
4. Ellegaard K, Terslev L, Christensen R, Szkudlarek M, Schmidt WA, Jensen PS, et al. Comparison of discrimination and prognostic value of two US Doppler scoring systems in rheumatoid arthritis patients: a prospective cohort study. Clin Exp Rheumatol. 2014;32:495-500.
5. Filippucci E, Iagnocco A, Meenagh G, Riente L, Delle Sedie A, Bombardieri S, et al. Ultrasound imaging for the rheumatologist. Clin Exp Rheumatol. 2006;24:1-5.
6. Grassi W, Filippucci E, Carotti M, Salaffi F. Imaging modalities for identifying the origin of regional musculoskeletal pain. Best Pract Res Clin Rheumatol. 2003;17:17-32.
7. Iagnocco A, Naredo E, Wakefield R, Bruyn GA, Collado P, Jousse-Joulin S, et al. Responsiveness in rheumatoid arthritis: a report from the OMERACT 11 ultrasound workshop. J Rheumatol. 2014;41:379-82.
8. Kane D, Bruyn G, Arnold E, Grassi W. A rheumatologist's perspective on musculoskeletal ultrasound in rheumatology: comment on the editorial by Roemer et al. Arthritis Rheum. 2006;55:341-2.
9. Mandl P, Supp G, Baksa G, Radner H, Studenic P, Gyebnar J, et al. Relationship between radiographic joint space narrowing, sonographic cartilage thickness and anatomy in rheumatoid arthritis and control joints. Ann Rheum Dis. 2014.
10. McInnes IB, O'Dell JR. State-of-the-art: rheumatoid arthritis. Ann Rheum Dis. 2010;69:1898-906.
11. Mendonça JA, Aydin SZ, D'Agostino M-A. The use of ultrasonography in the diagnosis of nail disease among patients with psoriasis and psoriatic arthritis: a systematic review. Adv Rheumatol [Internet]. 2019;59.
12. Mendonça JA, Leandro-Merhi VA, Aquino JLB. Can Spectral Doppler high specificity and Gray scale nail assessment suggest inflammation in Psoriatic Arthritis patients and Control Groups? MOJ Orthop Rheumatol. 2021;13(6):137-42.
13. Mendonça JA. Fundamentos em ultrassonografia na reumatologia: uma abordagem na prática clínica. Rio de Janeiro: Elsevier; 2017. p. 3-312.
14. Mendonça JA. Ultrasound color histogram assessment allows better view of echotexture damage. Rev Bras Reumatol. 2015.
15. Mendonça JA. Ultrassonografia em reumatologia: uma extensão do exame físico. Capítulo 4, Definições dos achados ultrassonográficos e diagnósticos diferenciais. 1.ed. Rio de Janeiro: Revinter; 2014. p. 163-205.
16. Schmidt WA, Backhaus M. What the practicing rheumatologist needs to know about the technical fundamentals of Ultrasonography. Best Practice & Research Clinical Rheumatology. 2008;22:981-99.
17. Strobel G, Schwarz R, Heppt P, Granz B, Kalden JR, Manger B. Use of an improved transmission ultrasound camera for diagnosis of rheumatic joint diseases. Z Rheumatol. 1993;52:114-20.
18. Terslev L, Ellegaard K, Christensen R, Szkudlarek M, Schmidt WA, Jensen PS, et al. Head-to-head comparison of quantitative and semi-quantitative ultrasound scoring systems for rheumatoid arthritis: reliability, agreement and construct validity. Rheumatology (Oxford). 2012;51:2034-8.
19. Wakefield RJ, Balint PV, Szkudlarek M, Filippucci E, Backhaus M, D'Agostino MA, et al. Musculoskeletal ultrasound including definitions for ultrasonographic pathology. J Rheumatol. 2005;32:2485-7.

18

Exames de imagem e outros métodos: tomografia computadorizada

André Rosenfeld

A tomografia computadorizada (TC), assim como a radiografia simples, tem como princípio físico o uso de radiação ionizante. Consegue boa resolução espacial da estrutura óssea, tanto da cortical como da medular, mas tem pobre definição dos planos musculotendíneos e da cartilagem articular. Também tem valor limitado na definição de pequenos derrames articulares e do edema medular.

Por realizar aquisição volumétrica e com espessura de corte submilimétrica, permite reconstruções multiplanares e tridimensionais, sendo o método que permite melhor definição de alterações ósseas.

Por essas características, dificilmente a TC é o primeiro exame no fluxograma diagnóstico em reumatologia. Seu uso se dá como complemento de uma radiografia, ultrassonografia ou de uma ressonância magnética (RM).

Abordaremos a seguir o uso da TC em reumatologia, com especial atenção à artrite reumatoide, às espondiloartrites e às doenças de depósitos de cristais, como a gota, a tendinopatia calcárea e a doença de depósito de cristais de pirofosfato (CPPD).

ARTRITE REUMATOIDE

Com critérios bem estabelecidos e altos índices de sensibilidade e especificidade, a ultrassonografia com *power* doppler e a RM são os métodos de escolha para o diagnóstico precoce e controle evolutivo da artrite reumatoide.

Contudo, em algumas regiões onde não se tem disponibilidade do aparelho de RM ou um aparelho de ultrassom com boa função *power* doppler, a TC pode ser útil para esse fim. Trabalhos mostram que além da excelente resolução espacial na caracterização de erosões marginais, a aquisição das imagens com uso do contraste iodado endovenoso permite diagnóstico de sinovite e tenossinovite com boa sensibilidade e especificidade.

Em pacientes crônicos, com uso de próteses de punho ou metacarpofalângicas, a TC é o método de escolha na definição de complicações, com deslocamentos e solturas assépticas.

ESPONDILOARTRITES

Apenas a RM e a radiografia convencional são citadas nos critérios da *Assessment of SpondyloArthritis Internacional Society* (ASAS) para diagnóstico de espondiloartrite nas articulações sacroilíacas. Entretanto, há casos em que a TC pode ser útil para melhor esclarecimento diagnóstico, quando houver dúvida sobre a presença ou não de anquilose e erosões marginais. Sua aquisição com cortes finos e melhor resolução espacial para estudo do osso permite isso.

É útil também na melhor definição de sindesmófitos, ossificações ligamentares, discais e na caracterização de anquilose interapofisária, quando a doença envolve a coluna vertebral (Figura 1).

GOTA

Até o advento da TC de dupla energia (DETC), a TC tinha papel secundário na caracterização das artropatias de depósito de micro-

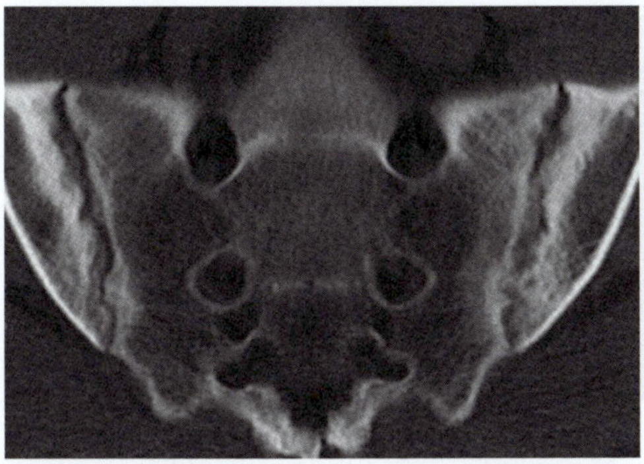

FIGURA 1 Corte tomográfico no plano coronal evidencia achados crônicos de espondiloartrite, com esclerose, irregularidades e erosões subcondrais nas articulações sacroilíacas.

cristais, especialmente na gota. Restringia-se à análise de tofos calcificados e erosões marginais, às vezes difíceis nos demais métodos.

A DETC mudou bastante estudo das artropatias de depósito de microcristais. Nesse método, temos dois tubos de raios X que fazem aquisição simultânea das imagens, com atenuações diferentes. Isso permite que, pela diferença de atenuação, possamos distinguir os depósitos de cristais de urato de outras calcificações, indistinguíveis pelo aparelho convencional (Figura 2).

Embora apresente boa sensibilidade e especificidade, artefatos podem simular depósitos de cristais de urato nesse método, como calosidades, leito ungueal, margens das unhas, bordas dos ossos, calos ósseos de reparação pós-fraturas e margens de artroplastias.

DOENÇA DE DEPÓSITO DE CRISTAIS DE HIDROXIAPATITA

A tendinopatia calcárea se caracteriza pela deposição de cristais de hidroxiapatita em tendões, fibrocartilagens e ligamentos. Em localizações profundas, de difícil acesso ao ultrassom, e em casos em que pequenas calcificações intratendíneas possam passar despercebidas à radiografia convencional ou à RM, a TC se faz útil (Figura 3).

DOENÇA DE DEPÓSITO DE CRISTAIS DE PIROFOSFATO

Os achados de imagem mais característicos da doença de CPPD são sua deposição nas cartilagens articulares (condrocalcinose), em ligamentos, cápsula articular e fibrocartilagens, como meniscos e na fibrocartilagem triangular. A faixa etária elevada, igual à dos pacientes com osteoartrite, torna-a diagnóstico diferencial pertinente, embora apresente padrão de distribuição assimétrico e atípico, com envolvimento da articulação patelofemoral e da articulação triescafo, no punho. Usualmente, seu diagnós-

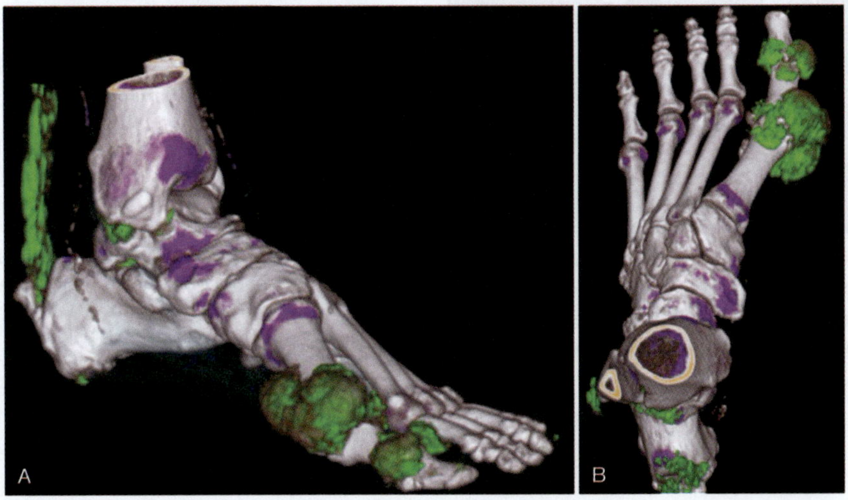

FIGURA 2 Imagem de tomografia computadorizada de dupla energia demonstrando sobre uma reconstrução óssea volumétrica com visão lateral (A) e superior (B) os depósitos de cristais de urato (em verde).

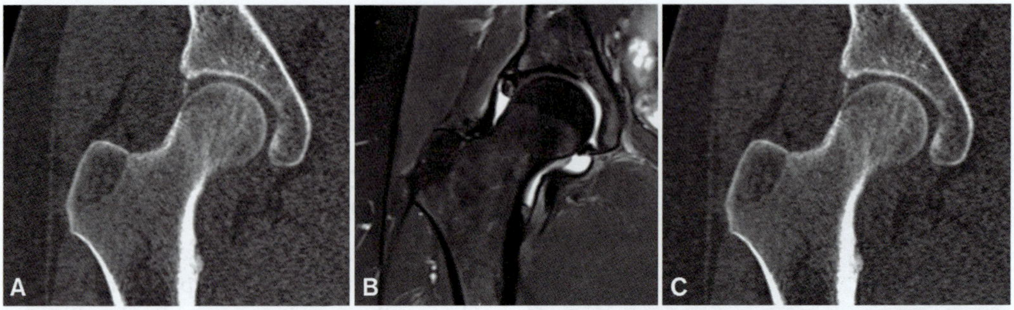

FIGURA 3 Imagens coronais ponderadas em T1 e T2 (A e B) mostram o lábio acetabular globoso e heterogêneo. Há moderado derrame articular, além de osteíte na borda superolateral do acetábulo e edema dos planos capsulares e musculares adjacentes. Feito estudo tomográfico complementar (C), observamos calcificação irregular no interior do lábio.

tico é feito facilmente com a radiografia convencional, estando a TC reservada para casos em que as calcificações não foram vistas (Figura 4).

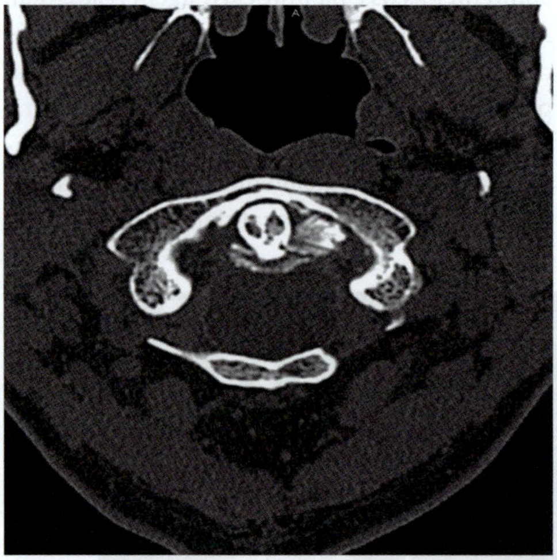

FIGURA 4 Acometimento da articulação atlantodental pela doença de depósito de cristais de pirofosfato. Calcificações são vistas no estudo tomográfico nos ligamentos alares e cruciforme.

REFERÊNCIAS BIBLIOGRÁFICAS

1. Choi HK, Burns LC, Shojania K, Koenig N, Reid G, Abufayyah M, et al. Dual energy CT in gout: a prospective validation study. Ann Rheum Dis. 2012;71:1466-71.
2. Mallinson PI, Coupal T, Reisinger C, Chou H, Munk PL, Nicolaou S, et al. Artifacts in dual-energy CT gout protocol: a review of 50 suspected cases with an artifact identification guide. AJR Am J Roentgenol. 2014;203:103-9.
3. Zubler C, Mengiardi B, Schmid MR, Hodler J, Jost B, Pfirrmann CW. MR arthrography in calcific tendinitis of the shoulder: diagnostic performance and pitfalls. Eur Radiol. 2007;17:1603-10.
4. Le Goff B, Berthelot JM, Guillot P, Glémarec J, Maugars Y. Assessment of calcific tendonitis of rotator cuff by ultrasonography: comparison between symptomatic and asymptomatic shoulders. Joint Bone Spine. 2010;77:258-63.
5. Tins BJ, Butler R. Imaging in rheumatology: reconciling radiology and rheumatology. Insights Imaging. 2013;4:799-810.
6. Polster JM, Winalski CS, Sundaram M, Lieber ML, Schils J, Ilaslan H, et al. Rheumatoid arthritis: evaluation with contrast-enhanced CT with digital bone masking. Radiology. 2009;252:225-31.
7. Petscavage JM, Ha AS, Chew FS. Imaging assessment of the postoperative arthritic wrist. Radiographics. 2011;31:1637-50.
8. Glazebrook KN, Guimarães LS, Murthy NS, Black DF, Bongartz T, Manek NJ, et al. Identification of intraarticular and periarticular uric acid crystals with dual-energy CT: initial evaluation. Radiology. 2011;261:516-24.

19

Exames de imagem e outros métodos: ressonância magnética

Aline Serfaty
Stephano Raydan Ramalho Rocha
Clarissa Canella
Marcelo Bordalo

INTRODUÇÃO

A ressonância magnética (RM) é um método diagnóstico capaz de obter imagens detalhadas do corpo humano e, diferentemente da radiografia e da tomografia computadorizada, não utiliza radiação ionizante. De forma simplificada, as imagens da RM são formadas por um campo magnético gerado a partir de um grande e potente ímã (magneto), ondas de radiofrequência e um computador.

Os prótons de hidrogênio dos tecidos do corpo humano movimentam-se de forma aleatória quando não submetidos a um campo magnético externo. Uma vez no interior do campo magnético do equipamento de RM, esses prótons de hidrogênio tendem a se alinhar na mesma direção do campo e pulsos de radiofrequência (RF) são aplicados com a finalidade de excitá-los. Com a interrupção desses pulsos de RF, os prótons gradativamente perdem energia e retornam ao seu estado original. Esse processo produz um sinal elétrico que é captado por um sensor. O computador recebe e processa essas informações, gerando imagens extremamente detalhadas em uma escala de cinza.

Vantagens

As vantagens da RM incluem:

- A capacidade de produzir imagens sem o uso de radiação ionizante, diferentemente da tomografia computadorizada e da radiografia simples.
- Obtenção de imagens em múltiplos planos (axial, sagital, coronal ou oblíquo) sem a necessidade de reposicionamento do paciente.
- As imagens de RM apresentam excelente contraste de partes moles, sendo, muitas vezes, o exame de escolha para o estudo do cérebro, da coluna vertebral, das articulações, assim como de outras partes do corpo.
- Sequências como a difusão, a espectroscopia e a perfusão permitem uma melhor caracterização da região estudada, favorecendo a precisão do diagnóstico.

Desvantagens

- Os exames de RM apresentam maior custo e tempo de aquisição do que os de tomografia computadorizada.
- A RM pode não ser segura para pacientes com determinados tipos de implantes metálicos, alguns tipos de tatuagem ou corpos estranhos.

PRINCIPAIS PONDERAÇÕES – ASPECTOS BÁSICOS

Na RM, os diversos tecidos apresentam diferentes contrastes nas ponderações T1, T2 e densidade de prótons (DP), sendo o tempo de repetição (TR) e o tempo de eco (TE) os parâmetros principais para a formação desse contraste. TR é o tempo entre a aplicação de um pulso de excitação de RF e o início do próximo pulso de RF e TE é o tempo entre a aplicação do pulso de RF e o pico do eco detectado, ambos medidos em milissegundos.

Nas imagens ponderadas em T1 (Figuras 1 e 2), o TR (500 ms) e o TE são curtos (20 ms).

Essa sequência é ideal para a análise detalhada da anatomia, bem como para a administração do meio de contraste venoso. Nesta ponderação, a gordura tem alto sinal e aparece mais brilhante, enquanto o líquido apresenta baixo sinal e aparece mais escuro. Dependendo da fase de degradação da hemoglobina, o sangue apresentará características de sinal variáveis nesta sequência (Figura 1).

Nas imagens ponderadas em T2 (Figuras 1 e 2), o TR (3.000 ms) e o TE são longos (100 ms). Nessa ponderação, a gordura apresenta sinal intermediário e o líquido alto sinal, aparecendo com mais brilho nas imagens. Tecidos contendo colágeno, como ligamentos e tendões, têm baixo sinal nesta sequência (Figura 2).

Nas imagens ponderadas em densidade de prótons (DP), o TR é longo (3.000 ms) e o TE é curto (20 ms). Trata-se de uma sequência intermediária, compartilhando algumas características das ponderações T1 e T2. Apresenta boa diferenciação de sinal entre fluido, cartilagem hialina e fibrocartilagem. Nesta sequência, líquido e gordura apresentam alto sinal, músculo e cartilagem têm sinal intermediário e a fibrocartilagem apresenta baixo sinal.

Meios para detecção e saturação de gordura

Existem várias técnicas para se obter a saturação do sinal da gordura em RM, sendo as principais as técnicas de saturação espectral ou química ("*fat-sat*") e o STIR (*short TI inversion recovery*).

A saturação espectral ou química da gordura consiste na técnica "*fat-sat*". Pode ser realizada em qualquer sequência de pulso, sendo mais utilizada naquelas ponderadas em T2 e em T1 após a administração do contraste paramagnético (gadolínio). Possui como desvantagem o fato de sofrer modificações diante de heterogeneidades do campo magnético.

A saturação obtida pelo STIR não sofre alterações relacionadas a heterogeneidades do campo magnético, porém não permite avaliar o realce pelo contraste. Também produz uma imagem menos nítida (em decorrência da menor relação sinal-ruído) quando comparada com as imagens de saturação espectral (Figura 1).

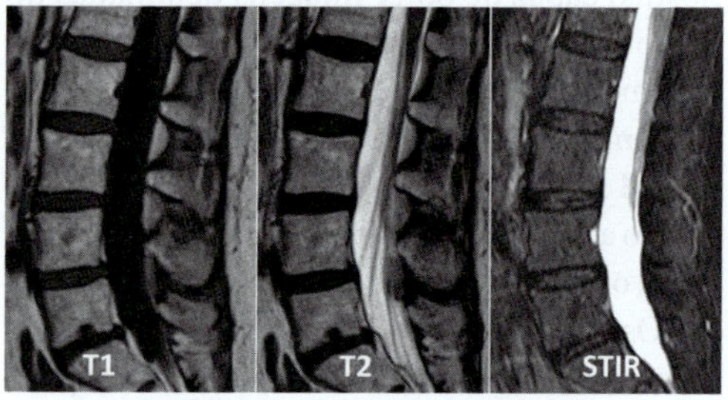

FIGURA 1 Aspecto normal da coluna lombar à ressonância magnética. T1: gordura (medula óssea e subcutânea): hipersinal – branca; líquido (líquido cefalorraquidiano): hipossinal – cinza escuro. T2: gordura: sinal intermediário – branca; líquido: hipersinal – branco (mais brilho). T2 com saturação de gordura (SG)/STIR: gordura: hipossinal/isossinal – cinza escuro/cinza claro; líquido – hipersinal – branco.

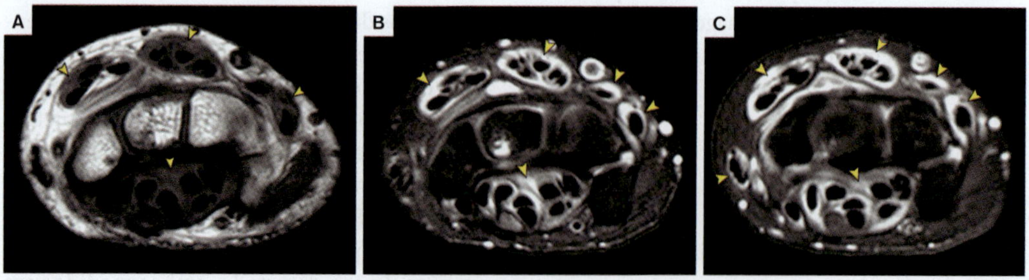

FIGURA 2 Tenossinovite na artrite reumatoide. Ressonância magnética do punho – imagens axiais ponderadas em T1 (A), T2 com saturação de gordura (SG) (B) e T1 com SG e injeção de contraste paramagnético (C). Extenso espessamento da bainha sinovial dos tendões flexores e extensores com realce pós-contraste (cabeças de seta).

Sequência pós-contraste

Os agentes de contraste mais utilizados na RM são à base de gadolínio. Nas concentrações utilizadas, esses agentes têm o efeito de aumentar o sinal em T1. O contraste é injetado por via intravenosa e as varreduras são obtidas alguns segundos após a administração. Lesões tumorais, inflamatórias e infecciosas frequentemente demonstram realce pelo contraste, aparecendo mais brilhantes do que o tecido circundante. Muitas vezes, as sequências T1 pós-contraste também têm o sinal da gordura suprimido para tornar o realce mais facilmente detectável.

ACHADOS NA RM DAS PRINCIPAIS DOENÇAS REUMATOLÓGICAS AUTOIMUNES QUE ACOMETEM O SISTEMA MUSCULOESQUELÉTICO

Artrite reumatoide

A artrite reumatoide (AR) é uma doença inflamatória crônica do tecido conjuntivo que acomete articulações sinoviais, tendões e bursas, mais comum em mulheres de 30 a 50 anos. Inicialmente, observa-se inflamação da sinóvia, da cápsula e das inserções ligamentares e tendíneas periarticulares. Com a evolução da doença, ocorre proliferação inflamatória da membrana sinovial, denominada *pannus*, que pode levar a erosões nas margens das superfícies articulares.

A RM apresenta papel fundamental no diagnóstico precoce da AR, uma vez que o início do tratamento reduz danos estruturais e lesões incapacitantes. Os principais achados de imagem incluem a sinovite, o edema na medula óssea e a erosão óssea. A sinovite é caracterizada pelo espessamento sinovial com realce após administração venosa do meio de contraste visualizada na sequência ponderada em T1 com supressão de gordura (Figura 2). O edema medular ósseo representa a infiltração inflamatória no trabeculado do osso e apresenta alto sinal nas imagens ponderadas em T2 com supressão de gordura e STIR e baixo sinal na sequência pesada em T1. Estudos mostram que essa lesão pode ser considerada pré-erosiva, podendo ser observada cerca de 1 a 2 anos antes das erosões na radiografia convencional. Erosões são lesões nas margens ósseas intra-articulares não recobertas por cartilagem, sendo visualizadas 6 a 12 meses após o início da doença. Outros achados na RM incluem redução da espessura da cartilagem, cistos subcondrais, derrame articular e entesites (Figura 3).

Locais mais comuns

Articulações metacarpofalângicas (MCF) e interfalângicas proximais (IFP), processo estiloide ulnar. Também envolve o esqueleto axial, sobretudo a articulação atlantodental, podendo causar instabilidade atlantoaxial.

- Mãos e punhos: distribuição proximal e simétrica. Preferência por IFP e MCF (2º e 3º MCF), processo estiloide da ulna e piramidal. Poupa interfalângicas distais (IFD).
  *Achados tardios:
  - Cisto subcondral (entrada de líquido sinovial através da cartilagem destruída).
  - Subluxação: desvio ulnar das MCF, deformidades em botoeira e pescoço de cisne.
  - Deformidade do polegar de Hitchhiker.
  - Instabilidade carpal (dissociação escafossemilunar, translocação ulnar).
  - Anquilose dos ossos do carpo.
- Pés: preferência por metatarsofalângicas (MTF) e IFP; acomete articulação subtalar; erosões do calcâneo.
- Ombro: erosões distais da clavícula, erosões marginais da cabeça do úmero, redução da distância acromioumeral.
- Quadril: perda concêntrica do espaço articular (migração axial; diferencia da osteoartrite que tem migração superior); protrusão acetabular.
- Joelhos: derrame articular, perda do espaço articular nos três compartimentos, ausência de esclerose subcontral e osteofitose (diferencia da osteoartrite). Aspecto de artrose sem osteófitos.
- Coluna: geralmente acomete a coluna cervical: a) erosão do odontoide; b) subluxação atlantoaxial; c) erosão e fusão das apófises, erosão de processos espinhosos; d) destruição de discos intervertebrais; e) osteoporose e fraturas de insuficiência.

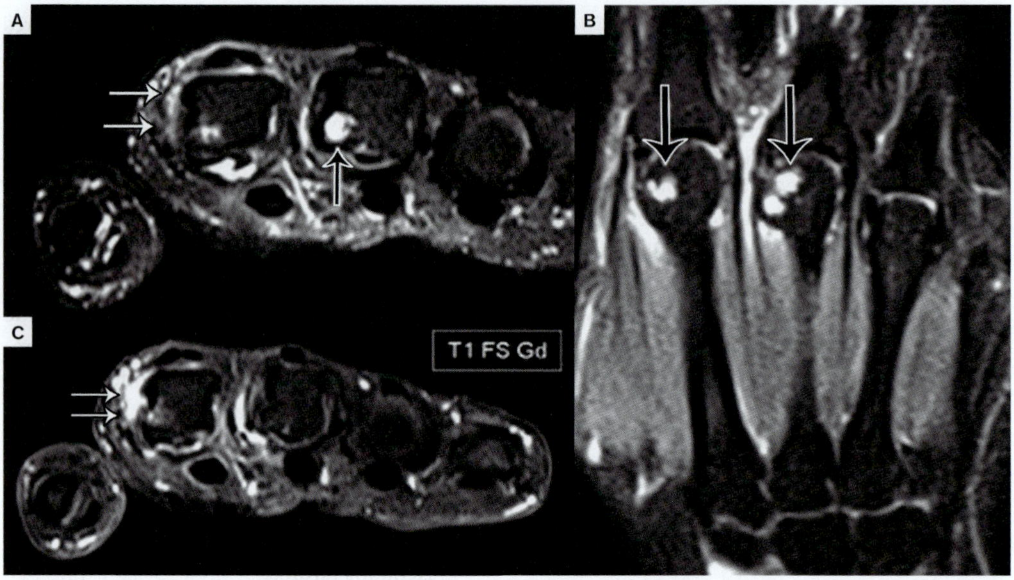

FIGURA 3 Artrite e "erosões precoces" da artrite reumatoide. Erosões ósseas (setas brancas abertas) e espessamento sinovial com captação de contraste (setas pretas) localizados nas faces radiais das cabeças do segundo e do terceiro metacarpos da mão direita nas sequências pesadas em T2 com supressão de gordura nos planos axial (A) e coronal (B) e em T1 no plano axial após a injeção de gadolínio (C).

A RM é o método de imagem preferido para a detecção de lesões inflamatórias ativas caracterizadas por edema na medula óssea e visualizadas nas sequências ponderadas em T2 com supressão de gordura (T2 SG) ou STIR. A atividade da doença e o acompanhamento da resposta terapêutica também podem ser avaliados pelo método. Em 2009, a RM foi incluída nos critérios classificatórios do grupo *Assessment of SpondyloArthritis International Society* (ASAS), os quais são fundamentados em dois pilares: o da imagem, que se caracteriza pela presença de sacroiliíte confirmada pela RM ou pela radiografia, e o da pesquisa da positividade do HLA-B27, ambos em pacientes com idade inferior a 45 anos e com dor lombar inflamatória por um período maior do que três meses consecutivos. Desta forma, o diagnóstico da espondiloartrite (EpA) axial pode ser realizado ainda em estágios iniciais da doença, antes do aparecimento das lesões radiográficas.

Espondilite anquilosante

As lesões inflamatórias axiais mais comuns nos pacientes com espondilite anquilosante (principal espondiloartrite com acometimento axial) incluem sacroiliíte, edema nos cantos vertebrais (espondilite), espondilodiscite asséptica e entesopatias.

A sacroiliíte se caracteriza pelo edema na medula óssea das superfícies articulares sacroilíacas, notadamente dos terços inferiores e anteriores, visualizado nas sequências pesadas em T2 SG ou STIR (Figura 4). Além do edema na medula óssea das superfícies articulares sacroilíacas, a capsulite, o realce do espaço articular, a presença de líquido no espaço articular, a entesite e a inflamação no local da erosão também podem ser observados. A capsulite é demonstrada pelo hipersinal nas sequências pesadas em STIR na topografia da cápsula articular sacroilíaca anterior ou posterior, melhor visualizada no plano coronal. O realce do espaço articular é uma nova definição presente na última atualização publicada pelo grupo ASAS em 2019. Essa nova definição substituiu a da lesão denominada "sinovite", e originou-se da observação de que a sinóvia está presente apenas na periferia do terço inferior da porção cartilaginosa da articulação. Desta forma, o termo realce do espaço articular foi considera-

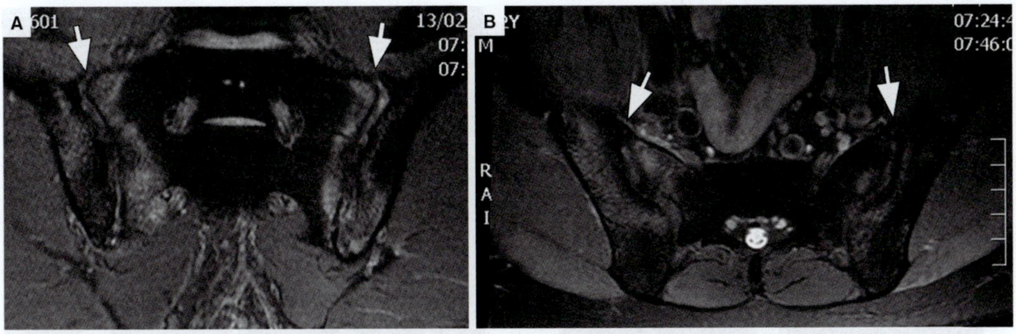

FIGURA 4 Sacroiliíte na espondiloartrite. Ressonância magnética das articulações sacroilíacas – imagens axiais (*short* TI *inversion recovery* – STIR) nos planos coronal (A) e axial (B). Edema na medula óssea subcondral das superfícies articulares do sacro e do ilíaco nas articulações sacroilíacas, compatível com sacroiliíte.

do mais apropriado, sendo observado apenas na sequência ponderada em T1 com supressão de gordura após a utilização de contraste venoso. O líquido no espaço articular também é uma nova definição descrita nesta atualização e se caracteriza pela presença de alto sinal semelhante ao liquor no espaço articular nas imagens ponderadas em STIR. A entesite se caracteriza pelo alto sinal nas imagens ponderadas em STIR ou T1 com supressão de gordura após a administração endovenosa de contraste nas inserções ósseas dos ligamentos, cápsulas ou tendões, excluindo o espaço retroarticular das articulações sacroilíacas, onde se localizam os ligamentos interósseos. O sinal pode se estender até a medula óssea e as partes moles adjacentes. A inflamação no local da erosão também é uma nova definição descrita na última atualização publicada pelo grupo ASAS e se caracteriza por aumento do sinal em STIR ou na sequência ponderada em T1 com supressão de gordura após a administração venosa de gadolínio nas erosões observadas nas superfícies articulares da articulação sacroilíaca.

O edema nos cantos vertebrais (espondilite anterior e posterior – osteíte de Romanus) (Figuras 5 e 6) é evidenciado por aumento na intensidade de sinal nas sequências pesadas em T2 SG ou STIR nesta topografia. O envolvimento inflamatório na junção entre a placa cartilaginosa e o disco intervertebral caracteriza a espondilodiscite asséptica (lesão de Andersson) (Figura 7).

Com a evolução da doença, o edema ósseo nos cantos vertebrais pode ser substituído por tecido ósseo reparador, levando à formação de sindesmófitos e esclerose. Os sindesmófitos (Figura 8) se caracterizam por ossificação paravertebral com orientação vertical, podendo ou não ser marginais e simétricos. O sindesmófito marginal tem origem na borda do corpo vertebral, estendendo-se ao corpo adjacente, podendo ser visualizado na espondilite anquilosante e na doença inflamatória intestinal. O sindesmófito não marginal é mais espesso e irregular, além de unilateral e assimétrico. A artrite psoriásica e a artrite reativa são exemplos de doenças nas quais essa alteração pode ser visualizada.

As lesões estruturais são representadas por esclerose, erosão, metaplasia gordurosa, erosão preenchida por metaplasia gordurosa (*backfill*), anquilose (Figura 9) e proeminência óssea sem ponte e devem ser avaliadas nas sequências ponderadas em T1 nos planos coronal ou axial.

O envolvimento periférico da espondilite anquilosante pode ocorrer pela presença de capsulite, sinovite, entesite e edema na medula óssea das articulações dos punhos, mãos, pés, tornozelos (calcâneos), quadris e ombros.

Artrite psoriásica

As lesões cutâneas da artrite psoriásica precedem o acometimento articular na maioria dos pacientes. Entretanto, em cerca de 15% dos casos essa

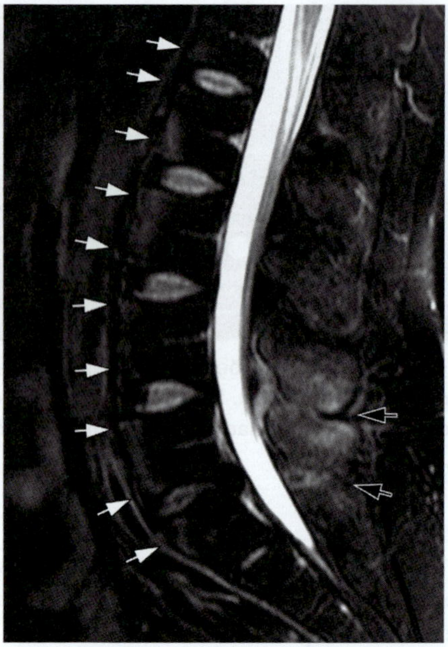

FIGURA 5 Entesites na espondiloartrite. Ressonância magnética da coluna lombar – imagem sagital STIR. Edema dos processos espinhosos de L4 e L5, secundários às entesites dos ligamentos interespinhosos (setas pretas). Observe o edema nos cantos vertebrais em toda a coluna lombossacra (setas brancas).

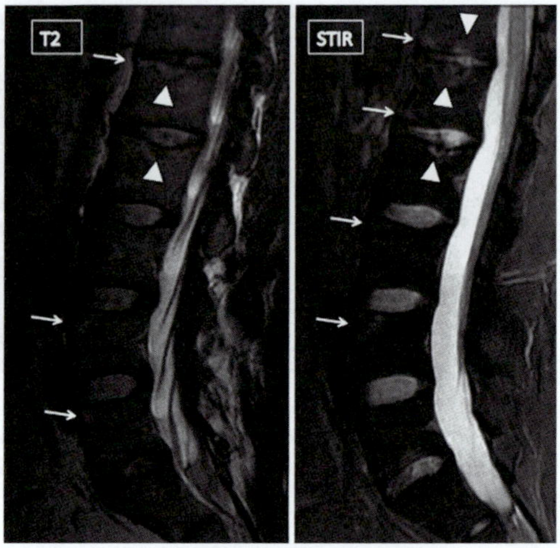

FIGURA 7 Espondilodiscite inflamatória na espondiloartrite. Ressonância magnética da coluna lombar – imagens sagitais ponderadas em T2 e STIR. Edema nas porções centrais dos platôs vertebrais de T12, L1 e L2 (cabeças de seta), melhor identificados em STIR e com os discos preservados, caracterizando a espondilodiscite inflamatória (lesão de Andersson). Também há edema nos cantos vertebrais (setas) secundário à entesite.

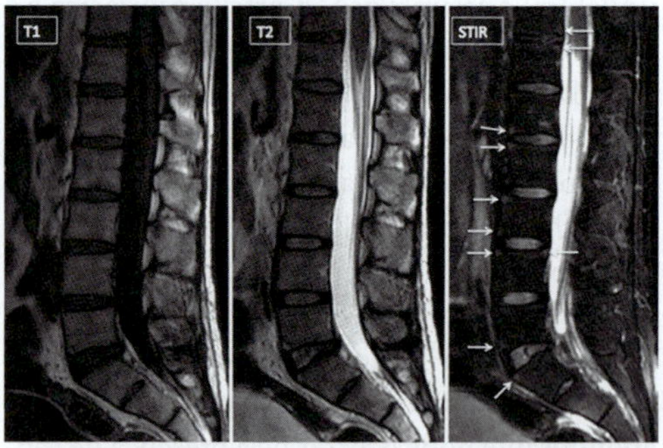

FIGURA 6 Edemas de cantos na espondiloartrite. Ressonância magnética da coluna lombar – imagens sagitais ponderadas em T1, T2 e STIR. Observe o edema nos cantos vertebrais em toda a coluna lombossacra (setas), apenas identificados na sequência STIR. Não é possível identificar essas alterações nas sequências ponderadas em T1 e T2 sem saturação da gordura.

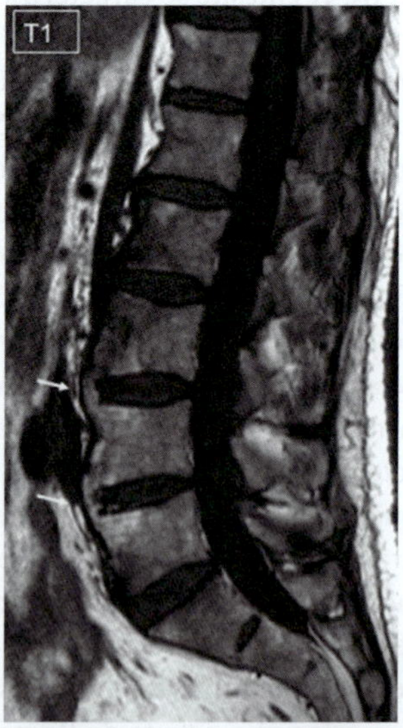

FIGURA 8 Alterações crônicas na espondiloartrite – coluna lombar. Ressonância magnética da coluna lombar – imagem sagital ponderada em T1. Formação de sindesmófitos (setas) em L3-L4 e L4-L5, com degeneração gordurosa dos cantos vertebrais adjacentes.

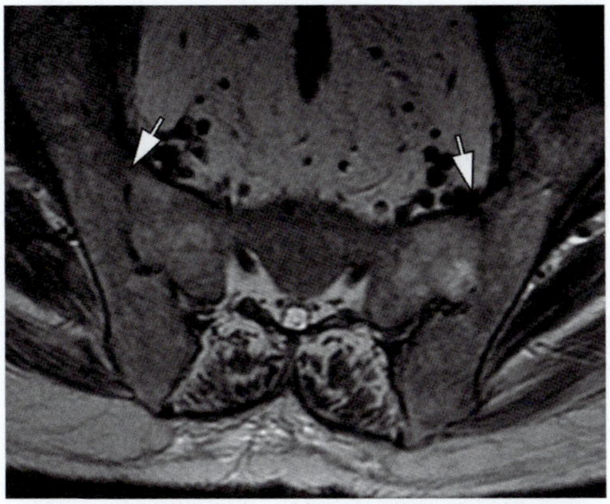

FIGURA 9 Alterações crônicas na espondiloartrite – sacroilíacas. Ressonância magnética das articulações sacroilíacas – imagem axial ponderada em T1. Fusão praticamente completa de ambas as sacroilíacas (setas).

relação pode estar invertida. A mão é o local mais frequentemente envolvido (cerca de 40% dos pacientes) e a radiografia convencional é o método de imagem utilizado inicialmente para o diagnóstico desta doença, uma vez que apresenta baixo custo e maior disponibilidade. A RM tem importância na caracterização detalhada e precoce das lesões articulares, podendo otimizar a instituição do tratamento adequado.

O acometimento articular da artrite psoriásica ocorre mais frequentemente nas articulações IFD, de forma assimétrica, apresentando-se como monoartrite ou oligoartrite. O edema da medula óssea, muito bem caracterizado pela RM, tem início na periferia da falange, junto à inserção da cápsula, estendendo-se para todo o osso à medida que a doença progride. O acometimento periosteal é observado quando há espessamento e/ou realce periosteal justacortical pelo contraste, podendo ocorrer espessamento cortical nos estágios mais avançados. Erosões também podem ser visualizadas e iniciam-se no aspecto lateral do osso, estendendo-se para a porção central. Reabsorção óssea nas falanges distais (acrosteólise) pode estar presente e, quando ocorre em topografia subcondral nas cabeças dos metacarpos, metatarsos e falanges, configura a deformidade em "lápis dentro do copo". Nos estágios mais avançados da doença, podem-se observar subluxação e anquilose. A proliferação óssea das enteses, notadamente na inserção da fáscia plantar e dos tendões calcâneo, patelar, quadríceps e glúteos, também pode ser visualizada.

Os pacientes com artrite psoriásica apresentam frequentemente dactilite, que é caracterizada por edema das partes moles dos dedos (dedo "em salsicha") (Figura 10). A tenossinovite das bainhas dos tendões flexores é observada mais comumente do que a dos tendões extensores.

O acometimento das articulações sacroilíacas e da coluna vertebral ocorre de forma assimétrica. O segmento toracolombar costuma ser o mais envolvido, notando-se parassindesmófitos em alguns casos.

Artrite reativa

Os aspectos de imagem incluem o acometimento articular assimétrico, envolvendo principalmente os membros inferiores (pés). Os achados radiológicos são semelhantes aos encontrados na artrite psoriásica, sendo eles erosões ósseas, periostite, osteoporose justa-articular, redução do espaço articular, dactilite e sacroiliíte assimétrica.

Artropatias por deposição de microcristais

Este conjunto de doenças se caracteriza por deposição de microcristais intra ou periarticulares, sendo as principais a artrite gotosa, a artrite por deposição de pirofosfato de cálcio e a artrite por deposição de hidroxiapatita.

Gota

Clinicamente pode se manifestar de duas formas: a artrite gotosa aguda, geralmente mono ou oligoarticular envolvendo a primeira articulação MTF, determinando intensa resposta inflamatória em decorrência da deposição dos cristais de monourato de sódio; e a artrite gotosa crônica, na qual se observa depósito de cristais na cartilagem, no osso subcondral, na membrana sinovial, nas bolsas e nos tendões, com subsequente formação de massas de partes moles cutâneas e periarticulares (tofo gotoso). Na forma crônica, o envolvimento arti-

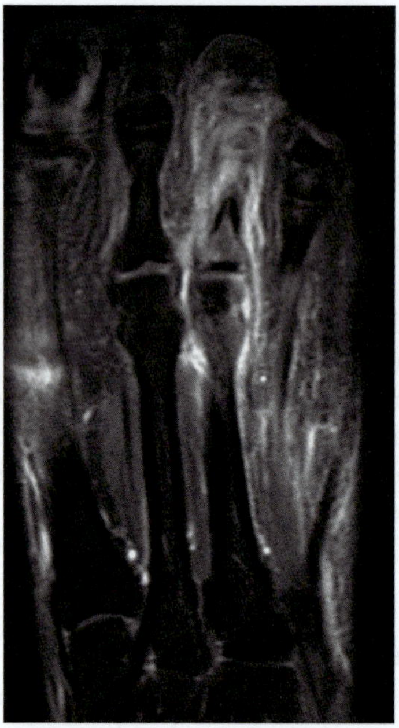

FIGURA 10 Dactilite em paciente com artrite psoriásica. Ressonância magnética do antepé – imagem no eixo longo ponderada em T2 com saturação de gordura. Há edema ósseo, periosteal e de partes moles do quarto pododáctilo.

cular ocorre mais comumente em pés, mãos e punhos, cotovelos e joelhos.

As alterações decorrentes da gota podem demorar alguns anos para serem evidentes aos métodos de imagem, sendo frequentemente assimétricas. Os principais achados da doença incluem erosões ósseas marginais circunscritas com localização justa, intra, periarticulares ou distante da articulação; aumento assimétrico das partes moles pela presença dos tofos gotosos periarticulares; formações ósseas periarticulares adjacentes a um tofo gotoso; e ausência de osteoporose justa-articular. Usualmente, observa-se preservação do espaço articular e ausência de osteófitos marginais. O acometimento articular ocorre mais comumente em pés, mãos, punhos, cotovelos e joelhos, sendo bastante características as erosões marginais mediais e laterais no fêmur e/ou tíbia, sem redução do espaço articular, bem como o aumento volumétrico das partes moles envolvendo o tendão poplíteo (Figura 11).

As principais alterações da artrite gotosa são bem visualizadas pela RM. No entanto, os tofos gotosos apresentam aspecto inespecífico

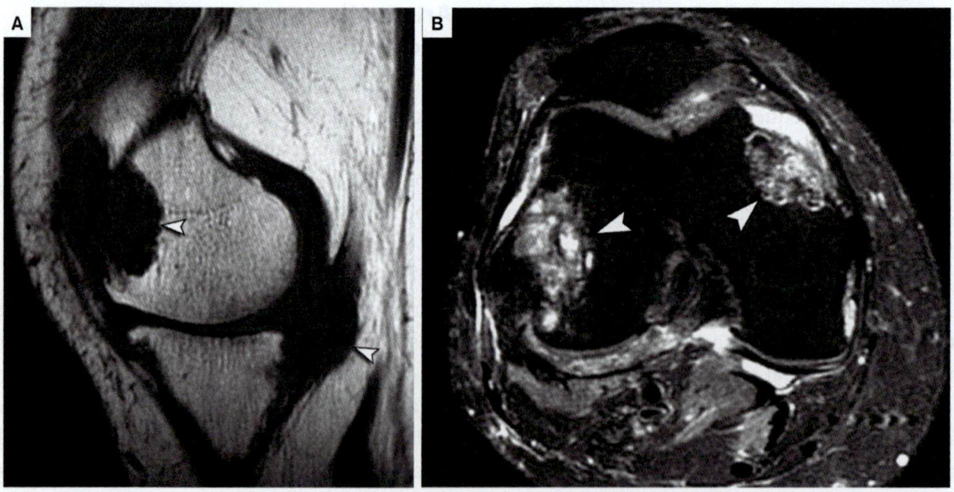

FIGURA 11 Gota. Ressonância magnética do joelho direito – imagens sagital ponderada em T1 (A) e axial ponderada em T2 com saturação de gordura (B). Grandes erosões ósseas são observadas nos côndilos femorais anteriores e platô tibial posteromedial (cabeças de seta), com aumento de partes moles envolvendo os tendões da pata de ganso.

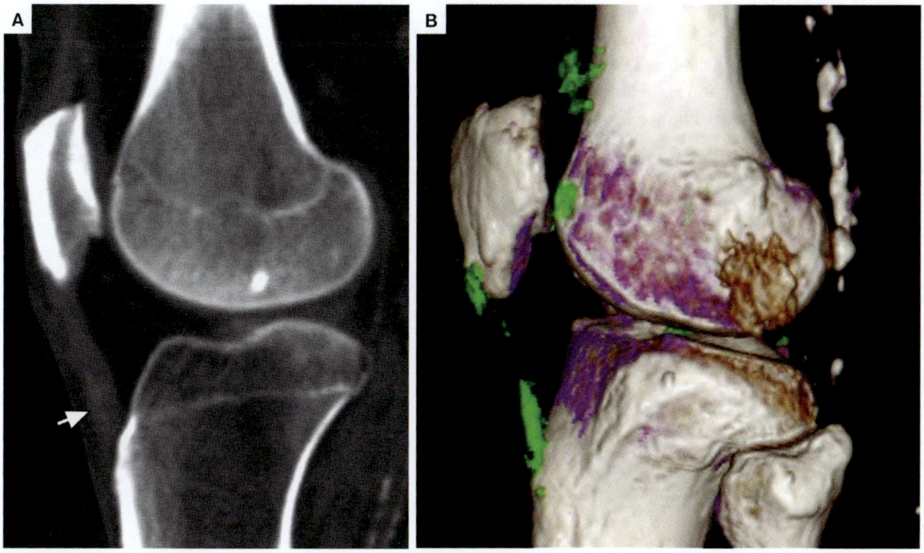

FIGURA 12 Gota – tomografia computadorizada (TC) com dupla energia. TC do joelho direito – reformatações sagital (A) e 3D com protocolo de dupla energia para caracterização de cristais de urato de cálcio (B). Tênue calcificação no terço distal do tendão patelar (seta), inespecífica. Com o protocolo de dupla energia, observa-se caracterização de cristais de monourato de sódio (áreas em verde) no terço distal do tendão patelar, mas também em seu terço proximal e intra-articulares.

por este método, com sinal intermediário em T1 (semelhante à musculatura adjacente) e variável em T2.

A tomografia computadorizada de dupla energia apresenta importante papel no diagnóstico da artrite relacionada à gota, demonstrando altas especificidade e sensibilidade. Trata-se de uma forma não invasiva de identificar a doença, permitindo a detecção dos cristais de monourato de sódio, bem como distinguindo-os dos demais cristais (pirofosfato e hidroxiapatita) em decorrência das diferenças em seus números atômicos (Figura 12).

Diagnóstico diferencial com artrite reumatoide: na artrite reumatoide, as erosões marginais são mais discretas, há maior espessamento sinovial, ausência de massa densa de partes moles calcificada e há osteoporose periarticular.

REFERÊNCIAS BIBLIOGRÁFICAS

1. Barile A, Arrigoni F, Bruno F, Guglielmi G, Zappia M, Reginelli A, et al. Computed tomography and MR imaging in rheumatoid arthritis. Radiol Clin North Am. 2017;55:997-1007.
2. Bitar R, Leung G, Perng R, Tadros S, Moody AR, Sarrazin J, et al. MR pulse sequences: what every radiologist wants to know but is afraid to ask. Radiographics. 2006;26:513-37.
3. Bordalo-Rodrigues M. Artropatias inflamatórias. In: Hartmann LG, Bordalo-Rodrigues M. Musculoesquelético. 1. ed. Rio de Janeiro: Elsevier; 2014. p.593-643.
4. Bordalo-Rodrigues M. Doenças inflamatórias. In: Cerri GG, Leite CC, Rocha MS. Tratado de radiologia, InRad-HCFMUSP, Volume 3. 1. ed. Barueri: Manole; 2017. p. 711-34.
5. Leão RV, Bordalo-Rodrigues M. Artropatias e osteomielite. In: Zattar LC, Viana PC, Cerri GG. Radiologia diagnóstica prática: manual da residência do Hospital Sírio-Libanês. 1. ed. Barueri: Manole; 2017.
6. McQueen FM, Doyle A, Dalbeth N. Imaging in the crystal arthropathies. Rheum Dis Clin N Am. 2014;40:231-49.
7. Narváez JA, Narváez J, De Lama E, De Albert M. MR imaging of early rheumatoid arthritis. Radiographics. 2010;30:143-63.
8. Navallas M, Ares J, Beltrán B, Lisbona MP, Maymó J, Solano A. Sacroiliitis associated with axial spondyloarthropathy: new concepts and latest trends. Radiographics. 2013;33:933-56.

9. Oostveen JCM, van de Laar MA. Magnetic resonance imaging in rheumatic disorders of the spine and sacroiliac joints. Semin Arthritis Rheum. 2000;30:52-69.
10. Schoellnast H, Deutschmann HA, Hermann J, Schaffler GJ, Reittner P, Kammerhuber F, et al. Psoriatic arthritis and rheumatoid arthritis: findings in contrast-enhanced MRI. AJR. 2006;187:351-7.
11. Tins BJ, Butlerlmaging R. Imaging in rheumatology: reconciling radiology and rheumatology. Insights Imaging. 2013;4:799-810.

20

Exames de imagem e outros métodos: densitometria óssea

Laura Maria Carvalho de Mendonça

INTRODUÇÃO

A absorciometria por dupla emissão de raios X ou densitometria óssea duo-energética (DXA) é um método quantitativo que mede a densidade mineral óssea (DMO). É o padrão-ouro para o diagnóstico precoce da osteoporose e de outras doenças osteometabólicas. O valor clínico da medição da DMO reside na sua capacidade de identificar, estratificar pessoas com alto risco de fraturas futuras e monitorar o tratamento, de modo que as alternativas terapêuticas possam ser consideradas e seguidas.

Mede a DMO na coluna lombar, no fêmur proximal, antebraço e corpo total. Consegue avaliar, com *softwares* especiais, as alturas vertebrais da coluna dorsal e lombar (*vertebral fracture assessment* – VFA), o escore trabecular da coluna (TBS), dados de composição corporal (gordura total, gordura visceral, massa muscular e parâmetros derivados dessas medidas) e dados geométricos do fêmur relacionados ao risco de fratura regional.

É importante solicitar duas regiões, no mínimo, para aumentar a sensibilidade diagnóstica do método. A inclusão de um sítio adicional, como o antebraço, ainda é um assunto controverso.

PRINCÍPIOS FÍSICOS DA DENSITOMETRIA ÓSSEA

O equipamento DXA consiste em uma mesa de exame que contém uma fonte de raios X em sua base e um braço mecânico com detectores de cintilação que se movem em conjunto, rastreando a região corporal solicitada. Os fótons são emitidos em dois níveis energéticos, de maneira bem colimada, construindo duas curvas que separam os diversos tecidos. A atenuação de fótons ao passar através desses tecidos corporais depende do peso atômico de cada um. Cálculos matemáticos logarítmicos transformam as informações físicas em quantidade aferida de massa óssea (g/cm^2), massa gordurosa e muscular (g) e as comparam a curvas de normalidade, estabelecendo os resultados em número de desvios-padrão (DP).

EXPLICANDO A ACURÁCIA E A PRECISÃO

A acurácia ou exatidão de uma técnica é a capacidade do método de refletir o real valor da medida. A exatidão é importante para o diagnóstico preciso da osteoporose.

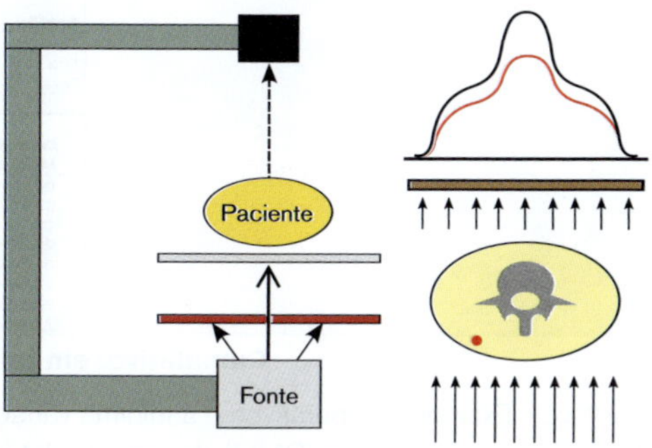

FIGURA 1 Densitometria óssea duo-energética (DXA) e níveis energéticos.

A precisão é a capacidade do método de obter valores semelhantes em medidas seriadas. Permite o monitoramento da massa óssea ao longo da vida ou o controle do tratamento.

O erro de precisão deve ser estabelecido "*in vivo*" e é relatado como a mínima variação significativa (MVS) para cada serviço. A melhor capacidade de reprodução do equipamento permite um menor intervalor entre os exames. Diferenças encontradas entre exames seriados serão consideradas significativas se forem superiores à MVS. Podemos utilizar valores percentuais ou absolutos para definir "perdas" ou "ganhos" em relação ao exame anterior.

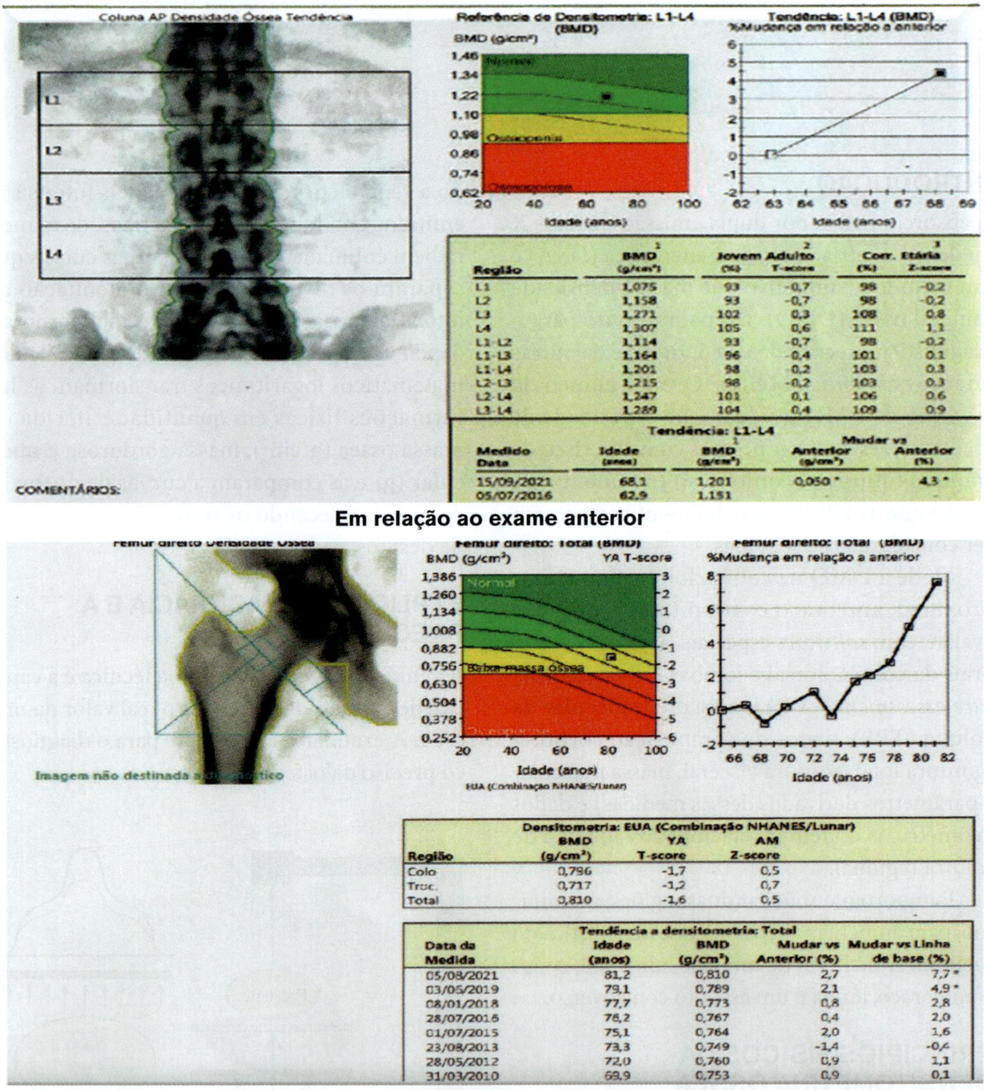

FIGURA 2 Exames comparativos e a mínima variação significativa (MVS). Os intervalos entre os testes de densidade mineral óssea (DMO) devem ser determinados de acordo com o estado clínico de cada paciente: normalmente um ano após o início ou a mudança da terapia é apropriado, com intervalos maiores quando o efeito terapêutico é estabelecido. Em condições associadas à perda óssea rápida, como terapia com glicocorticoides, é apropriado fazer testes com mais frequência.

AQUISIÇÃO E ANÁLISE

A densitometria óssea é um método areal (g/cm^2), advindo daí a importância do posicionamento correto do paciente na mesa de exame. Todos os artefatos devem ser excluídos para evitar sobreposição de imagem (*piercings*, roupas com metais etc.).

Reconhecendo boas aquisições: a análise dos exames segue parâmetros e técnicas definidas para cada região e não é automática, dependendo da boa prática do médico especialista.

1. Geralmente utilizamos a média de L1-L4. Devem ser excluídas da análise vértebras anatomicamente anormais e se houver diferença > 1,0 DP do *T-score* entre vértebras adjacentes. É excluída a vértebra de maior densidade.
2. Podemos excluir até duas vertebras. A classificação diagnóstica da Organização Mundial da Saúde (OMS) não deve ser feita utilizando apenas uma vértebra. Se só uma vértebra for avaliável, o diagnóstico deve ser baseado em outro sítio.
3. O médico densitometrista ajusta manualmente a área de análise para conter todo o tecido ósseo caso o *software* não consiga automaticamente essa definição.
4. No fêmur proximal podemos usar o colo do fêmur ou fêmur proximal total (onde houver o < *T-score*). Não utilizar grande trocanter e triângulo de Wards. A DMO pode ser medida em qualquer quadril (no Brasil se convencionou o fêmur direito).

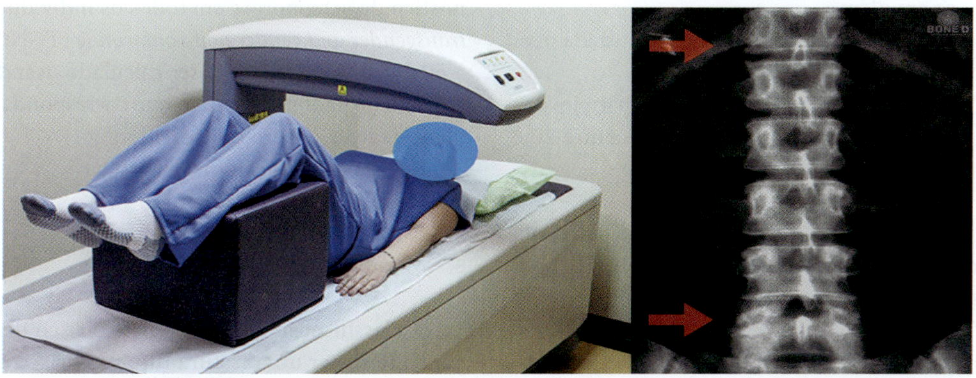

FIGURA 3 Coluna lombar em anteroposterior: decúbito dorsal, braços ao longo do corpo, últimos arcos costais e cristas ilíacas visualizados (determinação dos níveis vertebrais).

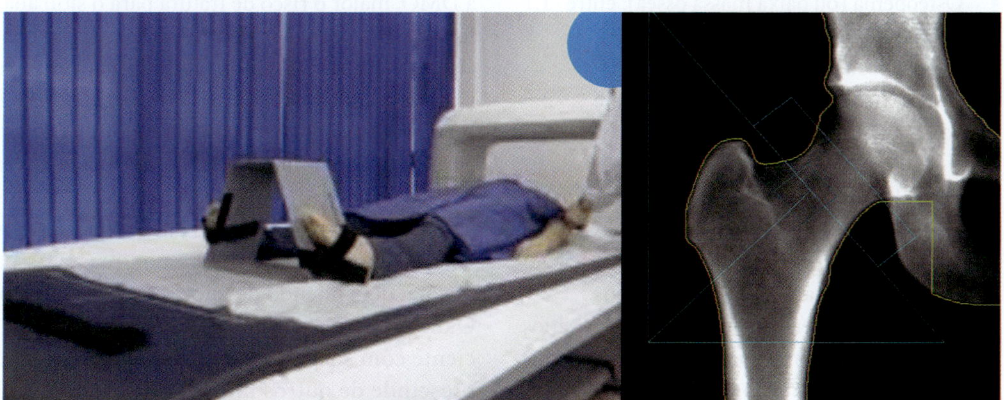

FIGURA 4 Fêmur proximal: decúbito dorsal com braços sobre o tronco. Diáfise femoral reta e rodada internamente expondo o colo femoral.

5. A *region of interest* (ROI) do colo não deverá sobrepor ísquio e grande trocanter e precisa conter tecido mole abaixo e acima do osso delimitado no ROI.
6. No antebraço o sítio escolhido para diagnóstico é o rádio proximal ou a 33%. Apresenta 100% de osso cortical. Está indicado para diagnóstico, mas não para monitoramento.
7. O corpo total é separado em regiões: cabeça, membros superiores e inferiores direito e esquerdo, tronco, bacia, regiões androide e ginoide, gordura visceral e subcutânea.

RESULTADOS

Os resultados são baseados em três parâmetros:

- DMO: valor absoluto da massa óssea expressa em g/cm^2.
- *Z-score*: DP em relação à curva ajustada para o peso, idade e etnia.
- *T-score*: DP em relação à curva para jovens mulheres caucasianas saudáveis entre 20 e 40 anos.

O diagnóstico da osteoporose é feito pela presença de fratura por baixo impacto (denota osteoporose grave, independente da massa óssea) e/ou a medida dos DP em relação à curva de jovens (*T-score*) utilizando os níveis de corte implementados pela OMS em 1994.

Classificação da OMS:

- Normal: ≤-1 DP (desvio-padrão).
- Osteopenia (ou baixa massa óssea): entre -1,1 e -2,49 DP.
- Osteoporose: ≥-2,5 DP.
- Osteoporose grave ou estabelecida: ≥ -2,5 com fratura por baixo impacto.

A OMS estima que 30% de todas as mulheres > 50 anos (pós-menopausa) têm osteoporose quando esse critério é aplicado. A classificação também é válida para homens > 50 anos.

Os critérios devem ser aplicados para os sítios de coluna lombar, fêmur proximal (colo e fêmur total) e rádio a 33%. Não devem ser utilizados para o corpo total, grande trocanter e triângulo de Wards.

Em mulheres na pré-menopausa, crianças, adolescentes e homens < 50 anos utilizam-se valores de *Z-score*. São considerados como baixa massa óssea os que se encontram abaixo de -2,0 DP.

O banco de dados (*T-score*) a ser utilizado para homens e mulheres deverá ser ajustado para mulheres caucasianas (sem ajuste de etnia), NHANES III para fêmur proximal e colo femoral e o do próprio fabricante para a coluna lombar.

Se dados de referência local estiverem disponíveis, podem ser usados para calcular *Z-score*, mas não o *T-score*.

Em indivíduos transgêneros, o *T-score* deve ser calculado usando o banco de dados feminino caucasiano (não ajustado à etnia). A ISCD recomenda o uso de um *T-score* ≤-2,5 para o diagnóstico de osteoporose em todos os indivíduos *transgender and gender non-conforming* (TGNC) > 50 anos. O *Z-score* deve ser calculado usando o banco de dados normativo que corresponda à identidade de gênero do indivíduo.

Razões para densitometria óssea:

1. Diagnóstico da osteoporose.
2. Estratificação do risco de fratura.
3. Monitoramento.

A classificação da OMS reflete o risco de o paciente sofrer uma fratura futura. O risco de fratura é um gradiente (RR: risco relativo) e, segundo metanálises, aumenta em 1,5 a 2 vezes a cada DP abaixo do normal. Quanto mais baixa a DMO, maior o risco de fratura para o sítio analisado e outros não analisados. A correlação com risco de fratura é maior para alguns tipos de fratura: quadril, antebraço, vértebras, úmero e pelve. A curva de massa óssea na população em geral tem distribuição gaussiana e pode haver convergência de DMO em pacientes fraturados e não fraturados. Podemos encontrar fraturas em pacientes com osteopenia ou massa óssea normal dependendo de fatores de risco clínico. O diagnóstico e o acompanhamento de um paciente com suspeita de baixa massa óssea não prescinde de outros métodos de avaliação. O algoritmo FRAX de predição de risco absoluto de fratura em 10 anos foi validado para o Brasil

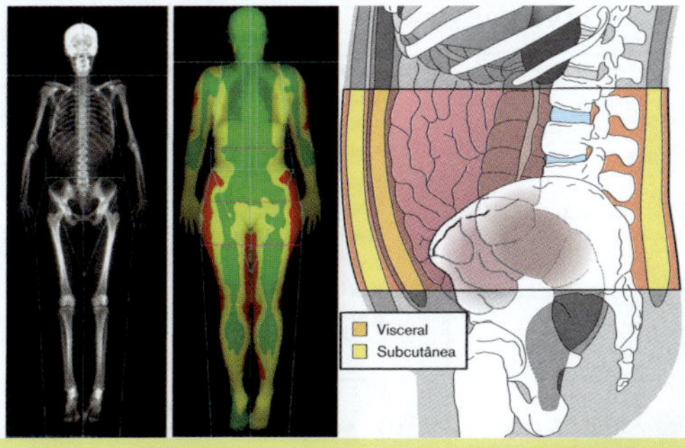

Nascimento:					
Altura:	165,1 cm	Peso:	61,2 kg	Medido:	13/04/2005 14:39:11 (9.20,121)
Sexo:	Feminino	Etnia:		Analisado:	11/06/2020 10:45:35 (16 (SP 2))

Corpo Inteiro Quantificação de tecido

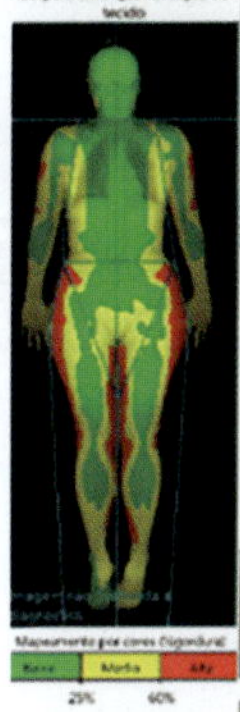

Composição (Análise optimizada)

Região	Tecido (%Gordura)	Centil	Massa Total (kg)	Gordo (g)	Magro (g)	BMC (g)
Braços	32,2	-	6,6	2.010	4.225	328
Braço direito	31,1	-	3,3	990	2.189	166
Braço esquerdo	33,4	-	3,2	1.019	2.036	162
Pernas	36,3	-	20,3	7.034	12.357	860
Perna direita	36,0	-	10,3	3.537	6.298	420
Perna esquerda	36,6	-	10,0	3.496	6.059	440
Tronco	23,5	-	25,3	5.793	18.892	656
Andróide	18,5	-	3,3	602	2.650	48
Ginóide	38,7	-	9,9	3.724	5.903	249
Total	28,9	23	56,3	15.597	38.356	2.344

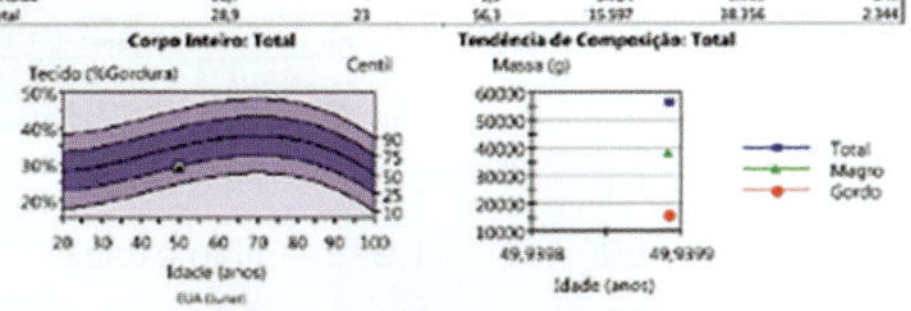

EUA (Combinação NHANES/Lunar) Tendência: Total (Análise optimizada)

Data da Medida	Idade (anos)	Tecido (%Gordura)	Centil	Massa Total (kg)	Tecido (g)	Gordo (g)	Magro (g)	BMC (g)	Massa Livre de Gordura (g)
13/04/2005	49,9	28,9	23	56,3	53.953	15.597	38.356	2.344	40.700

EUA (Combinação NHANES/Lunar) Tendência: Distribuição de gordura (Análise optimizada)

Data da Medida	Idade (anos)	Andróide (% Gordura)	Ginóide (% Gordura)	Taxa A/G	Total (% Gordura)
13/04/2005	49,9	18,5	38,7	0,48	28,9

Classificação BMI Organização Mundial da Saúde

BMI = 22,5 (kg/m²)

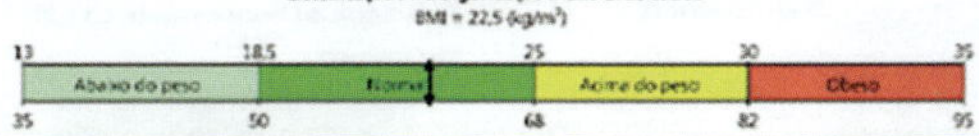

Nascimento:					
Altura:	165,1 cm	Peso:	61,2 kg	Medido:	13/04/2005 14:39:11 (9.20,121)
Sexo:	Feminino	Etnia:		Analisado:	11/06/2020 10:45:35 (16 (SP 2))

COMPOSIçãO DO CORPO: Corpo Inteiro (Análise optimizada)

Região	Tecido (% Gordura)	Região (% Gordura)	Tecido (g)	Gordo (g)	Magro (g)	BMC (g)	Massa Total (kg)
Braços	32,2	30,6	6.235	2.010	4.225	328	6,6
Braço direito	31,1	29,6	3.180	990	2.189	166	3,3
Braço esquerdo	33,4	31,7	3.056	1.019	2.036	162	3,2
Dif. braços	-2,2	-2,1	124	-29	153	4	0,1
Pernas	36,3	34,7	19.391	7.034	12.357	860	20,3
Perna direita	36,0	34,5	9.835	3.537	6.298	420	10,3
Perna esquerda	36,6	35,0	9.556	3.496	6.059	440	10,0
Dif. pernas	-0,6	-0,5	279	41	238	-20	0,3
Tronco	23,5	22,9	24.685	5.793	18.892	656	25,3
Lado direito do tronco	23,6	23,0	11.750	2.778	8.972	322	12,1
Lado esquerdo do tronco	23,3	22,7	12.935	3.015	9.920	333	13,3
Dif. tronco	0,3	0,3	-1.185	-237	-948	-11	-1,2
Andróide	18,5	18,2	3.251	602	2.650	48	3,3
Ginóide	38,7	37,7	9.627	3.724	5.903	249	9,9
Total	28,9	27,7	53.953	15.597	38.356	2.344	56,3
Total do lado direito	28,8	27,6	26.746	7.716	19.030	1.187	27,9
Total do lado esquerdo	29,0	27,8	27.207	7.881	19.326	1.157	28,4
Dif. total	-0,1	-0,2	-461	-165	-296	30	-0,4

Taxas de massa de gordura:

Massa gorda no tronco/Massa gorda total	Massa gorda nas pernas/Massa gorda total	Massa gorda nos membros/Massa gorda no tronco
0,37	0,45	1,56

Tecido Adiposo Visceral Estimado

Volume	Massa
224 cm³	212 g

taxa metabólica em repouso (RMR)

1.313 cal/dia Harris-Benedict

Índice muscular esquelético relativo (RSMI)

6,08 kg/m² Baumgartner

Níveis de hidratação

Líquido total do corpo (TBW): -
Líquido intracelular (ICW): -
Líquido extracelular (ECW): -
Dispositivo TBW: -

FIGURA 5 Corpo total: decúbito dorsal, membros inferiores em posição neutra. Aquisição de metade do corpo caso o paciente seja muito grande (espelhamento da medida contralateral).

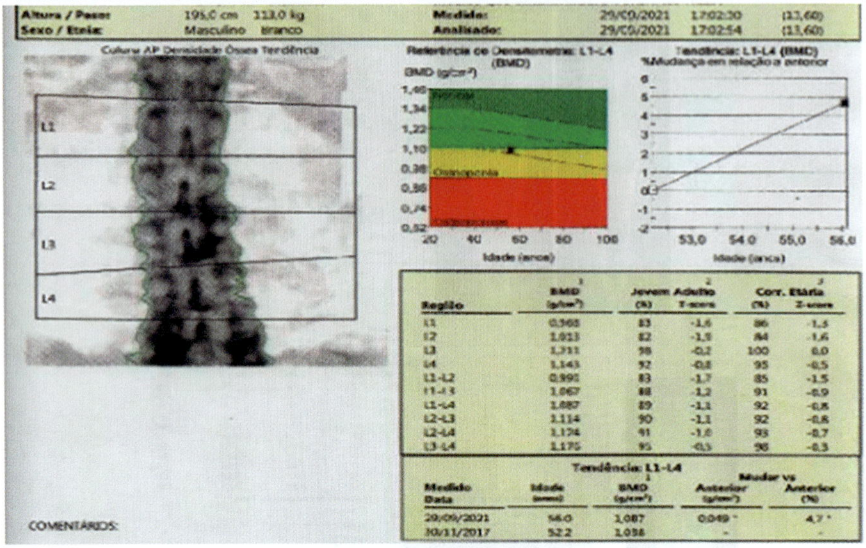

L1	-1,8	Não excluir
L2	-1,9	Não excluir
L3	-0,2	?
L4	-0,8	?
L1-L4	-1,1	+4,7%

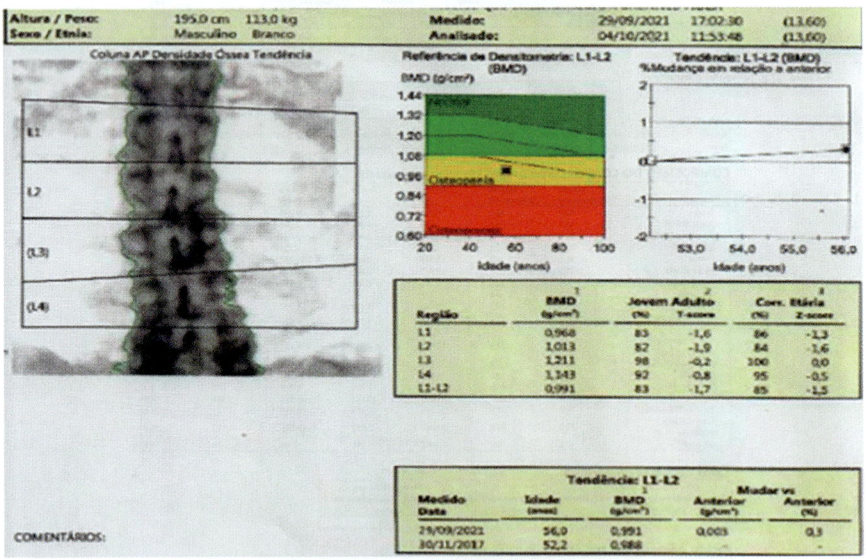

L1	-1,8	Não excluir
L2	-1,9	Não excluir
L3	-0,2	Excluir
L4	-0,8	Excluir
L1-L2	-1,7	+0,3

FIGURA 6 Análise de coluna lombar e exclusão de vértebras.

DMO = valor absoluto (g/cm²)

T-score = adulto jovem

Z-score = idade, sexo e etnia

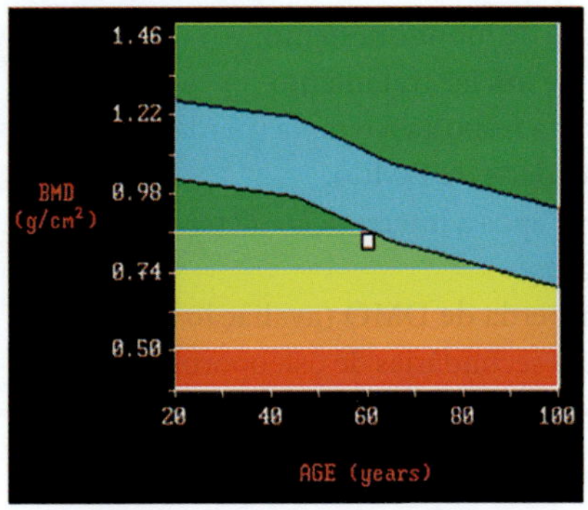

FIGURA 7 Parâmetros da densitometria óssea.

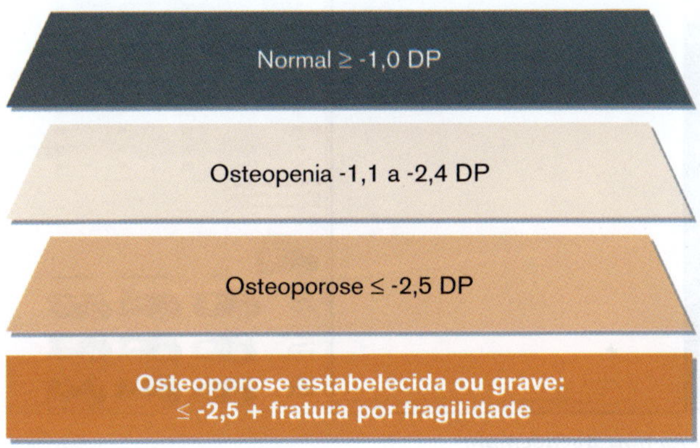

FIGURA 8 Critérios da Organização Mundial da Saúde para o diagnóstico da osteoporose para homens > 50 anos e mulheres na pós-menopausa.

e tem sido utilizado, com ou sem a medida da DMO, na estratificação do risco de fraturas e na identificação dos que precisam ser tratados.

INDICAÇÕES PARA DXA SEGUNDO *GUIDELINES* DA ASSOCIAÇÃO BRASILEIRA DE AVALIAÇÃO ÓSSEA E OSTEOMETABOLISMO (ABRASSO) E DA *INTERNATIONAL SOCIETY OF CLINICAL DENSITOMETRY* (ISCD) 2019

- Mulheres > 65 anos e homens > 70 anos.
- Mulheres < 65 anos e homens < 70 anos com fatores de risco para baixa massa óssea: baixo peso, fratura prévia por fragilidade, uso de medicações de alto risco, doença que se associa a perda óssea.

Independentemente do sexo:

- Adultos com fraturas por fragilidade.
- Adultos com condições ou doenças associadas à baixa massa óssea.
- Adultos em uso de medicamentos indutores de perda óssea.
- Qualquer candidato a tratamento.
- Qualquer um em tratamento para monitorar sua efetividade.
- Monitorar pacientes não tratados e para os quais a perda óssea pode vir a indicar tratamento.

Indicações de monitoramento:

1. Decisão de iniciar tratamento.
2. Monitorar a resposta à terapia (perda, ganho ou estabilidade da DMO).
3. Monitorar após a interrupção da terapia farmacológica.
4. Detectar perda de DMO (avaliação da adesão, causas secundárias de osteoporose e reavaliação das opções terapêuticas).

VERTEBRAL FRACTURE ASSESSMENT (VFA)

O equipamento DXA adquire imagem lateral das vértebras dorsolombares e mede as alturas vertebrais para diagnóstico de fraturas (medida morfométrica). A análise final baseia-se nos critérios de Genant e estabelece o tipo (acunhamento, biconcavidade ou colapso) e o grau de fratura (leve, moderado ou acentuado).

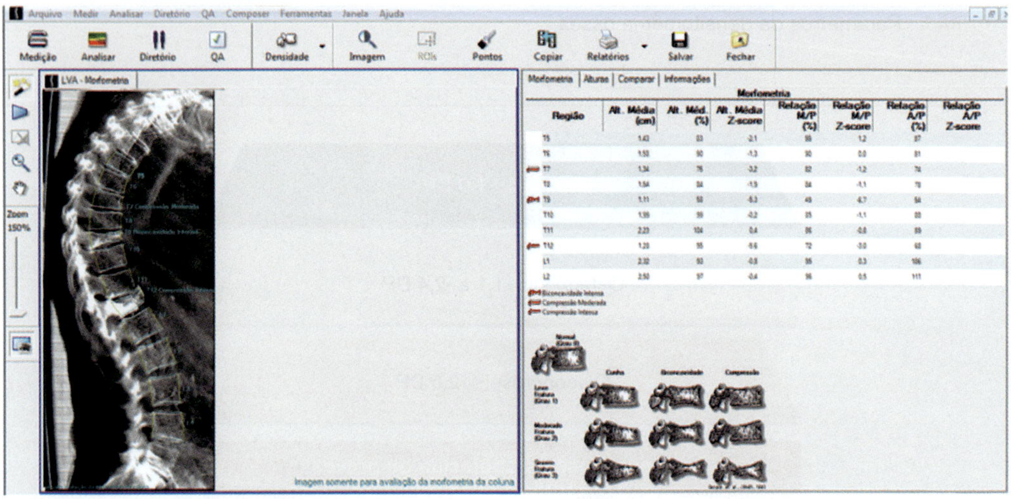

FIGURA 9 *Vertebral Fracture Assessment.*

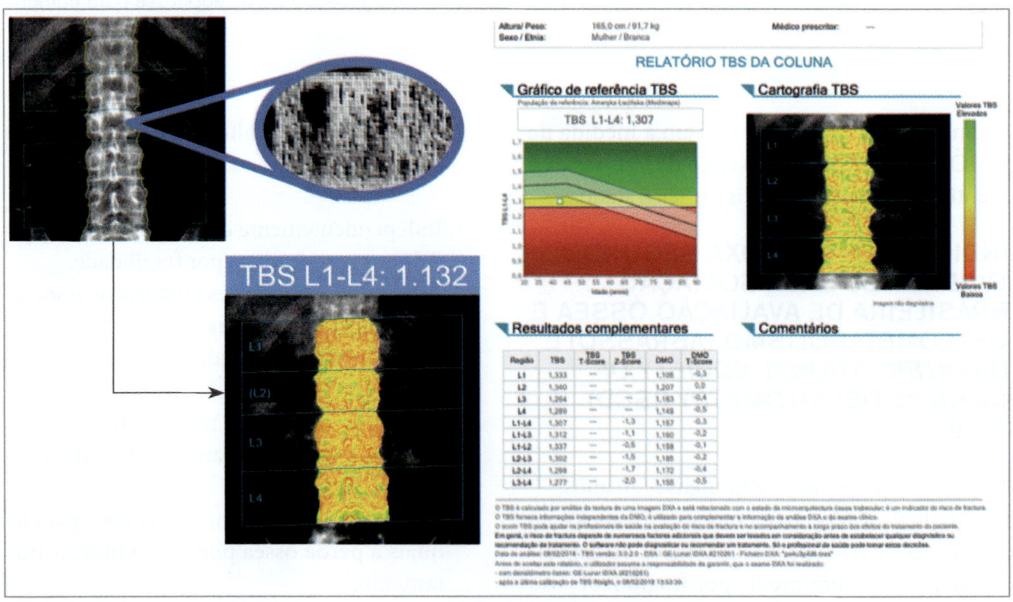

FIGURA 10 *Trabecular Bone Score.*

Está indicado em mulheres > 70 anos e homens > 80 anos; história de perda de altura > 4 cm; relato não documentado de fratura vertebral prévia; uso de glicocorticoide > 5 mg/dia por mais de 3 meses.

TRABECULAR BONE SCORE (TBS)

É um parâmetro novo que mede a textura e quantifica a variação da escala de cinza pixel a pixel em imagens DXA. Correlaciona-se com a microarquitetura tridimensional do osso.

É um parâmetro independente e complementar à DMO para estabelecer risco de fratura.

É capaz de diferenciar a estrutura de microarquitetura em dois exames DXA com a mesma densidade.

Associa-se a risco de fratura em coluna, quadril ou fraturas maiores em mulheres na pós-menopausa; às fraturas de quadril em homens e às fraturas maiores em pacientes com diabetes tipo II.

REFERÊNCIAS BIBLIOGRÁFICAS

1. Blake G, Adams JE, Bishop N (ed.). DXA in adults and children. Primer on the metabolic bone diseases and disorders of mineral metabolism. 8 ed. Philadelphia: Lippincott Williams & Wilkins; 2013. p.251-63.
2. Boyanov M. Diagnostic discrepancies between two closely related forearm bone density measurement sites. J Clin Densitom. 2001;4(1):63-71.
3. Chukir T, Haseltine K, Do H, McMahon DJ, Russell L, Stein EM. Clinical characteristics and fracture patterns among postmenopausal women with isolated osteoporosis at the forearm. J Clin Densitom. 2022;25(2).
4. Gluer C, Blake G, Lu Y, Blunt BA, Jergas M, Genant HK. Accurate assessment of precision errors: how to measure the reproducibility errors of bone densitometry. Osteoporosis Internat. 1995;5:262-70.
5. Harvey NC, Glüer CC, Binkley N. Trabecular bone score (TBS) as a new complementary approach for osteoporosis evaluation in clinical practice. A consensus report of a European Society for Clinical and Economic Aspects of Osteoporosis and Osteoarthritis (ESCEO) Working Group. Bone. 2015;78:216-24.
6. John H, Andrew B, Janet E. Interpretacão radiológica. 7.ed. Rio de Janeiro: Guanabara Koogan; 2000.
7. Kanis JA, Melton LJ, Christiansen C, Johnston CC, Khaltaev N. The diagnosis of osteoporosis. J Bone Miner Res. 1994;9:1137-41.
8. Lewiecki M, Binkley N, Morgan S, et al. Assessment & management of musculoskeletal health. JCD. 2016;19:127-40.
9. Martineau P, Leslie WD. Trabecular bone score (TBS): method and applications. Bone. 2017;104:66-72.
10. Rosen HN, Hamnvik OPR, Jaisamrarn U, Malabanan AO, Safer JD, Tangpricha V, et al. Bone densitometry in transgender and gender non-conforming (TGNC) individual: 2019 ISCD Official Position. J Clin Densitom. 2019;22(4):544-53.
11. The International Society for Clinical Densitometry. The Official Positions of the International Society for Clinical Densitometry 2019. Disponível em: http://www.iscd.org/official-positions/official-positions/.
12. Wilson CR. Essentials of bone densitometry for the medical physicist. Milwaukee, WI: Medical College of Wisconsin; 2003.
13. Ying L, Genant H, Shepherd J, Zhao S, Mathur A, Fuerst TP, et al. Classification of osteoporosis based on bone mineral densities. J Bone Miner Res. 2001;16(5).

21

Exames de imagem e outros métodos: capilaroscopia periungueal

Cristiane Kayser

A capilaroscopia é um método não invasivo que permite a visualização e análise morfológica das alças capilares da região periungueal das mãos. É extremamente útil para a investigação e o diagnóstico diferencial do fenômeno de Raynaud (FRy) primário e secundário, bem como para detecção de microangiopatia presente em fases precoces da esclerose sistêmica (ES). Alterações na capilaroscopia podem ser também encontradas em outras doenças reumáticas autoimunes sistêmicas como as miopatias inflamatórias, principalmente a dermatomiosite, doença mista do tecido conjuntivo, lúpus eritematoso sistêmico, e síndromes de superposição, podendo também ser útil para monitoração de progressão da doença e prognóstico da ES.

BREVE HISTÓRICO

As primeiras descrições do método datam do século XVII, quando Kolhaus descreveu a possibilidade de visualização das alças capilares da região periungueal, por meio de um sistema de magnificação óptica rudimentar. No início do século XX, Lombard descobriu a possibilidade de visualização de alças capilares com a aplicação de uma gota de óleo sobre a superfície cutânea e uso de instrumento de magnificação. Mas foi a partir da década de 1970, com os estudos de Hildegard Maricq, que os padrões capilaroscópicos específicos da ES e as vantagens da utilização da capilaroscopia para investigação do FRy passaram a ser bem estabelecidos. No Brasil, o método foi introduzido e padronizado na década de 1980 por Luís Eduardo C. Andrade. Atualmente, "anormalidades na capilaroscopia periungueal" fazem parte dos critérios de classificação da ES do Colégio Americano de Reumatologia/Liga Europeia Contra o Reumatismo (ACR/EULAR) de 2013, o que confirma a sua importância para o diagnóstico da doença.

IMPORTÂNCIA DA CAPILAROSCOPIA PARA O DIAGNÓSTICO DIFERENCIAL ENTRE FENÔMENO DE RAYNAUD PRIMÁRIO E SECUNDÁRIO

O FRy caracteriza-se por episódios reversíveis de vasoespasmo de extremidades geralmente desencadeados por exposição ao frio ou estresse emocional. É classicamente descrito como alteração de coloração de mãos e/ou pés que ocorre em três fases sucessivas: palidez, cianose e rubor, mas pode ocorrer também de forma monofásica ou bifásica. Deve-se lembrar que o FRy é uma condição relativamente comum, que acomete em torno de 3% a 12% da população, dependendo da região geográfica estudada. É dividido em FRy primário (idiopático) e secundário, sendo que, na maioria dos casos, esta é uma condição benigna que usualmente não acarreta repercussões sistêmicas ou locais. No entanto, uma vasta gama de condições pode estar associada ao FRy, sendo necessário o diagnóstico diferencial com uma série de doenças e condições, incluindo-se as doenças reumáticas autoimunes, drogas ou agentes químicos (betabloqueadores, derivados do ergot, bleomicina, cocaína), obstrução vascular extrínseca como síndrome do desfiladeiro torácico, lesão por uso de instrumentos vibratórios e síndromes de hiperviscosidade.

Apesar de a patogênese do FRy não ser totalmente compreendida, no FRy primário, apenas alterações funcionais da microcirculação estão presentes e não há dano estrutural da microcirculação. Por isso, a capilaroscopia periungueal é classicamente normal, sendo de grande auxílio para o diagnóstico diferencial desses casos. Critérios para classificação de FRy primário foram propostos em 1992 por LeRoy e Medsger e incluem a presença de capilaroscopia normal. Mais recentemente, em 2014, Maverakis et al. propuseram novos critérios, similares aos critérios de LeRoy e Medsger, mas com a exclusão da velocidade de hemossedimentação (Quadro 1).

QUADRO 1 Critérios diagnósticos para o fenômeno de Raynaud primário

LeRoy e Medsger, 1992	Maverakis et al. 2014
▪ Ataques reversíveis de palor ou cianose de extremidades	▪ Preencher os critérios para diagnóstico de fenômeno de Raynaud
▪ Pulsos periféricos fortes e simétricos	▪ Exame físico sem alterações sugestivas de causa secundária (úlceras, necrose tecidual, esclerodactilia, calcinose)
▪ Ausência de microcicatrizes, úlceras ou gangrena digital	▪ Capilaroscopia periungueal normal
▪ Capilaroscopia periungueal normal	▪ FAN negativo (título < 1:40)
▪ Velocidade de hemossedimentação normal (< 20 mm/1ª hora)	
▪ Ausência de anticorpos antinucleares	

O FRy é a manifestação inicial em aproximadamente 75% dos pacientes com ES. Principalmente no FRy secundário à ES, os eventos vasoespásticos costumam ser mais intensos e frequentes, e muitas vezes associados a úlceras isquêmicas e, em casos mais graves, necrose e gangrena tecidual. Deve-se destacar que o FRy não está presente apenas na ES, mas também em pacientes com outras doenças reumáticas autoimunes, como no lúpus eritematoso sistêmico, na dermatomiosite e polimiosite, doença mista do tecido conjuntivo, síndrome de Sjögren, artrite reumatoide, vasculites e síndrome antifosfolípide.

É importante ressaltar que a diferenciação entre FRy primário e secundário nem sempre é simples, pois uma proporção significativa de pacientes identificados como FRy primário desenvolve uma causa secundária durante o acompanhamento. Em um estudo, aproximadamente 20% dos pacientes inicialmente diagnosticados com FRy primário evoluíram para FRy secundário ou suspeita de FRy secundário em um acompanhamento de 10 anos. Em uma meta-análise, 12% dos pacientes inicialmente identificados com FRy primário desenvolveram uma causa secundária. Nesse contexto, a capilaroscopia periungueal possui um papel importantíssimo, pois, nas doenças do espectro da ES, alterações características na microcirculação podem ser visualizadas em fases precoces da doença. A presença de alterações características na capilaroscopia, associada muitas vezes à presença de determinados autoanticorpos, confere um risco alto para o desenvolvimento de doença do espectro da ES. Dada a importância do diagnóstico precoce da ES, critérios para diagnóstico de ES precoce ou muito precoce podem ser utilizados e incluem a presença do fenômeno de Raynaud, a pesquisa de autoanticorpos específicos para ES e alterações na capilaroscopia (Quadro 2).

QUADRO 2 Critérios para o diagnóstico de esclerose sistêmica (ES) precoce ou muito precoce

Critérios de LeRoy e Medsger de 2001 para o diagnóstico de ES precoce	Presença de fenômeno de Raynaud objetivo associado a presença de capilaroscopia com padrão SD e/ou presença de anticorpos específicos para a ES ou fenômeno de Raynaud subjetivo associado a presença de capilaroscopia com padrão SD e presença de anticorpos específicos para a ES

(continua)

QUADRO 2 Critérios para o diagnóstico de esclerose sistêmica (ES) precoce ou muito precoce *(contiuação)*

Critérios VEDOSS para o diagnóstico muito precoce da ES	Na presença de fenômeno de Raynaud, "*puffy fingers*" ou FAN positivo, realizar investigação complementar ↓ Capilaroscopia com padrão SD ou presença de anticorpos específicos para a ES (anticentrômero, antitopoisomerase I ou anti-RNA polimerase III): diagnóstico de ES muito precoce

MÉTODOS

A microcirculação é composta por arteríolas, metarteríolas, capilares e vênulas pós-capilares. Ao contrário da maior parte da superfície cutânea, na qual os capilares emergem de forma perpendicular a ela, na região periungueal eles se dispõem de forma paralela à superfície cutânea, sendo assim facilmente visualizados. Dessa forma, a microcirculação é visualizada de maneira única, sendo possível ver as alças capilares em suas três porções (aferente, apical e eferente), com formato usualmente em "U". Interessantemente, o que é visualizado são as colunas de glóbulos vermelhos, sendo que a parede capilar é transparente.

A capilaroscopia pode ser realizada com diferentes instrumentos, como o estereomicroscópio e o videocapilaroscópio (Figura 1). A técnica de capilaroscopia periungueal panorâmica foi descrita originalmente por Maricq com a utilização de um estereomicroscópio e é utilizada até os dias atuais. A estereomicroscopia proporciona magnificação da imagem de 10 a 50 vezes, sendo que permite a avaliação global de toda a região periungueal (capilaroscopia panorâmica). A videocapilaroscopia utiliza ampliação de 200 a 600 vezes, o que possibilita, com o auxílio de *softwares* específicos, o armazenamento de imagens e a mensuração precisa de capilares individuais. Métodos como o dermatoscópio ou o oftalmoscópio podem também ser utilizados, mas são menos reprodutíveis do que a estereomicroscopia e a videocapilaroscopia. Diversos microscópios digitais USB também vêm sendo utilizados nos

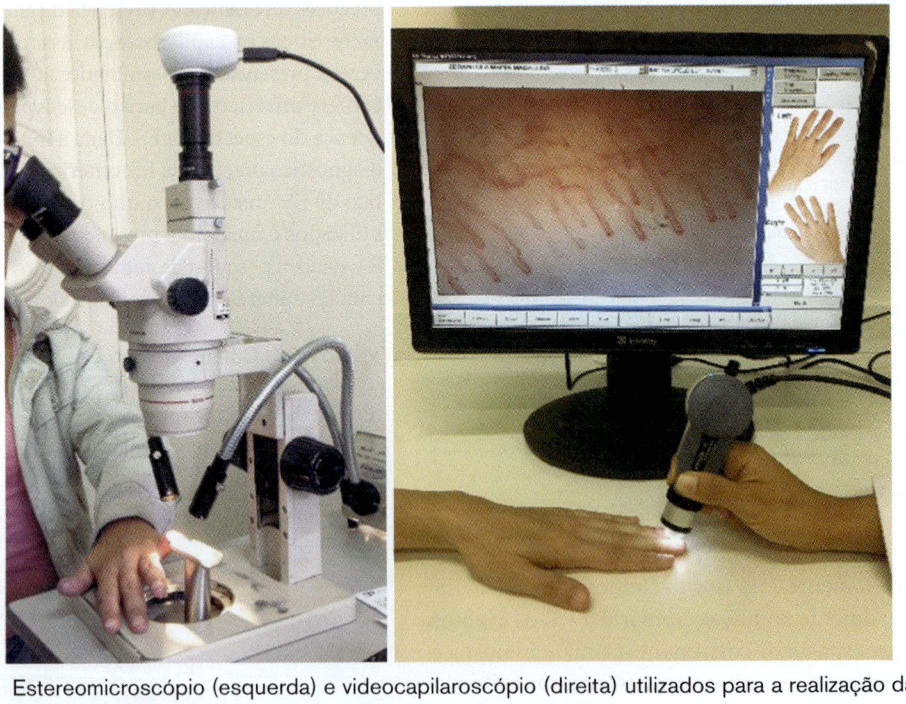

FIGURA 1 Estereomicroscópio (esquerda) e videocapilaroscópio (direita) utilizados para a realização da capilaroscopia periungueal.

últimos anos; possuem como vantagem menor custo em comparação ao estereomicroscópio e o videocapilaroscópio e portabilidade. Entretanto, a heterogeneidade na ampliação e qualidade das imagens adquiridas fazem com que o estereomicroscópio e o videocapilaroscópio sejam ainda considerados os métodos "padrão-ouro" para realização do exame.

Independentemente do método, o indivíduo deve ser orientado a não retirar a cutícula por pelo menos três semanas antes da realização do exame para melhor visualização dos capilares. Para realização do exame, o indivíduo deve permanecer em ambiente climatizado por 15 a 20 minutos, com temperatura em torno de 20 a 22°C. Uma gota de óleo de imersão é colocada sobre a cutícula dos dedos das mãos que serão avaliados. Deve-se examinar os oito dedos das mãos, excluindo-se os polegares.

PADRÕES CAPILAROSCÓPICOS E ANORMALIDADES ASSOCIADAS AO PADRÃO SD

Usualmente, os capilares de indivíduos saudáveis e também no FRy primário são de tamanhos homogêneos, dispostos transversalmente ao longo da cutícula, sendo assim descritos como padrão normal (Figura 2). Eventualmente podem ser observadas algumas variações morfológicas discretas, como alças tortuosas ou enoveladas (com entrecruzamentos), e pequenas áreas de micro-hemorragias, associadas a microtraumas cotidianos. A densidade capilar normal, obtida por meio da contagem do número de alças em um milímetro, varia de 7 a 12 capilares, com média de 9 capilares/mm. Alguns capilares discretamente dilatados (ectasiados) podem também ser observados, mas não há presença de megacapilares ou de áreas de desvascularização. Importante lembrar que existe uma grande variabilidade entre indivíduos e mesmo entre os diferentes dedos de uma mesma pessoa.

O padrão associado a doenças do espectro da ES compõe um conjunto de anormalidades descritas como "padrão SD" (*scleroderma pattern*), que englobam a presença de alças dilatadas (ectasias e principalmente megacapilares), redução do número de capilares e áreas avasculares, associadas à presença de micro-hemorragias e distorção da arquitetura capilar (Figura 3). Podem ser encontrados também capilares em arbusto, que são frequentes na dermatomiosite ou síndromes de superposição com miosite. O padrão SD é descrito em até 98% dos casos de ES, mas é também descrito em uma proporção menor de pacientes com doença mista do tecido conjuntivo, dermatomiosite, lúpus eritematoso sistêmico, nas síndromes de sobreposição ou doença indiferenciada do tecido conjuntivo.

Alterações não específicas, como presença de capilares tortuosos, alongados ou enovelados, discreta ectasia e maior visibilidade do plexo venoso subpapilar, são descritas em uma série de condições e devem ser interpretadas dentro do contexto clínico de cada paciente.

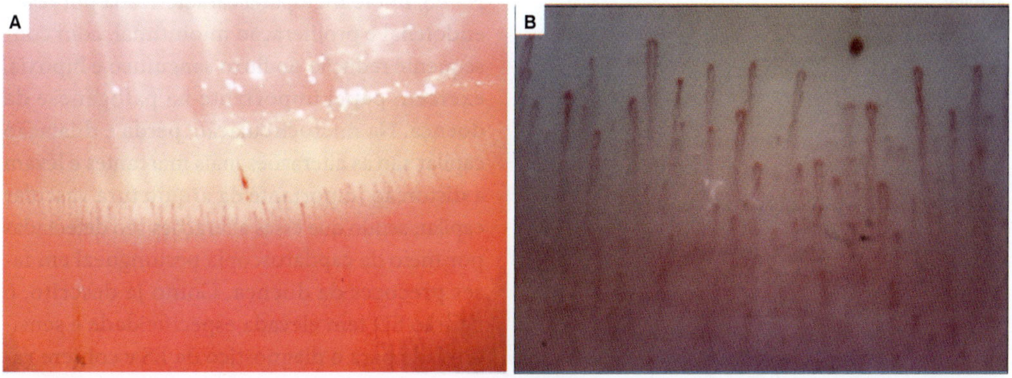

FIGURA 2 Imagem de capilaroscopia com padrão capilaroscópico normal com utilização de um estereomicroscópio com aumento de 10 vezes (A) e videocapilaroscópio com aumento de 200 vezes (B).

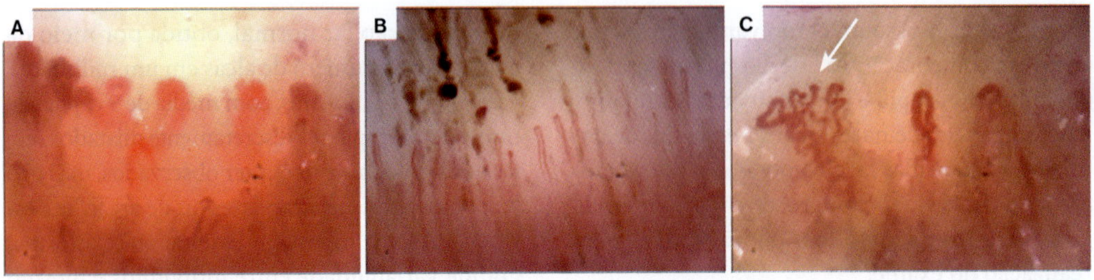

FIGURA 3 Imagens de capilaroscopia com padrão SD, com presença de megacapilares (A), micro-hemorragias (B), redução do número de capilares e áreas avasculares, associadas a capilar em arbusto (seta) (C).

Os achados capilaroscópicos e os diversos parâmetros devem ser mensurados e descritos de forma qualitativa, semiquantitativa e quantitativa. Importante ressaltar que o padrão capilaroscópico não é definido pela avaliação de um único parâmetro, mas por uma combinação de características numéricas e morfológicas. Os principais parâmetros morfológicos que devem ser avaliados incluem avaliação da morfologia capilar, densidade capilar e áreas avasculares, dimensão do capilar (capilares ectasiados e megacapilares), micro-hemorragias e capilares em arbusto (Tabela 1).

TABELA 1 Parâmetros morfológicos avaliados na capilaroscopia

	Descrição/mensuração
Arquitetura, morfologia e organização capilar	Arquitetura normal, alterações não específicas ou desorganização capilar
Densidade capilar	Número de capilares por milímetro (normal de 7-12 capilares/mm)
Dimensão do capilar	Capilares ectasiados: alças capilares com tamanho de 4 a 9 vezes maior que o normal ou com diâmetro apical superior a 20 µm
	Megacapilares (capilares gigantes): alças capilares com calibre 10 ou mais vezes maior que o normal ou com diâmetro apical superior a 50 µm
Micro-hemorragias	Áreas escuras visíveis no leito capilar periungueal, decorrentes da ruptura da parede capilar

(continua)

TABELA 1 Parâmetros morfológicos avaliados na capilaroscopia *(continuação)*

	Descrição/mensuração
Capilares em arbusto (ramificados)	Capilares distorcidos e ramificados
Áreas avasculares	Redução do número de capilares por milímetro ≤ 7/mm ou mensuração mediante uso de escalas semiquantitativas de 0 a 3: 0 – ausência de áreas avasculares; 1 – desvascularização discreta (uma ou duas áreas de desvascularização); 2 – desvascularização moderada (mais de duas áreas de desvascularização); 3 – áreas extensas e confluentes de desvascularização

CAPILAROSCOPIA NAS DOENÇAS REUMÁTICAS

Na ES, microangiopatia caracterizada por lesão endotelial e proliferação miointimal, com consequente redução do fluxo sanguíneo e hipóxia, exercem papel importante na patogênese da doença. Na microcirculação, perda e dilatação capilar são as alterações mais marcantes e levam a distorção importante da arquitetura vascular capilar, sendo que essas alterações são detectadas por meio da capilaroscopia periungueal em fases precoces da doença. Como já descrito, o padrão SD tem elevada especificidade e sensibilidade para o diagnóstico da ES e confere valor preditivo alto para o desenvolvimento de ES ou síndromes correlatas. O padrão SD pode ser classificado em três subtipos: padrão "inicial", caracterizado pela presença de poucos capilares dilatados e micro-hemorragias, sem áreas avasculares evidentes; padrão "ativo", com maior frequência de megacapilares e micro-hemorragias e leve desorganização da arquitetura capilar; e padrão "tardio", caracterizado pela presença de extensas áreas avasculares e neoangiogênese e poucos ou ausência de megacapilares. Além disso, na ES, as alterações na capilaroscopia podem também ser utilizadas como um marcador de progressão da doença e gravidade. Diversos estudos encontram associação entre a gravidade da ES e a extensão da microangiopatia verificada à capilaroscopia, incluindo maior risco de desenvolvimento de úlceras isquêmicas, acometimento cutâneo mais grave, maior envolvimento visceral, principalmente doença pulmonar intersticial, e pior prognóstico.

Nas miopatias inflamatórias observam-se alterações na capilaroscopia principalmente na dermatomiosite, na qual o padrão SD é descrito em 63% a 88% dos pacientes. Há descrição de maior frequência de capilares ramificados principalmente em pacientes com longo tempo de doença. O padrão SD é associado à atividade da doença, sobretudo em crianças com dermatomiosite, mas também em adultos com essa condição.

No lúpus eritematoso sistêmico, a capilaroscopia é normal em 1/3 a 50% dos pacientes. No entanto, anormalidades inespecíficas, como aumento da tortuosidade e do comprimento capilar e aumento da visibilidade do plexo venoso subpapilar, são bastante frequentes, sendo relatadas em 25% a 65% dos pacientes. O padrão SD é descrito em 2% a 9% dos pacientes. A presença de padrão SD está associada com maior frequência de FRy, anticorpos anti-U1-RNP e presença de hipertensão arterial pulmonar, sugerindo que a capilaroscopia possa ser usada como um método de *screening* para identificação de pacientes com risco de desenvolver essa complicação.

Na doença mista do tecido conjuntivo, nas síndromes de sobreposição e na doença indiferenciada do tecido conjuntivo, há descrição variada de alterações inespecíficas e de padrão SD. O padrão SD é descrito em 50% a 65% dos pacientes com doença mista do tecido conjuntivo e em 13% de pacientes com doença indiferenciada do tecido conjuntivo. Na síndrome antifosfolípide, verifica-se presença de micro-hemorragias distribuídas de maneira simétrica, mais frequentes em pacientes com síndrome antifosfolípide secundária ao lúpus eritematoso sistêmico. Na artrite reumatoide, não há descrição de padrão SD; alguns estudos descrevem presença de capilares alongados, de significância incerta.

REFERÊNCIAS BIBLIOGRÁFICAS

1. Andrade LE, Gabriel Júnior A, Assad RL, Ferrari AJ, Atra E. Panoramic nailfold capillaroscopy: a new reading method and normal range. Semin Arthritis Rheum. 1990;20:21-3.
2. Cutolo M, Grassi W, Matucci Cerinic M. Raynaud's phenomenon and the role of capillaroscopy. Arthritis Rheum. 2003;48:3023-30.
3. Cutolo M, Pizzorni C, Secchi ME, Sulli A. Capillaroscopy. Best Pract Res Clin Rheumatol. 2008;22:1093-108.
4. Ingegnoli F, Gualtierotti R, Lubatti C, Bertolazzi C, Gutierrez M, Boracchi P, et al. Nailfold capillary patterns in healthy subjects: a real issue in capillaroscopy. Microvasc Res. 2013;90:90-5.
5. Kayser C, Bredemeier M, Caleiro MT, et al. Position article and guidelines 2018 recommendations of the Brazilian Society of Rheumatology for the indication, interpretation and performance of nailfold capillaroscopy. Adv Rheumatol. 2019;59(1):5.
6. Maricq HR. Wide-field capillary microscopy. Arthritis Rheum. 1981;24:1159-65.
7. Sekiyama JY, Camargo CZ, Eduardo L, Andrade C, Kayser C. Reliability of widefield nailfold capillaroscopy and video capillaroscopy in the assessment of patients with Raynaud's phenomenon. Arthritis Care Res (Hoboken). 2013;65:1853-61.
8. Smith V, Herrick AL, Ingegnoli F, et al. Standardization of nailfold capillaroscopy for the assessment of patients with Raynaud's phenomenon and systemic sclerosis. Autoimmun Rev. 2020;19(3):102458.
9. Volkmann ER, Andréasson K, Smith V. Systemic sclerosis. Lancet. 2023;401(10373):304-18.

22

Histologia: glândulas salivares

Valéria Valim
Maria Carmen Lopes Ferreira Silva Santos
Tatiana Nayara Libório-Kimura
José Alexandre Mendonça

As glândulas salivares são glândulas exócrinas, que produzem saliva com função de digestão, deglutição, barreira de proteção e lubrificação, além de capacidade tampão. A saliva basal (não estimulada) é hipotônica, levemente alcalina, rica em proteína e potássio, enquanto a saliva estimulada é rica em sódio e cloro. Existem três pares de glândulas salivares maiores: parótida, submandibular e sublingual, e numerosas glândulas salivares menores distribuídas na região submucosa da cavidade oral, sobretudo lábios, mucosa jugal e palato duro. As glândulas salivares menores secretam 10% do volume total de saliva, mas são responsáveis por aproximadamente 70% do muco que é secretado.

As glândulas salivares são os órgãos mais acometidos e estudados na síndrome de Sjögren (SS). Por isso, todos os critérios de classificação de SS valorizam os achados histológicos dessas glândulas. Pela facilidade da técnica, a biópsia das glândulas salivares menores labiais (BGSL) é a mais utilizada. A análise histológica das glândulas salivares menores (labiais) é o exame complementar que agrega maior sensibilidade (63,5%-93,7%), especificidade (61,2%-100%) e acurácia (93,3%) para o diagnóstico, com valores preditivos positivo e negativo, respectivamente, de 95% e 92,6%. É um exame fundamental para a confirmação diagnóstica nos pacientes negativos para o anticorpo anti-Ro/SS-A, e mesmo para os pacientes com anti-Ro/SS-A positivo, a BGSL tem valor prognóstico.

A GLÂNDULA SALIVAR NA PATOGÊNESE DA SÍNDROME DE SJÖGREN

O epitélio ductal das glândulas salivares constitui o principal alvo de autoimunidade na SS, descrita como uma epitelite autoimune. O epitélio ductal tem várias funções para a manutenção da homeostasia tecidual: participa dos processos imunológicos e inflamatórios, pois é também uma célula apresentadora de antígeno, produz citocinas, expressa moléculas de adesão e possui receptores como o CD40 e TLR.

As glândulas salivares têm papel central na patogênese da SS. Algumas infecções virais (EBV, CMV, HCV, HHV-8 e enterovirus) são capazes de ativar uma resposta imune e inflamatória no tecido glandular. As citocinas CXCR9,10, 11 e 12, produzidas pelo epitélio ductal, ativam o folículo linfoide e contribuem para a formação do centro germinativo. Além disso, as células epiteliais ductais, por atuarem como apresentadoras de antígeno, ativam o linfócito T. A ativação dos TLRs contribui para a apoptose da célula epitelial ducal e formação dos autoantígenos (anti-Ro/SSA e anti-La/SSB). O epitélio ductal quando ativado produz BAFF, um fator essencial para maturação e sobrevivência do linfócito B.

Os agregados linfocitários e a hiperatividade das células B são os aspectos patológicos característicos da sialoadenite na SS. O CXCL10 é uma quimiocina pro-inflamatória altamente expressa no epitélio ductal que tem importante participação na formação inicial do agregado linfocitário periductal. Com o desenvolvimento da doença, as células epiteliais expressam mais CCL19, CCL21 e CXCL13. CCL19 e CCL21 se ligam ao receptor CCR7, que recruta células T näive e de memória, células B, células dendríticas (DCs) e outras células imunes para as glândulas salivares. Outros tipos de células, como DCs e células *natural killer* (NK), também estão presentes em menor frequência. A ligação de CXCL13 com CXCR5 desempenha um papel importante na ativação de células B e formação de centro germinativo. Ocorre elevada produção de IL-17 nessas áreas. A produção de CXCL12 por células epiteliais na glândula salivar de pacientes com SS pode atrair plasmócitos de sobrevida longa.

ANÁLISE HISTOLÓGICA DA GLÂNDULA SALIVAR LABIAL

Recomenda-se que a amostra de tecido glandular tenha no mínimo 8 mm^2 e, idealmente, 20 mm^2. O material deve ser acondicionado em frasco de boca larga com formol a 10% tamponado e com volume mínimo seis vezes maior que o volume do espécime para coloração de hematoxilina e eosina. Colorações especiais para quantificação de fibrose, imuno-histoquímica e imunofluorescência não são necessárias na rotina de diagnóstico morfológico, embora a imuno-histoquímica seja necessária em casos em que haja dificuldade na identificação de centros germinativos, e quando se suspeite de linfoma ou doença relacionada à IgG4.

O padrão histológico típico da SS é a sialoadenite linfocítica focal, descrita por Chisholm & Mason em 1968, posteriormente padronizado e difundido por Greenspan & Daniels em 1975, e incluído como critério diagnóstico pela primeira vez em San Francisco, em 1975, permanecendo nos atuais critérios de classificação americano-europeu de 2002 e de 2016, sendo obrigatório para pacientes com anti-Ro/SSA negativo.

A sialoadenite linfocítica focal (SLF) é caracterizada pela presença de um ou mais focos contendo densos agregados de 50 ou mais linfócitos (a maioria tem várias centenas ou mais) e poucos plasmócitos, que geralmente estão localizados nas regiões perivasculares ou periductais, adjacentes a ácinos (parênquima) normais. O achado histológico utilizado nos critérios de classificação da SS é a sialoadenite linfocítica focal com a presença de pelo menos um foco por 4 mm^2 de tecido glandular (escore focal ≥ 1) (Figuras 1A a C). O escore focal (EF) é calculado dividindo-se o número de focos pela área de superfície total de tecido glandular e, então, multiplicando-se por 4, para obter o número de focos por cada 4 mm^2. A contagem da área pode ser feita pelo método convencional de medição direta com régua milimetrada na lâmina corada, ou idealmente no microscópio, seja por objetiva milimetrada calibrada em aumentos de 40 ou 100x ou morfometria de alta resolução da área do parênquima com uso de *softwares*. As imagens também podem ser escaneadas para medição posterior por morfometria. EF > 10 tendem a ser confluentes. Nesses casos, pode-se atribuir escore focal igual a 12. O grau de atividade inflamatória pode ser classificado de acordo com a intensidade do infiltrado inflamatório, desde discreto e inespecífico (graus I e II) até presença de EF igual a 1 (grau III) e > 1 (grau IV).

O EF ≥ 3, os centros germinativos ectópicos-símile (CG-símile) (Figura 2A) e as lesões linfoepiteliais (Figuras 2B e C) têm sido considerados com valor prognóstico em função de associações com manifestações sistêmicas, disfunção glandular e maior risco de linfoma. Os CG-símile são agregados linfoides encontrados em 17%-59% das BGSL dos pacientes com SS que constituem órgãos linfoides terciários. Caracterizam-se por organização nodular com células T e B ativadas e rede de células dendríticas foliculares. Muitas vezes, há necessidade do uso de imuno-histoquímica para evidenciação dos marcadores de células do CG.

As lesões linfoepiteliais são mais comuns na sialoadenite das glândulas parótidas, mas também podem ser encontradas mais raramente nas glândulas salivares menores labiais. Caracterizam-se pela permeação de linfócitos no epitélio ductal e hiperplasia de células basais (Figuras 2B e C).

Alterações inespecíficas como atrofia acinar, dilatação ductal, fibrose e infiltração adiposa podem ser encontradas em pacientes com SS, especialmente em fases avançadas da doença ou em idosos (Figura 3). Se o padrão predominante for de alterações inespecíficas ou o foco inflamatório estiver em áreas de atrofia, não poderá ser classificado como SLF. Além do padrão de SLF com EF ≥ 1 encontrado em 44%, outros padrões inespecíficos foram descritos em 1.726 pacientes com suspeita de SS da coorte internacional do grupo SICCA: SLF com EF < 1 em 18%, sialoadenite crônica inespecífica (SCI) em 21% e sialoadenite crônica esclerosante (SCE) em 17%. Quando há predomínio de infiltração adiposa e/ou dilatação ductal, o padrão esclerosante pode também ser chamado de atrofiante, seguindo a nomenclatura de patologia geral.

O laudo anatomopatológico da biópsia de glândula salivar na suspeita clínica de SS deve informar: adequação do material (tamanho da amostra em mm^2), número de focos inflamatórios, foco-escore, grau de inflamação, grau de fibrose, atrofia acinar, dilatação ductal e infiltração adiposa, presença de centro germinativo e de lesão linfoepitelial.

A análise histológica da BGSL tem limitações biológicas e técnicas. As biológicas estão relacionadas com a evolução da inflamação no tecido glandular. Estágios mais precoces podem ainda não mostrar sialoadenite focal e estágios avançados podem revelar apenas atrofia e esclerose, como ocorre na senilidade. Já do ponto de vista técnico, essas limitações incluem: a coleta de tecido glandular insuficiente para a análise, o que pode levar à sub ou superestimação do escore focal, a interpretação inadequada e/ou definição incorreta do foco linfocitário, a falta de quantificação do escore focal, e impossibilidade de amostras repetidas para seguimento. Considerando variabilidade substancial nas técnicas cirúrgicas, processamento do tecido da glândula salivar e interpretação dos achados, em 2017 foi proposta uma padronização da BGSL por Fisher et al. para ensaios clínicos que orienta boas práticas para utilização deste importante exame complementar.

ASSOCIAÇÕES ENTRE ACHADOS CLÍNICOS E ALTERAÇÕES HISTOLÓGICAS DAS GLÂNDULAS SALIVARES

As alterações histológicas da glândula salivar são um espelho do diagnóstico, da gravidade e do estágio evolutivo da doença na SS.

A SLF com EF ≥ 1, quando comparada com SLF com EF < 1 ou com outros padrões histológicos inespecíficos (SCI/SCE), foi fortemente associada com disfunção salivar e lacrimal, presença de anti-Ro/SSA, anti-La/SSB, fator reumatoide, altos títulos de FAN e elevação de IgG, que são as principais características fenotípicas da SS. Sendo assim, a associação clínica mais importante é do padrão histológico SLF com EF ≥ 1 com o diagnóstico de SS, em pacientes com secura ou manifestações sistêmicas. Pacientes

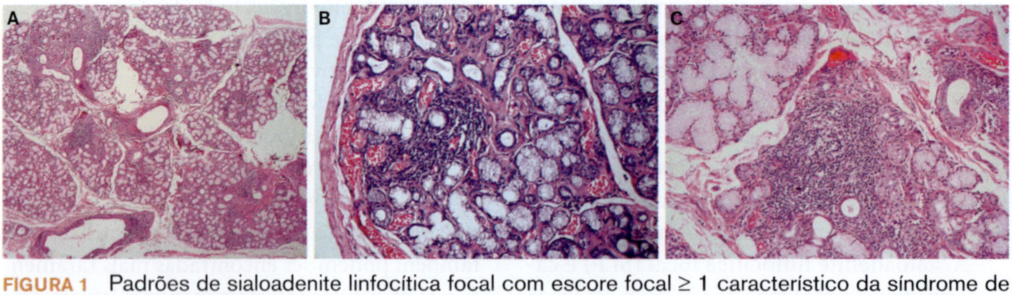

FIGURA 1 Padrões de sialoadenite linfocítica focal com escore focal ≥ 1 característico da síndrome de Sjögren. Presença de agregados linfocitários, contendo mais de 50 linfócitos, localizados na região periductal e perivascular, adjacentes a ácinos mucosos preservados. Hematoxilina e eosina, aumento de 100x (A) e 200x (B-C). Fonte: cortesia de Maria Carmen Lopes Ferreira Silva Santos (A, C) e Tatiana Nayara Libório-Kimura (B).

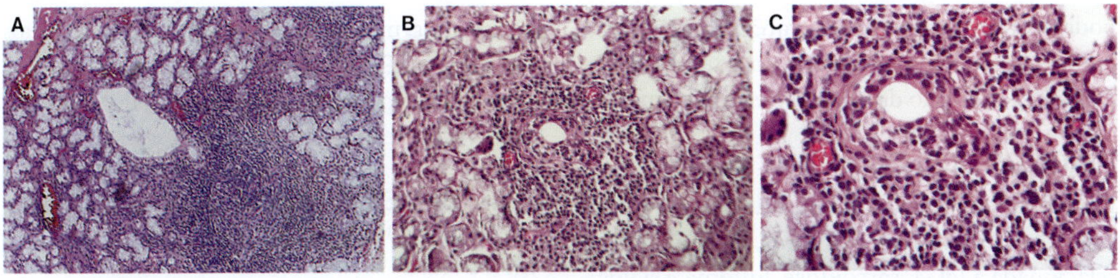

FIGURA 2 Presença de centro germinativo-símile (CG-símile) (A) e lesão linfoepitelial (B e C) caracterizados pela permeação de linfócitos no epitélio ductal, hiperplasia de células basais que resulta em estratificação epitelial. CG-símile e lesões linfoepiteliais são preditores de maior gravidade de doença. Hematoxilina e eosina, aumento de 100x (A), 200x (B) e 400x (C). Fonte: cortesia de Maria Carmen Lopes Ferreira Silva Santos.

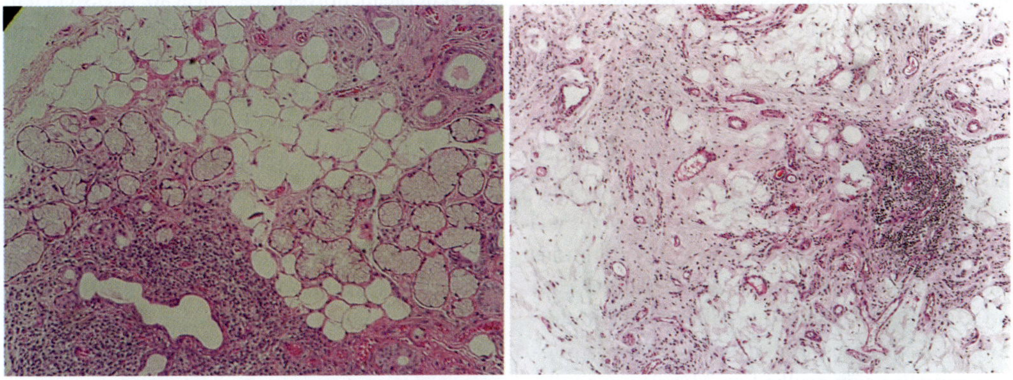

FIGURA 3 Padrões inespecíficos de sialoadenite. As imagens ilustram os padrões predominantes de sialoadenite crônica inespecífica com presença de infiltração adiposa, desaparecimento dos ácinos, fibrose e infiltrado inflamatório linfocitário inespecífico. Hematoxilina e eosina, aumento de 40x e 100x. Fonte: cortesia de Maria Carmen Lopes Ferreira Silva Santos.

com manifestações neurológicas têm menor frequência de anticorpos e a BGSL é decisiva para o diagnóstico.

A maior intensidade do infiltrado inflamatório medido pelo EF se associa com mais manifestações sistêmicas, maior gravidade de doença, maior atividade de doença, maior disfunção glandular, presença de autoanticorpos e alterações na ultrassonografia. O EF $\geq$ 3 é preditor de aumento glandular e de linfoma. O limiar de EF $\geq$ 3 tem um valor preditivo positivo de 16% para o linfoma e um valor preditivo negativo de 98%.

As lesões linfoepiteliais e CG-símile são mais frequentes quando o EF é alto. Associam-se com anti-Ro/SSA e anti-La/SSB, hipergamaglobulinemia, edema da glândula salivar, escore focal mais elevado e envolvimento extraglandular. Também se associam com maior gravidade de doença e maior risco de linfoma não Hodgkin.

Por outro lado, uma biópsia negativa não descarta SS. No Registro Brasileiro de Síndrome de Sjögren (REBRASS) da SBR, de 1.010 pacientes estudados, 70% realizaram BGSL e, destes, 86% apresentaram SLF com EF $\geq$ 1, e os outros 14% apresentaram alterações inespecíficas.

Estudos mais recentes com rituximabe, abatacepte, belimumabe e inibidor de Janus-kinase mostraram melhora das alterações histológicas após tratamento. Apesar disso, BGSL não é bom método para avaliar atividade de doença, pois além de ser um procedimento invasivo, os achados mostram-se estáveis ao longo do tempo e pode ocorrer aumento de alterações inespecíficas como atrofia acinar e infiltração adiposa, relacionado à evolução da doença e envelhecimento.

DIAGNÓSTICO DIFERENCIAL

Em outras doenças também pode ocorrer inflamação das glândulas salivares, como doença relacionada à IgG4, sarcoidose, linfoma e sialoadenite fibrinosa e nas infecções por HIV, HCV ou HTLV. Outras causas não inflamatórias que causam aumento crônico bilateral de glândulas salivares, principalmente das parótidas, são desnutrição crônica, obesidade, alcoolismo, diabetes, doença hepática, uremia e desordens alimentares. Alterações inespecíficas como infiltrado inflamatório inespecífico, atrofia e infiltração adiposa podem ocorrer associadas à senilidade.

BIÓPSIA DE GLÂNDULAS SALIVARES MAIORES

Ao longo da evolução da SS, pode ocorrer aumento persistente ou recorrente das glândulas salivares maiores, especialmente a parótida, com necessidade de diagnóstico diferencial com linfoma. Nesses casos, podem ser indicadas a punção aspirativa com agulha fina, biópsia por agulha grossa (*core biopsy*) ou biópsia incisional tradicional. As técnicas disponíveis para esses procedimentos estão descritas em outro capítulo.

As parótidas são mais frequentemente estudadas e possuem elevada concordância com BGSL. Os parâmetros de análise histológica são os mesmos, mas as lesões linfoepiteliais são mais frequentes. Para o diagnóstico da SS pode-se considerar a presença de SLF com EF ≥ 1 ou SLF associada a lesões linfoepiteliais.

UTILIDADE DA ULTRASSONOGRAFIA DE GLÂNDULAS SALIVARES MAIORES

A ultrassonografia de glândulas salivares maiores (US-GS) é um método de imagem não invasivo e permite o exame à beira-leito que possibilita a visualização em tempo real da ecogenicidade e homogeneidade alteradas, indicando inflamação, degeneração, fibrose e calcificação. A US-GS tem sensibilidade comparável à da sialografia e cintilografia, e boa especificidade para o diagnóstico de SS (sensibilidade de 45,8% a 91,6% e especificidade de 73% a 98,1%).

Embora ainda não tenha sido incluída nos critérios de classificação diagnóstica, a US-GS pode aumentar a sensibilidade e acurácia do diagnóstico. Adicionar a US-GS aos critérios de classificação diagnóstica do critério ACR/EULAR 2016 aumentou a sensibilidade de 87% para 92%. Também é uma ferramenta útil na avaliação do prognóstico e resposta ao tratamento.

Ambas as glândulas submandibulares e parótidas devem ser examinadas por transdutor linear (sonda 6-15 MHz). Na literatura têm sido sugeridos vários sistemas de pontuação diferentes para a US-GS, mas todos concordam que o item com maior acurácia e reprodutibilidade é a heteroge-

TABELA 1 Sistemas de pontuação na ultrassonografia de glândulas salivares descritas na síndrome de Sjögren, incluindo ambas as glândulas submandibulares e parótidas

Autor (ano)	Sistema de pontuação	Interpretação
Cornec (De Vita modificado) (2013)	0 – normal 1 – pequenas áreas hipoecogênicas sem bandas ecogênicas 2 – múltiplas áreas hipoecogênicas medindo < 2 mm com bandas hiperecogênicas 3 – múltiplas áreas hipoecogênicas medindo 2-6 mm com bandas hiperecogênicas 4 – múltiplas áreas hipoecogênicas medindo > 6 mm ou múltiplas calcificações com bandas ecogênicas	Variação 0-16 Em cada glândula, um máximo de 4 pontos foi obtido O escore final é a soma do maior grau de todas as 4 glândulas. *Cut-off* ≥ 2 em cada glândula (ou 8 no total)

(continua)

TABELA 1 Sistemas de pontuação na ultrassonografia de glândulas salivares descritas na síndrome de Sjögren, incluindo ambas as glândulas submandibulares e parótidas *(continuação)*

Autor (ano)	Sistema de pontuação	Interpretação
Hammenfors (2015)	0 – normal 1 – poucas e pequenas áreas anecoicas/hipoecoicas 2 – pelo menos uma das glândulas mais gravemente afetada com múltiplas áreas anecoicas/hipoecoicas, mas apresentando algum parênquima homogêneo e normal remanescente 3 – acometimento generalizado de pelo menos 2 das glândulas com mínimo tecido glandular de aparência normal remanescente e pelo menos grau 2 nas outras 2 glândulas	Variação 0-3 Considerar o escore mais alto entre as 4 glândulas Escore 0-1 é normal ou inespecífico Escore 2-3 é anormal e típico para SS
Jousse-Joulin (OMERACT) (2019)	0 – parênquima normal 1 – heterogeneidade leve sem áreas anecoicas/hipoecoicas 2 – heterogeneidade moderada com áreas anecoicas/ hipoecoicas focais 3 – heterogeneidade difusa com áreas anecoicas/hipoecoicas ocupando toda a superfície da glândula	Variação 0-3 Escore 0-1 é normal ou inespecífico Escore 2-3 é anormal e típico para SS Considerar o escore mais alto entre as 4 glândulas

neidade do parênquima conferida pela presença de áreas arredondadas ou amorfas hipoecoicas que podem variar de tamanho e extensão de acordo com a gravidade e duração da doença (Tabela 1). O sistema mais adotado é o do grupo OMERACT.

O grupo OMERACT publicou um sistema de pontuação semiquantitativa de quatro séries de consenso (de 0 a 3) para as glândulas parótidas e submandibulares (Figura 4). Os graus 0 e 1 são inespecíficos e os graus 2 e 3 são compatíveis ao que se observa na SS. Foi definido grau 0 quando o parênquima é normal; grau 1, mudança mínima: heterogeneidade leve sem áreas anecoicas/hipocoicas; grau 2, mudança moderada: heterogeneidade moderada com áreas focais anecoicas/hipocoicas; grau 3, mudança acentuada: heterogeneidade difusa com áreas anecoicas/ hipoecoicas ocupando toda a superfície da glândula. A interpretação final deve considerar a maior pontuação, em escaneamento longitudinal ou transversal, nos dois pares de glândulas. O ultrassom também é importante para sinalizar o melhor local de dano tecidual ecotextural do parêquima glandular para a realização da biópsia.

O escore de US com Doppler colorido para avaliação da vascularização das glândulas salivares em SS também foi estudado pelo grupo OMERACT. A pontuação semiquantitativa classifica: grau 0, sem sinais vasculares visíveis; grau 1, sinais vasculares focais e dispersos; grau 2, sinais vasculares difusos detectados em < 50% da glândula; grau 3, sinais vasculares difusos em > 50% da glândula (Figura 5). O escore de US com Doppler colorido para avaliação da vascularização das glândulas salivares em SSp mostrou boa confiabilidade, mas a aplicação clínica ainda não foi testada.

Na prática clínica, se a US-GS revela um tecido glandular normal não descarta o diagnóstico de SS, mas é um preditor de melhor prognóstico. Nos casos em que a US-GS mostra alterações típicas de SS, principalmente graus 2 ou 3 de dano tecidual parenquimatoso pela escala de cinza, o diagnóstico pode ser estabelecido com um certo grau de confiança, mas novamente dependendo da clínica, da sorologia e dos achados imunológicos, pois outras doenças que acometem as glândulas salivares também alteram a US-GS. Ela deve ser usada como um complemento para as práticas clínicas estabelecidas e interpretada com cuidado. Não se recomenda que a US-GS substitua a análise histológica, especialmente em casos suspeitos com anticorpos anti-Ro/SSA ou anti-La/SSB negativos.

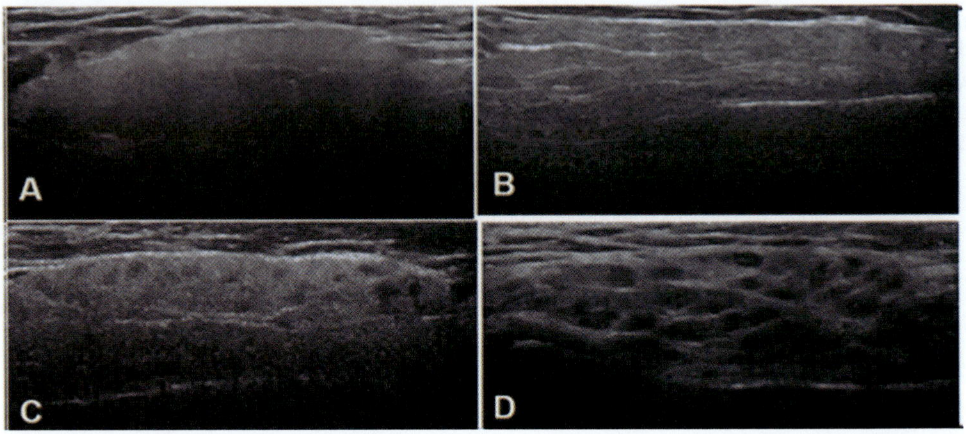

FIGURA 4 Imagens ultrassonográficas de quatro glândulas salivares (parótidas e submandibulares) que ilustram diferentes graus normais/inespecíficos até alterações patológicas. Graus 0-3 de acordo com OMERACT foram utilizados ao avaliar ultrassonografia de cada paciente. A representa o grau 0, B representa o grau 1, C representa o grau 2 e D representa o grau 3. Graus 0 a 1 correspondem à morfologia normal ou alterações não específicas, ao passo que os graus 2 a 3 correspondem às alterações típicas da síndrome de Sjögren. Acervo de José Alexandre Mendonça.

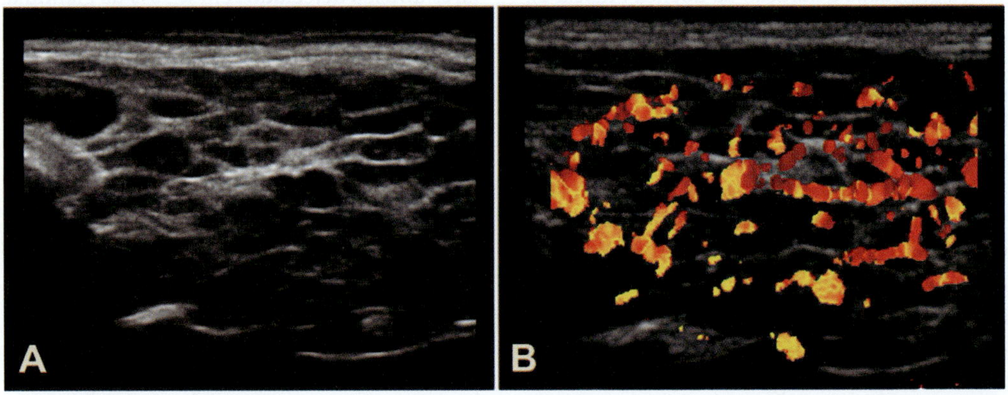

FIGURA 5 Imagem de ultrassonografia de glândula parótida em paciente com xerostomia e anti-Ro/SSA positivo. Grau 3 pela escala de cinza (A) e pelo Doppler (B). Acervo de José Alexandre Mendonça.

REFERÊNCIAS BIBLIOGRÁFICAS

1. Berardicurti O, Ruscitti P, Di Benedetto P, D'Andrea S, Navarini L, Marino A, et al. Association between minor salivary gland biopsy during Sjögren's syndrome and serologic biomarkers: A systematic review and meta-analysis. Front Immunol. 2021;12:686457.
2. Bharaj TK, Aqrawi LA, Fromreide S, Jonsson R, Brun JG, Appel S, Skarstein K. Inflammatory stratification in primary Sjögren's syndrome reveals novel immune cell alterations in patients' minor salivary glands. Front Immunol. 2021;12:701581.
3. Daniels TE, Cox D, Shiboski CH, Schiødt M, Wu A, Lanfranchi H, et al. Sjögren's International Collaborative Clinical Alliance Research Groups. Associations between salivary gland histopathologic diagnoses and phenotypic features of Sjögren's syndrome among 1,726 registry participants. Arthritis Rheum. 2011;63:2021-30.

4. Fisher BA, Jonsson R, Daniels T, Bombardieri M, Brown RM, Morgan P, et al. Sjögren's Histopathology Workshop Group (appendix) from ESSENTIAL (EULAR Sjögren's Syndrome Study Group). Standardisation of labial salivary gland histopathology in clinical trials in primary Sjögren's syndrome. Ann Rheum Dis. 2017;76:1161-8.
5. Giovelli RA, Santos MC, Serrano ÉV, Valim V. Clinical characteristics and biopsy accuracy in suspected cases of Sjögren's syndrome referred to labial salivary gland biopsy. BMC Musculoskelet Disord. 2015;16:30.
6. Guellec D, Cornec D, Jousse-Joulin S, et al. Diagnostic value of labial minor salivary for Sjögren's syndrome: A systematic review. Autoimmunity Reviews. 2013;12:416-20.
7. Haacke EA, van der Vegt B, Vissink A, Spijkervet FKL, Bootsma H, Kroese FGM. Standardization of the detection of germinal centres in salivary gland biopsies of patients with primary Sjögren's syndrome is needed to assess their clinical relevance. Ann Rheum Dis. 2018;77:e32.
8. Hammenfors DS, Brun JG, Jonsson R, Jonsson MV. Diagnostic utility of major salivary gland ultrasonography in primary Sjögren's syndrome. Clin Exp Rheumatol. 2015;33:56-62.
9. Hocevar A, Ambrozic A, Rozman B, Kveder T, Tomsic M. Ultrasonographic changes of major salivary glands in primary Sjögren's syndrome. Diagnostic value of a novel scoring system. Rheumatology (Oxford). 2005;44:768-72.
10. Jonsson MV, Skarstein K. Follicular dendritic cells confirm lymphoid organization in the minor salivary glands of primary Sjögren's syndrome. J Oral Pathol Med. 2008;37:515-21.
11. Jousse-Joulin S, D'Agostino MA, Nicolas C, Naredo E, Ohrndorf S, Backhaus M, et al. Video clip assessment of a salivary gland ultrasound scoring system in Sjögren's syndrome using consensual definitions: an OMERACT ultrasound working group reliability exercise. Ann Rheum Dis. 2019;78:967-73.
12. Liao R, Yang HT, Li H, Liu LX, Li K, Li JJ, et al. Recent advances of salivary gland biopsy in Sjögren's syndrome. Front Med (Lausanne). 2022;8:792593.
13. Maldonado JO, Beach ME, Wang Y, Perez P, Yin H, Pelayo E, et al. HCV infection alters salivary gland histology and saliva composition. J Dent Res. 2022;101(5):534-41.
14. Manfrè V. Ultrasound and bioptic investigation of patients with primary Sjögren's syndrome. J Clin Med. 2021;10(6):1171.
15. Mendonça JÁ, Franzon PGU. Síndrome Sjögren e o Doppler espectral. In: Mendonça JA. Fundamentos em ultrassonografia na Reumatologia. 1. ed. São Paulo: Elsevier; 2017. p.239-42.
16. Mendonca JA, Cavuto CC, Aoki ISDA, Caivano RDFT, Rech IC. Is the semiquantitative gray scale grading and spectral doppler of salivary glands useful in primary Sjogrens syndrome? Gray scale and spectral doppler of salivary glands in Sjogrens syndrome. J Rheumatol Res. 2021;3(1):161-8.
17. Parreau S, Nocturne G, Mariette X, Burroni B, Lazure T, Besson FL, et al. Features of non-Hodgkin's lymphoma diagnosed in minor salivary gland biopsies from primary Sjögren's syndrome patients. Rheumatology (Oxford). 2022;61(9):3818-23.
18. Risselada AP, Hair Md, Kruize AA, Bijlsma JW, van Roon JA. Lymphocytic focus score as a prognostic tool. Ann Rheum Dis. 2015;74:e31.
19. Theander E, Vasaitis L, Baecklund E, Nordmark G, Warfvinge G, Liedholm R, et al. Lymphoid organisation in labial salivary gland biopsies is a possible predictor for the development of malignant lymphoma in primary Sjögren's syndrome. Ann Rheum Dis. 2011;70:1363-8.
20. Trevisani VFM, Pasoto SG, Fernandes MLMS, Lopes MLL, de Magalhães Souza Fialho SC, Pinheiro AC, et al. Recommendations from the Brazilian Society of Rheumatology for the diagnosis of Sjögren's syndrome (Part I): glandular manifestations (systematic review). Adv Rheumatol. 2019;59(1):58.

23

Histologia: músculos

Verônica Silva Vilela
Samuel Katsuyuki Shinjo

DEFINIÇÃO

A biópsia muscular é um procedimento invasivo por meio do qual se obtém uma amostra do tecido muscular esquelético para estudo anatomopatológico. A imuno-histoquímica também pode ser feita na biópsia muscular e permite o diagnóstico, por exemplo, de deficiência de determinadas proteínas e de distrofias musculares.

INDICAÇÕES E CONTRAINDICAÇÕES

A biópsia muscular é um exame amplamente utilizado no diagnóstico das doenças musculares e neuromusculares, pois o quadro clínico dessas doenças pode ser muito semelhante entre si. Além disso, a biópsia muscular é necessária para confirmar a maioria dos diagnósticos de miopatias metabólicas, congênitas e de doenças neuromusculares. Nas miopatias autoimunes sistêmicas, é fundamental para o diagnóstico da miosite por corpos de inclusão, na maioria dos casos de polimiosite e de miopatia necrosante imunomediada. Na prática clínica, nos pacientes com dermatomiosite com acometimentos cutâneos muito típicos (heliótropo, sinal e/ou pápulas de Gottron), a biópsia muscular pode ser dispensada.

Esse exame não deve ser realizado em pacientes com doenças neurológicas que podem ser confirmadas por exame clínico e de imagem, como a esclerose lateral amiotrófica e a miastenia *gravis*. A biópsia também está contraindicada em pacientes com diástase hemorrágica significativa, distúrbio de coagulação, infecção cutânea adjacente ao local da biópsia muscular e tendência a formar queloides.

EM QUE MÚSCULO REALIZAR A BIÓPSIA MUSCULAR?

A priori, a biópsia muscular pode ser feita em quaisquer músculos. Entretanto, na prática, preconiza-se a sua realização na musculatura em que há mais probabilidade de se encontrarem alterações anatomopatológicas; portanto, que forneçam dados diagnósticos.

Deve ser escolhido o músculo suficientemente acometido por doença, a fim de que se encontrem anormalidades ativas. Por outro lado, deve ser evitado realizar a biópsia em músculo muito tardiamente acometido, pois o fragmento obtido poderá conter apenas tecido muscular substituído por gordura (lipossubstituição).

Na miosite por corpos de inclusão, o músculo quadríceps é o preferencial, pois é o que tem maior probabilidade de apresentar as anormalidades típicas da doença. Nas demais miopatias inflamatórias, os músculos preferenciais são o deltoide, bíceps braquial e quadríceps. Em situações específicas, pode-se também realizar a ressonância magnética muscular para escolher o músculo para a biópsia. A ressonância magnética pode localizar as áreas de edema que, dentro do contexto clínico, correspondem aos locais em que há inflamação e a biópsia tem maior probabilidade de encontrar alterações específicas.

TÉCNICAS

A biópsia muscular pode ser feita "a céu aberto" ou com agulha (percutânea). O procedimento deve ser totalmente estéril, utilizando-se materiais cirúrgicos estéreis e antissepsia cutânea do local da pele em que se realizará a biópsia muscular. O tamanho do fragmento também deve ser o apropriado.

A técnica "a céu aberto" é a mais utilizada. São realizadas antissepsia, anestesia, incisão da pele, dissecção até a musculatura e retirada do fragmento. O fragmento deve ser retirado delicadamente, sem estirar o tecido, e colocado em gaze estéril com soro fisiológico. O material deve ser transportado imediatamente e colocado para congelamento, por exemplo, em nitrogênio líquido após o procedimento. A técnica por agulha tem a vantagem de ser menos invasiva e traumática, mais rápida e praticamente não deixar cicatriz cirúrgica.

COLORAÇÕES ESPECÍFICAS

Após o congelamento em nitrogênio e preparo em parafina de cortes finos, a amostra de fragmento muscular poderá ser submetida a colorações e reações enzimáticas específicas e análise. As colorações convencionais são a hematoxilina/eosina e tricomo de Gomori. Para a avaliação de depósitos de glicogênio e de lipídeos são utilizados, respectivamente, o *periodic acid shiff* (PAS) e o *Oil Red O*. As reações enzimáticas mais utilizadas são a da ATPase, para avaliação da quantidade de fibras musculares dos tipos 1 e 2, e a citocromo oxidase (COX), para avaliar a atividade enzimática mitocondrial.

ASPECTOS ANATOMOPATOLÓGICOS DAS MIOPATIAS AUTOIMUNES SISTÊMICAS

Assim como cursam com patogenia e manifestações clínicas distintas, cada miopatia autoimune sistêmica apresenta também características anatomopatológicas correspondentes.

O músculo esquelético é organizado em fibras, fascículos e feixes musculares. Cada fibra é propriamente a célula muscular. Cada fascículo contém um pequeno grupo de fibras musculares agrupadas por uma fina fáscia. O feixe muscular é composto por diversos fascículos. Nas fibras musculares, distinguem-se: o endomísio, que é o tecido conjuntivo no meio das fibras musculares, no interior do fascículo muscular; e o perimísio, que é o tecido conjuntivo presente entre os fascículos musculares. As miopatias autoimunes sistêmicas são diferentes em relação ao tipo de infiltrado inflamatório e à sua localização (endomisial ou perimisial).

POLIMIOSITE

As alterações presentes na biópsia muscular de pacientes com polimiosite verificadas na coloração da hematoxilina/eosina são: infiltrados inflamatórios compostos principalmente por linfócitos T CD8 e de localização endomisial. Geralmente são focais, ou seja, ocorrem em focos isolados e não difusamente (Figura 1). Uma característica anatomopatológica típica, mas não tão frequente, é a invasão celular parcial, que consiste na invasão de uma fibra muscular não necrótica por linfócitos T citotóxicos (Figura 2). Na hematoxilina/eosina, pode ser verificada também a presença de fibras necróticas em pequena quantidade. Eventualmente ocorrem também degeneração e regeneração de fibras musculares. Na imuno-histoquímica, pode ser evidenciado o aumento da expressão dos complexos de HLA classe I na superfície das fibras musculares. São critérios de exclusão de polimiosite na biópsia muscular: a atrofia perifascicular, a deposição de componentes do sistema complemento em microvasos, redução de densidade capilar, inclusões tubulorreticulares em células endoteliais, a presença de vacúolos, a presença de células vermelhas e, se realizada a reação da COX, a redução da atividade mitocondrial.

DERMATOMIOSITE

Na dermatomiosite, os infiltrados inflamatórios estão localizados no endomísio e são compostos principalmente por linfócitos B e, em menor quantidade, por linfócitos T CD4. Os linfócitos T CD8 são muito escassos ou ausentes. Há redu-

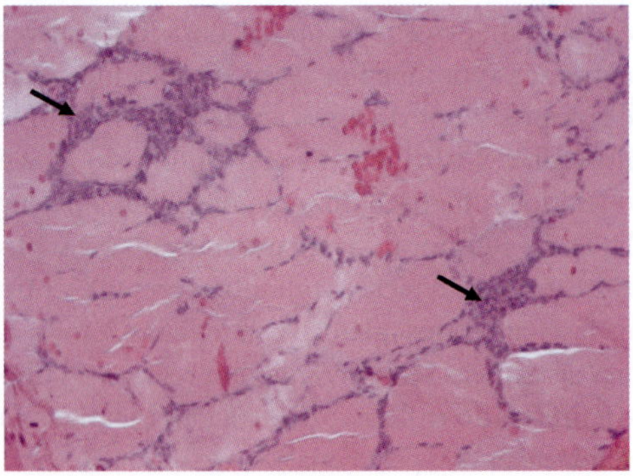

FIGURA 1 Biópsia muscular de polimiosite. Nota-se a presença de infiltrados inflamatórios endomisiais focais. Coloração hematoxilina e eosina.

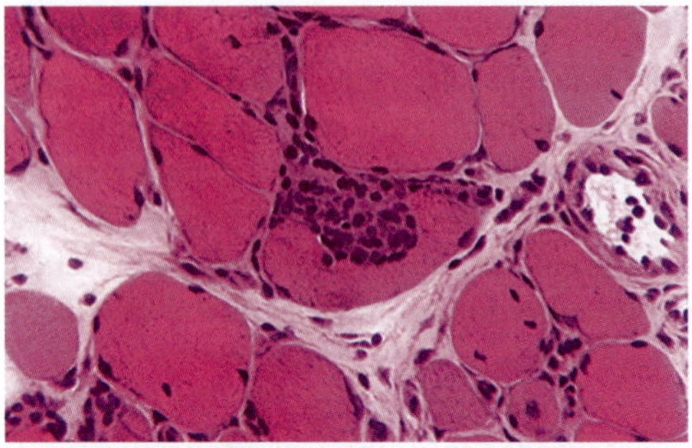

FIGURA 2 Biópsia muscular de um paciente com polimiosite. Invasão de uma fibra muscular não necrótica por linfócitos T citotóxicos. Coloração hematoxilina e eosina.

ção de densidade capilar e isquemia no perimísio. Pode ocorrer a deposição de componentes do sistema complemento e do complexo de ataque à membrana nos capilares do perimísio. Podem ocorrer também inclusões tubulorreticulares nas células endoteliais capilares.

De acordo com a classificação de 2018 do *European Neuromuscular Center* (ENMC), a presença de atrofia perifascicular e de inclusões e a proteína A resistente de mixovírus são critérios definitivos para o diagnóstico da dermatomiosite. A atrofia perifascicular consiste na redução do tamanho das fibras da periferia do fascículo muscular (Figura 3). A fisiopatogênese é a isquemia causada pela redução da densidade vascular no perimísio. As fibras perifasciculares sofrem atrofia em virtude de redução da vascularização e consequente hipoxemia. A proteína A resistente do mixovírus é um marcador de ativação da assinatura do interferon 1, mecanismo central na patogênese da doença. A presença de atrofia perifascicular tem sensibilidade de 41% e especificidade de 98%, enquanto a proteína A resistente do mixovírus tem sensibilidade de 71% e especificidade de 98%.

Diferenças histológicas de acordo com a presença de autoanticorpos miosite-específicos vêm sendo descritas. Em pacientes com o anticorpo anti-Mi-2 foram descritos infiltrados inflamatórios mais intensos e maior frequência de atrofia perifascicular. Em pacientes com anti-TIF-1γ e anti-NXP-2 há mais microinfartos, enquanto que em pacientes com anti-MDA5 a patologia tende a ser quase normal.

MIOPATIA NECROSANTE IMUNOMEDIADA

A alteração característica da miopatia necrosante imunomediada é a presença de fibras musculares necróticas e com infiltrado inflamatório ausente ou muito escasso (Figura 4). Se presente, é de localização perivascular; não há infiltrado perimisial. Pode ocorrer deposição de moléculas do complexo de ataque à membrana, do sistema complemento, em pequenos vasos ou na matriz extracelular. Inclusões tubulorreticulares nas células endoteliais não ocorrem. Na imuno-histoquímica, pode se evidenciada presença de expressão de moléculas de HLA classe I na superfície de fibras musculares, porém em quantidade menor do que na polimiosite. A expressão frequente da proteína sarcoplasmática p62 e de HLA-DR também foi descrita. São critérios de exclusão: infiltrados inflamatórios perimisiais, atrofia perifascicular, invasão parcial celular de fibra muscular não necrótica, vacúolos, células vermelhas, redução de atividade mitocondrial e infiltrado inflamatório abundante em qualquer localização.

MIOSITE POR CORPOS DE INCLUSÃO

Nas fases iniciais da miosite por corpos de inclusão, alterações típicas da polimiosite, como infiltrado inflamatório endomisial, invasão ce-

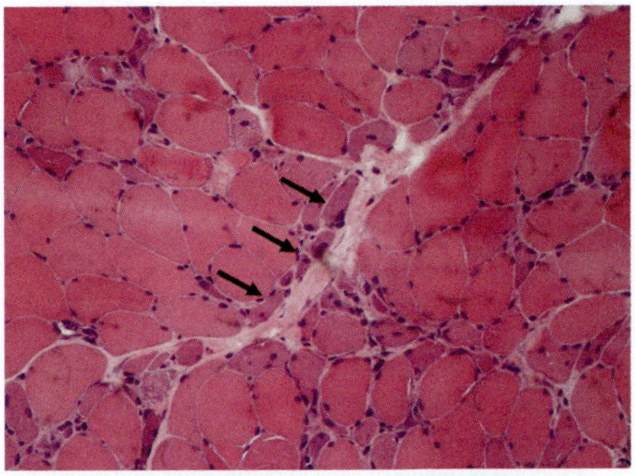

FIGURA 3 Biópsia muscular de um paciente com dermatomiosite. Observa-se a presença de atrofia de fibras perifasciculares. Coloração hematoxilina e eosina.

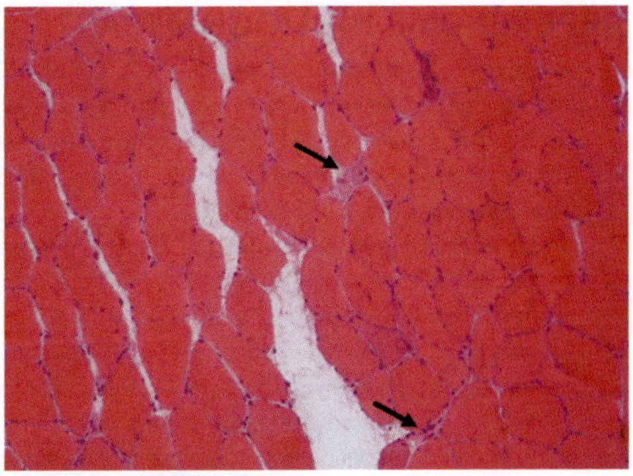

FIGURA 4 Biópsia muscular de um paciente com miopatia necrosante imunomediada. Observa-se a presença de fibras necróticas e ausência de infiltrado de células inflamatórias. Coloração hematoxilina e eosina.

lular parcial, necrose e regeneração, eventual hipertrofia de fibras e expressão de moléculas de HLA classe I na superfície das fibras musculares podem ocorrer (Figura 5).

Em fases mais tardias e, em alguns pacientes, mesmo nas fases iniciais, as alterações características da miosite por corpos de inclusão são: presença de vacúolos com bordas, células vermelhas e fibras com redução da atividade mitocondrial. Os vacúolos e as "fibras vermelhas rasgadas" (*ragged red fibers*) são mais facilmente identificados na coloração de tricromo de Gomori modificado.

Os vacúolos com bordas, ou *rimmed vacuoles*, são inclusões ou vacúolos intracitoplasmáticos que contêm inclusões granulares e são delimitados por uma borda basofílica. As inclusões granulares contêm os depósitos de substâncias amiloides características da doença. Na coloração de Gomori, aparecem como vacúolos brancos com borda delimitada. As "fibras vermelhas rasgadas" aparecem com membrana delimitada por coloração vermelha, também de visualização melhor na coloração de Gomori. A membrana vermelha corresponde à atividade mitocondrial reduzida. A diminuição na atividade mitocondrial, característica da miosite por corpos de inclusão, também pode ser demonstrada se for testada a atividade enzimática da enzima citocromo oxidase ou COX. Na presença de atividade reduzida da COX, as fibras musculares do tipo 1 não apresentam seu aspecto mais escuro. De acordo com as classificações do ENMC, a presença de depósitos proteicos ou amiloides na microscopia ótica e a presença de inclusões tubulofilamentares na microscopia eletrônica também podem ser usadas na histopatologia. A presença da positividade para HLA-DR e sua associação com a assinatura do interferon 2 também foram descritas.

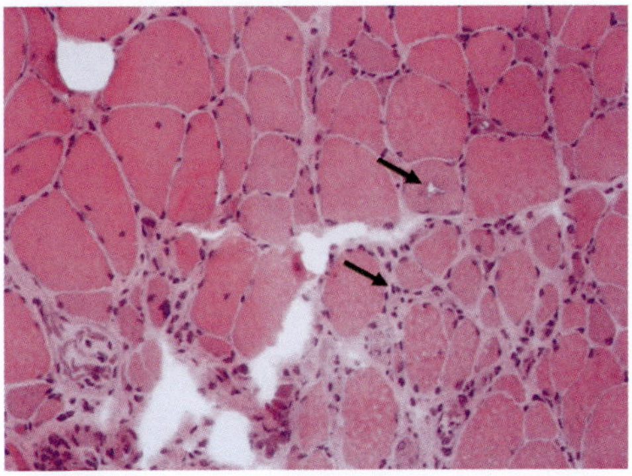

FIGURA 5 Biópsia muscular de um paciente com miosite por corpos de inclusão. Observa-se grande variabilidade de fibras musculares, aumento de tecido endomisial, presença de fibras necróticas e em regeneração. Além disso, nota-se a presença de fibras musculares com vacúolos marginados com inclusões intracitoplasmáticas. Coloração hematoxilina e eosina.

REFERÊNCIAS BIBLIOGRÁFICAS

1. Allenbach Y, Mammen AL, Beneviste O. 224th ENMC International Workshop: clinic-sero-pathological classification of immune mediated necrotizing myopathies. Zandvoort, The Netherlands, 14-16 October 2016. Neuromuscular Dis. 2018;28:87-99.
2. Amato ACP. Procedimentos médicos. Técnica e tática. In: Neves Jr MT, Shinjo SK, Garcia ABA. Biópsias musculares. 2. ed. São Paulo: Roca; 2016. p. 324-7.
3. Arahata K, Engel AG. Monoclonal antibody analysis of mononuclear cells in myopathies. In: Quantification of subsets according to diagnosis and sites of accumulation and demonstration and counts of muscle fibers invaded by T cells. Ann Neurol. 1984;16:193-208.
4. Hoogendijk JE, Amato AA, Lecky BR, et al. 119th ENMC international workshop: trial design in adult idiopathic inflammatory myopathies with the exception of inclusion body myositis, 10-12 october 2003, Naarden, The Netherlands. Neuromusc Dis. 2004;14:337-45.
5. Lundberg IE, Tjarnlund AT, Bottai M, et al. 2017 European League Against Rheumatism/American College of Rheumatology classification criteria for adult and juvenile idiopathic inflammatory myopathies. Arthritis Rheum. 2017;69:2271-82.
6. Mammen AL, Allenbach Y, Stenzel W, Benveniste O. ENMC 239th Workshop Study Group. 239th ENMC international workshop: classification of dermatomyositis, Amsterdam, The Netherlands, 14-16 December 2018. Neuromuscul Disord. 2020; 30(1):70-92.
7. Merlonghi G, Antonini G, Garibaldi M. Immune-mediated necrotizing myopathy (IMNM): A Myopathological challenge. Autoimmun Rev 2022; 21: 102993.
8. Pipitone N. Value of MRI in diagnostics and evaluation of myositis. Curr Opin Rheum. 2016;28:625-30.
9. van der Meulen MFG, Bronner IM, Hoogendijk JE, Burger H, van Venrooij WJ, Voskuyl AE, et al. Polymyositis: An overdiagnosed entity. Neurology. 2003;61:316-21.

24

Avaliação histopatológica de nervos periféricos

Jean Costa Nunes
Maria Luiza Benevides

INTRODUÇÃO

As doenças que acometem os nervos periféricos consistem em desordens frequentes e incapacitantes. Os nervos periféricos são estruturas complexas e apresentam um longo trajeto desde a sua origem até os tecidos-alvo ou até outras sinapses, estando, assim, sujeitos a lesões por diferentes mecanismos. Entre estes, pode-se destacar os fatores mecânicos, metabólicos, genéticos, infecciosos, inflamatórios, entre outros, além de frequentemente sofrerem alterações funcionais e estruturais no contexto de doenças sistêmicas. Entre os diferentes mecanismos mencionados, serão enfatizadas neste capítulo as principais alterações ocasionadas por doenças inflamatórias, primárias ou secundárias, no contexto das mais variadas doenças reumatológicas.

EPIDEMIOLOGIA

As desordens que cursam com alterações inflamatórias dos nervos periféricos constituem um grupo amplo e heterogêneo de doenças, entre as quais se pode enfatizar as neuropatias imunomediadas e as neuropatias vasculíticas. As neuropatias imunomediadas são classificadas como doenças mediadas por células ou anticorpos. Essas doenças desencadeiam processos complexos nos quais os elementos celulares podem ser recrutados do hospedeiro ou sintetizados localmente, mas também podem ser oriundos de anticorpos humorais, citocinas ou espécies reativas de oxigênio. Estima-se que a síndrome de Guillain-Barré, em sua forma mais frequente, a polineuropatia (ou polirradiculoneuropatia) desmielinizante inflamatória aguda (PDIA), apresente uma incidência de aproximadamente 1,5 a 2 casos por 100.000 habitantes em todo o mundo. Embora os resultados de diferentes estudos sejam divergentes e possivelmente traduzam diferenças geográficas e metodológicas, estima-se que a prevalência de polirradiculoneuropatia desmielinizante inflamatória crônica (PDIC) esteja entre 0,7 a 10,3 casos por 100.000 habitantes.

As vasculites são um grupo clinicamente heterogêneo de doenças que cursam com processo inflamatório nos vasos sanguíneos, o qual resulta em lesões vasculares e danos isquêmicos que afetam os tecidos. As vasculites que afetam os nervos periféricos ocorrem mais comumente como manifestações precoces ou tardias de doenças sistêmicas; entretanto, também podem ocorrer como um processo isolado nos nervos periféricos. O envolvimento dos nervos periféricos tem sido reportado em até 70% dos pacientes com vasculites sistêmicas. As neuropatias podem ocorrer em 60% a 70% dos pacientes com poliarterite nodosa, com granulomatose eosinofílica com poliangiíte e vasculite crioglobulinêmica, e em 40% a 50% dos pacientes, com poliangiíte microscópica e vasculite reumatoide. As vasculites que envolvem isoladamente os nervos periféricos resultam em síndromes neurológicas difíceis de distinguir das neuropatias vasculíticas de origem multissistêmica. Aproximadamente 25% dos casos de neuropatia vasculítica são classificados como neuropatia vasculítica primária.

CLASSIFICAÇÕES

Em virtude da grande diversidade de sintomas que essas desordens ocasionam, uma avaliação clínica criteriosa, com exame físico detalhado, costuma orientar para o acometimento do sistema nervoso periférico (SNP). Os sintomas mais comuns estão associados a alterações motoras, sensitivas, autonômicas ou mistas. De acordo com a distribuição topográfica, pode-se categorizar sucintamente, para fins práticos, em: mononeuropatias, mononeuropatias múltiplas (ou "multiplex"), polineuropatias, e outros. Embora todos os padrões possam ser oriundos de alterações inflamatórias, as mononeuropatias múltiplas e as polineuropatias são aquelas que podem estar mais comumente relacionadas às desordens inflamatórias.

Os diagnósticos diferenciais em desordens que acometem o SNP geralmente são amplos e fazem com que o processo de elucidação diagnóstica se torne um verdadeiro desafio. Para tal finalidade, desempenha uma tarefa fundamental a interpretação conjunta de dados clínicos, neurofisiológicos e neuropatológicos; esses últimos serão discutidos posteriormente neste capítulo. Esses dados podem ser sumarizados nas quatro categorias a seguir: distribuição espacial, tempo de evolução/curso da doença, tipo de fibras envolvidas e investigação neurofisiológica.

A classificação histopatológica clássica das desordens que acometem o SNP permanece fundamental e fornece substanciais elementos para elaboração do raciocínio clínico. Essa classificação enfatiza os componentes do SNP que estão predominantemente acometidos, dividindo-os nas seguintes categorias: neuronopatias (condições que ocasionam perda de neurônios, tais como as doenças do neurônio motor inferior), axonopatias (doenças que cursam com degeneração axonal e preservação dos corpos celulares), desordens que diretamente afetam as células de Schwann ou a mielina e condições que primariamente afetam o tecido conjuntivo e vasos.

ESTRUTURA DOS NERVOS PERIFÉRICOS

O SNP compreende os dez nervos cranianos inferiores, as raízes nervosas da medula espinhal, os gânglios espinhais, os plexos, os troncos nervosos, os nervos e suas terminações na pele e músculos, além de gânglios autonômicos. Em virtude da complexa e variável disposição microestrutural desses diferentes setores, neste capítulo nos direcionaremos para itens fundamentais na avaliação microscópica arquitetural especialmente relacionados ao nervo sural, pela frequência com a qual é abordado em procedimentos investigativos. De acordo com a estrutura microscópica, o estudo dos nervos periféricos pode ser dividido em: epineuro, perineuro, endoneuro, axônios mielinizados, axônios não mielinizados, e outros componentes endoneurais (Figura 1).

O epineuro é constituído predominantemente por tecido conjuntivo e ocupa, em algumas regiões, aproximadamente 50% da secção transversa do tronco neural. Entre as atribuições, é responsável pelo agrupamento e proteção dos fascículos individuais. Também apresenta ampla rede de capilares, arteríolas e vênulas que podem apresentar acometimento em diferentes processos. O perineuro é constituído por camadas de células achatadas circundadas por uma membrana basal e fibras colágenas, formando estruturas concêntricas ao redor dos fascículos nervosos individuais. Funcionalmente, o perineuro parece modular forças externas que proporcionam estiramento e, junto com os vasos endoneurais, forma a barreira hematoneural. O endoneuro consiste na região interna englobada

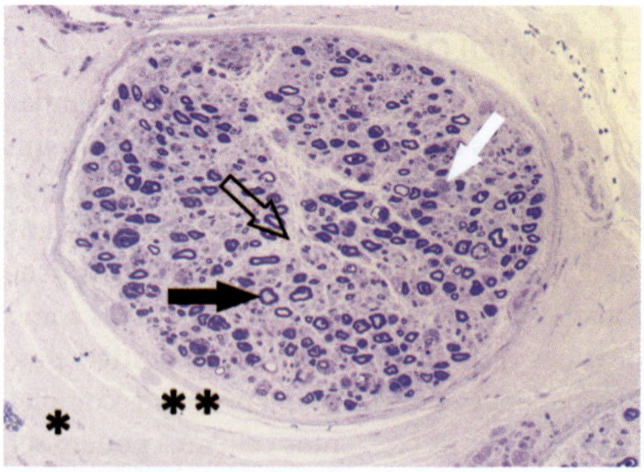

FIGURA 1 Neuropatia vasculítica. Epineuro (*); perineuro (**); endoneuro (seta transparente); fibras mielinizadas (seta escura); dano axonal (seta branca). Cortes semifinos corados por azul de toluidina, fotomicrografia 200 x.

pela camada interna do perineuro e inclui componentes celulares e extracelulares. O interstício entre as fibras dos nervos periféricos é constituído por fibrilas colágenas e mucopolissacarídeos. O componente celular é constituído predominantemente por fibroblastos. As fibras mielinizadas são facilmente visualizadas a partir de secções transversais semifinas de material emblocado em resina plástica e coradas pelo azul de toluidina. Nessa coloração, observa-se uma zona estreita livre de projeções mielinizadas situada logo abaixo da camada interna do perineuro, seguida por várias projeções axonais mielinizadas de diversos calibres dispersas pelo endoneuro. As fibras mielinizadas demonstram uma distribuição bimodal de tamanho. A espessura da bainha de mielina é proporcional ao diâmetro do axônio. O endoneuro também apresenta fibras não mielinizadas, células de Schwann, endoteliócitos, fibroblastos, mononucleares e mastócitos.

A avaliação ultraestrutural das fibras mielinizadas demonstra caracteres arquiteturais e moleculares complexos que podem ser divididos em quatro compartimentos: nodo, paranodo, justaparanodo e internodo.

MÉTODOS DE AVALIAÇÃO DE NERVOS PERIFÉRICOS

A avaliação de nervos periféricos inclui processamentos específicos, tais como técnicas de crioproteção para posterior congelamento e fixação em glutaraldeído com posterior emblocamento em resina plástica. Essas diferentes formas de processamento permitem a realização de diferentes técnicas, as quais fornecerão, em análise conjunta, relevantes subsídios para o diagnóstico definitivo.

Estudo histoquímico

As avaliações histoquímicas contribuem significativamente para a identificação dos elementos microestruturais dos nervos e para visualização de alterações patológicas específicas. As colorações geralmente utilizadas para esse propósito são: tricrômico de Gomori modificado, hematoxilina/eosina, *periodic acid schiff* (PAS), Eisen Berlin, vermelho Congo, entre outras que serão realizadas de acordo com necessidades específicas. A avaliação inicial pelo tricrômico de Gomori modificado (Figura 2) permite a elaboração de direcionamentos para a investigação, visto que o contraste nas diferentes cores (vermelho/verde/azul) permite, de maneira preliminar, realizar estimativas de perda de axônios mielinizados, detectar incrementos de células inflamatórias nos espaços epineural, perineural e endoneural, observar a disposição dos vasos etc. Embora tenha capacidade de fornecer informações mais restritas quando comparada a sua importância em outros contextos da patologia geral, a avaliação pela hematoxilina/eosina (Figura 3) permite a visualização de alterações morfológicas

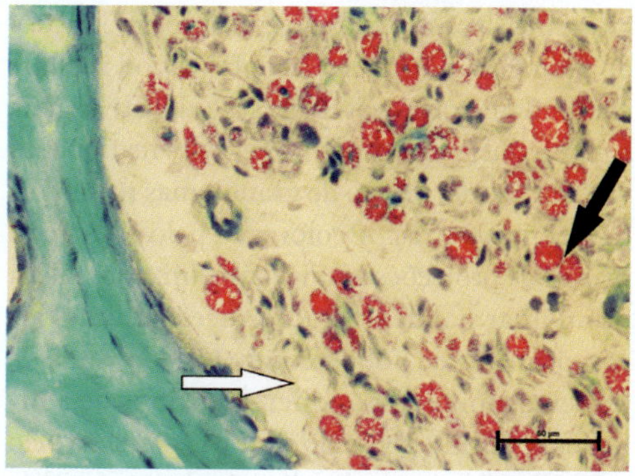

FIGURA 2 Secção de nervo sural corada pelo tricrômico de Gomori modificado. Fibras mielinizadas (seta escura); perdas setoriais em caso de neuropatia vasculítica (seta branca); fotomicrografia 200 x.

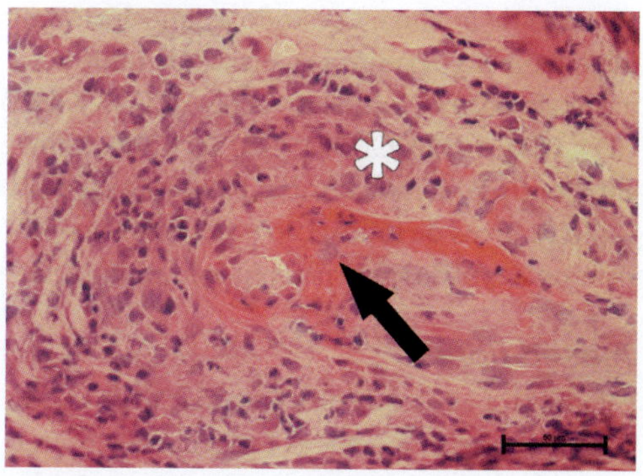

FIGURA 3 Neuropatia vasculítica. Vaso epineural com acentuado infiltrado inflamatório mural (*), depósito de material fibrinoide intraluminal (seta escura). Coloração pela hematoxilina/eosina; fotomicrografia 200 x.

grosseiras das estruturas do epineuro, infiltrações do perineuro por células neoplásicas ou infiltrações inflamatórias vasculares significativas, tais como as alterações ocasionadas pelas neuropatias vasculíticas, formação de granulomas na sarcoidose, entre outras. A coloração pelo PAS pode realçar as projeções axonais mielinizadas, além de auxiliar na identificação de estruturas tais como corpos de poliglucosan. Os depósitos de proteína amiloide nos diferentes tipos de amiloidose podem ser visualizados na coloração pelo vermelho Congo. A visualização de intermediários da degradação de ferro pode ser feita na coloração pelo Eisen Berlin e pode fornecer indícios de recorrentes sangramentos, tais como ocorrem nas vasculites.

Estudo imuno-histoquímico

O estudo imuno-histoquímico consiste em um conjunto de reações químicas utilizadas com o intuito de identificar a presença de antígenos em tecidos biológicos a partir de anticorpos específicos. Essa técnica pode ser realizada em tecidos congelados ou emblocados em parafina e fornece elementos fundamentais na avaliação de nervos periféricos. A formulação dos diferentes painéis a serem estudados dependerá das hipóteses formuladas nos âmbitos clínico e morfológico e poderá incluir avaliações com reações para visualização de projeções axonais (p. ex.: neurofilamento) ou proteínas específicas que constituem a bainha de mielina. O estudo imuno-histoquímico também permite a avaliação de infiltrados nas mais diversas imunorreações (CD45, CD3, CD4, CD8, CD20, CD79a, CD138, CD68, C5b9, entre outros). Também torna possível a identificação de áreas de infiltração por células neoplásicas ou depósitos anormais (p. ex.: amiloides).

Teased fibres

Esta técnica é baseada na impregnação do tecido por substâncias químicas específicas, como o tetróxido de ósmio, com posterior separação das projeções mielinizadas para visualização em planos horizontais. Pode fornecer informações sobre áreas de desmielinização ou remielinização, ou achados de degeneração axonal.

Cortes semifinos e microscopia eletrônica

As avaliações dos cortes semifinos (Figura 1) e ultraestrutural em microscopia eletrônica são ambas antecedidas por fixação em glutaraldeído e posterior emblocamento em resina plástica. A análise dos cortes semifinos corados com azul de toluidina ou azul de metileno fornece informações relevantes sobre a disposição de fibras mielinizadas, densidade das fibras, projeções regeneradas dispostas em grupos, redução da espessura da mielina, alterações vasculares, entre outras informações específicas. Levando-se em consideração que a avaliação ultraestrutural consiste em técnica com uso de campos de alta magnificação, os cortes semifinos também são utilizados para orientar a preparação do bloco para os cortes ultrafinos que serão utilizados na microscopia eletrônica. A microscopia eletrônica permite a visualização de fibras não mielinizadas, formação de bolsas de colágeno, a disposição das camadas da mielina, alterações axonais e endoteliais, além de possibilitar a avaliação detalhada de depósitos anormais, como os que acontecem na amiloidose ou nas paraproteinemias.

Biópsia de pele – fibras finas

A introdução da biópsia de pele no contexto diagnóstico das neuropatias permitiu a quantificação das perdas de fibras não mielinizadas tipo C e fibras pouco mielinizadas do tipo Aδ. Desde então, o diagnóstico de neuropatia de fibras finas tem entrado no diagnóstico diferencial das desordens do SNP com predomínio de alterações dolorosas. Essa condição geralmente não ocasiona alterações nos estudos de condução nervosa de rotina. Entre as diferentes etiologias, encontram-se doenças metabólicas, inflamatórias, infecciosas e genéticas. A biópsia por *punch* com a mensuração da densidade de fibras intraepidérmicas (IENF) se tornou uma das abordagens mais informativas na investigação desses pacientes. Em casos suspeitos de neuropatias de fibras finas a biópsia deve ser realizada 10 cm acima do maléolo lateral. O material deve ser fixado seguindo protocolo específico e posteriormente seccionado com espessura de aproximadamente

50 µm. Para estimar a densidade da IENF, podem ser utilizadas as técnicas de imuno-histoquímica e imunofluorescência utilizando anticorpo monoclonal anti-PGP9,5. A base da avaliação consiste na quantificação de IENF e a comparação com os parâmetros previamente estabelecidos para idade e sexo (Figura 4).

NEUROPATIAS VASCULÍTICAS

A suspeita de neuropatia vasculítica consiste em uma das indicações mais frequentes para biópsia de nervos periféricos. As vasculites que envolvem os nervos periféricos ocorrem frequentemente no contexto de desordens autoimunes sistêmicas, entretanto, podem ser restritas ao SNP (*nonsystemic vasculitic neuropathies* – NSVN). Os achados patológicos mais relevantes para o diagnóstico das neuropatias vasculíticas são: a) perda heterogênea de projeções axonais em vários fascículos (*patch* – Figura 2); b) evidências de inflamação na parede dos vasos combinada a sinais de destruição ativa ou crônica dos elementos murais. Os principais sinais de destruição ativa consistem na presença de trombose e necrose focal, especialmente do tipo fibrinoide (Figura 3), e os sinais crônicos podem ser identificados em áreas focais de ruptura da lâmina elástica interna com depósitos de hemossiderina. Como esses fenômenos podem ocorrer focalmente, sugere-se o aprofundamento dos blocos teciduais com realização de cortes seriados e de estudo imuno-histoquímico direcionado (p. ex.: CD45, CD3, CD8, CD20, CD68, C5b9, neurofilamento etc.).

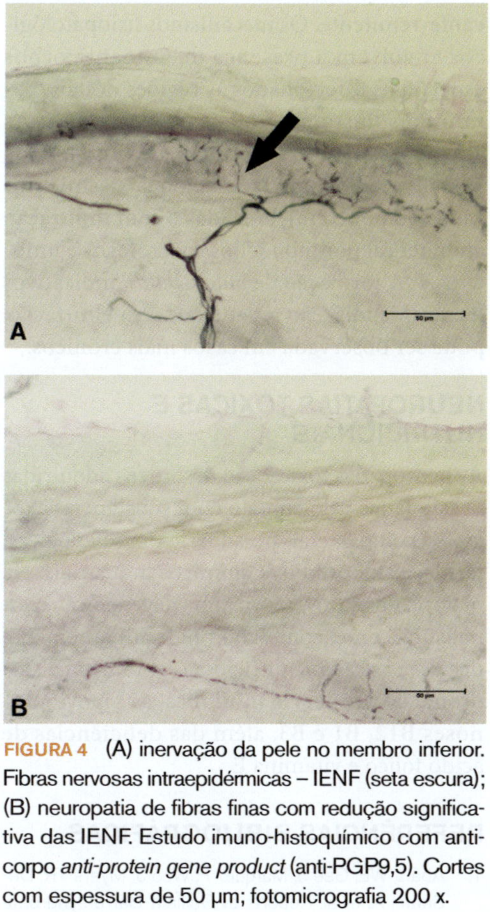

FIGURA 4 (A) inervação da pele no membro inferior. Fibras nervosas intraepidérmicas – IENF (seta escura); (B) neuropatia de fibras finas com redução significativa das IENF. Estudo imuno-histoquímico com anticorpo *anti-protein gene product* (anti-PGP9,5). Cortes com espessura de 50 µm; fotomicrografia 200 x.

NEUROPATIAS NA SARCOIDOSE

A sarcoidose é uma doença multissistêmica caracterizada pela formação de granulomas não caseosos em vários órgãos e tecidos. Qualquer região do sistema nervoso pode ser acometida pela doença. As neuropatias cranianas consistem em manifestações frequentes, todavia, as neuropatias periféricas não cranianas também podem ocorrer, mesmo na ausência de outros sintomas neurológicos ou sistêmicos. A avaliação morfológica pode demonstrar granulomas epineurais e/ou endoneurais. Esses granulomas são constituídos por aglomerados compactos de células epitelioides derivadas de macrófagos, geralmente circundados por quantidades variáveis de linfócitos T. Células gigantes multinucleadas podem ser visualizadas e tipicamente não são observadas áreas de necrose caseosa.

NEUROPATIAS DISPROTEINÊMICAS

As neuropatias associadas com paraproteinemias podem ser descritas como um grupo heterogêneo de neuropatias, as quais compartilham um incremento de imunoglobulinas monoclonais no soro. Paraproteínas são proteínas produzidas em excesso por uma proliferação clonal anormal de linfócitos B ou plasmócitos. Um amplo espectro de desordens está associado a esse quadro, tais como as gamopatias monoclonais de significado indeterminado, mieloma múltiplo, macroglobulinemia de Waldenström e linfomas. O achado histopatológico mais frequentemente observado é a redução da quantidade de projeções axonais com depósitos endoneurais de imunoglobulinas. Os depósitos de amiloide podem ser realçados na coloração pelo vermelho Congo. A presença de um aumento na periodicidade da mielina também consiste em um achado relevante nas paraproteinemias. A microscopia eletrônica pode fornecer relevantes subsídios para o diagnóstico, tais como a visualização de *widely spaced myelin* (WSM) e *uncompacted myelin*, além da observação de depósitos de imunoglobulinas e amiloide.

NEUROPATIAS NAS AMILOIDOSES

As neuropatias amiloides cursam com depósitos de proteínas amiloides e podem ser divididas nas formas adquirida e hereditária. A amiloidose hereditária, conhecida também pelo nome amiloidose familiar por transtirretina (ATTRv), deve ser destacada no contexto da população brasileira, tendo em vista a prevalência elevada em indivíduos com ancestralidade portuguesa. A polineuropatia sensitivo-motora autonômica é causada por mutações no gene TTR, que levam ao depósito de fibrilas amiloides, no epineuro, perineuro e endoneuro. O amiloide pode ser detectado como uma substância proteinácea extracelular, amorfa na microscopia óptica e fibrilar na microscopia eletrônica. Na coloração especial pelo vermelho Congo, os depósitos amorfos podem demonstrar birrefringência amarelo-esverdeada sob luz polarizada.

NEUROPATIAS IMUNOMEDIADAS

As neuropatias inflamatórias podem ser consideradas um grupo de desordens imunomediadas que afetam o SNP, nas quais células inflamatórias participam ativamente na degeneração axonal, desmielinização ou ambas, resultando especialmente em déficit motores e sensitivos. A PDIA consiste na variante mais comum da síndrome de Guillain-Barré e é reconhecida pela afecção aguda dos nervos periféricos e raízes nervosas, com severidade máxima alcançada em até quatro semanas. PDIA é caracterizada morfologicamente pela infiltração do endoneuro por mononucleares com desmielinização mediada por macrófagos. Projeções axonais com redução da espessura da mielina ou francamente desmielinizadas são classicamente visualizadas nesses casos. Em 2020, a pandemia da COVID-19 interferiu no panorama da PDIA. Novos casos de Guillain-Barré ocorreram em decorrência de gatilhos relacionados à infecção ou, mais raramente, à administração da vacina contra o SARS-CoV-2. O mecanismo envolvido é explicado, provavelmente, por mimetismo molecular. A PDIC consiste em um grupo heterogêneo de desordens que afetam os nervos periféricos e as raízes nervosas com a gravidade máxima alcançada até 8 semanas do início dos sintomas. O curso clínico frequentemente é descrito como recidivante-remitente. Os mecanismos fisiopatológicos envolvem a presença de autoanticorpos específicos direcionados às regiões nodais, paranodais, justaparanodais e internodais. As alterações estruturais principais consistem na visualização de projeções axonais desmielinizadas ou pouco mielinizadas e com infiltração endoneural por monócitos/macrófagos e linfócitos T. A formação de *onion-bulbs*, indicativos de desmielinização repetitiva e remielinização, pode ser observada em casos mais crônicos.

NEUROPATIAS TÓXICAS E NUTRICIONAIS

As neuropatias tóxicas são desordens adquiridas ocasionadas pelo contato com substâncias exógenas, como: metais pesados, toxinas biológicas, fármacos ou produtos químicos industriais. Na maioria dos casos, ocorre uma degeneração axonal subjacente, com dano predominantemente distal. Já as causas nutricionais abrangem a síndrome de resistência insulínica, as hipovitaminoses B12, B1 e B3, além das deficiências de ácido fólico e vitamina E.

REFERÊNCIAS BIBLIOGRÁFICAS

1. Abara WE, Gee J, Marquez P, Woo J, Myers TR, DeSantis A, et al. Reports of Guillain-Barré syndrome

after COVID-19 vaccination in the United States. JAMA Network Open. 2023;6:e2253845-e2253845.

2. Adams D, Koike H, Slama M, Coelho T. Hereditary transthyretin amyloidosis: a model of medical progress for a fatal disease. Nat Rev Neurol. 2019;15:387-404.
3. Bilbao JM, Schmidt R, Hawkins C. Diseases of peripheral nerve. In: Love S, Louis DN, Ellison DW. Greenfield's neuropathology. 8 ed. London; 2008;1609-74.
4. Bilbao JM, Schmidt RE. Biopsy diagnosis of peripheral neuropathy. 2. ed. Switzerland; 2015. p.161-4.
5. Bilbao JM, Schmidt RE. Biopsy diagnosis of peripheral neuropathy. 2. ed. Switzerland; 2015. p.245-7.
6. Bunschoten C, Jacobs BC, Van den Bergh PY, Cornblath DR, Van Doorn PA. Progress in diagnosis and treatment of chronic inflammatory demyelinating polyradiculoneuropathy. Lancet Neurol. 2019;18:784-94.
7. Cazzato D, Lauria G. Small fibre neuropathy. Curr Opin Neurol. 2017;30:490-9.
8. Collins MP, Hadden RD. The nonsystemic vasculitic neuropathies. Nat Rev Neurol. 2017;13:302-16.
9. Gwathmey KG, Burns TM, Collins MP, Dyck PJ. Vasculitic neuropathies. Lancet Neurol. 2014;13:67-82.
10. Lauria G, Hsieh ST, Johansson O, Kennedy WR, Leger JM, Mellgren SI, et al. European Federation of Neurological Societies/Peripheral Nerve Society Guideline on the use of skin biopsy in the diagnosis of small fiber neuropathy. Report of a joint task force of the European Federation of the Neurological Societies and the Peripheral Nerve Society. Eur J Neurol. 2010;17:903-12.
11. Nobile-Orazio E. Chronic inflammatory demielinating polyradiculoneuropathy and variants: where we are and where we should go. J Peripher Nerv Syst. 2014;19:2-13.
12. Pimentel V, Luchsinger VW, Carvalho GL, Alcará AM, Esper NB, Marinowic D, et al. Guillain-Barré syndrome associated with COVID-19: A systematic review. Brain Behav Immun Health. 2023;28:100578.
13. Piña-Oviedo S, Ortiz-Hidalgo C. The normal and neoplastic perineurium: a review. Adv Anat Pathol. 2008;15:147-64.
14. Querol L, Devaux J, Rojas-Garcia R, Illa I. Autoantibodies in chronic inflammatory neuropathies: diagnostic and therapeutic implications. Nat Rev Neurol. 2017;13:533-47.
15. Quintes S, Goebbels S, Saher G, Schwab MH, Nave KA. Neuron-glia signaling and the protection of axon function by Schwann cells. J Peripher Nerv Syst. 2010;15:10-6.
16. Rison RA, Beydoun SR. Paraproteinemic neuropathy: a practical review. BMC Neurol. 2016;16:13.
17. Rowin J. Integrative neuromuscular medicine: Neuropathy and neuropathic pain: Consider the alternatives. Muscle Nerve. 2019;60:124-36.
18. Ubogu EE. Inflammatory neuropathies: pathology, molecular markers and targets for specific therapeutic intervention. Acta Neuropathol. 2015;130:445-68.

25

Exame histopatológico: histomorfometria óssea

Carolina Aguiar Moreira
Mariana Ortega Perez
David William Dempster

CONCEITO E INDICAÇÕES

A histomorfometria consiste em um exame histológico de uma biópsia óssea calcificada com o objetivo de obter informação qualitativa da microestrutura e quantitativa da remodelação do tecido ósseo. Os avanços mais importantes na histomorfometria óssea ocorreram nas décadas de 1950 e 1960, em razão de duas grandes descobertas: o advento da plastificação, que permitiu uma alta qualidade dos cortes histológicos do osso mineralizado, e o uso de agentes fluorescentes para marcação do tecido ósseo, o que permite uma avaliação dinâmica da formação óssea.

Esse exame oferece informação valiosa sobre as alterações estruturais e dinâmicas decorrentes das doenças osteometabólicas, como também a resposta ao tratamento dessas doenças. Apresenta um papel importante na pesquisa na área de metabolismo ósseo e fundamental na avaliação do mecanismo de ação e segurança das drogas antiosteoporóticas. Na prática clínica, a histomorfometria permite o diagnóstico preciso da osteomalácia e auxilia na avaliação dos casos de fragilidade óssea sem causa aparente (Quadro 1).

MARCAÇÃO COM TETRACICLINA E BIÓPSIA ÓSSEA

Embora a crista ilíaca seja o sítio preferido para biópsia óssea, a histomorfometria pode ser realizada em fragmentos ósseos provenientes de outros sítios anatômicos. A região da crista ilíaca possibilita que o fragmento contenha osso trabecular e cortical em um único fragmento. Adicionalmente, a estrutura óssea e a atividade celular nesse sítio foram bem caracterizadas por vários histomorfometristas e correlacionadas com outros sítios ósseos clinicamente relevantes, como a coluna e o fêmur.

Para a avaliação dinâmica da remodelação óssea, previamente à biópsia, os pacientes são orientados a usarem tetraciclina em esquemas

QUADRO 1 Indicações de biópsia óssea e histomorfometria

Diagnóstico de osteomalácia
Pacientes com fragilidade e dor óssea excessiva sem causa aparente
Jovens com perda óssea ou fraturas sem causa secundária definida
No paciente com doença renal crônica: ▪ Discrepância entre exames bioquímicos que impedem uma interpretação definitiva do caso (p. ex.: PTH ↑ e fosfatase alcalina ↓) ▪ Suspeita de intoxicação por alumínio ▪ Antes de iniciar tratamento em pacientes com fraturas
Na pesquisa: ▪ Doenças osteometabólicas ▪ Avaliação do mecanismo de ação das medicações antiosteoporóticas (antirreabsortivas e anabólicas)

predeterminados que variam de acordo com diferentes protocolos, mas, em geral, a medicação é administrada em dois turnos separados por um intervalo sem a medicação. A tetraciclina se deposita nos sítios de formação de osso recém-formado, ligando-se irreversivelmente à hidroxiapatita na frente de mineralização. Em nosso meio, o esquema mais utilizado é 3 dias de tetraciclina 500 mg, a cada 12 horas, seguida de 10 dias sem a medicação e mais 3 dias de tetraciclina (3:10:3), sendo a biópsia realizada 3 a 5 dias após a última dose.

Na histomorfometria, a tetraciclina será marcada no tecido ósseo e visualizada, na maioria dos casos, como marcações simples e duplas (Figura 1). Uma dupla marcação acontece quando a formação óssea em um determinado sítio está acontecendo durante a sequência inteira do uso da tetraciclina, diferentemente da marcação simples, a qual acontece quando a formação óssea iniciou após os primeiros dias de uso de tetraciclina ou terminou antes do segundo curso da administração de tetraciclina. A marcação simples também ocorre em situações em que a formação óssea está muito lenta.

A biópsia deve ser realizada em condições estéreis, com o paciente em decúbito dorsal, previamente sedado. Utiliza-se a trefina de Bordier para aquisição do fragmento ósseo na região anatômica localizada 2 cm posterior e inferior à espinha ilíaca anterossuperior. É muito importante que o fragmento ósseo seja adequado para assegurar uma análise correta das estruturas ósseas e celulares. O procedimento da biópsia óssea é seguro, bem tolerado, e as complicações são incomuns. Em uma grande série com 9.131 pacientes biopsiados, apenas 64 (0,7%) apresentaram alguma complicação, sendo hematoma e dor local as mais frequentes.

PARÂMETROS HISTOMORFOMÉTRICOS AVALIADOS ROTINEIRAMENTE

Existe um grande número de parâmetros que podem ser medidos ou derivados na histomorfometria óssea. Os termos e abreviações utilizados foram padronizados pela *American Society for Bone and Mineral Research* (ASBMR). A maioria dos parâmetros são medidos no osso trabecular, entretanto, recentemente mais atenção tem se dado ao osso cortical. As regiões endocortical e periosteal também são analisadas em alguns parâmetros específicos, principalmente na pesquisa.

Convencionalmente, os parâmetros histomorfométricos são divididos em estáticos e dinâmicos. As variáveis estáticas produzem informações sobre a quantidade de osso presente e a proporção da superfície óssea envolvida nas diferentes fases do ciclo de remodelação. As variáveis dinâmicas fornecem informações sobre os processos fisiológicos que estavam ocorrendo no período da marcação com tetraciclina, os quais são mediados por células envolvidas na remodelação. Portanto, essa categoria só pode ser avaliada em biópsias marcadas com tetraciclina, em que a extensão da superfície marcada e a distância entre as marcações são fundamentais para estimar os parâmetros dinâmicos. Essas medidas fornecem substrato para calcular mineralização e formação óssea. Por outro lado, a taxa de reabsorção, por ser acoplada à formação, pode ser calculada indiretamente por meio dos parâmetros dinâmicos de formação. Além disso, a análise da superfície reabsorvida e dos osteoclastos também auxilia na avaliação da taxa de reabsorção óssea.

Parâmetros histomorfométricos estáticos

- Volume ósseo trabecular (BV/TV, %): a porcentagem da cavidade de medula óssea que

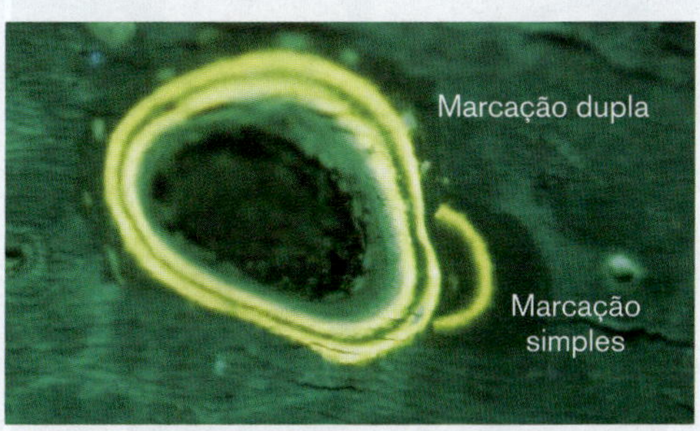

FIGURA 1 Marcações com tetraciclina dupla e simples em osso cortical visualizadas por meio da luz ultravioleta.

é ocupada por osso trabecular, tanto mineralizado como não mineralizado.

- Espessura das trabéculas (Tb.Wi, em micrômetros): média da medida transversal das trabéculas ósseas.
- Número trabecular (Tb.N.): o número de trabéculas ósseas por milímetro de tecido ósseo.
- Separação das trabéculas (Tb.Sp.): distância média entre as trabéculas, em milímetros.

Esses parâmetros são muito importantes na avaliação da microarquitetura óssea e encontram-se alterados na osteoporose grave, em que as trabéculas são mais delgadas, em menor número e com uma maior separação entre elas. A Figura 2A demonstra uma biópsia normal, com microarquitetura preservada, e a Figura 2B retrata uma biópsia de uma paciente com osteoporose, em que a conectividade óssea foi perdida.

- Superfície osteoide (OS/BS %): a porcentagem de superfície óssea coberta por osteoide (osso não mineralizado).
- Espessura osteoide (O.Wi): a largura média das camadas de osteoide, medida em número de lamelas ou em micrômetros. A Figura 3 demonstra aumento da espessura osteoide, característica de um paciente com osteomalácia.
- Superfície reabsorvida (ES/BS %): a porcentagem de superfície óssea ocupada por cavidades de reabsorção (lacunas de Howship), com ou sem osteoclastos.
- Área cortical: área total de osso cortical, incluindo interno e externo. A Figura 4 ilustra área cortical normal (A) e reduzida (B).
- Espessura cortical (Ct.Wi): média da espessura de ambas as corticais. Em indivíduos em idade de crescimento, em que há diferença na atividade das células ósseas da cortical interna para a externa, são medidas separadamente.
- Porosidade cortical (Ct.Po.N): número total de poros de ambas as corticais.
- Área de porosidade cortical (Ct.Po.Ar): área total de poros.

Parâmetros histomorfométricos dinâmicos

- Superfície de mineralização (MS/BS %): a porcentagem de superfície óssea que contém marcação com tetraciclina e que reflete mineralização ativa. O cálculo é realizado usando a medida de todas as superfícies que contêm marcação dupla mais a metade da superfície que contém marcação simples em relação à superfície óssea. Essa medida reflete a proporção de superfície óssea sobre a qual novo osso mineralizado estava sendo depositado durante o período de marcação com tetraciclina.
- Taxa de aposição mineral (MAR): é a distância entre os bordos de duas marcações por

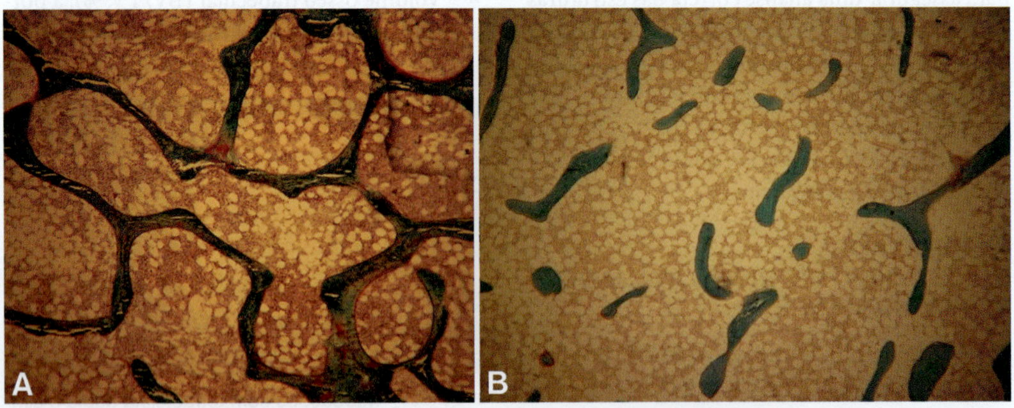

FIGURA 2 Osso trabecular com relação entre volume ósseo e volume total (BV/TV) normal (A) e diminuído (B).

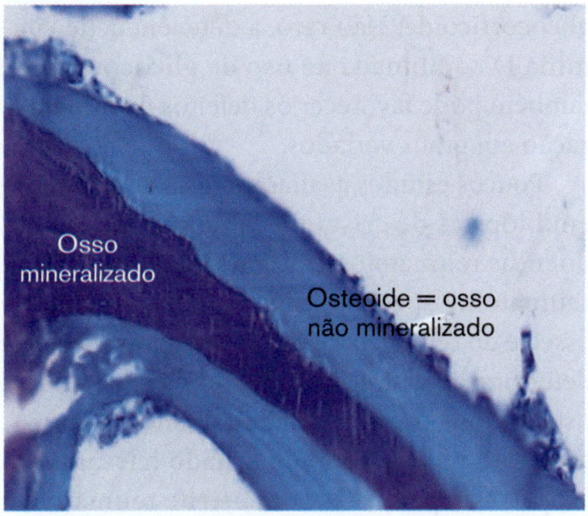

FIGURA 3 Espessura osteoide aumentada em um paciente com osteomalácia.

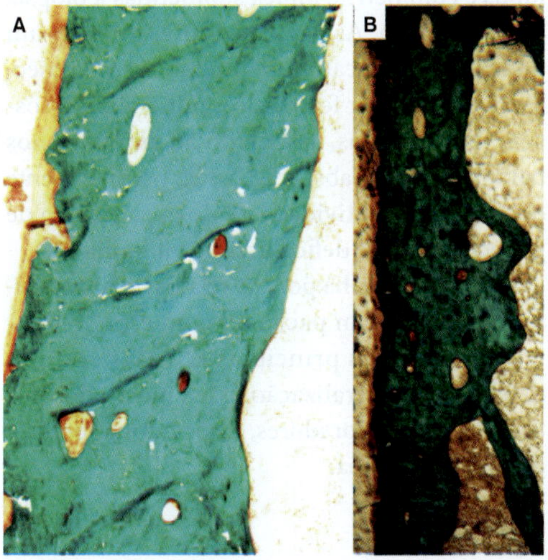

FIGURA 4 Osso cortical com espessura normal (A) e diminuída (B).

tetraciclina dividida pelos dias decorridos entre as duas marcações por tetraciclina (medida padronizada neste estudo: 13 dias) em μm/dia.

- Taxa de formação óssea (BFR/BS): é a quantidade de osso novo formado por unidade de superfície óssea por unidade de tempo. É calculada multiplicando a superfície de mineralização pela taxa de aposição mineral, em $\mu m^3/\mu m^2$/dia.
- Taxa de aposição óssea ajustada (Aj.AR): indica a quantidade de osso novo formado por unidade de superfície de osteoide por unidade de tempo. É calculada por meio da divisão da taxa de formação óssea pela superfície osteoide, em μm/dia.

CORTICAL ÓSSEA

Tradicionalmente, os estudos de biópsia de crista ilíaca concentraram-se na avaliação do osso trabecular e poucos dados estão disponíveis para o osso cortical. De fato, durante décadas, acreditou-se que o impacto das doenças osteometabólicas, bem como seu tratamento, eram mais proeminentes sobre o osso trabecular. Em grande parte, a remodelação óssea é um processo baseado na superfície óssea, e o osso trabecular, com sua superfície muito maior, é afetado em maior extensão do que o osso cortical.

No entanto, nos últimos anos, tornou-se evidente que a exclusão do osso cortical da análise histomorfométrica pode limitar a capacidade de identificar aspectos fundamentais das características ósseas (Figura 4). O osso cortical constitui cerca de 80% da massa esquelética total e suporta a maior parte da carga mecânica aplicada ao osso. Além disso, há evidências crescentes de que a remodelação óssea cortical desempenha um papel fundamental na manutenção da integridade esquelética.

Desse modo, a avaliação da cortical óssea vem sendo incluída nos últimos estudos de medicamentos para osteoporose, considerando como principais parâmetros histomorfométricos a análise da espessura cortical (Ct.Th; mm), porosidade cortical (Ct.Po; %) e área cortical (Ct.Ar; μm^2).

PARÂMETROS DE NORMALIDADE PARA HISTOMORFOMETRIA ÓSSEA

Na literatura, há poucos estudos avaliando a histomorfometria óssea em indivíduos saudáveis, pelas dificuldades esperadas na realização do procedimento nesta população. Revisões anteriores de dados histomorfométricos foram derivadas especialmente de estudos *post mortem*, envolvendo casos de morte súbita. Nesse contexto, apenas os parâmetros estáticos do osso foram avaliados, de modo que possíveis defeitos de mineralização óssea subjacentes não puderam ser excluídos com certeza.

Nas últimas décadas, alguns autores estabeleceram seus próprios valores de normalidade, entre eles um estudo brasileiro de Dos Reis et aL com biópsia óssea de cadáveres pós-morte traumática, sem antecedentes de doenças ósseas. De modo geral, os achados da histomorfometria óssea puderam variar amplamente entre indivíduos saudáveis em diferentes populações, sobretudo pela influência de diversos fatores, como raça, gênero e idade, o que dificulta o estabelecimento de valores de normalidade universais.

HISTOMORFOMETRIA ÓSSEA NAS DOENÇAS OSTEOMETABÓLICAS

Nas doenças osteometabólicas, podem existir alterações estruturais significativas, como redução do BV/TV encontrada na osteoporose, aumento do volume osteoide característico da osteomalácia ou aumento da superfície reabsorvida e porosidade cortical típica do hiperparatireoidismo. A Tabela 1 resume os principais achados histomorfométricos das doenças osteometabólicas.

HISTOMORFOMETRIA ÓSSEA NAS DOENÇAS REUMATOLÓGICAS AUTOIMUNES

Pacientes com doenças reumatológicas autoimunes podem fraturar independentemente da densidade mineral óssea avaliada pela densitometria óssea, em decorrência do comprometimento da microarquitetura óssea. Diversos fatores podem alterar a microarquitetura óssea nessa população de pacientes, como atividade de doença e uso de glicocorticoide. Não raro, a deficiência de vitamina D combinada ao uso de glicocorticoide também pode favorecer os defeitos de mineralização em graus variados.

Poucos estudos avaliaram histomorfometria em biópsias de crista ilíaca de pacientes com doenças reumatológicas. Pacientes com artrite reumatoide apresentaram redução do volume ósseo e do remodelamento ósseo, agravados pela deterioração da microarquitetura, enfatizando a osteoporose grave associada à doença. A formação óssea reduzida foi um achado relevante em biópsias de pacientes com artrite reumatoide, mesmo não expostos a glicocorticoide.

Resende e colaboradores avaliaram pacientes na pré-menopausa recém-diagnosticadas com lúpus e com nefrite lúpica submetidas à biópsia de crista ilíaca. As pacientes apresentaram um distúrbio significativo no metabolismo ósseo, caracterizado por formação e mineralização ósseas prejudicadas, associado ao aumento nos parâmetros de reabsorção óssea, possivelmente decorrentes da atividade de doença, do uso de glicocorticoide e deficiência de vitamina D.

Na literatura, há poucos relatos de histomorfometria óssea em pacientes com espondiloartrites. Dentre os principais achados estão os defeitos de mineralização óssea mostrados por Szejnfeld e colaboradores, associados à redução da formação óssea.

CONCLUSÃO

A biópsia óssea da crista ilíaca e a histomorfometria óssea permanecem como uma ferramenta importante na avaliação da remodelação e microestrutura ósseas. Apresentam um papel importante na pesquisa das doenças osteometabólicas e nos seus tratamentos, principalmente

TABELA 1 Alterações histomorfométricas nas doenças osteometabólicas

	BV/TV	OS/BS	O.Wi	MS/BS	BFR	MAR
Osteoporose	N ou ↓	N ou ↑	N	N, ↓ ou ↑	N, ↓ ou ↑	N, ↓ ou ↑
Osteomalácia	N	↑↑	↑↑	↓	↓	↓
Hiperparatireoidismo	N ou ↑	↑	N	↑	↑	↓
Doença de Paget	↑	↑	↓	↑	↑	↑
Osteogênese imperfeita	↓	↑	↓	N	↓	↓

da osteoporose. Na prática clínica, a biópsia óssea é um procedimento minimamente invasivo com indicação aos pacientes com fragilidade óssea sem causa aparente, no diagnóstico da osteomalácia e na avaliação da doença mineral óssea da insuficiência renal crônica.

REFERÊNCIAS BIBLIOGRÁFICAS

1. Baron R, Vignery A, Neff L, et al. Processing of undecalcified bone specimens for bone histomorphometry. In: Recker RR (ed.). Bone histomorphometry: techniques and interpretation. Boca Raton: CRC Press; 1983. p. 13.
2. Chavassieux P, Chapurlat R. Interest of bone histomorphometry in bone pathophysiology investigation: Foundation, present, and future. Front Endocrinol (Lausanne). 2022;13:907914.
3. Compston JE, Vedi S, Croucher PJ, Garrbau NJ, O Sullivan MM, Bone turnover in non-steroid treatment rheumatoid arthritis. Ann Rheum Dis. 1994;53:163-6.
4. Dempster DW, Compston JE, Drezner MK, Glorieux FH, Kanis JA, Malluche H, et al. Standardized nomenclature, symbols, and units for bone histomorphometry: a 2012 update of the report of the ASBMR Histomorphometry Nomenclature Committee. J Bone Miner Res. 2013;28:2-17.
5. Dempster DW. The relationship between the iliac crest bone biopsy and other skeletal sites. In: Kleerekoper M, Krane S (eds.). Clinical disorders of bone and mineral metabolism. New York: Mary Ann Liebert; 1988. p. 247.
6. Dos Reis LM, Batalha JR, Muñoz DR, Borelli A, Correa PH, Carvalho AB, et al. Brazilian normal static bone histomorphometry: effects of age, sex, and race. J Bone Miner Metab. 2007;25:400-6.
7. Frost HM. Bone histomorphometry: choice of marking agent and labeling schedule. In: Recker RR (ed.). Bone histomorphometry: techniques and interpretation. Boca Raton: CRC Press; 1983. p. 37.
8. Ketteler M, Block GA, Evenepoel P, Fukagawa M, Herzog CA, McCann L, et al. Diagnosis, evaluation, prevention, and treatment of chronic kidney disease-mineral and bone disorder: synopsis of the kidney disease: improving global outcomes 2017 Clinical Practice Guideline Update. Ann Intern Med. 2018.
9. Kimmel DB, Recker RR, Gallagher JC, Vaswani AS, Aloia JF. A comparison of iliac bone histomorphometric data in post-menopausal osteoporotic and normal subjects. Bone Miner. 1990;11:217.
10. Kroger H, Arnala I, Alhava E, Bone remodeling in osteoporosis associated with rheumatoid arthritis. Calcif Tissue Int 1991:49(Suppl):S90.
11. Kulak CA, Dempster DW. Bone histomorphometry: a concise review for endocrinologists and clinicians. Arq Bras Endocrinol Metabol. 2010;54:87-98.
12. Malhan D, Muelke M, Rosch S, Schaefer AB, Merboth F, Weisweiler D, et al. An optimized approach to perform bone histomorphometry. Front Endocrinol (Lausanne). 2018;9:666.
13. Mellish RWE, O'Sullivan MN, Garrahan NJ, Compston JE, Iliac crest trabecular bone mass and structure in patients with non-steroid treated rheumatoid arthritis. Ann Rheum Dis. 1987;46:830-6.
14. Moreira CA, Dempster DW. Histomorphometric changes following treatment for osteoporosis. J Endocrinol Invest. 2017;40:895-7.
15. Parfitt AM, Drezner MK, Glorieux FH, Kanis JA, Malluche H, Meunier PJ, et al. Bone histomorphometry: standardization of nomenclature, symbols, and units. J Bone Miner Res. 1987;2:595.
16. Pérez-Edo L, Díez-Pérez A, Mariñoso L, Vallés A, Serrano S, Carbonell J. Bone metabolism and histomorphometric changes in rheumatoid arthritis. Scand J Rheumatol. 2002;31:285-90.
17. Pitt P, Compston JE, Trivedi P, Salisbury J, Berry H, Moniz C, et al. Systemic bone changes accompaying early rheumatoid arthritis in patients traded only with non-steroidal antiinflamatory drugs. Clin Orthop Med Res. 1994;298:250-8.
18. Qiu S, Divine G, Warner E, Rao SD. Reference intervals for bone histomorphometric measurements based on data from healthy premenopausal women. Calcif Tissue Int. 2020;107:543-50.
19. Rao DS. Practical approach to bone biopsy. In: Recker RR (ed.). Bone histomorphometry: Techniques and interpretation. Boca Raton: CRC Press; 1983. p. 3.
20. Recker RR, Akhter MP, Lappe JM, Watson P. Bone histomorphometry in transiliac biopsies from 48 normal, healthy men. Bone. 2018;111:109-15.
21. Resende AL, dos Reis LM, Dias CB, Custódio MR, Jorgetti V, Woronik V. Bone disease in newly diagnosed lupus nephritis patients. PLoS One. 2014;9:e106728.
22. Szejnfeld VL, Monier-Faugere MC, Bognar BJ, Ferraz MB, Malluche HH. Systemic osteopenia and mineralization defect in patients with ankylosing spondylitis. J Rheumatol. 1997;24:683-8.
23. Whyte MP, Bergfeld MA, Murphy WA, Avioli LV, Teitelbaum SL. Postmenopausal osteoporosis: a heterogeneous disorder as assessed by histomorphometric analysis of iliac crest bone from untreated patients. Am J Med. 1982;72:183.

Seção 4

Síndromes de dor musculoesquelética regional e difusa

26

Cervicalgias

Silvio Figueira Antonio
Nathália de Carvalho Sacilotto
José Gerardo Araujo Paiva

INTRODUÇÃO

As dores na região cervical são queixas muito comuns na prática médica, com uma prevalência de 10% a 20% na população adulta, podendo acometer pacientes jovens, porém são mais frequentes em adultos e idosos, visto que, entre as diversas causas de dor cervical, as associadas à osteoartrite são as mais comuns. Embora frequentes, as cervicalgias trazem pouco prejuízo laboral ao paciente. Quando acompanhada de dor na extremidade, por comprometer uma raiz nervosa, é chamada de cervicobraquialgia.

A dor cervical pode ser classificada como: aguda (duração menor que 6 semanas), subaguda (duração entre 6 e 12 semanas) ou crônica (duração > 12 semanas).

ANATOMIA FUNCIONAL

A região cervical é a parte mais móvel da coluna. É composta por sete vértebras, e as inter-relações dessas vértebras, incluindo a articulação atlanto-occipital, são responsáveis pela amplitude dos movimentos de flexão-extensão, rotação e lateralização.

A degeneração discal está mais presente nos acompanhamentos inferiores da coluna cervical, C4 a C7. As articulações uncovertebrais que se localizam nas porções posterolaterais dos discos intervertebrais podem sofrer hipertrofia. As mudanças na anatomia da coluna cervical reduzem a amplitude dos forames neurais intervertebrais e do canal medular, predispondo à compressão radicular e à mielopatia compressiva.

O alinhamento, os movimentos da cabeça e da coluna e a proteção da medula e das raízes nervosas, quando a coluna cervical é submetida ao estresse físico, são papéis da musculatura cervical e do trapézio. Esses músculos, quando submetidos à tensão, são fontes frequentes de dor.

AVALIAÇÃO DO PACIENTE COM DOR CERVICAL

A avaliação inicial do paciente com cervicalgia requer que o reumatologista considere na história clínica dados como a profissão, a localização da dor, intensidade, presença de dor na extremidade, com ou sem sintomas neurológicos, além de cefaleia, febre, calafrios, perda de peso, antecedente de trauma e fatores que possam intensificar a dor.

CAUSAS COMUNS DE DOR CERVICAL

Dor miofascial

A dor miofascial caracteriza-se por dor e desconforto cervical, habitualmente com restrições dos movimentos da coluna e dolorimento à palpação da musculatura cervical e trapézio. Os sintomas neurológicos estão ausentes. Pode ocorrer em pacientes mesmo jovens, e o estresse físico do dia a dia, a postura inadequada, principalmente relacionada à ocupação do paciente, e a baixa qualidade do sono predispõem a dor miofascial. Lembramos que a dor miofascial poderá fazer parte dos sintomas na fibromialgia.

Dor discogênica

A alteração arquitetural do disco em consequência da degeneração discal é uma causa comum de dor na coluna cervical. Ao exame, o paciente apresenta dor e desconforto aos movimentos, com restrição de sua amplitude, e é comum a presença de espasmo da musculatura cervical. As alterações degenerativas visíveis na radiografia simples, por si só, não são suficientes para confirmação diagnóstica, apesar de mostrarem alterações estruturais.

Dor facetária

As articulações zigoapofisárias são causas de dor cervical e surgem principalmente após um trauma ou posturas que exigem uma extensão prolongada da coluna cervical. A dor pode localizar-se mais lateralmente a um dos lados da coluna cervical e estender-se para o ombro e a região periescapular. O alívio da dor após a infiltração da articulação com anestésicos confirma o diagnóstico.

DOR CERVICAL COM COMPROMETIMENTO NEUROLÓGICO

Mielopatias e radiculopatias

Abordaremos as mielopatias e radiculopatias cervicais secundárias às alterações degenerativas que ocasionam estreitamento do canal vertebral e/ou do forame intervertebral. A apresentação clínica da mielopatia secundária à espondilose cervical é variada e depende do grau e do nível da compressão. Pode apresentar-se com fraqueza muscular, alteração da marcha e alterações esfincterianas. O diagnóstico diferencial inclui doenças neurológicas, como a esclerose múltipla, processos expansivos intramedulares e abscessos peridurais.

A compressão de uma raiz nervosa ocasionará sintomas motores e/ou sensitivos, de acordo com a intensidade e a raiz nervosa que está sendo comprimida (Tabela 1). Uma característica é que a dor costuma ser mais intensa na extremidade do que na região cervical. A pesquisa dos reflexos, a sensibilidade e a força no membro podem estar alterados. Os sintomas se exacerbam às manobras provocativas.

DOR CERVICAL DE CAUSAS MENOS COMUNS

O reumatologista deve estar atento e saber reconhecer, entre os pacientes com dor cervical, aqueles cujos sintomas são parte do quadro clínico de condições com repercussões sistêmicas e potencialmente graves. A artrite reumatoide, as espondiloartrites e a polimialgia reumática podem, dentro do seu cortejo clínico, apresentar sintomas cervicais.

A presença de febre e calafrios, principalmente em usuários de drogas ou em imunossuprimidos, leva à suspeição de infecção. Pacientes com antecedentes de neoplasia e com queda do estado geral levam à suspeição de metástase tumoral.

São condições clínicas que necessitam de investigação laboratorial mais extensa de acordo com cada situação.

Nem sempre é possível, e nem necessário, determinar com segurança a causa específica da dor cervical. A avaliação inicial concentra-se na exclusão de condições graves que podem exigir intervenção, visando excluir os sinais de alerta. O exame físico inclui observação da amplitude de movimento, palpação dos músculos trapézio e paraespinhal, avaliação neurológica dos sinais radiculares e dos neurônios motores superiores

TABELA 1 Distribuição sensitiva e motora das raízes cervicais

Raízes nervosas	C5	C6	C7	C8	T1
Sensibilidade	Face lateral do antebraço	Face lateral do antebraço, polegar, índice e metade do dedo médio	Dedo médio	Dedos anelar e mínimo, face medial do antebraço	Face medial do braço
Teste motor	Deltoide e bíceps	Bíceps, extensores do punho	Tríceps, flexores do punho	Flexores dos dedos	Musculatura intrínseca da mão
Reflexos	Bicipital	Braquiorradial	Tricipital	Nenhum	Nenhum

e manobras provocantes em pacientes com sintomas radiculares.

DIAGNÓSTICO

Os exames laboratoriais não são indicados de maneira rotineira para avaliação das cervicalgias, sendo solicitados de acordo com a suspeita de uma causa não cervical para a dor.

Os exames de imagem são indicados, em uma primeira avaliação, nos seguintes casos: paciente com mais de 50 anos e dor de início recente, presença de sintomas constitucionais, dor moderada a grave persistindo por mais de seis semanas, achados neurológicos ao exame físico, pacientes com risco de infecção e naqueles com antecedente de malignidade.

As radiografias simples constituem sete incidências: odontoide (boca aberta), lateral, posteroanterior, oblíquas direita e esquerda e lateral com flexão e com extensão. O posicionamento lateral demonstra o alinhamento vertebral, a presença da redução do espaço articular, vista, por exemplo, na osteoartrite ou radiculopatias, e ainda doenças ósseas, como as compressões secundárias a fraturas. Já as incidências oblíquas são primariamente usadas para determinar o diâmetro foraminal, que pode estar reduzido, por exemplo, pela presença de osteófitos.

A ressonância magnética (RM) e a tomografia computadorizada (TC) são métodos mais sensíveis que a radiografia simples para identificar algumas condições, tais como hérnias discais, infecções e malignidade, sendo que a RM deve ser o primeiro exame de imagem solicitado a um paciente com sinais e sintomas progressivos de doenças neurológicas. De maneira geral, a RM pode detectar alterações nos tecidos moles, e a TC, as alterações osteodegenerativas.

Outro importante exame diagnóstico é a eletroneuromiografia, que deve ser considerada quando as neuropatias periféricas forem uma causa potencial dos sintomas que podem mimetizar a dor radicular cervical.

TRATAMENTO

A maioria dos pacientes com cervicalgia, independentemente da causa da dor, melhora com tratamento conservador. Aqueles com sintomas persistentes ou severos, que necessitam intervenção terapêutica, geralmente são um desafio, em razão da variabilidade dos sintomas e dos achados de exame físico, da dissociação clínico-radiológica e da extensa possibilidade de diagnósticos diferenciais.

Não existe uma forma de tratamento nitidamente superior à outra na abordagem das cervicalgias, geralmente de origem mecânica. O tratamento deve ser individualizado e ajustado de acordo com as características da dor e alterado caso haja evidência de comprometimento neurológico.

O tratamento inicial deve contemplar a educação do paciente, informações sobre a evolução da doença, salientando a importância da correta ergonomia nas atividades diárias e laborais, além do estímulo à realização de atividade física. O paciente deve ser informado das frequentes alterações nos exames de imagem e sua pobre relação com sintomas, adequando os custos e auxiliando uma evolução favorável.

Os objetivos principais e mais urgentes do tratamento são a redução da dor, da sensibilização e do espasmo da musculatura e restituição funcional.

A modificação de posturas inadequadas é extremamente importante na planificação de tratamento e deve ser individualizada de acordo com as atividades e o estilo de vida dos pacientes. A orientação na posição para dormir e o uso de travesseiros adequados auxiliam na melhora das condições dolorosas posturais.

Os analgésicos simples (acetaminofeno, dipirona) e os anti-inflamatórios não hormonais podem ser efetivos para as dores leves ou moderadas e são geralmente o primeiro passo na terapêutica medicamentosa. Os pacientes com dores mais graves podem necessitar de analgésicos opioides, geralmente codeína ou tramadol.

Os relaxantes musculares podem ser utilizados; por exemplo, a ciclobenzaprina, na dose de 5 ou 10 mg/dia, mostra-se efetiva na diminuição da dor e da rigidez cervical. Outras opções são os benzodiazepínicos e o carisoprodol. Ressaltando que após a melhora do quadro doloroso, exercícios de alongamento e fortalecimento da musculatura paravertebral devem ser recomendados.

A mobilização precoce com a participação em um programa de exercícios em casa ajuda os pacientes a manterem a amplitude de movimento cervical e os incentiva a se tornarem participantes ativos em seus próprios cuidados. Exercícios suaves de alongamento devem ser realizados diariamente, conforme tolerado.

Nas cervicalgias agudas, a manipulação e o uso de colares cervicais não devem ser indicados, podendo inclusive retardar a melhora dos sintomas.

As cervicalgias crônicas ou persistentes, nas quais os sintomas persistem além de seis semanas, são alvos de múltiplas opções terapêuticas, porém a maioria sem evidências que favoreçam sua indicação.

A fisioterapia é fundamental no tratamento e prevenção das dores cervicais recorrentes. Pode ser indicada em combinação com outras modalidades analgésicas, como aplicação de compressas de gelo, calor, estimulação elétrica, tração cervical, liberação miofascial e técnicas de mobilização.

Quando existem evidências de comprometimento neuropático, podem-se usar os antidepressivos tricíclicos (amitriptilina 25 a 75 mg ou nortriptilina 25 a 50 mg/dia). A gabapentina e a pregabalina também são frequentemente utilizadas nesses casos. Os antidepressivos mais recentes, duloxetina e a venlafaxina, são opções terapêuticas, principalmente em pacientes com depressão e ansiedade associadas.

As infiltrações ou bloqueios de pontos-gatilhos, com anestésicos associados ou não a corticosteroides, podem promover um alívio mais rápido das dores com predomínio miofascial e facilitar a adesão à fisioterapia ou a programas de exercícios.

Várias outras modalidades de tratamento são empregadas nas cervicalgias agudas e crônicas, porém sem evidências científicas robustas. Entre estas, podemos citar a manipulação cervical, a aplicação de toxina botulínica, os bloqueios anestésicos e acupuntura.

A cirurgia nas cervicalgias refratárias ao tratamento conservador está indicada apenas nos pacientes com sintomas e sinais de radiculopatia e/ou mielopatia persistentes ou progressivos e que apresentem um perfil psicossocial e laboral favorável.

REFERÊNCIAS BIBLIOGRÁFICAS

1. Anderson BC. Office orthopedics for primary care: diagnosis and treatment. 3. ed. Philadelphia: WB Saunders; 2005.
2. Boutin RD, Steinbach LS, Finnesey K. MR imaging of degenerative diseases in the cervical spine. MagnReson Imaging Clin N Am. 2000;8:471.
3. Cohen SP. Epidemiology, diagnosis, and treatment of neck pain. Mayo Clin Proc. 2015;90:284.
4. Firestein GS. Kelley's textbook of rheumatology: neck pain. 9. ed. Philadelphia: Elsevier; 2013. Chapter 45, p. 625-38.
5. Guzman J, Haldeman S, Carroll LJ, Carragee EJ, Hurwitz EL, Peloso P, et al. Clinical practice implications of the Bone and Joint Decade 2000-2010 Task Force on Neck Pain and Its Associated Disorders: from concepts and findings to recommendations. Spine (Phila Pa 1976). 2008;33:S199.
6. Hurwitz EL, Carragee EJ, van der Veide G, Carroll LJ, Nordin M, Guzman J, et al. Treatment of neck pain: noninvasive interventions: results of the Bone and Joint Decade 2000-2010 Task Force on Neck Pain and its Associated Disorders. Spine (Phila Pa 1976). 2008;33:S123.
7. Kothals-de Bos IB, Hoving JL, van Tulder MW, Rutten-van Mölken MP, Adèr HJ, de Vet HC, et al. Cost effectiveness of physiotherapy. Manual therapy, and general practitioner care for neck pain: economic evaluation alongside a randomized controlled trial. BMJ. 2003;326:911.
8. Silva JAP. Reumatologia prática: dor loco-regional. A região cervical. 2.ed. Coimbra: Diagnósteo; 2005. p 7.2-7.18.
9. White AP, Biswas D, Smart LR, Haims A, Grauer JN. Utility of flexion-extension radiographs in evaluating the degenerative cervical spine. Spine (PhilaPa 1976). 2007;32:975.

27

Lombalgias

Ari S. R. Halpern

INTRODUÇÃO

Lombalgia é um dos principais motivos de consulta médica em todo o mundo. Cerca de 80% da população apresentará pelo menos um episódio. A maioria dos casos é benigna e autolimitada, mas cerca de 10% dos afetados evoluem com dor crônica ou recorrente. Talvez o fato mais importante que deve ser ressaltado é que a lombalgia permanece, ainda hoje, como uma das principais causas de incapacidade temporária ou definitiva, particularmente no ambiente de trabalho. Estudos epidemiológicos têm demonstrado que a prevalência de dor lombar crônica e incapacidade pela lombalgia continua aumentando nos países industrializados, apesar de todos os avanços da medicina nas últimas décadas. Estudos recentes colocam a lombalgia como a principal causa de anos vividos com incapacidade.

Dor lombar pode ser um sintoma de uma grande variedade de situações clínico-patológicas afetando a coluna, incluindo doenças degenerativas, inflamatórias, infecciosas, neoplásicas, metabólicas, dermatológicas e traumáticas. Além disso, dor lombar pode ser um sintoma de dor irradiada, relacionada com envolvimento de articulações periféricas, particularmente a articulação do quadril. Da mesma forma, a lombalgia pode ser uma manifestação de dor referida proveniente de patologia de órgãos internos, por exemplo, rim e pâncreas.

Esse diagnóstico diferencial tão extenso explica o desafio representado pela avaliação inicial dos portadores de dor lombar. Frequentemente o portador de lombalgia é submetido a uma investigação laboratorial e de imagem extensa, cara, desnecessária ou redundante.

Assim sendo, é importante que o clínico estabeleça um algoritmo que permita um raciocínio clínico lógico que facilite a conduta inicial, o diagnóstico definitivo e permita prevenir complicações nos casos mais graves.

AVALIAÇÃO DO PACIENTE COM DOR LOMBAR

A anamnese, quando feita de maneira coerente e direcionada, é o principal elemento no diagnóstico inicial do paciente portador de dor lombar.

Apesar de o exame físico fornecer informações importantes, como a existência de limitação de movimentos, deformidades, pontos de dor miofascial e, em particular, envolvimento neurológico concomitante, na maioria dos casos ele, isoladamente, não permite um diagnóstico inequívoco. Por outro lado, exames laboratoriais são, geralmente, normais, de forma que devem ser solicitados apenas em condições clínicas específicas, como veremos mais adiante.

Certamente, o principal fator de erro diagnóstico na avaliação de portadores de lombalgias é a sobrevalorização dos exames de imagem. A coluna vertebral evolui invariavelmente com um processo degenerativo que guarda pouca ou nenhuma correlação com a presença de sintomas. Isso vale tanto para alterações de radiografias simples como para aquelas observadas em exames mais sofisticados como a tomografia computadorizada (TC) ou ressonância magnética (RM). Cerca de um terço dos indivíduos assintomáticos apresenta hérnias de disco na RM. Na população idosa, 20% dos assintomáticos têm evidências de estenose do canal lombar.

Dessa forma, propomos uma avaliação que inclua elementos importantes na elaboração do raciocínio diagnóstico, indique a necessidade e modalidade de exames a serem solicitados e permita um tratamento adequado (Quadro 1).

QUADRO 1 Lombalgias: elementos-chave da anamnese

1. Tempo de evolução
2. Início da dor ▪ Súbito ▪ Progressivo
3. Fatores de melhora e piora
4. Ritmo da dor ▪ Mecânico ▪ Inflamatório
5. Sinais de alerta (*red flags*) ▪ Febre ▪ Perda de peso ▪ Dor noturna ▪ Uso de corticosteroides ▪ Imunossupressão ▪ Antecedente neoplásico
6. Fatores de risco de cronificação (*yellow flags*)
7. Situação trabalhista
8. Irradiação da dor
9. Claudicação
10. Avaliação da incapacidade

O primeiro item desse quadro permite avaliar características distintas que orientam para diagnósticos também distintos. Dor aguda (menos de quatro semanas de evolução) é observada em numerosas situações, como estiramentos, contraturas musculares e hérnias de disco. Já a dor crônica (mais de 12 semanas de evolução) é observada em outras condições, como, por exemplo, a estenose do canal lombar, a espondilite anquilosante e a lombalgia mecânica comum, que é a causa mais frequente de todas.

Da mesma forma, o início da dor também permite direcionar o raciocínio para diagnósticos distintos. Um início súbito da dor é frequentemente observado nas causas de dor aguda. Porém, particularmente em idosos e pacientes com fatores de risco aumentado para osteoporose, um início agudo da dor deve levantar a suspeita de fratura de corpo vertebral.

Essa mesma linha de raciocínio pode ser usada no terceiro item. Dor que piora com a flexão lombar sugere causas acometendo o corpo vertebral e o disco intervertebral como, por exemplo, a hérnia de disco e fratura vertebral. Por outro lado, dor que piora com a extensão sugere envolvimento do canal (p. ex., estenose do canal lombar) e elementos posteriores da coluna como a bursite interespinhosa (síndrome de Baastrup).

O quarto item é de especial importância. A presença de dor de ritmo inflamatório deve alertar para a possibilidade de espondiloartrites. A lombalgia costuma ser o sintoma inicial e, muitas vezes, o único dessas patologias que deve ser tratado de forma precoce. Isso é de especial importância diante da constatação de que muito frequentemente o diagnóstico da espondilite anquilosante ocorre de forma tardia, já com algum grau de sequela instalado. É preciso ressaltar que a presença de lombalgia de ritmo inflamatório indica a necessidade de uma investigação direcionada, mas não permite uma conclusão diagnóstica. Uma parcela minoritária, porém não insignificante, de portadores de espondilite anquilosante relata dor de caráter mais mecânico. Da mesma forma, em alguns portadores de lombalgia crônica inespecífica a dor pode assumir um caráter inflamatório.

O quinto item, sinais de alerta, também merece consideração especial. Sua importância decorre da influência que tem na conduta a ser tomada no atendimento primário dos portadores de lombalgia. Enquanto a imensa maioria dos pacientes com lombalgia não precisa de nenhuma investigação radiológica ou laboratorial, a presença desses sinais serve de alerta para a suspeita de infecção, neoplasia e fraturas. Nesse caso, exames radiológicos específicos ganham muita utilidade no esclarecimento diagnóstico.

Como dito anteriormente, a maioria dos episódios de dor lombar evolui de forma aguda e limitada. Porém, os 10% com dor crônica são responsáveis pela maioria dos casos de incapacidade e pela maior parte dos gastos com lombalgia. Nesse sentido, vários estudos demonstraram a importância de diversos fatores psicossociais (genericamente denominados *yellow flags* na literatura em inglês) como fatores de risco para a cronificação. Enquanto causas biomecânicas estão particularmente associadas com a incidência de lombalgia aguda, o risco de cronificação associa-se mais fortemente com fatores como medo-evitação, catastrofismo, depressão e situação trabalhista, entre outros. A identificação desses fatores de risco deve alertar o clínico para uma avaliação e abordagem direcionadas. Esse mesmo raciocínio se enquadra na avaliação da situação trabalhista. Dor lombar está entre as principais causas de afastamento trabalhista e um maior tempo de afastamento correlaciona-se com pior prognóstico.

A irradiação da dor é extremamente útil no diagnóstico das hérnias de disco lombares. Uma irradiação típica permite estabelecer a raiz nervosa acometida, enquanto irradiação acima dos joelhos ou sem trajeto específico não sugere radiculopatia.

A presença de claudicação é um sinal importante no diagnóstico da estenose de canal lombar, doença que afeta a população mais idosa. Essa claudicação neurogênica, também chamada de pseudoclaudicação, deve ser diferenciada da claudicação vascular relacionada à insuficiência arterial dos membros inferiores. Clinicamente ela se caracteriza por dor e paretesias afetando um ou ambos os membros inferiores, região lombar e nádegas. Às vezes, a principal queixa é de fraqueza muscular ou sensação de peso nas pernas. Caracteristicamente, os sintomas ocorrem com a ortostase ou a marcha, melhorando rapidamente com a flexão lombar ou o repouso.

Finalmente, toda avaliação de dor lombar deve ser complementada com uma avaliação do grau de incapacidade funcional que permita o acompanhamento evolutivo do paciente e uma reabilitação direcionada para suas necessidades.

SÍNDROMES CLÍNICAS

Contratura muscular

Caracterizada por dor lombar, sem irradiação, de início súbito, relacionada com sobrecarga mecânica ou vício postural prolongado, esta é a principal forma de dor lombar aguda. A causa provável da dor é uma lesão muscular, da fáscia ou estruturas ligamentares. O tratamento é sempre conservador, com calor local, analgésicos, anti-inflamatórios e mobilização precoce.

Lombalgia mecânica comum

A principal causa de dor lombar crônica é denominada lombalgia inespecífica ou lombalgia mecânica comum (LMC). Trata-se de uma dor lombar uni ou bilateral que pode apresentar irradiação para nádegas e região sacral. Frequentemente a dor tem início insidioso, sem fatores desencadeadores reconhecidos, porém pode também ocorrer na evolução de qualquer outra causa de dor lombar aguda. A investigação laboratorial é normal, e exames de imagem mostram alterações degenerativas inespecíficas. O ponto crítico para o clínico é diferenciar a LMC de lombalgias sintomáticas com outras causas subjacentes.

Muito embora seja a forma mais comum de lombalgia crônica, é também a que causa mais insegurança e erros diagnósticos.

A origem do estímulo nociceptivo na LMC não é bem conhecida. Acredita-se atualmente que a LMC seja uma síndrome heterogênea que, em grande parte, faz parte das situações de dor crônica funcionais relacionadas com disfunção no controle de dor no sistema nervoso central. O importante papel de fatores de risco psicossociais e alterações de exames de neuroimagem funcional têm corroborado essa hipótese.

O tratamento é, quase sempre, conservador, incluindo educação do paciente, cinesioterapia e fortalecimento muscular. Atividades físicas devem ser estimuladas, e afastamento do trabalho, desencorajado. Medicamentos analgésicos, miorrelaxantes, antidepressivos e anticonvulsivantes têm sido utilizados com resposta clínica variada.

Hérnia discal com radiculopatia

A hérnia discal pode ser definida como o deslocamento do núcleo pulposo além dos limites do anel fibroso. Ocorre mais frequentemente entre a terceira e quarta décadas de vida, acometendo principalmente os discos L4-L5 e L5-S1 (com radiculopatia das raízes L4, L5 ou S1). O quadro clínico típico é de dor lombar aguda após esforço em flexão lombar com dor irradiada para um dos membros inferiores até o pé e com trajeto típico da raiz acometida (Tabela 1).

TABELA 1 Características das radiculopatias lombares

Raiz L4	
Trajeto da dor	Nádega – face anterolateral da coxa – borda anterior da perna
Déficit motor	Dorsiflexão do pé
Reflexo	Patelar
Raiz L5	
Trajeto da dor	Nádega – face posterolateral da coxa – face lateral da perna até o tornozelo – região dorsal do pé e hálux
Déficit motor	Dorsiflexão do hálux
Reflexo	–
Raiz S1	
Trajeto da dor	Nádega – face posterior da coxa – face posterior da perna – região plantar do pé
Déficit motor	Flexão plantar do pé
Reflexo	Aquileu

O diagnóstico é baseado na história clínica característica associada ao exame físico com contratura muscular, limitação e piora da dor à flexão lombar, sinais de envolvimento radicular e sinal de Lasègue positivo. Exames de imagem (geralmente RM) são úteis apenas na correlação dos achados clínicos e alterações anatômicas. É importante ressaltar que a compressão de uma raiz nervosa pelo disco herniado não explica totalmente o desenvolvimento de dor radicular, que é consequente, em parte, ao desenvolvimento de um processo inflamatório ao redor da raiz acometida. Isso explica a observação de pacientes assintomáticos com hérnia discal presente no exame de RM.

O tratamento inicial é conservador. Inclui repouso nos primeiros 7 a 10 dias. A mobilização progressiva deve ser encorajada a seguir, porém, atividades em flexão e envolvendo levantamento de peso devem ser evitadas por 8 a 12 semanas. O tratamento medicamentoso inclui corticosteroides, analgésicos simples ou opioides e anti-inflamatórios em dose plena. O uso de corticosteroides por via epidural pode ser útil em alguns casos. A maioria dos pacientes com hérnia discal evolui bem com o tratamento conservador. No entanto, a cirurgia pode ser indicada em casos não responsivos após oito semanas de tratamento, em casos que permanecem hiperálgicos, quando ocorre uma evolução do déficit motor, ou na presença de um déficit motor maior e na ocorrência rara de síndrome da cauda equina, que constitui uma emergência cirúrgica. A discectomia cirúrgica leva à melhora dos sintomas mais rapidamente do que o tratamento conservador. No entanto, apesar da melhora precoce, não existem diferenças nos resultados clínicos tardios entre os pacientes operados ou tratados conservadoramente.

Estenose do canal lombar

A síndrome clínica do canal lombar estreito (CLE) é consequência da falta de espaço para os elementos neurais no interior do canal espinal. Ocorre após a quinta década de vida, com frequência crescente após o envelhecimento. CLE pode ser classificado em diversas formas, porém, a forma mais frequente, que é abordada aqui, é a forma adquirida, decorrente dos processos degenerativos progressivos associados com hipertrofia ligamentar, protrusões discais, cistos facetários, espondilolistese e escoliose, que, associados com pedículos constitucionalmente curtos, levam ao menor volume do canal. Essa estenose do canal pode ser observada na RM ou TC, porém, não existem sinais radiográficos patognomônicos para a doença, que depende dos achados clínicos característicos para o diagnóstico. CLE deve ser suspeitado em pacientes referindo claudicação associada com a presença de lombalgia crônica, dor e fraqueza na(s) perna(s), com trajeto de várias raízes e piora na extensão lombar. Essa claudicação neurogênica deve ser diferenciada de causas vasculares. Nesse mesmo sentido, é importante lembrar que, na população geriátrica, muitas causas distintas podem levar à dor na perna, e a própria dor lombar é altamente prevalente. Portanto, é importante estabelecer com precisão a origem da dor.

O tratamento inicial é conservador, incluindo analgésicos e reabilitação. A cinesioterapia deve ser iniciada com exercícios físicos em flexão, que permitem maior adesão e progressivo ganho de condicionamento cardiopulmonar e fortalecimento muscular. A cirurgia está indicada para pacientes com dor radicular e incapacitados pela claudicação neurogênica.

TRATAMENTO CIRÚRGICO

A imensa maioria dos pacientes com dor lombar não tem indicação cirúrgica. A evolução natural das causas agudas de dor lombar é favorável após algumas semanas. Ainda assim, como a lombalgia é uma condição extremamente frequente, o número absoluto de pessoas que evoluem com dor crônica é bastante alto. Comumente esses pacientes cursam com um quadro resistente ao tratamento e são avaliados por vários profissionais de diferentes especialidades. Consequentemente, a taxa de cirurgias realizadas para o tratamento de lombalgia tem aumentado constantemente. Ainda assim, as indicações de tratamento cirúrgico, baseadas em evidências científicas que demonstrem superioridade ao tratamento conservador, são limitadas a apenas algumas situações específicas (Tabela 2).

TABELA 2 Indicações cirúrgicas no tratamento da dor lombar

▪ Déficit motor maior recente
▪ Déficit motor progressivo
▪ Síndrome da cauda equina
▪ Radiculopatia persistente apesar de tratamento conservador após 6-8 semanas
▪ Claudicação, com impacto importante na qualidade de vida, sem resposta ao tratamento conservador

LOMBALGIA – EXERCÍCIOS FÍSICOS E TRATAMENTO FISIOTERÁPICO

A maioria dos casos de lombalgia tem características mecânicas, ou seja, pioram com o movimento. Por isso mesmo, esses pacientes tendem a limitar suas atividades e, inclusive, tradicionalmente recebiam recomendação de repouso prolongado. Hoje existem fortes evidências contrárias a essa prática.

No caso de lombalgia aguda, o repouso deve ser permitido por dois a três dias, sem contraindicação para manutenção de atividades físicas leves. Nos casos de hérnia discal, com dor radicular aguda, o repouso é indicado por 10-14 dias. Além desse período curto de limitação, o repouso deve ser desencorajado.

Todos os casos de dor subaguda ou crônica irão se beneficiar de alguma forma de atividade física. Existem fortes evidências na literatura demonstrando a superioridade de manter-se ativo *versus* repouso prolongado. Ainda assim, não existem evidências claras quanto à superioridade de uma atividade física específica.

Da mesma forma, várias formas de cinesioterapia têm sido utilizadas, incluindo alongamentos, fortalecimento do core, exercícios funcionais e pilates. A evidência científica permanece forte na comparação da realização dessas atividades *versus* não fazer nada, porém sem superioridade de uma dessas atividades sobre as demais.

REFERÊNCIAS BIBLIOGRÁFICAS

1. Bailly F, Trouvin AP, Bercier S, Dadoun S, Deneuville JP, Faguer R, et al. Clinical guidelines and care pathway for management of low back pain with or without radicular pain. Joint Bone Spine. 2021;88(6):105227.
2. Borenstein D. Mechanical low back pain: a rheumatologist's view. Nat Rev Rheumatol. 2013;9:643-53.
3. Cancelliere C, Donovan J, Stochkendahl MJ, Biscardi M, Ammendolia C, Myburgh C, et al. Factors affecting return to work after injury or illness: best evidence synthesis of systematic reviews. Chiropr Man Ther. 2016;24:32.
4. Chiarotto A, Koes BW. Nonspecific low back pain. N Engl J Med. 2022 5;386(18):1732-40.
5. Chou R, Quaseem A, Snow V, Casey D, Cross JT Jr, Shekelle P, et al. Diagnosis and treatment of low back

pain: a joint clinical practice guideline from the American College of Physicians and the American Pain Society. Ann INt Med. 2007;147:478-94.

6. Chou R. Low back pain. Ann Intern Med. 2021; 174(8):ITC113-ITC128.
7. Corp N, Mansell G, Stynes S, Wynne-Jones G, Morsø L, Hill JC, et al. Evidence-based treatment recommendations for neck and low back pain across Europe: A systematic review of guidelines. Eur J Pain. 2021;25(2):275-95.
8. Feitosa AS, Lopes JB, Bonfa E, Halpern ES. A prospective study predicting outcome of chronic low back pain and physical therapy: role of fear-avoidance belief's and extraspinal pain. Rev Bras Reumatol. 2016;56:384-90.
9. Foster NE, Anema JR, Cherkin D, Chou R, Cohen SP, Gross DP, et al. & Lancet Low Back Pain Series Working Group. Prevention and treatment of low back pain: evidence, challenges, and promising directions. Lancet. 2018;391:2368-83.
10. Katz JN, Zimmerman ZE, Mass H, Makhni MC. diagnosis and management of lumbar spinal stenosis: a review. JAMA. 2022;327(17):1688-99.
11. Knezevic NN, Candido KD, Vlaeyen JWS, Van Zundert J, Cohen SP. Low back pain. Lancet. 2021;398:78-92.
12. Mahler C, Underwood M, Buchbinder R. Non-specific low back pain. Lancet. 2017;389:736-47.
13. Manchikanti L, Singh V, Falco FJ, Benyamin RM, Hirsch JA. Epidemiology of low back pain in adults. Neuromodulation. 2014;17:3-10.
14. Marty M. Lumbar spinal stenosis in the elderly: determinants of the treatment decision. Rev du Rhum Monogr. 2011;78:41-5.
15. Ramond A, Bouton C, Richard I, Roquelaure Y, Baufreton C, Legrand E, et al. Psychosocial risk factors for chronic low back pain in primary care a systematic review. Fam Pract. 2011;28:12-21.
16. Roren A, Daste C, Coleman M, Rannou F, Freyssenet D, Moro C, et al. Physical activity and low back pain: A critical narrative review. Ann Phys Rehabil Med. 2022;66(2):101650.
17. Tonosu J, Oka H, Higashikawa A, Okazaki H, Tanaka S, Matsudaira K, et al. The associations between magnetic resonance imaging findings and low back pain: a 10-year longitudinal analysis. Plos One. 2017;12:1-10.

28

Articulação temporomandibular

Mauro Waldemar Keiserman
José Pedro Duarte Hillal
Camila Ribeiro Dutra

INTRODUÇÃO

A articulação temporomandibular (ATM) é responsável pelo encaixe da mandíbula com o restante da estrutura óssea do crânio. É essencial para promoção das funções mastigatória e fonatória através de movimentos de elevação e depressão, bem como protrusão e retração mandibular. Essa cinética é promovida pelos músculos hioides e músculos mastigatórios: temporal, masseter, pterigoideo lateral e medial.

EPIDEMIOLOGIA

Doenças e quadros álgicos envolvendo a ATM são mais frequentes em mulheres, acometendo anualmente mais de 5 milhões de pessoas nos EUA e até 31% da população adulta e idosa no mundo todo. É causadora de afastamentos de atividade laboral e aumento do custo dos serviços de saúde mundialmente.

QUADRO CLÍNICO

Disfunções da ATM apresentam-se como um dos principais motivos de consultas por queixa de dor orofacial, bem como são responsáveis por uma parcela dos quadros de cefaleia (tensional ou enxaquecosa) e dor cervical. A queixa de dor mastigatória, sensação de "cliques" durante a movimentação da articulação e cefaleia local aumentará o grau de suspeição. Em quadros atípicos e mais graves o paciente poderá queixar-se de sensação de ouvido cheio, zumbido, tontura, dor orbitária e occipital.

Diversos pacientes apresentarão distúrbios de amplificação dolorosa (fibromialgia, síndrome de fadiga crônica) ou outros diagnósticos (bruxismo, distúrbios de humor e síndrome do intestino irritável) em concomitância com acometimento da ATM. Outros fatores de risco para o desenvolvimento de disfunção da ATM incluem obesidade, hipertensão arterial sistêmica e síndrome metabólica.

Sintomas de dor ou desconforto em região da ATM podem ocorrer em pacientes com doenças reumatológicas (como nas artrites), por deposição de cristais ou infecciosas (Quadro 1).

QUADRO 1 Quadros comuns na reumatologia e sua relação com a articulação temporomandibular (ATM)

Artrite reumatoide	Acometimento geralmente mais tardio no curso da doença. Dor bilateral e edema em região pré-auricular
Artrite psoriásica	Ocorre em menor porcentagem de pacientes, geralmente acometendo a ATM de maneira unilateral
Espondilite anquilosante	Dor e limitação acometendo em torno de um terço dos pacientes durante o curso da doença, podendo evoluir para anquilose
Osteoartrite (OA)	Acometimento mais comum na população em geral. Pode apresentar-se como OA primária (idiopática) ou secundária (trauma, infecção ou inflamação)

DIAGNÓSTICO

Anamnese dirigida para doenças da ATM é essencial no consultório médico devido à frequência de acometimento dessa articulação no diagnóstico diferencial de condições clínicas e reumatológicas. Questionamentos acerca de dificuldade e dor durante mastigação, cefaleias frequentes, histórico de trauma local recente ou tratamento prévio para sintomas de ATM permitem suspeita durante a avaliação. O histórico de trauma cervical (observado comumente na síndrome do chicote em acidentes automobilísticos) deve ser investigado. A história de quedas, na infância, com traumatismo condilar pode ser de difícil confirmação na anamnese e é um fator de risco importante para desenvolvimento de complicações como dor e disfunção da ATM na idade adulta.

O **exame físico** deve ser iniciado por inspeção, visando avaliar alinhamento da face e mandíbula. O médico deverá, através da palpação, buscar dor e edema no local da articulação (mantendo a mandíbula relaxada, aplicar leve pressão em região lateral e posterior da articulação), buscando por acometimento capsular. A palpação bilateral da musculatura temporal e do masseter permite investigação de síndrome miofascial. Crepitação e cliques podem ser encontrados em pacientes com doenças de ATM através do movimento ativo de abertura e movimentação lateral da mandíbula.

Alguns pacientes poderão necessitar da realização de exames de imagem, em caso de dúvida diagnóstica ou refratariedade às medidas comportamentais instituídas. A radiografia panorâmica ou tomografia computadorizada de feixe cônico, visando obter uma imagem dentária, são opções preconizadas.

TRATAMENTO

Pela variedade de causas da ATM, sendo estas, muitas vezes, associadas no processo causador da disfunção, o tratamento deverá visar uma abordagem multidisciplinar junto de fisioterapeutas, dentistas e psicólogos. O tratamento farmacológico a ser empregado poderá garantir alívio sintomático com maior brevidade.

Entre as opções medicamentosas, o uso de anti-inflamatórios não esteroides é a primeira opção analgésica. Em caso de contraindicação, pode-se lançar mão de relaxantes musculares e moduladores de dor crônica devido à prevalência neste grupo de pacientes. Agentes tópicos como creme de capsaicina e diclofenaco podem ser utilizados e a infiltração de ácido hialurônico demonstrou benefícios em pacientes com sintomas refratários à terapia conservadora.

Em caso de acometimento da ATM secundário a doença inflamatória (p. ex., artrite reumatoide e artrite psoriásica, entre outras), devemos buscar remissão da doença de base associada ao tratamento sintomático focado na ATM.

Pacientes com quadros refratários ao tratamento não invasivo (medicamentoso, comportamental) devem ser encaminhados para cirurgião bucomaxilofacial.

REFERÊNCIAS BIBLIOGRÁFICAS

1. Aaron LA, Burke MM, Buchwald D. Overlapping conditions among patients with chronic fatigue syndrome, fibromyalgia, and temporomandibular disorder. Archives of Internal Medicine. 2000;160(2):221.
2. Bae SS, Aronovich S. Trauma to the pediatric temporomandibular joint. Oral Maxillofac Surg Clin North Am. 2018;30(1):47-60.
3. Conti AC, Oltramari PV, Navarro R, Almeida MR. Examination of temporomandibular disorders in the orthodontic patient: A clinical guide. J Appl Oral Sci. 2007;15(1):77-82.
4. Ferneini EM. Temporomandibular joint disorders (TMD). J Oral Maxillofac Surg. 2021;79(10):2171-2.
5. Häggman-Henrikson B, List T, Westergren H, Axelsson S. Temporomandibular disorder pain after whiplash trauma: A systematic review. J Orofac Pain. 2013;27(3):217-26.
6. Lomas J, Gurgenci T, Jackson C, Campbell D. Temporomandibular dysfunction. Aust J Gen Pract. 2018;47(4):212-5.
7. Mélou C, Pellen-Mussi P, Jeanne S, Novella A, Tricot-Doleux S, Chauvel-Lebret D. Osteoarthritis of the temporomandibular joint: A narrative overview. Medicina. 2022;59(1):8.
8. Valesan LF, Da-Cas CD, Réus JC, Denardin AC, Garanhani RR, Bonotto D, et al. Prevalence of temporomandibular joint disorders: A systematic review and meta-analysis. Clin Oral Invest. 2021;25(2):441-53.
9. Velly AM, Fricton J. The impact of comorbid conditions on treatment of temporomandibular disorders. J Am Dent Assoc. 2011;142(2):170-2.
10. Warburton G, Gordon S, Emmerling RM. The temporomandibular joint. In: Hochberg MC, et al. Rheumatology. 8.ed. v. 1. Philadelphia: Elsevier; 2023. p.718-85.

29

Articulação esternoclavicular

Mauro Waldemar Keiserman
José Pedro Duarte Hillal
Camila Ribeiro Dutra

A articulação esternoclavicular é uma articulação diartrodial composta pelo esterno e pela clavícula. Ela é estabilizada pelo ligamento capsular posterior, ligamento esternoclavicular anterior e ligamento interclavicular. O ligamento costoclavicular e o ligamento do disco interarticular se ligam à primeira costela para fornecer maior estabilidade.

Esta articulação pode apresentar alterações isoladamente, sem manifestações sistêmicas, ou compor quadro clínico mais amplo.

SUBLUXAÇÕES E LUXAÇÕES

Compreendem em torno de 3% das luxações dos membros superiores e cerca de 1% de todas as luxações. As lesões da articulação esternoclavicular podem ser de origem traumática, como por acidente automobilístico, esportes de contato físico, subluxação ou luxação devido a instabilidade e frouxidão ligamentar (que ocorre principalmente em mulheres) e, em crianças, devido à tração dos membros superiores. A queixa é dor aos movimentos do membro superior ou mesmo

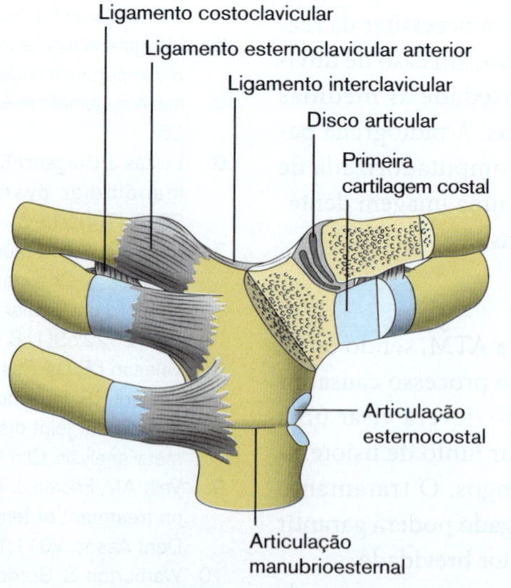

FIGURA 1 Anatomia da articulação esternoclavicular.

em repouso e a observação de deformidade, dependendo do grau da lesão.

Exame físico

- Inspeção: observar as proeminências do esterno e da clavícula. Na luxação, a deformidade é facilmente observada. Pode haver edema e o ombro ipsilateral parecerá mais curto.
- Palpação: dor, edema e sensibilidade no local podem ser facilmente observados devido à superficialidade desta articulação.
- Mobilidade: abdução e elevação do membro podem acentuar a proeminência. O braço e o ombro podem ter diminuição da amplitude de movimento. Virar a cabeça para o lado afetado pode aliviar a dor.

Características das luxações (posteriores e anteriores)

Luxações posteriores costumam ser mais graves, podendo afetar estruturas profundas–, causando lesão do plexo vasculonervoso, lesão mediastinal, disfagia, dispneia, estridor ou parestesia do membro superior. Ao exame, podem ser observadas alteração da coloração do membro afetado, diminuição de pulsos periféricos e taquipneia.

Luxações anteriores podem passar despercebidas, quando pequenas, e permanecer sem atenção por algum tempo.

As lesões são subdivididas em três tipos:

1. Entorse da articulação esternoclavicular, mas sem frouxidão ou dor.
2. Ruptura dos ligamentos da articulação, permanecendo intactos os ligamentos costoclaviculares.
3. Ruptura da articulação e dos ligamentos costoclaviculares ocasionando a luxação da articulação.

Exames de imagem

A radiografia simples de tórax em anteroposterior é o exame inicial de escolha para avaliar as estruturas acometidas. Nas luxações anteriores, a incidência anteroposterior mostrará a clavícula afetada acima da contralateral. Nas luxações posteriores, a clavícula afetada se encontrará abaixo da contralateral.

Após confirmação por meio da imagem radiográfica, o próximo exame de escolha para avaliação de estruturas adjacentes é a tomografia computadorizada e, na suspeita de lesão vascular, deve-se realizar angiotomografia.

A ultrassonografia pode ser utilizada para avaliação das luxações posteriores, porém não é tão eficaz quanto a tomografia.

Tratamento

Lesões sem necessidade de correção cirúrgica são manejadas com repouso do membro afetado usando tipoias, fisioterapia e analgesia.

ARTRITE SÉPTICA DA ARTICULAÇÃO ESTERNOCLAVICULAR

A infecção da articulação esternoclavicular é rara (menos de 1% das infecções dos ossos e das articulações) e, geralmente, ocorre em homens na quarta a quinta décadas de vida.

Ao exame físico notam-se calor, dor e edema local com variável comprometimento do estado geral e hipertermia. Na artrite séptica, usualmente, o acometimento é unilateral, enquanto na artrite reumatoide, o acometimento pode ser bilateral.

Nos exames laboratoriais, podemos encontrar leucocitose com desvio e aumento de reagentes de fase aguda. O padrão-ouro para o diagnóstico é a artrocentese. O líquido deverá ser analisado para presença de bactérias por coloração de gram e cultura, exame citológico e pesquisa de cristais.

Osteomielite, derrame articular ou abscesso nas proximidades podem ser evidenciados na ressonância magnética.

Tratamento

O tratamento de escolha é lavagem articular e desbridamento associado a antibiótico endovenoso guiado por cultura. Casos muito avançados podem necessitar de ressecção da clavícula medial.

TUBERCULOSE DA ARTICULAÇÃO ESTERNOCLAVICULAR

A tuberculose da articulação esternoclavicular é uma doença rara de caráter crônico, progressivo e muito dolorosa. A dor pode ser referida no ombro, dificultando, assim, o diagnóstico. A infecção ocorre por disseminação hematogênica através da artéria supraescapular ou por contiguidade de doença do ápice pulmonar. Pacientes com dor em ombro ou na articulação esternoclavicular por mais de três semanas e sem uma causa clara devem ser submetidos a exame de imagem.

SÍNDROME SAPHO

A síndrome SAPHO é uma condição rara, caracterizada por achados de **s**inovite, **a**cne, **p**ustulose palmoplantar, **h**iperostose e **o**steíte. Acomete mais frequentemente mulheres de meia-idade e sua patogênese é desconhecida. As articulações mais frequentemente envolvidas são esternoclavicular e as primeiras articulações esternocostais (em até 96% dos casos), seguidas pela articulação sacroilíaca e coluna vertebral. Até 30% dos pacientes com SAPHO possuem HLAB27 positivos.

As principais manifestações são vermelhidão na pele, dor e edema no local associados a hipertrofia óssea da articulação esternoclavicular.

A radiografia simples da articulação esternoclavicular pode mostrar esclerose óssea subcondral, erosões e entesopatia. Os achados geralmente são assimétricos. Em pacientes com doença de curta duração os achados radiológicos podem estar ausentes. A cintilografia óssea pode ajudar no diagnóstico mostrando processo inflamatório na região anterior do tórax com o aspecto em "chifre de boi", pois o radiotraçador fica evidente bilateralmente e a tomografia computadorizada vai mostrar os achados mais característicos, que são hiperostose e osteíte precocemente em 45% dos casos.

O diagnóstico diferencial se faz com osteossarcoma, sarcoma de Ewing, osteomielite, doença de Paget e osteoartrite.

ENVOLVIMENTO DA ARTICULAÇÃO ESTERNOCLAVICULAR NA POLIMIALGIA REUMÁTICA

Existem raros relatos de hipertrofia da articulação esternoclavicular em pacientes com polimialgia reumática. Esses pacientes podem apresentar erosões na articulação esternoclavicular em 11 a 41% dos casos. Portanto, a artrite da articulação esternoclavicular pode ser um achado na polimialgia reumática.

SÍNDROME DE TIETZE

A síndrome de Tietze é uma causa de dor torácica atípica. Envolve, mais frequentemente, as articulações esternoclavicular, costocondral e esternocostal, sendo benigna e de caráter autolimitado. Acomete preferencialmente pacientes jovens em torno de 35 anos. Ainda sem etiologia clara, porém alguns estudos sugerem que decorra de múltiplos microtraumas na parede anterior do tórax. Sua relação com as espondiloartrites não está bem definida.

Ao exame físico notam-se dor, edema e sensibilidade no lado afetado, sendo sua principal característica o acometimento unilateral. A dor pode irradiar para o ombro e braço ipsilateral.

O diagnóstico é realizado através de exame físico, exames laboratoriais e de imagem. Durante a crise pode-se observar leucocitose, aumento de provas inflamatórias e até febre. No ultrassom, é evidenciado edema de partes moles e na ressonância magnética pode-se notar processo inflamatório articular e edema ósseo.

O diagnóstico diferencial deve ser dirigido para afecções de origem cardiológica (p. ex., síndrome coronariana aguda) e costocondrite (onde não vemos edema e há mais de uma articulação afetada). O tratamento é realizado com analgésicos e anti-inflamatórios não hormonais.

POLICONDRITE RECIDIVANTE

A policondrite recidivante é uma doença imunomediada que afeta principalmente o tecido cartilaginoso. Pode afetar as cartilagens de todo o corpo, mas na grande maioria dos casos acomete orelhas, nariz, olhos, articulações e trato respiratório. Pode envolver também o sistema nervoso central, vasos e pele.

Ao exame físico, há edema e importante eritema nas cartilagens afetadas e, após recidivas, são observadas deformidades em pavilhão auditivo ou nariz em sela devido à destruição cartilaginosa. Sintomas constitucionais como febre, fadiga e mal-estar podem estar presentes.

O envolvimento paraesternal, comprometendo articulação esternoclavicular, costocondral e manúbrio-esternal é típico. Cerca de um terço dos pacientes irão apresentar artrite periférica e não há predileção por articulações grandes ou pequenas.

Exames laboratoriais mostram elevação de reagentes de fase aguda, anemia de doença crônica e trombocitose. Durante o curso da doença, a artrite pode se resolver em dias ou semanas de forma espontânea.

REFERÊNCIAS BIBLIOGRÁFICAS

1. Edwin J, Ahmed S, Verma S, Tytherleigh-Strong G, Karuppaiah K, Sinha J. Swellings of the sternoclavicular joint: review of traumatic and non-traumatic pathologies. EFORT Open Rev. 2018;3(8):471-84.
2. Guglielmi G, Cascavilla A, Scalzo G, Salaffi F, Grassi W. Imaging of sternocostoclavicular joint in spondyloarthropaties and other rheumatic conditions. Clin Exp Rheumatol. 2009;27(3):402-8.
3. Himuro H, Kurata S, Nagata S, Sumi A, Tsubaki F, Matsuda A, et al. Imaging features in patients with SAPHO/CRMO: a pictorial review. Jpn J Radiol. 2020;38(7):622-9.
4. Ilgen U, Turan S, Emmungil H. Bull's head sign in a patient with SAPHO Syndrome. Balkan Med J. 2019;36(2):139-40.
5. Dhawan R, Singh RA, Tins B, Hay SM. Sternoclavicular joint. Shoulder Elbow. 2018;10(4):296-305.
6. Kiel J, Ponnarasu S, Kaiser K. Sternoclavicular Joint Injury. 2022 Aug 29. In: StatPearls [Internet]. Treasure Island (FL): StatPearls Publishing; 2022.
7. Mathew SD, Battafarano DF, Morris MJ. Relapsing polychondritis in the Department of Defense population and review of the literature. Semin Arthritis Rheum. 2012;42(1):70-83.
8. Meshkov AD, Novikov PI, Zhilyaev EV, Ilevsky IDJ, Moiseev SV. Tofacitinib in steroid-dependent relapsing polychondritis. Ann Rheum Dis. 2019;78(7):e72.
9. Prakash J, Sareen A, Arora P, Chopra RK. Sternoclavicular tuberculosis: An atypical imitator of refractory shoulder pain. Int Orthop. 2019;44(4):693-8.
10. Przepiera-B-dzak H, Brzosko M. SAPHO syndrome: Pathogenesis, clinical presentation, imaging, comorbidities and treatment: A review. Adv Dermatol Allergol. 2021;38(6):937-42.
11. Rokicki W, Rokicki M, Rydel M. What do we know about Tietze's syndrome? Kardiochir Torakochirurgia Pol. 2018;15(3):180-2.
12. Rosenberg M, Conermann T. Tietze Syndrome. 2022 Oct 31. In: StatPearls [Internet]. Treasure Island (FL): StatPearls Publishing; 2022.
13. Tapscott DC, Benham MD. Sternoclavicular joint infection. 2022. In: StatPearls [Internet]. Treasure Island (FL): StatPearls Publishing; 2022.
14. Valkema PA, Luymes CH, Witteveen JE, le Cessie S, Appelman-Dijkstra NM, Hogendoorn PC, et al. High prevalence of autoimmune disease in the rare inflammatory bone disorder sternocostoclavicular hyperostosis: survey of a Dutch cohort. Orphanet J Rare Dis. 2017;12(1):20.
15. Yamamoto K, Oka K, Hasegawa K, Otsuka F. Sternoclavicular joint hypertrophy involved in polymyalgia rheumatica. Int Med. 2021;60(18):3057.
16. Yu M, Cao Y, Li J, Zhang Y, Ye Y, Wang L, et al. Anterior chest wall in SAPHO syndrome: magnetic resonance imaging findings. Arthritis Res Ther. 2020;22(1):216.

Ombro doloroso

Lissiane Karine Noronha Guedes
Henrique Ayres Mayrink Giardini

CONCEITO

A dor no ombro é uma queixa comum e pode ser causada por distúrbios intrínsecos ou se tratar de uma dor referida (distúrbios extrínsecos). Causas intrínsecas incluem lesões ou inflamação das articulações do ombro, tendões ou outras estruturas periarticulares como bursas, ligamentos e labrum. Pode ser aguda ou crônica, traumática ou não. Revisamos as causas mais comuns e a melhor abordagem clínica e de exames complementares. Começaremos com uma breve revisão da anatomia.

ANATOMIA

Uma complexa rede de estruturas dota o ombro de grande mobilidade. Constituem essa rede:

1. **Ossos**: úmero proximal, escápula, clavícula, costelas da caixa torácica (Figura 1).
2. Articulações: glenoumeral, acromioclavicular, esternoclavicular e escapulotorácica (articulação não verdadeira). A glenoumeral é a grande responsável pela mobilidade. Nela, 35% da cabeça umeral é recoberta pela glenoide, bastante rasa. E o labrum, uma estrutura fibrocartilaginosa localizada em sua borda, ajuda a ampliar e estabilizar esta conexão.
3. Músculos e tendões: supraespinhoso (abdução), infraespinhoso (rotação externa), redondo menor (rotação externa e abdução) e subescapular (rotação interna e adução) (Figura 2A) formam o manguito rotador e estabilizam a cabeça umeral nos movimentos. O tendão da cabeça longa do bíceps passa pelo sulco bicipital, entre os tubérculos maior e menor, mergulhando na articulação glenoumeral, para se ligar à porção superior do labrum. O espaço entre acrômio, processo coracoide e ligamento coracoacromial forma o túnel rígido do supraespinhoso ou subacromial.
4. Bursas: subacromial é a principal do ombro, localizada sob o acrômio. Na Figura 2B, corresponde à estrutura com hipersinal em T2,

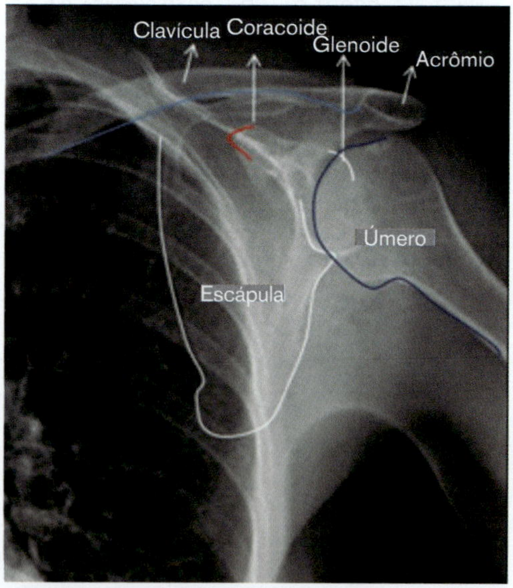

FIGURA 1 Radiografia anteroposterior de ombro mostrando úmero articulando com a glenoide da escápula e clavícula articulando com o acrômio. Coracoide é uma proeminência anterior à glenoide.

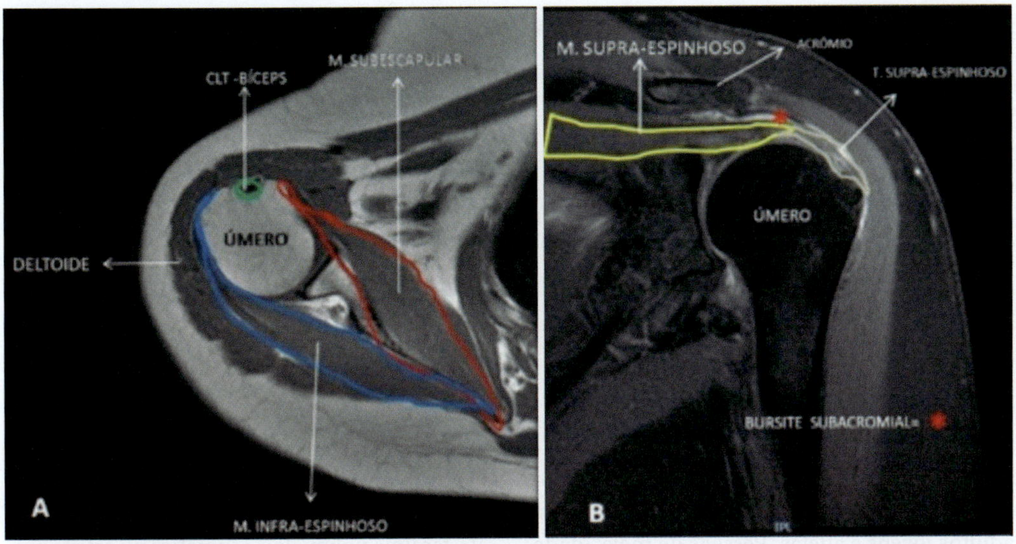

FIGURA 2 (A) Ressonância magnética em T1 corte transversal abaixo do coracoide, mostrando a cabeça longa do tendão do bíceps (CLT-bíceps) na goteira bicipital. Músculo subescapular: músculo e tendão subescapular inserindo medialmente ao bíceps no tubérculo menor do úmero e músculo e tendão intraespinhoso inserindo lateralmente ao bíceps no tubérculo maior do úmero. (B) Ressonância magnética em T2 com supressão de gordura. Músculo supraespinhoso: músculo e tendão inserindo no tubérculo maior do úmero, passando sob o acrômio.

na ressonância magnética, marcada com o asterisco. Existem ainda: a bursite subcoracóidea (anterior) e subescapular (posterior, na borda medial e superior da escápula), capazes de inflamar e gerar dor localizada.

EPIDEMIOLOGIA E CAUSAS MAIS COMUNS

A dor em ombro é queixa frequente, com prevalência de 7%-10% entre adultos. A maioria dos pacientes apresenta um distúrbio intrínseco no ombro. Porém, isquemia cardíaca, doença hepatobiliar e lesão intra-abdominal podem se manifestar como dor referida no ombro – causas extrínsecas (Tabela 1).

Vários fatores de risco podem ajudar a diferenciar as causas intrínsecas de dor no ombro. Dentre eles, destacamos a história de trauma, *diabetes mellitus*, idade, profissão e atividades esportivas desempenhadas. Com relação à faixa etária: lesões esportivas devido ao uso excessivo

TABELA 1 Causas de dor no ombro

Intrínsecas: lesão anatômica local	Extrínsecas: neurológicas, referidas
▪ Síndrome do impacto	▪ Radiculopatia C5-C6
▪ Tendinopatia de manguito rotador	▪ Compressão de nervo supraescapular
▪ Tendinopatia de cabo longo do bíceps	▪ Lesões de plexo braquial
▪ Tendinopatia calcária	▪ Herpes-zóster
▪ Capsulite adesiva	▪ Lesões de medula espinal cervical
▪ Rupturas de manguito rotador	▪ Doença hepatobiliar
▪ Artropatia inflamatória glenoumeral	▪ Irritação diafragmática

(continua)

TABELA 1 Causas de dor no ombro *(continuação)*

Intrínsecas: lesão anatômica local	Extrínsecas: neurológicas, referidas
▪ Artropatia inflamatória acromioclavicular	▪ Isquemia miocárdica
▪ Osteoartrite glenoumeral	▪ Trombose de veia axilar
▪ Ombro de Milwaukee	▪ Síndrome do desfiladeiro torácico
▪ Osteoartrite acromioclavicular	▪ Pneumonia de lobo superior
▪ Bursite subacromial/subcoracóidea/subescapular	▪ Embolia pulmonar
▪ Fraturas ósseas e luxações articulares	▪ Tumor em ápice pulmonar
▪ Lesões de *labrum*	
▪ Instabilidade ligamentar multidirecional	

("tensão muscular"), lesões de *labrum*, instabilidade glenoumeral e entorse dos ligamentos acromioclaviculares são mais comuns em adolescentes, adultos jovens e atletas. Pessoas de meia-idade desenvolvem, mais comumente, a doença do manguito rotador: tendinopatia supraespinhal e/ou ruptura de tendão. Capsulite adesiva e osteoartrite glenoumeral também ocorrem mais nos idosos. O envolvimento bilateral do ombro não é incomum nessa população, mas devemos sempre afastar uma polimialgia reumática ou artrite reumatoide nesses casos. Detalharemos, a seguir, as causas intrínsecas glenoumerais mais comuns e suas características epidemiológicas (Tabela 2).

TABELA 2 Características epidemiológicas das causas intrínsecas glenoumerais

1. Trauma: sintomas agudos (menos de duas semanas) e história de trauma. Mais comum em jovens e atletas. Exemplos: ▪ separação acromioclavicular ▪ luxação glenoumeral ▪ fratura ou ruptura do manguito rotador
2. Doença do manguito rotador: uma das principais causas de dor no ombro: atinge pico de incidência (sintomas) aos 40-60 anos. A prevalência de anormalidades em imagens no manguito varia de 9,7% em menores de 20% a 62% em maiores de 80 anos. É sinônimo da síndrome do impacto subacromial. Engloba: ▪ tendinopatia do manguito; ▪ roturas tendíneas ▪ bursite subacromial Ocorre em todos os tendões do manguito (mais frequentemente supraespinhoso), mas pode englobar, inclusive, a cabeça longa do bíceps. As roturas tendíneas (parciais e completas) aumentam com a idade, normalmente assintomáticas, chegando a 30% nos maiores de 70 anos.
3. Tendinite calcária (calcífica, calcárea ou doença do depósito de apatita de cálcio): depósito de cristais de apatita de cálcio, sob a forma de carbonato ou hidroxiapatita. Acomete preferencialmente: ▪ supraespinhal ▪ infraespinhal ▪ bursa subacromial É frequentemente assintomática. Achado de imagem (radiografia simples e ultrassonografia): prevalência de 7%-36% em mulheres de meia-idade. Quando gera sintomas, está em fase reabsortiva, com um processo inflamatório importante de liquefação dos cristais. Clinicamente, pode mimetizar síndrome do impacto ou ser mais intensa e aguda, muitas vezes simulando artrite/bursite séptica. Pode ocorrer na evolução da doença do manguito (degenerativa) ou ser um processo inflamatório primário mediado por células.
4. Ombro de Milwaukee: trata-se de uma forma de artrite destrutiva (osteólise) do ombro relacionada à presença de cristais de fosfato básico de cálcio. ▪ Acomete principalmente mulheres idosas, sendo bilateral na maioria dos casos (60%-80%) e associada à patologia de manguito rotador. ▪ A fisiopatogênese desta entidade ainda é desconhecida, mas parece envolver ativação dos osteoclastos pelos cristais de fosfato básico de cálcio, culminando em intensa osteólise. Os exames de imagem mostram importante destruição óssea tanto da cabeça umeral quanto da glenoide.

(continua)

TABELA 2 Características epidemiológicas das causas intrínsecas glenoumerais *(continuação)*

5. Capsulite adesiva (ombro congelado): leva à restrição característica e prolongada dos movimentos e tem incidência de 3%-5%, mais em mulheres, de 40-60 anos. Pode ocorrer sem nenhum fator desencadeante óbvio, ou aparecer no contexto de: ▪ *diabetes mellitus* (mais de 20%) e patologias prévias de manguito ▪ após imobilização prolongada, acidente vascular cerebral, infarto agudo ▪ trauma ou cirurgia do ombro Evoluiu em três fases: ▪ fase dolorosa inicial: de meses, com pouca ou nenhuma rigidez ▪ fase de perda progressiva do movimento ▪ fase de resolução, em que ocorre melhora Apesar de ser um quadro autolimitado, a duração pode atingir de 3 a 5 anos, com sequelas persistentes em até 10% dos pacientes.

ETIOPATOGENIA DA DOR NO OMBRO

De uma forma geral, é multifatorial. Envolve: fatores de risco, fatores genéticos e da anatomia. Leva à dor por processo degenerativo ou inflamatório: articular, ósseo, tendíneo ou em estruturas extraglenoumerais.

Fatores anatômicos como a baixa coaptação da superfície da cabeça umeral na glenoide e a presença de um túnel subacromial rígido, onde há atrito repetitivo de tendões, predispõem a lesões como as luxações/lesões de labrum ou a síndrome do impacto subacromial, respectivamente. O túnel subacromial pode estar estreitado por esporões, acrômio ganchoso, fibrose ligamentar e/ou disfunção da musculatura do manguito, levando a uma posição anormal da cabeça umeral. Essa disfunção parece ser causa e consequência de muitas patologias do ombro, e ambas as condições se perpetuam mutuamente.

Com relação à capsulite adesiva, comumente associada a diabetes ou imobilização, inicia-se como uma reação inflamatória/autoimune da cápsula articular, evidenciada pela presença de citocinas, porém sem fator desencadeante conhecido. Evolui com ativa proliferação de fibroblastos na cápsula (hipertrofia), fibrose e transformação para miofibroblastos que causam contratura e redução do espaço articular.

AVALIAÇÃO CLÍNICA E DIAGNÓSTICO DIFERENCIAL

A seguir, uma abordagem passo a passo, que facilita a avaliação clínica, o diagnóstico diferencial e o encaminhamento adequado (Figura 3).

- **Primeiro passo:** traumático *versus* não traumático. O questionamento sobre trauma prévio é fundamental, pois requer avaliação ortopédica de urgência. O exame físico pode revelar deformidade e o paciente é, quase sempre, capaz de localizar a dor. Radiografias simples fazem o diagnóstico, na maioria dos casos. As lesões mais comuns são: fraturas da clavícula e do úmero proximal (Figura 4) e luxações da glenoumeral/acromioclavicular. Se as radiografias simples não revelam uma lesão, é provável que tenha ocorrido lesão dos tecidos moles e devemos seguir para o próximo passo.
- **Segundo passo:** extrínseco *versus* intrínseco. Uma história cuidadosa e um exame físico permitem essa distinção. Muitas vezes, se a causa é extrínseca, o paciente tem dificuldade em localizar a dor e apresenta sintomas associados como: dor no pescoço e braço na herniação discal cervical; e a sudorese com dispneia em uma isquemia miocárdica. O exame físico revela amplitude de movimento preservada e indolor.
- **Terceiro passo:** glenoumeral *versus* extraglenoumeral. Se houver um problema intrínseco, o médico deve determinar em seguida se seu foco é a articulação glenoumeral. Nesse ponto, o exame físico ajuda na diferenciação e requer avaliação estática e dinâmica (com atenção para a presença de discinesia escapular), palpação de estruturas, avaliação de força e reflexos, bem como manobras específicas que estão descritas no capítulo sobre

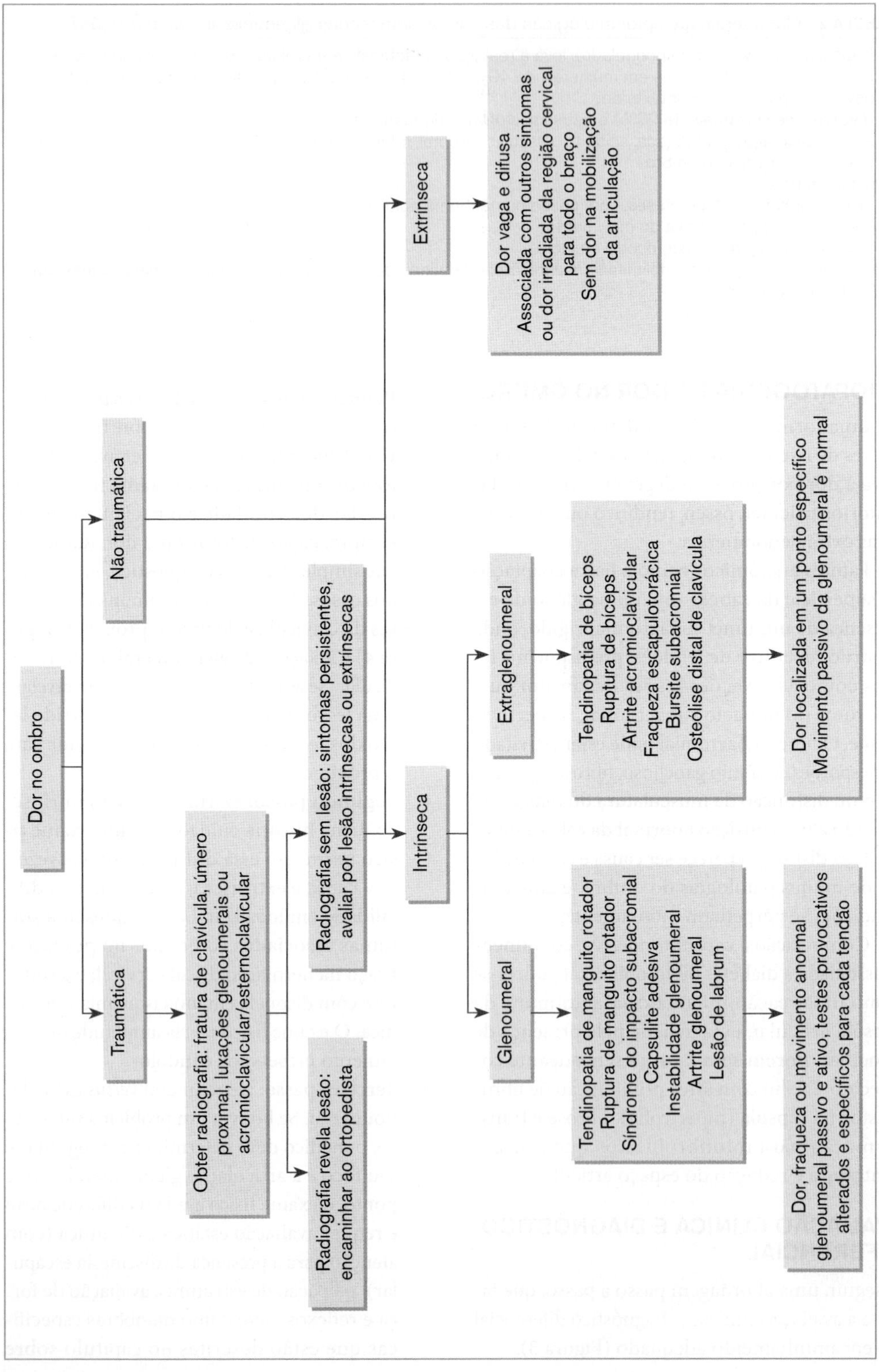

FIGURA 3 Esquema de abordagem clínica passo a passo.

exame físico. Geralmente, na patologia extraglenoumeral (Tabela 3), o paciente é capaz de localizar a dor em um local específico, como o sulco bicipital para tendinopatia do bíceps ou a articulação acromioclavicular para a osteoartrite dessa articulação. A amplitude passiva de movimento da articulação glenoumeral é normal, embora a avaliação possa ser limitada pela dor. Problemas relacionados diretamente com a articulação glenoumeral e estruturas adjacentes (tendões do manguito) levam ao exame físico com alguma anormalidade, seja dor, fraqueza ou movimento anormal.

- **Quarto passo:** diferenciando a patologia glenoumeral. Uma vez excluída a patologia extraglenoumeral, devemos determinar qual anormalidade glenoumeral está implicada. Um resumo dos principais achados para cada diagnóstico é encontrado na Tabela 4 e ajuda no diagnóstico diferencial.

TABELA 3 Diagnóstico diferencial das causas extraglenoumerais

▪ Tendinopatia de bíceps: dor anterior, sobretudo ao carregar objetos e sacolas. Ao exame físico (EF): dor em sulco bicipital em manobras como o teste "*palm up*" e a manobra de Yergason. O sinal do "Popeye" indica rotura.
▪ Bursite subacromial: dor lateroanterior em ombro, multidirecional, piora ao deitar, testes de impacto subacromial positivos. Costuma ser intensa.
▪ Bursite subscapular: dor na escápula, borda superior e medial. Atividade repetitiva com os braços para a frente e aduzindo, como passar roupa, ou compressão direta por mochilas. Ao EF: pobre desenvolvimento muscular e dor à palpação local da escápula com o braço ipsilateral aduzido.
▪ Osteoartrite de acromioclavicular e osteólise de clavícula distal: dor localizada em região de articulação acromioclavicular, crepitação na adução, radiografia ou ultrassom compatíveis.
▪ Fraqueza escapulotorácica: dor à movimentação do ombro, ritmo escapular alterado ou escápula alada.

TABELA 4 Diagnóstico diferencial – causas glenoumerais

Diagnóstico	Quadro clínico	Exame físico
Tendinopatia do manguito rotador	▪ Dor anterolateral ▪ Agrava com as atividades acima dos ombros	▪ Sinal do arco doloroso = dor à abdução do membro entre 70-120° ▪ Positividade das manobras para impacto (como as de Hawkins e Neer) e para os tendões do manguito
Ruptura de manguito rotador	▪ Presente mais em idosos ▪ Mesmos sintomas da tendinopatia, com fraqueza associada	▪ Manobras deficitárias: fraqueza na abdução e/ou rotação externa, contra a resistência. Jobe + = rotura de supraespinhoso
Capsulite adesiva	▪ História passada de tendinopatia de manguito rotador, diabetes, ou imobilidade por qualquer razão	▪ Significante redução da mobilidade passiva e ativa, começando pelas rotações e abdução
Osteoartrite glenoumeral	▪ Incomum. Trauma passado ▪ Dor e rigidez.	▪ Redução da mobilidade ativa e passiva ▪ Aumento de volume ósseo e crepitações na movimentação da articulação
Ombro de Milwaukee	▪ Artrite destrutiva do ombro (osteólise) relacionada à presença de cristais de fosfato básico de cálcio	▪ Dor mecânica e rigidez articular nas fases iniciais, podendo evoluir, à medida que ocorre a destruição óssea, com aumento da mobilidade e grave instabilidade articular

(continua)

TABELA 4 Diagnóstico diferencial – causas glenoumerais *(continuação)*

Diagnóstico	Quadro clínico	Exame físico
Lesões labrais	▪ Dor aguda ou progressiva, na face anterior do ombro, e sensação de clique ▪ Atleta ou trabalhador braçal	▪ Sintomas e sinais com ombro abduzido e rotacionado externamente ▪ Várias manobras, p. ex., O'Brien
Instabilidade glenoumeral	▪ Subluxações recorrentes ▪ Jovens e atletas ▪ Síndrome de hipermobilidade	▪ Manobras para luxação e apreensão ▪ Teste do sulco-dragona

EXAMES COMPLEMENTARES

Um exame de imagem (radiografia, ultrassom ou ressonância magnética) ou a artrocentese do ombro podem ser valiosos para confirmar a suspeita etiológica e avaliar a extensão das lesões ósseas e periarticulares. Na presença de artrite em ombro, a artrocentese é mandatória para coleta de citologia com diferencial, pesquisa de cristais, culturas gerais para bactérias, micobactérias e fungos. No ombro de Milwaukee, frequentemente o líquido sinovial é de aspecto hemorrágico e há presença de cristais de fosfato básico de cálcio na coloração de vermelho de alizarina.

- **Radiografias simples:** recomendamos em pacientes que perderam a amplitude de movimento, particularmente quando há dor intensa e após o trauma. Fora do contexto de um trauma, pode ser útil para diagnosticar: osteólise de clávicula, osteoartrite glenoumeral, acromioclavicular e esternoclavicular (visão lordótica apical do tórax) e na artrite reumatoide. Além disso, fornece evidências indiretas de ruptura de manguito, quando a medida do espaço subacromial é menor que 1 cm. No ombro de Milwaukee mostra importante destruição óssea tanto da cabeça umeral quanto da glenoide.
- **Ressonância magnética (RM):** excelente para suspeita de impacto e lesão do manguito rotador e de labrum, fornecendo detalhes para cirurgia. RM normal sugere que a probabilidade de uma ruptura do manguito rotador é inferior a 10%. A sua sensibilidade e especificidade para o diagnóstico de impacto é 93% e 87%, respectivamente. É útil, também, na avaliação de necrose avascular, tendinopatia e ruptura do bíceps, processos inflamatórios e tumores. Fornece achados específicos na capsulite adesiva: espessamento capsular axilar e borramento em gordura no intervalo dos rotadores (Figura 5).
- **Ultrassonografia:** nas mãos de operadores qualificados, sua precisão diagnóstica é equivalente à da RM em lesões do manguito rotador, rupturas labiais e rupturas/luxações

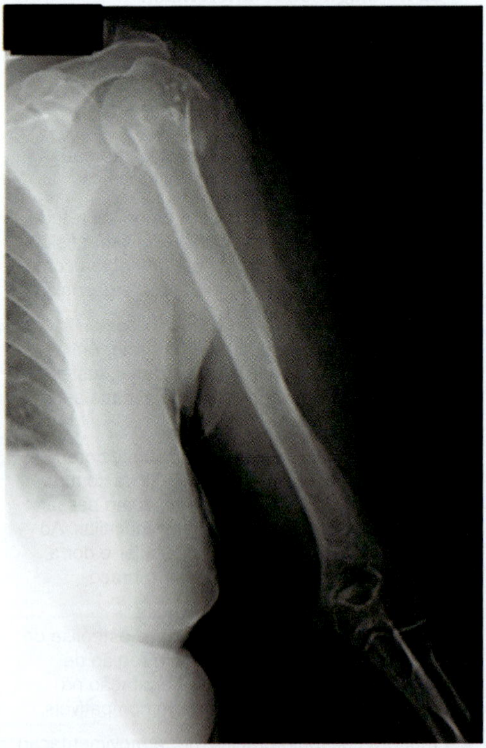

FIGURA 4 Radiografia simples revelando fratura de úmero proximal após queda.

do tendão do bíceps e na capsulite adesiva. É mais barata que a RM e preferida pela sua praticidade e menor desconforto para alguns pacientes (claustrofobia com RM).

TRATAMENTO

Como regra geral, no tratamento das síndromes dolorosas do ombro, devemos seguir as orientações resumidas na Tabela 5.

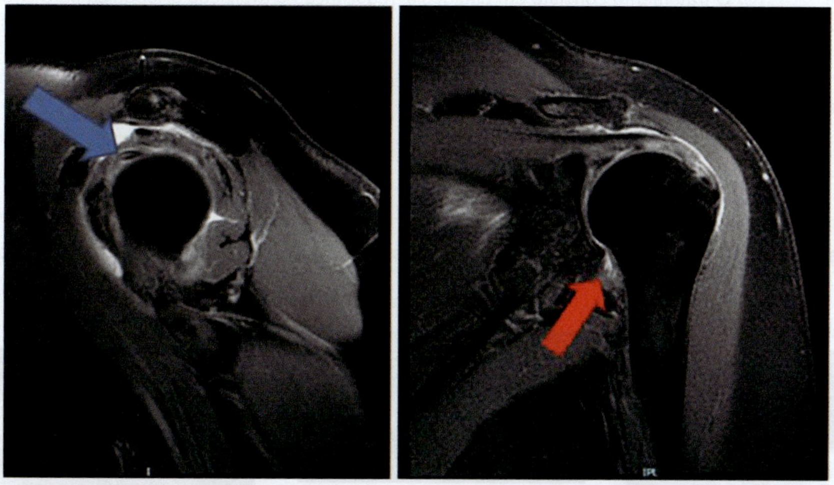

FIGURA 5 Ressonância magnética em T2 com saturação de gordura mostrando a obliteração do intervalo dos rotadores = borramento em gordura (seta azul) e espessamento com hipersinal em cápsula axilar (seta vermelha). Capsulite adesiva.

TABELA 5 Tratamento

Diagnósticos	Tratamento
Doença do manguito rotador – síndrome do impacto	1. Identificar os fatores desencadeantes e perpetuantes e modificá-los. Por exemplo, evitar atividades com os membros acima do nível dos ombros e carregar objetos ou sacolas. 2. Cursos curtos de anti-inflamatórios não hormonais ou corticoide, por 7-14 dias, podem aliviar a dor. 3. As infiltrações de corticoide causam alívio sintomático e podem ser usadas se não houver melhora. 4. A fisioterapia com ênfase em mobilização e ganho de amplitude, fortalecimento do manguito, melhora da discinesia escapular e correção postural é parte fundamental da reabilitação. 5. Nos casos refratários, após 3-6 meses, a avaliação ortopédica deve ser considerada.
Capsulite adesiva	6. Conduta inicial da síndrome do impacto. 7. Destaque: corticoide intra-articular tem ação mais rápida sobre a dor e na melhora da amplitude de movimento. 8. Analgésicos e fisioterapia devem ser precoces e cirurgia é reservada para refratários ou com sequelas.
Osteoartrite	9. Em geral, responde bem às medidas simples citadas. 10. Osteoartrite glenoumeral refratária: considerar artroplastia.
Roturas tendíneas não traumáticas	11. Parciais e completas, o tratamento clínico inicial deve ser considerado em pacientes pouco incapacitados e que não realizam atividades de alta demanda. Os casos de roturas traumáticas agudas, de dor ou disfunção incapacitantes/refratárias ao tratamento clínico, devem ser encaminhados para avaliação cirúrgica.

(continua)

TABELA 5 Tratamento *(continuação)*

Diagnósticos	Tratamento
Tendinopatia calcária	12. A terapia com ondas de choque extracorpórea vem mostrando benefícios na eliminação dos cristais. Plasma rico em plaquetas ainda sem evidências. Nos casos de ombro hiperálgico agudo, a lavagem artroscópica ou guiada por ultrassom pode ser tentada (vide Figura 6).
Ombro de Milwaukee	13. O tratamento consiste em analgesia, reabilitação e avaliação ortopédica para cirurgia
Lesões labrais e ligamentares	14. Em indivíduos com atividades de alta demanda, deve ser avaliada a cirurgia. 15. Tratamento conservador com fortalecimento e modificação de atividades.

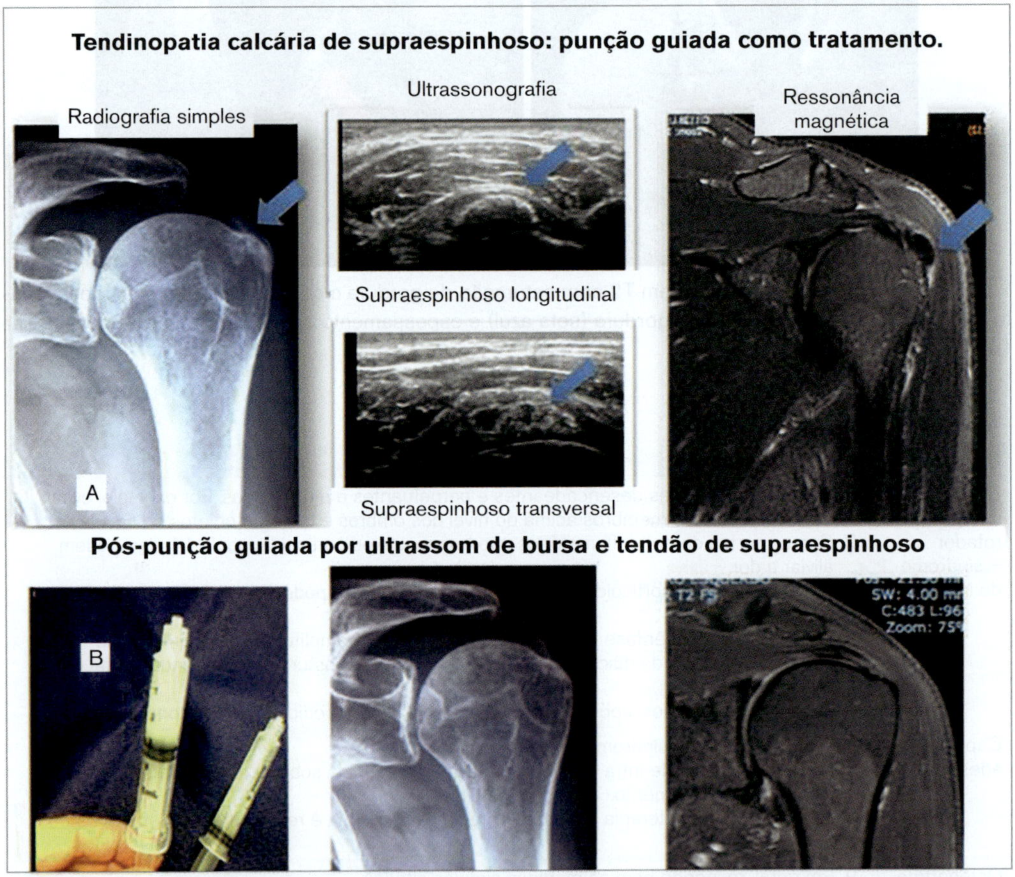

FIGURA 6 (A) Setas azuis indicam áreas de calcificações. (B) Material particulado retirado de bursa e tendão.

REFERÊNCIAS BIBLIOGRÁFICAS

1. Beckmann NM. Calcium apatite deposition disease: Diagnosis and treatment. Radiol Res Pract. 2016;4801474.
2. Codding JK, Keener JD. Natural history of degenerative rotator cuff tears. Cur Rev Musculoskeletak Med. 2018;11(1):77-85.
3. Codsi M, Howe CR. Shoulder conditions: Diagnosis and treatment guideline. Phys Med Rehabil Clin N Am. 2015;26(3):467-89.
4. Garving C, Jacob S, Bauer I, et al. Impingement syndrome of the shoulder. DtscgArztebl Int. 2017;114(45): 765-76.
5. Greenber DL. Evaluation and treatment of shoulder pain. Med Clin North Am. 2014;98(3):487-504.
6. Le HV, Lee SJ, Nazarian A, Rodrigues EK. Adhesive capsulitis of the shoulder: review of pathophysiology and current treatments. Shoulder Elbow. 2017;9(2):75-84.
7. Martin SD, Upadhyaya S, Thornhill TS. Shoulder pain. In: Firestein GS, Gabriel SE, McInnes IB, O'Dell JR. Kelley and Firestein's textbook of Rheumatology. 10. ed.. Philadelphia, PA: Elsevier; 2017. p. 689-95.
8. Popp D, Schoffl V. Superior labral anterior posterior lesions of the shoulder: Current diagnostic and therapeutic standards. World J Orthop. 2015;6(9):660-71.

31

Cotovelo e mão

Boris A. Cruz

EPICONDILITES LATERAL E MEDIAL

Epicondilite lateral, também conhecida como "cotovelo do tenista", é uma condição clínica muito comum e acomete homens e mulheres por volta dos 50 anos de idade. A maior parte dos pacientes queixa-se de dor localizada junto ao epicôndilo lateral ou anteriormente a ele. A dor pode variar de leve e intermitente a contínua e intensa, com limitação funcional variável. É tipicamente reproduzida com contração contra resistência da musculatura extensora do punho e dos dedos.

A doença é usualmente autolimitada entre 12 e 18 semanas, mas alguns pacientes podem evoluir com sintomas persistentes. O diagnóstico é usualmente clínico, mas eventualmente exames como ultrassonografia ou ressonância magnética podem ser de valia. O diagnóstico diferencial inclui radiculopatia cervical com dor no antebraço, pinçamento do nervo interósseo posterior e artrites do cotovelo.

A abordagem terapêutica inclui redução da sobrecarga com bandas tensoras ou férulas imobilizadoras do punho. Anti-inflamatórios não hormonais (AINH) e infiltrações com glicocorticoides são eficazes na maior parte dos pacientes, mas eventualmente pode ser necessário realizar abordagem cirúrgica. Infiltrações com plasma rico em plaquetas são comumente usadas, mas a evidência de sua eficácia é questionável.

A epicondilite medial é bem menos frequente. Trabalhadores braçais têm maior risco. A queixa principal é dor na porção medial do cotovelo, irradiando para o antebraço. O diagnóstico diferencial inclui doenças do nervo ulnar, lesão do ligamento ulnar colateral e radiculopatia cervical. A abordagem terapêutica inclui AINH e infiltração com glicocorticoides. Raramente é necessário debridamento cirúrgico.

BURSITE OLECRANIANA

A bursite olecraniana é a inflamação da estrutura sinovial situada na superfície extensora do cotovelo. É situação clínica comum, ocorrendo em crianças e adultos de ambos os sexos. A apresentação inclui dor e edema, com grau variável de limitação da amplitude de movimento do cotovelo. Em dois terços dos casos se deve a trauma repetido do cotovelo, mas pode ser manifestação de doenças inflamatórias como gota e artrite reumatoide. A bursite olecraniana pode ser também decorrente de infecção, mais comumente por via transcutânea. O diagnóstico é usualmente clínico e a punção da bursa para coleta de líquido e contagem celular, coloração Gram, culturas e pesquisa de cristais é a referência para o diagnóstico. O tratamento da bursite séptica inclui antibióticos para flora cutânea ou direcionados pelos testes microbiológicos do líquido aspirado. Em casos não infecciosos, a abordagem inclui repouso, gelo e AINH. Os pacientes também podem se beneficiar de infiltração com glicocorticoide.

TENDINITE DE DE QUERVAIN

A tendinite de De Quervain afeta os tendões do abdutor *pollicis* longo e extensor *pollicis brevis*, no primeiro compartimento dorsal do punho. Está ligada à presença de septo entre os músculos e multiplicidade dos tendões do abdutor. Também se associa a gravidez, pós-parto e lactação, além de atividades com maior esforço das mãos. A apresentação clínica inclui dor e edema na porção dorso-radial do punho. O diagnóstico se dá pela história e pelo exame clínico, incluindo testes provocativos como a manobra de Finkelstein: reprodução da dor quando do desvio ulnar do punho enquanto o paciente contém o polegar com os outros dedos. Testes laboratoriais e exames de imagem podem ser necessários para descartar outras doenças inflamatórias do punho.

O tratamento inclui AINH, imobilização do punho e polegar com férulas e fisioterapia. No entanto, infiltração com glicocorticoide é o tratamento não cirúrgico mais eficaz. Quando da persistência dos sintomas, é indicada a abordagem cirúrgica para liberação dos tendões.

TENOSSINOVITE DOS FLEXORES DOS DEDOS DAS MÃOS ("DEDO EM GATILHO")

A tenossinovite estenosante dos flexores dos dedos da mão – conhecida também por "dedo em gatilho" – é tendinopatia frequente, alcançando até 3% da população. É mais comum em mulheres e pacientes com *diabetes mellitus* e artrite reumatoide. A patogênese inclui inflamação e espessamento da polia A1 e primariamente do tendão flexor profundo, mas também do flexor superficial dos dedos. O sintoma mais comum é dor sobre a polia A1 do dedo acometido. Os pacientes queixam-se de redução da força de preensão da mão, percepção de "clique" e gatilho progressivo quando da flexão do dedo. É comum existir nódulo doloroso na altura da polia. Pode também ocorrer contratura em flexão da interfalangiana proximal e é comum coexistir síndrome do túnel do carpo.

O tratamento pode se iniciar por uso de AINH e fisioterapia. Infiltração com glicocorticoide na polia A1 é comumente utilizada com índices de sucesso de 60 a 90%. A persistência ou recorrência é mais comum em pacientes com *diabetes mellitus*, associação com outras tendinopatias e maior tempo de evolução. Quando o tratamento conservador falha, liberação cirúrgica aberta ou percutânea é considerada.

Além do descrito, outras formas de tendinite podem acometer as mãos e punhos. Os sintomas incluem dor ao movimento ativo, sensibilidade local e crepitação à palpação. Quando tendões flexores do punho são acometidos, podem existir edema visível proximal ao ligamento transverso do carpo e sintomas de compressão do nervo mediano.

CISTOS SINOVIAIS

Cistos sinoviais são entendidos como herniações de tecido sinovial da cápsula articular ou da bainha tendínea. Contêm fluido gelatinoso e podem ser uni ou multiloculares. São comuns nos punhos e articulações dos dedos. Podem regredir espontaneamente ou recorrer. São usualmente assintomáticos, mas os pacientes podem queixar-se de dor, limitação de movimento e sentirem-se incomodados com o aspecto estético. Além de apenas observação clínica, os cistos sinoviais podem ser aspirados, infiltrados com glicocorticoide ou submetidos à ressecção cirúrgica.

Outras condições nodulares das mãos e punhos incluem cistos epidermoides, lipomas, fibromas, neuromas, nódulos reumatoides, depósitos cristalinos periarticulares e tumores de células gigantes.

CONTRATURA DE DUPUYTREN

A doença de Dupuytren decorre da proliferação excessiva de fibroblastos e produção de colágeno na fáscia palmar e digital das mãos. É condição clínica comum, afetando até 4% da população. Ocorre usualmente após os 50 anos de idade e se associa a *diabetes mellitus*, tabagismo e uso abusivo de álcool. Os sintomas mais precoces incluem a percepção de nódulos e dor, que inicialmente é evanescente. Os nódulos podem progredir ao longo dos anos, formando cordas fibrosas que se estendem distalmente para os dedos, acarretando rigidez e contratura em flexão das articulações metacarpofalângicas e interfalângicas proximais. Medidas de medicina física são de valia em fases iniciais ou casos mais leves. Quando das contraturas, o tratamento é essencialmente cirúrgico com fasciotomia ou fasciectomia e ressecção de bandas fibrosas.

OSTEOARTRITE DA ARTICULAÇÃO TRAPÉZIO-METACARPIANA (RIZARTROSE)

A osteoartrite será abordada em outro capítulo. Mas como causa comum de queixas álgicas em mãos, cita-se a osteoartrite da articulação trapézio-metacarpiana ou rizartrose. É observada principalmente em mulheres após a menopausa. A queixa principal é dor referida na base dos polegares e limitação funcional em grau variado, pois a primeira articulação carpo-metacárpica é o suporte para o movimento de contraposição do polegar. O exame clínico pode mostrar dor à palpação da articulação, crepitações e, em casos mais avançados, deformidades. O diagnóstico se confirma por exames de imagem como radiografia simples. Analgésicos e AINH são a primeira linha de tratamento. Imobilização do polegar com férulas tem bom efeito analgésico e é segura. Infiltração com glicocorticoide pode trazer alívio quando há maior componente inflamatório. Em caso de sintomas e limitação funcional mais intensa, a abordagem cirúrgica pode incluir interposição tendínea e trapeziectomia.

REFERÊNCIAS BIBLIOGRÁFICAS

1. Adams JE, Habbu R. Tendinopathies of the hand and wrist. J Am Acad Orthop Surg. 2015;23:741-50.
2. Chevalier X, Maheu E. Rizarthrose. Rev Prat. 2012 May;62(5):639.
3. Gudmundsson KG, Arngrimsson R, Jonsson T. Eighteen years follow-up study of the clinical manifestations and progression of Dupuytren's disease. Scand J Rheumatol. 2001;30:31-4.
4. Karjalainen T, Richards B, Buchbinder R. Platelet-rich plasma injection for tennis elbow: did it ever work? BMJ Open Sport Exerc Med. 2022;8(1):e001258.
5. Lane LB, Boretz RS, Stuchin SA. Treatment of de Quervain's disease: Role of conservative management. J Hand Surg Br. 2001;26(3):258-60.
6. Lundin AC, Eliasson P, Aspenberg P. Trigger finger and tendinosis. J Hand Surg Eur. 2012;37(3):233-6.
7. Mol MF, Neuhaus V, Becker SJ, Jupiter JB, Mudgal C, Ring D. Resolution and recurrence rates of idiopathic trigger finger after corticosteroid injection. Hand (N Y). 2013;8(2):183-90.
8. Reilly D, Kamineni S. Olecranon bursitis. J Shoulder Elbow Surg. 2016; 25(1):158-67.
9. Shiri R, Viikari-Juntura E, Varonen H, Heliövaara M. Prevalence and determinants of lateral and medial epicondylitis: a population study. Am J Epidemiol. 2006;164(11):1065-74.
10. Young L, Bartell T, Logan SE. Ganglions of the hand and wrist. South Med J. 1988; 81(6):751-60.

32

Dor no quadril e no joelho

Marcos Renato de Assis

INTRODUÇÃO

As dores em quadril e joelho decorrem de envolvimento de estruturas diversas e muitas vezes são organizadas como síndromes regionais. Elas demandam uma abordagem de hábitos e funcionalidade, exame físico com testes e manobras específicas. A análise da marcha pode ser útil ao diagnóstico e revelar impacto funcional e compensações. Muitas vezes são necessários exames subsidiários, mas sua interpretação sempre deve ocorrer à luz da anamnese.

EPIDEMIOLOGIA

A luxação congênita do quadril ocorre em 1 a cada 500 nascimentos, é mais comum em meninas e se mostra muito precocemente.

Em crianças de 2 a 12 anos de idade, a causa mais comum de dor no quadril é a sinovite transitória ou a doença de Legg-Calvé-Perthes, uma osteonecrose da cabeça femoral mais comum em meninos. As artrites infecciosas, pós-estreptocócica ou reativa também ocorrem mais na infância.

A dor patelofemoral ocorre especialmente na adolescência, observando-se maior risco em adultos jovens ativos.

A doença óssea de Paget é rara em adultos com mais de 50 anos de idade.

Acima de 65 anos, cerca de 40% das pessoas relatam no último ano dor em quadril e/ou joelho com duração de um mês ou mais; um quinto relata dor em quadril e um terço em joelho.

As dores miofasciais e relacionadas a desequilíbrios musculares e problemas biomecânicos são mais prevalentes na prática clínica, embora não se disponha de dados mais apurados de incidência ou prevalência.

ETIOLOGIA

Pode-se organizar de maneira geral as dores de quadril e joelho como manifestações de problemas biomecânicos ou inflamatórios, que podem ocorrer de modo concomitante. A identificação da estrutura que justifica a dor nem sempre é fácil, mesmo com uso de exames de imagem, pois os achados podem estar dissociados da clínica. Problemas localizados com tratamentos insatisfatórios podem propiciar o surgimento de síndromes dolorosas crônicas. Artrite, entesite e bursite podem decorrer de doenças de depósito, autoimunes, infecciosas, mas também em consequência de problemas mecânicos ou agravados por eles.

A história deve esclarecer se há traumas agudos ou esforços intensos e repetitivos, gestos esportivos desfavoráveis. O exame físico deve avaliar flexibilidade e força, desequilíbrios musculares, instabilidades e deformidades articulares.

Os conhecimentos de anatomia e biomecânica são fundamentais para identificar posturas e movimentos inadequados.

ANATOMIA

O quadril é uma articulação do tipo enartrose ou encaixe do tipo bola e soquete, cuja congruência óssea de um extenso acetábulo cobrindo a cabeça femoral favorece a estabilidade articular.

O acetábulo tem orientação para anterior, lateral e inferior, permitindo os movimentos combinados nos três planos. O ligamento redondo tem uma resistência muito grande.

O joelho é uma articulação do tipo gínglimo (ou em dobradiça) modificada, que também suporta grandes cargas, porém sem uma conformação óssea restritiva; portanto, o equipamento ligamentar e a musculatura são fundamentais para sua estabilidade. Os grossos ligamentos cruzados anterior e posterior no interior da articulação são cruciais na estabilização, assim como a cápsula articular, que é reforçada por vários ligamentos. Os meniscos ajustam o acoplamento ósseo, se deslocam com o movimento articular e colaboram no amortecimento de impactos.

QUADRO CLÍNICO

Muitos estudos têm mostrado que nem sempre é possível identificar uma estrutura específica responsável pela dor em quadril, seja com uso de manobras semiológicas ou com exames de imagem, por isso há uma tendência de se utilizar em muitas ocasiões os termos síndromes de dor anterior, posterior ou lateral do quadril. As dores podem se originar de estruturas fora da região do quadril, como a dor com irradiação para face anterior ou medial da coxa em acometimento de raízes lombares altas, e a dor irradiada para a face anterolateral na meralgia parestésica por acometimento do nervo femorocutâneo.

Dor nas nádegas e na face posterior das coxas, além do acometimento de sacroilíacas, pode ser consequência de compressão radicular, síndrome do piriforme, bursite isquiática, entesite ou lesão óssea do sacro. A coccidínia é bem localizada. A irradiação pélvica lateral pode decorrer de bursite trocantérica, entesite, acometimento de fáscia lata ou glúteo médio. O relevo diminuído da nádega pode se relacionar com a hipotrofia do glúteo médio, músculo que mais precocemente se atrofia em acometimentos crônicos de quadril em geral.

As estruturas do joelho de modo geral são mais acessíveis ao exame físico, sendo mais fácil identificar atrofia ou edema e dor em topografias mais bem definidas. Algumas estruturas internas requerem exames de imagem para sua melhor avaliação, mas cabe lembrar que há informações obtidas em exames de imagem cujo significado depende do quadro clínico e do exame físico e que avaliações semiológicas são importantes para determinação de déficits, de impacto funcional e para fazer classificações que orientam as opções terapêuticas. No exame físico avaliam-se comprimento, circunferência, angulações, sensibilidade, força muscular e coordenação, além de se realizar diversas manobras que estressam as estruturas ou buscam reproduzir um conflito que gera sintomas. A hipermobilidade é fator de risco para diversas lesões em curto e longo prazo.

DIAGNÓSTICO

Quadril e joelho

Artrite reumatoide, artrite psoriásica, espondiloartrite, artrite idiopática juvenil e outras colagenoses

As inflamações articulares da artrite reumatoide ou do espectro das espondiloartrites podem levar a diversos sintomas articulares articular em joelhos e quadris, particularmente a artrite idiopática juvenil que acomete o indivíduo em fase de desenvolvimento, propiciando crescimento assimétrico e longo período para destruição da articulação. O padrão inflamatório de dor, o envolvimento de outras articulações e os achados em outros sistemas guiam a identificação de acometimento sistêmico.

A mensuração do comprimento dos membros inferiores, da espinha ilíaca anterossuperior até o maléolo tibial medial, pode identificar dismetria, e a flexão de joelhos com o paciente deitado pode mostrar se o encurtamento é de coxa ou perna. Dor em membros inferiores e coluna pode se desenvolver a partir de dismetrias mais significativas, habitualmente quando a diferença é maior que 2 centímetros.

Artrite microcristalina

Os depósitos intrarticulares de cristais incluem os de urato na gota e de cálcio na condrocalcinose e podem acometer muito mais os joelhos que os quadris.

A gota é uma doença de predomínio monoarticular em adultos jovens do sexo masculino, de acometimento preferencial de membros inferiores como pé, tornozelo e joelho. As crises de curta duração são bastante intensas e frequentemente com exuberância de sinais inflamatórios.

Na condrocalcinose os depósitos de pirofosfato de cálcio ou hidroxiapatita podem gerar quadros distintos de acometimento monoarticular a poliarticular com padrão de osteoartrite ou artrite reumatoide. A hipótese é clínica e a sinovianálise pode estabelecer o diagnóstico.

Os achados mais frequentes na radiografia são semelhantes aos da osteoartrite, como cistos subcondrais e osteófitos, mas a calcificação em topografia de cartilagem é diferencial para a condrocalcinose. O exame de ultrassonografia também fornece imagens que permitem diferenciar gota e depósito cálcico.

Osteonecrose asséptica

A osteonecrose asséptica tem na cabeça femoral sua topografia mais frequente. Pode ser precipitada por diversos fatores como colagenoses, doenças metabólicas, uso intenso de corticosteroides, consumo de álcool, tabagismo e neoplasias. A dor é inespecífica e a alteração inicial na radiografia são áreas de hipertransparência (zonas *looser*). Com a progressão da doença pode haver desabamento da cortical com erosões e deformidade articular. A destruição cortical antecede a redução do espaço articular, contrariamente ao que se observa na osteoartrite, o que auxilia o diagnóstico diferencial.

Artrite séptica

A infecção articular costuma manifestar-se com intensa dor e sinais flogísticos, mas pode ser indolente em casos de etiologia fúngica ou micobacteriana. Os sinais flogísticos são fáceis de se observar em joelho, mas difíceis em quadril. A infecção por via hematogênica é mais comum, normalmente por um único agente, e o mais frequente no adulto é o *Staphylococcus aureus*. Deve-se lembrar que articulação com sinovite preexistente é um fator de risco para a artrite séptica, bem como idade avançada, cirurgia ou infiltração recente, uso de drogas intravenosas, cateteres de demora e imunossupressão. A destruição osteoarticular pode ocorrer de modo amplo e rápido, por isso a importância do diagnóstico e tratamento precoces. Drenagem e limpeza mecânica da articulação são muito importantes e podem ser feitas por punções repetitivas em articulações de fácil acesso ou por meio de cirurgia e colocação de dreno. Antibioticoterapia empírica cobrindo agentes de maior suspeita deve ser rapidamente iniciada e resultados de cultura e de evolução clínica podem orientar troca de droga antimicrobiana.

Quadril

Síndromes de dor anterior do quadril

A dor na região anterior do quadril pode decorrer do acometimento da articulação coxofemoral, de osteonecrose, da síndrome do impacto femoroacetabular ou de acometimentos da musculatura flexora do quadril. O encurtamento de flexores e mesmo de outras estruturas capsuloligamentares pode ser o problema originário da dor ou se instalar em decorrência de atitudes antálgicas e falta de mobilização. O teste de Thomas mostra a contratura em flexão do quadril. Esse teste é realizado com o paciente deitado com as pernas fletidas junto ao abdome, para desfazer a inclinação pélvica e a lordose lombar, levando-se o membro testado em extensão até sentir a limitação e mensurando-se a contratura pelo ângulo formado entre a face posterior da coxa e a mesa de exame. O teste de Duncan-Ely mostra a contratura ou encurtamento do músculo retofemoral. Esse teste é feito com o paciente em decúbito ventral; apoia-se uma mão sobre a região lombar baixa, a outra segura o membro inferior a ser testado pelo tornozelo e realiza a flexão completa do joelho, que em caso positivo, não permitirá que o calcanhar toque a nádega, mas fará a elevação do quadril.

Osteoartrite coxofemoral

A insuficiência da cartilagem articular decorrente de processo inflamatório com o desbalanço das substâncias degenerativas predominando sobre as de reparo leva à osteoartrite.

Embora sempre haja inflamação subjacente, nem sempre ela é perceptível clinicamente. Habitualmente a doença ocorre após a quinta década de vida, mas pode ser mais precoce quando secundária. A predisposição genética, a obesidade e a inatividade física são fatores de risco bastante significativos. A dor é o achado principal, muitas vezes de padrão mecânico, mas também inflamatório, e pode ser acompanhada por rigidez articular e crepitação. A dor costuma ser sentida na região da virilha, pode se ampliar para a face lateral do quadril ou mesmo manifestar-se no joelho ipsilateral como dor irradiada, e tende a piorar ao suportar o peso corporal. Precocemente se observa rotação dolorosa do quadril e comumente o paciente progride com limitação de rotação e de extensão. A manobra de Patrick ou FABERE (acrônimo para flexão, abdução e rotação externa do quadril) é usada para testar coxofemoral, sendo positiva quando se relata dor na região inguinal. Deve-se perguntar claramente o local da dor, pois a dor na região posterior é sugestiva de acometimento de sacroilíaca; e a eventual queixa de dor no joelho ou tornozelo não tem significado neste teste. A perda de extensão de quadril é notada em decúbito lateral ou pela manobra de Thomas. A adução e a abdução do quadril devem ser testadas fixando-se a pelve pelo apoio sobre a crista ilíaca para evitar movimentos compensatórios; às vezes pode-se utilizar a flexão extrema do quadril contralateral. Deve-se considerar diferencial com síndrome do impacto, tendinite do adutor longo, osteíte púbica, entesite pélvica, fratura do ramo púbico ou colo do fêmur, devendo-se lembrar de fraturas por estresse e atípicas. O tratamento clínico e o cirúrgico são detalhados em outro capítulo. O teste de Trendelenburg é usado para avaliar a integridade dos músculos adutores de quadril e é positivo quando ao apoiar-se sobre um membro inferior ocorre a queda da pelve no lado oposto. Essa fraqueza de adutores pode se instalar em quadros dolorosos crônicos e também se observa algumas vezes em pós-operatório de protetização do quadril, sendo associado a pior desempenho em marcha e dor associada em região lombar.

Tendinite de adutores e pubeíte

Manifesta-se por dor em região interna da coxa e virilha que se agrava à abdução forçada ou à contração para adução. É comum que apareça em esportes de explosão, com arranques multidirecionais. Por vezes, microtraumas na inserção pélvica causam a pubeíte.

Síndrome do impacto femoroacetabular

Entidade ainda subdiagnosticada que se apresenta comumente como dor profunda no quadril, decorrente de conflito entre o fêmur e o acetábulo, com sofrimento do acetábulo ou da cartilagem articular, habitualmente no movimento de flexão. Às vezes está relacionada a sequelas de displasia de quadril, doença de Legg-Calvé-Perthes e escorregamento da epífise da cabeça femoral. Mais comumente se desenvolve na presença de determinados aspectos morfológicos das estruturas ósseas denominados CAM *pincer* e combinado. O CAM ocorre quando há uma protuberância óssea no aspecto anterossuperior do colo femoral com perda da concavidade da junção colofemoral que facilita o pinçamento na porção anterossuperior da cartilagem acetabular. Predomina em mulheres jovens de 20 a 40 anos, em início de atividade esportiva. O *pincer* ocorre por conflito do lábio acetabular e a junção da cabeça e do colo femoral na presença de sobrecobertura acetabular com lesão do *labrum*. Outras causas incluem protrusão acetabular, artrites, doença de Paget, epifisiólise da cabeça femoral, síndrome de Legg-Calvé-Perthes e fratura do colo do fêmur. A manobra de compressão do anel posterior do *labrum* é usada para testar impacto posterior. Coloca-se o paciente em decúbito lateral, o membro inferior que está sobre a mesa é fletido contra o abdome para fixar a bacia sem lordose enquanto o outro membro é levado em extensão, abdução e rotação externa. A manobra de compressão do anel anterior do *labrum* ou FADDIR é usada para testar impacto anterior e tendinite do iliopsoas. Coloca-se o paciente em decúbito dorsal, o examinador eleva o membro a ser examinado em flexão de joelho e de quadril a 90° e realiza adução e rotação interna do quadril com estabilização da pelve, monitorando-se a reprodução da dor, com ou sem estalido. A manobra também é possível de se realizar com paciente em decúbito lateral oposto ao lado a ser examinado. Nos testes de congruência femoroacetabular na posição supina posiciona-se o paciente em decúbito dorsal com a perna não afetada em flexão acima de 90° para fixar a pelve sem lordose lombar; a manobra DIRI é feita colocando-se o quadril examinado em flexão de 90° e passivamente percorrendo um amplo arco de adução e rotação interna; enquanto na manobra DEXRIT o quadril percorre um arco de abdução e rotação externa. A proteção inicial com relação a movimentos vigorosos no extremo da amplitude associada aos exercícios de estabilização de quadril e musculatura do *core* leva a bons resultados, embora o processo de reabilitação possa ser demorado, implicando alguns meses até permitir esforços mais intensos ou atividades esportivas em nível competitivo.

Coxa saltans

O estalido do quadril é uma queixa que muitas vezes se acompanha de desconforto local e é conhecida como *coxa saltans*. O estalido pode corresponder ao deslizamento da musculatura anterior sobre a eminência ileopectínea, ou da musculatura lateral sobre o grande trocânter ou ainda em decorrência de movimentos da cartilagem lesada junto ao *labrum*, situação que pode ser documentada em exame de ressonância magnética.

Osteíte púbica

Tem sido observada mais frequentemente em atletas, associada à aplicação de grandes cargas em gestos esportivos vigorosos. Deve ser pensada neste contexto quando há dor em virilha, principalmente em região medial. A dor predomina durante a atividade física ou logo após, mas pode progredir para dor em repouso. Pode haver uma dor regional sem a identificação de lesões estruturais ou com lesão da inserção de adutores, de reto abdominal ou na própria sínfise.

Sinovite transitória do quadril

Como indica, o nome é uma inflamação do quadril autolimitada, de início súbito, que em geral dura de 1 a 10 dias. O principal diagnóstico diferencial é a artrite séptica. Na infecção costuma-se observar febre, elevação de velocidade de hemossedimentação e de proteína C-reativa, leucocitose e alteração radiográfica. Por isso, diante desses achados convém realizar punção diagnóstica da articulação coxofemoral.

Doença de Legg-Calvé-Perthes

As crianças entre 4 e 9 anos de idade estão mais sujeitas à doença de Legg-Calvé-Perthes, que se manifesta por dor incapacitante no quadril. Embora não se tenha esclarecido a etiologia, é nítida sua associação com infecção ou processo alérgico antecedendo o quadro. Em uma radiografia simples pode-se visualizar aumento do espaço articular em fase inicial, seguido de áreas de reabsorção óssea do núcleo de ossificação secundária da epífise femoral. A doença se resolve espontaneamente, no entanto é comum que haja perda da esfericidade da cabeça femoral e de sua congruência com o acetábulo.

Síndromes de dor posterior do quadril

As dores na região lombar baixa ou envolvendo a nádega têm sido referidas como síndrome de dor posterior do quadril. Podem decorrer de sacroiliíte, iliíte condensante ou de síndromes dolorosas regionais de denominações diversas como síndrome do piriforme, do obturador, do quadrado lombar. O acometimento de sacroilíacas pode ser averiguado pela palpação direta na topografia dessas articulações ou por manobras como a de Volkman, em que se aplica uma força sobre as asas ilíacas do paciente em decúbito dorsal promovendo a compressão das sacroilíacas, a de Mennel, em que se aplica uma pressão sobre a asa ilíaca em sentido da mesa de exame com o paciente em decúbito lateral, promovendo força de separação das sacroilíacas, ou a de Gaenslen, em que se coloca o paciente em decúbito lateral junto à borda da mesa de exames, com o membro contralateral fletido e se deixa o membro ipsilateral cair ao lado da maca aplicando-se uma força sobre o joelho para baixo. A osteíte *condensans ilii* ou iliíte condensante é um aumento da densidade óssea no ílio de caráter benigno que é mais frequente em multíparas antes da quarta década de vida e está associada a gestação, obesidade e sobrecarga mecânica. Pode ser assintomática, descoberta acidentalmente em exame radiológico ou pode se apresentar como lombalgia inflamatória que mimetiza a sacroileíte. Para a avaliação de dores relacionadas aos vários músculos da região glútea, existem manobras com nomes dos músculos testados, embora não se possa afirmar com certeza que o acometimento se deve precisamente àquela estrutura. A chamada síndrome do piriforme manifesta-se por lombalgia baixa com irradiação para a parte posterior proximal da coxa e se agrava, principalmente, ao cruzar a perna sobre a contralateral e fazer movimentos de flexão e adução combinadas. A pesquisa com exame de imagem nem sempre demonstra um conflito neurológico. O músculo piriforme liga a borda lateral do sacro à parte superior do grande trocânter e através dele pode passar o nervo ciático, cuja compressão pode gerar a pseudociatalgia e eventualmente é visualizada em exame de ressonância magnética. Exercícios de alongamento do piriforme e reequilíbrio da musculatura pélvica são importantes.

Bursite pectínea, trocantérica e isquiática

As bursites mais frequentes na região do quadril incluem a pectínea com dor em região inguinal ou em fossa ilíaca, a trocantérica com dor em face lateral da coxa e a isquiática entre a região central e inferior da nádega – todas perceptíveis à palpação local. No caso da bursite pectínea as manobras de extensão do quadril podem intensificar a dor.

Joelho

Osteoartrite de joelho

Insuficiência da cartilagem articular decorrente de processo inflamatório.

Cisto de Baker

A formação de uma coleção com líquido sinovial na parte posterior e em continuidade com o espaço articular do joelho é o cisto de Baker. Pode ocorrer isoladamente, mas frequentemente acompanha artrite de joelho. O cisto pode ser palpado na fossa poplítea conforme o tamanho. A ruptura do cisto pode levar a dor, edema, aumento de temperatura e hiperemia em panturrilha de modo semelhante à trombose venosa profunda. O exame de ultrassonografia pode facilmente identificar e mensurar o cisto, bem como diagnosticar ruptura e diferenciar de eventos trombóticos.

Síndrome da banda iliotibial

A síndrome da banda iliotibial ocorre pelo conflito desta banda com o epicôndilo femoral lateral devido ao uso excessivo. A fricção da banda que se move anteroposteriormente sobre o epicôndilo lateral do fêmur causa inflamação na região do recesso lateral do joelho. É a causa mais comum de dor lateral do joelho nos corredores e ciclistas, observada também em levantadores de peso, esquiadores e jogadores de futebol. O tecido adiposo local pode exibir hipertrofia dos corpúsculos de Pacini e se sensibilizar à compressão local. A compressão dolorosa do local no teste de Noble e a reprodução da dor no teste de Renne, que estimula a fricção da banda pela extensão do joelho semifletido no apoio unipodal podem ser úteis ao diagnóstico. O teste de Ober que identifica encurtamento da cadeia lateral da coxa ou da fáscia lata que leva à contratura em abdução do quadril também pode estar presente nesta síndrome e orienta a abordagem terapêutica.

Síndrome anserina (bursite anserina e tendinite da pata de ganso)

A inserção conjunta dos tendões do sartório, grácil e semitendíneo é chamada de "pata de ganso" e a bursa subjacente é conhecida como anserina. A síndrome anserina é o termo mais recentemente utilizado para se referir ao quadro associado a bursite anserina e tendinite da pata de ganso em que ocorre dor bem definida na face medial do joelho cerca de 5 cm abaixo da interlinha, em decorrência de uma inflamação local ou sensibilização dolorosa. É mais comum em mulheres e pode estar associada a *genu* valgo, obesidade, *diabetes mellitus* e também a osteoartrite do joelho. Pacientes costumam relatar rigidez matinal e dificuldade em escadas. Os músculos da "pata de ganso" são flexores primários do joelho e rotadores internos da tíbia; protegem contra estresse em rotação e valgo.

Síndrome patelofemoral

Condição em que ocorre dor retropatelar ou peripatelar, comum em adolescentes e adultos, resultante de alterações físicas e bioquímicas na articulação patelofemoral, frequentemente associada a uso excessivo, por períodos curtos ou aumento na atividade física. Tipicamente, há um início insidioso de dolorimento difuso sentido profundamente à patela, que piora com a atividade repetitiva, especialmente ao descer rampa ou degraus. A principal abordagem é atuar sobre a fraqueza dos músculos do quadril (quadríceps, adutores e abdutores) ou a falta de flexibilidade de isquiotibiais, de panturrilha e da banda iliotibial. Entretanto, é possível que em casos selecionados haja alívio com uso de palmilhas para apoio do arco longitudinal medial ou bandagem de patela.

Síndrome do joelho do saltador (*jumper's knee*)

Essa condição ocorre por uma tendinopatia focal no polo inferior da patela, sobretudo em jovens de 15-30 anos, mais comum em homens e relacionada a maiores demandas – quem salta mais alto e quem corre mais rápido. A dor é aguda, localizada no polo inferior da patela e raramente na inserção tibial, pior ao permanecer com joelho dobrado por muito tempo (sentado no carro), pior no aquecimento e 24 horas após saltar. A dor pode ser reproduzida proporcionalmente à carga local com flexão do joelho em 30°, salto com duplo apoio, com apoio simples, salto máximo, salto a distância, desaceleração de uma corrida e ao parar de correr sobre uma perna fletida. O teste de Roy mostra dor à compressão patelar pior à extensão que à flexão, contrariamente ao que ocorre na Hoffite, em que a dor se acentua mais na compressão patelar à flexão e se espalha lateralmente ao tendão patelar. A dor é mais localizada que na síndrome patelofemural e não é na região medial como na plica. Diagnósticos diferenciais também devem incluir a ossificação na cartilagem por tração repetitiva no centro de ossificação do tubérculo da tíbia, conhecida como síndrome de Osgood-Schlatter, e a ossificação na cartilagem de crescimento por tração persistente do polo inferior da patela, conhecida como síndrome de Sinding-Larsen-Johansson, ambas comuns em adolescentes envolvidos em esforços de pular, correr e ajoelhar.

É importante checar volume, intensidade e frequência de treino para fazer adequações.

Síndrome da plica

Na diferenciação dos compartimentos do joelho formam-se dobras internas da membrana sinovial chamadas de plicas, que são finas e maleáveis. A síndrome da plica ocorre quando esse tecido fica espessado, fibroso ou se inflama. De acordo com a localização, as plicas sinoviais são classificadas como suprapatelar, mediopatelar, infrapatelar ou lateral, sendo que a plica sintomática habitualmente é a da região medial. A plica sinovial medial fica interposta entre a patela ou o tendão do quadríceps e o coxim adiposo pré-femoral ou o côndilo femoral medial, determinando impacto e causando dor principalmente à flexão. Essa situação é bem conhecida entre crianças e adolescentes, normalmente atletas, que se queixam de dor na face anteromedial do joelho, clique, estalo, falseio ou travamento, que piora com a atividade. Há sensibilidade proximal e medial ao polo inferior da patela quando palpada e rolada sobre o côndilo femoral medial, derrame mínimo e estalo em 30° a 40° de flexão do joelho. A queixa de dor e estalido com sensação de "sair do lugar" ao estender o joelho abre diferencial para lesões ligamentares e meniscais. O exame de ressonância magnética demonstra a plica e a diferencia de outras causas, especialmente a condromalácia patelar.

Lesões ligamentares e meniscais de joelho

Tanto as lesões ligamentares quanto as meniscais frequentemente ocorrem em traumas agudos, por vezes com estresses em valgo, varo ou rotacionais. As lesões de ligamento muitas vezes causam sensação de frouxidão, com a impressão de que a articulação vai sair do lugar, como resultado da instabilidade articular. As lesões meniscais costumam causar dor na interlinha e podem se acompanhar de lesões ligamentares. Em longo prazo, ambas predispõem à degeneração da articulação do joelho.

O **ligamento cruzado anterior** (LCA) tem uma banda posterolateral que restringe a translação anterior na extensão e a rotação interna da tíbia, e uma banda anteromedial que restringe a translação anterior da tíbia na flexão. A lesão do LCA pode ser identificada na manobra de Lachman, que gera uma translocação anterior da tíbia sem parada abrupta em um ponto final; pela mensuração do deslocamento anterior da tíbia com o joelho em ângulo reto (gaveta anterior); ou pela manobra de Pivot-Shift em que se força o joelho em valgo e rotação interna para subluxação da tíbia e se procede à flexão do joelho até se observar um ressalto que significa a redução da tíbia sobre o fêmur, entre 30° e 50°.

O **ligamento cruzado posterior** (LCP) tem um feixe anterolateral e um posteromedial que restringem a translação posterior da tíbia. A lesão do LCP costuma ocorrer em trauma na região anterior da tíbia com joelho fletido e pode ser identificada pela subluxação da tíbia com joelho em ângulo reto (sinal da queda posterior) ou pela mensuração do deslocamento posterior da tíbia com o joelho em ângulo reto (gaveta posterior).

O **ligamento colateral medial** (LCM) é um estabilizador contra valgismo, tem uma camada superficial que é mais forte e uma camada profunda que forma parte da cápsula com os ligamentos meniscofemoral e meniscotibial e fusão com o ligamento oblíquo posterior atrás do epicôndilo medial à frente do tubérculo adutor sob os tendões da pata de ganso. Para testar o LCM utiliza-se a manobra de estresse em valgo em 0° e, a seguir, em flexão do joelho em 30° para sensibilizar a manobra pelo relaxamento dos ligamentos cruzados.

O **ligamento colateral lateral** (LCL) é um estabilizador contra varismo e rotação externa, tem origem no côndilo femoral lateral e na cabeça da fíbula e uma inserção conjunta com bíceps femoral e os ligamentos fabelofibular, arqueado (forma de Y) e poplíteo oblíquo. Para testar a integridade do LCL realiza-se estresse em varo em 0° e, a seguir, em flexão do joelho em 30° no mesmo procedimento descrito para o LCM.

Para testar a integridade dos meniscos utiliza-se o teste de McMurray, em que se traciona o joelho da posição em flexão aguda e rotação interna para a rotação externa completa até um ângulo reto. Na positividade do teste o paciente sente um clique com a mesma sensação de quando seu joelho cedeu anteriormente. Outra manobra é o teste de Appley, em que os joelhos são colocados em ângulo reto com o paciente em decúbito ventral e se realiza rotação interna e externa, primeiro com tração do pé para cima, depois com compressão em sentido da mesa de exame. A positividade consta em dor e sobressalto percebidos à compressão com rotação externa na lesão do menisco medial ou com rotação interna na lesão do lateral.

EXAMES COMPLEMENTARES PARA QUADRIL E JOELHO

Radiografia simples

A radiografia simples serve para avaliação de lesões ósseas intra ou extra-articulares, morfologias que predispõem a outras lesões, bem como para avaliação do espaço articular. Nela podem ser identificados sinais de degeneração articular, erosões ósseas, lesões líticas e blásticas, depósitos calcificados intra ou periarticulares, deformidades ou neoformações ósseas. A escanometria pode mensurar diferença no tamanho dos membros inferiores.

Ultrassonografia

A ultrassonografia mostra lesões periarticulares dos tecidos moles e também pode avaliar parte da superfície articular dos joelhos.

Tomografia computadorizada

A tomografia computadorizada pode suceder ao exame radiográfico, colaborando com a avaliação mais detalhada principalmente da estrutura óssea.

Ressonância magnética

A ressonância magnética costuma ser antecedida por exame de menor complexidade, especialmente radiografia, e serve bem à avaliação das partes moles, bem como na detecção precoce de sinais inflamatórios em diversas estruturas, inclusive no osso. É bastante útil também para programação de intervenção cirúrgica.

TRATAMENTO

A dor crônica no quadril e no joelho afeta diversos domínios da vida, com alterações de atitudes e comportamentos que podem conduzir ao sedentarismo e à cinesiofobia. As informações sobre a natureza do problema, os fatores de risco e de prognóstico e o aconselhamento adequado por profissionais de saúde são passos iniciais para um bom tratamento. Com isso pode-se reduzir a confusão que frequentemente é observada entre os pacientes, que limitam sua movimentação por medo de causar danos maiores e contrariamente acabam agravando o impacto da doença. O envolvimento em programas de exercício é de grande importância de modo geral e crucial em algumas condições, promovendo melhora de dor, funcionalidade, aspectos emocionais e qualidade de vida. É importante fornecer claras orientações sobre o valor do exercício regular e facilitar o acesso e a participação em programas de exercícios que possam ser prazerosos, estimulando a prática em longo prazo que agrega diversos benefícios à saúde.

Grande parte das doenças sistêmicas tem seu fluxograma de tratamento bem estabelecido (conforme se pode ver em outros capítulos deste livro), mas deve-se lembrar da possibilidade de infiltrações intra-articulares, principalmente de corticosteroide em casos de inflamação. Esse recurso é bastante seguro e muitas vezes é subutilizado nesse contexto. A viscossuplementação, por sua vez, pode ter efeito mais modesto e limitado no tempo, e não prescinde do tratamento de reabilitação que se tem mostrado efetivo em longo prazo em diferentes domínios. As injeções extra-articulares de corticosteroides podem ser úteis para entesites, bursite trocantérica e isquiática, tendinite de adutores, meralgia parestésica, osteíte púbica, coccidínia. A infiltração da articulação do joelho, de fácil acesso, pode ser feita por várias vias e costuma ser feita às cegas. Na articulação do quadril, mais profunda, com diversas estruturas sobrepostas até o plano da pele, pode-se guiar por radioscopia ou ultrassonografia.

O exercício físico é um recurso maior em grande parte das dores de quadril e joelho e deve ser prescrito com base no diagnóstico e na avaliação individualizada que identifica encurtamento, fraqueza e desequilíbrios musculares, instabilidade e deformidades. Os exercícios de alongamento e flexibilidade, junto ao fortalecimento muscular, colaboram para maior estabilidade das articulações, com redução de movimentos indesejáveis ou de maior esforço sobre estruturas lesadas ou frágeis. A reeducação da postura e do movimento pode ser fundamental diante de vícios de posição e gesto, frequentemente observados em associação a atividades prolongadas pessoais, laborais ou ainda em atividades esportivas. Os exercícios para a dor patelofemoral devem incluir fortalecimento do *core* e das pernas, bem como exercícios de flexibilidade para pernas. Exercícios para síndrome da banda iliotibial devem conter fortalecimento de abdutor de quadril e alongamento da banda iliotibial e da panturrilha.

Os meios físicos têm evidência científica de efetividade muito baixa e costumam proporcionar, em casos favoráveis, alívio sintomático de curto prazo. Não devem ser superestimados e principalmente não devem ocupar o espaço da cinesioterapia e dos exercícios físicos, fundamentais dentro da reabilitação. Eventualmente podem ser usados no início das sessões para facilitar a prática de exercícios pelo paciente.

As órteses podem ser aplicadas principalmente em joelhos com o objetivo de aumentar a estabilidade articular e sob os pés na forma de palmilhas ou adaptações em calçados, visando alívio de carga em determinados pontos, compensação de dismetria ou deformidades.

Os auxiliares de marcha baseiam-se em duas indicações para dor em quadril e joelhos – o alívio de carga ou o auxílio ao equilíbrio. Progressivamente, as bengalas, as muletas e os andadores aliviam maior carga e oferecem maior base de sustentação. Na impossibilidade de marcha, às vezes não em âmbito domiciliar, mas comunitário, podem ser utilizadas as cadeiras de rodas.

As cirurgias podem ser feitas em três níveis – preventivo, reparativo ou substitutivo. A primeira situação pode ser exemplificada por uma cirurgia de realinhamento de deformidade em joelho evitando-se a instalação de um desgaste articular. A reparação pode se referir, por exemplo, a uma lesão de ligamento cruzado ou ao reparo de um descolamento de *labrum*. A colocação de prótese é um recurso final, procedimento irreversível, que pode proporcionar enorme alívio de dor e melhora da funcionalidade; mas deve ser empregado criteriosamente. Pacientes com dor intratável ou intensa incapacidade funcional deverão se beneficiar mais da colocação de prótese, especialmente de quadril. Cabe lembrar que existe um tempo de duração da prótese antes que possa ocorrer quebra, soltura ou mesmo infecção. Com isso muitas vezes procura-se protelar o procedimento para idades mais avançadas, mas é crucial ponderar também o impacto funcional e de qualidade de vida em pacientes jovens, bem como a expectativa de vida funcional de boa qualidade após a protetização para que a indicação não seja tardia.

PROGNÓSTICO

O prognóstico é bastante variável conforme o tipo de acometimento, a idade do paciente e suas demandas. Por exemplo, a sinovite transitória do quadril tem prognóstico ótimo, enquanto a osteonecrose comumente deixa sequelas. O tratamento inicial favorece melhores resultados, pois evita lesões estruturais, vícios de postura e de movimento, e cronificação da dor. Diagnósticos tardios levam à elaboração de metas diferentes, tendentes mais a alívio sintomático e adaptações, com menor expectativa de alta performance.

Indivíduos muito ativos ou que se utilizam das articulações do quadril e do joelho em atividades de alto desempenho poderão ficar limitados em atividades laborais, esportivas ou de lazer. Por outro lado, pessoas com menor mobilidade podem alcançar alto grau de satisfação com a simples melhora da dor. É importante discutir esses aspectos com o paciente após o diagnóstico inicial para se identificar expectativas e buscar sua adequação às condições vigentes de tratamento.

A prótese de joelho costuma dar um resultado funcional bom para marcha e amplitude de flexão próxima a 90° que em geral confere boa condição para atividades de vida diária. A prótese de quadril costuma ter resultados funcionais bastante bons para diversas atividades, atualmente por uma média de 15 anos, mas bastante variável conforme peso e utilização pelo paciente.

REFERÊNCIAS BIBLIOGRÁFICAS

1. Aydıngöz Ü, Özdemir ZM, Günes A, Ergen FB. MRI of lower extremity impingement and friction syndromes in children. Diagn Interv Radiol. 2016;22:566-73.
2. Blake MH, Johnson DL. Knee meniscus injuries: common problems and solutions. Clin Sports Med. 2018;37:293-306.
3. Fransen M, McConnell S, Harmer AR, Van der Esch M, Simic M, Bennell KL. Exercise for osteoarthritis of the knee. Cochrane Database Syst Rev. 2015;1:CD004376.
4. Hurley M, Dickson K, Hallett R, Grant R, Hauari H, Walsh N, et al. Exercise interventions and patient beliefs for people with hip, knee or hip and knee osteoarthritis: a mixed methods review. Cochrane Database Syst Rev. 2018;4:CD010842.
5. Juhn MS. Patellofemoral pain syndrome: a review and guidelines for treatment. Am Fam Physician. 1999;60:2012-8.
6. Lee PYF, Nixion A, Chandratreya A, Murray JM. Synovial plica syndrome of the knee: A commonly overlooked cause of anterior knee pain. Surg J. 2017;3:e9-e16.
7. Malanga GA, Andrus S, Nadler SF, McLean J. Physical examination of the knee: a review of the original test description and scientific validity of common orthopedic tests. Arch Phys Med Rehabil. 2003;84:592-603.
8. Martin HD, Palmer IJ. History and physical examination of the hip: the basics. Curr Rev Musculoskelet Med. 2013;6:219-25.
9. Nunes RB, Amaral DT, Oliveira VS. Radiological propedeutics of femoroacetabular impingement in times of computed tomography and magnetic resonance

imaging: what a radiologist needs to know. Radiol Bras. 2011;44.

10. Robinson P, Bhat V, English B. Imaging in the assessment and management of athletic pubalgia. Semin Musculoskelet Radiol. 2011;15:14-26.
11. Smith BE, Selfe J, Thacker D, Hendrick P, Bateman M, Moffatt F, et al. Incidence and prevalence of patellofemoral pain: a systematic review and meta-analysis. PLoS One. 2018;13:e0190892.
12. Sweeney E, Rodenberg R, MacDonald J. Overuse knee pain in the pediatric and adolescent athlete. Curr Sports Med Rep. 2020; 19(11):479-85.
13. Volpon JB. Femoroacetabular impingement. Rev Bras Ortop. 2016;51:621-9.

33

Dor no pé e no tornozelo

Fernanda Rodrigues Lima
Henrique Ayres Mayrink Giardini
Luiz Felipe Adsuara de Sousa

INTRODUÇÃO

A dor no pé e no tornozelo é um problema muito comum no adulto, afetando cerca de 25% das pessoas com mais de 45 anos de idade. O antepé é o local mais acometido. Os principais fatores de risco são: idade avançada, sexo feminino, obesidade, comorbidades como diabetes e osteoartrite e participar de esportes que incluem corrida e salto.

ANATOMIA

O pé é composto por 26 ossos e 30 articulações. Apresenta três arcos: o transversal formado pelos ossos cuneiformes e cuboide; o longitudinal medial formado pelos ossos calcâneo, tálus, navicular, 1º e 2º metatarsos; e o longitudinal lateral formado pelos ossos calcâneo, cuboide, 3º, 4º e 5º metatarsos.

O pé é comumente dividido em três regiões separadas pelos complexos de Chopart (mediotársica) e de Lisfranc (tarsometatársica) (Figura 1):

- Antepé: metatarsos e falanges.
- Mediopé: navicular, cuboide e cuneiformes.
- Retropé: calcâneo e tálus.

Sempre deve-se inspecionar os pés e tornozelos estática e dinamicamente, inclusive durante deambulação. Além disso, devem ser realizadas palpação e manobras específicas que serão mais bem discutidas separadamente em cada afecção.

Para facilitar o raciocínio clínico, dividimos as principais afecções de antepé, mediopé e retropé, como veremos a seguir.

DOR NO ANTEPÉ

Hálux valgo

É a deformidade de pé mais prevalente. Estima-se que 23% dos adultos e 35% dos idosos tenham hálux valgo. É muito associado com osteoartrite de 1ª metatarsofalangeana. Sua causa é multifa-

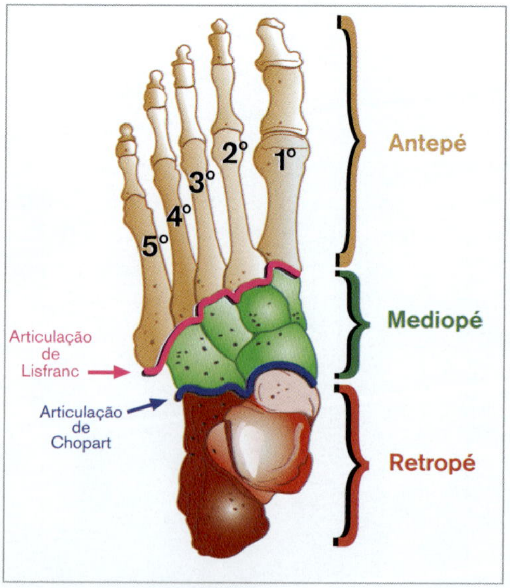

FIGURA 1 Divisão anatômica: antepé, mediopé e retropé.

torial, incluindo fatores genéticos, fatores biomecânicos como uso de calçados com saltos altos e doenças sistêmicas, como a artrite reumatoide.

Na maioria das vezes, o paciente é assintomático. Quando presentes, os sintomas mais comuns são dificuldade para calçar sapatos, dor na proeminência da metatarsofalangeana, bursite e compressão do nervo cutâneo medial dorsal.

À inspeção, o hálux encontra-se em posição valga e pronada (Figura 2). É importante avaliar o 1º raio, além da presença de pé plano, hiperqueratose e sesamoidite. Embora o diagnóstico seja clínico, a radiografia com carga de pés em anteroposterior, lateral e oblíqua é útil, principalmente nos casos com sintomas graves e refratários para avaliação da presença e extensão de dano na 1ª articulação metatarsofalangeana.

O tratamento é predominantemente baseado em medidas clínicas, com atenuação dos sintomas e potencial redução da velocidade de progressão da deformidade. É composto por modificação de calçado, coxim em hálux valgo, órteses e exercícios, principalmente para músculos do hálux. O tratamento cirúrgico é reservado para pacientes com dor e perda de função refratária a medidas conservadoras.

Hálux rígido

Consiste na perda de amplitude de movimento de extensão da 1ª metatarsofalangeana por osteoartrite, permitindo menos de 40º de dorsiflexão. É a forma mais comum de osteoartrite e a segunda causa mais comum de queixa em pés. Sua prevalência é de 2,5% em pacientes com mais de 50 anos de idade.

O quadro clínico típico é o de dor em 1ª metatarsofalangeana, que piora na fase de desprendimento do solo durante a marcha e ao calçar sapatos. Em geral, a intensidade da dor diminui com a evolução da doença.

O diagnóstico é confirmado por piora da dor e limitação à dorsiflexão, sensibilizado por compressão de sesamoides. Na radiografia de pés em anteroposterior, lateral e oblíqua pode-se encontrar osteófitos em região dorsal de 1ª metatarso e outros sinais de osteoartrite.

O tratamento conservador é baseado em modificação de calçados (incluindo solado tipo *rocker*), palmilhas, órteses, adaptação de atividades e fisioterapia. Não há consenso para indicação de infiltrações, embora a infiltração com glicocorticoide (preferencialmente guiada por ultrassonografia) possa trazer alívio na dor. Dor refratária e perda de funcionalidade são indicações cirúrgicas.

Metatarsalgia

Metatarsalgia é o termo usado para dor na superfície plantar das diáfises distais dos 2º, 3º e 4º metatarsos. Tipicamente, a dor surge de colapso parcial ou total do arco transverso. As principais etiologias são distúrbios de marcha, anatomia de pé alterada como na síndrome de Morton ou no hálux valgo e alterações congênitas como o pé equino.

O quadro típico é de dor intensa na superfície plantar distal, principalmente em 2º e 3º metatarsos. A dor é aliviada ao sentar ou ao calçar sapatos com suporte em antepé e é intensificada ao andar descalço. Deve-se excluir fratura de estresse quando sintoma presente na região dorsal do pé.

Devemos verificar queda do arco transverso e desvio de 2º a 4ª dedos. A palpação plantar

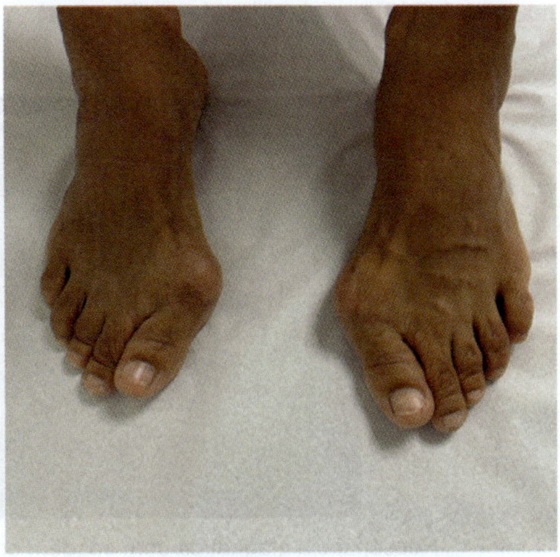

FIGURA 2 Hálux valgo bilateral importante.

distal dos metatarsos desencadeia a dor descrita. Deve-se avaliar presença de calos plantares em área de pressão, sinovite e encurtamento do tríceps sural. Radiografia em anteroposterior e perfil pode demonstrar alterações como a síndrome de Morton e subluxações plantares de metatarsos.

O tratamento é baseado inicialmente em uso de coxim proximal às cabeças dos metatarsos, palmilha e uso de calçados adequados, além de fisioterapia com alongamento de tríceps sural. Tratamento cirúrgico é indicado em casos refratários.

Neuroma de Morton

O neuroma de Morton afeta os nervos interdigitais (Figura 3). Sua causa é secundária ao aumento de pressão nesses nervos, por colapso do arco transverso, uso de sapatos inadequados e trauma. É unilateral em 80% dos casos. O nervo do terceiro espaço intermetatarsal é o mais acometido, seguido por neuroma no segundo espaço.

Classicamente há dor em queimação ou parestesia no 3º espaço intermetatarsal com irradiação para dedos, que piora com a atividade física.

Ao exame físico, há piora da dor ao palpar o neuroma e o sinal de Mulder é a sensação de clique na face plantar do nervo acometido ao se realizar a compressão das metatarsianas. O diagnóstico é clínico, mas pode-se solicitar ultrassonografia ou ressonância magnética (RM) em casos duvidosos (Figura 4). A

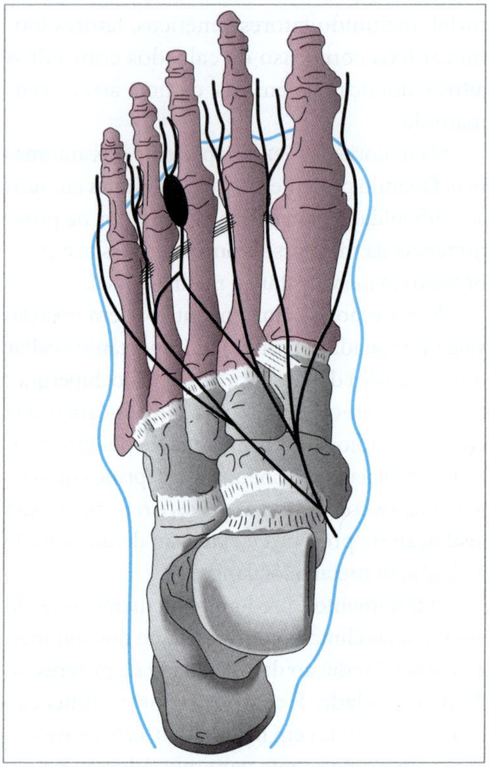

FIGURA 3 Subdivisão dos nervos plantares demonstrando a formação do neuroma de Morton, que consiste em lesão fusiforme que ocorre no nervo interdigital distal ao ligamento intermetatarsal e antes da bifurcação dos nervos digitais. Fonte: adaptada de Di Caprio F, Meringelo R, Eddine MS, Ponzini L. Morton's interdigital neuroma of the foot. Foot Ankle Surg. 2017.

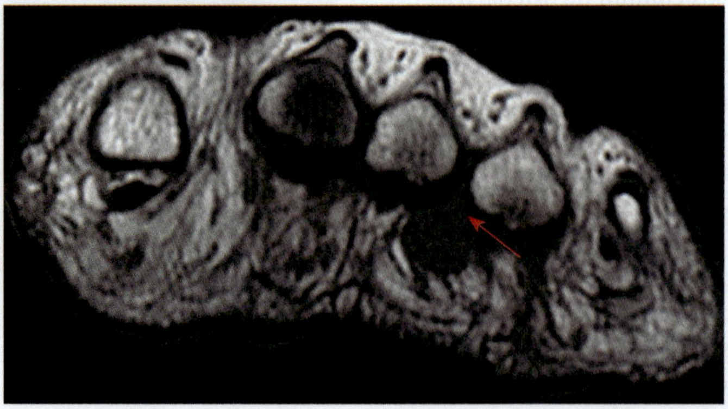

FIGURA 4 Ressonância magnética com imagem em T1 coronal demonstrando neuroma de Morton em 3º espaço intermetatarsal (seta). Fonte: cortesia do banco de imagens pessoais do Dr. Rodrigo Macedo.

ultrassonografia deve ser o exame de escolha, pelo fato de a RM encontrar neuroma em até um terço dos pacientes assintomáticos.

O tratamento de escolha inicial é conservador com o uso de coxins e órteses proximais às cabeças de metatarsos, troca de calçados para aliviar a pressão nos neuromas e exercícios de fortalecimento para a musculatura intrínseca do pé. A infiltração (preferencialmente guiada por ultrassonografia) em face dorsal com lidocaína e metilprednisolona pode melhorar os sintomas em até 80% dos casos. A cirurgia é reservada para casos refratários.

DOR NO MEDIOPÉ

Tendinopatia do tibial posterior

O tendão tibial posterior percorre o tornozelo via posteromedial até a sua inserção no osso navicular. As suas funções são inverter a articulação subtalar e participar da manutenção da integridade do arco medial longitudinal.

A sobrecarga crônica desse tendão, como nas situações de pronação subtalar excessiva, leva ao quadro de "disfunção do tendão tibial posterior", visto especialmente na população idosa (Figura 5). A tenossinovite do tibial posterior se apresenta com dor e edema na região posterior e medial do pé no trajeto do tendão até a sua inserção no navicular.

A suspeita é confirmada no exame físico com o achado de uma inversão do pé resistida fraca e dolorosa. A ruptura completa do tendão é suspeitada ao se observar uma ausência do varismo do calcâneo, em visão posterior, ao pedir para o paciente ficar em flexão plantar (Figura 6). Os exames complementares auxiliares são a RM de tornozelo e pé e a ultrassonografia.

O tratamento consiste em repouso relativo do tendão. Pode-se tentar cursos curtos de anti-inflamatórios não hormonais. O foco do tratamento, por sua vez, deve ser fundamentado na correção do erro de biomecânica de marcha e no fortalecimento excêntrico da musculatura tibial posterior e um reforço da musculatura intrínseca do pé. A cirurgia pode ser indicada em casos crônicos, incapacitantes e refratários ao tratamento clínico convencional.

Navicular acessório

Como uma variante anatômica, o processo medial do osso navicular pode se desenvolver como centro de ossificação isolado. Nesse caso, o fragmento medial fica ancorado ao restante do navicular por uma união fibrosa que forma uma sinostose.

Adultos jovens podem cursar com dor localizada na proeminência navicular medial, em casos de sobrecarga mecânica exagerada. O diagnóstico é confirmado por RM. A conduta recomendada é a retirada da carga por curto período, o suporte do mediopé e o uso de analgésicos e anti-inflamatórios. Raramente é necessária a ex-

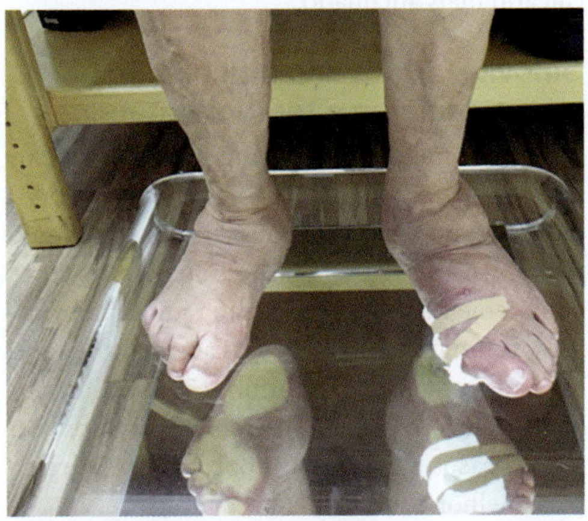

FIGURA 5 Podoscopia de paciente com insuficiência de tendão tibial posterior.

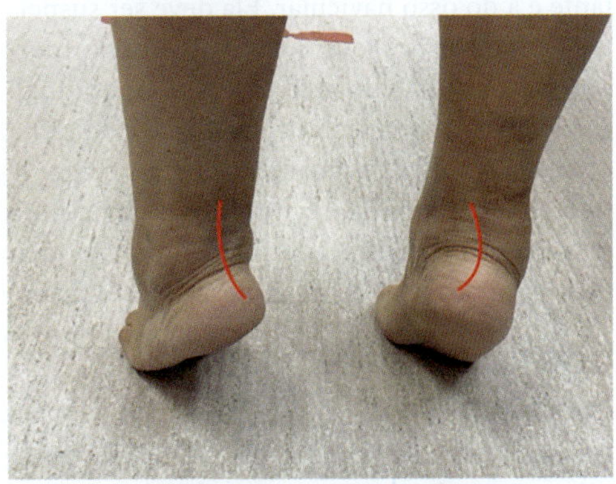

FIGURA 6 Varismo de calcâneo provocado por flexão plantar em paciente com tendão tibial posterior saudável.

cisão cirúrgica do navicular acessório, em função de falência do tratamento clínico.

Tendinopatia do tibial anterior

A entesopatia do tibial anterior se apresenta com dor e edema local, bem como dolorimento à palpação na região dorsal e medial do mediopé. Em geral, o quadro é visto em pessoas que iniciam caminhadas longas sem preparo e/ou que utilizam calçados que provocam fricção e compressão exagerada na região dorsal do mediopé. O tratamento inclui a retirada da sobrecarga mecânica modificando atividades, medidas anti-inflamatórias, reforço muscular e orientação sobre o calçado mais adequado.

Sinovite/artrite das articulações talonaviculares e tarsometatársicas

A sinovite mecânica e degenerativa nas articulações do tarso, em especial na articulação talonavicular, pode ser uma causa de dor e aumento de volume de região de mediopé. Os exames complementares indicados são radiografia simples, tomografia ou RM. O tratamento é feito com anti-inflamatórios, infiltração intra-articular e orientação para uso correto de calçados. Em alguns casos é necessária abordagem cirúrgica para melhor controle de dor e função.

Fratura de estresse do navicular

A fratura de estresse no mediopé mais importante é a do osso navicular. Ela deve ser suspeitada em pacientes jovens e ativos com dor persistente na região do arco medial longitudinal. A região vai se apresentar com edema e dolorida à palpação. A RM é fundamental para o diagnóstico. Se confirmada, recomenda-se imediata retirada de carga e encaminhamento para ortopedista para avaliação de indicação cirúrgica.

DOR NO RETROPÉ

Fasciíte plantar

A fáscia plantar é uma estrutura fibrosa que se origina no calcâneo e se insere distalmente nas falanges proximais. Comumente denominada de fasciíte plantar, na verdade trata-se de um enfermidade mais de ordem degenerativa que inflamatória. Nesse sentido, já existe uma tendência de denominar essa entidade como fasciopatia plantar. Sua causa é multifatorial. Tem como prováveis fatores de risco o sobrepeso, déficit de dorsiflexão de tornozelo, pés planos ou cavos e microtraumas repetitivos levando à degeneração desta estrutura, como acontece em esportes como a corrida. É considerada uma das causas mais comuns de dor nos pés na população adulta.

Os pacientes queixam-se de dor inferior no calcâneo, sobretudo após períodos de repouso (como ao acordar pela manhã, nas primeiras pisadas). O diagnóstico baseia-se na história clínica e na palpação dolorosa da inserção da fáscia no calcâneo. Exames de imagem não devem ser solicitados de rotina, e o famoso "esporão" visto nas radiografias é um achado inespecífico, sem importância prognóstica ou terapêutica.

O tratamento baseia-se na identificação dos fatores de risco e sua modificação (como perda de peso), adequação de calçados (evitar uso de chinelos e "rasteirinhas"), uso de palmilhas (com apoio de calcâneo e do arco plantar), além de um programa de alongamento da fáscia plantar e do tendão de Aquiles. Cursos curtos de anti-inflamatórios podem ser tentados. Infiltração de corticoide e terapia com ondas de choque extracorpóreas podem ser tentadas nos casos refratários às medidas iniciais. Alguns estudos também têm demostrado eficácia na infiltração de plasma rico em plaqueta. Nos pacientes que não apresentam melhora após seis meses de tratamento clínico, deve-se considerar avaliação cirúrgica (fasciotomia plantar ou liberação do gastrocnêmio).

Fratura de estresse do calcâneo

A fratura de estresse do calcâneo é a segunda mais comum do pé, sendo as fraturas de metatarsos as mais frequentes. Ocorre principalmente em atletas e indivíduos osteoporóticos. A dor é agravada pela marcha e ao exame físico a compressão no sentido medial-lateral do calcâneo desencadeia dor. As radiografias simples de calcâneo são frequentemente normais nas fases precoces, sendo necessária realização de RM ou cintilografia óssea nos casos de alta suspeita. Por ser uma fratura de baixo risco, o tratamento inicial envolve retirada da carga com progressão das atividades de acordo com a melhora da dor, reavaliação da atividade física e garantia do consumo de cálcio e vitamina D. O uso de anti-inflamatórios não hormonais para analgesia é controverso, pois pode atrasar a consolidação da fratura.

Tendinopatia de Aquiles

O tendão de Aquiles origina-se do músculo tríceps sural e se insere na região posterior do calcâneo, sendo responsável pelo mecanismo flexor plantar do pé e do tornozelo. A tendinopatia de Aquiles é uma entidade comum na prática clínica, cuja etiologia parece ser multifatorial (fatores biomecânicos como obesidade e prática de alguns esportes, comorbidades como *diabetes mellitus*, exposição a drogas, como fluorquinolonas). Anatomicamente, podemos diferenciar duas condições clínicas (Figura 7):

- Tendinopatia não insercional: a dor localiza-se 2-6 cm proximal à inserção do tendão. O diagnóstico baseia-se na história clínica e no exame físico local, que demonstra dor à palpação, eventualmente sinais flogísticos locais, espessamento e irregularidades à palpação. Radiografias ou exames de imagem avançados (como RM) não devem ser solicitados rotineiramente. O tratamento baseia-se em repouso temporário, crioterapia, cursos de anti-inflamatórios não hormonais, modificação de atividades, alongamento e fortalecimento excêntrico do tendão e da musculatura sural. Terapia com ondas de choque extracorpórea vem mostrando resultados promissores. Infiltrações de glicocorticoide não são recomendadas. Nos casos refratários ao tratamento clínico, considerar avaliação cirúrgica (tenotomia percutânea ou desbridamento aberto e reparação do tendão).
- Tendinopatia insercional: corresponde a um terço dos casos e caracteriza-se por dor nos 2 cm distais do tendão. O diagnóstico novamente baseia-se na história e no exame físico (palpação local). Radiografias laterais com carga devem ser solicitadas para avaliar alterações morfológicas locais, como a deformidade de Haglund (protuberância óssea na região posterior-superior do calcâneo, conforme demonstrado na Figura 8), que pode ter implicações terapêuticas. O tratamento é semelhante ao da tendinopatia não insercional. Entretanto, re-

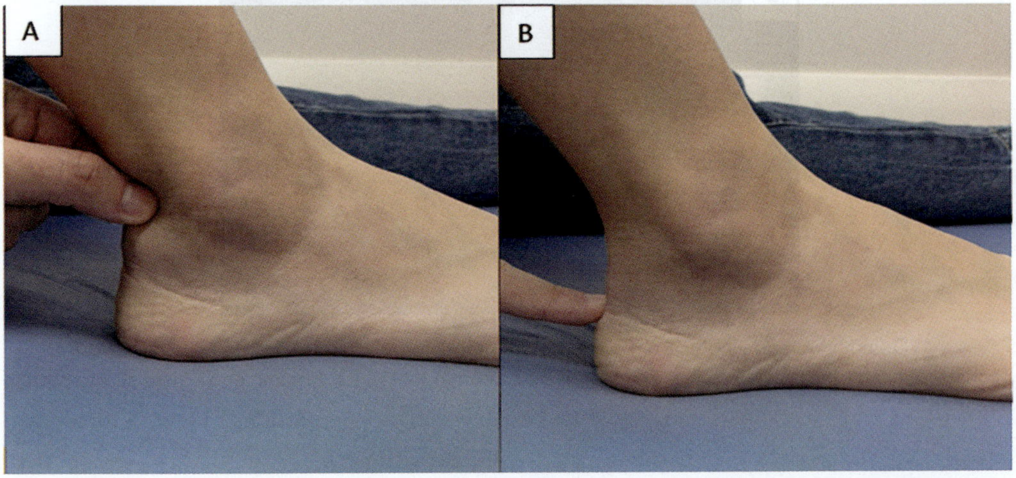

FIGURA 7 Tendinopatia de calcâneo: (A) Local de dor à palpação na tendinopatia não insercional. (B) Local de dor à palpação na tendinopatia insercional.

comenda-se que durante o fortalecimento excêntrico o paciente evite a dorsiflexão do pé (posição final do pé neutra, não abaixando o tornozelo abaixo do nível do degrau).

Síndrome do túnel do tarso

O túnel do tarso localiza-se entre a parede medial do calcâneo e o retináculo dos flexores, e por ele passam o feixe vasculonervoso tibial posterior e os tendões dos músculos tibial posterior, flexor longo dos dedos e flexor longo do hálux. Dentre as causas da síndrome do túnel do tarso, destacam-se pé plano, fratura prévia, tenossinovites e condições sistêmicas, como a artrite reumatoide. O paciente queixa-se de dor e parestesias na região posteromedial do calcâneo com irradiação para a região plantar. Fraqueza para abdução e flexão do primeiro dedo pode ser um achado nos casos graves. Ao exame físico, a percussão do túnel do tarso pode desencadear sintomas (sinal de Tinel). O diagnóstico é clínico, mas a eletroneuromiografia pode ser útil na confirmação diagnóstica e a RM na avaliação anatômica do túnel. O tratamento inicial consiste em repouso temporário, uso de anti-inflamatórios não hormonais e, nos casos de pé plano, uso de órteses para correção. A liberação cirúrgica do túnel deve ser considerada nos casos refratários.

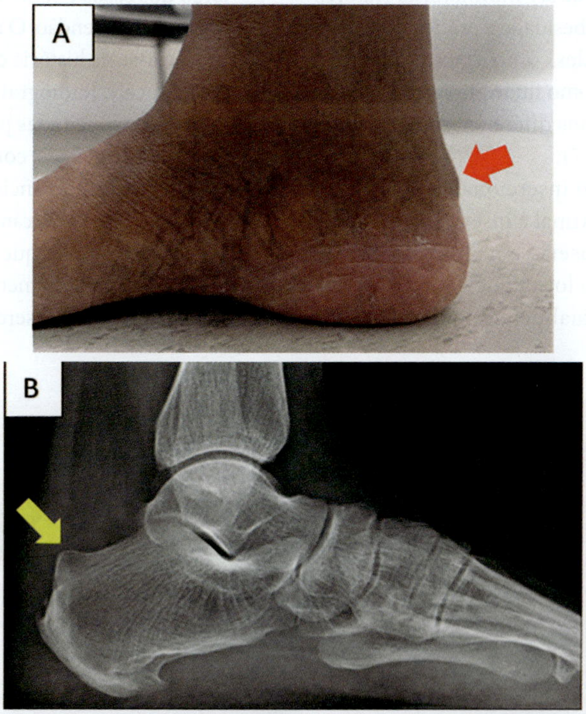

FIGURA 8 Deformidade de Haglund em paciente com tendinopatia insercional do calcâneo. (A) Proeminência visível ao exame físico na parte posterior do calcâneo (seta). (B) Proeminência vista na radiografia (seta).

REFERÊNCIAS BIBLIOGRÁFICAS

1. Baquie P, Fooks L, Pope J, Tymms G. The challenge of managing mid-foot pain. Aust Fam Physician. 2015;44:106-11.
2. Caravelli S, Mosca M, Massimi S, Pungetti C, Russo A, Fuiano M, et al. A comprehensive and narrative review of historical aspects and management of lowgrade hallux rigidus: conservative and surgical possibilities. Muscoloskel Surg. 2018;102(3):201-11.
3. Chimenti RL, Cychosz CC, Hall MM, Phisitkul P. Current concepts review update: insertional Achilles tendinopathy. Foot Ankle Int. 2017;38:1160-9.
4. Di Caprio F, Meringelo R, Eddine MS, Ponzini L. Morton's interdigital neuroma of the the foot: A literature review. Foot Ankle Surg. 2018;24(2):92-8.
5. Espinosa N, Brodsky JW, Maceira E. Metatarsalgia. J Am Acad Surg. 2010;18:474-85.
6. Glasoe WM. Treatment of progressive first metatarsophalangeal hallux valgus deformity: a biomechanically based muscle-strengthening approach. J Orthop Sports Phys Ther. 2016;46:596-605.
7. King CKK, Sy JL, Zheng Q, Mehta KV. Comprehensive review of non-operative management of hallux rigidus. Cureus. 2017;9:e987.
8. Lareau CR, Sawyer GA, Wang JH, DiGiovanni CW. Plantar and medial heel pain: diagnosis and management. J Am Acad Orthop Surg. 2014;22:372-80.
9. Mandell JC, Khurana B, Smith SE. Stress fractures of the foot and ankle, part 1: biomechanics of bone and principles of imaging and treatment. Skeletal Radiol. 2017;46:1021-29.
10. Menz HB. Chronic foot pain in older people. Maturitas. 2016;91:110-4.
11. Nix SE, Vicenzino BT, Collins NJ, Smith MD. Characteristics of foot structure and footwear associated with hallux valgus: a systematic review. Osteoarthritis Cartilage. 2012;20:1059-74.
12. Rhim HC, Kwon J, Park J, Borg-Stein J, Tenforde AS. A systematic review of systematic reviews on the epidemiology, evaluation, and treatment of plantar fasciitis. Life (Basel). 2021;11(12):1287.
13. Schneider HP, Baca JM, Carpenter BB, Dayton PD, Fleischer AE, Sachs BD. American College of Foot and Ankle Surgeons Clinical consensus statement: diagnosis and treatment of adult acquired infracalcaneal heelp. J Foot Ankle Surg. 2018;57:370-81.
14. Shakked RJ, Walters EE, O'Malley MJ. Tarsal navicular stress fractures. Curr Rev Musculoskelet Med. 2017;10:1-9.
15. Sing A, Calafi A, Diefenbach C, Kreulen C, Giza E. Noninsertional tendinopathy of the Achilles. Foot Ankle Clin. 2017;22:745-60.
16. Tenforde AS, Yin A, Hunt KJ. Foot and ankle injuries in runners. Phys Med Rehabil Clin N Am.. 2016;27:121-37.

34

Síndrome da dor regional complexa

Marcelo Cruz Rezende
Marcos Aurélio de Freitas Machado
Milton Helfenstein Jr.

CONCEITO

A síndrome da dor regional complexa (SDRC), definida pela Associação Internacional para o Estudo da Dor (*International Association for the Study of Pain* – IASP), é um processo neuropático de caráter regional, que pode afetar todos os tecidos da área ou segmento comprometido, de extensão mono ou multifocal, álgico em grau variado. Isso determina impotência funcional e perda da mobilidade, inicialmente pela dor e, em um segundo momento, por edema intersticial, fibrose, atrofia cutânea, muscular e desmineralização óssea, determinados por transtornos microcirculatórios iniciados nos receptores nociceptivos, com tendência a autoperpetuação e com evolução variada.

A IASP reconhece dois subtipos para a SDRC: o **tipo I**, anteriormente chamado de "**distrofia simpático-reflexa**", que corresponde aos pacientes sem evidência de comprometimento de nervos ou raízes nervosas, e representa cerca de 90% dos casos; e o **tipo II**, antes denominado **"causalgia"**, que corresponde aos casos em que há lesão, geralmente traumática, de grandes nervos periféricos, presente em 10% dos casos e, de modo geral, são referenciados por outros médicos ao reumatologista para diagnóstico diferencial.

EPIDEMIOLOGIA

A SDRC é uma condição pouco reconhecida, o que leva a crer que sua real incidência seja subestimada, assim como seu impacto nos sistemas de saúde. A incidência anual em estudos populacionais varia de 5,4 a 26,2 por 100.000 indivíduos, sendo mais prevalente entre 40 e 70 anos de idade, em mulheres (2-4:1), com preponderância nos membros superiores. Nas crianças e adolescentes os membros inferiores são mais afetados e cerca de 65% dos casos estão relacionados a trauma, geralmente com fratura.

Estudos apontam uma incidência concomitante de SDRC com algumas condições: doença arterial coronariana (5%-20%), hemiplegia (12%-21%), fratura de Colles (5%-25%) e lesão de nervo periférico (3%), além do uso de certos medicamentos, em particular barbitúricos, tuberculostáticos e inibidores da enzima conversora de angiotensina (10%-15%).

ETIOLOGIA

Os traumas (cortocontusos, fraturas, luxações, entorses, esmagamentos, cirurgias e queimaduras) têm sido fatores causais potenciais para a SDRC. A imobilização do membro pós-trauma representa o principal fator de risco para o desencadeamento da síndrome. Os traumatismos sem fratura podem ocasionalmente ser negligenciados como fator causal da síndrome pelo paciente e pelo médico, tanto em casos em que a intensidade do evento foi baixa, como em casos de prolongado período de latência (tempo entre o evento e o início dos sintomas), que pode chegar a até seis meses.

Distúrbio emocional significativo por ocasião do início do quadro ocorre em muitos pacientes e o estresse emocional pode ser um fator precipitante significativo.

Outros fatores descritos em associação com a síndrome incluem *diabetes mellitus*, tuberculose pulmonar, lesão medular espinal, acidente vascular encefálico, doença vertebral cervical, neuropatia periférica, nevralgia pós-herpética. Nenhum evento tem sido identificado em até 35% dos casos.

Fatores genéticos, envolvendo o sistema antígeno leucocitário humano (alelos do HLA-B62 e HLA-DQ8), sugerem predisposição para esse distúrbio. Estudos constataram preponderância familial, com os irmãos de pacientes apresentando risco três vezes maior de desenvolver a síndrome.

PATOGENIA

Acredita-se que a SDRC seja uma reação do organismo a um dano tecidual.

As alterações nas sensibilidades dolorosa, tátil e térmica sugerem participação do sistema somatossensorial que processa essas informações, no nível do sistema nervoso central.

As alterações de temperatura, sudorese e edema indicam a participação da inervação simpática para pele e tecido subcutâneo (vasos sanguíneos e glândulas sudoríparas). Alterações inflamatórias também são observadas, bem como alterações tróficas locais.

Considera-se assim que a patogênese da síndrome seja multifatorial, com participação da resposta inflamatória clássica e inflamação neurogênica, alterações à percepção da dor no nível do sistema nervoso central, além de alterações no sistema nervoso autônomo e, possivelmente, fatores genéticos.

QUADRO CLÍNICO

As principais manifestações estão descritas na Tabela 1.

Atualmente reconhece-se que há um amplo espectro desse estado doloroso, desde o da causalgia clássica e intensa até distúrbios dolorosos, vasomotores e sudomotores mais brandos, apenas desconfortáveis, com cianose ou palidez, alteração da temperatura local, edema e limitação da movimentação.

A dor é o principal sintoma da SDRC, tanto no tipo I como no tipo II, e sua principal característica é ser desproporcional ao evento desencadeante, seja em intensidade (hiperalgesia) ou em duração (hiperpatia). Ela é neurogênica, regional, e não se restringe ao território de um nervo ou dermátomo. Comumente, a dor é descrita pelo paciente como em queimação, ardência incômoda, latejante ou dilacerante, localizada na maioria dos casos profundamente no membro, e que pode ser exacerbada por movimento, contato, mudança de temperatura ou estresse emocional. Por esse caráter de piora com a movimentação, o paciente tende a evitar o uso do membro afetado, o que tende a piorar o quadro clínico a longo prazo.

TABELA 1 Manifestações clínicas da síndrome da dor regional complexa

Fase inicial (meses a 1 ano)	Edema mole/quente
	Eritema
	Aumento de sudorese
Fase tardia (1 a 3 anos)	Palidez
	Cianose
	Edema duro/frio
	Alterações de fâneros
	Pele atrófica
Comorbidades	Tremores frios
	Espasmos
	Distonias/miotonias
	Perda da amplitude de movimentos
	Dor miofascial

São duas as alterações sensoriais características da SDRC: a alodínia (sensação dolorosa provocada por estímulos não dolorosos) e a hiperalgesia (sensibilidade dolorosa exagerada a qualquer estímulo doloroso).

As alterações vasomotoras incluem distúrbio da sudorese, da temperatura, da cor e do turgor tissular. Na maioria dos casos, os distúrbios vasomotores iniciais incluem hiperidrose, hipertermia e eritema. Essas alterações dependem, provavelmente, de alterações do sistema nervoso autonômo, motivo que define o seu espectro disfuncional: quando a vasodilatação é proeminente, rubor e calor são predominantes; quando a vasoconstrição se destaca, o resultado é a palidez e diminuição da temperatura do membro. A cianose se deve à vasoconstrição arteriolar combinada com a dilatação do plexo venoso subpapilar da pele.

O edema de extremidades pode ser consequente a fenômenos inflamatórios e/ou disfunção autonômica. Na maioria dos casos se apresenta sem o sinal do "cacifo positivo".

Quase todos os pacientes com SDRC têm déficits motores funcionais relacionados à dor. Os movimentos dos membros podem ser limitados também por edema ou contratura. Alguns pacientes desenvolvem manifestações motoras centrais, como tremor, mioclonias ou posturas distônicas.

As alterações distróficas da pele se desenvolvem gradualmente. A atrofia da pele e do tecido subcutâneo produz uma aparência brilhante, adelgaçada e com descamação. As alterações tróficas que inicialmente afetam o tecido conjuntivo podem se estender aos anexos da pele, levando a alterações no crescimento dos pelos e das unhas. Pode ocorrer também a contração e fibrose das articulações, como capsulite adesiva do ombro. Eventualmente, em casos envolvendo o membro superior, pode afetar a aponeurose palmar e consequente contratura dos dedos, levando à mão deformada em garra.

DIAGNÓSTICO

Os critérios de Budapeste, propostos em 2007 e atualizados em 2013, permanecem recomendados para o diagnóstico da SDRC:

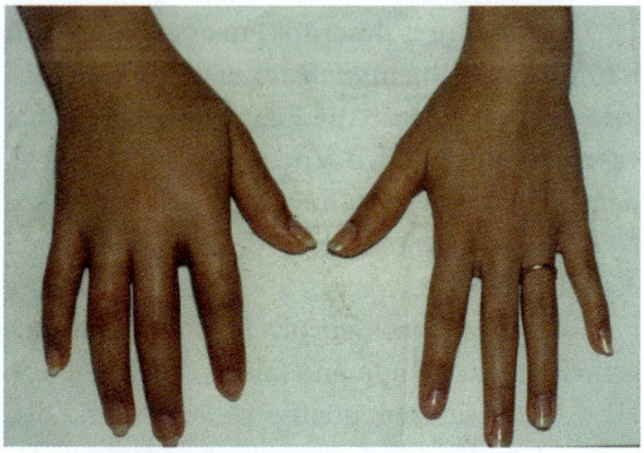

FIGURA 1 Mão direita com síndrome da dor regional complexa.

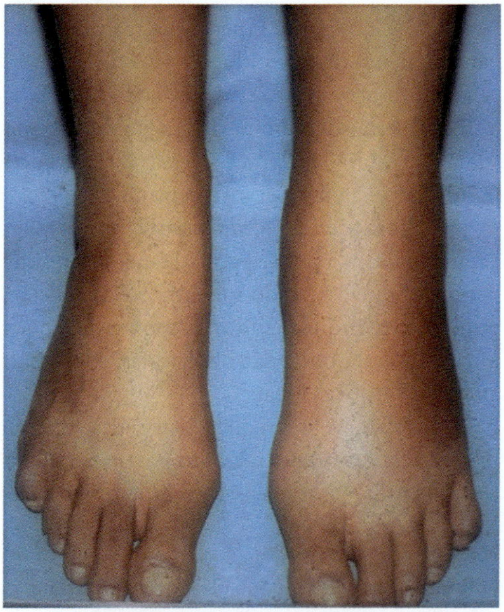

FIGURA 2 Membro inferior esquerdo em paciente portador de síndrome da dor regional complexa.

- Dor contínua e desproporcional a quaisquer possíveis eventos desencadeantes.
- Sinais e/ou sintomas das alterações sensitivas, vasomotoras, sudomotoras, motoras ou tróficas ou ainda edema, agrupados em quatro categorias. Não deve haver outros diagnósticos que expliquem melhor os sinais e sintomas presentes, conforme a Tabela 2.

A sensibilidade desses critérios diagnósticos é de 85%, com uma especificidade de 69%.

Obs.: digno de nota é que os mesmos critérios são usados para inclusão de pacientes em estudos clínicos, porém nesse caso é necessário um sintoma nas quatro categorias (ao invés de um em três), o que torna os critérios menos sensíveis (70%), mas com a especificidade necessária (96%).

EXAMES COMPLEMENTARES

O diagnóstico de SDRC é clínico, mas alguns exames subsidiários podem auxiliar na confirmação ou no diagnóstico diferencial.

Estudos da função vascular podem descartar etiologia vascular e podem ser realizados quando os sinais e sintomas vasomotores forem proeminentes.

A eletroneuromiografia pode averiguar condições neuropáticas específicas, sendo útil no diagnóstico diferencial, principalmente entre a SDRC tipo I e tipo II.

A radiografia simples e a densitometria óssea podem revelar osteopenia regional ou mesmo osteoporose, em estágio mais avançado da moléstia. Edema de partes moles é observado na fase inicial. O espaço articular está geralmente preservado, porém nos casos avançados pode haver perda desse espaço e até anquilose. A aparência radiográfica típica é de osteopenia irregular da extremidade afetada, principalmente periarticular. Em alguns casos pode acometer todo o membro e ser acompanhada de erosões. Pode haver osteoporose moteada ou salpicada, devido à reabsorção irregular do osso trabecular e do osso esponjoso, porém não é patognomônica, uma vez que pode ser encontrada em osteoporose por desuso, imobilização ou nas plegias (Figuras 3 e 4). A densitometria pode ser útil para monitorar a evolução.

Os achados da ressonância magnética são inespecíficos e envolvem edema de partes moles e da medula óssea.

A termografia pode demonstrar assimetria de temperatura entre o membro afetado e o não afetado.

A cintilografia óssea de três fases é uma técnica sensível para a detecção das alterações ósseas, articulares e periarticulares que cursam com as alterações de perfusão e do metabolismo ósseo. Na SDRC, o achado característico é um aumento na captação do radionuclídeo nas três fases do exame, principalmente em comparação à área contralateral não afetada (Figuras 5 e 6). Um exame normal não exclui o diagnóstico de SDRC, mas pode ser útil no diagnóstico diferencial de outras condições que cursam com alterações do metabolismo ósseo, como fraturas, infecções, tumores primários ou metástases, artrite e doenças osteometabólicas.

Alguns testes autonômicos foram propostos para avaliar os pacientes suspeitos, no entanto, possuem pouca evidência científica e são de difícil realização, não sendo práticos para uso rotineiro.

TABELA 2 Critérios diagnósticos de Budapeste para síndrome dolorosa complexa regional

1. Dor contínua: desproporcional a qualquer evento precipitante
2. Pelo menos um sintoma em três das quatro categorias a seguir: ▪ Sensorial: relatos de hiperalgesia e/ou alodínia ▪ Vasomotor: relatos de assimetria de temperatura e/ou alterações de cor da pele e/ou assimetria de cores da pele ▪ Sudorese/edema: relatos de edema e/ou mudanças de transpiração e/ou sudorese assimétrica ▪ Motor/trófico: relatos de diminuição da amplitude de movimento e/ou disfunção motora (fraqueza, tremor, distonia) e/ou alterações tróficas (cabelo, unha, pele)
3. Deve exibir pelo menos um sinal no momento da avaliação em duas ou mais das seguintes categorias: ▪ Sensorial: evidência de hiperalgesia (a picada) e/ou alodínia (durante toque leve e/ou pressão profunda e/ou ao movimento das articulações) ▪ Vasomotor: evidência de assimetria de temperatura e/ou assimetria de coloração da pele ▪ Sudorese/edema: evidência de edema e/ou mudanças de transpiração e/ou sudorese assimétrica ▪ Motor/trófico: evidência de diminuição da amplitude de movimento e/ou disfunção motora (fraqueza, tremor, distonia) e/ou mudanças tróficas (cabelo, unha, pele)
4. Não existir outro diagnóstico que explique melhor os sinais e sintomas

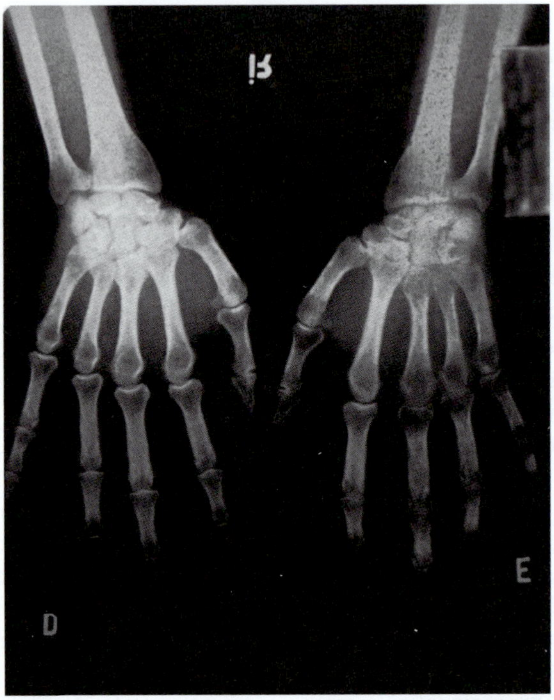

FIGURA 3 Radiografia simples das mãos em portador de síndrome da dor regional complexa apresentando osteoporose difusa na mão esquerda acometida.

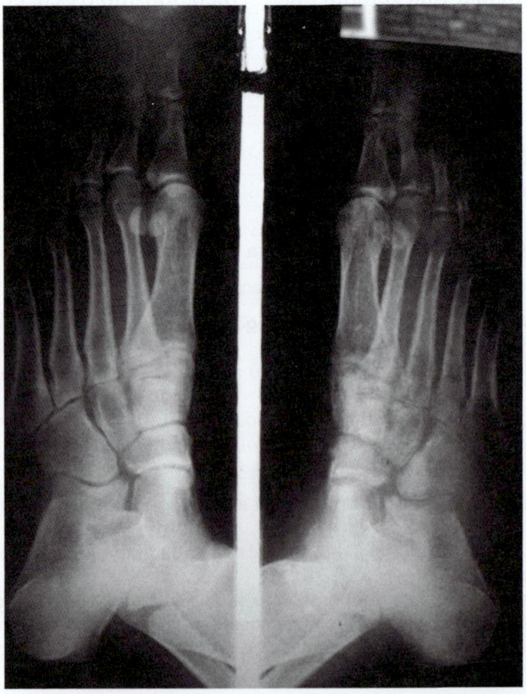

FIGURA 4 Osteoporose difusa por síndrome da dor regional complexa no pé direito.

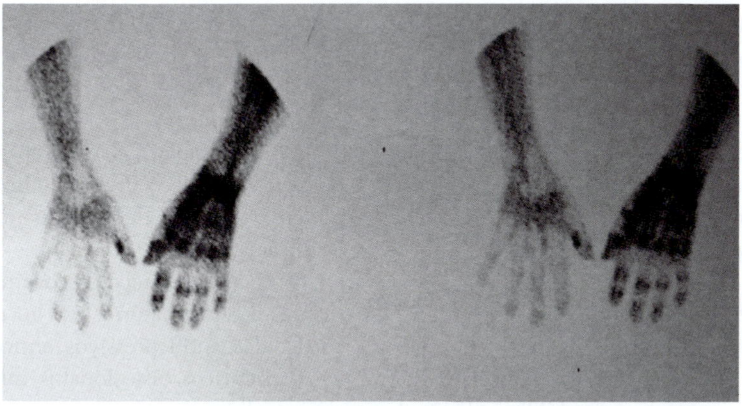

FIGURA 5 Cintilografia óssea mostrando hipercaptação do radionuclídeo na mão esquerda acometida.

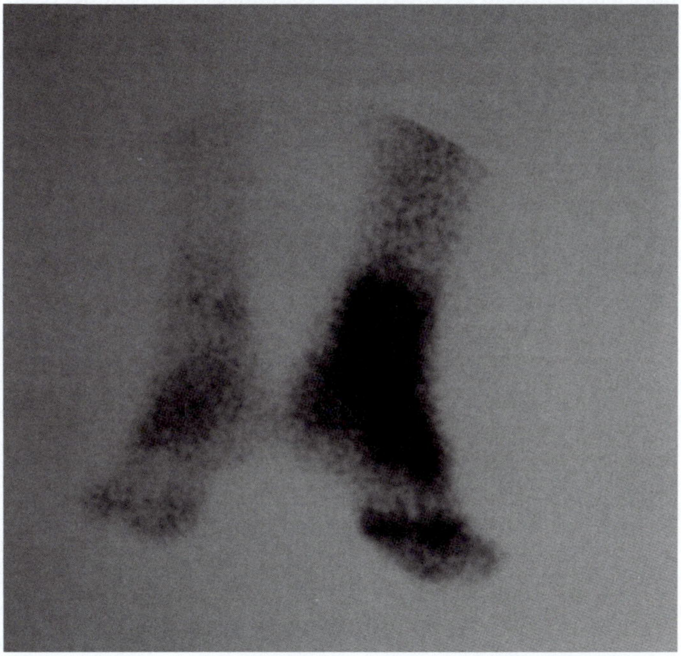

FIGURA 6 Cintilografia óssea mostrando aumento de captação do radionuclídeo no pé esquerdo acometido.

DIAGNÓSTICO DIFERENCIAL

A SDRC difere de muitas outras síndromes dolorosas neuropáticas por apresentar envolvimento adicional de outros tecidos e sistemas, incluindo a microcirculação, o osso, a pele e o tecido subcutâneo, além de envolver o sistema imune. A forma sistêmica ou polissegmentar mimetiza clinicamente algumas doenças autoimune mediadas, como a artrite reumatoide, a doença mista do tecido conjuntivo e a esclerose sistêmica. Essa forma é chamada de "pseudorreumatoide". Já as formas monossegmentares se assemelham às sinovites por microcristais e às neuropatias compressivas. Neste último caso, diferentemente, a dor neuropática respeita a distribuição dos nervos periféricos.

Pode haver dificuldade diagnóstica na fase inicial do distúrbio, quando a sensibilidade dolorosa e o edema são comuns para muitas doenças: artropatias inflamatórias, celulite, trombose venosa, fratura, contusão de partes moles, osteomielite e neoplasia.

TRATAMENTO

O foco do tratamento da SDRC deve ser a retirada do fator desencadeante e a redução da dor para que o paciente tolere a reabilitação física. A possível retirada de fatores desencadeantes pode ser suficiente para a reversão do quadro. Um aspecto importante é a mobilização precoce do membro acometido e deve ser iniciada o mais breve possível.

A fisioterapia é considerada como tratamento de primeira linha, portanto insubstituível, e deve objetivar a melhora da dor e a reabilitação do paciente e do seu membro lesionado.

Um programa de reabilitação bem instituído pode melhorar as aferências sensitivas discriminativas, a ativação do sistema supressor de dor e a estimulação proprioceptiva. Várias modalidades de métodos físicos, combinadas à cinesioterapia, possibilitam analgesia e controle dos fenômenos distróficos e as consequências do desuso.

Estudos de imagem funcional do cérebro sugerem que as experiências dolorosas se relacionam a sistemas difusos e plásticos de medula espinal, tronco cerebral, tálamo e córtex.

Os estados psicológicos como a antecipação, o foco de atenção e o preparo para a ação podem modular a experiência dolorosa. Assim sendo, a psicoterapia, a terapia comportamental e a terapia ocupacional são componentes relevantes do tratamento.

A reflexoterapia no espelho permite ao paciente ensaiar e praticar os movimentos do membro afetado, sem ter que ativar diretamente os neurônios relacionados aos processos patológicos centrais que produzem a dor. A quantidade de processo visual central, o qual parece se originar do lado doloroso e com disfunção, atua para restabelecer o relacionamento normal e indolor entre *feedback* sensorial e intenção motora e, consequentemente, pode contribuir no combate ao estado doloroso.

A hidroterapia, a eletroterapia, a acupuntura, o *biofeedback* e a drenagem linfática manual podem contribuir de variadas formas e níveis de eficácia.

Os agentes farmacológicos incluem analgésicos e anti-inflamatórios não hormonais, glicocorticoides, antidepressivos, anticonvulsivantes não barbitúricos, bisfosfonatos, calcitonina, capsaicina e lidocaína tópicas.

Os analgésicos e anti-inflamatórios são frequentemente utilizados, isoladamente ou em combinação com antidepressivos, anticonvulsivantes e/ou corticoides. Embora pouco estudados nesta moléstia, são úteis pelo menos para permitir o tratamento fisioterápico com menos dor e para poupar os demais medicamentos utilizados.

Alguns autores afirmam que os glicocorticoides não têm papel na SDRC. Essa perspectiva considera o controle da dor na SDRC e não das manifestações da SDRC como um todo. Os glicocorticoides, como monoterapia ou associados a outros medicamentos e modalidades de tratamento, representam, entretanto, uma terapêutica efetiva para a SDRC em boa parte dos casos, especialmente antes da cronificação. Sua ação envolve a inibição da produção de mediadores inflamatórios, reduzindo a dor, o edema e a limitação da movimentação, evitando a fibrose e facilitando a realização do tratamento fisioterápico. Eles também reduzem a taxa de transcrição nas células ganglionares da raiz dorsal da medula espinal e, desta maneira, reduzem o conteúdo de neuropeptídeos contidos nos neurônios sensitivos. A dose habitualmente usada é de 30-80 mg/dia de prednisona pelo mínimo tempo necessário para o controle da inflamação e da dor.

Os antidepressivos tricíclicos (com ação em sinapses serotoninérgicas, dopaminérgicas e noradrenérgicas) e os antidepressivos de ação dual (com ação na inibição da recaptação de serotonina e noradrenalina) facilitam o tratamento fisioterápico por reduzir a dor e melhorar o estado emocional dos pacientes com SDRC.

Os anticonvulsivantes e neuromoduladores não barbitúricos atuam por meio do bloqueio da entrada de cálcio ou sódio nos neurônios, reduzindo seus potenciais de ação. Várias dessas medicações têm sua eficácia comprovada no controle da dor neuropática documentada em grandes estudos randomizados e controlados, metanálises e revisões sistemáticas. Há, contudo, poucos dados comprovando a sua efetividade na SDRC.

A gabapentina é uma droga de primeira linha para dor neuropática. No tratamento da SDRC é usada na dose de 900 a 3.600 mg ao dia, divididos em três doses diárias. A pregabalina (150 a 300 mg por dia divididos em duas tomadas diárias) pode ser usada como uma alternativa à gabapentina. Sua maior vantagem é a posologia mais cômoda e menos efeitos colaterais, em que pese seu custo mais elevado.

Os bisfosfonatos têm potencial de reduzir a dor associada com SDRC tipo I. O osso é densamente inervado por neurônios nociceptivos e o aumento acentuado da reabsorção óssea na SDRC pode ser doloroso por haver acidificação do meio extracelular pelos osteoclastos e consequente ativação das terminações nervosas nociceptivas. A inibição da reabsorção óssea, portanto, pode reduzir a dor. Os maiores estudos randomizados avaliaram o neridronato (100 mg, endovenoso, quatro infusões ao longo de 10 dias) e o clodronato (endovenoso, 300 mg por dia por 10 dias), embora haja estudos menores relatando a eficácia de bisfosfonatos endovenoso e oral.

A calcitonina é um hormônio polipeptídeo produzido pela tireoide, que tem um efeito antinociceptivo independentemente de seu efeito antirreabsortivo no osso e tem sido considerada efetiva para vários tipos de dor aguda e crônica. A literatura é controversa no que diz respeito ao seu uso na SDRC.

A aplicação tópica em creme de lidocaína e capsaicina é usada para tratamento de dor neuropática, mas com dados limitados de eficácia na SDRC.

Os procedimentos intervencionistas para o tratamento da dor relacionada com a SDRC incluem infiltração de *trigger point* (no caso de eventual dor miofascial associada), bloqueio nervoso simpático regional, estimulação da medula espinal, clonidina epidural e simpatectomia mecânica ou química, entre outras. Entretanto, as evidências publicadas dessas modalidades de tratamento são limitadas e não comprovam eficácia inequívoca, embora se considere que há pacientes que podem vir a apresentar benefício significativo.

Tratamentos emergentes incluem o agonista de *cannabinoid receptor-2* (CB2) denominado MDA7, oxigenoterapia hiperbárica, toxina botulínica, transfusão de plasma, imunoglobulina endovenosa, o polidesoxirribonucleotídeo (agonista seletivo contra o receptor adenosina A2A) e a naltrexona (pelo efeito antagonista no TLR-4, que é um receptor do tipo *Toll*, também denominado CD284).

Entre os tratamentos emergentes, a terapia com *cannabis* medicinal, como coadjuvante da terapia analgésica, pode ser uma ferramenta eficaz para aprimorar o manejo da dor crônica e suas consequências nas dimensões funcionais e psicológicas na SDRC tipos I e II, controlando a dor, reduzindo a tensão muscular, o estresse, a ansiedade e a depressão associadas a esta moléstia.

Um ensaio clínico, duplo-cego e randomizado avaliou um grupo de 27 participantes com SDRC/dor neuropática, que foram submetidos a três etapas distintas de tratamento com *cannabis* medicinal inalada. A primeira etapa consistia em receber o placebo, que não teve efeito sobre a dor. Na segunda etapa foi inalado 0,5 mg de THC com melhora da dor em 63,6% dos pacientes. Na terceira etapa foi inalado 1,0 mg de THC com melhora da dor em 69,5% dos pacientes. Esse estudo demonstrou que o inalador de *cannabis* forneceu doses precisas e baixas de THC, produzindo um efeito analgésico seguro e dose-dependente em pacientes com SDRC/dor neuropática.

PROGNÓSTICO

O prognóstico da SDRC é imprevisível em uma grande percentagem de casos e depende de vários fatores, muitas vezes negligenciados ou subestimados. O diagnóstico e a instituição precoce da terapêutica são primordiais, lembrando que a terapêutica multiprofissional traz um resultado mais eficaz.

Uma proporção dos pacientes com forma leve da síndrome poderá experimentar remissão espontânea. Por outro lado, aqueles que apresentam membro frio em fase precoce ou que desenvolvem evolução crônica, com alterações motoras e/ou tróficas, particularmente se acompanhadas de manutenção do edema, úlcera, infecção, distonia ou mioclonia, tendem a ter pior prognóstico.

REFERÊNCIAS BIBLIOGRÁFICAS

1. Alkali NH, Al-Tahan AM, Al-Majed M, et al. Complex regional pain syndrome: A case report and review of the literature. Ann Afr Med. 2020;19:68-70.
2. Birklein F, O'Neill MD, Schlereth T. Complex regional pain syndrome: An optimistic perspective. Neurology. 2015;84:89-96.
3. Bussa M, Guttilla D, Lucia M, et al. Complex regional pain syndrome type I: a comprehensive review. Acta Anaesthesiol Scand. 2015;59:685-97.
4. Cacchio A, de Blasis E, Necozione S, et al. Mirror therapy effectively reduced pain and enhanced motor function in arms of patients with stroke and CRPS type I randomized control study. N Engl J Med. 2009;361:634-6.
5. Goebel A, Barker CH, Turner-Stokes L, et al. Complex regional pain syndrome in adults: UK guidelines for diagnosis, referral and management in primary and secondary care. London: RCP; 2018. p. 1-70.
6. Goodman CW, Brett AS. A clinical overview of off-label use of gabapentinoid drugs. JAMA Intern Med. 2019;179:695-701.
7. Machado MAF, Machado GUC. Síndrome da dor regional complexa. In: Ranzolin A, Chiuchetta FA, Heymann RE. Dores musculoesqueléticas localizadas e difusas. 2. ed. Barueri: Manole; 2017. p. 166-81.
8. McCormick ZL, Gagnon CM, Caldwell M, et al. Short-term functional, emotional, and pain outcomes of patients with complex regional pain syndrome treated in a comprehensive interdisciplinary pain management program. Pain Med. 2015;16:2357-67.
9. Misidou C, Papagoras C. Complex regional pain syndrome: an update. Mediterr J Rheumatol. 2019;28:16-25.
10. O'Connell NE, Wand BM, Gibson W, et al. Local anaesthetic sympathetic blockade for complex regional pain syndrome. Cochrane Database Syst Rev. 2016;7:CD004598.
11. Ott S, Maihofner C. Signs and symptoms in 1,043 patients with complex regional pain syndrome. J Pain. 2018;6:599-611.
12. Smart KM, Wand BM, O'Connell NE. Physiotherapy for pain and disability in adults with complex regional pain syndrome (CRPS) types I and II. Cochrane Database Syst Rev. 2016;2:CD010853.
13. Urits I, Shen AH, Jones MR, et al. Complex regional pain syndrome, current concepts and treatment options. Curr Pain Headache Rep. 2018;22:10.
14. Varenna M, Adami S, Rossini M, et al. Treatment of complex regional pain syndrome type I with neridronate: a randomized, double-blind, placebo-controlled study. Rheumatology (Oxford). 2013;52:534-42.
15. Wüppenhorst N, Maier C, Frettlöh J, et al. Sensitivity and specificity of 3-phase bone scintigraphy in the diagnosis of complex regional pain syndrome of the upper extremity. Clin J Pain. 2010;26:182-9.

35

Neuropatias compressivas

Alessandra de Sousa Braz
José Tupinambá Sousa Vasconcelos

INTRODUÇÃO

Neuropatias compressivas são desordens frequentemente encontradas na prática do reumatologista. Nas fases mais precoces de sua apresentação clínica, as neuropatias compressivas podem ser confundidas com lesões proximais do plexo braquial, radiculopatias, desordens musculoesqueléticas regionais ou, ocasionalmente, doenças do sistema nervoso central. Entretanto, dados da história clínica e do exame físico e o auxílio da eletroneuromiografia e de exames de imagem frequentemente sugerem o diagnóstico correto. Algumas das mais importantes neuropatias compressivas e o seu manejo são aqui brevemente revisados.

FISIOPATOLOGIA

Compressão de nervos periféricos pode ocorrer agudamente, resultando de lesões traumáticas diretas, ou pode se instalar gradualmente em decorrência de aumento de pressão em sítios anatômicos fibro-ósseos estreitos por onde passa o nervo. Embora amplamente conhecido como neuropatia compressiva, o mecanismo de lesão ao nervo periférico é dinâmico e também envolve tração e adesão. A fisiopatogênese das neuropatias compressivas é complexa e envolve uma sequência de eventos como edema, isquemia e fibrose. Prioritariamente, o epineuro protege o nervo da compressão e o perineuro proporciona resistência à tração. O fluxo venoso é bloqueado quando o nervo é estirado em 8% da sua extensão em repouso e isquemia arterial é induzida pelo estiramento do nervo em 16%.

A classificação de Seddon tem sido utilizada para classificar as lesões traumáticas de nervos periféricos em neuropraxia, axonotmese e neurotmese, a depender de quais componentes do nervo tenham sofrido dano. Na neuropraxia, o tecido conjuntivo dos nervos e os seus axônios permanecem intactos, mas há uma desmielinização focal. Já na axonotmese, ocorre lesão axonal, mas o tecido conjuntivo circunjacente permanece intacto. Finalmente, na neurotmese, o nervo sofre transecção, de modo que nenhum dos seus componentes está em continuidade.

QUADRO CLÍNICO GERAL

Compressões de nervos resultam em disfunção sensorial, autonômica e motora. Essa disfunção pode ser progressiva e segue o mesmo padrão em qualquer topografia, variando de acordo com a distribuição do nervo envolvido e com o estágio evolutivo da compressão. De um modo geral, nas fases precoces da compressão, os sintomas incluem parestesias, dormências e dor no território de inervação sensorial do nervo comprometido. Nos estágios mais avançados, pode haver perda sensorial permanente e déficit motor localizado. No entanto, em estágios muito precoces da compressão, déficits sensoriais e motores objetivos podem não estar presentes. Testes provocativos que aumentem a pressão ou o estiramento dos nervos envolvidos podem deflagar sintomas. Assim, a sintomatologia das neuropatias compressivas é previsível e a abordagem terapêutica segue os mesmos princípios para qualquer nervo. O conhecimento da anatomia é a chave para um exame clínico sistemático bilateral comparativo que resulte em um diagnóstico acurado.

NEUROPATIAS COMPRESSIVAS DOS MEMBROS SUPERIORES

A compreensão da anatomia do plexo braquial é fundamental para o entendimento da apresentação clínica das neuropatias compressivas dos membros superiores, já que esta estrutura anatômica dá origem a todos os nervos periféricos da extremidade superior.

O plexo braquial está localizado entre a parte inferior do pescoço e a axila, situando-se proximalmente atrás dos músculos escalenos e distalmente atrás da clavícula e dos músculos peitorais. O plexo braquial é dividido anatomicamente em raízes, troncos, divisões e fascículos e, finalmente nervos, embora raízes e nervos periféricos não sejam considerados estritamente como parte do plexo braquial. Dois nervos importantes, o nervo torácico longo e o nervo escapular dorsal, originam-se diretamente das raízes, proximal ao plexo braquial. Após a origem desses dois nervos, os ramos anteriores das raízes C5-T1 formam, no nível da clavícula, os três troncos do plexo braquial. As raízes C5 e C6 formam o tronco superior; C7 isoladamente forma o tronco médio e C8-T1 formam o tronco inferior. Cada tronco, então, se divide em divisões anterior (ventral) e posterior (dorsal). No nível da axila, essas seis divisões formam os fascículos. As três divisões posteriores unem-se para formar o fascículo posterior; as divisões anteriores dos troncos superior e médio formam o fascículo lateral; a divisão anterior do tronco inferior continua como fascículo medial.

O plexo braquial emite ramos supraclaviculares e infraclaviculares. O nervo supraescapular é o principal ramo supraclavicular do tronco superior do plexo braquial. Os principais ramos infraclaviculares do plexo braquial são: raiz lateral no nervo mediano, nervo musculocutâneo e nervo peitoral lateral (fascículo lateral); raiz medial do nervo mediano, nervo ulnar, nervo cutâneo medial do braço, nervo cutâneo medial do antebraço e nervo peitoral medial (fascículo medial); nervo axilar, nervo radial, nervo toracodorsal (fascículo posterior).

Neuropatia compressiva do nervo supraescapular

O nervo supraescapular (NSE) é o primeiro ramo do tronco superior do plexo braquial (C5-C6). O NSE corre posteriormente sob o trapézio, passa através da incisura supraescapular na borda superior da escápula para entrar na fossa supraespinhosa e aí origina o ramo para suprir o músculo supraespinhal. O nervo, então, penetra na goteira espinoglenoide da espinha da escápula para entrar na fossa infraespinhosa, onde emite o ramo para suprir o músculo infraespinhal. Embora predominantemente motor, o NSE é responsável por inervação sensorial de estruturas profundas do ombro. A neuropatia compressiva primária do NSE deve-se essencialmente a um estiramento ou compressão do nervo por trauma repetitivo. Em atletas que praticam esportes com o membro superior elevado, pode haver uma compressão dinâmica sobre o nervo gerada pela tensão no ligamento espinoglenóideo, como ocorre com jogadores de vôlei, ginastas ou levantadores de peso. A compressão pode também decorrer da presença de um tumor dos tecidos moles, tumor ósseo, malformação vascular ou cisto secundário à lesão capsular ou do *labrum*. O paciente com neuropatia do NSE tipicamente apresenta dor insidiosa e contínua, localizada na região posterossuperior e/ou posterolateral do ombro. É frequente a ocorrência de queixas associadas de fadiga e fraqueza muscular no ombro, sobretudo em atividades com o membro superior acima da cabeça. Alguns pacientes podem ser praticamente assintomáticos, apresentando apenas atrofia muscular do supraespinhal e/ou infraespinhal ao exame físico. Acometimento bilateral é raro. O exame físico dos pacientes com lesão do nervo na incisura supraescapular apresenta tipicamente sensibilidade à palpação da região posterior à clavícula, entre esta e a espinha da escápula, diminuição da força de abdução e rotação externa do ombro contra resistência e atrofia dos músculos supra e/ou infraespinhal. Quando a lesão é situada na goteira espinoglenoide, pode haver hipersensibilidade profunda na região posterior à articulação acromioclavicular, dor com a adução forçada (*cross-arm test* positivo, pelo tensionamento do ligamento espinoglenoide), atrofia do músculo infraespinhal (poupando o supraespinhal) e diminuição da força à rotação externa. Em casos de evolução prolongada, o músculo redondo menor pode compensar a perda do músculo infraespinhal e manter uma força de rotação externa quase normal.

O diagnóstico dessa neuropatia pode ser feito com base nos achados clínicos e exames complementares. A tomografia computadorizada (TC) define bem a existência de fraturas, bem como as características anatômicas, e é o exame de eleição para documentar a ossificação do ligamento transverso da escápula. A ressonância magnética (RM) é ideal para visualizar o trajeto do nervo, bem como identificar massas ou outras lesões ocupando espaço. O padrão-ouro é a eletroneuromiografia (ENMG), mas a positividade desse exame não é obrigatória para o diagnóstico. Em pacientes com ENMG negativa, pode ser efetuada a injeção de anestésico local na incisura supraescapular sob controle fluoroscópico, cujo alívio imediato da dor constitui um sinal positivo. Tratamento e prognóstico variam de acordo com a injúria do nervo. O tratamento conservador é utilizado na maioria dos pacientes cuja etiologia é *overuse* ou compressão não tumoral do nervo. Nos pacientes com traumas repetitivos, recomenda-se evitar a realização dos movimentos que promoveram a lesão, combinado à terapia física e exercícios para fortalecer os músculos do manguito rotador. Nos casos relacionados à lesão grave de manguito rotador ou na ocorrência de lesão tumoral, os benefícios são maiores com a cirurgia.

Síndrome do desfiladeiro torácico

A síndrome do desfiladeiro torácico (SDT) é a constelação de sinais e sintomas decorrentes da compressão de um feixe neurovascular por estruturas localizadas na região do desfiladeiro torácico, entre o pescoço e a axila. As regiões anatômicas onde ocorre a compressão incluem o triângulo escaleno, o espaço costoclavicular e o espaço peitoral menor. A injúria mais comum associada com a SDT é a hiperextensão/flexão do pescoço, que pode decorrer de acidentes de motocicleta, mas pode decorrer de bandas fibrosas congênitas entre a primeira costela e o processo alongado de C7, costela cervical, primeira costela anômala, fratura da primeira costela ou da clavícula, fusão direta das fibras do músculo escaleno com o tecido perinervoso, postura inadequada, lesões iatrogênicas cirúrgicas, processos expansivos ou compressão por musculatura escalena e do peitoral menor. A SDT é uma condição rara e a nomenclatura se relaciona com a estrutura predominantemente afetada: plexo braquial (SDT neurogênica – SDTn), veia subclávia (SDT venosa – SDTv) e artéria subclávia (SDTa). SDTn responde por 85% a 90% dos casos de SDT, enquanto SDT vascular ocorre em 10% a 15%.

A história clínica é fundamental para a suspeita diagnóstica. Sintomas no pescoço e nos ombros são reportados por 45% dos indivíduos com ocupações associadas a posturas viciosas e movimentos repetitivos, particularmente aquelas que utilizam os braços elevados (barbeiros, operadores de painel, linhas de montagem etc.) ou cabeça e ombros fletidos anteriormente, como secretárias e operadores de computador. Compressão do plexo braquial resulta em dor e parestesias na extremidade superior, sem distribuição neurológica de um nervo específico. Anormalidades sensoriais no território de T1 são comuns. Raramente, a compressão prolongada e intensa do plexo pode ocasionar fraqueza muscular e atrofia que, quando presente, é unilateral e progressiva na musculatura intrínseca da mão, mais evidente na região tenar. Sintomas de compressão venosa são o segundo achado clínico mais comum da SDT, podendo causar trombose venosa profunda e edema da extremidade. A compressão arterial com isquemia da mão é rara. Os testes de compressão de Adson e Roos são considerados de pouco valor clínico para qualquer tipo de SDT, já que são propensos a falso-positivos e o auxílio do *doppler* melhora pouco a sua especificidade. Ultrassonografia (US) *doppler* e angiografia podem ser realizadas na ocorrência de SDT vascular, embora a presença de compressão dinâmica não seja sinônimo de SDT. Na SDTn os testes frequentemente são negativos ou pouco informativos. Radiografias simples são usadas na pesquisa de costela cervical ou processo transverso de C7 prolongado, embora sua presença não seja suficiente para o diagnóstico (apenas 5% a 10% dos casos de costela cervical estão associados à SDT). TC pode identificar anormalidades em 30% a 60% dos casos, mas essas alterações não são sinônimo de SDT. A RM é usada, principalmente, para investigar a ocorrência de tumores. ENMG está indicada apenas no SDTn, é pouco sensível, mas quando positiva demonstra alta especificidade.

SDTn pode ser mais comumente confundida com radiculopatia cervical e neuropatia compressiva do ulnar no cotovelo. História de cervicalgia com irradiação para membro superior provocada pelo movimento cervical favorece o diagnóstico de radiculopatia cervical. Dor espontânea e sensibilidade à palpação ao redor do cotovelo sugerem neuropatia compressiva do ulnar naquela topografia. Os três diagnósticos cursam com hipotrofia tenar e hipotenar, mas a neuropatia compressiva do nervo ulnar preserva a abdução do polegar. Na SDTn a musculatura tenar é desproporcionalmente comprometida em relação aos outros músculos inervados por C8-T1. Na neuropatia ulnar no cotovelo, as queixas sensoriais e as anormalidades do exame de sensibilidade estão restritas ao 4º e 5º dedos/borda medial da mão e se estendem proximalmente na SDTn e radiculopatia C8-T1.

O tratamento está indicado apenas para indivíduos sintomáticos. A mera presença de costela cervical não indica intervenção. Inclui corrigir ou eliminar fatores de risco/desencadeantes, uso de órteses, redução de peso corporal e medicina física e reabilitação por 4-6 meses, responsivas em até dois terços dos pacientes. Nos casos refratários, o tratamento é multidisciplinar e requer avaliação da necessidade de utilizar protocolo para dor crônica. Infiltração interescaleno de anestésicos, glicocorticoides e toxina botulínica A tem sido relatada, com taxas de sucesso variáveis. Indicação cirúrgica na SDTn está restrita a casos selecionados com déficit de força progressivo ou dor/parestesias incapacitantes, com falha ao manejo conservador. A taxa de sucesso inicial para abordagem cirúrgica é de 91%-93% e de 64%-71% em 10 anos. Fatores preditivos de falha cirúrgica: depressão, sintomas crônicos, litígio trabalhista, ausência de resposta ao bloqueio de escalenos e dor difusa em membro superior. Estenose arterial ou aneurisma pós-estenótico são indicações formais de cirurgia.

Neuropatias compressivas do nervo radial

O nervo radial recebe fibras nervosas de todos os três troncos do plexo braquial e, por consequência, contribuição das raízes de C5 a T1. O fascículo posterior dá origem aos nervos axilar, toracodorsal e subescapular antes de tornar-se nervo radial. Na parte superior do braço, o nervo radial emite ramos sensoriais (nervo cutâneo posterior do braço, nervo cutâneo lateral inferior do braço, nervo cutâneo posterior do antebraço) antes de emitir ramos musculares para as três cabeças do tríceps braquial e para o ancôneo. Após emitir esses ramos musculares, o nervo radial envolve a goteira espiral do úmero. Desce, então, para a região do cotovelo e emite ramos musculares para o braquiorradial, cabeça longa do extensor radial do carpo e supinador. A seguir, 3-4 cm distal ao epicôndilo lateral, o nervo radial bifurca-se em dois nervos separados, um sensorial e um motor. O nervo radial superficial desce distalmente no antebraço para oferecer inervação sensitiva para o dorso lateral da mão e dorso das falanges proximais do 1º a 4º dedos. O nervo interósseo posterior, o ramo motor do nervo radial, entra no músculo supinador abaixo da arcada de Frohse para suprir os extensores do punho, polegar e dos dedos.

Síndrome do nervo interósseo posterior

É causada pela compressão do nervo interósseo posterior (NIP) no antebraço, na altura da arcada de Frohse. O NIP é um ramo do nervo radial essencialmente motor, embora tenha fibras para a sensibilidade de estruturas profundas do antebraço (não fornece inervação sensorial cutânea). Raramente a compressão do NIP se dá por efeito de massa de cistos ou tumores. Na maioria dos casos, a compressão do NIP é leve e o único sintoma é dor profunda na superfície extensora do antebraço proximal (arcada de Frohse). Não há déficit sensorial. Nas compressões mais graves, a apresentação clínica típica é de déficit de extensão dos dedos e do punho (*drop hand*), poupando o braquiorradial e o extensor radial longo e curto do carpo (desvio radial do punho) e a extensão do cotovelo (tríceps). A preservação da extensão do cotovelo e a ausência de sintomas sensoriais cutâneos são fundamentais para distinguir a compressão do NIP (antebraço) da compressão do nervo radial da goteira radial (braço). O quadro clínico geralmente sugere o diagnóstico. A ENMG pode auxiliar na confirmação diagnóstica, mas é particularmente útil para o diagnóstico diferencial. A RM pode reconhecer causas estruturais como etiologia da compressão.

O diagnóstico diferencial deve ser feito com lesões do fascículo posterior do plexo braquial, radiculopatia C7, neuropatia do nervo radial na goteira radial, neuralgia amiotrófica, rotura de tendões extensores e epicondilite lateral recalcitrante. O tratamento conservador é a primeira escolha e inclui evitar movimentos forçados ou repetitivos de supinação do antebraço e utilização de medicação analgésica e anti-inflamatória não esteroidal (AINE). O tratamento cirúrgico é reservado para casos graves refratários com alto grau de certeza diagnóstica após insucesso do tratamento conservador e nos casos de compressão de causa estrutural.

Neuropatias compressivas do nervo mediano

Entender a anatomia do nervo mediano é o primeiro passo para reconhecer o quadro clínico da compressão desse nervo e excluir o diagnóstico diferencial. O nervo mediano é formado pela combinação de fibras nervosas dos fascículos medial e lateral do plexo braquial. O fascículo lateral (C6-C7) supre as fibras sensoriais do nervo mediano para a eminência tenar, 1º a 3º dedos da mão e a maioria das fibras motoras para os músculos inervados pelo nervo mediano no antebraço proximal. O fascículo medial (C8-T1) supre a maioria das fibras motoras para os músculos distais inervados pelo nervo mediano na mão e antebraço, bem como as fibras sensoriais para a metade lateral do 4º dedo da mão. No braço, o nervo mediano corre sem dar origem a ramos musculares e entra no antebraço entre as duas cabeças do músculo pronador redondo antes de inervar os músculos pronador redondo, flexor radial do carpo, flexor superficial dos dedos e, em alguns indivíduos, o músculo palmar longo. O nervo interósseo anterior é um ramo do nervo mediano no antebraço proximal e inerva os músculos flexor longo do polegar, cabeça medial do flexor profundo para 2º e 3º dedos e pronador quadrado. No punho proximal, antes de entrar no túnel do carpo, dá origem ao ramo sensorial cutâneo palmar, que supre a sensibilidade da eminência tenar. O nervo mediano entra no túnel do carpo com nove tendões flexores. Na palma, separa-se em divisões motora e sensorial. A divisão motora corre distalmente na palma para suprir o primeiro e segundo músculos lumbricais. O nervo mediano dá origem ao ramo recorrente motor que supre a maioria dos músculos da eminência tenar (abdutor curto do polegar, oponente do polegar e cabeça superficial do flexor curto do polegar). As fibras sensoriais do nervo mediano que passam através do túnel do carpo suprem a parte medial do 1º dedo, o 2º, 3º e a metade lateral do 4º dedo.

Síndrome do túnel do carpo

A síndrome do túnel do carpo (STC) é uma desordem clínica resultante da compressão do nervo mediano no punho. É a mais comum neuropatia compressiva, com uma prevalência estimada na população geral de 1%-5%, e pode estar associada com um largo espectro de gravidade. É mais comum na faixa etária de 45-65 anos, é rara em crianças e predomina no sexo feminino em uma proporção de 3:1. A STC é resultante de qualquer estrutura ocupando espaço dentro do túnel carpiano, incluindo espessamento tendíneo e do retináculo flexor, sinovite, edema e estruturas anatômicas anômalas e patológicas. A causa permanece obscura, já que STC idiopática é o mais comum diagnóstico em pacientes com essa condição. Uma longa lista de desordens é relatada em associação com STC, mas as evidências mais robustas apontam para uma associação da STC com *diabetes mellitus*, artrite reumatoide, hipotireoidismo e gravidez.

Os fatos clínicos da STC são variáveis dependendo da gravidade da compressão, mas usualmente incluem a ocorrência isolada ou em combinação de dor, dormência e parestesias no território de inervação sensorial do nervo mediano na mão (1º, 2º, 3º e metade lateral do 4º dedo), especialmente à noite, embora a dor possa se irradiar proximalmente para o antebraço e, ocasionalmente, para o ombro, mas sem relação com a mobilização cervical. A STC é geralmente bilateral, mas a mão dominante é usualmente mais afetada. Hipotrofia tenar e fraqueza na abdução do polegar estão presentes em menos de 15% dos pacientes com STC e geralmente ocorrem em casos com compressão grave e de longa evolução. Sintomas da STC são frequentemente provocados por atividades que envolvem flexão/extensão do punho ou elevação dos membros superiores. Manobras provocativas (Phalen e Tinel) podem ser realizadas como testes de rastreamento clínico, com uma larga faixa relatada de sensibilidade e especificidade. Sinal de Tinel está presente em 50% dos casos de STC, mas falso positivo é comum. Sinal de Phalen é mais sensível que o sinal de Tinel e apresenta menor taxa de falso positivo. A compressão manual do túnel do carpo (teste de Durkan) é realizada aplicando pressão sobre o ligamento transverso do carpo por 30 segundos. O aparecimento de dor e parestesias no território de inervação do nervo mediano indica um teste positivo. Esse teste apresenta sensibilidade de 64% e especificidade de 83%. O teste de elevação das mãos consiste em elevar as mãos acima da cabeça por um minuto, sendo considerado positivo se há a reprodução de sintomas da STC. Apresenta sensibilidade e especificidade similares às manobras de Tinel e Phalen, embora uma revisão sistemática recente tenha concluído que esse teste pode apresentar desempenho superior aos outros testes provocativos. A ENMG é considerada o teste mais sensível para o diagnóstico da STC, mas a combinação de sintomas característicos e achados eletrodiagnósticos compatíveis é considerada a maneira mais acurada para o diagnóstico da STC. Exames de imagem do nervo mediano com US ou RM são reservados para pacientes com suspeita de anormalidade estrutural do punho, como tumor, cistos, deformidades ósseas ou articulares, estruturas anatômicas anômalas ou em pacientes com sintomas atípicos que não podem ser explicados pelos testes eletrodiagnósticos.

O diagnóstico diferencial inclui condições neurológicas musculoesqueléticas e vasculares que se apresentam com dor, parestesias, perda sensorial ou déficit motor da mão e antebraço. A desordem que mais comumente pode mimetizar a STC é a radiculopatia cervical, particularmente envolvendo as raízes C6-C7.

A STC está associada com aumento do índice de massa corporal. Assim, o paciente deve ser encorajado a aderir a um programa de perda de peso. Ciclismo ou qualquer outro exercício que imponha pressão nos punhos devem ser evitados.

É um princípio geral do tratamento da STC que pacientes com claros fatores precipitantes temporários, como gravidez, e aqueles sem evidências de perda axonal/desnervação significantes devem ser tratados inicialmente com medidas não cirúrgicas. A maioria dos indivíduos com STC com classificação eletroneuromiográfica leve a moderada responde ao tratamento conservador, geralmente consistindo de medicina física e ocupacional, ultrassom terapêutico e imobilização do punho com tala noturna por no mínimo três semanas. A injeção de glicocorticoides no túnel do carpo tem se mostrado benéfica em curto prazo (a eficácia em longo prazo é controversa) e pode ser tentada se tratamentos mais conservadores falharem. Embora com evidências limitadas, a combinação de medidas não cirúrgicas como tala noturna e injeção de glicocorticoides no túnel do carpo pode proporcionar benefícios superiores a cada uma dessas medidas isoladamente.

Pacientes que não melhoram com o tratamento conservador e pacientes que inicialmente estão na categoria neurofisiológica STC grave devem ser considerados para a cirurgia. A liberação cirúrgica do ligamento transverso proporciona altas taxas de sucesso inicial (maior que 90%), com baixos índices de complicação; no entanto, foi sugerido que a taxa de sucesso em longo prazo pode ser muito menor (cerca de 60% em 5 anos). As taxas de êxito cirúrgico também são consideravelmente menores para indivíduos com estudos eletrofisiológicos normais.

Síndrome do pronador redondo

É uma síndrome rara que decorre da compressão do nervo mediano no antebraço, entre as duas cabeças do músculo pronador redondo (PR). O principal fator associado ao desenvolvimento da síndrome é atividade ocupacional e recreativa que exige pronação repetitiva e forçada do antebraço. Os achados clínicos incluem dor na face anterior do antebraço proximal e, ocasionalmente, parestesias no território de inervação sensorial do nervo mediano, mas déficit motor e hipotrofia nos músculos por ele inervados são achados raros. Sinal de Tinel pode estar presente sobre o sítio da compressão. Manobras de pronação resistida e flexão do cotovelo podem deflagar dor no antebraço e parestesias no território sensorial do nervo mediano.

O diagnóstico é realizado pelos dados clínicos e auxílio da ENMG. A US e a RM podem auxiliar na identificação de tumores, hematomas ou hipertrofia do músculo PR. O tratamento conservador é geralmente efetivo, consistindo em evitar atividades relacionadas com pronação do antebraço, AINEs e, ocasionalmente, infiltração de glicocorticoides no músculo PR. O tratamento cirúrgico é necessário apenas nos casos de insucesso do tratamento conservador multimodal e em situações em que há lesões locais ocupando espaço.

Síndrome do nervo interósseo anterior

É uma síndrome rara decorrente da compressão do nervo interósseo anterior (NIA) no antebraço. O NIA é um ramo quase inteiramente motor (não possui fibras para inervação sensorial cutânea) que deixa o nervo mediano imediatamente distal ao músculo PR para inervar os músculos flexor longo do polegar, flexor profundo dos dedos (2º e 3º) e pronador quadrado. Clinicamente os pacientes queixam-se de dor profunda no antebraço proximal e de incapacidade para fletir a falange distal do 1º e 2º dedos da mão (sinal do "OK"), além de dificuldade para a pronação do antebraço com cotovelo fletido. Não há queixa sensorial cutânea, dado fundamental na distinção com a STC, síndrome do pronador redondo e radiculopatias. A ENMG auxilia na confirmação da neuropatia motora pura do NIA e na distinção com plexopatias, radiculopatias e outras neuropatias compressivas. A RM pode mostrar causas estruturais para a compressão do NIA e revelar aumento da intensidade de sinal nos músculos por ele inervados, notadamente o músculo pronador quadrado.

O tratamento da síndrome do NIA permanece controverso. A maioria dos casos melhora espontaneamente ou com manejo conservador utilizando repouso do membro, AINEs e corticosteroides, medicina física/reabilitação e órteses. Exploração cirúrgica é excepcional, indicando-se apenas em casos refratários ou com piora clínica inequívoca após três meses de tratamento conservador.

Neuropatias compressivas do nervo ulnar

O nervo ulnar é derivado das raízes C8 e T1. Uma minoria dos pacientes tem um componente menor de C7. Aproximadamente todas as fibras do nervo ulnar trafegam pelo tronco inferior do plexo braquial e pelo fascículo medial deste plexo. A extensão terminal do fascículo medial torna-se o nervo ulnar, que desce pela parte medial do braço sem emitir nenhum ramo muscular. No cotovelo, o nervo entra na goteira epicondilar, formada pelo epicôndilo medial e o olécrano. Logo distal à goteira epicondilar, o nervo ulnar transita sob um arco tendinoso formado pelas duas cabeças do flexor ulnar do carpo, conhecido como aponeurose úmero-ulnar ou túnel cubital. O nervo ulnar emite, então, os ramos para o flexor ulnar do carpo e a divisão medial do flexor profundo dos dedos (4º e 5º dedos). O nervo desce pelo antebraço medial sem emitir nenhum ramo muscular até o punho. Cinco a oito centímetros proximais ao punho, o nervo emite o ramo sensorial cutâneo dorsal do nervo ulnar, que supre a sensibilidade do dorso medial da mão e do dorso do 5º e 4º dedos. Após entrar no punho através do canal de Guyon, o nervo ulnar emite ramos sensoriais para a superfície volar do 5º dedo e metade medial do 4º dedo e ramos para músculos da região hipotenar, interósseos palmares e dorsais, 3º e 4º lumbricais e dois músculos da eminência tenar, o adutor do polegar e a cabeça profunda do flexor curto do polegar.

Compressão do nervo ulnar no cotovelo

É uma síndrome clínica resultante da compressão do nervo ulnar na goteira epicondilar ou no canal cubital. Representa a segunda neuropatia compressiva mais comum dos membros superiores. Ao contrário da STC, onde os sintomas sensoriais predominam, sintomas motores são mais comuns na neuropatia ulnar, especialmente nos casos crônicos. Em um paciente com dor no cotovelo, fraqueza da musculatura da mão e parestesias no 4º e 5º dedos, neuropatia do ulnar é a primeira hipótese diagnóstica. Sintomas sensoriais, quando presentes, não passam além da prega proximal do punho. Se as queixas sensoriais se estendem para o antebraço medial, uma lesão mais proximal deve ser investigada (plexo braquial ou radiculopatia C8-T1). O nervo ulnar pode ser palpável, espessado e doloroso na região do cotovelo e a percussão local pode provocar parestesias no território de inervação do nervo ulnar na mão (sinal de Tinel). Pode ocorrer hipotrofia hipotenar, tenar, interóssea, chegando até à mão em garra ulnar afetando o 4º e 5º dedos, com hiperextensão das articulações metacarpofalangeanas e flexão das interfalangeanas. Os sinais de Wartenberg (5º dedo ligeiramente abduzido em repouso por déficit na adução) e Froment (marcada flexão compensatória das articulações interfalangeanas do 1º e 2º dedos da mão quando o paciente pinça uma folha de papel entre as polpas desses dedos) podem estar presentes. A abdução do polegar é preservada, já que depende de músculos inervados pelos nervos mediano ou radial.

O tratamento conservador deve sempre ser tentado inicialmente. Atividades que requerem flexão sustentada e repetitiva do cotovelo devem ser evitadas. O paciente deve evitar repousar o cotovelo sobre superfícies duras. Se não há melhora com as medidas conservadoras, especialmente se a fraqueza e a hipotrofia muscular progridem, a descompressão cirúrgica está indicada.

Compressão do nervo ulnar no punho (canal de Guyon)

É uma condição rara, frequentemente confundida com neuropatia compressiva do nervo ulnar no cotovelo e com as fases iniciais da doença do neurônio motor. A compressão pode estar associada à fratura de punho, massas ocupando espaço dentro do canal de Guyon e de causa ocupacional. Existem quatro subtipos clínicos, dependendo onde exatamente o nervo ulnar está sendo comprimido no punho e de quais fibras estão comprometidas, variando desde quadros exclusivamente sensoriais até sintomatologia motora pura, ou ainda situações em que queixas sensoriais e motoras estão presentes. Em 75% dos casos, o paciente pode evoluir com fraqueza e hipotrofia indolor da musculatura intrínseca da mão.

A ENMG é fundamental para confirmar o diagnóstico e topografar o sítio de compressão do nervo ulnar no punho. A RM pode reconhecer cistos ou tumores no canal de Guyon. O tratamento conservador é geralmente eficaz, principalmente nos casos em que fatores de risco laborais ou ocupacionais podem ser removidos. Exploração cirúrgica está indicada nos casos em que há massas dentro do canal de Guyon ou quando o quadro clínico é grave, refratário ou progressivo.

NEUROPATIAS COMPRESSIVAS DOS MEMBROS INFERIORES

O entendimento da anatomia do plexo lombossacro facilita a compreensão do quadro clínico das neuropatias compressivas dos membros inferiores. Os ramos anteriores das raízes nervosas de L1 a S3 se agrupam para formar uma estrutura anatômica complexa chamada plexo lombossacro, do qual deriva todos os principais nervos periféricos dos membros inferiores. O plexo lombossacro tem dois componentes anatômicos principais: o plexo lombar superior e o plexo lombossacro inferior.

O plexo lombar é formado pelas raízes de L1 a L4 e encontra-se no retroperitôneo, atrás do músculo psoas. Vários nervos importantes são derivados do plexo lombar: nervo femoral, nervo obturador, nervos ilio-hipogástrico e ilioinguinal, nervo genitofemoral, nervo cutâneo femoral lateral da coxa. O nervo femoral é o principal ramo do plexo lombar (L2 a L4), corre através da pelve, emergindo na coxa sob o ligamento inguinal, suprindo importante inervação da musculatura flexora do quadril e extensora da coxa, além de inervação sensorial para as regiões anteromedial da coxa e medial da perna.

O plexo lombossacro inferior é formado primariamente pelas raízes nervosas de L5 a S3, com um componente adicional da raiz L4. Vários importantes nervos dos membros inferiores são oriundos do plexo lombossacro inferior: nervo isquiático (ciático), nervos glúteo superior e inferior, nervo cutâneo posterior da coxa. A maior parte das fibras nervosas do plexo lombossacro é destinada à formação do nervo isquiático (L4-S3), que deixa a pelve através do forame isquiático, usualmente sob o músculo piriforme, com extensa distribuição de inervação sensorial e motora nos membros inferiores.

Meralgia parestésica

Meralgia parestésica (MP) é uma desordem caracterizada por dor e parestesias que irradiam pela região anterolateral da coxa devido à compressão e/ou disfunção de um pequeno nervo sensorial, ramo direto do plexo lombar, o nervo cutâneo femoral lateral (NCFL), quando este transita sob o ligamento inguinal. A dor pode incomodar muito e, em casos avançados, associa-se à perda sensorial na região anterolateral da coxa. A MP é geralmente unilateral, mas em 20% das vezes aparece bilateralmente. Seus sintomas podem ser provocados por movimentos de extensão do quadril ou ortostasia prolongada e podem desaparecer ao sentar. Ao exame físico, a palpação pode ser dolorosa onde o nervo passa na região lateral do ligamento inguinal e, em alguns casos, pode haver perda de pelos na área inervada pelo NCFL A MP apresenta alta incidência em homens e usualmente ocorre entre 30-40 anos. Pode surgir espontaneamente ou de forma iatrogênica. Espontaneamente, pode ocorrer em obesos, diabéticos, gestantes e mulheres no pós-parto, em função do aumento da pressão intra-abdominal, ou mesmo associada ao uso de cintas, coletes, calças apertadas, assimetria dos membros ou aumento de pressão interna gerada por um tumor uterino. Outras situações associadas incluem hipotireoidismo, alcoolismo e envenenamento por chumbo. Cirurgias na coluna e pelve com lesão direta do NCFL (causa iatrogênica mais importante) respondem por até 20% dos casos. Outros procedimentos cirúrgicos associados com a MP incluem a prótese total de quadril, colecistectomia, miomectomia, cirurgia para obesidade mórbida, reparo inguinal laparoscópico ou retirada de vasos para revascularização miocárdica. O diagnóstico é baseado nos dados clínicos e na exclusão de outras anormalidades neurológicas. A ENMG tem uma função limitada, principalmente em obesos, podendo estar normal em casos leves, e é também utilizada para ajudar a excluir radiculopatia lombossacra, principal diagnóstico diferencial. MP é autolimitada e benigna em mais de 90% dos pacientes e o tratamento é conservador na maioria dos casos, incluindo controle dos fatores desencadeantes ou causais. Quando há predomínio de dor neuropática, antidepressivos tricíclicos e/ou anticonvulsivantes podem ser administrados. Analgésicos tópicos à base de capsaicina ou lidocaína em creme podem ser tentados na disestesia epidérmica. Se o tratamento conservador falhar, infiltração de anestésicos e glicocorticoide ao redor do NCFL pode ser considerada; radiofrequência pulsátil e/ou estimulação espinhal podem ser tentadas em casos refratários. Descompressão/ressecção cirúrgica do NCFL é excepcional.

Compressão do nervo isquiático (síndrome do piriforme)

A síndrome do músculo piriforme (SP) é uma condição controversa que pode ocasionalmente provocar injúria do nervo isquiático. Nesta síndrome, a compressão do nervo ocorre na região da incisura isquiática, onde o nervo mantém íntimo contato com o músculo piriforme hipertrofiado. SP corresponde a 6%-8% das ciatalgias. O quadro clínico sugestivo consta de dor no quadril ou dor profunda na nádega com ciatalgia, frequentemente agravada por sentar, dirigir ou levantar-se da posição sentada. O paciente pode referir dor à palpação da região glútea, entre o sacro e o trocânter maior do fêmur. Pode haver fraqueza dos músculos do membro inferior, predominando na musculatura inervada pela divisão fibular do nervo isquiático, incluindo os isquiotibiais, mas a flexão, extensão, abdução do quadril e a extensão dos joelhos estão normais. Alterações da sensibilidade no território dos nervos tibial, fibular e sural podem estar presentes. Entretanto, a sensibilidade está preservada na face medial, anterior e posterior da coxa. O reflexo patelar está normal e o reflexo aquileu pode estar hipoativo ou não obtido no lado envolvido. O sinal de Lasègue é negativo (pode ser positivo) e a manobra FAIR (flexão, adução e rotação do quadril) reproduz a dor e, em alguns casos, a ciatalgia.

O diagnóstico habitualmente é clínico e controverso. Não há consenso sobre critérios diagnósticos e SP segue como diagnóstico de exclusão. Radiculopatia lombossacra deve ser exaustivamente afastada. Outras causas de compressão do nervo isquiático devem ser identificadas, como trauma direto, fratura/luxação e artroplastia do quadril, injeções na região glútea, compressão externa por massa pélvica, como hematomas, repouso prolongado no leito ou uso de carteira no bolso de trás da calça. TC e RM podem demonstrar hipertrofia do músculo piriforme. A ENMG pode não mostrar anormalidades significativas, salvo em casos graves, mas auxilia no diagnóstico diferencial. Tratamento conservador é a regra. Deve-se identificar e tratar os fatores causais, podendo-se fazer uso de analgésicos, AINEs, miorrelaxantes, além de infiltração (anestésicos, glicocorticoides ou toxina botulínica), calor local, alongamento e fortalecimento da musculatura. Tratamento cirúrgico é excepcional.

Compressão do nervo fibular no joelho

O sítio mais comum de injúria do nervo fibular comum é logo abaixo do joelho, onde o nervo envolve a parte lateral da fíbula, imediatamente antes de se dividir em ramos superficial e profundo. Compressão deste sítio é frequentemente produzida por pressão externa do nervo devido a decúbitos prolongados (durante cirurgias ou hospitalização), cruzamento de pernas, agachamento prolongado ou torniquetes na proximidade do nervo. A apresentação clínica típica desta neuropatia é o pé caído (dificuldade em realizar a dorsiflexão do pé contra resistência ou gravidade), decorrente da disfunção dos músculos dorsiflexores do pé. Nesses indivíduos, os flexores plantares agem sem resistência oposta, deixando o pé em flexão plantar na fase de balanço da marcha. Com isso, o antepé não se desprende do chão, exigindo grande flexão do quadril e do joelho para impedir que o pé toque o solo nessa fase da marcha (descrita como escarvante ou do pé caído). Pacientes podem queixar-se também de parestesias e/ou perda sensorial sobre o dorso do pé e região lateral da perna e entre o 1º e 2º artelhos. O exame revela reflexos profundos, inversão e flexão plantares preservados e fraqueza para eversão e dorsiflexão do pé. A ENMG auxilia no diagnóstico e avalia a gravidade da lesão. Não há uma terapia específica, mas deve-se indicar o controle dos fatores causais. Como medida conservadora, utilizam-se órteses e eletroestimulação funcional do nervo fibular. Descompressão cirúrgica é raramente necessária.

Síndrome do túnel do tarso

A síndrome do túnel do tarso (STT) é uma neuropatia decorrente da compressão do nervo tibial posterior ou de seus ramos terminais dentro de um túnel fibro-ósseo, no lado medial do tornozelo. A STT está descrita detalhadamente no Capítulo "Dor no pé e no tornozelo".

REFERÊNCIAS BIBLIOGRÁFICAS

1. Bowley MP, Doughty CT. Entrapment neuropathies of the lower extremity. Med Clin North Am. 2019;103(2):371-82.
2. Casbas L, Chauffour X, Cau J, et al. Post-traumatic thoracic outlet syndromes. Ann Vasc Surg. 2005;19:25.
3. Faktorovich S, Filatov A, Rizvi Z. Common compression neuropathies. Clin Geriatr Med. 2021;37(2):241-52.
4. Ferreira NV, Sevivas N, Silva MV. Neuropatia compressiva do nervo supraescapular. Rev Port Ortop Traum. 2014;22(3):249-64.
5. Freischlag J, Orion K. Understanding thoracic outlet syndrome. Scientifica. 2014;2014:ID 248163.
6. Goshima K. Overview of upper extremity peripheral nerve syndromes. Disponível em: https://www.uptodate.com/contents/overview-of-upper-extremity-peripheral-nerve-syndromes-uptodate 2018.
7. Harney D, Patijn J. Meralgia paresthetica: diagnosis and management strategies. Pain Med. 2007;8:669-77.
8. Kostretzis L, Theodoroudis I, Papadakis N, Papadoulos P. Suprascapular nerve pathology: A review of the literature. The Open Orthopaedics J. 2017;11(Suppl-1, M8):140-53.
9. Laulan J, Fouquet B, Rodaix C, Jauffret P, Roquelaure Y, Descatha A. Thoracic outlet syndrome: definition, aetiological factors, diagnosis, management and occupational impact. J Occup Rehabil. 2011;21(3):366-73.
10. Lavelle JM, McKeigue ME. Musculoskeletal dysfunction and drop foot: diagnosis and management using osteopathic manipulative medicine. J Am Osteopath Assoc. 2009;109(12):648-50.
11. Lee EY, Lim AYT. Nerve compression in the upper limb. Clin Plast Surg. 2019;46(3):285-93.
12. Lundborg G, Rydevik B. Effects of stretching the tibial nerve of the rabbit: preliminary study of the intraneural circulation of the barrier function of the perineurium. J Bone Joint Surg Br. 1973;55:390-401.
13. Núñez de Arenas-Arroyo S, Cavero-Redondo I, Torres-Costoso A, Reina-Gutiérrez S, Guzmán-Pavón MJ, Martínez-Vizcaíno V. Accuracy of the most common provocation tests for diagnosing carpal tunnel syndrome: A systematic review with meta-analysis. J Orthop Sports Phys Ther. 2022;52(8):522-31.
14. Preston DC, Shapiro BE, Electromyography and neuromuscular disorders. 3rd ed. Philadelphia: Elsevier; 2013.
15. Preston DC, Shapiro BE. Entrapment and compressive neuropathies. Med Clin N Am. 2003;87:663-96.
16. Sanders RJ, Hammond SL. Management of cervical ribs and anomalous first ribs causing neurogenic thoracic outlet syndrome. J Vasc Surg. 2002;36:51.
17. Tapadia M, Mozaffar T, Gupta R. Compressive neuropathies of the upper extremity: pathophysiology, classification, electrodiagnostic findings. J Hand Surg Am. 2010;35(4):668-77.

36

Polimialgia reumática

Aléxia Moura Abuhid Lopes
Ana Paula Monteiro Gomides Reis
Mariana Peixoto Guimarães Ubirajara e Silva de Souza

CONCEITO

A polimialgia reumática (PMR) é uma síndrome inflamatória sistêmica, crônica, que acomete tipicamente indivíduos idosos. É frequentemente associada à arterite de células gigantes (ACG) e ambas as doenças têm epidemiologia e base genética semelhantes.

EPIDEMIOLOGIA

A incidência anual estimada é de cerca de 50 a 100 casos por 100.000 habitantes nos Estados Unidos. A maior prevalência da doença é encontrada em caucasianos, em especial descendentes do norte europeu, mas qualquer grupo étnico pode ser acometido. A real incidência no Brasil ainda não foi documentada.

Há nítida associação com a idade, com início em pacientes com mais de 50 anos e aumento progressivo com o passar da idade, sendo seu pico de incidência em torno de 70 anos.

Cerca de dois terços dos pacientes são do sexo feminino.

PATOGENIA

As causas exatas da PMR permanecem desconhecidas. Da mesma forma que em outras doenças reumáticas, fatores genéticos e ambientais estão provavelmente envolvidos e podem interferir na suscetibilidade e até mesmo na gravidade do quadro.

Há associação da PMR com o haplótipo HLA-DR4. Níveis altos de IL-6 sérica vêm sendo relatados em associação a maior atividade da doença.

Embora existam controvérsias, alguns estudos sugerem a participação de fatores infecciosos atuando como estímulo para o aparecimento da doença. Os principais microrganismos relacionados são: *Mycoplasma pneumoniae, Chlamydia pneumoniae* e parvovírus B19.

QUADRO CLÍNICO

O quadro clínico típico se apresenta com dor em região cervical, ombros e cintura pélvica acompanhada de rigidez matinal prolongada. O início dos sintomas geralmente é agudo ou subagudo e com duração maior do que um mês no momento do diagnóstico.

A rigidez matinal habitualmente é intensa, limitante e superior a 1 hora.

Sintomas sistêmicos, como febre baixa, anorexia, emagrecimento, adinamia e mialgia estão comumente presentes. Depressão e descompensação de doenças de base (p. ex., insuficiência cardíaca) podem ser encontradas.

A artrite, em decorrência de sinovite, pode ocorrer em cerca de 50% dos pacientes e costuma ser leve e transitória. As articulações mais acometidas são punhos e joelhos, de forma assimétrica. Sinovites em articulações esternoclaviculares também são descritas.

EXAMES COMPLEMENTARES

A alteração dos reagentes de fase aguda é uma manifestação típica da PMR. A elevação da velocidade de hemossedimentação (VHS) e da proteína C-reativa (PCR) entra nos critérios diagnósticos da doença. Porém, até 20% dos pacientes podem ter reagentes de fase aguda baixos, o que dificulta o diagnóstico.

Outras alterações laboratoriais não específicas podem estar presentes, como anemia normocítica e normocrômica, trombocitose, hipoalbuminemia e elevação de alfa-2 globulina. Geralmente, anticorpos mais específicos para artrite reumatoide ou doenças do colágeno, como fator reumatoide, anticorpo antipeptídeo citrulinado (anti-CCP) e fator antinuclear (FAN) são negativos. Entretanto, baixos títulos de fator reumatoide podem estar presentes na população idosa saudável.

Ultrassonografia (US) da artéria temporal e axilar e tomografia com emissão de pósitrons com o marcador 18-fluordesoxiglicose (PET-CT com FDG-^{18}F) podem identificar o envolvimento de grandes vasos em até um terço dos pacientes com PMR assintomáticos para ACG.

Um exame de diagnóstico padrão-ouro para PMR ainda não foi estabelecido. Os trabalhos até o momento publicados sugerem o papel promissor dos exames de imagem, sobretudo US e ressonância magnética (RM) no diagnóstico diferencial da PMR com outras doenças reumatológicas em que a apresentação se faz sob a forma de um quadro polimiálgico, particularmente difícil nos casos de artrite reumatoide do idoso; portanto crucial, uma vez que é distinta a abordagem terapêutica dessas duas entidades.

Yashioka et al. detectaram grave tendinopatia do manguito rotador demonstrada por espessamento do tendão supraespinhal, além de edema em partes moles periarticulares, achados esses, segundo os autores, bons indicadores para o diagnóstico de PMR. Outros trabalhos na literatura dos achados do US na PMR elevaram o valor deste método, que foi incluído nos critérios de classificação do *American College of Rheumatology* (ACR) e da *European League Against Rheumatism* (EULAR).

A RM, por sua vez, vem se destacando, mais recentemente, como o exame de imagem de maior relevância tanto no diagnóstico da PMR quanto na diferenciação com outras entidades. Um estudo avaliou retrospectivamente os achados de RM dos ombros e dos quadris em pacientes com PMR e os comparou com um grupo de pacientes com artrite reumatoide, e por sua vez com um grupo controle no intuito de validar a utilidade da RM. No ombro, a quantidade de líquido intra-articular, bursal e tenossinovial, bem como edema em partes moles periarticulares nos moldes de uma capsulite adesiva foram mais exuberantes na PMR em comparação com os mesmos achados nos demais grupos (Figura 2). Nos quadris, a presença de edema em partes moles periarticulares mostrou-se característica na PMR, correspondendo a "inflamação periarticular" (Figura 1).

Padrão simétrico de edema periarticular foi identificado por Mackie et al. no nível do grande trocânter femoral, do acetábulo, da tuberosidade isquiática e da sínfise púbica em 64% dos pacientes com PMR, em concordância com níveis elevados de PCR e com resposta favorável ao uso de glicocorticoide (Figura 1).

No quadril, o envolvimento extra-articular é mais relevante, expresso por tenossinovite simétrica dos flexores e extensores.

Laporte atribuiu ser a RM capaz de detectar a inflamação miofascial da PMR nas fases iniciais da doença, inclusive utilizando como teste terapêutico o tocilizumabe (Figura 2).

Dentre alguns trabalhos mais recentes da literatura, Fruth validou a utilização de contraste paramagnético nos exames de RM no diagnóstico de PMR, confirmando um padrão de inflamação pélvica característico, como peritendinite e pericapsulite bilaterais na origem dos músculos e tendões retofemorais e adutores longos, apresentando realce pós-contraste (Figura 3). A sensibilidade e a especificidade elevadas do envolvimento desses sítios anatômicos sugerem a utilidade clínica dos mesmos como teste diagnóstico confirmatório da doença.

O diagnóstico por RM da PMR na bacia está se consolidando através da detecção de um padrão simétrico e bilateral de edema de distribuição extrarticular, miofascial, peritendíneo e pericapsular.

A RM pode ser utilizada para o diagnóstico de edema de partes moles e tenossinovite encontrada na *remitting seronegative symmetrical synovitis with pitting edema* (RS3PE), que pode estar associada à PMR.

Mais recentemente, já em uso na investigação e no controle evolutivo pós-tratamento de neoplasias primárias e secundárias ósseas, a RM de corpo inteiro parece promissora também na detecção, ao mesmo tempo, do acometimento inflamatório multilocular, como em casos de PMR e sua distribuição simétrica e bilateral nos quadris, bacia, ombros e bursas interespinhosas da coluna vertebral.

O exame de PET-CT, por sua vez, é uma modalidade diagnóstica vantajosa por revelar, em aquisição de imagens de corpo inteiro, a extensão e o grau de acometimento da doença sob a forma de acúmulo periarticular do radiotraçador (18F-FDG) nos ombros e quadris, em partes moles extra-articulares, nos processos interespinhosos das colunas cervical e lombar, notadamente nas bursas isquioglúteas e trocantéricas, com alta especificidade (88,2%) e sensibilidade (85,7%) para PMR quando o radiotraçador se acumula em pelo menos duas dessas três localizações. Um sinal típico da presença de ACG no exame de PET-CT é o maior acúmulo, e por tempo prolongado, do radiotraçador na parede da aorta e de seus ramos. É um método que, apesar de caro e de baixa disponibilidade em nosso meio, pode ser utilizado no acompanhamento do tratamento e da recidiva da moléstia e de suas complicações, notadamente da ACG.

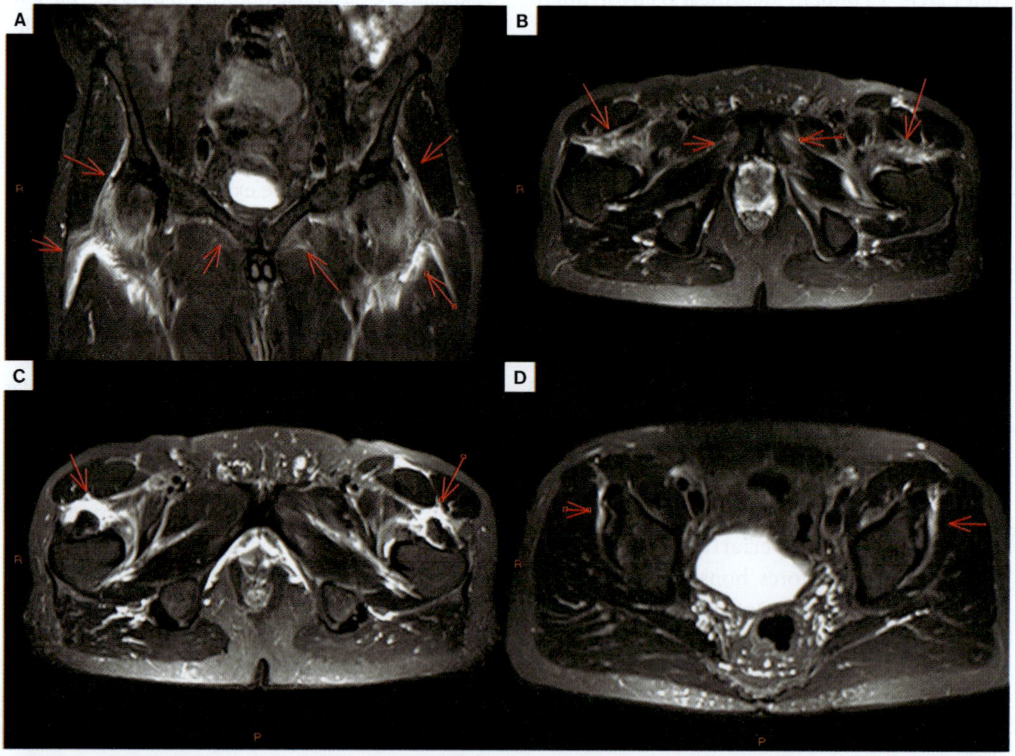

FIGURA 1 Paciente de 70 anos, com dor nos quadris e raiz das coxas, relatando adinamia e emagrecimento. Ressonância magnética da bacia em planos coronal e axiais em STIR demonstra padrão de acometimento bilateral e simétrico por edema (setas) em partes moles miofasciais, periarticulares, extrassinoviais e peritendíneas (junto aos tendões adutores longos nos ramos pubianos e envolvendo os tendões retofemorais em suas origens).

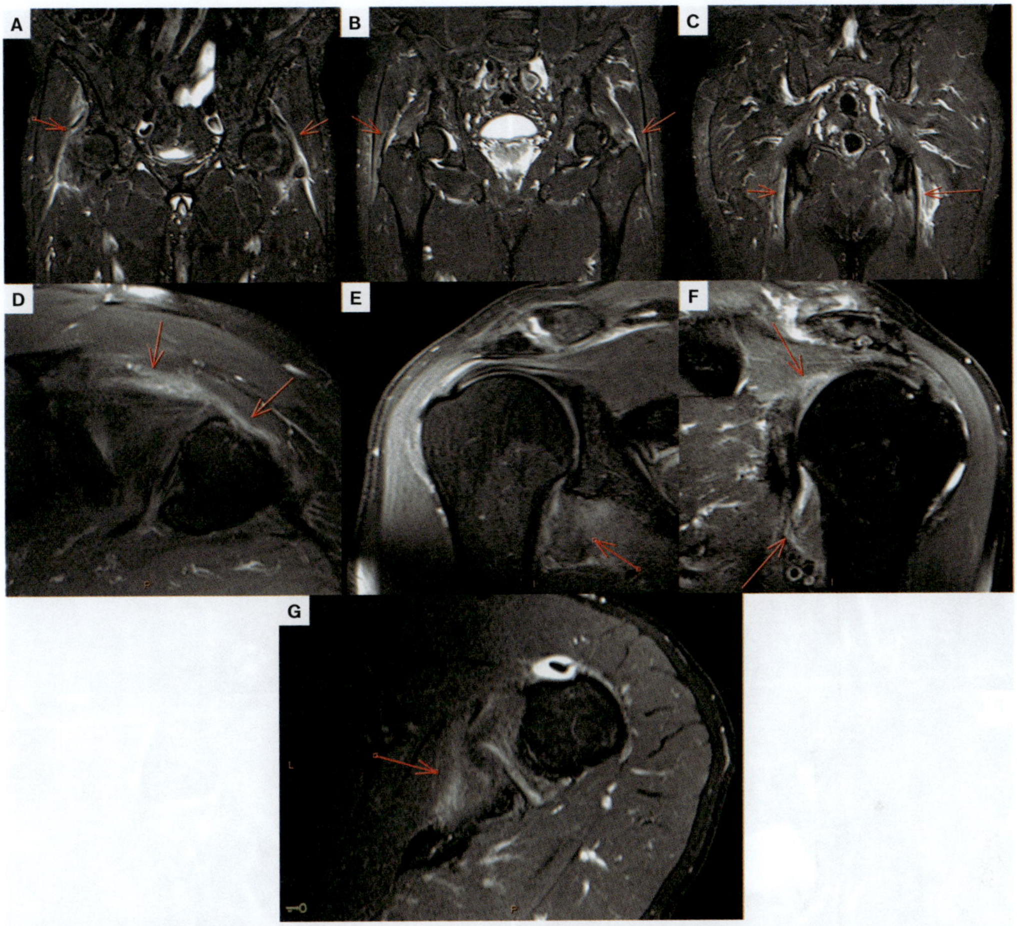

FIGURA 2 Paciente de 62 anos, com dor nos quadris irradiada para as coxas, rigidez matinal e dor e limitação funcional dos ombros. (A, B, C e D) Ressonância magnética da bacia em planos coronais e axial em STIR demonstra padrão de acometimento bilateral e simétrico por edema (setas) em partes moles miofasciais, extrassinoviais, peritendíneas (junto aos tendões isquiotibiais, glúteos médios, retofemorais) e, no detalhe (D), o importante edema em partes moles periarticulares e pericapsulares anteriores. Ressonância magnética em plano coronal (E, F) e axial (G) DP com supressão de gordura dos ombros do mesmo paciente, demonstrando edema em partes moles pericapsulares nos moldes de capsulite adesiva (setas), além de tendinopatia dos supraespinhais, derrame articular e bursite subacromial e subdeltóidea bilateralmente.

DIAGNÓSTICO DIFERENCIAL

Os sintomas da PMR são pouco específicos e podem mimetizar diversas doenças existentes. Os médicos devem ficar atentos com o diagnóstico diferencial de artrite reumatoide do idoso, osteoartrite de ombros, quadril e coluna, artrites por cristais, doença do manguito rotador, capsulite adesiva (ombro congelado), distúrbios da tireoide, neoplasias, fibromialgia, miopatias inflamatórias, deficiências nutricionais e Parkinson, entre outras.

Como a associação de PMR e ACG é frequente, o médico deve sempre buscar manifestações da associação, perguntando sobre cefaleia, dor em região temporal, claudicação de mandíbula, distúrbios visuais novos, claudicação de membros;

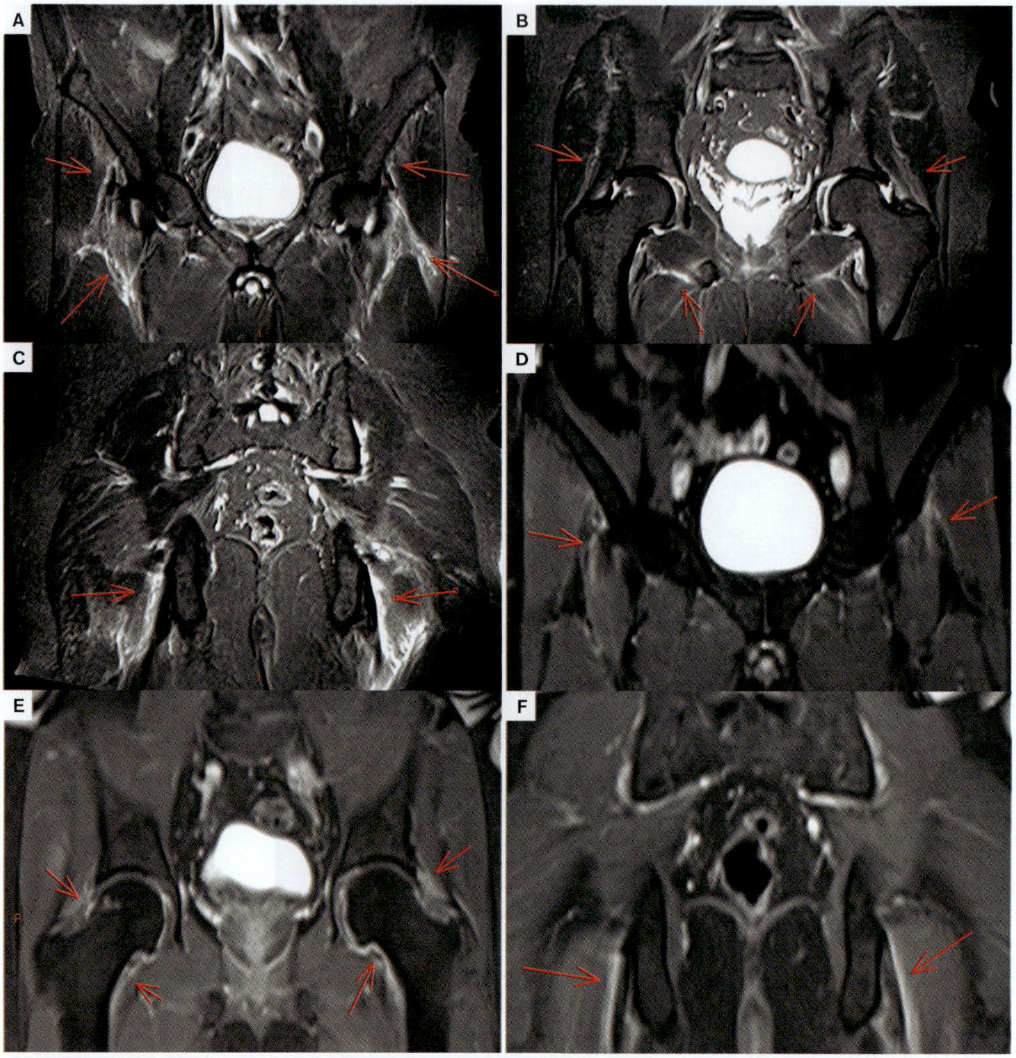

FIGURA 3 Paciente de 67 anos, com dor nos quadris, raiz das coxas, tornozelos e dor difusa na coluna. Imagens de ressonância magnética da bacia em plano coronal STIR (A, B, C) e coronal em T1 pós-administração de contraste paramagnético gadolínio (D, E, F) demonstram padrão de acometimento bilateral e simétrico por edema (setas) em partes moles miofasciais, periarticulares, extrassinoviais e peritendíneas (junto aos tendões adutores longos nos ramos pubianos, envolvendo os tendões retofemorais em suas origens e os isquitibiais nas tuberosidades isquiáticas) com realce peritendíneo pós-contraste junto aos tendões dos retos (D) e isquiotibiais (F), além de realce intra-articular configurando sinovite bilateral (E).

além de realizar um exame físico completo com ausculta cardíaca buscando sopro de início recente, aferição de pressão arterial em ambos os dimídios e palpação dos pulsos nos quatro membros, buscando estreitamentos arteriais.

DIAGNÓSTICO

Pacientes com PMR geralmente apresentam sintomas de 2 a 3 meses antes do diagnóstico. Não existe um critério diagnóstico universalmente aceito, mas alguns pilares incluem início recente e abrupto de dor e rigidez em cintura escapular e pélvica que chegam a limitar a elevação do braço e levantar-se de uma cadeira, elevação de provas inflamatórias e sintomas constitucionais.

Em 2012, uma força tarefa da EULAR/ACR criou um critério classificatório que tem sido amplamente utilizado (Tabela 1).

O critério EULAR/ACR ressalta a importância do envolvimento do quadril, a ausência do fator reumatoide e anti-CCP, o uso do US e a presença de bursites subacromial, subdeltóidea e trocantérica para o diagnóstico. Ele apresenta sensibilidade de 66% a 68% e especificidade de 78 a 81%.

Os exames de RM e de PET-CT (em casos específicos de complicações) aguardam por maiores comprovação e validação através de trabalhos futuros, e nos parecem, até o momento, ferramentas complementares úteis no diagnóstico e manuseio da PMR e seus diferenciais.

TRATAMENTO

Em 2023 o EULAR criou as recomendações de tratamento direcionado ao alvo (*treat-to-target*) da PMR e ACG, em consonância com as recomendações já existentes para outras patologias reumatológicas imunomediadas. As estratégias visam evitar desfechos desfavoráveis graves da ACG como isquemias e amaurose. As ações prezam por uma decisão compartilhada entre o médico e o paciente, melhorias de qualidade de vida e a meta principal de alcance e manutenção da remissão da doença.

O pilar do tratamento da PMR é o glicocorticoide. Existe grande variação de estratégias terapêuticas, dosagens, esquema de redução e duração do tratamento.

O tratamento deve ser individualizado, mas o esquema habitualmente sugerido é iniciar com prednisona 12,5 a 25 mg/dia por 4 a 8 semanas. O fracionamento de doses em duas tomadas diárias pode ser eficaz para a melhora sintomática especialmente nos pacientes com piora importante no período da noite.

O paciente deve apresentar melhora clínica e dos exames laboratoriais em 2 a 4 semanas, apresentando remissão a partir de 4 semanas. Assim que o paciente atingir a remissão, a redução da corticoterapia deve ser de 1 a 1,25 mg na dosagem diária a cada 4 semanas, até a descontinuação. Alguns autores sugerem uma redução mais rápida.

Em caso de recidiva, a dosagem anterior à reativação deve ser retomada até nova remissão, preferencialmente por 4 semanas, para posterior reintrodução do esquema de redução.

De 29% a 45% dos pacientes respondem de forma inadequada à corticoterapia, e até 50%

TABELA 1 Critérios de classificação da *European League Against Rheumatism/American College of Rheumatology* para polimialgia reumática (2012)

Critérios exigidos: idade > 50 anos, início recente de dor bilateral em ombros, elevação de PCR e VHS, exclusão de diagnósticos diferenciais	Considera-se positiva uma pontuação: ≥ 4 sem utilização do US (total 6) ≥ 5 com utilização do US (total 8)
Critérios	**Pontuação**
Rigidez matinal > 45 minutos	2
Dor em quadril limitando o movimento	1
Ausência de fator reumatoide e anti-CCP	2
Ausência de outro envolvimento articular	1
≥ 1 ombro com bursite subdeltóidea e/ou tenossinovite bicipital e/ou sinovite glenoumeral (posterior ou axillar) E ≥ sinovite de quadril e/ou bursite trocantérica	1
Ambos os ombros com bursite subdeltóidea, tenossinovite bicipital ou sinovite glenoumeral	1

Anti-CCP: anticorpo antipeptídeo citrulinado cíclico; PCR: proteína C-reativa; US: ultrassonografia; VHS: velocidade de hemossedimentação.

deles apresentam efeitos adversos importantes ao corticoide.

Aos pacientes de maior risco, que respondem de forma inadequada à corticoterapia, que fazem reativações frequentes, que necessitam de longo tempo de tratamento, com contraindicação ou efeito adverso importante ao glicocorticoide, deve-se associar um medicamento modificador do curso de doença sintético convencional (DMARD). O DMARDsc com melhor eficácia é o metotrexato, tendo sido estudado na dosagem de 7,5 a 15 mg/semana.

Em março de 2023 o *Food and Drug Administration* (FDA) aprovou o antagonista do receptor de interleucina-6, sarilumabe, para o tratamento da PMR em adultos que tiveram resposta inedequada à corticoterapia ou não toleraram a sua redução. A aprovação do FDA para essa nova indicação foi baseada nos resultados do estudo multicêntrico de fase 3 SAPHYR em pacientes com PMR ativa resistente a corticosteroides. No estudo randomizado, duplo-cego, controlado por placebo, 59 participantes receberam 200 mg de sarilumabe mais uma redução gradual rápida de 14 semanas da corticoterapia e 58 participantes receberam placebo a cada 2 semanas, juntamente com uma redução gradual tradicional de 52 semanas de corticoterapia. Após 1 ano, 28% dos pacientes com sarilumabe alcançaram remissão sustentada, em comparação com 10% do grupo placebo (P = 0,0193).

O estudo de anticorpo contra o receptor da interleucina 6 (anti-IL-6 – tocilizumabe) em 101 pacientes (51 tocilizumabe e 50 placebo) com PMR ativa demonstrou que a associação da medicação biológica na posologia de infusões mensais de 8 mg/kg a cada 4 semanas por 24 semanas foi ligada a maior redução da PCR, diminuição ou suspensão da prednisona; mas maior número de eventos adversos infecciosos. Outro estudo com tocilizumabe subcutâneo em 36 pacientes evidenciou maior probabilidade de redução rápida e retirada do glicocorticoide e maior tempo para recidiva. Dados adicionais são necessários para confirmar os benefícios potenciais e a segurança dessa estratégia. O tocilizumabe tem melhor custo-efetividade na ACG.

O uso do medicamento modificador do curso de doença biológico contra o fator de necrose tumoral (anti-TNF) não tem comprovação de eficácia na PMR e é desaconselhado.

O secuquinumabe e a canaquinumabe também foram estudados na PMR, evidenciando potencial na redução da dose do glicocorticoide, mas sem eficácia na melhora dos sintomas.

Recentemente, um estudo com o rituximabe mostrou maior probabilidade de remissão sem medicamentos no grupo que utilizou a droga em comparação aos usuários de glicocorticoides isoladamente. Esses dados precisarão ser confirmados em novos estudos.

PROGNÓSTICO

A PMR tem caracteristicamente uma resposta dramática à corticoterapia, porém mais da metade dos pacientes não responde de forma completa ao tratamento. A persistência de altos níveis de PCR e IL-6 no primeiro ano de tratamento está associada a maior risco de recidivas.

A maior parte dos pacientes irá recidivar durante o seu tratamento, que pode durar de 2 a 3 anos ou mais. No primeiro ano, as recidivas chegam a 55%.

A alta velocidade na redução da dose de glicocorticoide está associada à maior frequência de recidiva.

Os efeitos adversos da corticoterapia podem representar um pior prognóstico a longo prazo para os pacientes, com aumento do risco cardiovascular, *diabetes mellitus*, obesidade e complicações vasculares. A PMR em si não está relacionada ao aumento da mortalidade.

REFERÊNCIAS BIBLIOGRÁFICAS

1. Bonelli M, Radner H, Kerschbaumer A, Mrak D, Durechova M, Stieger J, et al. Tocilizumab in patients with new onset polymyalgia rheumatica (PMR-SPARE): a phase 2/3 randomised controlled trial. Ann Rheum Dis. 2022; 81(6):838-44.
2. Camellino C, Dejaco C. Update on treatment of polymyalgia rheumatic. Reumatismo. 2018;70:59-66.
3. Carmellino D, Duftner C, Dejaco C, et al. New insights into the role of imaging in polymyalgia rheumatica. Rheumatology. 2021;60:1016-33.
4. Dasgupta B, Cimmino MA, Maradit-Kremers H, Schmidt WA, Schirmer M, Salvarani C, et al. 2012 provisional

classification criteria for polymyalgia rheumatica: a European League Against Rheumatism/American College of Rheumatology collaborative initiative. Ann Rheum Dis. 2012;71:484-92.

5. Dejaco C, Kerschbaumer A, Aletaha D, Bond M, Hysa E, Carmellino D, et al. Treat-to-target recommendations in giant cell arteritis and polymyalgia rheumatica. Ann Rheum Dis. 2023;0:1-10.
6. Dejaco C, Singh YP, Perel P, Hutchings A, Camellino D, Mackie S, et al. 2015 Recommendations for the management of polymyalgia rheumatica: a European League Against Rheumatism/American College of Rheumatology collaborative initiative. Ann Rheum Dis. 2015;74:1799-807.
7. Devauchelle-Pensec V, Carvajal-Alegria G, Dernis E, Richez C, Truchetet M-E, Wendling D, et al. Effect of tocilizumab on disease activity in patients with active polymyalgia rheumatica receiving glucocorticoid therapy: a randomized clinical trial. JAMA. 2022;328(11):1053-62.
8. Evaluation of the efficacy and safety of sarilumab in patients with polymyalgia rheumatica. ClinicalTrials.gov identifier (NCT number): NCT03600818.
9. Figues FA, Skoczynska M, McConnell R, Massazza G, Iagnocco A. Imaging in polymyalgia rheumatica: which technique to use? Clin Exp Rheumatol. 2021;39:883-8.
10. Fruth M, Seggewiss A, Kozik J, Baraliakos X, Braun J. Diagnostic capability of contrast-enhanced pelvic girdle magnetic resonance imaging in polymyalgia rheumatica. Rheumatol. 2020;59:2864-71.
11. Fruth M, Buering B, Baraliakos X, Braun J. Use of contraste-enhanced magnetic resonance imaging of the pelvis to describe changes at diferente anatomic sites which are potencially specific for Polymyalgia Rheumatica. Clin Exp Rheumatol. 2018;36(Suppl,114):586-95.
12. González-Gay MA, Matteson EL, Castañeda S. Polymyalgia rheumatica. Lancet. 2017;390:1700-12.
13. Iagnocco A, Finucci A, Ceccarelli F, Scirocco C, Rutigliano IM. Musculoskeletal ultrasound in the evaluation of Polymyalgia Rheumatica. Med Ultrason. 2015;17:361-6.
14. Ochi J, Nozaki T, Okada M, Suyama Y, Kishimoto M, Akaike G, et al. MRI findings of the shoulder and hip joint in patients with PMR. Mod Rheumatol. 2015;25(5):761-7.
15. Lally L, Forbess L, Hatzis C, Spiera R. Brief report: a prospective open-label phase IIa trial of tocilizumab in the treatment of polymyalgia rheumatica. Arthritis Rheumatol. 2016;10:2550-4.
16. Laport JP, Garrigues F, Huwart A, Jousse-Joulin S, Marhadour T, Guellec D, et al. Localized myofascial inflammation revealed by magnetic resonance imaging in recente-onset polymyalgia rheumatica and effect of tocilizumab therapy. J Rheumatol. 2019;46:1619-26.
17. Mackie SL, Pease CT, Fukuba E, Harris E, Emery P, Hodgson R, et al. Whole body MRI of patients with polymyalgia rheumatica identifies a distinct subset with complete patient-reported response to glucocorticoids. Ann Rheum Dis. 2015;74:2188-92.
18. Marsman DE, den Broeder N, van den Hoogen FHJ, den Broeder AA, van der Maas A. Efficacy of rituximab in patients with polymyalgia rheumatica: a double-blind, randomised, placebo-controlled, proof-of-concept trial. Lancet Rheumatol. 2021;3(11):E758.
19. Matteson EL, Dejaco C. Polymyalgia rheumatica. Ann Intern Med. 2017;166:ITC65-80.
20. Nakamura H, Kamada K, Tarumi S, Tanimura S, Horita T. Gadolinium-enhanced magnetic resonance imaging in shoulders contributes accurate diagnosis and predicting recurrence to patients with polymyalgia rheumatica. Clin Exp Rheumatol. 2021;39:84-90.
21. Nesher G, Breuer GS. Giant cell arteritis and polymyalgia rheumatica: 2016 Update. Rambam Maimonides Med J. 2016;7.
22. Possemato N, Salvarani C, Pipitone N. Imaging in polymyalgia rheumatic. Reumatismo. 2018;70:51-8.

37

Fibromialgia

Eduardo dos Santos Paiva
José Eduardo Martinez
Roberto Ezequiel Heymann

INTRODUÇÃO/EPIDEMIOLOGIA

A fibromialgia (FM) é uma síndrome crônica, caracterizada por dor musculoesquelética generalizada, fadiga, distúrbios do sono e distúrbios cognitivos e do humor. Frequentemente se associa com outras síndromes "funcionais", tais como intestino irritável e migrânea, entre outras. A fisiopatogênese da FM é complexa e envolve aspectos ainda não totalmente elucidados.

A FM apresenta alta prevalência, acometendo cerca de 0,2% a 5% da população mundial. No Brasil, a prevalência é de 2,0% a 2,5%. A FM é mais frequente em mulheres do que em homens em uma proporção que varia de acordo com os critérios utilizados no seu diagnóstico.

FISIOPATOLOGIA

A fisiopatogênese da FM envolve genética, gatilhos periféricos, disfunções dos sistemas autonômico e hormonal, anormalidades psicofisiológicas e, principalmente, as anormalidades na neurotransmissão e estruturação no sistema nervoso central (SNC), que foram elucidadas nas últimas décadas.

Pode-se entender a FM como uma síndrome de sensibilização central, definida como uma resposta anormal e inadequada do SNC a estímulos periféricos. Está demonstrado em estudos funcionais que existe uma reestruturação de todo o sistema nociceptivo. O fenômeno de sensibilização apresenta um forte componente genético. O risco relativo de um familiar de primeiro grau de um paciente com FM apresentar o mesmo quadro chega a 8,5. Genes envolvidos relacionam-se com enzimas que degradam monoaminas e com transportadores e receptores de serotonina e dopamina. Estudos genômicos mais completos apontam também para proteínas que organizam diretamente estruturas do SNC.

Estudos com ressonância magnética funcional e ressonância com espectroscopia demonstram que, na FM, o córtex sensorial primário apresenta maior conectividade entre seus neurônios, um aumento do glutamato no córtex posterior da ínsula e hiperatividade da amígdala, responsável pelo grau de alerta a estímulos externos. Uma hiperatividade glutamatérgica no sistema límbico pode ser responsável pela grande resposta emocional vista nestes pacientes.

Outros achados apontam uma alteração da atividade inibitória normal de estímulos nociceptivos. Uma área importante na modulação descendente, a área rostral do giro do cíngulo anterior, é disfuncional e baixos níveis de GABA, um neurotransmissor inibitório, foram encontrados na ínsula.

No nível medular, foi demonstrado que pacientes com FM apresentam o fenômeno de *wind-up*, uma potencialização dos estímulos nociceptivos no corno posterior da medula. Experimentos com a cetamina, um inibidor dos receptores NMDA (N-metil-D-aspartato), demonstrou o papel deste receptor e de seu principal agonista, o glutamato, neste fenômeno.

Outros neurotransmissores como a substância P e o fator de crescimento neuronal também estão relacionados com a sensibilização da medula. A análise dos nervos periféricos através de biópsia de pele da perna demonstra neuropatia de fibras finas. Ainda existem dúvidas se esse achado é primário ou secundário.

Outros aspectos clínicos podem colaborar com a manutenção do quadro clínico. O sono não reparador pode levar a menor atividade de sistemas descendentes de controle da dor. Alterações endócrinas pela ativação constante do eixo hipotálamo-hipófise-adrenal (HHA) podem colaborar com sintomas não dolorosos. A constatação de hiperatividade autonômica simpática ratifica essa hipótese em alguns pacientes. Como em outros casos de dor crônica, aspectos psicológicos, comportamentais e sociais agravam o quadro.

Estudos recentes propõem um papel para a neuroinflamação com a participação das células da glia na dor crônica e na fibromialgia em especial. Pesquisas atuais questionam se não pode haver um papel para o sistema imunológico no desenvolvimento da fibromialgia.

QUADRO CLÍNICO E DIAGNÓSTICO DIFERENCIAL

O sintoma central da FM é a dor generalizada e crônica. Tem caráter variável, em queimação, pontada, peso ou "cansaço". A dor é geralmente citada como sendo de moderada a forte intensidade e pode estar associada a uma sensação subjetiva de edema e parestesias sem distribuição em dermátomos. Alguns pacientes correlacionam o início da dor com um evento estressante, como trauma físico ou psicológico.

Os pacientes frequentemente queixam-se de um sono não reparador. As alterações na polissonografia, como a intrusão de ondas alfa em estágios de sono profundo, foram descritas. A fadiga é uma queixa presente, com exaustão fácil e dificuldade para realização de tarefas diárias. Problemas com a memória, concentração, análise lógica e motivação também são comuns. A depressão e a ansiedade provocam exacerbação dos sintomas e prejudicam as estratégias de enfrentamento.

Deve-se ter muita atenção no diagnóstico diferencial, que é amplo. Dentre elas, doenças neurológicas e (neuro)musculares, polimialgia reumática, distúrbios endócrinos como hiperparatireoidismo, síndrome da apneia obstrutiva do sono e doenças linfoproliferativas.

Duas condições merecem consideração especial dentro da FM: a síndrome da dor miofascial e a síndrome da fadiga crônica, que serão mencionadas no final do capítulo.

CRITÉRIOS DIAGNÓSTICOS

Os atuais critérios diagnósticos da fibromialgia se baseiam nas escalas do Índice de Dor Generalizada (IDG) e na de Gravidade dos Sintomas (EGS).

No IDG, são assinaladas 19 possíveis regiões em que o paciente sente dor, obtendo-se um escore que se situa entre 0 e 19. Na EGS, a gravidade dos sintomas de fadiga, sono não reparador e sintomas cognitivos é graduada de 0 a 3 e o número de sintomas entre dor abdominal, cefaleia e depressão é estabelecido, também de 0 a 3. A EGS desta maneira varia entre 0 e 12. O diagnóstico da FM é sugerido quando o IDG é maior ou igual a 7, associado à EGS maior ou igual a 5 ou um IDG entre 3 e 6 com um EGS maior ou igual a 9. A presença de dor difusa e sintomas presentes por pelo menos 3 meses são condições necessárias para o diagnostico. Não há, nestes critérios, a necessidade de excluir outras condições para confirmar o diagnostico de FM. Esses critérios reforçaram a ideia de a FM ser parte de um espectro contínuo da síndrome.

TRATAMENTO

O tratamento da FM deve incorporar estratégias não farmacológicas e farmacológicas em abordagem multimodal e com participação ativa do paciente.

Educação

O conhecimento por parte do paciente da natureza dos seus sintomas, dos objetivos e das etapas do tratamento, da necessidade de sua participação ativa na estratégia terapêutica e ainda dos fatores que influenciam seus sintomas pode fazer toda a diferença no sucesso terapêutico.

Exercícios

O estímulo aos exercícios físicos está entre as medidas consideradas essenciais para o tratamento da FM. Os exercícios aeróbicos (tanto no solo quanto aquáticos) são os mais estudados e reduzem sintomas, melhoram a funcionalidade, os aspectos emocionais e a qualidade de vida.

A prescrição de exercícios deve levar em conta as peculiaridades individuais, sugerindo que a progressão da duração, da intensidade e da carga seja mais lenta do que em outras populações. Os resultados devem ser esperados no longo prazo.

Terapias psicológicas

O papel dos aspectos emocionais deve ser levado em conta na abordagem terapêutica. Entre as modalidades de psicoterapia destaca-se a terapia cognitiva-comportamental. Outras modalidades estudadas são intervenções de realidade virtual, técnicas de meditação, hipnose, terapia de comprometimento e aceitação (TCA), terapia interpessoal breve e *biofeedback*, entre outras.

Outras modalidades não farmacológicas

Algumas modalidades têm sido apresentadas pela literatura, porém com resultados ainda não conclusivos, como a acupuntura, a quiropraxia e a massagem.

Tratamento farmacológico

Medicamentos que podem ser utilizados para o tratamento da FM:

1. Inibidores duais (inibidores da recaptação de serotonina-norepinefrina [SNRI]):
   - Duloxetina: inicia-se com 30 mg, com dose terapêutica de 60 mg – único com registro na ANVISA para FM.
   - Venlafaxina: acima de 150 mg/dia, podendo chegar a 300 mg/dia.
2. Tricíclicos em baixas dose, administrados antes de dormir, demonstraram objetivamente melhorar o sono e a dor. Exemplos são a amitriptilina na dose de 10 a 75 mg à noite e a ciclobenzaprina, na dose de 5 a 10 mg na hora de dormir (dose diária máxima de 30 mg).
3. Anticonvulsivante (alfa-2-delta ligantes):
   - Pregabalina: pode chegar a 450 mg/dia, divididos ou não durante o dia.
   - Gabapentina: dose mínima de 1.800 mg dividida em 3x, podendo chegar a 2.400 mg.
4. Tramadol: o efeito analgésico é mais provável devido ao seu efeito SNRI e não devido à sua fraca ligação ao receptor opioide mu.
5. Outras terapias devem ser avaliadas para tratamento das comorbidades:
   - Inibidores seletivos da recaptação da serotonina (ISRSs) podem ser usados para tratar a depressão associada.
   - Modafinil: foi descrito em séries retrospectivas não controladas para o tratamento da fadiga. A dose varia entre 50 e 200 mg.
   - Trazodona: pode ajudar nos distúrbios do sono. Dose inicial de 25 mg, máxima de 200 mg.
   - Pramipexole: na síndrome das pernas inquietas. Iniciar com 0,25 mg 1 a 3 horas antes de dormir até a dose máxima de 2 mg.
   - Naltrexona: em dose baixa (máximo 4,5 mg/dia) – considerada ainda experimental.

SÍNDROME DA FADIGA CRÔNICA

A síndrome da fadiga crônica (SFC) pode estar presente em até 50% dos pacientes com FM, mas é um dado difícil de ser avaliado, pois a fadiga é dos sintomas mais comuns da FM. Porém, pacientes que apresentam fadiga importante, presente por pelo menos seis meses, que não melhora com o repouso, piorando muito após a atividade física, são compatíveis com a definição de SFC. Diante de um quadro sugestivo de fadiga crônica é imprescindível afastar causas secundárias, incluindo depressão. O diagnóstico da SFC é controverso, mas ganhou melhor aceitação e uma busca de melhor entendimento após a pandemia de COVID-19, pela presença de casos de fadiga e outros sintomas similares à SFC após a infecção (síndrome pós-COVID). O tratamento da SFC envolve muitos dos aspectos do tratamento da FM, incluindo manter o paciente ativo fisicamente, o que é um desafio, pois esses pacientes toleram menos os exercícios aeróbicos.

Aspectos relacionados com disautonomia, como hipotensão postural, podem ser mais evidentes nestes pacientes e sua correção pode ajudar a melhorar os sintomas.

SÍNDROME DA DOR MIOFASCIAL

Conceito

A síndrome dolorosa miofascial (SDM) é caracterizada por dor muscular regional que está associada à presença de um ou mais pontos-gatilho (PG). Os PG são pontos de sensibilidade aumentada que estão presentes em bandas tensas palpáveis nos músculos e suas fáscias. Quando pressionados, podem gerar dor, além de fenômenos autonômicos e de hipersensibilidade dolorosa em áreas que estão referidas ao seu local.

Epidemiologia

A SDM pode ocorrer em qualquer idade, mas é mais comum em idosos, atletas, trabalhadores com atividades físicas intensas e sedentários. É causa de dor em 30% a 93% dos pacientes com dor musculoesquelética. As áreas mais afetadas são a cervical, os ombros e a lombar. Pelo menos 40% dos quadros de dor muscular esquelética são decorrentes de pontos-gatilho ativados em músculos dolorosos.

Quadro clínico

Dor muscular regional é o sintoma predominante, descrita como em peso, queimação ou latejamento, podendo ser persistente ou paroxística. Pode piorar com frio, fadiga e sobrecarga muscular. A localização da dor depende dos PG, que podem ser ativos ou latentes. Os PG ativos estão associados a dores espontâneas e reproduzem a dor referida quando pressionados. Os PG latentes são pontos dolorosos que têm potencial para se tornar ativos. Os PG ativos normalmente estão em uma banda rígida de contratura muscular e podem estar presentes em qualquer músculo. Durante a palpação do PG, pode ocorrer uma contração muscular local (*twitch response*).

A dor miofascial é frequentemente acompanhada de contratura ou rigidez muscular, limitando o movimento da região afetada. Não há perda objetiva de força muscular, mas pode haver fraqueza subjetiva. A manipulação excessiva da região afetada pode agravar a dor e levar a contraturas musculares. Sinais de disautonomia e distúrbio proprioceptivo podem estar presentes. Distúrbios do sono, estresse emocional e alterações do hábito intestinal podem estar associados e agravar o quadro.

Diagnóstico

O diagnóstico da SDM é clínico e baseia-se na história e no exame físico, incluindo a identificação dos sintomas pela palpação dos pontos-gatilho. Os exames laboratoriais e de imagem são geralmente normais e usados apenas para descartar outras possibilidades de diagnóstico.

Tratamento

O tratamento da SDM deve se concentrar em aumentar a atividade central inibitória da dor e diminuir o estímulo nociceptivo periférico. A abordagem terapêutica deve seguir os passos de esclarecimento ao paciente, identificação de fatores geradores ou perpetuadores do quadro, eliminação dos pontos-gatilho e reabilitação física e ocupacional. Identificar fatores mecânicos, desordens sistêmicas e comportamentais é essencial. A eliminação dos pontos-gatilho é um dos principais objetivos do tratamento. A reabilitação física e ocupacional é importante para restaurar a capacidade funcional da região afetada.

A terapia por ondas de choque extracorpóreas é considerada segura e tolerável, mas não apresentou efeito significativo quando comparada a tratamentos convencionais como o agulhamento seco.

Os estudos sobre acupuntura na SDM apresentam dificuldades técnicas, observando-se melhora significativa na dor e irritabilidade quando a acupuntura é direcionada para os PG. O efeito de alívio da dor a curto prazo é satisfatório, mas a longo prazo permanece incerto.

Os dados sobre a eficácia da liberação miofascial são escassos, com apenas alguns estudos encontrando efeitos clinicamente significativos no curto prazo.

Agentes tópicos anti-inflamatórios em creme e anestésicos na forma de *spray* têm sido usados com evidências positivas quando aplicados na área dolorosa.

O agulhamento dos pontos-gatilho é uma técnica invasiva que tem sido amplamente utilizada no tratamento da síndrome miofascial. Consiste na inserção de uma agulha hipodérmica nos pontos-gatilho, com o objetivo de desativá-los e aliviar a dor. Embora a efetividade da técnica seja semelhante quando realizada a seco ou com anestésico, o uso de lidocaína a 1,0% sem vasoconstritor pode melhorar a tolerabilidade e o conforto do paciente.

Outra opção de tratamento é a aplicação de toxina botulínica no PG, e embora existam vários subtipos de toxina botulínica, os estudos se concentraram principalmente no Botox® (BTX-A) e na Myobloc (BTX-B). No entanto, as revisões sistemáticas e metanálises indicam que os resultados foram inconsistentes na redução da dor e, em alguns casos, inferiores às injeções de anestésico local.

O tratamento medicamentoso é muitas vezes necessário e deve ser empregado baseado no quadro clínico doloroso e na presença de comorbidades. Durante os períodos de agudização da dor, a utilização de analgésicos simples ou opioides pode ser recomendada para aliviar a sintomatologia, bem como o uso de anti-inflamatórios não hormonais, para proporcionar analgesia local. Os antidepressivos, como a amitriptilina e a duloxetina, aumentam a disponibilidade de serotonina e noradrenalina no sistema nervoso central, estimulando as vias descendentes inibitórias de dor. As doses utilizadas de amitriptilina variam de 10 a 75 mg e a dose preconizada de duloxetina é de 60 mg diários. Os anticonvulsivantes gabapentina e pregabalina podem ser empregados por reduzirem o estímulo nociceptivo periférico. A gabapentina pode ser administrada em doses que variam de 1.200 a 2.400 mg e a pregabalina em doses de 150 a 450 mg. Os relaxantes musculares são úteis no tratamento de espasmos musculares importantes em dor cervical, lombar e de ATM. A ciclobenzaprina é empregada em doses de 5 a 10 mg e a tizanidina em doses de 8 a 16 mg ao dia.

A reabilitação é um componente importante no tratamento da síndrome miofascial, visa corrigir disfunções mecânicas e sistêmicas que afetam a recuperação muscular, utilizando cinesioterapia para otimizar a atividade muscular, proporcionar analgesia, recuperação da expansibilidade, força e resistência à fadiga. O tratamento começa com alongamento muscular e depois avança para exercícios de fortalecimento. O suporte psicológico também é importante, com manobras de relaxamento, *biofeedback* e terapia cognitivo-comportamental, que ajudam a controlar a atividade muscular e reduzir a tensão e a dor.

REFERÊNCIAS BIBLIOGRÁFICAS

1. Albuquerque MLL, Monteiro D, Marinho DA, Vilarino GT, Andrade A, Neiva HP. Effects of different protocols of physical exercise on fibromyalgia syndrome treatment: systematic review and meta-analysis of randomized controlled trials. Rheumatol Int. 2022; 42(11):1893-908.
2. Alorfic NM. Pharmacological treatments of fibromyalgia in adults; overview of phase IV clinical trials. Front Pharmacol. 2022;13:1017-29.
3. Cagnie B, Coppieters I, Denecker S, Six J, Danneels L, Meeus M. Central sensitization in fibromyalgia? A systematic review on structural and functional brain MRI. Semin Arthritis Rheum. 2014;44(1):68-75.
4. Cao QW, Peng BG, Wang L, Huang YQ, Jia DL, Jiang H, et al. Expert consensus on the diagnosis and treatment of myofascial pain syndrome. World J Clin Cases. 2021;9(9):2077-89.
5. Clauw DJ. Fibromyalgia: a clinical review. JAMA. 2014;311(15):1547-55.
6. Clauw DJ. What is the meaning of "small fiber neuropathy" in fibromyalgia? Pain. 2015;156(11):2115-6.
7. Galvez-Sánchez CM, Montoro CI, Moreno-Padilla M, Del Paso GAR, de la Coba P. Effectiveness of acceptance and commitment therapy in central pain sensitization syndromes: A systematic review. J Clin Med. 2021;10(12):2706.
8. Graven-Nielsen T. Mechanisms and manifestations in musculoskeletal pain: from experimental to clinical pain settings. Pain. 2022;163(Suppl 1):S29-S45.
9. Heymann, RE. Síndrome dolorosa miofascial. In: Shinjo SK, Moreira C (eds.) Livro da Sociedade Brasileira de Reumatologia. 2. ed. Barueri: Manole; 2021.
10. Macfarlane GJ, Kronisch C, Dean LE, Atzeni F, Häuser W, Fluß E, et al. EULAR revised recommendations for the management of fibromyalgia. Ann Rheum Dis. 2017; 76(2):318-28.
11. Paiva ES. Fisiopatologia da fibromialgia In: Braz AS, Ranzolin A, Heymann RE (eds.). Dores musculoesqueléticas localizadas e difusas. 3. ed. São Paulo: Planmark; 2022.
12. Tommaso M, Vecchio E, Nolano M. The puzzle of fibromyalgia between central sensitization syndrome

and small fiber neuropathy: a narrative review on neurophysiological and morphological evidence. Neurol Sci. 2022; 43(3):1667-84.

13. Weller JL, Comeau D, Otis JAD. Myofascial pain. Semin Neurol. 2018;38(6):640-3.
14. Wolfe F, Clauw DJ, Fitzcharles MA, Goldenberg DL, Häuser W, Katz RL, et al. 2016 Revisions to the 2010/2011 fibromyalgia diagnostic criteria. Semin Arthritis Rheum. 2016;46(3):319-29.

38

Lesões por esforços repetitivos/ distúrbios osteomusculares relacionados ao trabalho (LER/DORT)

Milton Helfenstein Jr.
Marco Aurélio Goldenfum

CONCEITO

Os distúrbios musculoesqueléticos ocupacionais incluem um grupo de condições que envolvem principalmente os tendões, músculos, bursas, nervos, ligamentos e discos intervertebrais. Eles representam uma ampla variedade de moléstias, que são muito prevalentes fora do cenário ocupacional.

Algumas lesões por esforços repetitivos (LER) foram registradas na literatura há mais de três séculos. Muitos termos foram introduzidos para designar as relações entre determinados distúrbios e as atividades laborais como, por exemplo, *occupational cramps*, *telegrapher's cramp*, *writer's cramp* e *scrivener's palsy*, para explicar casos de sensação de peso, cansaço e parestesias nos braços, relatados por telegrafistas e por escreventes; *tennis' elbow* e *golfer's elbow*, para os casos, respectivamente, de epicondilite lateral e epicondilite medial; *handlebar palsy* ou síndrome do canal de Guyon, comumente observada em ciclistas, causada pela pressão do canal de Guyon contra o guidão da bicicleta; *oarsman's wrist* ou *intersection syndrome*, inflamação na interseção da área miotendínea do abdutor longo e do extensor curto do polegar com os tendões extensores radiais longo e curto, que pode ocorrer nos halterofilistas, remadores, jóqueis, esquiadores e praticantes de esportes com raquetes; *gamekeeper's thumb* ou *skier's thumb*, lesão no ligamento colateral ulnar do polegar, que pode ser acompanhada de avulsão na sua falange proximal, observada principalmente em voleibolistas e esquiadores; *weaver's bottom*, bursite isquiática nas pessoas que permanecem sentadas por períodos prolongados em superfícies rígidas; *housemaid's knee*, bursite infra ou pré-patelar nas ocupações com genuflexão; *jumper's knee*, lesão de tração crônica do tendão patelar junto à inserção no polo inferior da rótula; *policeman's heel*, fasciíte plantar relacionada ao ortostatismo prolongado com o uso de calçados de solas duras.

Recentemente, surgiram termos como *blackberry thumb*, *playstation thumb*, *texting thumb*, *cellphone thumb*, *smartphone thumb* ou *android thumb* para designar quadros dolorosos em mãos relacionados ao uso de celulares e videogames. Alguns desses casos correspondem à tenossinovite de De Quervain, também reportada em lavadeiras, costureiras, tricotadeiras, praticantes de golfe, boliche e pianistas, consequente à garra ou pinçamento com desvio ulnar ou ao polegar mantido em abdução ou extensão.

A questão das lesões por esforços repetitivos adquiriu no nosso país uma dimensão bem diferenciada no cenário laboral. A quantidade de trabalhadores que se proclama portadora de LER é muito expressiva. O termo infere patogênese que não foi comprovada na ampla maioria dos casos. Além de não existir "lesão" tecidual na maioria das vezes, nem sempre a repetitividade está presente. Foi, por isso, introduzido o termo "distúrbios osteomusculares relacionados ao trabalho" (DORT), que alberga também estados dolorosos sem lesão e causados por outras sobrecargas biomecânicas, incluindo a estática.

EPIDEMIOLOGIA

Estudos mostraram a alta prevalência das doenças osteomusculares na população geral, particularmente as localizadas na região cervical, ombros, cotovelos, mãos/punhos e região lombar, justamente os locais mais diagnosticados neste cenário, o que torna imperativa uma avaliação criteriosa do nexo causal. Tais estudos encontraram prevalência de dor em ombros de 18% a 26%, dor em cotovelos de 8% a 12%, dor em punhos/mãos de 9% a 17%, cervicalgia de 10% e 19%, lombalgia durante a vida de 65% a 80%, mais especificamente lombalgia aguda em 50% e lombalgia crônica em 4,2% a 14,7% da população geral.

ETIOLOGIA

A tendinopatia pode estar associada a uma variedade de fatores intrínsecos (idade, perfusão vascular, nutrição, variantes anatômicas, hipermobilidade, peso, doença sistêmica) e extrínsecos (atividades esportivas e ocupacionais com sobrecarga física, técnicas, ferramentas e/ou equipamentos inadequados). Atualmente é reconhecido que a maioria das tendinopatias está raramente relacionada a um único fator. As osteocondrites de tração (Osgood-Schlatter, Sinding-Larson-Johansson, Sever e síndrome do navicular) podem se desenvolver por tensão excessiva e repetida do tendão sobre o osso. São mais comuns nos atletas jovens, em particular nos adolescentes, porque nessa faixa etária os ligamentos e tendões são comparativamente mais fortes em relação ao osso que os dos adultos. As entesopatias ou tendinopatias de inserção são comuns. As epicondilites estão, em geral, associadas à falta de técnica ou à má qualidade do equipamento utilizado, particularmente em tenistas, golfistas e arremessadores. As lesões de inserção isquial, sobretudo do bíceps femoral, do semimembranoso e do semitendinoso, são encontradas especialmente em corredores de curta distância e em saltadores de distância. A síndrome da fáscia iliotibial pode ocorrer quando há flexoextensão repetitiva dos membros inferiores somada a excesso de pronação dos pés, como ocorre, em especial, nas corridas de longa distância em superfícies acidentadas. Os ossos podem sofrer fraturas de estresse ou alterações metabólicas por excesso de atividade, particularmente em atletas de alta performance. Os ligamentos são frequentemente sobrecarregados, e distensões são comuns. Os músculos podem sofrer consequências pelo excesso de uso e a sintomatologia pode começar pela sensação de rigidez após exercícios que o atleta não está acostumado a desempenhar. A rabdomiólise pode ocorrer após atividades muito vigorosas e, em raros casos, conduzir à insuficiência renal. Essa injúria muscular é mais observada em maratonistas e em triatletas, entre outros esportistas de alta performance.

A maioria dos casos de síndrome do túnel do carpo e de síndrome do túnel cubital, que representam as neuropatias periféricas mais frequentes, é idiopática. As causas mais frequentemente identificadas envolvem compressão direta do nervo; estiramento do nervo; aumento da pressão no interior do espaço ocupado pelo nervo; subluxação do nervo; sequelas de trauma; artrites que causam alteração da morfologia articular.

No cenário laboral, os distúrbios encontrados podem ser decorrentes da exposição a fatores ergonômicos, destacando-se os físicos e organizacionais, como: equipamentos, ferramentas, acessórios e mobiliários inadequados, desrespeito aos posicionamentos, angulações e distâncias, biotipo impróprio para a realização de determinados trabalhos, falta de treinamento e técnicas incorretas para execução de tarefas, cobrança de produtividade e metas excessivas, posturas de trabalho indevidas, excesso de jornadas de trabalho, falta de intervalos de trabalho apropriados, excesso de força empregada para a realização de tarefas, sobrecarga biomecânica estática, sobrecarga biomecânica dinâmica ou de repetição, uso de instrumentos de trabalho com transmissão excessiva de vibração, temperatura, ventilação e umidade inapropriadas no ambiente de trabalho, levantamento e transporte manual de excesso de peso.

PATOGENIA

A fisiopatogênese da tendinite é difícil de ser estudada, devido à dificuldade de se obter biópsias antes que um tendão esteja rompido. Não há evidência conclusiva de que a sobrecarga biomecânica seja o principal fator etiológico. A sobrecarga de tensão ocorre quando o nível de microtraumas repetitivos excede a capacidade de adaptação do tecido. No nível molecular, a falência do tendão ocorre pelo estiramento do colágeno, seu principal componente estrutural. As lesões por excesso de atrito tecidual afetam regiões em que os tendões deslizam em íntima proximidade com estruturas fixas, como nas proeminências ósseas. A frouxidão ligamentar, a hipermobilidade e a instabilidade articular são fatores predisponentes importantes para o desenvolvimento de tendinite, principalmente do tendão patelar e do manguito rotador. Muitas doenças sistêmicas estão associadas a defeito no metabolismo da matriz e da estrutura tendínea que compromete a sua força e elasticidade, resultando em inflamação do tendão ou de sua inserção. O termo "tendinite" pressupõe a existência de um processo inflamatório, que é contrária à evidência dos poucos estudos histopatológicos, bioquímicos e moleculares existentes. Variações relacionadas aos genes de COL5A1, tenascina C e metaloproteinase da matriz 3 (MMP3) foram associadas com maior risco de lesões do tendão do calcâneo. Uma vez que esses genes estão relacionados com a homeostase da matriz extracelular em tendões, sugere-se que as variantes genéticas oferecem suscetibilidade ao desenvolvimento de algumas formas de tendinopatias. As metaloproteinases exercem papel importante na matriz tendínea, sendo um dos agentes responsáveis pela degradação da rede de colágeno e dos proteoglicanos em pessoas com ou sem dor tendínea. Há várias características degenerativas associadas, como o acúmulo de glicosaminoglicanos, calcificação e acúmulo de lipídios. Entretanto, muitos desses fatores são encontrados em tendões normais e não implicam, necessariamente, enfermidade. Estudo com biópsias no pós-parto e puerpério demonstrou como causa da tenossinovite de De Quervain a deposição de mucopolissacárides na bainha e no tecido subsinovial, sem evidência de processo inflamatório. Esses mesmos achados foram encontrados em pacientes operados e sem relação com parto ou puerpério.

Algumas publicações sugeriram que certas atividades ocupacionais podem causar síndrome do túnel do carpo quando envolvem excesso de força, movimentos repetitivos, uso de instrumentos vibratórios e flexoextensão extrema do punho. Contudo, muitos autores rejeitam tal possibilidade. Ademais, não existe evidência científica quanto à possibilidade de que as atividades de digitação possam causar síndrome do túnel do carpo. Os estudos científicos, envolvendo metanálise, não confirmaram tal relação causal.

QUADRO CLÍNICO

As manifestações clínicas são muito variadas e dependem do tecido afetado, segmento corporal envolvido e da intensidade da agressão. Pode ocorrer tenossinovite por fricção, particularmente nos níveis do punho e do tornozelo. Se não tratada, poderá evoluir para rupturas e deformidades. No nível do tornozelo, a ruptura do tibial posterior produzirá achatamento do arco medial. Nos dedos das mãos, a ruptura do tendão extensor, principalmente observada nos esportes que empregam força de preensão das mãos (beisebol, remo, badminton, squash ou tênis) pode ocorrer em dois sítios, no dorso da base da falange medial, causando deformidade em botoeira (*boutonnière*), e no dorso da base da falange distal, causando deformidade em martelo (*mallet finger*). Nesses atletas, a tenossinovite estenosante nos flexores poderá ocasionar "dedo em gatilho" (*trigger finger*) em razão do espessamento por proliferação fibroblástica da camada externa da bainha sinovial. Nos tendões sem bainha sinovial e que recebem altas cargas, como o tendão patelar e o do calcâneo, pode haver inflamação da junção musculotendínea (peritendinite). Podem surgir rupturas causadas pelas cargas de impactos cumulativos. As bursas podem ser afetadas por excesso de carga. A bursite subacromial/subdeltóidea usualmente está relacionada à repetitividade de arremessos acima da cabeça, de impacto e de elevações do braço. A bursite olecraneana geralmente segue uma queda com contusão em uma superfície dura, mas pode ser provocada pela repetitiva flexoextensão do cotovelo. A bursite anserina é uma afecção típica de nadadores e corredores. A bursite pré-aquileana produz sensibilidade dolorosa que ocorre anteriormente ao tendão e é vista sobretudo nos corredores de longa distância. As fraturas de estresse compõem 10% de todas as lesões por esforços repetitivos. O sítio mais comum é o terço inferior da tíbia, seguido pelos ossos do tarso, metatarsos, colo do fêmur e fíbula. A espondilólise pode ocorrer em razão da hiperextensão repetitiva da coluna lombar. Outro importante grupo desse contexto é composto pelas neuropatias periféricas compressivas, que podem ocorrer após trauma direto maior ou por sobrecarga crônica, resultando em tração ou compressão do nervo. Destacam-se a síndrome do desfiladeiro torácico (arremessos), síndrome de escapular (rúgbi, voleibol), síndrome de pronador redondo, síndrome de túnel radial, síndrome de interósseo posterior e síndrome de túnel cubital (levantamento de pesos, arremessos, raquetes), síndrome do túnel do carpo e síndrome de canal de Guyon (tênis, ciclismo, raquetes, voleibol, basquetebol, handebol), síndrome de nervo digital do polegar (boliche), meralgia parestésica (cintos apertados que comportam ferramentas), síndrome de túnel do tarso (corrida), síndrome do arco medial (futebol), neurinoma plantar (corrida). As lesões musculares também são comuns. Rupturas completas podem surgir onde a força de contração afeta sítios de extrema sobrecarga, como os músculos posteriores da coxa ou o retofemoral. Rupturas parciais podem ser centrais ou periféricas; a quantidade de fibras afetadas e o grau de sangramento influenciam a recuperação. Este último pode causar hematoma, e a consequente fibrose pode contribuir para a formação de cisto intramuscular profundo. A miosite ossificante pode se desenvolver mais tarde e é secundária à liberação de células perióssteas dentro do músculo, geralmente encontrada nos músculos da coxa. A redução da densidade mineral óssea e o consequente risco de fratura podem ocorrer em atletas principalmente do sexo feminino que desempenham intenso treinamento físico.

DIAGNÓSTICO

Todas as moléstias caracterizadas como LER ou DORT possuem causas que não guardam relação com sobrecargas biomecânicas, as quais podem ser laborais, mas também extralaborais. Portanto, para se estabelecer se o distúrbio tem relação com as atividades laborais, ou seja, se existe o nexo de causalidade, faz-se obrigatória a análise do ambiente e da organização de trabalho no sentido de identificar a existência de inconformidades passíveis de causar o adoecimento, além da apreciação do tempo e da intensidade da exposição aos fatores de riscos ergonômicos.

O nexo de concausalidade, sob o conceito jurídico, é aquele que de alguma maneira contribuiu para o surgimento ou para o agravamento de um resultado, no caso em questão, de um processo patológico. A conclusão pela concausalidade no cenário de LER/DORT é um enorme desafio, se realmente possível, pois exige comprovar o limite entre a evolução natural da doença de base e a participação do trabalho. No entanto, a alegação do nexo de concausalidade tem sido feita com muita frequência, simplismo e impropriedade. Na maioria das vezes, ainda, feita dentro de uma sala de consultas, sem avaliação ergonômica e sem a comprovação de como o trabalho contribuiu para as doenças. O nexo de concausalidade nos laudos periciais transformou-se em uma "indústria".

Também merece atenção o nexo técnico epidemiológico previdenciário (NTEP), instituído pela Lei n. 11.430, de 26 de dezembro de 2006, que alterou o artigo 21 da Lei n. 8.213/1991: "*A perícia médica do INSS considerará caracterizada a natureza acidentária da incapacidade quando constatar ocorrência de nexo técnico epidemiológico entre o trabalho e o agravo, decorrente da relação entre a atividade da empresa e a entidade mórbida motivadora da incapacidade elencada na Classificação Internacional de Doenças – CID, em conformidade com o que dispuser o regulamento*". O NTEP consiste no simples vínculo entre o diagnóstico de determinada doença e um código utilizado para identificar quais são as atividades econômicas exercidas por uma empresa, chamado CNAE (Classificação Nacional de Atividades Econômicas). O NTEP "presume" a existência de doença ocupacional pela simples associação destas duas variáveis, CID e CNAE, que são inconsistentes e inespecíficas. Assim sendo, a Previdência afirma que se uma determinada doença é mais frequente em determinada atividade econômica, todo caso identificado com essa determinada doença deve ser considerado como doença ocupacional, até que se prove o contrário.

Ao cruzarmos essas duas variáveis simplesmente, poderemos encontrar que o uso de canabinoides, opiáceos, sedativos, hipnóticos, cocaína, álcool e outras substâncias psicoativas (código F10 a F19) fica correlacionado à extração de minério de ferro (CNAE 0710), apesar de não haver qualquer exposição ocupacional em comum para justificar os vários tipos de dependências químicas.

Poderíamos também considerar a tuberculose pulmonar, a epilepsia, o acidente vascular cerebral, os distúrbios visuais, a doença pulmonar crônica e a apendicite como doenças ocupacionais ligadas à extração de ardósia. Teríamos ainda como exemplos as atividades profissionais para as quais afirma-se que a tuberculose é doença ocupacional, até prova em contrário: fabricação de bolos industrializados, confecção de calcinhas, anáguas e camisolas, construção de embarcações, trabalhar em lojas de departamentos, isso tudo com o mesmo entendimento de quem está exposto à tuberculose em ambientes hospitalares ou em limpeza de esgotos e fossas.

Essa simples correlação entre duas variáveis não permite o diagnóstico causal, pois é indispensável considerar os vieses de seleção e os fatores de confusão, além de comprovar a existência do agente agressor, analisando o ambiente e a organização do trabalho. O médico, incluindo o perito previdenciário, estará possivelmente cometendo uma infração técnica, além de infração ética, ao afirmar que existe nexo em ambiente de trabalho que ele não conhece.

Para se estabelecer o nexo causal entre os transtornos de saúde e as atividades do trabalhador, é fundamental o estudo do posto e da organização de trabalho, como determina a Resolução n. 1.488 do Conselho Federal de Medicina. Os dados epidemiológicos são importantes e devem ser considerados, mas com o devido cuidado e com prudente avaliação técnica, não desta forma genérica, inespecífica e cientificamente incorreta proposta pela Previdência. Não é possível aceitar que a inspeção do posto de trabalho se torne desnecessária e que uma eventual doença ocupacional seja firmada através de um suposto nexo técnico epidemiológico, que nada tem de técnico, sem estudo epidemiológico, efetuado somente por presunção, sem a necessidade de se comprovar o nexo causal.

EXAMES COMPLEMENTARES

O encontro de anormalidades em exames de imagem em indivíduos assintomáticos é muito frequente.

Estudo demonstrou que em indivíduos assintomáticos, os exames de ultrassonografia mostraram presença de espessamento da bursa subacromial/subdeltóidea em 78%, osteoartrite acromioclavicular em 65%, tendinopatia supraespinhal em 39%, tendinopatia subescapular em 25%, além de ruptura parcial do supraespinhal em 22% dos indivíduos assintomáticos avaliados. Ainda considerando tendinopatias do manguito rotador, outro estudo demonstrou que a prevalência de ruptura assintomática foi evidenciada em cerca de 16% das pessoas na 5ª década de vida, chegando a 80% das pessoas acima de 80 anos de idade. A prevalência de ruptura assintomática na população em geral é de 22,1%, sendo que a ruptura assintomática é duas vezes mais comum que a sintomática.

Os números também são expressivos nos exames de imagem do joelho. Um estudo encontrou alteração em 97% da população geral, sendo 30% com lesões meniscais, 57% com lesão condral, e 48% com edema ósseo. Lesões condrais moderadas e graves foram evidenciadas em 50% dos pacientes. Tendinopatias foram evidenciadas em 21% dos pacientes, sendo mais frequentes no tendão patelar.

Em relação à coluna cervical, diversos estudos demonstraram uma importante dissociação clínico-radiológica. Entre eles, um estudo que avaliou uma população com idade média maior que 50 anos e encontrou estenose foraminal em 77%, artrose uncovertebral em 74%, e degeneração discal em 67%. Uma revisão da literatura envolvendo achados de ressonância magnética em indivíduos assintomáticos demonstrou uma prevalência de degeneração discal assintomática de 37% aos 20 anos de idade, atingindo 96% dos indivíduos com 80 anos de idade. A protrusão discal esteve presente em cerca de 30% das pessoas jovens e em cerca de 45% das pessoas de meia-idade.

Na coluna lombar, artigo científico encontrou 74% de alterações em indivíduos sintomáticos, no entanto, apenas em 30% dos casos houve correlação clínico-radiológica. Também na coluna lombar, estudo com ressonância magnética em pessoas de meia-idade evidenciou presença de protrusão/hérnia de disco em 85%, degeneração facetária em 76%, estenose de canal discreta em 70%, espessamento ligamentar em 67%, anterolistese em 20% e estenose de canal grave em 6% dos casos.

A frequente falta de correlação entre os achados de exames de imagem e os sintomas estabelece que devemos ter cuidados ao interpretar seus resultados e exigem uma apurada avaliação clínica.

O mesmo rigor deve ser aplicado ao interpretar exames de eletroneuromiografia, pelo fato de ser operador-dependentes e pela alta prevalência de resultados falsos-positivos no nosso meio, particularmente em relação à síndrome do túnel do carpo. Muitas variáveis interferem na condutividade do nervo mediano: obesidade, dimensões do túnel, temperatura das mãos e idade, entre outras. Uma possível interferência na rede elétrica do local onde o exame é realizado, a competência do operador e a qualidade do equipamento devem ser considerados.

DIAGNÓSTICO DIFERENCIAL

Muitos trabalhadores portadores de dores difusas ou regionais têm sido classificados erroneamente como portadores de DORT. As principais condições a serem consideradas nesses casos são a fibromialgia (dor difusa) e a síndrome miofascial (dor regional). A dor psicogênica é outra causa importante a ser considerada no diagnóstico diferencial dos DORT. São frequentes os quadros de somatização, histeria de conversão e simulação.

A tenossinovite possui diversas causas: artrite reumatoide, psoriásica, artrite reativa, hemocromatose, ocronose, hiperlipoproteinemia, paraneoplasia, tumor, tenossinovite pigmentada vilonodular, cristalopatias, infecções e variações congênitas, entre outras.

A calcificação tendínea tem alta prevalência na população e pode ocorrer em indivíduos sedentários. O tendão mais afetado é o supraespinhal e tem várias causas: uremia, hipervitaminose D, hiperparatireoidismo, *diabetes mellitus*, hemodiálise, trauma e idiopática.

Distúrbios infecciosos, metabólicos, reumáticos e traumáticos podem causar tendinite do manguito rotador. Muitas vezes existem variações anatômicas locais (hipermobilidade, artrite, esporão de clavícula ou acrômio, aplasia de ligamentos glenoumerais, protuberâncias ósseas, acrômios tipos II e III de Bigliani) que determinam predisposição para o surgimento.

TRATAMENTO

O tratamento desses distúrbios musculoesqueléticos depende da eliminação dos agentes causais e de adequada estratégia terapêutica medicamentosa, fisioterápica e, em poucos casos, cirúrgica. O foco do tratamento não deve ser limitado ao alívio da dor, mas abranger também as convicções do paciente (crenças, atitudes e expectativas), sua resposta emocional, resiliência e enfrentamento.

PROGNÓSTICO

O prognóstico é favorável na maioria dos casos de LER/DORT. A resposta ao tratamento pode depender de questões sociais, trabalhistas e previdenciárias muitas vezes envolvidas. Os pacientes deprimidos ou insatisfeitos com o trabalho, que acreditam ter adquirido lesões nas atividades laborais e que estão envolvidos em processos litigiosos, são mais propensos a sintomas persistentes. A cura para tendinite causada por sobrecargas biomecânicas oscila, geralmente, entre 1 e 3 semanas. O tempo médio de afastamento do trabalho por LER/DORT é de 32 dias, segundo o órgão governamental americano *National Institute of Occupational and Safety Health* (NIOSH). A sintomatologia e a evolução declaradas diferem muito das evidenciadas em atletas, músicos, dançarinos e profissionais autônomos, acompanhados fora do contexto de litigância. Os resultados dos tratamentos são notoriamente pobres naqueles com pendências litigiosas ou em benefícios previdenciários.

REFERÊNCIAS BIBLIOGRÁFICAS

1. Andersen LL, Vinstrup J, Sundstrup E, Skovlund SV, Villadsen E, Thorsen SV. Combined ergonomic exposures and development of musculoskeletal pain in the general working population: A prospective cohort study. Scand J Work Environ Health. 2021;47(4):287-95.
2. Bayattork M, Jakobsen MD, Sundstrup E, Seidi F, Bay H, Andersen LL. Musculoskeletal pain in multiple body sites and work ability in the general working population: cross-sectional study among 10,000 wage earners. Scand J Pain. 2019;19(1):131-7.
3. Bhattacharya AK, Awan OA, Fenerty S, Taqi I, Jonnalagadda P, Ling S et al. Repetitive strain injuries of the upper extremity: imaging of tendon pathology and compressive neuropathies. Curr Probl Diagn Radiol. 2021;50(4):512-22.
4. Brinji W, Luetmer PH, Comstock B, Bresnahan BW, Chen LE, Deyo RA, et al. Systematic literature review of imaging features of spinal degeneration in asymptomatic populations. Am J Neuroradiol. 2015; 36(4):811-6.
5. Coggon D, Ntani G, Palmer KT, Felli VE, Harari R, Barrero LH, et al. Disabling musculoskeletal pain in working populations: is it the job, the person, or the culture? Pain. 2013;154:856-63.
6. Cook JL, Rio E, Purdam CR, Docking SI. Revisiting the continuum model of tendon pathology: what is its merit in clinical practice and research? Br J Sports Med. 2016;50:1187-91.
7. Girish G, Lobo LG, Jacobson JA, Morag Y, Miller B, Jamadar DA. Ultrasound of the shoulder: asymptomatic findings in men. Am J Roentgen. 2011;197(4):W713-W719.
8. Horga LM, Hirschmann AC, Henckel J, Fotiadou A, Di Laura A, Torlasco C, et al. Prevalence of abnormal findings in 230 knees of asymptomatic adults using 3.0 T MRI. Skeletal Radiol. 2020;49(7):1099-1107.
9. Hulshof CTJ, Pega F, Neupane S, van der Molen HF, Colosio C, Daams JG, et al. The prevalence of occupational exposure to ergonomic risk factors: a systematic review and meta-analysis from the WHO/ILO joint estimates of the work-related burden of disease and injury. Environ Int. 2021;146:106157.
10. June L. Rheumatic diseases that can be confused with work-related upper extremity disorders. Clin Occup Environ Med. 2006;5(2):397-405.
11. Minagawa H, Yamamoto N, Abe H, Fukuda M, Seki N, Kikuchi L, et al. Prevalence of symptomatic and asymptomatic rotator cuff tears in the general population: from mass-screening in one village. J Orthop. 2013;10(1):8-12.
12. Naidoo RN, Haq SA. Occupational use syndromes. Best Pract Res Clin Rheumatol. 2008;22(4):677-91.
13. Nygaard NB, Thomsen GF, Rasmussen J, Skadhauge LR, Gram B. Ergonomic and individual risk factors for musculoskeletal pain in the ageing workforce. BMC Public Health. 2022;22(1):1975.
14. Petit A, Fouquet N, Roquelaure Y. Chronic low back pain, chronic disability at work, chronic management issues. Scand J Work Environ Health. 2015;41:107-10.
15. Prince SA, Rasmussen CL, Biswas A, Holtermann A, Aulakh T, Merucci K, et al. The effect of leisure time physical activity and sedentary behaviour on the health of workers with different occupational physical activity demands: a systematic review. Int J Behav Nutr Phys Act. 2021;18(1):100.
16. Punnett L. Musculoskeletal disorders and occupational exposures: how should we judge the evidence concerning the causal association? Scand J Public Health. 2014;42(13 Suppl):49-58.
17. Swain CTV, Pan F, Owen PJ, Schmidt H, Belavy DL. No consensus on causality of spine postures or physical exposure and low back pain: a systematic review of systematic reviews. J Biomech. 2020;102:109312.
18. Szabo RM. Determining causation of work-related upper extremity disorders. Clin Occup Environ Med. 2006;5(2):225-34.
19. Wærsted M, Koch M, Veiersted KB. Work above shoulder level and shoulder complaints: a systematic review. Int Arch Occup Environ Health. 2020;93(8):925-54.

Seção 5

Síndromes reumáticas do adulto

39

Artrite reumatoide

Licia Maria Henrique da Mota
Adriana Maria Kakehasi
Ana Paula Monteiro Gomides Reis
Angela Luzia Branco Pinto Duarte
Geraldo da Rocha Castelar Pinheiro
Ieda Maria Magalhães Laurindo
Ivânio Alves Pereira
Karina R. Bonfiglioli
Manoel Barros Bertolo
Mariana Peixoto Guimarães Ubirajara e Silva de Souza
Paulo Louzada Junior
Ricardo Machado Xavier
Rina Dalva Neubarth Giorgi

CONCEITO

A artrite reumatoide (AR) é uma doença inflamatória sistêmica, autoimune, crônica e progressiva, caracterizada primariamente pelo comprometimento da membrana sinovial (preferencialmente das articulações periféricas), podendo levar à destruição óssea e cartilaginosa. Eventualmente, pode haver acometimento de outros sistemas. Trata-se de doença com grande impacto social e econômico devido à sua elevada morbimortalidade. Uma porcentagem significativa dos pacientes não adequadamente tratados terá sua independência afetada em graus variáveis, incluindo limitações nas atividades sociais, de lazer e profissionais.

EPIDEMIOLOGIA

A AR é uma das doenças reumáticas mais comuns, acometendo todas as raças em todo o mundo. A análise da epidemiologia da AR é sempre dificultada pela carência de estudos populacionais e variações de critérios diagnósticos aplicados. A maioria dos estudos avaliando países desenvolvidos encontra uma prevalência de 0,5% a 1,0% da população, podendo variar em subpopulações étnicas. A prevalência aumenta com a idade, variando de 0,3% para pessoas abaixo de 35 anos até 10% em pessoas acima de 65 anos. A incidência média é de 0,24 a 0,29/1.000 pessoas-ano, sendo maior em mulheres, com a razão média de 2,5:1. O risco acumulado de desenvolvimento da AR ao longo da vida é estimado em 3,6% para mulheres e 1,7% para homens. A incidência e a prevalência da doença variam entre as populações, e há um debate em andamento sobre se existe uma mudança na ocorrência da AR ao longo do tempo ou se é devido a questões metodológicas e outros vieses.

Um estudo brasileiro de 2004 evidenciou a prevalência da AR em 0,46%, sendo que 78,5% desses pacientes estavam na faixa etária de 35 a 74 anos. Estudo anterior, avaliando diversas macrorregiões do Brasil, encontrou uma prevalência variando de 0,2% a 1,0% da população.

ETIOLOGIA E FISIOPATOLOGIA DA AR

Etiologia

A AR pode ser considerada uma doença sistêmica imunomediada multifatorial. O processo de desenvolvimento da AR ocorre anos antes da sinovite inflamatória clínica e resulta das interações de fatores genéticos e exposições ambientais específicas.

A genética é relevante fator de risco para AR, de modo que parentes de primeiro grau de pacientes com a doença têm risco de doença aumentado em 2 a 5 vezes. O *locus* HLA-DR é o mais importante, mas mais de 100 alelos adicionais que contribuem para o risco de AR foram identificados.

A baixa concordância de AR em gêmeos monozigóticos (aproximadamente 15%) sugere que alterações epigenéticas induzidas por fatores ambientais também são importantes, como a metilação do DNA, modificações nas histonas e os RNA não codificantes.

Fatores ambientais promovem efeitos sobre a suscetibilidade e gravidade da AR. Fumantes ACPA-positivos com duas cópias do epítopo compartilhado (aminoácidos 70-74 na região hipervariável da cadeia HLA-DRβ) têm risco 20 maior de desenvolver AR do que não fumantes.

A maior frequência da AR em mulheres aponta para o efeito inflamatório do estrogênio, mas a complexidade das relações hormonais faz com que sejam controversos os dados relativos a paridade, amamentação, menarca precoce, idade da primeira gravidez, anticoncepcionais orais e reposição hormonal e a AR.

Em relação à obesidade, temos visto aumentar as evidências de sua relação como fator de risco para AR. O adipócito é secretor de citocinas e adipocinas pró-inflamatórias, e aumenta os níveis de estrogênio mediado pela aromatase no tecido adiposo.

Infecções viróticas como parvovírus B19, vírus Epstein-Barr, vírus da chikungunya e vírus varicela-zóster, a periodontite e a disbiose intestinal têm sido relacionados aos processos de ativação ou desenvolvimento de mecanismos imunológicos em hospedeiro geneticamente predisposto à AR.

Todos esses fatores, e mais aqueles sobre os quais os resultados são ainda conflitantes, podem interagir em múltiplos mecanismos e contribuir para o aparecimento da AR em um paciente individual.

Conceitualmente, a AR tem um caráter autoimune, ou seja, apresenta características de uma resposta imune exacerbada e disfuncional contra antígenos próprios, afetando células e tecidos. Até o momento não foram identificados um autoantígeno correspondente, um autoanticorpo específico contra um autoantígeno ou um clone patogênico de linfócitos T autorreativos capaz de transferir a doença reumatoide. A arquitetura genética da AR, que se agrupa com a de outras doenças autoimunes, e os efeitos terapêuticos positivos do bloqueio da sinalização de vias imunológicas, indicam a AR como doença autoimune. Além disso, as seguintes evidências indiretas preenchem os critérios revisados dos postulados de Witebsky para classificar a AR como doença autoimune:

- Observação de que uma alta frequência de pacientes com AR tem anticorpos IgG circulantes contra proteínas humanas citrulinadas (ACPA), os quais aparecem em baixa frequência em pessoas saudáveis e indivíduos com outras doenças.
- Identificação de ACPAs e de linfócitos T CD4+ no local da lesão articular.
- A imunização de animais transgênicos para o alelo HLA-DR4 (contendo o epítopo compartilhado) com proteína humana citrulinada (fibrinogênio) leva ao desenvolvimento de um quadro de poliartrite crônica murina.
- A demonstração de que a transferência de células linfoides (linfócitos T CD4+) de animais com artrite é capaz de transferir a doença para animais não suscetíveis.

Etiopatogênese da AR

A etiopatogênese da AR é heterogênea, mas três fatores têm se mostrado fundamentais: (1) a quebra da tolerância imunológica (fase geradora) relacionada a (2) gatilhos ambientais nas superfícies das mucosas, principalmente o tabagismo (fumaça dos cigarros nas vias aéreas) e a interação com o microbioma, em (3) indivíduos que possuem variantes genéticas em moléculas que controlam a resposta imune. A perda da autotolerância em indivíduos geneticamente predispostos ocasiona ativação aberrante de respostas imunes inata e adaptativa, o que resulta em hiperplasia sinovial e destruição óssea. Enquanto fatores ambientais, como o tabagismo, são gatilho para o aparecimento da autoimunidade, características genéticas, principalmente a presença do epítopo compartilhado, se relacionam a títulos mais elevados de autoanticorpos e à maior diversidade de epítopos reconhecidos por esses anticorpos.

A AR pode ser subdividida de acordo com a presença ou ausência de anticorpos contra proteínas/peptídeos citrulinados (*antibodies to citrullinated protein/peptide antigens* – ACPA) e do fator reumatoide (FR), e a presença de um ou de ambos os autoanticorpos define doença soropositiva. Entre essas diferenças está, por exemplo, o fato da imunidade do dependente complexo principal de histocompatibilidade (*major histocompatibility complex* – MHC) de classe II estar predominantemente restrita à forma soropositiva da AR. Apesar da doença soropositiva estar relacionada a curso mais agressivo, diferentes mecanismos etiopatogênicos podem resultar em quadros clínicos igualmente graves, com destruição articular e manifestações extra-articulares. A Tabela 1 relaciona aspectos distintos da artrite reumatoide de acordo com a positividade para o ACPA.

Genética e artrite reumatoide

Vários polimorfismos associados à resposta imune adaptativa são identificados como alelos de risco para o desenvolvimento da AR. A predisposição genética, entretanto, explica apenas 15% da suscetibilidade à AR, sendo a concordância entre gêmeos monozigóticos de 15% a 30% e em dizigóticos de 5%.

Os principais fatores genéticos de risco para a AR são as variantes alélicas no gene que codificam a cadeia beta do HLA-DR (HLA-DRB1). O gene HLA-DR codifica o receptor da família de moléculas do MHC de classe II, presente nas células apresentadoras de antígenos (macrófagos, células dendríticas e linfócitos B), e responsável por apresentar epítopos antigênicos às células T (via receptor de células T – TCR). As variantes gênicas do HLA-DRB1 associadas a AR codificam uma sequência de aminoácidos, conhecida como epítopo compartilhado. A presença deste epítopo nas células apresentadoras de antígeno se relaciona à seleção de linfócitos T autorreativos, à apresentação antigênica, à alteração da afinidade peptídica, à mímica molecular com antígenos microbianos e à aceleração da apoptose linfocitária. Como exemplo,

TABELA 1 Subclassificação da artrite reumatoide de acordo com a positividade para o anticorpo contra peptídeos citrulinados

Método de classificação	Aspecto	ACPA positivo	ACPA negativo
Genético	Alelos HLA-DR	Gene de maior risco	Pouca ou nenhuma relação
	Alelos PTPN22	Segundo gene de maior risco	Pouca ou nenhuma relação
Ambiental	Tabagismo	Associação forte	Pouca ou nenhuma relação
	Exposição à sílica	Associação moderada	Pouca ou nenhuma relação
Quadro clínico	Destruição articular	Mais frequente, mas variável	Menos frequente, mas variável
	Manifestações extra-articulares	Mais frequente, mas variável	Mais frequente, mas variável
Resposta terapêutica	Anti-CD20	Melhor, mas variável	Menor, mas variável
	CTLA4-Ig	Melhor, mas variável	Menor, mas variável

Adaptada de Malmstrom V, Catrina AI, Klareskog L. The immunopathogenesis of seropositive rheumatoid arthritis: from triggering to targeting. Nat Rev Immunol. 2017.
ACPA: *antibodies to citrullinated protein/peptide antigens*; CD: *cluster of differentiation*; CTLA4: *cytotoxic T lymphocyte associated protein 4*; HLA: *human leucocyte antigen*; Ig: imunoglobulina; PTPN22: *protein tyrosine phosphatase, non-receptor type 22.*

temos que a presença do epítopo compartilhado com o sulco P4 carregado positivamente faz com que esse sítio de ligação favoreça a ligação de peptídeos que contenham citrulina (carga neutra) em detrimento daqueles com arginina (carga positiva). Vimentina, fibrinogênio, alfaenolase, histona e agrecano são exemplos de peptídeos que, citrulinados, se ligam à bolsa P4 do HLA relacionado à AR. Esses processos de citrulinização ocorrem principalmente nas mucosas (oral, brônquica e gastrintestinal) e no espaço sinovial, onde o processo de netose tem papel importante na geração destes epítopos citrulinados. Do ponto de vista clínico, a presença do epítopo compartilhado associa-se à maior positividade de ACPA principalmente nos indivíduos tabagistas com AR, evidenciando a contribuição da complexa interação entre ambiente, gene e resposta imunitária na patogenia da AR.

Polimorfismos de nucleotídeos únicos (SNPs) não relacionados ao sistema HLA concentrados em genes das respostas imunes adaptativas e inatas também contribuem para a suscetibilidade à AR, embora com influência menor. São exemplos o polimorfismo no gene que codifica a *protein tyrosine phosphatase, non-receptor type 22* (PTPN22) e o polimorfismo para a proteína *cytotoxic T-lymphocyte-associated antigen*-4 (CTLA4). A PTPN22 é uma tirosina fosfatase que regula negativamente o limiar de ativação de linfócitos T CD4+ e a menor seleção negativa das células B, com consequente aumento no repertório de células T reativas a autoantígenos e mais células B aptas à autoimunidade. A associação genética HLA-DR e PTPN22 é sinérgica em relação ao risco para AR; o primeiro favorece a apresentação de antígenos citrulinados e o segundo se relaciona à ativação de células T reativas a esses autoantígenos.

Modificações epigenéticas são modificações no DNA que não implicam em alteração da sequência genética, mas contribuem para a regulação da expressão gênica. Uma variedade de mecanismos epigenéticos foram implicados na AR, incluindo metilação do DNA, modificação das histonas e expressão de microRNA. Foram identificadas modificações epigenéticas que alteram a função celular permanente de algumas linhagens, principalmente os sinoviócitos fibroblasto-símiles (*fibroblast-like synoviocytes*), aumentando o risco para o aparecimento da AR.

Autoimunidade na artrite reumatoide – fenômeno local

Vários estudos demonstraram que a presença de inflamação em mucosas e a proeminente persistência de resposta por IgA (FR IgA e anti-CCP IgA) em indivíduos com AR sugerem a estimulação do sistema imune no nível das mucosas. O desencadeamento da autoimunidade a autoantígenos citrulinados ocorre nos pulmões e em outras superfícies mucosas após a exposição a agentes ambientais nocivos que impulsionam tanto modificações pós-translacionais dos autoantígenos quanto o acúmulo local e a ativação de células apresentadoras.

Tabagismo, infecções, periodontite ou alterações do microbioma intestinal podem induzir a produção de enzimas como a peptidil arginina deiminase tipo IV (PAD4). Essas enzimas são responsáveis por alterar peptídeos próprios ao transformar resíduos de arginina em citrulina (citrulinação), o que resulta no aparecimento de neoepítopos, não encontrados pelo timo durante o desenvolvimento inicial e, consequentemente, o aparecimento de ACPA.

No pulmão, especificamente, a exposição a tabaco, sílica e agentes microbianos de tabagistas estimula os receptores Toll-símile (*toll-like receptor* – TLR), especialmente o TLR4, o que resulta em maior expressão da enzima peptidil arginina deiminase (PAD). A bactéria causadora de periodontite *Porphyromonas gingivalis* expressa a enzima PAD e pode, portanto, abrigar proteínas citrulinadas que induziriam a produção de ACPA por mecanismo de mímica molecular. A microbiota intestinal alterada, com predomínio da *Prevotella species*, seria outro sítio possível de iniciação da autoimunidade relacionada à AR.

Peptídeos citrulinados se adaptam avidamente ao sulco de ligação da molécula de HLA-DR e são apresentados aos linfócitos T CD4+, ativando-os de forma muito mais eficiente do que a proteína nativa. À ativação das células T se segue a ativação de linfócitos B, com consequente produção de anticorpos contra peptídeos citrulinados das proteínas, como alfaenolase, fibrinogênio, histona, colágeno, vimentina e fibronectina. Estes anticorpos podem ser patogênicos por si só, ou podem levar à ativação de macrófagos (via *Toll-like receptor* ou receptor Fc), ou ainda ativar os osteoclastos.

Progressão para autoimunidade sistêmica

Dois fenômenos decorrem da apresentação antigênica e precedem a doença clínica: a ativação e consequente migração de linfócitos T CD4+ para os órgãos linfoides secundários, e a produção de autoanticorpos, como o ACPA ou o FR. As células T CD4+ reconhecem os autoantígenos apresentados pelas moléculas de HLA de classe II nas células apresentadoras de antígenos, fenômeno que acontece fora das articulações, tendo sido demonstrada a presença de células T efetoras e de memória específicas para epítopos citrulinados. Os autoanticorpos são identificados vários anos antes da apresentação clínica da doença e ao longo do tempo ocorre o aumento dos títulos dos autoanticorpos e o *epitope spreading*, ou expansão dos epítopos reconhecidos pelo sistema imune além daquele primeiramente pelas células T e B. Esse fenômeno é importante na progressão das doenças autoimunes e parece ter participação na ocorrência de exacerbação na doença estabelecida. Outras transformações nesse processo incluem a indução de diferentes isotipos de anticorpos, como o FR IgA presente no início clínico da AR e as mudanças no padrão de glicosilação da região ligadora de antígeno do ACPA.

Progressão para doença clínica

No contexto de autoimunidade, a presença de um segundo sinal sobre os linfócitos T CD4+ ativados faz com que eles migrem dos órgãos linfoides secundários para a membrana sinovial. A natureza do segundo sinal ainda não está claramente definida, mas pode incluir a combinação de alterações vasculares, desregulação neural e microtrauma.

Os osteclastos têm sido relacionados às primeiras manifestações articulares da AR. Isso se deve à constatação de que os ACPAS estimulam a ativação e diferenciação dos osteoclastos. Isso ocorre tanto pela ligação da fração Fc do ACPA ao receptor Fc expresso pelo osteoclasto, como também pelo reconhecimento de peptídeos citrulinados expressos na membrana celular do osteoclasto pela porção Fab do ACPA. Isso leva à produção da quimiocina CXCL8 (também chamada de IL-8) pelos osteoclastos, que é indutora de desenvolvimento e maturação dessas células. Esse processo resulta em erosão óssea pelos osteoclastos e também em artralgia, explicada pela ativação e sensibilização de nervos nociceptivos pelo CXCL8, por meio da ligação aos receptores CXCR1 e CXCR2 nas terminações nervosas.

A quimiocina CXCL8 é também responsável por atrair e estimular a diferenciação de neutrófilos para o estado de formação de *neutrophil extracelular traps* (NET), que são armadilhas extracelulares dos neutrófilos. Essas fibras são filamentos desdobrados de cromatina, compostos de DNA e histonas e revestidos com grânulos antimicrobianos. A citrulinização de histonas (via PAD4) parece ser um fenômeno importante na formação das NETs e na perda da tolerância imunológica. Além disso, os neutrófilos no ambiente inflamatório da AR adquirem plasticidade e alterações na expressão gênica, que lhes conferem resistência à apoptose. Adicionalmente, induzem a geração de autoantígenos modificados (proteínas citrulinadas podem atuar como neoepítopos), influenciando as respostas de células T específicas, especialmente em indivíduos geneticamente suscetíveis à AR (portadores do epítopo compartilhado). Na sinóvia, os neutrófilos interagem com os sinoviócitos residentes semelhantes a fibroblastos (FSL) para dotá-los da capacidade de apresentação de antígenos e de um fenótipo inflamatório. A compreensão adicional de como os neutrófilos modulam a autoimunidade e os danos teciduais aos tecidos na AR pode levar ao desenvolvimento de novas terapias.

Antígenos citrulinados, especialmente o fibrinogênio citrulinado, também podem ativar células mieloides ao se ligarem diretamente aos receptores TLR4. Da mesma forma, macrófagos e FLS podem ser induzidos a produzir IL-6 e TNF por meio da ligação de imunocomplexos contendo ACPA e FR. Os FLS são importantes fontes de metaloproteinases, enzimas efetoras da lesão óssea e cartilaginosa na AR. Essas células apresentam diferentes padrões de regulação epigenética e empregam distintas vias moleculares, explicando o padrão articular individual da doença reumatoide.

Nessa sequência de autoimunidade–ativação linfocitária–sinovite, outros diversos fatores estão relacionados à AR, como infecções, estado hormonal e hábitos dietéticos. Admite-se que durante a infecção por bactérias e vírus, entre eles os vírus parvovírus e Epstein-Barr, o micoplasma, o *Mycobacterium* e bactérias da microbiota intestinal, a formação de imunocomplexos pode determinar o aparecimento do fator reumatoide. Infecções articulares, como pelo vírus Epstein-Barr, poderiam contribuir com a formação de imunocomplexos e engajamento da porção Fc das imunoglobulinas à membrana sinovial. A etiopatogenia da AR está resumida na Figura 1.

Inflamação da membrana sinovial na doença estabelecida

A inflamação da membrana sinovial é caracterizada pela infiltração de células que compõem a resposta imune inata (monócitos, células dendríticas, mastócitos, neutrófilos e células linfoides inatas) e células da resposta imune adaptativa (células T *helper* 1, T *helper* 17, células B e plasmócitos). A destruição articular ocorre devido à intensa ativação do FLS, ao aumento do catabolismo do condrócito e à maior osteoclastogenese sinovial. O ambiente inflamatório do compartimento sinovial é regulado por uma complexa rede de citocinas e quimiocinas, sendo as mais importantes o TNF, a IL-6 e o *granulocyte-colony stimulating factor* (GSC-F). Estas levam ao agravamento da resposta inflamatória pela ativação de células endoteliais e atração de células do sistema imunitário para o interior do espaço articular e para o tecido sinovial. A ativação de células como sinoviócitos fibroblasto-símiles, monócitos, macrófagos, linfócitos T e B resulta em aumento na osteoclastogênese (via RANKL), induzindo lise óssea. A cartilagem poderá ser degradada pela atividade catabólica dos condrócitos induzida por citocinas pró-inflamatórias e pelas ações das metaloproteinases e das quimiocinas.

QUADRO CLÍNICO

A doença geralmente se instala de maneira insidiosa e progressiva. As manifestações clínicas podem ser divididas em articulares e extra-articulares. Como a AR é uma doença sistêmica, é comum a ocorrência de sintomas gerais como fadiga, febre, astenia, mialgia e perda ponderal e poliadenopatia em qualquer fase da doença.

Manifestações articulares

As manifestações articulares da AR podem ser divididas em:

- Manifestações reversíveis: relacionadas à sinovite inflamatória em sua fase inicial.
- Danos estruturais irreversíveis: deformidades causadas pela sinovite persistente, destruição óssea e cartilaginosa, imobilização e alterações musculares, tendíneas e ligamentares.

Sinovite

A característica básica da manifestação articular da AR é a inflamação da sinóvia (sinovite), podendo acometer qualquer uma das articulações diartrodiais do corpo.

A queixa clínica é de dor, edema e limitação dos movimentos das articulações acometidas. Ao exame físico, observam-se presença de dor e edema das articulações e, eventualmente, sinais de derrame intra-articular. Articulações profundas, como quadris e ombros, podem não mostrar sinais evidentes de inflamação ao exame.

Características da artrite:

- Acometimento poliarticular: geralmente mais de quatro articulações estão envolvidas. No entanto, a doença pode ser oligo ou até monoarticular.

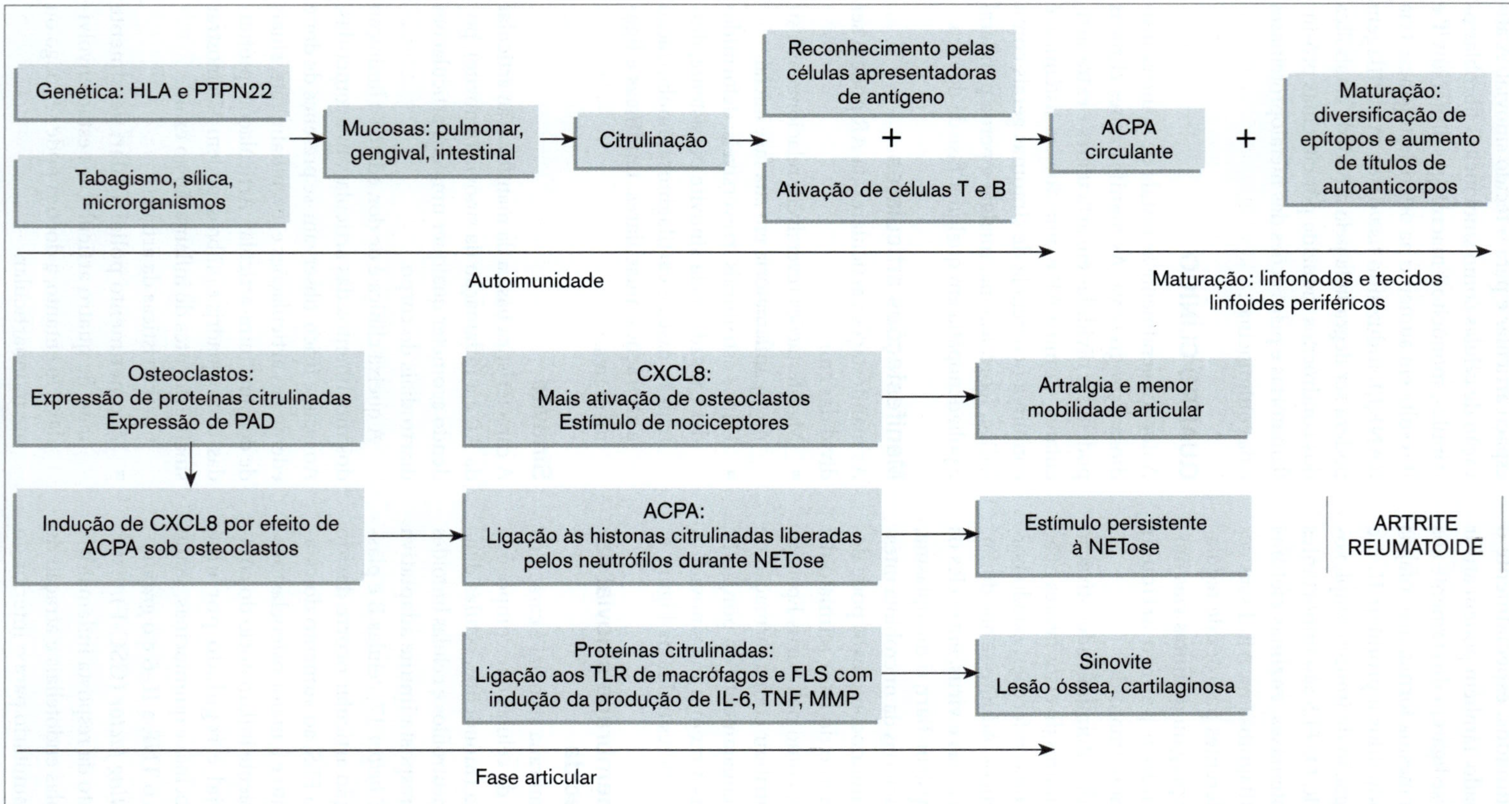

FIGURA 1 Etiopatogenia da artrite reumatoide. Indivíduos portadores de alelos do HLA-DRB1 ou de polimorfismos genéticos sofrem os efeitos de fatores ambientais como infecções e tabagismo, resultando na produção de peptídeos citrulinados e consequente autoimunidade (produção dos ACPAs). Na presença de um segundo sinal ou com a ligação dos ACPAs às proteínas citrulinadas dos osteoclastos, ocorre o recrutamento articular de células inflamatórias. A expressão de CXCL8 pelos osteoclastos leva a osteoclastogênese adicional, estímulo de nociceptores (artralgia). Os ACPAs participam também através do reconhecimento de proteínas citrulinadas liberadas por neutrófilos que migraram para o ambiente articular e sofreram processo de NETose. Adicionalmente, proteínas citrulinadas podem ativar células efetoras da lesão articular através da ligação aos TLR, o que estimula a produção de citocinas inflamatórias e enzimas degradadoras da matriz óssea e cartilaginosa.
ACPA: anticorpos contra proteínas/peptídeos citrulinados; CXCL8: quimiocina C-X-C *motif chemokine ligand* 8; IL: interleucina; MMP: metaloproteinases; NET: armadilhas extracelulares dos neutrófilos; TNF: fator de necrose tumoral.

- Artrite em mãos: o acometimento de punhos, metacarpofalangeanas (MCF) e interfalangeanas proximais (IFP) é frequente, desde o início do quadro. O acometimento das interfalangeanas distais (IFD) é raro, o que é útil para diferenciar a AR de outras condições, como a osteoartrite e a artrite psoriásica.
- Artrite simétrica: acometimento simétrico das articulações dos dois lados do corpo é a regra, embora nos casos das MCF e metatarsofalangeanas (MTF), a simetria não necessite ser completa.
- Artrite cumulativa ou aditiva: a sinovite costuma ter padrão cumulativo (acometer progressivamente novas articulações, sem deixar de inflamar as anteriormente afetadas).
- Rigidez matinal: rigidez matinal prolongada, caracterizada por enrijecimento e sensação de edema, percebida sobretudo pela manhã, é um aspecto quase universal da inflamação sinovial. Diferente da breve rigidez observada na osteoartrite (5 a 10 minutos), no caso das doenças inflamatórias, a rigidez dura mais de 1 hora. Esse fenômeno relaciona-se à imobilização que ocorre durante o sono ou repouso e não à hora do dia. A duração tende a se correlacionar com o grau da inflamação, sendo um parâmetro que deve ser documentado para acompanhar a evolução da doença.

Manifestações em articulações específicas

- **Mãos:** mãos e punhos são acometidos em quase todos os pacientes com AR. A sinovite habitualmente envolve os punhos, MCF e IFP. As articulações IFD podem estar comprometidas, mas geralmente são poupadas. As características clínicas desse acometimento são alargamento e edema das articulações afetadas e, posteriormente, atrofia dos músculos interósseos, achados que configuram a chamada "mão reumatoide". Deformidades podem se estabelecer nas fases mais avançadas, sendo as mais típicas, mas não patognomônicas, o desvio ulnar das MCF e radial dos punhos, o dedo em pescoço de cisne (hiperextensão da IFP e flexão da IFD) e o dedo em *boutonnière* ou casa de botão (flexão da IFP e hiperextensão da IFD). Outra manifestação decorrente da artrite em mãos são as compressões de nervos periféricos em decorrência da sinovite dos tendões do punho, como a síndrome do túnel do carpo (compressão do nervo mediano) e a síndrome do canal de Guyon (compressão do nervo ulnar). Tenossinovites estenosantes ocasionando dedo em gatilho e rupturas tendíneas também podem ser observadas. As Figuras 2 e 3 exemplificam manifestações da AR em mãos.
- **Ombros:** sinais inflamatórios típicos não são facilmente detectáveis ao exame físico do ombro. Habitualmente, o achado objetivo é a perda de mobilidade pela restrição por dor, podendo evoluir para a síndrome do "ombro congelado" (capsulite adesiva).
- **Cotovelos:** ao contrário dos ombros, os sinais de inflamação e derrame articular são facilmente percebidos ao exame físico do cotovelo. Precocemente, pode haver bloqueios à extensão ou flexão do cotovelo, bem como à pronossupinação, que podem evoluir para limitação permanente. Neuropatias compressivas (ulnar) também são observadas.
- **Coluna cervical:** o envolvimento da coluna cervical é comum (15% a 90% dos casos), mas a coluna torácica, lombar e sacroilíacas são geralmente poupadas. A manifestação mais precoce é a cervicalgia, com rigidez ao exame físico. Pode ocorrer instabilidade C1-C2 por tenossinovite do ligamento transverso de C1, levando, em graus extremos, à subluxação atlantoaxial, com mielopatia cervical. Os sintomas dolorosos e o acometimento neurológico não estão necessariamente associados.
- **Quadris:** o envolvimento dos quadris na AR é relativamente comum, embora, nas fases iniciais, a única alteração ao exame seja a redução da amplitude de movimento das coxofemorais. Sinais inflamatórios não são habitualmente percebidos, pela profundidade da articulação. As queixas dos pacientes incluem dor e limitação para movimen-

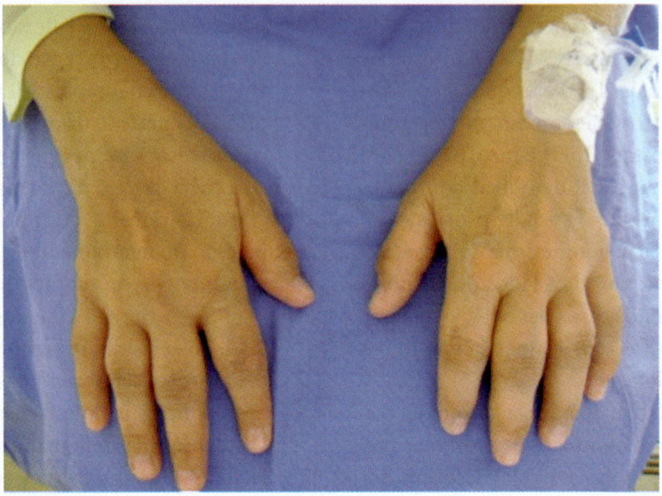

FIGURA 2 Aumento de volume das articulações interfalangeanas proximais de todos os quirodáctilos, em paciente com artrite reumatoide de início recente.

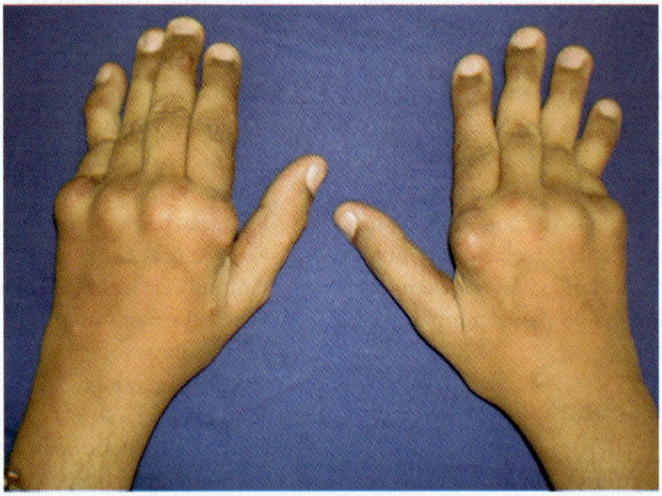

FIGURA 3 Artrite reumatoide em fase avançada: proliferação sinovial de punhos e metacarpofalangeanas, desvio ulnar das metacarpofalangeanas e deformidades em pescoço de cisne.

tos como calçar sapatos. Com a evolução da doença e destruição cartilaginosa, pode haver bloqueio completo dos quadris e limitação à deambulação.

- **Joelhos:** os joelhos são frequentemente acometidos e sinais de edema e derrame são facilmente detectáveis. A herniação posterior da cápsula pode ocasionar um cisto poplíteo, ou cisto de Baker, que pode eventualmente romper-se, produzindo um quadro semelhante à trombose venosa profunda. História clínica, exame físico cuidadoso e exames complementares podem ajudar no diagnóstico diferencial.
- **Pés e tornozelos:** as manifestações em pés e tornozelos são frequentes e geralmente bastante incapacitantes, uma vez que são estruturas com a função de suportar peso. A

artrite acomete mais as articulações MTF, talonaviculares e tornozelos. Em muitos pacientes, as MTF e interfalangeanas dos artelhos parecem ser as primeiras articulações acometidas, ao menos radiologicamente. Além de deformidades dos dedos, desvios e subluxação das cabeças das MTF em direção à região plantar, a inflamação ocasiona modificação no sistema natural de transmissão de força entre as articulações, causando distúrbios da marcha. Outra alteração encontrada é a compressão do nervo tibial posterior, configurando a síndrome do túnel do tarso.

- **Articulação temporomandibular:** o acometimento é relativamente frequente. Pode cursar com cefaleia, dor referida no ouvido e dificuldade de mastigação.
- **Articulação cricoaritenóidea:** a lesão da articulação cricoaritenóidea é rara, sendo a sintomatologia mais frequente composta por dor local, disfonia e dor à deglutição.
- **Articulação esternoclavicular:** quando acometida, pode-se observar dor e edema sobre a articulação esternoclavicular.

Manifestações extra-articulares

Embora as manifestações articulares sejam as mais características, a AR pode ocasionar acometimento específico em outros órgãos e sistemas. As manifestações extra-articulares são mais frequentes em pacientes com doença grave e poliarticular, FR positivo e com nódulos reumatoides. Há também uma possível predisposição genética (HLA-DRB1*0401).

Manifestações cutâneas

- Nódulos reumatoides: presentes em cerca de 30% dos pacientes com AR (95% são FR positivo), são nodulações subcutâneas de tamanhos variados em áreas de pressão da pele, mas também podem estar presentes nos pulmões, coração e olhos. São mais frequentemente observados nas faces extensoras do antebraço, tendão do calcâneo, ísquio, metatarsofalangeanas e superfícies flexoras dos dedos. Aparecem em qualquer fase da doença e podem surgir ou aumentar durante o uso crônico de metotrexate ou leflunomida.
- Outras manifestações cutâneas incluem púrpura palpável (por vasculite leucocitoclástica), úlceras isquêmicas e equimoses (por plaquetopenias ou associada a medicações como os glicocorticosteroides) e dermatoses neutrofílicas mais raramente associadas a doença de base ou ao tratamento, como a síndrome de Sweet, pioderma gangrenosa ou dermatite neutrofílica (Figura 4).

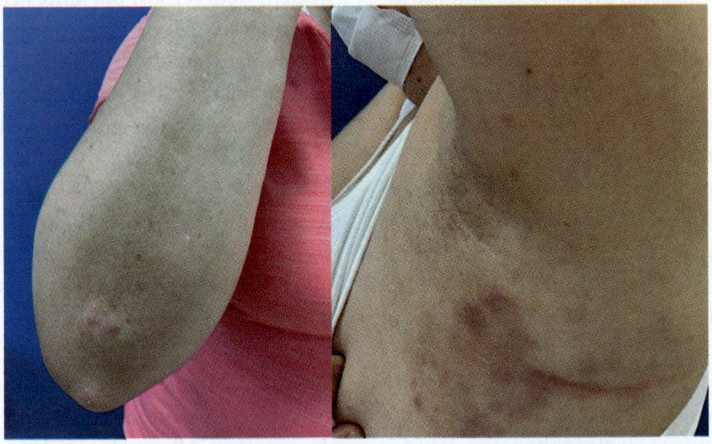

FIGURA 4 Dermatite neutrofílica cutânea em paciente com artrite reumatoide e nódulo subcutâneo (na biópsia cutânea, dermatite granulomatosa com plasmócitos, neutrófilos, focos de paliçada e áreas de necrobiose).

Manifestações oculares

As mais frequentes são ceratoconjuntivite *sicca* (associada à síndrome de Sjögren, uma superposição comum com a AR), episclerite (de curso geralmente benigno) e esclerite (de evolução mais grave, podendo levar à erosão da esclera em direção à coroide, causando escleromalácia perfurante).

Manifestações respiratórias

A mortalidade por doenças respiratórias é duas vezes maior na população com AR do que na população em geral.

Embora estatísticas de necrópsias apontem para um acometimento intersticial pulmonar na maioria dos pacientes, as exteriorizações clínicas são menos frequentes, sugerindo que muitos casos sejam assintomáticos. Os quadros pulmonares podem ser decorrentes da própria AR ou da terapia utilizada (metotrexato, leflunomida, agentes anti-TNF ou outros agentes biológicos) que causam doença intersticial semelhante à AR.

As manifestações mais características incluem:

- Pneumonias intersticiais com diferentes características: doença intersticial pulmonar (DIP) é a manifestação mais comum. A apresentação é similar à das pneumonias intersticiais idiopáticas. A mais comum delas é a pneumonia intersticial usual (60% dos casos de DIP). Outras apresentações seriam: pneumonia intersticial não específica, pneumonia em organização, pneumonia linfoide intersticial (muito associada a síndrome de Sjögren), pneumonia intersticial descamativa, pneumonia aguda intersticial e a fibroelastose pleuroparenquimatosa (rara).
- Nódulos pulmonares: podem ser solitários ou múltiplos. A presença de nodulose pulmonar em pacientes com pneumoconiose (mineradores de carvão) recebeu a denominação de síndrome de Caplan.
- Derrame pleural: o líquido pleural nestes casos tem baixos níveis de glicose e complemento, altos níveis de desidrogenase lática e contagem leucocitária inferior a 5.000/mm^3, com predomínio de linfócitos. Em estudos de necrópsias, alterações pleurais podem ser observadas em até 50% dos pacientes.

Manifestações cardíacas

Efusão pericárdica assintomática ocorre em até 50% dos casos, mas pericardite sintomática é rara, estando relacionada a episódios de atividade da doença. Pericardite constritiva é ainda menos frequente.

Acometimento da aorta, com aortite envolvendo segmentos da aorta, aneurismas e insuficiência aórtica por dilatação do anel valvar são descritos, porém raro.

Outras manifestações raras incluem lesões similares a nódulos reumatoides no miocárdio e folhetos valvares, disfunção valvular, fenômenos embólicos, defeitos de condução, miocardiopatia e endocardite asséptica.

Manifestações gastrintestinais

As manifestações relacionadas diretamente à AR são xerostomia (associada à síndrome de Sjögren) e complicações vasculares intestinais por vasculite. No entanto, diversos sintomas dispépticos, sobretudo gastrite e úlcera péptica, são eventos frequentes e de alta morbimortalidade, estando associados principalmente à terapia com AINH e esteroides.

Manifestações renais

O achado histopatológico mais comum em biópsias renais é a glomerulonefrite mesangial, geralmente sem expressão clínica. Glomerulopatias podem ocorrer em pacientes com amiloidose secundária à AR de longa duração ou por efeito de terapias (ouro, penicilamina). Doença intersticial tubular renal associa-se com mais frequência à síndrome de Sjögren ou ao uso de certos AINH.

Manifestações hematológicas

Anemia hipocrômica e microcítica com ferritina sérica reduzida e saturação da transferrina normal ou baixa é achado frequente (até 70% dos pacientes). Apesar de sua fisiopatogenia ser ainda incerta, é considerada como uma variante da anemia da doença crônica. Trombocitose é observada frequentemente, sendo um indicativo de processo inflamatório crônico. Trombocitopenia em geral decorre de reações adversas à terapia medicamentosa.

Linfadenopatia local ou generalizada e esplenomegalia são manifestações vistas em até 10% dos casos. Deve-se estar atento para a ocorrência de linfomas.

Manifestações neurológicas

Manifestações neurológicas são em geral subdiagnosticadas na AR. As duas principais situações são a mielopatia cervical decorrente de instabilidade cervical e as neuropatias compressivas periféricas (túnel do carpo, canal de Guyon, túnel do tarso).

A síndrome da mononeurite múltipla é caracterizada por início abrupto de uma neuropatia periférica persistente, não modificada por mudança na posição articular ou redução do processo inflamatório sinovial. Frequentemente é concomitante à vasculite reumatoide.

Manifestações psiquiátricas

Além da dor crônica decorrente da inflamação articular, outros fatores, como a presença de deformidades e a limitação para atividades laborais e sociais, contribuem para a ocorrência de depressão e alterações comportamentais nesses pacientes. Também é frequente a associação com síndromes dolorosas funcionais, como a fibromialgia.

Manifestações osteometabólicas

Alterações da densidade mineral óssea (osteopenia e osteoporose) são frequentes em pacientes com AR. Observam-se tanto desmineralização óssea localizada, próximo às articulações acometidas, decorrente do processo inflamatório, quanto perda óssea global. Esta última se associa a múltiplos fatores: sexo, raça, idade, alterações hormonais, duração e gravidade da doença, hábitos alimentares e de atividade física, composição corpórea e tipo de terapia utilizada (esteroides, metotrexato). Deve-se sempre estar atento para a prevenção/tratamento precoce da osteoporose nesses pacientes, a fim de prevenir fraturas.

Outras manifestações

A síndrome de Felty é uma condição relatada em pacientes com formas graves da doença. Originalmente foi descrita como a combinação de AR, esplenomegalia, leucopenia e úlceras em membros inferiores, ocorrendo também linfadenopatia e trombocitopenia. Há associação com o HLA-DR4 e a presença de nódulos reumatoides, sendo a incidência de linfomas de Hodgkin mais elevada nesse subgrupo de pacientes.

A doença de Still é uma das formas clínicas da artrite idiopática, podendo, de forma mais rara, ser observada em adultos. A maioria dos pacientes tem febre alta, com lesões exantematosas acompanhando a febre, poliartralgia ou artrite, mialgia, odinofagia, serosites (pericardite ou pleurite), linfadenopatia, esplenomegalia, além de alterações laboratoriais como anemia, neutrofilia e trombocitose.

Vasculite reumatoide

É uma manifestação rara que ocorre com maior frequência nos pacientes com FR positivo. Não há necessariamente relação com a atividade articular da doença. As manifestações incluem neuropatia periférica (por vasculite da *vasa nervorum*), vasculite cutânea (púrpura palpável, úlceras em membros inferiores, infartos periungueais, necrose de extremidades) e raramente vasculite de vasos coronarianos, mesentéricos, cranianos e renais.

EXAMES COMPLEMENTARES

Os exames laboratoriais na AR são úteis para a elaboração diagnóstica e para monitoramento da atividade de doença, enquanto os exames de imagem também permitem avaliação do dano articular. Em geral, pacientes podem apresentar anemia de doença crônica, trombocitose e leve leucocitose; mais raramente, neutropenia e esplenomegalia (síndrome de Felty). Para a avaliação da atividade inflamatória, a velocidade de hemossedimentação (VHS) e a proteína C-reativa (PCR) são os testes mais empregados e estão incluídos no cálculo de índices compostos de atividade de doença. A VHS pode ser afetada por diversas variáveis como sexo, idade, anemia e gestação, além de depender de adequada manipulação pré-analítica da amostra. A PCR é mais estável e varia mais rapidamente com a alteração do estado inflamatório. Porém, também pode estar mais elevada em indivíduos obesos. Em decorrência da ampla variação individual que se observa na prática clínica, recomenda-se o uso inicial de ambos os testes para avaliar qual se relaciona melhor com a atividade inflamatória do paciente. Esse poderá ser então empregado isoladamente no acompanhamento.

Novos biomarcadores de atividade da AR vêm sendo intensivamente estudados, tanto moléculas isoladas (p. ex.: calprotectina sérica, 14-3-3h) como combinações de biomarcadores (*multi-biomarker disease activity test* – MBDA), mas ainda necessitam de validações e estudos que indiquem vantagens e custo-efetividade na prática clínica. Da mesma forma, não há recomendação para uso de testes genéticos, como pesquisa de alelos HLA.

Exame do líquido sinovial demonstra achados inespecíficos de derrame inflamatório, com contagens de leucócitos entre 1.500 e 25.000/mm^3, predominantemente polimorfonucleares. Contagens celulares mais elevadas devem elevar a suspeita de infecção coexistente. Outras dosagens, como complemento e glicose, que podem estar mais baixos que os níveis séricos, não são clinicamente úteis. Biópsia da membrana sinovial, com análises múltiplas celulares e moleculares na busca de biomarcadores de prognóstico e preditivo de resposta às diversas terapias, vem sendo ativamente investigada.

Autoanticorpos

- Fator reumatoide: é um autoanticorpo direcionado contra a fração Fc da imunoglobulina G (IgG) humana. Sua sensibilidade para o diagnóstico de AR fica entre 65% e 73%, enquanto a especificidade fica por volta de 80%. Pode estar presente em situações diversas de estímulo crônico do sistema imune, como doenças autoimunes e infecções crônicas, assim como em idosos sadios (nesse caso, geralmente em títulos baixos). Na presença de poliartrite crônica, os títulos mais altos de FR são bastante específicos e correlacionam-se com doença de pior prognóstico, erosões ósseas e manifestações extra-articulares. Não existe recomendação para seu uso como maneira de monitorar a doença.
- Anticorpos antiproteínas citrulinadas: o teste mais usado é o antipeptídeo cíclico citrulinado (anti-CCP). Tem sensibilidade semelhante à do fator reumatoide, mas apresenta alta especificidade (acima de 90%), sendo, portanto, útil em situações de diagnóstico diferencial de poliartrites e outras situações que apresentem fator reumatoide positivo (p. ex., pacientes com hepatite viral). Porém, sua presença também já foi descrita em pacientes com lúpus eritematoso sistêmico e com artrite psoriásica e até mesmo tuberculose. Como o FR, também apresenta valor prognóstico, sendo melhor preditor do desenvolvimento de doença erosiva e de pior prognóstico.

Em resumo, atualmente o uso mais comum do FR e anti-CCP é na classificação dos pacientes nos subtipos soropositivos (FR e/ou anti-CCP+) e soronegativos, que parecem se diferenciar em termos de fatores de risco, desfecho clínico e resposta a alguns biológicos (soropositivos com melhor resposta ao rituximabe e abatacepte). Presença desses autoanticorpos prediz desfechos funcionais e radiológicos piores.

Para outros sistemas de autoanticorpos, como anti-Sa, antiproteínas carbamiladas e anti-RA33, ainda não temos evidência de que sejam relevantes na rotina clínica.

Métodos de imagem

- Radiografia convencional em decorrência de seu baixo custo, fácil acesso e maior experiência do médico, é o método preferencial para avaliação do dano estrutural da AR, sendo útil tanto para o diagnóstico quanto para o monitoramento regular da progressão da doença e da resposta terapêutica. Nas fases iniciais, pode estar normal ou apresentar tumefação de partes moles e osteopenia periarticular. Na evolução, erosões ósseas marginais e redução do espaço articular (degradação da cartilagem) podem ocorrer e são associadas com o desenvolvimento de deformidades e perda funcional. Para serem detectadas, as erosões devem comprometer a cortical do osso, e podem estar presentes em 15-30% dos pacientes no primeiro ano, sendo mais usualmente observadas em MCF, IFP, MTF e processo estiloide ulnar.

- Ultrassonografia: recentemente, a ultrassonografia com *power* Doppler vem assumindo um papel cada vez mais importante na avaliação da AR, tanto para o diagnóstico quanto para o monitoramento da atividade inflamatória de doença e dos sinais de dano articular. O procedimento pode ser feito no consultório e pode facilitar punções e infiltrações. Apresenta maior sensibilidade do que o exame físico de detecção de sinovite e do que a radiografia para evidenciar erosões, e complementa o exame físico em situações de dúvidas (p. ex., avaliação de sinovite persistente *versus* sensibilização central em pacientes com dor articular sem edema). Por outro lado, estudos indicam que não há necessidade de usar a ultrassonografia como meta terapêutica para todos os pacientes, sendo os alvos propostos para os índices de atividade compostos usuais suficientes na maioria dos casos.
- Ressonância magnética: método muito sensível para demonstrar alterações sugestivas de AR, como edema ósseo, tenossinovite, erosões e dano da cartilagem. Entretanto, seu alto custo, falta de padronização e relativo desconforto do paciente na realização do exame têm limitado seu emprego no nosso meio. O significado clínico de alterações detectadas somente na ressonância também é discutível. Edema ósseo e quantidade de tecido sinovial hipertrófico são preditivos de erosão. Da mesma maneira que a ultrassonografia, emprego de estratégia terapêutica baseada em controle de achados de atividade pela ressonância magnética não demonstrou melhores desfechos. Sua utilidade para avaliação inicial de pacientes com artralgia suspeita para desenvolvimento de AR, levando a indicação de tratamento em fase "pré-clínica", está sendo investigada.

DIAGNÓSTICO DIFERENCIAL

Estudos confirmam os melhores desfechos clínicos dos pacientes com AR quando são tratados no início da doença, e diante disso é importante obter o diagnóstico da doença em fase precoce.

Os critérios de classificação para AR de 2010 auxiliam no diagnóstico, considerando ter boa sensibilidade em população de pacientes com AR com menos de dois anos de doença, mas a especificidade não é alta, e outras condições que determinam artrite podem ser confundidas com AR inicial.

Em pacientes com poliartrite simétrica afetando grandes e pequenas articulações de início há menos de seis semanas, a possibilidade de infecção viral deve ser lembrada, especialmente se além do quadro articular existir febre e exantema cutâneo. Dentre os vírus que causam poliartrite é importante lembrar do parvovírus B19, vírus da rubéola, vírus HIV, vírus da hepatite C e hepatite B, entre outros. Doenças do tecido conectivo, como lúpus eritematoso sistêmico e síndrome de Sjögren, também podem confundir com AR, especialmente porque, além de cursarem com poliartrite simétrica, podem cursar com o fator reumatoide positivo e até mesmo anti-CCP. As miopatias inflamatórias, como síndrome antissintetase, e esclerose sistêmica também podem se apresentar com poliartrite associadas às outras manifestações mais específicas da doença.

Em quadros de poliartrite com curso intermitente, e não contínuo, as artrites microcristalinas como a doença por depósitos de cristais de pirofosfato de cálcio e gota (depósito de urato monossódico) e condições mais raras, como doença de Whipple, devem ser reconhecidas.

Nos pacientes acima de 60 anos que iniciam quadro de poliartrite, é importante considerar polimialgia reumática ou manifestação paraneoplásica no diagnóstico diferencial. Na polimialgia reumática, o envolvimento preferencial de articulações como os ombros e o quadril chama a atenção.

Pacientes que apresentam entesite e lombalgia associadas a artrite devem ser investigados quanto à possibilidade de espondiloartrite periférica. O envolvimento de articulações interfalangeanas distais deve alertar para a possibilidade de artrite psoriásica e osteoartrite.

Remitting seronegative symmetrical synovitis with pitting edema (RS3PE) é uma condição articular a ser lembrada pelo comprometimento simétrico de articulações de mãos e punhos, mas a lembrança deste diagnóstico se faz quando existe um comprometimento dos tendões flexores das mãos associado ao importante edema no dorso das mãos. Por fim, outras doenças que podem cursar com poliartrite e podem se confundir com AR são as infecções por chikungunya, reumatismo palindrômico, doença de Still do adulto, hipotireoidismo, sarcoidose, retículo-histiocitose multicêntrica e amiloidose.

DIAGNÓSTICO

Quanto mais cedo for feito o diagnóstico da AR e iniciado um medicamento modificador do curso da doença (DMARD), mais fácil será o controle da doença e melhor o seu prognóstico. O diagnóstico de AR deve ser considerado em todo paciente que apresente envolvimento poliarticular, particularmente quando simétrico e acompanhado de rigidez matinal prolongada (> 1 hora). Artrite de três ou mais regiões, especialmente quando acometendo as mãos/punhos e pés, por mais de seis semanas, é um forte indicativo dessa enfermidade.

A presença de marcadores inflamatórios (VHS e/ou PCR) e imunológicos (FR e/ou ACPA) alterados reforça o diagnóstico de AR. Estudos de imagem, confirmando a presença do processo inflamatório subjacente, podem colaborar na avaliação da extensão do envolvimento articular.

Os critérios classificatórios de AR, propostos pelo ACR-EULAR em 2010, embora úteis na avaliação de um paciente, não devem ser empregados com fins de diagnóstico (Tabela 2).

TRATAMENTO

O tratamento da AR deve incluir a educação dos pacientes e familiares sobre a doença, o uso de medicamentos específicos, terapias físicas (fisioterapia, terapia ocupacional) e, quando necessário, infiltrações intra-articulares e procedimentos cirúrgicos.

O manejo da AR engloba intervenções não farmacológicas, que apresentam impacto significativo na atividade da doença, qualidade de vida e capacidade funcional. A abordagem multidisciplinar ideal deve incluir atividade física/exercícios, fisioterapia, terapia ocupacional, intervenções psicológicas, orientação dietética/nutricional e educação do paciente.

O tratamento medicamentoso tem como objetivo o controle da dor e da inflamação articular e sistêmica. Para controle de sintomas, são empregados analgésicos simples, anti-inflamatórios não esteroidais (AINEs) e glicocorticoides. Tanto os AINEs como os glicocorticoides são associados a toxicidade a longo prazo e devem ser utilizados como terapia adjuvante, apenas em períodos de atividade de doença, devendo sempre ser associados a protetores gástricos. Em contrapartida, os DMARDs devem ser prescritos o mais precocemente possível, logo que estabelecido o diagnóstico. Essa classe de medicamentos atua no controle da atividade inflamatória a longo prazo, prevenindo dano articular e acúmulo de comorbidades.

A escolha do esquema terapêutico deve levar em conta recomendações baseadas em evidências científicas, dados de custo-efetividade e a decisão compartilhada com o paciente. Estratégias terapêuticas baseadas em metas específicas produzem melhores desfechos quanto à atividade de doença, capacidade funcional e dano estrutural radiográfico. A meta a ser alcançada é a remissão ou pelo menos baixa atividade de doença, avaliada por índices compostos de atividade de doença, considerando-se também a resposta obtida em termos de redução nos escores (Tabelas 3, 4 e 5).

As medicações atualmente utilizadas para tratamento da AR no Brasil são as seguintes:

A. DMARDs sintéticos convencionais: metotrexato, leflunomida, antimaláricos (difosfato de cloroquina e hidroxicloroquina) e sulfassalazina.
B. DMARDs biológicos: anti-TNF (adalimumabe, certolizumabe pegol, etanercepte, golimumabe, infliximabe), bloqueador da coestimulação do linfócito T (abatacepte), antirreceptor IL-6 (tocilizumabe), anti-CD20 (rituximabe).

TABELA 2 Critérios classificatórios para artrite reumatoide 2010 ACR/EULAR

População-alvo (quem deve ser testado?): Paciente com	
1. Pelo menos uma articulação com sinovite clínica definida (edema)*	
2. Sinovite que não seja melhor explicada por outra doença**	
Acometimento articular (0-5)§	
1 grande articulação	0
2-10 grandes articulações	1
1-3 pequenas articulações (grandes não contadas)	2
4-10 pequenas articulações (grandes não contadas)	3
> 10 articulações (pelo menos uma pequena)	5
Sorologia (0-3)¶	
FR negativo E ACPA negativo	0
FR positivo OU ACPA positivo em baixos títulos	2
FR positivo OU ACPA positivo em altos títulos	3
Provas de atividade inflamatória (0-1)˙	
< 6 semanas	0
≥ 6 semanas	1
Duração dos sintomas (0-1)∇	
PCR normal E VHS normal	0
PCR anormal OU VHS anormal	1

Pontuação maior ou igual a 6 é necessária para classificação de um paciente como AR definitiva.@

* Os critérios visam a classificação de pacientes com sinais e sintomas de início recente. Por outro lado, pacientes com doença erosiva típica de artrite reumatoide (AR), com uma história compatível com preenchimento prévio dos critérios de 2010, devem ser classificados como portadores de AR. Da mesma forma, pacientes com doença de longa duração, incluindo aqueles cuja doença esteja inativa (com ou sem tratamento) que, com base em dados disponíveis retrospectivamente, preenchem os critérios de 2010, devem ser classificados como portadores de AR.

** Os diagnósticos diferenciais podem incluir condições como lúpus eritematoso sistêmico, artrite psoriásica e gota. Se houver dúvidas quanto aos diagnósticos diferenciais relevantes, um reumatologista deve ser consultado.

§ O domínio "acometimento articular" refere-se a qualquer articulação dolorosa ou inchada (excluindo interfalangeanas distais, primeira metatarsofalangeana e primeira carpometacarpeana). Exames de imagem (ressonância magnética ou ultrassonografia) podem ser utilizados para confirmação dos achados clínicos ou na identificação de articulações adicionais. Consideram-se, para fins de classificação, como "pequenas articulações" as metacarpofalangeanas, interfalangeanas proximais, metatarsofalangeanas (segunda a quinta), primeira interfalangeana e punhos, e como "grandes articulações" ombros, cotovelos, quadril, joelhos, tornozelos. Articulações adicionais (temporomandibular, esternoclavicular, acromioclavicular, entre outras) podem ser contadas, na avaliação de "mais de 10 articulações", desde que uma pequena articulação (ao menos) esteja acometida.

¶ No domínio "sorologia", considera-se o resultado de fator reumatoide (FR) ou de anticorpos antipeptídeos/proteínas citrulinadas negativo se o valor encontrado for igual ou menor ao limite inferior da normalidade para o respectivo laboratório; positivo baixo se o resultado encontrado for maior que o limite inferior da normalidade, mas menor ou igual a 3 vezes o mesmo limite; e positivo alto quando o valor encontrado for superior a 3 vezes o limite inferior da normalidade. Quando as informações do FR estiverem disponíveis apenas como positivo ou negativo, um resultado positivo deve ser classificado como positivo baixo para FR.

˙ Já as "provas de atividade inflamatória" (velocidade de hemossedimentação e proteína C-reativa) são consideradas normais ou anormais de acordo com o valor de referência do laboratório utilizado.

∇ O domínio "duração dos sintomas" refere-se ao autorrelato do paciente quanto à duração máxima dos sinais e sintomas de sinovite (por exemplo, dor, inchaço, sensibilidade) de qualquer articulação que esteja clinicamente envolvida no momento da avaliação.

@ Embora pacientes com pontuação inferior a 6/10 não sejam classificáveis como tendo AR, seu estado pode ser reavaliado e os critérios podem ser preenchidos cumulativamente ao longo do tempo.

Modificada de: Aletaha D, Neogi T, Silman AJ, et al. 2010 rheumatoid arthritis classification criteria: an American College of Rheumatology/European League Against Rheumatism collaborative initiative. Ann Rheum Dis. 2010.

TABELA 3 Índices compostos da atividade de doença utilizados em artrite reumatoide: componentes, fórmula de cálculo e variação dos resultados

Elementos	SDAI	CDAI	DAS28 (com 4 variáveis)
Contagem de articulações edemaciadas	(0-28) Soma simples	(0-28) Soma simples	Raiz quadrada da soma simples
Contagem de articulações dolorosas	(0-28) Soma simples	(0-28) Soma simples	Raiz quadrada da soma simples
Reagentes de fase aguda	PCR (0,1-10 mg/dL)	–	VHS 2-100 mm ou PCR 0,1-10 mg/dL transformação logarítmica
Avaliação global da saúde (paciente)		–	0-100 mm
Avaliação de atividade de doença (paciente)	(0-10 cm)	(0-10 cm)	–
Avaliação de atividade de doença (avaliador)	(0-10 cm)	(0-10 cm)	–
Índice total	Soma simples	Soma simples	Fórmula de cálculo (requer calculadora)
Variação do índice	(0,1-86)	(0-76)	(0,49-9,07)

CDAI: índice clínico de atividade de doença; DAS28: índice de atividade de doença (28 articulações); PCR: proteína C-reativa; SDAI: índice simplificado de atividade de doença; VHS: velocidade de hemossedimentação. Assumindo uma variação entre 2 e 100 mm/h para a VHS e entre 0,1 e 10 mg/dL para a PCR.

TABELA 4 Definição do estado de atividade da artrite reumatoide e respectivos pontos de corte dos índices compostos da atividade de doença

Índice	Estado da atividade de doença	Pontos de corte
SDAI	Remissão Baixa Moderada Alta	≤ 5 > 5 e ≤ 20 > 20 e ≤ 40 > 40
CDAI	Remissão Baixa Moderada Alta	≤ 2,8 ≤ 10 > 10 e ≤ 22 > 22
DAS28	Remissão Baixa Moderada Alta	≤ 2,6 2,6 e ≤ 3,2 > 3,2 e ≤ 5,1 > 5,1

CDAI: índice clínico de atividade de doença; DAS28: índice de atividade de doença (28 articulações); SDAI: índice simplificado de atividade de doença.

C. DMARDs sintéticos alvo-específicos: tofacitinibe, baricitinibe e upadacitinibe.
D. Glicocorticoides e AINEs podem ser utilizados em associação aos medicamentos específicos, por curto intervalo de tempo (fases iniciais do tratamento, períodos de agudização/recidiva).

A sequência de tratamento recomendada pela Sociedade Brasileira de Reumatologia pode ser vista no fluxograma apresentado na Figura 5.

Antes do início das drogas imunossupressoras, em especial dos DMARDs biológicos, deve ser feito adequado rastreamento para processos infecciosos estabelecidos ou latentes (especialmente tuberculose e hepatites). Durante todo o tratamento o paciente deve ser acompanhado para monitorização de possíveis efeitos colaterais. O tratamento adequado das comorbidades, especialmente das doenças cardiovasculares, deve ser realizado em conjunto com o tratamento da AR.

TABELA 5 Classificação da resposta terapêutica em artrite reumatoide de acordo com a variação de pontos dos índices compostos de atividade da doença

Índice	Classificação da resposta
Resposta EULAR-DAS28	**Boa:** queda ≥ 1,2 ponto, atingindo DAS28 ≤ 3,2 Moderada: queda > 1,2 ponto, mantendo DAS28 > 3,2; ou queda > 0,6 e ≤ 1,2 ponto, atingindo DAS28 ≤ 5,1 **Sem resposta:** queda > 0,6 e ≤ 1,2 ponto, mantendo DAS28 > 5,1; ou queda ≤ 0,6 ponto
Resposta SDAI e CDAI	**Boa:** queda ≥ 85% do valor do escore **Moderada:** queda ≥ 70 e < 85% do valor do escore **Fraca:** queda ≥ 50 e < 70% do valor do escore **Sem resposta:** queda < 50% do valor do escore

CDAI: índice clínico de atividade de doença; DAS28: índice de atividade de doença (28 articulações); SDAI: índice simplificado de atividade de doença.

Questionários que avaliam a qualidade de vida e incapacidade relacionada à AR, como o *Health Assessment Questionnaire* (HAQ), também devem ser empregados e utilizados no direcionamento da decisão terapêutica.

AR DE DIFÍCIL CONTROLE

A artrite reumatoide de difícil controle ("*difficult-to-treat RA*") foi definida pelo EULAR como o quadro de AR que não responde ao tratamento com pelo menos dois DMARDs biológicos ou sintéticos alvos específicos, com diferentes mecanismos de ação, após falha na terapia convencional com DMARDs sintéticos (ou contraindicação). A definição também inclui sinais sugestivos de doença ativa/progressiva, como pelo menos atividade moderada da doença de acordo com índices compostos, sinais e/ou sintomas sugestivos de doença ativa, incapacidade de diminuir o tratamento com corticosteroides, progressão radiográfica rápida ou doença bem controlada de acordo com os padrões citados, mas ainda apresentando sintomas de AR que estão causando uma redução na qualidade de vida. O manejo dos sinais e/ou sintomas é percebido como desafiador pelo reumatologista e/ou pelo paciente. Essa definição destaca a importância de uma abordagem de tratamento personalizada, levando em conta a heterogeneidade dos pacientes e os fatores contribuintes (p. ex., a aderência, satisfação com o tratamento e comorbidades), além da necessidade de tratamentos adjuvantes e acompanhamento de equipe multidisciplinar.

PROGNÓSTICO

Tradicionalmente, em estudos prospectivos, foram identificados como fatores prognósticos para AR a positividade do fator reumatoide, principalmente se em títulos elevados, a presença do epítopo compartilhado (HLADRB1), provas de atividade inflamatória elevadas, comprometimento de grandes articulações, número de articulações dolorosas e edemaciadas, comprometimento funcional, sexo feminino, sexo masculino (para mortalidade), idade, raça branca, presença de manifestações extra-articulares como mal-estar ou fraqueza, presença de erosões. Mais recentemente, fatores socioeconômicos, tabagismo, outros genes como PTNP22 e ACPA, bem como testes mais sofisticados que analisam simultaneamente múltiplas proteínas marcadoras da atividade de doença (MBDA – *multiple biomarkers disease activity* – que analisam simultaneamente 12 proteínas, SAA, IL-6, TNF-RI, VEGF-A, MMP-1, YKL-40, MMP-3, EGF, VCAM-1, leptina, resistina e PCR), foram associados a um pior prognóstico da AR, particularmente a uma maior progressão radiográfica, incapacidade funcional e persistência da doença, embora persista alguma heterogeneidade nos resultados dos diferente estudos. Novos anticorpos dirigidos contra proteínas modificadas pós-translacionais (anticorpos anti-PTM) têm sido

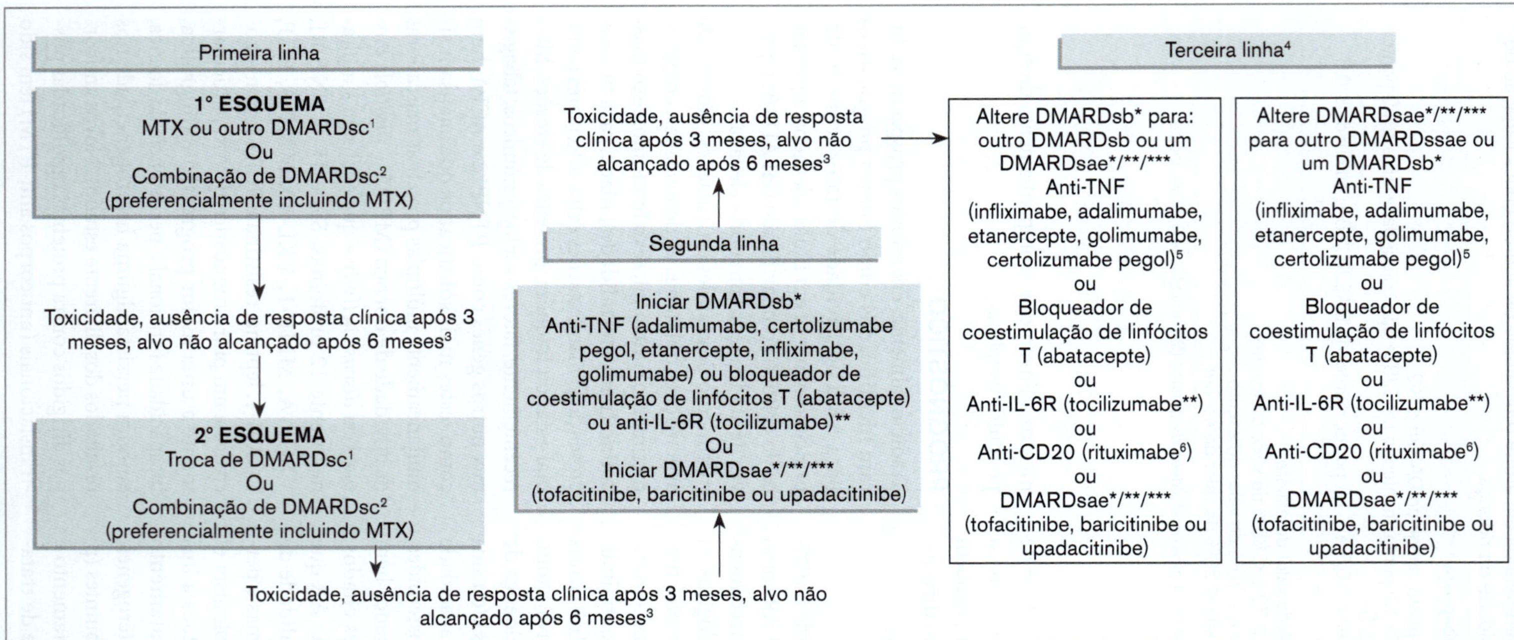

FIGURA 5 Fluxograma para tratamento da artrite reumatoide no Brasil.

DMARD: medicamentos modificadores do curso da doença; MTX: metotrexato. Adaptada de: Bonfiglioli KR, da Mota LMH, de Medeiros Ribeiro AC et al. Recommendations of the Brazilian Society of Rheumatology for the use of JAK inhibitors in the management of rheumatoid arthritis. Adv Rheumatol. 2021 Nov 24;61(1):70.

*Preferencialmente associado a um DMARDsc (preferencialmente metotrexato).

** Caso não seja possível utilizar a terapia de associação com um DMARDsc, por toxicidade ou intolerância, é aceitável o uso de tocilizumabe ou DMARDsae em monoterapia.

*** Nota: considere cuidadosamente o uso de DMARDsae em populações de risco para eventos cardiovasculares principais, eventos tromboembólicos e neoplásicos, incluindo pacientes com mais de 50 anos (e especialmente aqueles com mais de 65 anos de idade) com fatores de risco tradicionais para doenças cardiovasculares (particularmente fumantes atuais ou anteriores).

1. Se MTX for contraindicado, pode-se usar leflunomida ou sulfassalazina. Antimaláricos (hidroxicloroquina/cloroquina) como monoterapia podem ser considerados em casos com baixo potencial erosivo.
2. As associações usuais no Brasil são: MTX + antimaláricos, MTX + leflunomida, MTX + sulfassalazina, "terapia tripla" (MTX + sulfassalazina + antimalárico ou MTX + leflunomida + antimalárico).
3. O objetivo do tratamento deve ser a remissão, com base nos critérios de ACR/EULAR ou, quando isso não for possível, baixa atividade da doença, avaliada por um dos índices compostos de atividade da doença (conforme estabelecido no consenso SBR de 2011).
4. Em caso de insucesso ou toxicidade da medicação utilizada na terceira linha de tratamento, o próximo passo é realizar as trocas entre DMARDb/sae, buscando o alvo de menor atividade da doença possível.
5. Não é recomendado o uso de um terceiro anti-TNF após o insucesso de dois anti-TNF.
6. No Brasil, rituximabe é recomendado, em associação com metotrexato, para pacientes que apresentaram resposta inadequada ou intolerância aos anti-TNF.

estudados e um deles, anticorpo antiproteínas carbamiladas (anti-CarP), tem sido associado a maior atividade de doença e pior prognóstico. A presença de anti-Car-P estaria associada a maior progressão radiográfica especificamente nos pacientes negativos para ACPA, sendo o primeiro biomarcador identificado para a população de pacientes com AR classicamente soronegativa (ausência de FR e ACPA).

A presença de atividade inflamatória e/ou lesão articular detectadas mais precocemente pela ressonância magnética e ultrassonografia também demonstram valor preditivo (identificando pacientes com maior risco de progressão de artrite indiferenciada para AR) e prognóstico.

Entretanto, analisando os dados disponíveis é possível afirmar que os fatores mais fortemente associados ao prognóstico da AR são rapidez de diagnóstico e resposta ao tratamento. Nos últimos 20 anos a importância do diagnóstico e tratamento precoces, com um objetivo definido (alcançar remissão ou baixa atividade de doença), foi claramente estabelecida. Foi demonstrado que atrasos na introdução do tratamento com os clássicos medicamentos capazes de modificar o curso da doença implicavam em pior evolução, enquanto o uso precoce e efetivo desses mesmos medicamentos conduziu à baixa atividade de doença ou remissão, modulando favoravelmente o impacto dos fatores de mau prognóstico, inclusive da influência genética dos alelos HLA-DRB1.

CONCLUSÃO

Apesar da marcada evolução nos conhecimentos sobre fisiopatogenia e, consequentemente, no diagnóstico e tratamento da AR, o principal fator limitante para a boa resposta terapêutica continua sendo o retardo no diagnóstico. Vários fatores, individuais, sociais e econômicos contribuem para que o período entre o início dos sintomas e a avaliação pelo reumatologista exceda o intervalo de 12 meses.

Em um cenário ideal, todo paciente com suspeita de artrite deveria ser avaliado em menos de 12 semanas de duração das manifestações, de modo que o estabelecimento de um sistema de referência/contrarreferência ágil e eficaz é de grande importância para o diagnóstico, tratamento e acompanhamento dos pacientes com AR.

A descoberta de novos mecanismos envolvidos na fisiopatogenia da doença potencializará o estabelecimento de terapias ainda mais eficazes, com ênfase principalmente no grupo de pacientes que não respondem de forma adequada aos tratamentos atualmente disponíveis, assim denominada artrite reumatoide refratária. Neste contexto é importante a identificação e a diferenciação entre os sintomas decorrentes de dor inflamatórias e/ou mecânicas (estruturais).

Lembramos, ainda, que o tratamento da AR deve ser personalizado com base nas decisões compartilhadas, necessidades e preferências individuais, sempre levando em consideração qualidade de vida e medidas de desfecho reportadas pelo paciente (PROs), definidos principalmente por dor, fadiga e incapacidade funcional.

Por fim, ressaltamos que a remissão clínica é o principal alvo terapêutico para pacientes com AR, tendo como baixa atividade da doença a melhor alternativa possível. Assim, uma estratégia de tratamento para alvo deve ser aplicada para todos os pacientes com AR, com ênfase no diagnóstico precoce, monitoramento rigoroso da atividade da doença, dos PROs e estratégias de tratamento orientadas para esses objetivos.

REFERÊNCIAS BIBLIOGRÁFICAS

1. Aletaha D, Neogi T, Silman AJ, et al. 2010 Rheumatoid Arthritis Classification Criteria: An American College of Rheumatology/European League Against Rheumatism collaborative initiative. Ann Rheum Dis. 2010; 69:1580-8.
2. Aliverni S, Firestein G, McInnes. The pathogenesis of rheumatoid arthritis. Immunity. 2022; 55:2255-70.
3. Bonfiglioli KR, da Mota LMH, de Medeiros Ribeiro AC, et al. Recommendations of the Brazilian Society of Rheumatology for the use of JAK inhibitors in the management of rheumatoid arthritis. Adv Rheumatol. 2021; 61(1):70.
4. Buch MH. Defining refractory rheumatoid arthritis. Ann Rheum Dis. 2018; 77:966-9.
5. Chatzidionisyou A, Catrina AI. The lung in rheumatoid arthritis, cause or consequence? Curr Opin Rheumatol. 2016;28:76-82.
6. Colebatch AN, Edwards CJ, Østergaard M, van der Heijde D, Balint PV, Maria-D'Agostino MA, et al. EULAR

recommendations for the use of imaging of the joints in the clinical management of rheumatoid arthritis. Ann Rheum Dis. 2013;0:1-11.
7. Curtis JR, Weinblatt ME, Shadick NA, et al. Validation of the adjusted multi-biomarker disease activity score as a prognostic test for radiographic progression in rheumatoid arthritis: a combined analysis of multiple studies. Arthritis Res Ther. 2021;23:1.
8. De Cock D, De Saedeleer A, Van der Elst K, et al. A cost-effectiveness analysis of different intensive combination therapies for early rheumatoid arthritis: 1 year results of the Carera Trial. Ann Rheum Dis [Internet]. 2016;75:121.
9. de Hair MJ, Landewé RB, van de Sande MG, et al. Smoking and overweight determine the likelihood of developing rheumatoid arthritis. Ann Rheum Dis. 2013;72:1654-8.
10. de Vries RR, van der Woude D, Houwing JJ, Toes RE. Genetics of ACPA-positive rheumatoid arthritis: the beginning of the end? Ann Rheum Dis. 2011;70 Suppl 1:i51-54.
11. Emery P, Breedveld FC, Dougados M, et al. Early referral recommendation for newly diagnosed rheumatoid arthritis: evidence-based development of a clinical guide. Ann Rheum Dis. 2002;61:290-7.
12. England BR, Tiong BK, Bergman MJ. 2019 update of the American College of Rheumatology recommended rheumatoid arthritis disease activity measures. Arthritis Care Res (Hoboken). 2019;71:1540-55.
13. Firestein G. The disease formerly known as rheumatoid arthritis. Arthritis Res Ther. 2014;16:114.
14. Firestein GS, McInnes IB. Immunopathogenesis of rheumatoid arthritis. Immunity. 2017;46:183-96.
15. Foster ZJ, Day AL, Miller J. Polyarticular joint pain in adults: Evaluation and differential diagnosis. Am Fam Physician. 2023;107(1):42-5.
16. Gravallese EM, Firestein GS. Rheumatoid arthritis – Common origins, divergent mechanisms. N Engl J Med. 2023; 388(6):529-42.
17. Hambardzumyan K, Bolce RJ, Saevarsdottir S, et al. Association of a multibiomarker disease activity score at multiple time-points with radiographic progression in rheumatoid arthritis: results from the SWEFOT trial. RMD Open. 2016;2.
18. Helmick CG, Felson DT, Lawrence RC, et al. Estimates of the prevalence of arthritis and other rheumatic conditions in the United States: part I. Arthritis Rheum. 2008;58:15-25.
19. Holers VM, Demoruelle MK, Kuhn KA, et al. Rheumatoid arthritis and the mucosal origins hypothesis: external protection becomes internal destruction. Nat Rev Rheumatol. 2018;14:542-57.
20. Huizinga TW, Pincus T. In the clinic, rheumatoid arthritis. Ann Inter Med. 2010;Jul 6;153:ITC1-1-ITC1-15.
21. Jang S, Kwon E-J, Lee JJ. Rheumatoid arthritis: Pathogenic roles of diverse immune cells. Int J Mol Sci. 2022;23:905.
22. Katz P, Andonian BJ, Huffman KM. Benefits and promotion of physycal activity in rheumatoid arthritis. Curr Opin Rheumatol. 2020;32307.
23. Kim JM, Weisman MH. When does rheumatoid arthritis begin and why do we need to know? Arthritis Rheum. 2000;43:473-84.
24. Lard LR, Boers M, Verhoeven A, Vos K, Visser H, Hazes JM, et al. Early and aggressive treatment of rheumatoid arthritis patients affects the association of HLA class II antigens with progression of joint damage. Arthritis Rheum. 2002;46:899-905.
25. Malmstrom V, Catrina AI, Klareskog L. The immunopathogenesis of seropositive rheumatoid arthritis: from triggering to targeting. Nat Rev Immunol. 2017;17:60-75.
26. Markusse IM, Akdemir G, Dirven L, et al. Long-term outcomes of patients with recent-onset rheumatoid arthritis after 10 years of tight controlled treatment: a randomized trial. Ann Intern Med. 2016;164:523-31.
27. Marques Neto JF, et al. Estudo multicêntrico da prevalência da artrite reumatoide do adulto em amostras da população brasileira/Multicentric study of the prevalence of adult rheumatoid arthritis in Brazilian population samples. Rev Bras Reumatol. 1993;33:169-73.
28. McInnes IB, Schett G. Pathogenetic insights from the treatment of rheumatoid arthritis. Lancet. 2017;389:2328-37.
29. Metsios GS, Kitas GD. Physical activity, exercise and rheumatoid arthritis: Effectiveness, mechanisms and implementation. Best Pract Res Clin Rheumatol. 2018;32(5):669-82.
30. Minichiello E, Semerano L, Boissier M-C. Time trends in the incidence, prevalence, and severity of rheumatoid arthritis: A systematic literature review. Joint Bone Spine. 2016;83:625-30.
31. Mota LMH, Cruz BA, Brenol CV, et al. Consenso da Sociedade Brasileira de Reumatologia 2011 para o diagnóstico e avaliação inicial da AR. Rev Bras Reumatol. 2011;51:207-19.
32. Mota LMH, Cruz BA, Brenol CV, Pereira IA, Rezende-Fronza LS, Bertolo MB, et al. Consenso 2012 da Sociedade Brasileira de Reumatologia para o tratamento da AR. Rev Bras Reumatol. 2012;52:152-74.
33. Mota LMHD, Kakehasi AM, Gomides APM, Duarte ALBP, Cruz BA, et al. 2017 recommendations of the Brazilian Society of Rheumatology for the pharmacological treatment of rheumatoid arthritis. Adv Rheumatol. 2018;58:2.
34. Nagy G, Roodenrijs NMT, Welsing PM, Kedves M, Hamar A, van der Goes MC, et al. EULAR definition of difficult-to-treat rheumatoid arthritis. Ann Rheum Dis. 2021;80(1):31-5.
35. Nam JL, Takase-Minegishi K, Ramiro S, Chatzidionysiou K, Smolen JS, van der Heijde D, et al. Efficacy of biological disease-modifying antirheumatic drugs: a systematic literature review informing the 2016 update of the EULAR recommendations for the management

of rheumatoid arthritis. Ann Rheum Dis. 2017; 76:1102-7.

36. O'Neil LJ, Kaplan MJ. Neutrophils in rheumatoid arthritis: breaking immune tolerance and fueling disease. Trends Mol Med. 2019;25:215-27.
37. Paul BJ, Kandy HI, Krishnan V. Pre-rheumatoid arthritis and its prevention. Eur J Rheumatol. 2017;4:161-5.
38. Pereira IA, Mota LMH da, Cruz BA, Brenol CV, Fronz LSR, Bertolo MB, et al. Consenso 2012 da Sociedade Brasileira de Reumatologia sobre o manejo de comorbidades em pacientes com AR. Rev Bras Reumatol. 2012;52:474-95.
39. Pieringer H, Studnicka-Benke A. What is causing my arthritis, doctor? A glimpse beyond the usual suspects in the pathogenesis of rheumatoid arthritis. QJM. 2013;106:219-28.
40. Romão VC, Fonseca JE. Etiology and risk factors for rheumatoid arthritis: A state-of-the-art review. Front Med. 2021; 8:689698.
41. Roodenrijs NM, Hamar A, Kedves M, et al. Pharmacological and non-pharmacological therapeutic strategies in difficult-to-treat rheumatoid arthritis: a systematic literature review informing the EULAR recommendations for the management of difficult-to-treat rheumatoid arthritis. RMD Open. 2021;7(1)e001512.
42. Rose NR, Bona C. Defining criteria for autoimmune diseases (Witebsky's postulates revisited). Immunol Today. 1993;14:426-30.
43. Senna ER, De Barros ALP, Silva EO, Costa IF, Pereira LVB, Ciconelli RM, et al. Prevalence of rheumatic diseases in Brazil: a study using the COPCORD approach. J Rheumatol. 2004;31:594-7.
44. Silman AHM. Epidemiology of rheumatic diseases. Oxford University Press; 2000.
45. Smolen JS, Aletaha D, McInnes IB. Rheumatoid arthritis. Lancet. 2016 22;388:2023-38.
46. Smolen JS, Breedveld FC, Burmester GR, et al Treating rheumatoid arthritis to target: 2014 update of the recommendations of an international task force. Ann Rheum Dis. 2016;75:3-15.
47. Smolen JS, Landewé R, Bijlsma J, et al EULAR recommendations for the management of rheumatoid arthritis with synthetic and biological disease-modifying antirheumatic drugs: 2016 update. Annals of the Rheumatic Diseases. Published Online First: 06 March 2017.
48. Smolen JS, Landewé RBM, Bijlsma JWJ, et al. EULAR recommendations for the management of rheumatoid arthritis with synthetic and biological disease-modifying antirheumatic drugs: 2019 update. Ann Rheum Dis. 2020;79(6):685-699.
49. Takei M, Kitamura N, Nagasawa Y, Tsuzuki H, Iwata M, Nagatsuka Y, Nakamura H, Imai K, Fujiwara S. Are viral infections key inducers of autoimmune diseases? Focus on Epstein-Barr virus. Viruses. 2022;14(9):1900.
50. Tan EM, Smolen JS. Historical observations contributing insights on etiopathogenesis of rheumatoid arthritis and role of rheumatoid fator. J Exp Med. 2016;213:1937-50.
51. Van der Would, van der Helm-van Mil AHM. Update on the epidemiology, risk factor, and disease outcomes of rheumatoid arthritis., Best Pract Res Clin Rheumatol. 2018;32(2):174-87.
52. Venetsanopoulou AI, Alamanos Y, Voulgari PV, Drosos AA. Epidemiology of rheumatoid arthritis: genetic and environmental influences. Expert Rev Clin Immunol. 2022;18(9):923-31.
53. Vera P. Extra-articular manifestations of rheumatoid arthritis, now. EMJ Rheumatol. 2014;1:103-12.
54. Wu CY, Yang HY, Luo SF, Lai JH. from rheumatoid factor to anti-citrullinated protein antibodies and anti-carbamylated protein antibodies for diagnosis and prognosis prediction in patients with rheumatoid arthritis. Int J Mol Sci. 2021;12;22(2):686.
55. Xavier RM, Dora JM, Barros E. Laboratório na prática clínica. 3.ed. Porto Alegre: Artmed; 2016.

40

Doença de Still do adulto

Simone Appenzeller
Alice Viana de Jesus

CONCEITO

Doença de Still do adulto (DSA) é uma doença inflamatória poligênica rara, de causa desconhecida, caracterizada por febre, artrite e erupção cutânea.

EPIDEMIOLOGIA

Por ser uma doença rara, não existem estudos epidemiológicos robustos. A DSA ocorre predominantemente em pacientes do sexo feminino entre 35 e 40 anos.

ETIOLOGIA

Até o presente momento, a causa da DSA não foi elucidada. Sugere-se que a presença de um antígeno patogênico desencadeie, em um indivíduo geneticamente predisposto, um processo inflamatório agudo, levando à patogênese da doença.

PATOGENIA

A DSA é caracterizada por ativação de macrófagos e neutrófilos. Antígenos desencadeiam um processo inflamatório por meio de inflamossomos (NLP3), levando à produção de IL-1-beta e IL-18. Pela produção de IFN-gama, ocorre a ativação de macrófagos. O recrutamento de neutrófilos ocorre por meio da produção de IL-17. A produção de IL-1 estimula a produção de outras citocinas, como TN-alfa, IL-8 e IL-6 (Figura 1).

QUADRO CLÍNICO

As manifestações clínicas são inespecíficas (Tabela 1).

- **Febre:** febre recorrente pode ser observada em 60% a 100% dos pacientes na ocasião do diagnóstico, geralmente precedendo os demais sintomas sistêmicos. A febre ocorre em 1 a 2 picos diários, de 39ºC a 40°C, predominantemente no final do dia ou noite. O aparecimento da febre costuma estar associado à presença de calafrios e sudorese. Nos demais períodos do dia, a temperatura volta a valores basais ou normais do paciente. A DSA corresponde a 3% a 20% dos casos de febre de origem indeterminada internados para investigação em centros terciários.
- **Quadro articular:** artralgia de padrão inflamatório e artrite ocorrem em 70% a 100% dos pacientes e compromete principalmente grandes articulações, como punhos, joelhos e tornozelos. No início do quadro, é mais frequente um quadro de artralgia inflamatória, sendo que a sinovite pode demorar a aparecer. O quadro articular ocorre independentemente do padrão da febre. Embora a artrite possa apresentar-se de forma transitória no início, 20% dos pacientes evoluem para um quadro crônico e erosivo, que, se não tratado de forma adequada, pode evoluir para anquilose.
- **Erupções cutâneas:** lesões maculares ou maculopapulares, de cor rosa-salmão, eventualmente pruriginosas, ocorrem em 60% a 80% dos pacientes. Acometem predominantemente o tronco e regiões proximais dos membros, poupando palmas da mão e dos pés. As lesões são evanescentes, aparecendo junto

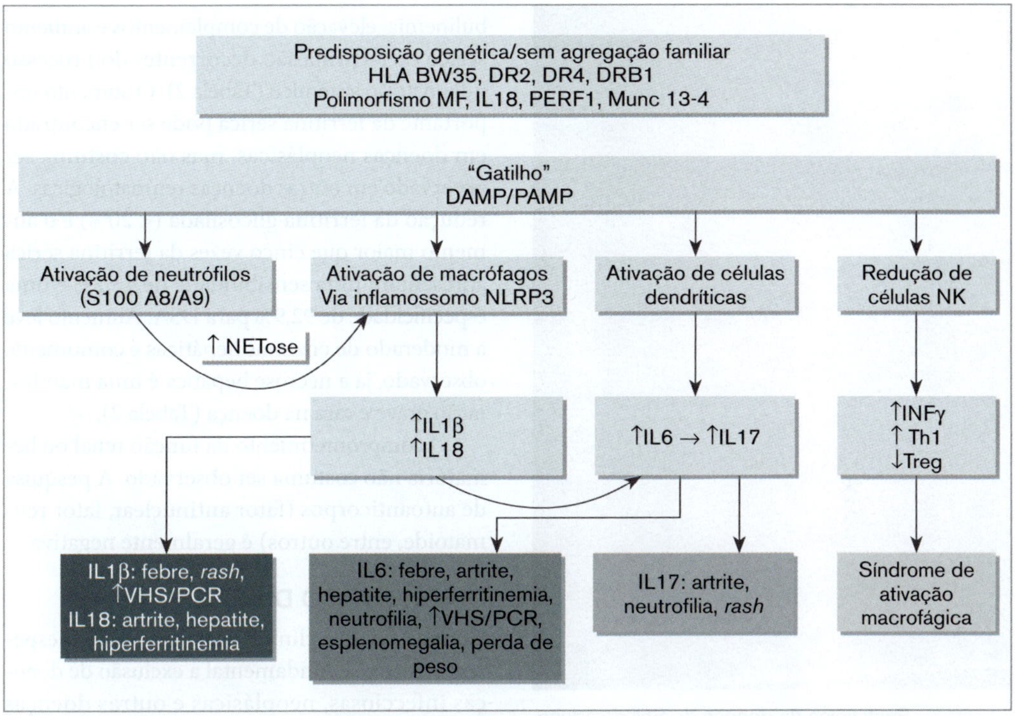

FIGURA 1 Etiopatogenia da doença de Still do adulto e quadro clínico e laboratorial com possíveis alvos terapêuticos. DAMP: padrões moleculares associados a danos; PAMP: padrões moleculares associados aos patógenos. Adaptada de Rao, et al. 2022.

com os picos febris e desaparecendo completamente após o cessar da febre (Figura 2).

- **Faringite aguda:** faringite tem sido descrita em até 60% dos pacientes precedendo o quadro em até um mês. As possíveis causas incluem infecção viral, artrite das cricoaritenoides ou faringite asséptica não exsudativa. Outros sintomas descritos são: mialgia, linfonodomegalia, hepatomegalia, esplenomegalia, pleurite, pericardite, perda de peso, dor abdominal. Manifestações raras incluem infiltrado pulmonar intersticial, que responde rapidamente ao tratamento, e hipertensão pulmonar.

EXAMES COMPLEMENTARES

Não existem achados laboratoriais patognomônicos para o diagnóstico da DSA. O aumento de

TABELA 1 Manifestações clínicas da doença de Still do adulto

Manifestações clínicas	Frequência (%)
Febre	60-100
Artralgia/artrite	70-100
Exantema/*rash* cutâneo	60-80
Faringite	60
Linfadenopatia	50
Mialgia	45
Esplenomegalia	40
Hepatomegalia	30
Perda ponderal	27
Pleurite	21
Dor abdominal	18
Sindrome de ativação macrofágica	6-50

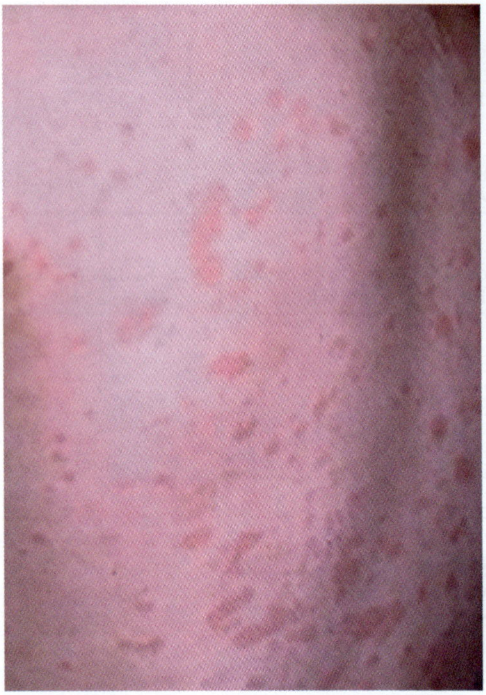

FIGURA 2 *Rash* típico da doença de Still do adulto.

reagentes da fase aguda, leucocitose com predomínio de neutrófilos (> 80% de neutrófilos), anemia de doença crônica, plaquetose, hipergamaglobulinemia, elevação de complementos e aumento sérico da ferritina são decorrentes do processo inflamatório sistêmico (Tabela 2). O aumento importante da ferritina sérica pode ser encontrado em doenças neoplásicas, mas não costuma ser observado em outras doenças reumatológicas. A redução da ferritina glicosilada (< 20%) e o aumento maior que cinco vezes da ferritina sérica apresentam uma sensibilidade de 43,2% e uma especificidade de 92,9% para DSA. Aumento leve a moderado de enzimas hepáticas é comumente observado, já a necrose hepática é uma manifestação grave e rara na doença (Tabela 2).

O comprometimento da função renal ou hematúria não costuma ser observado. A pesquisa de autoanticorpos (fator antinuclear, fator reumatoide, entre outros) é geralmente negativa.

DIAGNÓSTICO DIFERENCIAL

Como o quadro clínico e laboratorial é inespecífico, torna-se fundamental a exclusão de doenças infecciosas, neoplásicas e outras doenças reumáticas (Tabela 3). Mais recentemente, a síndrome hiperinflamatória associada à infecção por SARS-CoV-2 tem demonstrado semelhanças com DSA. Comparando-se o perfil de citocinas nas duas doenças observou-se que DSA acomete mais frequentemente pacientes mais jovens e

TABELA 2 Achados laboratoriais na doença de Still do adulto

Manifestações laboratoriais	Frequência (%)
Aumento de PCR e VHS	99
Hiperferritinemia	70
Leucocitose ≥ 10.000/mm^3	92
Leucocitose ≥ 15.000/mm^3	81
Neutrofilia ≥ 80%	88
Anemia normocítica normocrômica com Hb ≤ 10 g/dL	68
Trombocitose reativa ≥ 400,000/mm^3	62
Hipoalbuminemia ≤ 3,5 g/dL	81
Elevação de enzimas hepáticas – AST, ALT e DHL	75
FAN negativo	92
FR negativo	93

ALT: alanina aminotransferase; AST: aspartato aminotransferase; DHL: desidrogenase láctica; FAN: fator antinuclear; FR: fator reumatoide; Hb: hemoglobina; PCR: reação em cadeia da polimerase; VHS: velocidade de hemossedimentação.

TABELA 3 Diagnóstico diferencial da doença de Still do adulto

Diagnóstico diferencial	Investigação
Infecções virais e bacterianas Choque séptico	Sorologia, PCR, culturas
Neoplasias hematológicas ou de órgãos sólidos	Biópsia de linfonodos/medula óssea, mielograma, PET/CT, investigação de acordo com a suspeita
Reação a medicamentos: síndrome de DRESS	Eosinofilia sérica e biópsia de pele
Doenças autoimunes: lúpus eritematoso sistêmico, artrite reumatoide, vasculites associadas ao ANCA, miopatias inflamatórias	Autoanticorpos específicos
Doenças autoinflamatórias	Testes genéticos
Outras Sarcoidose SAF catastrófica Dermatose neutrofílica Doença de Kikuchi-Fujimoto	De acordo com a suspeita: biópsia de linfonodos, pele etc. Método de imagem Dosagem de anticardiolipina, anticoagulante lúpico
COVID-19	RT-PCR Teste rápido

ANCA: anticorpo anticitoplasma de neutrófilo; DRESS: *drug rash with eosinophilia and systemic symptoms*; PCR: reação em cadeia da polimerase; PET/CT: tomografia computadorizada por emissão de pósitrons; SAF: síndrome antifosfolípide.

TABELA 4 Principais critérios diagnósticos para doença de Still do adulto

	Critérios	Diagnóstico definitivo
Yamaguchi	**Critérios maiores:** Febre > 39°C, intermitente, ≥ 1 semana Artralgia ≥ 2 semanas *Rash* característico Leucocitose (> 10.000/mm³; > 80% neutrófilos) **Critérios menores:** Linfonodomegalia e/ou esplenomegalia Faringite não supurativa Aumento de enzimas hepáticas FAN e FR negativos	5 critérios, pelo menos 2 critérios maiores Exclusão: infecção, neoplasia, outras doenças reumatológicas
Fautrel	**Critérios maiores:** Febre > 39°C, intermitente Artralgia Faringite não supurativa Eritema evanescente Neutrofilia > 80% Ferritina glicosilada ≤ 20% **Critérios menores:** *Rash* maculopapular Leucocitose (> 10.000/mm³)	4 critérios maiores ou 3 maiores e 2 menores

FAN: fator antinuclear; FR: fator reumatoide.

apresenta valores séricos mais elevados de IL18 e ferritina. A forma grave de COVID-19 afetou mais frequentemente pacientes mais velhos, com aumento significativo de IL6 e IL10.

DIAGNÓSTICO

Vários critérios diagnósticos têm sido propostos para DSA. Todos eles são baseados em uma combinação de critérios clínicos e laboratoriais, identificados em estudos retrospectivos. Em um estudo comparativo, observou-se maior sensibilidade quando utilizados os critérios de Yamaguchi (93,5%), seguidos pelos critérios de Cush e Calabro (80,6%). O critério de Fautrel inclui a dosagem da ferritina glicosilada, que não é realizada rotineiramente em muitos serviços. Apresenta uma sensibilidade de 80,6% e uma especificidade de 98,5% (Tabela 4).

TRATAMENTO

Anti-inflamatórios não hormonais podem ser utilizados no início dos sintomas, não devem ser utilizados como medicamentos de primeira linha de tratamento em razão dos efeitos colaterais em 20% dos pacientes. Uma vez feito o diagnóstico, corticosteroides devem ser considerados a primeira linha de tratamento (Figura 3). Fatores associados à resposta incompleta ao uso de corticosteroides ou recorrência com a redução gradual são: esplenomegalia, idade e persistência de provas inflamatórias elevadas. Metotrexato e ciclosporina são os medicamentos com melhor resposta terapêutica nos casos refratários a corticosteroides, com controle em 70% dos casos. No caso de refratariedade do quadro articular, recomenda-se utilizar a anti-IL-6. Se as manifestações sistêmicas forem refratárias ao tratamento, recomenda-se utilizar a anti-IL-6 ou anti-IL-1 (Figura 3). O uso de anti-TNF é controverso em quadros articulares da DSA. Existem no momento três estudos com inibidores de IL18 em andamento, ainda sem resultados. O uso de rituximabe, inibidores de JAK e abatacepte só foi relatado em séries pouco robustas de casos.

Apresentações clínicas

Leve	Moderada	Grave	Nível de evidência
Anti-inflamatório não esteroidal (na suspeita ou tratamento sintomático)			4
Corticosteroide sistêmico [prednisona (0,5-1 mg/kg) ou metilprednisolona (1 g/dia por 3 dias)]			2B
Poupadores de corticosteroides			
Metotrexato (7,5 mg-20 mg/semana)			2B
Inibidor de calcineurina (ciclosporina 3-5 mg/kg)			2B
	Predomínio de sintomas articulares: tocilizumabe		1B
	Predomínio de sintomas sistêmicos: anti-IL1 ou tocilizumabe		1B (anakinra)/2B
		Tratamento de primeira linha	
		Anakinra	2B
		Canakimumabe	5

FIGURA 3 Proposta terapêutica para doença de Still do adulto. Adaptada de Vordenbäumen et al. 2022.

PROGNÓSTICO

A forma monocíclica é caracterizada por um episódio único, autolimitado e com melhora progressiva ocorrendo em 19%-44% dos pacientes. A forma policíclica é caracterizada por recidivas do quadro sistêmico e articular, com períodos de remissão de algumas semanas a anos (10%-41%). Até o presente momento não há como predizer a ocorrência de recidivas. Já a forma crônica, observada em 35%-57%, é caracterizada por doença persistentemente ativa, geralmente do quadro articular, que pode evoluir com artrite erosiva e anquilose.

Mortalidade ocorre principalmente devido ao processo inflamatório sistêmico grave de difícil controle ou quando ocorre a síndrome de ativação macrofágica associada.

REFERÊNCIAS BIBLIOGRÁFICAS

1. Efthimiou P, Paik PK, Bielory L. Diagnosis and management of adult onset Still's disease. Ann Rheum Dis. 2006;65:564-72.
2. Franchini S, Dagna L, Salvo F, Aiello P, Baldissera E, Sabbadini MG. Efficacy of traditional and biologic agents in different clinical phenotypes of adult-onset Still's disease. Arthritis Rheum. 2010;62:2530-5.
3. Gerfaud-Valentin M, Jamilloux Y, Iwaz J, Sève P. Adult-onset Still's disease. Autoimmun Rev. 2014;13:708-22.
4. Mahroum N, Mahagna H, Amital H. Diagnosis and classification of adult Still's disease. J Autoimmun. 2014;48-49:34-7.
5. Maria AT, Le Quellec A, Jorgensen C, Touitou I, Rivière S, Guilpain P, et al. Adult onset Still's disease (AOSD) in the era of biologic therapies: dichotomous view for cytokine and clinical expressions. Autoimmun Rev. 2014;13:1149-59.
6. Masson C, Le Loet X, Liote F, Dubost JJ, Boissier MC, Perroux-Goumy L, et al. Comparative study of 6 types of criteria in adult Still's disease. J Rheumatol. 1996;23:495-7.
7. Puechal X, De Bandt M, Berthelot JM, Breban M, Dubost JJ, Fain O, et al. Tocilizumab in refractory adult Still's disease. Arthritis Care Res. 2011;63:155-9.
8. Sampalis JS, Esdaile JM, Medsger TA, Patridge AJ, Yeadon C, Senécal JL, et al. A controlled study of the long-term prognosis of adult Still's disease. Am J Med. 1995;98:384-8.
9. Meng J, Ma Y, Jia J, Wang M, Teng J, Shi H, et al. Cytokine storm in Coronavirus disease 2019 and adult-onset Still's disease: Similarities and differences. Front Immunol. 2021; 11:603389.
10. Vordenbäumen S, Feist E, Rech J, Fleck M, Blank N, Haas JP, et al. DGRh-S2e-Leitlinie : Diagnostik und Therapie des adulten Still-Syndroms (AOSD) [DGRh S2e guidelines : Diagnostic and treatment of adult-onset Still's disease (AOSD)]. Z Rheumatol. 2022;81(Suppl 1):1-20.
11. Macovei LA, Burlui A, Bratoiu I, Rezus C, Cardoneanu A, Richter P, et al. Adult-onset Still's disease – a complex disease, a challenging treatment. Int J Mol Sci. 2022;23(21):12810.
12. Zhou S, Qiao J, Bai J, Wu Y, Fang H. Biological therapy of traditional therapy-resistant adult-onset Still's disease: An evidence-based review. Ther Clin Risk Manag. 2018;14:167-71.
13. Vitale A, Caggiano V, Maggio MC, Lopalco G, Emmi G, Sota J, La Torre F. Canakinumab as first-line biological therapy in Still's disease and differences between the systemic and the chronic-articular courses: Real-life experience from the international AIDA registry. Front Med. 2022;9:1071732.
14. Rao S, Tsang LS, Zhao M, Shi W, Lu Q. Adult-onset Still's disease: A disease at the crossroad of innate immunity and autoimmunity. Front Med. 2022;9 2022;9:881431.

41

Entesopatias

Marcelo de Medeiros Pinheiro
Claudia Diniz Lopes Marques
Gustavo Gomes Resende
Thauana Luiza de Oliveira

DEFINIÇÃO E HISTÓRICO

A êntese é uma pequena estrutura que serve como ponto de inserção de diversos componentes musculotendinosos (tendão, ligamentos e cápsula articular) ao osso, com complexa relação anatômica e funcional com todos os tecidos circunjacentes, como bursas e tecido adiposo (Figura 1). Tem natureza avascular e é altamente inervada, justificando os poucos achados inflamatórios iniciais ao exame físico em casos de entesopatias/entesites, mas com bastante dor à palpação local ou durante a execução de atividades da vida diária. A nutrição ocorre de forma passiva e por meio da embebição do tecido sinovial e bursas circunvizinhas. Em casos de dano crônico e recorrente, pode haver invasão vascular com neovascularização do tecido ósseo em direção à êntese e neoformação óssea como mecanismo de reparo.

Didaticamente, a êntese pode ser dividida em três tipos principais: fibrosa, fibrocartilaginosa e mista. A êntese fibrosa está mais relacionada com o periósteo da região das metáfises e/ou diáfise de ossos longos, onde as partes moles ancoram no tecido ósseo, sendo constituída por duas zonas. Asênteses fibrocartilaginosas ou ricas em fibrocartilagem são constituídas por 4 zonas (Figura 2) e se localizam nas proeminências de epífises de ossos longos, ossos planos (articulação sacroilíaca) e irregulares (vértebras e calcâneo). Caracterizam-se pela inserção em pequenas regiões, com específicas localizações, permitindo movimentos mais precisos, finos e elaborados e com maior capacidade de deformação e alavanca. As características principais de cada tipo de êntese podem ser observadas na Figura 3.

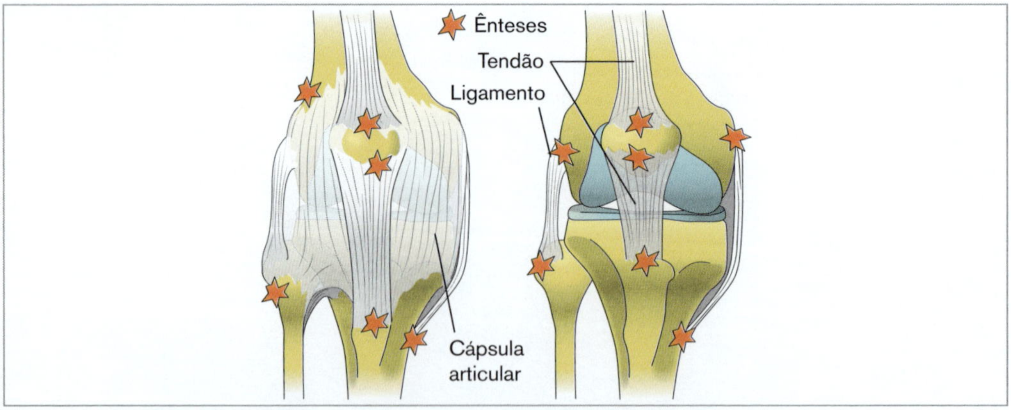

FIGURA 1 Localização anatômica das ênteses.

A descoberta da êntese promoveu uma relevante revolução da compreensão dos mecanismos fisiopatológicos envolvidos com as espondiloartrites, bem como de outras entesopatias não inflamatórias e traumáticas, permitindo avanços no diagnóstico precoce e no tratamento mais personalizado desses indivíduos.

Em 1971, Ball a descreveu como uma estrutura mais associada ao próprio tendão e a relacionou com o contexto inflamatório das artrites crônicas. Entre 1983 e 1986, Benjamim, Evans, Copp e Resnick agregaram a participação do tecido sinovial ao conceito e descreveram o substrato anatômico e radiográfico das doenças que acometiam as ênteses. Em 2004, novas propriedades foram incorporadas à pequena notável, sobretudo a definição de ser um órgão funcional e o provável sítio inflamatório primário das espondiloartrites (EpA). A partir de 2007, sua relação com outras estruturas a tornaram o complexo enteso-sinovial, com interação anatômica e/ou funcional com toda a unidade articular, incluindo bursas, tecido gorduroso e o tecido neuronal periarticular.

FISIOPATOLOGIA DO PROCESSO INFLAMATÓRIO NAS ESPONDILOARTRITES

Os tenócitos são células de origem mesenquimal, derivadas de fibroblastos pluripotentes com potencial condrogênico e osteogênico, dependendo da proporção de fatores de crescimento (SOX-9, scleraxis, TGF-β, TGIF1, IHH, PTHrp e RunX2), bem como do estímulo mecânico central e da interação com células da resposta imune, sobretudo aquelas relacionadas com a imunidade inata e as vias de sinalização Th17 e das prostaglandinas e eicosanoides. Além disso, há participação de fatores genéticos, como HLA-B27 e IL23R, e da microbiota. Mais recentemente, foram descritas as células residentes da êntese, que estão relacionadas com as células linfoides inatas tipo 3, linfócitos T γδ e células mieloides CD14, e são ativadas e moduladas pela IL23, bem como têm a IL17 e IL22 como citocinas efetoras e perpetuadoras da inflamação mediada por macrófagos, células dendríticas, células NK e neutrófilos (Figura 4).

Além das vias inflamatórias, o processo de reparo parece estar alterado em pacientes com entesopatias, particularmente naqueles com EpA, tais como expressão aumentada na deposição de densidade de colágeno, estímulo de vias de neoformação óssea, incluindo a via Wnt e relacionadas às BMPs, e modificações da resistência e elasticidade da êntese. Assim, nem todos os tendões e suas respectivas ênteses remodelam da mesma forma e ao mesmo tempo, mas dependem de várias características locais, tais como adap-

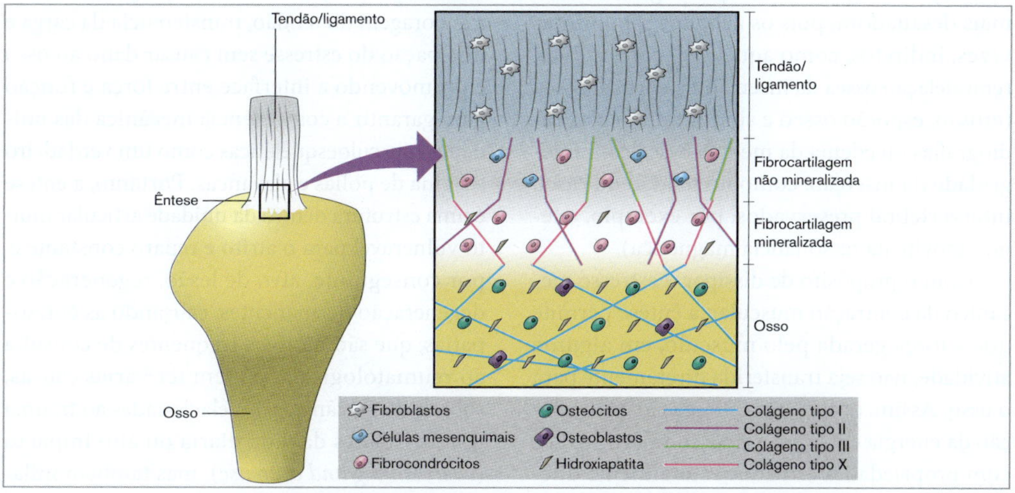

FIGURA 2 Representação esquemática da êntese fibrocartilaginosa com suas quatro zonas.

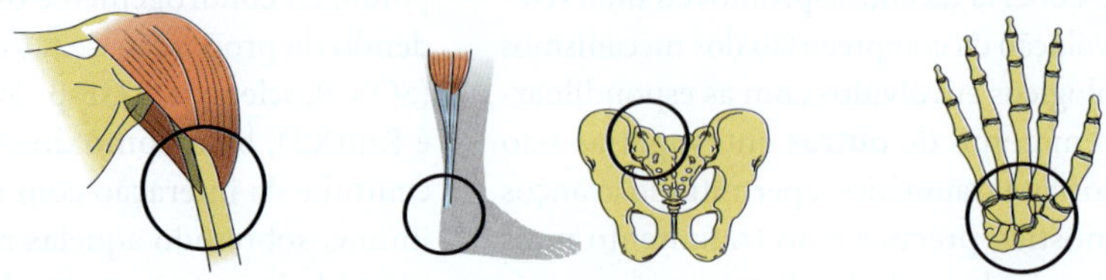

	Fibrosa	Fibrocartilaginosa	Mista
Inserção	Periósteo	Condral (placas de crescimento)	Condroperiósteo
Localização	Metáfise ou diáfise	Epífise ou proeminências ósseas	Qualquer
Zonas	2 zonas	4 zonas	Raras
Tipo de osso	Ossos longos	Ossos longos, planos e irregulares	Ossos longos e curtos
Exemplos	Deltoide (tuberosidade mediodiafisária do úmero), peitoral maior e pronador redondo	Sacroilíacas, coluna vertebral, tendão de calcâneo, supraespinhal (tuberosidade maior do úmero)	Tarso e carpo

FIGURA 3 Principais características dos tipos de êntese.

tações, peculiaridades anatômicas e funcionais (mobilidade articular, carga, forças aplicadas) e algumas são mais vulneráveis à injúria, sobretudo naquelas com maior impacto (Figura 4).

Importante ressaltar que a êntese não é diretamente observável nem ao olho nu nem por meio de exames complementares de imagem, uma vez que essa localização ou margem de transição é microscópica. Assim, a avaliação clínica direta, por imagem ou histopatológica, ainda é mais desafiadora, pois os achados são, muitas vezes, indiretos, como aqueles decorrentes da remodelação óssea da inserção na cortical óssea (erosão, esporão ósseo e sindesmófitos nas radiografias ou edema da medula óssea com integridade da inserção, como no tendão ou disco intervertebral preservados, por exemplo, e tenossinovite na ressonância magnética).

Com o propósito de dissipar o estresse mecânico da contração muscular, a êntese permite que a força gerada pelo músculo, em alguma atividade, não seja transferida diretamente para o osso. Assim, ocorre uma atenuação e adequação da energia entre esses dois compartimentos com propriedades estruturais totalmente diferentes, impedindo, assim, um dano maior se houvesse transmissão brusca do tecido mole para o tecido duro. Do contrário, poderia haver fratura do calcâneo (com ou sem avulsão) após a contração da panturrilha durante uma corrida, por exemplo. Além disso, ela funciona como um mecanostato por meio de canalículos com receptores sensor de carga, onde forças de tensão e compressão criam potenciais elétricos em pontos de maior estresse, à semelhança do osso. No entanto, com um módulo elástico 10 vezes menor e maior proporção de elastina, proporcionando a ancoragem do tendão, transferência da carga e dissipação do estresse sem causar dano ao osso e promovendo a interface entre força e função para garantir a competência mecânica das unidades musculoesqueléticas como um verdadeiro sistema de polias e alavancas. Portanto, a êntese é uma estrutura dentro da unidade articular muito vulnerável para o atrito e reparo constante e, por conseguinte, alvo de lesão, regeneração e degeneração permanentes, causando as entesopatias, que são motivos frequentes de consulta ao reumatologista e podem ter várias causas, sobretudo mecânicas ou relacionadas ao trauma por atividades da vida diária ou alto impacto (*overtraining and over-use*), mas também inflamatórias ou associadas a doenças sistêmicas e climatério, infecções, genéticas (síndromes de

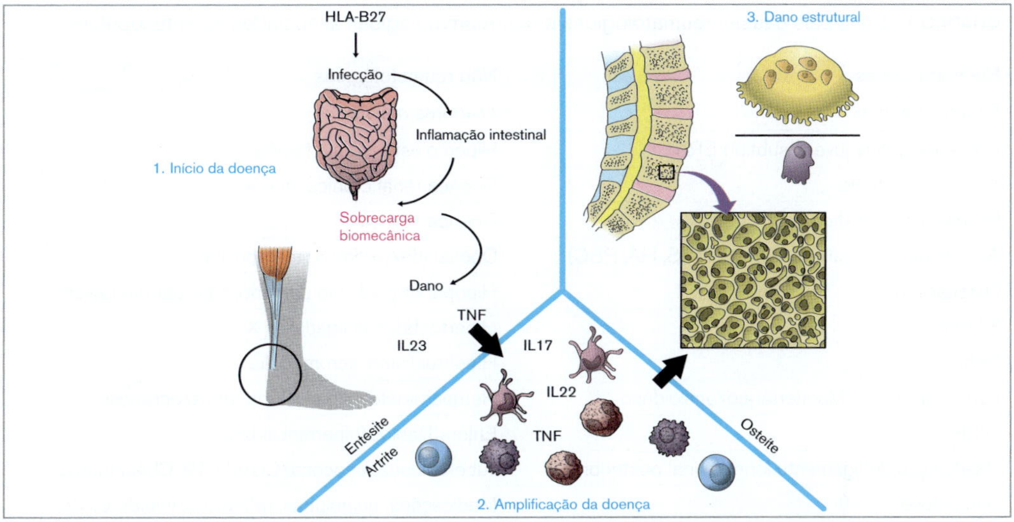

FIGURA 4 Mecanismos fisiopatológicos relacionados com a inflamação nas espondiloartrites.

hipermobilidade como Ehlers-Danlos, hipercolesterolemia familiar, hipofosfatemia e raquitismo hipofosfatêmico ligado ao X/PHEX), medicações e ao envelhecimento propriamente dito (osteoartrite e DISH com manifestações axiais e extra-axiais) (Quadro 1).

AVALIAÇÃO CLÍNICA

As entesopatias, sobretudo as entesites relacionadas às EpAs, causam piores desfechos clínicos, incluindo escore de dor, desempenho laboral, qualidade de vida e limitações funcionais. No entanto, é um grande desafio diferenciar causas mecânicas de inflamatórias, bem como aquelas relacionadas ao próprio envelhecimento. Além disso, diversos fatores de confusão precisam ser considerados para a elucidação do diagnóstico diferencial, como obesidade, envelhecimento, atividade física, comorbidades, fibromialgia, tipo de esporte e exercício físico em atletas ou em atividades recreacionais e laborais. Assim, o papel do reumatologista é definir qual das estruturas da unidade articular, peri ou extra-articular está sendo acometida, por meio de anamnese, exame físico detalhado e adequado raciocínio clínico, uma vez que não dispomos de biomarcadores, exames de imagem ou de análise tecidual que consigam diferenciá-los sem o adequado contexto clínico.

O envolvimento periférico pode ocorrer em considerável proporção de pacientes com EpA axiais (entesite: 15%-30%; artrite: 25%-30%; dactilite: 5%-6%), de acordo com uma meta-análise de 8 estudos clínicos envolvendo 2.236 pacientes com EA e 1.242 com EpA axial não radiográfica, bem como naqueles com menos de 5 anos de doença. Em pacientes com manifestações extramusculoesqueléticas relacionadas às EpAs, a prevalência também é variável (25% a 50%), dependendo de diversos aspectos clínicos, particularmente relacionados com a seleção da amostra e o critério usado para definição do desfecho. Por outro lado, essa prevalência é maior (24-83%, com média de 50%) em pacientes com artrite psoriásica selecionados para ensaios clínicos com imunobiológicos, independentemente da classe terapêutica. No Brasil, as entesites têm impacto significativo em pacientes com EpA, com prevalência global em 54% dos pacientes e piores escores do BASDAI e ASQoL, de acordo com os dados do RBE (Registro Brasileiro de Espondiloartrites). Além disso, a entesite foi a manifestação inicial em cerca de 25% dos mais de 1.500 pacientes incluídos e houve predominância entesítica em 6% deles.

Diversos instrumentos podem ser usados para avaliação das entesites, particularmente em

QUADRO 1 Principais causas reumatológicas e não reumatológicas associadas às entesopatias

Reumatológicas	Não reumatológicas
Espondiloartrites	*Diabetes mellitus*
Artrite idiopática juvenil subtipo ERA	Hipercolesterolemia familiar
Artrite reumatoide	Doença renal crônica/diálise
Polimialgia reumática	Doença celíaca
Artrites microcristalinas (DDPC, MUS, HA, PBC)	Obesidade/síndrome metabólica
Osteoartrite	Hipoparatireoidismo primário, hiperparatireoidismo
SAPHO	Hiperfosfatemia ligada ao X
Behçet	Hipotiroidismo, acromegalia
Febre familiar do Mediterrâneo/amiloidose	Hemocromatose/hiperferritinemia/ocronose
DISH	Ehlers-Danlos/hipermobilidade
Ossificação do ligamento longitudinal posterior	Tuberculose/gonococo/COVID-19, Chikungunya
Sarcoidose	Medicações: quinolonas, retinoicos, inibidores de aromatase, corticosteroides

DDPC: doença por depósito de pirofosfato de cálcio; DISH: *Diffuse Idiophatic Skeletal Hyperoostosis*; ERA: *enthesitis-related arthritis* ou artrite relacionada à entesite; HA: hidroxiapatita; MUS: monourato de sódio; PBC: fosfato básico de cálcio; SAPHO: *synovitis, acne, pustulosis, hyperostosis, osteitis.*

ensaios clínicos randomizados e estudos observacionais, tais como *Leeds Enthesitis Index* (LEI), *Spondyloarthritis Research Consortium of Canada index* (SPARCC) e *Maastricht Ankylosing Spondylitis Enthesitis Score* (MASES) (Figura 5). Os dois primeiros avaliam melhor as entesites periféricas e o último, as axiais. Mais recentemente, a resolução completa da entesite e da dactilite tem sido mais usada, pois proporciona uma ideia mais objetiva do bem-estar dos pacientes. De modo geral, usa-se a palpação direta do ponto da inserção com força aplicada equivalente a 4 kg/cm^2, que vai depender da queixa clínica e da sensibilidade individual do paciente e treinamento do avaliador, uma vez que a concordância intraobservador é heterogênea, variando de 0,3 a 0,8.

A dactilite também é considerada um tipo de entesite e se caracteriza pela tenossinovite dos flexores dos dedos, causando edema difuso do dedo da mão ou do pé, juntamente com dor, eritema e perda funcional da mobilidade, envolvendo múltiplas estruturas circunvizinhas, incluindo partes moles, sinóvia, cápsula, tendão, fáscia, subcutâneo, polias adjacentes, êntese, periósteo, tecido vascular e osso.

Em geral, é assimétrica, embora possa ser múltipla (polidactilite), e relacionada às EpAs, sobretudo artrite psoriásica e funcionando como marcador de gravidade e especificidade. A maior ocorrência nos pés ou na mão dominante sugere que a mecanobiologia das ênteses dos flexores dos dedos tem papel pivotal no surgimento e recorrência da dactilite, um fenômeno conhecido como "Koebner profundo". Além disso, ela é utilizada como desfecho relevante dos critérios de classificação (CASPAR), instrumentos de avaliação (CPDAI: *Composite Psoriatic Disease Activity Index*; PASDAS: *Psoriatic Arthritis Disease Activity Score* e MDA: *Minimal Disease Activity*) e domínios das recomendações de tratamento do GRAPPA (*Group for Research and Assessment of Psoriasis and Psoriatic Arthritis*), EULAR/ACR e Sociedade Brasileira de Reumatologia. No entanto, outras condições também podem ser diagnósticos diferenciais, como sarcoidose, infecções (tuberculose, sífilis e estreptocócica), gota e anemia falciforme.

As entesopatias mecânicas, em geral, estão mais associadas aos movimentos de sobrecarga inadequadamente aplicada ao tecido muscular despreparado ou decorrente da repetição exage-

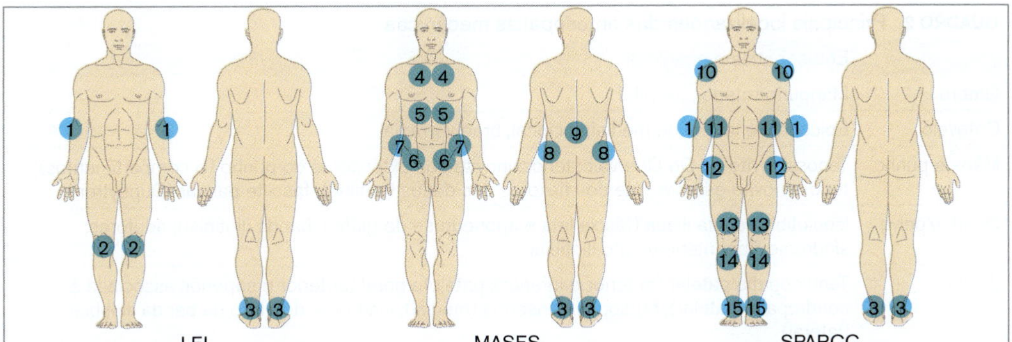

FIGURA 5 Escores e índices mais utilizados para avaliação de entesite nas espondiloartrites. L5: quinta vertebra lombar; LEI: *Leeds Enthesitis Index;* MASES: *Maastricht Ankylosing Enthesitis Score*; SPARCC: *Spondyloarthritis Research Consortium of Canada Index.*

rada, como observada em atletas ou em determinadas atividades profissionais, como costureiros, cabeleireiros e digitadores, entre outros (Quadro 2). Desse modo, tendem a piorar com o esforço ou ser desencadeadas por determinado movimento que funciona como gatilho da lesão.

Alguns indivíduos podem ter maior predisposição às entesopatias mecânicas, como aqueles com hipermobilidade ou com encurtamento tendinoso ou da amplitude de movimentos, sarcopenia, dismetria, anormalidades esqueléticas (pé *cavum*, plano ou *equinum*, supinado ou pronado; geno varo ou valgo, joelhos em X) ou alterações da marcha e carreadores do HLA-B27. No entanto, os fatores de risco ambientais também devem ser lembrados, especialmente erros técnicos do treino físico e uso de calçados inadequados ou equipamentos, bem como formas da pegada ou empunhadura em raquetes, tacos de golfe, pesos para arremesso ou halteres, entre outros. Em atletas de alto rendimento ou de elite, as competições costumam causar mais lesões, particularmente pelo aumento do volume e intensidade do treinamento.

Na maioria das vezes, são unilaterais e assimétricas e estão relacionadas com a articulação da sobrecarga em determinada atividade (joelhos e futebol; cotovelos e tênis ou golfe; quadril e ciclismo; ombro e natação; tornozelo e corrida, por exemplo). Em geral, a dor é mais ao longo do tendão e com ponto doloroso ou espessamento não insercional, como no tendão de Aquiles ou supraespinhal. No entanto, com a cronificação do processo, o diagnóstico diferencial pode ser mais desafiador, necessitando da imagem para melhor esclarecimento. A rotura parcial e total do tendão, como supraespinhal, bicipital, quadríceps e aquileu, é mais comum nas entesopatias não inflamatórias, e pode ocorrer espontaneamente após uso de quinolonas e corticosteroides, bem como em pacientes com doença renal crônica. O envolvimento de múltiplas entesopatias e a dor mais insercional sugerem o diagnóstico diferencial com doenças inflamatórias sistêmicas, como as espondiloartrites, e as síndromes de amplificação dolorosa/sensibilização central/fibromialgia permanecem como fatores de confusão na prática clínica.

DIAGNÓSTICO

Embora não existam biomarcadores para uso clínico com o objetivo de discriminar pacientes com entesites inflamatórias ou mecânicas, usam-se os reagentes de fase aguda – velocidade de hemossedimentação (VHS) e proteína C-reativa

QUADRO 2 Principais localizações das entesopatias mecânicas

	Entesopatias mecânicas
Ombro	Manguito rotador, bicipital
Cotovelo	Epicondilite lateral ou medial; tricipital; braquiorradial
Mãos e punho	Tenossinovite de De Quervain; tenossinovite dos extensores do punho (6 compartimentos); tenossinovite estenosante dos flexores dos dedos (gatilho); fasciíte palmar (Dupuytren)
Quadril/pelve	Isquiotibial, crista ilíaca (fáscia lata e aponeurose do glúteo, banda iliotibial); adutores; síndrome trocantérica/trato iliotibial
Joelho	Tendinopatia patelar (anterior e inferior); patelofemoral (anterior e superior, associada à condropatia patelar); bursopatia anserina (medial); síndrome do atrito da banda iliotibial (lateral)
Pé e tornozelo	Tendinopatia de Aquiles; fasciíte plantar (esporão); tenossinovite do tibial posterior (medial) e fibulares (lateral)

(PCR) e os índices compostos de atividade de doença como o *Ankylosing Spondylitis Disease Activity Score* (ASDAS), que podem ser usados para tomada de decisão terapêutica e se correlacionam com progressão radiográfica.

Os achados radiográficos são tardios e estão relacionados com a destruição (erosão) ou neoformação óssea (entesófitos, esporão, anquilose). Nas entesopatias axiais, os achados radiográficos podem ajudar na compreensão dos fenômenos de osteoproliferação, como nas espondiloartrites (sindesmófitos na espondilite anquilosante e parassindesmófitos na artrite psoriásica), osteoartrite (osteófitos e discoartrose) e DISH. Os sindesmófitos são de surgimento vertical (> 45°) desde a ossificação do ânulo fibroso e do ligamento longitudinal anterior (lesão de canto), com características delgadas e simétricas. Os parassindesmófitos têm aparência mais rugosa e grosseira, mas sem aparente continuidade com corpo vertebral e disco (descolamento), com crescimento vertical e assimétrico. Os osteófitos têm crescimento horizontal com prolongamento do espaço discal e surgem da margem vertebral em resposta à tração do estresse mecânico com rotura do ânulo fibroso e esclerose do platô e redução do espaço discal (Modic II). A ossificação ondulante do ligamento longitudinal anterior tem aparente deslocamento da margem vertebral e é mais observada na coluna torácica à direita em pacientes com DISH (Figura 6).

A ultrassonografia (US) com *power* Doppler e a ressonância magnética (RM) são os métodos de escolha para a detecção da inflamação ativa nas ênteses, pois são mais sensíveis e específicas do que o exame físico em estruturas periféricas. Além disso, possuem valor prognóstico e monitorização terapêutica, bem como auxiliam e aumentam a acurácia dos procedimentos guiados. Para manifestações axiais das EpA, a RM é o método padrão-ouro para diagnóstico em casos não radiográficos e pode ajudar no diagnóstico diferencial e avaliar a resposta ao tratamento em casos duvidosos entre atividade, cronicidade ou outras causas dolorosas.

Mais recentemente, o *Madrid Sonography Enthesitis Index* (MASEI) tem sido usado como propedêutica ultrassonográfica para avaliação das entesites relacionadas com as espondiloartrites. Os sítios preconizados são quadríceps distal, inserção patelar proximal e distal, tendão de Aquiles, fáscia plantar e tríceps, associados às características do tendão (perda de ecotextura fibrilar, espessamento, ruptura), calcificações, erosões ósseas, entesófitos, bursite adjacente e aumento da perfusão sanguínea com sinal Doppler positivo. No entanto, vale a pena lembrar que podem ocorrer resultados falso-positivos, pois depende da subjetividade do examinador.

Os principais achados da ressonância magnética incluem edema perienteseal (ósseo e de partes moles, incluindo a gordura); sinovite/tenossinovite; erosões; derrame articular e extra-articular; realce pós-gadolíneo; espessura e alterações do sinal no tendão, bainha, bursa e inserção; sinais de rotura parcial ou completa; envolvimento do subcutâneo; edema ósseo no ponto de inserção com integridade do tendão ou do disco; osteíte; periostite; anquilose; sindesmófitos; metaplasia gordurosa subcondral; integridade da cartilagem, placa e ligamentos; depósitos de cristais e calcificações. Além disso, o tipo de êntese e a topografia são importantes na interpretação final dos achados encontrados nas imagens e cenário clínico. As entesopatias fibrocartilaginosas, por exemplo, são mais frequentemente observadas em pacientes com EpAs do que as fibrosas, que estão mais associadas com entesopatias mecânicas.

A ressonância magnética de corpo total pode ajudar na detecção de entesites em sítios subclínicos ou pouco sintomáticos, ajudando a estreitar o diagnóstico diferencial em casos mais complexos.

TRATAMENTO

O tratamento das entesopatias é baseado no controle da dor e inflamação, mas também na restauração da função e mobilidade, redução de recidivas e melhora da qualidade de vida dos pacientes. De modo geral, a identificação da possível etiologia do quadro entesopático (mecânico vs. inflamatório vs. superposição entre eles, por exemplo) é crucial para a tomada de decisão e os princípios biomecânicos individuais e o conhecimento fisiopatogênico do funcionamento e reparo da êntese irão nortear as estratégias terapêuticas. Além disso, é preciso avaliar os principais diagnósticos diferenciais, a fim de direcioná-lo para o controle da doença de base, sobretudo em doenças sistêmicas, como as espondiloartrites, doença por depósito de pirofosfato de cálcio, doença renal crônica, DISH ou síndrome metabólica/obesidade, bem como para causas infecciosas ou genéticas. Outra importante questão é determinar se o quadro é agudo, crônico ou recorrente, se a topografia é insercional ou não insercional e se há algum fator predisponente que possa ser identificado e modificado, particularmente naqueles com contexto biomecânico.

A abordagem não medicamentosa é a primeira a ser feita e inclui a avaliação e correção dos fatores biomecânicos de risco, orientações gerais, promoção de mudanças do estilo de vida, uso de órteses funcionais e palmilhas e, sobretudo, a reabilitação (Quadro 3).

Abordando especificamente o tratamento farmacológico das entesopatias, os anti-inflamatórios não esteroidais (AINEs) são as medicações de primeira escolha. Eles podem ser usados em dose plena e por adequado intervalo de tempo para a resolução dos sintomas, juntamente com as medidas não medicamentosas. Em geral, o intervalo de uso é de 7-14 dias, mas pode ser estendido em casos mais graves ou refratários, com a ponderação de eficácia e segurança, so-

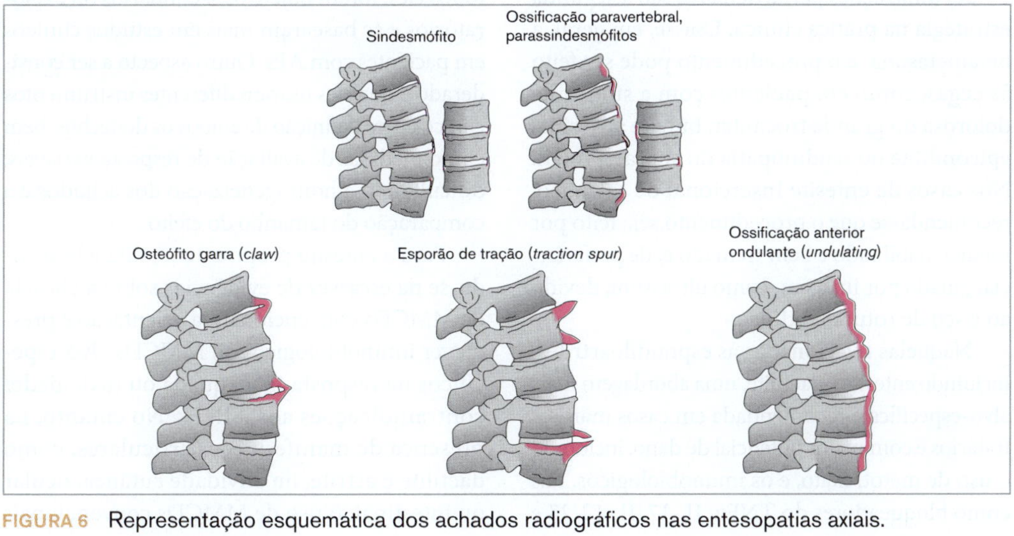

FIGURA 6 Representação esquemática dos achados radiográficos nas entesopatias axiais.

QUADRO 3 Abordagem não medicamentosa para tratamento das entesopatias

	Abordagem não medicamentosa
Identificação de fatores biomecânicos	▪ Discrepância de membros ▪ Tipo de pisada ▪ Alterações da marcha e tipo de superfície (aclives, declives e tipo de solo) ▪ Hipotrofia e flacidez muscular ▪ Encurtamento tendinoso ▪ Erros técnicos do treino (volume e intensidade) ▪ Equipamentos (calçados, raquetes, tacos, pesos, halteres)
Orientações gerais	▪ Repouso, proteção articular, conservação de energia, ganho de amplitude de movimento ▪ Evitar exercícios de alto impacto e salto para membros inferiores
Mudanças do estilo de vida	▪ Prática de exercícios físicos regulares, controle do peso corporal e parar de fumar
Reabilitação	▪ Supervisionada ▪ Individualizada (considerar as características biomecânicas e limitações das doenças sistêmicas e condições cardiopulmonares e neurológicas) ▪ Exercícios resistidos/fortalecimento muscular/exercícios excêntricos/core ▪ Flexibilidade/alongamentos ▪ Aptidão cardiorrespiratória ▪ Habilidades neuromotoras (equilíbrio e funcional)
Órteses e palmilhas	▪ Redistribuição e adequação de cargas e alívio da tensão sobre as ênteses durante a marcha para os membros inferiores ou atividades dos membros superiores ▪ Correções de erro da pisada ▪ Posicionamento funcional para atividades da vida diária (bandas elásticas, material termomoldável em EVA, apoio palmar e dorsal)

bretudo nas entesites relacionadas às EpAs. Cursos rápidos de glicocorticosteroides (prednisona ou equivalente), por via oral, ou betametasona, por via intramuscular, também podem ser usados em pacientes que não responderam ou tenham contraindicações aos AINEs.

As infiltrações periarticulares são a segunda estratégia na prática clínica. Usa-se, em geral, a betametasona, e o procedimento pode ser feito às cegas, como em pacientes com a síndrome dolorosa do grande trocânter, bursite anserina, epicondilite ou tendinopatia do supraespinhal. Nos casos de entesite insercional de calcâneo, recomenda-se que o procedimento seja feito por médico habilitado e bem treinado e, de preferência, guiado por imagem, como ultrassom, devido ao risco de rotura tendínea.

Naquelas relacionadas às espondiloartrites, incluindo entesite e dactilite, uma abordagem mais alvo-específica é recomendada em casos mais refratários e com maior potencial de dano, incluindo o uso de metotrexato, e os imunobiológicos, tais como bloqueadores do TNFα, IL-17, IL-12/23 e IL-23, e os MMCD alvo-específicos, como inibidores das JAKs, e é orientada pela Sociedade Brasileira de Reumatologia, GRAPPA e ACR/EULAR). No entanto, é importante ressaltar que nenhum ensaio clínico pivotal com essas medicações usou esses dois domínios como desfecho primário. Em todos eles, foram objetivos secundários ou exploratórios e se basearam mais em estudos clínicos em pacientes com APs. Outro aspecto a ser considerado é que eles usaram diferentes instrumentos clínicos para definição de ambos os desfechos, bem como medidas de avaliação de resposta variáveis, dificultando a homogeneização dos achados e a comparação do tamanho do efeito.

Para a entesite propriamente dita e baseando-se na escassez de evidências sobre a eficácia de MMCDs convencionais, a orientação é prescrever imunobiológicos ou MMCDs alvo-específicos na resposta inadequada ou toxicidade/contraindicações aos AINEs. No entanto, na presença de manifestações articulares, como dactilite e artrite, ou atividade cutânea, ocular ou intestinal, o uso de MMCDs convencionais pode ser uma alternativa eficaz, tanto em monoterapia como em combinação.

De modo geral, os principais resultados das primeiras 24 semanas com os imunobiológicos (inibidores do TNF, IL17, IL12/23 e IL23) mostraram que o tempo médio para resolução completa da entesite e dactilite foi entre 60-90 dias e mais de 160 dias para o placebo, sugerindo rapidez de ação e efeito sustentado. Após 52 e 104 semanas, a resolução completa desses achados tende a alcançar mais de 65% e 80% dos pacientes, respectivamente. De modo interessante, 80-90% dos pacientes sem entesite ou dactilite, no período da inclusão, permaneceram sem elas ao final do segundo ano de seguimento, sugerindo o papel potencial de inibição dos surgimentos desses dois desfechos ao longo da exposição a esses agentes terapêuticos. Como não existem estudos *head-to-head* entre os imunobiológicos considerando entesite/dactilite, não existe tratamento hierarquizado e qualquer um deles pode ser usado como escolha inicial ou troca após falha terapêutica.

Um outro detalhe clínico ao tomar a decisão de tratamento da entesite e dactilite relacionadas às EpAs é ponderar se existem alguns outros pontos, como envolvimento axial, articular periférico ou manifestações extra-articulares. De modo geral, todos os iTNFs e iIL17 têm eficácia nos quadros axiais e são os agentes recomendados em entesites axiais. Por outro lado, ustequinumabe, risanquizumabe, abatacepte, iIL-6 e apremilaste não tiveram significância estatística em pacientes com espondilite anquilosante. Abatacepte, iIL-6 (clazaquizumabe em APs e tocilizumabe em EA) e apremilaste não funcionaram em entesites. Até o momento, não existem evidências científicas sobre a eficácia dessas medicações em pacientes com entesites periféricas e concomitância com quadro axial.

No entanto, apesar de todo esse arsenal terapêutico de combate à inflamação, alguns pacientes ainda mantêm dor e as síndromes de amplificação dolorosa, incluindo a fibromialgia, precisam ser consideradas e tratadas, embora o diferencial seja um desafio na prática clínica. Alguns estudos mais recentes questionam os exames de imagem para diferenciar essas duas condições, uma vez que apontam para a perda de correlação entre eles (US ou RM e a clínica). Assim, alguns autores têm proposto o termo "entesalgia" para definir esses pontos dolorosos onde não se consegue determinar os achados inflamatórios propriamente ditos e, muitas vezes, estão associados à fadiga, distúrbios do sono e espectro "*fibromyalgianess*", presente em 15-30% dos pacientes com doenças reumáticas e dor crônica e menor probabilidade de alcançar a remissão.

A terapia com ondas de choque extracorpóreas (TOCE) tem sido usada para o tratamento de entesopatias mecânicas refratárias, especialmente calcâneo e fasciíte plantar, embora com grande heterogeneidade metodológica e dos resultados em ensaios clínicos randomizados e meta-análises. O plasma rico em plaquetas (PRP) tem evidências para tendinopatias, como epicondilites, tendinopatia do calcâneo, bursite anserina, extensor radial do carpo e supraespinhal, mas não tem sido recomendado em nossa rotina reumatólogica. Até o momento, ambas as estratégias não são recomendadas para a abordagem de pacientes com entesites inflamatórias e espondiloartrites.

Intervenções cirúrgicas são indicadas em casos selecionados, particularmente no contexto ortopédico e mecânico ou naqueles com rotura completa e prejuízo funcional ou dor intratável.

Mais recentemente, têm havido grandes avanços na bioengenharia de tecidos para melhorar a integração da interface osso-tendão e a regeneração das entesopatias, bem como o uso de terapia celular e de fatores de crescimento específicos em modelos animais.

REFERÊNCIAS BIBLIOGRÁFICAS

1. Arnold MJ, Moody AL. Common running injuries: Evaluation and management. Am Fam Phys. 2018;97(8):510-6.
2. Aydin SZ, Bridgewood C, Zabotti A, Girolimetto N, McGonagle D. The transition from enthesis physiological responses in health to aberrant responses that underpin spondyloarthritis mechanisms. Curr Opin Rheumatol. 2021;33(1):64-73.
3. Benjamin M, McGonagle D. Basic concepts of enthesis biology and immunology. J Rheumatol Suppl. 2009;83:12-3.
4. Carron P, De Craemer A-S, Van den Bosch F. Peripheral spondyloarthritis: a neglected entity-state of the art. RMD Open. 2020;6(1):e001136.

5. De Cata A, Inglese M, Rubino R, Molinaro F, Mazzoccoli G. The synovio-entheseal complex in enthesoarthritis. Clin Exp Med. 2016;16(2):109-24.
6. Deymier-Black AC, Pasteris JD, Genin GM, Thomopoulos S. Allometry of the tendon enthesis: Mechanisms of load transfer between tendon and bone. J Biomech Eng. 2015;137(11):111005.
7. Font Tellado S, Balmayor ER, Van Griensven M. Strategies to engineer tendon/ligament-to-bone interface: Biomaterials, cells and growth factors. Adv Drug Deliv Rev. 2015;94:126-40.
8. Gravallese EM, Schett G. Effects of the IL-23-IL-17 pathway on bone in spondyloarthritis. Nat Rev Rheumatol. 2018;14(11):631-40.
9. Gurjit S Kaeley. Enthesitis in psoriatic arthritis (Part 2): imaging. Rheumatology (Oxford). 2020;59(Suppl 1):i15-i20.
10. Jacques P, Lambrecht S, Verheugen E, Pauwels E, Kollias G, Armaka M, et al. Proof of concept: enthesitis and new bone formation in spondyloarthritis are driven by mechanical strain and stromal cells. Ann Rheum Dis. 2014;73:437-45.
11. Lage RC, Marques CDL, Oliveira TL, Resende GG, Lubianca Kohem CL, Saad CG, et al. Brazilian recommendations for the use of nonsteroidal anti-inflammatory drugs in patients with axial spondyloarthritis. Adv Rheumatol. 2021;61:4.
12. Li HY, Hua YH. Achilles tendinopathy: current concepts about the basic science and clinical treatments. Biomed Res Int. 2016;2016:6492597.
13. Mathew AJ, Østergaard M. Magnetic resonance imaging of enthesitis in spondyloarthritis, including psoriatic arthritis-status and recent advances. Front Med (Lausanne). 2020;7:296.
14. Mease PJ, Karki C, Palmer JB, Etzel CJ, Kavanaugh A, Ritchlin CT, et al. Clinical characteristics, disease activity, and patient-reported outcomes in psoriatic arthritis patients with dactylitis or enthesitis: Results from the Corrona Psoriatic Arthritis/Spondyloarthritis Registry. Arthritis Care Res (Hoboken). 2017;69(11):1692-9.
15. Molto A, Sieper J. Peripheral spondyloarthritis: Concept, diagnosis and treatment. Best Pract Res Clin Rheumatol. 2018;32(3):357-68.
16. Naredo E, Batlle-Gualda E, Garcia-Vivar ML, Garcia-Aparicio AM, Fernandez-Sueiro JL, Fernandez-Prada M, et al. Power Doppler ultrasonography assessment of entheses in spondyloarthropathies: response to therapy of entheseal abnormalities. J Rheumatol. 2010;37:2110-7.
17. Petraglia F, Ramazzina I, Costantino C. Plantar fasciitis in athletes: diagnostic and treatment strategies. A systematic review. Muscles Ligaments Tendons J. 2017;7(1):107-18.
18. Poggenborg RP, Eshed I, Ostergaard M, Sorensen IJ, Moller JM, Madsen OR, et al. Enthesitis in patients with psoriatic arthritis, axial spondyloarthritis and healthy subjects assessed by 'head-to- toe' whole-body MRI and clinical examination. Ann Rheum Dis. 2014;74:823.
19. Polachek A, Cook R, Chandran V, Abji F, Gladman D, Eder L. The association between HLA genetic susceptibility markers and sonographic enthesitis in psoriatic arthritis. Arthritis Rheumatol (Hoboken). 2018;70(5):756-62.
20. Ramiro S, Smolen JS, Landewe R, van der Heijde D, Gossec L. How are enthesitis, dactylitis and nail involvement measured and reported in recent clinical trials of psoriatic arthritis? A systematic literature review. Ann Rheum Dis. 2017;77:782-3.
21. Rausch Osthoff AK, Niedermann K, Braun J, Adams J, Brodin N, Dagfinrud H, et al. 2018 EULAR recommendations for physical activity in people with inflammatory arthritis and osteoarthritis. Ann Rheum Dis. 2018;77(9):1251-60.
22. Resende GG, Meirelles ES, Marques CDL, Chiereghin A, Lyrio AM, Ximenes AC, et al. The Brazilian Society of Rheumatology guidelines for axial spondyloarthritis – 2019. Adv Rheumatol. 2020;60(1):19.
23. Resnick D, Niwayama G. Entheses and enthesopathy. Anatomical, pathological, and radiological correlation. Radiology. 1983;146(1):1-9.
24. Ritchlin C. Tissue-resident memory T cells: Sequestered immune sensors and effectors of inflammation in spondyloarthritis. Arthritis & Rheumatol. 2020;72:379-82.
25. Sancho I, Malliaras P, Barton C, Willy RW, Morrissey D. Biomechanical alterations in individuals with Achilles tendinopathy during running and hopping: A systematic review with meta-analysis. Gait & Posture. 2019;73:189-201.
26. Schett G, Lories RJ, D'Agostino M-A, Elewaut D, Kirkham B, Soriano ER, et al. Enthesitis: from pathophysiology to treatment. Nat Rev Rheumatol. 2017;13(12):731-41.
27. Singh JA, Guyatt G, Ogdie A, et al. 2018 American College of Rheumatology/National Psoriasis Foundation Guideline for the treatment of psoriatic arthritis. Arthritis Rheumatol. 2019;71(1):5-32.
28. Slobodin G, Rimar D, Boulman N, Kaly L, Rozenbaum M, Rosner I, Odeh M. Entheseal involvement in systemic disorders. Clin Rheumatol. 2015;34: 2001-10.
29. Thomopoulos S, Genin GM, Galatz LM. The development and morphogenesis of the tendon-to-bone insertion. What development can teach us about healing. J Musculoskelet Neuronal Interact. 2010;10(1):35-45.
30. Watad A, Bridgewood C, Russell T, Marzo-Ortega H, Cuthbert R, McGonagle D. The early phases of ankylosing spondylitis: Emerging insights from clinical and basic science. Front Immunol. 2018;9:2668.
31. Watad A, Cuthbert RJ, Amital H, McGonagle D. Enthesitis: Much more than focal insertion point inflammation. Curr Rheumatol Rep. 2018;20(7): 1-10.
32. Xiong Y, Wu Q, Mi B, Zhou W, Liu Y, Liu J, et al. Comparison of efficacy of shock-wave therapy versus corticosteroids in plantar fasciitis: a meta-analysis of randomized controlled trials. Arch Orthop Trauma Surg. 2019;139(4):529-36.

42

Espondiloartrites axiais

Claudia Diniz Lopes Marques
Célio Roberto Gonçalves
Carla Gonçalves Schahin Saad
Marcelo de Medeiros Pinheiro
Thauana Luiza de Oliveira

DEFINIÇÃO E EPIDEMIOLOGIA

O termo "espondiloartrites" (EpA) é utilizado para descrever um grupo de doenças inflamatórias que apresentam características clínicas comuns, como comprometimento inflamatório axial (espondilite e sacroiliíte) e periférico (artrite, dactilite, entesite), bem como manifestações extra-articulares (uveíte, doença inflamatória intestinal e psoríase), englobando o conceito de guarda-chuva (*umbrella concept*) e o princípio da *Gestalt*.

Nas últimas décadas houve um significativo avanço nas definições relacionadas às EpA. Desde 1961, quando foram propostos os critérios de Roma, os primeiros para a classificação da espondilite anquilosante (EA), vários outros critérios foram propostos, como os de Nova Iorque modificados (1984) para a EA e os de Amor (1990) e do *European Spondyloarthropathy Study Group* (ESSG) (1991) para as EpA, com o objetivo de englobar as manifestações articulares (axiais e periféricas) e extra-articulares, bem como permitir o diagnóstico precoce, antes do surgimento dos achados de neoformação óssea. Em 1995, François et al. propuseram a troca do nome espondiloartropatias soronegativas para espondiloartrites, enfatizando o componente inflamatório axial e periférico das doenças do grupo. Mais recentemente, o grupo ASAS (*Assessment of SpondyloArthritis International Society*) publicou dois critérios classificatórios: EpA axiais (2009) e EpA periféricas (2011), diferenciando os quadros de comprometimento predominantemente axial do predominantemente periférico, além de incluir os achados da ressonância magnética (RM) (sacroiliíte) e testagem do *Human Leucocyte Antigen* (HLA)-B27.

Há alguns anos também foi definido um conceito de que as EpA axiais poderiam ser classificadas em dois estágios: EpA axial radiográfica (com alteração na radiografia simples, conhecida também por EA) e EpA axial não radiográfica (com alteração apenas na RM). Atualmente, entende-se que a diferenciação entre formas radiográficas e não radiográficas é de pouca relevância na prática clínica, tendo em vista que o comprometimento funcional e da qualidade de vida desses pacientes é semelhante. Interessante pontuar que ambas são contempladas e capturadas pelos critérios de classificação ASAS e possuem estratégias de tratamento muito semelhantes, incluindo abordagem não medicamentosa e farmacológica, e representam espectros tempo-dependentes da mesma doença (Quadro 1). Assim, atualmente, a denominação EpA axial (EpA-ax) é a mais usada e recomendada.

As EpA-ax, tendo como protótipo as formas radiográficas ou EA, tipicamente afetam homens com idade inferior a 40 anos (3 homens:1 mulher), mais frequentes na população caucasiana (0,5 a 0,8/100.000 habitantes), sendo reflexo direto da prevalência do HLA-B27. Por outro lado, as formas não radiográficas têm distribuição similar entre homens e mulheres e a proporção de pacientes com evidências objetivas de inflamação, tanto na RM

QUADRO 1 Semelhanças, diferenças e peculiaridades do espectro das espondiloartrites axiais

Características	EpA-ax N-Rx	EA (EpA-ax Rx)
HLA-B27 +	60%-70%	75%-90%
Homem:mulher	1:1	2-3:1
Idade	30-45	25-45
Clínica (dor/qualidade de vida)	+++	+++
Função/mobilidade	+	+++
VHS/PCR	+/-	+++
Evolução/inflamação na coluna vertebral	Variável	Crônica
História familiar +	5%-8%	25%
Manifestações extra-articulares	+ (10-20%; - UAAr)	+++ (30-50%)
Resposta ao tratamento	50%-70%	60%-70%
Progressão radiográfica (5-10 anos)	5%-25%	40%-60%

EA: espondilite anquilosante; EpA-ax N-Rx: espondiloartrite axial não radiográfica; EpA-ax Rx: espondiloartrite axial radiográfica; HLA: *Human Leucocyte Antigen*; PCR: proteína C-reativa; VHS: velocidade de hemossedimentação.

das articulações sacroilíacas (SI) (edema de medula óssea) quanto pela avaliação da proteína C-reativa (PCR), é menor. A prevalência das EpA-ax é de cerca de 0,5% a 1,4% na população geral, sendo a EA o subgrupo mais comum. Na população norte-americana, estima-se que 0,7% dos indivíduos entre 18 e 44 anos sejam acometidos por EpA-ax, sendo metade no espectro não radiográfico.

FISIOPATOLOGIA

Embora a causa das EpA-ax ainda não seja totalmente conhecida, acredita-se que seja o resultado da associação entre fatores genéticos, imunológicos e ambientais. A associação com o HLA-B27 foi descrita pela primeira vez em 1973 e, desde então, é considerada um exemplo clássico e comprovado de associação entre uma doença humana e uma herança oligogênica relacionada ao *Major Histocompatibility Complex* (MHC) de classe 1.

O HLA-B27 é o fator genético mais importante relacionado às EpA, sendo observado em mais dos 70%-90% dos pacientes, dependendo da etnia e região geográfica acometida, embora apenas 2% a 5% dos indivíduos com HLA-B27 positivo na população geral desenvolvam EpA-ax. Além disso, a concordância em gêmeos monozigóticos é de 63%, e nos dizigóticos, de 27%. Esses dados indicam que a predisposição para desenvolver a doença não é apenas determinada geneticamente, havendo a influência de fatores ambientais ou de respostas imunes específicas.

A distribuição geográfica da EA reflete claramente a associação do HLA-B27 com a doença. Populações com um percentual elevado de pessoas com HLA-B27 positivo, como no Alasca ou na Noruega, apresentam a prevalência mais elevada da doença, diferentemente do que ocorre na África ou Japão, onde a prevalência do HLA-B27 é baixa.

Diversas hipóteses foram levantadas na tentativa de explicar o papel do HLA-B27 no desenvolvimento das EpA: a) teoria do peptídeo artritogênico; b) dimerização não canônica do HLA; c) resposta ao HLA-B27 mal dobrado.

Os mecanismos relacionados com a neoformação óssea ainda não são totalmente elucidados, mas parece haver um papel importante da êntese ou complexo entesossinovial, definido como o ponto de inserção de tendão, ligamento e/ou cápsula articular à superfície óssea, que é a estrutura inicialmente acometida nas EpA.

A êntese desempenha a importante função de suavizar a transdução do estresse mecânico produzido pelo músculo até chegar à superfície óssea. Isso é possível graças à sua estrutura, em que o tecido ligamentar, composto por tenócitos, é gradualmente substituído por condrócitos e fibroblastos (formando a fibrocartilagem) e, finalmente, osteócitos e osteoblastos, possibilitando uma conexão robusta e ancoragem com a superfície óssea e transição da força mecânica dos tecidos moles ao tecido duro. A êntese saudável não é vascularizada e a nutrição se dá por embebição do tecido sinovial, sendo, contudo, bastante inervada. A inflamação da êntese, chamada de entesite, parece ser desencadeada por um estresse mecânico e/ou infeccioso em pacientes geneticamente suscetíveis, como aqueles HLA-B27-positivos e com determinados polimorfismos do receptor de interleucina (IL)-23. Na entesite, há predomínio da resposta imune inata, mediada preferencialmente pela resposta Th17, e menor participação da resposta adaptativa.

Em relação ao estresse infeccioso, há evidências de que o sistema imune inato poderia ser ativado por um microbioma intestinal alterado (disbiose), sendo o aumento da permeabilidade da barreira intestinal um fator facilitador.

Um importante mediador do processo inflamatório é a prostaglandina E2 (PGE2), produzida localmente por células mesenquimais da êntese em resposta ao gatilho mecânico e/ou infeccioso, levando à vasodilatação e ao recrutamento de neutrófilos, macrófagos e outras células apresentadoras de antígeno (APCs), e promovendo a ativação da via IL-23/IL-17. A produção de IL-23 pelas APCs ocasiona a ativação de linfócitos Tγδ e células linfoides inatas do tipo 3 (ILC3) residentes na êntese que, por sua vez, produzirão IL-17, IL-22 e o fator de necrose tumoral (TNF). Ambas amplificam a resposta inflamatória, levando a mais recrutamento de neutrófilos e outras células efetoras, que liberam proteases e espécies reativas de oxigênio, acentuando a inflamação e ativando nociceptores, bem como estão relacionadas com os fenômenos osteodestrutivos (erosões) e a neoformação óssea.

MANIFESTAÇÕES CLÍNICAS

Manifestações axiais

A manifestação clínica predominante da EpA-ax é a dor lombar, geralmente de forma ascendente, acompanhada de dor alternante em nádegas caracterizada pelo acometimento da articulação sacroilíaca. O comprometimento isolado da coluna é raro, ocorrendo em cerca de 2% dos casos.

No início, pode ser de forte intensidade, localizada profundamente na região glútea (dor alternante nas nádegas), em geral unilateral ou intermitente, mas pode se tornar persistente e bilateral com a evolução. Classicamente piora durante à noite, acordando o paciente, que necessita se levantar da cama para obter alguma melhora. A rigidez matinal é outra característica importante, podendo durar até 3 horas. Tanto a rigidez como a dor lombar melhoram após um banho quente, alguns exercícios ou atividade física, mas não melhoram com o repouso.

O ritmo inflamatório da dor lombar, considerado característico das EpA-ax, ocorre em 70 a 80% dos casos. Importante salientar que a presença de dor inflamatória pode ocorrer em outras condições clínicas como na doença discal degenerativa e na osteíte condensante. Em contrapartida, em alguns casos de EpA-ax, a dor pode ter característica mista (inflamatória e mecânica).

A fadiga é um sintoma frequente e pode ser um problema importante, acentuado pelo distúrbio do sono decorrente da dor. No Quadro 2 podem ser observados os critérios do grupo ASAS para dor lombar inflamatória.

QUADRO 2 Critérios de dor lombar inflamatória

Para aplicação em pacientes com lombalgia crônica (> 3 meses) – positivo se presentes 4/5
▪ Idade de início < 40 anos
▪ Início insidioso
▪ Melhora com exercício
▪ Sem melhora com repouso
▪ Dor à noite (com melhora ao se levantar)

Manifestações periféricas

Artrite e entesite são as manifestações periféricas mais frequentes, podendo ocorrer no momento de sua apresentação, previamente (30% a 50% dos casos) ou em qualquer momento da evolução da doença. A artrite periférica geralmente assume padrão oligoarticular assimétrico, predominante em membros inferiores. A entesite é mais frequentemente na região da inserção da fáscia plantar e do tendão do calcâneo, muitas vezes incapacitante, podendo também ocorrer em outros locais (Figura 1).

Manifestações extra-articulares

A uveíte é a manifestação extra-articular mais frequente e apresenta-se classicamente como uveíte anterior aguda, autolimitada, unilateral e frequentemente ocorrendo de forma alternada de um olho para outro. Psoríase e doença inflamatória intestinal podem ocorrer, de forma menos frequente.

DIAGNÓSTICO

O diagnóstico das EpA-ax deve ser realizado levando-se em consideração aspectos epidemiológicos (idade e sexo), manifestações clínicas típicas articulares e extra-articulares e história familiar. Os critérios de classificação existentes não devem ser utilizados de forma compulsória na prática clínica, devendo ser assumida uma postura mais flexível, se necessário. Em alguns casos, mesmo não sendo preenchidos os critérios de classificação, o paciente pode ter o diagnóstico de EpA-ax, a depender da apresentação clínica, e o diagnóstico deve ser feito pelo reumatologista. Alguns critérios de classificação são utilizados na prática clínica para auxiliar na avaliação diagnóstica destes pacientes.

- Critérios de Nova Iorque (1984): são os mais conhecidos e utilizados para classificar um paciente com EA (Quadro 3). Como a presença sacroiliíte na radiografia é mandatória, pode haver um retardo no diagnóstico,

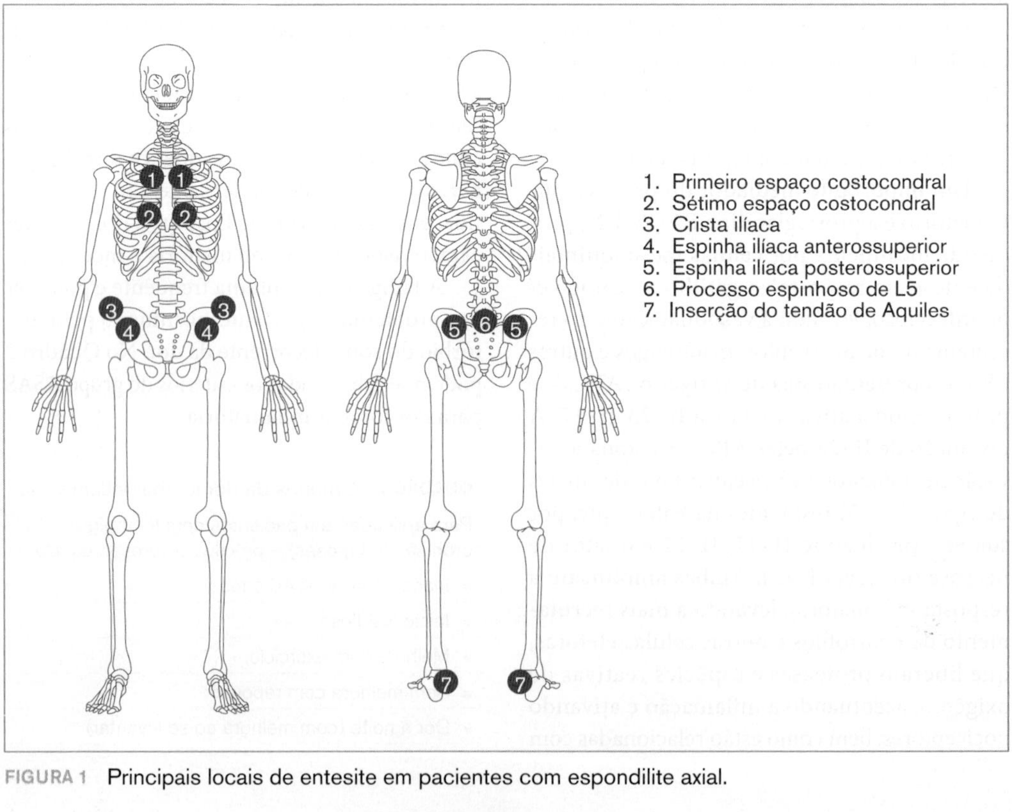

FIGURA 1 Principais locais de entesite em pacientes com espondilite axial.

motivo pelo qual não se deve esperar que o paciente preencha estes critérios para que receba o diagnóstico e inicie o tratamento.

QUADRO 3 Critérios de Nova Iorque modificados para a classificação de pacientes com espondilite anquilosante

Critérios clínicos
▪ Lombalgia inflamatória > 3 meses, melhora com o exercício e não aliviada pelo repouso
▪ Expansão torácica reduzida
▪ Limitação do movimento lombar nos planos sagital e frontal
Critérios radiográficos
▪ Sacroiliíte bilateral grau 2-4 ou sacroiliíte unilateral grau 3-4

- Critérios ASAS EpA-ax (2009): podem ser aplicados em pacientes que apresentem dor nas costas com mais de três meses de duração e de início antes dos 45 anos de idade. Os critérios ASAS para EpA-ax apresentam dois braços de classificação, sendo um que considera a imagem das articulações SI (braço da imagem) e outro, a presença do HLA-B27 (braço clínico) (Figura 2).

Considerando-se esse critério, o paciente pode ser classificado com espondiloartrite axial não radiográfica quando apresentar alterações na RM de SI (RM SI) compatíveis com EpA em contexto de radiografia de SI sem preencher os critérios de Nova Iorque, além de pelo menos mais uma manifestação clínica ou laboratorial ou, no caso de RM SI normal, quando houver a presença do HLA-B27 e pelo menos duas manifestações clínicas e/ou laboratoriais de EpA. Além disso, o novo critério contempla a dor em qualquer ponto das costas, incluindo coluna torácica e cervical, e não obrigatoriamente o ritmo precisa ser inflamatório.

É muito importante ressaltar que um paciente pode preencher os critérios de classificação e não apresentar EpA e vice-versa. Assim, é fundamental o raciocínio clínico. Ademais, os exames de imagem e laboratoriais só devem ser solicitados quando houver elevada probabilidade de pré-teste para esse diagnóstico considerando-se o conjunto de manifestações clínicas do paciente. Um grande erro que pode ser cometido na prática clínica é usar os critérios de classificação como diagnóstico, um dos aspectos que estão associados ao erro de diagnóstico. De modo geral, os critérios de classificação requerem sinais objetivos de inflamação.

Uma proposta de algoritmo que pode ser utilizado na prática clínica em pacientes com dor lombar de início antes dos 45 anos pode ser visualizada na Figura 3.

Radiografia

É o primeiro exame a ser solicitado diante da suspeita clínica de EpA axial. Deve ser avaliado de acordo com os critérios de Nova Iorque modificados (Quadro 4).

QUADRO 4 Critérios de Nova Iorque modificados (1994) para a avaliação das articulações sacroilíacas na radiografia

Classificação da alteração na radiografia de sacroilíacas
▪ Grau I – suspeita: sem alteração definida (borramento da imagem)
▪ Grau II – alteração mínima: perda de definição da articulação, esclerose justarticular, irregularidades
▪ Grau III – alteração moderada: esclerose bilateral, bordamento das margens articulares, erosões, alteração do espaço articular (estreitamento ou pseudoalargamento)
▪ Grau IV – alteração avançada – anquilose

Ressonância magnética

Deve ser solicitada para avaliação diagnóstica apenas nos casos em que a radiografia não preencha os critérios de Nova Iorque ou seja inconclusiva, e existe uma forte suspeita clínica de EpA-ax. A alteração na RM de articulação SI que permite classificar o paciente com EpA-ax é o edema ósseo subcondral, embora as alterações estruturais com maior especificidade, como erosões, esclerose subcondral e lesões gordurosas possam estar presentes.

Desde o final da década de 1980, quando surgiram as primeiras descrições de sacroiliíte

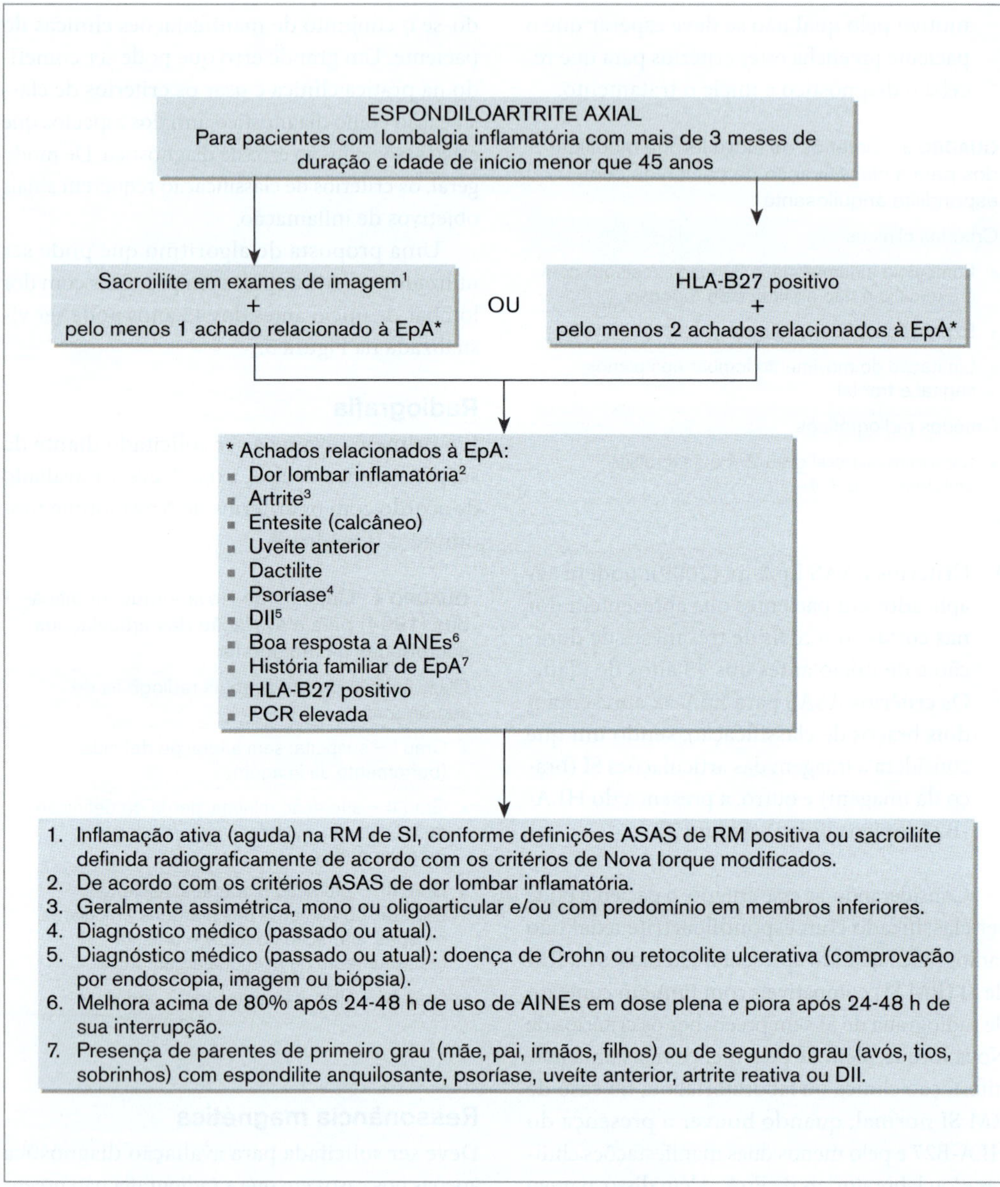

FIGURA 2 Critérios de classificação ASAS para espondiloartrite axial.
AINEs: anti-inflamatórios não esteroidais; DII: doença inflamatória intestinal; EpA: espondiloartrite; PCR: proteína C-reativa; RM: ressonância magnética.

pela RM em pacientes com lombalgia inflamatória e com radiografia de SI normal, houve aumento expressivo do número de estudos que avaliam o papel da RM de SI e da coluna vertebral tanto para a classificação quanto para o diagnóstico precoces das EpA-ax. Enquanto a radiografia convencional e a tomografia computadorizada detectam apenas alterações estruturais crônicas, a RM evidencia tanto lesões agudas quanto as crônicas estruturais precoces.

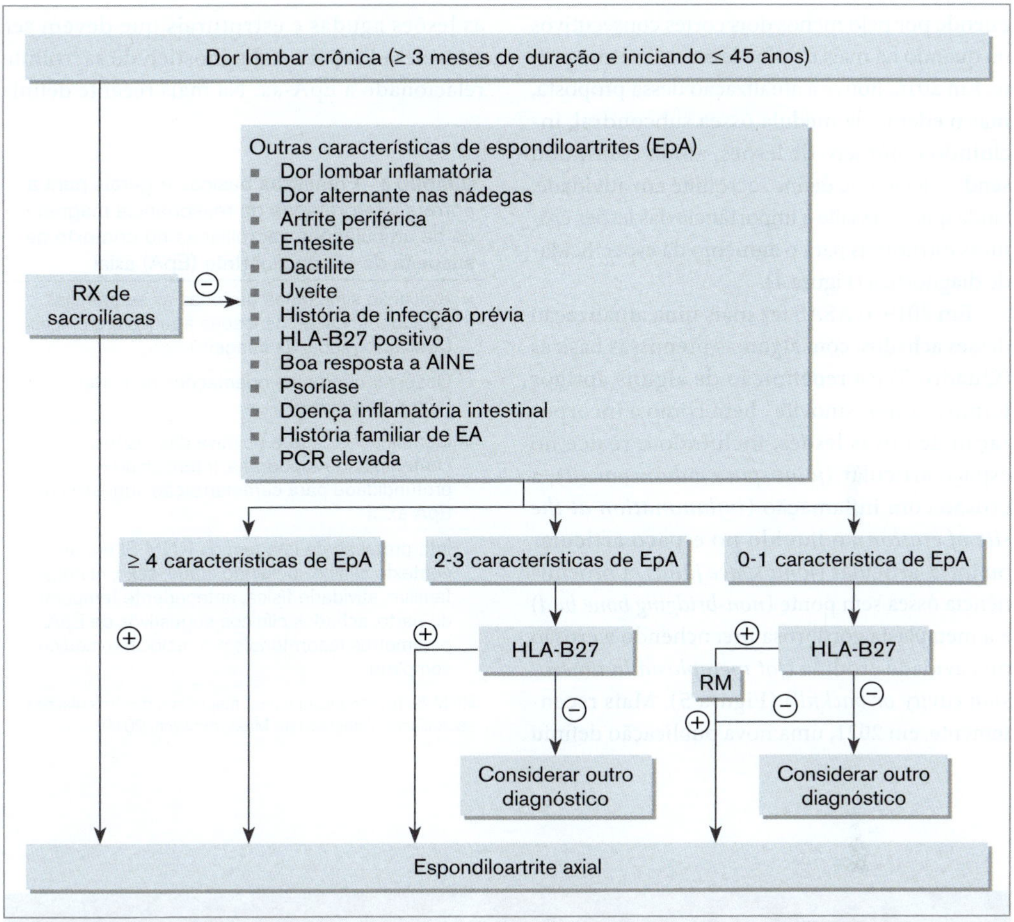

FIGURA 3 Algoritmo de diagnóstico das espondiloartrites axiais (EpA axiais) – adaptado de Sieper et al. 2015.

Em relação à técnica empregada na realização da RM SI, recomenda-se que sejam utilizados aparelhos de 1,5 Tesla (T) ou superior. A orientação da maioria das sequências é o plano semicoronal, paralelo à linha que liga a porção superior dorsal de S1 e S3. Na orientação semicoronal, os cortes anteriores evidenciam apenas a porção articular cartilaginosa, enquanto os cortes mais posteriores mostram as porções cartilaginosa e ligamentar. As sequências no plano semiaxial, orientado perpendicularmente ao plano semicoronal, fornecem informações adicionais e nos permitem avaliar simultaneamente a topografia, extensão e profundidade das lesões.

São obtidos cortes de quatro milímetros, ponderados na sequência T1, em que a gordura apresenta-se hiperintensa e a água hipointensa e em pelo menos uma sequência sensível a líquido e com supressão de gordura [*Short tau inversion recovery* (STIR), T2 com saturação de gordura (T2 Fat Sat) ou T1 pós-gadolínio (T1-Gd)], na qual a gordura é hipointensa e a água, hiperintensa.

Os achados de imagem na RM de SI incluem alterações agudas (edema da medula óssea, sinovite, capsulite e entesite) e estruturais (esclerose óssea subcondral, metaplasia gordurosa, erosões e sindesmófitos/anquilose). O ASAS define como edema da medula óssea sugestivo de sacroiliíte aquele localizado em região subcondral e que se estende por pelo menos dois cortes consecutivos ou quando há mais de uma lesão no mesmo corte. Em 2016, houve a atualização dessa proposta, mas o edema da medula óssea subcondral, incluindo o número de lesões, ainda continuou sendo a lesão que define sacroiliíte em atividade, ainda que se ressalte a importância das lesões crônicas estruturais para o aumento da especificidade diagnóstica (Figura 4).

Em 2019, o ASAS fez mais uma atualização desses achados, com algumas premissas básicas (Quadro 5) e a redefinição de alguns antigos termos, como "sinovite", bem como a incorporação de novas lesões, incluindo o realce no espaço articular (*joint space enhancement*), a erosão com inflamação (*inflammation at the site of erosion*), o líquido no espaço articular ou intra-articular (*joint space fluid*), a proeminência óssea sem ponte (*non-bridging bone bud*) e a metaplasia gordurosa preenchendo a erosão ou cavidade erodida (*fat metaplasia in an erosion cavity or backfill*) (Figura 5). Mais recentemente, em 2021, uma nova publicação definiu as lesões agudas e estruturais que devem ser consideradas para o diagnóstico de sacroiliíte relacionado a EpA-ax. Na mais recente defini-

QUADRO 5 Premissas básicas e gerais para a correta interpretação da ressonância magnética de articulações sacroilíacas no contexto de suspeita de espondiloartrite (EpA) axial

▪ Avaliação simultânea de todas as sequências para identificação de lesões agudas e crônicas (avaliação global da imagem)
▪ Observar diferentes orientações de cortes (coronais e axiais)
▪ Identificação clara e objetiva das lesões, contemplando topografia, intensidade e profundidade para caracterização sugestiva de EpA axial
▪ Interpretação da imagem da RNM SI em um contexto clínico, incluindo idade, sexo, história familiar, atividade física, antecedente temporal do parto, achados clínicos sugestivos de EpA, parâmetros laboratoriais e o raciocínio médico completo

RNM SI: ressonância nuclear magnética das articulações sacroilíacas. Adaptado de Maksymowych, 2019.

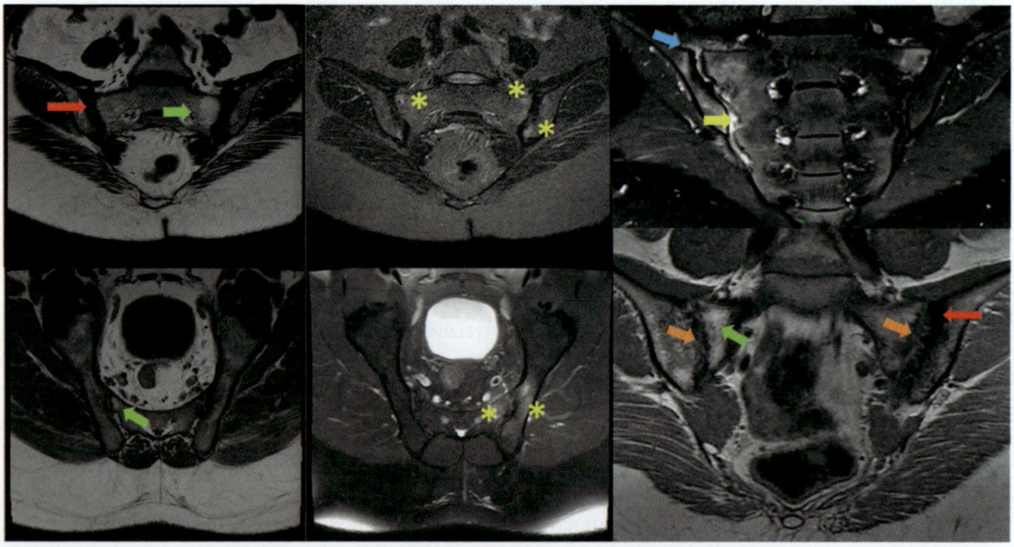

FIGURA 4 Principais lesões em ressonância magnética de articulações sacroilíacas: esclerose subcondral (setas vermelhas), erosões (setas laranjas), edema da medula óssea (asteriscos), metaplasia gordurosa (setas verdes), sinovite (seta amarela) e capsulite (seta azul).

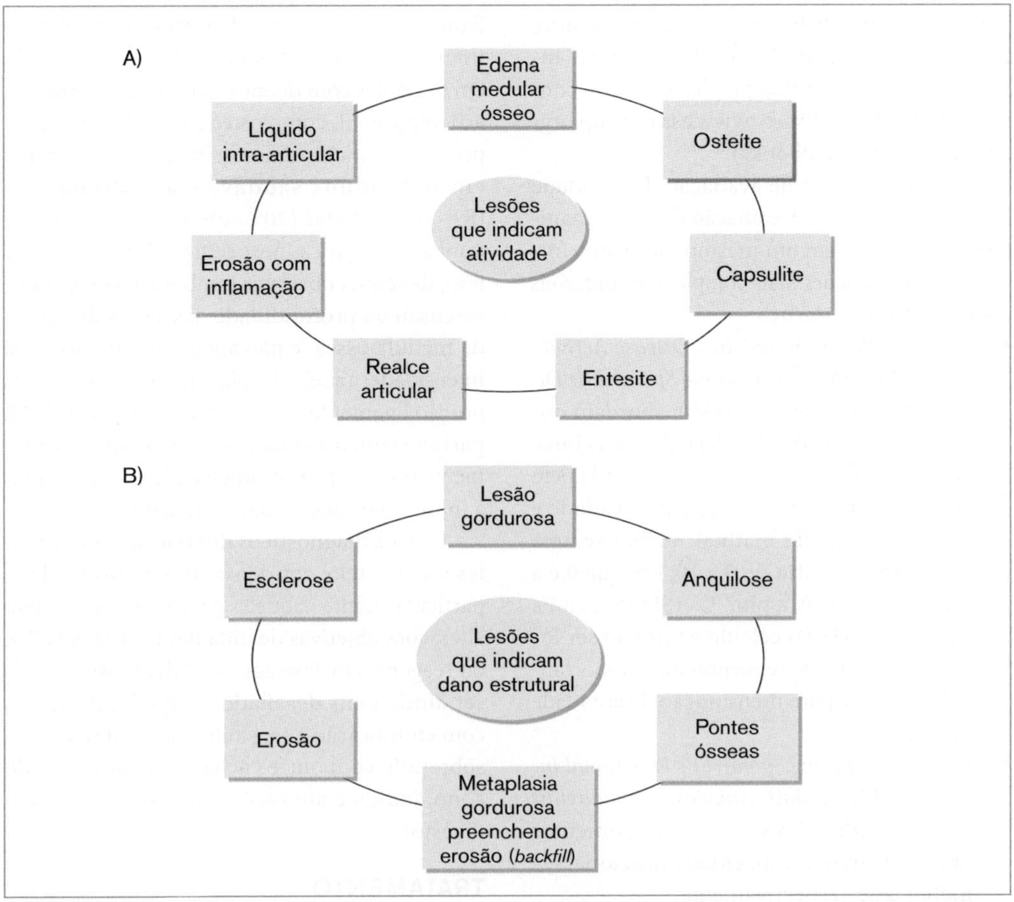

FIGURA 5 (A) Lesões agudas elementares definidas pelo ASAS (ressonância magnética das articulações sacroilíacas). (B) Lesões crônicas (estruturais) elementares definidas pelo ASAS.

ção de lesão aguda típica de EpA-ax, o edema da medula óssea deve ser visualizado em quatro quadrantes em qualquer localização da SI ou na mesma localização em pelo menos 3 cortes consecutivos. Para as lesões estruturais, é necessária a visualização de erosão em pelo menos 3 quadrantes da SI ou na mesma localização em 2 cortes consecutivos, a presença de lesões gordurosas em pelo menos 5 quadrantes ou na mesma localização em 3 cortes consecutivos ou a presença de lesão gordurosa profunda (p. ex.: > 1 cm de profundidade) em pelo menos 2 quadrantes da SI. Esses achados têm um valor preditivo positivo ≥ 95% para o diagnóstico de EpA-ax.

Laboratório

Na prática clínica não temos um exame laboratorial específico para pacientes com EpA-ax, devendo os reagentes de fase aguda (PCR e VHS) e o HLA-B27 ser solicitados somente para pacientes com clínica sugestiva de EpA-ax.

INSTRUMENTOS DE AVALIAÇÃO DE ATIVIDADE DE DOENÇA, MOBILIDADE E FUNÇÃO

Importante realizar a metrologia na avaliação inicial, a cada seis meses ou diante de uma piora clínica. Devem ser incluídos o teste de Schober, distância tragus-parede, flexão lateral lombar, abertura das pernas e rotação do pescoço. Também devem ser palpados os pontos de entesite e avaliação de artrite periférica. Para maiores informações sobre a realização desses testes, consultar o *ASAS handbook* (www.asas-group.org/education/asas-handbook/).

Os instrumentos de avaliação de atividade de doença permitem a avaliação de várias manifestações clínicas em um mesmo momento, fornecendo informações mais completas e confiáveis sobre o estado da doença.

- *Bath Ankylosing Spondylitis Disease Activity Index* (BASDAI) e *Ankylosing Spondylitis Disease Activity Score* (ASDAS): abordam domínios relacionados à fadiga, dor na coluna, dor e sintomas articulares, dor causada pelo acometimento das enteses e intensidade e duração da rigidez matinal; atribui-se uma avaliação que varia de 0 a 10, em que 0 é a melhor nota e 10, a pior. O ASDAS inclui a PCR e/ou VHS no cálculo e por não ser totalmente subjetivo se tornou uma importante ferramenta para mensuração de atividade de doença.
- O *Bath Ankylosing Spondylitis Functional Index* (BASFI) e o *Bath Ankylosing Spondylitis Mobility Index* (BASMI) são instrumentos que mensuram a capacidade funcional e a mobilidade, respectivamente.

DIAGNÓSTICO DIFERENCIAL

Embora o edema da medula óssea seja um achado sensível e objetivo, ele não é específico de sacroiliíte relacionada às EpA, uma vez que ele não significa necessariamente a presença de inflamação propriamente dita, mas sim de alguma injúria (Figura 7). Assim, pode ser encontrado em pacientes com doenças não inflamatórias das articulações SI, como osteoartrite, fratura sacral por insuficiência, tumores, infecções, bem como em indivíduos saudáveis assintomáticos (8%-10%), atletas (20%-40%) ou naqueles com lombalgia crônica inespecífica (20%-25%). Por isso, devemos observar também a topografia e extensão ou profundidade das lesões de edema da medula óssea, e não apenas o número e sua intensidade: aquelas localizadas isoladamente na porção ligamentar e nos terços superiores da SI, particularmente quando acometendo isoladamente o sacro, provavelmente estão relacionadas à injúria mecânica e não inflamatória.

Outros diagnósticos diferenciais importantes são a osteíte condensante e a fibromialgia, particularmente naqueles pacientes que não têm alterações objetivas de inflamação, seja pela RM ou reagentes de fase aguda. O diagnóstico pode ser ainda mais desafiador naqueles pacientes com cronificação e sensibilização central da dor, sobretudo com outros achados de distúrbio do sono, fadiga e alterações funcionais do trato digestório.

TRATAMENTO

Os objetivos do tratamento das EpA-ax são o controle da dor axial e periférica associada à entesite e artrite, quando houver, bem como a resolução das manifestações extra-articulares, fadiga, rigidez e melhora da qualidade de vida dos pacientes. Adicionalmente, almeja-se também a

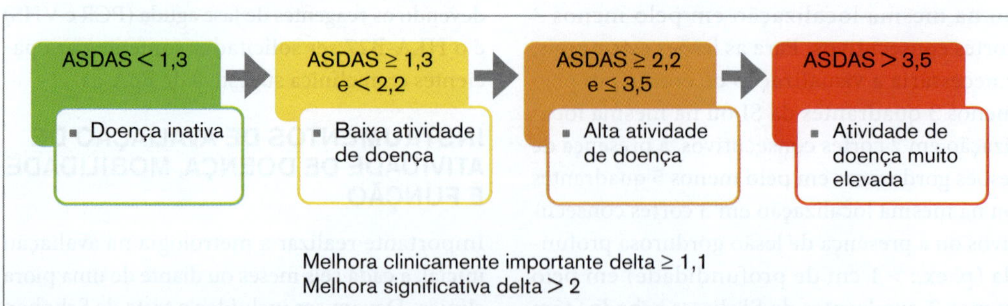

FIGURA 6 Níveis de atividade de doença e de resposta ao tratamento do *Ankylosing Spondylitis Disease Activity Score* (ASDAS).

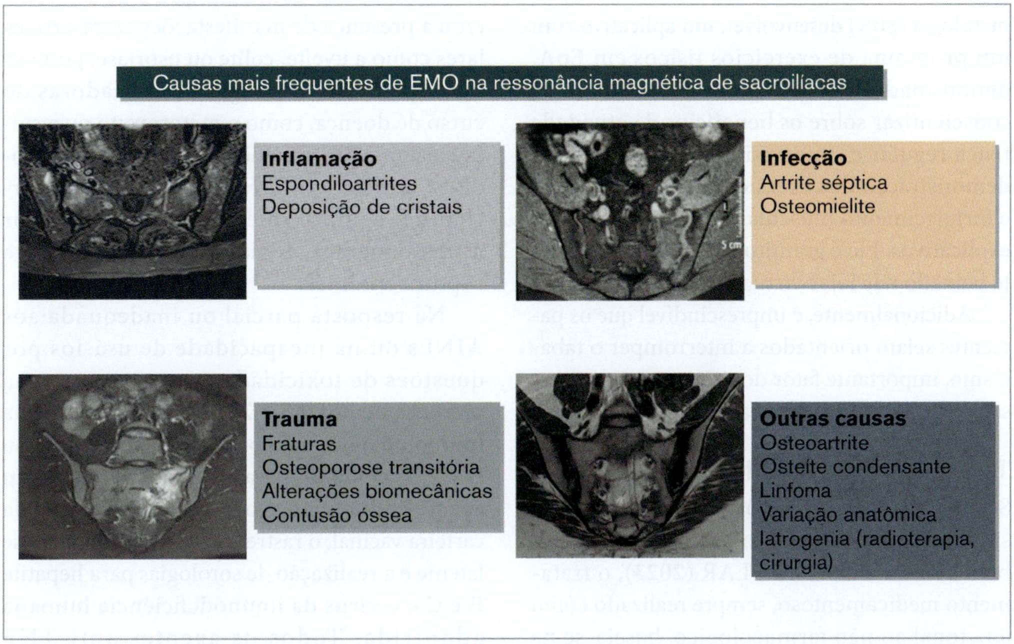

FIGURA 7 Significado do edema de medula óssea pela ressonância magnética das articulações sacroilíacas.
EMO: edema da medula óssea.

manutenção de uma boa mobilidade, da capacidade funcional e a inibição e/ou desaceleração da progressão radiográfica. Fundamentalmente, toda decisão terapêutica deve ser compartilhada entre o médico assistente e o paciente, baseada na melhor evidência científica disponível, considerando-se a eficácia e segurança de cada medicação. Além disso, o tratamento deve envolver uma equipe multidisciplinar.

Ainda que uma estratégia *treat-to-target* para as EpA-ax não seja completamente definida, nossa meta para o tratamento é a remissão completa da doença, almejando o controle das manifestações inflamatórias clínicas e laboratoriais. Contudo, em alguns casos, a atividade leve de doença pode ser aceitável, particularmente quando o paciente tem uma doença de longo tempo de evolução e já refratária às primeiras opções terapêuticas. Uma das ferramentas que auxiliam na mensuração da atividade de doença é o índice ASDAS, preferencialmente utilizando-se a PCR para o cálculo, sendo que valores abaixo de 1,3 indicam remissão da doença. Diversos estudos também já evidenciaram que a persistência de ASDAS abaixo de 1,3 se associa à redução da velocidade da progressão radiográfica da doença.

O tratamento das EpA-ax deve ser realizado de forma individualizada e o manejo adequado desses pacientes combina intervenções não farmacológicas e farmacológicas.

Tratamento não farmacológico

A educação do paciente, a prática de atividade física regular e a fisioterapia são os pilares do tratamento das EpA-ax, devendo estar presentes em qualquer fase da doença. No tocante à atividade física, não há dados suficientes para indicar uma modalidade em detrimento da outra, mas deve-se optar por exercícios sob supervisão de um profissional habilitado, sempre que possível, e incluir atividades aeróbicas e de fortalecimento muscular global, além de alongamento geral. A Sociedade Brasileira de Reumatologia (SBR) desenvolveu um aplicativo com um programa de exercícios físicos em EpA, denominado REPARE, com a finalidade de conscientizar sobre os benefícios da atividade física regular e supervisionada, bem como a demonstração dos exercícios de alongamento e fortalecimento muscular por meio de vídeos explicativos. Ele é gratuito e pode ser facilmente baixado nas lojas virtuais.

Adicionalmente, é imprescindível que os pacientes sejam orientados a interromper o tabagismo, importante fator de risco para a progressão radiográfica da doença.

Tratamento farmacológico

Segundo as recomendações do Consenso Brasileiro para o Tratamento das EpA-ax (2020), bem como do ASAS/EULAR (2023), o tratamento medicamentoso, sempre realizado como adicional ao não farmacológico, baseia-se na administração de anti-inflamatórios não esteroidais (AINEs) como primeira opção medicamentosa. O paciente deverá fazer uso de AINEs em dose plena durante ao menos quatro semanas consecutivas antes de ser considerado respondedor ou não a essa classe de medicamentos, desde que os fatores de risco cardiovasculares e a função renal do paciente permitam o uso dessas medicações. Se o paciente tem resposta inadequada a um AINE, ele poderá ser substituído por outro ao longo desse período de quatro semanas. A princípio, não há um AINE de preferência, devendo a escolha do paciente levar em conta a posologia e aspectos de segurança (gastrointestinal, cardiovascular, renal, hepático, farmacodermia, entre outros). Deve-se evitar o uso de AINEs naqueles pacientes com colite em atividade. A decisão entre o uso de AINEs de modo contínuo ou sob demanda deve levar em consideração apenas os sintomas do paciente: caso o controle se dê com o uso sob demanda, esse deve ser preconizado. Atualmente não está indicada a manutenção de uso contínuo do AINE com o intuito de se prevenir a progressão radiográfica da doença.

Quando houver manifestações articulares periféricas não controladas pelo uso de AINES e/ou a presença de manifestações extra-articulares como a uveíte, colite ou psoríase, pode-se optar pelo uso de drogas modificadoras do curso de doença, como o metotrexato ou a sulfassalazina. Em caso de entesite refratária, pode-se indicar a infiltração local de glicocorticoide, sempre que possível guiada por ultrassonografia, com o intuito de se evitar a ruptura tendínea.

Na resposta parcial ou inadequada aos AINEs ou na incapacidade de usá-los por questões de toxicidade ou segurança, e na presença de ASDAS ≥ 2,1, está indicada terapia imunobiológica com bloqueadores do TNF ou IL17. Os cuidados para a administração de um agente imunobiológico incluem atualização da carteira vacinal, o rastreamento para tuberculose latente e a realização de sorologias para hepatite B e C e o vírus da imunodeficiência humana adquirida. Todos os agentes anti-TNF (infliximabe, etanercepte, adalimumabe, certolizumabe e golimumabe) e anti-IL17 (secuquinumabe e ixequizumabe) foram liberados pela Agência Nacional de Vigilância Sanitária para o tratamento das EpA axiais, com uma ressalva para o infliximabe, liberado apenas para a forma radiográfica da doença. O ASAS/EULAR recomenda, para os casos da forma não radiográfica das EpA-ax, que o paciente tenha evidências objetivas de inflamação para que o tratamento seja indicado, sejam elas a elevação da PCR e/ou a presença de edema da medula óssea na RM de articulações sacroilíacas.

Não há estudos de comparação direta entre os diferentes agentes imunobiológicos, seja intraclasse ou entre um anti-TNF e um anti-IL17. Por isso, a escolha deve levar em consideração a presença concomitante de manifestações extra-articulares, a segurança, os custos, a posologia e a preferência do paciente. De modo geral, podemos fazer as seguintes considerações:

1. Na presença de uveíte ou colite, deve-se escolher um anti-TNF monoclonal, haja vista que o etanercepte e os anti-IL17 não são eficazes nesse cenário.
2. Quando houver a associação com psoríase extensa, pode-se preferir um anti-IL17 como

primeira escolha, haja vista que os estudos de comparação direta entre os anti-TNF e IL17 mostram que os últimos são mais eficazes para o controle da psoríase grave.

3. Quando a epidemiologia do paciente favorecer o seu risco de contrair tuberculose, deve-se ponderar a escolha por um anti-IL17, já que o mesmo não se associa ao maior risco de desenvolver a doença, ao contrário dos anti-TNF.

Após iniciado o agente imunobiológico, seja um anti-TNF ou anti-IL-17, o momento adequado para a avaliação da resposta ao tratamento é após a décima segunda semana, quando se recomenda um novo cálculo do ASDAS, sendo considerada uma resposta satisfatória quando houver queda de ao menos 1,1. Independente dessa métrica, é imprescindível que o paciente esteja satisfeito com as respostas obtidas com o tratamento.

Em caso de falha ao primeiro agente imunobiológico, o próximo passo é a reavaliação e confirmação da hipótese diagnóstica. Além disso, deve-se ponderar se não há outras causas sobrepostas e que justifiquem a persistência de dor, como a presença de fibromialgia e osteoartrite, por exemplo. Excluídos esses fatores, sugere-se a troca para outro imunobiológico, dentro da mesma classe ou outra, sendo mais uma alternativa a associação com AINEs quando o paciente apresenta resposta ao seu uso.

No Brasil, até o momento da redação deste capítulo, ainda não há aprovação dos medicamentos inibidores de *Janus Associated Kinases* (JAK) para o tratamento das EpA-ax.

MONITORAMENTO E *TAPERING*

O monitoramento do tratamento dos pacientes com EpA-ax deve ser clínico e laboratorial, incluindo nesse caso a realização ao menos anual dos reagentes de fase aguda (VHS e PCR). Até o momento não está indicada a repetição periódica dos exames de imagem, incluindo a RM, seja de coluna ou das articulações sacroilíacas, haja vista que é fraca a correlação entre os achados de lesões inflamatórias na imagem e a intensidade de dor do paciente. A RM apenas deve ser repetida apenas em caso de dúvida, quando o paciente que seguia bem com o tratamento volta a ter dor, por exemplo. Ademais, não há indicação de realização de exames periódicos de radiografia de coluna e articulações sacroilíacas com o objetivo de estudar a progressão radiográfica da doença, a não ser no contexto de pesquisa científica. Isso porque hoje sabemos que o controle do quadro inflamatório parece ser chave para reduzir o risco de acúmulo de dano estrutural. Até o presente momento, não há estudos que tenham avaliado a progressão radiográfica como desfecho primário e por isso não se pode afirmar que alguma classe de medicação seja superior à outra nesse quesito.

Quando o paciente atingiu a remissão do quadro inflamatório por no mínimo seis meses, pode-se ponderar a redução de dose do agente imunobiológico, seja aumentando o intervalo entre as aplicações ou reduzindo diretamente a dose, sendo esta última estratégia possível quando o agente escolhido for de aplicação endovenosa com dose calculada pelo peso. É imprescindível que o paciente seja periodicamente avaliado clínica e laboratorialmente antes que haja uma próxima redução de dose. É possível que o *tapering* da medicação leve à descontinuação dela com o passar do tempo, sendo necessário que o paciente siga monitorado, uma vez que é frequente a recidiva após a suspensão completa do tratamento.

PROGNÓSTICO

Um dos principais questionamentos em relação às espondiloartrites axiais não radiográficas é a frequência com que esses pacientes evoluirão para a forma radiográfica da doença. Alguns estudos se propuseram a investigar esse tópico; ainda que todos tenham limitações metodológicas, estima-se que a frequência de progressão para a forma radiográfica não seja elevada (20%-25% em 5 anos, de acordo com os estudos mais recentes). Um desses estudos, que avaliou a coorte alemã *German Spondyloarthritis Inception Cohort* (GESPIC), observou que 12% de 95 pacientes progrediram em dois anos. Já os dados da coorte francesa *Devenir des Spondylarthopa-*

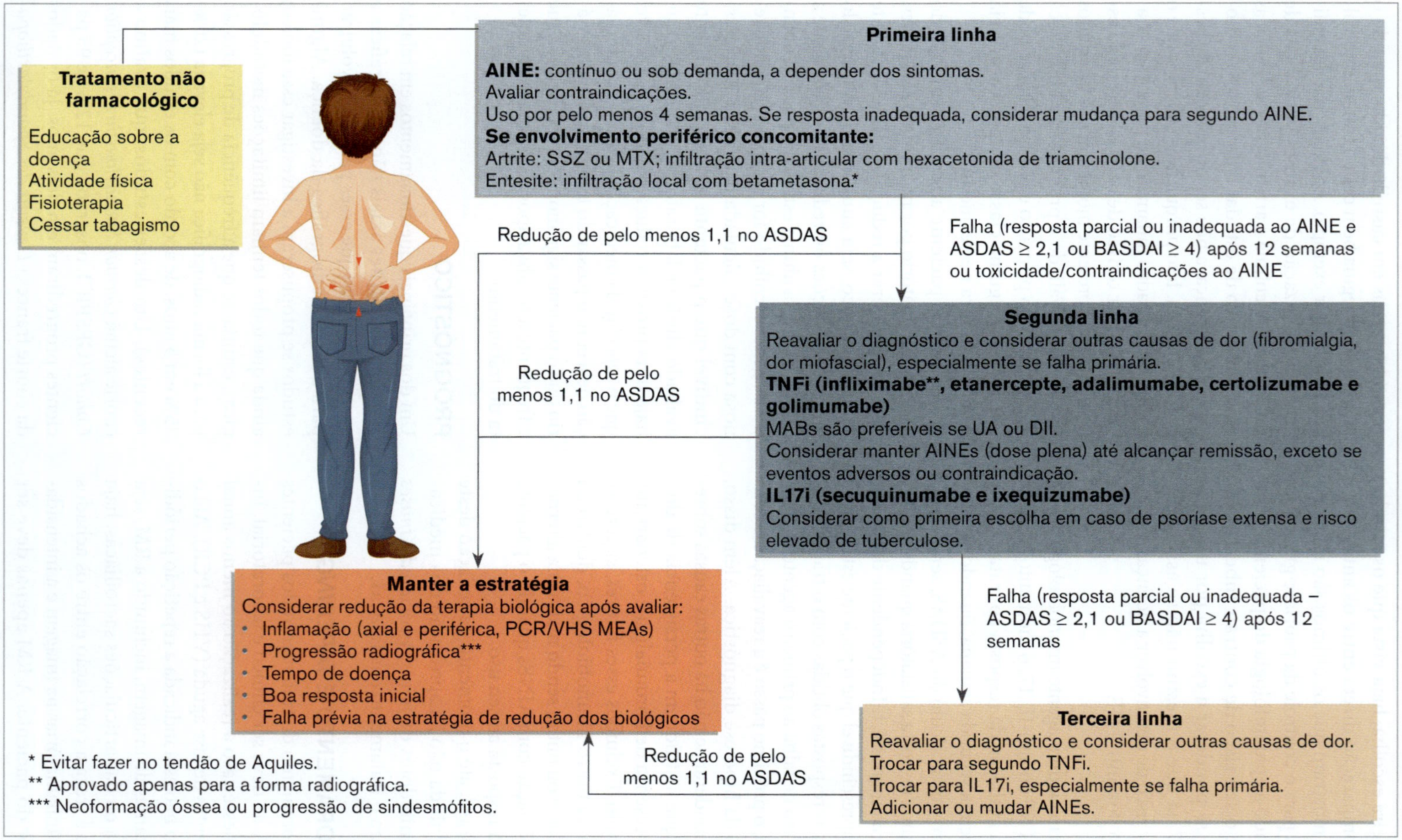

FIGURA 8 Algoritmo de tratamento da espondiloartrites axiais.

AINEs: anti-inflamatórios não esteroidais; DII: doença inflamatória intestinal; IL17i: inibidores IL17; MABs: anticorpos monoclonais; MTX: metotrexato; PCR: proteína C-reativa; SSZ: sulfassalazina; TNFi: inibidores do fator de necrose tumoral; UA: uveíte anterior; VHS: velocidade de hemossedimentação.

thies Indifférenciées Récentes (DESIR) evidenciaram uma taxa de progressão de 5% em dois anos e 5,1% em cinco anos. Contudo, na análise de cinco anos, observou-se que 18,4% dos pacientes HLA-B27-positivos e com RM positiva, além de PCR elevada, progrediram para a forma radiográfica. A coorte DESIR também mostrou que, assim como sugerido em outros estudos, são fatores de risco independentes associados à progressão radiográfica: tabagismo, presença do HLA-B27 e a presença de edema da medula óssea na RM de SI. Assim, esses aspectos podem nos ajudar a identificar quais são os pacientes com maior risco e que devem ser tratados de maneira mais incisiva.

CONCLUSÕES

Houve numerosos avanços no cenário das EpA--ax axiais nos últimos anos, tanto no melhor entendimento de sua fisiopatogênese e evolução quanto no tratamento, o que nos permitiu compreender que as suas diferentes formas são espectros da mesma doença. A agenda de pesquisa segue preenchida por vários tópicos, como a necessidade de estudos de comparação direta entre as medicações, bem como o impacto das diferenças de sexo e das manifestações extra-articulares na resposta ao tratamento.

REFERÊNCIAS BIBLIOGRÁFICAS

1. Baraliakos X, Braun J. Non-radiographic axial spondyloarthritis and ankylosing spondylitis: what are the similarities and differences? RMD Open. 2015;1:e000053.
2. Calin A, Garrett S, Whitelock H, Kennedy LG, O'Hea J, Mallorie P, et al. A new approach to defining functional ability in ankylosing spondylitis: the development of the Bath Ankylosing Spondylitis Functional Index. J Rheumatol. 1994;21:2281-5.
3. Chandran V, Rahman P. Update on the genetics of spondyloarthritis-ankylosing spondylitis and psoriatic arthritis. Best Pract Res Clin Rheumatol. 2010;24:579-88.
4. Deodhar A, Strand V, Kay J, Braun J. The term 'non-radiographic axial spondyloarthritis' is much more important to classify than to diagnose patients with axial spondyloarthritis. Ann Rheum Dis. 2016;75:791-4.
5. Garrett S, Jenkinson T, Kennedy LG, Whitelock H, Gaisford P, Calin A, et al. A new approach to defining disease status in ankylosing spondylitis: the Bath Ankylosing Spondylitis Disease Activity Index. J Rheumatol. 1994;21:2286-91.
6. Gracey E, Burssens A, Cambré I, Schett G, Lories R, McInnes IB, et al. Tendon and ligament mechanical loading in the pathogenesis of inflammatory arthritis. Nat Rev. 2020;0:1-5.
7. Lambert RGW, Bakker PAC, van der Heijde D, Weber U, Rudwaleit M, Hermann K-GA, et al. Defining active sacroiliitis on MRI for classification of axial spondyloarthritis: update by the ASAS MRI working group. Ann Rheum Dis. 2016;75:1958-63.
8. Machado PM, Landewé R, Heijde DV. Assessment of SpondyloArthritis International Society (ASAS). Ankylosing Spondylitis Disease Activity Score (ASDAS): 2018 update of the nomenclature for disease activity states. Ann Rheum Dis. 2018.
9. Maksymowych WP, Lambert RG, Baraliakos X, Weber U, Machado PM, Pedersen SJ, et al. Data-driven definitions for active and structural MRI lesions in the sacroiliac joint in spondyloarthritis and their predictive utility. Rheumatology (Oxford). 2021;60(10):4778-89.
10. Molnar C, Scherer A, Baraliakos X on behalf of the Rheumatologists of the Swiss Clinical Quality Management Program, et al. TNF blockers inhibit spinal radiographic progression in ankylosing spondylitis by reducing disease activity: results from the Swiss Clinical Quality Management cohort. Ann Rheum Dis. 2018;77:63-6=9.
11. Ramiro S, Nikiphorou E, Sepriano A, Ortolan A, Webers C, Baraliakos X, et al. ASAS-EULAR recommendations for the management of axial spondyloarthritis: 2022 update. Ann Rheum Dis. 2023;82(1):19-34.
12. Resende GG, Meirelles ES, Marques CDL, Chiereghin A, Lyrio AM, Ximenes AC, et al. The Brazilian Society of Rheumatology guidelines for axial spondyloarthritis – 2019. Adv Rheumatol. 2020;60:19.
13. Ritchlin C. Tissue-resident T cells: Sequestered immune sensors and effectors of inflammation in spondyloarthritis. Arthritis Rheumatol. 2020;72:379-8.
14. Rudwaleit M, Landewé R, van der Heijde D, Listing J, Brandt J, Braun J, et al. The development of assessment of SpondyloArthritis International Society classification criteria for axial spondyloarthritis (part I): classification of paper patients by expert opinion including uncertainty appraisal. Ann Rheum Dis. 2009;68:770-6.
15. Saoussen M, Yasmine M, Lilia N, Alia F, Hiba B, Kawther BA, Ahmed L. Tapering biologics in axial spondyloarthritis: A systematic literature review. Int Immunopharmacol. 2022;112:109256.
16. Schett G, Lories RJ, D'Agostino M-A, Elewaut D, Kirkham B, Soriano ER, et al. Enthesitis: from pathophysiology to treatment. Nat Rev Rheumatol. 2017;13:731-41.
17. Sepriano A, Ramiro S, van der Heijde D, van Gaalen F, Hoonhout P, Molto A, et al. What is axial spondyloarthritis? A latent class and transition analysis in the

SPACE and DESIR cohorts. Ann Rheum Dis. 2020;79:324-31.
18. Sieper J, Rudwaleit M, Baraliakos X, Brandt J, Braun J, Burgos-Vargas R, et al. The Assessment of SpondyloArthritis International Society (ASAS) handbook: a guide to assess spondyloarthritis. Ann Rheum Dis. 2009;68:ii1-44.
19. Smith JA, Colbert RA. The IL-23/IL-17 axis in spondyloarthritis pathogenesis: Th17 and beyond. Arthritis Rheumatol (Hoboken). 2014;66:231-41.
20. Van der Heijde D, Lie E, Kvien TK, Sieper J, Van den Bosch F, Listing J, et al. ASDAS, a highly discriminatory ASAS-endorsed disease activity score in patients with ankylosing spondylitis. Ann Rheum Dis. 2009;68:1811-8.

43

Espondiloartrite periférica

Ricardo da Cruz Lage
Valderílio Feijó Azevedo
Rubens Bonfiglioli

CONCEITO

O termo "espondiloartrite (EpA) periférica" refere-se a pacientes que apresentam características clínicas, laboratoriais e radiográficas típicas das EpA, que manifestam sintomas, exclusiva ou predominantemente, periféricos. Inclui as formas periféricas de artrite psoriásica (AP), artrite reativa (ARe), artrite das doenças inflamatórias intestinais (ADII) e EpA indiferenciada (pacientes que não preenchem critérios para as demais síndromes). Abrange um conjunto mais heterogêneo de pacientes do que a EpA axial, e pode expressar desde formas entesíticas puras até quadros bem completos com artrite, dactilite, uveíte, psoríase e outras lesões cutâneas e inflamação intestinal. O foco deste capítulo é caracterizar os pacientes com o diagnóstico de EpA periférica, sem evidências de AP, ARe ou ADII, doenças abordadas em outros capítulos desta obra.

Em 2009 e 2011, sobretudo devido ao grande avanço no conhecimento etio e fisiopatogênico das EpA e ao advento de armas terapêuticas mais eficazes, o grupo *Assessment of SpondyloArthritis International Society* (ASAS) publicou os critérios de classificação para EpA axial e EpA periférica (Tabela 1). Essa dicotomia, apesar de não ser absoluta, reforça a ideia de que os pacientes com doença periférica têm evolução e prognóstico diferentes daqueles com quadros predominantemente axiais. Distinguem-se, por exemplo, pela boa resposta terapêutica a determinados medicamentos, como as drogas modificadoras do curso da doença (DMARD) sintéticas, em especial sulfassalazina e metotrexato, o que não ocorre com os doentes de EpA axial. Os critérios de classificação do grupo ASAS trouxeram, ainda, um olhar mais abrangente ao conceito de EpA periférica, pois o paciente pode preencher o critério de entrada não só quando manifesta artrite periférica, mas também dactilite ou entesite. A classificação dos pacientes em EpA axial não radiográfica e EpA periférica, considerando aqueles que não preenchem critérios para as doenças estabelecidas do grupo, fez com que o termo "EpA indiferenciada", devido à sua imprecisão, fosse cada vez menos utilizado na literatura médica. Ressalta-se que as EpA não devem ser consideradas síndromes estáticas e, considerando o amplo espectro de manifestações, o diagnóstico pode sofrer modificações no decorrer do tempo. Em um estudo brasileiro, pacientes com EpA indiferenciada, em sua maioria mulheres, com predomínio de doença periférica no início, evoluíram com alta prevalência de manifestações axiais após oito anos de seguimento.

EPIDEMIOLOGIA

A prevalência de todo o grupo das EpA é estimada em 1% da população geral. Apesar da ausência de dados epidemiológicos específicos para a EpA periférica, ela é observada em 12 a 30% do total de espondiloartríticos na maioria dos trabalhos publicados. Diferentes métodos, no entanto, dificultam a comparação entre os estu-

TABELA 1 Critérios de classificação do ASAS para espondiloartrites axiais (2009) e periféricas (2011)

Para pacientes com dor lombar há pelo menos 3 meses (com ou sem manifestações periféricas) e idade de início menor que 45 anos			Para pacientes com manifestações exclusivamente periféricas
Imagem de sacroiliíte* e 1 característica de EpA	ou	HLA-B27 positivo e 2 características de EpA	Artrite**** ou entesite ou dactilite Mais:
Características de EpA ▪ Dor lombar inflamatória** ▪ Artrite ▪ Entesite (calcanhar) ▪ Uveíte ▪ Dactilite ▪ Psoríase ▪ DII ▪ Boa resposta ao AINE ▪ História familiar de EpA ▪ HLA-B27 + ▪ PCR elevada***			**Pelo menos 1 dos seguintes:** ▪ Uveíte ▪ Psoríase ▪ DII (atual) ▪ Infecção (urogenital ou intestinal) ▪ HLA-B27 ▪ Imagem de sacroiliíte* ▪ ou **Pelo menos 2 dos seguintes:** Artrite Entesite Dactilite Passado de DII História familiar de EpA

* Imagem de sacroiliíte = inflamação ativa (aguda) na ressonância magnética altamente sugestiva de sacroiliíte associada com espondiloartrite (EpA) ou sacroiliíte definida radiograficamente de acordo com os critérios de Nova York modificados.
** Dor lombar inflamatória (DLI) = pelo menos 4 dos 5 critérios a seguir: 1) idade < 40 anos; 2) início insidioso; 3) melhora com exercício; 4) não melhora com repouso; 5) dor noturna (com melhora ao levantar).
*** Somente no contexto de DLI.
**** Artrite periférica = geralmente assimétrica e/ou com predomínio em membros inferiores.
AINE: anti-inflamatório não esteroidal; ASAS: *Assessment of Spondyloarthritis International Society*; DII: doença inflamatória intestinal; EpA: espondiloartrite; PCR: proteína C-reativa.

dos. Os pacientes latino-americanos com espondilite anquilosante, o protótipo da síndrome axial, têm maior frequência de manifestações periféricas do que os europeus, segundo dados recentes. Análise comparativa de estudos de registro multicêntricos demonstrou uma frequência de artrite periférica em 57% dos latino-americanos contra 42% dos europeus ($p < 0,001$). No entanto, não se sabe se há maior prevalência populacional de EpA periférica nos países da América Latina. No Registro Brasileiro de Espondiloartrites, de 1.036 pacientes, 15% tinham forma periférica pura (artrite ou entesite) e cerca de 48% apresentavam forma mista da doença (axial + periférica).

As variações na prevalência e na incidência de EpA periférica ao redor do mundo relacionam-se com o grupo étnico avaliado e com a predisposição genética, mesmo com uma menor influência do HLA-B27 na doença periférica em relação à EpA axial. Esse antígeno está presente em aproximadamente 50% dos pacientes com EpA periférica, mas com frequência variável de acordo com a população estudada e com critérios utilizados para o diagnóstico. A positividade é, provavelmente, menor nas formas periféricas de AP e ADII do que na artrite reativa, por exemplo.

ETIOPATOGENIA

A etiopatogenia das EpA (axial e periférica) é discutida no Capítulo "Espondiloartrites axiais".

MANIFESTAÇÕES CLÍNICAS E DIAGNÓSTICO

A EpA periférica engloba as formas periféricas das doenças estabelecidas do grupo, ou seja, AP (que é protótipo da EpA periférica), ARe e ADII. Incluem-se os pacientes com EpA indiferenciada que apresentam manifestações exclusiva ou predominantemente periféricas. Todas essas síndromes são discutidas em capítulos específicos deste livro e, portanto, os detalhes a respeito das manifestações clínicas fogem do escopo deste capítulo.

É importante salientar que o espectro de manifestações da EpA periférica é bastante amplo e inclui artrite periférica assimétrica predominante em membros inferiores, entesite de calcâneos e outras entesites, além de dactilite. Dentre as manifestações extra-articulares, predomina a uveíte anterior aguda unilateral ou alternante, mas incluem-se também a psoríase, a inflamação intestinal, ulcerações mucosas, uretrite e cervicite nos casos de ARe, eritema nodoso e pioderma gangrenoso nos casos de ADII. Nas formas periféricas juvenis, de início antes dos 16 anos de idade, o quadro clássico é de artrite associada à entesite.

O diagnóstico de EpA periférica é definido, basicamente, pelos critérios de classificação do grupo ASAS que estabeleceram a subdivisão entre doença axial e periférica. Não se deve, no entanto, omitir o diagnóstico de EpA periférica em um paciente com sintomas típicos que não preencha os critérios. Por exemplo, um paciente que tenha somente artrite periférica de tornozelo, dactilite e nenhuma outra manifestação não preenche os critérios, mas, provavelmente, tem EpA periférica (Tabela 1).

TRATAMENTO DAS ESPONDILOARTRITES PERIFÉRICAS

O tratamento da EpA periférica, a exemplo de outras doenças inflamatórias crônicas, tem como objetivo a melhora da qualidade de vida relacionada à saúde e da participação social do indivíduo. Isso se dá por meio do controle de sinais e sintomas, prevenção do dano estrutural, normalização ou preservação da função, minimização das comorbidades e máximo cuidado com toxicidades e efeitos adversos.

Por se tratar de patologia heterogênea e multifacetária, é importante que o tratamento seja baseado nas necessidades individuais do paciente e inclua, sempre que possível, uma equipe multidisciplinar (dermatologista, gastroenterologista, oftalmologista) para melhor manejo e compreensão das manifestações extra-articulares, bem como das comorbidades. Ressalta-se que poucos ensaios clínicos avaliaram o tratamento da EpA periférica "não psoriásica"; portanto, a terapêutica é baseada, principalmente, nos dados existentes para AP e na experiência clínica.

A definição de metas de tratamento, por meio de ferramentas como a estratégia *treat-to-target*, tem sido realizada com sucesso em outras doenças reumáticas como a artrite reumatoide. Nos últimos anos, houve também desenvolvimento de evidências que apoiam a utilização dessas estratégias nas EpA periféricas, com maior enfoque na AP. Nesse caso, o alvo de tratamento encontra-se na remissão clínica (musculoesquelética e extra-articular), entretanto, em determinados casos, a meta de mínima ou baixa atividade de doença também pode ser utilizada. As atuais recomendações para tratamento das EpA periféricas da Força Tarefa Internacional preconizam a utilização de medidas clínicas acompanhadas da dosagem de proteína C-reativa (PCR). Índice específico para EpA periférica "não psoriásica", o *Peripheral SpondyloArthritis Response Criteria* (PSpARC), demonstrou boa capacidade discriminatória de resposta em ensaio clínico de adalimumabe *versus* placebo, mas ainda foi pouco validado. A falta de escores específicos para EpA periférica faz com que utilizemos, por extrapolação, ferramentas validadas para AP, como o *Disease Activity in Psoriatic Arthritis* (DAPSA) ou *Minimal Disease Activity* (MDA) para definir o alvo terapêutico.

Tratamento não farmacológico

O tratamento não medicamentoso é fundamental para se alcançar as metas terapêuticas no cuidado do paciente com EpA periférica, como ocorre com todas as doenças reumáticas.

- Educação do paciente, orientá-lo sobre o diagnóstico, o prognóstico, sobre a cronicidade da doença e sobre o seu papel ativo no tratamento.
- Abordar aspectos sociais, pessoais e psicológicos que possam influenciar o comportamento da doença, referenciar ao psicoterapeuta quando necessário.

- Estímulo à atividade física, à perda de peso e encaminhamento à fisioterapia e terapia ocupacional, quando for preciso.

Anti-inflamatórios não esteroidais (AINE)

Os AINE podem oferecer alívio de sintomas, especialmente da dor, do edema e da rigidez matinal. No entanto, não há evidência de benefício na resposta clínica com tratamento a longo prazo. Apesar disso, uma porcentagem de pacientes com EpA periférica pode alcançar a remissão com AINE e persistir em remissão após a suspensão. Nesses casos de boa resposta, especialmente com doença mais leve, o AINE pode ser retirado gradualmente ao longo de várias semanas. O paciente deve ser monitorado regularmente e, na recrudescência da doença ou na dificuldade de se suspender o AINE, uma DMARD convencional deve ser considerada.

Corticosteroides

A exemplo do que se verifica na espondilite anquilosante e na AP, não há evidência que apoie a utilização de corticoide sistêmico para tratamento da EpA periférica. Com base na experiência, entretanto, o corticoide em baixas doses, 10 a 15 mg de prednisona, pode trazer alívio a pacientes muito sintomáticos. É recomendada a redução gradual da dose, ao longo de várias semanas, até a suspensão. O corticoide pode ser usado como ponte naquele paciente que não respondeu ao AINE e iniciará uma DMARD convencional, biológica ou alvo-específica. No caso da AP, alerta-se para o risco de exacerbação da doença cutânea durante a retirada do corticoide sistêmico, que deve ser feita de forma bem gradual. Injeções intra-articulares ou periarticulares de corticoides são recomendadas e trazem benefícios aos pacientes com manifestação artrítica ou entesítica localizada.

Fármacos modificadores de curso de doença convencionais

Os DMARD ou MMCD convencionais estão indicados em casos de doença periférica moderada a grave ou em casos de doença leve sem resposta a AINE. As evidências para utilização do metotrexato na EpA periférica são controversas. No entanto, as últimas recomendações do EULAR o elegem como DMARD de escolha no tratamento da AP, com atenção para utilização de doses eficazes (em uma faixa de 15 a 25 mg/semana) e monitorização das enzimas hepáticas. A leflunomida, a sulfassalazina e a ciclosporina agregam evidências satisfatórias para a sua utilização na AP, mas também sem estudos para outras EpA periféricas. Sulfassalazina e leflunomida possuem perfis baixos de toxicidade, enquanto a ciclosporina possui perfil considerado alto, com atenção especial para o risco de hepato e nefrotoxicidade. Nenhum DMARD possui evidência satisfatória de redução do dano radiográfico articular em EpA periférica com ou sem psoríase. A escolha entre os DMARD deve considerar as necessidades de cada paciente e, especialmente, o perfil de toxicidade frente às comorbidades preexistentes.

DMARD biológicos – anti-TNF

Os fármacos anti-TNF possuem eficácia próxima dos 60% na resposta ACR20 e reduzem a progressão radiográfica na AP. Essa classe de fármacos está indicada com ou sem a associação com metotrexato em casos de AP moderada ou grave estabelecida há mais de 6 meses, com lesões cutâneas ou histórico de psoríase e resposta inadequada ou intolerância a AINE ou a DMARD por 3 meses. Atualmente, cinco medicamentos anti-TNF estão aprovados para o tratamento da AP: infliximabe, etanercepte, adalimumabe, golimumabe e certolizumabe. A eficácia comparada entre esses medicamentos é muito próxima, não havendo diferenças significativas entre eles. A associação de DMARD ao tratamento anti-TNF parece não aumentar a eficácia do tratamento.

Dois ensaios clínicos recentes demonstraram a eficácia do adalimumabe na EpA periférica "não psoriásica". Em um deles, após 12 semanas de tratamento, a melhora de 40% no PSpARC (PSpARC40) foi alcançada em 39% do grupo adalimumabe *versus* 20% do grupo controle. Um terceiro estudo, que incluiu 60 pacientes com EpA periférica muito precoce (< 12 semanas de evolução), demonstrou superioridade do golimumabe sobre o placebo após 12 e 24 semanas de tratamento. No grupo golimumabe, 70 a 75% dos pacientes atingiram remissão sustentada, comparados a 15 a 20% de resposta do grupo placebo. No entanto, esse ensaio clínico incluiu pacientes com e sem doença psoriásica. De toda forma, seria razoável considerar esses dois fármacos como primeira linha de DMARD biológica, tendo-se em conta a existência de dados específicos para EpA periférica "não psoriásica".

DMCDs não anti-TNF e alvo-específicas

Não foram publicados ensaios clínicos específicos para EpA periférica "não psoriásica" que avaliassem a eficácia de imunobiológicos não anti-TNF e DMARD alvo-específicas. O racional para o uso desses fármacos baseia-se nos dados de AP e na de experiência de especialistas, na conduçãode casos individuais.

Inibidores da interleucina-17 (anti-IL17)

Os anti-IL17 (secuquinumabe, ixekizumabe e brodalumabe) são anticorpos monoclonais que atuam por meio da inibição da interleucina 17A. Os dois primeiros foram recentemente aprovados no Brasil para tratamento da AP e possuem eficácia comprovada por ensaios clínicos randomizados tanto em pacientes virgens de tratamento com fármacos anti-TNF como após falha destes. Nas atuais recomendações do *American College of Rheumatology* (ACR) para tratamento da AP, os três anti-IL17 são recomendados após falha aos anti-TNFs ou nos casos em que eles não possam ser utilizados. Entretanto, revisão recente das diretrizes do *Group for Research and Assessment of Psoriasis and Psoriatic Arthritis* (GRAPPA) recomenda fortemente o uso de anti-TNF, anti-IL17, anti-IL12/23, inibidores de JAK e inibidor de PDE4 (apremilaste), sem hierarquia entre eles. A decisão deverá ser baseada no caso individual e na experiência do médico.

Ustequinumabe

Previamente utilizado para tratamento da psoríase, e mais recentemente aprovado para a AP, o ustequinumabe é um anticorpo monoclonal inibidor das interleucinas 12 e 23 e possui eficácia comprovada por ensaios clínicos randomizados, tanto em pacientes virgens de tratamento com fármacos anti-TNF quanto em pacientes previamente expostos.

Inibidores de janus quinase (JAK)

A revisão recente das diretrizes do GRAPPA recomenda fortemente o uso de tofacitinibe, upadacinibe e filgotinibe para o tratamento de artrite periférica, entesite e dactilite em pacientes com AP. Apesar das diferenças *in vitro* com relação à inibição dos subtipos de JAK, não foram demonstradas diferenças de eficácia entre as drogas nos ensaios clínicos até o momento. De acordo com essas recomendações, eles podem ser usados como primeira linha ou após um imunobiológico na doença psoriásica. Entretanto, como citado anteriormente, no caso da EpA periférica sem psoríase, seria razoável considerá-los nos pacientes não responsivos ao anti-TNF.

Abatacepte

Abatacepte é uma proteína de fusão que atua por meio de modulação seletiva da coestimulação de linfócitos T e foi recentemente aprovada pelo *Food and Drug Administration* (FDA) para tratamento da AP. Os dados de eficácia obtidos por meio de estudos de fase 3 indicam resposta ACR20 39,4% contra 22,3% de placebo. Cerca de 60% da população do estudo havia sido previamente exposta a anti-TNF. Sua indicação na EpA periférica seria para casos refratários aos tratamentos previamente descritos.

REFERÊNCIAS BIBLIOGRÁFICAS

1. Akkoc N. Are spondyloarthropathies as common as rheumatoid arthritis worldwide? A review. Curr Rheumatol Rep. 2008;10:371-8.
2. Bakker P, Moltó A, Etcheto A, Van den Bosch F, Landewé R, van Gaalen F, et al. The performance of different classification criteria sets for spondyloarthritis in the worldwide ASAS-COMOSPA study. Arthritis Res Ther. 2017;19:96.
3. Benegas M, Munoz-Gomariz E, Font P, Burgos-Vargas R, Chaves J, Palleiro D, et al. Comparison of the clinical expression of patients with ankylosing spondylitis from Europe and Latin America. J Rheumatol. 2012;39:2315-20.

4. Carneiro S, Azevedo VF, Bonfiglioli R, Ranza R, Gonçalves CR, Keiserman M, et al. Recommendations for the management and treatment of psoriatic arthritis. Rev Bras Reumatol. 2013;53:227-41.
5. Carron P, Varkas G, Cypers H, Van Praet L, Elewaut D, Van den Bosch F. Anti-TNF-induced remission in very early peripheral spondyloarthritis: the CRESPA study. Ann Rheum Dis. 2017;76(8):1389.
6. Coates LC, Moverley AR, McParland L, Brown S, Navarro-Coy N, O'Dwyer JL, et al. Effect of tight control of inflammation in early psoriatic arthritis (TICOPA): a UK multicentre, open-label, randomised controlled trial. Lancet. 2015;386:2489-98.
7. Coates LC, Soriano ER, Corp N, et al. Group for Research and Assessment of Psoriasis and Psoriatic Arthritis (GRAPPA): updated treatment recommendations for psoriatic arthritis 2021. Nat Rev Rheumatol. 2022;18:465-79.
8. da Cruz Lage, R, de Souza Bomtempo, CA, Kakehasi, AM. et al. Undifferentiated spondyloarthritis in a heterogeneous Brazilian population: an eight-year follow-up study. Rheumatol Int. 2014;34:1019-23.
9. Dougados M, van der Linden S, Juhlin R, Huitfeldt B, Amor B, Calin A, et al. The European Spondylarthropathy Study Group preliminary criteria for the classification of spondylarthropathy. Arthritis Rheum. 1991;34:1218-27.
10. Gladman D, Rigby W, Azevedo VF, Behrens F, Blanco R, Kaszuba A, et al. Tofacitinib for psoriatic arthritis in patients with an inadequate response to TNF inhibitors. N Engl J Med. 2017;377:1525-36.
11. Keating GM. Apremilast: a review in psoriasis and psoriatic arthritis. Drugs. 2017;77:459-72.
12. Mease P, Sieper J, Van den Bosch F, Rahman P, Karunaratne PM, Pangan AL. Randomized controlled trial of adalimumab in patients with nonpsoriatic peripheral spondyloarthritis. Arthritis Rheumatol. 2015;67:914-23.
13. Mease PJ, Gottlieb AB, van der Heijde D, FitzGerald O, Johnsen A, Nys M, et al. Efficacy and safety of abatacept, a T-cell modulator, in a randomised, double-blind, placebo-controlled, phase III study in psoriatic arthritis. Ann Rheum Dis. 2017;76:1550-8.
14. Rudwaleit M, van der Heijde D, Landewé R, Akkoc N, Brandt J, Chou CT, et al. The Assessment of SpondyloArthritis International Society classification criteria for peripheral spondyloarthritis and for spondyloarthritis in general. Ann Rheum Dis. 2011;70:25-31.
15. Rudwaleit M, van der Heijde D, Landewé R, Listing J, Akkoc N, Brandt J, et al. The development of Assessment of SpondyloArthritis International Society classification criteria for axial spondyloarthritis (part II): validation and final selection. Ann Rheum Dis. 2009;68:777-83.
16. Sampaio-Barros PD, Goncalves CR, da Silva JAB, et al. RESPONDIA. Iberoamerican Spondyloarthritis Registry: Brazil. Report of the Brazilian Spondyloarthritis Registry. Reumatologia Clinica. 2008;4:30-5.
17. Singh JA, Guyatt G, Ogdie A, et al. Special article: 2018 American College of Rheumatology/National Psoriasis Foundation guideline for the treatment of psoriatic arthritis. Arthritis Rheumatol. 2019;71:5-32.
18. Smolen JS, Schols M, Braun J, Dougados M, FitzGerald O, Gladman DD, et al. Treating axial spondyloarthritis and peripheral spondyloarthritis, especially psoriatic arthritis, to target: 2017 update of recommendations by an international task force. Ann Rheum Dis. 2018;77:3-17.
19. Turina MC, Ramiro S, Baeten DL, Mease P, Paramarta JE, Song IH, et al. A psychometric analysis of outcome measures in peripheral spondyloarthritis. Ann Rheum Dis. 2016 Jul;75(7):1302-7.
20. Van den Bosch F, Deodhar A. Treatment of spondyloarthritis beyond TNF-alpha blockade. Best Pract Res Clin Rheumatol. 2014;28:819-27.

44

Artrite psoriásica

Sônia Maria Alvarenga Anti Loduca Lima
Cristiano Barbosa Campanholo
Sueli Carneiro

CONCEITO, EPIDEMIOLOGIA, ETIOLOGIA, PATOGENIA

Espondiloartrites (EpA) é o termo geral utilizado para denominar o conjunto de doenças que cursam com inflamação na coluna vertebral e nas articulações periféricas, e que podem apresentar manifestações extra-articulares, como uveíte, psoríase e doença inflamatória intestinal. A manifestação mais característica das EpA é a inflamação da êntese, local de fixação de tendões, cápsulas e ligamentos no tecido ósseo. EpA apresentam predisposição genética ligada à presença do antígeno leucocitário humano humano HLA-B27. As principais doenças desse grupo são a espondilite anquilosante (EA), artrite psoriásica (APs), artrite reativa (Are), artrite enteropática (AE) e espondiloartrite indiferenciada (EI).

Apesar de muitas vezes nos referirmos às manifestações osteoarticulares da psoríase (PSO) como APs, acreditamos que o melhor termo a ser utilizado seria **doença psoriásica**, pois assim é possível abranger as diversas e diferentes formas pelas quais a PSO pode afetar um indivíduo, que incluem tanto as manifestações cutâneas quanto as articulares e extra-articulares.

A **doença psoriásica** (DP) é uma condição inflamatória crônica sistêmica e recorrente, caracterizada por hiperplasia da epiderme e estimulação imune inapropriada, decorrente de fatores ambientais e genéticos ainda não totalmente determinados. É mediada por linfócitos T, com participação de células dendríticas. Muitos dos genes associados à PSO parecem apoiar a hipótese de que uma disposição imunológica particular aumenta o risco de desenvolver PSO. PSORS1 é o gene mais frequentemente associado, localizado no cromossomo 6p21.3. O HLA-C tem sido repetidamente descrito como o gene PSORS1 e o HLA-Cw*06:02 como o alelo de suscetibilidade. O polimorfismo promotor do fator de necrose tumoral TNF*-857 é um alelo de risco para o comprometimento articular independente do *locus* PSORS1. A ativação de células T em conjunto com células apresentadoras de antígeno (APCs) maduras é um processo de várias etapas, que requer ativação de receptores de células T e diversos sinais acessórios. A interação inicial que desencadeia a ativação das células T é o reconhecimento do antígeno peptídico que está ligado à molécula HLA classe I (para antígenos intracelulares) ou HLA classe II (para antígenos extracelulares) nas APCs.

O vírus da imunodeficiência humana (HIV), um retrovírus, ataca e destrói gradualmente o sistema imunológico humano, o que pode iniciar ou exacerbar a PSO, tornando-a mais grave ou atípica. Foi descoberto recentemente que o HIV é um fator independente para a incidência de PSO. Pessoas vivendo com HIV (PVHIV) e com HLA-B*5701 positivo têm um risco cerca de três vezes maior de desenvolver PSO, em comparação com PVHIV com HLA-B*5701 negativo. A PSO pode ser encontrada em todos os estágios da infecção pelo HIV, e sua prevalência em PVHIV varia entre 4% e 6%, que é maior do que na população geral. Nestes indivíduos, o surgimento da PSO tem prognóstico ruim. A PSO em placas parece ser a apresentação clínica mais comum, sendo os locais de predileção o couro cabeludo e as áreas palmoplantar e flexurais.

MANIFESTAÇÕES CUTÂNEAS

A psoríase acomete 2% da população nos países ocidentais. No Brasil, a prevalência aproximada é de 1,33%.

As lesões características são placas eritematosas, descamativas, bem delimitadas, pruriginosas em dois terços dos pacientes, localizadas na face extensora dos membros, no tronco, nas nádegas e no couro cabeludo. A doença é mais comum na raça branca, sendo que homens e mulheres são igualmente acometidos. Pode surgir em qualquer época da vida, em especial entre os 20 e 30 anos e entre os 50 e 60 anos de idade.

Aproximadamente 10% a 30% dos pacientes com doença cutânea desenvolverão manifestações osteoarticulares – APs, e esta pode ocorrer em qualquer das formas clínicas de PSO (placas – Figura 2, invertida – Figura 1, pustulosa, eritrodérmica e, muito raramente, gutata). A idade de início da APs é em torno dos 40 anos, mas as formas graves podem ter início precoce. As Figuras 3 e 4 mostram outras lesões da PSO.

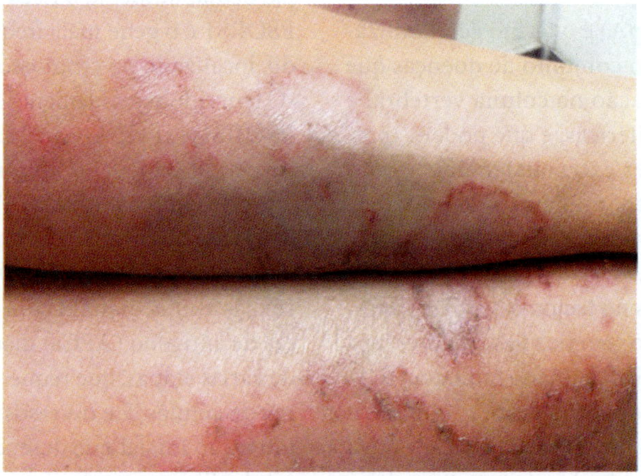

FIGURA 1 Psoríase em placas (lesões eritematoescamosas) na face extensora dos membros inferiores.

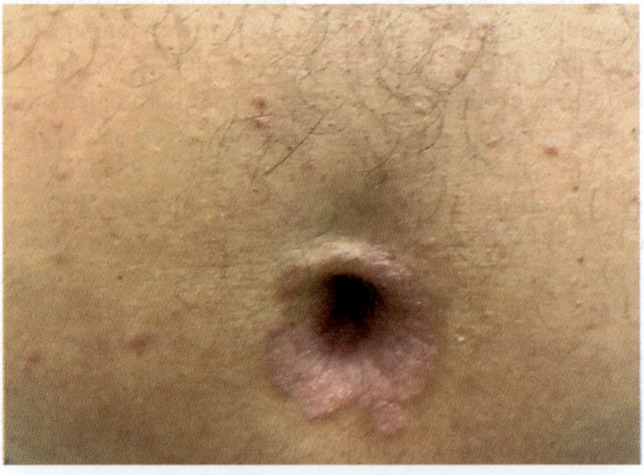

FIGURA 2 Lesão eritematoescamosa na região periumbelical. Psoríase invertida.

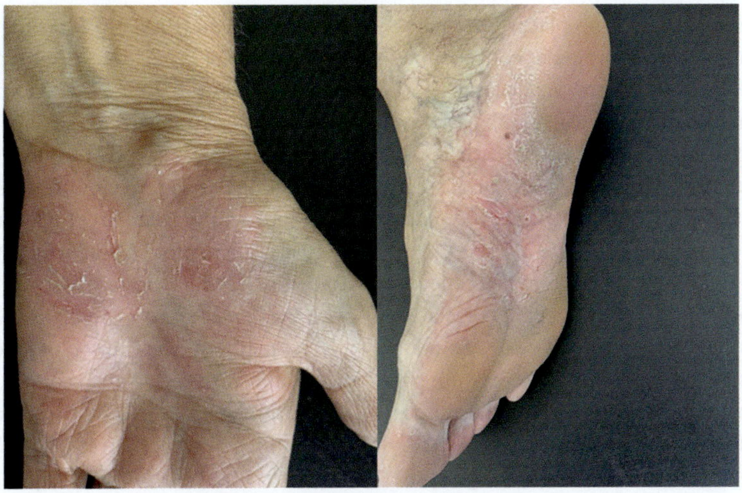

FIGURA 3 Lesões eritematosas e descamativas na palma da mão e no oco plantar. Psoríase palmoplantar.

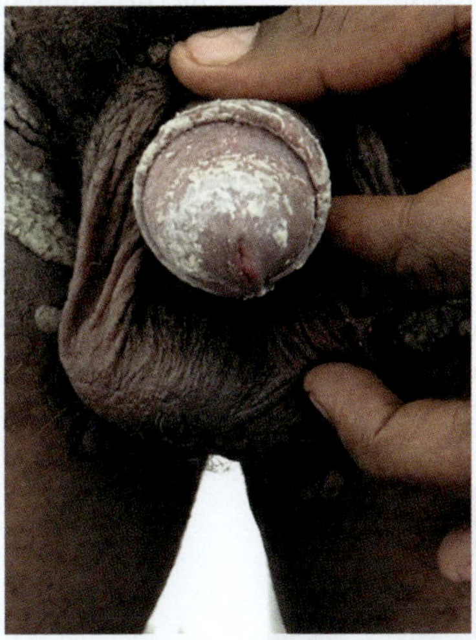

FIGURA 4 Lesões eritematosas com escamas branco-nacaradas na glande, no prepúcio e nas regiões inguinais. Psoríase genital.

São considerados fatores preditivos para o surgimento das manifestações articulares:

- Duração da doença cutânea: a prevalência da artrite aumenta com o tempo de doença (20,5% após 30 anos), e 11 anos tem sido considerado o tempo médio.
- Envolvimento cutâneo extenso: alguns estudos mostram correlação entre a extensão da doença de pele e a intensidade do envolvimento articular, enquanto outros não.
- Comprometimento do couro cabeludo: as placas do couro cabeludo podem ser isoladas ou confluentes e de tamanho variável, sendo consideradas fator predisponente.
- Comprometimento do sulco interglúteo e das regiões perianais: as lesões nas áreas de do-

bras apresentam-se como placas eritematosas, brilhantes, bem delimitadas com escamas finas, consideradas fatores de risco para APs.

- Comprometimento ungueal: a unha está integrada ao sistema musculoesquelético, como tendão extensor e ligamentos colaterais dos dedos. Está comprometida em até 100% dos pacientes com APs (Figura 5).
- História familial para APs: tem sido encontrada significância estatística para correlação entre APs e história familial de APs. Estudos demonstraram concordância de 58% em gêmeos monozigóticos e de 30% em familiares de primeiro grau com APs.
- Uso de corticosteroides (CE): para alguns autores, o uso de CE é fator de risco para desenvolvimento da APs.
- Fatores ambientais: obesidade, traumas físicos e infecções (HIV, hepatite C).

QUADRO CLÍNICO, DIAGNÓSTICO E EXAMES COMPLEMENTARES

O acometimento da pele precede o comprometimento articular na maioria dos casos, portanto, o médico, ao atender pacientes com PSO, deve perguntar sobre a presença de artralgia, dor periarticular, rigidez matinal e dor axial inflamatória. A aplicação de questionários de rastreio para APs, como o *Psoriatic Arthritis Screening and Evaluation* (PASE), o *Psoriasis Epidemiology Screening Tool* (PEST) ou o *Toronto Psoriatic Arthritis Screening Tool* (TOPAS) pode ser útil, principalmente em pacientes com preditores para doença articular. Os três questionários foram traduzidos para a língua portuguesa e validados na população brasileira. O PEST em língua portuguesa está disponível gratuitamente no aplicativo do *Group for Research and Assessment of Psoriasis and Psoriatic Arthritis* (GRAPPA).

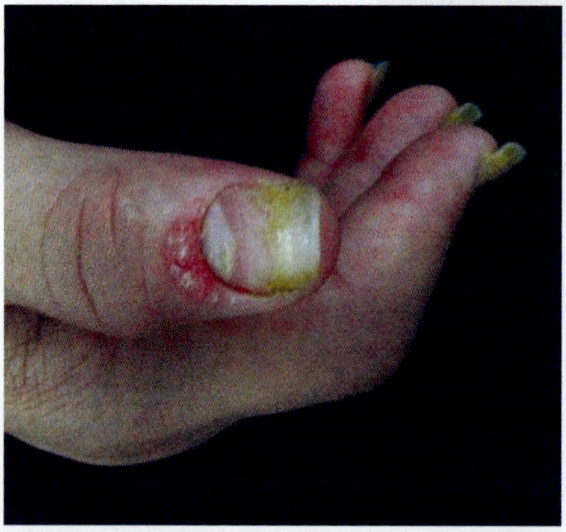

FIGURA 5 Psoríase periungueal (lesões eritematoescamosas) e ungueal (onicólise, ceratose subungueal e manchas de óleo).

As manifestações musculoesqueléticas da DP são muito variáveis. Neste capítulo, utilizaremos, de modo didático, a classificação da APs em cinco subtipos descritos em 1973 por Moll e Wright (Quadro 1). Apesar de os subtipos apresentarem alto grau de superposição, o que determina ampla variação de suas frequências nas publicações, e não contemplarem manifestações importantes na Aps, como dactilite e entesite, essa classificação ainda é amplamente aceita e utilizada.

QUADRO 1 Apresentação clínica da artrite psoriásica em cinco subtipos descritos por Moll e Wright

- Artrite oligoarticular assimétrica
- Poliartrite simétrica
- Artrite com envolvimento predominante das interfalangeanas distais
- Artrite mutilante
- Doença axial predominante

Adaptada de: Moll, Wright. 1973.

Na artrite periférica, os sinais inflamatórios clássicos são encontrados, porém por vezes menos intensos do que na artrite reumatoide. A maior parte dos pacientes descreve o quadro inicial como de padrão oligoarticular assimétrico, evoluindo, após 8 a 12 anos de doença, para padrão poliarticular. Os sintomas iniciais na forma de oligoartrite têm prevalência que pode variar entre 11 e 70% em diferentes séries, enquanto o poliarticular tem prevalência entre 3 e 15%. O comprometimento isolado das interfalangeanas distais (IFD) é observado em 3,9% dos pacientes com doença inicial, mas em até 54% dos pacientes que durante o curso da doença desenvolvem poliartrite. A doença das IFD e a artrite mutilante são consideradas as manifestações mais específicas da APs e associam-se com frequência à presença de dactilite e de doença ungueal. Durante anos, era desconhecida a razão pela qual as lesões ungueais da psoríase são preditoras do desenvolvimento da doença articular, assim como o motivo de sua associação com a artrite das IFD. A teoria atual que propõe a APs como doença entesítica tem explicação anatômica, visto que as enteses das IFD, incluindo os tendões extensores dos dedos, fazem a ancoragem na unha. A doença ungueal também está associada à entesite nos membros inferiores. A ressonância magnética (RM) tem sido utilizada para avaliar a tenossinovite flexora, característica marcante na dactilite, podendo detectar a presença de entesite microscópica nas pequenas polias localizadas ao redor do tendão flexor dos dedos, explicando assim a tenossinovite. A artrite mutilante caracteriza-se por ser o estágio final articular de um quadro erosivo e destrutivo, que em geral cursa com deformidades, subluxações (Figura 6) e "encurtamento" dos dedos, levando à telescopagem digital (Figura 7).

A doença axial como manifestação predominante é rara, acometendo 5% dos pacientes, sendo que a queixa de lombalgia inflamatória e alterações radiológicas podem ser observadas em até um terço dos casos, mostrando tendência a aumentar com o tempo.

Dactilite, também chamada de "dedo em salsicha" (Figura 8), pode ocorrer nas mãos e pés e se caracteriza pelo edema difuso de toda a ex-

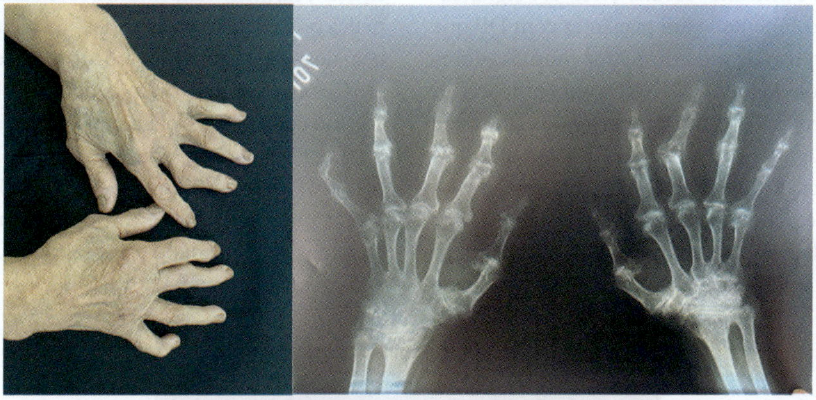

FIGURA 6 Deformidade de punhos, subluxação de interfalangeanas proximais e distais.

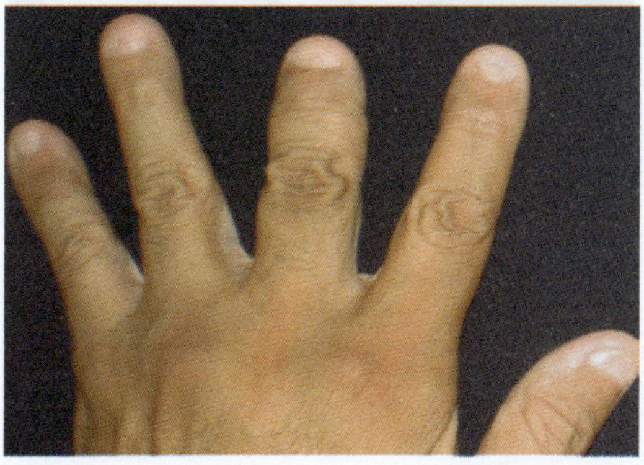

FIGURA 7 Encurtamento do terceiro quirodáctilo – telescopagem digital.

tensão do dedo. Acomete de 30% a 40% dos pacientes durante o curso da doença.

Entesite, inflamação no sítio de inserção de tendões, ligamentos, cápsula articular e fáscias, é manifestação característica e frequente na APs, podendo afetar, de modo sintomático, 20% a 40% dos pacientes, tendo como sítios preferenciais a fáscia plantar, o tendão do calcâneo, os ligamentos patelares superior e inferior e a inserção de ligamentos dos ossos pélvicos.

Assim como nas outras EpA, manifestações oculares como conjuntivite e uveíte também acontecem na DP. Acredita-se que a conjuntivite acometa até 20% dos pacientes, e a uveíte, 7%.

Pacientes com DP apresentam maiores taxas de obesidade, dislipidemia, hipertensão arterial, resistência à insulina e *diabetes mellitus* (DM) que controles. O risco de eventos como infarto do miocárdio e acidente vascular cerebral é significativamente aumentado em pacientes com DP que não fazem uso de medicamentos modificadores do curso da doença (DMARD) em comparação com controles. Modificação efetiva dos fatores de risco e a supressão da inflamação podem diminuir a frequência e gravidade dessas comorbidades.

Exames laboratoriais são inespecíficos, e podem auxiliar na diferenciação com outras artropatias inflamatórias. Fator reumatoide e anticorpos contra peptídeos citrulinados podem ser encontrados em até 10% dos casos. A velocidade de hemossedimentação (VHS) e a proteína C-reativa (PCR) são elevadas em 50% dos pacientes.

Nos exames de imagem, podemos encontrar desde alterações inespecíficas, como aumento de partes moles, até lesões muito características, em que a reabsorção óssea e a osteoproliferação determinam a lesão descrita como *pencil in cup* em casos de artrite mutilante (Figura 9). Na coluna vertebral podem ser observados, à radiografia simples, sindesmófitos paravertebrais assimétricos e grosseiros, além de sacroiliíte assimétrica uni ou bilateral e, nos membros inferiores, em especial na fáscia plantar e tendão do calcâneo, os esporões. O ultrassom é um método promissor no estudo das manifestações osteoarticulares, em particular por ter baixo custo e proporcionar a visualização da inflamação nas enteses e na membrana sinovial. A ressonância magnética possibilita a avaliação óssea, articular e também dos tecidos moles periarticulares. Edema ósseo, erosões e osteoproliferação podem ser observados mesmo em pacientes oligo ou assintomáticos.

O critério de classificação CASPAR (*Classification Criteria for Psoriatic Arthritis*) (Quadro 3) é o mais utilizado em todo o mundo, com elevadas sensibilidade e especificidade (91% e 99%, respectivamente).

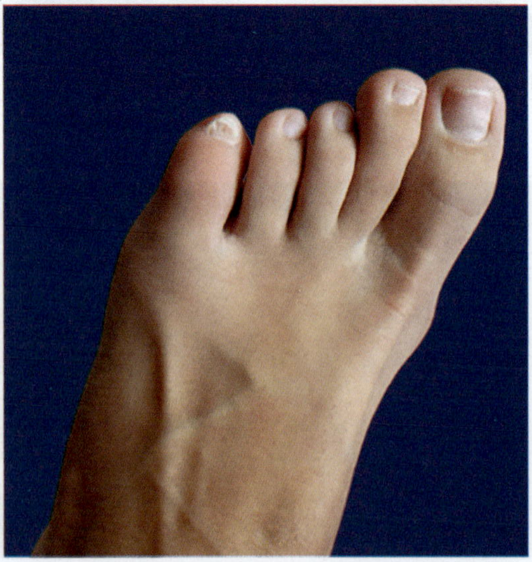

FIGURA 8 Dactilite de quinto pododáctilo.

A avaliação do comprometimento cutâneo pode ser realizada por meio de métricas como o PASI, o PASI modificado para áreas especiais, o BSA e o NAPSI.

- **PASI** (*Psoriasis Area Severity Index*): é baseado na medida das lesões da PSO a partir de quatro variáveis clínicas: área comprometida, eritema, infiltração e descamação, conforme Quadro 2. Nesta escala, o corpo é dividido em quatro partes: cabeça, tronco, membros superiores e inferiores. O PASI corresponde à somatória dos escores dos quatro segmentos, podendo variar de 0 a 72.
- **BSA** ***(Body Surface Area):*** considera a área corporal comprometida da PSO em placas. No BSA, a palma da mão do paciente, com os dedos unidos, corresponde a 1% da superfície corporal total, conforme a Figura 10.

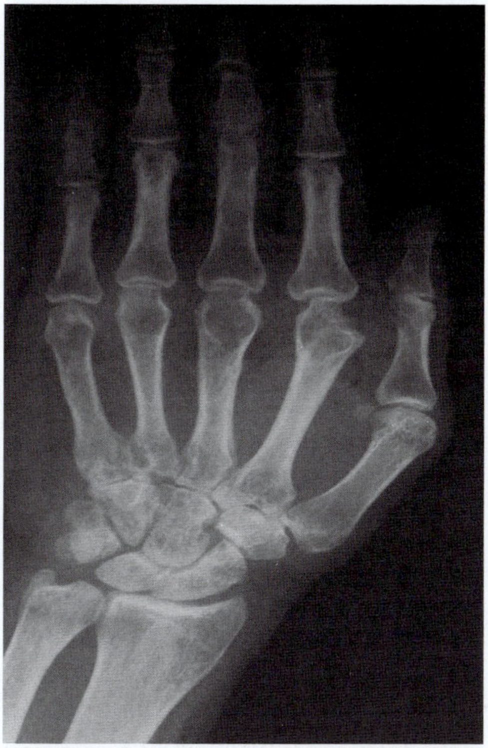

FIGURA 9 Lesão do tipo *pencil in cup* na falange distal do terceiro quirodáctilo. Observa-se também grande erosão óssea na cabeça do segundo metacarpo.

Áreas especiais podem ser avaliadas pelos escores:

- **ppPASI *(Palmo Plantar Psoriasis Area and Severity Index):*** avaliação da extensão e gravidade da psoríase nas regiões palmoplantares.
- **PSSI *(Psoriasis Scalp Severity Index):*** avaliação da extensão e gravidade da psoríase no couro cabeludo.
- **NAPSI (*Nail Severity Index*):** o escore NAPSI consiste na avaliação da extensão e gravidade do acometimento ungueal. Divide-se a unha em 4 quadrantes, avaliando a presença de doença no leito ungueal (onicólise, hemorragia em estilhaço, mancha em óleo e hiperceratose ungueal) e de doença na matriz ungueal (*pitting*, leuconíquia, manchas vermelhas na lúnula e esfarelamento). A soma desses dois escores independentes é o escore NAPSI total para a unha avaliada, conforme a Figura 11.
- ***Target*** **NAPSI** (*Nail Severity Index*)**:** avaliação da unha mais afetada e aplicação do escore NAPSI.
  - **Psoríase da matriz ungueal:** presença de qualquer um dos achados: *pitting*, leuconíquia, pontos vermelhos na lúnula, esfarelamento da placa ungueal.
    0 = nada
    1 = presente em 1/4 da unha
    2 = presente em 2/4 da unha
    3 = presente em 3/4 da unha
    4 = presente em 4/4 da unha
  - **Psoríase de leito ungueal:** presença ou ausência de qualquer um dos achados: onicólise, hemorragias em estillhaço, mancha de óleo (mancha salmão) e hiperceratose do leito ungueal.
    0 = nada
    1 = presente em 1/4 da unha
    2 = presente em 2/4 da unha
    3 = presente em 3/4 da unha
    4 = presente em 4/4 da unha
    TOTAL: ________

TRATAMENTO E PROGNÓSTICO

Reconhecer as diferentes apresentações da doença psoriásica se faz necessário para o diagnósti-

QUADRO 2 PASI (*Psoriasis Area Severity Index*)

Índice de gravidade	Eritema (E)	Descamação (D)	Infiltração (I)
0	Ausente	Ausente	Ausente
1	Discreto	Discreta	Discreta
2	Moderado	Moderada	Moderada
3	Grave	Grave	Grave
4	Muito grave	Muito grave	Muito grave

Porcentagem da área corporal acometida (%)	Indicador de extensão (A)
Nenhuma	0
< 10	1
10-30	2
30-50	3
50-70	4
70-90	5
90-100	6

		E	D	I	A	Total
Cabeça	(0,1) x	(☐ +	☐ +	☐) x	☐ = T1	☐☐
Tronco	(0,3) x	(☐ +	☐ +	☐) x	☐ = T2	☐☐
Extremidades superiores	(0,2) x	(☐ +	☐ +	☐) x	☐ = T3	☐☐
Extremidades inferiores	(0,4) x	(☐ +	☐ +	☐) x	☐ = T4	☐☐

E = Eritema
I = Infiltração
D = Descamação
A = Área acometida

PASI = T1 + T2 + T3 + T4

PASI = ☐☐

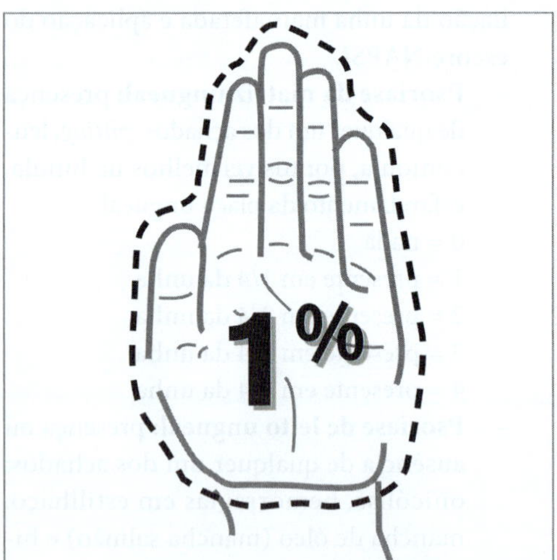

FIGURA 10 BSA (*Body Surface Area*).

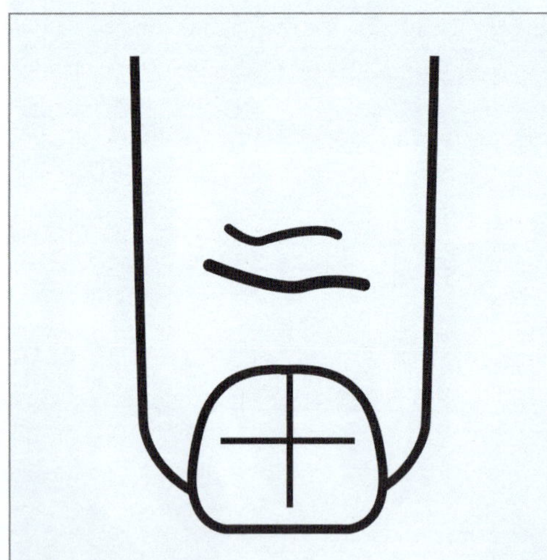

FIGURA 11 NAPSI (*Nail Severity Index*).

co precoce e tratamento adequado, que deve ser baseado em metas com o objetivo de remissão (VLDA ou DAPSA < 4) ou a mínima atividade de doença (MDA ou DAPSA 5-14) para aqueles pacientes com acometimento predominantemente periférico, enquanto BASDAI ≤ 4 ou ASDAS PCR < 2,1 para aqueles com doença predominantemente axial.

Exames laboratoriais como hemograma, reagentes de fase aguda (VHS e PCR), função renal e perfil hepático devem ser realizados inicial e periodicamente para avaliar a segurança terapêu-

QUADRO 3 Critérios de classificação CASPAR para artrite psoriásica

Se doença inflamatória – articulação ou entese ou coluna e pelo menos 3 pontos	
Psoríase cutânea atual ou História pessoal de psoríase ou História familiar de psoríase	2 pontos ou 1 ponto ou 1 ponto
Distrofia ungueal	1 ponto
Dactilite atual ou episódio anterior visto por médico	1 ponto
Fator reumatoide negativo	1 ponto
Neoformação óssea justarticular na radiografia de mãos ou pés	1 ponto

3 ou mais pontos: sensibilidade de 98,7% e especificidade de 91,4%. Adaptado de: Taylor et al. 2006.

tica. Sugere-se ainda rastreio inicial de HIV e hepatites B e C para pacientes que forem receber metotrexato (MTX) e leflunomida (LFN), além de investigação de tuberculose, latente ou ativa, naqueles que forem receber imunobiológicos.

Atenção também deve ser dispensada ao reconhecimento e à abordagem das condições clínicas concomitantes à DP, como síndrome metabólica, depressão, uveíte, nefropatia por IgA e enteropatias inflamatórias, que podem necessitar da colaboração entre profissionais de saúde de especialidades distintas para seu manejo.

Medidas não farmacológicas são importantes na terapêutica da DP e incluem educação dos pacientes, estímulo à cessação do tabagismo, realização de exercícios físicos, fisioterapia, terapia ocupacional e, quando necessário, prescrição de órteses.

Dados da literatura propondo estratégias de tratamento da DP são escassos, então regimes de *step-up* guiados por metas a serem alcançadas (*treat-to-target*) parecem ser apropriados para balancear segurança e eficácia do tratamento (Figura 12).

A escolha da terapia farmacológica para APs é baseada no tipo de manifestação musculoesquelética e na gravidade da doença, podendo ser influenciada por objetivos do paciente, condições clínicas concomitantes, preferências de via de administração de fármacos, custo do tratamento, permissões das agências regulatórias, disponibilidade nas farmácias da rede pública e nos convênios de saúde.

ARTRITE PERIFÉRICA

- **Formas leves:** pacientes com três ou menos articulações acometidas, sem evidências de dano estrutural e mínimo desconforto ou perda funcional.
- **Formas moderadas de artrite ou resistentes aos AINE:** pacientes que tenham quatro ou mais articulações acometidas, sem erosões ou limitações funcionais importantes ou que não respondem a AINE.
- **Formas graves de apresentação da doença:** pacientes com quatro ou mais articulações acometidas por dor/edema, destruição articular observada na radiografia e/ou particularmente se houver limitação funcional.

O controle de sintomas da APs pode ser iniciado com a utilização de AINE e, quando necessária, infiltração articular com CE. O conceito de que os AINE agravam as lesões da pele não foi demonstrado, mas os riscos e as contraindicações iminentes dessa classe terapêutica devem sempre ser considerados.

Em caso de falha, contraindicação a AINE ou ainda formas moderadas/graves da doença, pode-se escalonar para MMCD convencionais, como MTX, leflunomida (NFL), sulfassalazina (SSZ) ou ciclosporina (CSP), com exceção daqueles pacientes com doença axial, pois para essas manifestações tais fármacos não são eficazes.

A DMARD convencional de escolha geralmente é o MTX, em doses de 15 a 25 mg/semana, por via oral, subcutânea ou intramuscular,

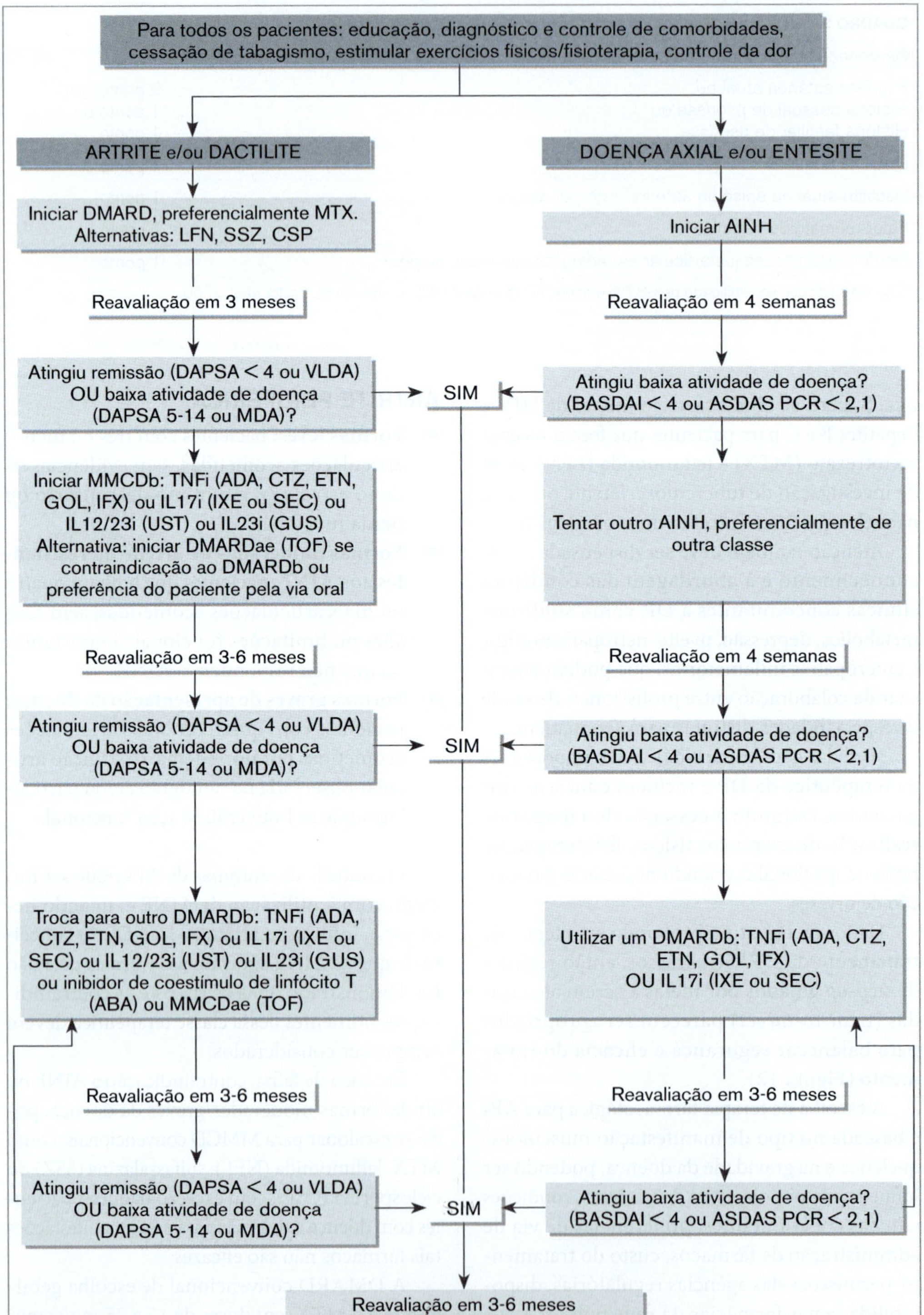

FIGURA 12 Fluxograma de tratamento da artrite psoriásica. Fonte: adaptada de Carneiro et al. Brazilian Society of Rheumatology 2020. Adv Rheumatol. 2021.

utilizado em monoterapia ou combinado a outra DMARD, desde que haja pouca atividade de doença e/ou ausência de fatores de mau prognostico (doença poliarticular, destruição articular observada na radiografia, particularmente se houver limitação funcional). O MTX apresenta boa resposta terapêutica para articulações e para a pele, no entanto, à luz das evidências científicas atuais, não pode ser considerado superior a outras DMARD, como LFN e CSP, deixando livre a escolha entre eles. A posologia recomendada para a LFN é de 20 mg/dia e para a CSP de 3 a 5 mg/kg/dia.

Quando presentes fatores de mau prognóstico e/ou a doença permanecer ativa apesar das MMCD convencional por cerca de três meses, sugere-se a introdução de DMARD biológicas, como os agentes inibidores do TNF alfa (TNFi) adalimumabe (ADA), certolizumabe (CTZ), etanercepte (ETN), golimumabe (GOL) e infliximabe (IFX) (Quadro 4); inibidores da interleucina 17 (IL-17i) ixequizumabe (IXE) e secuquinumabe (SEC); inibidor da IL12/23 (IL12/23i) ustequinumabe (UST) ou inibidores da IL-23 (IL23i) guselcumabe (GUS) ou risanquizumabe (RIS) (Quadro 5). Para aqueles com insuficiência cardíaca grave ou descompensada, neoplasias ou risco elevado de infecção por tuberculose, devem ser evitados os TNFi e preferir os IL-17i, IL12-23i ou IL-23i. Estas três últimas classes farmacológicas também demonstraram respostas superiores para o acometimento cutâneo da PSO. Abatacepte (ABA) pode ser outra opção terapêutica para pacientes com artrite periférica que falharam ou têm contraindicações para outros fármacos, mas apresenta modestos resultados para pele, entesites ou dactilites.

FORMA AXIAL

- **Formas leves:** pacientes pouco sintomáticos, apresentando lombalgia que não interfere na capacidade funcional.
- **Formas moderadas/graves:** pacientes que apresentam lombalgia significativa, rigidez matinal

QUADRO 4 Inibição do TNF para tratamento da artrite psoriásica

	Etanercepte	Infliximabe	Adalimumabe	Golimumabe	Certolizumabe
Nome comercial	Enbrel®	Remicade®	Humira®	Simponi®	Cimzia®
Mecanismo de ação	Prot. fusão TNFr	TNFi Q	TNFi H	TNFi H	TNFi H PG
Posologia	50 mg (100 mg)	5 mg/kg	40 mg	50 mg	200 mg/400 mg
Intervalo de tempo	1/1 sem.	Sem. 0-2-6; 8/8	2/2 sem.	4/4 sem.	2/2 sem. ou 4/4 sem.
Via de administração	SC	IV	SC	SC	SC
Meia-vida	3-4 dd	8-10 dd	10-20 dd	10-20 dd	10-20 dd
Domínios					
Pele	P	P	P	P	P
Unhas	P	P	P	P	P
Articulações periféricas	P	P	P	P	P
Axial	# EpA	# EpA	# EpA	# EpA	# EpA
Dactilites	±	P	?	P	P
Entesites	±	P	±	P	P

±: Eficácia modesta; ?: inconclusivo # EpA: aprovado em espondiloartrite axial; P: eficácia provada/alto nivel de evidência; TNFr: receptor TNF; TNFi Q: quimérico: TNFi H: humanizado; TNFi H PG: humanizado peguilhado.

QUADRO 5 Alvos terapêuticos para tratamento da artrite psoriásica

	Inibição IL-12/23 - IL-23			Inibição IL-17		Inibição JAK	
	Ustequinumabe	Guselcumabe	Risanquizumabe	Secuquinumabe	Ixequizumabe	Tofacitinibe	Upadacitinibe
Nome comercial	Stelara®	Tremfya®	Skyrizi®	Cosentyx®	Taltz®	Xeljanz®	Rinvoq®
Mecanismo de ação	IL-12/IL-23i (p40)	IL-23i (p19)	IL-23i (p19)	IL-17Ai	IL-17Ai	Inibe JAK1 JAK3	Inibe JAK1
Posologia	45 mg (90 mg)	100 mg	150 mg (2 x 75 mg)	150 mg (300 mg)	160 mg/80 mg	5 mg	15 mg
Intervalo de tempo	Sem. 0-4; 12/12	Sem. 0-4; 4/4 ou 8/8	Sem. 0-4; 12/12	Sem. 0-1-2-3-4; 4/4	D0; 4/4 sem.	2x/dia	1x/d
Via de administração	SC	SC	SC	SC	SC	VO	VO
Estudos	PSUMMIT-1 PSUMMIT-2 Fase III	DISCOVER-1 DISCOVER-2 Fase III	KEEPsAKE-1 KEEPsAKE-2 Fase III	FUTURE 1-5 EXCEED MAXIMISE Fase III	SPIRIT-P1 SPIRIT-P2 SPIRIT-H2H Fase III	OPAL-Broaden OPAL-Beoynd Fase III	SELECT-PsA-1 SELECT-PsA-2 Fase III
Domínios							
Pele	P	P	P	P	P	P	P
Unhas	P	P	P	P	P	P	Φ
Articulações periféricas	P	P	P	P	P	P	P
Axial	x EpA	?	x EpA	P	# EpA	# EpA	# EpA
Dactilites	P	P	P	P	P	P	P
Entesites	P	P	P	P	P	P	P

EpA: aprovação em espondiloartrite axial; Φ: domínio não avaliado até o momento (2023); IL-12/IL-23i: inibidor da IL-12/IL23; IL-17Ai: inibidor IL-17A; P: aprovado; x EpA: NÃO aprovado em espondiloartrite axial.

prolongada ou limitação funcional. Incluem-se aqui aqueles que persistem com lombalgia a despeito do tratamento adequado com AINE.

Estudos específicos com portadores de APs axial são escassos e parte da literatura considera o envolvimento da coluna vertebral semelhante ao das espondiloartrites axiais (EpA). Formas leves devem fazer uso dos AINE e para as formas moderada/grave recomenda-se adicionar DMARD biológicas da classe dos TNFi ou dos IL-17i, uma vez que as DMARD convencionais MTX, LFN e CSP não foram benéficas em pacientes com EpA.

ENTESITES E DACTILITES

Entesites podem ser tratadas com AINE e condicionalmente com MTX, mas quando contraindicado ou mediante falta de resposta clínica pode-se utilizar terapia DMARD biológica TNFi, IL-17i, IL12/23i, IL23i ou JAKi.

As dactilites podem responder a AINE ou DMARD convencionais e quando contraindicados ou mediante falta de resposta clínica, pode-se utilizar terapia DMARD biológica TNFi, IL-17i, IL12/23i, IL23i ou JAKi.

O monitoramento da doença deve incluir avaliação da lesão cutânea, contagem articular global em membros superiores e inferiores e avaliação de diferentes domínios, como entesites e dactilites.

LESÕES CUTÂNEAS

O Quadro 6 mostra as opções para tratamento das lesões cutâneas.

A fototerapia com radiação UVB de faixa estreita (UVB-NB) está indicada nas seguintes situações:

- Pacientes que não toleram medicamento por via oral;
- Pacientes que relatam rápida melhora com exposição solar;
- Pacientes com lesões de espessura fina;
- Pacientes em gestação ou lactação; e
- Pacientes pediátricos.

A fototerapia com psoraleno mais radiação ultravioleta A (PUVA) está indicada nas seguintes situações:

- Pacientes com placas espessas;
- Pacientes com acometimento palmoplantar, por penetrar melhor nessas regiões;
- Pacientes com lesões ungueais; e
- Pacientes que apresentaram falha terapêutica à fototerapia com radiação UVB.

QUADRO 6 Tratamento das lesões cutâneas

Psoríase leve Tratamento tópico		Psoríase moderada-grave Tratamento sistêmico	
Corticoide tópico	Mometasona: baixa potência; dexametasona: média potência; clobetasol: muito alta potência	**Fototerapia**	PUVA/ REPUVA UVB-NB
Análogos da vitamina D3	Calcipotriol: 1-2x/d isolado ou associado a corticoide	**Retinoides (vitamina A)**	Acitretina (10-50 mg/dia) isolada ou associada a fototerapia
Emolientes	Creme ou pomada de ureia (5%-20%); vaselina	**Imunomoduladores**	MTX (15-25 mg/sem) Ciclosporina (3-5 mg/kg/dia)
Queratolíticos	Ácido salicílico (3%-6%), isolado em óleo e vaselina ou associado à ureia	**DMARDb**	TNFi IL-12/23i IL-17i IL-23i
LCD (3-12%)	Gel, creme, veículo hidroalcoólico	**DMARDae**	JAKi

REFERÊNCIAS BIBLIOGRÁFICAS

1. Barden AD, Kirby B. Psoriasis and related disorders. In: Griffiths C, Barker J, Bleiker T, et. al. (eds.). Rook's Textbook of dermatology. 9.ed. Boston: Wiley-Blackwell; 2016. p.1103-303.
2. Betts KA, Griffith J, Friedman A, Zhou ZY, Signorovitch JE, Ganguli A. An indirect comparison and cost per responder analysis of adalimumab, methotrexate and apremilast in the treatment of methotrexate-naïve patients with psoriatic arthritis. Curr Med Res Opin. 2016;32:721-9.
3. Carneiro S, Bianchi B. Como investigar a artrite em pacientes com Ps. In: Romiti S. Compêndio de psoríase. 2.ed. Rio de Janeiro: Elsevier; 2013. p.111-3.
4. Carneiro S, Palominos PE, Anti SMA, Assad RL, Gonçalves RSG, Chiereghin A, et al. Brazilian Society of Rheumatology 2020 guidelines for psoriatic arthritis. Adv Rheumatol. 2021;61(1):69.
5. Coates LC, Helliwell PS. Psoriatic arthritis: state of the art review. Clinical Medicine. 2017;17:65-70.
6. Coates LC, Kavanaugh A, Mease PJ, Soriano ER, Laura Acosta-Felquer M, Armstrong AW, et al. Group for Research and Assessment of Psoriasis and Psoriatic Arthritis 2015 Treatment recommendations for psoriatic arthritis. Arthritis Rheumatol. 2016;68:1060-71.
7. Coates LC, Moverley AR, McParland L, Brown S, Navarro-Coy N, O'Dwyer JL, et al. Effect of tight control of inflammation in early psoriatic arthritis (TICOPA): a UK multicentre, open-label, randomised controlled trial. Lancet. 2015;386:2489-98.
8. Coates LC, Navarro-Coy N, Brown SR, Brown S, McParland L, Collier H, et al. TICOPA protocol (Tight Control of Psoriatic Arthritis): a randomised controlled trial to compare intensive management versus standard care in early psoriatic arthritis. BMC Musculoskelet Disord. 2013;14:101.
9. Eder L, Abji F, Rosen CF, Chandran V, Gladman DD. The association between obesity and clinical features of psoriatic arthritis: a case-control study. J Rheumatol. 2017;44:437-43.
10. Gladman DD, Schentag CT, Tom BD, Chandran V, Brockbank J, Rosen C, et al. Development and initial validation of a screening questionnaire for psoriatic arthritis: the Toronto Psoriatic Arthritis Screen (ToPAS). Ann Rheum Dis. 2009;68:497-501.
11. Husni ME, Meyer KH, Cohen DS, Mody E, Qureshi AA. The PASE questionanaire: pilot testing a psoriatic arthritis screening and evaluation tool. J Am Acad Dermatol. 2007;57:581-7.
12. Laheru D, Antony A, Carneiro S, Di Lernia V, Garg A, Love, TJ et al. Management of nail disease in patients with psoriatic arthritis: An updated literature review informing the 2021 GRAPPA Treatment Recommendations. J Rheumatol. 2023;50(3):433-7.
13. Mease P, Hall S, FitzGerald O, van der Heijde D, Merola JF, Avila-Zapata F, et al. Tofacitinib or adalimumab versus placebo for psoriatic arthritis. N Engl J Med. 2017;377:1537-50.
14. Mease PJ, Rahman P, Gottlieb AB, Kollmeier AP, Hsia EC, Xu XL, et al. Guselkumab in biologic-naive patients with active psoriatic arthritis (DISCOVER-2): a double--blind, randomised, placebo-controlled phase 3 trial DISCOVER-2 Study Group. Lancet. 2020;395:1126-36.
15. Mishra S, Kancharla H, Dogra S, Sharma A. Comparison of four validated psoriatic arthritis screening tools in diagnosing psoriatic arthritis in patients with psoriasis (COMPAQ Study). Br J Dermatol. 2017;176:765-70.
16. Ogdie A, Yu Y, Haynes K, Love TJ, Maliha S, Jiang Y, et al. Risk of major cardiovascular events in patients with psoriatic arthritis, psoriasis and rheumatoid arthritis: a population-based cohort study. Ann Rheum Dis. 2015;74:326.
17. Ranza R, Carneiro S, Qureshi AA, et al. Prevalence of psoriatic arthritis in a large cohort of Brazilian patients with psoriasis. J Rheumatol. 2015;42:829-34.
18. Resende GG, Meirelles ES, Marques CDL, Chiereghin A, Lyrio AM, Ximenes AC, et al. The Brazilian Society of Rheumatology guidelines for axial spondyloarthritis – 2019. Adv Rheumatol. 2020;60(1):19.
19. Taylor WJ, Gladman DD, Helliwell PS, Marchesoni A, Mease P, Mielants H, et al. Classification criteria for psoriatic arthritis: development of new criteria from a large international study. Arthritis Rheum. 2006;54:2665-73.
20. Tom BD, Chandran V, Farewell VT, Rosen CF, Gladman DD. Validation of the Toronto Psoriatic Arthritis Screen Version 2 (ToPAS 2). J Rheumatol. 2015;42:841-6.

45

Artrite enteropática

Gustavo Gomes Resende
Lenise Brandão Pieruccetti
Washington Alves Bianchi

CONCEITO

Artrite enteropática, enteroartropatia ou ainda enteroartrite são nomes pelos quais as espondiloartrites (EpA) associadas às doenças inflamatórias intestinais (DII) são chamadas. Consideram-se a doença de Crohn (DC) e a colite ulcerativa (CU) como as duas principais formas de apresentação da DII. Sem ignorar a grande superposição existente entre essas duas entidades, a DC se define por uma inflamação profunda (transmural), descontínua, com potencial para acometer todo o tubo digestivo, mas com envolvimento predominante do íleo terminal e cólon proximal. Já a CU caracteriza-se pela inflamação superficial (mucosa), contínua e ascendente a partir do reto. A Figura 1 ilustra as principais diferenças endoscópicas destas duas entidades. As DII têm como sintomas principais a tríade formada por diarreia, dor abdominal e sangramento digestivo baixo, além de sintomas sistêmicos como febre, emagrecimento e fadiga. Podem também se apresentar com o predomínio de sintomas obstrutivos, doença fistulizante ou ainda com manifestações extraintestinais como inflamação ocular (uveíte), artrite, lesões cutâneas (pioderma gangrenoso, eritema nodoso) e doença hepatobiliares (colangite e litíase biliar, entre outras). Apresentam, com frequência, curso intermitente alternando períodos de exacerbações e remissões.

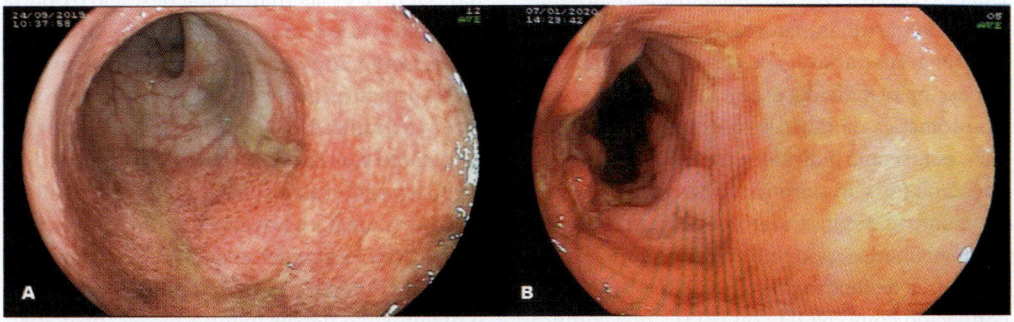

FIGURA 1 (A) Retocolite ulcerativa: observa-se acometimento contínuo e difuso de mucosa em retossigmoide, com edema e enantema de moderada intensidade, ulcerações aftoides e nítida área de transição com mucosa não inflamada. (B) Doença de Crohn ileal: caracterizada pela presença de edema, enantema e ulcerações profundas e serpenginosas, entremeadas por área de mucosa normal no íleo terminal. Fonte: ilustrações gentilmente cedidas pelas colegas gastroenterologistas Dra. Isabel Pamplona Corte Real Forn e Dra. Julia Faria Campos.

EPIDEMIOLOGIA

As DII têm pico de incidência na 2ª e 3ª décadas de vida, com prevalências estimadas, cada uma, nos EUA, em até 0,2% da população geral. Uma revisão sistemática encontrou uma tendência ao aumento das taxas de incidência anual, incluindo dados brasileiros, da ordem de 11,1% (IC95% 4,8-17,8) para DC e 14,9% (IC95%10,4-19,6) para CU. Ambas ocorrem em homens e mulheres com frequência semelhante, sendo a DC ligeiramente mais comum em mulheres e a CU em homens. A artrite é a manifestação extraintestinal mais frequentemente vista nas DII. Quadros de artrite periférica ocorrem com frequências similares entre DC e CU, estimadas em cerca de 2,8%-31%, dependendo da população estudada e da definição de acometimento articular. Já o envolvimento axial, que inclui sacroiliíte e/ou espondilite, é um pouco mais comum na DC (5%-22%) do que na CU (2%-6%). Um estudo realizado no Hospital das Clínicas da UFMG identificou manifestações articulares em 31,5% dos 130 pacientes incluídos com DII, com predomínio do envolvimento periférico, assimétrico e oligoarticular. Dos cerca de 1.500 pacientes estudados na primeira fase do Registro Brasileiro de EpA (RBE), 3,2% tinham o diagnóstico de artrite enteropática.

ETIOPATOGENIA

Doenças como a DC e a espondilite anquilosante (EA) compartilham fatores de risco genéticos e exibem graus variáveis de superposição clínica. Por exemplo, indivíduos com EA têm inflamação assintomática da mucosa intestinal em cerca de 60%, assim como indivíduos com DC têm imagem de sacroiliíte, sem sintomas axiais, em 16%-32%.

Como exemplos de fatores de risco genéticos compartilhados, podemos citar polimorfismos com perda de função do gene CARD15 (também conhecido como NOD2 ou IBD1), que codifica uma proteína capaz de reconhecer componentes bacterianos (receptor de reconhecimento de padrões – RRP) que já foram associados a um risco maior de se desenvolver DC na população geral e em pacientes com EpA, além de se associar à sacroiliíte em acometidos por DC. Outro grupo de genes associados ao risco de se desenvolver DII e EA são os relacionados ao eixo IL-23/IL-17. Por exemplo, o polimorfismo R381Q, que reduz a função do receptor de IL-23 (IL-23R) e a resposta de linfócitos T precursores à IL-23 e, finalmente, as populações de Th17+ conferem proteção não só contra DII, mas também contra EA e psoríase.

Alterações na permeabilidade da mucosa, com quebra das barreiras intestinais epitelial e vascular, fenômeno presente nas DII e associado a alterações da microbiota intestinal, poderiam favorecer a translocação de bactérias e/ou seus subprodutos, garantindo um acesso ao sistema imune central e induzindo respostas imunes com efeito extraintestinal, compondo o que se chama de eixo intestino-articulação. Algumas provas deste conceito são a observação de maior gravidade da inflamação vertebral (vista por RNM) em pessoas com EA que também apresentavam inflamação (mesmo subclínica) do intestino e o fato de modelos animais, tanto de DII quanto de EpA, não desenvolverem o fenótipo completo da doença (ou o fazerem de forma atenuada) quando criados em ambiente *germ-free*.

QUADRO CLÍNICO

Na DII, até 50% dos pacientes apresentarão pelo menos uma manifestação extraintestinal, que algumas vezes pode anteceder o quadro intestinal. Dentre essas manifestações, a artropatia inflamatória é a mais comum. São fatores de risco conhecidos para seu aparecimento: DII ativa (principalmente se houver outras manifestações extraintestinais), história familiar de DII, tabagismo e os fatores genéticos já citados.

Gastroenterologistas são frequentemente os primeiros médicos a avaliarem os pacientes com manifestações musculoesqueléticas associadas à DII e geralmente não estão familiarizados com o diagnóstico dessas manifestações, principalmente em relação à distinção entre artralgia, artrite e dor lombar inflamatória. Os critérios de Oxford podem ser usados para classificar as manifestações articulares em artrite periférica (tipos 1 e 2) e axial. Alguns ainda consideram o tipo 3 ou misto (comprometimento axial e periférico):

- A artrite periférica é usualmente não deformante e não erosiva. A do **tipo 1** se correlaciona com DII ativa ou pode precedê-la e é a mais comum. É oligoarticular (menos que 5 articulações), assimétrica e predomina nas grandes articulações dos membros inferiores. Comumente é aguda e remitente, com resolução em até 6 meses e raramente cronifica. A do **tipo 2** independe da atividade intestinal e é menos frequente. É poliarticular (5 ou mais articulações), simétrica e predomina em membros superiores, acometendo pequena e grandes articulações. Geralmente é intermitente com *flares* mais graves e tende a cronificar.
- A artrite **axial** independe da atividade da doença intestinal. É caracterizada por lombalgia inflamatória, sacroiliíte sintomática ou não, ou ainda EA que pode progredir com grande limitação da mobilidade. É mais comum na DC, seu início precede a enterite e seu curso não está relacionado a ela.

As exacerbações da artrite periférica podem estar associadas à atividade intestinal, e o tipo de acometimento está relacionado à extensão e gravidade do envolvimento intestinal, principalmente na CU. Entesite e dactilite também podem ocorrer na artrite associada à DII. Fasciíte plantar e entesite aquileana são as formas mais comuns. A episclerite é o acometimento ocular mais comum associado à DII, mas uveíte anterior bilateral, insidiosa e de longa duração também pode estar presente geralmente acompanhando a artrite, especialmente a periférica do tipo 2 ou a axial.

Recentemente têm surgido estudos que discutem a necessidade de uma maior integração entre gastroenterologia e reumatologia para um diagnóstico precoce. Um estudo italiano sugere o uso de indicadores clínicos denominados "*red flags*" na avaliação desses pacientes:

- **"*Red flags*" para DII em pacientes com SpA:** dor abdominal (> 3 meses), diarreia crônica, sangramento retal, história familiar de DII, febre persistente, anemia, perda de peso e história ou evidência de abscesso ou fístula perianal.
- **"*Red flags*" para SpA em pacientes com DII:** dor lombar (> 3 meses), edema ou dor em articulação periférica, dor em tendões, cápsula e ligamentos (entesite) e "dedo em salsicha" (dactilite).

Outras manifestações clínicas incluem eritema nodoso (geralmente coincide com a exacerbação intestinal e com a manifestação articular), pioderma gangrenoso (não relacionado à atividade intestinal e ocorre em 2,2% na CU e 1,5% na DC, predominando no sexo feminino), colangite esclerosante primaria (CEP – cerca de 70% a 90% dos casos ocorrem em pacientes com DII), tireoidite de Hashimoto (principalmente na CU e predominando o envolvimento poliarticular periférico), trombose arterial e venosa (provavelmente relacionada à síndrome metabólica observada nos pacientes com DII, principalmente na CU com esteatose hepática e predomínio no sexo feminino) e envolvimento ósseo (periostite, lesão óssea granulomatosa, osteoporose e osteomalácia).

DIAGNÓSTICO

Achados laboratoriais

Não existe um teste laboratorial específico para o diagnóstico de artrite enteropática. A proteína C-reativa (PCR), velocidade de hemossedimentação (VHS) e contagem de leucócitos e plaquetas geralmente estão aumentadas na DII, mas são de pouca especificidade para o diagnóstico. O fator reumatoide usualmente é negativo e, quando positivo, ocorre em baixos títulos. A anemia de doença crônica pode acompanhar tanto a inflamação intestinal quanto a artrite e em ambos os casos pode sugerir doença subclínica. Uma anemia por deficiência de ferro em pacientes com EpA pode ser o primeiro indício de DII incipiente. A tipagem do HLA não ajuda no diagnóstico. O HLA-B27 positivo é encontrado na DII com uma menor frequência que na EA. No RBE, apenas 38,5% dos enteropáticos eram B27 positivos comparados a 70,1% dos outros espondiloartríticos. No passado, os marcadores mais amplamente estudados eram o pANCA e o ASCA (anticorpo anti-*Saccharomyces cerevisiae*). O pANCA é encontrado em até 65% dos pacientes com CU e em menos que

10% na DC. São marcadores de baixa sensibilidade e especificidade e, portanto, não se justifica o seu uso de rotina para diagnóstico. Várias proteínas derivadas de neutrófilo têm sido estudadas (calprotectina, elastase, lisozima e lactoferrina) como marcadores de inflamação intestinal na DII. A calprotectina fecal (fCAL) é a mais sensível para identificar inflamação intestinal, especialmente na doença do cólon, mas também falha pela baixa especificidade. Em um estudo conduzido no Hospital das Clínicas da UFMG confirmou-se alta prevalência de inflamação intestinal microscópica (histológica) em pacientes com EpA (58,5%), independentemente do uso de AINEs. Níveis de fCAL (≥ 96 µg/g) mostraram-se úteis na identificação desta inflamação e, portanto, na indicação mais criteriosa da ileocolonoscopia. Em um paciente sintomático intestinal, o achado de calprotectina fecal elevada (≥ 100-200 µg/g) justifica imediata investigação invasiva (endoscopia), enquanto valores baixos (≤ 50 µg/g) sugerem doença funcional ou não inflamatória. O problema é o achado (não infrequente) de valores intermediários (entre 50 e 100 µg/g), inconclusivos, que não auxiliam tanto na tomada de decisão.

Achados de imagem

Radiografias de articulações periféricas podem demonstrar edema de partes moles, osteopenia justarticular, leve periostite e sinais de derrame articular, com ou sem erosões ou destruição articular. Radiografias simples de coluna e pelve podem mostrar achados típicos de EA e sacroiliíte. Ressonância magnética é o melhor método para detectar inflamação ativa em coluna e sacroilíacas, facilitando o diagnóstico precoce. Já para a investigação de uma possível DII em um paciente com EpA, sintomático intestinal, a ileocoloscopia ainda é o método de referência para o diagnóstico. Exames como êntero-tomografia e êntero-ressonância podem também auxiliar essa investigação quando a endoscopia não for conclusiva ou não puder ser feita.

DIAGNÓSTICO DIFERENCIAL

Em adição à DC e CU, outras doenças e condições apresentam envolvimento intestinal e articular como manifestações proeminentes. A artrite reativa pode ocorrer depois de uma infecção entérica por *Salmonela*, *Shigella*, *Yersinia* ou *Campylobacter* e os sintomas articulares costumam aparecer duas a três semanas após o surto diarreico, geralmente acometendo joelhos, tornozelos, punhos e sacroilíacas. A doença de Whipple (infecção intestinal pela *Troferyma whipplei*) pode mimetizar uma DII e as manifestações articulares estão associadas com infecções sistêmicas, predominando artrite periférica nos joelhos, tornozelos e punhos e raro envolvimento axial. Na doença de Behçet, a úlcera da mucosa intestinal pode causar náusea, diarreia, dor e distensão abdominal muitas vezes difíceis de distinguir das DII e até 50% dos pacientes podem desenvolver artralgia ou artrite oligoarticular, geralmente de grandes articulações de membros superiores e inferiores. A doença celíaca (enteropatia sensível ao glúten) pode evoluir com envolvimento de articulações periféricas, axial ou mista, tipicamente não erosiva e a queixa articular pode preceder a manifestação intestinal. Na artrite por *bypass* intestinal pode ocorrer artralgia e, menos frequentemente, artrite, semanas a anos após a cirurgia. E a colite pseudomembranosa onde pode ocorrer artrite associada à infecção por *Clostridium difficile* após 9 a 35 dias do início da diarreia com acometimento de grandes articulações de membros inferiores.

PROGNÓSTICO

Em geral, o prognóstico de artrite periférica é bom, somente se tornando crônica e erosiva em uma minoria dos pacientes. Já o prognóstico do envolvimento axial é menos favorável, podendo levar a uma anquilose progressiva de coluna e sacroilíacas e causando uma importante restrição de mobilidade. Os pacientes enteropáticos do RBE apresentavam menor gravidade do envolvimento axial quanto ao dano estrutural presente tanto nas sacroilíacas quanto na coluna vertebral.

TRATAMENTO

A cooperação com o gastroenterologista na decisão e conduta terapêutica aliada à decisão compartilhada com o paciente é fundamental. De modo geral, segue as recomendações atuais das demais EpAs, onde o conceito *treat-to-target* (T2T) está bem estabelecido. Devemos, no entanto, considerar algumas particularidades no emprego de algumas das drogas comumente utilizadas, em razão dos efeitos adversos sobre o sistema gastrointestinal mesmo em pacientes sem sinais e sintomas de DII. Na literatura recente, encontramos poucos artigos sobre o tratamento das enteroartrites e, portanto, há evidência limitada sobre eficácia e segurança. Muitos conceitos e evidências de drogas utilizadas no tratamento das enteroartrites se fazem com base no tratamento das EpAs de uma forma geral.

O uso de AINEs em pacientes com DII ativa ou passíveis de reativação da doença gastrointestinal deve ser feito de **forma criteriosa**, e de acordo com as recomendações e orientações do especialista em gastroenterologia que compartilhe o cuidado do seu paciente. Podem ser recomendados em pacientes sem atividade da DII, por curtos períodos e em baixas doses. Até o momento não foi demonstrada alguma referência científica robusta que aponte um grau de superioridade ou eficácia e segurança entre as várias classes de anti-inflamatórios não esteroidais (AINEs). Nos pacientes que apresentem DII mais grave, com fístulas ou áreas extensas de inflamação da mucosa intestinal, os AINEs devem ser formalmente contraindicados e os corticosteroides (intra-articulares ou sistêmicos), se necessário, podem ser usados com maior segurança para o controle do envolvimento articular.

Nestes pacientes com DII mais agressiva os corticoides em doses médias a altas, por via oral, associados a alguma droga imunossupressora sintética ou biológica, como as drogas modificadoras do curso da doença (DMARDs) (sulfassalazina, mesalazina, metotrexato ou azatioprina), são utilizados pelos gastroenterologistas no tratamento das DII, mas somente a sulfassalazina e o metotrexato têm eficácia comprovada em pacientes com envolvimento articular. Sulfassalazina em doses de 2 a 3 g/dia e metotrexato em doses semanais de 15 a 25 mg podem ser empregados no controle do quadro articular periférico, sem benefício comprovado no envolvimento axial.

No caso de ineficácia, intolerância ou efeitos adversos ao tratamento convencional citado, está indicado o uso de terapia biológica ou de pequenas moléculas que atuem tanto na inflamação musculoesquelética quanto intestinal (DMARD alvo-específico). Atualmente pertencem a essa categoria os anti-TNFα monoclonais (infliximabe, adalimumabe, golimumabe, certolizumabe pegol); o ustequinumabe (anti-IL12/23) que também tem aprovação para colite ulcerativa, doença de Crohn e artrite psoriásica; e o tofacitinibe (inibidor de JAK), aprovado para tratar colite ulcerativa, artrite reumatoide e artrite psoriásica. O vedolizumabe (um anticorpo monoclonal dirigido contra a integrina α4β7, uma molécula de adesão de linfócitos cujo bloqueio resulta em ação anti-inflamatória na mucosa intestinal) atua apenas nos sintomas intestinais, sem efeito na artrite. Já o anti-TNFα receptor solúvel etanercepte e os anti-IL-17 secuquinumabe e ixequizumabe demonstraram eficácia apenas para os sintomas articulares, sem ação na inflamação intestinal.

As principais recomendações de tratamento (de espondiloartrites axiais ou de artrite psoriásica), como EULAR, ACR e SBR, colocam como primeira escolha de DMARDs alvo-específicos, em paciente que tenha artrite e doença inflamatória intestinal ativa, os anti-TNFα monoclonais. Ustequinumabe e tofacitinibe deveriam ser reservados para os casos de falha, toxicidade ou contraindicação aos anti-TNFα. Outros inibidores de JAK também têm estudos demonstrando eficácia nas EpA axiais e nas DII (upadacitinibe e filgotinibe), mas ainda não têm aprovação no Brasil para essas indicações. Bloqueadores da p19 (anti-IL23) que já são aprovados para artrite psoriásica (guselcumabe e rizanquisumabe) também têm estudos com resultados positivos em DII. Em breve deverão compor o arsenal terapêutico disponível.

Ao se utilizar biológicos e pequenas moléculas devemos considerar, entretanto, que as doses e os protocolos de utilização podem variar quando a indicação for o envolvimento intestinal. No tratamento das DII são rotineiramente utilizadas doses maiores que aquelas em reumatologia.

Assim, pode-se utilizar até 10 mg/kg do infliximabe para indução e manutenção (mantendo-se o intervalo de 8 semanas na manutenção). O adalimumabe pode ser usado na dose de 160 mg/SC na semana zero, 80 mg/SC na semana 2 e doses subsequentes de 40 a 80 mg/SC a cada duas semanas. Já o golimumabe, em doses de 100 a 200 mg nas semanas 0 e 2 e, a seguir, doses de 50 a 100 mg a cada 4 semanas. Ustequinumabe tem uma dose de ataque (indução) EV de 130 mg, seguida pela dose de 90 mg por via SC a cada 8 ou 12 semanas. Tofacitinibe é usado na dose de 5 a 10 mg, duas vezes ao dia.

Finalmente, a reabilitação física, o suporte nutricional e o psicológico se tornam o grande diferencial para o manejo destes pacientes, reduzindo a frequência de "refratários", alcançando melhoria da qualidade de vida e controle mais eficiente da atividade da doença.

REFERÊNCIAS BIBLIOGRÁFICAS

1. Campos JF, Resende GG, Barbosa AJA, de Carvalho SC, Lage JA, Cunha PFS, et al. Fecal calprotectin as a biomarker of microscopic bowel inflammation in patients with spondyloarthritis. Int J Rheum Dis. 2022;25(9):1078-86.
2. Campos JF, Resende GG, Lage JA, Carvalho SC, Barbosa AJA, Ferrari MLA. Fecal calprotectin, a useful biomarker of microscopic bowel inflammation in patients with spondyloarthritis. Eleventh International Congress on Spondyloarthritides. Gent, Belgium: Clin Exp Rheumatol; 2018. p. 718.
3. Flynn S, Eisenstein S. Inflammatory bowel disease presentation and diagnosis. Surg Clin North Am. 2019;99:1051-62.
4. Gecse KB, Vermeire S. Differential diagnosis of inflammatory bowel disease: imitations and complications. Lancet Gastroenterol Hepatol. 2018;3:644-53.
5. Kelly OB, Li N, Smith M, Chan J, Inman RD, Silverberg MS. The prevalence and clinical associations of subclinical sacroiliitis in inflammatory bowel disease. Inflamm Bowel Dis. 2019;25:1066-71.
6. Kroon FPB, van der Burg LRA, Ramiro S, Landewé RBM, Buchbinder R, Falzon L, et al. Non-steroidal anti-inflammatory drugs (NSAIDs) for axial spondyloarthritis (ankylosing spondylitis and non-radiographic axial spondyloarthritis) (Review). The Cochrane Library. 2015.
7. Lanna CC, Ferrari M de L, Rocha SL, Nascimento E, de Carvalho MA, da Cunha AS. A cross-sectional study of 130 Brazilian patients with Crohn's disease and ulcerative colitis: analysis of articular and ophthalmologic manifestations. Clin Rheumatol. 2008;27:503-9.
8. Lorenzetti R, Scolieri P, Guarini A, De Marinis F, Zullo A, Hassan C, et al. Integrated gastroenterology and rheumatology ambulatory: an innovative approach for enteropathic spondyloarthritis early diagnosis. Ann Ist Super Sanita. 2019;55:246-8.
9. Ma C, Lee JK, Mitra AR, Teriaky A, Choudhary D, Nguyen TM, et al. Systematic review with meta-analysis: efficacy and safety of oral Janus kinase inhibitors for inflammatory bowel disease. Aliment Pharmacol Ther. 2019;50:5-23.
10. Ng SC, Shi HY, Hamidi N, Underwood FE, Tang W, Benchimol EI, et al. Worldwide incidence and prevalence of inflammatory bowel disease in the 21st century: a systematic review of population-based studies. Lancet. 2018;390:2769-78.
11. Orchard TR, Wordsworth BP, Jewell DP. Peripheral arthropathies in inflammatory bowel disease: their articular distribution and natural history. Gut. 1998;42:387-91.
12. Resende GG, Carvalho JF. Human microbiota and autoimmune diseases. In: Perricone C, Shoenfeld Y (eds.). Mosaic of autoimmunity. Academic Press; 2019. p. 191-201.
13. Resende GG, Lanna CCD, Bortoluzzo AB, Gonçalves CR, Sampaio-Barros PD, Silva JABd, et al. Enteropathic arthritis in Brazil: data from the Brazilian registry of spondyloarthritis. Revista Brasileira de Reumatologia (English Edition). 2013;53:452-9.
14. Resende GG, Meirelles ES, Marques CDL, Chiereghin A, Lyrio AM, Ximenes AC, et al. The Brazilian Society of Rheumatology guidelines for axial spondyloarthritis – 2019. Adv Rheumatol. 2020 Feb 21;60(1):19.
15. Vernia F, Di Ruscio M, Stefanelli G, Viscido A, Frieri G, Latella G. Is fecal calprotectin an accurate marker in the management of Crohn's disease? J Gastroenterol Hepatol. 2019.

46

Artrite reativa

Adriano Chiereghin
Antonio Carlos Ximenes
Mauro Waldemar Keiserman

INTRODUÇÃO

O termo "artrite reativa" (ARe) foi sugerido por Ahvonem em 1969 e, posteriormente, por Aho, em 1976. Hoje é conceituada como uma artrite transitória não purulenta reativa durante ou após uma infecção intestinal ou urogenital, em geral doenças sexualmente transmissíveis interligadas ao antígeno HLA-B27. É atualmente enquadrada na classificação do grupo das espondiloartrites. O termo "síndrome de Reiter" não tem sido usado na sinonímia da doença, mas a tríade artrite, uretrite e conjuntivite descrita por Fiessinger-Leroy-Reiter é considerada na ARe.

EPIDEMIOLOGIA

A verdadeira incidência da ARe é difícil de ser estimada. Os cálculos das taxas de incidência e prevalência da ARe são dificultados, pois se trata de uma doença autolimitada, e assim muitos pacientes não são avaliados em consulta médica. Acredita-se que sua prevalência seja de 1% a 2%, semelhante à artrite reumatoide. Maiores conhecimentos e novos métodos de diagnósticos têm aumentado sua pesquisa e diagnóstico. Admite-se que pacientes com diagnóstico de artrite indiferenciada podem ter, na realidade, o diagnóstico verdadeiro de ARe.

ETIOPATOGENIA

As ARe são principalmente relacionadas com infecção prévia urogenital e intestinal e no fato de 60% dos pacientes serem HLA-B27 positivos. As bactérias envolvidas são *Chlamydia trachomatis* e *pneumoniae*, *Campilobacter jejuni*, *fetus* e *lari*, *Clostridium difficile*, *Salmonella typhimurium* e *enteriditis*, *Shigella flexneri* e *sonnei* e *Yersinia enterocolitica*. Os agentes infecciosos envolvidos na causa têm em comum as seguintes características: intracelulares mononucleares, tropismo pelas mucosas e capacidade de penetração intracelular, lipossacarídeos na membrana celular, conferindo resistência bacteriana com características de imunógenos como corpúsculos elementares das *Chlamydias*, proteoglicanos da parede celular, antígenos bacterianos e proteínas de choque. A bactéria *Chlamydia trachomatis* é responsável em média por 50% das ARe, e 1 a 3% dos pacientes com uretrite por *Chlamydia trachomatis* desenvolvem a ARe. ARe é frequentemente iniciada após infecção urogenital ou entérica. Ocorre, incialmente, uma mucosite infecciosa com posterior disseminação do material bacteriano via corrente sanguínea e, no caso da *Chlamydia* e *Yersinia*, micro-organismos vivos podem ir até a membrana sinovial e tecidos adjacentes. As células carreadoras desses micro-organismos são os macrófagos e as células dendríticas.

A expressão "ARe" tem sido mantida em função da impossibilidade de se isolar um microrganismo na cavidade articular, e alguns autores sugerem um mecanismo de hipersensibilidade na sua patogenia, com resposta inflamatória induzida por antígenos bacterianos inativos com articulações estéreis. Publicações recentes, entretanto, têm demonstrado a presença de DNA e RNA de bactérias tanto no líquido como na membrana sinovial, sugerindo a presença de microrganismos viáveis.

A resposta imune à *Chlamydia* tem revelado mecanismos indutores da inflamação, como a presença aumentada de interleucina (IL)-4 e IL-10 no líquido sinovial e sangue e baixos níveis de interferon-gama e TNF. Há um desequilíbrio a favor de Th2 com pouca eficiência de Th1, assim desencadeando uma deficiência de eliminação da *Chlamydia*. Verifica-se a participação tanto dos linfócitos CD4+ como dos CD8+, os quais se ativam de maneira específica tanto para as bactérias como para os antígenos bacterianos envolvidos. Os linfócitos do líquido sinovial dos pacientes com ARe apresentam uma proliferação mais intensa em razão de ocorrer uma maior quantidade de células dendríticas apresentadoras de antígenos na cavidade articular.

Os conhecimentos atuais da patogênese das ARe sugerem, portanto, baixas respostas das citocinas Th1 e baixa atividade de *toll like receptor* (TLR)-4 e também a produção de anticorpos contra proteínas de estresse (*heat shock protein* – hsp). A HSP-60 estimula a produção de citocinas pró-inflamatórias, por meio de seu reconhecimento por células mieloides, e o fornecimento às células infectadas (macrófagos e células dendríticas) de resistência a apoptose, permitindo a produção de mediadores inflamatórios cronicamente. Verifica-se também a participação da resposta humoral, especialmente na ARe desencadeada por *Yersinia enterocolitica* intestinal. A resposta inicial de IgA2 secretora se expressa ampliada no soro desses pacientes, sugerindo uma persistência antigênica na submucosa intestinal. Na ARe sexualmente adquirida (SARA) pós-uretrite por *Chlamydia trachomatis*, observam-se no líquido sinovial níveis mais elevados de IgA e uma maior quantidade de antígenos de *Chlamydia trachomatis* no soro desses pacientes.

Finalmente, e bastante intrigante, dados suportam a participação do sistema HLA na patogênese das ARe. A frequência de HLA-B27 positivo em ARe pós-infecção intestinal oscila de 30 a 50% segundo vários autores. A participação do HLA-B27 na patogênese das ARe pós-uretrites e infecções intestinais seria não somente na persistência da inflamação como na piora do prognóstico. Embora o HLA-B27 seja o fator de suscetibilidade genético mais conhecido e estudado na etiopatogenia da ARe, admitem-se outros, como do *cross reactive group* (CREG) B7, B22, B40 e B42, visto que 30% dos pacientes caucasianos e alta percentagem de pacientes de raça negra ou parda não apresentam a molécula B27 e podem desencadear ARe. O sistema imune inato também teria contribuição na patogênese em razão da deficiência e ineficácia no reconhecimento dos agentes infecciosos ou das células transformadas ou infectadas por receptores de reconhecimento imune inato.

MANIFESTAÇÕES CLÍNICAS

A ARe pode apresentar uma grande variedade de sinais e sintomas, que surgem de 1 a 4 semanas após o evento infeccioso e variam desde sintomas gerais inespecíficos, como mal-estar geral, febre baixa e fadiga, até as manifestações específicas descritas a seguir.

Manifestações musculoesqueléticas

A apresentação mais frequente é uma oligoartrite, periférica e assimétrica, mais comumente, mas não exclusivamente, acometendo membros inferiores, sobretudo joelhos, tornozelos e metatarsofalangeanas. O início geralmente é agudo, mas a forma insidiosa pode ocorrer. O acometimento axial é descrito acometendo a coluna vertebral em qualquer segmento e a articulação sacroilíaca geralmente de forma unilateral.

Entesite de predomínio em membro inferior, principalmente na inserção do tendão do calcâneo e na região de fáscia plantar, e a presença de dactilite ou "dedo em salsicha" nos artelhos são comuns e bastante sugestivas de espondiloartrite.

Manifestações mucocutâneas

Os principais acometimentos de pele e mucosas são a ceratodermia blenorrágica ou pustulose palmoplantar e a balanite circinada. Além dessas alterações mais típicas, podem ocorrer úlceras orais indolores e autolimitadas e alterações ungueais similares a lesões psoriásicas, o que dificulta o diagnóstico diferencial. As lesões mucocutâneas têm importante relação com a presença de HLA-B27.

Manifestações geniturinárias

A manifestação mais comum é a uretrite, que se caracteriza por uma queimação ou ardor ao urinar, além de uma secreção mucoide e discreta. Por vezes, ao exame clínico, é possível notar edema e hiperemia no meato uretral.

Manifestações oculares

Em relação ao acometimento ocular, temos a conjuntivite como alteração mais frequente, em geral de característica asséptica, porém a presença da *Chlamydia trachomatis* pode ocorrer. Em alguns casos, esse acometimento pode evoluir para complicações como episclerite, ceratite e úlcera de córnea. Uveíte também pode ocorrer com certa frequência, sobretudo anterior.

Manifestações gastrointestinais

Como já relatado, assim como as infecções urogenitais, o acometimento infeccioso intestinal pode ser o gatilho para o aparecimento da ARe. O episódio intestinal mais comumente é de leve intensidade e ocorre de dias a semanas antes do aparecimento da artrite e pode, por esse motivo, muitas vezes não ser valorizado na queixa do paciente.

Outras manifestações

Por fim, não tão frequente, porém não menos importante, podemos ter acometimento cardíaco, como distúrbios de condução e insuficiência aórtica. Glomerulonefrites e nefropatias IgA relacionadas, embora raras, também podem ocorrer.

COVID-19

Têm sido descritos inúmeros casos de artrite pós-COVID-19, alguns com manifestação clínica bastante similar ao fenótipo das espondiloartrites, inclusive com acometimento axial, além de dactilites. Dessa forma, surge o questionamento; trata-se de uma artrite viral autolimitada ou uma entidade que ocorre predominantemente em indivíduos predispostos geneticamente, como a positividade para HLA-B27?

Isso abriria a possibilidade de se tratar de uma ARe da forma como já conhecemos, porém de etiologia viral. O fato é que à medida que a doença passa a se tornar endêmica, torna-se possível o desenvolvimento de estudos que elucidem melhor essas questões.

DIAGNÓSTICO

Não há, até a presente data, nenhum critério definitivo para diagnóstico de ARe. Recomenda-se considerar dados da história clínica, como antecedentes de exposição sexual, além de hábitos alimentares, considerando assim vias de contaminação pelos patógenos envolvidos. Queixas de sintomas urogenitais e abdominais, por mais leves que possam parecer, devem ser valorizadas e questionadas de forma ativa na suspeita diagnóstica. Alguns dados do exame clínico, por mais que não sejam patognomônicos, podem direcionar o raciocínio para as espondiloartrites, por exemplo, a dactilite, as entesites, artrites oligoarticulares, lombalgias de característica inflamatória e uveítes anteriores. Portanto, correlacionar um gatilho infeccioso com esses sinais e/ou sintomas mais comuns das espondiloartrites parece ser bastante adequado na suspeita e definição desse diagnóstico.

O apoio laboratorial partindo de exames gerais, como hemograma, pode apontar algum grau de anemia, leucocitose e marcadores de inflamação, que costumam estar bastante elevados na fase aguda. Mais especificamente, a pesquisa de HLA-B27 apresenta bastante relevância pela sua especificidade nas espondiloartrites. Especificamente na ARe, está presente em cerca de 60% a 80% dos casos. Uma pesquisa de HIV pode ser solicitada devido a alta ocorrência de ARe em indivíduos HIV positivos.

Quando pertinente, a análise do líquido sinovial pode ser útil no raciocínio de diagnósticos diferenciais, mais especificamente com artrite microcristalina ou artrite séptica.

Em relação à imagem, a radiografia simples pode auxiliar em casos de maior cronicidade, mostrando erosões ósseas ou calcificações em locais de enteses. No acometimento axial, o dano estrutural também pode ser visto com radiografia convencional, sendo a ressonância magnética capaz de auxiliar no diagnóstico mais precoce ainda na fase inflamatória.

TRATAMENTO

Anti-inflamatórios não esteroides (AINE)

AINE devem ser usados de modo sintomático e, com frequência, na dose plena. Não há um AINE específico ou classe que ofereça melhor resultado. A escolha deve ser condicionada à preferência do médico e, se houver, à experiência prévia do paciente quanto à eficácia e tolerância.

Glicocorticoides

Não há trabalhos mostrando que glicocorticoides retardam a erradicação da infecção aguda. Porém, é sensato evitá-los como primeira escolha. Em casos especiais, por outro lado, pode haver necessidade de se introduzir glicocorticoide por via oral em doses variáveis. Infiltrações intra-articulares podem ter benefício.

Antibióticos

Artrite reativa aguda

ARe de início recente é, por definição, uma doença infecciosa, e a identificação do agente causal e sua erradicação com tratamento adequado podem propiciar sua cura. Portanto, o uso de antibióticos deve ser estimulado.

Quando a porta de entrada da infecção for intestinal, estariam indicados antibióticos somente se ainda houver diarreia ou outra evidência de infecção ativa.

Para os cursos clínicos que se prolongam por semanas ou meses, são sugeridos períodos curtos de antibióticos e propostos mecanismos de hipersensibilidade para justificar a evolução crônica. Entretanto, observações em acompanhamento de pacientes infectados por *Chlamydia*, *Yersinia* e *Salmonella* mostram que 20 a 70% dos casos têm alguma dor articular, entesite ou crises intermitentes de lombalgia por alguns anos.

O achado de anticorpos novos contra *Yersinia* e a persistência de anticorpos IgA anti-*Yersinia* em ARe reagudizada sem novo surto de diarreia parecem indicar infecção persistente.

Portanto, à semelhança das infecções por *Chlamydia* e sua persistência, quando há evolução crônica, as evidências apresentadas sugerem, também, a persistência de infecção intestinal. A eliminação da bactéria deve ser a meta a atingir, mesmo nos indivíduos assintomáticos. Já foi demonstrado que tratamento precoce, mesmo não modificando o curso clínico, erradicou *Yersinia* com muito maior rapidez do que placebo. Esses argumentos justificam o uso de antibióticos precocemente e por tempo prolongado em ARe, podendo haver alternância de medicamentos ou sua associação. Os resultados terapêuticos têm sido controversos, mas publicações recentes são animadoras e reforçam essa conduta. Em uma, ciprofloxacina ou placebo foram usados durante três meses. Avaliação inicial não mostrou diferença significativa entre os grupos. Quando os pacientes foram reavaliados 4 a 7 anos após, 41% do grupo placebo estava com doença reumática crônica, comparado com 8% de pacientes do grupo tratado com ciprofloxacino. No grupo placebo, dois pacientes estavam com espondilite anquilosante e três tinham uveíte anterior intermitente.

Artrite reativa crônica

O prognóstico da ARe não é tão bom quanto antes se pensava, e estima-se que de 30% a 50% dos pacientes evoluam para cronicidade. Na ampla maioria dos casos, os pacientes ou não receberam antibióticos ou foram tratados por não mais do que duas semanas.

É indispensável pesquisar-se infecção, a qual pode estar facilmente perceptível ou sem manifestação clínica aparente.

Identificando-se infecção, o tratamento com antibióticos deve ser prolongado, sendo sugeridos, quando *Chlamydia* for identificada, até seis meses com monitoração periódica.

Escolha do antibiótico

Parece haver consenso quanto à utilização de fluoroquinolonas nas enteroartrites. Doxiciclina é o antibiótico de escolha para tratamento de infecção por *Chlamydia*, sendo azitromicina igualmente indicada. Ofloxacino e levofloxacino podem ser considerados.

Em publicação recente, as bem-sucedidas associações de doxiciclina ou azitromicina com rifampicina em infecções sinoviais por *Chlamydia trachomatis* ou *pneumoniae* (confirmadas por reação da polimerase em cadeia), usadas durante seis meses, são mais uma demonstração da presença de microrganismos viáveis e da necessidade de se usar antibióticos por longo prazo.

Sulfassalazina

Apesar dos resultados contraditórios, tem sido indicada em ARe crônica. Parece oferecer bons resultados em até 60% dos pacientes, principalmente em artrite periférica e prevenção de uveíte. A dose pode variar de 500 mg até 3 g/dia.

Metotrexato

A persistência de antígenos bacterianos não obrigatoriamente viáveis e os mecanismos autoimunes relacionados com proteínas de estresse já são suficientes para justificar imunossupressão em ARe crônica. Após período razoável de tratamento e extensa pesquisa de infecção negativa, temos usado metotrexato com protocolo semelhante ao de artrite reumatoide. A experiência é interessante, mas, à semelhança dos relatos publicados, faltam ensaios com maior número de pacientes.

Anti-TNF

As publicações e nossa experiência, até agora, apesar de animadoras, são com pequeno número de pacientes. Portanto, mesmo sendo nossa opinião favorável em casos selecionados, a indicação de agentes biológicos anti-TNF em ARe está aguardando estudos prospectivos controlados e com número adequado de pacientes.

REFERÊNCIAS BIBLIOGRÁFICAS

1. Bekaryssova D, Yessirkepov M, Zimba O, Gasparyan AY, Ahmed S. Reactive arthritis before and after the onset of the COVID19 pandemic. Clin Rheumatol. 2022;41:1641-52.
2. Carter JD, Espinoza LR, Inman RD, Sneed KB, Ricca LR, Vasey FB, et al. Combination antibiotics as a treatment for chronic Chlamydia-induced reactive arthritis. A double-blind, placebo-controlled, prospective trial. Arthritis Rheum. 2010;62:1298-307.
3. Carvalho MAP, Lage RC. Espondiloatropatias. In: Carvalho MAP, Lanna CCD, Bértolo MB. Reumatologia: diagnóstico e tratamento. 3.ed. Rio de Janeiro: Guanabara Kogan; 2008. p. 350-3.
4. Cheryl V, Whittum-Hudson JA, Hudson AP. Persistent chlamydia and chronic arthritis. Arthritis Res. 2002;4:5-9.
5. Hannu T. Reactive arthritis. Best Pract Res Clin Rheumatol. 2011;25:347-57.
6. Jubber A, Moorthy A. Reactive arthritis: a clinical review. J R Coll Physicians Edinb. 2021;51:288-97.
7. Keat A, Toivanen A. Reactive arthritis: clinical features and treatment. In: Hochberg MC, Silman AJ, Smolen JS, et al. Rheumatology. 4.ed. Philadelphia: Elsevier; 2007. p. 1091-4.
8. Keiserman M. Artrites reativas. In: Cecin H, Ximenes AC. Tratado brasileiro de reumatologia. São Paulo: Atheneu; 2015. p. 405-16.
9. Morris D, Inman RD. Reactive arthritis: developments and challenges in diagnosis and treatment. Curr Rheumatol Rep. 2012;14:390-4.
10. Padilla-Martinez EM, Bautista-Molano W, Valle-Onate R. Artritis reactiva. In: Alba Feriz R, Munoz Louis R, Espinoza LR, et al. Enfermedades inflamatórias reumatológicas. Panlar; 2016. p. 248-54.
11. Pai CH, Gillis F, Tuomanen E, Marks MI. Placebo-controlled double-blind evaluation of trimethoprim-sulfamethoxazole treatment of Yersinia enterocolitica gastroenteritis. J Pediatr. 1984;104:308-11.
12. Sampaio-Barros PD. Artrite reativa. In: Sampaio-Barros PDS. Fundamentos das espondiloartrites. Rio de Janeiro: Elsevier; 2012. p. 124-32.
13. Schmitt SK. Reactive arthritis. Infect Dis Clin N Am. 2017;31:265-77.
14. Selmi C, Gershwin ME. Diagnosis and classification of reactive arthritis. Autoimm Rev. 2014;13:546-9.
15. Ximenes AC, Silva NA. Artrites reactiva. In: Alba Feriz R, Munoz Louis R, Espinoza LR, et al. Enfermedades inflamatórias reumatológicas. Panlar; 2016. p. 597-616.
16. Yli-Kertula T, Luukkainen R, Yi-Kerttula U, Möttönen T, Hakola M, Korpela M, et al. Effect of a three month course of ciprofloxacin on the late prognosis of reactive arthritis. Ann Rheum Dis. 2003;62:880-4.
17. Yli-Kertula U, Tertii R, Toivanen A. Ten-year follow up study of patients from a Yersinia pseudotuberculosis III outbreak. Clin Exp Rheumatol. 1995;13:333-7.
18. Zeidler PH, Hudson AP. Reacive arthritis update: Spotlight on new and rare infections agents implicated as pathogens. Curr Rheumatol Rep. 2021;23:53.

47

Espondiloartrite indiferenciada

Michel Alexandre Yazbek
Eduardo de Souza Meirelles

INTRODUÇÃO

A espondiloartrite indiferenciada (EI) engloba os pacientes com manifestações clínicas diversas das espondiloartrites (EpA), mas que não apresentam os critérios para o diagnóstico de nenhuma outra doença do grupo. Alguns estudos clínicos e epidemiológicos, em diversas populações e em familiares de pacientes com EpA, colocam a EI como uma das doenças mais prevalentes dentro do grupo das EpA.

O termo "espondiloartropatia indiferenciada" foi primeiramente usado por Burns et al. em 1982, para caracterizar e estabelecer a prevalência das manifestações em parentes de primeiro grau de pacientes com espondilite anquilosante (EA) e artrite reativa (ARe). Em 1991, o *European Spondyloarthropathy Study Group* (ESSG) incluiu a EI nos critérios preliminares para classificação das EpA, conforme ilustrado no Quadro 1.

QUADRO 1 Critérios classificatórios de espondiloartropatias – Grupo Europeu de Estudo das Espondiloartropatias, 1991

Dor axial inflamatória **ou** sinovite assimétrica predominante em membros inferiores **e** pelo menos um dos seguintes critérios:
História familiar positiva (espondilite anquilosante, psoríase, uveíte anterior, doença inflamatória intestinal)
Psoríase cutânea
Doença inflamatória intestinal
Uretrite ou diarreia aguda até 4 semanas precedendo a artrite
Dor em nádegas alternante
Entesopatia (inserção do tendão do calcâneo ou fáscia plantar)
Sacroiliíte (bilateral graus 2 a 4 ou unilateral graus 3 ou 4)

(continua)

QUADRO 1 Critérios classificatórios de espondiloartropatias – Grupo Europeu de Estudo das Espondiloartropatias (ESSG), 1991 (*continuação*)

Sensibilidade: 86%; especificidade: 87%. Adaptado de: Dougados, 1991.

A partir de 2009, o grupo ASAS (*Assessment on Spondyloarthritis International Society*) propôs as denominações "espondilartrite axial" e "espondiloartrite periférica", com os critérios classificatórios esquematizados na Figura 1.

CONCEITO

O conceito de EpA, segundo o grupo ASAS, compreende dois grandes grupos formados pela EpA predominantemente axial, onde figuram a EpA axial não radiográfica e a EA; e a EpA predominantemente periférica, onde figuram a artrite psoriásica (APs), a ARe, a artrite associada à doença inflamatória intestinal (AI) e a EI, em questão (Quadro 2).

Na analogia com o diagnóstico de artrite indiferenciada, que pode evoluir para artrite reumatoide, é relativamente frequente que pacientes com diagnóstico de EI evoluam para um diagnóstico mais tardio de EA (mais frequente), APs, ARe ou AI, ou mesmo permaneçam com o diagnóstico de EI.

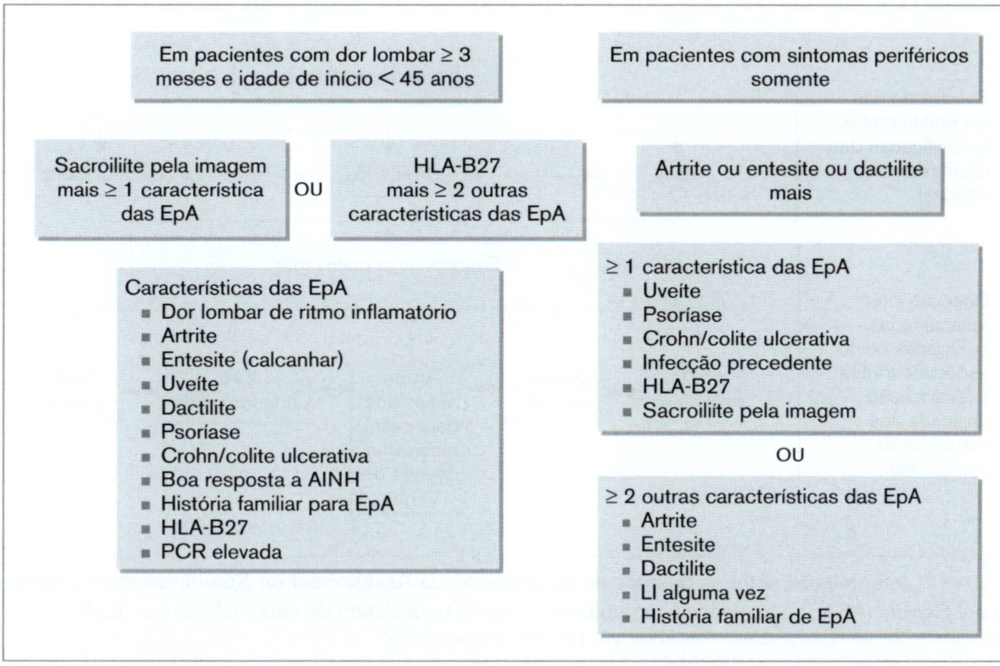

FIGURA 1 Espondiloartrites (EpA) – critérios classificatórios da *Assessment on Spondyloarthritis International Society* (ASAS). Sensibilidade: 89,5%; especificidade: 83,3%.
Adaptada de: Rudwaleit, 2011.

QUADRO 2 Conceito de espondiloartrite (EpA)

EpA predominantemente axial
EpA axial não radiológica
Espondilite anquilosante
EpA predominantemente periférica
Artrite reativa
Artrite psoriásica
Artrite associada à doença inflamatória intestinal
EpA indiferenciada

Desta forma, Zeidler e Amor em 2011 resumem na Figura 2 a inter-relação entre os critérios de classificação do grupo ASAS, predominantemente aceito na Europa a partir dos estudos desenvolvidos pelo ESSG, e o conceito unificado de EpA, com suas respectivas doenças agrupadas (APs, ARe, AI, EI e EpA juvenil), aceito pelo grupo *Spondyloarthritis Research and Treatment Network* (Spartan), que envolve especialistas principalmente dos Estados Unidos e do Canadá.

Segundo Meirelles et al. em 2009, as espondiloartrites indiferenciadas poderiam representar:

A. O estágio precoce de uma das doenças do grupo das espondiloartrites, em especial da EA, tornando-se posteriormente diferenciada.
B. A forma frustra de uma espondiloartrite definida, que não irá desenvolver o quadro clássico da enfermidade.
C. Uma subcategoria de espondiloartrite, ainda indefinida dos pontos de vista clínico e etiológico.
D. Uma síndrome de superposição, que não pode ser diferenciada em apenas uma espondiloartrite definida.

EPIDEMIOLOGIA

Boyer et al. fizeram uma pesquisa para investigar a prevalência das EpA em esquimós do Alasca, população que apresenta uma alta prevalência de HLA-B27 (25%), em que utilizaram os critérios de Amor e do ESSG para definir os casos.

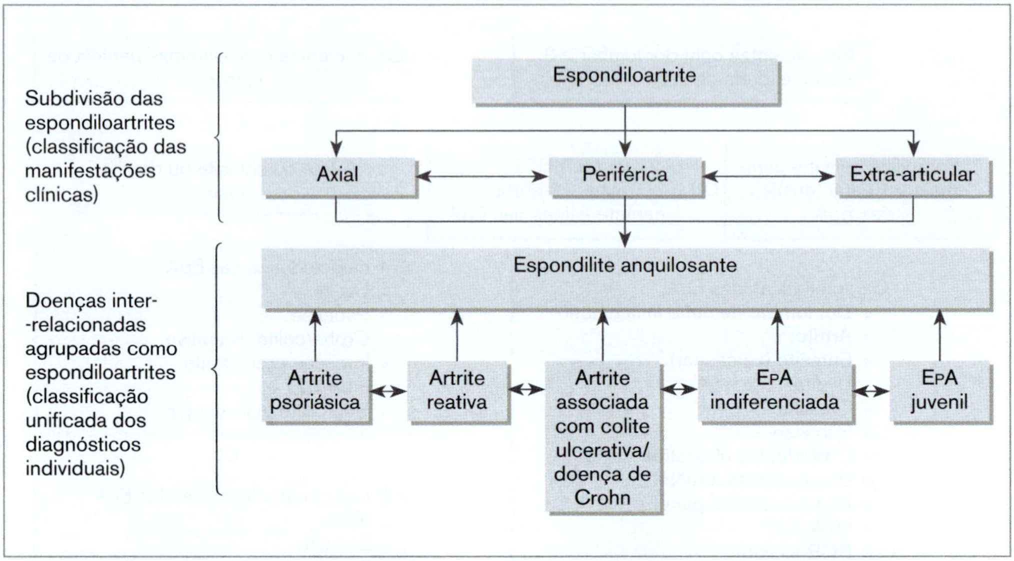

FIGURA 2 Inter-relação entre os critérios de classificação da *Assessment on Spondyloarthritis International Society* (ASAS) e as doenças agrupadas no conceito unificado de espondiloartrites (EpA).
Adaptada de: Zeidler H, Amor B. Ann Rheum Dis. 2011;70:1-3 (com permissão).

Os autores encontraram uma alta prevalência de EpA (2,5%), com uma porcentagem de 48% de EI e somente 15% de EA.

Um estudo no Japão, em que a frequência do HLA-B27 é menor (0,5%), confirmou uma prevalência muito baixa de EpA nessa população (0,0095%), sendo que 68,3% foram classificados como EA e somente 5,4% como EI. Já no Brasil, o *Registro Brasileiro de Espondiloartrites* (RBE) analisou 1.036 pacientes brasileiros de 28 centros universitários do país, e mostrou que a EI foi diagnosticada em 6,3% desses pacientes.

O seguimento de 111 pacientes com EI, que preencheram os critérios ESSG e de Amor, foi realizado em uma pesquisa na Universidade Estadual de Campinas. Em dez anos de seguimento, 24,3% dos pacientes evoluíram para EA, 2,7% evoluíram para artrite psoriásica e 22,5% para remissão clínica. A porcentagem de pacientes que mantiveram o diagnóstico de EI foi de 16,7%. O antígeno leucocitário humano B27 (HLA-B27) e a dor em nádegas foram estatisticamente associados com a evolução para EA.

As prevalências entre os gêneros na EI são semelhantes, sendo que algumas séries mostram prevalência superior do sexo masculino. Porém, certos autores justificam que as EpA foram subdiagnosticadas em mulheres, pois o quadro clínico é mais brando, com um menor índice de suspeita diagnóstica no sexo feminino.

Os estudos de incidência das EpAs diferem consideravelmente em seus métodos e resultam em uma ampla variação das taxas de incidência para todos os subtipos de EpAs. Mais estudos de diferentes populações com base em critérios de classificação específicos são necessários no estudo da epidemiologia das EpAs.

ETIOPATOGENIA

Muitas evidências associam o antígeno leucocitário humano B27 ou HLA-B27 com a etiopatogenia das EpA, principalmente com a EA, contribuindo com cerca de 25 a 50% do risco genético de EA. Dentre os subtipos de HLA-B27, o B2705 é o mais prevalente nos pacientes brasileiros e nos caucasoides, e o mais associado com a EA. Um estudo brasileiro com pacientes com EI mostrou que alguns alelos do HLA-B27 podem ser os mesmos que os observados nos pacientes com EA, como o HLA-B2705. Além disso, mostrou uma possível influência dos alelos do CREG, como o B7-CREG nos pacientes HLA-B27 negativos. Os subtipos de HLA-B27 são semelhantes entre os pacientes com EI e com artrite reativa, sugerindo que ambas sejam uma entidade única.

Porém, o HLA-B27 constitui somente um terço do risco genético, sugerindo o envolvimento de outros genes, como o gene do receptor da interleucina 23 (IL-23R) e do codificador da aminopeptidase do reticulo endoplasmático (ERAP1), além do provável envolvimento dos fatores ambientais. Outros alelos HLA também foram associados a EI, como HLA-B16 (38,39) e HLA-B35.

O eixo IL-23/IL-17 também apresenta suma importância na patogenia das EpA. A IL-23 é essencial para a proliferação e diferenciação das células T CD4+ produtoras da citocina IL-17 (Th17). O acoplamento da IL-23 com o complexo IL-23R leva à expressão das duas principais citocinas da família IL-17: IL-17A e IL-17F. Essas interleucinas induzem a produção de outras citocinas pró-inflamatórias (como a IL-6 e a IL-8), o fator de necrose tumoral alfa (TNF-α), quimiocinas, moléculas de adesão, recrutamento de leucócitos e ativação de endotélio por diferentes células como fibroblastos, células epiteliais e endoteliais.

A hipótese de que as infecções por microrganismos podem ter um papel no desencadeamento da EI, assim como na artrite reativa, também foi estudada por alguns autores. Em um estudo clássico, Taurog et al. avaliaram ratas transgênicas para HLA-B27 e β-2 microglobulina humana e observaram o desenvolvimento de espondilite, artrite, dactilite, colite e lesões psoriasiformes nesses animais. Porém, ao serem colocadas em ambiente estéril, houve uma redução da artrite, colite e lesões cutâneas. Essa observação sugeriu que os microrganismos também poderiam desempenhar um papel importante na patogênese das EpA relacionadas ao B27.

QUADRO CLÍNICO

Os sinais e sintomas da EI são aqueles que já englobam todo o espectro do variado quadro clínico das EpA. Por vezes, os pacientes podem evoluir com lombalgia, oligoartrite ou entesite isoladamente por um longo período, sem outros sinais ou sintomas que nos permitem estabelecer o diagnóstico de alguma das outras doenças do espectro das EpA. As manifestações têm frequências muito variadas entre os estudos. As frequências das diversas manifestações das EpA estão citadas na Tabela 1.

TABELA 1 Frequências das diversas características dos pacientes com espondiloartrite indiferenciada

Demográficas	%
Masculino	62-88
Média de idade no início da doença (anos)	16-23
Clínicas	
Lombalgia	52-80
Artrite periférica	60-100
Poliartrite	40
Entesopatia (todas)	56
Dor no calcanhar	20-28
Envolvimento mucocutâneo	16
Conjuntivite/irite	33
Envolvimento genitourinário	28
Doença inflamatória intestinal	4
Anormalidades cardíacas	8
Laboratoriais	
VHS elevado	19-30
Fator reumatoide negativo	100
HLA-B27 positivo	80-84
Radiográficas	
Sacroiliíte radiográfica	16-30
Alterações radiográficas na coluna	70

Adaptada de Zeidler, 1992.

Na coorte alemã *German Spondyloarthritis Inception Cohort* (GESPIC), a lombalgia de ritmo inflamatório foi o sintoma mais prevalente (90%), seguida de artrite e entesite com cerca de um terço dos pacientes cada, e uma menor proporção de pacientes com sinais de dactilite ou uveíte. Alguns pacientes também podem apresentar um quadro atípico, em que o diagnóstico se torna um verdadeiro desafio, pois a sacroiliíte pode ser assintomática ou a lombalgia apresentar-se com um ritmo mais indefinido ou mecânico.

Conforme citado, a artrite periférica pode ser o primeiro sinal e manifestar-se de forma monoarticular, oligoarticular e, por vezes, poliarticular, mas de forma assimétrica, envolvendo preferencialmente as articulações dos membros inferiores. Um quadro clínico de mono ou oligoartrite, envolvendo o tornozelo, é mais provável por EpA do que por artrite reumatoide, por exemplo.

A entesite, ou seja, a inflamação nos sítios de inserção dos tendões, fáscias e ligamentos nos ossos, é uma característica típica das EpA e pode ser o principal sintoma desses pacientes. A entesite do tendão calcâneo e a fasciíte plantar são os tipos mais frequentes, mas outros sítios como a patela, o tubérculo tibial e o quinto metatarso também podem ser acometidos. A dor difusa, por vezes, confunde-se com a mialgia apresentada em pacientes com fibromialgia, mas os pacientes com EpA, geralmente, apresentam melhor resposta aos anti-inflamatórios não esteroidais (AINEs).

Tanto a EA como a EI apresentam padrões semelhantes de manifestações extra-articulares (MEAs), sendo que a uveíte é a MEA mais prevalente. Alguns pacientes apresentam uveíte de forma isolada e são desafios diagnósticos para o reumatologista. Algumas séries de pacientes com uveíte relacionada ao HLA-B27 reportaram o diagnóstico de EI, em 12% a 15% dos casos do grupo de pacientes diagnosticados com EpA. A forma mais comum, como ocorre na EA, é a uveíte anterior unilateral aguda.

Os pacientes com EI, assim como nas outras EpA, também podem evoluir com complicações cardíacas, principalmente distúrbios de condução atrioventriculares e regurgitação aórtica isolada (sem estenose da valva aórtica). Essas manifestações cardíacas também foram associadas ao HLA-B27.

A EI pode manifestar-se em qualquer idade, desde a infância (início juvenil) até a vida adulta e, em alguns casos, depois dos 50 anos (início tardio). Na infância, é muito raro apresentar um quadro clínico bem definido de EpA. Algumas crianças podem apresentar um tipo particular de EpA, em que ocorre artrite periférica associada à entesite (SEA), chamada de artrite relacionada à entesite. Já os pacientes com EI de início tardio, após os 50 anos de idade, podem ter menor envolvimento em coluna, com um quadro de oligoartrite de membros inferiores associado a sintomas constitucionais e com as provas inflamatórias aumentadas.

EXAMES DE IMAGEM

Dentre os pacientes com EI, uma grande porcentagem apresenta sacroiliíte. Cerca de 70% a 80% desses pacientes apresentam lombalgia de ritmo inflamatório, mas esse sintoma não é necessariamente específico para sacroiliíte. O primeiro exame de imagem a ser solicitado é a radiografia convencional de sacroilíacas e coluna, que pode mostrar sinais claros ou suspeitos de sacroiliíte e/ou sindesmófitos, quadratura vertebral ou anquilose. Porém, muitas vezes o diagnóstico por radiografia convencional não é possível, pois o exame pode estar normal, principalmente nos estágios mais iniciais da doença. O tempo entre os primeiros sinais e sintomas de sacroiliíte para as alterações radiográficas pode variar de 1 até 9 anos.

O exame de ressonância magnética (RM) vem se mostrando de grande utilidade no diagnóstico das EpA, principalmente nos pacientes com suspeita de EI, em que o exame radiográfico está normal ou apresenta alterações mínimas, que não se aplicam aos critérios de Nova Iorque modificados para EA. A RM é muito mais sensível que a radiografia para detectar sacroiliíte precocemente, detectando não somente as alterações ósseas em radiografias simples, mas também alterações inflamatórias como osteíte (Figura 3), sinovite ou entesite. Além disso, pode detectar também depósitos de gordura característicos, que indicam inflamação prévia e alterações estruturais como erosão e/ou anquilose óssea. Porém, esse exame precisa ser corretamente avaliado por um reumatologista e/ou radiologista com experiência para evitar diagnósticos errôneos de EpA, com sérias consequências para os pacientes e para o sistema de saúde.

A ultrassonografia (US) também é uma ferramenta diagnóstica valiosa nos casos de EI com artrite e/ou entesite periféricas, em que a avaliação clínica pode ser difícil e inespecífica. Vários estudos mostraram que o exame de US associado ao estudo de *power Doppler* (PD) permite detectar alterações estruturais das enteses periféricas associadas à captação aumentada do PD (Figura 4). Essas alterações indicam uma entesopatia inflamatória, diferentemente da entesopatia mecânica, em que não há captação de PD.

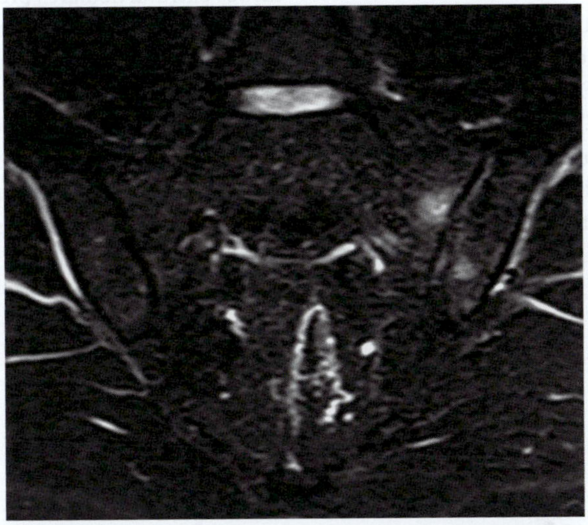

FIGURA 3 Ressonância de sacroilíacas, mostrando sinais de osteíte, com hipercaptação em sacroilíaca esquerda.

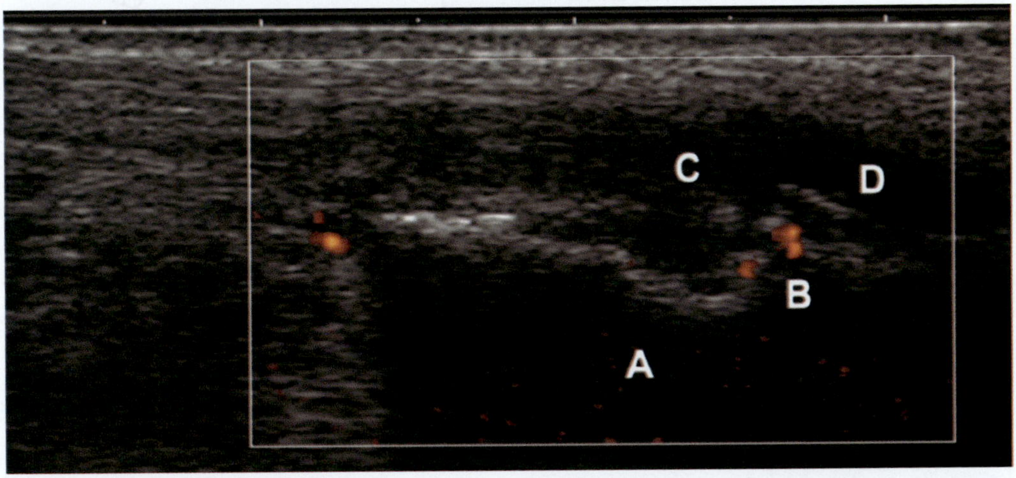

FIGURA 4 Ultrassom em escala de cinza com *power* doppler mostrando entesite do tendão calcâneo em um *scan* longitudinal. (A) Erosões; (B) sinal Doppler; (C) tendão espessado e hipoecogênico; (D) entesófitos.

Adaptada de: D'Agostino, 2010.

DIAGNÓSTICO

Na falta de critérios diagnósticos, os critérios de classificação de doença, por vezes, são usados para o diagnóstico das EI. Rudwaleit et al. estudaram o valor preditivo de EpA axial para cada manifestação da doença, conforme demonstrado na pirâmide diagnóstica ilustrada na Figura 5.

TRATAMENTO

Em razão da existência de poucos ensaios clínicos prospectivos randomizados e controlados para o tratamento da EI, o tratamento das EpA é extrapolado para a EI, sendo, na maioria das vezes, dirigido para o tratamento da EA, da APs ou da ARe, na dependência do quadro clínico apresentar envolvimento articular predominantemente axial ou periférico.

Nas EpAs axiais, a primeira opção terapêutica geralmente são os anti-inflamatórios não esteroidais, exceto nos casos em que há contraindicação para seu uso. As drogas modificadoras do curso da doença DMARDSs, como a sulfassalazina ou o metotrexato, apresentam maior eficácia principalmente naqueles pacientes com EpAs periféricas ou de acordo com as manifestações extra-articulares predominantes como a uveíte, psoríase ou doença inflamatória intestinal.

Há ainda poucos estudos específicos para pacientes com EI. A grande maioria das evidências enfoca em pacientes com EA ou EpAs axiais. Somente um ensaio clínico randomizado e multicêntrico revelou bons resultados com a sulfassalazina. Outro estudo mostrou que o uso oral da doxiciclina associada à rifampicina por nove

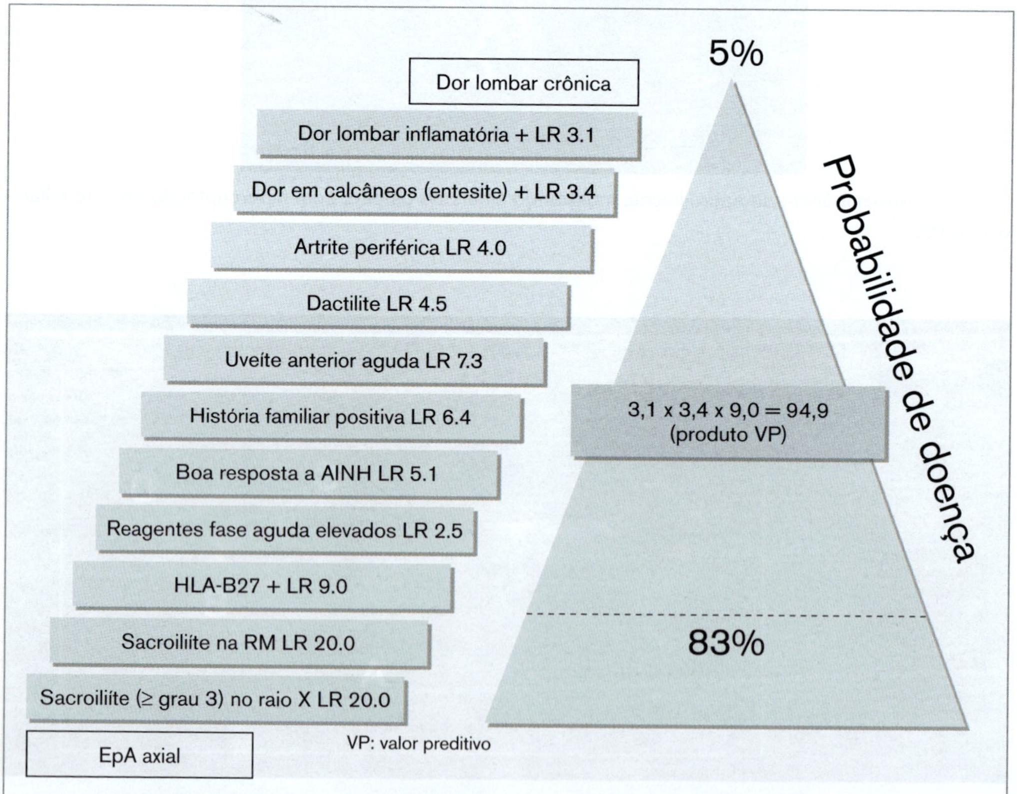

FIGURA 5 Pirâmide diagnóstica para espondiloartrites axiais.
AINE: anti-inflamatórios não hormonais; RM: ressonância magnética. Modificada de Rudwaleit, 2005.

meses melhorou alguns desfechos clínicos, embora a ciprofloxacina por três meses não tenha evidenciado benefício em pacientes com EI com envolvimento predominantemente periférico. No entanto, o uso de antibioticoterapia nesses pacientes ainda permanece controverso.

Uma revisão sistemática da literatura, realizada por De La Mata et al., sobre a eficácia dos tratamentos disponíveis para a EI, incluiu dois ensaios clínicos randomizados, um estudo de coorte e quatro relatos de caso, em um total de 117 pacientes com EI. Não foram observadas evidências relacionadas ao efeito dos anti-inflamatórios não hormonais ou das DMARDs. Os autores concluíram que os agentes biológicos bloqueadores do TNF-alfa são efetivos na EI e que o tratamento dos pacientes com EI pode ser o mesmo das doenças definidas dentro do grupo das EpA, enfatizando que as formas indiferenciadas costumam ter curso evolutivo mais leve e com menos complicações que as outras doenças do grupo.

Além dos bloqueadores de TNF, os agentes anti-IL 17 são também opção terapêutica eficaz em pacientes com EpAs axiais e foram recentemente incluídos nas recomendações da Sociedade Brasileira de Reumatologia.

De modo geral, o tratamento deve ser individualizado e é extrapolado por melhores evidências em pacientes com EpAs axiais ou periféricas, devendo sempre ser baseado nas manifestações clínicas predominantes.

REFERÊNCIAS BIBLIOGRÁFICAS

1. Boyer GS, Templin DW, Cornoni-Huntley JC, et al. Prevalence of spondyloarthropaties in Alaskan Eskimos. J Rheumatol. 1994;21:2292-7.
2. Burns T, Marder A, Becks E, et al. Undifferentiated spondyloarthritis: a nosologial missing link? Arthritis Rheum. 1982;25:142.
3. D'Agostino MA. Ultrasound imaging in spondyloarthropathies. Best Pract Res Clin Rheumatol. 2010 Oct;24:693-700.
4. De La Mata J, Maese J, Martinez JA, et al. Current evidence of the management of undifferentiated spondyloarthritis: a systematic literature review. Semin Arthritis Rheum. 2011;40:421-9.
5. Dougados M, van der Linden S, Juhlin R, et al. The European Spondyloarthropathy Study Group preliminary criteria for the classification of spondyloarthropathy. Arthritis Rheum. 1991;34:1218-27.
6. Hukuda S, Minami M, Saito T, et al. Spondyloarthropathies in Japan: nationwide questionnaire survey performed by the Japan Ankylosing Spondylitis Society. J Rheumatol. 2001;28:554-9.
7. Meirelles ES, Gonçalves CR, Goldenstein-Schainber C. Espondiloartropatias In: Lopes AC. Tratado de Clínica Médica. v. 1. 2.ed. São Paulo: Roca; 2009. p.1590-8.
8. Resende GG, et al. The Brazilian Society of Rheumatology guidelines for axial spondyloarthritis – 2019. Adv Rheumatol. 2020;60:19.
9. Rudwaleit M, Khan MA, Sieper J. The challenge of diagnosis and classification in early ankylosing spondylitis: do we need new criteria? Arthritis Rheum. 2005 Apr;52:1000-8.
10. Rudwaleit M, van der Heijde D, Landewé R, et al. The Assessment of SpondyloArthritis International Society classification criteria for peripheral spondyloarthritis and for spondyloarthritis in general. Ann Rheum Dis. 2011;70:25-31.
11. Sampaio-Barros PD, Bortoluzzo AB, Conde RA, et al. Undifferentiated spondyloarthritis: a long term follow up. J Rheumatol. 2010;37:1195-9.
12. Sampaio-Barros PD, Conde RA, Donadi EA, et al. Undifferentiated spondyloarthropathies in Brazilians: importance of HLA-B27 and the B7-CREG alleles in characterization and disease progression. J Rheumatol. 2003;302632-7.
13. Sampaio-Barros PD, Gonçalves CR, Braga da SilvaJS, et al. Registro Iberoamericano de Espondiloartritis (RESPONDIA): Brasil, ReumatolClin. 2004;4:S30-5.
14. Taroug JD. Animal models of spondyloarthritis. Adv Exp Med Biol. 2009;649:245-54.
15. van Bentum RE, van der Horst-Bruinsma IE. Axial spondyloarthritis in the era of precision medicine. Rheum Dis Clin North Am. 2020 May;46:367-78.
16. Zeidler H, Amor B. The Assessment in Spondyloarthritis International Society (ASAS) classification criteria for peripheral spondyloarthritis and for spondyloarthritis in general: the spondyloarthritis concept in progress. Ann Rheum Dis. 2011;70:1-3.
17. Zeidler H, Mau W, Khan MA. Undifferentiated spondyloarthropaties. Rheum Dis Clin North Am. 1992;18:187-202.

48

Lúpus eritematoso sistêmico

Eduardo Ferreira Borba Neto
Cristina Costa Duarte Lanna
Edgard Torres dos Reis Neto
Elisa Martins das Neves de Albuquerque
Eloisa Bonfá
Emilia Inoue Sato
Evandro Mendes Klumb
Francinne Machado Ribeiro
Lilian Tereza Lavras Costallat
Luiz Carlos Latorre
Maria de Fátima Lobato da Cunha Sauma
Odirlei André Monticielo
Sandra Gofinet Pasoto
Simone Appenzeller

CONCEITO

O lúpus eritematoso sistêmico (LES) é uma doença inflamatória crônica, autoimune, de etiologia pouco conhecida, decorrente de um desequilíbrio do sistema imunológico e produção de autoanticorpos. Estes são dirigidos contra várias proteínas celulares, com consequente formação de imunocomplexos que, ao se depositarem em vasos de pequeno calibre, resultam em vasculite, lesão tecidual e disfunção do órgão/sistema acometido. Além disso, a lesão ou a disfunção podem ocorrer por outros mecanismos, como ação de autoanticorpos junto aos receptores de neurotransmissores, ocasionando disfunção em sistema nervoso central, trombose por efeito de anticorpos antifosfolípides e ação direta de anticorpos dirigidos contra antígenos celulares específicos, ocasionando citopenias.

A doença é pleomórfica, uma vez que o envolvimento de órgãos e tecidos ocorre nas mais diversas combinações e em graus variados de gravidade. O LES evolui clinicamente com períodos de exacerbação de atividade inflamatória, intercalados com remissão parcial ou completa. Alguns pacientes podem manter um padrão de atividade crônica.

EPIDEMIOLOGIA

A doença é muito mais prevalente em mulheres na idade reprodutiva, sendo que os primeiros sinais e sintomas iniciam-se com maior frequência na segunda e terceira décadas de vida. Nessa faixa etária, existe um nítido predomínio do sexo feminino, na proporção de 10 mulheres para 1 homem. A doença também ocorre em crianças e adultos mais idosos, mantendo o predomínio do sexo feminino, porém em uma proporção de 3 mulheres para 1 homem. Os estudos epidemiológicos apresentam dados variáveis quanto à sua incidência e prevalência. Nos Estados Unidos, a prevalência do LES é de aproximadamente de 124 por 100.000 e a incidência anual é de 1,8-7,6 por 100.000. No Brasil estima-se uma incidência anual aproximada de 4,8 a 8,7 casos por 100.000 habitantes. Trata-se de uma doença universal encontrada em todas as etnias e nas mais diferentes áreas geográficas, mas parece ser mais prevalente em afrodescendentes. As características da doença e sua gravidade, bem como a sua prevalência podem diferir em diversos grupos étnicos, sexo e idade de início da doença. A mortalidade do LES, embora tenha diminuído nas últimas décadas, ainda é alta, comparada com o esperado na população, com coeficiente padronizado de mortalidade variando de 2 a 3.

ETIOLOGIA

Embora ainda não completamente esclarecida, a etiologia do LES é multifatorial, com participação de fatores genéticos, epigenéticos, hormonais, ambientais e imunológicos.

Estudos recentes de avaliação genômica (*genome-wide association studies*, GWAS) identificaram pelo menos 100 *loci* com polimorfismos relacionados a risco de doença poligênica, assim como mais de 30 genes associados a formas monogênicas de fenótipos de LES e LES-símile. Além dos genes predisponentes, como TREX1 e DNAse1, é consistente a associação com alguns alelos do complexo principal de histocompatibilidade (MHC), principalmente os alelos DR2 e DR3 de classe II. Há alta prevalência da doença entre gêmeos monozigóticos (29 vezes maior que a da população geral) e nos parentes de primeiro grau (risco 17 vezes maior de desenvolver LES). A associação entre risco de desenvolver LES e deficiência de algumas proteínas do sistema complemento, especialmente C1q (responsável pela depuração de células apoptóticas), C2 e C4, é bem determinada.

Outras associações importantes estão relacionadas à assinatura de interferon (IFN). Genes ligados à imunidade inata, como STAT4, IRF5 e TLR7, entre outros, estão ligados à sinalização e produção de IFN tipo I, que tem sua expressão aumentada no soro de 60-80% dos pacientes. Os SNPs (*single nucleotide polymorphisms*) são a forma mais comum de polimorfismo do genoma humano e no LES alguns já foram associados, como o SNP no STAT4, que aumenta o risco de síndrome antifosfolipídeo (SAF), glomerulonefrite e presença do anticorpo anti-dsDNA, e o SNP associado ao LYN, que diminui o risco de LES e de manifestações hematológicas em caucasianos. A despeito da identificação dos polimorfismos, os aspectos genéticos até então identificados estão associados a menos de 30% da suscetibilidade para o LES, sugerindo um papel significativo de fatores ambientais e influência epigenética de genes ainda não determinados.

O papel patogênico dos hormônios baseia-se na hipótese de imunomodulação. Os estrógenos têm papel estimulador de várias células imunes, como macrófagos, linfócitos B e T CD4+ e CD8+. Eles também favorecem a adesão dos mononucleares ao endotélio vascular pela expressão de moléculas de adesão e MHC, estimulam a secreção de algumas citocinas, como interleucina (IL)-1 e aumentam a expressão de IL-21 nas células T CD4+. Do mesmo modo, a via do IFN tipo I é regulada positivamente pelo estrogênio e negativamente pelos progestágenos e ambos promovem resposta Th2, mostrando a importância do equilíbrio entre eles. A progesterona inibe a proliferação das células T e aumenta o número de células CD8+. Os estrogênios também têm ação semelhante à das moléculas de BLyS/BAFF, reduzindo a apoptose das células autorreativas e acelerando a sua maturação, especialmente das células B com alta afinidade pelo DNA. Esses dados justificam a maior predisposição feminina aos fenótipos clínicos. Outros hormônios também exercem influência: existe maior incidência de anticorpos antitireoidianos entre paciente com LES, e os pacientes apresentam resposta anormal ao estresse, sugerindo anormalidades no eixo hipotálamo-hipofisário-adrenal.

Entre os fatores ambientais, é importante ressaltar o papel da luz ultravioleta. A exposição solar determina a apoptose de queratinócitos com subsequente expressão de moléculas como RNP, Ro, nucleossoma e fosfolipídeos nos corpúsculos apoptóticos, a secreção de citocinas (IL-1, IL-3, IL-6, TNFα, GM-CSF) com amplificação da resposta imune, além de promover a ativação de macrófagos e processamento de antígenos, o que desencadeia uma resposta inflamatória sistêmica.

Por outro lado, os vírus são potentes estímulos para a ativação da resposta imune e existem evidências da interface entre a infecção por *Epstein-Barr virus* e citomegalovírus. De fato, existe a detecção de autoanticorpos no soro dos pacientes infectados cujos sintomas simulam autoimunidade e o surgimento de LES verdadeiro ou sua exacerbação após infecção por esses micro-organismos ou outros agentes. A formação de anticorpos contra esses micro-organismos (mimetismo molecular) e contra retrovírus endógenos, bem como o desequilíbrio do microbioma, contribuem para a autoimunidade. É importante lembrar que o uso de algumas medicações, especialmente hidralazina e isoniazida, pode não só provocar sintomas similares, mas também atuar como gatilho para as manifestações da doença. A exposição ao pó de sílica aumenta o risco para desenvolver LES, sobretudo em mulheres afrodescendentes. O tabagismo tem sido associado ao desenvolvimento do LES e também reduz os efeitos terapêuticos da hidroxicloroquina. Não há evidência de associação entre a doença e exposição a tinturas de cabelo, batom, exposição ocupacional a solventes ou uso de pesticida.

PATOGENIA

O LES é caracterizado por vários defeitos no sistema imune por perda da autotolerância que resultam em um processo que começa na quebra da homeostasia celular e culmina com a produção anormal de autoanticorpos, cujo aparecimento pode preceder em anos os primeiros sintomas da doença.

Entre os distúrbios da regulação imune, destacam-se: aumento da expressão de IFN tipo I, especialmente durante os períodos de atividade inflamatória; redução do número e função das células T citotóxicas e supressoras em paralelo ao aumento do número e atividade dos linfócitos T CD4+ (*helper*) e ativação policlonal de células B autorreativas; múltiplas anormalidades na sinalização linfocitária, incluindo hiper-reatividade, decorrente dos defeitos determinados genética ou epigeneticamente; defeitos da tolerância dos linfócitos B, relacionados aos defeitos na apoptose e deficiência de complemento; aumento da expressão de BLyS/BAFF, gerando redução da apoptose das células produtoras de autoanticorpos e aumento da ativação dos *toll-like receptors* (TLR) e dos níveis de IFN tipo I; defeitos na sinalização entre as células T e B, com consequente redução da expressão de IL-2 e do número de células T regulatórias; redução da depuração dos imunocomplexos circulantes e do material apoptótico pelos macrófagos; aumento do microquimerismo fetal e dos níveis de micropartículas contendo material nucleico e que podem funcionar como estímulos para a autoimunidade; aumento da sinalização dos TLR7 e TLR9 nas células B, dendríticas e plasmáticas; e aumento do processo conhecido como NETose, que é uma forma de apoptose específica dos neutrófilos e que libera uma espécie de "rede" composta por DNA ligado a proteínas e que é capaz de estimular a produção de IFN tipo I e anti-dsDNA, através da ação do TLR9.

QUADRO CLÍNICO

Manifestações gerais

Sintomas gerais como anorexia e perda de peso podem ser observados como quadro inicial da doença e preceder o aparecimento de outras manifestações em meses. O lúpus é causa de febre de origem indeterminada em menos de 5% dos pacientes, mas a febre pode ser um primeiro sinal da doença, e em torno de 42% dos pacientes podem ter febre como manifestação do lúpus ativo, principalmente observada em crianças e adolescentes. Linfadenopatia generalizada ou localizada, com predomínio das cadeias cervical e axilar pode ser observada em mais de um terço dos casos, assim como a presença de hepato e/ou esplenomegalia.

Manifestações cutâneas

As manifestações cutâneas são extremamente importantes para o diagnóstico. Ocorrem em 70% dos pacientes no início da doença e em até 80-90% na sua evolução. As principais lesões compreendem o lúpus cutâneo agudo, subagudo e discoide, além de um amplo espectro de manifestações cutâneas, e foram incorporadas nos critérios de classificação da doença de 2012 (*Systemic Lupus International Collaborating Clinics Classification Criteria for Systemic Lupus Erythematosus – SLICC Classification Criteria 2012*). Em 2019 foi desenvolvida uma nova proposta de critérios classificatórios do *European League Against Rheumatism* (EULAR) juntamente com o *American College of Rheumatology* (ACR), no sentido de unificar a definição de doença, que recebeu o nome de *2019 EULAR/ACR Classification Criteria* para LES (Figura 1).

A principal lesão cutânea aguda é o eritema malar ou eritema em "asa de borboleta", identificado em 30% a 60% dos casos, sendo altamente fotossensível. Caracteristicamente, após o controle da atividade inflamatória, essas lesões podem evoluir com hiperpigmentação, confundindo-se com o cloasma gravídico. A sua forma generalizada é conhecida como eritema maculopapular ou dermatite lúpica fotossensível e se apresenta como erupção exantematosa ou morbiliforme generalizada. O lúpus bolhoso e a necrose epidérmica tóxica são também outras formas de lesões agudas da doença, juntamente com a fotossensibilidade.

Por outro lado, o lúpus cutâneo subagudo manifesta-se como placas eritematosas descamativas em áreas expostas e com intensa fotossensibilidade (7%-27%), habitualmente associada ao anticorpo anti-Ro/SS-A. A lesão discoide no seu início é caracterizada por placa eritematosa que evolui deixando uma cicatriz central hipopigmentada com atrofia, preferencialmente identificada na face, no couro cabeludo, pavilhão auricular e pescoço (15%-30%).

As úlceras orais são indolores e observadas no exame físico em até 25% dos casos. A alopecia difusa pode ser identificada em até 50% dos casos e se relaciona com maior atividade da doença. Entre 20% e 70% dos pacientes apresentam vasculite cutânea que pode se manifestar como lesões puntiformes palmoplantares, purpúricas (principalmente em membros inferiores), urticariformes, úlceras e necrose digital. O fenômeno de Raynaud pode ser a primeira manifestação da doença e está relacionado com a presença dos anticorpos anti-RNP.

Manifestações articulares

A presença de artralgia e/ou artrite possibilita forte suspeita diagnóstica, podendo ser identificada no início da doença em 75% a 85% dos casos e na maioria dos pacientes durante a evolução. Embora não possua um padrão específico de acometimento, na maioria das vezes observa-se uma poliartrite simétrica aditiva, por vezes com rigidez matinal, semelhante à da artrite reumatoide. Outro achado importante na doença é a artropatia de Jaccoud, identificada em 8% a 10%, que é caracterizada pela presença de um desvio ulnar dos dedos e deformidades redutíveis do tipo "pescoço de cisne" decorrentes do acometimento inflamatório de tendões e ligamentos.

Manifestações cardíacas e pulmonares

Dentre as manifestações pulmonares, a pleurite é a mais frequente e ocorre em 30% a 60% dos pacientes, sendo que derrame pleural é observado em 16% a 40% durante o curso da doença. A síndrome do pulmão encolhido pode levar à instalação aguda/subaguda de dispneia, com redução dos volumes pulmonares diante da elevação de diafragma, determinando uma restrição da função pulmonar. A hemorragia alveolar difusa é outra condição que determina dispneia de início súbito, associada a tosse, hemoptises (presentes em apenas 50%), febre e infiltrados pulmonares difusos, e associada à marcada redução dos níveis de hemoglobina. A hipertensão pulmonar pode ocorrer em decorrência da própria doença ou secundária à valvulopatia cardíaca, doença intersticial pulmonar ou embolia pulmonar (geralmente devido à associação com a SAF). Os quadros de pneumonite aguda e crônica na doença são menos frequentes.

A pericardite pode ser a primeira manifestação do LES em 5% dos pacientes, podendo aparecer isoladamente ou associada a serosite generalizada, particularmente a pleurite. Os quadros variam desde assintomáticos até tamponamento, podendo ser detectados por atrito pericárdico, alterações ecocardiográficas ou na tomografia de tórax (6%-45%). A miocardite sintomática é suspeitada na presença de taquicardia persistente e sinais clínicos de insuficiência cardíaca aguda, geralmente com alterações na ressonância magnética cardíaca e das enzimas musculares. A endocardite de Libman-Sacks é caracterizada pela

CRITÉRIO DE ENTRADA OBRIGATÓRIO
Fator antinuclear (FAN) com título ≥ 1:80 nas células HEp-2 ou teste equivalente positivo.

↓

Se ausente, não classifique como LES.
Se presente, aplique os critérios adicionais.

↓

CRITÉRIOS ADICIONAIS
Dentro de cada domínio, apenas o critério de maior escore é contado para a pontuação total.
A ocorrência de um critério em apenas uma ocasião é suficiente.
Os critérios não precisam ocorrer simultaneamente.
Não considerar um critério se houver uma explicação mais provável que o LES.

Domínios e critérios clínicos	Escore
Constitucional	
Febre	2
Hematológico	
Leucopenia	3
Trombocitopenia	4
Hemólise autoimune	4
Neuropsiquiátrico	
Delirium	2
Psicose	3
Crise epiléptica	5
Mucocutâneo	
Alopécia não cicatricial	2
Úlceras orais	2
Lúpus cutâneo subagudo ou discoide	4
Lúpus cutâneo agudo	6
Serosite	
Derrame pleural ou pericárdico	5
Pericardite aguda	6
Musculoesquelético	
Envolvimento articular	6
Renal	
Proteinúria > 0,5 g/24 h	4
Nefrite lúpica classe II ou V	8
Nefrite lúpica classe III ou IV	10

Domínios e critérios imunológicos	Escore
Anticorpos antifosfolípides	
Anticardiolipina ou anti-BGP1 Ou anticoagulante lúpico	2
Complemento	
C3 ou C4 baixo	3
C3 e C4 baixos	4
Anticorpos específicos para LES	
Anti-dsDNA ou anti-Sm	6

PONTUAÇÃO TOTAL

↓

Classifique como lúpus eritematoso sistêmico se pontuação ≥ 10

FIGURA 1 Critérios de classificação do lúpus eritematoso sistêmico (LES) segundo o EULAR/ACR de 2019.
Adaptada de: Aringer et al. 2019; Aringer et al. 2019.

presença de vegetações verrucosas localizadas próximas das bordas valvares, e habitualmente não produzem repercussão clínica, sendo observadas em até 50% das autópsias.

Manifestações neuropsiquiátricas

O ACR propôs uma nomenclatura padronizada para a classificação de 19 manifestações neuropsiquiátricas encontradas em pacientes com LES, descritas na Tabela 1. Essas condições são subdivididas em sistema nervoso central e periférico, e podem ser atribuídas ao LES desde que afastadas outras causas, principalmente infecções e distúrbios metabólicos. São observadas em 25%-70% dos pacientes, podendo ser a primeira manifestação da doença e ocorrer mesmo na ausência de outras manifestações.

Os distúrbios de comportamento podem ser observados em aproximadamente metade dos pacientes e a psicose decorrente do LES ocorre em até 10% dos casos. A maioria dos quadros convulsivos é do tipo grande mal, com convulsões tônico-clônicas generalizadas. Acidente vascular cerebral e mielite transversa exigem diagnóstico diferencial com a SAF.

TABELA 1 Síndromes neuropsiquiátricas do lúpus eritematoso sistêmico segundo o Comitê de Nomenclatura do Colégio Americano de Reumatologia

Sistema nervoso central
Crises convulsivas
Meningite asséptica
Cefaleia (incluindo enxaqueca e hipertensão intracraniana benigna)
Doença cerebrovascular
Síndrome desmielinizante
Mielopatia
Desordem do movimento (coreia)
Mielopatia
Estado confusional agudo
Desordens de ansiedade
Disfunção cognitiva
Alterações do humor
Psicose
Sistema nervoso periférico
Polirradiculoneuropatia desmielinizante inflamatória aguda (síndrome de Guillain-Barré)
Desordens autonômicas
Mononeuropatia
Miastenia gravis
Neuropatia craniana
Plexopatia
Polineuropatia

Adaptada de ACR *ad hoc Committee on neuropsychiatric lupus nomenclature*, 1999.

Manifestações renais

Até 74% dos pacientes com LES apresentarão alguma manifestação clínica e/ou laboratorial devido ao acometimento renal durante o curso da doença, podendo se manifestar como síndrome nefrítica ou nefrótica. A biópsia renal permite estabelecer com precisão a extensão e gravidade através da determinação do padrão histopatológico.

A maioria dos autores utiliza a classificação histológica proposta pela *International Society of Nephrology* e pela *Renal Pathology Society* (Tabela 2). As classes I e II abrangem as glomerulonefrites (GN) cujo depósito de imunocomplexos atinge apenas o mesângio, sem ou com hipercelularidade mesangial, respectivamente. A GN focal (classe III) compromete menos de 50% do total de glomérulos, enquanto a classe IV (GN difusa) envolve 50% ou mais dos glomérulos. Além disso, a classe IV é ainda subdividida em acometimento segmentar ou global. A classe V compreende a GN membranosa, e a classe VI, a esclerose glomerular. As classes de GN devem ser identificadas quanto ao predomínio de lesões ativas e/ou crônicas. O diagnóstico histopatológico deve sempre descrever os acometimentos túbulo-intersticial e vascular. Na impossibilidade de realização da biópsia renal, podemos tentar inferir a provável classe histológica utilizando variáveis clínicas e laboratoriais.

O sedimento urinário ativo, definido pela presença de hematúria (especialmente se com dismorfismo de padrão glomerular), leucocitúria e cilindros celulares, é um dos parâmetros

TABELA 2 Classificação da glomerulonefrite do lúpus eritematoso sistêmico segundo a *International Society of Nephrology/Renal Pathology Society*, 2003

Classe I	Nefrite lúpica mesangial mínima
	Glomérulos normais à microscopia óptica
	Depósitos imunes mesangiais à imunofluorescência
Classe II	Nefrite lúpica mesangial proliferativa
	Hipercelularidade puramente mesangial em qualquer grau ou expansão da matriz mesangial à microscopia óptica, com depósitos imunes mesangiais. Pode haver alguns depósitos subepiteliais ou subendoteliais isolados, visíveis à imunofluorescência ou à microscopia eletrônica, porém não à microscopia óptica
Classe III	Nefrite lúpica focal
	Glomerulonefrite endocapilar ou extracapilar; focal, segmentar ou global; ativa ou inativa, envolvendo $< 50\%$ de todos os glomérulos, tipicamente com depósitos imunes subendoteliais focais, com ou sem alterações mesangiais
	Classe III (A): com lesões ativas; classe III (A/C): com lesões ativas e crônicas; classe III (C): com lesões crônicas
Classe IV	Nefrite lúpica difusa
	Glomerulonefrite endocapilar ou extracapilar; difusa, segmentar ou global; ativa ou inativa
	Envolvendo $\geq 50\%$ de todos os glomérulos, tipicamente com depósitos imunes subendoteliais difusos, com ou sem alterações mesangiais
	Essa classe é dividida em: nefrite lúpica segmentar difusa (IV-S): $\geq 50\%$ dos glomérulos envolvidos têm lesões segmentares; nefrite lúpica global difusa (IV-G): $\geq 50\%$ dos glomérulos envolvidos têm lesões globais. Uma lesão segmentar é definida como uma lesão glomerular que envolva menos da metade do tufo glomerular. Essa classe inclui casos com depósitos em rolo de fio difusos, porém pouca ou nenhuma proliferação glomerular
	Classe IV-S (A): com lesões ativas; classe IV-S (A/C): com lesões ativas e crônicas; classe IV-S (C): com lesões inativas crônicas
	Classe IV-G (A): com lesões ativas; classe IV-G (A/C): com lesões ativas e crônicas; classe IV-G (C): com lesões inativas crônicas
Classe V	Nefrite lúpica membranosa
	Depósitos imunes subepiteliais globais ou segmentares ou suas sequelas morfológicas à microscopia óptica e à imunofluorescência ou à microscopia eletrônica, com ou sem alterações mesangiais
	Pode ocorrer em combinação às classes III ou IV (onde ambas vão ser diagnosticadas), e pode evidenciar esclerose
Classe VI	Nefrite lúpica com esclerose avançada
	$> 90\%$ dos glomérulos globalmente esclerosados, sem atividade residual

Adaptada de Weening, 2004.

mais importantes para caracterização de GN em atividade. A proteinúria, medida em 24 horas ou estimada pela relação proteinúria/creatininúria (R P/C) em amostra isolada de urina, também pode indicar o comprometimento renal. A redução da filtração glomerular, a proteinúria nefrótica e a presença de hipertensão arterial sistêmica sugerem maior gravidade e pior prognóstico.

Assim como outras manifestações da doença, a GN apresenta, por vezes, períodos de atividade com rápida instalação e evolução, o que determina o início imediato da fase de indução, com uma imunossupressão mais intensa. Na prática clínica, nem sempre é possível realizar uma biópsia renal, o que não justifica postergar o início do tratamento, que deve ser instituído o mais rapidamente possível. A proteinúria isolada em 12 meses é um preditor de desfecho renal de longo prazo e deve ser utilizada como um dos alvos da terapêutica da nefrite lúpica.

Manifestações hematológicas

Algumas das alterações hematológicas observadas são itens dos critérios classificatórios da *2019 EULAR/ACR Classification Criteria* para lúpus eritematoso sistêmico (Figura 1). Leucopenia e linfopenia são encontradas com alta frequência no LES e são identificadas em mais de 55% durante a evolução da doença. A plaquetopenia pode ser a primeira manifestação de doença e pode preceder em anos outras manifestações clínicas do LES. Clinicamente observam-se petéquias ou equimoses, principalmente de membros inferiores. Fenômenos hemorrágicos, ainda que possíveis, são incomuns, mesmo diante de valores bastante diminuídos de plaquetas. A anemia hemolítica com teste de Coombs direto positivo também pode ocorrer de forma isolada no início da doença, contudo, o achado mais frequente é a anemia de doença crônica.

EXAMES LABORATORIAIS

Os exames laboratoriais são fundamentais para o diagnóstico e monitorização dos pacientes com LES (Tabela 3). Esses exames podem identificar o acometimento de órgãos/sistemas, como as alterações hematológicas e o comprometimento renal, alterações inflamatórias e as alterações imunológicas características da doença.

As anormalidades imunológicas incluem a produção de vários autoanticorpos circulantes, bem como a redução do complemento total e frações. A maioria dos pacientes (> 98%) tem o teste de FAN (fator antinuclear) ou autoanticorpos anticélulas HEp-2 (FAN) positivo em altos títulos, principalmente durante os episódios de exacerbação da doença. Assim, o FAN é de grande importância no apoio diagnóstico, pois, ainda que não seja específico do LES (ocorrendo também em outras doenças autoimunes, infecciosas e neoplásicas e até em indivíduos saudáveis), tem alto valor preditivo negativo para essa doença. A identificação de vários anticorpos específicos associados ao FAN é também de fundamental importância para o diagnóstico da doença [anti-dsDNA (40%-70%), anti-Sm (20%-40%) e anti-P (10%-40%)], para a monitorização da atividade da doença [anti-dsDNA (geral e renal), anti-P (geral e psicose)] e na tentativa de caracterização fenotípica do paciente [anti-dsDNA (renal), anti-P (psicose), anti-Ro/SS-A e anti-La/SS-B (síndrome de Sjögren secundária, síndrome do lúpus neonatal, lúpus cutâneo subagudo, fotossensibilidade, leuco/linfo e plaquetopenia) e anticorpos antifosfolipídes (SAF associada ao LES)]. Mais recentemente, foram descritos os anticorpos antinucleossomo (aNu), que são dirigidos a um complexo constituído por DNA e histonas e que apresentam sensibilidade (59,9% *vs.* 52,4%) e especificidade (94,9% *vs.* 94,2%) comparáveis ao anti-dsDNA, respectivamente, apresentando bom desempenho para o diagnóstico do LES, principalmente do LES juvenil. Além disso, esses anticorpos estão associados à atividade geral do LES e com a nefrite lúpica. O anticorpo anti-C1q não é específico do LES, mas auxilia na avaliação da atividade e do prognóstico renal. Por sua vez, o anticorpo antirreceptor N-metil-D-aspartato (anti-NMDA), dirigido ao receptor do glutamato, não é específico do LES, mas quando detectado no liquor, pode ser útil para o diagnóstico do lúpus neuropsiquiátrico. O consumo de complemento (C3, C4 e complemento hemolítico total) é uma característica da doença que auxilia no diagnóstico e acompanhamento do paciente (Tabela 3).

Com relação aos exames utilizados para a detecção e monitorização dos acometimentos orgânicos, na Tabela 3 destacam-se: hemograma (anemia, leucopenia, linfopenia, trombocitopenia por atividade de doença e efeitos adversos de drogas), provas de hemólise, função renal, eletrólitos, gasometria venosa, exame do sedimento urinário (proteinúria, hematúria, leucocitúria, cilindrúria), biópsia renal (classe histológica da nefrite), enzimas musculares (miosite), enzimas hepáticas (hepatite, toxicidade às drogas), ressonância magnética e liquor (atividade sistema nervoso central e infecção) e eletroneuromiografia (neuropatia periférica), entre outros. Os exames devem ser realizados de acordo com a suspeita dos envolvimentos orgânicos, porém as

TABELA 3 Exames laboratoriais no lúpus eritematoso sistêmico (LES) que identificam anormalidades imunológicas, acometimento de órgãos/sistemas e alterações inflamatórias

	Anormalidades imunológicas		
	Auxilia diagnóstico	Útil acompanhamento	Observação
FAN	Sim	Não	Foi incluído como item obrigatório nos novos critérios de classificação de lúpus EULAR/ACR 2019
Anti-dsDNA	Sim (40%)	Sim	Associação com atividade renal
Anti-Sm	Sim (35%)	Não	Específico para o diagnóstico
Anti-P	Sim (15%)	Sim (psiquiátrico)	Associação com psicose lúpica
Anti-Ro/SSA e anti-La/SSB	Não	Não	Associação com síndrome de Sjögren secundária, lúpus neonatal e citopenias
Antifosfolípides	Sim	Não	SAF associada ao LES
Antinucleossomo	Sim	Sim	Associação com nefrite lúpica
Complemento	Sim	Sim	–
	Acometimento de órgãos/sistemas		
	Auxilia diagnóstico	Útil acompanhamento	Observação
Hemograma	Sim	Sim	Investigação independente de manifestação clínica aparente
Exame do sedimento urinário	Sim	Sim	Investigação independente de manifestação clínica aparente
Biópsia renal	Sim	Sim	No contexto de envolvimento renal
Enzimas hepáticas	Sim	Sim	Investigação no contexto clínico
Enzimas musculares	Sim	Sim	Investigação no contexto clínico
Tomografia computadorizada	Sim	?	Investigação no contexto clínico
Ressonância nuclear magnética	Sim	?	Investigação no contexto clínico
Eletroneuromiografia	Sim	?	Investigação no contexto clínico
	Alterações inflamatórias inespecíficas		
	Auxilia diagnóstico	Útil acompanhamento	Observação
VHS	Não	?	Grau de inflamação, infecção
PCR	Não	Sim	Auxilia na diferenciação de infecção e resposta ao antibiótico

manifestações hematológicas e renais devem ser ativamente pesquisadas e monitorizadas independentemente da presença de sintomas, devido à sua alta frequência e morbidade. Os reagentes de fase aguda são inespecíficos e incluem a velocidade de hemossedimentação (VHS) e a proteína C-reativa (PCR). No LES, os níveis de PCR não são comumente muito elevados, exceto quando da ocorrência de infecção associada.

DIAGNÓSTICO DIFERENCIAL

O diagnóstico diferencial é amplo e depende das manifestações clínicas apresentadas, principalmente no início da doença, o que determina considerar:

- Infecções: virais como citomegalovírus, Epstein-Barr, parvovírus B19, HIV, hepatite B e hepatite C, além de bacterianas como endocardite, tuberculose, sífilis e hanseníase.

- Doenças autoimunes: artrite reumatoide – particularmente na fase inicial dos quadros articulares (verificar positividade de anti-CCP, fator reumatoide, radiografia de mãos); doença mista do tecido conectivo – por possuir manifestações que se sobrepõem ao LES (considerar títulos elevados de anti-RNP); síndrome de Sjögren – quando manifestações extraglandulares podem ser observadas no LES (verificar presença de xeroftalmia e xerostomia, além de positividade de anti-Ro/SSA e anti-La/SSB); vasculites sistêmicas primárias, doença de Behçet, doenças inflamatórias intestinais, dermatomiosite/polimiosite.
- Outras doenças hematológicas: doenças linfoproliferativas, púrpura trombocitopênica imunológica, púrpura trombocitopênica trombótica, doença de Kikuchi e esclerose múltipla, entre outras.

DIAGNÓSTICO

O diagnóstico de LES baseia-se na combinação de manifestações clínicas e alterações laboratoriais. Para fins de pesquisa, critérios de classificação para LES foram desenvolvidos, para a identificação de grupos relativamente homogêneos de pacientes. Na prática clínica, os critérios são frequentemente utilizados para diagnóstico, devido à alta sensibilidade e especificidade. Até 2019, os critérios de classificação da doença propostos em 2012 (*SLICC Classification Criteria 2012*) eram utilizados. Em 2019, foi estabelecido o *2019 EULAR/ACR Classification Criteria* para LES (Figura 1). Sua sensibilidade é de 96,1% e especificidade de 93,4% (Figura 1), sendo que exige a positividade de FAN como critério de entrada. Na avaliação subsequente de sete domínios clínicos e três domínios imunológicos específicos, os critérios são categorizados com escores individualizados, e uma pontuação maior ou igual a 10 classifica o indivíduo como LES (Figura 1).

A atividade de doença é avaliada através da combinação da história clínica, exame físico, testes funcionais específicos e estudos sorológicos. O uso de métricas é importante para o seguimento dos pacientes, tanto na prática quanto nos estudos clínicos. Existem vários índices de atividade de doença: SLEDAI (*Systemic Lupus Erythematosus Disease Activity Index*) e suas versões (SELENA-SLEDAI e SLEDAI-2K), SLAM (*Systemic Lupus Activity Measure*), BILAG (*British Isles Lupus Assessment Group*), ECLAM (*European Consensus Lupus Activity Measurement*). Todos foram elaborados para uma monitorização mais acurada da atividade inflamatória. O SLEDAI é um índice global que mede a atividade da doença nos últimos 10 dias através de 24 medidas objetivas de manifestações clínicas e laboratoriais, sendo considerado um índice reprodutível e de fácil utilização na prática clínica. O período de avaliação de 30 dias é utilizado na SLEDAI-2K.

Para avaliação de danos, foi desenvolvido o *Systemic Lupus International Colaborating Clinics/American College of Rheumatology – Damage Index* (SLICC-ACR-DI), com a recomendação de uma avaliação anual. É um escore útil para medir o grau de sequela verificando os danos cumulativos decorrentes do LES e/ou de sua terapêutica, além de comorbidades. Esse índice avalia 41 itens em 12 sistemas, e para distinguir danos da atividade reversível da doença, um item deve estar presente por pelo menos seis meses para ser pontuado, com exceção de eventos agudos como infarto agudo do miocárdio e acidente vascular encefálico. O instrumento tem valor prognóstico, com numerosos estudos mostrando que o dano prediz morbidade e mortalidade. Maior dano permanente também está associado ao aumento dos custos econômicos, além de redução da qualidade de vida relacionada à saúde.

TRATAMENTO

Devido à grande variabilidade fenotípica e das manifestações clínicas, o tratamento de pessoas com LES requer inicialmente a definição da extensão e gravidade da doença. É recomendado que a doença seja tratada por médicos reumatologistas. No entanto, o papel do clínico geral em reconhecer precocemente os primeiros sinais de adoecimento não deve ser minimizado, à medida que o atendimento médico inicial é feito na maioria das vezes por generalistas. Em áreas onde não há um número suficiente de reumatologistas, o generalista pode ter papel de grande relevância não só como condutor da investigação inicial, mas também como membro da equipe médica responsável pelo tratamento do paciente com LES. É fundamental reforçar que principalmente nas formas moderadas e graves da doença, é necessária a participação de uma equipe multidisciplinar incluindo médicos de diversas especialidades, psicólogos, fisioterapeutas e farmacêuticos, além de uma estrutura de apoio hospitalar e de investigação complementar.

Além de reconhecer que a doença está em atividade, o profissional deve identificar os fatores associados à reativação, como exposição à luz ultravioleta, infecções superpostas e/ou distúrbios emocionais que deverão ser evitados e controlados. Um importante fator que deve ser avaliado a cada consulta é a não adesão ao tratamento, e talvez esta seja uma das mais importantes causas do não controle da doença. A falta de adesão adequada ao tratamento pode estar associada a diversos fatores e inclui não apenas a falta de acesso ao medicamento, mas também a presença de efeitos adversos, falta de compreensão sobre o esquema prescrito, interações medicamentosas e/ou fatores sociais como o número de crianças em casa. Por isso, é fundamental a educação do paciente e de seus familiares sobre a evolução natural da doença e potencial gravidade do acometimento de diferentes órgãos, além de possíveis comorbidades e danos associados ao LES e/ou seu tratamento. Deve-se enfatizar o papel fundamental do paciente como ator central e responsável pela condução do próprio tratamento.

Medidas terapêuticas não medicamentosas devem ser enfatizadas para a melhora dos distúrbios imunológicos da doença, redução de comorbidades e mortalidade. A dieta deve ser equilibrada e saudável e ajustada individualmente. Recomenda-se atividade física regular devido aos seus benefícios sobre a imunidade inata e adaptativa, diminuição do risco cardiovascular e proteção da massa óssea, além da melhora da qualidade de vida (redução da fadiga, aumento da vitalidade e melhora do sono).

O tratamento medicamentoso requer a definição da etiologia dos sinais e/ou sintomas, à medida que febre, derrame pleural, lesões vasculares periféricas e/ou adenomegalia, por exemplo, podem decorrer de complicações associadas, como infecções. Para a programação terapêutica específica e estabelecimento de prognóstico, a doença pode ser classificada em leve, moderada e grave, cuja divisão, ainda que imprecisa, permite uma ordenação prática no emprego dos diversos medicamentos a serem utilizados. A forma "leve" incluiria sintomas constitucionais, articulares, lesões mucocutâneas e pleurite sem acometimentos sistêmicos que determinem risco à vida. O LES moderado englobaria casos de gravidade "intermediária" como miosite, pericardite e trombocitopenia, enquanto a doença grave incluiria situações de risco à vida ou que determinem lesões permanentes de órgãos, como as manifestações neurológicas, psiquiátricas, anemia hemolítica, nefrite proliferativa, miocardite, pneumonite, vasculite necrosante e pancreatite, dentre outras.

Estabelecer objetivos a serem alcançados à semelhança do que já está bem definido para doenças como diabetes, HAS e artrite reumatoide, seria o ideal para o manejo dos pacientes com LES. Existe atualmente um esforço de diversos grupos em definir remissão e doença com baixa atividade. A maioria dos grupos pontua que não é aceitável que a remissão clínica ocorra com o uso de doses elevadas de glicocorticoides e/ou imunossupressores, dada a elevada morbidade secundária ao seu uso. Recentemente, as recomendações DORIS 2021 (*Definitions Of Remission In SLE*) foram publicadas, definindo a remissão como:

- SLEDAI clínico = 0.
- Avaliação Global do Médico < 0,5 (0-3,0).
- Independente da atividade sorológica.
- Paciente pode estar em uso de antimaláricos, glicocorticoides em baixa dose (prednisona < 5 mg/dia) e/ou dose estável de imunossupressores, incluindo imunobiológicos.

Exceto para os casos de acometimento neuropsiquiátrico e renal, praticamente não existem estudos controlados, randomizados que permitam identificar esquemas terapêuticos específicos. Desta forma, a maior parte das escolhas é feita com base em consensos de especialistas com apoio de estudos pouco robustos do ponto de vista científico.

A pedra angular no tratamento de todos os pacientes com LES é o uso dos antimaláricos, preferencialmente a hidroxicloroquina, que deve ser prescrita desde o diagnóstico, independentemente da gravidade da doença. Os benefícios desse agente já foram amplamente demonstrados, incluindo melhora clínica consistente, níveis mais baixos de atividade, reativações menos frequentes, redução das doses de glicocorticoides, melhor resposta no tratamento da nefrite nos estudos com micofenolato de mofetila (MMF) ou sódico (MMS), menor frequência de manifestações neurológicas e de danos permanentes, além de menor mortalidade. A baixa adesão a esse medicamento pode ocorrer por receio de maculopatia, complicação muito rara e improvável para indivíduos com função renal normal e período de uso inferior a 5 anos. O acompanhamento oftalmológico segue os recomendados pela Academia Americana de Oftalmologia em 2016, que recomenda dose de hidroxicloroquina de até 5 mg/kg/dia e de cloroquina até 2,3 mg/kg/dia.

O uso liberal de glicocorticoides tem passado recentemente por uma crítica muito intensa pela maioria dos autores devido à elevada frequência de suas complicações. Embora ainda sejam essenciais em condições agudas, o uso de glicocorticoides é o principal determinante de dano orgânico permanente ao longo prazo. A ocorrência de catarata, osteoporose, osteonecrose e aterosclerose acelerada causadas pelo seu uso devem levar à reflexão sobre a necessidade do emprego mais criterioso e menos intenso desses agentes, onde "menos" é "mais". Neste sentido, já é recomendada a pulsoterapia de glicocorticoides para as manifestações graves da doença com metilprednisolona em doses que variam de 125 mg a 1.000 mg intravenosa durante 3 dias, levando em consideração que o esquema clássico com 1.000 mg intravenosa (pelo mesmo período) tem sido cada vez menos empregado, haja visto a grande quantidade de efeitos adversos e complicações infecciosas. Nesses casos, a dose sequencial de prednisona deve ser de 0,3 a 0,5 mg/kg/dia com redução progressiva e objetivo de alcance da dose ≤ 7,5 mg/dia em seis meses. É importante ressaltar a escassez de evidências científicas que permitam definir qual é a melhor dose a ser usada nos diferentes cenários clínicos. O alvo deve ser sempre a suspensão completa deste agente, condição bastante infrequente principalmente para os casos mais graves.

Para as manifestações leves e/ou moderadas, além da hidroxicloroquina, está indicada a prednisona (doses entre 0,125 e 0,5 mg/kg/dia, com redução subsequente após duas a três semanas para a menor dose possível), em associação com metotrexato, leflunomida e azatioprina se necessário. Para os casos refratários, outros agentes imunossupressores e/ou imunomoduladores podem ser indicados, como o uso de MMF ou MMS, ciclofosfamida, ciclosporina, dapsona e a talidomida, esta última restrita às lesões cutâneas refratárias devido aos efeitos adversos como a teratogenicidade e neuropatia axonal periférica.

O maior desafio para o tratamento da nefrite lúpica (NL) é sua identificação precoce e início precoce de tratamento específico, bem como o reconhecimento de suas reativações, aspectos claramente associados à maior chance de preservação da função renal. O tratamento da nefrite lúpica classes III ou IV associadas ou não à classe V deve se basear na gravidade da lesão e decisão compartilhada com os pacientes, e estão organizados na forma de algoritmo na Figura 2. Para nefrite lúpica classe V pura podemos utilizar na indução a ciclofosfamida, o micofenolato, o inibidor de calcineurina, com terapia multialvo ou rituximabe para os casos refratários (Figura 3). Os inibidores da enzima conversora da angiotensina e/ou bloqueadores dos receptores de angiotensina são recomendados como antiproteinúricos para todos os pacientes (exceto contraindicação). Deve-se estimular uma dieta com restrição de sal, mas rica em cálcio. Suplementação de vitamina D deve ser considerada para a manutenção de níveis adequados. Estudos de pacientes com NL evidenciaram o benefício do uso do tacrolimo em associação como MMF e esta é uma associação a ser considerada, apesar de existirem poucos estudos em populações latino-americanas e afrodescendentes e pouco tempo de acompanhamento.

A voclosporina é outro inibidor da calcineurina, cujos resultados foram bastante positivos, permitindo que esse agente tenha sido recentemente aprovado nos Estados Unidos e Europa, mas ainda não Brasil, para uso em pacientes com NL.

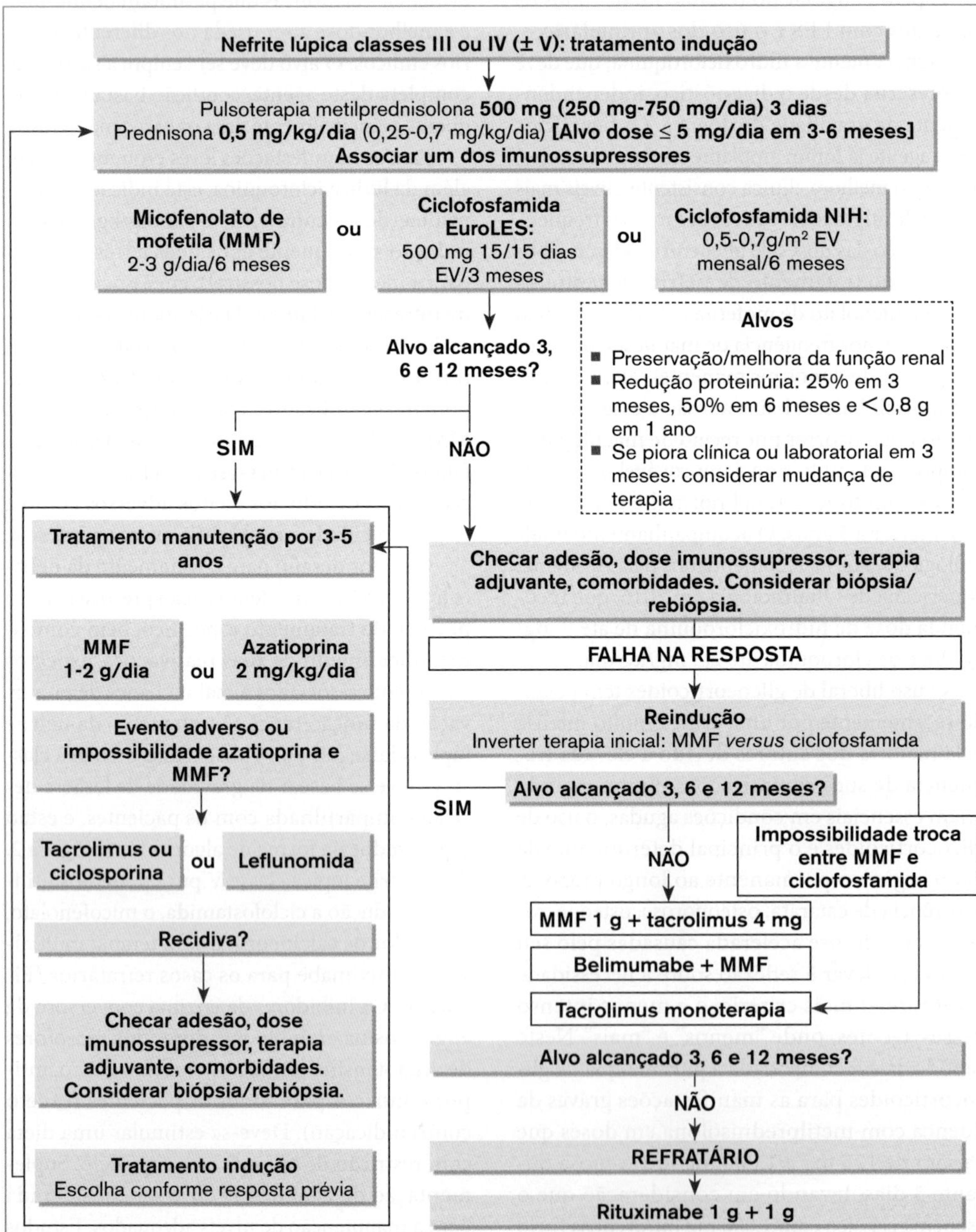

FIGURA 2 Tratamento da nefrite lúpica classe III ou IV (associada ou não à classe V).

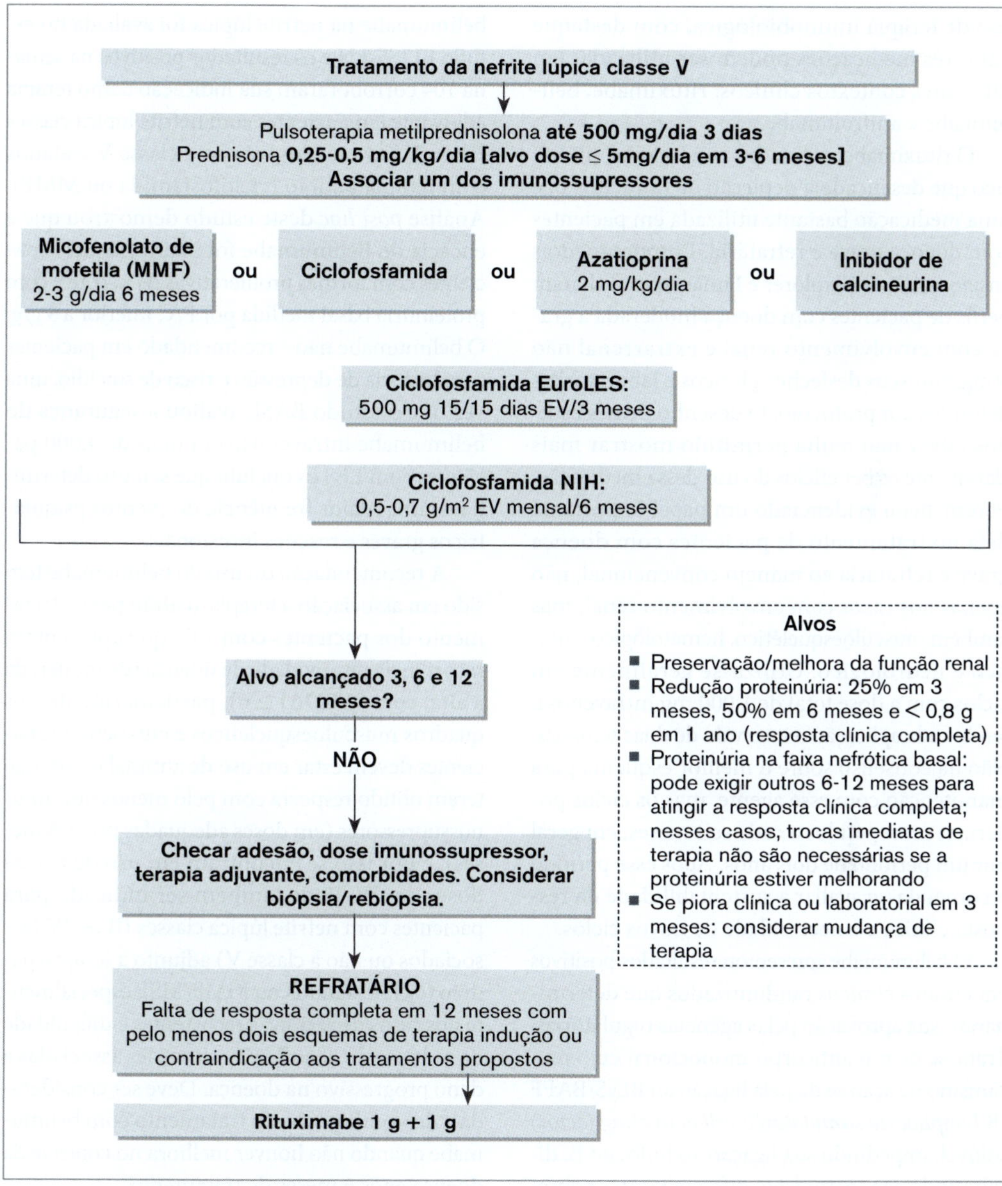

FIGURA 3 Tratamento da nefrite lúpica classe V.

O tratamento das manifestações neuropsiquiátricas se fundamenta nos resultados obtidos em poucos estudos controlados que compararam ciclofosfamida aos CE isoladamente em que se confirmou que o uso intravenoso mensal da ciclofosfamida foi superior ao uso isolado de CE. Para as manifestações psiquiátricas, após terem sido afastadas causas infecciosas e/ou metabólicas, incluindo psicose induzida por glicocorticoides, é necessário enfatizar que o uso de agentes antipsicóticos está indicado paralelamente aos agentes imunossupressores e CE.

Um ponto extremamente importante e atual no tratamento da doença foi a possibilidade de uso de terapia imunobiológica, com destaque para três medicações podem ser utilizadas em diferentes contextos clínicos: rituximabe, belimumabe e anifrolumabe.

O rituximabe, anticorpo monoclonal quimérico que desencadeia depleção de linfócitos B, é uma medicação bastante utilizada em pacientes com doença grave e refratária. Entretanto, dois ensaios clínicos (Explorer e Lunar) que avaliaram perfis de pacientes com doença moderada a grave com envolvimento renal e extrarrenal não atingiram seus desfechos clínicos e laboratoriais definidos em protocolo. O desenho desses estudos talvez não tenha permitido mostrar mais claramente os benefícios do uso dessa medicação. Porém, ficou evidenciado um papel importante dela no tratamento de pacientes com doença grave e refratária ao manejo convencional, não apenas nos casos com envolvimento renal, mas também musculoesquelético, hematológico, cutâneo e neurológico. Utiliza-se geralmente em ciclos com a dose total de 1.000 mg intravenosa, tendo cada aplicação o intervalo de duas semanas. Não há consenso sobre o melhor esquema para manutenção com esse agente, mas os ciclos poderiam ser repetidos a cada seis meses, em geral por um período de dois anos. Após esse período recomenda-se avaliar a sustentabilidade da resposta clínica e a necessidade de novos ciclos.

O belimumabe apresentou resultados positivos em ensaios clínicos randomizados que determinaram sua aprovação pelas agências regulatórias. Trata-se de um anticorpo monoclonal cujo mecanismo de ação se dá pela ligação ao BLyS/BAFF (B *lymphocyte stimulator*/B *cell activating factor*) solúvel, impedindo sua ligação ao linfócito B, diminuindo sua maturação, diferenciação e sobrevida. Dois estudos (BLISS-52 e BLISS-76, que excluíram pacientes com nefrite e SNC) evidenciaram que na dose de 10 mg/kg IV nas semanas 0, 2 e 4 e após a cada 4 semanas em associação ao tratamento padrão promoviam melhor controle da atividade de doença aferida em 52 semanas. O estudo BLISS-SC avaliou belimumabe administrado por via subcutânea na dose de 200 mg semanal durante 52 semanas e obteve resultados semelhantes aos estudos anteriores. A eficácia do belimumabe na nefrite lúpica foi avaliada no estudo BLISS-LN e os resultados positivos na semana 104 corroboraram sua indicação como terapia adjuvante em pacientes com nefrite lúpica classes III ou IV associados ou não a classe V tratados com terapia padrão (ciclofosfamida ou MMF). Análise *post hoc* deste estudo demostrou que a eficácia do belimumabe foi maior naqueles pacientes com formas proliferativas de nefrite e com proteinúria basal medida por P/C inferior a 3 g/g. O belimumabe não é recomendado em pacientes com história de depressão e risco de suicídio, uma vez que o estudo BASE avaliou a segurança do belimumabe intravenoso em mais de 4.000 pacientes com LES e concluiu que seu uso determinava uma maior frequência de eventos psiquiátricos graves e reações infusionais.

A recomendação do uso do belimumabe tem sido em associação à terapia-padrão para o tratamento dos pacientes com LES que apresentam recorrência de atividade de doença (de moderada a alta, com SLEDAI $\geq$ 6), particularmente nos quadros musculoesqueléticos e cutâneos. Os pacientes devem estar em uso de antimaláricos, não terem obtido resposta com pelo menos dois imunossupressores (em doses adequadas por 3-6 meses), e por isso se encontram em uso de baixas doses de CE. Pode também ser indicado para pacientes com nefrite lúpica classes III ou IV (associados ou não à classe V) adjunto à terapia-padrão (ciclofosfamida ou MMF/MS), especialmente nos casos de recidivas recorrentes e dificuldade da redução da dose de CE, situações associadas a dano progressivo na doença. Deve ser considerada a descontinuação do tratamento com belimumabe quando não houver melhora no controle da doença após 6 meses de tratamento.

O anifrolumabe é um anticorpo monoclonal IgG1κ totalmente humano contra a subunidade 1 do receptor de IFN-I e demonstrou benefícios clínicos significativos em desfecho composto (BICLA – *BILAG based Composite Lupus Assessment*) e específico de órgão (CLASI – *Cutaneous Lupus Erythematosus Disease Area and Severity Index*), além de redução de exacerbação de atividade de doença e redução de dose de CE em 3 estudos clínicos (MUSE – fase 2, TULIP-1 e TU-

LIP-2 – fase 3). O perfil de pacientes estudados foi com moderada a alta atividade de doença, desde que não houvesse nefrite e lúpus neuropsiquiátrico ativos considerados graves. Os eventos adversos ao longo dos estudos foram geralmente de baixa frequência. A infecção por herpes-zóster foi mais comum no grupo de pacientes que utilizaram anifrolumabe, bem como as infecções do trato respiratório. A dose recomendada é de 300 mg a cada 4 semanas. De maneira geral, a indicação seria para aqueles pacientes com atividade de doença moderada a alta e refratários ao tratamento padrão com antimaláricos e pelo menos 2 esquemas imunossupressores, de forma semelhante ao que foi descrito anteriormente com o belimumabe. Entretanto, os domínios musculoesquelético e cutâneo demostraram melhor resposta terapêutica até o momento. Importante salientar a necessidade de vacinação para reduzir risco de herpes-zóster e de outras infecções virais.

Embora existam poucos estudos no LES, em pacientes com manifestações refratárias, especialmente plaquetopenia autoimune, anemia hemolítica autoimune ou situações em que exista atividade de doença grave (hemorragia alveolar e sistema nervoso central, por exemplo) associada a infecções, a imunoglobulina endovenosa (IgIV) na dose de 400 mg/kg/dia por 5 dias pode ser uma opção terapêutica. Seus mecanismos de ação incluem supressão de linfócitos B, redução da fagocitose, inibição da ativação do complemento e da expressão de moléculas de adesão, efeitos antiproliferativos sobre os níveis de citocinas. Na plaquetopenia autoimune, o uso isolado da IgIV não é superior ao corticoide e deve ser reservado, além de situações em que há concomitância de infecções e impossibilidade do uso de corticosteroides, para situações de urgência e emergência com necessidade de resposta rápida. Eventos adversos incluem reações infusionais, anafilaxia (especialmente em pacientes com deficiência de IgA que desenvolveram anticorpos IgE anti-IgA em altos títulos), eritema multiforme, eczema, cefaleia, meningite asséptica, insuficiência renal aguda (mais comum nas apresentações endovenosas que contêm sucrose, sendo geralmente reversível) e, mais raramente, fenômenos trombóticos (fatores de risco: idade acima de 65 anos, doença cardiovascular preexistente, hipertensão arterial, *diabetes mellitus*, dislipidemia, hiperparaproteinemia/hiperviscosidade, desidratação) e dissecção vascular.

O melhor entendimento da fisiopatogenia do LES tem permitido avanços na descoberta de novas potenciais moléculas que, atuando em determinados eixos do sistema imune, podem ser úteis no melhor controle da atividade de doença. Dentre os novos potenciais alvos, destacam-se os bloqueadores/inibidores do eixo de ativação do IFN, BAFF/APRIL, IL-17, IL-12/23, células dentríticas plasmocitoides, plasmócitos e vias de ativação/coestimulação de células B e T, além de novos medicamentos depletores de linfócitos B e pequenas moléculas que interferem em eixos de sinalização intracelular, especialmente inibidores de JAK.

O tratamento de pacientes com LES ainda é de elevada complexidade mesmo para reumatologistas experientes, embora tenha evoluído muito frente à possibilidade de novos esquemas terapêuticos. Porém, quadros mais graves da doença ainda permanecem com um baixo percentual de remissão completa e elevada frequência de danos permanentes.

PROGNÓSTICO

O prognóstico de pacientes com LES melhorou muito nas últimas décadas. Em países desenvolvidos, a sobrevida de 5 anos que era de 50% na década de 50 passou para 95% a partir da década de 90 e se mantém estável até os dias atuais. Em revisão sistemática, a sobrevida de adultos com LES em países em desenvolvimento foi semelhante, entretanto, a sobrevida de crianças com lúpus foi menor em países em desenvolvimento do que em países desenvolvidos. É reconhecido que diversos fatores demográficos, socioeconômicos e relacionados à doença estão associados ao prognóstico destes pacientes. O LES de início infantojuvenil, em etnia não caucasiana e baixo nível socioeconômico e de educação formal está relacionado a um pior prognóstico. A doença com envolvimento cardiovascular, neurológico, renal e plaquetopenia grave, assim como maiores índices de atividade da doença (SLEDAI) e de dano (SLICC-ACR-DI) também estão associados a pior prognóstico. Por outro lado, antimaláricos mostraram ter efeito protetor na sobrevida de pacientes com LES, independentemente do grupo étnico e das manifestações clínicas, o que reforça a recomendação de seu uso para todos os pacientes com LES.

Meta-análise recente mostrou que pacientes com LES possuem risco 2,98 vezes maior de óbito quando comparados à população controle. O risco de morte por doença cardiovascular foi 2,7 vezes maior; por infecção, 4,9 vezes maior; e por insuficiência renal, 7,9 vezes maior que o da população geral da mesma faixa etária e sexo. Estudo no Estado de São Paulo constatou que a média de idade por ocasião do óbito foi de 35,7 anos, bem menor do que em outros países, e as causas mais frequentes foram infecção e insuficiência renal, seguidas por doença cardiovascular. Revisão sistemática e meta-análise dos estudos sobre óbitos em LES mostraram que infecções foram responsáveis por 15% dos óbitos em países desenvolvidos e por 37% em países em desenvolvimento; enquanto o LES *per si*, foi responsável por 12,3% e 34% dos óbitos em países desenvolvidos e em países em desenvolvimento, respectivamente. Esses dados confirmam que a atividade do LES continua sendo causa de óbito muito importante em países em desenvolvimento.

Em estudos baseados em certificados de óbitos do Centro de Controle e Prevenção de Doenças dos Estados Unidos de 2.000 a 2.015, o LES está entre as principais causas de morte em mulheres jovens, após exclusão de causas externas. O LES foi a 10ª causa de óbito (causa básica e não básica) em mulheres que faleceram com 15 a 24 anos de idade. Essa frequência foi maior entre as mulheres afrodescendentes, sendo a 5ª causa de óbitos entre 15 e 24 anos e a 6ª causa nos óbitos entre 25 e 34 anos de idade.

Manter atualizada a carteira vacinal é extremamente importante para reduzir o risco de infecções. Os antimaláricos parecem aumentar as taxas de soroconversão e soroproteção das vacinas dos pacientes, mesmo quando em uso de terapêuticas imunossupressoras.

Reduzir a morbimortalidade e melhorar a qualidade de vida de nossos pacientes são importante metas no tratamento e dependem diretamente de um melhor controle da atividade da doença e das comorbidades, com consequente redução de danos.

REFERÊNCIAS BIBLIOGRÁFICAS

1. Arbuckle MR, McClain MT, Rubertone MV, Scofield RH, Dennis GJ, James JA, et al. Development of autoantibodies before the clinical onset of systemic lupus erythematosus. N Engl J Med. 2003;349(16):1526-33.
2. Aringer M, Costenbader K, Daikh D, Brinks R, Mosca M, Ramsey-Goldman R, et al. 2019 European League Against Rheumatism/American College of Rheumatology classification criteria for systemic lupus erythematosus. Ann Rheum Dis. 2019;78(9):1151-9.
3. Bizzaro N, Villalta D, Giavarina D, Tozzoli R. Are anti--nucleosome antibodies a better diagnostic marker than anti-dsDNA antibodies for systemic lupus erythematosus? A systematic review and a study of metanalysis. Autoimmun Rev. 2012;12(2):97-106.
4. Bruce IN, O'Keeffe AG, Farewell V, Hanly JG, Manzi S, Su L, et al. Factors associated with damage accrual in patients with systemic lupus erythematosus: results from the Systemic Lupus International Collaborating Clinics (SLICC) Inception Cohort. Ann Rheum Dis. 2015;74(9):1706-13.
5. Buyon JP, Petri MA, Kim MY, Kalunian KC, Grossman J, Hahn BH, et al. The effect of combined estrogen and progesterone hormone replacement therapy on disease activity in systemic lupus erythematosus: a randomized trial. Ann Intern Med. 2005;142(12 Pt 1):953-62.
6. Crow MK. Lúpus eritematoso sistêmico. In: Lee Goldman, Andrew I. Schafer. Cecil Medicina. 24. ed. Rio de Janeiro; Elsevier; 2014. p. 1951-60.
7. Demirkaya E, Sahin S, Romano M, Zhou Q, Aksentijevich I. New horizons in the genetic etiology of systemic lupus erythematosus and lupus-like disease: Monogenic lupus and beyond. J Clin Med. 2020;9(3):712.
8. Fanouriakis A, Kostopoulou M, Alunno A, Aringer M, Bajema I, Boletis JN, et al. 2019 update of the EULAR recommendations for the management of systemic lupus erythematosus. Ann Rheum Dis. 2019;78(6):736-45.
9. Fanouriakis A, Tziolos N, Bertsias G, Boumpas DT. Update on the diagnosis and management of systemic lupus erythematosus. Ann Rheum Dis. 2021;80(1):14-25.
10. Felten R, Scherlinger M, Mertz P, Chasset F, Arnaud L. New biologics and targeted therapies in systemic lupus: From new molecular targets to new indications. A systematic review. Joint Bone Spine. 2023;90(2):105523.

11. Furie R, Khamashta M, Merrill JT, Werth VP, Kalunian K, Brohawn P et al. Anifrolumab, an anti-interferon-α receptor monoclonal antibody, in moderate-to-severe systemic lupus erythematosus. Arthritis Rheumatol. 2017;69(2):376-86.
12. Furie R, Rovin BH, Houssiau F, Malvar A, Teng YKO, Contreras G, et al. Two-year, randomized, controlled trial of belimumab in lupus nephritis. N Engl J Med. 2020;383(12):1117-28.
13. Furie RA, Morand EF, Bruce IN, Manzi S, Kalunian KC, Vital EM, et al. Type I interferon inhibitor anifrolumab in active systemic lupus erythematosus (TULIP-1): a randomised, controlled, phase 3 trial. Lancet Rheumatol. 2019;1(4):e208-19.
14. Gladman D, Ginzler E, Goldsmith C, Fortin P, Liang M, Urowitz M, et al. The development and initial validation of the Systemic Lupus International Collaborating Clinics/American College of Rheumatology damage index for systemic lupus erythematosus. Arthritis Rheum. 1996;39(3):363-9.
15. Gordon C, Amissah-Arthur MB, Gayed M, Brown S, Bruce IN, D'Cruz D, et al. The British Society for Rheumatology guideline for the management of systemic lupus erythematosus in adults. Rheumatology (Oxford). 2018;57(1):e1-e45.
16. Infantino M, Nagy E, Bizzaro N, Fischer K, Bossuyt X, Damoiseaux J. Anti-dsDNA antibodies in the classification criteria of systemic lupus erythematosus. J Transl Autoimmun. 2021;5:100139.
17. Izmirly PM, Parton H, Wang L, McCune WJ, Lim SS, Drenkard C, et al. Prevalence of systemic lupus erythematosus in the United States: Estimates from a meta-analysis of the Centers for Disease Control and Prevention National Lupus Registries. Arthritis Rheumatol. 2021;73(6):991-6.
18. Klumb EM, Silva CA, Lanna CC, Sato EI, Borba EF, Brenol JC, et al. Consenso da Sociedade Brasileira de Reumatologia para o diagnóstico, manejo e tratamento da nefrite lúpica [Consensus of the Brazilian Society of Rheumatology for the diagnosis, management and treatment of lupus nephritis]. Rev Bras Reumatol. 2015;55(1):1-21.
19. Marmor MF, Kellner U, Lai TY, Melles RB, Mieler WF, et al. Recommendations on screening for chloroquine and hydroxychloroquine retinopathy (2016 Revision). Ophthalmology. 2016;123(6):1386-94.
20. Mikdashi J, Nived O. Measuring disease activity in adults with systemic lupus erythematosus: the challenges of administrative burden and responsiveness to patient concerns in clinical research. Arthritis Res Ther. 2015;17(1):183.
21. Morand EF, Furie R, Tanaka Y, Bruce IN, Askanase AD, Richez C, et al. Trial of anifrolumab in active systemic lupus erythematosus. N Engl J Med. 2020;382(3):211-21.
22. Oke V, Gunnarsson I, Dorschner J, Eketjäll S, Zickert A, Niewold TB, Svenungsson E. High levels of circulating interferons type I, type II and type III associate with distinct clinical features of active systemic lupus erythematosus. Arthritis Res Ther. 2019;21(1):107.
23. Paredes JL, Fernandez-Ruiz R, Niewold TB. T cells in systemic lupus erythematosus. Rheum Dis Clin North Am. 2021 Aug;47(3):379-93.
24. Pasoto SG, Ribeiro AC, Bonfa E. Update on infections and vaccinations in systemic lupus erythematosus and Sjögren's syndrome. Curr Opin Rheumatol. 2014 Sep;26(5):528-37.
25. Pasoto SG, Viana VS, Bonfa E. The clinical utility of anti-ribosomal P autoantibodies in systemic lupus erythematosus. Expert Rev Clin Immunol. 2014;10(11):1493-503.
26. Perez EE, Orange JS, Bonilla F, Chinen J, Chinn IK, Dorsey M, et al. Update on the use of immunoglobulin in human disease: A review of evidence. J Allergy Clin Immunol. 2017;139(3S):S1-S46.
27. Petri M, Orbai AM, Alarcón GS, Gordon C, Merrill JT, Fortin PR, et al. Derivation and validation of the Systemic Lupus International Collaborating Clinics classification criteria for systemic lupus erythematosus. Arthritis Rheum. 2012;64(8):2677-86.
28. Pisetsky DS. Anti-DNA antibodies – quintessential biomarkers of SLE. Nat Rev Rheumatol. 2016;12(2):102-10.
29. Postal M, Vivaldo JF, Fernandez-Ruiz R, Paredes JL, Appenzeller S, Niewold TB. Type I interferon in the pathogenesis of systemic lupus erythematosus. Curr Opin Immunol. 2020;67:87-94.
30. Rovin BH, Furie R, Teng YKO, Contreras G, Malvar A, Yu X, et al. A secondary analysis of the Belimumab International Study in Lupus Nephritis trial examined effects of belimumab on kidney outcomes and preservation of kidney function in patients with lupus nephritis. Kidney Int. 2022;101(2):403-13.
31. Sheikh SZ, Scheinberg MA, Cheng-Chung Wei J, et al. Mortality and adverse events of special interest with intravenous belimumab for adults with active, autoantibody-positive systemic lupus erythematosus (BASE): a multicentre, double-blind, randomised, placebo-controlled, phase 4 trial Lancet Rheumatol. 2021;3 e122-30.
32. Shinjo SK, Bonfá E, Wojdyla D, Borba EF, Ramirez LA, Scherbarth HR, et al. Antimalarial treatment may have a time-dependent effect on lupus survival: data from a multinational Latin American inception cohort. Arthritis Rheum. 2010;62(3):855-62.
33. Stohl W, Schwarting A, Okada M, Scheinberg M, Doria A, Hammer AE, et al. Efficacy and safety of subcutaneous belimumab in systemic lupus erythematosus: A fifty-two-week randomized, double-blind, placebo-controlled study. Arthritis Rheumatol. 2017;69(5):1016-27.
34. Tektonidou MG, Lewandowski LB, Hu J, Dasgupta A, Ward MM. Survival in adults and children with systemic lupus erythematosus: a systematic review and Bayesian meta-analysis of studies from 1950 to 2016. Ann Rheum Dis. 2017;76(12):2009-16.

35. The American College of Rheumatology nomenclature and case definitions for neuropsychiatric lupus syndromes. Arthritis Rheum. 1999;42(4):599-608.
36. Tsokos GC, Lo MS, Costa Reis P, Sullivan KE. New insights into the immunopathogenesis of systemic lupus erythematosus. Nat Rev Rheumatol. 2016;12(12):716-30.
37. Ugolini-Lopes MR, Seguro LPC, Castro MXF, Daffre D, Lopes AC, Borba EF, et al. Early proteinuria response: a valid real-life situation predictor of long-term lupus renal outcome in an ethnically diverse group with severe biopsy-proven nephritis? Lupus Sci Med. 2017;12;4(1):e000213.
38. van Vollenhoven RF, Bertsias G, Doria A, Isenberg D, Morand E, Petri MA, et al. 2021 DORIS definition of remission in SLE: final recommendations from an international task force. Lupus Sci Med. 2021; 8(1):e000538.
39. van Vollenhoven RF, Mosca M, Bertsias G, Isenberg D, Kuhn A, Lerstrøm K, et al. Treat-to-target in systemic lupus erythematosus: recommendations from an international task force. Ann Rheum Dis. 2014;73(6):958-67.
40. Vilar MJ, Sato EI. Estimating the incidence of systemic lupus erythematosus in a tropical region (Natal, Brazil). Lupus. 2002;11(8):528-32.
41. Weening JJ, D'Agati VD, Schwartz MM, Seshan SV, Alpers CE, Appel GB, et al. The classification of glomerulonephritis in systemic lupus erythematosus revisited. J Am Soc Nephrol. 2004;15(2):241-50.
42. Yaniv G, Twig G, Shor DB, Furer A, Sherer Y, Mozes O et al. A volcanic explosion of autoantibodies in systemic lupus erythematosus: a diversity of 180 different antibodies found in SLE patients. Autoimmun Rev. 2015;14(1):75-9.
43. Yen EY, Singh RR. Lupus – an unrecognized leading cause of death in young females: a population-based study using nationwide death certificates, 2000-2015. Arthritis Rheumatol. 2018;70(8):1251-5.
44. Yurkovich M, Vostretsova K, Chen W, Aviña-Zubieta JA. Overall and cause-specific mortality in patients with systemic lupus erythematosus: a meta-analysis of observational studies. Arthritis Care Res (Hoboken). 2014;66(4):608-16.

49

Síndrome antifosfolípide

Carla Baleeiro Rodrigues Silva
Mittermayer Barreto Santiago
Danieli Andrade

CONCEITO

A síndrome antifosfolípide (SAF) é uma diátese trombótica autoimune caracterizada por obstruções arteriais e venosas, morbidade obstétrica e presença de anticorpos antifosfolípides (aPL). Anticorpos anticardiolipina (aCL), antibeta$_2$-glicoproteína I (antibeta$_2$-GPI) e anticoagulante lúpico (LA) perfazem o grupo de aPL incluídos nos critérios de classificação. Vasos de todos os tipos e calibres podem ser afetados. A SAF obstétrica, definida por abortamentos de repetição, perdas fetais e pré-eclâmpsia, apresenta nuances patogênicas próprias decorrentes de inflamação no trofoblasto e trombose placentária.

Embora originalmente descrita em 1985 por Hughes em pacientes com lúpus eritematoso sistêmico (LES), a forma primária da SAF foi reconhecida quatro anos mais tarde.

EPIDEMIOLOGIA

A SAF está entre as trombofilias adquiridas mais frequentes na prática clínica. A prevalência é de 40 a 50 casos/100.000 pessoas. A doença predomina em adultos jovens e de meia-idade. A preponderância do sexo feminino é universal, porém mais evidente na SAF secundária ao LES. A positividade de aPL pode ser demonstrada em até 10% da população geral, mas a maioria desses resultados são transitórios, de baixo título e provavelmente relacionados a infecções intercorrentes, medicamentos e malignidades. Estima-se que aPL estejam presentes em cerca de 13% dos casos de isquemia cerebral e em 9% dos indivíduos com trombose venosa profunda.

Dados do Projeto Eurofosfolípide (1.000 indivíduos catalogados) apontam SAF primária em 53,1% dos casos e doença secundária a LES em 36,1% dos pacientes. O Registro Internacional Multicêntrico, APS ACTION, reportou 1/3 de pacientes com LES na época em que havia 800 pacientes com aPL +. Embora cerca de 30% a 40% da população com LES apresente teste positivo para aPL, a frequência de SAF secundária é menor do que a prevalência dos autoanticorpos. A forma catastrófica da doença é responsável por não mais do que 1% do total de casos da doença. Importante destacar que de 1% a 5% da população saudável apresenta aPL circulantes, sendo que a incidência anual de trombose nessa população oscila entre 0 e 3,8%.

ETIOLOGIA

A associação do antígeno leucocitário humano (HLA) com aPL e a doença SAF já foi observada em modelos animais, estudos populacionais em pacientes com a doença e, mais recentemente, em estudo de associação em genoma completo (*Genome Wide Association Studies* – GWAS). Nesse cenário, os haplótipos DR4 e DRw53 do HLA foram particularmente associados à forma primária. Mutações dos genes IRF, STAT4, fator V de Leiden e protrombina foram também descritas em pacientes com SAF. É de particular interesse o polimorfismo do sistema valina (247)/

leucina na beta$_2$-GPI, o que promoveria antigenicidade a essa molécula e ligação com aPL. Assim como descrito em LES, a importância da assinatura do interferon (INF) tem sido estudada em pacientes com SAF, podendo inclusive ser um possível alvo para tratamento em formas não responsivas à terapia convencional.

A presença de determinantes genéticos e de aPL é, via de regra, insuficiente para deflagrar a SAF. A exposição ao ambiente funciona como "segundo tiro" no desencadeamento da doença. Nesse cenário, agentes infecciosos, trauma e medicamentos são potenciais fatores ambientais. Infecções podem desencadear a produção de aPL patogênicos (principalmente antibeta$_2$-GPI) por meio de mimetismo molecular. Em modelo murino, a exposição ao estrogênio gerou níveis altos e persistentes de aCL.

PATOGENIA

Os anticorpos antifosfolípides sabidamente promovem ativação de plaquetas e de células endoteliais. Em paralelo, inibem a via fibrinolítica e ativam a cascata da coagulação e o sistema do complemento. O resultado é a formação de trombos, mas não somente isso. Vários estudos recentes ressaltaram o papel do estressse inflamatório na SAF.

Os anticorpos antifosfolípides podem se ligar a *toll-like receptors* (TLR) na superfície de macrófagos. A consequente síntese de ativadores da coagulação e da resposta inflamatória (fator tecidual, citocinas, fator nuclear kappa) compõe uma interessante interface entre trombose–inflamação.

O papel do TNF-alfa, potente ativador endotelial, nas manifestações vasculares da doença foi recentemente proposto. Os anticorpos antifosfolípides induziriam a síntese de TNF-alfa por macrófagos via ligação com o TLR-8 na superfície celular. O papel do sistema do complemento na patogenia da SAF é de grande interesse. A ligação de fosfolípides aniônicos com C1q anômalo gera respostas tanto de aPL como de anticorpos antiC1q. A presença de anticorpos anti-C1q parece se correlacionar com ativação da via clássica do complemento. Por sua vez, subprodutos da via clássica promovem recrutamento de células pró-coagulantes e resposta inflamatória. A ativação do sistema do complemento por aPL na superfície do trofoblasto é um importante gatilho na SAF obstétrica precoce.

Um recente estudo demonstrou que 45% dos pacientes aPL + têm níveis elevados de *Neutrophil Extracelullar Traps* (NETs) IgG e IgM e que as NETs aumentam a ativação de complemento. A participação de mediadores inflamatórios e do sistema do complemento na SAF, como exposto aqui, abre possibilidades para novas terapias imunomoduladoras (concomitantes ou não à anticoagulação tradicional) em futuro breve.

QUADRO CLÍNICO

O estado pró-trombótico que ocorre na SAF é o cenário determinante para a ocorrência das diversas manifestações dessa condição clínica. Assim, tromboses ocorrendo em diversos sítios arteriais e/ou venosos e sem respeitar o calibre vascular justificam o amplo espectro de manifestações clínicas vistas na SAF. Embora o acidente vascular cerebral (AVC) e a trombose venosa profunda (TVP) sejam os fenômenos clínicos mais comumente vistos na SAF, muitas outras complicações trombóticas são frequentemente observadas, e até mesmo a chamada "SAF obstétrica" tem como marca registrada a inflamação em território placentário; nem todas as gravidezes apresentam trombose. A tão citada "morbidade obstétrica" da SAF se refere aos abortamentos de repetição no início da gestação, pré-eclâmpsia, insuficiência placentária e as perdas gestacionais tardias, que representam complicações de maior especificidade para a SAF.

Algumas manifestações que eram reconhecidas como "não critério" passarão a fazer parte do critério, como plaquetopenia, livedo racemoso, vasculopatia livedoide (Figura 1), valvopatia e doença renal associada à SAF, sendo que algumas outras manifestações com menor especificidade, como distúrbio cognitivo, foram excluídas.

Uma forma menos comum de SAF, porém com muita gravidade e de prognóstico reservado, é a variante "catastrófica", que se caracteriza pelo rápido envolvimento de múltiplos órgãos e sistemas com tromboses em diferentes leitos vasculares, muitas vezes microvasculares (Tabela 1). Como citado anteriormente, a SAF catastrófica pode ter como gatilho uma infecção prévia. Frequentemente, o substrato histopatológico nessa condição é microangiopatia trombótica múltipla, ocorrendo na pele, sistema nervoso central, rins, pulmões etc. Nesse contexto, uma grave manifestação da SAF catastrófica é a hemorragia alveolar difusa, que é responsável por uma altíssima mortalidade. Por outro lado, muito raramente, a microangiopatia trombótica da SAF pode assumir um caráter mais limitado, por exemplo SAF renal, não necessariamente desenvolvendo a forma catastrófica da doença.

Por fim, a despeito de a SAF ser classicamente uma condição trombótica, casos raros de SAF com sangramento são descritos, quando existe a concomitância com a deficiência adquirida de protrombina, na chamada **síndrome do LA/hipoprotrombinemia**.

EXAMES COMPLEMENTARES

Historicamente, a detecção de aPL iniciou a partir dos testes sorológicos para sífilis, uma vez que o reagente do *venereal disease research laboratory* (VDRL) é constituído por dois fosfolípides: a cardiolipina e a fosfatidilcolina. Posteriormente, constatou-se que a presença dos aPL estava associada a fenômenos trombóticos, o que culminou com a caracterização da SAF.

A avaliação laboratorial padrão da SAF se caracteriza pela pesquisa dos anticorpos aCL, antibeta$_2$-GPI e LA. Na rotina laboratorial, costuma-se pesquisar apenas os isotipos IgG e IgM dos primeiros dois testes, pelo método de juntos, ou seja, "ELISA", e a pesquisa do LA se faz por dois métodos de triagem da coagulação, geralmente o TTPA e o dRVVT (com testes de triagem e confirmatório), o primeiro mais sensível e o segundo mais específico. Dos três testes isoladamente, o LA parece ter maior associação com a presença de fenômenos trombóticos, e essa associação torna-se muito

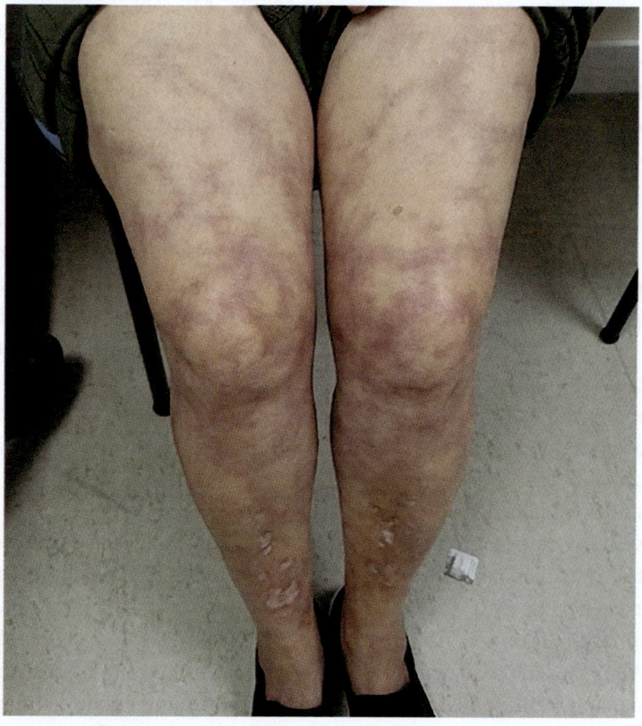

FIGURA 1 Livedo racemoso/vasculopatia livedoide.

TABELA 1 Critérios de classificação para síndrome do anticorpo antifosfolípide catastrófica

Critérios
1. Evidência de envolvimento de 3 ou mais órgãos, sistemas e/ou tecidos
2. Desenvolvimento de manifestações simultaneamente ou em menos de uma semana
3. Confirmação histopatológica de oclusão de pequenos vasos em pelo menos 1 órgão ou tecido
4. Confirmação laboratorial da presença de aPL (aCL, antibeta$_2$-GPI e LA)
Classificação
APS catastrófica definida
▪ Requer todos os 4 critérios
APS catastrófica provável
▪ Todos os 4 critérios, exceto por dois órgãos, sistemas e/ou tecido **ou**
▪ Todos os 4 critérios, exceto pela confirmação laboratorial com 6 semanas devido à morte precoce de um paciente nunca testado para aPL antes da SAF catastrófica **ou**
▪ Critérios 1, 2 e 4 acima **ou**
▪ 1, 3 e 4 e o desenvolvimento de um terceiro evento com mais de uma semana e menos de um mês, em vigência de anticoagulação

mais forte quando ocorre a positividade dos três testes simultaneamente, sobretudo na presença de altos títulos dos anticorpos aCL e antibeta$_2$-GPI.

A pesquisa de anticorpos contra outros fosfolípides, como fosfatidilserina, fosfatidiletanolamina e fosfatidilinusitol, não é recomendada, uma vez que a interpretação biológica do significado da positividade desses anticorpos ainda não está clara. No entanto, outros aPL como o complexo fosfatidilserina/protrombina (PS/PT) e o domínio 1 da beta$_2$-GPI têm sido cada vez mais validados internacionalmente e parecem agregar valor na pesquisa dos fatores de risco para SAF.

Do mesmo modo, há uma grande controvérsia na literatura sobre o real valor da pesquisa de aPL da classe IgA, sendo que os achados discordantes da associação com fenômenos trombóticos nos diversos estudos e a falta de padronização da técnica representam os principais pontos responsáveis por tal controvérsia. Muito tem-se discutido sobre a existência de uma variante chamada de "SAF soronegativa", ou seja, manifestações clínicas de SAF na ausência de detecção de aPL. Embora exista a possibilidade de que isso se deva à presença de anticorpos contra fosfolípides não detectados pelos métodos atualmente em uso na rotina ou em laboratórios de pesquisa, não se pode esquecer que existem outros estados pró-trombóticos sem fundo imunológico, que podem ser responsáveis pelo mesmo espectro clínico de complicações vistas na SAF.

Os pacientes devem ser investigados de acordo com a manifestação clínica que apresentam. É fundamental que a trombose seja documentada por exame de imagem (Doppler de membros inferiores, ressonância magnética, ultrassonografia e/ou tomografias) ou por biópsia do sítio acometido. O acometimento gestacional requer um acompanhamento com reavaliações frequentes com ultrassom Doppler e cardiotocografia seriada para análise da evolução do feto em desenvolvimento, assim como dos anexos (placenta e cordão).

DIAGNÓSTICO

Com o intuito de classificar os casos de SAF para inclusão em projetos de pesquisa clínica, foram propostos os critérios de classificação de Sapporo (Tabela 2). Muitas vezes eles são adotados na prática clínica para fins de diagnóstico e decisão terapêutica, no entanto o diagnóstico individual pode incluir manifestações que não fazem parte do critério, conforme descrito anteriormente. Dessa maneira, com o intuito de atualizar a classificação dos pacientes com SAF, um grupo de pesquisadores das representações internacionais em reumatologia, representando o Colégio Americano de Reumatologia (ACR) e a Liga Europeia Contra o Reumatismo (EULAR), desenvolveu recentemente uma nova abordagem para a classificação desses pacientes, que visa identificar pacientes para pesquisa, portanto com maior especificidade. Esses critérios foram apresentados no ACR 2022, e ainda estão em fase de aprovação pelo ACR/EULAR.

DIAGNÓSTICO DIFERENCIAL (TABELA 3)

Tratamento

- **Tromboprofilaxia primária:** pacientes que apresentam apenas aPL positivos sem evento trombótico associado devem ter o seu risco de trombose avaliado pelo reumatologista a fim de determinar o benefício do uso de AAS 100 mg.
- **SAF trombótica:** o tratamento da SAF é feito com anticoagulação de forma perene. Na fase aguda de trombose, a anticoagulação deve ser iniciada com heparina de baixo peso molecular (1 mg/kg/dia a cada 12 horas) associada ao anticoagulante oral varfarina 5 mg/dia. Pacientes mais idosos podem iniciar a anticoagulação com 2,5 mg/dia de varfarina. Após 4 a 7 dias do início da anticoagulação oral, o INR deve ser rechecado; se o INR estiver dentro do alvo desejado, a heparina pode ser suspensa.

O alvo de anticoagulação é definido de acordo com o sítio de trombose. Para eventos venosos, o INR deve ser mantido entre 2 e 3. Para eventos arteriais, a maioria dos estudos aponta para um alvo entre 3 e 4 ou uma combinação de AAS com varfarina em intensidade moderada, INR 2,0–3,0.

TABELA 2 Critérios revisados de Sapporo para classificação e diagnóstico de síndrome antifosfolípide (SAF)

Critérios clínicos
▪ **Trombose vascular:** um ou mais episódios clínicos de trombose arterial, venosa ou de pequenos vasos, em qualquer tecido ou órgão. Trombose deve ser confirmada por estudos de imagem ou histopatológico. Para confirmação histopatológica, a trombose deve estar presente sem evidência significativa de inflamação da parede do vaso.
▪ **Morbidade gestacional:** a. Uma ou mais perdas fetais inexplicadas na 10ª ou mais semana de gestação, com feto morfologicamente normal documentado por ultrassonografia ou exame direto do feto OU b. Um ou mais nascimentos prematuros em um neonato morfologicamente normal antes da 34ª semana de gestação por eclâmpsia, pré-eclâmpsia grave ou insuficiência placentária OU c. Três ou mais abortos espontâneos inexplicados consecutivos antes da 10ª semana de gestação, com exclusão de anormalidades anatômicas e/ou hormonais maternas e de causas cromossômicas maternas e paternas
Critérios laboratoriais
▪ LA presente no plasma em 2 ou mais ocasiões com pelo menos 12 semanas de intervalo
▪ aCL IgG e/ou IgM, presente em títulos médios ou altos (≥ 40 GPL ou MPL, ou > p99), em 2 ou mais ocasiões, com pelo menos 12 semanas de intervalo, por ELISA
▪ Anticorpo aβ2GPI IgG e/ou IgM em títulos > p99, presentes em 2 ou mais ocasiões com pelo menos 12 semanas de intervalo, por ELISA
O diagnóstico da SAF é considerado quando: um ou mais aPL [anticoagulante lúpico (LA)], anticorpos anticardiolipina (aCL, IgG e/ou IgM) e anticorpos antibeta-2 glicoproteína-I (ab2GPI, IgG e/ou IgM)] são persistentemente positivos no cenário de trombose vascular (venosa, arterial ou de pequenos vasos) ou morbidade obstétrica (morte fetal em ou além de dez semanas, abortos espontâneos precoces recorrentes antes de dez semanas ou parto prematuro antes de 34 semanas devido a pré-eclâmpsia grave ou insuficiência placentária).

TABELA 3 Fatores de risco e causas para o desenvolvimento de trombose venosa

Trombofilia hereditária
■ Mutação do fator V de Leiden, mutação da protrombina, deficiência de proteína S e C, deficiência de antitrombina III
Fatores de risco e outros distúrbios
■ Fatores de risco cardiovasculares: idade avançada (≥ 65 anos), obesidade, tabagismo
■ Doenças hematológicas: neoplasias mieloproliferativas (p. ex., policitemia vera, trombocitemia essencial), hemoglobinúria paroxística noturna, trombocitopenia induzida por heparina
■ Medicamentos: tamoxifeno, talidomida, contraceptivos orais, terapia de reposição hormonal
■ Vasculites sistêmicas (p. ex., síndrome de Behçet)
■ Fatores de risco anatômicos ou locais: síndrome de Paget-Schroetter, síndrome de May-Thurner, presença de cateter venoso central, uso de drogas injetaveis
■ Outros: malignidade, cirurgia, trauma, imobilização, gestação, doença hepática grave, doença inflamatória intestinal, insuficiência cardíaca, síndrome nefrótica, infecções (p. ex., COVID-19)

De forma geral, a anticoagulação dos pacientes deve ser rechecada a cada 2 meses, desde que o paciente esteja dentro do alvo na última avaliação. Nos casos de pacientes com múltiplos eventos, mesmo com INR adequado, pode-se considerar um aumento do alvo, adição de AAS ou mudança para heparina de baixo peso molecular. Além disso, devem ser rechecados e tratados fatores de risco adicionais como: obesidade, dislipidemia, tabagismo e hipertensão arterial. Esses pacientes também podem ser beneficiados com o uso de sulfato de hidroxicloroquina e estatinas. Dois novos estudos randomizados e prospectivos, HIBISCUS e HYPATIA, irão avaliar o benefício da hidroxicloroquina na profilaxia secundária em pacientes trombóticos e gestacionais.

Os novos anticoagulantes orais não devem ser usados em pacientes com SAF, especialmente naqueles com perfil de alto risco (tripla positividade para aPL, trombose arterial e trombose recorrente). Além disso, esses fármacos interferem nos testes de LA, levando a resultados falso-positivos e negativos.

Pacientes que forem se submeter a procedimentos cirúrgicos que necessitem de suspensão da anticoagulação devem suspender a varfarina sete dias antes procedimento, usando heparina de baixo peso em dose terapêutica até 24 horas antes do procedimento. A heparina de baixo peso deve retornar 6 a 8 horas pós-procedimento.

- **SAF obstétrica:** Pacientes que apresentam apenas a forma obstétrica da doença precisam ser mantidas com AAS (100 mg/dia) fora da gestação e associada heparina de baixo peso molecular na dose de 1 mg/kg/dia quando grávidas. Se a paciente apresentava a forma trombótica da doença, na gestação deve ser suspensa, sendo substituída por heparina de baixo peso molecular (1 mg/kg, 2 x/dia), associada a AAS (100 mg/dia). Estudos têm demonstrado o benefício da associação da hidroxicloroquina ao tratamento convencional. Antes do parto, a anticoagulação deve ser suspensa com 24 horas de antecedência e retornada 6 a 8 horas pós-parto, sendo mantida por 6 a 8 semanas.
- **SAF catastrófica:** a SAF catastrófica é uma forma de apresentação grave rapidamente progressiva e potencialmente fatal, sendo assim, o tratamento sugerido é a "terapia tripla" com glicocorticoide, heparina e plasmaférese e/ou imunoglobulina intravenosa, associada ao tratamento de qualquer condição subjacente (p. ex., infecção). Caso haja refratariedade, há relatos de casos com rituximabe ou eculizumabe. A terapia tripla reduziu a mortalidade da doença na CAPS em 46%. Portanto, o rápido reconhecimento da manifestação e o tratamento precoce melho-

ram em muito o prognóstico da evolução dos pacientes.

- **Controle dos fatores de risco:** identificar a presença de fatores associados ao alto risco de eventos trombóticos é fundamental no manejo. Sendo assim, as diretrizes para prevenção de doenças cardiovasculares devem ser seguidas, associadas ao estimulo constante para realização de atividade física e controle de outras comorbidades. Todos os pacientes devem receber orientação nutricional, em razão da importante interferência da dieta com a varfarina. Em situações de viagem, devem usar meia elástica e evitar repouso prolongado.

PROGNÓSTICO

O prognóstico depende do fenótipo da doença. Há pacientes que são anticoagulados e permanecem estáveis sem novos eventos. Outros, mesmo anticoagulados corretamente, sofrem múltiplos eventos. Os fatores de risco identificados até o momento para retromboses são: aderir mal ao tratamento, não estar no alvo de anticoagulação, ter anticoagulante lúpico positivo, ter todos os três anticorpos critério-positivos (aCL, LA e antibeta$_2$-GPI), apresentar fatores de risco adicionais para eventos trombóticos (diabetes, obesidade, dislipidemia, sedentarismo). Nos casos gestacionais, pacientes primíparas idosas que tenham apresentado pré-eclâmpsia em gestações anteriores são de maior risco. Pacientes com outras doenças associadas, como lúpus eritematoso sistêmico, também possuem um prognóstico mais reservado, dada a possibilidade de a doença em atividade predispor a novos eventos trombóticos.

REFERÊNCIAS BIBLIOGRÁFICAS

1. Andrade D, Cervera R, Cohen H, et al. 15th International Congress on Antiphospholipid Syndrome Treatment Trends Report. In: Erkan D, Lockshin MD. 1. ed. Philadelphia: Springer; 2017. p. 317-38.
2. Ambati A, Knight JS, Zuo Y. Antiphospholipid syndrome management: a 2023 update and practical algorithm-based approach. Curr Opin Rheumatol. 2023;35(3):149-60.
3. Andrade D, Tektonidou M. Emerging therapies in antiphospholipid syndrome. Curr Rheumatol Rep. 2016;18:22.
4. Arachchillage DRJ, Pericleous C. Evolution of antiphospholipid syndrome. Semin Thromb Hemost. 2023;49(3):295-304.
5. Asherson RA, Khamashta MA, Ordi-Ros J, Derksen RH, Machin SJ, Barquinero J, et al. The "primary" antiphospholipid syndrome: major clinical and serological features. Medicine (Baltimore). 1989;68:366-74.
6. Balbi GGM, Pacheco MS, Monticielo OA, et al. Antiphospholipid Syndrome Committee of the Brazilian Society of Rheumatology position statement on the use of direct oral anticoagulants (DOACs) in antiphospholipid syndrome (APS). Adv Rheumatol. 2020;60(1):29.
7. Barbhaiya M, Zuily S, Ahmadzadeh Y, et al. Development of a new international antiphospholipid syndrome classification criteria phase I/II report: generation and reduction of candidate criteria. Arthritis Care Res (Hoboken). 2021;73:1490-501.
8. Belizna C, Pregnolato F, Abad S, et al. HIBISCUS: Hydroxychloroquine for the secondary prevention of thrombotic and obstetrical events in primary antiphospholipid syndrome. Autoimmun Rev. 2018;17(12):1153-68.
9. Biggioggero M, Meroni PL. The geoepidemiology of the APS. Autoimmun Rev. 2016;15:433-9.
10. Cervera R, Kamashta MA, Shoenfeld Y, Camps MT, Jacobsen S, Kiss E, et al. Euro-phoshpolipid project group morbidity and mortality in the antiphospholipid syndrome during 5 year period: a muticentre prospective study of 1000 patients. Ann Rheum Dis. 2009;68:1428-32.
11. Cervera R, Serrano R, Pons-Estel GJ, Ceberio-Hualde L, Shoenfeld Y, de Ramón E, et al. Morbidity and mortality in the APS during a 10-year period: a multicentre prospective study of 1000 patients. Ann Rheum Dis. 2015;74:1011-8.
12. Colucci G, Tsakiris DA. Thrombophilia screening revisited: an issue of personalized medicine. J Thromb Thrombolysis. 2020;49(4):618-29.
13. Di Simone N, Luigi MP, Marco D, Fiorella DN, Silvia D, Clara DM, et al. Pregnancies complicated with antiphospholipid syndrome: the pathogenic mechanism of antiphospholipid antibodies: a review of the literature. Ann N Y Acad Sci. 2007;1108:505-14.
14. Erkan D, Sciascia S, Bertolaccini ML, Cohen H; APS ACTION Executive Committee. Antiphospholipid Syndrome Alliance for Clinical Trials and International Networking (APS ACTION): 10-year update [published correction appears in Curr Rheumatol Rep. 2021; 23(7):48]. Curr Rheumatol Rep. 2021;23(6):45.
15. Garcia D, Akl EA, Carr R, Kearon C. Antiphospholipid antibodies and the risk of recurrence after a first episode of venous thromboembolism: a systematic review. Blood. 2013;122:817-24.
16. Garcia D, Erkan D. Diagnosis and management of the antiphospholipid Syndrome. N Engl J Med. 2018;378(21):2010-21.

17. Knight JS, Meng H, Coit P, Yalavarthi S, Sule G, Gandhi AA, et al. Activated signature of antiphospholipid syndrome neutrophils reveals potential therapeutic target. JCI Insight. 2017;2:93897.
18. Legault K, Schunemann H, Hillis C, et al. McMaster RARE-Bestpractices clinical practice guideline on diagnosis and management of the catastrophic antiphospholipid syndrome. J Thromb Haemost. 2018;16(8):1656-64.
19. López-Benjume B, Rodríguez-Pintó I, Amigo MC, et al. Eculizumab use in catastrophic antiphospholipid syndrome (CAPS): Descriptive analysis from the "CAPS Registry". Autoimmun Rev. 2022;21(4):103055.
20. Miyakis S, Lockshin MD, Atsumi, Branch DW, Brey RL, Cervera R, et al. International consensus statement on an up-date of the preliminary classification criteria for antiphospholipid syndrome. J Thromb Haemost. 2006;4:295-306.
21. Sammaritano LR. Antiphospholipid syndrome. Best Pract Res Clin Rheumatol. 2020;34(1):101463.
22. Schreiber K, Breen K, Cohen H, et al. HYdroxychloroquine to Improve Pregnancy Outcome in Women with AnTIphospholipid Antibodies (HYPATIA) Protocol: A multinational randomized controlled trial of hydroxychloroquine versus placebo in addition to standard treatment in pregnant women with antiphospholipid syndrome or antibodies. Semin Thromb Hemost. 2017;43(6):562-71.
23. Sebastiani GD, Iuliano A, Cantarini L, Galeazzi M. Genetic aspects of the antiphospholipid syndrome: An update. Autoimmun Rev. 2016;15:433-9.
24. Tektonidou MG, Andreoli L, Limper M, et al. EULAR recommendations for the management of antiphospholipid syndrome in adults. Ann Rheum Dis. 2019;78(10):1296-304.
25. Vreede AP, Bockenstedt PL, Knight JS. Antiphospholipid syndrome: an update for clinicians and scientists. Curr Opin Rheumatol. 2017;29:458-66.
26. Willis R, Nigel H, Pierangeli SS. Pathogenesis of antiphospholipid syndrome. Semin Thromb Hemost. 2012;38:305-21.
27. Zuo Y, Navaz S, Tsodikov A, et al. Anti-NET antibodies in antiphospholipid antibody-positive patients: Results from the Antiphospholipid Syndrome Alliance for Clinical Trials and InternatiOnal Networking (APS ACTION) Clinical Database and Repository [published online ahead of print, 2023 Mar 2]. Arthritis Rheumatol. 2023;10.1002/art.42489.

50

Síndrome de Sjögren

Virginia Fernandes Moça Trevisani
Valéria Valim
Fabíola Reis Oliveira
Sandra Gofinet Pasoto

A síndrome de Sjögren (SS) é uma doença sistêmica imunomediada, de evolução lenta e progressiva, que se caracteriza por um infiltrado linfocitário principalmente no epitélio de glândulas exócrinas, causando a síndrome seca e manifestações sistêmicas extraglandulares. A prevalência da síndrome de Sjögren primária (SSp) varia entre 0,05 e 0,4% da população geral. No Brasil, em estudo populacional, encontrou-se prevalência de 0,17%. Acomete principalmente mulheres, em uma proporção de 10:1, entre a 4ª e a 6ª décadas de vida, com distribuição universal. A SS ocorre isoladamente (SSp) ou em associação a outras doenças autoimunes como a artrite reumatoide, lúpus eritematoso sistêmico (LES), miopatias inflamatórias, doença mista do tecido conjuntivo, tireoidite de Hashimoto, colangite biliar e hepatite autoimune.

ETIOFISIOPATOGÊNESE

Há suscetibilidade genética para o desenvolvimento da SSp, pois observa-se maior agregação familiar e associação ao complexo principal de histocompatibilidade (MHC) com risco significante aos alelos *DRB1**03:01, *DQA1**05:01 e *DQB1**02:01. Outros genes não HLA também estão relacionados ao maior risco de desenvolvimento da SSp, particularmente aqueles que determinam a resposta interferon tipo-I (INF-I), como o fator regulador do interferon-5-(IRF-5) e o transdutor de sinal e ativador de transcrição-4 (STAT-4). Agentes infecciosos podem desencadear SSp em indivíduos geneticamente predispostos, tais como o vírus Epstein-Barr, coxsackievírus, citomegalovírus, retrovírus como HTLV-1, herpes vírus humano tipo 6 e tipo 8. Esses vírus podem permanecer na glândula salivar, induzindo baixa citólise e infecção viral não citolítica.

A predominância de mulheres no período climatérico sugere a importância de fatores predisponentes hormonais. Nas glândulas salivares, há receptores de estrogênio que, quando ativados, diminuem o recrutamento de linfócitos T e previnem morte celular, conforme evidenciado em estudos com ratos. Além da diminuição do estrogênio, baixos níveis de dehidroepiandrosterona também são observados em indivíduos com SSp.

O tecido epitelial lesado expressa ligantes, receptores, citocinas (como IL6, IL7, IL18, IL22) e quimiocinas (p. ex. CXCL13, importante na formação dos agregados linfoides e centros germinativos). Dano das células epiteliais leva a liberação, expressão e liberação de antígenos autoreativos ribonucleoproteínas do tipo Ro, La, alfa e beta fodrinas e receptor muscarínico M3. Ocorre uma migração e ativação de várias células do sistema imune como as células NK (natural killers), células dendríticas (CD) e macrófagos. Essas células, principalmente as CD, produzem IFN-I, ativam células *T-helper* que produzem IFN-γ contribuindo para o aumento da produção de fator ativador de células B (BAFF), acarretando a ativação de células B. As células B ativadas produzem autoanticorpos e mais citocinas que facilitam a progressão da doença, formação de imunocomplexos contendo anti-Ro/SSA e outras ribonucleoproteínas (Figura 2).

MANIFESTAÇÕES CLÍNICAS

O acometimento na SSp é pleomórfico, mas parece haver dois polos dicotômicos, com manifestações clínicas, padrões histológicos, perfil de citocinas e prognósticos diferentes. Um com elevados níveis de sintomas (secura, fadiga e dor) e grande impacto sobre a qualidade de vida (polo glandular); e o outro com manifestações sistêmicas mais graves acometendo órgãos-alvo e que se associam ao aumento da morbidade e mortalidade (polo sistêmico). Cerca de 50% dos pacientes estão no polo glandular, 50% desenvolvem alguma manifestação sistêmica e 5% a 10% desenvolvem linfoma de célula B (Figura 1). Muito interessante que sintomas (fadiga, dor e secura) não estão associados às manifestações sistêmicas. A secura é a marca característica da doença e está presente nos dois polos. Para avaliação dos sintomas, atividade de doença e dano, há instrumentos específicos úteis para guiar o seu monitoramento (Tabela 1). Os dois principais biomarcadores da SS são o anticorpo anti-Ro presente em cerca de 70% dos casos e a sialoadenite linfocítica focal em mais de 80% dos casos. Esses dois biomarcadores são mais prevalentes no polo mais grave e sistêmico da doença. No polo de doença leve, o diagnóstico é baseado em biópsia da glândula salivar com escore focal igual ou maior que 1, enquanto no polo sistêmico, maior escore focal é preditor de linfoma. Portanto, a histologia da glândula salivar é um espelho dos polos da doença (Figuras 1 e 2).

O acometimento glandular leva a manifestações clínicas de secura oral (xerostomia), ocular (xeroftalmia), cutânea (xerodermia), das vias aéreas (xerotraqueia), vaginal e de parotidite recorrente (Figura 3). As manifestações orais relacionadas à secura são: sensação de boca seca, aumento de cáries, disfagia de transferência e condução, diminuição do paladar, sensação de queimação em mucosa oral e halitose. Pacientes com SS e olhos secos podem apresentar prurido, hiperemia, irritação, sensação de corpo estranho, sensação de secura, lacrimejamento (reflexo, em fase mais inicial), embasamento visual e diminuição da acuidade. A secura do trato respiratório superior e inferior ocasiona sintomas de rinite, secura nasal, orofaringeana e traqueal, com tosse seca persistente. A secura genital é representada pela vaginite seca, com irritação, prurido e dispareunia. O aumento recorrente das glândulas salivares maiores e lacrimais associa-se

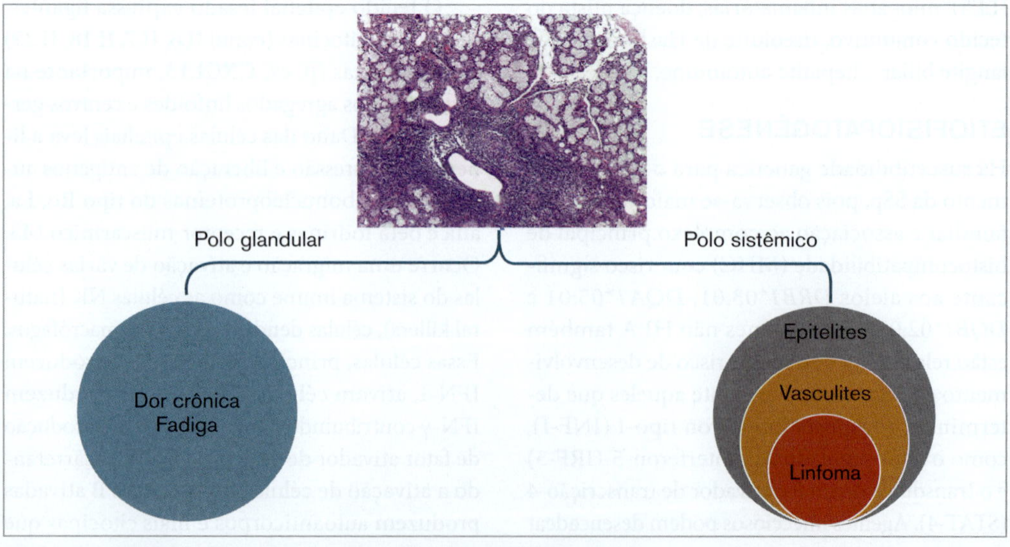

FIGURA 1 Distribuição dos fenótipos da síndrome de Sjögren.

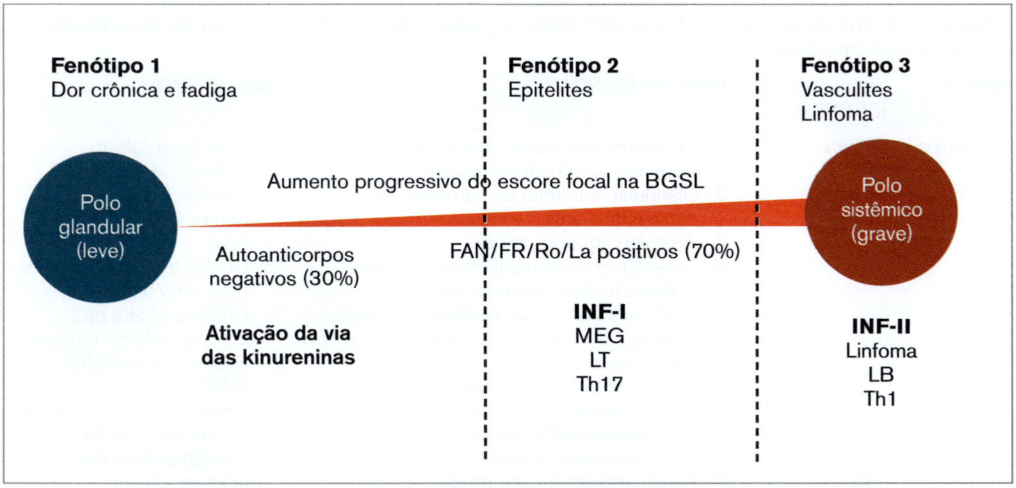

FIGURA 2 Patogênese e biomarcadores associados aos fenótipos da síndrome de Sjögren.

a maior risco de transformação para linfoma, principalmente quando o aumento é persistente, endurecido e unilateral. As manifestações cutâneas ocorrem em 16% dos casos, sendo as mais frequentes as vasculites do tipo púrpura ou urticariforme. Eritema polimorfo, fotossensibilidade e lúpus cutâneo subagudo são menos frequentes e indistinguíveis do LES (Figura 4). Os sintomas musculoesqueléticos mais frequentes são mialgia, fadiga (70% dos pacientes) e envolvimento articular (59%), artralgia é mais prevalente, artrite ocorre em torno de 19% dos pacientes, geralmente uma poliartrite não erosiva e não deformante. Miopatia inflamatória é descrita em apenas 2,5% a 10% dos pacientes.

O envolvimento das vias aéreas e pulmonar é frequente e pode ser assintomático em 6-27%. As principais manifestações clínicas são tosse e dispneia, o envolvimento mais frequente é bronquiolite que ocorre em 35%, em geral de padrão folicular com folículos linfoides hiperplásicos e centros germinativos. Envolvimento intersticial pulmonar ocorre em 21% e bronquiectasias em 6%, o padrão mais observado é a pneumonia intersticial não específica (PINE) em 26%, seguida de pneumonia intersticial usual (PIU) em 14%, pneumonia em organização em 6% e pneumonia intersticial linfocítica em 6%. As manifestações renais ocorrem em 9% dos pacientes com SSp, e cerca de 85% são nefrite tubulointersticial (NI) com ou sem acidose tubular (ATR) e 15%, glomerulonefrite (GN). A NI tem curso geralmente benigno, mas pode complicar com acidose tubular renal distal (95%) ou proximal (5%) e apresentar paralisia periódica hipocalêmica, osteomalácia e nefrocalcinose. O acometimento glomerular é clinicamente mais evidente, porém menos frequente e pode estar associado à crioglobulinemia. O tipo histológico mais comum é a glomerulonefrite membranosa. Em 20% dos pacientes com SSp, tanto o sistema nervoso periférico (SNP) como o sistema nervoso central (SNC) podem ser acometidos. As polineuropatias axonais sensitiva e sensitivomotora representam mais de 50% dos casos. As várias apresentações clínicas decorrentes do envolvimento do SNP são: polineuropatias axonais (polineuropatia periférica simétrica sensitiva pura e sensitivomotora); ganglioneuronopatia sensitiva; neuropatia de pequenas fibras; mononeurite múltipla; neuropatia do trigêmeo e de outros nervos cranianos; neuropatias autonômicas e polirradiculoneuropatia desmielinizante. Várias manifestações têm sido descritas com relação ao envolvimento do SNC, entre elas: acometimento focal ou multifocais (convulsões, distúrbios do movimento, síndrome cerebelar, neurite óptica, lesões pseudotumorais, déficits

TABELA 1 Instrumentos para avaliação dos sintomas, atividade de doença e índice de dano na síndrome de Sjögren (SS)

Índice	Sintomas (ESSPRI)	Atividade (ESSDAI)	Dano (SSDDI)
Domínios	Secura Dor Fadiga	1. Constitucional: febre, emagrecimento 2. Ganglionar: linfoadenomegalia 3. Glandular: aumento de parótidas ou submandibulares 4. Articular: artralgia, artrite 5. Cutânea: eritema multiforme, vasculite cutânea (urticariforme ou púrpura) 6. SNP: polineuropatias periféricas axonais, neuralgia do trigêmeo, mononeurite múltipla, gangliopatia 7. SNC: envolvimento de nervo craniano de origem central, neurite óptica, meningoencefalite, esclerose múltipla-símile, vasculite, mielite transversa. 8. Renal: acidose tubular renal, glomerulonefrite 9. Respiratória: brônquico ou parenquimatoso (DPI) 10. Muscular: miosite (elevação de CPK) 11. Hematológica: anemia autoimune, neutropenia, linfopenia, trombocitopenia, linfoma 12. Biológica: aumento de IgG, hipogamaglobulinemia, crioglobulinas, hipocomplementenemia	1. Oral: fluxo salivar reduzido > 1,5 mL/15 minutos, ausência de dentes (total ou quase total) 2. Ocular: teste de Schirmer I < 5 mm/5 minutos, catarata, úlcera de córnea, blefarite crônica 3. Sequela neurológica (SNC, SNP) 4. Sequela pleuro/pulmonar 5. Renal: redução do *clearance* de creatinina, acidose tubular, nefrocalcinose 6. Linfoma (linfoma de célula B, mieloma múltiplo, macroglobulinemia de Waldeström)
Cálculo	Média aritmética das escalas numéricas dos 3 domínios	Soma dos domínios	Soma dos domínios
Variação	0-10	0-123	0-16
Valores de referência	Aceitável se ESSPRI < 5	Atividade baixa < 5 Atividade moderada ≥ 5 e ≤ 14 Alta atividade > 14	–

CPK: creatinofosfoquinase; DP: desvio-padrão; DPI: doença pulmonar intersticial; ESSDAI: *EULAR Sjögren's Syndrome Disease Activity Index*; ESSPRI: *EULAR Sjögren's Syndrome Patient Report Index*; SNC: sistema nervoso central; SNP: sistema nervoso periférico; SSDDI: *Sjögren's Syndrome Disease Damage Index*.

sensitivos e motores, "esclerose múltipla símile", vasculite do SNC); difusas (comprometimento cognitivo, encefalopatia, demência, distúrbios psiquiátricos e meningoencefalite asséptica); e disfunções da medula espinal (mielopatia progressiva aguda e crônica, doença do neurônio motor inferior, bexiga neurogênica e mielite transversa aguda). Outras manifestações, como cefaleia, disfunção cognitiva e distúrbio do humor, são frequentes em indivíduos com SSp. As manifestações hematológicas caracterizam-se por citopenias (leucopenia, linfopenia, neutropenia e anemia hemolítica). Também podem ocorrer anemia normocrômica e normocítica da doença crônica e anemia megaloblástica por deficiência de vitamina B12 associada a atrofia de mucosa gástrica. Os sistemas digestório e cardiovascular não estão contemplados pelo *EULAR Sjögren's Syndrome Disease Activity Index* (ESSDAI). Entretanto, cerca de 30% dos pacientes apresentam pericardite; lesão valvar, miocardite e arritmias podem acontecer como apresentação inicial e em contexto de atividade em outros sistemas. A hipertensão pulmonar ocorre em cerca

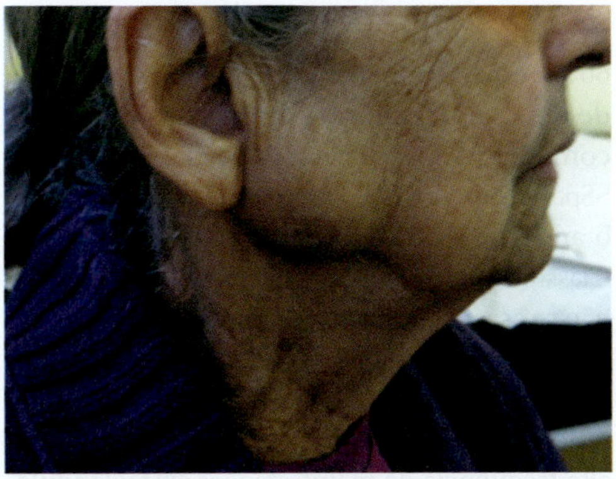

FIGURA 3 Aumento da glândula parótida grau 3 (classificação *EULAR Sjögren's Syndrome Disease Activity Index* – ESSDAI).

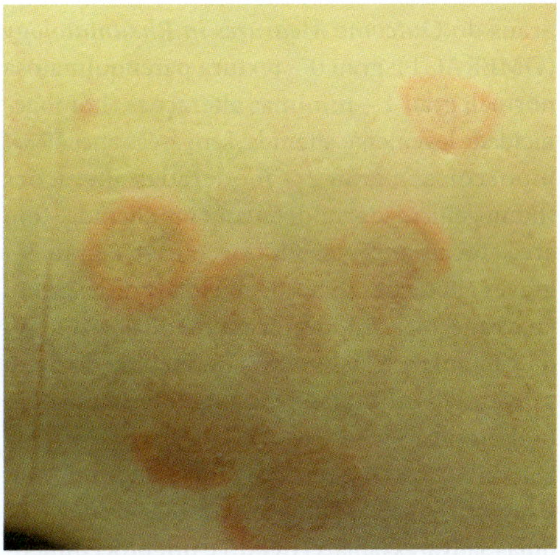

FIGURA 4 Lesão do tipo lúpus cutâneo subagudo em paciente com síndrome de Sjögren primária.

de 17% dos pacientes e se associa com a presença de anticorpos antifosfolípides. Pacientes com SSp podem ter envolvimento em qualquer segmento do trato gastrointestinal. A frequência de dismotilidade esofagiana varia de 36% a 90%. Pode-se observar síndrome de má absorção, disfagia, diarreia, hepatite e pancreatite. Em 7% dos pacientes com SSp, pode-se observar envolvimento hepático com achados histológicos semelhantes aos da colangite biliar.

EXAMES COMPLEMENTARES

Para a avaliação objetiva do olho seco, os testes empregados são: teste de Schirmer e coloração da superfície ocular. O teste de Schirmer mede a quantidade de lágrima produzida em determinado tempo. Coloca-se uma fita de papel de filtro estéril (5 × 35 mm) no saco conjuntival inferior por 5 minutos e se mede a extensão do papel que ficou úmida (valores ≤ 5 mm/5 min são sugestivos de olho seco). A fluoresceína é utilizada para corar a córnea e o verde lissamina para a conjuntiva, evidenciando-se áreas de ceratite e conjuntivite. Os critérios de classificação da SSp do Colégio Americano de Reumatologia (ACR) e da Liga Europeia Contra o Reumatismo (EULAR) (2016) preconizam o uso de dois escores para coloração da superfície ocular: o *Ocular Staining Score* ou o *van Bijsterveld Score*, com os respectivos valores de *cut-off* (Tabela 2).

Quatro testes objetivos podem ser utilizados para a avaliação da secura oral: sialografia, cintilografia, ultrassonografia de glândulas salivares e sialometria. A sialografia realizada por meio da cateterização dos ductos das glândulas salivares maiores seguida pela injeção de contraste, por ser um exame invasivo, é pouco utilizada atualmente. Sialectasia difusa sem obstrução nos ductos maiores é sugestiva de SSp. A cintilografia das glândulas salivares possibilita a avaliação de sua função. Na SSp, podem ser observados atraso na captação, redução na concentração e/ou atraso na secreção do traçador. A ultrassonografia das glândulas salivares (USGSM) pode revelar a presença de múltiplas áreas hipoecoicas ou anecoicas nas glândulas parótidas e submandibulares. No presente, a USGSM não compõe os critérios de classificação da SSp (Tabela 2), contudo é um método não invasivo que agrega sensibilidade e especificidade a esses critérios. Considerando-se os critérios de classificação do ACR/EULAR (2016), a USGSM aumentou a sensibilidade de 87,4% para 91,1% e a especificidade manteve-se alta, 93,8% (95,4% sem o USGSM). Para a pontuação do USGSM, é recomendado o sistema semiquantitativo de quatro graus do *Outcome Measures in Rheumatology* (OMERACT): grau 0 – textura parenquimatosa normal; grau 1 – mínimas alterações (homogenicidade levemente alterada, sem áreas anecoicas/hipoecoicas); grau 2 – moderadas alterações (homogenicidade moderadamente alterada, com áreas focais anecoicas/hipoecoicas); e grau 3 – graves alterações (heterogenicidade difusa, com áreas anecoicas/hipoecoicas em toda a extensão da glândula). A sialometria ou medida do fluxo salivar não estimulado é o único teste objetivo oral proposto pelos critérios de classificação da SSp do ACR/EULAR (2016); fluxo ≤ 0,1 mL/min é sugestivo de SSp (Tabela 2). A biópsia de glândulas salivares labiais (BGSL) é um procedimento minimamente invasivo e muito importante na avaliação diagnóstica e prognóstica da SSp. O aspecto mais característico do envolvimento das glândulas salivares labiais na SSp é a infiltração linfocítica focal. Um foco consiste em um aglomerado de pelo menos 50 linfócitos, os quais agridem o parênquima glandular, principalmente o epitélio dos ductos intralobulares. Define-se como critério de classificação da SSp a presença de pelo menos 1 foco/4 mm^2 de área glandular (escore focal ≥ 1) (Tabela 2). Escore focal > 3 e presença de centros germinativos são fatores de risco para linfoma. A BGSL tem sensibilidade de 63,5-93,7%, especificidade de 61,2-100%, valor preditivo positivo de 95% e negativo de 92,6% para o diagnóstico da SSp. É imprescindível para a confirmação do diagnóstico nos pacientes com anti-Ro/SS-A negativo.

Pacientes com SSp podem apresentar anemia de doença crônica, anemia hemolítica autoimune, leucopenia, linfopenia, neutropenia, plaquetopenia autoimune ou por púrpura trombocitopênica trombótica. Hipergamaglobulinemia é frequente (80%) e geralmente policlonal. Hipergamaglobulinemia monoclonal está associada a maior risco de linfoma.

Os anticorpos antinucleares (FAN) ocorrem em mais de 80% dos pacientes, geralmente com padrão nuclear pontilhado fino simples (AC-4b) ou nuclear pontilhado fino discreto (AC-4a). Os anticorpos anti-Ro/SS-A e anti-La/SS-B, ainda que não específicos, são os autoanticorpos mais frequentes nos pacientes com SSp (50-90% e 25-60%, respectivamente, dependendo do método de detecção) e constituem um dos principais componentes dos critérios de classificação da SSp. Recentemente, o anti-La/SS-B isolado (sem o anti-Ro/SS-A) foi retirado dos Critérios de Classificação da SSp do ACR/EULAR (2016), por não se associar ao fenótipo da SSp (Tabela 2). Os anticorpos anti-Ro/SS-A estão associados ao diagnóstico mais precoce, parotidite, infiltrado linfocítico mais intenso nas glândulas salivares e alta frequência de manifestações extraglandulares (tais como adenomegalia, vasculite, artrite, pneumonite, neuropatia periférica, acidose tubular renal). O fator reumatoide é detectado em 50% (36-74%) dos pacientes com SSp e é associado a maior gravidade da injúria glandular, bem como a acometimento extraglandular. Crioglobulinemia (principalmente tipo II) ocorre em cerca de 7% (até 20%) dos casos e está associada à vasculite, mononeurite múltipla, glomerulonefrite e maior risco de linfoma. Hipocomplementemia, principalmente redução da fração C4, pode ser observada e está associada a maior risco de linfoma. À época do diagnóstico, redução das frações C3 e C4 pode ser observada em 13,4% e 14,4% dos casos, respectivamente.

Anticorpos antifosfolípides (anticardiolipina, anticoagulante lúpico e/ou anti-beta2-glicoproteína I) podem ser detectados em 14% a 38% dos pacientes com SSp, sendo rara a síndrome antifosfolípide associada. Autoanticorpos órgão-específicos são marcadores sorológicos de doenças endócrinas e gastrointestinais autoimunes associadas: antitireoperoxidase – anti-TPO (tireoidites), anticélulas parietais gástricas (anemia perniciosa), antimitocôndria (colangite biliar primária), antimúsculo liso (hepatites autoimunes) e antiendomísio (doença celíaca).

Recentemente, têm sido realizados esforços para a identificação de novos autoanticorpos que auxiliem no diagnóstico da SSp, principalmente nos pacientes negativos para anti-Ro/SS-A e anti-La/SS-B (cerca de 18% casos). Foram identificados os anticorpos anti-alfa-fodrina, antirreceptor muscarínico-3, anti-aquaporina-5, *anti-salivary-protein-1* (SP-1), *anti-parotid secre-*

tory protein (PSP), anti-anidrase carbônica-6 e anti-DNase-1, entre outros. Entretanto, são necessários mais estudos antes que possam ser considerados para uso na prática clínica.

Além disso, os anticorpos anti-cofilina-1, anti-alfa-enolase e *anti-Rho GDP-dissociation inhibitor* (anti-RGI2) são novos biomarcadores de linfoma *mucosa-associated lymphoid tissue* (MALT) na SSp. Como os antígenos-alvo desses anticorpos estão associados à carcinogênese, postula-se que a expressão aumentada deles identifique um fenótipo de pacientes com SSp com maior risco de linfoma.

DIAGNÓSTICO

O diagnóstico baseia-se na análise conjunta das manifestações clínicas, pesquisa de autoanticorpos circulantes, testes objetivos oculares e salivares e biópsia de glândulas salivares labiais. Os critérios para essa doença são classificatórios,

TABELA 2 Critérios de classificação da síndrome de Sjögren primária (SSp): *American College of Rheumatology* (ACR) e *European League Against Rheumatism* (EULAR), 2016

Item	Peso*
Biópsia de glândulas salivares labiais: sialoadenite linfocítica focal com escore focal ≥ 1 (1 foco = aglomerado de pelo menos 50 linfócitos por 4 mm²)	3
Anticorpo anti-Ro/SS-A positivo	3
Ocular Staining Score ≥ 5 ou *van Bijsterveld Score* ≥ 4 em pelo menos 1 olho	1
Teste de Schirmer I ≤ 5 mm/5 min em pelo menos 1 olho	1
Fluxo salivar não estimulado ≤ 0,1 mL/min	1

* Para o preenchimento dos critérios de classificação, o somatório dos pesos deve ser ≥ 4.
* Esses critérios devem ser aplicados a indivíduos com pelo menos um sintoma de secura ocular ou oral (um sintoma do item 1 ou um sintoma do item 2 dos Critérios de Classificação da Síndrome de Sjögren do Consenso do Grupo Americano-Europeu, 2002), ou que apresentem alteração de pelo menos um domínio do *EULAR Sjögren's Syndrome Disease Activity Index* (ESSDAI). Idealmente, teste de Schirmer e fluxo salivar devem ser realizados com a suspensão de medicamentos que interferem na produção de lágrima e saliva.
Critérios de exclusão: radioterapia de cabeça e pescoço, hepatite C ativa (confirmada por PCR), síndrome da imunodeficiência adquirida, sarcoidose, amiloidose, doença do enxerto *vs.* hospedeiro, doença relacionada à IgG4.
Fonte: adaptada de: Shiboski et al, 2017.

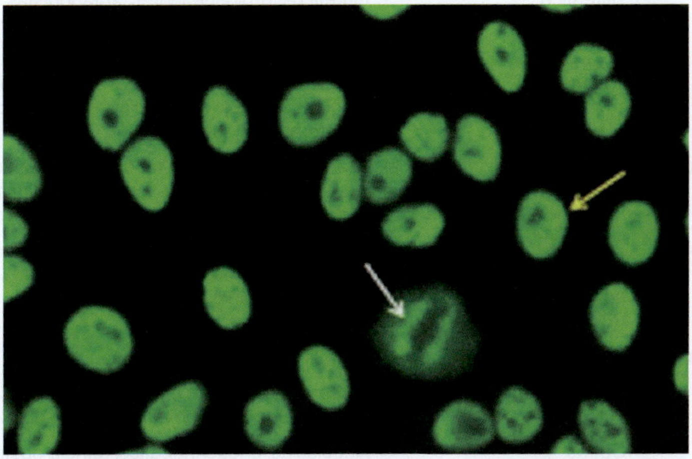

FIGURA 5 Imagem do teste de imunofluorescência indireta em células HEp-2 ilustrando o padrão de FAN nuclear pontilhado fino simples (AC-4b). Aumento de 400x. Seta amarela: núcleo da célula em interfase; seta branca: placa cromossômica metafásica negativa.
FAN: fatores antinucleares.
Fonte: Laboratório de Diagnóstico de Autoimunidade (Divisão de Laboratório Central – DLC – e LIM-17 – HCFMUSP).

mas podem ser úteis como um guia para a prática clínica, pois apresentam boa sensibilidade e especificidade.

DIAGNÓSTICO DIFERENCIAL

A sensação de boca e/ou olhos secos é frequente na população em geral e, como está associada de forma não condicional à redução do fluxo salivar e lacrimal, pode gerar equívoco diagnóstico com a síndrome de Sjögren. Diversos fatores modulam o fluxo, a composição e a quantidade desses fluidos, incluindo doenças intrínsecas aos olhos e à boca, cirurgias oculares, hábitos como o tabagismo, radioterapia na região de cabeça e pescoço, e o próprio envelhecimento. A causa mais comuns de síndrome sicca, entretanto, são os fármacos xerogênicos de uso tópico ou sistêmico, como colírios, medicamentos para glaucoma, antidepressivos, anti-histamínicos, retinoides, laxantes, diuréticos e certos anti-hipertensivos, entre outros. Algumas condições clínicas como respiração bucal, *diabetes mellitus* mal compensado, doenças tireoidianas e até mesmo a fibromialgia podem acarretar sintomas de xerostomia e de xeroftalmia. Uma observação clínica minuciosa contendo recordatório de medicamentos suspeitos e detalhamento de hábitos, exposições, intervenções cirúrgicas, doenças preexistentes e sinais de alarme sistêmicos ajudará na identificação destes confundidores.

Deve-se dar especial atenção ao diagnóstico de algumas doenças infecciosas que podem mimetizar a SSp, como a infecção pelo vírus da hepatite C, HTLV-1 e HIV. Outras condições sistêmicas como a doença relacionada à IgG4, a sarcoidose, a amiloidose e a doença do enxerto *versus* hospedeiro também constituem critérios de exclusão diagnóstica que devem ser considerados em casos específicos e investigados com a ajuda de exames complementares apropriados. Os principais implicados no diagnóstico diferencial com a SS estão descritos na Tabela 3.

TABELA 3 Diagnóstico diferencial de síndrome de Sjögren: condições pessoais, clínicas, ambientais e principais medicamentos e doenças que podem mimetizar o quadro.

Iatrogenia e acidentes	Medicamentos de uso local	Colírios para glaucoma, lubrificantes com conservantes, corticosteroides, anti-histamínicos, vasoconstritores
	Medicamentos de uso sistêmico	Atropínicos, antidepressivos, fenotiazidicos, opioides, lítio, diuréticos, β-bloqueadores, antagonistas $\alpha 1$ e $\alpha 2$, anti-histamínicos, antagonistas hormonais, inibidores da bomba de prótons, isotretinoína
	Traumas	Mecânico, químico, térmico e cirúrgico (cirurgias oculares, de glândulas salivares, faciais ou do pescoço). I131, radioterapia regional*
Hábitos e ambiente	Tabagismo, etilismo, exposição ao vento, a condicionadores de ar, umidade reduzida, uso de lentes de contato, esforço visual prolongado associado à diminuição da frequência do piscar durante leitura e uso de computador e dispositivos eletrônicos	
Condições locais	Distúrbios da superfície ocular e/ou da mucosa oral: ceratite herpética, varicela-zóster, penfigoides, sequela de Stevens Johnson, doença do enxerto *versus* hospedeiro*. Disfunções palpebrais e do canal lacrimal. Litíase salivar. Líquen oral. Rosácea. Síndrome da ardência bucal	
Condições sistêmicas	Infecções	HIV*, HTLV-1, HCV*
	Doenças reumáticas ou autoimunes	Sarcoidose*, doença relacionada à IgG4*, colangite biliar, *Autoimmune Syndrome Induced by Adjuvants* (ASIA)
	Outras	Neoplasias, endocrinopatias, apneia obstrutiva do sono, amiloidose*, fibromialgia, disautonomia, climatério, senilidade, transtornos psicogênicos

* Considerados diagnósticos de exclusão de SS segundo os critérios de classificação diagnóstica ACR/EULAR de 2016.

TRATAMENTO

O tratamento da SSp é realizado por uma equipe multiprofissional, incluindo o reumatologista, o oftalmologista e o cirurgião dentista. Os principais objetivos do tratamento são: aliviar os sintomas da síndrome seca, prevenir complicações relacionadas à secura, detectar e tratar as manifestações sistêmicas e doença linfoproliferativa. Todo paciente deve ser orientado com informações sobre a doença, manifestações clínicas, mudanças no estilo de vida e as modalidades terapêuticas, com o objetivo de obter maior aderência ao tratamento. Entre as orientações gerais, ressaltamos evitar condições que possam agravar a secura ocular e oral, como tabagismo, condicionadores de ar, vento, leitura e uso de computador por tempo prolongado e evitar, se possível, o uso de medicamentos que piorem o ressecamento, como antidepressivos tricíclicos, diuréticos, anti-histamínicos.

Tratamento da síndrome seca

Os principais objetivos do tratamento da boca seca são aliviar os sintomas e prevenir complicações como halitose, cáries, doença periodontal, perda de dentes e candidíase. O início do tratamento para boca seca é com medidas locais, como o uso de saliva artificial, gomas de mascar ou balas sem açúcar, que atuam como estimuladores gustatórios ou mecânicos, lubrificantes labiais, escovação com uso de pastas com xilitol, que apresenta propriedade antibacteriana e ajuda no controle das placas bacterianas, e uso de enxaguatórios com clorexidina e sem álcool. Os pacientes devem ser orientados a realizarem periodicamente limpeza dentária profissional e aplicação de flúor. Pacientes que não respondem adequadamente a essas medidas podem usar agonistas muscarínicos. Pilocarpina e cevimeline são dois agentes muscarínicos indicados para aumentar o fluxo salivar e reduzir a sensação da boca seca. As doses utilizadas nos estudos controlados e randomizados de pilocarpina são de 5 a 30 mg/dia. Os efeitos adversos são: dor abdominal, sudorese excessiva e aumento da diurese. É recomendável ajustar a dose e o intervalo de acordo com a tolerância do paciente. Cevimeline tem ação mais seletiva nos receptores M1 e M3, que são mais prevalentes no epitélio glandular lacrimal e salivar. Dois estudos randomizados placebo-controlados demonstraram que cevimeline, na dose de 30 mg três vezes ao dia, foi efetivo no tratamento da síndrome seca em pacientes com SSp. Efeitos adversos descritos foram náuseas, dor abdominal e sudorese.

Os objetivos do tratamento para o olho seco são: aliviar os sintomas e prevenir complicações. Além das orientações relacionadas aos medicamentos e ao ambiente, estimular o uso de óculos largos e rentes aos olhos. O uso de colírios lubrificantes sem conservantes, quantas vezes for necessário, melhora o conforto e os testes funcionais. A ciclosporina tópica diminui o número de linfócitos ativados presentes na conjuntiva (0,05% duas vezes ao dia é superior ao placebo na melhora do olho seco leve a moderado, melhorando a superfície celular da córnea e da conjuntiva). Tacrolimo tópico a 0,03% a cada 12 horas é eficaz na melhora do olho seco e da superfície ocular e é mais tolerado pelos pacientes do que a ciclosporina tópica. Glicocorticoides tópicos melhoram o conforto e testes funcionais e podem ser usados nos casos mais sintomáticos, por um período limitado, pelo risco de catarata e glaucoma. Estudos randomizados demonstraram que o uso de soro autólogo é eficaz no alívio dos sintomas de pacientes com olho seco grave e nos testes objetivos de avaliação, como o de corante vital e no tempo de ruptura do filme lacrimal (BUT). Pacientes que não respondem podem requerer tratamento cirúrgico, como a oclusão do ponto lacrimal.

Ômega-3 apresenta ação na estabilidade e na produção da lágrima. Revisão sistemática/metanálise com inclusão de 790 pacientes demonstrou que suplementação diária de ácidos graxos essenciais é eficaz na melhora da avaliação objetiva do olho seco (tempo de ruptura do filme lacrimal, tempo da ruptura do filme lacrimal (BUT) e teste de Schirmer), utilizada na dose de 1 a 2 g/dia.

Imunossupressores e imunobiológicos não foram efetivos até o momento no tratamento da síndrome seca em ensaios clínicos controlados e randomizados.

Tratamento das manifestações sistêmicas

Pacientes com SSp com manifestações sistêmicas podem ser tratados com imunossupressores ou imunobiológicos. No entanto, as evidências são limitadas, e em geral seguem-se as mesmas recomendações utilizadas no envolvimento sistêmico do lúpus eritematoso. O tratamento deve ser direcionado para as manifestações clínicas apresentadas pelo paciente (Tabela 4). Até o momento, não existe um tratamento farmacológico efetivo para fadiga; existem evidências de que exercício físico possa ser benéfico.

Manifestações articulares podem ser tratadas com hidroxicloroquina isolada ou associada a doses baixas de glicocorticoide ou anti-inflamatórios por curtos períodos. Em casos refratários, o metotrexate pode ser indicado. Com relação ao uso de imunobiológicos na SSp, o infliximabe e o etanercepte, em estudos controlados e randomizados, não demonstraram efetividade em melhorar fadiga, dor articular e secura ocular e oral em pacientes com SSp. Revisão sistemática com inclusão de quatro estudos (276 pacientes) demonstrou efeito discreto na secreção salivar, sem nenhum efeito na fadiga e na secreção ocular. Existem evidências em estudos abertos de que o rituximabe pode ser efetivo em manifestações sistêmicas como vasculite, envolvimento do SNP, principalmente associado à vasculite e a crioglobulinemia, doença pulmonar intersticial, inflamação articular refratária e parotidite grave. Imunobiológicos como abatacepte e belimumabe demostraram, em estudos abertos, efetividade na atividade da doença pelo ESSDAI, diminuição dos biomarcadores e do infiltrado inflamatório glandular. No entanto, estudos controlados e randomizados realizados com abatacepte falharam em demonstrar eficácia com relação ao índice de atividade da doença (ESSDAI), mas demonstram mudança significativa nos biomarcadores. Novas formas de utilização de antigos tratamentos estão sendo avaliados com resultados promissores, como a associação de leflunomida com hidroxicloroquina; foi observado um sinergismo *in vitro* na associação tanto com relação aos parâmetros inflamatórios como nos achados clínicos (ESSPRI, ESSDAI e fluxo salivar).

Novos imunobiológicos estão sendo avaliados em pacientes com SSp. Estudos com anti-CD40 (iscalimab) demonstraram eficácia em relação ao índice de atividade da doença (melhora no ESSDAI). Ianalumab (VAY736) é um anticorpo monoclonal antirreceptor de BAFF, foi avaliada em ensaio clínico controlado e randomizado multicêntrico vs. placebo (fase 2) em pacientes com SSp. Foi demonstrada uma diminuição no escore do ESSDAI principalmente no grupo de pacientes que usaram doses mais elevadas do medicamento (300 mg). RSLV-132 é uma proteína de fusão RNase (catalíticamente ativa) e a porção Fc da IgG1 foi avaliada em ensaio clínico randomizado (fase2). Foi demonstrada melhora significativa da fadiga pelo FACIT-F; mais estudos, no entanto, são necessários para avaliar o papel desses imunobiológicos no tratamento de pacientes com SSp.

TABELA 4 Tratamento das manifestações sistêmicas

Trato respiratório	Bronquiolite-GC inalatória e/ou sistêmico por tempo limitado
	DPI-GC associado a IS (azatioprina, micofenolato*), em casos de intolerância aos tratamentos anteriores ou refratariedade – pulso de CFF ou RTX
Vasculites cutâneas	GC isoladamente ou associado à IS (azatioprina*), em casos de intolerância aos tratamentos anteriores ou refratariedade pode-se indicar RTX (preferencialmente na presença de vasculite com crioglobulinemia). Na ausência de resposta, pulso de CFF
Envolvimento do SNP	GC associada a pulso de CFF, em casos de intolerância aos tratamentos anteriores ou refratariedade pode-se indicar RTX (preferencialmente na presença de vasculite com crioglobulinemia), para manutenção (azatioprina, metotrexato ou micofenolato*) em casos de polineuropatia atáxica considerar imunoglobulina endovenosa, em caso de ausência de resposta pode ser indicado pulso de MP ou CFF

(continua)

TABELA 4 Tratamento das manifestações sistêmicas *(continuação)*

Envolvimento do SNC	GC, em casos de intolerância ou ausência de resposta podem ser indicados pulsos de CFF, se ocorrer intolerância ou refratariedade pode ser indicado RTX
Envolvimento renal	Em casos de NTI quando necessário repor K e HCO_3, para tratamento sistêmico está indicado GC oral ou venoso e imunossupressores (azatioprina, micofenolato e ciclosporina*) GN-GC oral ou em pulsoterapia com MP associado a CFF se necessário ou RTX (preferencialmente na presença de crioglobulinas)
Manifestações hematológicas	GC, em casos de intolerância ou ausência de resposta pode-se usar, como segunda linha de tratamento, o RTX, e em casos que não ocorra resposta, CFF em pulsoterapia

CFF: ciclofosfamida; DPI: doença pulmonar intersticial; GC: glicocorticoides; GN: glomerulonefrites; IS: imunossupressor; MP: metilprednisolona; NTI: nefrite tubulointersticial; K: potássio, HCO_3: bicarbonato de sódio, RTX: rituximabe; SNC: sistema nervoso central; SNP: sistema nervoso periférico.
* Não existem estudos que demonstrem superioridade de um IS sobre o outro.

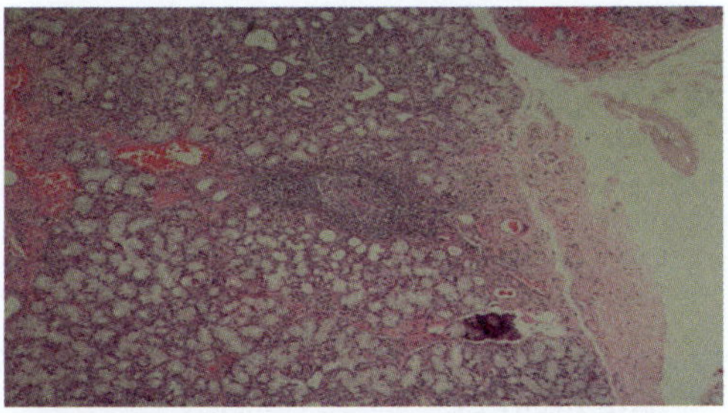

FIGURA 6 Infiltrado focal linfoplasmocitário com formação de centro germinativo-*like*. Hematoxilina-eosina, aumento de 120 x.

Fonte: Serviço de Patologia do Hospital Universitário Cassiano Antônio Moraes da Universidade Federal do Espírito Santo. Cortesia de Maria Carmen Silva Santos.

PROGNÓSTICO

Pacientes com SSp possuem risco aumentado para neoplasias em geral, especialmente câncer de tireoide, mieloma múltiplo e linfoma não Hodgkin (risco relativo de 9 a 44). A presença de púrpura, crioglobulinemia, aumento persistente de parótida, complemento baixo, fator reumatoide positivo e infiltrado inflamatório exuberante na glândula salivar menor (escore focal ≥ 3, presença de centro germinativo-*like* e lesões linfoepiteliais) são fatores preditores para transformação linfomatosa. Pacientes com envolvimento extraglandular, principalmente pulmonar, renal, vasculite ou com doença linfoproliferativa apresentam declínio na qualidade de vida e diminuição na expectativa de vida.

REFERÊNCIAS BIBLIOGRÁFICAS

1. Brito-Zerón P, Acar-Denizli N, Ng WF, Zeher M, Rasmussen A, Mandl T, et al. How immunological profile drives clinical phenotype of primary Sjögren's syndrome at diagnosis: analysis of 10,500 patients (Sjögren Big Data Project). Clin Exp Rheumatol. 2018;36:102-12.
2. Brito-Zerón, Kostov B, Fraile G, Caravia-Durán D, Maure B, Rascón FJ, et al. Characterization and risk estimate of cancer in patients with primary Sjögren syndrome. J Hematol Oncol. 2017;10:90.
3. Chivasso C, Sarrand J, Perret J, Delporte C, Soyfoo MS. The involvement of innate and adaptive immunity in the initiation and perpetuation of Sjögren's syndrome. Int J Mol Sci. 2021;22(2):658.
4. Cruvinel WM, Andrade LEC, Dellavance A, Ximenes AC, Bichara CDA, Mangueira CLP, et al. VI Brazilian consensus guidelines for detection of anti-cell autoantibodies on HEp-2 cells. Adv Rheumatol. 2022;62(1):34.
5. Cui L, Elzakra N, Xu S, Xiao GG, Yang Y, Hu S. Investigation of three potential autoantibodies in Sjogren's syndrome and associated MALT lymphoma. Oncotarget. 2017;8:30039-49.
6. Fayyaz A, Kurien BT, Scofield RH. Autoantibodies in Sjögren's syndrome. Rheum Dis Clin North Am. 2016;42:419-34.
7. Giovelli RA, Santos MC, Serrano ÉV, Valim V. Clinical characteristics and biopsy accuracy in suspected cases of Sjögren's syndrome referred to labial salivary gland biopsy. BMC Musculoskelet Disord. 2015;16:30.

8. Griffo P, Viana VVST, Pasoto SG, Leon EP, Bonfa E. Anti-DNase I antibody: a new serological reactivity in primary Sjögren syndrome. J Clin Rheumatol. 2020;26(1):19-23.
9. He J, Jiang J, Baumgart K. Candidate autoantibodies for primary Sjögren's syndrome: where are they now? Clin Exp Rheumatol. 2022;40:2387-94.
10. Jousse-Joulin S, D'Agostino MA, Nicolas C, Naredo E, Ohrndorf S, Backhaus M, et al. Video clip assessment of a salivary gland ultrasound scoring system in Sjögren's syndrome using consensual definitions: an OMERACT ultrasound working group reliability exercise. Ann Rheum Dis. 2019;78:967-73.
11. Le Goff M, Cornec D, Jousse-Joulin S, Guellec D, Costa S, Marhadour T, et al. Comparison of 2002 AECG and 2016 ACR/EULAR classification criteria and added value of salivary gland ultrasonography in a patient cohort with suspected primary Sjögren's syndrome. Arthritis Res Ther. 2017;19:269.
12. Manfrè V, Chatzis LG, Cafaro G, Fonzetti S, Calvacchi S, Fulvio G, et al. Sjögren's syndrome: one year in review 2022. Clin Exp Rheumatol. 2022;40:2211-4.
13. Mariette X, Criswell LA. Primary Sjögren's syndrome. N Engl J Med. 2018;378:931-9.
14. Paganotti MA, Valim V, Serrano ÉV, Miyamoto ST, Giovelli RA, Santos MC. Validation and psychometric properties of the Eular Sjögren's Syndrome Patient Reported Index (ESSPRI) into Brazilian Portuguese. Rev Bras Reumatol. 2015;55:439-45.
15. Pasoto SG, Chakkour HP, Natalino RR, Viana VS, Bueno C, Lianza AC, et al. Lupus anticoagulant: a marker for stroke and venous thrombosis in primary Sjögren's syndrome. Clin Rheumatol. 2012;31:1331-8.
16. Ramos-Casals M, Brito-Zerón P, Bombardieri S, Bootsma H, De Vita S, Dörner T, et al.; EULAR-Sjögren Syndrome Task Force Group. EULAR recommendations for the management of Sjögren's syndrome with topica and systemic therapies. Ann Rheum Dis. 2020;79(1):3-18.
17. Serrano EV, Valim V, Miyamoto ST, Giovelli RA, Paganotti MA, Cadê NV. Transcultural adaptation of the "EULAR Sjögren's Syndrome Disease Activity Index (ESSDAI)" into Brazilian Portuguese. Rev Bras Reumatol. 2013;53:483-93.
18. Shiboski CH, Shiboski SC, Seror R, Criswell LA, Labetoulle M, Lietman TM, et al. International Sjögren's Syndrome Criteria Working Group. 2016 American College of Rheumatology/European League Against Rheumatism classification criteria for primary Sjögren's syndrome: A consensus and data-driven methodology involving three international patient cohorts. Ann Rheum Dis. 2017;76:9-16.
19. Trevisani VFM, Pasoto SG, Fernandes MLMS, Lopes MLL, de Magalhães Souza Fialho SC, Pinheiro AC, et al. Recommendations from the Brazilian Society of Rheumatology for the diagnosis of Sjögren's syndrome (Part I): glandular manifestations (systematic review). Adv Rheumatol. 2019;59:58.
20. Trevisani VFM, Pugliesi A, Pasoto SG, Lopes MLL, Guedes LKN, Miyamoto ST, et al. Recommendations for evaluation and diagnosis of extra-glandular manifestations of primary Sjögren syndrome: results of an epidemiologic systematic review/meta-analysis and a consensus guideline from the Brazilian Society of Rheumatology (articular, pulmonary and renal). Adv Rheumatol. 2022;62(1):18
21. Trevisani VFM, Pinheiro AC, de Magalhães Souza Fialho SC, et al. Recommendations for evaluation and diagnosis of extra-glandular manifestations of primary Sjögren syndrome: results of an epidemiologic systematic review/meta-analysis and a consensus guideline from the Brazilian Society of Rheumatology (hepatic, gastrointestinal and pancreatic). Adv Rheumatol. 2022;62:35.
22. Valim V, Trevisani VF, Pasoto SG, Serrano EV, Ribeiro SL, Fidelix TS, et al. Recommendations for the treatment of Sjögren's syndrome. Rev Bras Reumatol. 2015;55:446-57.
23. Valim V, Zandonade E, Pereira AM, de Brito Filho OH, Serrano EV, Musso C, et al. Primary Sjögren's syndrome prevalence in a major metropolitan area in Brazil. Rev Bras Reumatol. 2013;53:24-34.
24. Vitali C, Bombardieri S, Jonsson R, Moutsopoulos HM, Alexander EL, Carsons SE, et al. Classification criteria for Sjögren's syndrome: a revised version of the European criteria proposed by the American-European Consensus Group. Ann Rheum Dis. 2002;61:554-8.
25. Vivino FV, Carsons SE, Gary Foulks G, Daniels TE, Parke A, Brennan MT, et al. New treatment guidelines for Sjögren's disease. Rheum Dis Clin North Am. 2016;42:531-51.

51

Esclerodermia: formas localizadas

Ana Paula Toledo Del Rio
Andréa Fernandes Eloy da Costa França
Zoraida Sachetto

CONCEITO

A esclerodermia localizada ou morfeia é uma afecção que acomete a pele e os tecidos adjacentes e tem como característica principal o espessamento cutâneo. Não há envolvimento de órgãos internos, o que a diferencia da esclerose sistêmica. Normalmente tem curso benigno e autolimitado. A qualidade de vida do paciente é muitas vezes afetada pelo aspecto da pele, por contraturas articulares e, raramente, por deformidades da face e das extremidades.

EPIDEMIOLOGIA

A esclerodermia localizada é rara. A literatura estabelece uma incidência anual de 3,4 a 27 casos por milhão de habitantes. É mais comum no sexo feminino (2,4-5:1). O pico de incidência na infância ocorre entre os 7 e 11 anos de idade e, na fase adulta, por volta da quarta década.

PATOGENIA

O mecanismo fisiopatológico exato da esclerodermia localizada ainda não está completamente elucidado. A interação entre fatores genéticos e epigenéticos com a contribuição de fatores ambientais parece ser o principal elemento envolvido na disfunção autoimune. Esta resulta em deposição de matriz extracelular (colágeno), bem como alterações vasculares locais com aumento dos níveis de moléculas de adesão celular vascular-1 (VCAM), moléculas de adesão intercelular-1 (ICAM) e selectina-E. Essas moléculas estariam envolvidas na fase inicial, resultando em recrutamento de células inflamatórias, linfócitos T e monócitos.

Parece haver predomínio da resposta Th1 e Th17 na doença inicial ativa e Th2 na fase fibrótica da doença. O fator de necrose tumoral-α (TNF-α), citocina efetora relacionada às respostas Th1 e Th17, demonstrou-se aumentado na doença ativa.

A fibrose resulta de deposição excessiva e degradação diminuída de colágeno. O TGF-β1 (fator transformador de crescimento-β1) aumenta a expressão de vários tipos de colágeno e outros componentes de matriz extracelular, além de inibir a sua degradação. Sua atuação parece estar relacionada à ativação da via de receptores *toll-like* do sistema imunológico inato.

Há evidências de que algumas infecções virais e bacterianas podem ser um gatilho para o desenvolvimento da afecção em indivíduos predispostos. Os fatores genéticos são controversos, já que a concordância em gêmeos idênticos é de apenas 4,7%, e em parentes de primeiro grau, 1,6%.

Outros fatores ambientais que poderiam estar envolvidos são: fricção, trauma local, vacinas ou injeções, além de radioterapia.

QUADRO CLÍNICO

Há vários subtipos de esclerodermia localizada de acordo com a apresentação clínica e intensidade do envolvimento do tecido conjuntivo (Figuras 1 a 4). A classificação mais utilizada é a de Laxer e Zulian (Tabela 1).

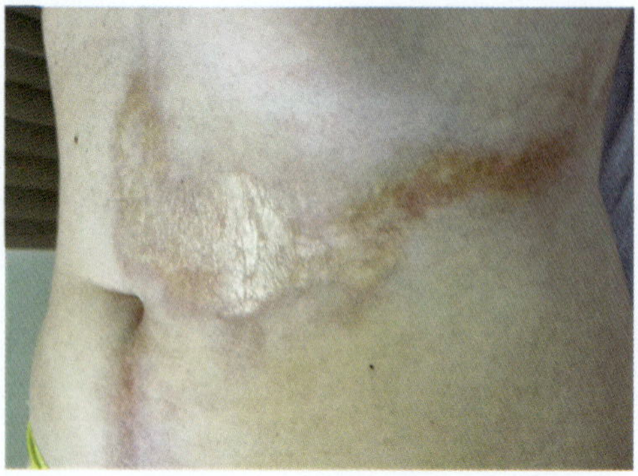

FIGURA 1 Morfeia em placa. Placa de coloração acastanhada, marfínica, brilhante e endurecida estendendo-se da região mesogástrica até o hipocôndrio esquerdo. Fonte: Acervo Dermatologia da Unicamp.

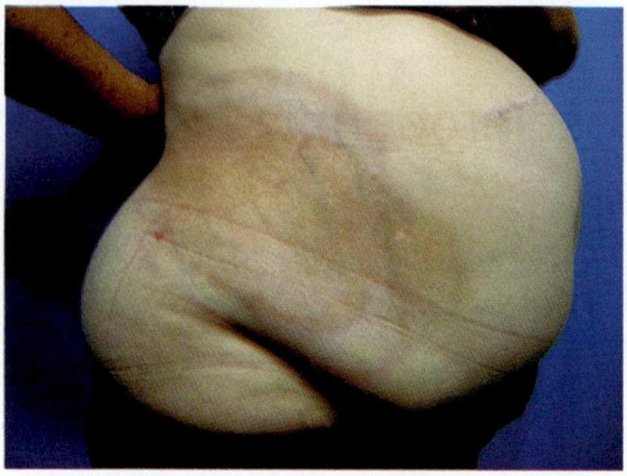

FIGURA 2 Morfeia (fase ativa). Lesão acastanhada e levemente atrófica, apresentando bordas marfínicas levemente endurecidas e halo (anel) lilás (sinal de atividade). Fonte: Acervo Dermatologia da Unicamp.

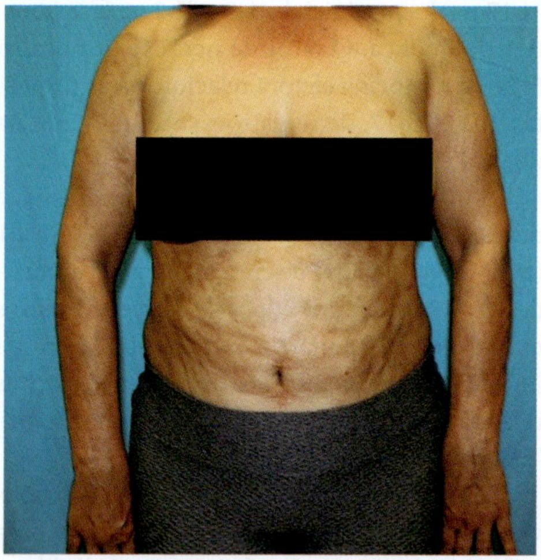

FIGURA 3 Fasciíte eosinofílica. Fibrose cutânea com aspecto em "casca de laranja" da pele do abdome e membros superiores. Fonte: Acervo Dermatologia da Unicamp.

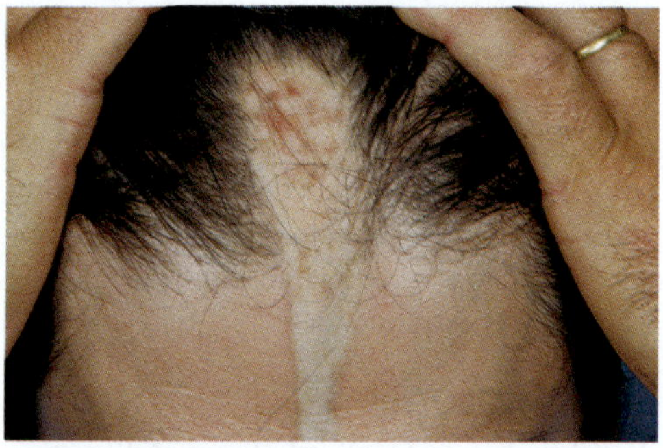

FIGURA 4 Morfeia linear em golpe de sabre. Lesão atrófica, deprimida e linear ocupando a fronte e estendendo-se à região parietal, levando a alopecia local. Fonte: Acervo Dermatologia da Unicamp.

TABELA 1 Classificação da esclerodermia cutânea segundo Laxer e Zulian

Subtipo	Descrição
Morfeia circunscrita ou em placas (superficial ou profunda)	Lesões circunscritas de induração, delimitadas à epiderme e derme (forma superficial) ou estendendo-se ao subcutâneo (forma profunda), de coloração eritematosa ou violácea
Morfeia linear	Induração linear acometendo o tronco, membros ou face (golpe de sabre), podendo atingir a musculatura e ossos subjacentes. É a forma mais comum nas crianças
Morfeia generalizada	Placas confluentes extensas

(continua)

TABELA 1 Classificação da esclerodermia cutânea segundo Laxer e Zulian *(continuação)*

Subtipo	Descrição
Morfeia panesclerótica	Envolvimento circunferencial de membros acometendo pele, subcutâneo, tecido muscular e ósseo
Forma mista	Duas ou mais formas associadas

Eventualmente, podem aparecer diferentes formas clínicas em um mesmo paciente.

A morfeia circunscrita ou em placas é o tipo mais frequente nos adultos. Precocemente surge como placas eritematosas ou violáceas que, com a progressão, tornam-se escleróticas principalmente na região central das lesões. Pode haver predomínio de hipercromia em alguns pacientes. Na maioria dos casos, a evolução é autolimitada, com redução do espessamento após 3 a 5 anos, permanecendo alterações pigmentares e atrofia. No entanto, alguns pacientes podem apresentar curso progressivo e recidivante. Nas crianças, são mais frequentes as formas mais graves, mutilantes e incapacitantes, como a morfeia panesclerótica.

A morfeia linear é o subtipo mais frequente na infância e adolescência. Afeta principalmente as extremidades, região frontal da face (golpe de sabre) e tórax. Acompanha-se de perda de anexos, prurido e xerose.

São também consideradas variantes da esclerodermia localizada o líquen escleroso extragenital e a atrofodermia de Pasini e Pierini.

EXAMES COMPLEMENTARES

Além da avaliação clínica, a biópsia do tecido acometido é o principal exame para diagnóstico de esclerodermia localizada, onde se destaca a presença de infiltrado inflamatório nas fases mais precoces e a homogeneização do colágeno com a progressão da doença (Figura 5).

Na avaliação complementar do envolvimento musculoesquelético, exames de imagem como a ultrassonografia e a ressonância magnética podem ser úteis, mas não são necessários rotineiramente.

Quando há envolvimento da face, como na esclerodermia em golpe de sabre, podem ocorrer alterações de tecidos profundos subjacentes como as meninges, encéfalo (potencial foco convulsivo) e, raramente, estruturas oculares. Já na atrofia hemifacial progressiva (síndrome de Parry-Romberg), pode ocorrer o acometimento de ramos do nervo trigêmeo.

DIAGNÓSTICO DIFERENCIAL

A morfeia deve ser distinguida de outras doenças com lesões cutâneas semelhantes (Tabela 2).

Em alguns casos, é necessária a diferenciação entre a esclerose sistêmica e a esclerodermia localizada. O exame clínico normalmente é suficiente. Sinais como esclerodactilia, úlceras digitais, calcinose, telangectasias e acometimento difuso em face, além de manifestações gastroesofágicas e Raynaud apontam para a forma sistêmica.

DIAGNÓSTICO

O diagnóstico da esclerodermia localizada é clínico e anatomopatológico. A avaliação clínica deve identificar os diferentes padrões (em placa, linear, generalizada, superficial ou profunda). Não se espera alteração de exames laboratoriais

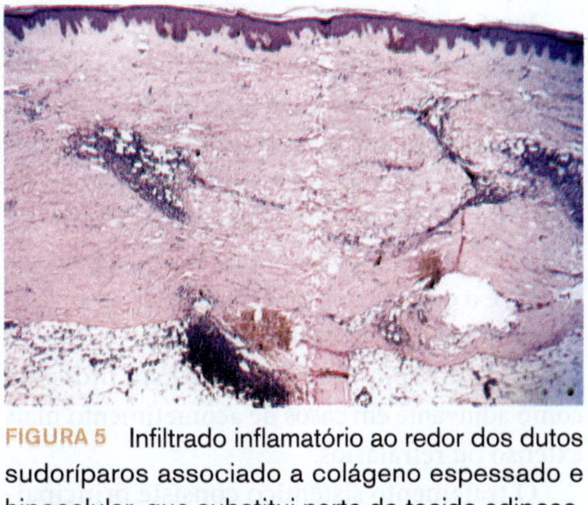

FIGURA 5 Infiltrado inflamatório ao redor dos dutos sudoríparos associado a colágeno espessado e hipocelular, que substitui parte do tecido adiposo. (H&E, 40x). Fonte: Acervo de Anatomia Patológica da Unicamp.

TABELA 2 Diagnóstico diferencial da esclerodermia cutânea

Diagnóstico diferencial	Descrição
Fasciíte eosinofílica	Sintomas sistêmicos iniciais (elevação de reagentes de fase aguda, eosinofilia periférica, mialgia e artralgia), distribuição simétrica e biópsia com fasciíte e infiltrado eosinofílico
Fibrose sistêmica nefrogênica	Insuficiência renal avançada, principalmente em diálise, ou história de exposição a gadolínio
Escleromixedema	Erupção cutânea papular e esclerodermoide por deposição de mucina associada a gamopatia monoclonal e manifestações sistêmicas em adultos
Escleredema de Buschke	Induração edematosa simétrica difusa e progressiva principalmente associada a *diabetes mellitus*
Paraneoplasia	Mais frequentemente observada em neoplasias pulmonares, plasmocitoma e tumores carcinoides
Toxicidade a agentes químicos e drogas	Sílica, solventes, bleomicina, síndrome do óleo tóxico

como elevação de reagentes de fase aguda e não existem autoanticorpos específicos.

TRATAMENTO

O tratamento está indicado precocemente quando há sinais de atividade, que incluem: surgimento de novas lesões, endurecimento progressivo da pele, presença de halo lilás ao redor das lesões, progressão do acometimento dos tecidos profundos em exame de imagem ou biópsia demonstrando doença ativa.

No entanto, a terapêutica proposta para a esclerodermia localizada não é bem estabelecida, principalmente devido à escassez de estudos controlados e dificuldade na avaliação de critérios de resposta.

Em formas superficiais e menos extensas da doença pode ser realizado tratamento tópico. Os corticosteroides tópicos ou intralesionais podem ser usados com boa resposta. Dentre os inibidores da calcineurina, o tacrolimus mostrou-se superior ao placebo em ensaio clínico após 12 semanas. Outro tópico com menor nível de evidência é o calcipotriol, principalmente associado a betametasona e a fototerapia.

A fototerapia normalmente está indicada como adjuvante em casos de acometimento mais extenso ou refratários.

O tratamento sistêmico consiste principalmente no uso de metotrexato, considerado o agente sistêmico de primeira linha, com dose recomendada variando de 10 a 25 mg por semana. A melhora clínica costuma ser perceptível após 3 meses de tratamento. Pode ser associado a corticosteroide oral (prednisona 0,5-1 mg/kg/dia) por curto período ou parenteral principalmente em pacientes com doença rapidamente progressiva ou em crianças com a forma linear ou panesclerótica pelo risco de evolução para deformidades.

Existem séries de casos com vários outros medicamentos imunossupressores. Dentre estes, destaca-se o micofenolato mofetil. Em estudo multicêntrico envolvendo 77 pacientes com morfeia moderada a grave, foi bem tolerado e apresentou resposta clínica em 85% da amostra. A ciclofosfamida também pode ser considerada em quadros mais extensos com menor nível de evidência.

A imunoglobulina intravenosa mostrou eficácia em pequenas coortes de pacientes com quadro refratário, em associação com outros agentes sistêmicos ou contraindicação aos imunossupressores.

Os inibidores da JAK, principalmente o tofacitinibe, foram avaliados em relatos de caso com melhora clínica. São necessários estudos randomizados controlados com essa classe de medicamentos, já que nestas séries iniciais e em modelos animais a inibição da JAK parece ser uma via promissora na morfeia e na fasciíte eosinofílica.

Quanto aos biológicos, o abatacept parece ser medicação promissora em casos graves e refratários, com eficácia em séries de casos de pacientes com morfeia. Outros, como o tocilizumabe (anticorpo monoclonal anti-IL-6) e o infliximabe (anti-TNFα), também podem ser indicados nos casos de morfeia generalizada.

A fisioterapia motora está indicada quando há acometimento periarticular para diminuir o risco de contraturas.

O tratamento cirúrgico ortopédico está indicado, em casos selecionados, para correção de contraturas articulares. Procedimentos estéticos como os preenchimentos com gordura podem ser considerados nas deformidades faciais com atrofia e assimetria.

PROGNÓSTICO

As crianças acometidas apresentam maior risco de deformidades em relação aos pacientes acometidos na fase adulta. Em 20 anos de seguimento, 25% apresentaram sequelas como assimetria de membros, contraturas articulares e atrofia facial. A extensão e a profundidade do acometimento fibrótico são determinantes para pior prognóstico, o que ocorre principalmente na morfeia linear, generalizada e profunda.

REFERÊNCIAS BIBLIOGRÁFICAS

1. Fang F, Goncalves Marangoni R, Zhou X, Yang Y, Ye B, Shangguang A, et al. Toll-like receptor 9 signaling is augmented in systemic sclerosis and elicits transforming growth factor betadependent fibroblast activation. Arthritis Rheumatol (Hoboken, NJ). 2016;68:1989-2002.
2. Goldman N, Han J, LaChance A. Diagnosis and management of cutaneous manifestations of autoimmune connective tissue diseases. Clin Cosmet Investig Dermatol. 2022;15:2285-312.
3. Grabell D, Hsieh C, Andrew R, Martires K, Kim A, Vasquez R, et al. The role of skin trauma in the distribution of morphea lesions: a cross-sectional survey of the morphea in adults and children cohort IV. J Am Acad Dermatol. 2014;71:493-8.
4. Ibler KS, Gramkow C, Siemssen PA. Autologous fat transplantation for the treatment of linear scleroderma en coup de sabre. Skinmed. 2015 Jan-Feb;13:74-6.
5. Khatri S, Torok KS, Mirizio E, Liu C, Astakhova K. Autoantibodies in morphea: An update. Front Immunol. 2019 Jul 9;10:1487.
6. Kreuter A, Krieg T, Worm M, Wenzel J, Moinzadeh P, Kuhn A, et al. German guidelines for the diagnosis and therapy of localized scleroderma. J German Soc Dermatol JDDG. 2016;14:199-216.
7. Kreuter A, Wischnewski J, Terras S, Altmeyer P, Stucker M, Gambichler T. Coexistence of lichen sclerosus and morphea: a retrospective analysis of 472 patients with localized scleroderma from a German tertiary referral center. J Am Acad Dermatol. 2012;67:1157-62.
8. Kroft EB, Groeneveld TJ, Seyger MM, De Jong EM. Efficacy of topical tacrolimus 0.1% in active plaque morphea: randomized, double-blind controlled pilot study. Am J Clin Dermatol. 2009;10:181-7.
9. Kunzler E, Florez-Pollack S, Teske N, O'Brien J, Prasad S, Jacobe H. Linear morphea: clinical characteristics, disease course, and treatment of the Morphea in Adults and Children cohort. J Am Acad Dermatol. 2019;80(6):1664–1670.e1.
10. Laxer RM, Zulian F. Localized scleroderma. Curr Opin Rheumatol. 2006;18:606-13.
11. Li SC, Torok KS, Pope E, Dedeoglu F, Hong S, Jacobe HT, et al. Development of consensus treatment plans for juvenile localized scleroderma: A roadmap toward comparative effectiveness studies in juvenile localized scleroderma. Arthritis Care Res (Hoboken). 2012;64:1175-85.
12. Lythgoe H, Baildam E, Beresford MW, Cleary G, McCann LJ, Pain CE. Tocilizumab as a potential therapeutic option for children with severe, refractory juvenile localized scleroderma. Rheumatology (Oxford). 2018 Feb 1;57:398-401.
13. Martini G, Ramanan AV, Falcini F, Girschick H, Goldsmith DP, Zulian F. Sucessful treatment of severe or methotrexate resistant juvenile localized scleroderma with mycophenolate mofetil. Rheumatology (Oxford). 2009;48:1410-3.
14. Mertens JS, Seyger MM, Kievit W, Hoppenreijs EP, Jansen TL, van de Kerkhof PC, et al. Disease recurrence in localized scleroderma: a retrospective analysis of 344 patients with paediatricor adult-onset disease. Br J Dermatol. 2015;172(3):722-8.
15. Mertens JS, Seyger MMB, Thurlings RM, Radstake TRDJ, de Jong EMGJ. Morphea and eosinophilic fasciitis: an update. Am J Clin Dermatol. 2017;18:491-512.
16. Peterson LS, Nelson AM, Su WP, Mason T, O'Fallon WM, Gabriel SE. The epidemiology of morphea (localized scleroderma) in Olmsted County 1960-1993. J Rheumatol. 1997;24:73-80.
17. Schoch JJ, Schoch BS, Werthel JD, McIntosh AL, Davis DMR. Orthopedic complications of linear morphea: implications for early interdisciplinary care. Pediatr Dermatol. 2018;35:43-6.
18. Spalek M, Jonska-Gmyrek J, Galecki J. Radiation-induced morphea – a literature review. J Eur Acad Dermatol Venereol JEADV. 2015;29:197-202.
19. Tay YK. Topical calcipotriol ointment in the treatment of morphea. J Dermatolog Treat. 2003;14:219-21.

20. Torok KS, Kurzinski K, Kelsey C, Yabes J, Magee K, Vallejo AN, et al. Peripheral blood cytokine and chemokine profiles in juvenile localized scleroderma: T-helper cell-associated cytokine profiles. Semin Arthritis Rheum. 2015;45:284-93.
21. Tratenberg M, Gutwein F, Rao V, Sperber K, Wasserrman A, Ash J. Localized scleroderma: a clinical review. Curr Rheumatol Rev. 2017;13:86-92.
22. Wenzel D, Haddadi NS, Afshari K, Richmond JM, Rashighi M. Upcoming treatments for morphea. Immun Inflamm Dis. 2021;9(4):1101-45.
23. Zulian F, Vallongo C, Patrizi A, Belloni-Fortina A, Cutrone M, Alessio M, et al. A long-term follow-up study of methotrexate in juvenile localized scleroderma (morphea). J Am Acad Dermatol. 2012;67:1151-6.

52

Esclerose sistêmica

Eduardo José do Rosário e Souza
Andréa Tavares Dantas
Karina Gatz Capobianco

A esclerose sistêmica (ES) é uma doença reumática imunomediada, classificada atualmente como uma doença rara (acomete 16 a 19/100.000 pessoas), segundo classificação da Organização Mundial da Saúde (OMS) e *European Organizations for Rare Diseases* (EURORDIS). É caracterizada pela tríade de disfunção endotelial, ativação imunológica e fibrose, levando às várias manifestações clínicas da doença, comprometendo não somente a pele, mas também sistema musculoesquelético e órgãos internos como o trato gastrointestinal, coração, pulmões e rins.

O primeiro caso documentado da doença foi em uma paciente de 17 anos, na Itália, no ano de 1847. Em 1865, Maurice Raynaud descreve o fenômeno de Raynaud (FRy) e Hutchinson, e o associa a características definidas da ES, estando presente em cerca de 95% dos casos da doença.

EPIDEMIOLOGIA

A ES é considerada doença rara, com taxas de incidência e prevalência variáveis de acordo com a região geográfica avaliada e com os critérios utilizados para seu diagnóstico. Embora os dados brasileiros sejam escassos, estudo realizado em Campo Grande/MS detectou incidência anual e prevalência de 11,9 e 105,6 casos por milhão de habitantes, respectivamente. A doença predomina no sexo feminino, em uma proporção que varia de 3 a 15:1, e o início da doença se dá preferencialmente entre os 45 e 64 anos de idade, sendo rara na infância. Com relação à raça, embora seja mais frequente em caucasianos, a doença tende a se apresentar de forma mais precoce e mais grave nos indivíduos afro-americanos. Avaliação de 1.139 pacientes brasileiros em 28 diferentes centros também evidenciou predominância do sexo feminino (87,4%) e da raça caucasiana (65%), com doença mais grave em homens e em afrobrasileiros.

ETIOPATOGÊNESE

A etiopatogenia da ES é complexa e acredita-se que seja multifatorial, com a participação de fatores ambientais em indivíduos que apresentam suscetibilidade genética. Fatores ambientais que têm sido associados a risco aumentado de desenvolvimento de ES e condições ES-*like* incluem exposição a sílica, resinas epóxi, solventes orgânicos (tricloroetano, tolueno, xileno), cloreto de vinil, bleomicina, cocaína e algumas infecções virais.

A fisiopatogênese da ES é complexa e caracterizada essencialmente por três pilares principais: autoimunidade, dano vascular e fibrose. A injúria vascular representa um dos eventos iniciais no desenvolvimento da doença e promove ativação de células endoteliais, aumento da expressão de moléculas de adesão, produção de quimiocinas, aumento da produção do vasoconstritor endotelina-1 e ativação plaquetária. Defeitos na angiogênese e vasculogênese, caracterizados por desbalanço entre fatores pró- e antiangiogênicos e disfunção de células progenitoras da medula óssea resultam no desenvolvimento de alterações vasculares estruturais, evidenciadas na capilaroscopia como dilatação ou perda de capilares. Os eventos vasculares parecem estar diretamente relacionados à ativação do sistema imune inato e adaptativo, levando ao recrutamento e infiltrado tecidual de macrófagos, mastócitos, linfócitos T e linfócitos B. Sugere-se uma polarização da resposta imune no desenvolvimento da doença, com predomínio de citocinas pró-inflamatórias Th1 e Th17 em estágios mais precoces, evoluindo posteriormente com participação mais acentuada da resposta Th2.

A fibrose representa a via final comum na patogênese da ES e decorre da ativação de fibroblastos, mediada pela participação do TGF-β, e levando à diferenciação de um fenótipo funcionalmente ativo, o miofibroblasto. Essa célula especializada caracteriza-se por apresentar propriedades contráteis, maior taxa de síntese e secreção de componentes da matriz extracelular e resistência à apoptose. A fibrose é caracterizada histologicamente pela presença de tecido conjuntivo denso, composto por colágeno e outras proteínas da matriz extracelular como elastina, fibronectina, glicosaminoglicanos e tenascina, o que leva à distorção da arquitetura normal do tecido.

DIAGNÓSTICO

Quadro clínico

Embora a apresentação clínica seja heterogênea, o primeiro sintoma na maioria dos pacientes com ES é o FRy, um achado não específico, que tem diferentes causas, reumáticas ou não. O FRy é dito primário quando não está associado a nenhuma doença subjacente. Portanto, a etapa mais importante para o diagnóstico precoce da ES recai sobre a adequada avaliação de indivíduos com FRy. O FRy associado à presença de *puffy fingers* e/ou autoanticorpos específicos para ES e/ou capilaroscopia com padrão SD (*scleroderma pattern*) configuram indivíduos em fase precoce ou muito precoce, com risco elevado de evolução para esclerose sistêmica, conforme os critérios de classificação do *American College of Rheumatology/European League Against Rheumatism* (ACR/EULAR 2013) (Tabela 1). Ressalta-se que esses critérios não podem ser aplicados a pacientes que possuam condições que simulam a ES, como a fibrose sistêmica nefrogênica e a fasciíte eosinofílica, ou para pacientes com espessamento cutâneo que poupa os dedos.

TABELA 1 Critérios de classificação para esclerose sistêmica (ES) propostos pelo ACR e EULAR, 2013

Item	Subitem	Valor
Espessamento cutâneo dos dedos das mãos, proximal às articulações metacarpofalângicas		9
Espessamento cutâneo dos dedos (só computar o maior escore)	Distal às articulações metacarpofalângicas	4
	Edema de mãos	2
Lesões de polpa digital (só computar o maior escore)	Úlceras digitais	2
	Microcicatrizes	3
Fenômeno de Raynaud		3
Autoanticorpos específicos para ES (anticentrômero, anti-RNA polimerase III, antitopoisomerase I [anti-Scl70])		3
Telangiectasias		2
Capilaroscopia periungueal alterada		2
Hipertensão arterial pulmonar ou doença intersticial pulmonar		2

Os critérios de classificação do ACR/EULAR 2013 foram desenvolvidos para aumentar a sensibilidade e consequentemente o diagnóstico precoce, incluindo, além das manifestações clínicas, os achados da capilaroscopia periungueal e a presença de autoanticorpos, classificando como portador de ES se nove ou mais pontos forem encontrados entre oito itens listados.

ACR/EULAR: *American College of Rheumatology/European League Against Rheumatism.*

Formas clínicas

As duas formas clássicas de apresentação da ES são a forma cutânea limitada e a cutânea difusa. Na forma limitada, o espessamento cutâneo é restrito às extremidades dos membros e face, é tipicamente associada à presença de anticorpo anticentrômero, e a hipertensão arterial pulmonar é uma complicação esperada. Já na forma difusa, o espessamento cutâneo ocorre precocemente e se estende à região proximal dos membros e tronco, a fibrose pulmonar e a crise renal esclerodérmica são mais frequentes e os anticorpos predominantes são o anti-Scl70 e o anti-RNA polimerase III. Uma minoria de pacientes (< 5%) apresenta achados clínicos e laboratoriais típicos da ES, porém sem o envolvimento cutâneo, e é classificada como *sine scleroderma*. Finalmente, alguns pacientes se apresentam em sobreposição a outras doenças do tecido conjuntivo como a artrite reumatoide, o lúpus eritematoso sistêmico e as miopatias inflamatórias.

Achados laboratoriais

Os exames laboratoriais são úteis na avaliação da atividade de doença, como a velocidade de hemossedimentação e a proteína C-reativa, ou na caracterização do envolvimento sistêmico, como a ureia e creatinina (crise renal esclerodérmica), a creatinofosfoquinase (miosite) e o fragmento N-terminal do peptídeo natriurético tipo B (NT-ProBNP), no acometimento cardíaco primário ou secundário à hipertensão pulmonar.

A presença de FAN, assim como o FRy, é esperada na maioria dos pacientes, e sua ausência impõe o diagnóstico diferencial com doenças que simulam ES, como: fasciíte eosinofílica, fibrose sistêmica nefrogênica e escleromixedema. O padrão mais comum de imunofluorescência do FAN na ES é o nucleolar.

Sempre que possível, dosar os autoanticorpos específicos para ES (Tabela 2), em função das suas correlações clínicas e implicações no seguimento dos pacientes.

Estudos de imagem e outros testes

Os exames de imagem são de extrema importância para o reconhecimento precoce, adequada classificação e extensão do envolvimento dos diferentes órgãos e sistemas em pacientes com ES. Como exemplos, citamos as provas de função pulmonar, incluindo o teste de difusão do monóxido de carbono, a manometria esofágica, a tomografia de tórax de alta resolução, o ecodopplercardiograma, a ressonância magnética cardíaca e o cateterismo cardíaco direito.

Capilaroscopia periungueal

A capilaroscopia periungueal (CPU) é um método de imagem não invasivo, de baixo custo e reprodutível, que permite a avaliação das alterações estruturais da microcirculação periférica. É usado principalmente na diferenciação do FRy primário e secundário e no diagnóstico precoce da ES. Aproximadamente 80%-90% dos pacientes com ES apresentam o padrão SD na CPU (Figura 1), caracterizado pela presença, em intensidade variável, de micro-hemorragias, dilatações capilares (ectasias e megacapilares) e

TABELA 2 Autoanticorpos específicos para esclerose sistêmica

Autoanticorpo	Forma clínica	Associação clínica
Centrômero	Cutânea limitada	HAP
Topoisomerase 1 (Scl-70)	Cutânea difusa	DIP progressiva
RNA polimerase III	Cutânea difusa	CRE e malignidade
U1 Ribonucleoproteína (U1RNP)	Cutânea limitada	DMTC
Fibrilarina (U3RNP)	Cutânea difusa	HAP e miosite
PM-Scl	Cutânea limitada	Miosite
Th/To	Cutânea limitada	HAP e DIP

CRE: crise renal esclerodérmica; DIP: doença intersticial pulmonar; DMTC: doença mista do tecido conjuntivo; HAP: hipertensão arterial pulmonar.

desvascularização difusa e/ou focal. A CPU tem implicações prognósticas relevantes, incluindo associação com a mortalidade na ES.

MANIFESTAÇÕES CUTÂNEAS

O envolvimento cutâneo dá nome à doença e de acordo com a sua extensão é o critério utilizado para classificação de suas formas clínicas. O espessamento cutâneo dos dedos (esclerodactilia) e da pele (esclerodermia) proximal às metacarpofalangeanas é o suficiente para classificar um paciente como portador de ES. Três fases de envolvimento cutâneo são descritas: edematosa (*puffy fingers*), é a fase inflamatória; indurativa, após a regressão do edema; e a atrófica, quando a pele se torna fina e aderida aos planos profundos, deixando aparentes os estigmas da doença, como a garra esclerodérmica, a microstomia e o afilamento do nariz. Outros achados cutâneos incluem calcinose, telangiectasias, úlceras, cicatrizes de úlceras digitais (Figura 2), prurido e lesões despigmentadas com aparência de "sal e pimenta" (Figura 3).

Manifestações vasculares

A manifestação clínica vascular mais frequente na ES é o FRy. Definido como uma isquemia digital episódica trifásica (palidez, cianose e eritema), provocada pelo frio e estresse (Maricq, 1980), pode ocorrer em mais de 95% dos pacientes. O FRy se deve ao dano estrutural e funcional da microcirculação, tanto no nível da pele como em órgãos internos. Na pele pode provocar obstruções vasculares graves levando a ulcerações digitais, cicatrizes (*digital pitting scars*), gangrena e até amputações.

Nas diferentes formas da doença, ES limitada, ES difusa ou na ES *sine* escleroderma, o comprometimento da microcirculação, expressa clinicamente pelo FRy, pode preceder em anos ou até em décadas as manifestações cutâneas e viscerais, na forma limitada da doença, ou surgir concomitantemente, como na forma difusa.

MANIFESTAÇÕES GASTROINTESTINAIS

O comprometimento do trato gastrointestinal ocorre em mais de 90% dos pacientes com ES, e em 10% dos casos pode ser a primeira manifestação da doença. Qualquer porção do sistema digestivo pode ser acometida, desde a orofaringe até o ânus com dano vascular, neurogênico e fibrose da musculatura lisa do trato digestivo provocando uma motilidade anormal, que é responsável pela maioria das manifestações clínicas que os pacientes apresentam.

A maioria dos pacientes com sintomas de refluxo gastroesofágico apresentam atonia do esfíncter esofágico inferior, o que leva a esofagite de refluxo, facilitando a evolução para metaplasia de Barrett. Sintomas gástricos como dispepsia, plenitude pós-prandial e flatulência são

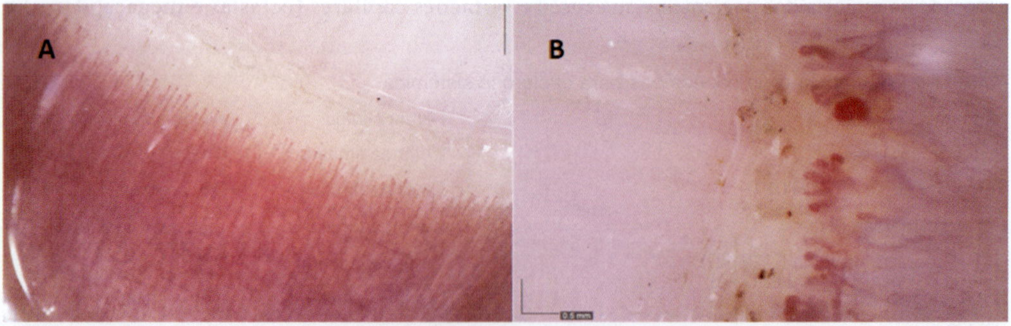

FIGURA 1 Capilaroscopia periungueal. (A) Padrão da normalidade: arquitetura, morfologia e densidade dos capilares estão preservadas. (B) Padrão SD (*scleroderma pattern*): desorganização da arquitetura, morfologia anormal (capilares ramificados), capilares dilatados (megacapilar) e redução difusa e focal da densidade dos capilares, além de micro-hemorragias.

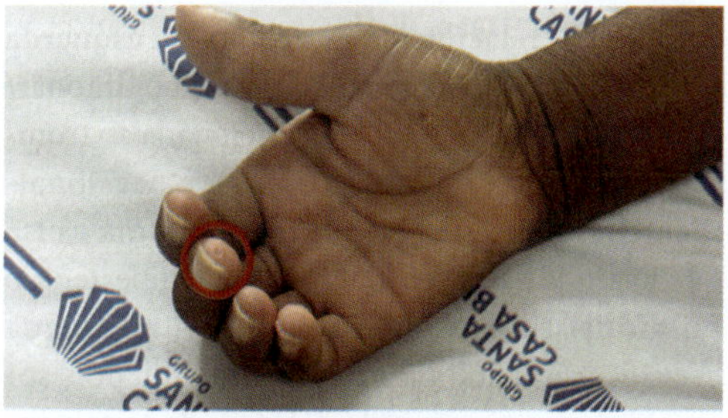

FIGURA 2 Cicatrizes de úlceras digitais (*digital pitting scar*) em paciente com esclerose sistêmica na forma cutânea difusa.

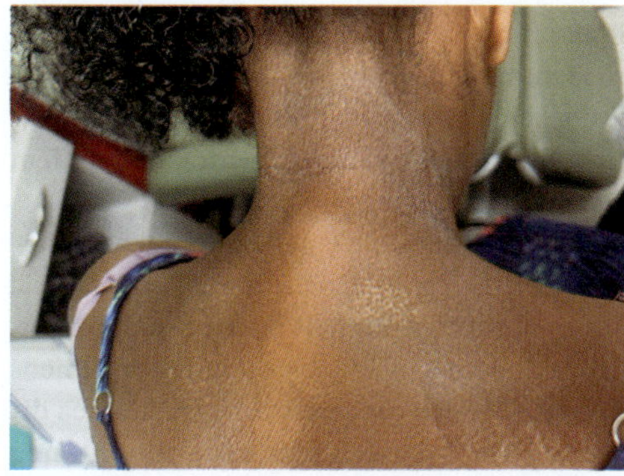

FIGURA 3 Despigmentação com aparência de "sal e pimenta", região occipital (próximo ao couro cabeludo) e no dorso em paciente com esclerose sistêmica na forma cutânea difusa.

menos comuns, exceto em pacientes com doença de longa evolução.

A síndrome de má-absorção e desnutrição se deve ao envolvimento tardio do intestino delgado, assim como alterações do hábito intestinal, alternando períodos de diarreia e constipação e a síndrome de supercrescimento bacteriano, por envolvimento dos cólons. Raramente, alguns pacientes podem apresentar incontinência fecal devido ao dano irreversível da musculatura do esfíncter anal inferior.

MANIFESTAÇÕES MUSCULOESQUELÉTICAS

O acometimento musculoesquelético é frequente em pacientes com ES, com uma prevalência que varia entre 26% e 97%, e está associado a importante comprometimento da capacidade funcional, da qualidade de vida e pior prognóstico. A artralgia é descrita em 23% a 81% dos pacientes, enquanto a artrite propriamente dita é menos frequente (5% a 68%). Erosão/anquilose óssea e/ou alterações fibróticas da pele provocam o aparecimento de contraturas articulares, presentes em até um terço dos pacientes. O comprometimento muscular pode manifestar-se por meio de mialgia, déficit de força de predomínio proximal e/ou elevação de enzimas musculares. A fricção tendínea ocorre principalmente nas fases iniciais da doença cutânea difusa e é um sinal de mau prognóstico. Pacientes com quadro articular ou muscular significativos podem representar sobreposição da ES com artrite reumatoide ou miopatia inflamatória.

MANIFESTAÇÕES PULMONARES

O comprometimento pulmonar na ES é frequente, tendo como principais representantes a doença intersticial pulmonar (DIP) e a hipertensão arterial pulmonar (HAP).

Classicamente, os fatores de risco associados ao desenvolvimento e/ou progressão da DIP incluem sexo masculino, raça afroamericana, ES cutânea difusa, presença de anticorpos anti-Scl-70 e envolvimento cardíaco. A DIP ocorre em 35 a 52% dos pacientes com ES e é responsável por 20% a 40% da mortalidade. As principais ferramentas para triagem e diagnóstico da DIP são a tomografia computadorizada de tórax de alta resolução (TCAR), o teste da caminhada em 6 minutos e os testes de função pulmonar (TFP), principalmente a espirometria e o teste de difusão do monóxido de carbono (DLCO). A extensão da DIP é um parâmetro clínico importante e leva em consideração a TCAR ou o valor da capacidade vital forçada (CVF) obtido pela espirometria. Na TCAR, a doença é considerada extensa se há acometimento do parênquima pulmonar maior que 20%. Quando a extensão da doença permanece indeterminada na TCAR, uma CVF inferior a 70% do previsto classifica a DIP como extensa. O tratamento deverá ser iniciado em pacientes com TCAR com achados anormais ou progressivos e uma CVF < 80% ou se a CVF for > 80% em pacientes considerados de alto risco para evolução desfavorável. Por outro lado, pacientes com longo tempo de evolução de doença, TFP estáveis e sem progressão da DPI nos últimos anos não devem ser tratados, porém devem permanecer monitorizados.

Outra importante e desafiadora manifestação é a HAP. A prevalência de HAP na ES varia entre 7% e 19%, entretanto, com a maior duração da doença a incidência cumulativa aumenta, com 18% dos pacientes com ES cutânea difusa e 24% dos pacientes com ES cutânea limitada desenvolvendo HAP ao longo de 15 anos. A HAP é responsável por cerca de 30% das mortes em pacientes. Na maioria das vezes o diagnóstico é tardio com indivíduos nas classes III e IV da NYHA e já com disfunção cardíaca direita, justificando a vigilância e triagem adequada destes pacientes.

Conceitualmente, o termo "hipertensão pulmonar" (HP) engloba um grupo heterogêneo de condições definidas por uma pressão arterial pulmonar média elevada (PAPm > 20 mmHg), aferida pelo cateterismo cardíaco direito. A OMS descreve uma classificação etiológica de cinco grupos. Grupo 1: hipertensão arterial pulmonar (HAP); grupo 2: HP por cardiopatia esquerda; grupo 3: HP devido a doenças pulmonares e/ou hipóxia; grupo 4: HP devido a obstruções da artéria pulmonar (incluindo o tromboembolismo crônico); grupo 5: HP com mecanismos pouco claros e/ou multifatoriais. Através da medida da pressão capilar pulmonar em cunha (PCP) no cateterismo cardíaco direito dividimos a HP em dois grupos principais: HP pós-capilar (PCP > 15 mmHg) e HP pré-capilar (PCP < 15 mmHg). Indivíduos do grupo 2 compreendem a HP pós-capilar, já os grupos 1, 3 e 4 são portadores de HP pré-capilar. No grupo 5 temos diferentes etiologias, portanto, algumas serão pré e outras pós-capilares. Do ponto de vista hemodinâmico, a HAP é definida por uma PAPm > 20 mmHg, PCP < 15 mmHG e RVP (resistência vascular pulmonar) > 3 Woods.

Importante destacar que pacientes com doenças difusas do tecido conjuntivo, em especial a ES, podem desenvolver HAP (grupo 1), assim como a HP relacionada à cardiopatia esquerda (grupo 2), a HP relacionada à doença pulmonar/hipoxemia (grupo 3) e a HP relacionada ao tromboembolismo crônico (grupo 4), e ocasionalmente podemos encontrar mais de uma causa que justifique o desenvolvimento da hipertensão pulmonar no mesmo indivíduo. A adequada classificação etiológica é fundamental, pois somente alguns grupos se beneficiam do tratamento específico para HAP, com drogas que atuam em três vias principais: óxido nítrico, endotelina-1 e prostaciclina; fundamentalmente o grupo 1 (HAP) e o grupo 4 (tromboembolismo crônico, quando o tratamento cirúrgico for contraindicado ou não estiver disponível).

Pelo exposto, a triagem da HP em pacientes esclerodérmicos está justificada. Entre as ferramentas utilizadas para triagem da HP, visando selecionar quais pacientes devem ser encaminhados para o cateterismo cardíaco direito, destacamos: ecocardiograma transtorácico, provas de função pulmonar (CVF e DLCO) e biomarcadores cardíacos (N-terminal pró-peptídeo natriurético tipo-B). A ecocardiografia transtorácica (ETT) é recomendada para a triagem anual de pacientes com ES, atendendo a critérios do 6º Simpósio Mundial de Hipertensão Pulmonar e das diretrizes da *European Society of Cardiology/European Respiratory Society* (ESC/ERS) de 2015. A velocidade de regurgitação tricúspide (VRT) e outras características indiretas sugestivas de HP, como aumento da câmara cardíaca direita, são usadas para avaliar a probabilidade de HP. O cateterismo cardíaco direito é recomendado para pacientes com risco intermediário ou alto de HP com base na ETT, definido como pico de VRT > 2,8 $m{\cdot}s^{-1}$ ou VRT ≤ 2,8 $m{\cdot}s^{-1}$ (ou não mensurável) em combinação com outras variáveis ecocardiográficas sugestivas de HP. Quando, além do ecocardiograma, incluímos mais de uma ferramenta de triagem, como a CVF, a relação CVF/DLCO e o NT-proBNP, como propõe o Grupo Australiano de Estudos em Esclerodermia (ASIG), a sensibilidade se mantém e a especificidade aumenta para identificar HAP de 94%/55% em comparação com 95%/32% para a abordagem ERS/ESC.

MANIFESTAÇÕES CARDÍACAS

O envolvimento do coração na ES pode ocorrer primariamente pelos mecanismos fisiopatológicos da própria doença ou decorrente da disfunção de outro órgão no contexto da doença de base, principalmente pulmonar ou renal. Na maioria dos pacientes com ES, o comprometimento cardíaco é silencioso por longos períodos, e desta forma o diagnóstico em geral é tardio, sendo um fator de risco de mau prognóstico e aumento da taxa de mortalidade dos pacientes. Cardiopatia decorrente da ES pode estar presente em todas as formas da doença, limitada, difusa e *sine* escleroderma. Uma análise recente da base de dados EUSTAR mostrou outros fatores de risco de envolvimento de envolvimento cardíaco com mau prognóstico, como idade, sexo masculino, doença cutânea difusa, ulcerações digitais e/ou miosite e a não utilização de bloqueadores dos canais de cálcio.

Entre as manifestações mais comuns de cardiopatia na ES, estão miocardite, isquemia miocárdica, coronariopatia (devido à lesão endotelial dos pequenos vasos característicos da microangiopatia esclerodérmica, e pela incidência elevada de aterosclerose coronariana na ES), distúrbios do sistema de condução cardíaco por fibrose, predisposição a arritmias, fibrilação atrial, aumento do risco de tromboembolismo, o que pode predispor acidente vascular cerebral (AVC) e infarto agudo do miocárdio (IAM). Os pacientes com ES apresentam um risco 4 vezes maior de ter IAM e 3 vezes maior de ter AVC do que a população geral.

O risco de insuficiência cardíaca, em geral, é maior em pacientes com a forma limitada da doença e que desenvolvem HAP. Uma vigilância anual rigorosa no comprometimento cardíaco é mandatória na ES, sendo proposto como *follow up* ecocardiograma com doppler e NT-proBNP (peptídeo natriurético).

Envolvimento do pericárdio com pericardite e derrame pericárdio grave não são comuns, e valvopatia é rara.

MANIFESTAÇÕES RENAIS

A crise renal esclerodérmica é caracterizada pelo início súbito de hipertensão arterial grave e de difícil controle, cefaleia, distúrbios visuais, encefalopatia, convulsões, edema pulmonar, derrame pericárdico e rápida perda de função renal. Por muitos anos, foi responsável pelas maiores taxas de mortalidade em pacientes com ES da forma cutânea difusa em associação com a presença do anticorpo anti-RNA polimerase III. A sobrevida destes pacientes em um ano não era superior a 15%. Atualmente essa manifestação da doença pode ser relativamente bem controlada.

TRATAMENTO

De uma maneira geral, o tratamento da esclerose sistêmica é determinado pela extensão e gravidade das manifestações clínicas. Medidas gerais incluem uma abordagem multidisciplinar voltada para a educação do paciente, proteção de exposição ao frio, atualização das vacinas, suspensão do tabagismo, medidas antirrefluxo, suporte nutricional, atividade física e reabilitação motora e cardiopulmonar. A escolha da melhor abordagem terapêutica dependerá do fenótipo apresentado pelo paciente, avaliando-se a presença de manifestações vasculares, inflamatórias e/ou fibróticas. O avanço nas estratégias de diagnóstico tem proporcionado uma identificação mais precoce dos casos. Isso é de especial importância para os casos de ES cutânea difusa precoce (< 3 anos), os quais poderiam se beneficiar do tratamento com imunossupressores, evitando sobretudo a progressão da fibrose cutânea e pulmonar.

O tratamento das manifestações vasculares é baseado no uso de medicações vasodilatadoras. Bloqueadores de canais de cálcio diidropiridínicos representam o tratamento de primeira linha para o FRy. Os inibidores da 5-fosfodiesterase (i5-PDE) podem ser utilizados como terapia de segunda linha no FRy e também demonstraram benefício na cicatrização das úlceras digitais. O antagonista do receptor de endotelina (ERA) bosentana foi eficaz em prevenir o aparecimento de novas úlceras. Nos casos mais graves, recomenda-se o tratamento com análogos de prostaciclina endovenosos, embora o único disponível no Brasil seja o alprostadil. Estudos observacionais retrospectivos evidenciaram efeito dos inibidores da enzima conversora de angiotensina na diminuição da mortalidade em pacientes que evoluem com crise renal esclerodérmica, sendo esse o tratamento preconizado para essa manifestação. O manejo da HAP deve ser conduzido por profissionais com experiência na área e utiliza protocolos de terapia escalonada ou, preferencialmente, combinada, com medicamentos que agem na via do oxido nítrico (i5-PDE ou riociguate), da ERA e da prostaciclina (análogos da prostaciclina ou agonista do receptor IP de prostaciclina). Em pacientes que apresentam hipertensão pulmonar decorrente de outros mecanismos (doença pulmonar intersticial, doença do coração esquerdo ou tromboembolismo crônico), o tratamento deve priorizar o comprometimento subjacente e o uso de vasodilatadores pode, em algumas situações, apresentar efeitos deletérios.

Em fases mais iniciais da doença, quando se tem um componente inflamatório mais importante na fisiopatogênese, os imunossupressores podem apresentar benefício no tratamento do comprometimento cutâneo e da doença pulmonar intersticial. O micofenolato de mofetila ou sódico representa hoje a primeira opção de tratamento do comprometimento cutâneo e pulmonar, de acordo com as recomendações dos principais *guidelines* de manejo da ES, tendo em vista sua eficácia e perfil de segurança. A ciclofosfamida oral ou venosa, apesar de apresentar um maior perfil de toxicidade, também pode ser considerada no tratamento da fibrose cutânea rapidamente progressiva e da DPI. O metotrexato pode ser utilizado para melhora do espessamento cutâneo, embora não tenha benefício nas manifestações pulmonares. Com relação aos imunobiológicos, ensaio clínico com o tocilizumabe, apesar de não ter atingido o desfecho primário de melhora do escore cutâneo, demonstrou estabilização da função pulmonar, enquanto o rituximabe apresentou melhora do comprometimento cutâneo e pulmonar, com melhor tolerabilidade em comparação à ciclofosfamida. Recentemente, o antifibrótico nintedanibe, um inibidor de tirosina quinase, foi aprovado para o tratamento da DIP na ES por ter demonstrado um menor declínio da função pulmonar nos pacientes tratados, mas também não apresentou efeito relevante no tratamento do espessamento cutâneo. A pirfenidona, outra molécula com propriedades anti-inflamatória e antifibrótica, mostrou-se segura em pacientes com ES e um ensaio clínico para melhor avaliação de sua eficácia está atualmente em andamento. Em pacientes muito bem selecionados, o transplante autólogo de células-tronco tem apresentado resultados promissores, com reversão da fibrose cutânea, melhora/estabilização da função pulmonar e da qualidade de vida. A estratégia consiste em promover uma ablação do sistema imune disfuncional, com a erradicação de células B e T autoagressivas e aumento de linfócitos T regulatórios, tentando restabelecer uma resposta imune normal.

No manejo das manifestações gastrointestinais, nenhuma terapêutica tem se mostrado modificadora do curso da doença e atualmente o tratamento baseia-se no uso de sintomáticos, como inibidores da bomba de prótons e agentes procinéticos. O uso de antibióticos é recomendado nos casos de diarreia associada a supercrescimento bacteriano. Apesar da ausência de ensaios clínicos específicos direcionados para o tratamento das manifestações musculoesqueléticas na ES, habitualmente são utilizados corticosteroides em baixas doses e metotrexato, podendo haver necessidade de imunossupressores mais potentes e imunobiológicos a depender da resposta clínica.

A Tabela 3 resume as principais estratégias de tratamento, de acordo com o tipo de manifestação clínica.

PROGNÓSTICO

Estudos recentes sugerem um aumento progressivo da sobrevida da doença, atribuído a um diagnóstico mais precoce e melhora no tratamento de algumas de suas complicações. Entretanto, permanecem ainda altas as taxas de morbimortalidade, sendo considerada a mais grave doença do tecido conjuntivo. O risco de morte em pacientes com ES é 2,7 vezes maior, quando comparado ao risco esperado para indivíduos do mesmo sexo e idade. Entre as causas dos óbitos, mais da metade é diretamente relacionada à doença, sobretudo por comprometimento cardiopulmonar. Entre as causas não relacionadas à ES, destacam-se as infecções, neoplasias e doença cardiovascular, as quais muitas vezes estão diretamente relacionadas a complicações decorrentes da ES ou do seu tratamento. A sobrevida acumulada a partir do início dos sintomas tem sido estimada em 84,1% em 5 anos, 75,5% em 10 anos e 48,5% em 20 anos. Entre os fatores associados a um pior prognóstico destacam-se a idade, sexo masculino, forma cutânea difusa, presença de DIP, HP, HAP, comprometimento renal ou cardíaco e elevação de marcadores inflamatórios.

TABELA 3 Opções de tratamento em esclerose sistêmica de acordo com as principais manifestações clínicas

Manifestação clínica	Tratamento não medicamentoso	Tratamento medicamentoso: Mecanismo de ação	Tratamento medicamentoso: Efeitos observados/ esperados	Outras terapias
Fenômeno de Raynaud e úlceras digitais	Evitar exposição ao frio Evitar agentes vasoconstritores Suspensão do tabagismo Proteção contra microtraumas	Bloqueador de canal de cálcio (nifedipina, anlodipina)	Redução na frequência e gravidade do FRy; redução do número e prevenção de novas úlceras	Terapias com benefício incerto: ▪ Losartana, fluoxetina, atorvastatina ▪ Aspirina, nitrato tópico, toxina botulínica, enxerto de tecido adiposo Outras medidas: ▪ Analgesia, tratamento de infecção secundária, simpatectomia digital
		Inibidores da fosfodiesterase-5 (sildenafila, tadalafila)	Redução na frequência, gravidade e duração das crises do FRy; redução do número e prevenção de novas úlceras	
		Antagonistas do receptor da endotelina 1 (bosentana)	Prevenção de novas úlceras	
		Análogos da prostaciclina (Iloproste venoso*, alprostadil)	Redução do número e prevenção de novas úlceras	
Hipertensão arterial pulmonar	Suspensão do tabagismo Vacinas (influenza, COVID-19, pneumococo) Orientação sobre contracepção Reabilitação cardiopulmonar Suplementação de oxigênio	Inibidores da fosfodiesterase-5 (sildenafila, tadalafila)	Melhora da capacidade ao exercício, hemodinâmica e classe funcional	Terapia inicial combinada (dupla ou tripla) tem sido recomendada em detrimento da monoterapia Outras medidas: ▪ Transplante de pulmão ou coração-pulmão
		Estimulador da guanilato ciclase solúvel (riociguate)	Melhora da capacidade ao exercício, hemodinâmica e classe funcional	
		Antagonistas do receptor da endotelina (bosentana, ambrisentana, macitentana)	Melhora da capacidade ao exercício, hemodinâmica e classe funcional	
		Análogos da prostaciclina (iloproste inalado, epoprostenol venoso*, treprostinil subcutâneo ou inalado*)	Melhora da capacidade ao exercício, hemodinâmica e classe funcional	
		Agonista oral do receptor da prostaciclina (selexipague)	Redução do número de hospitalizações e progressão da doença	
Crise renal esclerodérmica	Evitar/suspender uso de corticoide (> 15 mg/dia)	Inibidor da enzima conversora de angiotensina (enalapril, captopril, ramipril)	Não recomendado para prevenção	Utilizar dose máxima tolerada de IECA Outras medidas: ▪ Associar outros anti-hipertensivos, terapia substitutiva renal, transplante renal

(continua)

TABELA 3 Opções de tratamento em esclerose sistêmica de acordo com as principais manifestações clínicas *(continuação)*

Manifestação clínica	Tratamento não medicamentoso	Tratamento medicamentoso		Outras terapias
		Mecanismo de ação	Efeitos observados/ esperados	
Comprometimento cutâneo	Hidratação cutânea Tratamento do prurido Tratamentos cosméticos Fisioterapia Terapia ocupacional	Metotrexato	Diminuição do mRSS	Corticoide em dose baixa pode ser uma opção em fases muito precoces, com componente inflamatório associado
		Ciclofosfamida	Diminuição do mRSS	
		Micofenolato	Diminuição do mRSS	
		Rituximabe	Diminuição do mRSS	
		Transplante autólogo de células-tronco	Diminuição do mRSS, melhora da qualidade de vida	Considerar em pacientes com comprometimento cutâneo e/ou pulmonar progressivo e com falha ao tratamento imunossupressor
Doença pulmonar intersticial	Vacinas (influenza, COVID-19, pneumococo) Reabilitação pulmonar Suplementação de oxigênio se indicada	Micofenolato	Melhora da CVF	Azatioprina: sem benefício comprovado Outras medidas: ▪ Transplante pulmonar
		Ciclofosfamida	Melhora da CVF	
		Tocilizumabe	Estabilização da CVF	
		Rituximabe	Estabilização da CVF	
		Nintedanibe	Menor declínio da CVF	
		Transplante autólogo de células-tronco	Melhora da CVF	
DRGE	Suporte nutricional Medidas antirrefluxo	Inibidores de bomba de prótons	Melhora sintomas da DRGE	Outras terapias possíveis: ▪ Vonoprazana, sucralfato
Dismotilidade do trato digestivo		Procinéticos gerais (piridostigmina, octreotide)	Aumento do trânsito gastrointestinal	Outras terapias possíveis: ▪ Buspirona, prucaloprida, mirtazapina ▪ Piridostigmina, Outras medidas: ▪ Gastrostomia, nutrição parenteral, cirurgia antirrefluxo
		Procinéticos regionais (domperidona, metoclopramida, eritromicina)	Melhora da dismotilidade esofageana e esvaziamento gástrico	
Supercrescimento bacteriano	Suporte nutricional	Antibióticos (ciprofloxacino, metronidazol, sulfametoxazol-trimetoprima)		

(continua)

TABELA 3 Opções de tratamento em esclerose sistêmica de acordo com as principais manifestações clínicas *(continuação)*

Manifestação clínica	Tratamento não medicamentoso	Tratamento medicamentoso		Outras terapias
		Mecanismo de ação	Efeitos observados/ esperados	
Comprometimento musculoesquelético	Reabilitação motora	Corticoide em baixas doses	Melhora da artrite e miopatia	Ausência de ensaios clínicos específicos
		Pulsoterapia com corticoide	Indicado no comprometimento muscular grave	
		Metotrexato, leflunomida, hidroxicloroquina	Melhora da artrite	
		Azatioprina, micofenolato	Melhora da miopatia	
		Imunobiológicos (rituximabe, tocilizumabe)	Considerados nos casos refratários	

* Não disponível no Brasil. CVF: capacidade vital forçada; DRGE: doença do refluxo gastroesofágico; FRy: fenômeno de Raynaud; mRSS: escore de Rodnan modificado.

REFERÊNCIAS BIBLIOGRÁFICAS

1. Avouac J, Clements PJ, Khanna D, Furst DE, Allanore Y. Articular involvement in systemic sclerosis. Rheumatology (Oxford). 2012;51:1347-56.
2. Avouac J, Meune C, Chenevier-Gobeaux C, Borderie D, Lefevre G, Kahan A, et al. Cardiac biomarkers in systemic sclerosis: contribution of high-sensitivity cardiac troponin in addition to N-terminal pro-brain natriuretic peptide. Arthritis Care Res (Hoboken). 2015;67:1022-30.
3. Bissell LA, Anderson M, Burgess M, Chakravarty K, Coghlan G, Dumitru RB, et al. Consensus best practice pathway of the UK Systemic Sclerosis Study Group: management of cardiac disease in systemic sclerosis. Rheumatology. 2017;56:912-21.
4. Denton CP, Hughes M, Gak N, Vila J, Buch MH, Chakravarty K, et al. BSR and BHPR guideline for the treatment of systemic sclerosis. Rheumatology (Oxford). 2016;55:1906-10.
5. Denton CP, Khanna D. Systemic sclerosis. Lancet. 2017;390:1685-99.
6. Elhai M, Meune C, Boubaya M, Avouac J, Hachulla E, Balbir-Gurman A, et al. Mapping and predicting mortality from systemic sclerosis. Ann Rheum Dis. 2017;76:1897-905.
7. Haque A, Kiely DG, Kovacs G, et al. Pulmonary hypertension phenotypes in patients with systemic sclerosis. Eur Respir Rev 2021; 30: 210053.
8. Horimoto AMC, Matos ENN, Costa MRD, Takahashi F, Rezende MC, Kanomata LB, et al. Incidence and prevalence of systemic sclerosis in Campo Grande, State of Mato Grosso do Sul, Brazil. Rev Bras Reumatol. 2017;57:107-14.
9. Katsumoto TR, Whitfield ML, Connolly MK. The pathogenesis of systemic sclerosis. Annu Rev Pathol. 2011;6:509-37.
10. Kayser C, Andrade LEC. Capilaroscopia periungueal: importância para a investigação do fenômeno de Raynaud e doenças do espectro da esclerose sistêmica. Rev Bras Reumatol. 2004;44:46-52.
11. Kayser C, Fritzler MJ. Autoantibodies in systemic sclerosis: unanswered questions. Front Immunol. 2015;6:167.
12. Khanna D, Tashkin DP, Denton CP, Renzoni EA, Desai SR, Varga J. Etiology, risk factors, and biomarkers in systemic sclerosis with interstitial lung disease. Am J Respir Crit Care Med. 2020;201(6):650-60.
13. Kowal-Bielecka O, Fransen J, Avouac J, Becker M, Kulak A, Allanore Y, et al. Update of EULAR recommendations for the treatment of systemic sclerosis. Ann Rheum Dis. 2017;76:1327-39.
14. Lepri G, Orlandi M, Di Battista M, De Mattia G, Da Rio M, Codullo V, et al. Systemic sclerosis: one year in review 2022. Clin Exp Rheumatol. 2022;40(10):1911-20.
15. Lynch BM, Stern EP, Ong V, Harber M, Burns A, Denton CP. UKSSG guidelines on the diagnosis and management of scleroderma renal crisis. Clin Exp Rheumatol. 2016;100:106-9.
16. Maricq HR, Weinrich MC. Diagnosis of Raynaud's phenomenon assisted by color charts. J Rheumatol. 1988;15:454-9.
17. McMahan ZH, Kulkarni S, Chen J, Chen JZ, Xavier RJ, Pasricha PJ, et al. Systemic sclerosis gastrointestinal dysmotility: risk factors, pathophysiology, diagnosis and management. Nat Rev Rheumatol. 2023 Mar;19(3):166-81.
18. Morales-Cardenas A, Perez-Madrid C, Arias L, Ojeda P, Mahecha MP, Rojas-Villarraga A, et al. Pulmonary involvement in systemic sclerosis. Autoimmune Rev. 2016;15:1094-108.
19. Muangchan C, Harding S, Khimdas S, Bonner A; Canadian Scleroderma Research group, Baron M, Pope J. C-reactive protein with high disease activity in systemic sclerosis: results from the Canadian Scleroderma Research Group. Arthritis Care Res (Hoboken). 2012;64:1405-14.
20. Pope JE, Denton CP, Johnson SR, Fernandez-Codina A, Hudson M, Nevskaya T. State-of-the-art evidence in the treatment of systemic sclerosis. Nat Rev Rheumatol. 2023:1-15.
21. Rahaghi FF, Hsu VM, Kaner RJ, Mayes MD, Rosas IO, Saggar R, et al. Expert consensus on the management of systemic sclerosis-associated interstitial lung disease. Respir Res. 2023;24(1):6.
22. Rubio-Rivas M, Royo C, Simeón CP, Corbella X, Fonollosa V. Mortality and survival in systemic sclerosis: systematic review and meta-analysis. Semin Arthritis Rheum. 2014;44:208-19.
23. Souza EJR, Kayser C. Capilaroscopia periungueal: relevância para a prática reumatológica. Rev Bras Reumatol. 2015;55:264-71.
24. Souza EJR, Muller CS, Horimoto AMC, Rezende RA, Guimarães I, Mariz HA, et al. Geographic variation as a risk factor for digital ulcers in systemic sclerosis patients: a multicentre registry. Scandinavian J Rheumatol. 2017:46:288-95.
25. Tian XP, Zhang X. Gastrointestinal complications of systemic sclerosis. World J Gastroenterol. 2013;19:7062-8.
26. van den Hoogen F, Khanna D, Fransen J, Johnson SR, Baron M, Tyndall A, et al. 2013 classification criteria for systemic sclerosis: an American College of Rheumatology/European League against Rheumatism collaborative initiative. Arthritis Rheum. 2013;65:2737-47.
27. Volkmann ER, Andréasson K, Smith V. Systemic sclerosis. Lancet. 2023;401(10373):304-18.
28. Weatherald J, Montani D, Jevnikar M, Jaïs X, Savale L, Humbert M. Screening for pulmonary arterial hypertension in systemic sclerosis. Eur Respir Rev. 2019;28(153):190023.
29. Zimmerman AF, Pizzichini MMM. Atualização na etiopatogênese da esclerose sistêmica. Rev Bras Reumatol. 2013;53:516-24.

53

Miopatias autoimunes sistêmicas: introdução

Fernando Henrique Carlos de Souza
Renata Miossi
Samuel Katsuyuki Shinjo
Verônica Silva Vilela

INTRODUÇÃO

Miopatias autoimunes sistêmicas (ou miopatias inflamatórias idiopáticas) são um grupo diferenciado de doenças sistêmicas raras que acometem primariamente a musculatura esquelética. No entanto, envolvimento cutâneo, pulmonar, cardíaco e/ou do trato gastrintestinal pode também ser visto.

Com a melhor compreensão da fisiopatogênese, melhor caracterização fenotípica e descoberta de novos autoanticorpos, o termo "idiopático" passou a ser inapropriado. Da mesma forma, a sentença "miopatias inflamatórias" ou simplesmente "miosites" passou a ser inadequada, pois não abrangeria as "miopatias necrosantes imunomediadas".

CLASSIFICAÇÃO E NOVOS CRITÉRIOS CLASSIFICATÓRIOS

De um modo geral, dependendo dos dados demográficos, clínicos, histológicos, laboratoriais e evolutivos, as miopatias autoimunes sistêmicas podem ser subdivididas em dermatomiosite (DM), DM juvenil, polimiosite (PM), miosite por corpos de inclusão (MCI), miopatia necrosante imunomediada (MNIM), síndrome antissintetase (SAS), miopatias associadas a outras doenças autoimunes sistêmicas e miopatias associadas a neoplasias.

Após quatro décadas de critérios classificatórios de Bohan e Peter, que incluíam apenas a DM e PM, os critérios de 2017 propostos por EULAR/ACR 2017 têm como finalidade inicialmente avaliar a probabilidade de um paciente ser classificado como tendo uma miopatia autoimune, por meio de pontuações (ver também o Capítulo "Dermatomiosite"). É possível realizar esses cálculos no *site* www.imm.ki.se/biostatistics/calculators/iim. Posteriormente, os pacientes são subclassificados em subtipos de miopatias autoimunes (Figura 1).

Nesses novos critérios foi excluída a utilização de aldolase e eletroneuromiografia, assim como não se incluiu o uso de ressonância magnética dos músculos, embora este último instrumento tenha sido de grande valia na prática diária. Também não foram incluídas informações sobre a SAS e outros tipos de anticorpos miosite-associados e miosite-específicos (com a exceção de anti-Jo-1). Optou-se também por manter o termo DM amiopática, ao invés de DM clinicamente amiopática.

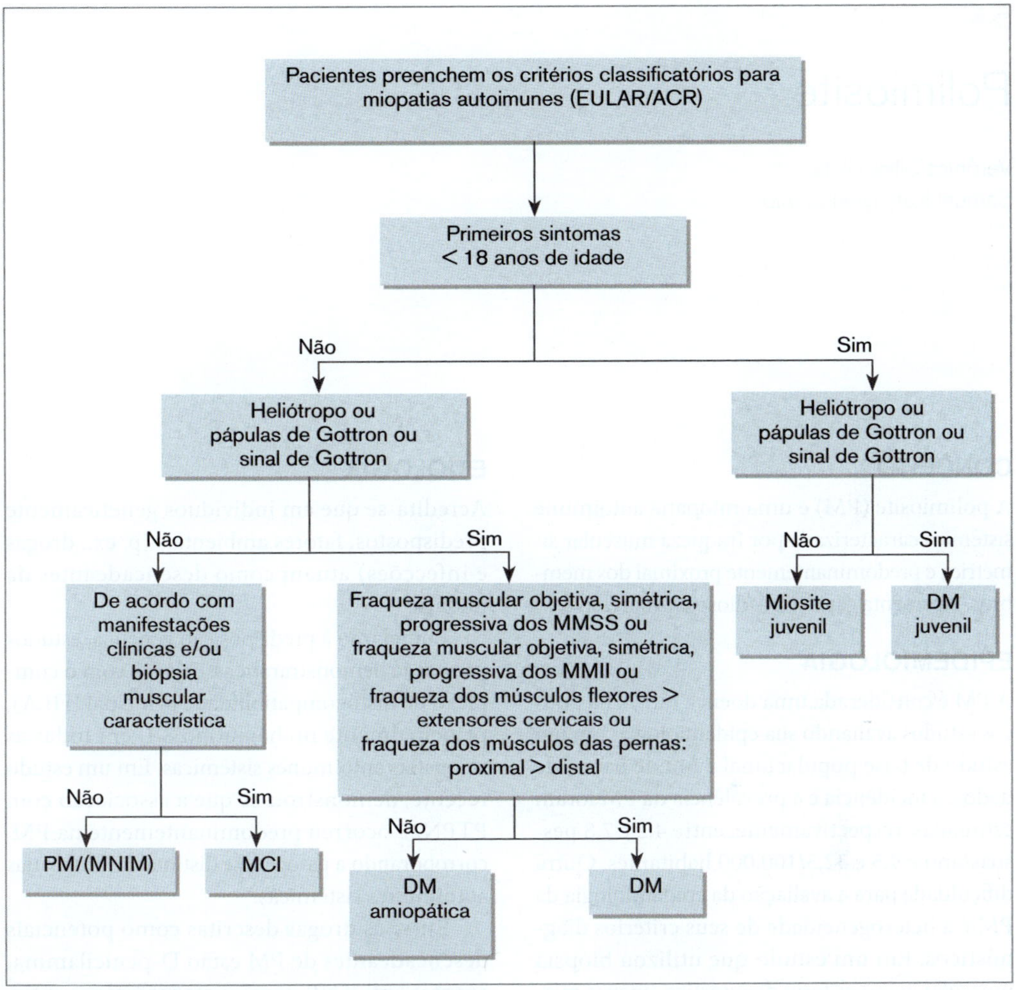

FIGURA 1 Subdivisão das miopatias autoimunes.
DM: dermatomiosite; MCI: miosite por corpos de inclusão: MMII: membros inferiores; MMSS: membros superiores; MNIM: miopatia necrosante imunomediada; PM: polimiosite.

REFERÊNCIAS BIBLIOGRÁFICAS

1. Ashton C, Paramalingam S, Stevenson B, Brusch A, Needham M. Idiopathic inflammatory myopathies: a review. Intern Med J. 2021;51:845-52.
2. Bohan A, Peter JB. Polymyositis and dermatomyositis. Pt I. N Engl J Med. 1975;292:344-7.
3. Bohan A, Peter JB. Polymyositis and dermatomyositis. Pt II. N Engl J Med. 1975;292:403-7.
4. Cavagna L, Nuño L, Scirè CA, Govoni M, Longo FJ, Franceschini F, et al. Serum Jo-1 autoantibody and isolated arthritis in the antisynthetase syndrome: Review of the literature and report of the experience of AENEAS Collaborative Group. Clin Rev Allergy Immunol. 2017;52:71-80.
5. Lundberg IE, Fujimoto M, Vemcovsky J, Aggarwal R, Holmqvist M, Christopher-Stine L, et al. Idiopathic inflammatory myopathies. Nat Rev Dis Primers. 2021;7:86.
6. Lundberg IE, Tjämlund A, Bottai M, Werth VP, Pilkington C, Visser M, et al. 2017 European League Against Rheumatism/American College of Rheumatology classification criteria for adult and juvenile idiopathic inflammatory myopathies and their major subgroups. Ann Rheum Dis. 2017;76:1955-64.

Polimiosite

Verônica Silva Vilela
Samuel Katsuyuki Shinjo

CONCEITO

A polimiosite (PM) é uma miopatia autoimune sistêmica caracterizada por fraqueza muscular simétrica e predominantemente proximal dos membros. Apresenta caráter insidioso e progressivo.

EPIDEMIOLOGIA

A PM é considerada uma doença rara, e há poucos estudos avaliando sua epidemiologia. Em um estudo de base populacional e um de banco de dados, a incidência e a prevalência da PM foram estimadas, respectivamente, entre 4,2 e 7,8 pessoas/ano e 9,5 e 32,5/100.000 habitantes. Outra dificuldade para a avaliação da epidemiologia da PM é a heterogeneidade de seus critérios diagnósticos. Em um estudo que utilizou biópsia muscular como critério diagnóstico, apenas quatro pacientes permaneceram com diagnóstico de PM após dez anos de acompanhamento. Além disso, a maioria dos pacientes com diagnóstico inicial de PM evoluiu com quadro de miosite por corpos de inclusão ou doença difusa do tecido conjuntivo. Na coorte que validou os critérios do EULAR/ACR de miopatias inflamatórias de 2017, apenas nove entre 37 pacientes inicialmente classificados como PM permaneceram com esse diagnóstico após uma reanálise publicada em 2022. Diante desses resultados, a PM hoje é considerada uma doença rara, sendo sempre necessário um cuidadoso diagnóstico diferencial com outras doenças.

A PM acomete indivíduos entre 45 e 55 anos, com uma distribuição de 2 mulheres para 1 homem.

ETIOLOGIA

Acredita-se que em indivíduos geneticamente predispostos, fatores ambientais (p. ex.: drogas e infecções) atuam como desencadeantes da doença.

Em relação à predisposição genética, estudos prévios já demonstraram associação com o complexo de histocompatibilidade principal (HLA), principalmente no haplótipo 8.1, em todas as miopatias autoimunes sistêmicas. Em um estudo recente, demonstrou-se que a associação com PTPN22 ocorreu predominantemente na PM, corroborando a patogênese distinta das miopatias autoimunes sistêmicas.

Entre as drogas descritas como potenciais desencadeantes de PM estão D-penicilamina, agentes anti-TNF, como o etanercepte, e antirretrovirais (p. ex.: AZT). Entre as infecções virais, foi demonstrado que a infecção pelo HIV, HTLV-1, e vírus da hepatite C pode desencadear quadro clínico e patológico similar ao da PM. Também foram descritos casos após dengue, toxoplasmose e COVID-19. Há relato de caso após a vacina contra SARS-CoV-2.

PATOGENIA

O mecanismo imunológico da PM envolve exposição de moléculas de HLA classe I na membrana da fibra muscular e presença de infiltrados inflamatórios endomisiais compostos por linfócitos CD8. Na PM, linfócitos T CD8 com receptores de linfócitos T específicos sofrem expansão clonal e invadem o tecido muscular. Por sua vez, as fibras musculares, que normalmente não expressam moléculas de adesão ou de HLA classe I ou II, na PM expressam moléculas de HLA classe I na sua superfície. Acredita-se que as moléculas de HLA classe I na superfície das fibras musculares atuem como apresentadoras de antígenos para linfócitos T CD8 com receptores específicos. Ocorre então a sinapse imunológica entre a molécula de HLA classe I na superfície da fibra muscular com o linfócito T CD8 via seu receptor específico. Após essa ligação, o linfócito T CD8 é ativado e desencadeia os mecanismos da doença. Estes incluem principalmente citotoxicidade celular direta; particularmente, os linfócitos T liberam perforinas e outras substâncias que efetuam a lise direta das fibras musculares. Como resultado da ligação entre a molécula de HLA classe I e o receptor de linfócito T, há também ativação de mecanismos de imunidade humoral, com estímulo para a síntese de citocinas e quimiocinas.

QUADRO CLÍNICO

A PM se caracteriza basicamente por fraqueza muscular proximal (acometendo principalmente deltoides, bíceps, glúteos e quadríceps) de início insidioso, entre 6 e 16 semanas. Na história clínica, o paciente se queixa de diminuição de força para levantar objetos, sentar-se e levantar-se, caminhar, entrar e sair de veículos. É comum também a disfagia de condução e fraqueza das musculares cervicais. Os músculos cervicais extensores são mais acometidos do que os flexores, o que resulta na dificuldade para estender o pescoço ou manter a cabeça ereta. A fraqueza dos músculos da faringe pode ocasionar broncoaspiração e pneumonia aspirativa. O diafragma e os músculos intercostais mais raramente podem ser acometidos, causando dificuldades respiratórias. Caracteristicamente, nem os músculos da face nem os oculomotores são acometidos. Não há, portanto, alterações na mímica facial e nos movimentos oculares. Os músculos distais, como dos antebraços, pernas, mãos e pés, geralmente não são acometidos ou são acometidos apenas em fases muito tardias da doença.

Os pacientes podem se queixar de fadiga, porém outros sintomas sistêmicos geralmente estão ausentes. Como manifestações extramusculares, o paciente pode apresentar pneumopatia intersticial difusa, artralgias ou artrites. A pneumopatia intersticial difusa geralmente é do tipo pneumopatia não usual. A artrite é não erosiva e pode acometer grandes ou pequenas articulações e também é mais comum em pacientes com anticorpos antissintetases.

A presença de neoplasia oculta ou expressão como síndrome paraneoplásica pode ocorrer mais raramente na PM do que na dermatomiosite. As neoplasias mais associadas foram as de mama, pulmões, ovários e tubo digestivo.

EXAMES COMPLEMENTARES

Entre os exames complementares utilizados para o diagnóstico da PM estão exames laboratoriais, incluindo a concentração sérica de enzimas musculares, a eletroneuromiografia, ressonância magnética muscular e a biópsia muscular. O fator antinuclear geralmente não é positivo e não deve ser solicitado de rotina.

As enzimas musculares incluem a creatinofosfoquinase (CPK), aldolase, desidrogenase láctica (DHL), alanina aminotransferase (ALT) e aspartato aminotransferase (AST). A elevação da concentração sérica de CPK é de 5 a 50 vezes o valor da normalidade. É importante lembrar que as transaminases também são enzimas musculares, pois, na prática, é comum a solicitação de avaliação hepática, incluindo, em muitas vezes, a biópsia hepática em pacientes com PM com elevação dessas enzimas.

Com relação à eletroneuromiografia, as alterações características são: a) atividade espontânea na inserção das agulhas, com fibrilação, ondas positivas e ocasionalmente complexos repetitivos; b) potenciais de ação motora de curta duração e baixa amplitude; e c) potenciais de ação motora de recrutamento precoce.

A ressonância magnética muscular é um exame que vem sendo utilizado mais recentemente nas miopatias autoimunes sistêmicas. Idealmente, deve ser feito o exame de corpo inteiro, com difusão e sequências com supressão de gordura. Entretanto, na prática e na impossibilidade de se realizar o exame de corpo inteiro, pode-se solicitar exames de musculatura proximal, como de braços e coxas. Dentro do contexto histórico e clínico, a presença de edema denota atividade inflamatória ativa, e a presença de substituição gordurosa denota a cronicidade, com substituição de músculo por gordura. Nos pacientes com PM, demonstrou-se que a extensão do edema foi menor do que a dos pacientes com dermatomiosite. Eventualmente, a localização de áreas com presença de edema na ressonância magnética pode guiar a seleção do músculo para ser submetido à biópsia.

Como o diagnóstico diferencial da PM é amplo, a biópsia muscular está indicada na maioria dos casos. O achado histopatológico característico é a presença de infiltrados inflamatórios linfocitários endomisiais focais. Outros achados são a expressão aumentada de moléculas de HLA classe I nas fibras musculares e a invasão celular parcial. Esta última consiste na invasão de uma fibra muscular não necrótica por um linfócito T citotóxico.

DIAGNÓSTICO DIFERENCIAL

O diagnóstico diferencial da PM é amplo. Diversas condições metabólicas, neurológicas, congênitas e outras miopatias podem apresentar quadro clínico e histológico idêntico ao da PM. Os principais diagnósticos diferenciais da PM são a miopatia necrosante imunomediada e a miosite por corpos de inclusão. Na miopatia necrosante imunomediada, a fraqueza muscular e a elevação da concentração sérica de enzimas musculares são mais intensas. A miosite por corpos de inclusão pode ter quadro clínico inicial semelhante ao da PM, com fraqueza muscular proximal de início subagudo. A evolução da miosite por corpos de inclusão é mais insidiosa e cursa com acometimento de musculatura distal. Entre as condições endócrinas que são diagnósticos diferenciais da PM estão o hipotireoidismo e a síndrome de Cushing. O hipotireoidismo pode se manifestar apenas com elevação do hormônio tireoestimulante ou pode cursar com outros sintomas, como bradicardia, constipação intestinal e outros. A síndrome de Cushing cursa com infecções oportunísticas e alterações na distribuição da gordura corporal. Entre as doenças neurológicas estão a miastenia *gravis* e a esclerose lateral amiotrófica. Ambas não cursam com elevação de enzimas musculares; a miastenia *gravis* frequentemente acomete os músculos da face, e a esclerose lateral amiotrófica cursa com sintomas neurológicos e fraqueza distal. As distrofias musculares (p. ex.: disferlinopatas, calpainopatias) podem cursar com quadro idêntico ao da PM; o diagnóstico diferencial se faz na biópsia muscular, por meio da imuno-histoquímica. A distrofia fascículo-umeral caracteriza-se pelo início na idade mais jovem e acometimento preferencial de músculos dos membros superiores e escápulas. Entre as doenças congênitas estão as glicogenoses, principalmente a deficiência da miofosforilase ou doença de McArdle, e a deficiência da maltase ácida ou doença de Pompe. A característica diferencial das glicogenoses é a fatigabilidade ou a fraqueza muscular desencadeada pelo esforço e a possível melhora com restrição de carboidratos e dieta. As principais doenças mitocondriais são a síndrome de Kearns-Sayre e a síndrome de MELAS (mitocondriopatia, encefalopatia, acidose lática e isquemia cerebral), acompanhadas de sintomas neurológicos, mioclonias e que podem melhorar com a reposição de coenzima Q.

DIAGNÓSTICO

O *American College of Rheumatology/European League Against Rheumatism* (ACR/EULAR) definiram, em 2017, novos critérios de miopatias autoimunes sistêmicas. Nesse contexto, a classificação da PM é considerada mais provável na presença de início após os 16 anos de idade, fraqueza muscular proximal, fraqueza de músculos cervicais extensores e de músculos faríngeos proximais, ausência de lesões cutâneas, presença de elevação de enzimas musculares ou alterações características na biópsia muscular. Nestes critérios não foram incluídas eletroneuromiografia, ressonância magnética dos músculos, dosagem de aldolase sérica. Mais detalhes desses critérios estão mostrados no capítulo "Dermatomiosite".

TRATAMENTO

O tratamento da PM se faz com corticosteroides e imunossupressores. No tratamento inicial, a associação de imunossupressores não foi superior ao tratamento com corticosteroides isoladamente. No entanto, de acordo com a experiência clínica, acredita-se que a associação de imunossupressores pode ajudar na suspensão dos corticosteroides. Atualmente, recomenda-se que o tratamento inicial seja com prednisona na dose de 1 mg/kg/dia por 4 semanas associada a um imunossupressor, preferencialmente o metotrexato ou a azatioprina. Após 4 semanas, a dose da prednisona é reduzida gradualmente até a suspensão completa. Os imunossupressores podem ser mantidos por 6 meses a 2 anos, ou, a critério clínico, por períodos mais prolongados. Outros imunossupressores, como a ciclosporina e o micofenolato de mofetila, também podem ser usados como alternativa em casos de refratariedade ou toxicidade aos outros imunossupressores. A pneumopatia intersticial difusa associada à PM pode ser tratada com azatioprina ou, em casos graves, com ciclofosfamida. Nos casos graves, pode-se realizar pulsoterapia com metilprednisolona 1 g/dia por 3 dias consecutivos e posteriormente com prednisona 1 mg/kg/dia.

Em casos refratários a glicocorticoides e imunossupressores, pulsoterapia com metilprednisolona 1 g/dia por 3 dias consecutivos e/ou a imunoglobulina humana intravenosa 2 g/kg (divididos em 2 a 5 dias) são indicadas. Outra opção é a indicação de imunobiológico, como o rituximabe. O uso de anti-TNF não foi eficaz no tratamento de PM, enquanto a abatacepte melhorou qualidade de vida e força muscular em um estudo prospectivo.

PROGNÓSTICO

A maioria dos pacientes apresenta algum grau de melhora na fraqueza muscular com o uso de corticosteroides e imunossupressores. A sobrevivência em 10 anos foi estimada em 77% a 81% em diferentes estudos. A principal causa de mortalidade foi associada à presença de pneumopatia intersticial. Outras causas de mortalidade foram pneumopatia por broncoaspiração, neoplasias, infecções, toxicidade por medicamentos e raramente miocardite. Assim, sabe-se que o tratamento da PM atualmente é eficaz no controle da doença. No entanto, terapias mais eficazes são necessárias para que se alcance remissão completa da doença e melhora na sobrevivência. O diagnóstico diferencial correto e diagnóstico precoce de complicações como neoplasia oculta e doença intersticial pulmonar são mandatórios.

REFERÊNCIAS BIBLIOGRÁFICAS

1. Ciofani J, Ward L, Liulu X. Polymyositis and raised troponin after mRNA COVID- vaccination. Intern Med. 2022;52:1840-42.
2. Dalakas M. Inflammatory myopathies: update on diagnosis, pathogenesis and therapies, and COVID-19 Implications. Acta Myologica 2020;289-301.
3. De Souza FHC, De Araujo DB, Vilela VS, Bezerra MC, Simões RS, Bernardo WM, et al. Guidelines of the Brazilian Society of Rheumatology for the treatment of systemic autoimmune myopathies. Adv Rheumatol. 2019;59:6.
4. Dobloug GC, Svensson J, Lundberg IE, Holmqvist M. Mortality in idiopathic inflammatory myopathy: results from a Swedish nationwide population-based cohort study. Ann Rheum Dis. 2018;77:40-7.
5. Leclair V, Notarnicola N, Vemcovsky J, Lundberg IE. Polymyositis: does it really exist as a distinct clinical subset? Curr Opin Rheumatol. 2021;33:537-43.
6. Loarce-Martos J, Lilleker JB, Parker M, McHugh N, Chinoy H. Polymyositis: Is anything left? A retrospective review from a tertiary myositis centre. Rheumatol. 2022;60:3398-403.
7. Lundberg IE, Fujimoto M, Vencovsky J, Aggarwal R, Holmqvist M, Christoper-Stine L, et al. Idiopathic Inflammatory myopathies. Nat Rev Dis Primers. 2021;7:86.
8. Lundberg IE, Tjarnlund AT, Bottai M, Werth VP, Pilkington C, de Visser M, et al. 2017 European League Against Rheumatism/American College of Rheumatology classification criteria for adult and juvenile idiopathic inflammatory myopathies. Arthritis Rheum. 2017;69:2271-82.
9. Pipitone N. Value of MRI in diagnostics and evaluation of myositis. Curr Opin Rheum. 2016;28:625-30.
10. Rothwell S, Cooper RG, Lundberg IE, Miller FW, Gregersen PK, Bowes J, et al. Dense genotyping of immune-related loci in the idiopathic inflammatory myopathies confirms HLA alleles as strongest genetic risk factor and suggests different genetic background for major clinical subgroups. Ann Rheum Dis. 2016;75:1558-66.
11. Tansley S, Shaddick G, Christopher Stine L, Sharp C, Dourmishev L, Maurer B, et al. Developing standardized treatment for adults with myositis and different phenotypes: an international survey of current prescribing preferences. Clin Exp Rheum. 2016;34:880-4.

55

Dermatomiosite

Fernando Henrique Carlos de Souza
Renata Miossi
Samuel Katsuyuki Shinjo

CONCEITO

A dermatomiosite (DM) é uma doença autoimune sistêmica rara caracterizada por fraqueza muscular simétrica e predominantemente proximal dos membros, associada às lesões cutâneas típicas, tais como o heliótropo e as pápulas de Gottron.

EPIDEMIOLOGIA

Estima-se que a incidência anual varie de 0,5 a 8,4 casos/milhão de habitantes, sendo que a idade dos doentes no início da doença segue uma distribuição bimodal (10 a 15 anos, e 45 a 55 anos de idade), com acometimento de 2 mulheres para 1 homem.

ETIOLOGIA E PATOGENIA

A causa da DM é desconhecida, mas acredita-se ser multifatorial, envolvendo interação de fatores genéticos e ambientais. Nesse sentido, infecções (tratos respiratório e gastrointestinal), imunodeficiências e outros fatores ambientais (medicamentos, agentes biológicos – vacinas, citocinas, hormônios, exposição ocupacional) atuariam em indivíduos geneticamente predispostos, favorecendo alterações nos mecanismos imunorreguladores responsáveis pelas manifestações da DM.

A presença de linfócitos no tecido muscular da maioria dos pacientes, autoanticorpos miosite-específicos ou miosite-associados na circulação ou nas células endoteliais de vasos sanguíneos, detectados nas biópsias musculares, sugerem fortemente o envolvimento de processos imunológicos na patogênese da DM comprometendo a função muscular.

QUADRO CLÍNICO

No início da doença, sintomas constitucionais estão presentes em cerca de metade dos pacientes.

A presença de fraqueza muscular é sintoma importante, caracterizada por caráter insidioso (2 a 6 meses), fraqueza simétrica e proximal dos membros (superiores e/ou inferiores). Com a progressão da doença, os pacientes evoluem com dificuldade para realizar as atividades diárias e, na ocasião do diagnóstico, cerca de 20% dos pacientes já se encontram acamados e 50% com quadro de disfagia de condução.

Aproximadamente 20% dos pacientes podem não cursar com comprometimento muscular no momento do diagnóstico, caracterizando-se uma DM *sine* miosite ou amiopática. Atualmente, esse subtipo de DM é conhecido como DM clinicamente amiopática.

A musculatura da faringe em DM pode ser acometida, causando disfagia superior, manifestada como disfonia, regurgitação nasal ou dificuldade de deglutição.

Manifestações extraesqueléticas também podem estar presentes.

A articular manifesta-se principalmente como poliartrite simétrica de pequenas articulações, transitória, não erosiva e não deformante.

O acometimento pulmonar afeta até 50% dos pacientes, sendo o espectro de gravidade amplo, desde um quadro de dispneia, tosse, dor torácica, diminuição da tolerância aos exercícios físicos até insuficiência respiratória. Imagens radiológicas podem revelar doença pulmonar intersticial, achados em "vidro fosco", consolidações, opacidades lineares e/ou micronódulos pulmonares.

Na evolução da doença, mais de 50% dos pacientes apresentam algum grau de disfunção cardíaca. Entretanto, a imensa maioria é assintomática, sendo caracterizada principalmente pela presença de distúrbio de condução encontrada em eletrocardiograma. Em contrapartida, uma minoria dos pacientes apresenta-se sintomática (p. ex.: insuficiência cardíaca congestiva).

O comprometimento cutâneo é característico em DM, sendo o heliótropo (Figura 1) e as pápulas/sinais de Gottron (Figura 2) as lesões típicas que a definem.

Além destas, podem ocorrer outras lesões secundárias, tais como fissuras da região radial dos dedos e das palmas das mãos, lembrando as "mãos de mecânico", presença de *rash* em face, pescoço e tórax anterior (sinal de "V" do decote, Figura 3), em ombros e dorso (sinal do "xale", Figura 4), hipertrofia das cutículas e eritemas periungueais (Figura 5).

Outro achado é a calcinose, que ocorre em 40% das DM juvenis, não sendo tão frequente em DM de adultos. Pode ocorrer na região cutânea, subcutânea, fáscia e intramuscular. O fenômeno de Raynaud pode estar presente em 10 a

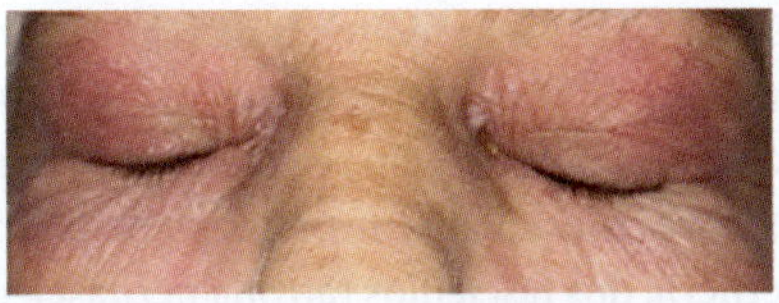

FIGURA 1 Heliótropo. Manchas eritematosas ou violáceas peripalpebrais, podendo cursar com edema local.

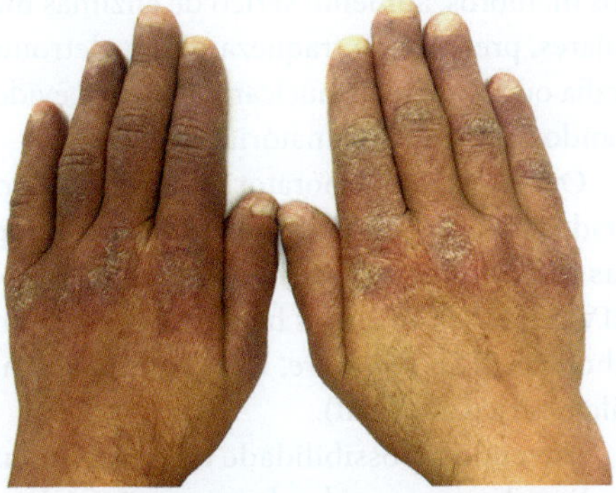

FIGURA 2 Sinais/pápulas de Gottron. Pápulas violáceas nas superfícies extensoras das interfalângicas e metacarpofalângicas.

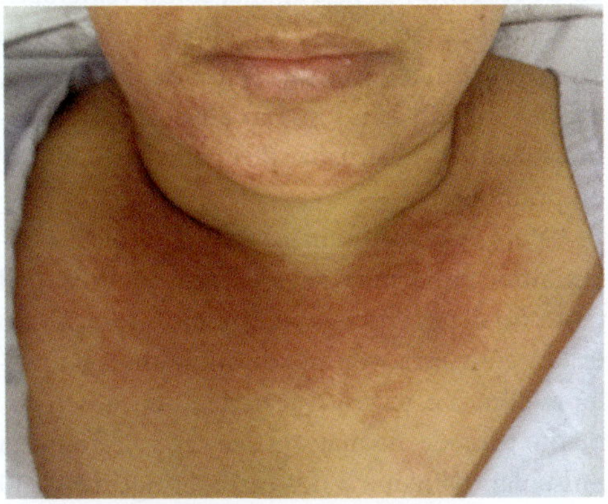

FIGURA 3 Sinal de "V" do decote.

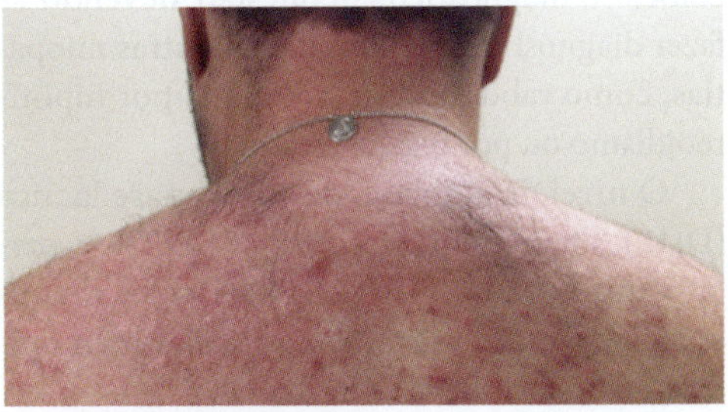

FIGURA 4 Sinal do "xale".

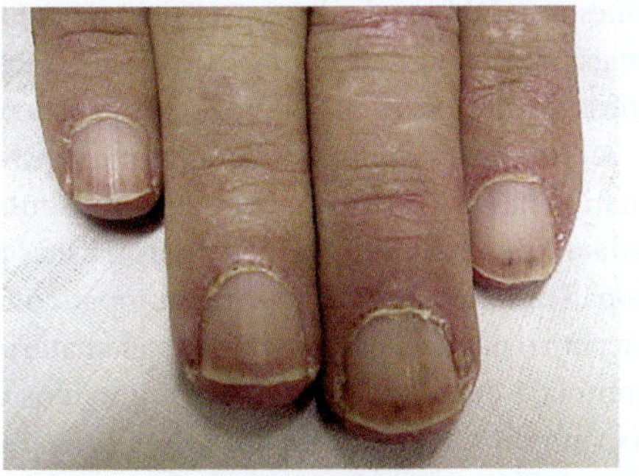

FIGURA 5 Hipertrofia cuticular e hiperemia periungueal.

15% dos pacientes. Úlceras e vasculites cutâneas, além de serem possíveis sinais da gravidade da doença, são áreas de infecções secundárias.

EXAMES COMPLEMENTARES

O hemograma pode demonstrar anemia de doença crônica. No entanto, sobretudo na DM, as anemias devem ser cuidadosamente investigadas, pois podem sinalizar presença de neoplasia oculta. Os reagentes de fase aguda, como velocidade de hemossedimentação e proteína C-reativa, não são bons indicadores de atividade de doença, exceto quando as miopatias autoimunes sistêmicas são acompanhadas de quadro articular e/ou pulmonar.

A creatinofosfoquinase (CPK) sérica é a enzima muscular mais sensível e específica, útil tanto no diagnóstico como na monitoração do tratamento, uma vez que diminui antes da melhora clínica e, na reativação da doença, seu aumento precede, na maioria das vezes, a fraqueza muscular. Na maioria dos casos, atinge de 5 a 40 vezes o limite superior da normalidade. Entretanto, aumentos superiores ou inferiores podem colocar o diagnóstico em questão, devendo-se fazer diagnóstico diferencial com outras miopatias, como rabdomiólise, miopatia por hipotireoidismo ou por uso de estatinas.

O nível de aldolase, desidrogenase láctica (DHL), alanina aminotransferase (ALT) e aspartato aminotransferase (AST) séricos é menos específico, mas pode também auxiliar no monitoramento da atividade muscular.

Os autoanticorpos miosite-específicos e/ou associados estão presentes em 50% a 90% dos pacientes com DM, sendo dos específicos o anti-Jo-1 o mais prevalente. Cada um pode trazer características fenotípicas e em relação ao prognóstico.

A eletroneuromiografia é um exame sensível e, na investigação de uma fraqueza muscular, ajuda a diferenciar alterações neuropáticas de miopáticas. Pode mostrar padrão miopático característico nas doenças musculares inflamatórias: potenciais de unidade motora polifásicos de baixa amplitude e de curta duração; fibrilações, mesmo em repouso; descargas de formato bizarro e repetitivas.

A ressonância magnética auxilia na detecção da presença e localização da inflamação muscular, além da avaliação do grau de hipotrofia ou atrofia muscular e extensão de área de sequela com substituição gordurosa. Pode guiar a melhor localização da biópsia a ser realizada. Tem papel importante também na avaliação de pacientes com DM clinicamente amiopática.

A capilaroscopia periungueal (CPU) é um exame simples, prático e não invasivo para avaliação da microcirculação periférica, sendo marcada pela presença de capilares dilatados, em forma de "arbustos" e micro-hemorragias. Serve não só como ferramenta para auxílio diagnóstico, mas possivelmente também para avaliação de atividade de doença, por meio da contagem do número de capilares, micro-hemorragias, capilares dilatados, neovascularização e desvascularização focal.

A biópsia muscular é um exame complementar para definir o caráter inflamatório da doença, auxiliando na interpretação dos dados clínicos dos pacientes, sendo o principal achado histológico a presença de infiltrado predominantemente de células CD4+ e linfócitos B na região perivascular, além de fibras musculares necróticas, em fagocitose ou com aspecto regenerativo, e tendência às fibras musculares atróficas principalmente na periferia dos fascículos (atrofia perifascicular).

A biópsia muscular pode não ser necessária, principalmente quando há presença de lesões cutâneas típicas (heliótropo e/ou pápulas de Gottron) associadas à fraqueza muscular proximal dos membros, aumento sérico de enzimas musculares, presença de fraqueza e com eletromiografia ou ressonância nuclear magnética evidenciando miopatia inflamatória.

Outros exames laboratoriais devem ser solicitados para diagnóstico diferencial com miopatias infecciosas (sorologia para toxoplasmose, HIV, HTLV-1, vírus das hepatites B e C) e metabólicas (TSH, T4 livre, PTH intacto quando cálcio sérico anormal).

Havendo a possibilidade de envolvimento cardiopulmonar e podendo este ser inicialmente assintomático, sugere-se, na abertura do quadro da DM para o diagnóstico precoce, a tomografia de tórax de cortes finos, prova de função pulmonar completa, eletrocardiograma e ecocardiograma, devendo-se repeti-los a critério clínico.

NEOPLASIAS

O risco de desenvolvimento de neoplasias é maior do que na população em geral, principalmente nos primeiros anos após diagnóstico da DM.

Os fatores de risco descritos na literatura são: manifestações cutâneas atípicas, velocidade de hemossedimentação persistentemente elevada, refratariedade ao tratamento em pacientes idosos, progressão rápida da fraqueza muscular, presença de alguns autoanticorpos miosite-específicos (p. ex.: anti-TIF-1-γ e anti-NXP-2), necrose cutânea ou eritema periungueal, presença de disfagia, ausência de acometimento pulmonar e idade tardia no momento do diagnóstico da doença. No nosso meio, na DM recém-diagnosticada, a idade tardia ao diagnóstico, principalmente no sexo feminino, foi o principal fator preditor de malignidade.

Para o rastreamento, sugere-se a investigação de acordo com sinais e sintomas de neoplasia: para os pacientes sem achados clínicos sugestivos, a investigação para neoplasia oculta de acordo com o esperado para idade; para os com alto risco de neoplasia associada, a ultrassonografia transvaginal (preferencialmente com Doppler), mamografia, pesquisa de sangue oculto nas fezes, CA-125 e tomografia computadorizada de tórax e abdome. A incidência de neoplasias em DM ocorre principalmente nos primeiros cinco anos de doença.

DIAGNÓSTICO DIFERENCIAL

O diagnóstico deve ser realizado após exclusão de outras doenças, sendo que as principais relacionadas são os processos infecciosos, as endocrinopatias, com destaque às tireoidopatias, distrofias musculares, doenças do neurônio motor, miopatias metabólicas, miosite por corpos de inclusão, miastenia *gravis* e as induzidas por drogas.

Em casos de dúvida, a biópsia muscular, com técnicas e colorações especiais, pode ser necessária para o diagnóstico definitivo.

DIAGNÓSTICO

Os novos critérios classificatórios das miopatias autoimunes sistêmicas que estão sendo propostos por EULAR/ACR 2017 têm como finalidade inicialmente avaliar a probabilidade de um paciente ser classificado como tendo uma miopatia autoimune, por meio de pontuações (Tabela 1). É possível realizar esses cálculos no site www.imm.ki.se/biostatistics/calculators/iim.

TABELA 1 Critérios classificatórios de miopatias autoimunes sistêmicas, EULAR/ACR 2017

Estes critérios podem ser utilizados quando não há explicação plausível para os sintomas e os sinais dos pacientes		
Variável	Pontuação	
	Sem biópsia	Com biópsia
Idade		
Início dos sintomas relacionados à doença: ≥ 18 e ≤ 40 anos	1,3	1,5
Início dos sintomas relacionados à doença: > 40 anos	2,1	2,2
Fraqueza muscular		
Objetiva, simétrica, geralmente progressiva, proximal dos MMSS	0,7	0,7
Objetiva, simétrica, geralmente progressiva, proximal dos MMII	0,8	0,5
Fraqueza muscular: flexor > extensor cervical	1,9	1,6
Fraqueza muscular das pernas: proximal > distal	0,9	1,2

(continua)

TABELA 1 Critérios classificatórios de miopatias autoimunes sistêmicas, segundo EULAR/ACR (2017) *(continuação)*

Estes critérios podem ser utilizados quando não há explicação plausível para os sintomas e os sinais dos pacientes		
Variável	Pontuação	
	Sem biópsia	Com biópsia
Manifestações cutâneas		
Heliótropo	3,1	3,2
Pápulas de Gottron	2,1	2,7
Sinal de Gottron	3,3	3,7
Outras manifestações		
Disfagia ou dismotilidade esofágica	0,7	0,6
Exames laboratoriais		
Autoanticorpo anti-Jo-1 (anti-histidil-tRNA sintetase)	3,9	3,8
Elevação do nível sérico de CPK, DHL, AST ou ALT	1,3	1,4
Características das biópsias musculares. Presença de:		
Infiltrado de células mononucleares na região endomisial, circundando, porém sem invadir, as miofibras		1,7
Infiltrado de células mononucleares na região perimisial e/ou perivascular		1,2
Atrofia perifascicular		1,9
Vacúolos subsarcolemais marginados (*rimmed vacuoles*)		3,1

ALT: alanina aminotransferase; AST: aspartato aminotransferase; CPK: creatinofosfoquinase; DHL: desidrogenase láctica; MMII: membros inferiores; MMSS: membros superiores. Calculadora online: www.imm.ki.se/biostatistics/calculators/iim.

TRATAMENTO

Ainda não está definida a melhor terapia para pacientes com DM, havendo poucos estudos randomizados e controlados. Preconiza-se o glicocorticoide como escolha inicial no tratamento.

Pacientes com disfagia, risco de broncoaspiração, doença pulmonar, insuficiência respiratória, acamados, vasculite cutânea, que são considerados graves, devem receber pulsoterapia com metilprednisolona 1 g, 1 vez ao dia, por 3 a 5 dias.

Após, utiliza-se a prednisona, via oral, 0,5 a 1,0 mg/kg/dia. O esquema de desmame é realizado caso a caso, considerando-se as comorbidades, resposta ao tratamento medicamentoso inicial proposto e gravidade à abertura do quadro miopático.

O uso de imunossupressores está indicado desde o início do tratamento em pacientes com fatores de mau prognóstico, naqueles em que não há resposta ao glicocorticoide e em recidivas da doença. Entre as opções, as de maior evidência e utilizadas são: azatioprina, metotrexato, ciclosporina, assim como leflunomida e micofenolato de mofetila e, nos casos refratários e graves, o rituximabe.

Há ainda poucos relatos na literatura do uso de abatacepte, tocilizumabe e tofacitinibe em doses e intervalos semelhantes aos que utilizamos na artrite reumatoide, sendo que o uso de tofacitinibe parece ser mais promissor. Os bloqueadores do TNF apresentam resultados conflitantes, sem evidência de boa resposta, sendo responsáveis por piora importante de pneumopatia incipiente.

Outros tratamentos: para pacientes com infecção secundária e a depender da refratariedade à terapia inicialmente instituída, advoga-se a administração precoce de imunoglobulina intravenosa humana, na dose de 2 g/kg dividida em 2 a 5 dias, havendo restrições naqueles com deficiência seletiva de IgA e insuficiência renal.

O tratamento de calcinose, principalmente na DM, continua sendo um desafio, não apresentando, até o momento, nenhuma terapia altamente eficaz.

O exercício físico pode exercer efeito anti-inflamatório sistêmico e local, sendo a reabilitação e a mobilização monitorizada precoce de extrema importância, evitando-se retrações e atrofias musculares maiores.

O tratamento precoce da síndrome metabólica faz-se imperativo para redução de morbimortalidade neste grupo de pacientes.

Por fim, é de suma importância prevenção de osteoporose nesses pacientes, com uso de bisfosfonatos, carbonato de cálcio (1.000-1.500 mg/dia) e vitamina D (800-1.200 UI/dia), principalmente naqueles que utilizam cronicamente glicocorticoide.

PROGNÓSTICO

São considerados fatores de mau prognóstico a idade tardia na ocasião do diagnóstico, retardo no início do tratamento, cadeirantes ou acamados, acometimento cardíaco e/ou pulmonar, presença de autoanticorpos antissintetases, anti-HMGCR, anti-SRP, anti-MDA-5, história pessoal ou familiar de neoplasias, presença de calcinose, vasculites, ulcerações cutâneas e disfagia de condução.

REFERÊNCIAS BIBLIOGRÁFICAS

1. Cruellas MGP, Viana VST, Levy-Neto M, Souza FH, Shinjo SK. Myositis-specific and myositis-associated autoantibody profiles and their clinical association in a large series of patients with polymyositis and dermatomyositis. Clinics. 2013;68:909-14.
2. Dalakas MC. Inflammatory muscle diseases: a critical review on pathogenesis and therapies. Curr Opin Pharmacol. 2010;10:346-52.
3. Dalakas MC. The future prospects in the classification, diagnosis and therapies of inflammatory myopathies: a view to the future from the "bench-to-bedside". J Neurol. 2004;251:651-7.
4. de Moraes MT, de Souza FH, de Barros TB, Shinjo SK. An analysis of metabolic syndrome in adult dermatomyositis with a focus on cardiovascular disease. Arthritis Care Res. 2013;65:793-9.
5. Fathi M, Lundberg IE. Interstitial lung disease in polymyositis and dermatomyositis. Curr Opin Rheumatol. 2005;17:701-6.
6. Gazeley DJ, Cronin ME. Diagnosis and treatment of the idiopathic inflammatory myopathies. Ther Adv Musculoskelet Dis. 2011;3:315-24.
7. Hengstman GJ, van Engelen BG, van Venrooij WJ. Myositis specific autoantibodies: changing insights in pathophysiology and clinical associations. Curr Opin Rheumatol. 2004;16:692-9.
8. Kondo M, Murakawa Y, Matsumura T, Matsumoto O, et al. A case of overlap syndrome successfully treated with tocilizumab: a hopeful treatment strategy for refractory dermatomyositis? Rheumatology (Oxford). 2014;53:1907-8.
9. Medsger TA, Oddis CV. Inflammatory muscle disease. Clinical features. In: Klippel JH, Dieppe PA (Eds.). Rheumatology. London: Mosby; 1994.
10. Moghadam-Kia S, Charlton D, Aggarwal R, Oddis CV. Management of refractory cutaneous dermatomyositis: Potential role of Janus kinase inhibition with tofacitinib. Rheumatology. 2019;58:1011-5.
11. Oddis CV, Reed AM, Aggarwal R, et al.; RIM Study Group. Rituximab in the treatment of refractory adult and juvenile dermatomyositis and adult polymyositis: a randomized, placebo-phase trial. Arthritis Rheum. 2013;65:314-24.
12. Schmidt J, Dalakas MC. Pathomechanisms of inflammatory myopathies: recent advances and implications for diagnosis and therapies. Expert Opin Med Diagn. 2010;4:241-50.
13. Souza FH, Barros TB, Levy-Neto M, Shinjo SK. Adult dermatomyositis: experience of a Brazilian tertiary care center. Rev Bras Reumatol. 2012;52:897-902.
14. Souza FH, Levy-Neto M, Shinjo SK. Prevalence of clinical and laboratory manifestations and comorbidities in polymyositis according to gender. Rev Bras Reumatol. 2011;51:428-83.
15. Souza FH, Shinjo SK. Newly diagnosed dermatomyositis in the elderly as predictor of malignancy. Rev Bras Reumatol. 2012;52:713-21.
16. Targoff IN, Miller FW, Medsger TA Jr, Oddis CV. Classification criteria for the idiopathic inflammatory myopathies. Curr Opin Rheumatol. 1997;9:527-35.
17. Targoff IN. Laboratory testing in the diagnosis and management of idiopathic inflammatory myopathies. Rheum Dis Clin North Am. 2002;28:859-90.
18. Tjärnlund A, Tang Q, Wick C, et al. Abatacept in the treatment of adult dermatomyositis and polymyositis: A randomised, phase IIb treatment delayed-start trial. Ann Rheum Dis. 2018;77:55-62.

56

Síndrome antissintetase

Samuel Katsuyuki Shinjo
Fernando Henrique Carlos de Souza

CONCEITO

A síndrome antissintetase (SAS) é uma enfermidade rara que faz parte das miopatias autoimunes sistêmicas. Caracteriza-se clinicamente pela presença de miopatia inflamatória, acometimento articular e/ou doença pulmonar intersticial, além de febre, fenômeno de Raynaud e/ou "mãos de mecânico" (Figura 1). Laboratorialmente, identificam-se autoanticorpos anti-aminoacil-tRNA sintetases, que catalisam a ligação dependente de ATP de um único aminoácido ao seu tRNA específico durante a síntese de proteínas.

Novos estudos têm definido a SAS como uma entidade distinta dentro das miopatias autoimunes sistêmicas, com características clínicas próprias, não sendo obrigatória a presença de todos esses sintomas/sinais para ser feito o diagnóstico. Eventualmente, na abertura da doença, os pacientes podem apenas apresentar quadro muscular, articular e/ou pulmonar associado aos autoanticorpos anti-aminoacil-tRNA sintetases. Com a evolução da doença, podem surgir outras manifestações, definindo-a como completa.

EPIDEMIOLOGIA

A incidência ainda é desconhecida na população geral, acometendo indivíduos principalmente na faixa etária entre 40 e 55 anos e na razão de 2 mulheres para 1 homem.

QUADRO CLÍNICO

- Sintomas constitucionais: comuns no início da doença e nas recidivas, podendo ser confundidos com quadro infeccioso ou neoplásico.
- Miopatia inflamatória: em cerca de 90% dos pacientes, com fraqueza muscular simétrica e predominantemente proximal dos membros, associada à mialgia em 50% dos casos. Em um terço dos casos, o quadro muscular pode ser muito significativo, mimetizando inclusive o quadro de uma miopatia necrosante imunomediada. A miosite geralmente precede ou é concomitante com o acometimento pulmonar, sendo que um terço dos pacientes pode evoluir também com quadro de disfagia de transferência.
- Acometimento articular: em cerca de metade dos casos. Pode cursar com quadro de artralgia, artrite não erosiva de pequenas articulações (mais comum) ou poliartrite simétrica erosiva (incomum), fazendo diagnóstico diferencial com a artrite reumatoide.
- Doença pulmonar intersticial: acomete cerca de 90% dos pacientes, relacionando-se ao prognóstico e a maior morbimortalidade. A evolução do quadro pulmonar tem sido descrita de forma diversa, desde um quadro gradual de dispneia, tosse, dor torácica, visto na metade dos pacientes, até um quadro de síndrome do desconforto respiratório aguda. Radiologicamente, o padrão mais encontrado foi pneumonia intersticial não específica (Figura 2).
- Acometimento cutâneo: o mais comum é conhecido como "mãos de mecânico" (Figura 1), em que acontece um espessamento, dando uma aparência escamosa, hiperqueratótica, eritematosa e fissurada na borda lateral

dos dedos e palma da mão. Essa manifestação pode ser a chave para o diagnóstico em casos de intersticiopatia. Fenômeno de Raynaud acomete cerca de 90% dos pacientes e pode preceder o quadro muscular.

EXAMES COMPLEMENTARES

É fundamental a avaliação pulmonar (radiografia simples, tomografia computadorizada de tórax e espirometria com difusão de monóxido de carbono). Da parte cardiológica, ecocardiograma transtorácico para avaliar possível presença de hipertensão arterial pulmonar. Em relação ao acometimento muscular, eletroneuromiografia, dosagem de enzimas musculares do soro e biópsia muscular.

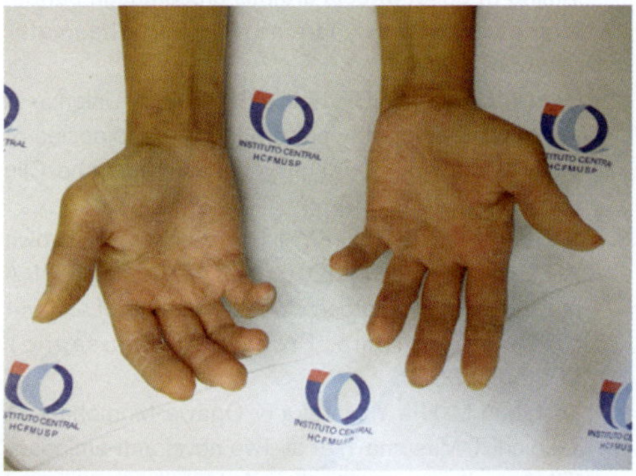

FIGURA 1 "Mãos de mecânico" em uma paciente com síndrome antissintetase.

Laboratorialmente, avalia-se a presença de autoanticorpos anti-aminoacil-tRNA sintetases. Uma série de autoanticorpos já foi caracterizada, sendo o mais comum o anti-Jo-1. Os demais relacionados à síndrome, em menor proporção, são anti-PL-7, PL-12, KS, OJ, EJ, Zo e Ha, além de anti-Cys e Val, sendo que os dois primeiros estão associados com doenças pulmonares intersticiais mais graves.

DIAGNÓSTICO DIFERENCIAL

Na abertura da doença e nas recidivas, em razão da presença de sintomas constitucionais, afastam-se quadros infecciosos e/ou neoplásicos.

A SAS também faz diagnóstico diferencial com outras doenças autoimunes, como artrite reumatoide, doença mista do tecido conjuntivo, conectopatia indiferenciada e outras miopatias autoimunes sistêmicas. Além disso, pneumonia intersticial idiopática e amiloidose, entre outras, devem ser investigadas.

DIAGNÓSTICO

Até o presente momento, não há um critério definido para estabelecer a SAS. Em geral, a doença pode ser caracterizada quando há presença de um quadro de miopatia inflamatória, acometimento articular, febre, doença pulmonar intersticial, fenômeno de Raynaud e/ou "mãos de mecânico". Fortalece a possibilidade da SAS a

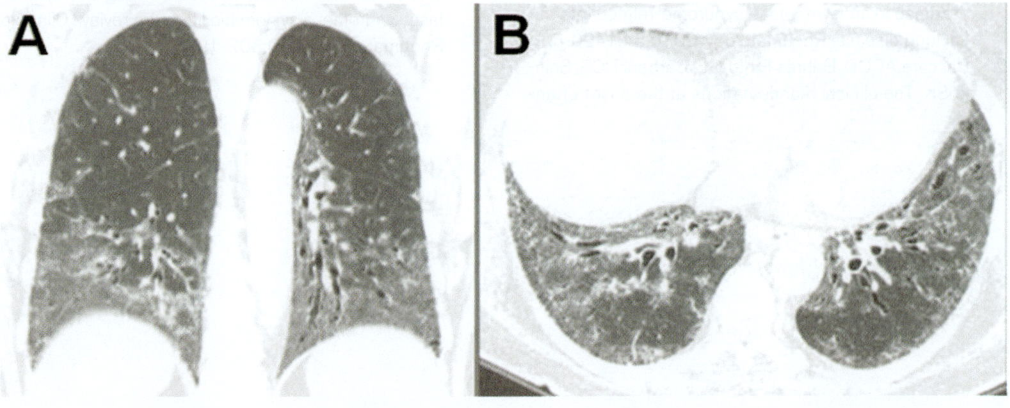

FIGURA 2 Pneumonia intersticial não específica vista em tomografia computadorizada de um paciente com síndrome antissintetase, em corte (A) coronal e (B) axial.

presença de um dos autoanticorpos anti-aminoacil-tRNA sintetases.

TRATAMENTO

Em razão da raridade da doença, não há estudos controlados e randomizados que guiem o tratamento. A maioria se baseia em relatos ou séries de casos. Apesar disso, de um modo geral, as manifestações melhoram com glicocorticoide, sendo que a intersticiopatia costuma ser mais refratária e recidivante. Agentes usados com relato de sucesso são ciclofosfamida, azatioprina, micofenolato de mofetila, ciclosporina, tacrolimo, imunoglobulina intravenosa humana e, para casos mais graves e refratários, o rituximabe.

PROGNÓSTICO

O prognóstico da doença tem sido variável, sendo o acometimento pulmonar o mais grave. A idade de início da doença, a presença de Raynaud associado com intersticiopatia, presença de malignidade e ferritina elevada foram correlacionadas com um pior prognóstico.

A mortalidade difere entre os estudos na literatura: os índices variam de 11% a 25%. Miosite e intersticiopatia têm sido relacionados ao aumento de mortalidade, não havendo diferença estatística entre a análise dos diferentes tipos de autoanticorpos.

REFERÊNCIAS BIBLIOGRÁFICAS

1. Andersson H, Sem M, Lund MB, Aaløkken TM, Günther A, Walle-Hansen R, et al. Long-term experience with rituximab in antisynthetase syndrome-related interstitial lung disease. Rheumatology. 2015;54:1420-8.
2. Baccaro ACCD, Behres Pinto GL, Carboni RCS, Shinjo SK. The clinical manifestations at the onset of antisynthetase syndrome: A chameleon with multiple faces. Reumatismo. 2020;72:86-92.
3. Bartoloni E, Gonzalez-Gay MA, Scirè C, Castaneda S, Gerli R, Lopez-Longo FJ, et al. Clinical follow-up predictors of disease pattern change in anti-Jo1 positive anti-synthetase syndrome: Results from a multicenter, international and retrospective study. Autoimmun Rev. 2017;16:253-7.
4. Cavagna L, Nuño L, Scirè CA, Govoni M, Longo FJ, Franceschini F, et al. Serum Jo-1 autoantibody and isolated arthritis in the antisynthetase syndrome: review of the literature and report of the experience of AENEAS collaborative group. Clinic Rev Allerg Immunol. 2017;52:71-80.
5. Connors GR, Christopher-Stine L, Oddis CV, Danoff SK. Interstitial lung disease associated with the idiopathic inflammatory myopathies: What progress has been made in the past 35 years? Chest. 2010;138:1464-74.
6. González-Gay MA, Montecucco C, Selva-O'Callaghan A, Trallero-Araguas E, Molberg O, Andersson H, et al. Timing of onset affects arthritis presentation pattern in antisynthetase syndrome. Clin Exp Rheumatol. 2018;36:44-49.
7. Silva IMB, Borges IBP, Shinjo SK. High prevalence of necrotising myopathy pattern In muscle biopsies of patients with anti-Jo-1 antisynthetase syndrome. Clin Exp Rheumatol. 2022.
8. Wells M, Alawi S, Thin KYM, Gunawardena H, Brown AR, Edey A, Pauling JD, Barratt SL, Adamali HI. A multidisciplinary approach to the diagnosis of antisynthetase syndrome. Front Med (Lausanne). 2022;9:959653.
9. Yoshinao M, Uta Y, Haruka K, Ogawa-Momohara M, Takeichi T, Mitsuma T, et al. Two novel anti-aminoacy tRNA synthetase antibodies: Autoantibodies against cysteinyl-tRNA synthetase and valyl-tRNA synthetase. Autoimmun Rev. 2022;21:103204.
10. Zanframundo G, Faghihi-Kashani S, Sciré CA, Bomella F, Corte TJ, Fiorentino D, et al. Defining anti-synthetase syndrome: a systematic literature review. Clin Exp Rheumatol. 2022;40:309-19.

57

Miosite por corpos de inclusão

Fernando Henrique Carlos de Souza
Samuel Katsuyuki Shinjo

CONCEITO

A miosite por corpos de inclusão (MCI) é uma miopatia autoimune sistêmica rara, sendo caracterizada pela fraqueza muscular simétrica ou assimétrica, e que acomete tanto a musculatura proximal quanto distal dos membros.

EPIDEMIOLOGIA

Estima-se que a incidência anual varie de 4 a 9 casos por milhão de habitantes, com pico de incidência observado aos 50 anos de idade, com acometimento de 2 homens para 1 mulher.

ETIOLOGIA E PATOGENIA

A causa da MCI ainda se mostra incerta, mas a disfunção mitocondrial tem sido cada vez mais relacionada à patogênese da doença, com base no achado das biópsias nesses pacientes de "fibras vermelhas rasgadas" (*ragged red fibers*), um marcador de toxicidade mitocondrial.

Mais recentemente, demonstrou-se reatividade altamente elevada de autoanticorpos anti-cN1A, não apresentando, porém, correlação com idade, duração dos sintomas, fraqueza e/ou outros autoanticorpos.

MCI apresenta invasão das miofibrilas por células T citotóxicas, preservando de forma relativa os vasos. Células T CD4+, macrófagos e células dendríticas também podem ser encontrados, principalmente nas áreas perimisiais; porém, ao contrário da dermatomiosite (DM), as células B raramente são observadas.

QUADRO CLÍNICO

Diferentemente de pacientes com DM e polimiosite (PM), os indivíduos com MCI apresentam algumas peculiaridades. A doença acomete mais homens, em uma faixa etária caracteristicamente superior a 50 anos de idade, evolui com fraqueza muscular tanto proximal como distal dos membros e é tipicamente refratária ao tratamento com glicocorticoides e/ou imunossupressores, habitualmente utilizados em DM e PM. Flutuações na força muscular são menos dramáticas na MCI.

Classicamente, apresenta hipotrofia ou atrofia do antebraço associada à fraqueza dos músculos flexores dos dedos (Figura 1A), além de hipotrofia ou atrofia do quadríceps femoral (Figura 1B).

A musculatura faríngea pode ser acometida, causando disfagia de condução, manifestada como dificuldade de início de deglutição, regurgitação nasal ou disfonia; a disfunção cricofaríngea também pode resultar em disfagia.

Apesar de alguns relatos de casos, a relação entre MCI e malignidade não é tão bem estabelecida quanto para outras miopatias.

EXAMES COMPLEMENTARES

Na MCI, o aumento de creatinofosfoquinase (CPK) sérica é discreto, normalmente menor que 12 vezes o limite superior da normalidade.

A eletroneuromiografia pode mostrar padrão miopático característico nas doenças musculares inflamatórias: potenciais de unidade motora polifásicos de baixa amplitude e de curta duração; fibrilações, mesmo em repouso; descargas de formato bizarro e repetitivas. Porém, pode estar associada a padrão neuropático concomitante em cerca de um terço dos casos.

A biópsia muscular deve ser realizada precocemente em todos os pacientes com diagnóstico sugestivo, principalmente por causa de diagnósticos diferenciais (p. ex.: distrofias musculares). O local da biópsia deve ser escolhido por meio da eletroneuromiografia ou ressonância magnética dos músculos. Em geral, evita-se realizar a biópsia dos locais mais gravemente afetados, pois podem estar excessivamente necróticos ou fibróticos, prejudicando a correta interpretação histopatológica. Na MCI são encontradas, além do infiltrado inflamatório, inclusões circulares avermelhadas e marginadas dentro de vacúolos subsarcolemais (*rimmed vacuoles*).

DIAGNÓSTICO DIFERENCIAL

O diagnóstico deve ser realizado após exclusão de outras doenças, sendo que as principais relacionadas são os processos infecciosos (HIV, HTLV-1, vírus das hepatites B e C), tireoidopatias, distrofias musculares, doenças do neurônio motor, miopatias metabólicas, miastenia *gravis*, miopatias induzidas por drogas e outras miopatias autoimunes sistêmicas.

DIAGNÓSTICO

Em razão da manifestação clínica ser lenta e insidiosa, há um atraso, em média, de 2 a 5 anos entre o início dos sintomas e o diagnóstico adequado.

No caso da MCI, a maioria dos critérios utilizados são aqueles estabelecidos por Griggs et al., que também enfatizam uma abordagem clínica e patológica combinada (Quadro 1).

CLASSIFICAÇÃO

Definida

O paciente deve exibir todos os aspectos de biópsia muscular, incluindo a invasão de fibras não necróticas por células mononucleares, fibras musculares vacuolizadas e depósitos de amiloide intracelular (junto às fibras musculares) ou tubulofilamentos de 15 a 18 nm. Nenhum dos outros aspectos clínicos ou laboratoriais é obrigatório, se os achados da biópsia de músculo forem diagnósticos.

Possível

Se a biópsia muscular mostrar apenas a existência de inflamação (invasão de fibras musculares não necróticas por células mononucleares), sem outros aspectos patológicos associados à MCI, então pode ser estabelecido o diagnóstico de MCI possível, desde que o paciente apresente as características clínicas (1, 2, 3) e os achados laboratoriais (1 e 3).

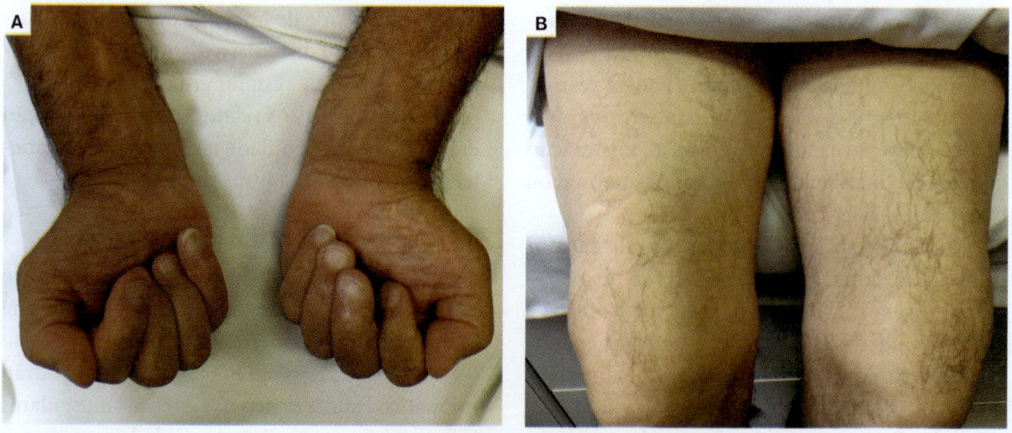

FIGURA 1 Paciente com miosite por corpos de inclusão: (A) comprometimento de flexores digitais e (B) presença de hipotrofia das musculaturas do quadríceps.

QUADRO 1 Critérios classificatórios de miosite por corpos de inclusão (Griggs et al.)

Aspectos clínicos
1. Duração da doença > 6 meses
2. Idade > 30 anos (no momento da manifestação)
3. Enfraquecimento proximal e distal dos braços e pernas, acrescido de ≥ 1 dos seguintes fatores: ▪ Enfraquecimento dos flexores das mãos ▪ Enfraquecimento do flexor do punho > extensor do punho ▪ Enfraquecimento do músculo quadríceps (≤ grau 4 na escala do *Medical Research Council*)
Aspectos laboratoriais
1. Concentrações séricas de creatinofosfoquinase < 12 vezes o valor da normalidade
2. Biópsia de músculo: ▪ Invasão por células mononucleares de fibras musculares não necróticas ▪ Fibras musculares vacuolizadas ▪ Qualquer um dos seguintes achados: – Depósitos de amiloide intracelular ou – Tubulofilamentos de 15 a 18 nm visualizados por microscopia eletrônica
3. A eletromiografia exibe aspectos de miopatia inflamatória, mas pode apresentar potenciais de longa duração
História familiar
Em raros casos, a miosite por corpos de inclusão pode ser observada em famílias

TRATAMENTO

Em razão da escassez de ensaios clínicos, o tratamento de MCI é empírico e varia consideravelmente entre os diversos centros.

Alguns relatos e séries de casos afirmam boa resposta, principalmente nas fases iniciais da doença, a corticosteroide, doses de prednisona, via oral, que não ultrapassam 1 mg/kg/dia. O esquema de desmame é realizado caso a caso, considerando-se as comorbidades, resposta ao tratamento medicamentoso inicial proposto e gravidade à abertura do quadro miopático.

O uso de imunossupressores é bastante controverso, sendo os descritos azatioprina, metotrexato, ciclosporina, micofenolato de mofetila, além de imunoglobulina humana intravenosa. Entre os biológicos, alemtuzumabe.

Sugerindo-se que exercício possa exercer efeito anti-inflamatório sistêmico e local, é de extrema importância a reabilitação e mobilização monitorizada precoce do paciente com MCI ao diagnóstico, retardando-se, assim, retrações e atrofias musculares maiores.

PROGNÓSTICO

São considerados pacientes que evolutivamente apresentam mau prognóstico do ponto funcional, com perda lenta e progressiva da força muscular. Apresentam, porém, uma boa sobrevida pela ausência de envolvimento visceral.

REFERÊNCIAS BIBLIOGRÁFICAS

1. Alverne AR, Marie SK, Levy-Neto M, de Souza FH, de Carvalho MS, Shinjo SK. Inclusion body myositis: series of 30 cases form a Brazilian tertiary center. Acta Reumatol Port. 2013;38:179-85.
2. Callan A, Capkun G, Vasanthaprasad V, Freitas R, Needham M. A systematic review and meta-analysis of prevalence studies of sporadic inclusion body myositis. J Neuromuscul Dis. 2017;127-37.
3. De Camargo LV, De Carvalho MS, Shinjo SK, De Oliveria ASB, Zanoteli E. Clinical, histological, and immunohistochemical findings in inclusion body myositis. Biomed Res Int. 2018;2018:5069042.
4. Goyal NA. Inclusion body myositis. Continuum (Minneap Minn). 2022;86:1663-77.
5. Greenberg SA. Inclusion body myositis: clinical features and pathogenesis. Nat Rev Rheumatol. 2019:15:257-72.
6. Greenberg SA. Pathogenesis of inclusion body myositis. Curr Opin Rheumatol. 2020;32:542-7.
7. Naddaf E, Barohn RJ, Dimachkie MM. Inclusion body myositis: update on pathogenesis and treatment. Neurotherapeutics. 2018:15:995-1005.
8. Namsrai T, Parkinson A, Chalmers A, Lowe C, Cook M, Phillips C, Desborough J. Diagnostic delay of myositis: an integrated systematic review. Orphanet J Rare Dis. 2022;17(1):420.
9. Perez-Rosendahl M, Mozaffar T. Inclusion body myositis: evolving concepts. Curr Opin Neurol. 2022;35:604-10.
10. Rose MR, Jones K, Leong K, Walter MC, Miller J, Dalakas MC, Brassington R, Griggs R. Treatment for inclusion body myositis. Cochrane Database Syst Rev. 2015;7:CD001555.

Miopatia necrosante imunomediada

Verônica Silva Vilela
Samuel Katsuyuki Shinjo

CONCEITO

A miopatia necrosante imunomediada (MNIM) é um subgrupo de miopatias autoimunes sistêmicas caracterizado, histologicamente, pela presença de fibras musculares necróticas e pela ausência ou presença mínima de infiltrado de células inflamatórias. Clinicamente é marcada pela instalação (sub)aguda de fraqueza muscular proximal significativa dos membros. Laboratorialmente, caracteriza-se pela elevação significativa nas concentrações séricas de enzimas musculares, podendo cursar com a presença de autoanticorpos anti-partícula reconhecedora de sinal (SRP) ou anti-3-hidroxi-3-metil-glutaril-coenzima A reductase (HMGCR).

EPIDEMIOLOGIA

Há poucos estudos epidemiológicos, e os resultados da prevalência são discrepantes. Por exemplo, em um estudo retrospectivo e em um registro multicêntrico, a MNIM correspondeu, respectivamente, a 20% e 1% de todas as miopatias autoimunes sistêmicas.

A MNIM acomete principalmente adultos, mulheres, com pico entre 40 e 50 anos.

ETIOLOGIA

Acredita-se que a MNIM seja resultante da interação de fatores ambientais em indivíduos geneticamente predispostos. Genes relacionados ao complexo de histocompatibilidade principal (HLA) foram relacionados. O HLA DR*11:01 foi associado a um aumento de 11,7 vezes no risco de desenvolver anticorpos anti-HMGCR em brancos e 26,4 vezes em negros. Outros alelos HLA foram associados ao anticorpo anti-SRP.

Acredita-se que, na forma associada ao autoanticorpo anti-HMGCR, há exposição da enzima HMGCR na membrana celular, funcionando como antígeno para o anti-HMGCR. A exposição da HMGCR é desencadeada mais frequentemente pela exposição às estatinas. No entanto, há casos não relacionados ao uso de estatinas, em que a exposição do antígeno é desencadeada por outros fatores.

Em relação às formas associadas ao autoanticorpo anti-SRP, demonstrou-se a lise celular dependente do anticorpo e de ativação do complemento.

PATOGÊNESE

Diferentemente da polimiosite e da miosite por corpos de inclusão, nas biópsias musculares de pacientes com MNIM, o infiltrado linfocitário é ausente ou discreto, e a expressão de moléculas HLA classe I ocorre em menor intensidade. A presença de moléculas do sistema complemento e principalmente da fração C5b9 do complemento em microvasos e no endomísio é frequente. Há também presença de macrófagos e abundantes células em regeneração. Acredita-se que, diferentemente da polimiosite, a MNIM é uma doença mediada principalmente por imunidade inata, com ativação de macrófagos e lise celular dependente de complemento.

QUADRO CLÍNICO

A MNIM se caracteriza por fraqueza muscular proximal dos membros, com início insidioso ou (sub)agudo. Nas formas com início insidioso, a apresentação pode ser similar à da polimiosite, com fraqueza muscular proximal. Nas formas (sub)agudas, o paciente desenvolve fraqueza muscular rapidamente progressiva, com rápida evolução para a incapacidade física e graus menores de força muscular. Quando comparada com outras miopatias autoimunes sistêmicas, na MNIM é mais frequente o acometimento de músculos estriados da faringe (causando disfagia e broncoaspiração), fraqueza de extensores do pescoço e mialgias. A fraqueza muscular é mais intensa nos músculos proximais dos membros inferiores do que nos membros superiores.

Aparentemente, a MNIM relacionada ao autoanticorpo anti-HMGCR tem curso clínico diferente da forma associada ao anti-SRP. Quando associada a anti-HMGCR, a doença cursa com início subagudo de fraqueza muscular grave em jovens não expostos às estatinas ou em idosos expostos a estatinas, com os sintomas persistindo mesmo após a suspensão da medicação. Geralmente há ausência de manifestações extramusculares. A exposição às estatinas variou de 15% a 100% em diferentes populações, sendo maior em indivíduos mais idosos. A disfagia é frequente e ocorre em 24% a 63% dos pacientes.

Nas MNIM associadas ao anti-SRP, o início geralmente é agudo e com fraqueza muscular mais grave. O início da forma associada ao anti-SRP é mais frequente em indivíduos mais jovens, abaixo de 40 anos de idade. Outro aspecto diferente é que pode haver pneumopatia intersticial difusa em até 25% dos pacientes. A miocardite pode ocorrer como alterações de motilidade na parede do ventrículo esquerdo. Há evidências de que a doença é mais grave em negros, homens e indivíduos mais jovens.

Nas MNIM sem presença de anti-HMGCR ou anti-SRP, o curso clínico pode ser insidioso ou (sub)agudo.

EXAMES COMPLEMENTARES

Na avaliação laboratorial, há aumento das concentrações séricas das enzimas musculares, com creatinofosfoquinase geralmente acima de 10.000 U/L ou > 50 vezes o valor da normalidade. Os demais exames laboratoriais não exibem alterações significativas, e os reagentes de fase aguda geralmente são normais. Os anticorpos anti-SRP ou anti-HMGCR estão positivos na maioria dos casos. No entanto, as formas não associadas aos anticorpos podem ocorrer.

Na eletroneuromiografia, é frequentemente encontrado o padrão miopático semelhante ao da polimiosite, com atividade insercional espontânea e presença de potenciais de ação motora de baixa amplitude e alta frequência. A ressonância magnética muscular é um exame que vem ganhando importância na abordagem da MNIM. A ressonância magnética com sequências em T2 e com supressão de gordura pode evidenciar a atividade da doença, localizar os músculos acometidos, ajudar no diagnóstico diferencial com outras miopatias e doenças musculares e avaliar a resposta ao tratamento. Em sequências em T1, é possível se deparar com áreas de lipossubstituição que ocorrem mais precocemente do que nas demais miopatias autoimunes sistêmicas.

A biópsia muscular foi definida pelo *European Neuromuscular Center* como critério diagnóstico necessário para a MNIM. Os achados histopatológicos que definem a doença segundo esse critério são: abundantes fibras musculares necróticas, pouco ou nenhum infiltrado inflamatório (Figura 1), além de deposição de moléculas de ataque à membrana do sistema complemento em pequenos vasos ou capilares na microscopia eletrônica. Pode ocorrer aumento da expressão de moléculas de HLA classe I. São critérios de exclusão: a atrofia perifascicular, os infiltrados inflamatórios perimisiais, vacúolos, células vermelhas ou células citocromo oxidase-negativas.

DIAGNÓSTICO DIFERENCIAL

Os principais diagnósticos diferenciais da MNIM são a polimiosite e outras doenças musculares, principalmente as distrofias musculares.

O quadro clínico da polimiosite pode ser muito semelhante ao da MNIM, com fraqueza muscular insidiosa, fraqueza de músculos cervicais e disfagia. A polimiosite, no entanto, geralmente não cursa com as concentrações séricas de creatinofosfoquinase > 10.000 U/L. Um quadro clínico mais grave e agudo também é mais típico da MNIM. Na ressonância magnética muscular, as áreas de edema são muito mais extensas na MNIM do que em polimiosite. Na biópsia muscular, a polimiosite cursa com infiltrados inflamatórios endomisiais.

Entre as distrofias musculares, a distrofia fascículo-umeral pode cursar com elevação muito significativa de enzimas musculares e fraqueza muscular grave. O início da doença, no entanto, é mais precoce, e há acometimento mais frequente de musculatura dos ombros.

Outros diagnósticos diferenciais são as (para) neoplasias e as infecções.

Quadros semelhantes à MNIM também podem acontecer em pacientes em uso de inibidores de *checkpoints* (anti-PD-1/PD-L1) para tratamento de câncer. Nessa miopatia, há um quadro de início agudo com fraqueza muscular intensa e elevação de creatinofosfoquinase semelhante à MNIM. O quadro tem início em até um mês após o início do medicamento, frequentemente está associado à miocardite e à paralisia de músculos faciais e é rapidamente progressivo e tem maior incidência de morte quando comparado com outras miopatias autoimunes sistêmicas.

DIAGNÓSTICO

A classificação de MNIM pode se basear no critério estabelecido pelo *European Neuromuscular Center* (2018), conforme mostrado na Tabela 1.

TABELA 1 Critério classificatório de miopatia necrosante imunomediada

Idade	> 18 anos
Fraqueza muscular	Proximal dos membros
	Cervicais extensores > flexores
	Início agudo ou subagudo

(continua)

TABELA 1 Critério classificatório de miopatia necrosante imunomediada *(continuação)*

Biópsias musculares	Fibras musculares necróticas, com ausência ou mínimo de infiltrado de células inflamatórias
Exclusão	Características de outras miopatias autoimunes sistêmicas

TRATAMENTO

Não há ainda estudos prospectivos randomizados para a definição do tratamento da MNIM. No entanto, sabe-se que, de forma diversa das outras miopatias autoimunes sistêmicas, na MNIM dificilmente há melhora com o tratamento feito exclusivamente com corticosteroides. A resposta aos imunossupressores é mais demorada, e a refratariedade é mais frequente. Em geral, o tratamento inicial é com prednisona 1 mg/kg/dia associado a um ou mais imunossupressores. A azatioprina é o imunossupressor de primeira escolha, na dose de 2 a 3 mg/kg/dia. O metotrexato em associação com a azatioprina ou isoladamente na dose de 20 a 25 mg/semana é uma alternativa. Alguns autores sugerem desde início com pulsoterapia com metilprednisolona 1 g/dia por 3 a 5 dias, e/ou com imunoglobulina humana intravenosa na dose de 2 g/kg dividida em 2 a 5 dias. O objetivo é promover prontamente a indução da doença e minimizar danos relacionados à doença (p. ex., lipossubstituição extensa em tecidos musculares). Em casos refratários, preconiza-se o início rápido de imunoglobulina intravenosa humana. Há relatos de melhora também com o rituximabe.

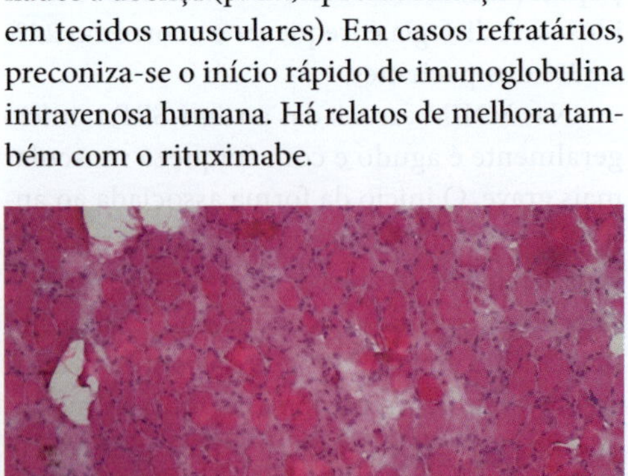

FIGURA 1 Biópsia muscular de um paciente com miopatia necrosante imunomediada, evidenciando intensa área de mionecroses com macrofagia. Coloração: hematoxilina e eosina.

PROGNÓSTICO

Há poucos estudos sobre a evolução dos pacientes com MNIM. No entanto, acredita-se que se trata da miopatia autoimune sistêmica com pior prognóstico. Sabe-se que a refratariedade ao tratamento e a presença de fraqueza muscular residual são frequentes. Os fatores de mau prognóstico incluem idade mais jovem no início da doença, resistência ao tratamento, associação com câncer e títulos mais altos de autoanticorpos (principalmente o anti-SRP) e presença de edema mais extensa na ressonância magnética muscular. Nos pacientes com anti-HMGCR, a ausência de exposição às estatinas está associada à persistência da fraqueza muscular. Ainda não há estudos de sobrevivência a longo prazo e fatores de predição de mortalidade.

REFERÊNCIAS BIBLIOGRÁFICAS

1. Allenbach Y, Benveniste O, Stenzel W, Boyer O. Immune-mediated necrotizing myopathy: clinical features and pathogenesis. Nat Rev Rheumatol. 2020;16:689-701.
2. Allenbach Y, Mammen AL, Beneviste O. 224th ENMC International Workshop: clinic-sero-pathological classification of immune mediated necrotizing myopathies. Zandvoort, The Netherlands, 14-16 October 2016. Neuromuscular Dis. 2018;28:87-99.
3. De Souza FHC, Miossi R, Shinjo SK. Necrotising myopathy associated with anti-signal recognition particle (anti-SRP). Clin Exp Rheumatol. 2017;35:766-71.
4. De Souza JM, Hoff LS, Shinjo SK. Intravenous human immunoglobulin and/or methylprednisolone pulse therapies as a possible treat-to-target strategy in immune-mediated necrotizing myopathies. Rheumatol Int. 2019;39:1201-12.
5. Kassardjian CD, Lennon VA, Alfugham NB, Mahler M, Milone M. Clinical features and treatment outcomes of necrotizing autoinmune myopathy. JAMA Neurol. 2015;72:996-1003.
6. Kurashige T. Anti-HMGCR myopathy: clinical and histopathological features, and prognosis. Curr Opin Rheumatol. 2021;33:554-62.
7. Lundberg IE, Fujimoto M, Vencovsky J, Aggarwal R, Holmqvist M, Christopher-Stine L, et al. Idiopathic inflammatory myopathies. Nat Rev Primers. 2021;7:86.
8. Ma X, Bu BT. Anti-SRP Immune-mediated necrotizing myopathy: A critical review of current concepts. Front Immunol. 2022;13:1019972.
9. Pinal-Fernandez I, Casal-Dominguez M, Carrino JA, Lahouti AH, Basharat P, Albayda J, et al. Thigh muscle MRI in immune mediated necrotizing myopathy: extensive edema, early muscle damage and role of anti-SRP autoantibodies as a marker of severity. Ann Rheum Dis. 2017;76:681-7.
10. Pinal-Fernandez, Parks C, Werner JL, Albayda J, Paik J, Danoff SK, et al. Longitudinal course of disease in a large cohort of myositis patients with autoantibodies recognizing the signal recognition particle. Arthritis Care Res. 2017;69:263-70.
11. Tiniakou E, Christopher-Stine L. Immune-mediated necrotizing myopathy associated with statins: history and recent developments. Curr Opin Rheum. 2017;29:604-11.

59

Doença mista do tecido conjuntivo

Maria Teresa Correia Caleiro
Ana Paula Luppino Assad
Renata Miossi

CONCEITO

A doença mista do tecido conjuntivo (DMTC) é uma doença inflamatória autoimune crônica multissistêmica, potencialmente grave, que contempla manifestações clínico-laboratoriais de lúpus eritematoso sistêmico (LES), esclerose sistêmica (ES) e miopatia inflamatória (MI). Sorologicamente, caracteriza-se pela presença do anticorpo (Ac) anti-U1-ribonucleoproteína (anti-RNP) em altos títulos.

EPIDEMIOLOGIA

Acomete primordialmente mulheres, com relação muito variável conforme o estudo (3,3 a 24 mulheres para cada homem). O início da doença é mais frequente entre a 4ª e a 6ª décadas de vida, podendo ter início na infância.

Há poucos estudos epidemiológicos de DMTC: estudo da Clínica Mayo encontrou incidência de 1,9 pacientes/100 mil habitantes por ano. Na Noruega, incidência anual de, 2,1 doentes/1 milhão de cidadãos e prevalência de 3,8/100 mil adultos. Já na Finlândia, a incidência anual encontrada foi maior, com oito pacientes/milhão de adultos e uma criança/milhão. Em população etnicamente minoritária dos Estados Unidos, a prevalência foi de 5,5/100 mil adultos (população indígena ou nativos do Alasca).

ETIOLOGIA

A causa da DMTC não é conhecida.

PATOGENIA

Há poucos estudos sobre a patogenia da doença, dada a sua raridade.

Está demonstrada a relação positiva da DMTC com os genótipos HLA-DR4 e DR2, assim como relação negativa com HLA-DR3 e com HLA-DR5. O HLA DRB1*04:01 é o alelo mais relacionado ao risco de DMTC e à presença do anti-RNP.

O papel patogênico Ac anti-RNP está cada vez mais claro, especificamente Ac anti-U1RNP. Observou-se que a negativação do Ac anti-RNP ou queda importante nos títulos estiveram relacionadas à remissão de doença, assim como altos títulos estão, em algumas séries, relacionados a manifestações mais graves da doença. Em modelo murino, observou-se o desenvolvimento de lesão do tecido pulmonar pelo Ac anti-RNP. Sugere-se também, por meio de análise imuno-histoquímica de tecido pulmonar, lesão mediada por complexos imunes com deposição do componente C3 do complemento e imunoglobulinas em alvéolo pulmonar, e achados semelhantes foram encontrados no esôfago.

QUADRO CLÍNICO

O quadro clínico envolve sinais/sintomas gerais [p. ex.: fenômeno de Raynaud (FRy) e edema de mãos] e sinais/sintomas relacionados à sobreposição de lúpus (manifestações cutâneo-articulares e serosites), esclerose sistêmica (esclerodactilia, dismotilidade esofágica e acometimento pulmonar) e miopatia (fraqueza muscular).

O início da doença é geralmente insidioso. Os pacientes podem apresentar queixas inespecíficas, como astenia, febre, perda de peso, artralgia e mialgia. Os sintomas mais frequentes na abertura do quadro são poliartrite, FRy, edema de mãos/dedos e esclerodactilia. Durante a evolução da doença, o envolvimento pulmonar intersticial e a dismotilidade esofágica são frequentemente identificados.

A hipertensão arterial pulmonar (HAP), a neuralgia do trigêmeo e a meningite asséptica são manifestações menos frequentes, mas bastante relacionadas à DMTC, e que também podem apresentar-se na abertura do quadro. Recentemente, foram propostas como parte dos critérios diagnósticos como "manifestações típicas" da doença. Não é incomum que esses quadros sejam referenciados ao reumatologista para investigação etiológica. Nesta situação, a busca ativa por sintomas como artrite, FRy e principalmente edema de mãos reforça a suspeita de DMTC, devido à sua alta frequência no início da doença.

Sintomas gerais

O FRy e o edema de mãos são as manifestações mais frequentes da doença, ocorrendo em até 99% e 94% dos pacientes, respectivamente. O edema de mãos é simétrico e envolve mecanismos de disfunção vascular e tenossinovite.

Sintomas constitucionais e linfadenomegalias também podem estar presentes no início ou nas fases de atividade da doença. Em geral, são linfonodos pequenos, múltiplos e indolores, mas por vezes encontram-se linfonodos maiores que justificam estudo anatomopatológico para diagnóstico diferencial.

Envolvimento pulmonar

A doença pulmonar intersticial (DPI) ocorre em cerca de 40%-50% dos pacientes e, apesar de assintomática em cerca de 70%, pode manifestar-se com dispneia e tosse seca. A pneumopatia intersticial não específica, com presença de vidro fosco e bronquioloectasias com distribuição basal, posterior e periférica na tomografia de tórax (TC) é a forma mais comum de acometimento intersticial. Na prova de função pulmonar (PFP) são encontrados sinais de distúrbio restritivo, com redução da capacidade vital forçada (CVF), da difusão de monóxido de carbono (DCO) e da capacidade pulmonar total (CPT), com relação CVF/VEF1 normal. A doença é progressiva em 20% a 50% dos casos, geralmente, de forma lenta ao longo dos anos. Sexo masculino, altos títulos de Ac-anti-RNP, presença de anti-Ro-52 e piores níveis basais na prova função pulmonar são fatores de risco para progressão, enquanto a presença de artrite parece ser um fator protetor. A extensão tomográfica impacta de maneira importante a sobrevida desses pacientes, sendo que aqueles com > 10% de extensão apresentam queda de sobrevida de 87% para 60% em 10 anos, quando comparados a DMTC sem DPI. Diante disso, o rastreamento periódico com TC de tórax e PFP é recomendável, com objetivo de instituir tratamento precoce.

A hipertensão pulmonar (HP) pode ocorrer tanto associada a DPI (HP grupo 3) quanto secundaria ao acometimento vascular pulmonar isolado (HAP, HP grupo 1). Ambos os mecanismos apresentam padrão pré-capilar no cateterismo cardíaco direito, definido como PmAP > 20 mmHg, resistência vascular pulmonar >2 Woods e pressão de oclusão da artéria pulmonar/pressão capilar < 15 mmHg. A HAP é considerada uma manifestação típica da doença e acomete cerca de 10% a 20% dos pacientes, com grande impacto na morbimortalidade.

A pleurite aparece em até 20% dos pacientes. Outras manifestações como bronquiolite, hemorragia alveolar são ainda menos frequentes.

Envolvimento esofágico

Também muito prevalente na DMTC é a disfunção da motilidade esofágica, que leva a intensa redução da pressão do esfíncter inferior do esôfago e redução ou perda total da peristalse do corpo, causando doença do refluxo gastroesofágico (RGE) e suas complicações, como esofagite crônica, que, caso não tratada, pode levar a estenose do terço inferior do esôfago, e esôfago de Barrett e suas consequências.

Envolvimento musculoesquelético

Artralgia, edema de mãos e mialgia são bastante frequentes, conforme já descrito.

A artrite costuma ser mais grave do que no LES e pode ocorrer artrite erosiva similar à artrite reumatoide.

A miopatia inflamatória habitualmente é leve e por vezes assintomática, respondendo de forma rápida ao tratamento. Casos graves são mais raramente encontrados e nem sempre vêm acompanhados de outras alterações clínico-laboratoriais concomitantes.

Envolvimento cutâneo

As lesões cutâneas são múltiplas, destacando-se eritema malar, esclerodactilia, espessamento cutâneo em antebraços, hipo ou hiperpigmentação, placas discoides, vasculite e úlceras, tanto em membros inferiores como em polpas digitais. Estas últimas podem ser secundárias a intenso FRy, vasculopatia ou a vasculite palmar, complicando com necrose digital e eventual amputação.

Envolvimento cardiovascular

O envolvimento cardíaco é infrequente, exceto pela pericardite, que quando pesquisada ativa e sistematicamente, pode ser diagnosticada em uma porcentagem maior, até 40%, sendo a manifestação cardíaca mais frequente. Há relatos na literatura de tamponamento cardíaco como manifestação inicial da doença.

Assim como em outras doenças crônicas autoimunes, o processo inflamatório crônico pode levar a aterosclerose precoce e aumento do risco cardiovascular. Anticorpos anticardiolipina, anti-beta-2GPI e anticélula endotelial estão implicados na disfunção endotelial mais grave.

Envolvimento hematológico

Anemia hemolítica autoimune grave e sintomática é rara e pode vir desacompanhada de outras manifestações de atividade de doença. Já a leucopenia, em razão de neutro e/ou linfopenia, é mais frequente, mas sem comprometimento da resposta a infecções. As complicações infecciosas estão mais relacionadas ao tratamento do que à doença propriamente dita. Plaquetopenia aparece em 10% dos pacientes e pode ser tão grave e refratária quanto a que aparece no LES, embora isso seja mais raro.

Envolvimento renal

Envolvimento renal ocorre em cerca de 20% dos pacientes, sendo a glomerulonefrite membranosa a forma mais comum. Geralmente é subclínica e com bom prognóstico.

Envolvimento neurológico

O quadro classicamente descrito é a neurite do nervo trigêmeo, mas os pacientes também podem apresentar desde outras neurites periféricas até vasculite do sistema nervoso central, assim como meningite asséptica, mielite, acidente vascular encefálico e psicose.

EXAMES COMPLEMENTARES

Além de exames gerais para o diagnóstico das manifestações listadas anteriormente, a presença do Ac anti-RNP em altos títulos é indispensável ao diagnóstico. O padrão de FAN a ela relacionado é o nuclear pontilhado grosso. Outros autoanticorpos podem estar presentes, no entanto, na presença de específicos como anti-DNA, anti-Sm, antiScl-70, anti-RNA polimerase III, antissintetase ou miosite-específicos, recomenda-se que o diagnóstico seja cuidadosamente revisto.

Pela intensa resposta imunológica com formação de autoanticorpos, a gamaglobulina está frequentemente elevada, chegando a corresponder a 30% do total de imunoglobulinas séricas. Seu aumento progressivo relaciona-se à atividade de doença, assim como o descenso relaciona-se à resposta ao tratamento.

A capilaroscopia periungueal está alterada na maioria dos pacientes, encontrando-se padrão SD em 65% a 71% deles.

Exames de imagem são necessários para avaliação de órgãos internos. O ecocardiograma com doppler, TC de tórax de alta resolução e PFP devem ser realizados anualmente para diagnóstico precoce de acometimento pulmonar

(DPI e/ou HP). O esofagograma ou manometria esofágica devem ser realizados no momento do diagnóstico e nos casos de sintomas persistentes de doença do RGE, situação na qual também está indicada avaliação endoscópica.

DIAGNÓSTICO DIFERENCIAL

Afastadas doenças infecciosas que podem mimetizar doenças autoimunes reumatológicas, os diagnósticos diferenciais mais importantes serão sempre a artrite reumatoide, o LES, a ES e as miopatias MI.

Em pacientes com sintomas constitucionais muito proeminentes, deve-se considerar pesquisa de neoplasia.

DIAGNÓSTICO

Embora o Ac anti-RNP em altos títulos seja indispensável para o diagnóstico, sua presença não é suficiente se o paciente não apresentar clínica compatível com DMTC. Esse anticorpo pode estar presente em outras colagenoses, porém raramente em títulos tão altos como em DMTC.

A constelação de sinais e sintomas é variável para cada paciente, sendo, portanto, recomendado o uso de critérios de classificação para diagnóstico. Não há um critério único que seja consenso na literatura, mas os dois mais amplamente utilizados são o de Kasukawua e Alarcón-Segovia que apresentam sensibilidade, respectivamente, de 75% e 73% e estão descritos nos Quadros 1 e 2. Em 2019, foi validada uma nova proposta de critérios diagnósticos, com sensibilidade de 90.6% e especificidade de 88.4%. Este estudo incluiu como critério manifestações clínicas consideradas típicas, como meningite asséptica, neuralgia do trigêmeo e HAP, além das manifestações de sobreposição (Quadro 3).

QUADRO 1 Critérios de classificação propostos por Kasukawa et al. (1987)

1. Sintomas comuns:
   1.1. Fenômeno de Raynaud e/ou
   1.2. Edema de dedos ou mãos

2. Anticorpos anti-RNP presentes em títulos superiores a 1:1.000

(continua)

QUADRO 1 Critérios de classificação propostos por Kasukawa et al. (1987) *(continuação)*

3. Achados clínicos:
3.1. Achados LES-símile:
- poliartrite
- linfadenopatia
- eritema facial
- pericardite ou pleurite
- leucopenia (< 4.000/mm³) ou trombocitopenia (< 100.000/mm³)

3.2. Achados ES-símile:
- esclerodactilia
- fibrose pulmonar, restrição pulmonar ou redução da capacidade de difusão de monóxido de carbono (DCO < 70%)
- hipomotilidade ou dilatação do esôfago

3.3. Achados PM-símile:
- fraqueza muscular
- aumento das enzimas musculares no soro
- padrão miopático à eletroneuromiografia

Diagnóstico: DMTC será diagnosticada quando todas as três condições forem preenchidas:
1. Pelo menos um dos sintomas comuns estiver presente.
2. Presença do Ac anti-RNP.
3. Um ou mais achados em duas ou três das categorias de doença de 3.1, 3.2 e 3.3.

DMTC: doença mista do tecido conjunto; ES: esclerose sistêmica; LES: lúpus eritematoso sistêmico; PM: polimiosite; RNP: ribonucleoproteína.

QUADRO 2 Critérios de classificação propostos por Alarcón-Segovia e Cardiel (1987)

1. Sorológico:
1.1. Título Ac anti-RNP > 1:1.600

2. Clínico:
2.1. Edema de mãos
2.2. Sinovite
2.3. Miosite
2.4. Fenômeno de Raynaud
2.5. Acroesclerose

Diagnóstico: critério sorológico associado a pelo menos três critérios clínicos, incluindo sinovite ou miosite

RNP: ribonucleoproteína.

QUADRO 3. Critérios de classificação propostos pelo Comitê de Pesquisa do Japão do Ministério da Saúde, Trabalho e Bem-estar para Doenças Autoimunes Sistêmicas (2019)

1. Sintomas comuns:
1.1. Fenômeno de Raynaud
1.2. Edema de dedos ou mãos

(continua)

QUADRO 3. Critérios de classificação propostos pelo Comitê de Pesquisa do Japão do Ministério da Saúde, Trabalho e Bem-estar para Doenças Autoimunes Sistêmicas (2019) *(continuação)*

2. Anticorpos anti-RNP (ELISA ou dupla-imunodifusão)
3. Manifestações típicas: 3.1. Hipertensão arterial pulmonar 3.2. Meningite asséptica 3.3. Neuralgia do trigêmeo
4. Achados clínicos: 4.1. Achados LES-símile: – Poliartrite – Linfadenopatia – *Rash* malar – Pericardite ou pleurite – Leucopenia (< 4.000/mm³) ou trombocitopenia (< 100.000/mm³) 4.2. Achados ES-símile: – Esclerodactilia – Doença pulmonar intersticial – Dismotilidade ou dilatação do esôfago 4.3. Achados PM-símile: – Fraqueza muscular – Aumento das enzimas musculares – Padrão miopático à eletroneuromiografia
Diagnóstico: pelo menos um dos sintomas comuns presente e presença de anti-RNP, associado a um ou mais achados da categoria 3, ou em duas ou três das categorias de doença de 4.1, 4.2 e 4.3.

ES: esclerose sistêmica; LES: lúpus eritematoso sistêmico; PM: polimiosite; RNP: ribonucleoproteína.

TRATAMENTO

Por se tratar de doença rara e com heterogeneidade de acometimentos, não existem estudos randomizados controlados em DMTC para padronização de tratamento. Este é realizado de forma individualizada, baseado em terapias convencionais de outras doenças reumáticas com manifestações clínicas similares, como o LES, a ES, a PM e a artrite reumatoide.

Os glicocorticoides são amplamente usados, em dosagens que variam de acordo com a gravidade do acometimento, juntamente com imunomoduladores e/ou imunossupressores poupadores de glicocorticoides (antimaláricos, metotrexato, leflunomida, azatioprina, micofenolato de mofetila, ciclosporina, ciclofosfamida).

Em relação ao tratamento do FRy, os bloqueadores de canal de cálcio diidropiridínicos (nifedipino, anlodipino) e não diidropiridínicos (diltiazem, verapamil) fazem parte da primeira linha de tratamento. Há alguma evidência para o uso de outros vasodilatadores, como os antagonistas da angiotensina (losartana) e inibidores da fosfodiesterase-5 (sildenafil), além da nitroglicerina tópica. Também podem ser usados inibidores de recaptação de serotonina (fluoxetina). Antagonista do receptor da endotelina (bosentana) pode ser empregado para a prevenção de novas úlceras. Análogos da prostaciclina endovenosa (iloprost) surgem como opção terapêutica para melhora dos sintomas e auxílio na cicatrização de úlceras. Simpatectomia do membro superior não é recomendada. Medidas comportamentais devem ser enfatizadas, como evitar o frio, cessar o tabagismo e manter o corpo aquecido como um todo, além de proteção a pequenos traumas.

O tratamento do refluxo gastroesofágico é padrão, com uso de inibidores de bomba de prótons e procinéticos.

A HAP deve ser tratada com indução com ciclofosfamida, assim como a DPI extensa ou progressiva. A mofetila também é efetiva como terapia de indução e associada e menos efeitos adversos que a ciclofosfamida na DPI, além do uso dos imunossupressores. Tratamento com vasodilatadores pulmonares como antagonistas do receptor da endotelina (bosentana, ambisentana), inibidores da fosfodiesterase-5 (sildenafil e tadalafil) e prostanoides (iloprost inalatório, selexipague) deve ser usado no manejo da HAP, seguindo os mesmos protocolos da HAP idiopática.

Em casos refratários, o uso do rituximabe pode ser apropriado. Há relatos de boa resposta em seu uso isolado ou em combinação para o quadro articular, miopático, cutâneo *lupus-like*, hematológico e pulmonar (HP e intersticiopatia). Anti-TNF devem ser evitados pelo risco de lúpus induzido.

PROGNÓSTICO

A taxa de sobrevida em quinze anos foi estimada em 89,6% em estudo com 179 pacientes, sendo que três outros trabalhos relataram 10,4% de mortalidade em 13 a 15 anos.

O primeiro estudo longitudinal de DMTC apontou 25% de óbitos relacionados a causas pulmonares, incluindo HP e HAP. A maioria dos estudos aponta a HP como sendo a principal causa de óbito, chegando a 41% do total de mortes. Encontram-se até 32% dos óbitos relacionados a causas cardíacas diretas.

Trabalho prospectivo com 280 pacientes relacionou maior risco de morte em pacientes com a presença de anticorpos anticélula endotelial e de anticorpos IgG anti-beta-2 GPI, além de idade mais jovem ao diagnóstico. Foi demonstrado, em nosso meio, que pacientes com HAP tinham títulos mais altos desse mesmo anticorpo do que grupo de enfermos com DMTC sem HAP. A presença de outro anticorpo antifosfolípide, anticardiolipina IgG, já tinha sido relacionada a maior frequência de óbitos por HP anteriormente.

Em se tratando de doença intersticial pulmonar, encontrou-se risco aumentado de morte na razão de 2,9 no grupo acometido, em trabalho prospectivo com 118 pacientes, embora isso não se confirme em diferentes estudos.

REFERÊNCIAS BIBLIOGRÁFICAS

1. Ahmed S, Palevsky H. Pulmonary arterial hypertension related to connective tissue disease: a review. Rheum Dis Clin North Am. 2014;40:103-24.
2. Belch J, Carlizza A, Carpentier PH, Constans J, Khan F, Wautrecht JC, et al. ESVM guidelines – the diagnosis and management of Raynaud's phenomenon. Vasa. 2017;46:413-23.
3. Chaigne B, Chevalier K, Boucly A, Agard C, Baudet A, Bourdin A, et al. In-depth characterization of pulmonary arterial hypertension in mixed connective tissue disease: a French national multicenter study. Rheumatology (Oxford). 2023:kead055.
4. Chaigne B, Scirè CA, Talarico R, et al. Mixed connective tissue disease: state of the art on clinical practice guidelines. RMD Open. 2018;4:e000783. Published 2018 Oct 18.
5. Ciang N, Pereira N, Isenberg A. Mixed connective tissue disease – enigma variations? Rheumatology. 2017;56:326-33.
6. Elhani I, Khoy K, Mariotte D, Comby E, Marcelli C, Le Mauff B, Audemard-Verger A, et al. The diagnostic challenge of patients with anti-U1-RNP antibodies. Rheumatol Int.2023;43(3):509-21.
7. Graney BA, Fischer A. Advocating for early interstitial lung disease detection in mixed connective tissue disease. Rheumatology (Oxford). 2018 Feb 1;57(2):204-5.
8. Gunnarsson R, Aaløkken TM, Molberg Ø, Lund MB, Mynarek GK, Lexberg AS, et al. Prevalence and severity of interstitial lung disease in mixed connective tissue disease: a nationwide, cross-sectional study. Ann Rheum Dis. 2012;71:1966-72.
9. Gunnarsson R, Andreassen AK, Molberg Ø, Lexberg ÅS, Time K, Dhainaut AS, et al. Prevalence of pulmonary hypertension in an unselected, mixed connective tissue disease cohort: results of a nationwide, Norwegian cross-sectional multicentre study and review of current literature. Rheumatology (Oxford). 2013;52:1208-13.
10. Gunnarsson R, Hetlevik SO, Lilleby V, Molberg Ø. Mixed connective tissue disease. Best Pract Res Clin Rheumatol. 2016;30:95-111.
11. Gunnarsson R, Molberg Ø, Gilboe IM, Gran JT; PAHNOR1 Study Group. The prevalence and incidence of mixed connective tissue disease: a national multicentre survey of Norwegian patients. Ann Rheum Dis. 2011;70:1047-51.
12. Hajas A, Szodoray P, Nakken B, Gaal J, Zöld E, Laczik R, et al. Clinical course, prognosis, and causes of death in mixed connective tissue disease. J Rheumatol. 2013;40:1134-42.
13. Haładyj E, Paradowska-Gorycka A, Felis-Giemza A, Olesinska M. Immunity and early atherosclerosis in the course of systemic lupus erythematosus, mixed connective tissue disease and antiphospholipid syndrome. Reumatologia. 2016;54:187-95.
14. Kawano-Dourado L, Baldi BG, Kay FU, Dias OM, Gripp TE, Gomes PS, et al. Pulmonary involvement in long-term mixed connective tissue disease: functional trends and image findings after 10 years. Clin Exp Rheumatol. 2015;33:234-40.
15. Reiseter S, Gunnarsson R, Aaløkken, Lund MB, Mynarek G, Corander J, et al. Progression and mortality of interstitial lung disease in mixed connective tissues disease: a long term observational nationwide cohort study. Rheumatology. 2018;57:255-62.
16. Reiseter S, Gunnarsson R, Corander J, Haydon J, Lund MB, Aaløkken TM, et al. Disease evolution in mixed connective tissue disease: results from a long term nationwide prospective cohort study. Arthritis Res Ther. 2017;19:284.
17. Santacruz JC, Mantilla MJ, Rodriguez-Salas G, Rueda I, Pulido S, Varela DC, et al. Interstitial lung disease in mixed connective tissue disease: An advanced search. Cureus. 2023;15(3):e36204.
18. Tanaka Y, Kuwana M, Fujii T, Kameda H, Muro Y, Fujio K, et al. 2019 Diagnostic criteria for mixed connective tissue disease (MCTD): From the Japan Research Committee of the Ministry of Health, Labor, and Welfare for Systemic Autoimmune Diseases. Mod Rheumatol. 2021;31(1):29-33.
19. Tani C, Carli L, Vegnani S, Talarico R, Baldini C, Mosca M, et al. The diagnosis and classification of mixed connective tissue disease. J Autoimmun. 2014;48-49:46-9.
20. Ungprasert P, Crowson C, Chowdhary V, Ernste FC, Moder KG, Matteson EL, et al. Epidemiology of mixed connective tissue disease, 1985-2014: a population--based study. Arthritis Care Res. 2016;68:1843-8.
21. Ungprasert P, Wannarong T, Panichsillapakit T, Cheungpasitporn W, Thongprayoon C, Ahmed S, et al. Cardiac involvement in mixed connective tissue disease: a systematic review. Int J Cardiol. 2014;171:326-30.

Doenças indiferenciadas do tecido conjuntivo e síndromes de superposição

Percival D. Sampaio-Barros
Roberto Cordeiro de Andrade Teixeira

Especialmente nas últimas três décadas, à medida que os critérios de classificação das doenças do tecido conjuntivo foram sendo aprimorados e refinados, ampliando seu espectro de inclusão de pacientes com doença precoce, um crescente número de pacientes passou a ser considerado para esses diagnósticos. Enquanto alguns desses pacientes ainda não preenchiam esses critérios e foram considerados como uma "doença indiferenciada do tecido conjuntivo", outros pacientes preenchiam critérios para mais de uma doença do tecido conjuntivo e foram considerados como uma "síndrome de superposição".

DOENÇA INDIFERENCIADA DO TECIDO CONJUNTIVO

Conceito

Desde a década de 1940, quando se cunhou o termo "doenças difusas do tecido conjuntivo", o reumatologista tem enfrentado sistematicamente na sua prática clínica diária o desafio de diagnosticar doenças como o lúpus eritematoso sistêmico (LES), a esclerose sistêmica (ES), a artrite reumatoide (AR), as miopatias inflamatórias idiopáticas, a síndrome de Sjögren (SSj) e a doença mista do tecido conjuntivo (DMTC). Dentro deste contexto, vários pacientes com diagnóstico aparente de "doença difusa do tecido conjuntivo" não conseguem preencher os critérios de classificação para nenhuma doença definida dentro do grupo. Esses casos podem ser considerados como "doença indiferenciada do tecido conjuntivo" (DITC).

A primeira descrição de DITC data de 1969, quando se descreveram dois casos ilustrativos e já se propôs que esses casos poderiam ter três evoluções distintas: a persistência como DITC, a evolução para uma doença definida e a evolução intermitente. Como o espectro da DITC costuma ser muitas vezes bem heterogêneo, critérios preliminares de classificação foram propostos, inicialmente por LeRoy et al. em 1980 e posteriormente por Mosca et al. em 1999, após ampla revisão da literatura, visando sistematizar melhor o raciocínio clínico do reumatologista (Tabela 1).

TABELA 1 Critérios preliminares de classificação para DITC

▪ Presença de sinais e sintomas de doenças do tecido conjuntivo como LES, ES, DMTC, AR e SSj, mas que não preencham critérios mínimos de classificação por pelo menos três anos consecutivos (forma estável ou estabelecida).
▪ Presença de FAN positivo, por pelo menos duas ocasiões. Os pacientes com sintomatologia menor que três anos podem ser definidos como forma inicial.

AR: artrite reumatoide; DITC: doença indiferenciada do tecido conjuntivo; DMTC: doença mista do tecido conjuntivo; ES: esclerose sistêmica; FAN: fator antinuclear; LES: lúpus eritematoso sistêmico; SSj: síndrome de Sjögren. Adaptada de Mosca et al, 1969.

Devido ao fato de que as DITC apresentam um quadro clínico heterogêneo e inespecífico, além de não terem sido descritos marcadores genéticos ou autoanticorpos claramente definidos, pouco se conhece de sua etiopatogenia. Estudos multicêntricos tentando padronizar suas principais características clínicas são necessários para uma melhor elucidação dos fatores imunológicos ativados para o desencadeamento e manutenção das DITC, assim como estabelecer melhor a própria nomenclatura desses pacientes.

Clínica

Devido à sua heterogeneidade clínica, os pacientes com DITC podem apresentar cursos clínicos distintos. Um estudo italiano que acompanhou 165 pacientes com diagnóstico inicial de DITC por cinco anos referiu que 136 pacientes (82%) permaneceram como DITC, 10 pacientes (6%) evoluíram para uma doença definida (principalmente LES e SSj) e 19 pacientes (12%) apresentaram curso intermitente. Um estudo espanhol, que avaliou 98 pacientes com DITC por seguimento médio de 11 anos, mostrou que 62% dos pacientes continuaram com o diagnóstico de DITC, enquanto 24% entraram em estado de remissão e 14% evoluíram para uma doença definida do tecido conjuntivo. Entre as variáveis associadas à evolução para uma doença definida, destacam-se as citopenias, a presença de FAN ≥ 1/640 e o anticorpo anticentrômero na consulta inicial e a progressão da capilaroscopia periungueal no seguimento.

DITC estável

Este grupo de pacientes que mantêm o diagnóstico de DITC em um seguimento de longo prazo representa a história natural da maioria (60 a 80%) dos casos da doença. As principais manifestações clínicas desses pacientes são fenômeno de Raynaud, poliartralgia de ritmo inflamatório/artrite não deformante, *rash* cutâneo e citopenias, associados ao FAN positivo, mas sem positividade para autoanticorpos específicos. Manifestações viscerais (cardíacas, renais, gastrointestinais ou neurológicas) são raras, podendo haver alguns casos de pneumopatia intersticial, predominantemente não específica. O tratamento vai depender das manifestações clínicas da doença, sendo em geral mais leve que nas doenças diferenciadas.

DITC inicial

Este grupo corresponde aos pacientes que, apesar do diagnóstico inicial de DITC, evoluem para uma doença definida dentro do período de alguns anos. Por esse motivo, os critérios preliminares de DITC preconizam que sejam observados pelo menos três anos de seguimento para se considerar que um paciente tenha uma DITC estabelecida ou estável. A maioria desses casos está associada aos quadros precoces de LES e ES.

A análise da literatura mostra que, em um período entre três e cinco anos, 4,2% a 30,4% dos pacientes com diagnóstico de LES "incompleto" ou "pré-clínico", que preenchem os critérios de classificação para DITC, podem evoluir para LES. Recente metanálise envolvendo 41 estudos revelou que os pacientes que evoluíram para LES têm mais serosite e anticorpo anti-DNA de dupla-hélice. Estudo norte-americano comparando a evolução de 440 casos de LES incompleto com 3.397 pacientes que preenchiam os critérios para LES mostrou que os pacientes com LES incompleto tendem a ser mais velhos, não brancos, cursando com menores títulos de FAN e menor frequência de autoanticorpos específicos para LES. Uma nova nomenclatura que possa diferenciar os distintos estágios do LES precoce das DITC foi recentemente proposta para discussão.

Os novos critérios de classificação de ES do Colégio Americano de Reumatologia e da Liga Europeia contra o Reumatismo, publicados em 2013, ampliaram o espectro dos pacientes considerados como ES, incluindo um número significativo de pacientes que não apresentam espessamento cutâneo. Mas ainda existe um grupo de pacientes que apresentam fenômeno de Raynaud sem outros estigmas clínicos de ES, associados à presença de autoanticorpo específico (predominantemente anticentrômero) e/ou capilaroscopia periungueal alterada (padrão SD), que não consegue preencher esses novos critérios de classificação de ES. Visando diferenciar os pacientes nos estágios iniciais da ES daqueles com DITC, foi proposto o critério de "*Very Early Diagnosis Of Systemic Sclerosis*" (VEDOSS). Recentemente, foi publicado o estudo de validação do conceito de VEDOSS; de um grupo de 1.154 pacientes (avaliados em 20 países) que preenchiam os critérios para

VEDOSS, 254 foram acompanhados por período de 5 anos, sendo que 52.4% deles progrediram para ES. Outro trabalho, avaliando fatores de progressão para ES em pacientes sem acometimento de pele encaminhados para ambulatório terciário no Brasil, mostrou que os pacientes que preenchem os critérios VEDOSS são os mais suscetíveis à progressão.

Outro grupo de pacientes que costuma preencher os critérios de DITC é constituído pelos pacientes com síndrome autoimune/inflamatória induzida por adjuvantes, conhecida como síndrome ASIA (*Adjuvant autoimmune/inflammatory Syndrome Induced by Adjuvants*). Publicação recente que fez uma análise descritiva de 300 casos de síndrome ASIA que foram cadastrados em um protocolo comum de investigação revelou que a doença mais encontrada dentro do grupo em um seguimento de três a cinco anos foi a DITC. No entanto, devido à heterogeneidade do espectro clínico e dos fatores ambientais desencadeantes, o assunto ainda desperta controvérsias e consequentemente mais estudos multicêntricos são necessários para uma caracterização definitiva desta associação.

DITC intermitente

Este pequeno grupo de pacientes representa os casos mais leves de DITC, com curso clínico geralmente oligossintomático e muitas vezes intermitente, descrito mais superficialmente nas séries de casos. Alguns poucos casos podem inclusive evoluir para remissão, representando casos frustros da doença.

Doenças autoimunes órgão-específicas

Nestas duas últimas décadas tem sido frequente a descrição de pacientes com acometimento autoimune de uma única víscera (destacando-se os pulmões) que se queixam de manifestações clínicas inespecíficas e apresentam FAN positivo, sem anticorpos específicos para nenhuma doença do tecido conjuntivo definida. Muitos desses pacientes recebem o diagnóstico de DITC e também já foram chamados "pneumopatia intersticial não específica idiopática" e "doença do tecido conjuntivo pulmão dominante". Recentemente, uma força-tarefa da *European Respiratory Society* e da *American Thoracic Society* propôs que esses pacientes sejam referidos como "pneumonia intersticial com características autoimunes" (em inglês, *Idiopathic Pneumonitis with Autoimmune Features* – IPAF) e que seu diagnóstico fosse realizado respeitando uma combinação de três domínios: 1) uma característica clínica extratorácica (destacando-se fenômeno de Raynaud, microulcerações digitais, poliartralgia, telangiectasia palmar ou mãos de mecânico); 2) uma característica sorológica (presença de FAN positivo, com titulação ≥ 1/320 e/ou algum autoanticorpo específico positivo); 3) uma característica morfológica (presença de características compatíveis com pneumopatia intersticial por imagem, histopatológico ou estudo fisiológico), na ausência de diagnóstico de doença autoimune definida.

Gestação

Estudo italiano, avaliando a evolução de 55 gestações em 50 pacientes com DITC, descreveu recidiva de doença durante a gestação ou nos seis meses de puerpério em 16 pacientes (32%). Porém, dois estudos recentes não comprovaram esses achados. Um estudo italiano investigando 100 gestações em 81 pacientes com DITC encontrou 11% de aborto no primeiro trimestre, enquanto um estudo multicêntrico internacional avaliando 224 gestações em 133 mulheres com DITC referiu que 20,1% das gestações terminaram em aborto e 0,9% em natimortos. Embora o prognóstico gestacional da mulher com DITC pareça ser geralmente bom, as pacientes devem ser orientadas para planejar gestação após controle terapêutico adequado da doença.

Tratamento

Geralmente, os casos de DITC são tratados com baixas doses de corticosteroides. O uso de hidroxicloroquina também é frequente em casos com manifestações clínicas predominantemente mucocutâneas. Como o acometimento visceral é menos frequente nas DITC, o uso de imunossupressores é mais raro. Não existem ensaios terapêuticos específicos para DITC.

SÍNDROME DE SUPERPOSIÇÃO

Conceito

A síndrome de superposição, também conhecida como "*overlap*", é definida como uma entidade clínica que preenche os critérios de classificação de pelo menos duas doenças do tecido conjuntivo no seu curso clínico. Acredita-se que esses indivíduos tenham uma autoimunidade compartilhada, influenciada por fatores ambientais e genéticos. Geralmente, o curso da doença é muito heterogêneo, e vai depender das doenças envolvidas e de seus fatores desencadeantes.

Recente estudo japonês avaliando 652 pacientes com doenças do tecido conjuntivo encontrou casos de síndrome de superposição em menos de 5% dos pacientes; enquanto a síndrome de superposição entre lúpus eritematoso sistêmico e esclerose sistêmica foi a combinação mais frequente, os casos de lúpus eritematoso sistêmico e artrite reumatoide foram aqueles mais fáceis de serem diagnosticados.

Clínica

Caracteristicamente, grandes séries da literatura têm mostrado que a superposição entre esclerose sistêmica e lúpus eritematoso pode variar entre 10% e 20% dos casos, geralmente com maior frequência de sintomas musculoesqueléticos e de anticorpos inespecíficos para ambas as doenças, podendo também ter cursos clínicos distintos nas formas clínicas limitada e difusa da esclerose sistêmica.

Recente revisão sistemática avaliando a sobreposição de miopatias inflamatórias com esclerose sistêmica revelou que as metodologias empregadas na avaliação das distintas coortes apresentadas na literatura são muito variáveis, o que torna a comparação entre os estudos muito difícil. Estudo comparando uma série de pacientes brasileiros com pacientes japoneses revelou que os pacientes brasileiros apresentaram maior frequência de sintomas esofágicos e úlceras digitais, enquanto que os pacientes japoneses apresentaram maior extensão do espessamento cutâneo e maior frequência de anticorpo anticentrômero.

A síndrome de superposição entre lúpus eritematoso sistêmico e artrite reumatoide, também conhecida como "síndrome rhupus", é uma doença geralmente caracterizada por um quadro clínico inicial de LES com manifestações geralmente leves, seguidas de acometimento articular progressivamente erosivo, característico da artrite reumatoide; uma definição mais clara ainda se faz necessária, visto que as séries da literatura ainda são heterogêneas. Casuística francesa avaliando síndrome de superposição entre artrite reumatoide e esclerose sistêmica em 448 pacientes revelou que, embora a positividade do fator reumatoide seja mais frequente, o aparecimento de doença erosiva mais agressiva está associado mais à positividade do anticorpo antipeptídeo citrulinado.

Modernamente, tem sido descrito um número crescente de pacientes com lúpus eritematoso sistêmico em sobreposição com síndrome de Sjogren; geralmente, essa sobreposição fica mais frequente à medida que a idade aumenta, podendo atingir até 25% dos pacientes que, apesar de apresentarem um quadro clínico visceral mais leve, costumam apresentar um estado inflamatório sistêmico elevado, com presença de citocinas pró-inflamatórias persistentemente elevadas. Embora um número elevado de pacientes com esclerose sistêmica apresente quadro clínico compatível com síndrome seca, a síndrome de superposição com síndrome de Sjogren somente é confirmada em um número menor de casos.

O moderno estudo das síndromes de superposição, incluídas no conceito mais amplo da poliautoimunidade, será futuramente melhor avaliado, predito e acompanhado no seguimento a longo prazo à medida que estudos sobre biomarcadores e sobre antígenos compartilhados estiverem disponíveis para investigação da população afetada.

REFERÊNCIAS BIBLIOGRÁFICAS

1. Aberle T, Bourn RL, Munroe ME, et al. Clinical and serologic features in patients with incomplete lupus classification versus systemic lupus erythematosus patients and controls. Arthritis Care Res (Hoboken). 2017;69:1780-8.
2. Antonini L, Le Mauff B, Marcelli C, Aouba A, de Boysson H. Rhupus: a systematic literature review. Autoimmun Rev. 2020;19(9):102612.

3. Antunes M, Sciré CA, Talarico R, et al. Undifferentiated connective tissue disease: state of the art in clinical practice guidelines. RMD Open. 2019;4:e000786.
4. Avouac J, Fransen J, Walker UA, et al. Preliminary criteria for the very early diagnosis of systemic sclerosis: results of a Delphi Consensus Study from EULAR Scleroderma Trials and Research Group. Ann Rheum Dis. 2011;70(3):476-81.
5. Bellando-Randone S, Del Galdo F, Lepri F, et al. Progression of patients with Raynaud´s phenomenon to systemic sclerosis: a five-year analysis of the European Scleroderma Trial and Research group multicentre, longitudinal registry study for Very Early Diagnosis of Systemic Sclerosis (VEDOSS). Lancet Rheumatol. 2021;3:e834-e843.
6. Castellino G, Capucci R, Bernardi S, et al. Pregnancy in patients with undifferentiated connective tissue disease: A prospective case-control study. Lupus. 2011;20:1305-11.
7. Cohen Tervaert JW, Martinez-Lavin M, Jara LJ, et al. Autoimmune/inflammatory syndrome induced by adjuvants (ASIA) in 2023. Autoimmun Rev. 2023;22(5):103287.
8. Danieli MG, Fraticelli P, Franceschini F, et al. Five-year follow-up of 165 Italian patients with undifferentiated connective disease. Clin Exp Rheumatol. 1999;17:585-91.
9. Dyball S, Rodziewicz M, Mendoza-Pinto C, Bruce IN, Parker B. Predicting progression from undifferentiated connective tissue disease to definite connective tissue disease: A systematic review and meta-analysis. Autoimmun Rev. 2022;21(11):103184.
10. Fischer A, Antoniou KM, Brown KK, et al. European Respiratory Society/American Thoracic Society research statement: interstitial pneumonia with autoimmune features. Eur Respir J. 2015;46:976-87.
11. Foocharoen C, Netwijitpan S, Mahakkanukrauh A, Suwannaroj S, Nanagara R. Clinical characteristics of scleroderma overlap syndromes: comparisons with pure scleroderma. Int J Rheum Dis. 2016;19(9):913-23.
12. Gonçalves Júnior J, Mugii N, Inaoka PT, et al. Patients with inflammatory myopathies overlapping with systemic sclerosis. Arch Rheumatol. 2022; on line ahead of publication.
13. Gonçalves Júnior J, Mugii N, Inaoka PT, Sampaio-Barros PD, Shinjo SK. Inflammatory myopathies overlapping with systemic sclerosis: a systematic review. Clin Rheumatol. 2022;41(7):1951-63.
14. Inoue Y, Ogura T, Yamashita N, et al. Performance of the Revised Classification Criteria for Systemic Autoimmune Rheumatic Diseases and Their Overlap Syndromes. Intern Med. 2022;61(13):1947-52.
15. Koenig M, Joyal F, Fritzler M, et al. Autoantibodies and microvascular damage are independent predictive factors for the progression of Raynaud´s phenomenon to systemic sclerosis: A twenty-year prospective study of 586 patients with validation of proposed criteria for early systemic sclerosis. Arthritis Rheum. 2008;58:3902-12.
16. LeRoy EC, Maricq HR, Kahaleh MB. Undifferentiated connective tissue syndromes. Arthritis Rheum. 1980;23:341-3.
17. Moinzadeh P, Aberer E, Ahmadi-Simab K, et al. Disease progression in systemic sclerosis-overlap syndrome is significantly different from limited and diffuse cutaneous systemic sclerosis. Ann Rheum Dis. 2015;74(4):730-7.
18. Mosca M, Neri R, Bombardieri S. Undifferentiated connective tissue diseases (UCTD): a review of the literature and a proposal for preliminary classification criteria. Clin Exp Rheumatol. 1999;17:615-20.
19. Mosca M, Tani C, Carli L, Bombardieri S. Undifferentiated CTD: A wide spectrum of autoimmune diseases. Best Pract Res Clin Rheumatol. 2012;26:73-7.
20. Mosca M, Tani C, Vagnani S, Carli L, Bombardieri S. The diagnosis and classification of undifferentiated connective tissue diseases. J Autoimmun. 2014;48-49:50-2.
21. Radin M, Schreiber K, Cecchi I, et al. A multicenter study of 244 pregnancies in undifferentiated connective tissue disease: maternal/fetal outcomes and disease evolution. Rheumatology. 2020;59(9):2412-8.
22. Riccardi A, Martinroche G, Contin-Bordes C, et al. Erosive arthritis autoantibodies in systemic sclerosis. Semin Arthritis Rheum. 2022;52:151947.
23. Rodríguez-Reyna TS, Alarcón-Segovia D. The different faces of shared autoimmunity. Autoimmun Rev. 2006;5(2):86-8.
24. Ruacho G, Kvarnström M, Zickert A, et al. sjögren syndrome in systemic lupus erythematosus: a subset characterized by a systemic inflammatory state. J Rheumatol. 2020;47(6):865-75.
25. Rubio J, Kyttaris VC. Undifferentiated connective tissue disease: comprehensive review. Curr Rheumatol Rep. 2023; 25(5): 98-106.
26. Sabo I. The lantanic or undifferentiated collagen disease. Hiroshima J Med Sci. 1969;18:259-64.
27. Sciascia S, Roccatello D, Radin M, et al. Differentiating between UCTD and early-stage SLE: from definitions to clinical approach. Nat Rev Rheumatol. 2022;18(1):9-21.
28. Siqueira VS, Helbingen MFS, Medeiros-Ribeiro AC, et al. Predictors of progression to systemic sclerosis: analysis of very early diagnosis of systemic sclerosis in a large single-centre cohort. Rheumatology (Oxford). 2022;61(9):3686-92.
29. Watad A, Quaresma M, Bragazzi NL, et al. The autoimmune/inflammatory syndrome induced by adjuvants (ASIA)/Shoenfeld´s syndrome: descriptive analysis of 300 patients from the international ASIA syndrome registry. Clin Rheumatol. 2018;37:483-93.
30. Zimmermann F, Robin F, Caillault L, et al. Sicca syndrome in systemic sclerosis: a narrative review on a neglected issue. Rheumatology (Oxford). 2023;62(SI):-SI1-SI11.

61

Vasculites sistêmicas primárias: introdução e classificação

Alexandre Wagner Silva de Souza
Jozelia Rêgo

Vasculite é o processo inflamatório que acomete a parede do vaso sanguíneo como sítio primário. A inflamação do vaso pode levar à destruição de sua parede, apresentando-se como necrose fibrinoide, daí advém o termo "vasculite necrosante". As vasculites são entidades heterogêneas e podem envolver diferentes tipos de vasos sanguíneos (p.ex., veias, capilares ou artérias) e de diferentes tamanhos (p.ex., vasos de pequeno, médio ou grande calibre). Quando a vasculite se desenvolve em apenas um órgão, é denominada vasculite de órgão único, ao passo que quando envolve diferentes órgãos e sistemas, é denominada vasculite sistêmica.

As vasculites sistêmicas podem ser primárias, quando não apresentam agente etiológico conhecido, ou podem ser secundárias, quando se associam a doenças autoimunes sistêmicas (p.ex., vasculite reumatoide, lúpus eritematoso sistêmico e síndrome de Sjögren), a doenças infecciosas (p.ex., poliarterite nodosa associada à infecção pelo vírus da hepatite B, aortite sifilítica), ao uso de drogas (p.ex., vasculite induzida pelo uso de propiltiouracil) ou às neoplasias (p.ex., vasculite secundária à doença linfoproliferativa).

As manifestações clínicas das vasculites sistêmicas são variáveis e dependem do tipo e tamanho dos vasos acometidos, como também dos órgãos e sistemas envolvidos. A evolução do quadro de uma vasculite sistêmica é geralmente subaguda e, frequentemente, está acompanhada de sintomas constitucionais, como febre, inapetência, artralgias, fadiga, perda de peso e mialgias. Esses sintomas se devem ao processo inflamatório sistêmico em fase de atividade de doença.

O Quadro 1 descreve as principais manifestações clínicas dos pacientes com vasculites sistêmicas, de acordo com o tamanho do vaso acometido.

QUADRO 1 Principais manifestações clínicas das vasculites sistêmicas, de acordo com o tamanho do vaso acometido

Tamanho do vaso predominantemente acometido	Manifestações clínicas
Grande calibre	Dor do tipo claudicação intermitente, nos membros Redução dos pulsos periféricos Assimetria da pressão arterial entre os membros Hipertensão renovascular Carotidínea Dor torácica Sopros cardíacos e vasculares
Médio calibre	Mononeurite múltipla Angina mesentérica Livedo reticular Angina mesentérica Úlceras cutâneas Gangrena das extremidades
Pequeno calibre	Glomerulonefrite Hemorragia alveolar Polineuropatia periférica Púrpura palpável Dor abdominal Hematoquezia Vasculite retiniana

O diagnóstico específico de uma vasculite sistêmica deve ser sempre confirmado, podendo-se lançar mão de diferentes métodos de diagnóstico, os quais variam de acordo com o tamanho do vaso predominantemente acometido. Os principais exames complementares utilizados para confirmação do diagnóstico são: testes sorológicos (p.ex., a pesquisa de autoanticorpos), exame histopatológico de biópsia realizada nos órgãos envolvidos e exames de imagem vascular.

Os testes sorológicos são utilizados na avaliação de pacientes com suspeita de vasculites que envolvem vasos de pequeno calibre. A pesquisa de anticorpos anticitoplasma de neutrófilos (ANCA) é o principal teste sorológico na investigação de vasculites. Imunoensaios de alta qualidade são os preferidos, estando indicado um segundo teste nos casos de forte suspeita clínica e resultado negativo ou resultado com baixos títulos de anticorpos. Outros testes sorológicos utilizados para o diagnóstico etiológico são: pesquisa do anticorpo antimembrana basal glomerular, anti-C1q e pesquisa de crioglobulinas.

O exame histopatológico, realizado a partir da biópsia dos tecidos acometidos, é considerado o padrão-ouro para o diagnóstico das vasculites sistêmicas de vasos de pequeno e de médio calibre. Os principais órgãos submetidos à avaliação histopatológica são: pele, rim, pulmão e vias aéreas superiores. Os principais achados incluem infiltrado inflamatório na parede do vaso e necrose fibrinoide. A imunofluorescência direta pode identificar a presença de depósitos de imunoglobulinas e de complemento na parede dos vasos, e pode auxiliar no diagnóstico específico de vasculites que cursam com depósitos de imunocomplexos.

Os exames de imagem confirmam o diagnóstico das vasculites sistêmicas que acometem os vasos de grande e de médio calibre. Os exames utilizados incluem arteriografia, angiotomografia computadorizada, angiorressonância magnética, ultrassonografia com Doppler colorido e tomografia com emissão de prótons, com ou sem tomografia computadorizada, com 18F-fluorodesoxiglicose (FDG). As principais alterações sugestivas de vasculites são espessamento parietal concêntrico e lesões focais do tipo estenose, oclusão, dilatação da parede e aneurisma.

Recentemente, a tomografia por emissão de pósitrons (PET) utilizando o radioisótopo FDG tem sido empregada para a confirmação do diagnóstico de vasculites de grandes vasos, ao demonstrar captação elevada do FDG em parede de artérias acometidas de pacientes com quadro clínico compatível.

Ao se investigar um paciente com suspeita de vasculite sistêmica, deve-se levar em consideração o diagnóstico diferencial com condições que simulam vasculites e a presença de doenças que cursam com manifestações de vasculites, como as doenças reumáticas imunomediadas. Outros pontos de grande relevância nesta investigação são a avaliação da extensão da doença, a diferenciação de risco ou não de disfunção de órgãos/sistemas e de risco à vida, além da diferenciação entre atividade de doença e dano permanente. Essas informações ajudam no planejamento do tratamento individualizado.

A cada consulta, o paciente com o diagnóstico já estabelecido de alguma vasculite sistêmica deve ser avaliado quanto à atividade de doença, toxicidade da terapia e ao desenvolvimento de comorbidades (p.ex., osteoporose, diabetes, doença aterosclerótica) durante o seguimento.

Instrumentos de avaliação podem ser utilizados na prática clínica para aferir a atividade da doença. Nas vasculites de pequeno e médio calibre, o principal instrumento utilizado é o BVAS (*Birmingham Vasculitis Activity Score*), em sua terceira versão revisada (BVAS v3). Na arterite de Takayasu, podem ser utilizados os critérios do *National Institutes of Health* (NIH) modificados ou *Indian Takayasu's Arteritis Activity Score* (ITAS) 2010.

CLASSIFICAÇÃO

A primeira classificação proposta para este grupo de doenças foi feita por Zeek, em 1952, a qual adotou o termo "*angiíte necrosante*" e descreveu cinco tipos de vasculites: angiíte de hipersensibilidade, angiíte granulomatosa alérgica, arterite reumática, periarterite nodosa e arterite temporal. Desde então, várias classificações foram propostas: Alárcon-Segovia e Brown (1964), de-Shazo (1975), Gilliam e Smiley (1976), Fauci et al. (1978), e McCluskey e Fienberg (1983).

Em 1990, o Colégio Americano de Reumatologia (ACR) publicou os critérios de classificação para sete tipos de vasculites: arterite de células gigantes, arterite de Takayasu, granulomatose de Wegener, síndrome de Churg-Strauss, poliarterite nodosa, púrpura de Henoch-Schönlein e vasculite por hipersensibilidade. Pacientes com doença de Kawasaki ou com evidências insuficientes de vasculite ou com vasculite secundária a doenças reumáticas autoimunes foram excluídos. Esses critérios apresentaram sensibilidade de 71%-95,3% e especificidade de 78,7%-99,7%. O objetivo do desenvolvimento dos critérios do ACR foi o de incluir grupos de pacientes mais homogêneos em estudos clínicos e epidemiológicos; não foram desenvolvidos para se diagnosticar vasculites na prática clínica.

Entretanto, os critérios do ACR não incluíram a poliangiíte microscópica e outras vasculites primárias, como a vasculite crioglobulinêmica, doença de Behçet, policondrite recidivante, vasculite primária do sistema nervoso central e a síndrome de Cogan. Também não incluíram informações detalhadas sobre investigações bioquímicas e alterações patológicas. Além disso, a avaliação por exames de imagem se baseou apenas na radiografia simples e na arteriografia e esses critérios foram desenvolvidos antes da utilização rotineira dos testes para detecção de ANCA, sendo que os diferentes tipos desses anticorpos podem auxiliar na diferenciação entre granulomatose com poliangiíte, poliangíte microscópica e granulomatose eosinofílica com poliangiíte.

Em 1994, na Conferência de Chapel Hill, foram formuladas a nomenclatura e as definições de dez vasculites, utilizando critérios clínicos e histológicos, sendo agrupadas de acordo com o tamanho do vaso acometido (Quadro 2).

Em 2000, com o objetivo de avaliar a nomenclatura de Chapel Hill como critérios de diagnóstico para as vasculites primárias, Sorensen et al. analisaram prospectivamente pacientes com vasculites e concluíram que essa classificação não permitia a diferenciação entre granulomatose de Wegener e poliangiíte microscópica, e propuseram critérios de diagnóstico para essas doenças.

QUADRO 2 Nomenclatura das vasculites segundo a Conferência de Chapel Hill, de 1994

A) Vasculites de grandes vasos:
- Arterite de células gigantes
- Arterite de Takayasu

B) Vasculites de médios vasos:
- Poliarterite nodosa
- Doença de Kawasaki

C) Vasculites de pequenos vasos:
- Granulomatose de Wegener
- Síndrome de Churg-Strauss
- Poliangiíte microscópica
- Púrpura de Henoch-Schönlein
- Vasculite crioglobulinêmica essencial
- Angiíte leucocitoclástica cutânea

Posteriormente, Lane et al. (2002) aplicaram os critérios de diagnóstico definidos por Sorensen et al. em uma coorte de pacientes com vasculites associadas ao ANCA e concluíram que os critérios propostos para granulomatose de Wegener eram limitados, devido ao fato de a eosinofilia periférica ou tecidual ser critério de exclusão, e os critérios para poliangiíte microscópica não foram úteis para identificar pacientes com essa entidade.

Em 2006, Watts et al. desenvolveram um algoritmo com a proposta de categorizar os pacientes com granulomatose de Wegener, poliangiíte microscópica, síndrome de Churg-Strauss e poliarterite nodosa, para estudos epidemiológicos. Esse algoritmo combinava os critérios de classificação propostos pelo ACR e as definições propostas pela Conferência de Chapel Hill, de 1994; e incluía os testes de pesquisa de ANCA, os achados de imagem e os critérios de Lanham para síndrome de Churg-Strauss. O algoritmo foi validado em um processo de três etapas e resultou em uma concordância de 91,5% entre os observadores.

Liu et al. utilizaram o algoritmo de Watts para reclassificar pacientes com vasculites associadas ao ANCA e com poliarterite nodosa e concluíram pela utilidade do mesmo na classificação de pacientes em uma única categoria, e o seu uso em estudos epidemiológicos.

QUADRO 3 Nomenclatura atualizada das vasculites segundo a Conferência de Chapel Hill, de 2012

A) Vasculites de grandes vasos:
- Arterite de Takayasu
- Arterite de células gigantes

B) Vasculites de médios vasos:
- Poliarterite nodosa
- Doença de Kawasaki

C) Vasculites de pequenos vasos:
- Vasculites associadas ao ANCA:
  - Poliangiíte microscópica
  - Granulomatose com poliangiíte
  - Granulomatose eosinofílica com poliangiíte
- Vasculites por imunocomplexos:
  - Doença antimembrana basal glomerular
  - Vasculite crioglobulinêmica
  - Vasculite por IgA
  - Vasculite urticariforme hipocomplementêmica

D) Vasculites de vasos variáveis:
- Doença de Behçet
- Síndrome de Cogan

E) Vasculites de órgão único:
- Angiíte leucocitoclástica cutânea
- Arterite cutânea
- Vasculite primária do sistema nervoso central
- Aortite isolada
- Outras

F) Vasculites associadas com doenças sistêmicas:
- Vasculite lúpica
- Vasculite reumatoide
- Vasculite sarcoide
- Outras

G) Vasculites associadas com etiologia provável:
- Vasculite crioglobulinêmica associada ao vírus da hepatite C
- Vasculite associada ao vírus da hepatite B
- Aortite associada à sífilis
- Vasculites por imunocomplexos associadas a drogas
- Vasculite associada ao ANCA induzida por drogas
- Vasculite associada ao câncer

Em 2012, a nomenclatura de Chapel Hill foi revisada, com objetivos de atualizar os nomes e as definições de vasculites e adicionar categorias de vasculites não incluídas previamente. A atualização das definições foi necessária devido à evolução do conhecimento sobre etiologia, patogênese, epidemiologia e das características clínicas dos diferentes subtipos de vasculites. Nesta revisão, foram substituídos os epônimos das seguintes vasculites: granulomatose de Wegener, púrpura de Henoch-Schönlein, síndrome de Churg-Strauss e doença de Goodpasture, por granulomatose com poliangiíte, vasculite por IgA, granulomatose eosinofílica com poliangiíte e doença do anticorpo antimembrana basal glomerular, respectivamente.

Uma notável diferença dessa atualização da nomenclatura de Chapel Hill inclui o teste negativo para ANCA na definição de poliarterite nodosa, auxiliando na distinção com poliangiíte microscópica. Outra diferença relevante foi a divisão das vasculites de pequenos vasos em dois subgrupos: um grupo com escassez de depósitos de imunoglobulinas e complemento na parede dos vasos (vasculites associadas ao ANCA); e um grupo com quantidade proeminente desses depósitos na parede do vaso (vasculites por imunocomplexos). Adicionalmente, a doença do anticorpo antimembrana basal glomerular e a vasculite urticariforme hipocomplementêmica foram incorporadas.

A nova nomenclatura também incorporou outras vasculites na categoria de vasculites de vasos variáveis, como doença de Behçet e síndrome de Cogan. Além disso, esforços foram feitos para a incorporação e o reconhecimento de vasculites de órgão único e vasculites secundárias, as quais foram incluídas sob as denominações "vasculites associadas a doenças sistêmicas" e "vasculites com etiologia provável". O Quadro 3 ilustra a nova nomenclatura de Chapel Hill.

Em 2022, foram publicados os critérios de classificação do ACR-EULAR para as vasculites sistêmicas: arterite de Takayasu, arterite de células gigantes, granulomatose com poliangiíte, poliangiíte microscópica e granulomatose eosinofílica com poliangiíte. O desenvolvimento de critérios de classificação atualizados foi necessário, pois os critérios do ACR de 1990 refletiam a prática clínica na década de 1980 e utilizaram metodologia ultrapassada em seu desenvolvimento. Por exemplo, os critérios do ACR de 1990 para vasculites de grandes vasos foram criados antes do advento de métodos de imagem não invasivos e os critérios de classificação para arterite de células gigantes se basearam apenas na biópsia de artéria temporal. Além disso, os critérios do ACR de 1990 para granulomatose de Wegener não levaram em consideração a pesquisa de ANCA ou avaliação de vias aéreas superiores e inferiores pela tomografia computadorizada.

De qualquer maneira, é importante esclarecer que os critérios de classificação foram desenvolvidos para a inclusão de pacientes em estudos e não se adequam para uso na prática clínica para o diagnóstico do paciente individual com vasculite sistêmica.

REFERÊNCIAS BIBLIOGRÁFICAS

1. Aguiar MF, Dantas JG, Bacchiega AB, Sachetto Z, Métricas nas vasculites sistêmicas. Rev Paul Reumatol. 2022;21(2):59-71.
2. Bacchiega ABS, Ochtrop MLG, Souza AWS. Systemic vasculitis. In: Anaya JM, Shoenfeld Y, Rojas-Villarraga A, Levy RA, Cervera R. Autoimmunity from bench to beside. Bogota: El Rosario University Press; 2013. p.621-42.
3. Cees G, Kallenberg M. The last classification of vasculitis. Clinic Rev Allerg Immunol. 2008;35:5-10.
4. Csernok E. The diagnostic and clinical utility of autoantibodies in systemic vasculitis. Antibodies (Basel). 2019;8(2):31.
5. Grayson PC, Ponte C, Suppiah R, Robson JC, Craven A, Judge A, et al.; DCVAS Study Group. 2022 American College of Rheumatology/European Alliance of Associations for Rheumatology Classification Criteria for Eosinophilic Granulomatosis with Polyangiitis. Ann Rheum Dis. 2022;81:309-14.
6. Grayson PC, Ponte C, Suppiah R, Robson JC, Gribbons KB, Judge A, et al; DCVAS Study Group. 2022 American College of Rheumatology/EULAR classification criteria for Takayasu arteritis. Ann Rheum Dis. 2022;81:1654-60.
7. Jennette JC, Falk RJ, Andrassy K, et al. Nomenclature of systemic vasculitides. Arthritis Rheum. 1994;37(2):187-92.
8. Jennette JC, Falk RJ, Bacon PS, et al. 2012 Revised International Chapel Hill Consensus Conference Nomenclature of Vasculitides. Arthritis Rheum. 2013;65(1):1-11.
9. Kitching AR, Anders HJ, Basu N, Brouwer E, Gordon J, Jayne DR, et al. ANCA-associated vasculitis. Nat Rev Dis Primers. 2020;6(1):71.
10. Lane SE, Watts RA, Barker THW, Scott DGI. Evaluation of the Sorensen diagnostic criteria in the classification of systemic vasculitis. Rheumatology. 2002;41(10):1138-41.
11. Lie JT. Nomenclature and classification of vasculitis: plus ça change, plus c'est la meme chose. Arthritis Rheum. 1994;37(2):181-6.
12. Liu LJ, Chen M, Yu F, et al. Evaluation of a new algorithm in classification of systemic vasculitis. Rheumatology. 2008;47:708-12.
13. Okazaki T, Shinagawa S, Mikage H. Vasculitis syndrome – diagnosis and therapy. J Gen Fam Med. 2017;18(2):72-8.
14. Ponte C, Grayson PC, Robson JC, Suppiah R, Gribbons KB, Judge A, et al.; DCVAS Study Group. 2022 American College of Rheumatology/EULAR classification criteria for giant cell arteritis. Ann Rheum Dis. 2022;81:1647-53.
15. Ralli M, Campo F, Angeletti D, Minni A, Artico M, Greco A, et al. Pathophysiology and therapy os systemic vasculitides. EXCLI J. 2020;19:817-54.
16. Robson JC, Grayson PC, Ponte C, Suppiah R, Craven A, Judge A, et al.; DCVAS Study Group. 2022 American College of Rheumatology/EULAR classification criteria for granulomatosis with polyangiitis. Arthritis Rheumatol. 2022;74:393-9.
17. Schäfer VS, Jin L, Schmidt WA. Imaging for diagnosis, monitoring, and outcome prediction of large vessel vasculitides. Curr Rheumatol Rep. 2020;22(11):76.
18. Sorensen SF, Slot O, Tvede N, Petersen J. A prospective study of vasculitis patients collected in a five year period: evaluation of the Chapel Hill nomenclature. Ann Rheum Dis. 2000;59:478-82.
19. Souza AWS, Sato EI. Vasculites sistêmicas. In: Sato EI, Colombo AL, Borges DR, Ramos LR, Ferreira LM, Guinsburg R. Atualização terapêutica: diagnóstico e tratamento. 26. ed. São Paulo: Artes Médicas; 2018. p. 1825-29.
20. Suppiah R, Robson JC, Grayson PC, Ponte C, Craven A, Khalid S et al; DCVAS Investigators. 2022 American College of Rheumatology/EULAR classification criteria for microscopic polyangiitis. Ann Rheum Dis. 2022;81:321-6.
21. Waller R, Ahmed A, Patel I, Luqmani R. Update on the classification of vasculitis. Best Pract Res Clin Rheumatol. 2013;27:3-17.
22. Watts R, Lane S, Hanslik T, et al. Development and validation of a consensus methodology for the classification of the ANCA-associated vasculitides and polyarteritis nodosa for epidemiological studies. Ann Rheum Dis. 2007;66:222-7.
23. Zeek PM. Periarteritis nodosa: a critical review. Am J Pathol. 1952;22:777-90.

62

Arterite de Takayasu

Gilda Aparecida Ferreira
Fabrícia Fonseca Simil

INTRODUÇÃO

A arterite de Takayasu (AT) é uma vasculite granulomatosa crônica, que afeta os grandes vasos, principalmente a aorta e seus ramos principais. A maioria dos pacientes apresenta evolução crônica da doença, caracterizada por períodos de recidiva e de remissão, que resultam em dano vascular permanente e grave, como estreitamento, oclusão, dilatações e aneurismas dos grandes vasos. A condição está associada com alta morbidade e mortalidade, de acordo com a extensão do acometimento vascular.

EPIDEMIOLOGIA

A AT acomete principalmente mulheres jovens, em uma proporção de 6-9 mulheres para 1 homem. Existe uma grande variação na taxa de incidência entre as populações, com relato de 1 a 2 casos/1 milhão de habitantes. Os casos são mais frequentes na Ásia e países do Leste Europeu. Em estudo nacional, realizado na cidade do Rio de Janeiro, a prevalência estimada foi de 16,9 casos de AT por milhão de habitantes.

O início da doença tem seu pico na 2ª e 3ª décadas de vida e raramente surge após os 40 anos de idade. O período entre o início dos primeiros sintomas até o diagnóstico varia de 2 a 36 meses, com média de 24 meses.

ETIOLOGIA

A causa é desconhecida. A maior frequência dessa condição em algumas populações sugere a participação de fatores genéticos de suscetibilidade à doença. Alguns estudos demonstram uma associação do antígeno leucocitário humano B52 (HLA-B52) com a doença.

PATOGENIA

Na AT, a inflamação das grandes artérias é causada por uma reação autoimune, mediada por células T direcionadas a componentes da parede do vaso, iniciando a partir da *vasa vasorum*. A alteração patológica inicial é uma inflamação granulomatosa na adventícia vascular, que invade a camada média, levando a dano, neovascularização e consequente substituição por processo fibroso. A inflamação arterial causa espessamento da parede vascular, que pode resultar em complicações como estenose arterial e oclusão com isquemia de tecidos supridos pela artéria acometida.

O infiltrado inflamatório é composto por linfócitos *natural killer*, *T helper*, T citotóxicos e linfócitos T-γ-Δ, que liberam proteases com atividade direcionada para componentes elásticos da camada arterial, principalmente as metaloproteinases 2, 9 e 12. Essas proteases, quando ativadas, contribuem para o enfraquecimento das paredes dos vasos, que, submetidos a altas pressões (aorta torácica, abdominal), evoluem com dilatação vascular e formação de aneurismas em um terço dos pacientes.

A estimulação de células mononucleares de pacientes com AT não apenas direciona a produção de citocinas Th1, como a IL-12 e IFN-γ, mas também a produção de IL-6 e IL-17A, sugerindo que tanto as células Th1 quanto Th17 desempenham importante papel na patogênese.

QUADRO CLÍNICO

A maioria dos pacientes apresenta sintomas sistêmicos e/ou vasculares. Os sintomas sistêmicos, como perda de peso, fadiga, mal-estar geral, sudorese noturna, febre, artralgia e mialgia, são inespecíficos e podem estar ausentes em 60% a 80% dos casos. Os sintomas vasculares são mais comuns e dependem do vaso acometido. A aorta é o vaso mais frequentemente acometido, seguida pelas subclávias, carótidas comuns e artérias renais. Dos pacientes, 10% a 20% estão assintomáticos no momento do diagnóstico, sendo este suspeitado por meio de alterações vasculares identificadas no exame clínico.

A manifestação clínica mais importante é a identificação de pulsos periféricos diminuídos ou ausentes, que podem estar associados a sintomas como claudicação intermitente e a diferenças de pressão arterial entre os membros.

A hipertensão arterial é uma complicação frequente, relacionada com acometimento de artérias renais ou da aorta abdominal. Os sopros nas artérias carótidas, subclávias e abdominais são outros sinais que auxiliam o diagnóstico clínico dessa condição.

Cerca de 50% dos pacientes apresentam manifestações neurológicas, como cefaleia, vertigem, distúrbios visuais, convulsões e acidentes vasculares cerebrais.

A insuficiência aórtica, que resulta da dilatação da aorta ascendente e espessamento valvar, se manifesta em 30% dos pacientes. O envolvimento das artérias pulmonares é bem descrito, com ampla variação da frequência (entre 14% e 56% dos casos). Geralmente o quadro é assintomático, sendo a hipertensão arterial pulmonar grave e a hemoptise maciça complicações extremamente raras. O comprometimento das artérias coronárias é descrito em 10% dos pacientes e frequentemente evolui com lesões do óstio coronariano.

Os sintomas relacionados com carotidínia e membros, dor torácica e angina mesentérica devem ser rotineiramente investigados.

As complicações graves provocadas pelo acometimento vascular, como perda visual, insuficiência renal, hipertensão arterial de difícil controle, acidente vascular cerebral e insuficiência cardíaca congestiva são responsáveis pela morbimortalidade dos pacientes.

A AT possui um padrão de evolução caracterizado por períodos de recidivas e de remissão, e o desenvolvimento de novas lesões, em novos territórios vasculares, é indicativo de atividade da doença. O conceito de remissão não é claro, e na prática é difícil determinar se de fato a doença está inativa. Pacientes classificados como inativos podem apresentar anormalidades em angiografias seriadas e alterações histológicas sugestivas de vasculite ativa, identificadas em artérias de pacientes submetidos à revascularização, mesmo com tratamento imunossupressor. A ampla maioria dos pacientes apresenta evolução recidivante.

EXAMES COMPLEMENTARES

Até o momento, não existe nenhum exame laboratorial específico para o diagnóstico e acompanhamento de atividade da doença.

Os exames laboratoriais podem demonstrar alterações compatíveis com inflamação sistêmica, como anemia normocítica e normocrômica, leucocitose e trombocitose. A velocidade de hemossedimentação e a proteína C-reativa estão indicadas para acompanhamento da atividade de doença, embora sejam pouco específicas e pouco sensíveis.

Diferentes métodos de imagem têm sido utilizados para auxiliar o diagnóstico e a avaliação de atividade de doença. A arteriografia já foi considerada o padrão-ouro para o diagnóstico e acompanhamento dos pacientes, antes do advento dos métodos de imagem não invasivos. A arteriografia detecta apenas alterações crônicas do lúmen do vaso, como estenoses e/ou aneurismas, não avaliando o processo inflamatório precoce que atinge a parede do vaso. Portanto, além de ser um método invasivo, expõe o paciente a altos níveis de radiação e ao risco de complicações, como o tromboembolismo.

A angiorressonância pode ser utilizada para avaliação de edema e espessamento na parede dos vasos. O exame é útil também para o acompanhamento da progressão das lesões vasculares, como o desenvolvimento de estenose em vasos previamente livres de lesões. Limitações desse exame incluem a baixa resolução para ramos arteriais menores e o fato de superestimar lesões estenóticas.

A angiotomografia consegue avaliar a anatomia do vaso, o espessamento de sua parede, a atividade por meio do duplo halo (anel interno de baixa captação correspondendo a edema da camada íntima e anel externo de alta captação correspondendo a inflamação da média e adventícia), possibilitando o acompanhamento nos vários estágios da doença. No entanto, a necessidade de contraste iodado e a exposição à radiação ionizante podem dificultar a realização desse método de forma seriada.

A ultrassonografia (US) modo B com Doppler colorido é um método diagnóstico sensível, não invasivo e de custo acessível. Na doença em atividade, o exame pode identificar, na escala de cinza, aumento do diâmetro do vaso e espessamento parietal, contribuindo para o seguimento dos pacientes. A grande desvantagem desse método é a limitação para avaliar vasos profundos e intratorácicos.

A tomografia por emissão de pósitrons, com fluordeoxiglicose-18F, associada ou não à tomografia computadorizada (^{18}FDG-PET/TC), tem sido utilizada em pacientes com vasculites de grandes vasos, em razão de sua capacidade de detectar atividade metabólica celular (Figuras 1 e 2). Além de ser um método pouco invasivo, o exame é capaz de fornecer imagens do corpo inteiro, com visão global da captação dos grandes vasos. No entanto, é um método de imagem de alto custo, e os resultados para auxílio na definição de atividade de doença não estão estabelecidos.

Em 2018, o *European League Against Rheumatism* (EULAR) desenvolveu recomendações baseadas em evidências para o uso das modalidades de imagem nas vasculites de grandes vasos. De acordo com as recomendações, a angiorressonância deve ser o exame de imagem de escolha em pacientes com suspeita de AT. A angiotomografia, a 18FDG-PET/TC e o US Doppler podem ser usados como modalidades alternativas de exames de imagem nesses pacientes. Entretanto, os autores discutem que os exames de imagem devem ser indicados de acordo com a disponibilidade e experiência com a técnica de cada centro.

DIAGNÓSTICO DIFERENCIAL

O diagnóstico diferencial da AT com aterosclerose frequentemente representa um desafio, mas a faixa etária mais avançada, a presença de fatores de risco e a ausência de sintomas sistêmicos e laboratoriais inflamatórios auxiliam na definição do quadro.

Merece grande destaque o diagnóstico diferencial com a aortite sifilítica, considerando-se a grande frequência de sífilis na população em geral.

Condições sistêmicas que acometem os grandes vasos, como a doença relacionada à IgG4, doença de Kawasaki, lúpus eritematoso sistêmico, doença de Behçet e doença de Cogan, também devem ser incluídas.

Outros importantes diagnósticos diferenciais são: displasia fibromuscular, coarctação

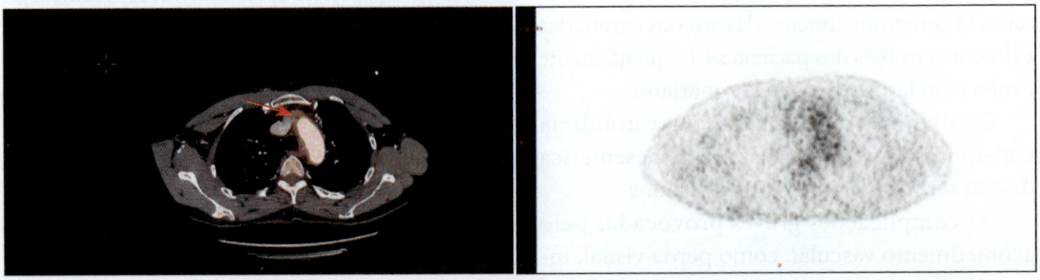

FIGURA 1 Tomografia por emissão de pósitrons, com 18FDG-PET/TC com captação em parede da aorta torácica.

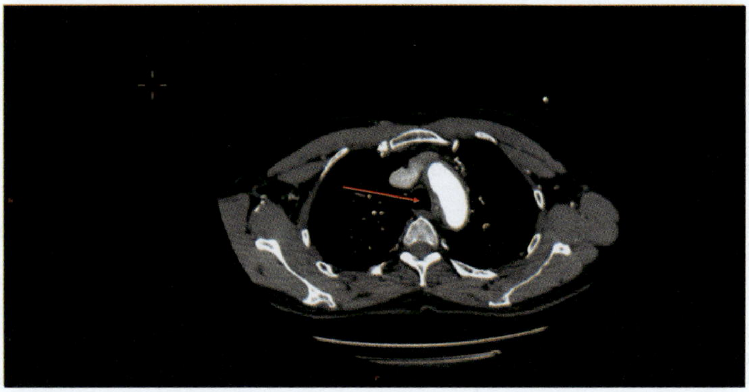

FIGURA 2 Exame de angiotomografia com espessamento da parede do mesmo vaso.

da aorta, aortite isolada, síndrome de Marfan, síndrome de Loeys-Dietz e síndrome de Ehlers Danlos vascular.

DIAGNÓSTICO

O diagnóstico baseia-se no quadro clínico sugestivo e na presença de lesões na aorta e em seus ramos, como hipertrofia concêntrica da parede arterial, estenose, oclusão, dilatação ou aneurisma, excluindo-se outras causas de acometimento vascular.

De acordo com os critérios angiográficos, existem seis formas de acometimento vascular na arterite de Takayasu:

- Tipo I: com acometimento primário dos ramos do arco aórtico.
- Tipo II: aorta ascendente, arco aórtico e seus ramos.

QUADRO 1 Critérios de classificação do ACR/EULAR de 2022 para arterite de Takayasu

Considerações para aplicar esses critérios ▪ Esses critérios de classificação devem ser aplicados para classificar o paciente com arterite de Takayasu quando o diagnóstico de vasculite de grandes ou médios vasos já estiver estabelecido	
Critérios absolutos requeridos ▪ Idade ≤ 60 anos ao diagnóstico ▪ Evidência de vasculite em método de imagem[1]	
Critérios clínicos adicionais	**Pontuação**
Sexo feminino	+1
Angina ou dor torácica típica	+2
Claudicação de membros superiores ou inferiores	+2
Sopro em topografia vascular[2]	+2
Redução de pulso em membros superiores[3]	+2
Anormalidades em artérias carótidas[4]	+2
Diferença de PA sistólica em membros superiores ≥ 20 mmHg	+1
Critérios dos exames de imagem e biópsia	
Número de territórios arteriais acometidos[5]	
Um território arterial	+1
Dois territórios arteriais	+2

(continua)

QUADRO 1 Critérios de classificação do ACR/EULAR de 2022 para arterite de Takayasu *(continuação)*

Três ou mais territórios arteriais	+3
Envolvimento simétrico de artérias[6]	+1
Envolvimento da aorta abdominal com comprometimento da artéria renal ou mesentérica[7]	+3

1. Evidências de vasculite na artéria aorta e seus ramos devem ser confirmados por exames de imagem (angiotomografia, angiorressonância, PET, US Doppler).
2. Sopro detectado em ausculta de grande artéria como a aorta, carótida, subclávia, axilar, braquial, renal ou ileofemoral).
3. Redução ou ausência de pulso ao exame físico das artérias axilar, braquial ou radial.
4. Redução ou ausência de pulso ou dor em artérias carótidas.
5. Número de territórios arteriais com alterações luminais (estenose, oclusão ou aneurisma) identificados em angiografia ou US Doppler de nove territórios arteriais: aorta torácica, aorta abdominal, mesentérica, carótidas, subclávias, artérias renais direita e esquerda.
6. Lesão arterial bilateral (estenose, oclusão ou aneurisma) detectada por angiografia ou US nos seguintes territórios vasculares: artérias carótidas, subclávias ou renais.
7. Alteração de lúmen (estenose, oclusão ou aneurisma) detectada por angiografia ou US envolvendo a aorta abdominal, renal ou mesentéricas.

PA: pressão arterial; PET: tomografia por emissão de pósitrons; US: ultrassonografia.

- Tipo IIb: aorta ascendente, arco aórtico e seus ramos e aorta torácica descendente.
- Tipo III: aorta descendente, aorta abdominal ou artéria renal.
- Tipo IV: apenas a aorta abdominal ou artéria renal.
- Tipo V: combinação de IIb e IV (Figura 3).

Recentemente, novos critérios de classificação do Colégio Americano de Reumatologia (ACR) e da EULAR para AT foram desenvolvidos em substituição aos critérios do ACR de 1990 (Quadro 1). Esses critérios apresentam sensibilidade de 93,8% e especificidade de 99,2%. É necessário ter pontuação ≥ 5 para a classificação de AT.

O acompanhamento da atividade da doença representa um grande desafio, pois as alterações inflamatórias nos vasos se associam com critérios clínicos e laboratoriais em somente 50% dos casos. Quarenta e cinco por cento dos pacientes classificados como inativos apresentam alterações histológicas de inflamação arterial ativa.

O *National Institute of Health* (NIH) propôs critérios clínicos associados a exame de imagem para o acompanhamento de atividade em pacientes com AT (Quadro 2).

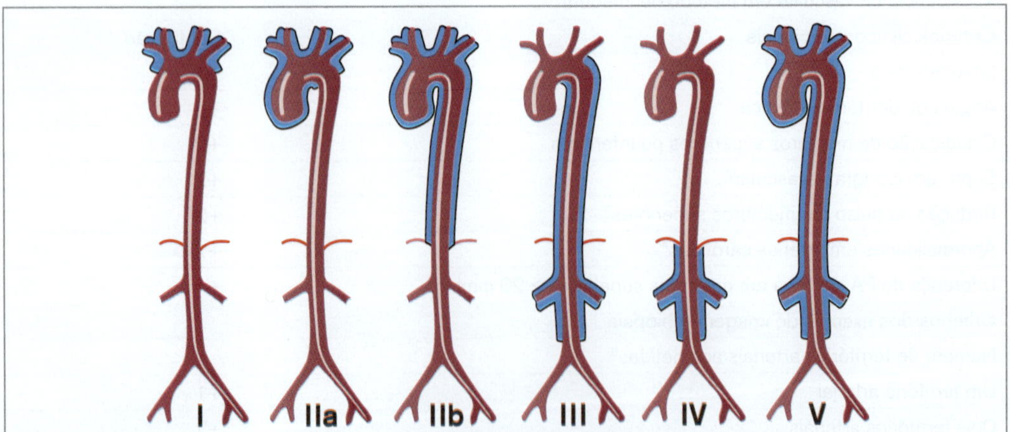

FIGURA 3 Formas de acometimento vascular na arterite de Takayasu.
Adaptada de Nastri et al., 2004.

QUADRO 2 Critérios do *National Institute of Health* (NIH) para avaliação de atividade de doença na arterite de Takayasu

- Queixas sistêmicas, incluindo febre, e queixas musculoesqueléticas (na ausência de outras causas identificadas)
- Elevação da velocidade de hemossedimentação
- Manifestações de isquemia ou inflamação vascular (claudicação, diminuição ou ausência de pulso, sopro, dor na topografia de grandes vasos, como a carotidínia, ou assimetria de pressão arterial nos membros superiores, nos membros inferiores ou em ambos)
- Novas alterações arteriográficas

Em 2018, o grupo EULAR propôs novas definições baseadas em consenso para os estados de atividade da doença na AT (Quadro 3).

TRATAMENTO

Atualmente existem duas grandes recomendações para o tratamento dos pacientes com AT: do grupo EULAR (2018) e do ACR (2021).

Nas recomendações EULAR, os glicocorticoides permanecem como terapia de primeira linha nos pacientes com doença em atividade. Recomenda-se o tratamento de indução de remissão com prednisona na dose de 40-60 mg/dia. A dose de prednisona deve ser reduzida gradualmente, considerando a meta de 15 a 20 mg/dia no período de 2 a 3 meses e dose ≤ 10 mg/dia após 1 ano.

Com base na alta frequência de recidivas, agentes modificadores da doença não biológicos devem ser administrados em combinação com glicocorticoides, precocemente, em todos os pacientes com AT, apesar do baixo nível de evidência. Merecem destaque o metotrexato, a azatioprina, o micofenolato de mofetila, a leflunomida e a ciclofosfamida.

Nos pacientes com recidiva ou com doença refratária apesar do tratamento convencional, o tratamento com inibidor de IL-6 ou inibidores de TNF deve ser considerado.

Nos casos de recidiva maior recomenda-se a reintrodução ou aumento da dose do glicocorti-

QUADRO 3 Definições para estados de atividade da doença nas vasculites de grandes vasos de acordo com as recomendações EULAR (2018)

Atividade de doença
1. Presença de sintomas ou sinais típicos de atividade de doença: ▪ Sintomas constitucionais (perda de peso, febre, fadiga, sudorese noturna) ▪ Claudicação de membros ▪ Mialgia, artralgia, artrite ▪ Dor abdominal intensa ▪ AVC, convulsão, síncope, tonteira ▪ Paresia de extremidades ▪ Infarto agudo do miocárdio, angina ▪ Hipertensão (> 140/90 mmHg) ▪ Assimetria de pulsos ▪ Sopros ▪ Carotidínia
2. Pelo menos uma das seguintes alterações: ▪ Sinais de atividade em exame de imagem ou biópsia ▪ Complicações isquêmicas atribuídas ao quadro de vasculite ▪ Marcadores inflamatórios persistentemente elevados (após exclusão de outras causas)
Recidiva maior
Recorrência da atividade de doença com uma das seguintes manifestações: ▪ Sinais de isquemia grave (claudicação de mandíbula, sintomas visuais, acidente vascular cerebral, claudicação de membros) ▪ Evidência de inflamação vascular, que resulte em dilatação, estenose ou dissecção da aorta ou grandes vasos
Recidiva menor
▪ Recorrência de atividade da doença, não preenchendo os critérios para recidiva maior

AVC: acidente vascular cerebral; EULAR: *European League Against Rheumatism*.

coide, conforme recomendado para o início da doença. Para recidivas menores, recomenda-se aumento na dose de glicocorticoide semelhante à última dose efetiva.

O fluxograma das recomendações atuais do CAR (2021) para o tratamento da AT foi descrito na Figura 4.

O tratamento com antiagregante plaquetário não deve ser rotineiramente indicado para as vasculites de grandes vasos, com exceção de situações como complicações isquêmicas vasculares ou alto risco cardiovascular.

O monitoramento da doença deve ser realizado com avaliações clínica e laboratorial periódicos. Naqueles assintomáticos, mas com alterações em provas inflamatórias, pode-se acompanhar mais rigorosamente, sem necessidade de alterar o tratamento. Nesse caso, exame de imagem pode ser necessário de acordo com a indicação médica. A periodicidade de solicitação dos exames de imagem não invasivos (angioRM, angioTC, PET e US Doppler) não está bem estabelecida, variando de 3-6 meses ou mais. Caso o paciente se mantenha clínica e laboratorialmente estável, porém com novas lesões vasculares vistas aos exames de imagem, mudança no esquema de tratamento é recomendada.

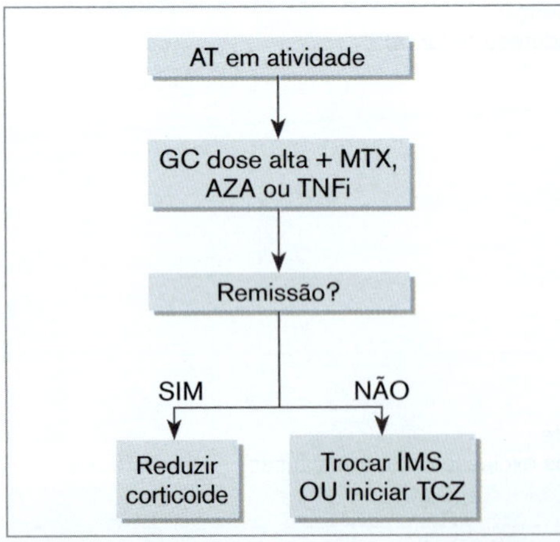

FIGURA 4 Fluxograma das recomendações baseadas em evidências para o tratamento da arterite de Takayasu (AT) do Colégio Americano de Reumatologia (2021).

AZA: azatioprina; GC: glicocorticoides; IMS: imunossupressores; MTX: metotrexato; TCZ: tolicizumabe; TNFi: inibidores do fator necrose tumoral alfa.

PROGNÓSTICO

Dos pacientes com arterite de Takayasu, 74% têm comprometimento de suas atividades de vida diária e 23% ficam desempregados em razão da doença.

A taxa de sobrevida, em 10 anos, varia entre 80% e 90%. As principais causas de morte são insuficiência cardíaca congestiva e acidente vascular cerebral.

O melhor conhecimento da etiopatogênese resultou no estudo de novos alvos terapêuticos, com grandes possibilidades de novos tratamentos e melhora do prognóstico desses pacientes.

REFERÊNCIAS BIBLIOGRÁFICAS

1. Arend WP, Michel BA, Bloch DA, Hunder GG, Calabrese LH, Edworthy SM, et al. The American College of Rheumatology 1990 criteria for the classification of Takayasu arteritis. Arthritis Rheum. 1990;33:1129-34.
2. Arnaud L, Haroche J, Mathian A, Gorochov G, Amoura Z. Pathogenesis of Takayasu's arteritis: a 2011 update. Autoimmun Rev. 2011;11:61-7.
3. Arnaud LHJ, Haroche J, Malek Z, Archambaud F, Gambotti L, Grimon G, et al. Is (18)F-fluorodeoxyglucose positron emission tomography scanning a reliable way to assess disease activity in Takayasu arteritis? Arthritis Rheum. 2009;60:1193-200.
4. Dejaco C, Ramiro S, Duftner C, Besson FL, Bley TA, Blockmans D, et al. EULAR recommendations for the use of imaging in large vessel vasculitis in clinical practice. Ann Rheum Dis. 2018;77:636-43.
5. Dos Santos JP, Artigiani Neto R, Mangueira CLP, Filippi RZ, Gutierrez PS, Westra J, et al. Associations between clinical features and therapy with macrophage subpopulations and T cells in inflammatory lesions in the aorta from patients with Takayasu arteritis. Clin Exp Immunol. 2020;202(3):384-93.
6. Grayson PC, Ponte C, Suppiah R, Robson JC, Gribbons KB, Judge A, et al. 2022 American College of Rheumatology/EULAR classification criteria for Takayasu arteritis. Ann Rheum Dis. 2022;81(12):1654-60.
7. Hellmich B, Agueda A, Monti S, Buttgereit F, de Boysson H, Brouwer E, et al. 2018 Update of the EULAR recommendations for the management of large vessel vasculitis. Ann Rheum Dis. 2020;79:19-30.
8. Lupi-Herrera E, Sanchez-Torres G, Marcushamer J, Mispireta J, Horwitz S, Vela JE. Takayasu's arteritis: clinical study of 107 cases. Am Heart J. 1977;93:94-103.

9. Maz M, Chung SA, Abril A, Langford CA, Gorelik M, Guyatt G, et al. 2021 American College of Rheumatology/Vasculitis Foundation Guideline for the Management of Giant Cell Arteritis and Takayasu Arteritis. Arthritis Care Res (Hoboken). 2021;73(8):1071-87.
10. Mekinian A, Comarmond C, Resche-Rigon M, Mirault T, Kahn JE, Lambert M, et al. Efficacy of biological-targeted treatments in Takayasu arteritis: multicenter, retrospective study of 49 patients. Circulation. 2015;132:1693-700.
11. Mirault T, Guillet H, Messas E. Immune response in Takayasu arteritis. Presse Med. 2017;46:e189-e96.
12. Moriwaki R, Noda M, Yajima M, Sharma BK, Numano F. Clinical manifestations of Takayasu arteritis in India and Japan new classification of angiographic findings. Angiology. 1997;48:369-79.
13. Mukhtyar C, Guillevin L, Cid MC, Dasgupta B, de Groot K, Gross W, et al. EULAR recommendations for the management of large vessel vasculitis. Ann Rheum Dis. 2009;68:318-23.
14. Nastri MV, Baptista LP, Baroni LH, Blasbalg R, de Avila LF, Leite CC, et al. Gadolinium-enhanced three-dimensional MR angiography of Takayasu arteritis. Radiographics. 2004;24:773-86.
15. Pipitone N, Versari A, Salvarani C. Role of imaging studies in the diagnosis and follow-up of large-vessel vasculitis: an update. Rheumatology (Oxford). 2008;47:403-8.
16. Richards BL, March L, Gabriel SE. Epidemiology of large-vessel vasculidities. Best Pract Res Clin Rheumatol. 2010;24:871-83.
17. Rutter M, Bowley J, Lanyon PC, Grainge MJ, Pearce FA. A systematic review and meta-analysis of the incidence rate of Takayasu arteritis. Rheumatology (Oxford). 2021;60(11):4982-90.
18. Souza AWS, Carvalho JF. Diagnostic and classification criteria of Takayasu arteritis. J Autoimmun. 2014;48-49:79-83.
19. Vieira M, Ochtrop M, Sztajnbok F, Souto C, Fernando Verztman J, Bica B, et al. Prevalence of Takayasu's arteritis in Rio de Janeiro (PREVTAKRIO): a population-based study. Annais do SBR. 2021.
20. Zaldivar Villon MLF, de la Rocha JAL, Espinoza LR. Takayasu arteritis: Recent developments. Curr Rheumatol Rep. 2019 Jul 18;21(9):45.

63

Arterite de células gigantes

Alexandre Wagner Silva de Souza
Jozelia Rêgo

CONCEITO

A arterite de células gigantes (ACG) é uma vasculite granulomatosa, de médios e grandes vasos, que afeta os ramos primários da aorta, com predileção pelas artérias vertebral e subclávia/axilares, e os ramos extracranianos das artérias carótidas, incluindo a artéria temporal superficial. A aorta e outras artérias, de grande e médio tamanho, também podem ser acometidas.

É considerada a vasculite sistêmica mais comum no indivíduo acima dos 50 anos de idade.

EPIDEMIOLOGIA

A ACG é mais frequentemente descrita no Norte da Europa do que no Mediterrâneo. É rara entre os afro-americanos, americanos nativos e asiáticos.

Ocorre em indivíduos acima dos 50 anos, e a incidência aumenta com a idade, atingindo o pico na oitava década de vida, quando se observa um aumento de 40 vezes no risco de doença, quando comparado a indivíduos com idade entre 50 e 59 anos. As mulheres são mais acometidas que os homens, em uma proporção de 3:1.

ETIOLOGIA E PATOGÊNESE

A causa da doença é desconhecida.

Numerosos estudos têm relatado a importância de um componente genético, com vários polimorfismos ligados à maior ocorrência da doença.

Também relevante é a associação da doença com o HLA, destacando o papel essencial da imunidade adaptativa na patogênese desta vasculite. Alelos de HLA-DRB1*04, particularmente *HLA-DRB1*0401*, *DRB1*0404* ou *DRB1*0408*, estão expressos em 60% dos pacientes. Esses alelos parecem ser responsáveis pela seleção dos peptídeos envolvidos na patogênese da doença e apresentados às células T $CD4^+$.

Em adição aos fatores genéticos, fatores ambientais também são descritos. Estudos têm demonstrado a relação entre a predisposição genética e os fatores ambientais, via epigenética, a qual é definida como uma mudança na expressão gênica, sem alteração da sequência de DNA subjacente, por metilação desse DNA, modificação de histonas e microRNAs. Diferenças nos níveis de metilação do DNA de alguns genes têm sido relatadas nas artérias temporais de pacientes com ACG, com hipometilação identificada em vários genes. A hipometilação desses genes correlaciona-se com a ativação de linfócitos T e sua polarização para respostas Th1 e Th17, predominantes na doença.

Vários estudos têm investigado o papel de um grande número de vírus e/ou bactérias na patogênese da ACG. Há descrições da associação com citomegalovírus, eritrovírus B19, herpes simples, parainfluenza humana 1, *Chlamydia pneumoniae* e, recentemente, com o vírus *Varicella zoster*. Entretanto, os resultados desses estudos não são confirmados por grandes coortes, gerando dúvidas sobre a implicação desses patógenos na doença.

Embora seja sugerido que um agente infeccioso possa ativar células dendríticas, fisiologicamente localizadas na camada adventícia das artérias, o fator gatilho não está claramente identificado. Dados recentes reforçam a hipótese de que outros fatores, como carga genética, modificações epigenéticas e desregulação da resposta imune normal, estão implicados na indução e manutenção da inflamação vascular.

A idade é o principal fator etiológico na ACG. O nível da enzima DNA metiltransferase 1, responsável pela manutenção da metilação do DNA, declina com a idade, nas células T, ocasionando metilações aberrantes, que podem levar à transformação maligna ou autoimunidade. Além disso, com o envelhecimento, observam-se modificações das células da resposta imune e do remodelamento vascular, como células dendríticas, células T, células endoteliais e células vasculares.

O envelhecimento altera a regulação do sistema imune, também por ação sobre as células T reguladoras $CD8^+$, levando à produção de citocinas pró-inflamatórias (IL-1 beta, Il-6, e TNF-alfa) pelas células senescentes.

O envelhecimento também está associado com degeneração da camada média vascular, deposição de cálcio, espessamento da parede vascular, fraturas das fibras elásticas e modificação bioquímica da matriz proteica. Tais modificações, combinadas com o estado pró-inflamatório, podem engatilhar uma resposta imune contra autoantígenos arteriais e levar à arterite.

QUADRO CLÍNICO

Clinicamente, são descritos três fenótipos: **craniano**, caracterizado pelos sintomas de cefaleia, anormalidades da artéria temporal e distúrbios visuais; **grandes vasos**, caracterizado pelos sintomas de claudicação de membros e aortite, decorrentes da formação de aneurismas ou estenoses arteriais; e o **misto**, caracterizado por manifestações de ambos os fenótipos anteriores, encontrado na maioria dos casos.

A cefaleia é o sintoma mais comum, entretanto, somente uma parcela dos pacientes a relatam como o sintoma inicial. Pode apresentar início agudo ou subagudo e pode estar associada com aumento da sensibilidade do couro cabeludo.

A dor pode se localizar também na mandíbula ou na língua, em adição à dor torácica e odinofagia, presentes nos casos de aortite. A presença de claudicação da mandíbula (dor mandibular que aparece somente após mastigação vigorosa e/ou repetitiva) aumenta a probabilidade de um resultado positivo da biópsia da artéria temporal.

Neuropatia óptica isquêmica anterior (NOIA) é observada em 15% dos casos, ocasionando risco aumentado de cegueira permanente. Em alguns casos, é a manifestação inicial da doença. Resulta de vasculite das artérias ciliares posteriores, ramos da artéria oftálmica, a qual supre o nervo óptico e a coroide.

Geralmente, a perda visual é indolor e súbita. Pode ser parcial ou completa, uni ou bilateral. Raramente, é reversível.

Nos últimos anos, o risco de complicações visuais tem diminuído, devido ao reconhecimento precoce da doença e rápido início da terapêutica.

Sintomas visuais premonitórios, como visão embaçada, amaurose fugaz, alucinações visuais ou diplopia são descritos em 50% dos pacientes com perda visual irreversível. A amaurose fugaz deve ser considerada como uma emergência médica. A diplopia ocorre em 5% dos casos, e a sua presença aumenta a probabilidade de uma biópsia positiva.

A ausência desses sinais, entretanto, não exclui a ocorrência de complicações visuais. Pacientes com perda visual podem apresentar sintomas visuais transitórios e cefaleia, em menor frequência, do que os pacientes sem complicações visuais. Esses pacientes, geralmente, são mais velhos, do sexo masculino, apresentam hipertensão arterial e biópsia positiva da artéria temporal.

Se não tratados, os pacientes com perda visual unilateral apresentam um risco de 50% de cegueira do outro olho, geralmente após alguns dias.

Outras causas menos comuns de perda visual incluem a oclusão da artéria central da retina, neuropatia óptica isquêmica posterior e cegueira cortical.

As manifestações neurológicas são incomuns, e tanto o sistema nervoso central (SNC) quanto o sistema nervoso periférico (SNP) podem ser envolvidos. Os fenômenos neurológicos incluem ataques isquêmicos transitórios, acidentes vasculares encefálicos isquêmicos, demências, mononeuropatias e polineuropatias. Acidente vascular encefálico é observado em 3% a 7% dos pacientes, geralmente próximo ao diagnóstico da ACG, sendo decorrente do acometimento do sistema vértebro-basilar por arterite.

Os sintomas neuropsiquiátricos são observados em 3% dos casos e incluem demência, distúrbios do humor e sintomas psicóticos.

Mononeuropatias periféricas, incluindo mononeurite múltipla, e polineuropatias ocorrem em 7% dos casos. O nervo periférico mais comumente envolvido é o nervo mediano. Observa-se também predileção pelas raízes de C5 e C6.

Manifestações vestíbulo-auditivas são comuns. Os sintomas são perda auditiva, uni ou bilateral, vertigem e zumbido. O início é, usualmente, insidioso.

Sintomas constitucionais, como febre, fadiga e perda de peso, podem ser observados em 40% dos pacientes. A febre é tipicamente de baixo grau, com a temperatura raramente excedendo 39°C.

A manifestação clínica extracraniana mais comum é a **polimialgia reumática** (PMR), observada em 45 a 61% dos pacientes no momento do diagnóstico. A PMR é o sintoma mais frequente da recaída da doença. Os sintomas são, geralmente subagudos, com menos de duas semanas, e incluem dor e rigidez matinal dos ombros, cintura pélvica, pescoço e tronco, com duração de até 30 minutos. O envolvimento de artérias de grande calibre é uma manifestação extracraniana da ACG que pode ser silenciosa, ou seja, detectada em exames de imagem, ou pode manifestar-se com sintomas do tipo claudicação de membros. Aortite, aneurismas de aorta torácica ou abdominal e estenose de ramos principais da aorta são expressões do envolvimento de grandes artérias na ACG.

DIAGNÓSTICO

O diagnóstico da ACG é confirmado pelo exame histopatológico das artérias temporais superficiais, em paciente com quadro clínico compatível e com evidência laboratorial de reagentes da fase aguda da inflamação.

O padrão-ouro para confirmação da doença é a biópsia da artéria temporal, a qual mostra vasculite com infiltrado de células mononucleares, com células gigantes multinucleadas em até metade dos casos. Um fragmento de artéria maior do que 5 mm está associado com maior chance diagnóstica, sendo o tamanho ideal de 20 mm. Realização da biópsia em ambas as artérias temporais aumenta pouco a chance de diagnóstico da doença. Em 10% a 30% dos pacientes, a biópsia da artéria temporal é normal.

Uma grande variedade de biomarcadores moleculares para ACG tem sido relatada na literatura. Dentre esses biomarcadores, citam-se proteínas de fase aguda, citocinas, quimiocinas, enzimas e outras proteínas.

As proteínas de fase aguda incluem a VHS, a proteína C-reativa (PCR) e o amiloide A. Enquanto a VHS constitui um critério de classificação para a doença, outras proteínas de fase aguda podem auxiliar na distinção entre os pacientes. Em particular, observam-se níveis significativamente elevados de PCR, proteína amiloide A sérica, fibrinogênio e haptoglobina nos pacientes em fases de recidiva da doença. Além disso, a dosagem da proteína amiloide A é mais sensível do que a PCR para determinação de atividade da doença (97% x 61%, respectivamente), e mais específica do que a VHS para determinação de doença inativa (86% x 77%).

Níveis elevados de IL-1, IFN-gama, BAFF, ICAM-1 e metaloproteinase 9 são descritos na ACG. Outras proteínas produzidas por células endoteliais, como fator de von Willebrand, endotelina 1 e pentraxina 3, também apresentam alterações de suas concentrações nos pacientes com ACG.

No hemograma, pode-se encontrar anemia e trombocitose na apresentação inicial do quadro. Quando presente, trombocitose com contagem de plaquetas acima de 400 x 10^3/μL aumenta a probabilidade de ACG.

Exames de imagem, como a ultrasonografia (USG) com Doppler, tomografia computadorizada, angio-TC, ressonância magnética, angiorressonância ou PET (tomografia por emissão de pósitrons) são alternativas à biópsia da artéria temporal na confirmação do diagnóstico de ACG.

A US com Doppler pode visualizar inflamação da artéria temporal e de grandes vasos, como artérias carótidas, subclávias e axilares. Os achados típicos são o sinal do halo, caracterizado por um anel hipoecoico, no lúmen arterial, refletindo o edema induzido pela inflamação da parede arterial, e o sinal da compressão, caracterizado pelo não desaparecimento do sinal do halo à compressão da artéria temporal pelo transdutor. Edema e espessamento da parede de artérias cranianas e da aorta e seus ramos principais podem ser visualizados na angiorressonância, especialmente pela técnica de alta resolução de Vessel *Wall Imaging*.

A angio-TC pode demonstrar aortite, estenose vascular, dilatação e aneurismas de aorta. No PET, observa-se aumento da atividade metabólica vascular com a captação de fluordeoxiglicose (FDG), que pode indicar aortite ou arterite de outros vasos, principalmente das artérias axilares.

Para a inclusão de pacientes com ACG em estudos científicos, e com base nos avanços da prática clínica atual, novos critérios de classificação do Colégio Americano de Reumatologia (ACR) e da Aliança Europeia de Associações para a Reumatologia (EULAR) para ACG foram desenvolvidos e publicados em 2022, em substituição aos critérios do ACR de 1990 (Quadro 1).

TRATAMENTO

Os glicocorticoides são considerados como medicamentos padrão-ouro para o tratamento.

Nos casos de doença não complicada, ou seja, sem envolvimento oftálmico e sem arterite da aorta ou de seus ramos, a dose inicial de prednisona ou equivalente deve ser de 40-60 mg/dia. Essa dose deve ser mantida até melhora da sintomatologia clínica e dos marcadores de atividade inflamatória. Em remissão clínica e se o paciente não utiliza poupador de glicocorticoide, a dose diária deve ser reduzida em 10 mg, a cada

QUADRO 1 Critérios de Classificação do ACR/EULAR de 2022 para arterite de células gigantes (ACG)

Considerações para aplicar esses critérios ▪ Esses critérios de classificação devem ser aplicados para classificar o paciente com arterite de células gigantes quando o diagnóstico de vasculite de grandes vasos já estiver estabelecido.	
Critério absoluto requerido	
Idade ≥ 50 anos ao diagnóstico	
Critérios clínicos adicionais	**Pontuação**
Rigidez matinal em ombros e região cervical	+2
Perda visual súbita	+3
Claudicação da mandíbula ou da língua	+2
Nova cefaleia temporal	+2
Dor à palpação de couro cabeludo	+2
Alterações da artéria temporal superficial ao exame	+2
Critérios laboratoriais, de imagem e biópsia	
Resultado máximo da VHS ≥ 50 mm/hora ou PCR ≥ 10 mg/L	+2
Biópsia temporal positiva ou sinal do halo no ultrassom de artéria temporal	+5
Envolvimento de artéria axilar bilateralmente	+2
Atividade de FDG-PET por toda a aorta	+2

Adaptado de Ponte C, et al. Arthritis Rheumatol. 2022;74:1881-9. Pontuação ≥ 6 é necessária para se classificar o paciente com ACG. FDG-PET: fluorodesoxiglicose-tomografia por emissão de pósitrons; PCR: proteína C-reativa; VHS: velocidade de hemossedimentação.

duas semanas, até 20 mg/dia; em seguida, reduzir a dose diária em 2,5 mg, a cada duas a quatro semanas, até 10 mg/dia; e, posteriormente, reduzir a dose diária em 1 mg, a cada 1-2 meses, até retirada completa da prednisona. Pacientes que utilizam agentes poupadores de glicocorticoide devem realizar desmame de prednisona com maior celeridade; o alvo para a retirada completa deve ser entre 6 meses e um ano.

Nos casos de envolvimento neuro-oftálmico ou de sintomas isquêmicos cranianos, metilprednisolona endovenosa, na dose 500 a 1.000 mg, por 3 dias, deve ser prescrita antecedendo o glicocorticoide oral. Se não houver possibilidade do uso de glicocorticoide endovenoso, prednisona ou equivalente, na dose de 60-100 mg, por três dias, com desmame progressivo, deve ser prescrita.

O metotrexato é recomendado como poupador de glicocorticoide e para prevenir recidivas da ACG, especialmente em casos com recaídas frequentes e em pacientes dependentes de corticoterapia. A dose avaliada em estudos variou entre 7 e 15 mg/semana, mas na prática clínica utilizam-se doses maiores. Devido ao risco aumentado de infecção e à falta de um benefício evidente, o uso de agentes anti-TNF não é recomendado para a ACG.

O tocilizumabe (TCZ), anticorpo monoclonal humanizado contra o receptor de IL-6, na dose de 162 mg, por via subcutânea, foi aprovado no tratamento da ACG em 2017 e, em 2022, a agência *Food and Drug Foundation* (FDA estadunidense) aprovou o uso intravenoso com dose de 8 mg/kg na ACG. O tocilizumabe é recomendado nos casos de recaídas ou em pacientes com alto risco de toxicidade pelo corticoide, de acordo com as recomendações da Sociedade Britânica de Reumatologia e da EULAR. De acordo com o Colégio Americano de Reumatologia (ACR) e as Diretrizes da Liga Panamericana de Associações de Reumatologia (PANLAR), o uso de tocilizumabe passou a ser recomendado em associação com o corticoide, já no tratamento inicial.

A remissão na ACG é definida como ausência de sinais e sintomas atribuídos à doença ativa e ausência de sinais de inflamação sistêmica (p. ex., provas inflamatórias normalizadas e ausência de sinais de inflamação vascular em exames de imagem). Remissão sustentada e sem tratamento pode ser alcançada em subgrupo de pacientes com ACG. Na extensão do estudo GIACTA, até 22% dos pacientes inicialmente randomizados para receber tocilizumabe apresentaram remissão sustentada e livre de tratamento por 156 semanas.

Aspirina, em baixas doses (≤ 100 mg/dia), prescrita como profilaxia primária ou secundária de doença cardiovascular, principalmente para pacientes com fatores de risco para doença coronariana e em uso crônico de glicocorticoides, diminui o risco de ataques isquêmicos cerebrais ou oculares, bem como o risco de eventos cardiovasculares em geral. O papel da anticoagulação não está bem definido, e o uso da estatina está reservado para prevenção das complicações da aterosclerose.

PROGNÓSTICO

As maiores causas de mortalidade são vasculares: acidente vascular cerebral, eventos arteriais coronarianos, rotura de aneurisma aórtico torácico e dissecção da aorta. Alguns estudos epidemiológicos relatam uma mortalidade aumentada, principalmente no primeiro ano após o diagnóstico, enquanto outros mostram uma expectativa de vida semelhante à da população em geral.

REFERÊNCIAS BIBLIOGRÁFICAS

1. Andel PM, Chrysidis S, Geiger J, Haaversen ACB, Haugeberg G, Myklebust G, et al. Diagnosing giant cell arteritis: a comprehensive practical guide for the practicing rheumatologist. Rheumatology. 2021;60:4958-71.
2. Betrains A, Blockmans D. Diagnostic approaches for large vessel vasculitides. Open Access Rheumatol. 2021;13:153-65.
3. Bienvenu B, Ly KH, Lambert M, et al. Management of giant cell arteritis: Recommendations of the French Study Group of Large Vessel Vasculitis (GEFA). Rev Med Interne. 2016;37(3):154-65.
4. Burja B, Kuret T, Soden-Semrl S, et al. A concise review of significantly modified serological biomarkers in giant cell arteritis, as detected by different methods. Autoimmun Rev. 2018;17(2):188-94.
5. Castañeda S, Prieto-Peña D, Vicente-Rabaneda EF, Triguero-Martinez A, Roy-Vallejo E, Atienza-Mateo B,

et al. Advances in treatment of giant cell arteritis. J Clin Med. 2022;11(6):1588.

6. Dejaco C, Duftner C, Buttgereit F, et al. The spectrum of giant cell arteritis and polymyalgia rheumatic: revisiting the concept of the disease. Rheumatology. 2017;56:506-15.
7. Dejaco C, Kerschbaumer A, Aletaha D, Bond M, Hysa E, Camellino D, et al. Treat-to-target recommendations in giant cell arteritis and polymyalgia rheumatica. Ann Rheum Dis. 2023:ard-2022-223429.
8. Hellmich B, Agueda A, Monti S, Buttgereit F, Boysson H, Brouwer E, et al. 2018 Update of the EULAR recommendations for the management of large vessel vasculitis. Ann Rheum Dis. 2020;79:19-30.
9. Hunder GG, Bloch DA, Michel BA, et al. The American College of Rheumatology 1990 criteria for the classification of giant cell arteritis. Arthritis Rheum. 1990;33:1122-28.
10. Mackie SL, Dejaco C, Appenzeller S, et al. British Society for Rheumatology guideline on diagnosis and treatment of giant cell arteritis: executive summary. Rheumatology (Oxford). 2020;59:487-94.
11. Maz M, Chung AS, Abril A, Langford CA, Gorelik M, Guyatt G, et al. 2021 American College of Rheumatology/Vasculitis Foundation guideline for the management of giant cell arteritis and Takayasu arteritis. Arthritis Rheumatol. 2021;73(8):1349-65.
12. Nakajima E, Moon FH, Junior NC, Macedo CR, de Souza AWS, Iared W. Accuracy of Doppler ultrasound in the diagnosis of giant cell arteritis: a systematic review and meta-analysis. Adv Rheumatol. 2023;63:5.
13. Nesher G, Breuer GS. Giant cell arteritis and polymyalgia rheumatic: 2016 update. Rambam Maimonides Med J. 2016;31;7(4).
14. Ponte C, Grayson PC, Robson JC, Suppiah R, Gribbons KB, Judge A, et al. 2022 American College of Rheumatology/EULAR classification criteria for giant cell arteritis. Arthritis Rheumatol. 2022;74:1881-9.
15. Pradeep S, Smith JH. Giant cell arteritis: practical pearls and updates. Curr Pain Headache Rep. 2018;22:2.
16. Pugh D, Karabayas M, Basu N, Cid MC, Goel R, Goodyear CS, et al. Large vessel vasculitis. Nat Rev Dis Primers. 2022;7(1):93.
17. Scolnick M, Brance ML, Fernández-Ávila DG, Sato EI, de Souza AWS, Magri SJ, et al. Pan American League of Associations for Rheumatology guidelines for the treatment of giant cell arteritis. Lancet Rheumatol. 2022;4:E864-72.
18. Szekeres D, Al Othman B. Current developments in the diagnosis and treatment of giant cell arteritis. Front Med (Lausanne). 2022;9:1066503.
19. Younger DS. Giant cell arteritis. Neurol Clin. 2019;37:335-44.

64

Poliarterite nodosa

Mário Sérgio Ferreira Santos
Henrique de Ataíde Mariz

CONCEITO

A poliarterite nodosa (PAN) é uma vasculite necrosante sistêmica, que afeta predominantemente artérias de médio calibre (em especial, artérias viscerais, cutâneas, musculares e de nervos periféricos). As pequenas artérias podem ser envolvidas, mas arteríolas, capilares e vênulas são usualmente poupadas; dessa forma, glomerulonefrite e capilarite pulmonar não fazem parte do espectro da doença.

Na maioria dos casos, é uma vasculite idiopática, mas pode ser desencadeada por infecção viral, em particular pelo vírus da hepatite B (HBV), e pode se associar a neoplasias, por exemplo, a leucemia de células pilosas. Além da forma idiopática, conhecida como PAN generalizada idiopática, existem outras variantes clínicas da doença: PAN localizada, que inclui a forma cutânea e a muscular (também denominada "PAN órgão-único"); PAN associada ao HBV e PAN monogênica, como a associada à deficiência de adenosina deaminase 2 (DADA2).

EPIDEMIOLOGIA

É uma doença rara, com incidência anual entre 0 e 1,6 caso por milhão de habitantes nos países europeus. A prevalência é estimada em 31 casos por milhão de habitantes.

Os homens são afetados com maior frequência do que as mulheres. É observada em todos os grupos étnicos, e a média de idade do início da doença é, aproximadamente, de 50 anos, com pico de incidência entre a 5ª e a 6ª décadas de vida.

A infecção pelo HBV é o principal "gatilho" ambiental da PAN, com a maior incidência da doença observada entre os índios do Alasca, em uma área endêmica de infecção pelo HBV. Com o advento da vacinação contra o HBV, a incidência diminuiu de 36% para menos de 5%, atualmente.

O surgimento da doença em membros da mesma família é explicado pela indução da doença a partir da mutação do gene que codifica a ADA2. A maioria desses casos ocorre na infância, entre judeus georgianos ou de ascendência alemã.

ETIOLOGIA

A maioria dos casos é idiopática. VHB, VHC, HIV e a leucemia de células pilosas são também associados à PAN. No registro francês, a infecção pelo HBV foi observada em um terço dos casos. Em áreas endêmicas para o vírus, essa prevalência é maior. Um subtipo de pacientes com PAN idiopática preenche critérios genéticos para DADA2. Dado que a inibição do fator de necrose tumoral é eficaz na DADA2 (e essa terapia não é adotada na PAN), pacientes com PAN idiopática negativos para o vírus B devem ser testados para ADA2.

PATOGÊNESE

A patogênese é pouco conhecida. Inicialmente, os eventos patogenéticos foram atribuídos à presença de imunocomplexos. Essa evidência era baseada em modelos animais, nos quais a arterite necrosante se desenvolvia após lesão mediada por imunocomplexos. A ausência de glomerulonefrite e de consumo do complemento rejeita, em parte, esse mecanismo patogenético.

Na PAN associada à hepatite B, a lesão vascular pode resultar da deposição e/ou formação *in situ* de imunocomplexos, com ativação da cascata do complemento e atração/ativação de neutrófilos.

O espessamento e a proliferação intimal do vaso acometido levam ao estreitamento do lúmen vascular, redução do fluxo sanguíneo e predisposição à trombose. É por esse mecanismo que ocorre isquemia renal, com ativação do sistema renina-angiotensina e, consequentemente, hipertensão arterial. Dano à parede arterial causado pelo processo inflamatório, com necrose fibrinoide, e lesão de túnica elástica interna e externa levam ao enfraquecimento da parede arterial e ao desenvolvimento de aneurismas.

QUADRO CLÍNICO

A apresentação típica da PAN inclui sintomas sistêmicos como fadiga, perda de peso, fraqueza, febre e artralgias, além de alterações cutâneas, hipertensão arterial, insuficiência renal, disfunção neurológica e dor abdominal (Tabela 1).

A PAN pode restringir-se a um único órgão ou assumir um padrão polivisceral. Qualquer órgão pode ser acometido, mas, por razões desconhecidas, a doença não afeta os pulmões.

A oclusão ou ruptura da(s) artéria(s) inflamada(s) pode produzir isquemia tecidual ou hemorragia em uma variedade de órgãos ou sistemas, levando a manifestações derivadas da disfunção ou dano estrutural do órgão-alvo.

A pele e o sistema nervoso periférico são os territórios mais frequentemente acometidos. A manifestação neurológica mais comum é a mononeurite múltipla, que se apresenta com mão ou pé caído, além de alterações sensitivas. Polineuropatia simétrica também pode ocorrer.

As manifestações cutâneas incluem: livedo reticular, nódulos, necrose de extremidades (Figura 1) e úlceras cutâneas. A biópsia da pele revela vasculite leucocitoclástica, envolvendo artérias na derme e hipoderme. Dessa forma, recomenda-se biópsia cirúrgica (excisional), obtendo-se amostra elíptica da pele. A PAN não envolve exclusivamente as artérias de médio calibre (como as artérias musculares), mas também pequenas artérias.

O envolvimento renal é responsável pela insuficiência renal e hipertensão arterial. Essas manifestações se devem à estenose das artérias interlobares, segmentares e/ou arqueadas, levando à isquemia glomerular. A ruptura de aneurisma da artéria renal pode provocar hematoma perirrenal.

O envolvimento gastrointestinal é responsável por sérias complicações da PAN. Em geral,

TABELA 1 Manifestações clínicas da poliarterite nodosa

Domínio clínico	Apresentação	(%)
Sintomas constitucionais	Febre, mal-estar, perda de peso, artralgia, mialgia	90
Neurológico	Mononeurite múltipla, neuropatia periférica	75
Cutâneo	Nódulos, púrpura, livedo reticular	60
Renal	Elevação da creatinina, hipertensão arterial, hematúria, proteinúria	50
Gastrointestinal	Dor abdominal, sangramento retal	40
Orquite	Dor testicular, edema	20
Outros		< 10
Oftalmológico	Vasculite retiniana/exsudato, conjuntivite, ceratite, uveíte	8
Manifestações vasculares	Claudicação, isquemia, necrose	6
Cardíaco	Cardiomiopatia, pericardite	5
Sistema nervoso central	Acidente vascular cerebral, confusão mental	5
Respiratório	Efusão pleural	3

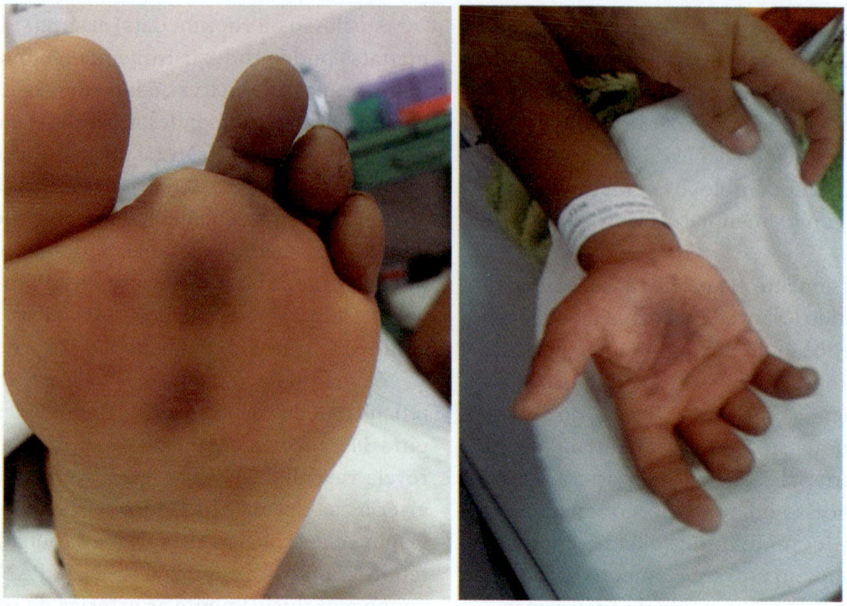

FIGURA 1 Necrose cutânea com amputação digital espontânea em criança com poliarterite nodosa.

inicia-se com dor abdominal (por arterite mesentérica), intermitente ou contínua, mais proeminente após as refeições, podendo evoluir para infarto e perfuração intestinal. Náuseas, vômitos, melena, diarreia, com ou sem sangue, além de hemorragia gastrointestinal volumosa podem ser observadas. Pacientes com PAN associada ao HBV apresentam maior frequência de envolvimento gastrointestinal grave, em comparação àqueles com PAN idiopática.

Isquemia miocárdica, provocada pelo estreitamento da artéria coronária, pode ser observada, mas infarto agudo do miocárdio é pouco comum.

O envolvimento muscular é frequente, e os sintomas incluem mialgia e fraqueza muscular. Os níveis de creatinofosfoquinase podem elevar-se, mas não atingem os níveis observados nas miopatias inflamatórias.

Dor testicular é um sintoma típico da PAN. Geralmente, é unilateral e ocorre por isquemia da artéria testicular.

Manifestações oculares, como retinopatia isquêmica, uveíte, conjuntivite e ceratite, são descritas.

EXAMES COMPLEMENTARES

As reagentes de fase aguda, como VHS e PCR, estão geralmente elevadas nas fases de atividade de doença.

Na avaliação de pacientes com suspeita de PAN, é fundamental a investigação de infecção por HBV, HCV e HIV.

Discretas alterações no sumário de urina (proteinúria ou hematúria) podem ser encontradas. O acometimento muscular pode ser investigado pela dosagem de enzimas musculares e pela biópsia muscular. Pacientes com manifestações sugestivas de neuropatia periférica devem ser submetidos à eletroneuromiografia.

Exames complementares para documentação do envolvimento de outros órgãos e sistemas devem ser realizados de acordo com as manifestações apresentadas pelo paciente.

A evidência histopatológica de inflamação das artérias de pequeno e de médio calibres é fundamental para o correto diagnóstico da doença. Além da pele, também o músculo e os nervos podem ser acometidos, e a biópsia pode demonstrar vasculite em até 80% dos casos. Em pacientes com manifestações cutâneas, a biópsia profunda, incluindo os vasos de médio calibre da derme, é a mais indicada. Em pacientes com neuropatia periférica a biópsia do nervo periférico pode ser útil.

Nos pacientes em que a biópsia não definiu o diagnóstico, a realização de arteriografia está indicada, demonstrando áreas de estenoses e de microaneurismas, medindo 1 a 5 mm de diâmetro, nas artérias renais, mesentéricas e hepáticas. Outras modalidades de exames de imagem, como a angiotomografia ou a angiorressonância, podem ser utilizadas como alternativa, porém apresentam menor resolução nas artérias de menor calibre, como os ramos interlobares das artérias renais. Em pacientes sem sintomas abdominais, os exames de imagem podem ser realizados para avaliar a extensão da doença.

DIAGNÓSTICO DIFERENCIAL

Diversas entidades clínicas podem apresentar sintomas semelhantes aos da PAN, principalmente situações em que ocorre trombose, embolia arterial ou vasoespasmo.

Mixoma atrial e endocardite infecciosa estão entre as doenças cardíacas que podem simular as manifestações da PAN. Diferentes vasculopatias, como a aterosclerose, calcifilaxia, displasia fibromuscular e mediólise arterial segmentar, também podem simular a PAN.

Outro importante grupo de doenças são as trombofilias primárias, destacando-se a síndrome antifosfolípide, com manifestações de livedo reticular e úlceras isquêmicas.

DIAGNÓSTICO

Nos pacientes com manifestações clínicas sugestivas, o diagnóstico é confirmado por meio da biópsia do tecido acometido, mostrando vasculite necrosante nas artérias, ou por meio dos achados característicos de microaneurismas e/ou estenoses em artérias viscerais, na arteriografia. Angiotomografia computadorizada e angiorressonância magnética são alternativas menos invasivas e têm conseguido avanços na identificação de doença vascular, bem como na aferição de extensão da doença.

Os critérios de classificação para PAN, do Colégio Americano de Reumatologia, têm baixa especificidade para se diferenciar PAN de poliangiíte microscópica e não devem ser utilizados na prática diária.

TRATAMENTO

No planejamento terapêutico, é fundamental descartar doenças associadas, como a infecção pelo HBV, e avaliar a extensão e gravidade da PAN.

Com o objetivo de determinar fatores de mau prognóstico, pesquisadores franceses demonstraram que cinco critérios – *Five Factor Score* (FFS) – estão relacionados com maior mortalidade (Tabela 2). A presença de dois ou mais desses fatores está relacionada com uma mortalidade de 46% em cinco anos. A determinação desse escore também auxilia na correta estratificação da gravidade da doença e na melhor escolha do tratamento.

TABELA 2 Fatores de prognóstico para a poliarterite nodosa – *Five Factor Score* (FFS)

Critério	Valor
Insuficiência renal = Cr > 1,58 mg/dL	1
Proteinúria > 1 g/dia	1
Envolvimento gastrointestinal	1
Envolvimento cardíaco	1
Envolvimento do sistema nervoso central	1

Nos pacientes com FFS ≥ 1, a pulsoterapia com metilprednisolona está indicada, sendo preferida ao uso do glicocorticoide (GC) oral em alta dose. A duração do GC depende da resposta clínica e dos efeitos colaterais, mas recomenda-se o início do desmame após seis meses.

Nos pacientes graves, a ciclofosfamida (oral ou em pulsoterapia) deve ser preferencialmente utilizada, sendo que rituximabe, infliximabe ou tocilizumabe podem ser usados em casos refratários. Após a remissão ser atingida, recomenda-se o uso de metotrexato, azatioprina, para prevenção de recidivas por período mínimo de 18 meses.

Os pacientes com PAN idiopática (não relacionada à infecção viral) ou com PAN cutânea com doença leve, ou seja, com FFS = 0, podem apresentar boa resposta ao uso de GC isolado, mas recomenda-se o uso de imunossupressor (metotrexato, azatioprina ou micofenolato de mofetila) associado desde o início.

Em pacientes com PAN associada ao HBV, o melhor tratamento é o uso de agentes antivirais associados ou não a GC. Nos casos graves, o uso do glicocorticoide e/ou plasmaférese pode ser útil, até o efeito pleno da terapia antiviral.

PROGNÓSTICO

O prognóstico da PAN, sem tratamento, é reservado, e sua sobrevida em 5 anos é de apenas 13%.

Os pacientes submetidos ao tratamento com GC e imunossupressores apresentam uma sobrevida de 5 anos de, aproximadamente, 80%.

A taxa de sobrevida é menor nos pacientes com doença associada ao HBV (35% em 5 anos).

Nas formas de órgão isolado, como a PAN cutânea, o prognóstico é favorável.

REFERÊNCIAS BIBLIOGRÁFICAS

1. Chung SA, Langford CA, Maz M, et al 2021 American College of Rheumatology/Vasculitis Foundation Guideline for the Management of Polyarteritis Nodosa. Arthritis Care Res (Hoboken). 2021.
2. Fauci AS, Haynes B, Katz P. The spectrum of vasculitis: clinical, pathologic, immunologic and therapeutic considerations. Ann Intern Med. 1978;89:660-76.
3. Forbess L, Bannykh S. Polyarteritis nodosa. Rheum Dis Clin North Am. 2015;41:33-46.
4. Gayraud M, Guillevin L, Cohen P, Lhote F, Cacoub P, Deblois P, et al. Treatment of good-prognosis polyarteritis nodosa and Churg-Strauss syndrome: comparison of steroids and oral or pulse cyclophosphamide in 25 patients. French Cooperative Study Group for Vasculitides. Br J Rheumatol. 1997;36:1290-7.
5. González-Gay MA, García-Porrúa C, Guerrero J, Rodriguez-Ledo P, Llorca J. The epidemiology of the primary systemic vasculitides in northwest Spain: implications of the Chapel Hill Consensus Conference definitions. Arthritis Rheum. 2003;49:388-93.
6. Guillevin L, Cohen P, Mahr A, Arène JP, Mouthon L, Puéchal X, et al. Treatment of polyarteritis nodosa and microscopic polyangiitis with poor prognosis factors: a prospective trial comparing glucocorticoids and six or twelve cyclophosphamide pulses in sixty-five patients. Arthritis Rheum. 2003;49:93-100.
7. Guillevin L, Lhote F, Gayraud M, Cohen P, Jarrousse B, Lortholary O, et al. Prognostic factors in polyarteritis nodosa and Churg-Strauss syndrome. A prospective study in 342 patients. Medicine (Baltimore). 1996;75:17-28.
8. Guillevin L. Polyarteritis nodosa and microscopic polyangiitis. In: Ball GV, Bridges SL (ed.). Vasculitis. New York: Oxford University Press; 2002. p.300-20.
9. Jennette JC, Falk RJ, Bacon PA, Basu N, Cid MC, Ferrario F, et al. 2012 Revised international Chapel Hill Consensus Conference Nomenclature of Vasculitides. Arthritis Rheum. 2013;65:1-11.
10. Leavitt RY, Fauci AS. Polyangiitis overlap syndrome. Classification and prospective clinical experience. Am J Med. 1986;81:79.
11. Lightfoot RW Jr, Michel BA, Bloch DA, Hunder GG, Zvaifler NJ, McShane DJ, et al. The American College of Rheumatology 1990 criteria for the classification of polyarteritis nodosa. Arthritis Rheum. 1990;33:1088-93.
12. Pagnoux C, Mahr A, Cohen P, Guillevin L. Presentation and outcome of gastrointestinal involvement in systemic necrotizing vasculitides: analysis of 62 patients with polyarteritis nodosa, microscopic polyangiitis, Wegener granulomatosis, Churg-Strauss syndrome, or rheumatoid arthritis-associated vasculitis. Medicine (Baltimore). 2005;84:115-28.
13. Pagnoux C, Seror R, Henegar C, Mahr A, Cohen P, Le Guern V, et al. French Vasculitis Study Group. Clinical features and outcomes in 348 patients with polyarteritis nodosa: a systematic retrospective study of patients diagnosed between 1963 and 2005 and entered into the French Vasculitis Study Group Database. Arthritis Rheum. 2010;62:616-26.
14. Selga D, Mohammad A, Sturfelt G, Segelmark M. Polyarteritis nodosa when applying the Chapel Hill nomenclature: a descriptive study on ten patients. Rheumatology (Oxford). 2006;45:1276-81.

65

Síndrome de Behçet

Leandro Lara do Prado
Célio Roberto Gonçalves

CONCEITO

A síndrome de Behçet (SB) é uma doença multissistêmica, caracterizada clinicamente pela combinação de ulcerações aftosas orais e genitais, associada a fenômenos vasculíticos, com acometimento de vasos de calibres variáveis (pequenos, médios e grandes), em territórios arteriais e venosos.

EPIDEMIOLOGIA

O início dos sintomas pode ocorrer desde o final da puberdade até os 40 anos de idade. Atualmente, existe distribuição igual entre os gêneros, porém os homens costumam apresentar pior prognóstico, com manifestações sistêmicas mais graves.

A prevalência da SB apresenta distribuição geográfica peculiar, sendo considerada endêmica na região da antiga "rota da seda", desde a bacia do Mediterrâneo até a Ásia. A incidência anual varia de 80 a 370/100.000 habitantes, na Turquia, até 1/1.000.000 habitantes, nos Estados Unidos.

ETIOLOGIA

A causa permanece desconhecida. A combinação de sinalização aberrante do sistema imune, desencadeada por fatores ambientais, como infecção por vírus e/ou bactérias, em um indivíduo geneticamente predisposto, parece ser o mecanismo gatilho da doença. Recentemente, novos achados sobre a possível etiopatogenia autoinflamatória da doença levou alguns autores a considerarem a SB como um exemplo de síndrome autoinflamatória complexa.

PATOGENIA

A suscetibilidade genética para a SB é caracteristicamente poligênica. Estudos de associação genômica ampliada evidenciaram variações genéticas no complexo maior de histocompatibilidade (MHC) de classe I. O antígeno leucocitário humano (HLA) B*51 é o fator de suscetibilidade mais forte, sendo responsável por cerca de 20% do risco genético de desenvolvimento da doença. Alguns subtipos podem estar associados ao desenvolvimento de uveíte e doença vascular. No entanto, a pesquisa de HLA-B51 não deve ser utilizada na prática clínica como marcador diagnóstico, pois a sua prevalência na população é elevada.

Variações genéticas não HLA também foram identificadas, que podem implicar em defeitos na detecção e processamento de padrões moleculares associados a patógenos ou danos (PAMPs e DAMPs), influenciando na regulação das respostas imunes inata e adaptativa, com características semelhantes às síndromes autoinflamatórias. A hiperatividade dos neutrófilos e sua interação com os monócitos ilustram a ativação da imunidade inata. Por outro lado, as respostas pelas vias Th1 e Th17 mostram que a imunidade adaptativa também parece ser importante na SB.

Além disso, a associação da SB com alterações em genes que codificam a IL-10 e a IL-23R, tal qual com os genes ERAP1 e MEFV, sugere caminhos inflamatórios compartilhados com as espondiloartrites.

QUADRO CLÍNICO

Manifestações cutaneomucosas

As lesões mucosas são caracteristicamente bipolares (orais e genitais), recidivantes, com surtos apresentando duração de 2 a 6 semanas, podendo atingir toda a orofaringe (mucosa jugal, língua, palato, úvula, cordas vocais). As aftas orais típicas apresentam forma elíptica, maiores que 0,5 cm, com bordos eritematosos bem delimitados, escavadas e com fundo amarelo fibrinosseroso. Periodontite, órteses dentárias e tabagismo são fatores que podem precipitar os surtos.

As lesões genitais apresentam as mesmas características das lesões orais, podendo acometer glande e corpo peniano e, mais caracteristicamente, a bolsa escrotal, bem como grandes e pequenos lábios e parede vaginal. Pode ocorrer também ulceração na região perianal, que deve ser diferenciada das fístulas perianais, encontradas nas doenças inflamatórias intestinais (DII).

As lesões cutâneas mais frequentes são o eritema nodoso e a pseudofoliculite, podendo também ocorrer pioderma gangrenoso. O eritema nodoso geralmente deixa sequelas hipercrômicas, o que pode ser uma pista diagnóstica.

Manifestações oculares

O acometimento ocular ocorre em 50% a 70% dos casos. Geralmente, aparece nos primeiros anos de doença e predomina nos homens. A uveíte é frequentemente bilateral, com acometimento tanto anterior (iridociclite) como posterior (coriorretinite), podendo também ser generalizada (panuveíte) e associada à vasculite retiniana. O acometimento ocular costuma ser grave, podendo levar à perda de visão funcional em até 30% dos casos.

Manifestações articulares

Os sintomas articulares são encontrados em 40% a 80% dos pacientes, sendo mais comum uma manifestação reacional de artrite aguda, associada à atividade da doença, especialmente aos sintomas mucocutâneos. Geralmente o quadro é mono ou oligoarticular, assimétrico, sendo os tornozelos e os joelhos as articulações mais frequentemente acometidas.

Casos de artrite crônica, sacroiliíte, dactilite, entesite ou acometimento axial devem chamar atenção para o diagnóstico diferencial com as DII (doença de Crohn e retocolite ulcerativa).

Mialgia e dor em partes moles são frequentes. Entretanto, a fibromialgia está mais associada à ansiedade e à depressão, não demonstrando associação com a atividade da SB.

Manifestações neurológicas

As manifestações neurológicas são variadas, podem ser parenquimatosas e não parenquimatosas e apresentam-se principalmente como meningoencefalite asséptica recidivante, preferencialmente na topografia do tronco e do mesencéfalo (romboencefalite); vasculite da substância branca; acidente vascular encefálico; trombose venosa central; e aneurismas. A apresentação clínica pode ser de hipertensão intracraniana benigna (pseudotumor *cerebri*).

O envolvimento neurológico costuma ser precoce, podendo abrir a síndrome em cerca de 20% dos casos, sendo importante o seu reconhecimento como diagnóstico diferencial com outras síndromes neurológicas agudas. O acometimento da medula espinal e do sistema nervoso periférico, com mononeurite múltipla, raramente ocorre, por isso devem ser investigadas outras causas.

Manifestações gastrointestinais

As manifestações gastrointestinais são raras em países ocidentais (< 5%) e descritas em até um terço dos pacientes no Japão e Coreia. Podem ocorrer em todo o trato digestivo, com sintomas de disfagia alta, pirose, refluxo esofágico, dor abdominal e diarreia crônica. Ulcerações gástricas e intestinais são observadas, com maior frequência no íleo terminal, ceco e cólon ascendente.

Manifestações vasculares

Trombose venosa de grandes vasos, como as veias supra-hepáticas, cava e vasos profundos dos membros superiores e inferiores, é a principal manifestação vascular. Acometimento arterial também ocorre, sendo mais frequente nas artérias carótida, pulmonar, aorta, ilíaca, femoral e poplítea, com formação de aneurismas.

EXAMES COMPLEMENTARES

O diagnóstico da SB é exclusivamente clínico.

Os exames complementares são inespecíficos, mas podem auxiliar no diagnóstico diferencial e no seguimento do paciente. O hemograma mostra leucocitose discreta, com neutrofilia. Os reagentes de fase aguda, como VHS e PCR, podem estar moderadamente alteradas, principalmente em casos de artrite, eritema nodoso ou doença vascular e podem servir para monitorar a atividade da doença e suas recidivas.

Autoanticorpos podem estar presentes na SB, em decorrência da ativação da imunidade humoral. Entretanto, fator reumatoide, anticorpos antinucleares e anticorpos anticitoplasma de neutrófilos são tipicamente negativos e ajudam a diferenciar a origem dos fenômenos vasculíticos. Anticorpos anti-*Saccharomyces cerevisiae* são descritos na SB, entretanto com frequência menor do que na doença de Crohn.

Marcadores trombofílicos, como anticardiolipina e anticoagulante lúpico, também podem estar presentes, mas seu papel ainda não foi definido na SB.

DIAGNÓSTICO DIFERENCIAL

O diagnóstico diferencial é bastante amplo e especialmente necessário nas formas iniciais da síndrome, quando nem todos os sintomas podem estar presentes.

As lesões cutaneomucosas devem ser diferenciadas das lesões infecciosas (herpes-vírus, vírus da imunodeficiência humana), doenças dermatológicas (pênfigo, líquen plano) ou causas medicamentosas (síndrome de Stevens-Johnson, metotrexato).

Outros quadros inflamatórios, como lúpus eritematoso sistêmico, vasculites sistêmicas, sarcoidose, artrite reativa, DII, neutropenia cíclica febril e estomatite aftosa recorrente, devem ser excluídos. Com relação às lesões genitais, é mandatório o diagnóstico diferencial com doenças sexualmente transmissíveis, como a sífilis, além do herpes genital e DII.

As DII são um importante diagnóstico diferencial, pois além das lesões cutâneas, podem cursar com uveíte, artrite e acometimento gastrointestinal, com lesões que podem ser indistinguíveis da SB, a não ser pela presença de granulomas na biópsia intestinal na doença de Crohn. Sarcoidose também pode apresentar quadro articular assimétrico, eritema nodoso e uveíte.

DIAGNÓSTICO

O instrumento atualmente utilizado para classificação da síndrome, em estudos científicos, é o Critério Internacional de Classificação da SB (Tabela 1).

TABELA 1 Critério Internacional de Classificação da Síndrome de Behçet (ICBD 2014)

Sinal/sintoma	Pontos
Lesões oculares	2
Aftas genitais	2
Aftas orais	2
Lesões cutâneas	1
Manifestações neurológicas	1
Manifestações vasculares	1
Teste de patergia positivo	1*
Diagnóstico de síndrome de Behçet se ≥ 4	

*O teste de patergia é opcional. Caso seja realizado, um ponto adicional pode ser atribuído se o teste for positivo.

TRATAMENTO

A abordagem terapêutica da SB depende da apresentação clínica e dos órgãos envolvidos. Os esquemas terapêuticos mais utilizados incluem colchicina, talidomida, pentoxifilina, azatioprina, ciclosporina, ciclofosfamida e, em casos refratários, terapia imunobiológica com bloqueadores do fator de necrose tumoral (anti-TNF).

Abordagem das manifestações cutaneomucosas

Medidas tópicas são auxiliares e necessárias para o controle sintomático. Preparações tópicas, contendo glicocorticoide, lidocaína ou clorexidine, em apresentação do tipo orabase, podem ser utilizadas. Sucralfato, em suspensão, também apresenta eficácia moderada.

Os glicocorticoides podem ser utilizados, até 0,5 mg/kg/dia de prednisona, ou ainda betametasona intramuscular, inclusive em associação aos imunossupressores, para abreviar a sintomatologia e controlar os surtos.

A colchicina, na dose de 1 a 3 mg/dia, em dose única diária, é a droga de primeira escolha, para controle dos quadros agudos e para evitar novos surtos aftosos. A tolerância gastrointestinal é a maior limitação no uso dessa medicação. Nesse caso, podem ser utilizadas, alternativamente, dapsona 100 mg/dia, pentoxifilina 400 a 1.200 mg/dia, ou talidomida 50 a 200 mg/dia.

As manifestações articulares geralmente acompanham a atividade cutaneomucosa e podem ser bem controladas com anti-inflamatórios não esteroidais. Em alguns casos, pode ser necessário uso de glicocorticoides por curto período (1 a 3 semanas).

Casos refratários podem necessitar de imunossupressão, sendo preferencialmente utilizada a azatioprina, na dose de 2 a 3 mg/kg/dia. Também existem evidências na literatura do uso de interferon-alfa, na dose de 3.000.000 a 6.000.000 UI, 3 vezes por semana. O apremilaste, um inibidor da fosfodiesterase-4, foi aprovado pelo FDA para tratamento de úlceras orais, na dose de 30 mg via oral duas vezes ao dia e parece ser eficaz no tratamento de lesões mucocutâneas refratárias. Além disso, existem resultados promissores com anakinra e ustekinumabe para o tratamento da doença mucocutânea refratária.

Abordagem das manifestações sistêmicas

Na forma ocular, é necessária uma imunossupressão prolongada, pois a uveíte não controlada pode ocasionar sequelas graves. Podem ser utilizados azatioprina, ciclosporina, micofenolato mofetil, anti-TNF-alfa ou ciclofosfamida (pulsoterapia mensal). A azatioprina, na dose de 2 a 3 mg/kg/dia, é a primeira escolha de imunossupressão, na maioria dos casos, pois demonstra bons resultados para controle do quadro agudo e prevenção de recidivas. A ciclosporina apresenta efeito mais rápido na doença ocular grave com envolvimento retiniano, sendo recomendada uma dose média de 3 a 5 mg/kg/dia. A associação de glicocorticoide, por via oral, na dose de 0,5 a 1 mg/kg/dia, ou por via tópica, na forma de colírios, pode ser necessária. Nos casos não responsivos, pode-se utilizar injeções intraoculares.

As manifestações neurológicas e vasculares devem ser tratadas com glicocorticoide, em pulsoterapia, associado a imunossupressor, sendo a primeira escolha a ciclofosfamida em pulsoterapia, por 6 a 12 meses. A manutenção pode ser realizada com azatioprina ou micofenolato mofetil, na dose de 2 a 3 g/dia.

O uso dos anti-TNF-alfa está indicado nos casos de envolvimento sistêmico, como uveíte grave e manifestações neurológicas, vasculares ou gastrointestinais, refratárias aos imunossupressores tradicionais. Seu uso é sempre recomendado em associação com os imunossupressores tradicionais. Infliximabe e adalimumabe são as drogas que apresentam maior número de casos relatados na literatura. Os casos de uveíte, refratários ao uso de agentes anti-TNF-alfa, podem ser tratados com interferon-alfa, na dose de 3.000.000 a 6.000.000 UI, três vezes por semana. Inibidores de IL-1 e tocilizumabe podem ser alternativas em pacientes com envolvimento ocular refratário.

Não há consenso na literatura sobre o benefício de anticoagulação nas manifestações vasculares. Porém, ela deve ser considerada na fase aguda, associada ao tratamento imunossupressor, nos quadros vasculares extensos ou trombose venosa central, visando evitar complicações (hipertensão intracraniana, síndrome de Budd-Chiari). Após a resolução do surto agudo, deve ser suspensa, podendo ser mantida a antiagregação plaquetária.

PROGNÓSTICO

O curso clínico da SB apresenta períodos de exacerbação e de remissão, com gradual redução de atividade clínica, em torno de 10 anos após o início dos sintomas e após os 40 anos de idade.

As principais causas de morbidade são decorrentes do acometimento neurológico, ocular e de grandes vasos, causando doença pulmonar, sangramento gastrointestinal, perfuração intestinal, síndrome da veia cava superior e inferior e doença cerebrovascular. Esses fenômenos são mais frequentes na população masculina e originária do Oriente Médio ou Extremo Oriente.

As lesões oculares e neurológicas podem melhorar com a terapia imunossupressora, mas muitas vezes não são totalmente reversíveis, com proporção significativa de pacientes apresentando sequelas visuais e neurológicas. A terapia mais agressiva, desde o início das manifestações clínicas, parece ser importante para conter a progressão da doença.

REFERÊNCIAS BIBLIOGRÁFICAS

1. Alibaz-Oner F, Direskeneli H. Advances in the treatment of Behcet's disease. Curr Rheumatol Rep. 2021;23(6):47.
2. Alibaz-Oner F, Direskeneli H. Update on the diagnosis of Behçet's disease. Diagnostics (Basel). 2022;13(1):41.
3. Calamia KT, Wilson FC, Icen M, Crowson CS, Gabriel SE, Kremers HM. Epidemiology and clinical characteristics of Behçet's disease in the US: a population-based study. Arthritis Rheum. 2009;61:600.
4. Desbois AC, Wechsler B, Resche Rigon M, Piette JC, Huong Dle T, Amoura Z, et al. Immunosuppressants reduce venous thrombosis relapse in Behçet's disease. Arthritis Rheum. 2012;64:2753-60.
5. Hatemi G, Christensen R, Bang D, Bodaghi B, Celik AF, Fortune F, et al. 2018 update of the EULAR recommendations for the management of Behçet's syndrome. Ann Rheum Dis. 2018;77:808-18.
6. Hatemi G, Mahr A, Ishigatsubo Y, Song YW, Takeno M, Kim D, et al. Trial of apremilast for oral ulcers in Behçet's syndrome. N Engl J Med. 2019;381:1918-28.
7. Ideguchi H, Suda A, Takeno M, Ueda A, Ohno S, Ishigatsubo Y. Behçet's disease: evolution of clinical manifestations. Medicine (Baltimore). 2011;90:125-32.
8. Melikoglu M, Kural-Seyahi E, Tascilar K, Yazici H. The unique features of vasculitis in Behçet's syndrome. Clin Rev Allergy Immunol. 2008;35:40-6.
9. Perazzio SF, Andrade LEC, de Souza AWS. Understanding Behçet's disease in the context of innate immunity activation. Front Immunol. 2020;11:586558.
10. Remmers EF, Cosan F, Kirino Y, Ombrello MJ, Abaci N, Satorius C, et al. Genome-wide association study identifies variants in the MHC class I, IL10, and IL-23R-IL12RB2 regions associated with Behçet's disease. Nat Genet. 2010;42:698-702.
11. Yurdakul S, Yazici Y. Epidemiology of Behçet's syndrome and regional differences in disease expression. In: Yazici Y, Yazici H (ed.). Behçet's syndrome. New York: Springer; 2010. p.35-52.

Doenças autoinflamatórias no adulto

Thais Moura
Ivânio Alves Pereira
Sandro Félix Perazzio

INTRODUÇÃO

As doenças autoinflamatórias (DAI) compreendem condições clínicas caracterizadas por episódios recorrentes ou crônicos de inflamação sistêmica, resultantes da ativação exacerbada ou desregulada do sistema imunitário inato, na ausência de marcadores de autoimunidade como autoanticorpos e linfócitos T autorreativos. As DAI representam um dos eixos das doenças imunorreguladoras primárias (DIRP), que incluem aquelas com manifestações alérgicas graves, linfoproliferação descontrolada, doenças autoimunes ou autoinflamatórias. Estas últimas, por sua vez, representam cerca de 1/3 dos erros inatos da imunidade (EII), universo atualmente composto por 486 doenças distintas associadas a 485 defeitos genéticos. A descoberta de novos defeitos genéticos possibilitou o entendimento das vias moleculares subjacentes aos EII e consequentemente à expansão desses fenótipos clínicos.

Embora inicialmente referidas como de início precoce, um número crescente de DAI monogênicas com início na idade adulta tem sido descrito. Variabilidades no espectro clínico, fatores epigenéticos e, especialmente, o maior acesso às técnicas de sequenciamento genético de nova geração podem explicar esse fenômeno. Ademais, é importante notar que algumas características fisiopatológicas relacionadas às variantes genéticas encontradas nesses casos também podem contribuir, a exemplo da presença de penetrância variável, período embrionário tardio de origem (mutações somáticas e mosaicismo) e ganho ou perda de função parcial. Desse modo, neste capítulo abordaremos algumas das DAI mais frequentes no adulto.

FISIOPATOLOGIA

A maior compreensão das vias moleculares relacionadas aos defeitos monogênicos das DAI permite classificá-las de acordo com a fisiopatologia (Figura 1). No entanto, atualmente cerca de 84 DAI são reconhecidas, apresentando aspectos etiopatogênicos distintos entre si. Por outro lado, dentro desse universo algumas DAI não possuem causa genética definida e resultam de mecanismos etiopatogênicos complexos e pouco esclarecidos. Condicionamos genericamente essas condições como sendo de causa "poligênica", devido à incapacidade momentânea de atribuirmos a etiologias genéticas específicas, o que é passível de ser alterado no futuro.

SÍNDROMES AUTOINFLAMATÓRIAS MONOGÊNICAS

Febre familiar do Mediterrâneo

A febre familiar do Mediterrâneo (FFM) é a DAI monogênica mais comum, de herança autossômica recessiva e causada por variantes com ganho de função no gene MEFV, responsável por codificar a pirina. Consequentemente, há hiperativação do inflamasssoma e produção aumentada de IL-18 e IL-1β. Embora a apresentação clínica seja mais comumente na infância, em cerca de 10% dos pacientes a doença se inicia após os 20 anos de idade. A FFM classicamente se caracte-

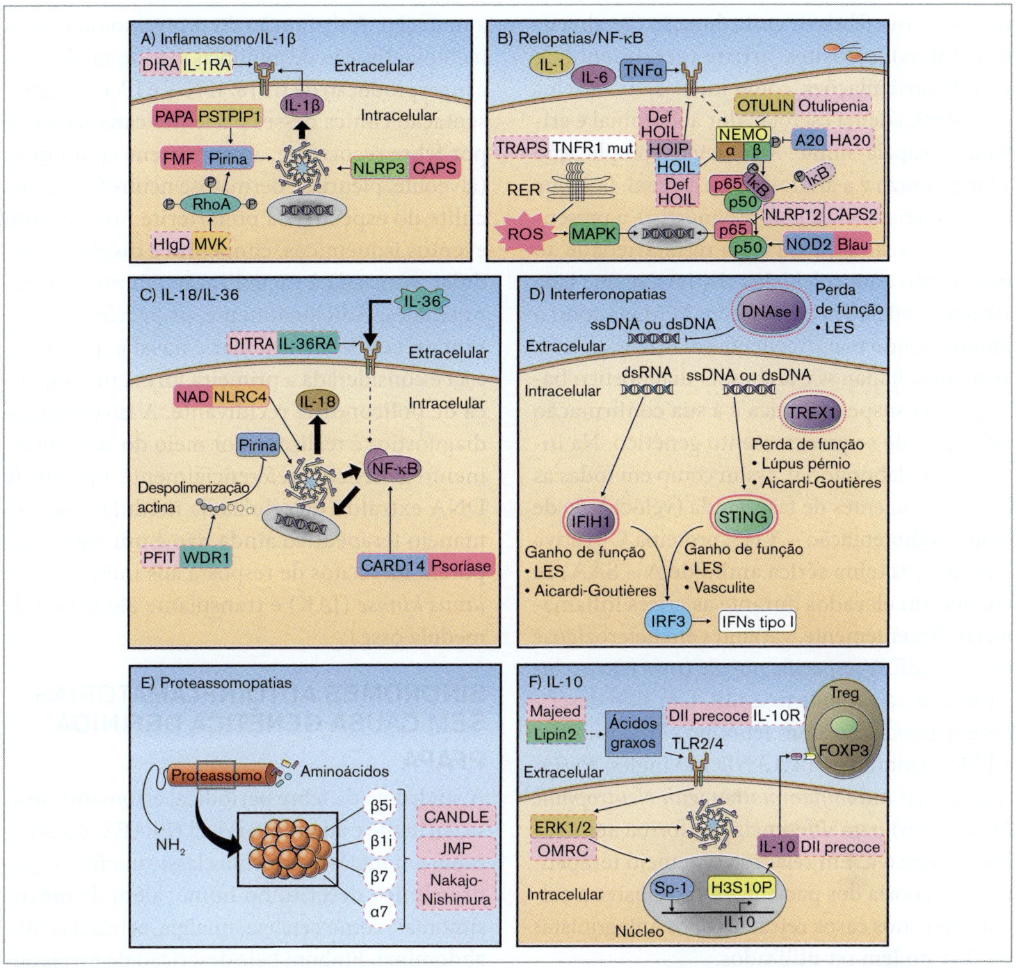

FIGURA 1 Classificação das principais doenças autoinflamatórias (DAI) de acordo com a etiopatogenia. (A) As inflamassomopatias caracterizam-se pela desregulação do inflamassoma, complexo multiproteico cuja função é a produção de IL-1β (CAPS: do inglês, *cryopyrin-associated periodic syndrome*; DIRA: do inglês, *deficiency of IL-1 receptor antagonist*; FFM: febre familial do Mediterrâneo; HIgD: hiper-IgD; PAPA: *pyogenic arthritis, pyoderma gangrenosum and acne*). (B) As relopatias, ou disfunções da via do NF-κB, estão associadas à hiperativação dessa via e consequente produção descontrolada de citocinas pró-inflamatórias, incluindo TNF-α, IL-6 e IL-1β (HA20: haploinsuficiência de A20; TRAPS: *tumor necrosis fator receptor-associated periodic syndrome*). (C) A principal marca desse grupo de doenças é a produção descontrolada das citocinas IL-18 e IL-36, fundamentais para a homeostase especialmente dos queratinócitos (DITRA: *deficiency of IL-36 receptor antagonist*; NAD: *NLRC4 autoinflammatory disease*; PFIT: *autoinflammatory periodic fever, immunodeficiency, and thrombocytopenia*). (D) Interferonopatias compreendem um grupo de doenças secundárias à hiperativação da via do IFN tipo I (principalmente, IFN-α e β) (LES: lúpus eritematoso sistêmico). (E) Os proteassomas são complexos multiproteicos responsáveis pela degradação de proteínas ubiquitinizadas, e mutações nas subunidades que os compõem resultam nas proteassomopatias e hiperativação da via do IFN tipo I, por isso são um subtipo das interferonopatias (CANDLE: *chronic atypical neutrophilic dermatoses with lipodistrophy and elevated temperature*; JMP: *joint contractures, muscular atrophy, mycrocitic anemia and panniculitis-induced lipodystrophy syndrome*). (F) Defeitos na via da IL-10 e seus receptores (IL-10R) também resultam em um fenótipo autoinflamatório (DII: doença inflamatória intestinal; OMRC: osteomielite multifocal recorrente crônica).

riza por crises febris de curta duração (geralmente 1-3 dias), serosites, artrite (geralmente de grandes articulações, como joelhos, tornozelos e quadril), edema escrotal, dor abdominal e eritema erisipela-símile. A principal complicação a longo prazo é a amiloidose AA renal, fato que também se associa a pior prognóstico, à presença da mutação p.M694V e à refratariedade ao tratamento com colchicina. Estima-se que haja 100.000-200.000 pacientes com FFM em todo o mundo, sendo mais frequente em turcos, judeus, armênios, italianos e árabes. O diagnóstico baseia-se na suspeita clínica e a sua confirmação pelo teste de sequenciamento genético. Na investigação laboratorial, assim como em todas as DAI, os reagentes de fase aguda (velocidade de hemossedimentação – VHS, proteína C-reativa – PCR e proteína sérica amiloide A – SAA) se encontram elevados durante as crises inflamatórias. Recentemente, variantes em heterozigose no gene MEFV, especificamente (mas não exclusivamente) a variante p.S242R, têm sido descritas em associação a um fenótipo clínico similar à FFM, denominada PAAND (do inglês, *Pyrin-Associated Autoinflammation with Neutrophilic Dermatosis*) para diferenciar da forma autossômica recessiva. Em relação ao manejo terapêutico, a maioria dos pacientes é responsiva à colchicina e, nos casos refratários, os antagonistas da IL-1 podem ser utilizados.

Síndrome VEXAS

Recentemente descrita, a síndrome VEXAS (do inglês, *vacuoles, E1 enzyme, X-linked, autoinflammatory somatic syndrome*) acomete pacientes do sexo masculino e se associa a alterações hematológicas (especialmente síndrome mielodisplásica) e de início após a sexta década de vida. Trata-se de DAI monogênica de herança ligada ao X, secundária à mutação somática no gene *UBA1*, que codifica a enzima E1 (enzima 1 ativadora e modificadora ubiquitina-símile), essencial para sinalização das proteínas a serem degradadas pelo proteassoma. Uma vez que a variante é de origem somática, quantidades variáveis de células da linhagem mieloide e eventualmente linfócitos T e B da periferia carreiam a mutação. A disfunção do proteassoma resulta na hiperativação de múltiplas vias de sinalização e hiperprodução de IL-18, IFN-γ e IP-10. A apresentação clínica desses pacientes caracteriza-se por febre recorrente, acometimento pulmonar (alveolite, pleurite), dermatose neutrofílica, vasculite do espectro da poliarterite nodosa com eventos isquêmicos, citopenias e displasia medular associada à vacuolização em precursores mieloides. Adicionalmente, os pacientes apresentam condrite auricular e nasal e, portanto, esta é considerada a primeira forma monogênica de policondrite recidivante. A investigação diagnóstica é realizada por meio do sequenciamento genético, preferencialmente a partir de DNA extraído de células da medula óssea. O manejo terapêutico ainda não é um consenso, porém há relatos de resposta aos inibidores da *janus kinase* (JAK) e transplante alogênico de medula óssea.

SÍNDROMES AUTOINFLAMATÓRIAS SEM CAUSA GENÉTICA DEFINIDA

PFAPA

A síndrome da febre periódica, estomatite aftosa, faringite e adenite cervical (PFAPA, do acrônimo em inglês) apresenta classicamente o quadro clínico descrito no nome, além de outros sintomas, como cefaleia, mialgia, artralgia e dor abdominal. Embora haja descrição de níveis aumentados de IL-18 e IL-1 durante as crises inflamatórias, a fisiopatologia da PFAPA ainda não é completamente conhecida. Na maioria das vezes se inicia na faixa etária pediátrica, porém na última década diversos casos foram relatados com início na idade adulta. Curiosamente, neste último grupo de pacientes os sintomas não cardinais são mais prevalentes do que nas crianças. O diagnóstico é estabelecido de acordo com os critérios clínicos, após a exclusão de causas infecciosas. O tratamento da PFAPA é sintomático e envolve o uso de corticosteroides 1-2 mg/kg/dia, em dose única durante as crises, resultando em rápida resolução dos sintomas na maioria dos casos. Em casos refratários, a colchicina, os antagonistas de IL-1 e a amigdalectomia podem ser alternativas terapêuticas.

Osteomielite multifocal recorrente crônica/osteomielite crônica não bacteriana

A osteomielite multifocal recorrente crônica (OMRC), também conhecida como osteomielite crônica não bacteriana (OCN), é uma DAI óssea rara idiopática caracterizada por episódios recorrentes de lesões ósseas dolorosas e assépticas, acometendo principalmente a metáfise de ossos longos, a mandíbula, coluna, pelve e clavícula, com distribuição simétrica em cerca de 50% dos pacientes. Cerca de 10% dos pacientes apresentam início da doença após os 20 anos de idade, sendo mais frequente no sexo feminino. A OMRC/OCN apresenta curso insidioso, com períodos de exacerbação e remissão, que podem persistir por anos e se associar a artrite ou osteíte. Manifestações extraósseas também são descritas e geralmente incluem o trato gastrointestinal, como doença inflamatória intestinal, e a pele, incluindo pustulose palmoplantar, acne, pioderma gangrenoso e psoríase. O diagnóstico baseia-se em critérios clínicos, radiológicos e histológicos, além da exclusão obrigatória de causas infecciosas e neoplásicas. Anti-inflamatórios não esteroidais (AINE) e corticosteroides são geralmente indicados na fase aguda. Nos casos refratários, bisfosfonatos e imunossupressores como metotrexato, sulfassalazina e bloqueadores do fator de necrose tumoral alfa (TNF-α) podem ser utilizados.

Síndrome com sinovite, acne, pustulose, hiperostose e osteíte

A síndrome SAPHO é uma entidade clínica pertencente ao espectro da OMRC/ONC, que comumente se inicia entre a terceira e a quinta décadas de vida, com predileção para o sexo feminino. Apesar de a prevalência exata não ser conhecida, na Europa estima-se que haja 1 caso para cada 10.000 habitantes. O envolvimento osteoarticular é geralmente insidioso, sendo o acometimento do esterno, da clavícula e articulações esternoclaviculares o mais comum (90% dos casos). Por outro lado, o quadro pode vir associado ou não a sinovite, sacroiliíte e manifestação axial. As manifestações cutâneas pertencem ao grupo das dermatoses neutrofílicas, sendo a pustulose palmoplantar a mais comum, no entanto acne, psoríase e hidradenite supurativa também são descritas. O diagnóstico é clínico e requer a exclusão de quadros infecciosos e neoplásicos, já que não existem biomarcadores específicos nem critérios diagnósticos bem estabelecidos, apesar de haver relatos de associação com HLA-B27. O tratamento envolve a administração de AINE na fase aguda. Os corticosteroides, metotrexato e bifosfonatos apresentam graus variáveis de eficácia, contudo em quadros persistentes, medicamentos biológicos como anti-TNFα e anti-IL17 são opções.

Síndrome de Schnitzler

A síndrome de Schnitzler (SS) é uma DAI rara que foi inicialmente descrita em 1972. Classicamente, inicia por volta dos 55 anos e caracteriza-se pela presença de *rash* urticariforme crônico (100%), febre recorrente (72%), dor óssea, artralgia/artrite geralmente no quadril (40%) e níveis elevados de provas inflamatórias, tais como PCR e VHS. As lesões cutâneas apresentam-se com máculas eritematosas, pápulas ou placas discretamente elevadas, mais frequentemente localizadas no tronco e no quadril, comumente temporárias e dinâmicas, surgindo principalmente no período noturno e persistindo por até 48 horas. O principal achado laboratorial é a gamopatia monoclonal do tipo IgM ou IgG (mais raramente) de significado indeterminado. A avaliação da medula óssea é normal em 80% dos pacientes, porém pode complicar com distúrbios linfoproliferativos ao longo da evolução. É fundamental a exclusão de outras DAI, como por exemplo as criopirinopatias e a doença de Still do adulto, além de linfoma e macroglobulinemia de Waldenström. A primeira linha de tratamento são os agentes bloqueadores da IL-1 e a colchicina.

Doença de Still do adulto

A doença de Still do adulto (DSA) é uma DAI idiopática que geralmente acomete adultos jovens com características semelhantes às da artrite idiopática juvenil sistêmica. Classicamente, caracteriza-se pela tríade episódica e recorrente de febre alta (temperaturas > 39ºC, duração < 4 h, geralmente pela manhã e ao anoitecer), poliartrite de grandes articulações (punho, joelho e quadril) e *rash* evanescente de cor salmão, localizado no tronco e na região proximal dos membros, comumente precedida por sintomas constitucionais. Estima-se que a prevalência seja de 1 a 34 casos por 1.000.000, sem predileção por sexo. Embora a incidência possua distribuição bimodal, sendo o primeiro pico entre 15 e 25 anos de idade e o segundo entre 36 e 46 anos, a doença pode ocorrer em qualquer idade. Com a evolução da doença, pode ocorrer poliartrite destrutiva crônica, resultando em anquilose, e complicações graves, como a síndrome de ativação macrofágica, descrita em mais de 15% dos casos. Elevação de VHS, PCR e SAA e, classicamente, da ferritina sérica (> 1.000 ng/mL) é relatada. O diagnóstico da DSA é eminentemente clínico e após a exclusão de causas infecciosas, neoplásicas e outras doenças autoimunes ou DAI. A primeira linha de tratamento é a corticoterapia, mas o uso de poupadores de corticoide, em especial o metotrexato, deve ser precocemente considerado. Os antagonistas de IL-1, os anti-IL-6 e anti-TNFα também apresentam boa resposta.

Doença autoinflamatória associada à trissomia 8

A trissomia do cromossomo 8 é comumente observada na síndrome mielodisplásica (SMD) e implica em um prognóstico reservado nesta condição. Similarmente, a SMD é mais comum nos pacientes portadores da forma constitucional da trissomia do 8. Curiosamente, alguns casos de doença de Behçet (DB) têm sido associados à trissomia do 8 constitucional ou secundária à SMD, com fenótipo clínico caracterizado por febre, sintomas gastrointestinais mais exuberantes, eritema nodoso e manifestações oculares. Apesar da patogenia dessa condição permanecer desconhecida, sugere-se que o aumento no número de cópias de um ou mais genes localizados no cromossomo 8 esteja relacionado à superprodução de citocinas pró-inflamatórias como IL-1β e TNF-α. Desse modo, esses casos foram denominados TRIAD (do inglês, *trisomy 8-associated autoinflammatory disease*) com o objetivo de distinguir da DB clássica.

Pericardite recorrente idiopática

A pericardite recorrente é definida pela reincidência da pericardite de forma idiopática após 4 semanas do primeiro episódio. Apesar da pericardite poder ser encontrada em outras DAI monogênicas, a exemplo da FFM e criopirinopatias, cerca de 80% dos quadros de pericardite recorrente em adultos são considerados idiopáticos, embora possam ser desencadeados por infecções virais. A etiopatogenia é complexa e parece resultar da associação de vários fatores, como o *clearance* inadequado das partículas virais, presença de autoanticorpos contra os antígenos do pericárdio e ativação da imunidade inata (inflamassoma). Habitualmente, manifesta-se por pericardite com dor torácica anterior e alterações típicas no eletrocardiograma, febre, aumento de enzimas hepáticas e outras serosites. De uma forma geral, a colchicina é a primeira linha de tratamento, sendo os corticosteroides fundamentais durante a fase aguda. Em casos refratários, antagonistas da IL-1 são opções eficazes.

OUTRAS DOENÇAS AUTOINFLAMATÓRIAS

Embora as DAI monogênicas sejam classicamente conhecidas como doenças que se iniciam na infância, o maior acesso ao sequenciamento genético possibilitou a identificação de novos defeitos genéticos, maior entendimento acerca das vias moleculares envolvidas e a descoberta de mecanismos fisiopatológicos distintos, tais como o mosaicismo somático, resultando em um crescente número de relatos de DAI identificadas tardiamente. Dessa maneira, as principais DAI são resumidas nas Tabelas 1 a 4 e podem se apresentar ou ser diagnosticadas na idade adulta.

TABELA 1 Fenótipo clínico e herança mendeliana das principais inflamassomopatias

Doença	Gene	Herança	Clínica
Deficiência da MVK	*MVK*	AR	Febre, dor abdominal, linfonodomegalia, *rash*, úlceras orais e genitais
PAPA	*PSTPIP1*	AD	Pioderma gangrenoso, artrite piogênica asséptica
Hz/Hc	*PSTPIP1*	AD	*Rash*, neutropenia, hepatoesplenomegalia
PFIT	*WDR1*	AR	Febre, infecção, inflamação oral, úlceras perianais
FCAS	*NLRP3*	AD	Urticária ao frio, artralgia, febre, conjuntivite
SMW	*NLRP3*	AD	*Rash* urticariforme, artrite, surdez, conjuntivite, febre
NOMID	*NLRP3*	AD	*Rash* urticariforme, meningite asséptica, surdez, atrofia do nervo óptico, febre, crescimento epifisário
Majeed	*LPIN2*	AR	Osteomielite asséptica, febre, *rash*, anemia diseritropoiética
NAD	*NLRC4*	AD GOF	Enterocolite, *rash*, febre e síndrome de ativação macrofágica
CAPS/NOMID	*NLRP4*	AR	Urticária ao frio, artralgia, febre, acometimento do SNC
CAPS tipo II (síndrome de Guadalupe)	*NLRP12*	AD	Urticária ao frio, artralgia e febre
NLRP1-GOF	*NLRP1*	AD GOF	Carcinoma palmoplantar, úlcera de córnea, artrite, papilomatose respiratória recorrente
DIRA	*IL-1RN*	AR	*Rash* pustular, osteomielite, periostite e febre
DITRA	*IL-36RN*	AR	Psoríase pustular, febre

AD: autossômico dominante; AR: autossômico recessivo; CAPS: *cryopyrin-associated periodic syndrome*; DIRA: *deficiency of IL-1 receptor antagonist*; DITRA: *deficiency of IL-36 receptor antagonist*; FCAS: *familial cold autoinflammatory syndrome*; FFM: febre familial do Mediterrâneo; GOF: *gain of function*; Hz/Hc: *hyperzincemia and hypercalprotectinemia*; MVK: *mevalonato quinase*; NAD: NLRC4 *autoinflammatory disease*; NOMID: *neonatal onset multisystem inflammatory disease*; PAAND: *pyrin-associated autoinflammation with neutrophilic dermatosis*; PAPA: *pyogenic arthritis, pyoderma gangrenosum and acne*; PFIT: *autoinflammatory periodic fever, immunodeficiency, and thrombocytopenia*; SMW: síndrome de Muckle-Wells; SNC: sistema nervoso central.

TABELA 2 Fenótipo clínico e herança mendeliana das principais interferonopatias tipo 1

Doença	Gene	Herança	Clínica
PRASS	*PSMB4, PSMG2, PSMB8, PSMB9, PSMB10, POMP*	Digênica, AR ou AD	Febre, contraturas articulares, lipodistrofia, calcificações cerebrais, lesões perniócticas, anemia
SPENCD	*ACP5*	AR	Displasia esquelética, baixa estatura, citopenias, calcificação cerebral, autoimunidades
SAVI	*TMEM137*	AD GOF	*Rash* perniótico, vasculite de pequenos vasos, intersticiopatia grave, artrite
Síndrome de Aicardi-Goutières	*TREX-1, ADAR1, DNASE2, RNASEH2A, RNASEH2B, RNASEH2C SAMHD1, IFIH1, LSM11, RNU7-1, USP18, ISG15, STAT2*	AR ou AD	Encefalopatia progressiva, febre, calcificações cerebrais, lesões pernióticas, úlceras cutâneas, hidrocefalia, convulsões, autoimunidade
SSM	*IFIH1, DDX58a*	AD	Calcificações da aorta e valvares, anormalidades dentárias, osteopenia, osteólise idiopática das extremidades

(continua)

TABELA 2 Fenótipo clínico e herança mendeliana das principais interferonopatias tipo 1 *(continuação)*

Doença	Gene	Herança	Clínica
DADA2	*ADA2*	AR	Poliarterite nodosa, acidentes vasculares isquêmicos de início precoce, febre e citopenias
Síndrome COPA	*COPA*	AD	Artrite, doença intersticial pulmonar, autoimunidades
Deficiência de DNASEIL13	*DNASEIL13*	AR	Lúpus eritematoso sistêmico de início muito precoce, nefrite lúpica, autoimunidades, urticária vasculite hipocomplementêmica
Doença pigmentar reticular ligada ao X	*POLA1*	LX	Hiperpigmentação reticular, doença inflamatória gastrointestinal e pulmonar, úlcera de córnea, fáceis típicas
Deficiência de OAS1	*OAS1*	AD GOF	Proteinose alveolar pulmonar, *rash*
Deficiência de CDC42	*CDC42*	AD	Pancitopenia, *rash*, hepatoesplenomegalia, fibrose/proliferação medular, HLH, enterocolite, atraso no desenvolvimento
Deficiência de ATAD3A	*ATAD3A*	AD ou AR	Atraso no desenvolvimento, espasticidade, expressão do ISG elevada

AD: autossômico dominante; AR: autossômico recessivo; DADA2: deficiência da adenosina deaminase 2; GOF: *gain of function*; HLH: *hemophagocytic lymphohistiocystosis*; LX: ligada ao X; PRASS: *proteasome-associated autoinflammatory syndromes*; SAVI: *sting associated vasculopathy of infancy onset*; SPENCD: *spondyloenchondrodysplasia*; SSM: síndrome de Singleton-Merten.

TABELA 3 Fenótipo clínico e herança mendeliana das relopatias e desregulações da via do TNFα

Doença	Gene	Herança	Clínica
HI-RELA	RELA	AD	Úlceras orais e gastrointestinais, citopenias e doença linfoproliferativa
ORAS	Otulin	AR	Febre recorrente de início precoce, paniculite, neutrofilia, diarreia, artrite
Deficiência de HOIL-1	RBCK1 (HOIL1)	AR	Febre, infecções recorrentes, hepatoesplenomegalia, depósito de amilopectina, defeito de anticorpo específico
Deficiência de HOIP	RNF31 (HOIP)	AR	Febre, infecções recorrentes, hepatoesplenomegalia, depósito de amilopectina, defeito de anticorpo específico, lifangiectasia
NEMO-NDAS	IKBKG	LX	Febre, *rash*, inflamação sistêmica, infecções, paniculite, uveíte, hepatoesplenomegalia, displasia ectodérmica, envolvimento do SNC
Síndrome Blau	NOD2 (CARD15)	AD	Dermatite granulomatosa, uveíte, sinovite, artrite granulomatosa, neuropatia
TRAPS	TNFRSF1A	AD	Febre, dor abdominal, *rash* migratório com fasciíte, *rash* periorbital, serosites
CRIA	RIPK1	AD	Febre, adenomegalia, hepatoesplenomegalia, artralgia, úlceras, alterações gastrointestinais
Deficiência de ADAM17	ADAM17	AR	Colite de início precoce, *rash*, infecções graves

AD: autossômico dominante; AR: autossômico recessivo; CRIA: *cleavage-resistant RIPK-1 induced autoinflammatory*; HA20: haploinsuficiência de A20; HI-RELA: haploinsuficiência de RELA; LOF: *loss of function*; LX: ligada ao X; NEMO-NDAS: *NEMO-deleted exon 5 autoinflammatory syndrome*; ORAS: *otulin-related autoinflammatory syndrome*; SNC: sistema nervoso central; TRAPS: *tumor necrosis fator receptor-associated periodic syndrome*.

TABELA 4 Fenótipo clínico e herança mendeliana das outras doenças autoinflamatórias

Doença	Gene	Herança	Clínica
Deficiência de NLRP1	*NLRP1*	AR	Disceratose, autoimunidades e artrite
PLAID	*PLCG2*	AD GOF	Urticária ao frio, atopia, dermatite granulomatosa, hipogamaglobulinemia, infecção e autoanticorpos
APLAID	*PLCG2*	AD GOF	Lesões bolhosas, intesticiopatia, bronquite, inflamação ocular, enterocolite e imunodeficiência
Deficiência de SLC29A3	*SLC29A3*	AR	Hipertricose, histiocitose, linfadenopatia
Síndrome da ataxia-panctiopenia	*SAMD9L*	AD GOF	Citopenias, predisposição à síndrome mielodisplásica, disfunção cerebral e alterações no cromossomo 7
XLP	*XIAP*	LX	Esplenomegalia, linfoproliferação, colite, hepatite, hipogamaglobulinemia, SAM/HLH
Querubismo	*SH3BP2*	AR	Degeneração óssea mandibular
Síndrome SIFD	*TRTN1*	AR	Febre, atraso no desenvolvimento, convulsões, anemia microcítica e hipogamaglobulinemia
Deficiência da LACC1	*LACC1/ FAMIN*	AR	Febre, AIJ sistêmica
Deficiência de IL10/IL10R	*IL-10, IL-10RA IL10-RB*	AR	Colite de início precoce
Deficiência de RIPK1	*RIPK1*	AR	Colite, infecções de repetição, poliartrite progressiva
Deficiência de TGFB1	*TGFB1*	AR	Infecções virais de repetição, microcefalia e encefalopatia, colite de início precoce
Deficiência de ELF4	*ELF4*	LX	Colite de início precoce, febre, úlceras
Haploinsuficiência NFAT5	*NFAT5*	AD	Colite grave de início precoce, hipogamaglobulinemia, IgE ↑
Deficiência da ARPC1B	*ARBC1B*	AR	Anormalidades plaquetárias, sangramento, infecção, vasculite de pequenos vasos, eczema e artrite
Deficiência de AP1S3	*AP1S3*	AR	Psoríase pustular
Deficiência de ALPI	*ALP1*	AR	Doença inflamatória intestinal
Doença autoinflamatória associada ao LYN	*LYN*	AD GOF	Vasculite cutânea de pequenos vasos, edema periorbitário, periostite, hepatoesplenomegalia, trombocitopenia
Deficiência de TIM-3	*HAVCR2*	AR	Paniculite, HLH, linfoma de células T, infiltrado cutâneo policlonal de células T
Deficiência de C2orf69	*C2orf69*	AR	Microcefalia, hipomielinização, disfunção hepática, leucoencefalopatia, convulsões, sintomas inflamatórios grave
Deficiência de NCKAP1L	*NCKAP1L*	AR LOF	*Rash*, abscessos cutâneos, atopia, úlceras, ITU de repetição, febre, desnutrição grave, linfoproliferação, hiperinflamação
Ganho de função de SYK	*SYK*	AD GOF	Infecções de repetição, dermatite, colite, artrite
Ganho de função HCK	*HCK*	AD GOF	Vasculite cutânea, fibrose/inflamação pulmonar, anemia, insuficiência respiratória
Deficiência de TBK1	*TBK1*	AR	Poliartrite, vasculite, atraso no desenvolvimento

(continua)

TABELA 4 Fenótipo clínico e herança mendeliana das outras doenças autoinflamatórias *(continuação)*

Doença	Gene	Herança	Clínica
CAMPS	*CARD14*	AD	Psoríase familiar

AD: autossômico dominante; AIJ: artrite idiopática juvenil; AR: autossômico recessivo; APLAID: *autoinflammation*, PLCG2 *associated antibody deficiency and immune dysregulation*; CAMPS: CARD14 *mediated psoriasis*; GOF: do inglês, *gain of function*; HLH: *hemophagocytic lymphohistiocytosis*; ITU: infecção de trato urinário; LOF: do inglês, *loss of function*; LX: ligada ao X; PLAID: PLGC2 *associated antibody deficiency and immune dysregulation*; SIFD: *congenital sideroblastic anaemia with immunodeficiency, fevers and developmental delay*; TRIAD: *trisomy 8-associated autoinflammatory disease*; VEXAS: vacuoles, E1 *enzyme*, X-linked, *autoinflammatory, somatic*; XLP: X-*linked lymphoproliferative syndrome*.

CONSIDERAÇÕES FINAIS

O reconhecimento e a investigação diagnóstica dos pacientes com suspeita de DAI permanecem desafiadores, devido à complexidade dos casos e ao espectro variável de manifestações clínicas. Muitas vezes as DAI se sobrepõem na interface entre autoinflamação, autoimunidade, linfoproliferação e imunodeficiências. Em decorrência desses fatores, cerca de 40%-60% dos pacientes com fenótipo autoinflamatório permanecem sem diagnóstico molecular definido. Desse modo, a suspeição clínica em qualquer faixa etária e a realização do sequenciamento genético de forma precoce devem ser considerados, a fim de instituir terapias-alvo e manejo individualizado da doença.

REFERÊNCIAS BIBLIOGRÁFICAS

1. Alghamdi M. Familial Mediterranean fever, review of the literature. Clin Rheumatol. 2017;36(8):1707-13.
2. Beck DB, Ferrada MA, Sikora KA, Ombrello AK, Collins JC, Pei W, et al. Somatic mutations in UBA1 and severe adult-onset autoinflammatory disease. N Engl J Med. 2020;383(27):2628-38.
3. Ben-Chetrit E, Gattorno M, Gul A, Kastner DL, Lachmann HJ, Touitou I, et al. Consensus proposal for taxonomy and definition of the autoinflammatory diseases (AIDS): A Delphi study. Ann Rheum Dis. 2018;77(11):1558-65.
4. Betrains A, Staels F, Schrijvers R, Meyts I, Humblet-Baron S, De Langhe E, et al. Systemic autoinflammatory disease in adults. Vol. 20, Autoimmun Rev. Elsevier B.V.; 2021.
5. Bousfiha A, Moundir A, Tangye SG, Picard C, Jeddane L, Al-Herz W, et al. The 2022 Update of IUIS Phenotypical Classification for Human Inborn Errors of Immunity. J Clin Immunol. 2022;42(7):1508-20.
6. Efthimiou P, Kontzias A, Hur P, Rodha K, Ramakrishna GS, Nakasato P. Adult-onset Still's disease in focus: Clinical manifestations, diagnosis, treatment, and unmet needs in the era of targeted therapies. Semin Arthritis Rheum. 2021;51:858-74.
7. Esatoglu SN, Hatemi G, Salihoglu A, Hatemi I, Soysal T, Celik A. A reappraisal of the association between Behçet's disease, myelodysplastic syndrome and the presence of trisomy 8 a systematic literature review. Clin Exp Rheumatol. 2015;33(6):145-51.
8. Furer V, Kishimoto M, Tsuji S, Taniguchi Y, Ishihara Y, Tomita T, et al. The diagnosis and treatment of adult patients with SAPHO syndrome: Controversies revealed in a multidisciplinary international survey of physicians. Disponível em: https://doi.org/10.6084/m9.figshare.12933134.
9. Girschick H, Finetti M, Orlando F, Schalm S, Insalaco A, Ganser G, et al. The multifaceted presentation of chronic recurrent multifocal osteomyelitis: A series of 486 cases from the Eurofever international registry. Rheumatology (United Kingdom). 2018;57(7):1203-11.
10. Gusdorf L, Lipsker D. Schnitzler syndrome: a Review. Vol. 19, Current Rheumatology Reports. Current Medicine Group LLC 1; 2017.
11. Peet CJ, Rowczenio D, Omoyinmi E, Papadopoulou C, Mapalo BRR, Wood MR, et al. Pericarditis and autoinflammation: A clinical and genetic analysis of patients with idiopathic recurrent pericarditis and monogenic autoinflammatory diseases at a national referral center. J Am Heart Assoc. 2022;11(11).
12. Sicignano LL, Rigante D, Moccaldi B, Massaro MG, Delli Noci S, Patisso I, et al. Children and adults with PFAPA syndrome: Similarities and divergences in a real-life clinical setting. Adv Ther. 2021;38(2):1078-93.

67

Vasculites associadas ao ANCA

Gustavo Guimarães Moreira Balbi
Manuella Lima Gomes Ochtrop
Ana Beatriz Santos Bacchiega
Jozelia Rêgo
Alexandre Wagner Silva de Souza

CONCEITO

O termo "vasculite associada aos anticorpos anticitoplasma de neutrófilos (ANCA) – VAA" refere-se a um grupo de vasculites necrosantes sistêmicas que compartilham o acometimento inflamatório predominantemente dos vasos de pequeno calibre, a associação ao ANCA e a presença de pouco ou nenhum depósito imune na parede dos vasos.

Neste grupo, estão incluídas a granulomatose com poliangiíte (GPA), a poliangiíte microscópica (PAM) e a granulomatose eosinofílica com poliangiíte (GEPA), além da vasculite renal limitada.

EPIDEMIOLOGIA

Estudos recentes relatam uma prevalência geral de 300 a 421 casos por milhão de pessoas.

Na GPA, a incidência varia de 0,4-11,9 casos/milhão de pessoas/ano e a prevalência é de 2,3-146 casos/milhão de pessoas. Na PAM, a incidência varia de 0,5-24 casos/milhão de pessoas/ano e a prevalência entre 9-94 casos/milhão de pessoas. A GEPA é considerada a VAA menos frequente, e sua incidência varia de 0,5-2,3 casos/milhão de pessoas/ano, com prevalência entre 2-22,3 casos/milhão de pessoas.

A faixa etária acometida também difere entre as doenças, sendo mais frequente em indivíduos de 45-65 anos na GPA, 55-75 anos na PAM e 38-54 anos na GEPA.

Com relação ao sexo, as VAA acometem igualmente homens e mulheres, em uma proporção de 1:1.

ETIOLOGIA

A causa das VAA ainda não é totalmente conhecida. Diversos fatores parecem estar envolvidos, como genéticos, ambientais, infecciosos e medicamentosos.

Os genes mais fortemente associados às VAA são os polimorfismos do antígeno leucocitário humano (especialmente HLA-DRB1, -DPB1 e -DQ) e o *PTPN22*; outros, como *CTLA4*, *SERPINA1*, *PRTN3*, também parecem estar envolvidos na suscetibilidade para VAA.

Agentes infecciosos podem ser a fonte inicial de antígenos (que atuam através de mimetismo molecular) e de sinais pró-inflamatórios, ativando tanto a imunidade inata quanto adaptativa. Dentre esses agentes, destaca-se o *Staphylococcus aureus*, associado com maior taxa de recidiva da GPA em carreadores crônicos dessa bactéria nas vias aéreas superiores.

Medicamentos, como propiltiouracil, hidralazina e D-penicilamina, e exposições ambientais, como a sílica, também podem funcionar como desencadeantes da produção de ANCA e de manifestações vasculíticas.

PATOGENIA

A ativação de neutrófilos, na presença de fatores desencadeantes, provoca a exposição das proteínas citoplasmáticas mieloperoxidase (MPO) e a proteinase-3 (PR3), as quais interagem com anticorpos circulantes, desencadeando o processo de inflamação e lesão endotelial. O papel da NETose tem sido cada vez mais descrito nas VAA. No processo patogênico também estão envolvidas as células B (que produzem os ANCA), diferentes subpopulações de células T (Th1 e Th17) e componentes da via alternativa do complemento.

NA GEPA, os eosinófilos têm papel fundamental na patogênese da doença, sendo a principal fonte de IL-25 e os principais mediadores da lesão tecidual. A IL-25 induz as células T a produzirem citocinas, principalmente IL-4, IL-5 e IL-13, ocasionando a diferenciação em células Th2.

QUADRO CLÍNICO

As diferentes VAA apresentam manifestações clínicas em comum, originadas do acometimento inflamatório dos vasos de pequeno e, em menor escala, médio calibre.

O acometimento renal manifesta-se com síndrome nefrítica (hematúria dismórfica glomerular, cilindros celulares hemáticos ou leucocitários, proteinúria subnefrótica, hipertensão arterial sistêmica e/ou oligúria), sendo rara a presença de síndrome nefrótica. Em uma proporção significativa dos casos, o quadro pode evoluir com glomerulonefrite rapidamente progressiva, principalmente nas formas crescênticas, podendo haver necessidade de terapia renal substitutiva. Outras formas de acometimento renal são: nefrite tubulointersticial (diagnóstico diferencial com nefrite intersticial alérgica por medicamentos) e doença renal crônica lentamente progressiva.

A capilarite pulmonar é uma manifestação comum a todas as VAA, apesar de ocorrer com menor frequência na GEPA do que na GPA e na PAM. O quadro pode variar desde hemoptise de pequena monta até insuficiência respiratória aguda por hemorragia alveolar maciça.

Outras manifestações relacionadas à vasculite de pequeno e médio calibre incluem lesões cutâneas (púrpuras palpáveis, úlceras cutâneas, isquemia digital); esclerite, uveíte, vasculite retiniana e episclerite; mononeurite múltipla ou polineuropatia periférica; vasculite de artérias coronárias, mesentéricas ou do sistema nervoso central; entre outras. Além disso, manifestações inespecíficas comuns a diversas doenças reumatológicas, como febre, perda ponderal, artralgia/artrite, mialgia e serosites podem ser observadas.

A GPA também pode apresentar manifestações granulomatosas, que acometem predominantemente as vias aéreas superiores (rinossinusite; úlceras orais e nasais com epistaxe, descarga nasal purulenta ou serosanguinolenta, e eliminação de crostas; perfuração do septo nasal; nariz em sela) e inferiores (estenose subglótica; estenose endotraqueal; traqueobroncomalácia; nódulos pulmonares cavitados ou não), aparelho auditivo (otite média aguda ou crônica; mastoidite) e a órbita (orbitopatia inflamatória).

A PAM cursa apenas com manifestações vasculíticas, sem a presença das manifestações granulomatosas encontradas na GPA e na GEPA. A glomerulonefrite está presente em até 100% dos casos, enquanto a capilarite pulmonar ocorre em até 55%. É a principal causa de síndrome pulmão-rim.

A GEPA se caracteriza pela presença de manifestações atópicas (principalmente asma de início na idade adulta, rinite e pólipos nasais) e de eosinofilia expressiva (geralmente > 1.500 células/μL ou > 10% da leucometria global) no sangue periférico. Nesses pacientes, a presença de neuropatia periférica e/ou mononeurite múltipla é mais frequente que na GPA e na PAM, assim como a incidência de acometimento cardíaco, o qual inclui miocardite eosinofílica, distúrbios de condução, valvulite e derrame pericárdico.

Manifestações clínicas específicas de cada uma das VAA e parâmetros utilizados na diferenciação entre elas estão apresentadas no Quadro 1.

DIAGNÓSTICO

O diagnóstico das VAA é confirmado pela histopatologia ou pela detecção de ANCA em paciente com manifestações sugestivas de vasculite de pequenos vasos. Os critérios classificatórios do Colégio Americano de Reumatologia/Aliança Europeia de Associações para Reumatologia (ACR/EULAR) de 2022 podem ser utilizados para inclusão de grupos homogêneos de pacientes com VAA em estudos, mas não foram desenvolvidos para o uso na prática clínica diária ou para diagnóstico.

QUADRO 1 Manifestações clínicas das vasculites associadas ao ANCA

Manifestações clínicas	GPA	PAM	GEPA
Inflamação granulomatosa	++	–	++
Asma e eosinofilia	–	–	+++
Envolvimento otorrinolaringológico	+++	+	++
Nódulos e infiltrados pulmonares	+++	–	++
Hemorragia alveolar	++	+++	+
Glomerulonefrite	+++	+++	++
Neuropatia periférica	++	+	+++

GEPA: granulomatose eosinofílica com poliangiíte; GPA: granulomatose com poliangiíte; PAM: poliangiíte microscópica.

As alterações laboratoriais sugestivas de doença incluem anemia, trombocitose, aumento da VHS e da PCR, e hematúria com dismorfismo eritrocitário no sedimento urinário. Na GEPA, a presença de hipereosinofilia, geralmente entre 5.000 e 9.000 eosinófilos/μL (no mínimo, 1.500 eosinófilos/μL ou > 10% da contagem de leucócitos totais), constitui a alteração mais frequente nas fases de atividade da doença, porém com retorno à normalidade após o início da corticoterapia.

O ANCA é um exame de imunofluorescência indireta (IFI) capaz de detectar anticorpos contra antígenos do citoplasma de neutrófilos. É positivo em 70-90% dos casos de GPA, geralmente com padrão citoplasmático (c-ANCA); em 70% dos casos de PAM, com padrão predominante perinuclear (p-ANCA); e em 40-50% dos casos de GEPA, também com padrão predominante perinuclear (p-ANCA). A negatividade do ANCA, no contexto de alta probabilidade diagnóstica de VAA, não deve afastar o diagnóstico. A especificidade do ANCA é detectada por imunoensaios de fase sólida, como por exemplo o ELISA, para a pesquisa de anticorpos anti-PR3 e anti-MPO. Na síndrome pulmão-rim, anticorpos antimembrana basal glomerular também devem ser pesquisados, pois há alta frequência de associação com anticorpos anti-MPO.

De acordo com o último consenso para pesquisa de ANCA, de 2017, imunoensaios de fase sólida devem ser utilizados como método de triagem inicial, reservando-se a realização de IFI para os casos em que esses testes são negativos e permanece a suspeita de VAA.

O padrão-ouro para o diagnóstico de VAA é a análise histopatológica de fragmentos obtidos por biópsia dos órgãos acometidos. Pode-se identificar a presença de vasculite neutrofílica, de vasos de pequeno e médio calibre, com necrose fibrinoide. Na GPA e na GEPA, é possível a identificação de inflamação granulomatosa e necrose, principalmente de vias aéreas. A presença de granuloma rico em infiltrado eosinofílico é sugestiva de GEPA. A sensibilidade da biópsia varia com o órgão biopsiado, sendo maior nos rins e no pulmão. O achado de glomerulonefrite necrosante segmentar e focal pauci-imune, associada ou não à presença de crescentes, é clássico desse grupo.

CRITÉRIOS DE CLASSIFICAÇÃO

Em 2022, novos critérios de classificação para as VAA foram publicados pelo ACR/EULAR e devem ser aplicados nos casos de diagnóstico de vasculite de pequeno ou médio calibre e exclusão de condições que simulem vasculites.

Os Quadros 2 a 4 apresentam os critérios de classificação das VAA.

DIAGNÓSTICO DIFERENCIAL

O diagnóstico diferencial das VAA inclui: (a) doenças infecciosas, como leptospirose, infecções por CMV, herpes simples, varicela-zóster, hiperinfestação por *Strongyloides*, tuberculose, micoses sistêmicas, sepse e meningococemia; (b) outras doenças autoimunes, como doença antimembrana basal glomerular, lúpus eritematoso sistêmico, vasculite crioglobulinêmica e síndrome da vasculite urticarial hipocomplementêmica; (c) síndrome hipereosinofílica; (d) linfoma; (e) tumores orbitários; (f) doença relacionada à IgG4; entre outras.

QUADRO 2 Critérios de classificação ACR/EULAR 2022 para granulomatose com poliangiíte

Critérios clínicos	
Acometimento nasal: epistaxe, úlceras, crostas, congestão, obstrução ou perfuração septal	+3 pontos
Acometimento cartilaginoso: inflamação da cartilagem da orelha ou nariz, estridor, acometimento endobrônquico ou nariz em sela	+2 pontos
Surdez neurossensorial	+1 ponto
Critérios de laboratório, imagem ou biópsia	
Positividade para anti-PR3 ou c-ANCA	+5 pontos
Nódulos pulmonares, massas ou cavitações na imagem de tórax	+2 pontos
Granuloma, inflamação granulomatosa extravascular ou células gigantes na biópsia	+2 pontos
Inflamação, consolidação ou efusão dos seios nasais e paranasais ou mastoide na imagem	+1 ponto
Glomerulonefrite pauci-imune na biópsia	+1 ponto
Positividade para anti-MPO ou p-ANCA	-1 ponto
Eosinófilos ≥ 1 x 10^9/litro no sangue periférico	-4 pontos
Classificação: ≥ 5 pontos na soma de todos os itens.	

QUADRO 3 Critérios de classificação ACR/EULAR 2022 para poliangiíte microscópica

Critérios clínicos	
Acometimento nasal: epistaxe, úlceras, crostas, congestão, obstrução ou perfuração septal	-3 pontos
Critérios de laboratório, imagem ou biópsia	
Positividade para anti-MPO ou p-ANCA	+6 pontos
Fibrose ou doença intersticial pulmonar na imagem de tórax	+3 pontos
Glomerulonefrite pauci-imune na biópsia	+3 pontos
Positividade para anti-PR3 ou c-ANCA	-1 ponto
Eosinófilos ≥ 1 x 10^9/litro no sangue periférico	-4 pontos
Classificação: ≥ 5 pontos na soma de todos os itens.	

QUADRO 4 Critérios de classificação ACR/EULAR 2022 para granulomatose eosinofílica com poliangiíte

Critérios clínicos	
Doença obstrutiva de vias aéreas	+3 pontos
Pólipos nasais	+3 pontos
Mononeuropatia múltipla	+1 ponto
Critérios de laboratório e biópsia	
Eosinófilos ≥ 1 x 10^9/litro no sangue periférico	+5 pontos
Inflamação eosinofílica extravascular na biópsia	+2 pontos
Positividade para anti-PR3 ou c-ANCA	-3 pontos
Hematúria	-1 ponto
Classificação: ≥ 6 pontos na soma de todos os itens.	

TRATAMENTO

No acompanhamento do paciente com VAA, o principal instrumento utilizado para avaliação da atividade de doença é o escore *Birmingham Vasculitis Activity Score* (BVAS), em sua terceira versão, revisada (BVAS v3), o qual consta de 56 itens, abrangendo nove órgãos/sistemas, com pontuações atribuídas de acordo com a gravidade da manifestação clínica. Para a atribuição dos pontos, deve-se excluir que a manifestação seja decorrente de dano permanente, infecções ou toxicidade das terapias instituídas. Na primeira consulta, todas as manifestações relacionadas com atividade devem ser pontuadas, enquanto nas consultas posteriores deverão ser pontuadas apenas as manifestações consideradas como novas ou que pioraram nas últimas quatro semanas, enquanto que para manifestações persistentes, aceita-se duração de até três meses. Manifestações com duração maior que três meses são consideradas como dano permanente.

Na GPA e na PAM, o tratamento divide-se em duas fases: indução da remissão e manutenção da remissão.

Terapia de indução

A terapia de indução deve ser planejada de acordo com a gravidade da doença, ou seja, risco à função de órgãos ou à vida, mas também pode ser planejada conforme a extensão da doença (Quadro 5).

Nos casos de **doença grave ou generalizada**, as drogas utilizadas são a ciclofosfamida e o rituximabe, sendo este último condicionalmente recomendado pelo ACR como primeira opção. A ciclofosfamida, em pulsoterapia, deve ser prescrita em três doses, com intervalo de 2 semanas entre elas; seguidas de administrações com intervalo de 3 semanas entre elas, por 3 a 6 meses; na dose máxima de 1,2 g/dose. Também pode ser utilizada a apresentação oral da ciclofosfamida, na dose de 2 mg/kg/dia, até dose máxima de 200 mg/dia (entre 60 e 70 anos, reduzir 25% da dose; após 70 anos, reduzir 50% da dose – Quadro 6). O rituximabe está indicado na dose de 375 mg/m^2 de superfície corporal, por semana, durante 4 semanas; ou 1 g por dose, total de duas infusões com intervalo de 14 dias entre elas.

Nos casos de **doença localizada ou sistêmica precoce**, a indução pode ser realizada com metotrexato, na dose de 15 a 25 mg/semana, ou com micofenolato mofetil, este último em pacientes que apresentam anticorpos anti-MPO. Em casos refratários, apesar da menor gravidade, a ciclofosfamida ou o rituximabe podem ser utilizados. Contudo, em situações especiais, o rituximabe pode ser usado nos pacientes com insuficiência hepática ou renal, ou nos casos de recidivas frequentes. A azatioprina está recomendada para as gestantes ou nos casos de intolerância ao metotrexato. E o micofenolato mofetil pode ser usado nos casos de deficiência enzimática total de tiopurina S-metiltransferase ou genótipos de alto risco.

Em todos os casos, deve-se associar prednisona ou prednisolona, na dose de 0,5-1 mg/kg/dia. Nos casos graves com ameaça à vida ou risco de falência orgânica, a terapia oral inicial pode ser precedida de terapia intravenosa com metilprednisolona (0,5-1 g/dia por 3 dias). Com relação ao desmame, estudos demonstram a possibilidade de redução mais rápida nos casos de VAA grave e nos casos de VAA recém-diagnosticada, de acordo com o esquema apresentado no Quadro 7. A duração total da corticoterapia deve ser de no mínimo 6 meses, podendo ser prolongada nos casos de doença grave e recidivante.

O avacopan (inibidor do receptor de C5a), 30 mg, via oral, 2 vezes ao dia, demonstrou eficácia e taxas de eventos adversos similares quando comparado ao glicocorticoide, na remissão sustentada de pacientes com VAA tratados com ciclofosfamida ou rituximabe.

Pacientes em terapia de indução com ciclofosfamida devem receber profilaxia para pneumocistose com sulfametoxazol-trimetoprima 400

QUADRO 5 Subgrupo clínico, de acordo com a gravidade de apresentação, nas vasculites associadas aos anticorpos anticitoplasma de neutrófilos (VAA)

Subgrupo clínico	Sintomas constitucionais	ANCA *status*	Comprometimento na função de órgão vital	Creatinina sérica (mg/dL)
Localizada	Não	–	Não	< 1,4
Sistêmica precoce	Sim	+ ou –	Não	< 1,4
Generalizada	Sim	+	Sim	< 5,6
Grave	Sim	+	Falência orgânica	> 5,6
Refratária	Sim	+ ou –	Sim	Qualquer

QUADRO 6 Ajuste da dose de ciclofosfamida intravenosa para idade e função renal

Idade (anos)	Creatinina (1,7-3,4 mg/dL)	Creatinina (3,4-5,6 mg/dL)
< 60	15 mg/kg	12,5 mg/kg
60-70	12,5 mg/kg	10 mg/kg
> 70	10 mg/kg	7,5 mg/kg

QUADRO 7 Desmame da corticoterapia nas vasculites associadas ao ANCA, baseado no estudo PEXIVAS

Semana	Dose reduzida		
	< 50 kg	50-75 kg	> 75 kg
0	Pulso	Pulso	Pulso
1	50	60	75
2	25	30	40
3-4	20	25	30
5-6	15	20	25
7-8	12,5	15	20
9-10	10	12,5	15
11-12	7,5	10	15
13-14	6	7,5	10
15-16	5	5	7,5
17-18	5	5	7,5
19-20	5	5	5
21-22	5	5	5
23-52	5	5	5
> 52	Prática local		

mg/80 mg, 1 vez por dia; ou 800 mg/160 mg, 3 vezes por semana.

Não existe benefício a longo prazo em associar plasmaférese nos casos de glomerulonefrite rapidamente progressiva (creatinina > 5,7 mg/dL) ou hemorragia alveolar, podendo ser considerada nos casos de maior risco de evolução para doença renal crônica ou nos casos que não respondem à terapia de indução padrão.

Terapia de manutenção

A terapia de manutenção deve ser prescrita quando o paciente atinge a remissão, ou seja, BVAS = 0. As medicações utilizadas são metotrexato (15-25 mg/semana), azatioprina (2 mg/kg/dia) ou rituximabe (dose única de 500 mg, a cada 6 meses. Leflunomida (30 mg/dia) e micofenolato mofetil (2 g/dia) podem ser considerados como alternativas na terapia de manutenção.

Nos pacientes com GPA e doença localizada, a erradicação do *Staphylococcus aureus* com mupirocina tópica pode ser útil.

A duração da terapia de manutenção deve ser de 2 a 4 anos, dependendo da gravidade do caso, da presença de PR3-ANCA e do número de recidivas prévias.

O fluxograma de tratamento da GPA e da PAM está esquematizado na Figura 1.

Tratamento da GEPA

A decisão terapêutica pode se basear na presença ou não de fatores de mau prognóstico (*Five Factor Score* – FFS: idade > 65 anos; acometimento cardíaco; acometimento gastrointestinal; insuficiência renal; e ausência de manifestações de vias aéreas superiores) ou na presença ou não de manifestações que ameacem a vida ou a função dos órgãos.

Na presença de algum dos fatores do FFS ou de acometimento sistêmico grave, recomenda-se pulsoterapia de metilprednisolona ou altas doses de corticoide oral, associadas a ciclofosfamida ou rituximabe, como terapia de indução.

Nos casos de doença não grave (asma isolada; acometimento sinusal; ou vasculite não grave), a terapia de indução e a terapia de manutenção podem ser feitas com mepolizumabe (anticorpo monoclonal humanizado anti-IL5), na dose de 300 mg, por via subcutânea, associado ao glicocorticoide. Na impossibilidade do uso do mepolizumabe, metotrexato, azatioprina ou micofenolato mofetil podem ser benéficos. O rituximabe está indicado para os pacientes que persistem com doença ativa ou para os pacientes com vasculite não grave e ANCA positivo.

A terapia de manutenção pode ser feita com metotrexato, azatioprina ou micofenolato mofetil. O rituximabe pode ser utilizado nos casos em que a terapia de indução foi feita com esse agente ou nos casos de contraindicação aos agentes anteriores. Não existem dados suficientes que justifiquem o uso de mepolizumabe como terapia de manutenção.

O fluxograma de tratamento da GEPA está esquematizado na Figura 2.

PROGNÓSTICO

Atualmente, o prognóstico das VAA tem melhorado consideravelmente. Entre 80 e 96% dos pacientes atingem remissão completa com o tratamento (vs. 54%-75% no passado), apesar de

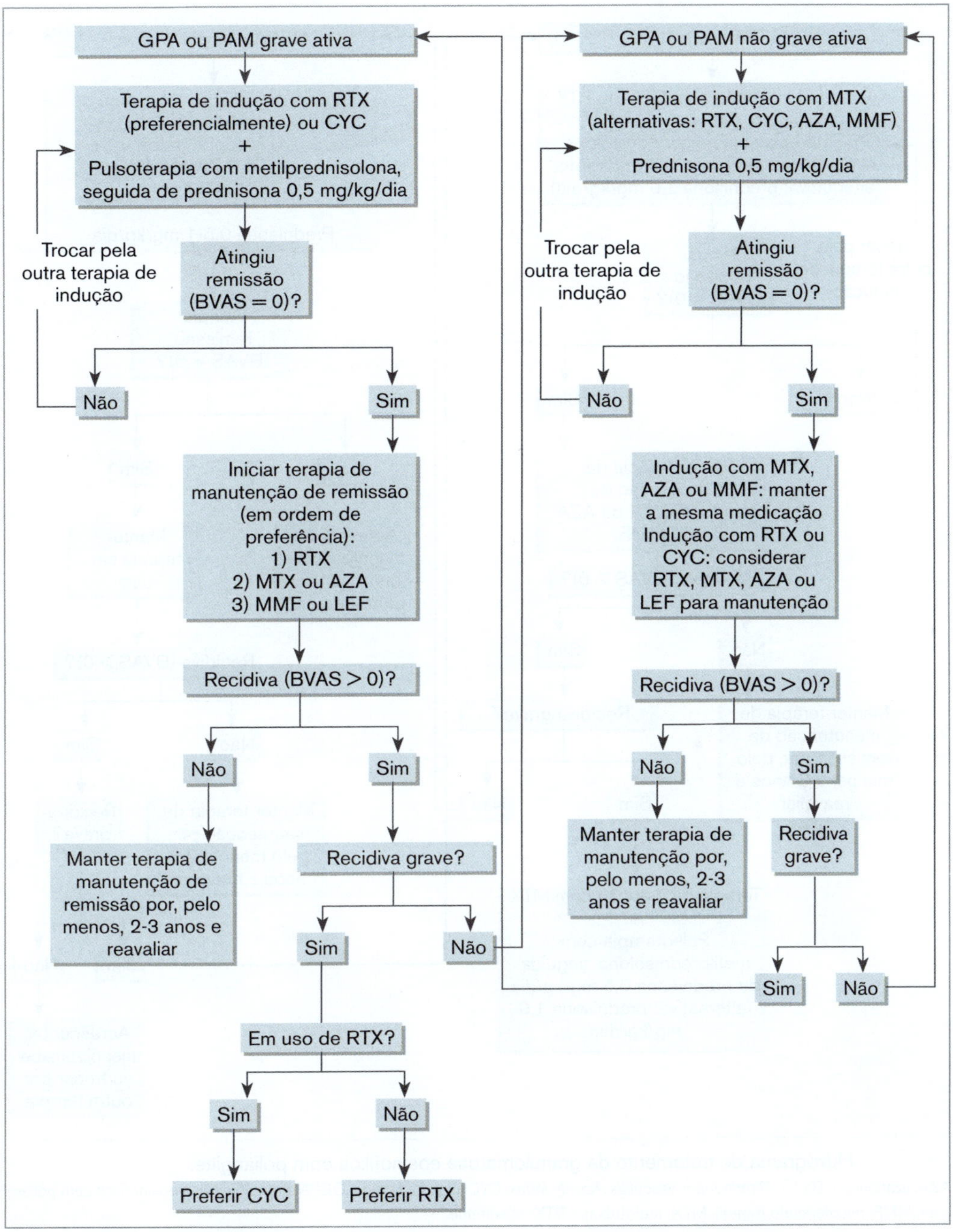

FIGURA 1 Fluxograma de tratamento da granulomatose com poliangiíte/poliangiíte microscópica.
AZA: azatioprina; BVAS: *Birmingham Vasculitis Activity Index*; CYC: ciclofosfamida; GPA: granulomatose com poliangiíte; LEF: leflunomida; MMF: micofenolato mofetil; MTX: metotrexato; PAM: poliangiíte microscópica; RTX: rituximabe.

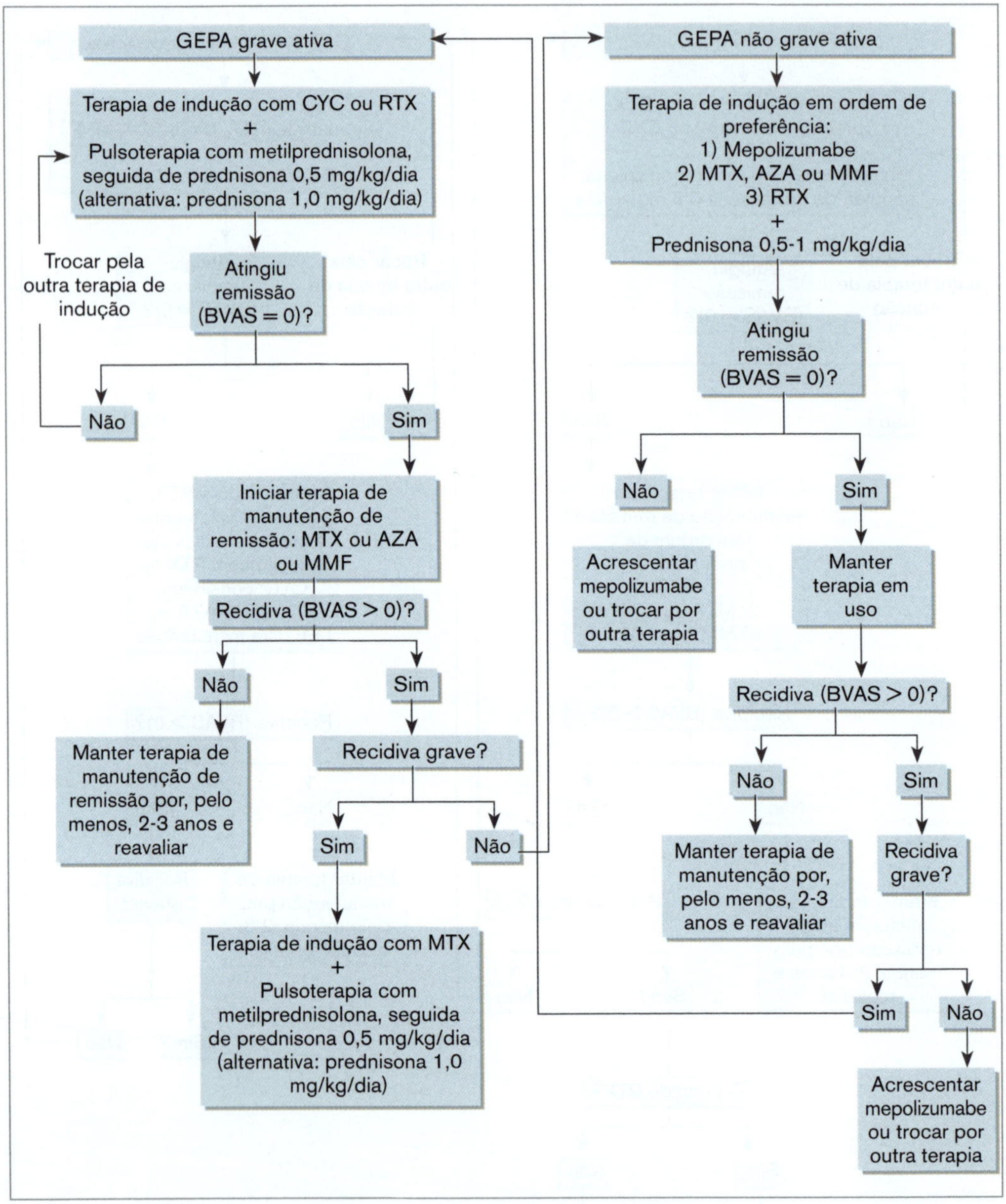

FIGURA 2 Fluxograma de tratamento da granulomatose eosinofílica com poliangiíte.

AZA: azatioprina; BVAS: *Birmingham Vasculitis Activity Index*; CYC: ciclofosfamida; GEPA: granulomatose eosinofílica com poliangiíte; MMF: micofenolato mofetil; MTX: metotrexato; RTX: rituximabe.

frequentemente apresentarem recidivas (mais frequentes na GPA).

Na GPA e na PAM, a mortalidade no primeiro ano chega a 15%. Já na GEPA, atinge 25% e 45% nos primeiros 5 anos, caso o paciente apresente 1 ou 2 fatores do FFS, respectivamente.

Além disso, esse grupo de doenças está associado a várias outras morbidades, como doença renal crônica, surdez, cegueira, deformidade nasal e estenose de traqueia, entre outros.

REFERÊNCIAS BIBLIOGRÁFICAS

1. Aguiar MF, Dantas JG, Bacchiega AB, Sachetto Z, Métricas nas vasculites sistêmicas. Rev Paul Reumatol. 2022;21(2):59-71.
2. Al-Hussain T, Hussein MH, Conca W, et al. Pathophysiology of ANCA-associated vasculitis. Adv Anat Pathol. 2017;24:226-34.
3. Almaani S, Fussner LA, Brodsky S, Meara AS, Jayne D. ANCA-associated vasculitis: An update. J Clin Med. 2021;10(7):1446.
4. Bossuyt X, Tervaert JWC, Arimura Y, Blockmans D, Flores-Suárez LF, Guillevin L, et al. Revised 2017 international consensus on testing of ANCAs in granulomatosis with polyangiitis and microscopic polyangiitis. Nat Rev Rheumatol. 2017;13(11):683-92.
5. Chung S, Langford CA, Maz M, Abril A, Gorelik M, Guyatt G, et al. 2021 American College of Rheumatology/Vasculitis Foundation guideline for management of antineutrophil cytoplasmic antibody-associated vasculitis. Arthritis Rheumatol. 2021;73(8):1366-83.
6. Chung S, Monach PA. Anti-neutrophil cytoplasmic antibody-associated vasculitis. In: Firestein GS, Gabriel SE, McInnes IB, et al. Kelley and Firestein's textbook of Rheumatology. 10. ed. Philadelphia: Elsevier; 2017. p. 1541-58.
7. Gioffredi A, Maritati F, Oliva E, Buzio C. Eosinophilic granulomatosis with polyangiitis: an overview. Front Immunol. 2014;5:549.
8. Grayson PC, Ponte C, Suppiah R, Robson JC, Craven A, Judge A, et al. 2022 American College of Rheumatology/European Alliance of Associations for Rheumatology classification criteria for eosinophilic granulomatosis with polyangiitis. Ann Rheum Dis. 2022;81(3):309-14.
9. Jayne DRW, Merkel PA, Schall TJ, Bekker P, for the ADVOCATE Study Group. Avacopan for the treatment of ANCA-associated vasculitis. N Engl J Med. 2021;384(7):599-609.
10. Kitching AR, Anders HJ, Basu N, Brouwer E, Gordon J, Jayne DR, et al. ANCA-associated vasculitis. Nat Rev Dis Primers. 2020;6(1):71.
11. Kronbichler A, Lee KH, Denicolo S, Choi D, Lee H, Ahn D, et al. Immunopathogenesis of ANCA-associated vasculitis. Int J Mol Sci. 2020;21(19):7319.
12. Moiseev S, Bossuyt X, Arimura Y, Blockmans D, Csernok E, Damoiseaux J, et al. International consensus on antineutrophil cytoplasm antibodies testing in eosinophilic granulomatosis with polyangiitis. Am J Respir Crit Care Med. 2020;202(10):1360-72.
13. Mukhtyar C, Lee R, Brown D, Carruthers D, Dasgupta B, Dubey S, et al. Modification and validation of the Birmingham Vasculitis Activity Score (version 3). Ann Rheum Dis. 2009;68(12):1827-32.
14. Nguyen Y, Guillevin L. Eosinophilic granulomatosis with polyangiitis (Churg-Strauss). Semin Respir Crit Care Med. 2018;39:471-81.
15. Robson JC, Grayson PC, Ponte C, Suppiah R, Craven A, Judge A, et al. 2022 American College of Rheumatology/European Alliance of Associations for Rheumatology classification criteria for granulomatosis with polyangiitis. Ann Rheum Dis. 2022;81(3):315-20.
16. Souza AWS, Calich AL, Mariz HA, et al. Recommendations of the Brazilian Society of Rheumatology for the induction therapy of ANCA-associated vasculitis. Rev Bras Reumatol. 2017;57:484-96.
17. Suppiah R, Robson JC, Grayson PC, Ponte C, Craven A, Khalid S, et al. 2022 American College of Rheumatology/European Alliance of Associations for Rheumatology classification criteria for microscopic polyangiitis. Ann Rheum Dis. 2022;81(3):321-26.
18. Walsh M, Merkel PA, Peh CA, Szpirt WM, Puéchal X, Fujimoto S, et al., for the PEXIVAS Investigators. Plasma exchange and glucocorticoids in severe ANCA-associated vasculitis. N Eng J Med. 2020;382(7):622-31.
19. Wechsler ME, Akuthota P, Jayne D, et al., EGPA Mepolizumab Study Team. Mepolizumab or placebo for eosinophilic granulomatosis with polyangiitis. N Engl J Med. 2017;376:1921-32.

68

Vasculite por IgA

Zoraida Sachetto
Isabella Vargas de Souza Lima

INTRODUÇÃO

A vasculite por imunoglubulina A (IgAV), previamente denominada púrpura de Henoch-Schonlëin, é uma vasculite sistêmica de pequenos vasos que ocorre principalmente na infância.

É caracterizada por púrpura palpável, não trombocitopênica, localizada mais comumente nos membros inferiores e nos glúteos, acompanhada de poliartralgia e/ou artrite, angina intestinal, hematúria e/ou proteinúria.

EPIDEMIOLOGIA

A IgAV é a vasculite sistêmica mais comum na infância, ocorrendo mais frequentemente entre os 4 e 7 anos de idade, sendo que em 90% dos casos acomete crianças com menos de 10 anos e tem incidência anual de 3 a 26 por 100 mil indivíduos. Nos adultos, a doença é bem mais rara, com incidência anual de 0,1 a 1,8 por 100 mil indivíduos.

É descrita mundialmente e em todos os grupos étnicos, sendo mais frequente no sexo masculino. Apresenta variações sazonais, com a maioria dos casos de início da doença ocorrendo no outono, no inverno e na primavera. Há descrições de associação com antecedentes infecciosos, principalmente do trato respiratório superior: infecções por estreptococos, parainfluenza e parvovírus B19, entre outros, o que reforça a observação da sazonalidade e seu aparecimento.

ETIOLOGIA

Embora não seja uma doença rara na infância, sua causa ainda não é completamente conhecida. Acredita-se que o sistema IgA exerça função principal na sua etiopatogenia e que haja associação entre a suscetibilidade genética e fatores ambientais, como agentes infecciosos.

PATOGENIA

Na IgAV, a inflamação vascular é constituída por depósitos de IgA, fatores do complemento e infiltrado de neutrófilos. A interação entre leucócitos e células endoteliais vasculares, além da presença de citocinas, é um fator importante. A ativação do sistema complemento, a presença de lesão celular e o depósito de IgA sugerem que essa vasculite seja uma resposta imune a um antígeno, mediada por IgA.

Acredita-se que a IgAV com nefrite e a nefropatia por IgA sejam expressões diferentes de uma mesma doença. Várias questões em relação à etiopatogenia dessas patologias ainda precisam ser esclarecidas, por exemplo, quais as diferenças na patogenia entre a vasculite na infância e no adulto?

Fatores genéticos, quebra da imunidade da mucosa e complexos imunes com anticorpos IgA ou IgA anormais são essenciais na patogênese da IgAV. Mais recentemente, vem sendo identificado o papel da IgA deficiente de galactose, ligando-se a autoanticorpo anti-IgA1, com consequente formação de imunocomplexos, que se depositam em órgãos-alvo.

No entanto, os mecanismos patogênicos da IgAV estão longe de serem completamente compreendidos e mais investigações são necessárias.

Por exemplo, a imunidade das mucosas, especialmente dos órgãos linfoides gastrointestinais, pode desempenhar um papel fundamental na patogênese da IgAV. No entanto, os mecanismos celulares e moleculares não são claros; não se sabe como patógeno ou antígeno desencadeiam respostas imunes e quais papéis as citocinas reconhecidas como biomarcadores desempenham na patogênese. Além disso, o papel da IgA no desenvolvimento da vasculite precisa ser melhor explorado. Uma compreensão aprofundada de como a imunidade adquirida e inata participa da patogênese da IgAV pode fornecer a possibilidade de tratamentos direcionados. Decifrar a patogênese molecular do IgAV pode fornecer uma plataforma para identificar novos alvos para o tratamento da doença.

QUADRO CLÍNICO

É uma doença que acomete a pele, o trato gastrointestinal, as articulações e os rins. A tríade clássica da doença caracteriza-se por púrpura, dor articular e dor abdominal.

Púrpura palpável e simétrica ocorre em quase 100% dos casos, principalmente nas áreas de pressão, especialmente em torno dos tornozelos, mas pode se estender por todo o corpo. Nos adultos, a púrpura pode ser necrótica ou hemorrágica, em um terço dos casos. As lesões desaparecem gradual e espontaneamente, em até duas semanas, mas podem recorrer, tornando-se crônicas.

Artralgia é muito frequente e em aproximadamente dois terços dos casos acomete os joelhos e os tornozelos. Artrite é rara. Mialgia pode ser observada, porém sem elevação sérica da creatinofosfoquinase.

O envolvimento do trato gastrointestinal é frequente, sendo descrito em dois terços dos casos. Dor abdominal, em cólica, é comum. Náuseas, vômitos, melena e hemorragia retal podem ser observadas. Os sintomas são causados por isquemia ou edema intestinal. Complicações graves incluem perfuração, infarto ou intussuscepção intestinal. O duodeno e o íleo terminal são comumente envolvidos. Hiperemia difusa da mucosa, petéquias, erosões e úlceras hemorrágicas podem ser visualizadas pela endoscopia digestiva. Espessamento da parede intestinal, com ingurgitamento dos vasos mesentéricos, é descrito na TC abdominal.

Nefropatia é observada em 45% a 85% dos pacientes. Hematúria microscópica é o primeiro sinal, podendo associar-se a proteinúria em níveis variáveis, sendo às vezes nefrótica. Hipertensão arterial está presente em um terço dos casos. Em adultos, a insuficiência renal, na ocasião do diagnóstico, ocorre em aproximadamente 30% dos pacientes. Em crianças, o desenvolvimento de insuficiência renal é raro. A vasculite por IgA é responsável por 0,6% a 2% dos casos de glomerulonefrite em adultos.

Episclerite, orquite, miocardite e hemorragia alveolar são manifestações raras da doença, assim como o acometimento do sistema nervoso, central ou periférico.

Estudos epidemiológicos reafirmam a hipótese de que a vasculite por IgA é cerca de 30 vezes mais frequente na infância. Nas crianças, a doença é geralmente benigna e autolimitada, enquanto nos adultos é mais grave, geralmente por complicações renais, com hematúria e proteinúria persistentes, até insuficiência renal crônica.

EXAMES COMPLEMENTARES

Não existem anormalidades laboratoriais específicas para o diagnóstico da doença.

Na fase de atividade, pode-se encontrar aumento no número de plaquetas, de leucócitos e de reagentes de fase aguda, como VHS e PCR, além de anemia por sangramento intestinal.

Diante desta inespecificidade, vêm sendo pesquisados potenciais marcadores da doença, como a dosagem sérica da apolipoproteína A, da neopterina, da IgA deficiente de galactose, assim como da albumina modificada por isquemia, entre outros, tanto para fins diagnósticos como de avaliação de atividade de doença.

DIAGNÓSTICO

O diagnóstico baseia-se em critérios clínicos e nos achados da biópsia de pele ou renal. Na biópsia de pele, os achados histológicos são de vasculite leucocitoclástica nas vênulas pós-capilares da derme. IgA e a fração C3 do complemento

TABELA 1 Critérios de classificação para vasculite por IgA (EULAR/PRINTO/PRES)

Critério	Descrição
Critério mandatório	Púrpura ou petéquia, predominante em membros inferiores
Outros (presença de, no mínimo, 1)	Dor abdominal difusa, de início agudo
	Histopatologia mostrando vasculite leucocitoclástica ou glomerulonefrite proliferativa, com predominância de depósitos de imunoglobulina A (IgA)
	Artrite ou artralgia, de início agudo
	Envolvimento renal, com hematúria ou proteinúria

EULAR/PRINTO/PRES: *European League Against Rheumatism/Pediatric Rheumatology International Trials Organization/ Pediatric Rheumatology European Society.*

podem ser visualizados como depósitos na parede dos vasos. Na biópsia renal, observam-se diferentes graus de glomerulonefrite, associada a depósitos mesangiais de IgA.

Os critérios classificatórios propostos pelo EULAR/PRINTO/PRES (2010) são utilizados para a inclusão de pacientes em estudos (Tabela 1). A classificação é feita com o critério obrigatório e no mínimo 1 dos outros 4. Esses critérios apresentam uma sensibilidade de 100% e especificidade de 87%, quando aplicados em crianças. Uma revisão desses critérios, com o objetivo de verificar sua aplicabilidade em adultos, encontrou uma sensibilidade de 92% e especificidade de 86%, confirmando sua utilidade também nessa faixa etária. A Conferência de Chapel Hill (2012), manteve sua classificação como uma vasculite por depósito predominante de IgA, afetando pequenos vasos - capilares, arteríolas e vênulas.

Apesar da predominância de depósitos vasculares de IgA ser característica da doença, não é suficiente para o diagnóstico, podendo ser encontrada em outras vasculites, no eritema nodoso e em situações relacionadas à estase venosa. Portanto, é necessária a associação entre as manifestações clínicas sugestivas e os achados histopatológicos para se concluir o diagnóstico de vasculite por IgA.

DIAGNÓSTICO DIFERENCIAL

A vasculite por IgA deve ser distinguida de outras doenças com apresentação semelhante. Características clínicas, associadas a alterações laboratoriais, geralmente são úteis na identificação de outras doenças (Tabela 2).

TABELA 2 Diagnóstico diferencial da vasculite por IgA

Grupos	Doenças
Púrpura trombocitopênica	Púrpura trombocitopênica autoimune. Púrpura trombocitopênica trombótica
Outros tipos de vasculites	Vasculite por hipersensibilidade Vasculite urticariforme Crioglobulinemia mista Vasculites associadas ao ANCA
Doenças reumáticas autoimunes	Lúpus eritematoso sistêmico Artrite reumatoide Síndrome de Sjögren Doença mista do tecido conjuntivo Dermatomiosite juvenil Síndrome antifosfolípide
Outros	Sepse Coagulação intravascular disseminada Febre familiar do Mediterrâneo Causas cirúrgicas de abdome agudo

ANCA: anticorpo anticitoplasma de neutrófilos.

TRATAMENTO

O tratamento deve ser definido pela presença ou não de manifestações de maior gravidade, como o envolvimento renal e/ou do trato gastrointestinal. Na ausência desses envolvimentos de maior gravidade, recomenda-se o tratamento sintomático com anti-inflamatórios não hormonais ou anti-histamínicos, pois a evolução da doença é benigna.

Nos casos graves, é necessário o uso de glicocorticoides (GC) e imunossupressores. O uso de GC ainda é controverso, por serem eficazes para as manifestações de artralgia e dor abdominal, mas não nos casos de púrpura. No envolvimento renal, faltam evidências dos benefícios com o uso de GC para a prevenção de doença renal crônica.

A dapsona e a colchicina podem ser utilizadas em casos individuais, para as lesões purpúricas crônicas.

Poucos estudos avaliaram o uso de imunossupressores em adultos. O micofenolato mofetil mostrou-se eficaz para a indução de remissão da nefrite, possibilitando menor uso de GC. A ciclofosfamida e a ciclosporina também se mostraram eficazes no tratamento da nefrite, destacando-se o uso da ciclosporina na proteinúria nefrótica e na manutenção da função renal por longos períodos. Os inibidores da enzima conversora de angiotensina (IECAs) estão também indicados para os pacientes com envolvimento renal.

O rituximabe tem se mostrado eficaz para as manifestações cutâneas e renais graves. Imunoglobulina intravenosa e plasmaférese também podem ser utilizadas no tratamento de pacientes com glomerulonefrite grave e nos casos refratários.

Ainda se fazem necessários mais estudos prospectivos e controlados para avaliar a eficácia dos imunossupressores e do rituximabe para recomendação como drogas de primeira linha no tratamento.

PROGNÓSTICO

Nos adultos, não há correlação entre a sintomatologia inicial e prognóstico a longo prazo. A remissão espontânea pode ocorrer mesmo nos casos de envolvimento renal grave. Mas também se observa maior risco de evolução para doença renal crônica.

Não existe consenso quanto à indicação de biópsia renal, podendo ser utilizada nos casos de glomerulonefrite rapidamente progressiva, síndrome nefrótica, dúvida diagnóstica e proteinúria 24 h > 1 g, persistente, após 3 a 6 meses de tratamento.

Os principais fatores associados à evolução para doença renal crônica, a longo prazo, incluem: alteração da função renal; hematúria macroscópica, no início do quadro; hipertensão arterial; e proteinúria 24 h > 1 g, na evolução. Na biópsia renal, a porcentagem de glomérulos apresentando crescentes é o principal fator prognóstico.

As recidivas podem ocorrer em até 20% dos pacientes adultos, diferentemente das crianças, em que o episódio de atividade de doença é geralmente único. Nas crianças, a doença é geralmente benigna e autolimitada.

REFERÊNCIAS BIBLIOGRÁFICAS

1. González-Gay MA, Blanco R, Castaneda S. Henoch-Schönlein purpura (IgA vasculitis): the paradox of the different incidence and clinical spectrum in children adults. Clin Exp Rheumatol. 2017;35:S3-S4.
2. Heineke MH, Ballering AV, Jamin A, Ben Mkaddem S, Monteiro RC, Van Egmond M. New insights in the pathogenesis of immunoglobulin A vasculitis (Henoch-Schönlein purpura). Autoimmun Rev. 2017;16:1246-53.
3. Hetland LE, Susrud KS, Lindahl KH, Bygum A. Henoch-Schönlein purpura: a literature review. Acta Derm Venereol. 2017;97:1160-6.
4. Hocevar A, Rotar Z, Jurcic V, Pižem J, Cucnik S, Vizjak A, et al. IgA vasculitis in adults: the performance of the EULAR/PRINTO/PRES classification criteria in adults. Arthritis Res Ther. 2016;18:58.
5. Jennette JC, Falk RJ, Bacon PA, Basu N, Cid MC, Ferrario F, et al. 2012 Revised International Chapel Hill Consensus Conference nomenclature of vasculitides. Arthritis Rheum. 2013;65(1):1-11.
6. Omma A, Colak S, Sandikci SC, Yucel C, Erden A, Sertoglu E, Ozgurtas T. Serum neopterin and ischemia modified albumin levels are associated with the disease activity of adult immunoglobulin A vasculitis. Int J Rheum Dis. 2019;00:1-6.
7. Ozen S, Marks, SD, Brogan P, Groot N, Graeff N, et al. European consensus-based recommendations for diagnosis and treatment of immunoglobulin A vasculitis. Rheumatol. 2019;58:1607-16.
8. Ozen S, Pistorio A, Iusan SM, Bakkaloglu A, Herlin T, Brik R, et al. EULAR/PRINTO/PRES criteria for Henoch-Schonlein purpura, childhood polyarteritis nodosa, childhood Wegener granulomatosis and childhood Takayasu arteritis: Ankara 2008. Part II: Final classification criteria. Ann Rheum Dis. 2010;69(5):798-806.
9. Peruzzi L, Coppo R. IgA vasculitis nephritis in children and adults: one or different entities? Pediatr Nephrol. 202;36(9):2615-25.
10. Pillebout E. IgA vasculitis and IgA nephropathy: Same disease? J Clin Med. 2021 25;10 (11):2310.
11. Reamy BV, Servey JT, Williams PM. Henoch-Schönlein purpura (IgA vasculitis): Rapid evidence review. Am Fam Physician. 2020;102(4):229-33.

12. Song Y, Huang X, Yu G, Qiao J, Wu JCJ, et al. Pathogenesis of IgA vasculitis: An up-to-date review. Front Immunol. 2021;12:771619.
13. Sugino H, Sawada Y, Nakamura M. IgA vasculitis: Etiology, treatment, biomarkers and epigenetic changes. Int J Mol Sci. 2021;14;22(14):7538.
14. Xu L, Li Y, Wu X. IgA vasculitis update: Epidemiology, pathogenesis, and biomarkers. Front Immunol. 2022;13:921864.

69

Vasculite urticariforme hipocomplementêmica

Mário Sérgio Ferreira Santos

CONCEITO

A vasculite urticariforme é uma vasculite cutânea caracterizada por lesões urticariformes que têm duração superior a 24 horas, e que apresenta vasculite leucocitoclástica à histopatologia.

É uma entidade clínico-patológica, com lesão e inflamação dos capilares e das vênulas pós-capilares da derme.

A vasculite urticariforme pode ser dividida em dois grupos, de acordo com os níveis de complemento: normocomplementêmica e hipocomplementêmica (VUH). Esta última é também denominada vasculite anti-C1q, segundo a nomenclatura atualizada de Chapel Hill.

A VUH é a forma mais grave e é definida como uma doença autoimune, que se manifesta por urticária, com seis ou mais meses de duração, associada a hipocomplementemia, na presença de manifestações sistêmicas como artralgia ou artrite, glomerulonefrite, uveíte ou episclerite, envolvimento pulmonar e dor abdominal recorrente.

ETIOLOGIA

A etiologia não é conhecida. Não há gatilhos ou alérgenos reconhecidos como causa do processo. Contudo, na maioria das vezes, está associada a doenças sistêmicas, como lúpus eritematoso sistêmico, síndrome de Sjögren, crioglobulinemia, gamopatia monoclonal, doenças hematológicas e hipersensibilidade a drogas. Excluída a presença de doenças sistêmicas, é denominada idiopática.

EPIDEMIOLOGIA

A VUH é uma entidade clínica rara e sua incidência e prevalência são desconhecidas. Isso se deve, em parte, à falta de uniformidade na classificação das manifestações cutâneas, sistêmicas e sorológicas da doença.

Em pacientes com urticária crônica, a prevalência de vasculite urticariforme varia de 5% a 20%, na dependência da definição de vasculite utilizada.

O gênero feminino é afetado em 60% a 80% dos casos, e o pico de incidência da VUH acontece na 5ª década de vida.

A vasculite urticariforme tem sido descrita após vacinação com vírus inativado para COVID-19, bem como pela infecção pelo mesmo vírus (SARS-CoV-2). Analogamente, há descrição do mesmo fenômeno após vacina meningocócica B e H1N1.

PATOGENIA

Acredita-se que a doença seja mediada por imunocomplexos, formados na corrente sanguínea e depositados na parede dos vasos de pequeno calibre.

Na maioria dos casos, o antígeno causador da produção dos anticorpos que formam esses imunocomplexos é desconhecido. A região semelhante ao colágeno do C1q é um dos alvos antigênicos.

Uma vez formados os complexos antígeno-anticorpo, ocorre ativação da via clássica do complemento, com geração das anafilatoxinas C3a e C5a. Essas anafilatoxinas estimulam a degranulação dos mastócitos e promovem a quimiotaxia dos neutrófilos.

Em conjunto, esses eventos contribuem para o processo inflamatório na parede vascular e no interstício, com aumento da permeabilidade capilar, influxo de células inflamatórias e formação da urticária.

QUADRO CLÍNICO

A Tabela 1 apresenta as principais manifestações clínicas da VUH. A forma normocomplementêmica apresenta apenas manifestações cutâneas, enquanto a VUH ocasiona manifestações sistêmicas.

A urticária é pruriginosa e indolor. Em até um terço dos pacientes, observam-se dor e queimação no local da lesão. As placas da VUH têm duração maior que as da urticária crônica, persistindo por mais de 24 horas em dois terços dos pacientes; eventualmente, podem durar mais de 72 horas. Essas placas podem deixar púrpura residual ou hiperpigmentação em até 35% dos pacientes.

Os sintomas constitucionais são observados em até 56% dos pacientes. O envolvimento musculoesquelético é observado em 82% dos pacientes, e o envolvimento ocular, em 56% dos pacientes. As manifestações musculoesqueléticas são representadas por artralgias ou artrite, afetando mãos, cotovelos, pés, tornozelos e joelhos.

O envolvimento renal pode ser observado em até 50% dos pacientes e é mais grave nas crianças. São descritas glomerulonefrite proliferativa, glomerulonefrite necrotizante focal ou glomerulonefrite crescêntica.

As manifestações pulmonares ocorrem em até 20% dos pacientes e incluem tosse, hemoptise, dispneia, doença pulmonar obstrutiva crônica (DPOC), asma, pleurite e derrame pleural. DPOC e asma são as manifestações pulmonares mais comuns.

Os sintomas gastrointestinais ocorrem em até 30% dos casos e são ocasionados por vasculite intestinal.

EXAMES COMPLEMENTARES

As alterações laboratoriais mais comuns da VUH são: VHS elevada; hipocomplementemia, com redução de C1q, C2, C3, C4 e CH50/100; e presença de complexos imunes circulantes, pelo teste de fase sólida de C1q e/ou ensaio de anticorpo anti-C1q.

Na investigação de doenças associadas, a pesquisa de anticorpos antinucleares (FAN) e a pesquisa de agentes infecciosos, com sorologia para hepatites B e C, devem ser realizadas.

A investigação também deve incluir a pesquisa de anticorpos anti-DNA nativo e anti-ENA (SSA/Ro, SSB/La, Sm, RNP), eletroforese de proteínas, imunoeletroforese (no soro e na urina) e pesquisa de crioglobulinas.

TABELA 1 Principais manifestações clínicas da vasculite urticariforme hipocomplementêmica

Cutâneas	Sistêmicas
Placas e pápulas eritematosas urticariformes Angioedema Dermografismo Eritema anular Lesão urticariforme, com púrpura palpável, e/ou hiperpigmentação residual Lesões semelhantes a eritema multiforme Livedo reticular Fenômeno de Raynaud	Musculoesqueléticas: artralgia, artrite e artropatia de Jaccoud
	Respiratórias: tosse, dispneia, hemoptise, DPOC, asma e derrame pleural
	Renais: proteinúria, hematúria e glomerulonefrite
	Gastrointestinais: dor subesternal, dor abdominal, náuseas, vômitos, diarreia
	Cardíacas: pericardite, derrame pericárdico, tamponamento cardíaco, valvulopatia
	Oftalmológicas: conjuntivite, episclerite, uveíte, coroidopatia serpiginosa geográfica, perda visual
	Neurológicas: pseudotumor cerebral, paralisia de nervo craniano, meningite asséptica, mielite transversa, neuropatia periférica
	Outras: febre, esplenomegalia, linfadenopatia, estenose traqueal reversível

DPOC: doença pulmonar obstrutiva crônica.

DIAGNÓSTICO DIFERENCIAL

O principal diagnóstico diferencial da vasculite urticariforme é a urticária comum. Na urticária comum, a histopatologia demonstra edema na derme, discreto infiltrado leucocitário perivascular, e não se observa leucocitoclasia na parede do vaso ou extravasamento de hemácias, como visto na vasculite urticariforme. A imunofluorescência direta é negativa para imunoglobulinas e complemento.

Outro diagnóstico diferencial importante deve ser feito com eritema multiforme ou eritema polimorfo, caracterizado por erupção cutânea aguda na superfície extensora das extremidades, palmas das mãos e plantas dos pés. Nesse caso, a histologia demonstra infiltrado mononuclear perivascular.

A deficiência adquirida do inibidor de C1 esterase ocasiona angioedema e diminuição dos níveis de C1q. Diferentemente dos pacientes com vasculite urticariforme e VUH, esses pacientes não apresentam urticária.

DIAGNÓSTICO

Pacientes que apresentam lesões urticariformes, persistentes ou recorrentes, com mais de quatro ou seis semanas de evolução, devem ser investigados quanto à possibilidade de vasculite urticariforme.

A biópsia da lesão cutânea, com histologia e imunofluorescência direta, é o padrão-ouro para o diagnóstico. Recomenda-se realizar a biópsia em dois locais distintos, de lesões recentes, de preferência com 24 horas de evolução. Um espécime deve ser acondicionado em formalina, para a análise histológica, e o outro espécime deve ser congelado em nitrogênio líquido ou transportado no meio de Michel.

A histologia da vasculite urticariforme e da VUH demonstra vasculite leucocitoclástica. À imunofluorescência direta, observa-se depósito de complemento e/ou imunoglobulina na região perivascular e na junção derme-epiderme. Esses achados não são exclusivos e podem estar ausentes. Se a histologia não mostra vasculite leucocitoclástica e a suspeita de vasculite urticariforme é forte, deve-se repetir a biópsia de outra lesão recente.

Presença ou ausência de hipocomplementemia e/ou condições associadas servem para estratificar a VU: SVUH, VUH ou vasculite urticariforme normocomplementêmica.

TRATAMENTO

O tratamento da VUH deve dirigir-se à doença de base, quando esta é identificada, e deve ser orientado pelo grau de envolvimento sistêmico. O tratamento consiste no uso de glicocorticoide, associado ou não a imunossupressor.

Essa orientação está baseada em relatos e séries de casos, pois não existem estudos controlados e randomizados.

Anti-histamínicos e anti-inflamatórios não hormonais podem ser necessários. Os anti-histamínicos recomendados são: loratadina (10 mg/dia), fexofenadina (60 mg/dia) ou cetirizina (10 mg/dia). Os anti-inflamatórios não hormonais estão indicados nos casos de artralgia e/ou artrite. Naproxeno, 500 mg, 2 vezes ao dia ou ibuprofeno, 600 mg, 3 vezes ao dia, são eficazes.

Nos casos leves a moderados, sem envolvimento sistêmico importante, ou nos casos refratários ao tratamento sintomático, o glicocorticoide pode ser prescrito isolado ou em associação com a dapsona. Se houver contraindicação à dapsona, a colchicina ou a hidroxicloroquina estão indicadas.

A dose recomendada de prednisona é de 0,5 a 1 mg/kg/dia, a qual deve ser mantida até controle das manifestações clínicas. Posteriormente, essa dose deve ser reduzida semanalmente. A dose inicial da dapsona é de 50 mg/dia, e máximo de 100 mg/dia, se necessário.

A colchicina é utilizada na dose de 0,5 mg/dia, podendo aumentar para 1,5 a 2 mg/dia. Recomenda-se monitoramento do hemograma, em razão do risco de citopenia.

A hidroxicloroquina, na dose de 400 mg/dia, é uma alternativa para pacientes com envolvimento restrito à pele.

Micofenolato de mofetila, metotrexato, azatioprina e ciclosporina podem ser utilizados no manejo clínico, em associação ao glicocorticoide, nas doses de 0,5 a 1 g, 2 vezes ao dia (micofenolato); 10 a 25 mg/semana (metotrexato); 1 a 2,5 mg/kg/dia (azatioprina). A ciclosporina está indicada, particularmente, nos casos de acometimento pulmonar e renal, na dose inicial de 2 a 2,5 mg/kg/dia, e máximo de 5 mg/kg/dia.

Recentemente, rituximabe, anakinra, canakinumabe e omalizumabe têm sido descritos como alternativas terapêuticas.

PROGNÓSTICO

Os pacientes com vasculite urticariforme normocomplementêmica apresentam prognóstico favorável. A média de duração da enfermidade é de 3 a 4 anos, podendo, eventualmente, estender-se por mais de 20 anos.

A vasculite urticariforme hipocomplementêmica é mais grave e apresenta elevada morbimortalidade. O envolvimento pulmonar é determinante para o mau prognóstico, em virtude da DPOC.

REFERÊNCIAS BIBLIOGRÁFICAS

1. Black AK. Urticarial vasculitis. Clin Dermatol. 1999;17:565-9.
2. Brewer JD. Urticarial vasculitis. Up to date 2018. Disponível em: http://www.uptodate.com/online. Acesso em fevereiro de 2018.
3. Dash S, Behera B, Sethy M, et al. COVID-19 vaccine-induced urticarial vasculitis. Dermatol Ther. 2021;34:e15093.
4. de Perosanz-Lobo D, Fernandez-Nieto D, Burgos-Blasco P, et al. Urticarial vasculitis in COVID-19 infection: a vasculopathy-related symptom? J Eur Acad Dermatol Venereol. 2020;34:e566.
5. Hughes R, Lacour JP, Baldin B, et al. Urticarial vasculitis secondary to H1N1 vaccination. Acta Derm Venereol. 2010;90:651.
6. Huston DP, Bressler RB. Urticaria and angioedema. Med Clin North Am. 1992;76:805-40.
7. Jachiet M, Flageul B, Deroux A, Le Quellec A, Maurier F, Cordoliani F, et al. The clinical spectrum and therapeutic management of hypocomplementemic urticarial vasculitis: data from a French nationwide study of fifty-seven patients. Arthritis Rheumatol. 2015;67:527-34.
8. Jennette JC, Falk RJ, Bacon PA, Basu N, Cid MC, Ferrario F, et al. Revised International Chapel Hill Consensus Conference Nomenclature of Vasculitides. Arthritis Rheum. 2013;65:1-11.
9. Jones RR, Bhogal B, Dash A, Schifferli J. Urticaria and vasculitis: a continuum of histological and immunopathological changes. Br J Dermatol. 1983;108:695-703.
10. Mehregan DR, Hall MJ, Gibson LE. Urticarial vasculitis: a histopathologic and clinical review of 72 cases. J Am Acad Dermatol. 1992;26:441-8.
11. Monroe EW. Urticarial vasculitis: an updated review. J Am Acad Dermatol. 1981;5:88-95.
12. Ormerod AD. Urticaria. Recognition, causes and treatment. Drugs. 1994;48:717-30.
13. Stack PS. Methotrexate for urticarial vasculitis. Ann Allergy. 1994;72:36-8.
14. Velasco-Tamariz V, Prieto-Barrios M, Tous-Romero F, et al. Urticarial vasculitis after meningococcal serogroup B vaccine in a 6-year-old girl. Pediatr Dermatol. 2018;35:e64.
15. Wisnieski JJ, Baer AN, Christensen J, Cupps TR, Flagg DN, Jones JV, et al. Hypocomplementemic urticarial vasculitis syndrome: clinical and serologic findings in 18 patients. Medicine. 1995,74:24-41.
16. Wisnieski JJ. Urticarial vasculitis. Curr Opin Rheumatol. 2000;12:24-31.
17. Worm M, Sterry W, Kolde G. Mycophenolate mofetil is effective for maintenance therapy of hypocomplementaemic urticarial vasculitis. Br J Dermatol. 2000;143:1324-8.

70

Vasculite crioglobulinêmica

Isabella Vargas de Souza Lima
Zoraida Sachetto

CONCEITO

A vasculite crioglobulinêmica (VC) é uma vasculite sistêmica que acomete vasos predominantemente de pequeno calibre. O principal agente etiológico é o vírus da hepatite C (VHC), mas também pode estar associada a doenças hematológicas e doenças reumáticas imunomediadas. Mais raramente pode estar associada a outras infecções, como HIV e hepatite B ou pode ser essencial.

Classicamente caracteriza-se, clinicamente, por púrpura palpável, não trombocitopênica, localizada mais comumente nos membros inferiores, podendo evoluir com úlceras necrosantes, acompanhada de poliartralgia e/ou artrite, fadiga, manifestações neurológicas e renais.

EPIDEMIOLOGIA

Em função de sua expressão clínica polimórfica, acredita-se que a frequência da VC seja subestimada. É considerada uma doença rara (1:100.000) que acomete mais frequentemente o sexo feminino, em uma proporção de 3:1; predominando na 4ª e 5ª décadas de vida.

Em relação ao VHC, relata-se a presença de crioglobulinemia em 25% a 30% desses pacientes, dentre os quais 10% a 15% desenvolvem a vasculite.

ETIOLOGIA

A causa não é completamente conhecida. No entanto, a presença de anticorpos anti-VHC e a identificação de RNA VHC em 70% a 100% dos pacientes com VC estabelecem uma estreita associação entre o VHC e a VC.

As crioglobulinas são imunoglobulinas que, caracteristicamente, se precipitam em temperaturas abaixo de 37°C e voltam a se solubilizar quando reaquecidas. Foram descritas, inicialmente, em associação com mieloma múltiplo. Posteriormente, foram identificadas como gamaglobulinas, podendo apresentar componentes IgG e IgM, com atividade de fator reumatoide (FR), o que define sua classificação em três tipos:

- **Crioglobulina tipo I**: componente monoclonal, usualmente IgG ou IgM. Mais comumente encontrada no mieloma múltiplo, macroglobulinemia de Waldenstron, gamopatia monoclonal de significado indeterminado e doenças proliferativas de células B.
- **Crioglobulina tipo II**: mista, com componente policlonal IgG e FR monoclonal da classe IgM.
- **Crioglobulina tipo III**: mista, com componente policlonal IgM e IgG com FR policlonal da classe IgM.

As crioglobulinas dos tipos II e III estão, em sua grande maioria (80% a 90% dos casos), associadas à infecção pelo VHC, sugerida como o agente desencadeante da vasculite sistêmica. Também podem ser encontradas em doenças reumáticas imunomediadas, sendo as mais frequentes a síndrome de Sjögren e o lúpus eritematoso sistêmico.

PATOGENIA

A etiopatogenia não está ainda totalmente esclarecida. Acredita-se ser decorrente de um estímulo imune crônico e/ou linfoproliferação levando à produção de altas concentrações de imunoglobulinas que formam crioglobulinas. Sendo assim, ocorre um aumento na produção de imunocomplexos. Também pode ocorrer um *clearance* insuficiente das crioglobulinas e/ou dos imunocomplexos.

O VHC apresenta tropismo pelos tecidos linfoide e hepático. A proteína E2 viral se assemelha às imunoglobulinas humanas, ocasionando estimulação da produção de anticorpos, ativação da cascata do complemento e formação de imunocomplexos, que se depositam nos órgãos-alvos.

Os linfócitos T também participam do processo, sendo identificados em biópsias de nervos e da pele. Proliferação e ativação de linfócitos B também são descritas, ocasionando expansão, inicialmente policlonal, aumento dos LB CD5+ e aumento da expressão de CD81, ligante da proteína E2 do vírus. A expansão clonal dos linfócitos B se deve, em parte, à grande produção de BAFF pelas células dendríticas após o contato com o HCV.

Histopatologicamente, o achado mais frequente é a vasculite leucocitoclástica, com infiltrado inflamatório com predomínio de linfócitos e monócitos, pouco neutrófilo, geralmente perivascular. Pode ocorrer necrose fibrinoide.

QUADRO CLÍNICO

A VC pode cursar com envolvimento cutâneo, articular, neurológico, renal, pulmonar, endócrino, gastrointestinal e cardiovascular, e pode se associar com o desenvolvimento de doença linfoproliferativa.

A manifestação clínica mais frequente da VC é a cutânea, caracterizada pelo aparecimento de púrpura palpável. É observada mais frequentemente nos membros inferiores, mas pode atingir o tronco e os membros superiores. Em geral, tem caráter intermitente, mas pode coalescer e levar à hipercromia na fase de resolução.

Úlceras cutâneas e gangrena de extremidades podem ocorrer e constituem sinais de pior prognóstico.

O segundo envolvimento mais frequente é o articular, caracterizado por artralgia migratória, principalmente em mãos, punhos e joelhos. Quadro poliarticular, semelhante à artrite reumatoide, pode ocorrer em cerca de 10% dos casos.

O envolvimento neurológico ocorre em cerca de 50% dos pacientes, principalmente do sistema nervoso periférico, ocasionando polineuropatia, de predomínio sensitivo, ou mononeurite múltipla. Raramente observa-se envolvimento do sistema nervoso central, com vasculite, acidente vascular encefálico ou comprometimento cognitivo.

Em 20% a 30% dos pacientes, observam-se manifestações renais, com proteinúria e/ou hematúria dismórfica. O envolvimento renal pode ser grave, comprometendo o prognóstico do paciente. Síndrome nefrítica, síndrome nefrótica e disfunção renal progressiva podem ocorrer, embora mais raras. O padrão histológico mais comumente encontrado é a glomerulonefrite membranoproliferativa, com deposição glomerular de imunocomplexos subendoteliais.

A manifestação clínica mais grave da VC é a pulmonar, raramente sintomática, caracterizada por hemorragia alveolar, secundária à vasculite pulmonar. Alveolite subclínica, podendo evoluir para doença intersticial pulmonar, e bronquiolite obliterante com pneumonia em organização também são descritas.

Hepatomegalia e alterações das enzimas hepáticas são observadas em 90% dos casos, e 25% dos pacientes evoluem com cirrose e, raramente, com carcinoma hepático. São descritas ainda esplenomegalia, dor abdominal e linfoadenopatia em 20 a 30% dos casos. A vasculite intestinal é uma manifestação grave e rara da VC, que pode levar à isquemia intestinal.

O envolvimento cardiovascular não é comum, mas doença isquêmica cardíaca, secundária à vasculite coronariana, lesão valvar, pericardite e insuficiência cardíaca estão associadas à VC.

A crioglobulinemia é considerada uma condição "*pré-neoplásica*", em função da expansão dos linfócitos B, com tendência à monoclonalidade. Constituem fatores de risco para o aparecimento de doença linfoproliferativa: tempo de evolução do VHC; presença de crioglobulinemia tipo II; e presença de VC.

O Quadro 1 resume a frequência aproximada de manifestações clínicas encontradas em uma coorte francesa e em uma coorte brasileira com vasculite crioglobulinêmica associada a hepatite C.

EXAMES COMPLEMENTARES

A avaliação laboratorial do paciente com VC deve incluir a identificação e a quantificação das crioglobulinas, além de sua caracterização, por meio de imunoeletroforese no soro.

Sorologia para VHC, dosagem sérica das enzimas hepáticas, pesquisa de fator reumatoide e dosagem do complemento sérico devem ser incluídas na avaliação. Na VC ativa, há consumo de componentes da via clássica do complemento, como C2 e C4.

A investigação de envolvimento de órgãos-alvos também é importante e deve incluir a avaliação da função renal, urina I, proteinúria de 24 horas e eletroneuromiografia, entre outros. Esta última deve ser realizada em pacientes com queixas sugestivas de neuropatia periférica.

Vale ressaltar que a pesquisa de crioglobulinas apresenta alta frequência de resultados falso-negativos, em função da técnica requerida para sua realização; portanto, diante de um paciente com quadro clínico de VC e resultado negativo, recomenda-se a repetição do exame, realizando a coleta de forma adequada, com material aquecido e coagulação do sangue, em banho-maria, a 38°C.

A biópsia da pele mostra uma vasculite leucocitoclástica, que atinge as vênulas da derme. A biópsia renal mostra uma glomerulonefrite membranoproliferativa, com imunofluorescência rica em depósitos glomerulares, compostos por imunoglobulinas e complemento.

QUADRO 1 Frequência aproximada de manifestações clínicas encontradas em uma coorte francesa e uma coorte brasileira em pacientes com vasculite crioglobulinêmica associada a hepatite C

Coorte francesa (n = 440)	%	Coorte brasileira (n = 68)	%
Manifestações cutâneas		**Manifestações cutâneas**	
Púrpura palpável	85	Púrpura palpável	43
Hiperpigmentação de membros inferiores	45	Fenômeno de Raynaud	14
Fenômeno de Raynaud	33	Úlcera cutânea	29
Úlcera de membros inferiores	15		
Levedo reticular	12		
Urticária	12		
Gangrena digital	7		
Manifestações renais		**Manifestações renais**	43
Hipertensão arterial	41		
Glomerulonefrite	33		
Síndrome nefrótica	10		
Manifestações de sistema nervoso		**Manifestação de sistema nervoso**	
Axonopatia motor-sensorial	63	Polineuropatia periférica	57
Déficit neurocognitivo	27	Mononeurite múltipla	29
Mononeurite múltipla	7		
Manifestações musculoesqueléticas		**Manifestações musculoesqueléticas**	
Artralgia	51	Artralgia	43
Astenia	49		
Mialgia/fibromialgia	8		
Artrite não erosiva	46		
Manifestações raras		**Manifestações raras**	
Pneumopatia	4,5	Gastrointestinal	–
Envolvimento gastrointestinal	3	Cardiomiopatia	–
Cardiomiopatia	5		
Osteoesclerose	0,2		
Hiperviscosidade	2		

DIAGNÓSTICO DIFERENCIAL

O Quadro 2 apresenta os principais diagnósticos diferenciais da VC.

DIAGNÓSTICO

O diagnóstico da VC baseia-se em manifestações clínicas e laboratoriais, com confirmação histopatológica. Os critérios de classificação foram propostos em 2011 e validados em 2014, e apresentam sensibilidade de 88% e especificidade de 95% (Quadro 3).

TRATAMENTO

O tratamento da vasculite crioglobulinêmica ainda é um desafio em decorrência da complexidade da etiopatogenia e diversidade dos sintomas, devendo ser individualizado de acordo com a doença relacionada e gravidade.

Os pacientes assintomáticos não necessitam tratamento e podem ser monitorados. O tratamento deve ser direcionado à causa adjacente. Os casos sintomáticos atribuíveis a crioglobulinas monoclonais circulantes podem ser tratados apenas com glicocorticoides ou combinados com rituximabe.

Nos pacientes com vasculite crioglobulinêmica associada ao VHC os melhores resultados são encontrados com agentes antivirais de ação direta e na suspensão sustentada da replicação viral. Nos casos de manifestações clínicas leves, a utilização isolada da terapia antiviral para VHC, associada ou não ao glicocorticoide, está indicada.

Nos pacientes com manifestações clínicas moderadas, como glomerulonefrite e redução da função renal, úlceras cutâneas e/ou gangrena de extremidades e neuropatia grave, recomenda-se a utilização de rituximabe, associado à terapia antiviral e ao glicocorticoide.

Combinações de glicocorticoides mais agentes alquilantes ou glicocorticoides mais rituximabe alcançam eficácia semelhante quando usadas como terapia de primeira linha em pacientes com VC essencial ou associada a doenças reumáticas imunomediadas.

A terapia combinada de glicocorticoides e rituximabe é preferida em pacientes com doença recidivante/refratária, provavelmente com melhores respostas clínicas, renais e imunológicas. Essa combinação resulta em um efeito poupador de glicocorticoides, entretanto com maior risco de complicações infecciosas. A dose do glicocorticoide deve, portanto, ser reduzida o mais breve possível.

Nos pacientes com manifestações clínicas graves, com risco à vida, incluindo hemorragia alveolar, isquemia intestinal, glomerulonefrite rapidamente progressiva e envolvimento do sistema nervoso central, deve-se utilizar glicocorticoide em altas doses, associado à ciclofosfamida ou à plasmaférese, seguido do tratamento antiviral.

Os glicocorticoides em pacientes com VC devem ser usados nas seguintes condições: (1) VC de início recente para vasculite e artrite (prednisolona via oral, 0,1-0,5 mg/kg/dia) com redução gradual até descontinuação; (2) VC grave, com risco de vida (metilprednisolona endovenosa, 1 g ao dia por três dias, seguido de prednisolona via oral, 0,5 mg/kg/dia) com redução gradual e retirada após um a três meses. O uso de glicocorticoide não tem função como terapia de manutenção.

QUADRO 2 Diagnóstico diferencial da vasculite crioglobulinêmica

	Doenças
Púrpura trombocitopênica	Púrpura trombocitopênica imune Púrpura trombocitopênica trombótica
Outros tipos de vasculites	Vasculite por hipersensibilidade Vasculite por IgA Vasculites associadas ao ANCA
Doenças reumáticas autoimunes	Lúpus eritematoso sistêmico/artrite reumatoide/síndrome de Sjögren
Outros	Sepse/meningococcemia

ANCA: anticorpo anticitoplasma de neutrófilos.

QUADRO 3 Critérios de classificação para vasculite crioglobulinêmica

Critérios	Descrição
Questionário (no mínimo 2 de 3)	1. Você se recorda de pontos avermelhados na pele, particularmente nas pernas? 2. Você já teve pontos avermelhados na perna que deixaram coloração marrom após desaparecimento? 3. Algum médico lhe falou sobre ter hepatite viral?
Aspectos clínicos (no mínimo 3 de 4) (presente ou prévios)	1. Sintomas constitucionais: febre, fadiga 2. Envolvimento articular: artralgia, artrite 3. Envolvimento vascular: Raynaud, púrpura, vasculite necrotizante, úlceras cutâneas, síndrome de hiperviscosidade 4. Envolvimento neurológico: neuropatia periférica, envolvimento de pares cranianos, vasculite de sistema nervoso central
Achados laboratoriais (no mínimo 2 de 3) (presentes)	1. Redução de C4 2. Positividade do fator reumatoide 3. Positividade do componente M monoclonal

Critério obrigatório: positividade de crioglobulinas, em pelo menos duas determinações, com intervalo de pelo menos 12 semanas.

PROGNÓSTICO

A introdução dos agentes antivirais de ação direta na terapia do VHC crônico mudou dramaticamente o resultado da VC, em que a erradicação do VHC muitas vezes previne o desenvolvimento de crioglobulinemia. Como consequência, espera-se que o VHC perca progressivamente a sua primazia como causa mais comum de VC.

O prognóstico da VC depende do padrão de envolvimento pela doença. O início dos sintomas após os 60 anos de idade e o envolvimento renal são fatores de mau prognóstico.

São descritas taxas de sobrevida de 50 a 90% em 5 anos para os pacientes que apresentam acometimento renal, insuficiência hepática e evolução para doença linfoproliferativa.

Complicações infecciosas constituem a principal causa de óbito. Complicações relacionadas a glomerulonefrite, envolvimento gastrointestinal e envolvimento hepático são também importantes causas de óbito.

REFERÊNCIAS BIBLIOGRÁFICAS

1. Cacoub P, Comarmond C, Domont F, et al. Cryoglobulinemia vasculitis. Am J Med. 2015;128:950-5.
2. Dammacco F, Lauletta F, Vacca A. The wide spectrum of cryoglobulinemic vasculitis and an overview of therapeutic advancements. Clin Exp Med. 2023;23(2):255-272.
3. De Vita S, Soldano F, Isola M, et al. Preliminary classification criteria for the cryoglobulinaemic vasculitis. Ann Rheum Dis. 2011;70:1183-90.
4. Desbois AC, Cacoub P, Saadoun D. Cryoglobulinemia: AN update in 2019. Joint Bone Spine. 2019;86:707-13.
5. Freitas-de Aguiar M, Faria-Janes A, Garcia-Brandes GI, et al. Prevalence of cryoglobulinemia and cryoglobulinemic vasculitis in chronically HCV-infected Brazilian patients. Ann Hepatol. 2019;685-92.
6. Fuentes A, Mardone C, Burgos PI. Undertanding the cryoglobulinemias. Curr Rheumatol Rep. 2019;21:60.
7. Ignatova TM, Kozlovskaya LV, Gordovskaya NB, et al. Hepatitis C virus-associated cryoglobulinemic vasculitis: A 20-year experience with treatment. Ter Arkh. 2017;89:46-52.
8. Koratala A, Zeng X. Rituximab therapy for hepatitis C virus-associated cryoglobulinemic membranoproliferative glomerulonephritis. Clin Case Rep. 2018;6:442-3.
9. Meltzer M, Franklin EC, et al. Cryoglobulinemia – a clinical and laboratory study. II. Cryoglobulins with rheumatoid factor activity. Am J Med. 1966;40:837-56.
10. Ostojic P, Jeremic IR. Managing refractory cryoglobulinemic vasculitis: challenges and solutions. J Inflamm Res. 2017;10:49-54.
11. Quartuccio L, Isola M, Corazza L, et al. Validation of the classification criteria for cryoglobulinaemic vasculitis. Rheumatology (Oxford). 2014;53:2209-13.
12. Roccatello D, Sciascia S, Rossi D, et al. The challenge of treating hepatitis C virus-associated cryoglobulinemic vasculitis in the era of anti-CD20 monoclonal

antibodies and direct antiviral agents. Oncotarget. 2017;8:41764-77.
13. Silva F, Pinto C, Barbosa A, et al. New insights in cyoglobulinemic vasculitis. J Autoimmun. 2019;105:102313.
14. Taha R, El-Haddad H, Almuallim A, et al. Systematic review of the role of rituximab in treatment of antineutrophil cytoplasmic autoantibody-associated vasculitis, hepatitis C virus-related cryoglobulinemic vasculitis, Henoch-Schönlein purpura, ankylosing spondylitis, and Raynaud's phenomenon. Open Access Rheumatol. 2017;9:201-14.
15. Terrier B, Cacoub P. Cryoglobulinemia vasculits: an update. Curr Opin Rheumatol. 2013;25:10-8.
16. Wintrobe M, Buell M. Hyperproteinemia associated with multiple myeloma. With report of a case in wich an extraordinary hyperproteinemia was associated with thrombosis of the retinal veins and symptons suggesting Raynaud's disease. Bull Johns Hopkins Hosp. 1933;52:156-65.

71

Doença antimembrana basal glomerular

Henrique de Ataíde Mariz

CONCEITO

A doença antimembrana basal glomerular (DAMBG) é classificada como uma vasculite de pequenos vasos mediada por imunocomplexos. Afeta principalmente os rins, na forma de glomerulonefrite rapidamente progressiva (GNRP), e o pulmão, na forma de alveolar, sendo o dano mediado pelo anticorpo antimembrana basal glomerular (anti-MBG).

É também conhecida como síndrome de Goodpasture ou glomerulonefrite crescêntica tipo 1.

EPIDEMIOLOGIA

A DAMBG é considerada uma doença rara, com incidência anual estimada de 0,5 a 1 caso/milhão de habitantes, correspondendo a 20% das causas de GNRP, com presença de crescentes na biópsia renal.

É mais frequente em indivíduos da raça branca, e a frequência entre os sexos é semelhante. A distribuição da DAMBG é bimodal, com maior incidência nas faixas etárias de 20 a 30 anos, e 60 a 70 anos.

ETIOLOGIA

A predisposição genética é importante no surgimento da doença, e a presença de alguns alelos específicos do complexo maior de histocompatibilidade (HLA) aumenta o risco de seu surgimento. Os alelos HLA-DR*15, DRB1*03 e DRB1*04 apresentam maior prevalência nos pacientes com DAMBG, mas também podem ser encontrados em até um terço de indivíduos sadios da raça branca. Portanto, fatores ambientais complementares são fundamentais para o surgimento da doença, e esses fatores incluem tabagismo, exposição a solventes orgânicos, infecções virais (p. ex., vírus da influenza) e uso de cocaína.

PATOGÊNESE

A DAMBG é uma doença autoimune que se caracteriza pela presença de autoanticorpos dirigidos contra epítopos da membrana basal glomerular e alveolar. Na maioria dos pacientes, o alvo desses autoanticorpos é o domínio não colágeno da cadeia alfa-3 do colágeno tipo IV.

O dano tecidual ocorre pela ativação da via clássica do sistema complemento, que inicia o processo inflamatório mediado pelos neutrófilos. Mais recentemente, evidências da participação dos linfócitos T foram descritas em modelos animais.

QUADRO CLÍNICO

O início dos sintomas pode ser insidioso ou agudo. Sintomas constitucionais como astenia, diminuição do apetite ou perda de peso podem estar presentes e podem preceder o quadro pulmonar e renal em semanas a meses.

Na apresentação inicial mais típica (60% a 80% dos casos) ocorrem manifestações pulmonares e renais. Em 20% a 50% dos pacientes, a doença inicia apenas pelo rim e, em menos de 10% dos pacientes, a doença é limitada aos pulmões (Tabela 1).

TABELA 1 Manifestações clínicas na doença antimembrana basal glomerular, na apresentação clínica

Sinais e sintomas	Prevalência
Glomerulonefrite rapidamente progressiva	99%
Envolvimento pulmonar	30%-60%
Astenia, fadiga e perda de peso	70%-90%
Artralgia e mialgia	Raro

A manifestação pulmonar inicial mais frequente é a hemoptise, mas outros sintomas, como dispneia e tosse seca, também podem ocorrer. Alguns pacientes podem apresentar sangramentos graves, evoluindo com insuficiência respiratória e anemia por deficiência de ferro.

Os pacientes com acometimento renal podem apresentar hematúria, hipertensão arterial e urina espumosa. A proteinúria geralmente é leve, mas pode ocorrer síndrome nefrótica.

Outras manifestações raras, como vertigem e/ou surdez neurossensorial, também já foram descritas.

EXAMES COMPLEMENTARES

A radiografia simples ou a tomografia do tórax geralmente mostram consolidações bilaterais extensas, que evoluem para um infiltrado com padrão reticulonodular e espessamento lobular. Essas alterações radiológicas também podem ser observadas em outras vasculites ou em doenças infecciosas.

O hemograma pode mostrar anemia grave, secundária à hemorragia alveolar, e leucocitose. O exame de urina, caracteristicamente, apresenta proteinúria e hematúria.

DIAGNÓSTICO DIFERENCIAL

Outras doenças que apresentam manifestações renais e pulmonares podem ser confundidas com a DAMBG. Portanto, é importante considerar, principalmente, o diagnóstico de lúpus eritematoso sistêmico; granulomatose com poliangiíte; e poliangiíte microscópica. Em algumas situações, a diferença das últimas entidades pode ser muito difícil, pois a DAMBG apresenta anticorpos anticitoplasma de neutrófilos (ANCA) positivos, com anticorpos antimieloperoxidase, em 20% a 35% dos casos. Outros diagnósticos que devem ser lembrados são: leptospirose, pneumocistose, vasculite crioglobulinêmica e vasculite por IgA.

DIAGNÓSTICO

A biópsia renal pode definir o diagnóstico, demonstrando glomerulonefrite proliferativa, com necrose e formação de crescentes. Mas o achado patognomônico é o depósito linear de imunoglobulina IgG, ao longo da membrana basal glomerular.

Quando a biópsia renal não puder ser realizada, o diagnóstico de DAMBG também pode ser estabelecido pela presença dos anticorpos anti-MBG. Sua pesquisa, pelas técnicas de ELISA ou radioimunoensaio, apresenta boa sensibilidade (95%-100%) e especificidade (91%-100%). Outras técnicas, como imunofluorescência indireta ou *Western blotting*, também podem ser utilizadas.

TRATAMENTO

A raridade da doença dificulta a realização de estudos clínicos que objetivem determinar o melhor esquema terapêutico.

A combinação de altas doses de glicocorticoide e ciclofosfamida é o esquema de primeira linha, associada à plasmaférese, especialmente para os pacientes com manifestações pulmonares graves.

O uso dos imunossupressores é importante para reduzir a produção de autoanticorpos, bem como para minimizar o efeito rebote após a suspensão da plasmaférese.

O tratamento oral, com prednisona (1-1,5 mg/kg/dia) e ciclofosfamida (2 mg/kg/dia), pode ser usado inicialmente. Mas, em casos graves, com risco de óbito, recomenda-se a pulsoterapia com metilprednisolona, por três dias, associada à pulsoterapia com ciclofosfamida 1 g/m^2.

A duração do tratamento imunossupressor ainda não está bem estabelecida e depende da resposta clínica e da negativação dos níveis séricos do anti-MBG. Alguns autores sugerem que, nos pacientes em que foi atingida a remissão, os corticoides devem ser utilizados por até seis meses, e a ciclofosfamida, por três meses, sendo substituída pela azatioprina após esse período.

Com base em relatos e pequenas séries de casos, o rituximabe pode ser uma alternativa nos pacientes refratários ao tratamento inicial.

A plasmaférese está indicada no tratamento, com base em séries de casos e em um estudo controlado randomizado. Geralmente, é instituída após a confirmação diagnóstica, por meio da biópsia renal, ou pela presença dos anticorpos anti-MBG. A duração da plasmaférese ainda não está totalmente estabelecida, mas pelo menos 2 a 3 semanas são necessárias para melhora clínica e negativação dos anticorpos.

O transplante renal é uma boa opção para pacientes com doença renal terminal e apresenta bons resultados, com baixa incidência de reativação da doença. Está indicado para os pacientes sem tratamento imunossupressor, assintomáticos por seis meses, que tenham negativado os anticorpos anti-MBG por 12 meses.

PROGNÓSTICO

A DAMGB sem tratamento era descrita como uma doença fatal, mas com o uso de imunossupressores e da plasmaférese, a sobrevida em cinco anos teve melhora significativa, tornando-se superior a 80%. Estima-se que menos de 30% dos pacientes necessitarão de diálise em longo prazo.

Os pacientes que na apresentação clínica inicial apresentam oligúria, creatinina sérica maior que 4 mg/dL e mais de 50% de lesões crescênticas na biópsia renal evoluem para doença renal terminal, na maioria dos casos. Em uma coorte retrospectiva com pacientes com DAMG e doença renal crônica terminal, a mediana da sobrevida foi de 5,9 anos, sendo o antecedente de hemorragia pulmonar classificado como preditor de mau prognóstico.

Pacientes que apresentam anticorpos anti-MBG e ANCA não têm pior evolução que os pacientes que têm apenas anticorpos anti-MBG.

REFERÊNCIAS BIBLIOGRÁFICAS

1. Dowsett T, Oni L. Anti-glomerular basement membrane disease in children: a brief overview. Pediatr Nephrol. 2022;37(8):1713-9.
2. Glassock RJ. Estimating prognosis in anti-glomerular basement membrane disease. J Am Soc Nephrol. 2023;34(3):361-2.
3. Greco A, Rizzo MI, de Virgilio A, Gallo A, Fusconi M, Pagliuca G, et al. Goodpasture's syndrome: a clinical update. Autoimmun Rev. 2015;14:246-53.
4. Hellmark T, Segelmark M. Diagnosis and classification of Goodpasture's disease (anti-GBM). J Autoimmun. 2014;48-49:108-12.
5. Jennette JC, Falk RJ, Bacon PA, Basu N, Cid MC, Ferrario F, et al. 2012 Revised International Chapel Hill Consensus Conference Nomenclature of Vasculitides. Arthritis Rheum. 2013;65:1-11.
6. Kuang H, Liu J, Jia XY, Cui Z, Zhao MH. Autoimmunity in anti-glomerular basement membrane disease: A review of mechanisms and prospects for immunotherapy. Am J Kidney Dis. 2023;81(1):909.
7. Lahmer T, Heemann U. Anti-glomerular basement membrane antibody disease: a rare autoimmune disorder affecting the kidney and the lung. Autoimmun Rev. 2012;12:169-73.
8. Levy JB, Turner AN, Rees AJ, Pusey CD. Long-term outcome of anti-glomerular basement membrane antibody disease treated with plasma exchange and immunosuppression. Ann Intern Med. 2001;134:1033-42.
9. Ponticelli C, Calatroni M, Moroni G. Anti-glomerular basement membrane vasculitis. Autoimmun Rev. 2023;22(1):103212.
10. Reggiani F, L'Imperio V, Calatroni M, Pagni F, Sinico RA. Goodpasture syndrome and anti-glomerular basement membrane disease. Clin Exp Rheumatol. 2023;41(4):964-74.
11. Sakoda C, Kusaba T, Adachi T, Sonomura K, Kimura T, Nakayama M, et al. A case of Goodpasture syndrome positive for anti-GBM antibody and MPO-ANCA complicated by a variety of serious infections. Clin Nephrol. 2011;75:384-8.
12. Sinico RA, Radice A, Corace C, Sabadini E, Bollini B. Anti-glomerular basement membrane antibodies in the diagnosis of Goodpasture syndrome: a comparison of different assays. Nephrol Dial Transplant. 2006;21:397-401.
13. Srivastava A, Rao GK, Segal PE, Shah M, Geetha D. Characteristics and outcome of crescentic glomerulonephritis in patients with both antineutrophil cytoplasmic antibody and anti-glomerular basement membrane antibody. Clin Rheumatol. 2013;32:1317-22.
14. Tang W, McDonald SP, Hawley CM, Badve SV, Boudville NC, Brown FG, et al. Anti-glomerular basement membrane antibody disease is an uncommon cause of end-stage renal disease. Kidney Int Mar. 2013;83:503-10.
15. Zhao J, Cui Z, Yang R, Jia XY, Zhang Y, Zhao MH. Anti-glomerular basement membrane autoantibodies against different target antigens are associated with disease severity. Kidney Int. 2009;76:1108-15.
16. Zhou XJ, Lv JC, Zhao MH, Zhang H. Advances in the genetics of anti-glomerular basement membrane disease. Am J Nephrol. 2010;32:482-90.

Vasculite primária do sistema nervoso central

Lívia Almeida Dutra
Fabiano Ferreira de Abrantes

INTRODUÇÃO

A vasculite primária do sistema nervoso (VPSN) consiste em uma doença inflamatória que acomete vasos de pequeno e médio calibres do cérebro e medula espinal. O diagnóstico requer que a vasculite esteja restrita ao sistema nervoso central (SNC).

Descrita inicialmente como uma angiíte granulomatosa, que acometia classicamente homens de meia-idade, mais recentemente demonstrou-se que a doença também atinge pacientes jovens, de forma crônica ou recorrente, com subtipos histopatológicos diferentes.

FISIOPATOLOGIA

A fisiopatogênese da doença ainda é desconhecida. A avaliação imuno-histoquímica de biópsias mostra padrões de infiltrados contendo células T de memória, ao redor da parede dos vasos acometidos, refletindo um provável mecanismo autoimune contra um antígeno específico encontrado na parede do vaso.

Um considerável número de pacientes apresenta deposição vascular da proteína beta-amiloide (angiopatia amiloide) e, em alguns casos, há associação entre os depósitos de proteína beta-amiloide e a inflamação da parede vascular.

Em até 5% dos pacientes com VPSN, a investigação para exclusão de envolvimento sistêmico detecta linfoma, sugerindo possível origem paraneoplásica para a vasculite.

QUADRO CLÍNICO

Não há um quadro clínico patognomônico de VPSN.

Os pacientes podem apresentar manifestações agudas, tais como déficits neurológicos focais, demência rapidamente progressiva, crises epilépticas; ou quadros brandos e crônicos, como cefaleia e encefalopatia. Aproximadamente 70% dos pacientes apresentam crise epiléptica, 60% cefaleia, 54% apresentam disfunção cognitiva e 40% apresentam eventos cerebrovasculares, cursando com hemiparesia, afasia e alterações de campo visual. Em raros casos, podem-se encontrar sintomas constitucionais e febre.

EXAMES COMPLEMENTARES

A doença é habitualmente soronegativa, e alguns pacientes podem apresentar discreto aumento das reagentes de fase aguda.

O líquido cefalorraquidiano está alterado em 80% a 90% dos pacientes, à custa de pleocitose e hiperproteinorraquia.

Em 90% dos casos, observam-se alterações na ressonância magnética de crânio, caracterizadas por infarto, hemorragia intracraniana, lesões tumefatas e áreas de hipersinal em sequências ponderadas em T2. Assim, a ressonância magnética de crânio é o exame de maior sensibilidade na investigação da VPSN.

Em um terço dos casos, há captação de gadolínio nas lesões do SNC e envolvimento leptomeníngeo. A angiorressonância pode identificar estenoses e dilatações apenas nas artérias intracranianas proximais (vasos de médio calibre). Entretanto, uma angiorressonância normal não exclui o diagnóstico de VPSN.

A ressonância magnética realizada em campo magnético de 3 Tesla, com sequência para avaliação da parede do vaso, pode demonstrar realces na parede vascular, diferenciando uma vasculite (padrão concêntrico de realce) das vasculopatias (p. ex., aterosclerose ou vasoespasmo). No entanto, é importante lembrar que a imagem com realce da parede de vaso não indica a etiologia do processo (se a vasculite é inflamatória ou infecciosa).

A arteriografia convencional é uma alternativa à angiorressonância na investigação da VPSN. O achado angiográfico tipicamente associado à VPSN é a alternância entre segmentos estenosados e dilatados. A observação de lesões únicas, em múltiplos vasos, ou lesões múltiplas em um único vaso fala contra o diagnóstico. Em algumas ocasiões, a arteriografia pode ser normal; entretanto, isso não exclui o diagnóstico, pois o processo inflamatório pode estar restrito a vasos de pequeno calibre, não adequadamente visualizados pelo método de diagnóstico.

A biópsia cerebral é o exame padrão-ouro, e sua amostra deve conter córtex, substância branca e leptomeninges. Além da coloração padrão, em hematoxilina & eosina, deve-se solicitar imuno-histoquímica para marcadores de linfócitos (painel pan-B, pan-T), pesquisa de beta-amiloide na parede do vaso e pesquisa de Ig4 na peça anatômica. Nos casos de suspeita de doença linfoproliferativa associada à VPSN, também é importante realizar o exame de hibridização *in situ* para o vírus Epstein-Barr.

De acordo com os achados histopatológicos, a VPSN pode ser classificada em: granulomatosa, linfocítica e necrosante. A vasculite granulomatosa é a mais comum, encontrada em 58% dos casos, e caracteriza-se pela presença de granulomas e células gigantes multinucleadas no infiltrado inflamatório da parede vascular. Aproximadamente 50% dos casos de VPSN cursam com angiopatia amiloide. A vasculite linfocítica é caracterizada por linfócitos na parede vascular; enquanto a vasculite necrosante, a forma mais rara da doença (14% dos casos), é caracterizada por necrose fibrinoide transmural. Este último subtipo está associado à presença de hemorragia intracraniana. A presença de depósitos de amiloide não foi implicada em pior prognóstico.

DIAGNÓSTICO

O Quadro 1 sumariza os critérios diagnósticos propostos em 1988 e os novos critérios propostos em 2009.

QUADRO 1 Critérios diagnósticos da vasculite primária do sistema nervoso

Critérios diagnósticos propostos por Calabrese e Mallek, em 1988 (todos dos seguintes):

- História ou achados clínicos de um déficit neurológico adquirido, o qual permanece sem explicação após a avaliação inicial
- Angiografia com os achados clássicos ou alterações histopatológicas de vasculite dentro do sistema nervoso central
- Ausência de evidência de vasculite sistêmica ou de qualquer outra condição de que os achados na angiografia ou biópsia possam ser secundários

Critérios diagnósticos propostos por Birnbaum e Hellmann, em 2009:

- Diagnóstico definitivo:
  - Biópsia cerebral demonstrando vasculite do SNC
- Diagnóstico provável:
  - Na ausência de confirmação histopatológica, arteriografia com achados sugestivos de vasculite, na presença de ressonância magnética de crânio alterada e LCR compatível com VPSN (excluindo infecções)

LCR: líquido cefalorraquidiano; SNC: sistema nervoso central; VPSN: vasculite primária do sistema nervoso.

DIAGNÓSTICO DIFERENCIAL

O principal diagnóstico diferencial da VPSN é a síndrome de vasoconstrição cerebral reversível (SVCR), causada por alterações no controle do tônus vascular cerebral espontâneo, ou associada a fatores exógenos, como o uso de medicações vasoativas. O principal sintoma na SVCR é a cefaleia em trovoada, encontrada em mais de

90% dos pacientes. A cefaleia pode recorrer várias vezes por dia, ao longo de três semanas, e os pacientes podem apresentar déficits focais, infartos, hematomas intraparenquimatosos e hemorragia subaracnóidea cortical. Não é possível diferenciar VPSN e SVCR por meio da clínica ou de exames de imagem, apenas a partir da evolução do caso, pois na SVCR, há normalização das alterações angiográficas em até 12 semanas.

O escore RCVS2, que pontua dados de história, exame físico e achados de imagem auxilia na discriminação entre SVCR e outras vasculopatias (Tabela 1). Pontuação ≥ 5 apresenta especificidade de 99% e sensibilidade de 90% para o diagnóstico de síndrome de vasoconstrição reversível. Pontuação ≤ 2 apresenta especificidade de 100% e sensibilidade de 85% para excluir o diagnóstico de SVCR. Em uma coorte de validação, o escore RCVS2 mostrou performance similar para distinguir SVCR das VPSN.

TABELA 1 Escore RCVS2 para diagnóstico da síndrome de vasoconstrição cerebral reversível

Variável	Pontuação
Cefaleia em trovoada única ou recorrente	
▪ Presente	5
▪ Ausente	0
Envolvimento da artéria carótida interna intracraniana	
▪ Afetada	-2
▪ Não afetada	0
Trigger associado à vasoconstricção	
▪ Presente	3
▪ Ausente	0
Gênero	
▪ Mulher	1
▪ Homem	0
Hemorragia subaracnoide	
▪ Presente	1
▪ Ausente	0

Adaptada de Rocha et al., 2019.

Doenças reumáticas autoimunes, trombofilias e vasculites sistêmicas com envolvimento do SNC (lúpus eritematoso sistêmico, granulomatose com poliangiíte, poliarterite nodosa, doença de Behçet, dermatomiosite e síndrome antifosfolípide) devem ser excluídas, com investigação apropriada.

Algumas doenças infecciosas devem ser lembradas, pois cursam com vasculite do SNC, tais como sífilis, tuberculose e doença de Lyme. A vasculopatia associada ao vírus varicela-zóster pode causar eventos cerebrovasculares, até um ano após primoinfecção ou reativação. Por esse motivo, deve-se interrogar sobre histórico de varicela e de herpes-zóster.

Mais recentemente foram descritos casos de vasculite do SNC associados a anticorpos contra células da glia, tais como o anticorpo *anti-myelin oligodendrocyte glycoprotein* (MOG) e o *anti-glial fibrillary acid protein* (GFAP). Além disso, uma revisão de 14 casos pediátricos demonstrou que alguns pacientes previamente diagnosticados como vasculite primária do SNC eram na verdade portadores de outras patologias, tais como síndromes neurológicas associadas ao anti-MOG, linfo-histiocitose hemofagocítica restrita ao SNC, encefalite contra o receptor anti-GABA-A e síndrome de Aicardi Goutières. Assim, doenças genéticas foram incluídas no diagnóstico diferencial das vasculites primárias do SNC.

TRATAMENTO

No acometimento de vasos de pequeno calibre, o uso de glicocorticoide, isoladamente ou em associação a um imunossupressor, está indicado.

Os imunossupressores mais utilizados são azatioprina e micofenolato. Nos casos de acometimento de vasos de médio calibre, a ciclofosfamida, por via endovenosa ou oral, deve ser associada ao glicocorticoide.

Os casos refratários podem ser tratados com rituximabe, tocilizumabe ou infliximabe. Estudos preliminares mostram que o uso combinado de ácido acetilsalicílico e glicocorticoide pode apresentar melhor resposta, achado também descrito em outras vasculites.

A Figura 1 sumariza o tratamento da VPSN.

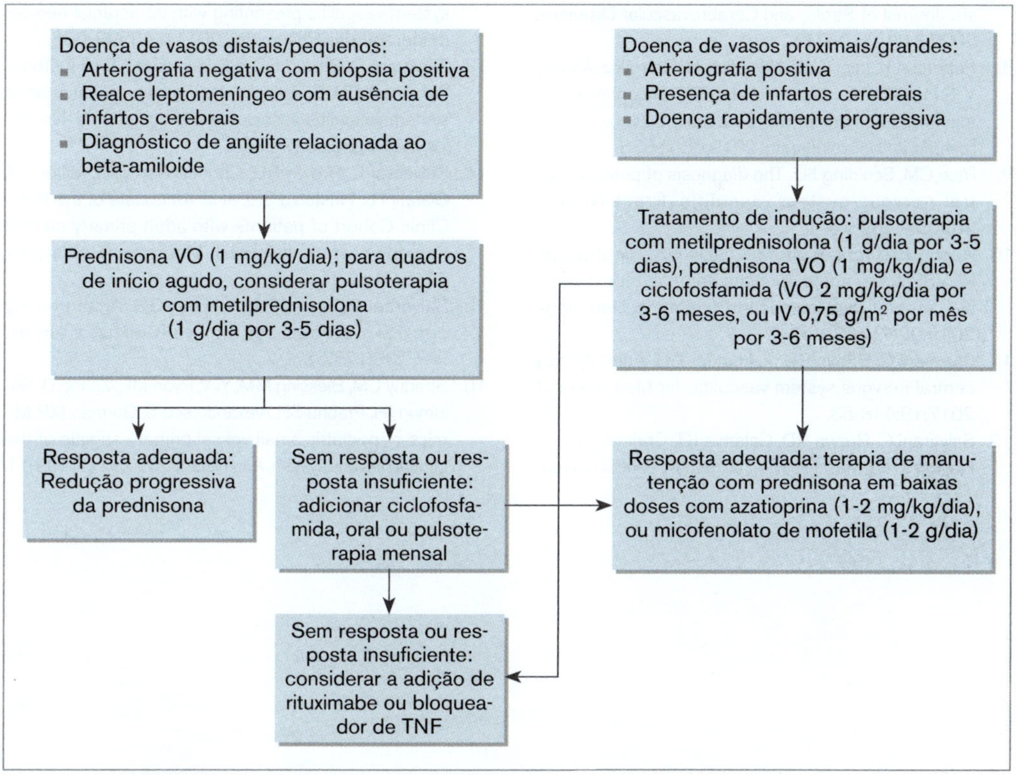

FIGURA 1 Algoritmo de tratamento da vasculite primária do sistema nervoso.
Adaptada de Salvarani, 2017.

PROGNÓSTICO

O monitoramento do paciente com VPSN deve ser realizado com RM e angiorressonância, em 4 a 6 semanas do início do tratamento. Após esse período, a cada 3 a 4 meses, no primeiro ano de tratamento, ou no surgimento de um novo déficit neurológico. A avaliação clínica periódica é fundamental para avaliar a evolução da doença.

A mortalidade anual na VPSN encontra-se em torno de 8%-28%, independentemente da terapia imunossupressora. Os fatores relacionados com um pior desfecho são idade maior que 65 anos, presença de isquemia, infecções concomitantes (pneumonia e infecção urinária) e distúbios hidroeletrolíticos. Há relatos de melhor prognóstico nas vasculites de pequenos vasos (VPSN com arteriografia normal e biópsia positiva), especialmente nos subtipos necrosante e linfocítico. Aproximadamente 70% dos pacientes apresentam desfecho satisfatório.

REFERÊNCIAS BIBLIOGRÁFICAS

1. Birnbaum J, Hellmann DB. Primary angiitis of the central nervous system. Arch Neurol. 2009;66:704-9.
2. Cabreira V, Dias L, Fernandes B, Aires A, Guimarães J. Abreu P, et al. Tocilizumab for severe refractory primary central nervous system vasculitis: A center experience. Acta Neuorl Scand. 2022;145(4):479-83.
3. Calabrese L, Mallek J. Primary angiitis of the central nervous system. Report of 8 new cases, review of the literature, and proposal for diagnostic criteria. Med. 1988;67:20-39.
4. Dutra LA, Souza AWS, Grinberg-Dias G, Barsottini OG, Appenzeller S. Central nervous system vasculitis in adults: an update. Autoimmun Rev. 2017;16:123-31.
5. Giannini C, Salvarani C, Hunder G, Brown RD. Primary central nervous system vasculitis: pathology and mechanisms. Acta Neuropathol. 2012;123:759-72.
6. Mandel-Brehm C, et al. Exploratory proteomic analysis implicates the alternative complement cascade in primary CNS vasculitis. Neurology. 2019;93:e433-e444.
7. Patel S.D, Oliver FO, Elmashad A, Patel N, Mehta T, Hinman J, et al. Outcomes among patients with primary angiitis of the CNS: A Nationwide United States analy-

sis. Journal of Stroke and Cerebrovascular Diseases. 2022;31(11):106747.

8. Patterson K, Iglesias E, Nasrallah M, González-Álvarez V, Suñol M, Anton J, et al Anti-MOG encephalitis mimicking small vessel CNS vasculitis. Neurol Neuroimmunol Neuroinflamm. 2019;6(2):e538.
9. Rice CM, Scolding NJ. The diagnosis of primary central nervous system vasculitis. Pract Neurol. 2020;20:109-15.
10. Rocha EA, Topcuoglu MA, Silva GS, Singhal AB. RCVS2 score and diagnostic approach for reversible cerebral vasoconstriction syndrome. Neurology. 2019;92(7):e639-e647.
11. Salvarani C, Brown RD Jr, Hunder GG. Adult primary central nervous system vasculitis. Isr Med Assoc J. 2017;19:448-53.
12. Salvarani C, Brown RD, Calamia KT, Christianson TJ, Huston J 3rd, Meschia JF, et al. Primary central nervous system vasculitis presenting with intracranial hemorrhage. Arthritis Rheumatol. 2011;63:3598-606.
13. Salvarani C, Brown RD, Christianson TJH, Huston J 3rd, Ansell SM, Giannini C, et al. Primary central nervous system vasculitis associated with lymphoma. Neurology. 2018;90:e847-e855.
14. Salvarani C, Brown RD, Christianson TJH, Miller DV, Giannini C, Huston J 3rd, et al. An update of the Mayo Clinic Cohort of patients with adult primary central nervous system vasculitis. Medicine (Baltimore). 2015;94:e738.
15. Salvarani C, Brown RD, Hunder GG. Adult primary central nervous system vasculitis. Lancet. 2012;380:767-77.
16. Stredny CM, Blessing MM, Yi V, Ryan ME, Zhang B, Solomon IH, Prabhu SP, Alexandrescu S, Gorman MP. Mimics of pediatric small vessel primary angiitis of the central nervous system. Ann Neurol. 2023;93 (1):109-11.

73

Amiloidose humana

Phillip Scheinberg
Morton Scheinberg *(in memoriam)**

O termo "amiloidose" foi inicialmente adotado pelo patologista Rudolf Virchow em 1854 ao descrever a presença de material extracelular que lembrava amido quando era corado com reativos de iodo. Foi somente na década de 1920 que o corante vermelho congo foi utilizado e a clássica coloração verde birrefringente da proteína amiloide pôde ser observada na microscopia óptica e em todas as formas da doença, sendo ainda hoje padrão-ouro para confirmação da doença. O termo "amiloidose", hoje, refere-se a um grupo heterogêneo de enfermidades clínicas em que ocorre a deposição de material proteico insolúvel em diferentes órgãos, sendo as manifestações clínicas decorrentes do comprometimento da funcionalidade desses órgãos. Foi na metade do século passado que a natureza heterogênea do material amiloide foi elucidada por meio de microscopia eletrônica, em que foi possível observar a natureza fibrilar do depósito proteico. Os reumatologistas Cohen e Calkins foram pioneiros nessa descoberta quando em treinamento no Massachusetts General Hospital (Boston, EUA). Foi possível seguir demonstrando-se, por meio de estudos de bioquímica, sua relação com carboidratos (glicosaminoglicanos) e lipídios e a caracterização da sequência de diversas proteínas que hoje servem de base para a classificação dos diferentes tipos de amiloidose. Apesar dos avanços, sua história natural ainda é pouco conhecida e o diagnóstico não costuma ser feito na fase inicial, mas em fases mais avançadas.

OS TIPOS DE AMILOIDOSE

A classificação corresponde ao tipo de proteína que compõe o material amiloide, se é uma forma localizada ou sistêmica, primária ou secundária associada a outras condições médicas. Os principais tipos estão apresentados na Tabela 1, forma sistêmica primária (AL), forma secundária (AA) e mediada pela proteína transtirretina (TTR) produzida primariamente no fígado e que pode ter uma etiopatogenia familiar/hereditária ou não. Outros tipos menos frequentes são a deposição de beta-2-microglobulina associada à diálise em paciente renal crônico, as formas localizadas e a forma senil em placas cerebrais. A forma AL é composta de cadeia leve de imunoglobulina (produzida na medula óssea) como parte das discrasias plasmáticas e hoje é a forma clínica mais comum da doença. O componente P da amiloidose sérica (SAP) é um componente não fibrilar derivado de um precursor plasmático que se liga aos precursores amiloides, estabilizando sua estrutura terciária, facilitando sua patogênese e promovendo a formação de fibrilas amiloides maduras. A forma AL tem uma incidência estimada de 4,5/100.000 indivíduos; a

* Gostaria de agradecer de todo o coração ao meu pai, Morton A. Scheinberg (que escreveu este capítulo na edição anterior do livro), que foi um grande entusiasta e apoiador da minha carreira, meus objetivos pessoais, familiares e planos de vida. Minha sincera gratidão ao meu grande e eterno mentor e amigo.

forma secundária (reativa) tem diminuído em incidência devido à melhora do tratamento das doenças autoimunes inflamatórias. Por outro lado, as formas hereditárias são menos frequentes, acometendo em torno de 1/100.000 indivíduos. Geralmente, o modo de transmissão é autossômico dominante, com exceção da febre familiar do Mediterrâneo, com padrão recessivo de transmissão. A amiloidose hereditária é caracterizada por mutações em proteínas plasmáticas, como a TTR, a apolipoproteína AI e AII, a cadeia alfa do fibrinogênio A e a lisozima, afetando a estrutura terciária da proteína, o que resulta em sua má configuração e depósito tecidual. A amiloidose secundária (AA) está associada a doenças inflamatórias crônicas, como artrite reumatoide, espondilite anquilosante, doença inflamatória intestinal (retocolite ulcerativa, doença de Crohn), infecções crônicas (tuberculose, sífilis, bronquiectasia, osteomielite) e certas neoplasias (carcinoma renal, linfoma não Hodgkin, doença de Castleman).

ACHADOS CLÍNICOS E DIAGNÓSTICO

A amiloidose AL é uma discrasia de células plasmáticas multissistêmica e progressiva. As fibrilas amiloides são compostas de cadeia leve monoclonal, sendo a mais comum o tipo lambda na proporção de 2:1, em relação à kappa. A repercussão clínica decorre do comprometimento primariamente cardíaco e renal. Outros tecidos, como o hepático, nervoso e gastrointestinal são menos comumente afetados nessa forma de amiloidose. No caso do coração, observam-se insuficiência cardíaca com fração de ejeção normal, baixa voltagem no eletrocardiograma, maior tendência para intoxicação digitálica, cardiomiopatia hipertrófica com hipertrofia do septo interventricular, disautonomia e, em um terço dos casos, insuficiência renal. Alterações gastroin-

TABELA 1 Formas clínicas de amiloidose

Amiloidose	Proteína amiloide	Condições associadas
Primária	AL	Discrasia de células plasmáticas
Secundária ou reativa	AA	Infecções crônicas: mal de Hansen, tuberculose, osteomielite
	AA	Inflamações crônicas: doença reumatoide do adulto, doença reumatoide juvenil, espondilite anquilosante
Heredofamiliar	AA	Febre familiar do Mediterrâneo
	AA	Síndrome de Muckle-Well
	ATTR	Neuropática
	ATTR	Cardíaca
	AGel	Distrofia corneana familiar amiloide
	AFib	Renal
	ALect2	Renal
	AApoA1	Renal, hepático
	ALys	Gastrointestinal, pele
Localizada	AL	Sem comprometimento sistêmico
Da hemodiálise	Aβ2M	Hemodiálise crônica
Cerebral	Aβ2M	Doença de Alzheimer
	Aβ2M	Síndrome de Down
Endócrina	ACal	Carcinoma medular de tireoide
	AIAPP	*Diabetes mellitus*

AA: amiloide a; AApoA1: derivado da apolipoproteína AI; Aβ2M: relacionado a β2 microglobulina; ACal: derivado do hormônio da calcitonina; Afib: cadeia α do fibrinogênio; AGel: gelsolina amiloide; AIAPP: polipeptídio amiloide de ilhotas pancreáticas; AL: cadeia leve amiloide; ALect2: fator quimiotático de leucócitos; ALys: lisozima amiloide; ATTR: transtirretina amiloide.

testinais podem ser encontradas com má absorção e diarreia. O aparecimento de macroglossia e manchas na pele, pápulas ou púrpuras pode também ser encontrado (Figura 1). Aproximadamente 20% dos casos podem apresentar neuropatia periférica e hipotensão ortostática. Os achados articulares incluem túnel do carpo e acúmulo de material amiloide nos ombros (*shoulder pad*). A presença de proteína monoclonal acontece em mais de 80% dos casos. A forma associada ao mieloma múltiplo também é um tipo de amiloidose AL e a presença de lesões osteolíticas ajuda na diferenciação entre a forma primária e a associada ao mieloma múltiplo.

A amiloidose secundária AA está associada a processos inflamatórios crônicos, sendo hoje uma forma rara da doença, mas que já foi bem mais comum no passado. As doenças reumatológicas mais frequentes em que pode ocorrer esse tipo de doença são a artrite reumatoide juvenil e a espondilite anquilosante, sendo mais raro no lúpus eritematoso. A amiloidose AA também pode ocorrer secundária a infecções crônicas como bronquiectasia, osteomielite, osteomielite, tuberculose e hanseníase. Os principais locais de deposição de amiloide são rins, fígado e baço. O curso clínico é dominado pelo envolvimento renal, com proteinúria associada a síndrome nefrótica e progressiva diminuição da função renal, que leva a doença renal crônica avançada em 40% dos casos. Com a melhoria dos tratamentos nas doenças inflamatórias e infecciosas crônicas, a incidência de amiloidose secundária diminuiu consideravelmente.

Na amiloidose heredofamiliar, a produção e o acúmulo da proteína amiloide ocorrem secundariamente a mutações genéticas e não há um processo de discrasia de células plasmáticas ou inflamatório/infeccioso crônico. A mutação mais frequente nessa forma de amiloidose ocorre no gene da TTR, produzida sobretudo no fígado. Foram identificadas aproximadamente mais de 100 mutações no gene da TTR, que podem levar ao aparecimento da amiloidose TTR. Existem raramente mutações em outras proteínas que podem levar à amiloidose heredofamiliar. É o caso na apoliproteína A-1, A-2, conhecidas como AApo, gelsolina (AGel), cadeia alfa do fibrinogênio (Afib) e lisozima (ALys) (Tabela 1). Quando a amiloidose mediada por TTR não está associada a uma mutação desse gene, denomina-se forma selvagem ("*wild-type*"), previamente chamada de amiloidose senil. Nesses casos a evolução costuma ser menos agressiva do que na forma de amiloidose TTR mutada.

OUTRAS FORMAS DE AMILOIDOSE

A amiloidose localizada pode ocorrer em qualquer órgão e às vezes assume a forma nodular, sugerindo um tumor, mais frequente no pulmão, na pele e na laringe. A forma associada à hemodiálise crônica ocorre com a deposição intacta da beta-2-microglobulina e costuma se apresentar com poliartrite tipo reumatoide, formação de tenossinovite, *pannus* e erosões ósseas. A amiloidose cerebral está relacionada com doença de Alzheimer, síndrome de Down e amiloidose associada à deposição da forma beta nos vasos sanguíneos, podendo provocar hemorragia cerebral e ter padrão hereditário. A amiloidose endócrina ocorre em glândulas secretoras de hormônios polipeptídicos. No *diabetes mellitus* não insulino-dependente pode ser encontrado o depósito da proteína do tipo polipeptídeo amiloide das ilhotas de Langerhans (AIAPP).

MANIFESTAÇÕES ARTICULARES

A substância amiloide pode se depositar nas articulações e na membrana sinovial. Encontra-se com mais frequência na forma associada ao mieloma múltiplo, associada à diálise ou à febre fa-

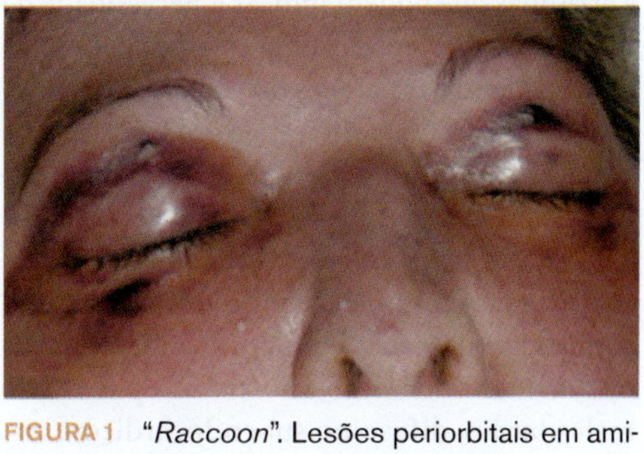

FIGURA 1 "*Raccoon*". Lesões periorbitais em amiloidose AL. Fonte: Passos et al., 2006.

miliar do Mediterrâneo, embora na última possam ocorrer manifestações articulares não necessariamente em decorrência da presença de substância amiloide nas articulações. Pode imitar as manifestações articulares da artrite reumatoide, com fadiga e rigidez matinal, e em porcentagem maior se associa à presença de manifestações de compressão do nervo mediano (síndrome do túnel do carpo em 40% dos casos). A presença de infiltração amiloide nos ombros associada à forma primária já mencionada é outra das manifestações articulares (*shoulder pad*).

DIAGNÓSTICO E INVESTIGAÇÃO

Existem quatro passos para estabelecer o diagnóstico: suspeita clínica, identificação de proteína, caracterização do precursor e identificação da extensão da doença. Os sinais/sintomas na amiloidose podem ser vagos inicialmente, sendo comum a demora no diagnóstico, infelizmente. As síndromes clínicas mais frequentes na amiloidose são fadiga e dispneia decorrentes da insuficiência cardíaca por cardiomiopatia infiltrativa, macroglossia, síndrome do túnel do carpo, perda de peso decorrente da má absorção intestinal, hepatomegalia, proteinúria com ou sem insuficiência renal e neuropatia periférica motora/sensitiva e/ou autonômica. Na amiloidose AL as principais manifestações clínicas são cardíacas e renais, enquanto na amiloidose TTR são cardíacas e neurológicas, e na amiloide AA, renais.

As manifestações cardíacas são decorrentes de hipertrofia ventricular esquerda, baixa voltagem no eletrocardiograma, cardiopatia restritiva e arritmias que podem indicar a necessidade de marca-passo. O ecocardiograma pode mostrar espessamento das paredes do ventrículo esquerdo, disfunção diastólica (padrão restritivo) e sistólica (mais tardia), além de aspecto hiper-refringente difuso de cintilações granulosas, hipocinesia cardíaca e espessamento do septo interventricular. A ressonância magnética de coração com gadolínio contribui para a caracterização tecidual do miocárdio, mostrando padrão de realce tardio, difuso no subendocárdico e circunferencial no ventrículo esquerdo.

O derrame pleural pode ocorrer secundário ao quadro de insuficiência cardíaca ou pela infiltração da pleura com material amiloide. Marcadores bioquímicos para insuficiência cardíaca como BNP e NT-proBNP, além de troponinas cardíacas I ou T, encontram-se elevados e avaliam a gravidade da disfunção cardíaca.

Comprometimento do sistema nervoso autônomo leva a hipotensão ortostática, disautonomia, alternância entre constipação e diarreia, disfunção da bexiga e erétil. A neuropatia periférica na amiloidose resulta em neurodegeneração caracterizada por neuropatia sensório-motora axonal ocasionando parestesias, dor neuropática, fraqueza muscular, atrofia e perda sensorial progressiva inicialmente afetando membros inferiores. A concomitância de neuropatia periférica e autonômica deve aumentar o índice de suspeita de amiloidose TTR.

Comprometimento articular ocorre em 2% dos casos e túnel do carpo é frequente, chegando a 25% dos casos. A síndrome do túnel do carpo, uma neuropatia do nervo mediano pelo depósito de proteína amiloide, pode ser uma manifestação inicial que pode anteceder o diagnóstico da amiloidose sistêmica por vários anos. Má absorção, diarreia e pseudo-obstrução são manifestações associadas à amiloidose gastrointestinal. Manifestações cutâneas incluem lesões periorbitais e macroglossia, que são patognomônicas, mas sua frequência é baixa.

Na suspeita de amiloidose, a eletroforese de proteína mais imunofixação no sangue/urina associadas e dosagem de cadeias leves livres no sangue representam o melhor método não invasivo de detecção da AL. Quando cadeias leves clonais não são identificadas no sangue ou urina, a avaliação de medula óssea na AL quase sempre identifica uma população plasmática clonal (em geral em torno de 5-10%) por meio de imuno-histoquímica (na biópsia) e imunofenotipagem (no aspirado). A possibilidade de AL sistêmica fica praticamente descartada caso toda essa avaliação seja negativa. Contudo, a simples identificação da proteína monoclonal por si só não é suficiente para o diagnóstico de amiloidose AL, sendo necessária a visualização direta de depósitos amiloides. Com isso, a distinção entre as formas de AL e amiloidose TTR pode ser difícil, sobretudo quando a história familiar é elusiva (causa de morte incerta em parentes com sinais/sintomas sugestivos de amiloidose) ou quando há detecção de pico monoclonal associado a gamopatia monoclonal de significado indeterminado (MGUS) que ocorre em maior frequência com o avançar da idade e sem consequências clínicas. Nesses casos, a identificação de MGUS pode não ter relação etiopatogênica em paciente com a forma TTR da amiloidose. Essa concomitância pode ocorrer em até um terço dos casos de amiloidose mediada pela TTR. Dessa forma, nesses casos faz-se necessária a identificação da proteína amiloide através de biópsia de gordura abdominal ou de glândulas salivares menores, e quando essas pesquisas resultam negativas, deve-se considerar biópsia de órgão afetado (e.g., coração, rim). Na biópsia, agregados de material amiloide aparecem como material homogêneo eosinofílico na hematoxilina eosina e a coloração com o vermelho congo, fortemente positiva, e quando associados a outros métodos, como no caso de imuno-histoquímica, podem sugerir um precursor. Entretanto, a espectrometria de massa é hoje o método de escolha para identificação do precursor e tipificação da proteína amiloide. Essa metodologia já encontra-se disponível em nosso meio e se tornou o método de escolha para identificação da natureza proteica do material amiloide nos tecidos. Quando não há evidência de um componente monoclonal pelos exames de eletroforese de proteína e imunofixação no sangue e urina e teste de cadeias leves livres no soro, o exame de cintilografia por pirofosfato deve ser realizado. Caso seja positivo (com captação pelo radiomarcador no coração), fica definida a amiloidose por tetrâmeros de TTR, não sendo necessária a realização de biópsia. Nesses casos, deve-se realizar o sequenciamento do gene TTR a fim de diferenciar a forma heredofamiliar (hereditária) das formas selvagens (senis).

Uma forma de amiloidose renal primária da qual se conhece muito pouco, descrita por Benson et al., é a deposição do fator quimiotático de leucócitos (amiloidose LECT2) nos glomérulos e vasos renais. Após o diagnóstico definido, torna-se importante caracterizar a extensão da enfermidade, porque a terapêutica diferirá se o depósito for localizado ou sistêmico. Por exemplo, no caso do coração, além do eletrocardiograma, do ecocardiograma e da ressonância cardíaca, a rotina de determinar os marcadores cardíacos séricos é fundamental para se determinar a janela de oportunidade, como troponina e NT-proBNP.

PROGNÓSTICO

O prognóstico da amiloidose está relacionado ao número e à extensão dos órgãos afetados, sendo que a intensidade do comprometimento cardíaco e renal costuma ser elemento limitante. Existem vários modelos que levam em consideração a troponina e o NT-proBNP como biomarcadores importantes no caso da amiloidose cardíaca. No caso do coração, a classificação da clínica Mayo estagia em fases de I a III, variando de menor a maior comprometimento, respectivamente.

TRATAMENTO

Independentemente do tipo de amiloidose, em geral os pacientes precisam de terapia de suporte no alívio de sintomas inespecíficos que costumam acontecer. No caso da insuficiência cardíaca, diuréticos e restrição de sal, e no caso de comprometimento gastrointestinal, medicações para controle de diarreia, e uso de meias elásticas para o controle de hipotensão ortostática. O tratamento da amiloidose primária AL envolve o uso de quimioterapia e as decisões devem ser individualizadas, dependendo do órgão envolvido e das expectativas do paciente.

Na amiloidose AL deve-se determinar se o paciente é candidato a doses altas de quimioterapia (com melfalano) seguidas de transplante autólogo de medula óssea. Essa determinação é realizada através de alguns parâmetros, como idade, função renal, performance, grau de disfunção cardíaca, ausência de derrame pleural extenso, independência de oxigênio suplementar e menos de três órgãos afetados pela amiloidose. Pacientes de mais idade com doença mais avançada geralmente não são candidatos ao transplante autólogo devido à alta mortalidade associada com essa modalidade de tratamento. A terapia de indução (pré-transplante) geralmente é aplicada quando a contagem de plasmócitos na medula é superior a 10% na medula óssea ou em pacientes mais limítrofes para a realização do transplante autólogo. O esquema VCD (ciclofosfamida, bortezomibe, dexametasona) até recentemente era a terapia de indução padrão aplicada, com altas taxas de resposta hematológica (diminuição das cadeias no sangue e urina). Esse esquema terapêutico é toxico para os plasmócitos medulares, resultando na diminuição das imunoglobulinas aberrantes. Em um segundo momento, após a resposta hematológica, espera-se pela resposta dos órgãos afetados, o que ocorre em menor frequência e pode levar de meses a anos para ocorrer. Com isso, entre os pacientes elegíveis ao transplante autólogo inicia-se com uma terapia de indução seguida do transplante autólogo de medula óssea. Em pacientes não elegíveis ao transplante, o regime com daratumumabe, bortezomibe, ciclofosfamida e dexametasona (Dara-VCD) foi investigado e comparado ao VCD. O regime que incluiu a adição do anticorpo monoclonal anti-CD38 (daratumumabe) contra os plasmócitos (Dara-VCD) foi superior ao esquema VCD (sem o anticorpo) nas taxas de respostas hematológicas e de órgão, sendo bem tolerado. De um modo geral, essas taxas foram o dobro com o esquema Dara-VCD comparado ao VCD, tornando-se o novo padrão.

Na amiloidose secundária AA, o controle depende do sucesso em impedir a progressão da doença primária e os processos inflamatórios crônicos que são responsáveis pela produção da proteína amiloide A. O clássico uso da colchicina no tratamento da febre familiar do Mediterrâneo, além de prevenir ataques febris, também se mostrou altamente eficaz na profilaxia da deposição da substância amiloide.

Na amiloidose TTR, o único tratamento disponível era o transplante de fígado, visto que a transtirretina mutante consequente da mutação no DNA é quase exclusivamente encontrada no fígado, removendo assim o órgão afetado produtor da proteína mutante. Contudo, a disponibilidade do transplante hepático é limitada, e a toxicidade dessa modalidade de tratamento, elevada. Mais recentemente, drogas que inibem a síntese da proteína TTR pelo fígado (patisiran, inotersen) ou que estabilizam o tetrâmero TTR (tafamidis) após a sua produção mostraram-se eficazes contra a progressão da doença amiloidótica cardíaca e neurológica, e em alguns casos com melhora clínica. Os estabilizadores dos tetrâmeros da TTR reduzem a formação da proteína amiloide, impedindo assim a liberação de monômeros amiloidogênicos. O agente tafamidis, dessa classe, retardou a progressão da neuropatia na amiloidose familiar. Em estudo duplo-cego e randomizado, tafamidis reduziu a mortalidade, o número de internações hospitalares e a piora da insuficiência cardíaca, além de melhor a qualidade vida na comparação a placebo. Outra classe é a dos *small interfering RNAs* (siRNAs), que constituem pequenas sequências específicas de RNA (20-25 pares de base) que se ligam ao RNA mensageiro da TTR comprometendo a formação da proteína TTR. O agente patisiran dessa classe, uma formulação anti-TTR em nanopartículas lipídicas, demonstrou reduzir significativamente a produção de formas mutantes e não mutantes de TTR pelo fígado. Em um estudo randomizado envolvendo 225 pacientes com amiloidose hereditária TTR com polineuropatia, as infusões de patisiran (1× a cada 3 semanas) foram comparadas a placebo, observando-se redução dos sintomas, neuropatia e melhora da qualidade da vida. O uso de terapia para silenciar o mRNA por meio de técnica de oligonucleotídeos *antisense* também se mostrou eficaz. A diminuição da síntese da TTR pelo fígado aplicando-se oligonucleotídeos *antisense* com o inotersen reduz a produção hepática de TTR em pacientes com TTR hereditária com polineuropatia. Em um estudo randomizado comparado com placebo envolvendo 172 casos de amiloidose hereditária por TTR com polineuropatia (com ou sem cardiomiopatia), o grupo que recebeu inotersen apresentou melhora clínica, neuropática e de qualidade de vida. Com bases nesses resultados, essas três drogas (patisiran, inotersen e tafamidis) receberam aprovação regulatória para uso em amiloidose TTR. Os recursos terapêuticos mais importantes para o tratamento da amiloidose humana estão resumidos na Tabela 2.

TABELA 2 Tratamentos da amiloidose humana

Quimioterapia	AL
Transplante autólogo de medula óssea	AL
Anticitocinas inflamatórias	SAA
Colchicina	SAA
Estabilizadores da TTR (tafamidis)	ATTR
Silenciadores do RNA (patisiran)	ATTR
Nucleotídeos *antisense* (inotersen)	ATTR
Transplante hepático	ATTR
Transplante de órgão afetado (rim, fígado, coração)	AL, ATTR

Nas polineuropatias hereditárias, o inotersen (nome comercial Tegsedi®) é administrado por meio de uma injeção subcutânea semanal (podendo ser autoaplicável) na dose de 284 mg, com melhores resultados na polineuropatia graus 1 e 2. A dose recomendada do patisiran (nome comercial Onpattro®) é de 0,3 mg/kg administrada intravenosa a cada 3 semanas. Nos inibidores de agregação da TTR, o tafamidis (nome comercial Vindaquel®), além da aprovação na polineuropatia, teve indicação para cardiomiopatia com doses de 80 mg diários, bem maiores que a recomendada para neuropatia, que é quatro vezes inferior, 20 mg diários. Estudos mais recentes demonstraram que os agentes que inibem a síntese da TTR pelo fígado, além da atividade nas manifestações neurológicas, foram também ativos nas formas cardíacas da amiloidose. Agentes dessas classes de segunda geração estão sendo investigados em protocolos clínicos de pesquisa por apresentarem um melhor perfil de segurança e/ou uma posologia mais favorável. Com isso, o transplante hepático praticamente caiu em desuso. Apesar da melhora do arsenal terapêutico na amiloidose humana, o diagnóstico precoce é crítico para melhores resultados clínicos com essas novas intervenções. Infelizmente, a realidade é que frequentemente o diagnóstico é realizado tardiamente, comprometendo o sucesso dessas terapêuticas. Os motivos para esse diagnóstico tardio são vários e incluem sintomas vagos e inespecíficos ao início dos sintomas, a passagem por múltiplos especialistas, a sua raridade e, talvez um dos mais críticos, a falta da conscientização ("*awareness*") de que o diagnóstico possa ser amiloidose. Por isso, para se diagnosticar amiloidose deve-se pensar em amiloidose ("*think amyloidosis*")!

REFERÊNCIAS BIBLIOGRÁFICAS

1. Adams D, Ando Y, Beirão JM, Coelho T, Gertz M, Gillmore JD, et al. Expert consensus recommendations to improve diagnosis of ATTR amyloidosis with polyneuropathy. J Neurol. 2021;268(6):2109-22.
2. Benson MD, Waddington-Cruz M, Berk JL, Polydefkis M, Dyck PJ, Wang AK, et al. Inotersen treatment for patients with hereditary transthyretin amyloidosis. N Engl J Med. 2018;379:22-31.
3. Benson MD. Familial amyloidosis. J Int Med. 1992:232:526-7.
4. Benson MD. Liver transplantation and transthyretin amyloidosis. Muscle Nerve. 2013;47:157-62.
5. Benson MD. Transthyretin amyloidosis: a little history of hereditary amyloidosis. Amyloid. 2017;34;76-7.
6. Cohen AS, Calkins E. Electron microscopic observations on a fibrous component in amyloid of diverse origins. Nature. 1959;183:1202-3.
7. Gertz MA, Scheinberg M, Waddington-Cruz M, Heitner SB, Karam C, Drachman B, et al. Inotersen for the treatment of adults with polyneuropathy caused by hereditary transthyretin-mediated amyloidosis. Expert Rev Clin Pharmacol. 2019.
8. Gertz MA. Secondary amyloidosis. J Int Med. 1992;232:517-8.
9. Golmia RP, Bello IC, Rosseto E, Guerra JC, Mangueira C, Scheinberg MA. AL amyloidosis in a young adult with autologous stem cell transplantation. Rev Bras Reumatol. 2010;50:603-8.
10. Husby G. Amyloidosis. Sem Arthritis Rheum. 1992;22:67-82.
11. Muchtar E, Dispenzieri A, Gertz MA, Kumar SK, Buadi FK, Leung N, et al. Treatment of AL amyloidosis: Mayo Stratification of Myeloma and Risk-Adapted Therapy (mSMART) Consensus Statement 2020 Update. 2021;96(6):1546-77.
12. Passos R da H, Pereira A, Neto AC, Ribeiro AF, Kutner J, Hamerschlak N, et al. Clinical image: bilateral black eyes (raccoon eyes) in AL amyloidosis. Arthritis Rheum. 2006;54:3724.
13. Pepys MB. Amyloid P component and the diagnosis of amyloidosis. J Intern Med. 1992;232:519-21.

14. Ruberg FL, Grogan M, Hanna M, Kelly JW, Maurer MS. Transthyretin amyloid cardiomyopathy: JACC state-of--the-art review. J Am Coll Cardiol. 2019;73(22):2872-91.
15. Rubin J, Maurer MS. Cardiac amyloidosis: Overlooked, underappreciated, and treatable. Annu Rev Med. 2020;71:203-19.
16. Scheinberg MA, Wohlgethan JR, Cathcart ES. Humoral and cellular aspects of amyloid disease: present status. Prog Allergy. 1980;27:250-76.
17. Scheinberg MA. Another look at serum amyloid protein SAA. Clin Rheumatol. 1983;2:431-3.
18. Scheinberg MA. Immunology of amyloid disease: a review. Semin Arthritis Rheum. 1977;7:133-40.
19. Waddington Cruz M, Benson MD. A review of tafamidis for the treatment of transthyretin-related amyloidosis. Neurol Ther. 2015;4:61-79.
20. Wechalekar AD, Gilmore JD, Hawkins PN. Systemic amyloidosis. Lancet. 2016;387(10038):2641-54.

74

Sarcoidose

Antonio Carlos Ximenes
Fábia Mara Gonçalves Prates de Oliveira

CONCEITO

A sarcoidose é uma doença granulomatosa multissistêmica, autoimune, de etiologia indefinida. Sua característica principal é ser uma doença granulomatosa não caseosa. A denominação sarcoidose foi originada em 1897 por Caesar Boeck, utilizando o termo "*sarkoid*" (lesões que lembram o sarcoma, porém benignas).

EPIDEMIOLOGIA

A sarcoidose é uma doença universal. Acomete pessoas de todas as raças, gênero e idade. Apresenta prevalência de 10 a 80 casos/100.000 na América do Norte e Europa, com discreta predominância no sexo feminino. Nos Estados Unidos, o risco é maior nos afro-americanos (2,4%) e menor nos caucasianos (0,85%). Estudos familiares e com gêmeos demonstraram prevalência maior de pacientes com diagnóstico de sarcoidose em parentes de primeiro grau. Em pacientes gêmeos, o padrão de envolvimento tem aspectos clínicos diferentes. Acomete qualquer idade, porém mais frequente entre 20 e 40 anos de idade, com um segundo pico de incidência em mulheres acima de 50 anos de idade. No Brasil, os estudos epidemiológicos são escassos. O professor Newton Bethlem (1985), na Universidade Federal do Rio de Janeiro (UFRJ), estimou uma incidência de 10/100.000 habitantes. Posteriormente, em 2005, Silva et al. publicaram uma série de 92 casos, em que a média de idade foi 41,8 anos, sem diferenças de sexo, com predomínio entre os caucasoides (84%), com as manifestações extratorácicas em 22% e aspectos antigênicos ambientais presentes.

ETIOLOGIA E FISIOPATOLOGIA

A sarcoidose é admitida como doença sistêmica de etiologia desconhecida, porém desenvolve-se em indivíduos geneticamente predispostos, com aspectos epigenéticos, sendo favorecida pela exposição a fatores ambientais com características antigênicas. Na fisiopatogênese são observadas as seguintes sequências: a) exposição a um ou mais antígenos; b) imunidade adquirida contra o antígeno mediada por células T por meio de apresentação por macrófagos; c) formação do granuloma. A possibilidade de um fator genético é variada, de acordo com aspectos étnicos e raciais. Há vários genes envolvidos na patogenia da sarcoidose, tanto do sistema HLA, citocinas e quimiocinas, como o haplótipo do receptor 2 da quimiocina, geralmente associado com a síndrome de Löfgren; e genes dos receptores de padrão de reconhecimento como *Toll-like receptors* (TLR). Os fatores ambientais parecem ser importantes na etiologia em decorrência da diversidade das taxas de incidência e prevalência em diferentes regiões do mundo. Alguns desses fatores têm maior probabilidade de etiologia, como zona rural, exposição a pó de pinheiro e madeira. O estudo ACCESS, porém, não demonstrou qualquer fator ambiental relacionado com a possível causa da sarcoidose. Outros estudos demonstraram risco negativo de relação com o tabagismo.

A causa infecciosa, principalmente micobacteriana, tem sido extensivamente avaliada em decorrência da possibilidade destes agentes estarem relacionados à formação de granulomas. Entretanto, nenhum estudo, incluindo reação em cadeia de polimerase, conseguiu comprovar esta relação de causa e efeito com a presença de DNA ou RNA destas micobactérias em tecido granulomatoso na sarcoidose. A bactéria *Propionibacterium acnes* foi identificada em 78% das amostras de sarcoidose em estudos, porém a conclusão atual é de que ela seja somente comensal, sem ação etiológica na patogenia desta doença. A princípio vários agentes, tanto virais (Epstein-Barr, herpes simples vírus humano B) quanto fungos, espiroquetas e espécies de *Borrelia* e *Troferyma whipplei* foram citados como possíveis agentes etiológicos, mas nenhum estudo conseguiu provas definitivas. A resposta imune a princípio ocorre nos órgãos envolvidos, pois a secreção espontânea de citocinas por linfócitos e macrófagos verifica-se somente no local de formação do granuloma, que é o elemento histopatológico característico da sarcoidose.

O granuloma (Figura 1) é formado por linfócitos, macrófagos, células epitelioides, células gigantes multinucleadas, mastócitos e fibroblastos. Nos estágios iniciais, geralmente se localizam nos linfonodos do mediastino, alargando-o como observado nas radiografias de tórax. Sabe-se que em cerca de 20% dos casos há evolução para formas crônicas, geralmente associadas com a secreção de níveis elevados de IL-8, bem como de TNF-alfa, liberada nas áreas da inflamação. A resposta inflamatória inicial ocorre com acúmulo de células T auxiliares e de monócitos ativados. Admite-se que haplótipos específicos como HLA DRB1*1101 estejam associados a maior risco de desenvolver a doença. Há quebra na função regulatória celular e/ou persistência do antígeno, o que possibilita que o granuloma progrida e não haja regressão.

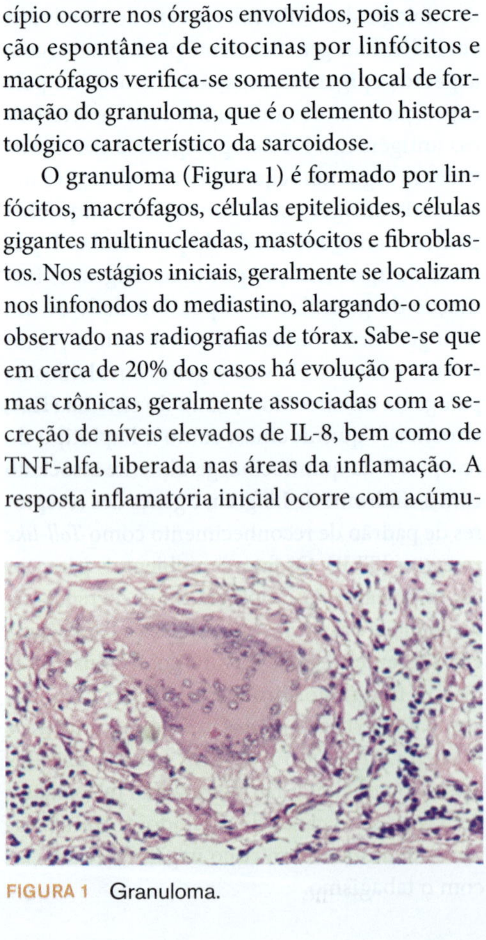

FIGURA 1 Granuloma.

QUADRO CLÍNICO

Embora não existam apresentações exclusivas da sarcoidose, certos fenótipos ocorrem com regularidade. Os pacientes costumam ser assintomáticos e diagnosticados com sarcoidose incidentalmente, ou apresentam queixas inespecíficas como fadiga, suores noturnos, perda de peso, anorexia, febre e indicativos de doença inflamatória sistêmica. As formas de apresentação são demonstradas no Quadro 1. Por ser uma doença multissistêmica, atinge vários órgãos, sendo o pulmão o mais acometido (90% dos indivíduos com sarcoidose), mesmo como manifestação subclínica. Uma descrição dos órgãos mais acometidos encontra-se no Quadro 2.

Outras manifestações podem ocorrer em vias aéreas superiores e glândulas, linfonodos, sistema hematológico, rins, trato gastrointestinal e hepático. Apesar de serem úteis no tratamento da sarcoidose, os inibidores de TNF-alfa têm um efeito paradoxal de induzir uma doença granulomatosa semelhante à sarcoidose. Foram relatados casos com uso de infliximabe, adalimumabe, etanercepte, certolizumabe e recentemente com tocilizumabe (inibidor de IL-6), que se resolveram com a suspensão destes agentes. Drogas imunomoduladoras também foram implicadas neste quadro sarcoidose-*like*, como interferon-alfa, interferon-beta, entre outras.

EXAMES COMPLEMENTARES

Os exames complementares para uma investigação inicial suspeita de sarcoidose encontram-se no Quadro 3.

O clássico estadiamento da sarcoidose, definido por Scadding, em 1961, avalia o envolvimento pulmonar e intratorácico radiograficamente, baseado em critérios de valor prognóstico, sendo amplamente citado ainda nos dias de hoje. En-

QUADRO 1 Formas de apresentação clínica da sarcoidose

		Manifestações	Radiografia de tórax
Assintomática	Geralmente achado diagnóstico	Sintomas constitucionais ocasionalmente	Linfadenopatia hilar bilateral simétrica, com ou sem infiltrado pulmonar
Sarcoidose aguda	Divide-se em duas síndromes:	Febre, astenia, tosse, anorexia, dispneia	
	▪ Síndrome de Löfgren (autolimitada)	Eritema nodoso, poliartrite periférica (geralmente inclui tornozelos)	Linfadenopatia hilar (e paratraqueal) bilateral
	▪ Síndrome de Heerfordt-Waldenstrom	Parotidite aguda, uveíte e febre	Linfadenopatia hilar bilateral (sinal do panda ou lambda ao gálio-67)
Sarcoidose crônica	Lesão permanente dos pulmões e outros órgãos	Queixas respiratórias, sem sintomas sistêmicos	Linfadenopatia hilar bilateral

QUADRO 2 Comprometimento da sarcoidose em órgãos específicos

	Incidência	Manifestações clínicas	
Doença pulmonar e intratorácica	90% dos casos	Um terço com dispneia crônica e insidiosa, desconforto e dor retroesternal e/ou tosse seca Vários casos subclínicos Maior causa de óbito	Geralmente pneumopatia intersticial (alvéolos, bronquíolos e pequenos vasos). Metade dos casos evolui com alterações fibróticas. Hipertensão pulmonar até 20% dos casos. Menos frequentes: derrame pleural, pneumotórax, hemoptise, cavitações e baqueteamento digital
Doença cardíaca	5% a 10% dos casos	Subclínica em até 25% dos pacientes	Assintomática até morte súbita ou arrit- mias malignas, passando por bloqueios cardíacos, disfunção ventricular esquerda (MCP dilatada) e pericardite
Doença do sistema nervoso	5% a 10%	A paralisia facial periférica unilateral ou bilateral é a alteração mais comum	Todas as estruturas neurológicas podem ser afetadas. As neuropatias periféricas são 15% dos casos
Doença ocular	20% a 30%	Uveíte é a manifestação mais significativa, principalmente anterior e bilateral	Pode acometer todos os compartimentos oculares (ceratoconjuntivite seca, conjuntivite granulomatosa e neurite óptica, levando a amaurose)
Doença cutânea	20-30%	Geralmente lesões em placas, papulares e maculares	Classicamente dois fenótipos: eritema nodoso (resolvem-se espontaneamente – síndrome de Löfgren) Lúpus pérnio, placas violáceas infiltradas sobre o nariz, regiões malares, pálpebras, linha de implantação dos cabelos, menos comumente em nádegas e extremidades, pouco sintomático, mas de difícil tratamento e pode deixar sequelas desfigurantes
Manifestações musculoesqueléticas	5% a 37% – artrite aguda 1% a 13% – óssea	Doenças reumáticas podem vir associadas a sarcoidose ou a sarcoidose pode mimetizar achados clínicos e laboratoriais das doenças reumáticas	Artrite aguda (Löfgren). Miopatias – crônica, é o padrão mais comum. Óssea – pequenos ossos de mãos e pés. Na maioria assintomática

QUADRO 3 Exames complementares para investigação preliminar de sarcoidose

Exames complementares	Achados
Hemograma completo	Anemia de doença crônica, leucopenia, linfopenia
Perfil hepático	Alterações de enzimas hepáticas, hiperglobulinemia
Perfil metabólico	Hipercalcemia
Urinálise com dosagem de cálcio urinário	Hipercalciúria
Reagentes de fase aguda (VHS/PCR)	Geralmente elevadas
Dosagem da enzima conversora de angiotensina I e II	Aumentada em 60% -80% dos pacientes (marcador de atividade da sarcoidose) Não tem valor prognóstico
Teste tuberculínico (PPD)	Anergia ao teste (na sarcoidose há deficiência de resposta cutânea a antígenos que provocam reações de hipersensibilidade tardia) Auxilia no diagnóstico diferencial com tuberculose
Radiografia simples de tórax	Linfadenopatia hilar bilateral simétrica, com ou sem infiltrado pulmonar Não pode ser usada como critério isolado para diagnóstico
Prova de função pulmonar (incluir testes funcionais e DLCO)	Diagnóstico e acompanhamento do quadro pulmonar, mesmo assintomático ou se houver suspeita de obstrução de vias aéreas superiores
Eletrocardiograma/ecocardiograma	Investigação de envolvimento cardíaco
Biópsia	O achado microscópico de processo mononuclear granulomatoso não caseoso é decisivo para o diagnóstico. O sítio da biópsia deve ser aquele que exponha o paciente ao menor risco de morbidade, independentemente se aquele órgão estiver sintomático (lesões de pele suspeitas ou linfonodos periféricos são os mais seguros). Na ausência de comprometimento cutâneo, linfonodos ou lesões mais acessíveis, o pulmão é o local mais indicado para biópsia

tretanto, ele ignora as manifestações extrapulmonares da doença. São eles:

- Estágio 0: normal (sarcoidose extrapulmonar).
- Estágio I: linfadenopatia hilar bilateral.
- Estágio II: linfadenopatia hilar bilateral com infiltrado parenquimatoso.
- Estágio III: infiltrado parenquimatoso sem adenopatia hilar.
- Estágio IV: fibrose pulmonar com evidência de faveolamento, enfisema, bolhas ou retração hilar.

Outras avaliações podem ser feitas como investigação, de acordo com o órgão afetado.

- Teste de Kveim: injeção intradérmica de extrato de linfonodo ou baço acometido por sarcoidose. Atualmente pouco utilizado.
- Avaliação oftalmológica e pneumológica: especialistas são importantes para auxílio diagnóstico e monitoramento dos pacientes.
- Tomografia computadorizada de tórax: infiltrados nodulares acompanhando estruturas broncovasculares centrais.
- Cintilografia com gálio 67: detecta locais de inflamação ativa, auxilia na escolha de locais para a biópsia. Observar:
  - Sinal do lambda: aumento da captação nas regiões de linfonodos hilares (bilaterais) e paratraqueais à direita.
  - Sinal do panda: aumento da captação nas regiões de parótidas, glândulas lacrimais e salivares.
- Ressonância magnética com intensificação por gadolínio: importante na neurossarcoidose, mas imagem normal não a exclui.
- Radiografia convencional de ossos: lesões líticas e em saca-bocado, com reação periosteal, anormalidades reticulares e escleróticas, erosões ósseas.

DIAGNÓSTICO DIFERENCIAL

Qualquer doença sistêmica com envolvimento ganglionar e pulmonar entra no diagnóstico diferencial da sarcoidose. Principalmente:

- Infecciosas: tuberculose, infecções fúngicas, histoplasmose.
- Colagenoses, vasculites.
- Outras como pneumoconiose (berílio, titânio, alumínio), pneumonite por hipersensibilidade.

DIAGNÓSTICO

O diagnóstico de sarcoidose é definido pela soma das evidências clínicas, radiográficas e patológicas, específicas em cada caso. Para maior respaldo no diagnóstico e por se tratar de quadro de natureza sistêmica, estabeleceu-se que se a biópsia de dois órgãos mostrar inflamação granulomatosa não caseosa e se nenhuma outra etiologia puder ser identificada, então o diagnóstico de sarcoidose pode ser definido. A Figura 2 mostra o algoritmo para diagnóstico.

TRATAMENTO

Historicamente, os cuidados ao paciente portador de sarcoidose tendem a ser compartimentalizados, de acordo com os sistemas órgão-específicos acometidos. O papel do

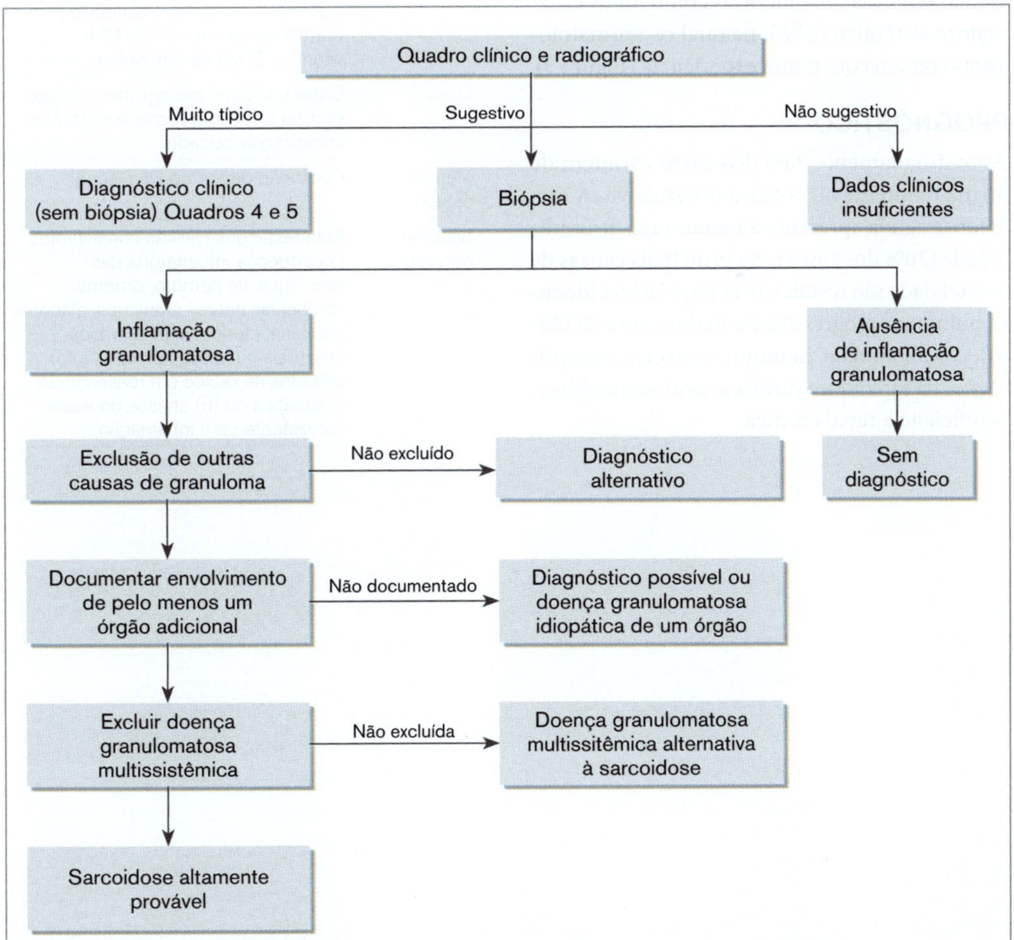

FIGURA 2 Algoritmo para diagnóstico de sarcoidose (adaptado do *Tratado Brasileiro de Reumatologia*, seção 14).

QUADRO 4 Manifestações clínicas que sugerem sarcoidose sem a necessidade de biópsia tecidual

Síndrome de Löfgren: adenopatia hilar bilateral, eritema nodoso, febre e artrite de tornozelos
Síndrome de Heerfordt-Waldenström: uveíte, parotidite, febre
Adenopatia hilar bilateral à radiografia sem sintomas
Sinal do panda e sinal do lambda positivos na cintilografia com gálio 67

reumatologista no manejo desta doença não foi bem definido ao longo do tempo, mas é reconhecido que a sarcoidose tem muitas similaridades com as doenças inflamatórias como lúpus eritematoso sistêmico (LES), na qual os reumatologistas contam com muita experiência (Figura 3).

PROGNÓSTICO

Aproximadamente 90% dos casos evoluem de forma remitente ou crônica progressiva. A sarcoidose aguda apresenta a menor taxa de cronicidade (30% dos casos). As principais causas de mortalidade são insuficiência respiratória (doença pulmonar progressiva é a maior causa de óbito), *cor pulmonale,* hemoptise maciça, complicações da sarcoidose cardíaca, neurossarcoidose, insuficiência renal crônica.

QUADRO 5 Achados que tornam o diagnóstico de sarcoidose "muito provável"

Pulmão	Linfadenopatia hilar bilateral na radiografia de tórax; nódulos perilinfáticos na tomografia computadorizada (TC) de tórax; linfadenopatia hilar/mediastinal simétricos na TC de tórax ou realce hilar/mediastinal no gálio-67 ou no PET-scan
Pele	Lupus pérnio
Olhos	Uveítes, neurite óptica, precipitados ceratóticos, nódulos em íris ou "bolas de neve" ou "cordão de pérolas"
Glândulas salivares	Imagens positivas ao gálio-67 ou PET-scan
Metabolismo do cálcio	Hipercalcemia ou hipercalciúria na presença de (a) dosagem de paratormônio sérico normal, (b) 1,25-OH-di-hidroxi-vitamina D normal ou elevada e 25-OH-vitamina D sérica diminuída
Osso	Características radiográficas típicas: padrão trabecular, osteólise, lesões líticas/saca-bocado
Medula óssea	Captação difusa no PET-scan
Sistema nervoso	Manifestações clínicas consistentes com doença inflamatória das meninges, do cérebro, sistema ventricular, nervos cranianos, glândula pituitária, medula espinal, vasos cerebrais ou raízes nervosas e (a) achados de realce em ressonância magnética ou (b) análise do liquor consistente com inflamação

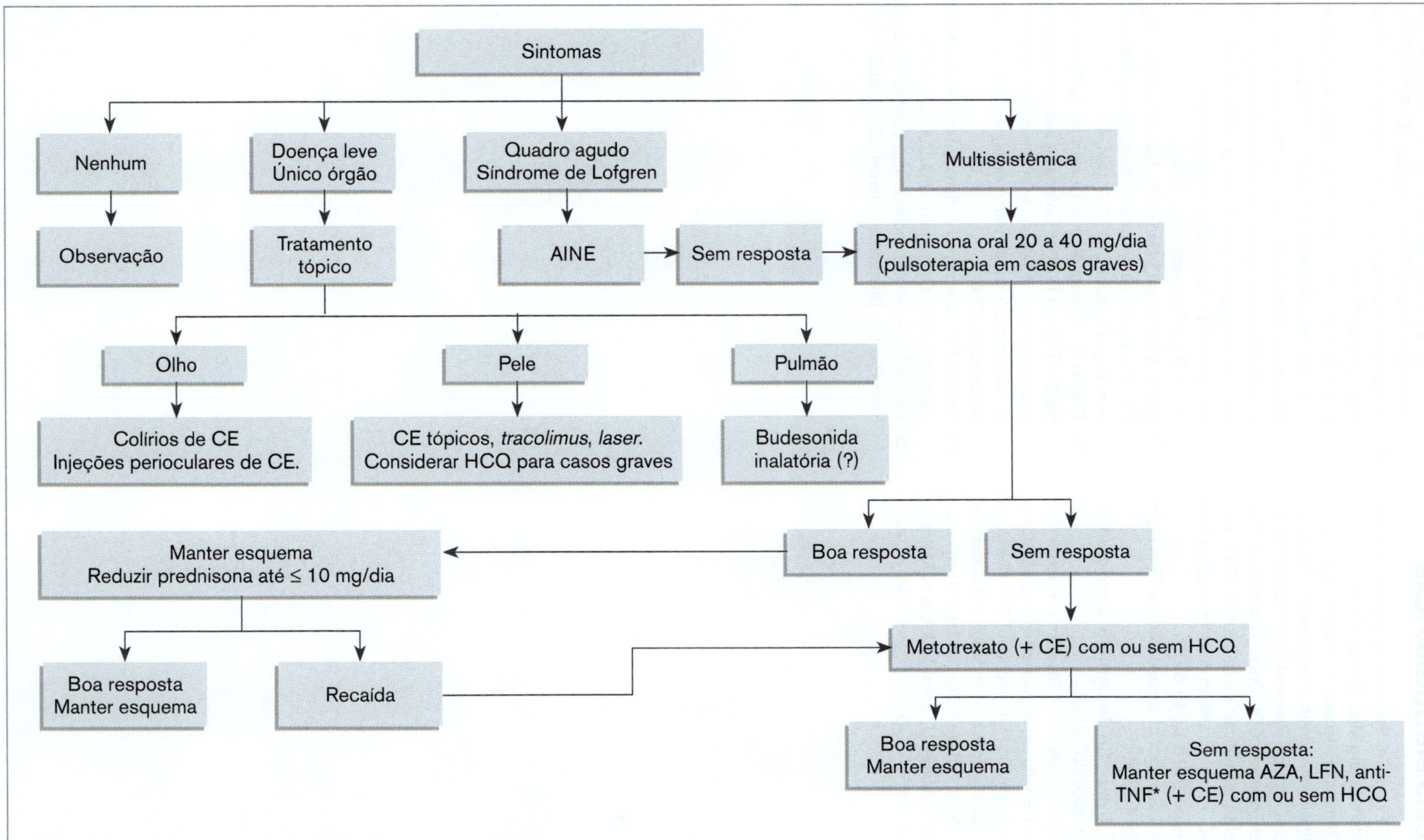

FIGURA 3 Algoritmo proposto para tratamento de sarcoidose

Adaptado de *Tratado Brasileiro de reumatologia*, seção 14).

AINE: anti-inflamatórios não esteroidais; AZA: azatioprina; CE: corticosteroide; HCQ: hidroxicloroquina; LFN: leflunomida; TNF: fator de necrose tumoral. *Infliximabe e adalimumabe se mostraram eficazes nas manifestações pulmonares e extrapulmonares da sarcoidose. O etanercepte não demonstrou eficácia nos protocolos clínicos para manifestação pulmonar ou ocular, mas foi efetivo em manifestações articulares.

REFERÊNCIAS BIBLIOGRÁFICAS

1. Bargagli E, Prasse A. Sarcoidosis: a review for the internist. Intern Emerg Med. 2018;13:325-31.
2. Drent M, Cremers JP, Jansen TL. Pulmonology meets rheumatology in sarcoidosis: a review on the therapeutic approach. Curr Opin Rheumatol. 2014;26:276-84.
3. Duarte ALBP, Marques CDL. Doenças sistêmicas com manifestações reumáticas: sarcoidose. In: Cecin HA, Ximenes AC. Tratado Brasileiro de Reumatologia. São Paulo: Atheneu; 2015. p.943-59.
4. Gruneward J. Genetics of sarcoidosis. Cur Opin Pulm Med. 2008;14:434-9.
5. Ianuzzi MC, Rybicki BA, Teirstein AS. Sarcoidosis. N Engl J Med. 2007;357:2153.
6. Judson MA, Baughman RP, Teirstein AS, Terrin ML, Yeager H Jr. Defining organ involvement in sarcoidosis: the Access Proposed Instrument. ACESS Research Group. A case control etiologic study of sarcoidosis. Sarcoidosis Vasc Diffuse Lung Dis. 1999;16:75-86.
7. Judson MA, Costabel U, Drent M, Wells A, Maier L, Koth L, et al. The WASOG sarcoidosis organ assessment instrument: an update of a previous clinical tool. Sarcoidosis Vasc Diffuse Lung Dis. 2014;31:19-27.
8. Judson MA. The diagnosis of sarcoidosis. Clin Chest Med. 2008:415-27.
9. Kobak S. Sarcoidosis: a rheumatologist's perspective. Ther Adv Musculoskelet Dis. 2015;7:196-205.
10. Özdemir L, Özdemir B. A prospective review of the results of patients treated and followed up for a diagnosis of sarcoidosis. Turk Thorac J. 2018;19:1-6.
11. Pamplona EB. Sarcoidose no Brasil/Sarcoidosis in Brazil. Brazil Pneumol. 2005;31:ii-ii.
12. Sadek MM, Yung D, Birnie DH, Beanlands RS, Nery PB. Therapy for cardiac sarcoidosis: a systematic review. Can J Cardiol. 2013;29:1034-41.
13. Theller N, Assous N, Job-Desiandre C, Meyer O, Bardin T, Orcel P, et al. Osteoarticular involvement in a series of 100 patients with sarcoidosis referred to rheumatology departments. J Rheumatol. 2008;35:1622-8.
14. Torralba KD, Quismorio FP. Sarcoidosis and the rheumatologist. Curr Opin Rheumatol. 2009;21:62-70.
15. Yee AMF. Sarcoidosis: rheumatology perspective. Best Pract Res Clin Rheumatol [Internet]. 2016;30:334-56.

75

Síndrome de Cogan

Ana Luisa Calich
Isidio Calich

INTRODUÇÃO

A síndrome de Cogan (SC) é uma doença inflamatória rara descrita em 1945 pelo oftalmologista David Cogan. A síndrome é mais comum na terceira década da vida, mas pode surgir em crianças e consiste em manifestações oftalmológicas, sendo as mais comuns a ceratite intersticial e manifestações vestibuloauditórias parecidas com a síndrome de Ménière. Pode ou não haver associação com vasculite sistêmica, sendo esta preferencialmente a aortite. As manifestações oculares e vestibuloauditórias podem ocorrer no mesmo momento ou com um grande intervalo de tempo, o que dificulta o diagnóstico.

PATOLOGIA E PATOGÊNESE

O mecanismo responsável pelo acometimento do olho e da orelha interna é desconhecido. Entretanto, algumas evidências como a associação com vasculite sistêmica e a presença em alguns pacientes de anticorpos contra antígenos expressos na orelha interna sugerem uma fisiopatogênese autoimune. Entretanto, apesar da associação com vasculites sistêmicas, apenas um caso relatado pela literatura até o momento evidenciou vasculite na biópsia da região coclear e vestibular de um paciente com SC. A grande maioria das biópsias das áreas acometidas revela infiltrado inflamatório inespecífico. Uma causa infecciosa já foi sugerida, entretanto não foi comprovada. Recentemente foi relatado um caso de síndrome de Cogan que surgiu após a infecção por COVID-19, o que reforça a necessidade de estudos sobre a possibilidade da etiologia infeciosa da síndrome. O entendimento da ligação entre a COVID-19, a vasculite e a patogenia da síndrome de Cogan requer investigações adicionais. Sabe-se que o tabagismo apresenta uma associação positiva com a SC.

MANIFESTAÇÕES CLÍNICAS

Geralmente, os pacientes iniciam a síndrome com sintomas vestibuloauditórios como vertigem, ataxia, náuseas, vômitos, zumbido e perda auditiva. Muito frequentemente, os pacientes são erroneamente diagnosticados como portadores de síndrome de Ménière e ocorre um atraso no início do tratamento. Na maior parte dos casos, os sintomas são bilaterais. A audiometria demonstra uma perda auditiva neurossensorial, preferencialmente acometendo a percepção de frequências extremas e poupando as intermediárias. A prevalência de surdez bilateral é alta, chegando a dois terços dos pacientes e causando, portanto, grande morbidade aos pacientes.

As manifestações oculares são outro marco da síndrome, sendo a mais característica a ceratite intersticial, que geralmente causa hiperemia ocular, dor, fotofobia e embaçamento visual. O exame oftalmológico revela um infiltrado corneal irregular, granular e profundo. Infecção por *Chlamydia* pode mimetizar esse achado, sendo, portanto, um diagnóstico diferencial. A inflamação ocular pode acometer outras camadas do olho, causando iridociclite, conjuntivite, episclerite, uveíte anterior ou posterior ou até mesmo vasculite retiniana.

Vasculite sistêmica de grande ou médio vaso pode estar associada. Aproximadamente 10% dos casos de SC apresentam aortite associada, podendo causar dilatação de aorta, insuficiência de valva aórtica ou aneurismas toracoabdominais. A vasculite de grande vaso pode se assemelhar com a arterite de Takayasu, causando obstrução de ramos aórticos e resultando em claudicação de membros ou estenose de artéria renal.

Sintomas sistêmicos não específicos também podem ocorrer na SC, como febre, fadiga, perda de peso, linfadenopatia, pericardite, artralgia, artrite e mialgia.

DIAGNÓSTICO E DIAGNÓSTICO DIFERENCIAL

O diagnóstico baseia-se na presença de sintomas característicos, sendo, portanto, necessários os sintomas oculares e audiovestibulares e excluindo-se os diagnósticos diferenciais. Não há marcadores séricos específicos para a SC.

Existem diversas doenças que podem mimetizar a SC com acometimento ocular e audiovestibular: sífilis congênita, síndrome de Susac (vasculopatia da retina, cóclea e sistema nervoso central), Vogt-Koyanagi-Harada (uveíte, alopecia, vitiligo, descoloração de pelos e acometimento audiovestibular) e granulomatose com poliangiíte. Essas doenças devem ser excluídas para ser feito o diagnóstico da SC.

TRATAMENTO E PROGNÓSTICO

O tratamento depende da extensão da doença, do tipo de acometimento ocular e da presença ou não de vasculite sistêmica. Não há trabalho randomizado controlado que compare as estratégias terapêuticas e são, portanto, baseadas em experiências de séries de casos e no conhecimento do tratamento de doenças com mecanismos parecidos.

Os sintomas sistêmicos e oculares geralmente respondem bem ao tratamento, enquanto o acometimento da orelha interna é mais refratário, causando muitas vezes surdez a despeito do tratamento. Tipicamente, utiliza-se prednisona 1 mg/kg/dia em dose fracionada. A redução da dose deve ser iniciada após 2-4 semanas, se ocorrer melhora dos sintomas. Em casos de recidiva, a dose deve ser aumentada novamente com subsequente redução após melhora. Vale a pena lembrar que os sintomas auditivos podem flutuar independentemente da inflamação, causados pela hidropsia coclear que pode melhorar espontaneamente ou com o uso de medicação diurética. Nesse caso, a piora auditiva relatada pelo paciente deve ser monitorada por alguns dias e, se não houver melhora em 3-5 dias ou se houver a presença de inflamação ocular concomitante, deve ser usada medicação sistêmica para reduzir a inflamação.

Após o início do tratamento com corticosteroide, a ausência de resposta em 2-3 semanas, eventos adversos graves associados ao corticosteroide e a impossibilidade de reduzir a prednisona para menos de 10 mg/kg/dia são fatores que indicam o uso de medicação imunossupressora associada à prednisona. Os medicamentos imunossupressores já utilizados na literatura foram: metotrexato, azatioprina, ciclofosfamida e ciclosporina. Uma revisão sistemática recente mostrou ser o metotrexato o imunossupressor mais utilizado na SC.

Recentemente, um estudo retrospectivo francês demonstrou eficácia do infliximabe em pacientes com SC refratários ao uso de imunossupressores. Nesse estudo, as manifestações audiovestibulares, que são geralmente mais graves e refratárias, apresentaram resposta superior com o uso de infliximabe comparado a corticosteroide sozinho ou a imunossupressores, sendo, portanto, uma alternativa ao tratamento. As manifestações oculares ou sistêmicas não apresentaram essa diferença de resposta ao tratamento. Estudos prospectivos são necessários para confirmar esses dados e para orientar em qual paciente e momento o tratamento com imunobiológicos deve ser instituído. Em relação ao uso de outros imunobiológicos, há poucos relatos do uso de etanercepte, adalimumabe, rituximabe e tocilizumabe. Entretanto, resultados de eficácia precisam ser confirmados em coortes maiores de pacientes.

Em pacientes que apresentam falha terapêutica e desenvolvem perda auditiva grave, uma opção com boa resposta são os implantes cocleares.

REFERÊNCIAS BIBLIOGRÁFICAS

1. Attia R, Stolowy N, Ruiz T, Dambricourt L, David T. Cogan syndrome: A challenging diagnosis. J Fr Ophtalmol. 2023;46(4):411-2.
2. Bhandari GS, Duggal L, Jain N, Patel J. Cogan syndrome: An autoimune eye ande ar disease with systemic manifestations. Natl Med J India. 2019; 32:349-51.
3. Chen L, Teng J, Yang C, Chi H. Cogan syndrome following SARS-COV-2 infection. Clin Rheumatol. 2023;4:1-2.
4. Cogan DG. Nonsyphilitic interstitial keratitis with vestibuloauditory symptoms: report of four additional cases. Arch Ophthal. 1949;42:42-9.
5. Durtette C, Hachulla E, Resche-Rigon M, Papo T, Zénone T, Lioger B, et al. Cogan syndrome: characteristics, outcome and treatment in a French nationwide retrospective study and literature review. Autoimmun Rev. 2017;16:1219-23.
6. García Berrocal JR, Vargas JA, Vaquero M, Ramón y Cajal S, Ramírez-Camacho RA. Cogan's syndrome: an oculo-audiovestibular disease. Postgrad Med J. 1999;75:262-4.
7. Gluth MB, Baratz KH, Matteson EL, Driscoll CL. Cogan syndrome: a retrospective review of 60 patients throughout a half century. Mayo Clin Proc. 2006;81:483-8.
8. Grasland A, Pouchot J, Hachulla E, Blétry O, Papo T, Vinceneux P; Study Group for Cogan's Syndrome. Typical and atypical Cogan's syndrome: 32 cases and review of the literature. Rheumatology (Oxford). 2004;43:1007-15.
9. Jung DH, Nadol JB Jr, Folkerth RD, Merola JF. Histopathology of the inner ear in a case with recent onset of Cogan's syndrome: evidence for vasculitis. Ann Otol Rhinol Laryngol. 2016;125:20-4.
10. Kasap Cuceoglu M, Basaran O, Batu ED, Akca UK, Atalay E, Sener S, et al. Report of 2 pediatric cases with atypical Cogan's syndrome and a systematic review. Int J Rheum Dis. 2023;26(3):544-50.
11. Lou CY, Lu L, Li XX. From precise diagnosis to effective treatment: a case report of atypical Cogan's syndrome. Int J Ophthalmol. 2023;16(1):151-5.
12. Mora P, Calzett Gi, Ghirardini S, Rubino P, Gandolfi S, Orsoni J. Cogan's syndrome: state of the art of systemic immunosuppressive treatment in adult and pediatric patients. Autoimmunity Reviews. 2017;16:385-90.
13. Rücklová K, von Kalle T, Koitschev A, Gekeler K, Scheltdorf M, Heikele A, et al. Paediatric Cogan´s syndrome – review of literature, case report and practical approach to diagnosis and management. Pediatr Rheumatol Online J. 2023;21(1):54.
14. Shamriz O, Tal Y, Gross M. Autoimmune inner ear disease: Immune biomarkers, audiovestibular aspects, and therapeutic modalities of Cogan's syndrome. J Immunol Res. 2018;23:1498640.
15. St Clair EW, McCallum RM. Cogan's syndrome. Curr Opin Rheumatol. 1999;11:47-52.

76

Doença relacionada à IgG4

Fabricio de Souza Neves
Leandro Lara do Prado
Célio Roberto Gonçalves

CONCEITO

A doença relacionada à imunoglobulina G de subclasse 4 (DR-IgG4) é uma afecção crônica de natureza imunomediada que pode afetar um ou vários órgãos, comprometendo sua função, por meio de um processo infiltrativo inflamatório rico em plasmócitos produtores da IgG4, que evolui para fibrose tecidual.

EPIDEMIOLOGIA

A DR-IgG4 é uma entidade rara, com poucos dados de incidência e prevalência. No Japão, a incidência anual da doença foi relatada em aproximadamente 0,28 a 1,08 por 100.000 habitantes, mas essa estimativa pode estar subestimada. Os casos são encontrados em centros de referência, no diagnóstico diferencial de doenças autoimunes/infiltrativas de órgãos específicos. Os dados sugerem que a DR-IgG4 predomina em pacientes adultos e idosos. É aparentemente mais frequente no sexo masculino, particularmente nos casos de pancreatite autoimune e fibrose retroperitoneal. Já em pacientes com sialadenite e doença oftálmica relacionada à IgG4, ocorre uma distribuição igual entre os gêneros, ao contrário de seus diagnósticos diferenciais mais comuns (síndrome de Sjögren e cirrose biliar primária), que são mais frequentes no sexo feminino.

ETIOLOGIA

Há evidências crescentes de que DR-IgG4 tem uma base autoimune, com papéis importantes para células B e T, especialmente células auxiliares CD4+ e T foliculares. Os anticorpos IgG4 não parecem ser patogênicos. A presença de numerosos plasmócitos IgG4+ no infiltrado tecidual, a frequente ocorrência de níveis séricos elevados de IgG4 e a resposta clínica que costuma ocorrer com terapia depletora de linfócitos B sugerem que alguma hiperativação dessas células esteja envolvida na etiologia da DR-IgG4. Os elementos que levam a essa ativação, no entanto, não são conhecidos.

PATOGENIA

Existem quatro subclasses de IgG (1, 2, 3 e 4) e a subclasse IgG4 é a menor fração da IgG total (cerca de 3% a 6%). IgG4 tem a particularidade de possuir uma variação estrutural em sua região de dobradiça que permite a troca de segmentos do fragmento Fab com outra molécula de IgG4, ficando cada molécula com diferentes especificidades em cada braço de Fab. A IgG4 assim formada, em que apenas um braço de Fab se liga a determinado antígeno, tem menor potencial para formar complexos antígeno-anticorpo. Seu fragmento Fc também possui diferenças em relação às outras subclasses de IgG, tendo menor potencial para ativação do complemento e dos receptores de fragmento Fc nas células inflamatórias. Por esse conjunto de características, a IgG4 é tradicionalmente considerada uma imunoglobulina anti-inflamatória.

Não se demonstrou até o momento um papel direto da IgG4 na patogenia da DR-IgG4. Aparentemente, linfócitos T citotóxicos CD4+, ativados pelos linfócitos B IgG4+ encontrados no infiltrado inflamatório que caracteriza a DR-IgG4, são os agentes causadores das lesões e subsequente fibrose tecidual, pela produção de granzimas A e B, IL-1β, IFN-α e TGF-β. A produção excessiva de IgG4 seria assim um epifenômeno desse processo.

É importante não confundir a DR-Ig4 com outras doenças autoimunes em que autoanticorpos IgG4 contra determinados antígenos podem ser encontrados: pênfigo, *miastenia gravis* e púrpura trombocitopênica trombótica, entre outras. Na DR-IgG4 aparentemente não há especificidade contra antígenos determinados.

QUADRO CLÍNICO

A DR-IgG4 geralmente se manifesta com o crescimento expansivo de algum órgão ou com a formação de massas em compartimentos corporais, de forma insidiosa e progressiva, em decorrência do infiltrado inflamatório, eventualmente com comprometimento da função do órgão acometido em algum momento de sua evolução. Sintomas constitucionais como febre são infrequentes, no entanto, pacientes com acometimento multiorgânico podem apresentar perda ponderal significativa, meses antes do diagnóstico.

Quatro fenótipos foram identificados usando análise de *cluster*, em duas grandes coortes transversais. Cada grupo, que compreendia aproximadamente 20% a 30% de todos os pacientes das coortes, foi identificado e nomeado com base nas manifestações mais comuns e nos órgãos envolvidos no grupo. Esses quatro fenótipos incluíram os seguintes grupos:

- Grupo 1 – Doença pancreato-hepatobiliar.
- Grupo 2 – Fibrose retroperitoneal e/ou aortite.
- Grupo 3 – Doença limitada à cabeça e pescoço.
- Grupo 4 – Síndrome de Mikulicz clássica com envolvimento sistêmico.

Conforme observado, os correlatos biológicos moleculares desses fenótipos clínicos ainda precisam ser descritos e estudos adicionais sobre a possibilidade de fenótipos de doença são necessários antes que conclusões firmes possam ser tiradas. No entanto, diferenças marcantes podem ser observadas entre esses fenótipos. Menos comuns são o acometimento da tireoide, do mediastino, pele, sistema nervoso central e rins.

Muitas condições, anteriormente consideradas isoladas, descritas como doenças primárias que afetam um órgão único, sem causa definida, atualmente são reconhecidas como distúrbios associados à IgG4 (Tabela 1).

TABELA 1 Condições atualmente reconhecidas como distúrbios associados à IgG4

Aortite e periaortite esclerosante crônica
Colangite esclerosante
Doença de Mikulicz (dacrioadenite e sialadenite)
Doença destrutiva da linha média
Fibrose retroperitoneal idiopática (doença de Ormond)
Hipofisite fibrosante idiopática
Mesenterite esclerosante
Nefrite intersticial hipocomplementêmica com depósitos tubulointersticiais
Pancreatite autoimune esclerosante
Paquimeningite hipertrófica
Pneumopatia intersticial e pseudotumores inflamatórios pulmonares
Pseudotumor orbital inflamatório
Tireoidite fibrosante de Riedel
Tumor de Küttner (sialadenite afetando glândulas submandibulares)

A pancreatite decorrente de DR-IgG4 tem como quadro típico o aparecimento de dor abdominal alta indolente, com o achado em exames de imagem do aumento irregular do tamanho do pâncreas, particularmente na região da cabeça, podendo evoluir com comprometimento da função pancreática endócrina (*diabetes mellitus*) e exócrina (esteatorreia), na evolução com fibrose do órgão.

A colangite decorrente da DR-IgG4, às vezes associada à pancreatite, cursa com icterícia obstrutiva. A doença das órbitas consiste no aumento dos tecidos moles dessas regiões, com comprometimento extrínseco da musculatura ocular.

As glândulas de secreção exócrina da face (glândulas lacrimais e salivares, parotídeas e submandibulares) também podem ser afetadas, de forma semelhante (aumento progressivo do órgão, evoluindo com fibrose e perda da função). Do mesmo modo, linfadenopatia generalizada pode acontecer não como uma evidência de ativação imunológica sistêmica, mas por infiltração e fibrose desses órgãos.

No retroperitônio e mediastino, a DR-IgG4 manifesta-se na forma de massas inflamatórias de caráter fibrosante. Se houver comprometimento da aorta, o desenvolvimento de um aneurisma inflamatório pode ocorrer. Os comprometimentos pulmonar (na forma de pseudotumores inflamatórios ou pneumonia intersticial), renal (na forma de nefrite intersticial) e do sistema nervoso central (em geral na hipófise, levando a hipopituitarismo) são descritos na DR-IgG4, mas aparentemente são mais raros e, quando presentes, geralmente se associam a alguma das outras formas descritas anteriormente.

EXAMES COMPLEMENTARES

A dosagem sérica da IgG4 é o exame complementar mais importante no diagnóstico da DR-IgG4. No entanto, esse teste tem deficiências de sensibilidade e especificidade. Cerca de 30% dos pacientes com pancreatite associada à DR-IgG4, por exemplo, apresentam níveis séricos normais de IgG4. Apesar do nível sérico de IgG4 não guardar forte correlação com o grau de atividade da doença, pode ser um parâmetro útil a seguir em pacientes individuais. A concentração sérica de IgG4 tende a aumentar com o número de órgãos envolvidos e geralmente diminui após o tratamento com glicocorticoides.

É importante destacar que outras condições inflamatórias ou neoplásicas, caracterizadas por hipergamaglobulinemia, também podem cursar com aumento da concentração sérica de IgG4, e por razões estatísticas aproximadamente 5% das pessoas saudáveis também apresentam níveis aumentados de IgG4 circulante. Dessa forma, tanto o aumento em níveis absolutos (referência: 135 mg/dL) quanto em níveis relativos (referência: até 6% da IgG total) devem ser observados para fins diagnósticos, mas interpretados junto ao contexto clínico e, sempre que possível, aos achados histopatológicos.

Os achados histopatológicos típicos da DR-IgG4 são:

- Infiltrado linfoplasmocitário denso, composto por células T e B, com riqueza de plasmócitos (que podem ou não ser as células predominantes) e podendo haver agregação em centros germinativos. Eosinófilos podem ser numerosos, macrófagos podem ser encontrados e neutrófilos, quando presentes, são raros. Granulomas devem estar ausentes.
- Fibrose de padrão estoriforme: células fusiformes (fibroblastos ou miofibroblastos) se organizam em forma de roda de carroça e iniciam a deposição de feixes de colágeno.
- Flebite obliterativa: o acometimento vascular caracteriza-se pela infiltração das vênulas pelo infiltrado linfoplasmocitário. Embora incomum, o acometimento arteriolar pode ocorrer, de modo que a infiltração de vasos sanguíneos sugerindo vasculite é também compatível com a DR-IgG4. Necrose, no entanto, não deve ser observada.
- A imuno-histoquímica demonstra a proporção de 40% ou mais de plasmócitos IgG4+.

DIAGNÓSTICO DIFERENCIAL

O diagnóstico diferencial contempla outras causas de aumento de volume e/ou infiltrado linfocítico/fibrosante dos órgãos específicos, geralmente de natureza neoplásica ou inflamatória. No pâncreas, o principal diagnóstico diferencial é com a neoplasia da cabeça do pâncreas. Nas vias hepatobiliares, com colangite biliar primária (CBP) e colangite esclerosante primária (CEP). Nas glândulas lacrimais e salivares, com a síndrome de Sjögren, sendo distinguida da DR-IgG4 pela menor frequência de síndrome *sicca*, além dos achados histopatológicos e laboratoriais (aumento de IgG4 sérica, baixa frequência de autoanticorpos específicos). Nas órbitas, com a granulomatose com poliangiíte. Em todas essas regiões e nos linfonodos, as possibilidades de linfomas e de sarcoidose devem ser consideradas.

DIAGNÓSTICO

A classificação da DR-IgG4 requer correlação de dados clínicos, sorológicos, radiológicos e patológicos. A utilização do critério classificatório do ACR/EULAR (Tabela 2) pode auxiliar no trabalho diagnóstico.

TRATAMENTO

Os objetivos do tratamento são reduzir a inflamação e induzir a remissão da doença, preservando a função do órgão e minimizando os efeitos adversos da terapia com glicocorticoides e outros agentes. Conduta expectante ("*watchful*

TABELA 2 Critério classificatório do ACR/EULAR para DR-IgG4 (adaptada de Wallace et al., 2020)

1. Critérios de entrada
▪ Envolvimento clínico ou radiológico característico de um órgão típico (pâncreas, glândulas salivares, ductos biliares, órbitas, rim, pulmão, aorta, retroperitônio, paquimeningite ou tireoidite de Riedel) OU
▪ Evidência patológica de processo inflamatório acompanhado por infiltrado linfoplasmocitário de etiologia incerta em um desses mesmos órgãos
2. Critérios de exclusão
Clínicos
Febre
Nenhuma resposta objetiva aos glicocorticoides
Sorológicos
Leucopenia e trombocitopenia sem explicação alternativa
Eosinofilia periférica
Autoanticorpos positivos: ANCA, anti-SSA, anti-SSB, anti-DS-DNA, anti-RNP, anti-Sm ou outro autoanticorpo específico
Crioglobulinemia
Radiológicos
Achados radiológicos conhecidos suspeitos de malignidade ou infecção que não foram suficientemente investigados, incluindo rápida progressão radiológica, anormalidades ósseas longas consistentes com a doença de Erdheim-Chester e esplenomegalia
Patológicos
Infiltrados celulares sugerindo malignidade que não foi suficientemente avaliada
Marcadores consistentes com tumor miofibroblástico inflamatório
Inflamação neutrofílica proeminente
Vasculite necrosante
Necrose proeminente
Inflamação granulomatosa primária
Características patológicas de um distúrbio macrofágico ou histiocítico
Diagnóstico conhecido de outra patologia
Tireoidite de Hashimoto
Doença de Castleman multicêntrica
Doença de Crohn ou retocolite ulcerativa

(continua)

TABELA 2 Critério classificatório do ACR/EULAR para DR-IgG4 (adaptada de Wallace et al., 2020) *(continuação)*

3. Critérios de inclusão	
Histopatologia	
Biópsia não informativa	0
Infiltrado linfocítico denso	+4
Infiltrado linfocítico denso e flebite obliterativa	+6
Infiltrado linfocítico denso e fibrose estoriforme com ou sem flebite obliterativa	+13
Imuno-histoquímica pontua de 0 a 16 da seguinte maneira:	
Proporção de IgG4+/IgG+ de 0 a 40% ou indeterminada e o número de células IgG4+/CGA de 0 a 9	0
Proporção de IgG4+/IgG+ ≥ 41% e o número de células IgG4+/CGA for 0–9 ou indeterminado; OU proporção de IgG4+/IgG+ de 0 a 40% ou indeterminada e o número de células IgG4+/CGA ≥ 10 ou indeterminado	+7
Proporção de IgG4+/IgG+ de 41% a 70% e o número de células IgG4+/CGA ≥ 10; proporção de IgG4+/IgG+ ≥ 71% e o número de células IgG4+/CGA de 10 a 50	+14
Proporção de IgG4+/IgG+ ≥ 71% e o número de células IgG4+/CGA ≥ 51	+16
Dosagem de IgG4 sérica	
Normal ou não realizada	0
> Normal, mas < 2 × LSN	+4
2 a 5 × LSN	+6
> 5 × LSN	+11
Glândulas lacrimais, parótidas, sublinguais e submandibulares bilaterais	
Nenhum conjunto de glândulas envolvidas	0
Um conjunto de glândulas envolvidas	+6
Dois ou mais conjuntos de glândulas envolvidas	+14
Pulmão	
Não avaliado ou nenhum dos itens presente	0
Espessamento peribroncovascular e septal	+4
Tecido mole paravertebral torácico em forma de banda	+10
Pâncreas e árvore biliar	
Não avaliado ou nenhum dos itens presente	0
Aumento difuso do pâncreas (perda de lobulações)	+8
Aumento difuso do pâncreas e aro em forma de cápsula	+11
Pâncreas (qualquer um dos anteriores) e envolvimento da árvore biliar	+19
Rim	
Não avaliado ou nenhum dos itens presente	0
Hipocomplementemia	+6
Espessamento da pelve renal/tecidos moles	+8
Áreas de baixa densidade do córtex renal bilateral	+10
Retroperitônio	
Não avaliado ou nenhum dos itens presente	0
Espessamento difuso da parede da aorta abdominal	+4
Tecido mole circunferencial ou anterolateral ao redor da aorta infrarrenal ou artérias ilíacas	+8
4. Total de pontos de inclusão: um caso atende aos critérios de classificação para DR-IgG4 se os critérios de entrada forem atendidos, nenhum critério de exclusão estiver presente e o total de pontos for ≥ 20	

waiting") pode ser uma opção em uma pequena parte dos casos, naqueles em que o acometimento pela doença seja pequeno, assintomático e limitado a um órgão (p. ex., nódulo em glândula salivar). Havendo sintomas ou acometimento em mais de um órgão, no entanto, a melhor indicação é geralmente o tratamento. Alguns pacientes podem se beneficiar de intervenção cirúrgica, como na hidronefrose por fibrose retroperitoneal, obstrução vascular, aneurismas arteriais, icterícia obstrutiva ou compressão por tireoidite de Riedel.

Indução

A doença tem tipicamente uma boa resposta à corticoterapia e esta é a base do tratamento para a grande maioria dos casos. O esquema preconizado consiste em se iniciar prednisona na dose de 40 mg/dia (0,6 mg/kg/dia). Melhora clínica deve ser observada em 2 semanas, e a partir disso procede-se a redução gradual da dose tentando-se alcançar 5 mg/dia ou a retirada completa da prednisona entre 3 e 6 meses, se houver remissão completa (melhora clínica, laboratorial e/ou de imagens, conforme cada caso). Rituximabe na dose total de 2 g pode apresentar taxas de resposta tão boas quanto a corticoterapia para a terapia de indução, e seria uma opção em pacientes com contraindicações ao uso prolongado de glicocorticoides. Em pacientes para os quais o rituximabe não está disponível, azatioprina (2 mg/kg/dia) ou micofenolato de mofetil (até 2,5 g/dia conforme tolerado) são escolhas razoáveis como terapias poupadoras de glicocorticoides. Associar DMARDs (*disease-modifying anti-rheumatic drugs*) tradicionais à indução com prednisona também pode ser uma opção quando se imagina que uma terapia de manutenção será necessária (ver a seguir).

Manutenção

A taxa de recidiva após uma primeira remissão bem-sucedida é de cerca de 50% em 1 ano, e de cerca de 90% em 3 anos. A decisão de se fazer uma terapia de manutenção (que reduz a taxa de recidivas a menos da metade destes números) após uma primeira remissão completa bem-sucedida deve ser tomada em bases individuais. Em parte dos pacientes, pode-se partir para o acompanhamento periódico sem medicação, aguardando-se a possível recidiva para então iniciar nova indução. Mas também é aceitável, em paciente com alto risco de recidiva (acometimento de múltiplos órgãos, persistência de eosinofilia ou de IgG4 sérica elevada) ou em risco de complicação grave em caso de recidiva (p. ex.: aneurisma aórtico), optar-se por uma terapia de manutenção. Após uma primeira recidiva o uso de terapia de manutenção seria provavelmente a melhor indicação para a maioria dos pacientes.

A terapia de manutenção pode ser feita com: 1) prednisona em baixa dose (5 mg/dia), se o perfil de efeitos adversos for aceitável; 2) DMARDs tradicionais (metotrexato, azatioprina, micofenolato ou leflunomida), que podem ser iniciados desde a terapia de indução com prednisona e mantidos após sua retirada (embora algumas dessas medicações só tenham evidência de eficácia em estudos retrospectivos); 3) rituximabe em dose de 1 g semestral.

PROGNÓSTICO

O grau de fibrose afetando determinado órgão é inversamente proporcional à taxa de sucesso terapêutico com qualquer dos esquemas atualmente disponíveis, de modo que o início precoce do tratamento é, provavelmente, um determinante da preservação da função dos órgãos afetados em longo prazo.

REFERÊNCIAS BIBLIOGRÁFICAS

1. Baker MC, Cook C, Fu X, Perugino CA, Stone JH, Wallace ZS. The positive predictive value of a very high serum IgG4 concentration for the diagnosis of IgG-4-related disease. J Rheumatol. 2023;50(3):408-12.
2. Guma M, Firestein GS. IgG4-related diseases. Best Pract Res Clin Rheumatol. 2012;26:425-38.
3. Hamano H, Kawa S, Horiuchi A, Unno H, Furuya N, Akamatsu T, et al. High serum IgG4 concentrations in patients with sclerosing pancreatitis. N Engl J Med. 2001;344:732–8.
4. Katz G, Hedgire SH, Stone JR, Perez-Espina S, Fernandes A, Perugino CA, et al. IgG4-related disease as a variable-vessel vasculitis: A case series of 13 patients with medium-sized coronary artery involvement. Semin Arthritis Rheum. 2023;60:152184.

5. Koneczny I. A new classification system for igG4 autoantibodies. Front Immunnol. 2018;9:1-22.
6. Majunder S, Mohapatra S, Lennon RJ et al. Rituximab maintenance therapy reduces rate of relapse of pancreaticobiliary immunoglobulin G4-related disease. Clin Gastrenterol Hepatol. 2018;16:1947-53.
7. Mattoo H, Stone JH, Pillai S. Clonally expanded cytotoxic CD4+ T cells and the pathogenesis of IgG4-related disease. Autoimmun. 2017;50:19–24.
8. Umehara H, Okazaki K, Masaki Y, Kawano M, Yamamoto M, Saeki T, et al. Comprehensive diagnostic criteria for IgG4-related disease (IgG4-RD), 2011. Mod Rheumatol. 2012;22:21–30.
9. Umehara H, Okazaki K, Masaki Y, Kawano M, Yamamoto M, Saeki T, et al. A novel clinical entity, IgG4-related disease (IgG4RD): general concept and details. Modern Rheumatology/the Japan Rheumatism Association. 2012;22:1–14.
10. Wallace ZS, Miles G, Smolkina E, Petruski-Ivleva N, Madziva D, Cook C, et al. Incidence, prevalence and mortality of IgG4-related disease in the USA: a claims-based analysis of commercially insured adults. Ann Rheum Dis. 2023;82(7):957-62.
11. Wallace ZS, Naden RP, Chari S, Choi H, Della-Torre E, Dicaire JF, et al. The 2019 American College of Rheumatology/European League Against Rheumatism classification criteria for IgG4-related disease. Arthritis Rheumatol. 2020;72:7-1.
12. Wallace ZS, Zhang Y, Perugino CA, Naden R, Choi HK, Stone JH; ACR/EULAR IgG4-RD Classification Criteria Committee. Clinical phenotypes of IgG4-related disease: an analysis of two international cross-sectional cohorts. Ann Rheum Dis. 2019;78(3):406-12.
13. Wallwork R, Perugino CA, Fu X, Harkness T, Zhang Y, Choi HK, et al. The association of smoking with immunoglobulin G4-related disease: a case-control study. Rheumatology (Oxford). 2021;60(11):5310-7.
14. Xiao X, Lian M, Zhang W, Gershwin ME, Ma X. The immunologic paradoxes of IgG4-related disease. Clinic Rev Allerg Immunol. 2018;54:344-51.
15. Zhang W, Stone JH. Management of IgG4-related disease. Lancet Rheumatol. 2019;1:e55-65.

Seção 6

Síndromes reumáticas da criança

77

Artrite idiopática juvenil

Sheila Knupp Feitosa de Oliveira
Flavia Patricia Sena Teixeira Santos

INTRODUÇÃO

O termo "artrite idiopática juvenil" (AIJ) não define uma doença, mas um grupo de condições em que a manifestação clínica mais marcante é a artrite, apesar do possível comprometimento dos olhos, da pele e de órgãos internos. Tem origem desconhecida, com duração maior que seis semanas e iniciada antes dos 16 anos de idade, excluídas outras condições clínicas que cursam com artrite crônica.

Nos países desenvolvidos, é a doença reumática mais comum na infância, com prevalência de 20,5/100.000 crianças e incidência geral de 7,8/100.000 crianças/ano, com ligeira predominância no sexo feminino (3:1). No Brasil, estudo em crianças entre 6 e 12 anos evidenciou prevalência da AIJ em 1/2.880.

Sua etiologia não é totalmente compreendida, mas parece haver interação entre fatores genéticos e ambientais, ainda não claramente determinados. Exposições pré e pós-natais a nicotina, nascimento por via natural ou operatória, aleitamento materno, infecções, uso frequente de antibióticos e alterações da microbiota têm sido estudados sem conclusões definitivas.

CLASSIFICAÇÃO

Em 2001, a Liga Internacional Contra o Reumatismo (ILAR) classificou a AIJ com base nos sinais e sintomas presentes nos primeiros seis meses de doença (Quadro 1). Essa classificação, que teve como maior mérito a unificação da nomenclatura internacional, não está isenta de falhas. Uma nova classificação que distingue as formas comuns entre as populações adulta e pediátrica daquelas exclusivas das crianças está em andamento.

QUADRO 1 Classificação da artrite idiopática juvenil, segundo o ILAR (2001)

Classificação		Descrição
Sistêmica		Artrite com ou precedida por febre diária com pelo menos duas semanas de duração, cotidiana por pelo menos 3 dias e acompanhada por pelo menos um dos seguintes: *rash*, linfadenomegalia generalizada, hepatoesplenomegalia ou serosite Exclusões: a, b, c, d
Oligoartrite	Persistente	Artrite de ≤ 4 articulações persistentemente após os seis primeiros meses de doença Exclusões: a, b, c, d, e
	Estendida	Artrite de ≤ 4 articulações nos primeiros seis meses de doença e após esse período ≥ 5 articulações Exclusões: a, b, c, d, e
Poliartrite	Fator reumatoide negativo	Artrite de ≥ 5 articulações nos primeiros seis meses de doença com pesquisa negativa do fator reumatoide Exclusões: a, b, c, d, e

(continua)

QUADRO 1 Classificação da artrite idiopática juvenil, segundo o ILAR (2001) *(continuação)*

Classificação		Descrição
Poliartrite	Fator reumatoide positivo	Artrite de ≥ 5 articulações nos primeiros seis meses de doença com pesquisa positiva do fator reumatoide pelo menos duas vezes, com intervalo de três meses Exclusões: a, b, c, d, e
Artrite relacionada à entesite		Artrite e entesite ou artrite ou entesite com quaisquer dois dos seguintes: ▪ Dolorimento da articulação sacroilíaca e/ou dor lombar inflamatória ▪ Pesquisa de HLA-B27 positiva ▪ Doença associada ao HLA-B27 em parente de primeiro ou segundo grau ▪ Uveíte anterior sintomática ▪ Sexo masculino ≥ 6 anos Exclusões: a, d, e
Artrite psoriásica		Artrite e psoríase ou artrite e pelo menos 2 dos abaixo: ▪ Psoríase diagnosticada em parente de primeiro grau ▪ Dactilite ▪ Alterações ungueais: *pitting* ou onicólise Exclusões: b, c, d, e

Exclusões:
a. Psoríase ou história de psoríase em parente de primeiro grau.
b. Artrite em menino HLA-B27 positivo iniciada após o 6º aniversário.
c. Espondite anquilosante, artrite relacionada a entesite, sacroiliíte com doença inflamatória intestinal, síndrome de Reiter ou uveíte aguda ou história de uma dessas desordens em parentes de primeiro grau.
d. Presença de fator reumatoide IgM em pelo menos duas ocasiões em intervalo de 3 meses.
e. Presença de AIJ sistêmica.

DIAGNÓSTICO CLÍNICO E LABORATORIAL

AIJ sistêmica

A AIJs compreende 5%-15% de todos os casos de AIJ, sem predomínio de sexo. Pode surgir durante qualquer período da vida. Sua apresentação clínica, imunopatogenética e de resposta ao tratamento é totalmente distinta dos outros subtipos da AIJ.

As crianças manifestam-se com febre, fadiga, mialgia, artralgia e emagrecimento. A febre, característica fundamental, é vespertina, intermitente, com um ou dois picos diários, associada à acentuada queda do estado geral, revertida com a normalização da temperatura. É geralmente acompanhada de *rash* cutâneo macular ou maculopapular de cor rosa claro, evanescente e raramente pruriginoso, precipitado por banho quente ou estresse psicossocial, localizado usualmente em tronco, extremidades proximais dos membros superiores e inferiores. Outras manifestações extra-articulares: hepatomegalia, esplenomegalia, linfadenopatia generalizada, pericardite, dor abdominal e dor pleurítica com ou sem derrame pleural são comuns. Artrite pode estar ausente nas primeiras semanas ou meses da doença.

Há acentuada elevação dos reagentes da fase aguda: velocidade de hemossedimentação (VHS), proteína C-reativa (PCR), ferritina, fibrinogênio, D-dímero, dos complementos, além de hipergamaglobulinemia policlonal. Leucocitose com neutrofilia, plaquetose e anemia de doença crônica são observadas. O fator antinuclear (FAN) e o fator reumatoide (FR) são usualmente negativos. O líquido sinovial mostra celularidade aumentada, com predomínio de polimorfonucleares.

O diagnóstico da AIJs é clínico, baseado nos achados laboratoriais típicos e nos diagnósticos de exclusão, entre eles: infecções, malignidades, doença inflamatória intestinal, outras doenças reumáticas como o lúpus eritematoso sistêmico e vasculites sistêmicas (poliarterite nodosa, doença de Kawasaki) e doenças autoinflamatórias.

AIJ poliarticular com fator reumatoide negativo

O comprometimento de cinco ou mais articulações nos primeiro seis meses de doença define a poliartrite. Se o fator reumatoide (FR) for negativo, pelo menos duas vezes em intervalo mínimo de três meses, será classificada como AIJ poliarticular fator reumatoide negativo. Cerca de 15%-20% das crianças com AIJ se classificam neste subtipo. Há dois picos de incidência: um entre 1 e 3 anos e outro entre os 9 e 14 anos. Predomina no gênero feminino (4:1).

É um subtipo heterogêneo, com pelo menos três fenótipos distintos. O primeiro é caracterizado pelo início tardio com poliartrite simétrica, elevação de provas de atividade inflamatória, pesquisa negativa do FAN e prognóstico variável, assim como a artrite reumatoide soronegativa do adulto. O segundo tipo se assemelha à forma oligoarticular estendida da AIJ, com início precoce, acometimento assimétrico, provas de atividade inflamatórias dentro dos valores de referência ou minimamente alteradas, forte associação com FAN positivo e risco aumentado para uveíte. O terceiro grupo evolui com uma "sinovite seca" – poliartropatia com sinais mínimos de efusão articular, ausência de sinais laboratoriais de inflamação, mas rigidez e contraturas articulares e limitação da mobilidade articular. A resposta ao tratamento geralmente é precária, podendo evoluir com acentuado dano articular. Essa forma de apresentação pode simular doenças genéticas ou metabólicas como a doença de Farber e as mucopolissacaridoses.

A poliartrite geralmente tem início insidioso, aditivo, acometendo as pequenas articulações das mãos e pés, joelhos, punhos, tornozelos e cotovelos com rigidez matinal ou após períodos de repouso. As articulações temporomandibulares são frequentemente acometidas. O comprometimento dos quadris, ombros e coluna cervical é tardio. A manifestação extra-articular mais comum é a uveíte anterior crônica assintomática, presente em 15-20% dessas crianças.

Essas crianças têm, tipicamente, moderadas elevações dos reagentes de fase aguda – VHS e PCR. A pesquisa do fator reumatoide é negativa e FAN pode ser positivo em 50%.

O diagnóstico diferencial inclui outras doenças reumáticas, infecções, malignidades, outras condições inflamatórias, doenças metabólicas e genéticas.

AIJ poliarticular com fator reumatoide positivo

Este subtipo caracteriza-se pela positividade do FR em dois exames com intervalo de três meses, nos primeiros seis meses de doença, além de presença de artrite em cinco ou mais articulações. Tem grande similaridade fenotípica, sorológica e imunogênica com a artrite reumatoide do adulto. Representa menos de 5% dos casos e acomete predominantemente meninas entre 9 e 11 anos, em uma proporção de 4-13:1.

A artrite acomete grandes e pequenas articulações tanto dos membros superiores quanto dos membros inferiores, assim como as temporomandibulares e a coluna cervical. O acometimento simétrico das pequenas articulações de pés (metatarsofalângicas e interfalângicas proximais) e mãos (metacarpofalângicas, interfalângicas proximais, punhos), como acontece na artrite reumatoide do adulto, é típico. A manifestação extra-articular mais comum são os nódulos reumatoides. Evolução para deformidades também observadas na artrite reumatoide do adulto em pés e mãos pode ocorrer.

As crianças apresentam moderada elevação dos reagentes de fase aguda (VHS e PCR), leucocitose leve e anemia normocítica normocrômica, indicativa de doença crônica. De 40% a 56% das crianças apresentam FAN positivo e o anti-CCP está presente entre 57% e 90% das crianças.

AIJ oligoarticular

É o subtipo mais frequente de AIJ, representando metade dos casos. O número máximo de articulações com artrite nos primeiros seis meses não ultrapassa quatro. Se evolutivamente o número de articulações com inflamação ultrapassa quatro, o paciente é reclassificado como oligoartrite estendida. Predomina em meninas

(3:1) e tem início precoce, geralmente entre 1 e 3 anos de idade.

As articulações acometidas estão tipicamente aumentadas de volume e quentes, mas não são muito dolorosas e nunca se apresentam hiperemiadas. É uma condição que acomete principalmente os membros inferiores e em pelo menos 50% dos casos há comprometimento de apenas uma articulação, usualmente o joelho ou o tornozelo. A manifestação extra-articular que pode anteceder, ser concomitante ou posterior ao início da artrite é a uveíte anterior crônica, muitas vezes assintomática e insidiosa, podendo evoluir com perda da visão. O FAN positivo é indicativo de maior risco para esta complicação.

Indicadores laboratoriais estão frequentemente dentro dos valores de referência, mas discreta elevação de VHS e PCR pode ocorrer. A pesquisa do fator reumatoide é negativa, contrastando com a positividade do FAN, em títulos moderados ou altos em 62%-65%.

A AIJ oligoarticular é a causa mais comum de oligoartrite em crianças menores de seis anos. Entre os diagnósticos diferenciais destacam-se a artrite psoriásica juvenil, a artrite associada a entesite, trauma, artrite séptica, hemartrose, sarcoidose, sinovite vilonodular, lipomatose arborecente, condromatose sinovial, osteonecroses, malignidades.

Artrite relacionada à entesite

Os pacientes com artrite relacionada à entesite (ARE) apresentam artrite e entesite assimétrica dos membros inferiores, e eventualmente o comprometimento das articulações sacroilíacas e coluna. Tem forte associação com o HLA-B27, marcada associação familiar e fator reumatoide persistentemente negativo. Por vezes evolui para um quadro semelhante ao da espondilite anquilosante descrita no adulto. Representa 8,6-18,9% dos casos de AIJ e é o único subtipo com predomínio no gênero masculino (7:1) e em indivíduos com mais de seis anos de idade.

Na maioria das vezes o início é insidioso, caracterizado por dor musculoesquelética e rigidez ou inflamação articular, principalmente nos membros inferiores, associada a entesite. Os sintomas sistêmicos são usualmente mínimos, mas fadiga, alterações do sono e febre baixa podem estar presentes. Lombalgia está usualmente ausente no início do quadro, e torna-se queixa comum a partir da adolescência. Entre as manifestações extra-articulares, destaca-se a uveíte anterior aguda, bastante sintomática, unilateral, recorrente, que se tratada prontamente não deixa sequelas.

Entre as alterações laboratoriais a mais marcante é a positividade do HLA-B27, presente entre 60%-80% destes pacientes.

Artrite psoriásica juvenil

A artrite psoriásica juvenil (APJ) é identificada em aproximadamente 7% dos pacientes com AIJ. Pela definição da ILAR é necessário haver artrite e psoríase ou artrite e pelo menos dois dos seguintes: psoríase diagnosticada em parente de primeiro grau, dactilite ou alterações ungueais (*pitting* ou onicólise). Entretanto, a psoríase na infância pode ser de difícil diagnóstico, pela acentuada variabilidade clínica com que se apresenta. Existem dois picos de distribuição da APJ: entre os 2-4 anos e entre 9-16 anos, com predomínio das meninas entre os mais jovens e proporções semelhantes com os meninos no segundo pico de apresentação. As crianças menores tendem a apresentar mais dactilite, comprometimento de punhos e pequenas articulações de mãos e pés, e uveíte crônica. As crianças mais velhas têm tendência a manifestarem entesite e comprometimento axial. As alterações ungueais, sobretudo as pequenas depressões ungueais, ajudam a identificar a psoríase. Outras manifestações extra-articulares relacionadas à presença de inflamação sistêmica são: anorexia, anemia e redução da velocidade de crescimento.

Os reagentes de fase aguda (VHS e PCR) são, na maioria das vezes, normais. O FAN está positivo em baixos títulos em 60% dos pacientes mais jovens e em 30% dos mais velhos. A pesquisa do anti-CCP é tipicamente negativa.

Artrite indiferenciada

A artrite indiferenciada não representa uma classificação em separado, mas inclui aquelas crianças que não preenchem critérios para uma categoria ou preenchem critérios para mais de uma categoria.

COMPLICAÇÕES DA AIJ

Existem 3 complicações extra-articulares da AIJ que, pela gravidade, merecem maior esclarecimento.

Síndrome de ativação macrofágica

A síndrome de ativação macrofágica (SAM) resulta de uma "tempestade de citocinas" que acomete cerca de 10% dos pacientes com AIJ sistêmica e pode ser rapidamente fatal em 8% dos casos. Geralmente ocorre em períodos de intensa atividade da AIJs, inclusive nos quadros iniciais. Manifesta-se por febre com padrão não remitente, hepatoesplenomegalia, linfadenopatia, disfunção hepática, encefalopatia, púrpura, sangramento de mucosas e, em casos muito graves, disfunção de múltiplos órgãos. As alterações laboratoriais revelam pancitopenia, aumento de PCR, ferritina, transaminases, desidrogenase lática, triglicerídeos, D-dímeros e redução de fibrinogênio e da VHS. O liquor pode mostrar pleocitose, e o mielograma, hemofagocitose. Os critérios de classificação laboratorial de SAM foram estabelecidos em 2016 (Quadro 2), mas, recentemente, a relação entre os valores da ferritina sérica e da VHS igual ou superior a 21,5 tem se mostrado um método mais simples e fácil.

Doença pulmonar crônica

Nos últimos dez anos têm sido relatados casos de doença pulmonar crônica grave associada à AIJ sistêmica, manifestada especialmente por hipertensão pulmonar, mas também por doença pulmonar intersticial e proteinose alveolar. Observa-se marcada resposta inflamatória com leucocitose e neutrofilia, trombocitose, elevação dos reagentes de fase aguda, hiperferritinemina e anemia microcítica.

Uveíte

Uveíte anterior é uma complicação frequente nos vários subtipos de AIJ. Pode ser aguda ou crônica.

A uveíte anterior aguda é observada em pacientes com ARE. É sintomática, facilmente percebida e diagnosticada pela presença de hiperemia ocular, fotofobia e dor. O tratamento leva à remissão e não evolui com sequelas.

A uveíte anterior crônica acomete 10% a 20% dos pacientes com AIJ dos subtipos oligoartrite, poliartrite fator reumatoide negativo e artrite psoriásica, geralmente é assintomática e não diagnosticada, pois faltam os sinais que denunciam a inflamação ocular. O atraso no diagnóstico e tratamento leva ao aparecimento de sinéquias, catarata, glaucoma e perda de visão. Por esse motivo, toda criança com AIJ deve ser periodicamente rastreada por oftalmologista a fim de diagnosticar e tratar precocemente, prevenindo as complicações. As recomendações do Colégio Americano de Reumatologia para rastreamento da uveíte anterior crônica em pacientes com AIJ estão na Figura 1.

IMAGEM

Radiologia

Nas fases iniciais da AIJ as radiografias podem mostrar aumento de partes moles, osteopenia periarticular e reação periosteal. Após meses de persistência da sinovite, observam-se redução do espaço articular e erosões ósseas marginais. Anquiloses ósseas são tardias e particularmente importantes nas articulações do carpo, do tarso e da coluna cervical. Alterações localizadas de crescimento ósseo e assimetrias resultam do comprometimento da modelação óssea. A despeito do risco representado pela radiação ionizante, a radiologia convencional ainda é relevante em muitas situações no paciente com AIJ. É de fácil acesso e pode prover informações essenciais sobre dano estrutural provocado pela doença.

QUADRO 2 Critérios de classificação da síndrome de ativação macrofágica

Paciente com artrite idiopática juvenil sistêmica febril com ferritina > 684 ng/mL e mais dois dos seguintes:
▪ Plaquetas ≤ 181 x 109/L ▪ Triglicerídeos > 156 mg/dL ▪ Fibrinogênio ≤ 360 mg/dL ▪ Aumento das transaminases > 48 U/L

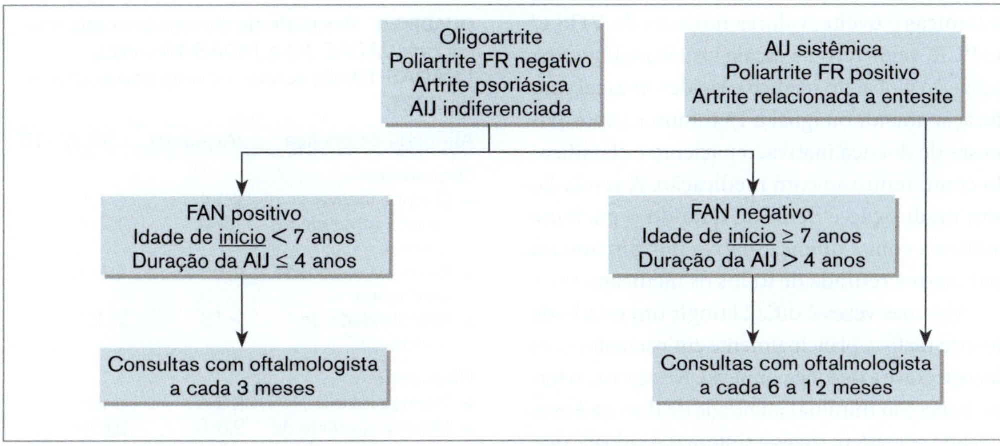

FIGURA 1 Rastreamento ocular de pacientes com artrite idiopática juvenil.
FAN: fator antinuclear; FR: fator reumatoide.
Adaptada de Angeles-Han, et al. 2019.

Ultrassonografia

Ultrassonografia musculoesquelética complementa o exame físico ao detectar precocemente artrite, tenossinovite e entesite. O método não apresenta riscos e oferece a possibilidade da criança e família participarem do exame. Além da utilidade no diagnóstico, é possível acompanhar a resposta ao tratamento a cada consulta e a guiar a aplicação de injeções intra-articulares.

Ressonância magnética

É uma ferramenta útil na detecção precoce da sinovite, do dano cartilaginoso e das lesões ósseas. É muito mais sensível que a radiologia convencional e a ultrassonografia. É um exame muito demorado e crianças com menos de 6 anos precisam ser sedadas, tornando pouco prática a repetição do exame. As principais indicações são avaliação da coluna cervical, sacroilíacas e temporomandibulares. A interpretação da imagem deve ser cuidadosa, uma vez que alterações fisiopatológicas do crescimento podem mimetizar edema ósseo, efusões e até erosões.

Tomografia computadorizada

É um exame que oferece boas imagens de lesões ósseas em localizações de difícil visualização em radiografias convencionais. É rápido, não precisa de sedação, mas, diferente da ressonância magnética, tem o inconveniente da radiação e por isso raramente é solicitada em crianças.

TRATAMENTO

O tratamento da AIJ deve ser baseado em um alvo (*treat-to-target*) que visa preferencialmente a remissão total de todas as manifestações da doença, prevenção de sequelas e melhora da qualidade de vida. Para alcançar esses objetivos são necessárias consultas frequentes e regulares para avaliar o grau de atividade da doença por meio de instrumentos apropriados e decidir junto à família e ao paciente os ajustes necessários com base em fluxogramas.

Alvo e medidas de avaliação clínica

Os instrumentos de clinimetria mais usados na avaliação da resposta ao tratamento da AIJ são os Critérios Wallace e o *Juvenile Arthritis Disease Activity Score* (JADAS).

Critérios Wallace

O paciente é classificado com doença inativa na ausência de artrite ativa (aumento de volume articular não decorrente da deformidade ou limitação de movimento articular com dor ou sensibilidade à digitopressão), manifestações sistêmicas e uveíte, valores normais de VHS e/ou PCR, valor zero na escala visual analógica na avaliação global do médico e rigidez matinal com duração menor ou igual a 15 minutos. Após seis meses de doença inativa, o paciente é classificado como remissão com medicação. A remissão sem medicação é definida quando o paciente continua com a doença inativa por um ano ou mais após a retirada de todos os medicamentos.

Algumas vezes é difícil atingir um estado de doença inativa, principalmente em pacientes com doença grave e de longa duração. Neste caso, o termo baixa (ou mínima) atividade de doença é empregado se existem sinais e sintomas residuais, mas que não comprometem substancialmente a qualidade de vida nem a progressão de danos estruturais.

JADAS

Este instrumento é outra alternativa para avaliar a atividade de doença. Um somatório de quatro itens dará o valor de JADAS. O primeiro item a ser pontuado é o número de articulações com artrite ativa, contando-se 10, 27 ou 71 articulações (JADAS10, JADAS 27 e JADAS 71). O JADAS 10 tem sido o mais utilizado. Outro parâmetro do JADAS é a análise de 2 escalas visuais analógicas (0 a 10): a avaliação global do médico e a avaliação do bem-estar da criança de acordo com a percepção do paciente ou do responsável. Um quarto item seria o valor da VHS ou PCR, normalizados para valores entre 0 e 10. Como muitas vezes esse item laboratorial não é disponível no momento da consulta, utilizam-se apenas 3 medidas e a denominação "JADAS clínico" (cJADAS). O Quadro 3 mostra os valores que definem doença inativa e baixa atividade de doença na oligoartrite e na poliartrite. Na artrite sistêmica, há necessidade de inclusão de um quinto item (0 a 10) que se refere à presença de manifestações sistêmicas da doença (Quadro 4). O JADAS para a ARE é limitado, pois não inclui medidas para entesite, esqueleto axial e manifestações extra-articulares.

QUADRO 3 Atividade de doença baseada nos escores JADAS-10 e JADAS-10 clínico (cJADAS-10) de acordo com os novos valores de 2021

Atividade de doença	JADAS-10	cJADAS-10
Oligoartrite		
▪ Doença inativa	≤ 1,4	≤ 1,1
▪ Mínima atividade de doença	1,5-4	1,2-4
▪ Moderada atividade de doença	4,1-13	4,1-12
▪ Alta atividade de doença	> 13	> 12
Oligoartrite		
▪ Doença inativa	≤ 2,7	≤ 2,5
▪ Mínima atividade de doença	2,8-6	2,6-5
▪ Moderada atividade de doença	6,1-17	5,1-16
▪ Alta atividade de doença	> 17	> 16

QUADRO 4 Pontuação JADAS para as manifestações sistêmicas

Manifestação clínica da artrite idiopática juvenil sistêmica	Pontos
Febre:	
37-38°C	1
38-39°C	2
39-40°C	3
> 40°C	4
Exantema evanescente	1
Linfadenomegalia generalizada	1
Hepatomegalia e/ou esplenomegalia	1
Serosite	1
Anemia (hemoglobina < 9 g/dL)	1
Plaquetas > 600.000/mm³ ou ferritina > 500 ng/mL	1

Não há ponto de corte definido para classificar a doença como ativa ou inativa. É importante a avaliação sequencial do paciente.

Tratamento medicamentoso

As recomendações a seguir baseiam-se no Protocolo Clínico e Diretrizes Terapêuticas (PCDT) de 2021 e nas diretrizes do Colégio Americano de Reumatologia (Quadro 5).

Anti-inflamatórios não esteroidais (AINE)

Os principais AINE liberados para uso em crianças são o naproxeno e o ibuprofeno. Não devem ser usados como monoterapia por mais de 2 meses.

QUADRO 5 Medicamentos e doses prescritas para pacientes com artrite idiopática juvenil

Medicamento	Dose	Intervalo	Via
Naproxeno	10 a 20 mg/kg/dia	2 doses diárias	VO
Ibuprofeno	10 a 30 mg/kg/dia	3 a 4 doses por dia	VO
Metilprednisolona	Até 30 mg/kg/dia (máx = 1 g/dose)	1 a 3 doses	EV
Prednisolona ou prednisona	0,2 a 2 mg/kg/dia	1 dose diária	VO
Hexacetonida de triancinolona	1 mg/kg em grandes articulações (máx = 40 mg) 0,5 mg/kg em articulações médias	Mínimo entre doses: 4 meses Máximo: 3 doses ao ano	Intra-articular
Metotrexato	10 a 15 mg/m^2	1 dose semanal	VO ou SC
Sulfassalazina	40 a 50 mg/kg/dia (máx = 2 a 3 g/dia)	1 dose diária	VO
Leflunomida (> 18 anos)	20 mg/dia	1 dose diária	VO
Ciclosporina	2 a 5 mg/kg/dia (máx = 7 mg/kg em casos graves)	2 doses diárias	VO ou EV
Etanercepte (> 2 anos)	0,8 mg/kg/semana	1 dose semanal	SC
Adalimumabe (> 2 anos)	Peso < 30 kg: 20 mg a cada 2 semanas Peso > 30 kg: 40 mg a cada 2 semanas	1 dose a cada 2 semanas	EV
Infliximabe (> 6 anos)	6 mg/kg/dose	Semanas 0, 2, 6 e a seguir a cada 2 meses	EV
Tocilizumabe na AIJ poliarticular (> 2 anos)	10 mg/kg (se peso < 30 kg) 8 mg/kg (se peso > 30 kg)	A cada 4 semanas	EV
Tocilizumabe na AIJ sistêmica (> 2 anos)	12 mg/kg (se peso < 30 kg) 8 mg/kg (se peso > 30 kg)	A cada 2 semanas	EV
Canaquinumabe (peso > 7,5 kg)	4 mg/kg (máx = 150 mg)	A cada 4 semanas	SC
Abatacepte (> 6 anos)	Peso < 60 kg: 10 mg/kg/dose Peso entre 60-100 kg: 750 mg/dose Peso > 100 kg: 1.000 mg/dose	Dias 0, 15, 30 e a seguir a cada 30 dias	EV
Secuquinumabe (> 2 anos na artrite psoriásica e > 4 anos na artrite relacionada a entesite)	Peso < 50 kg: 75 mg/dose Peso > 50 kg: 150 mg/dose	Semanas 0, 1, 2, 3, 4 e a seguir, uma dose a cada 4 semanas	SC

AIJ: artrite idiopática juvenil; EV: endovenoso; SC: subcutâneo; VO: via oral.

Glicocorticoide intra-articular

A triancinolona hexacetonida é a droga mais usada em grandes e médias articulações por ter efeito mais prolongado (4 meses), geralmente com bons resultados e poucos efeitos adversos. Nas pequenas articulações (metacarpofalangeanas, interfalangeanas), o acetato de metilprednisolona é a droga recomendada. As principais indicações são a oligoartrite que não responde aos AINE ou que apresenta contraturas, ou a poliartrite quando algumas articulações não responderam de modo eficaz às drogas de segunda linha.

Glicocorticoide por via sistêmica

Os glicocorticoides são usados por via oral (prednisona ou prednisolona) ou como pulsos endovenosos (metilprednisolona). Doses altas estão indicadas no tratamento de manifestações sistêmicas da AIJs e na SAM, sempre pelo menor tempo possível. Na AIJ poliarticular grave, doses menores (0,2 a 0,5 mg/kg/dia) são aceitáveis, por tempo limitado (menos de 3 meses), enquanto se aguarda o efeito terapêutico do MMCD.

Medicamentos modificadores do curso da doença

Os medicamentos modificadores do curso da doença (DMARD ou MMCD) atuam no sistema imunológico e se dividem em drogas sintéticas e biológicas.

Antes de prescrever um MMCD é necessário avaliar e atualizar o cartão de imunizações, rastrear tuberculose por teste PPD ou IGRA e radiografia de tórax. Se infecção latente tuberculosa for diagnosticada, o paciente deverá iniciar o tratamento profilático com isoniazida ou rifapentina antes de iniciar o MMCD. Pacientes com fatores de risco para hepatite B e C também devem ser investigados laboratorialmente.

A escolha do MMCD depende do subtipo de AIJ, da idade do paciente e da falha prévia com algum dos MMCD. As doses são calculadas de acordo com o peso da criança.

Os MMCD sintéticos usados na AIJ são o metotrexato, a sulfassalazina e a leflunomida. O metotrexato é a principal droga imunomoduladora no tratamento da AIJ. É bastante eficaz e causa poucos efeitos adversos. A sulfassalazina pode ser uma opção na ARE. A experência com leflunomida é pequena em crianças e, no Brasil, não está liberada para pacientes com menos de 18 anos. Geralmente é prescrita em casos que não responderam ou tiveram efeitos adversos com o metotrexato. Geralmente os MMCD sintéticos são prescritos inicialmente e, em casos de falha, é feita a introdução de biológicos. Há duas exceções possíveis para iniciar biológico antes de MMCD sintético: AIJs com manifestações sistêmicas ativas e ARE com sacroileíte.

Os MMCD biológicos são drogas que agem em citocinas ou em linfócitos: anti-TNFα, anti-IL-6, anti-IL-17, anti-IL-1 e abatacepte.

Existem três anti-TNFα atualmente liberados para crianças: infliximabe, adalimumabe e etanercepte. Estudos com golimumabe e certolizumabe apresentam resultados promissores, mas no Brasil ainda não estão liberados para menores de 18 anos.

- O tocilizumabe é uma droga anti-IL-6, disponível no Brasil para pacientes com poliartrite ou AIJ sistêmica. As doses em pacientes sistêmicos são maiores e prescritas em intervalos quinzenais, enquanto na poliartrite são mensais. A via SC ainda não foi liberada para crianças.
- As drogas anti-IL-1 são extremamente úteis na AIJ sistêmica no controle das manifestações sistêmicas. No mundo são comercializadas três drogas anti-IL-1 (anakinra, rilonacepte e canaquinumabe), mas no Brasil existe apenas o canaquinumabe, que não é disponibilizado pelo Sistema Único de Saúde.
- O secuquinumabe é um medicamento anti-IL17 que ainda não consta do PCDT, mas já foi aprovado no Brasil e pode ser prescrito para crianças maiores de 2 anos com artrite psoriásica ou, em maiores de 4 anos, com ARE.
- O abatacepte é um modulador da coestimulação de linfócitos T e sua principal indicação é na AIJ poliarticular. No Brasil é prescrito apenas por via endovenosa, já que a via subcutânea ainda não foi liberada para o tratamento de crianças.
- Os inibidores de Janus kinase ainda não estão liberados para crianças.

Fluxogramas de tratamento

As Figuras 2, 3 e 4 ilustram os fluxogramas para os tratamentos propostos das AIJ oligoaticular, poliarticular e sistêmica.

Artrite relacionada à entesite

Inicialmente pode ser tratada com AINE e glicocorticoide intra-articular. Nos casos de falha terapêutica em que haja artrite periférica, a sulfassalazina e metotrexato podem ser indicados. A presença de sacroiliíte ou entesite não responsiva pode ser indicativa da necessidade de inibidor de TNF-α. O secuquinumabe ainda não está no PCDT, mas pode ser uma opção nos casos que não responderam adequadamente ao anti-TNFα.

Artrite psoriásica

Deve ser tratada do mesmo modo como se apresenta: oligoartrite, poliartrite, entesite e/ou sacroiliíte. O secuquinumabe já está aprovado para esse subtipo de AIJ.

Síndrome de ativação macrofágica

O tratamento do fator desencadeante da SAM, geralmente uma infecção, e o início de imunossupressão são essenciais para o tratamento. Glicocorticoide em doses altas tem sido usado desde a década de 80 e algumas séries indicam que a adição de ciclosporina traz melhores resultados. A imunoglobulina endovenosa isolada raramente é benéfica e tipicamente é usada com outras medicações. A melhor compreensão dos mecanismos patofisiológicos desta complicação – uma

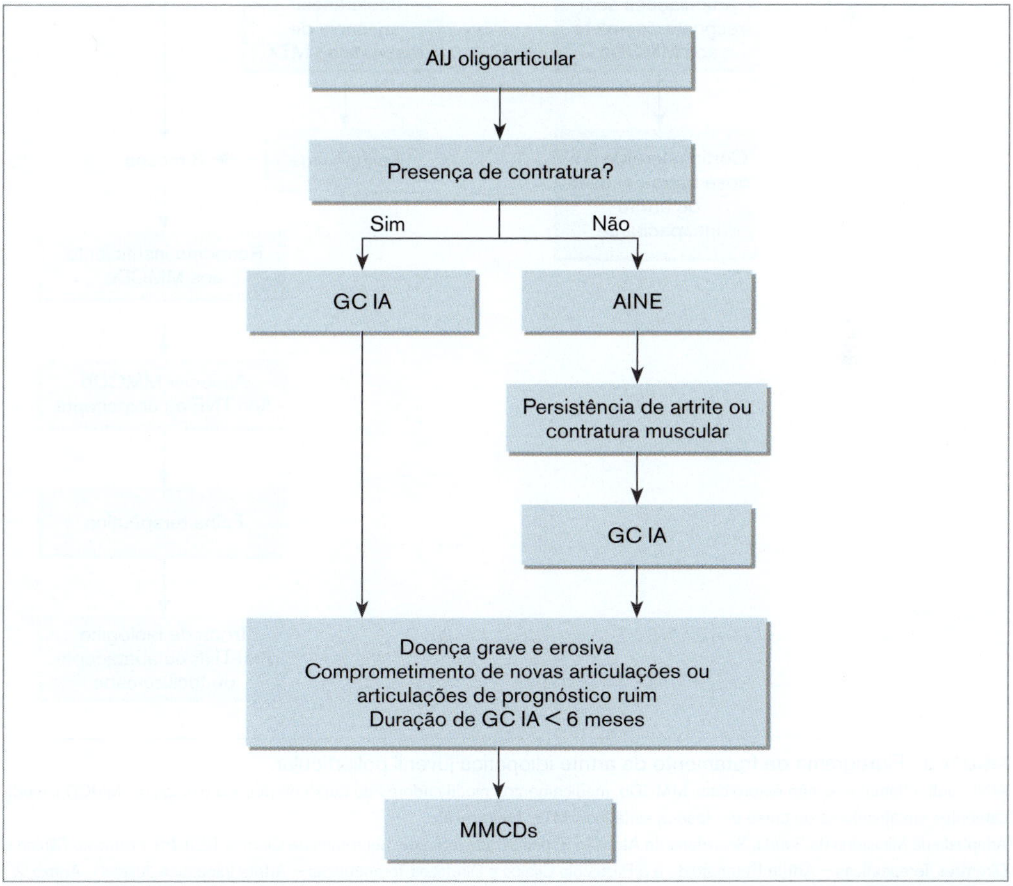

FIGURA 2 Fluxograma de tratamento da artrite idiopática juvenil com menos de quatro articulações.

AINE: anti-inflamatórios não esteroidais; GC IA: glicocorticoide intra-articular; MMCDs: medicamentos modificadores do curso de doença sintéticos.

Adaptada de Ministério da Saúde, Secretaria de Atenção Especializada à Saúde, Secretaria de Ciência TIEIEES. Protocolo Clínico e Diretrizes Terapêuticas – Artrite Reumatoide e o Protocolo Clínico e Diretrizes Terapêuticas – Artrite Idiopática Juvenil – Anexo 2.

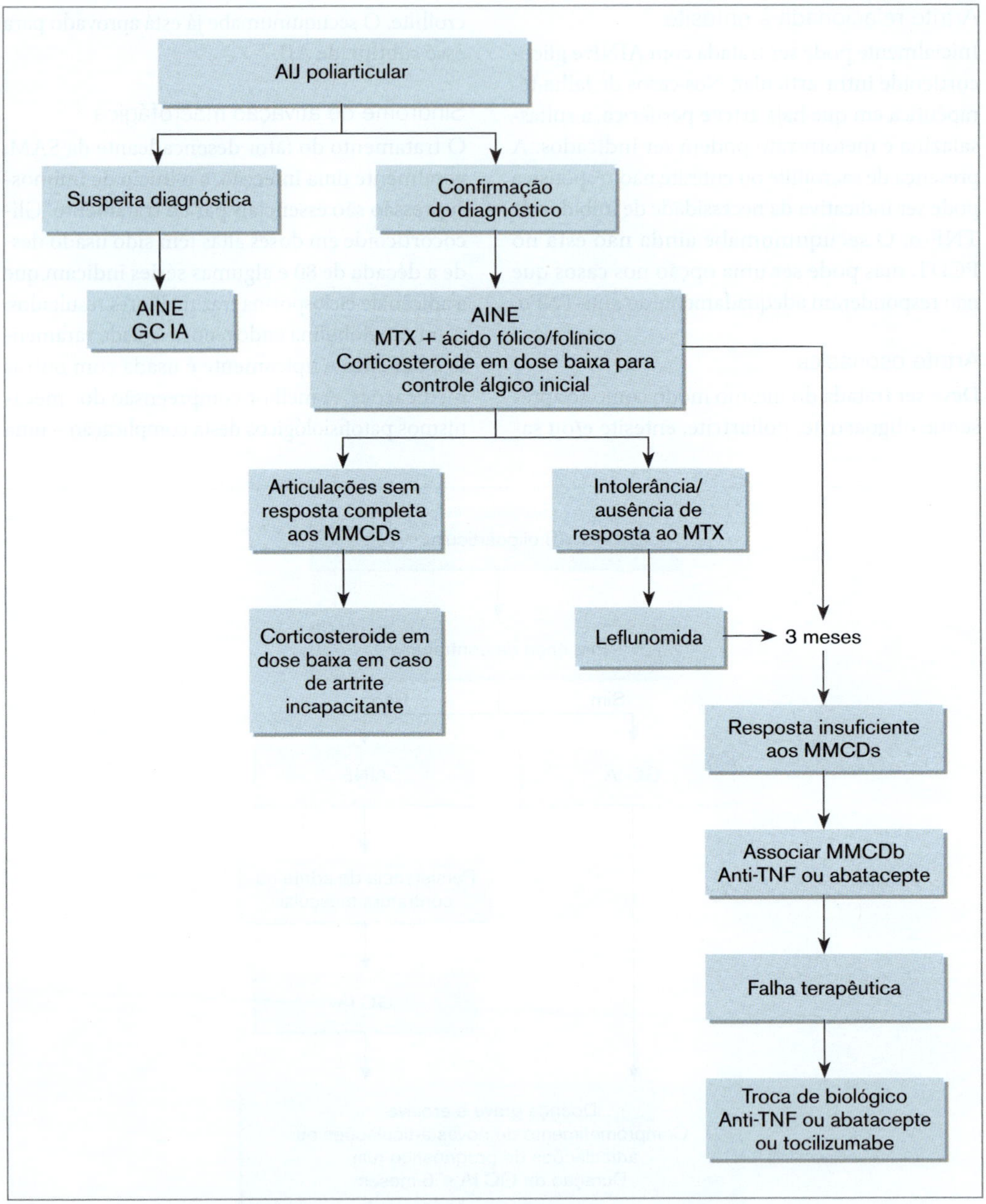

FIGURA 3 Fluxograma de tratamento da artrite idiopática juvenil poliarticular.

AINE: anti-inflamatórios não esteroidais; MMCDb: medicamentos modificadores do curso de doença biológicos; MMCDs: medicamentos modificadores do curso de doença sintéticos; MTX: metotrexato.

Adaptada de Ministério da Saúde, Secretaria de Atenção Especializada à Saúde, Secretaria de Ciência TIEIEES. Protocolo Clínico e Diretrizes Terapêuticas – Artrite Reumatoide e o Protocolo Clínico e Diretrizes Terapêuticas – Artrite Idiopática Juvenil – Anexo 2.

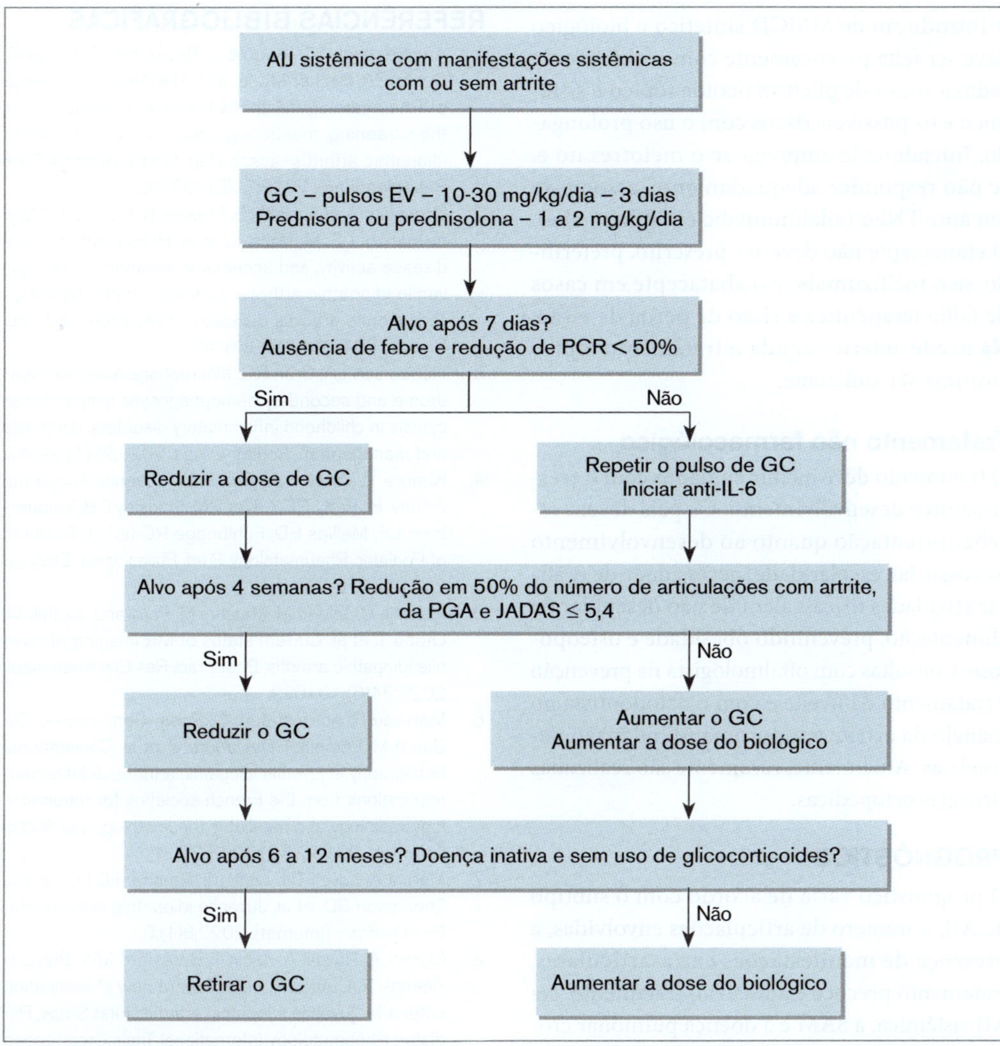

FIGURA 4 Fluxograma de tratamento da artrite idiopática juvenil sistêmica com manifestações sistêmicas ativas (com ou sem artrite).

GC: glicocorticoide; JADAS: *Juvenile Arthritis Disease Activity Score*; PCR: proteína C-reativa; PGA: avaliação global pelo médico. Adaptada de Ministério da Saúde, Secretaria de Atenção Especializada à Saúde, Secretaria de Ciência TIEIEES. Protocolo Clínico e Diretrizes Terapêuticas – Artrite Reumatoide e o Protocolo Clínico e Diretrizes Terapêuticas – Artrite Idiopática Juvenil – Anexo 2.

tempestade de citocinas – possibilitou a troca de uma abordagem imunossupressora para terapias que bloqueiam citocinas. Anakinra, um biológico anti-IL-1, é amplamente empregado inclusive como monoterapia em casos em que os glicocorticoides devem ser retardados, como em infecções e neoplasias. Não existem estudos que suportem tratamento com o canaquinumabe, único anti-IL-1 no Brasil. Outras terapias anticitocinas possíveis teriam por objetivo bloquear IL-6 (tocilizumabe), IL-18, interferon-gama (emapalumabe) e inibidores de Janus kinases.

Uveíte

O controle da uveíte anterior crônica deve ter prioridade sobre as manifestações articulares.

A introdução de MMCD sintético e biológico deve ser feita precocemente com o objetivo de reduzir o uso de glicocorticoide tópico e sistêmico e os possíveis riscos com o uso prolongado. Inicialmente emprega-se o metotrexato e, se não responder adequadamente, associa-se um anti-TNFα (adalimumabe ou infliximabe). O etanercepte não deve ser prescrito, preferindo-se o tocilizumabe e o abatacepte em casos de falha terapêutica e risco de perda de visão. Na uveíte anterior aguda o tratamento tópico costuma ser suficiente.

Tratamento não farmacológico

O tratamento deve incluir cuidados com o crescimento e desenvolvimento. Os pais devem receber orientação quanto ao desenvolvimento psicossocial, escolaridade, necessidade de praticar atividades físicas, além de não descuidar da alimentação, prevenindo obesidade e osteoporose. Consultas com oftalmologista na prevenção e tratamento da uveíte e com o ortodontista no manejo da artrite temporomandibular são necessárias. Atualmente, raramente são realizadas cirurgias ortopédicas.

PROGNÓSTICO

O prognóstico varia de acordo com o subtipo de AIJ, o número de articulações envolvidas, a presença de manifestações extra-articulares, tratamento precoce e adesão ao tratamento. Na AIJ sistêmica, a SAM e a doença pulmonar crônica podem ser fatais; além disso, o uso crônico de glicocorticoide associa maior morbidade à doença. Na poliartrite com ou sem fator reumatoide, as limitações articulares múltiplas podem trazer mais limitações do que a oligoartrite. A pele na artrite psoriásica pode ser pior do que a artrite. A uveíte anterior crônica pode ser assintomática e levar à cegueira.

A educação do paciente e da família, com melhor compreensão dos mecanismos da doença e do modo de ação dos medicamentos, além de suporte psicológico, estimulam a adesão ao tratamento, com consequente melhoria na qualidade de vida.

REFERÊNCIAS BIBLIOGRÁFICAS

1. Angeles-Han ST, Ringold S, Beukelman T, Lovell D, Cuello CA, Becker ML, et al. 2019 American College of Rheumatology/Arthritis Foundation guideline for the screening, monitoring, and treatment of juvenile idiopathic arthritis–associated uveitis. Arthritis Care Res (Hoboken). 2019;71(6):703-16.
2. Consolaro A, Bracciolini G, Ruperto N, Pistorio A, Magni-Manzoni S, Malattia C, et al. Remission, minimal disease activity, and acceptable symptom state in juvenile idiopathic arthritis: Defining criteria based on the juvenile arthritis disease activity score. Arthritis Rheum. 2012;64(7):2366-74.
3. Henderson LA, Cron RQ. Macrophage activation syndrome and secondary hemophagocytic lymphohistiocytosis in childhood inflammatory disorders: diagnosis and management. Pediatr Drugs. 2020;22(1):29-44.
4. Kimura Y, Vastert SJ. Systemic Juvenile Idiopathic Artritis. In: Petty RE, Laxer RM, Lindsley CB, Wedderburn LR, Mellins ED, Fuhlbrigge RC (eds.). Textbook of Pediatric Rheumatology. 8 ed. Philadelphia: Elsevier; 2021. p. 216-27.
5. Malattia C, Tolend M, Mazzoni M, Panwar J, Zlotnik M, Otobo T, et al. Current status of MR imaging of juvenile idiopathic arthritis. Best Pract Res Clin Rheumatol. 2020;34(6):101629.
6. Marteau P, Adamsbaum C, Rossi-Semerano L, De Bandt M, Lemelle I, Deslandre C, et al. Conventional radiography in juvenile idiopathic arthritis: Joint recommendations from the French societies for rheumatology, radiology and paediatric rheumatology. Eur Radiol [Internet]. 2018;28(9):3963-76.
7. Martini A, Lovell DJ, Albani S, Brunner HI, Hyrich KL, Thompson SD, et al. Juvenile idiopathic arthritis. Nat Rev Dis Prim [Internet]. 2022;8(1):5.
8. Martini A, Ravelli A, Avcin T, Beresford MW, Burgos-Vargas R, Cuttica R, et al. Toward new classification criteria for juvenile idiopathic arthritis: First Steps, Pediatric Rheumatology International Trials Organization International Consensus. J Rheumatol. 2019 Feb;46(2):190-7.
9. Ministério da Saúde, Secretaria de Atenção Especializada à Saúde, Secretaria de Ciência TIEIEES. Protocolo Clínico e Diretrizes Terapêuticas – Artrite Reumatoide e o Protocolo Clínico e Diretrizes Terapêuticas – Artrite Idiopática Juvenil – Anexo 2. Disponível emhttps://www.gov.br/saude/pt-br/assuntos/protocolos-clinicos-e-diretrizes-terapeuticas-pcdt/arquivos/2021/portal-portaria-conjunta-no-16_pcdt_ar-e-aij_.pdf. 2021. p. 23-46.
10. Ministério da Saúde, Secretaria de Vigilância em Saúde Departamento de Doenças de Condições Crônicas e Infecções Sexualmente Transmissíveis, Coordenação-Geral de Vigilância das Doenças de Transmissão Respiratória de Condições Crônicas. Investigação e

tratamento da infecção latente pelo M. tuberculosis em pessoas com indicação/uso de medicamentos imunobiológicos, imunossupressores ou em situação de pré-transplante de órgãos - Nota Informativa no 4/2023-CGDR/.DCCI/SVS/MS. Disponível em: https://www.gov.br/aids/pt-br/centrais-de-conteudo/notas-informativas/2023/nota-informativa-no-4.pdf. 2023. p. 1-4.

11. Nigrovic PA, Stoll ML. Psoriasic juvenile idiopathic arthritis. In: Petty RE, Laxer RM, Lindsley CB, Wedderburn LR, Mellins ED, Fuhlbrigge RC (eds.). Textbook of Pediatric Rheumatology. 8. ed. Philadelphia: Elsevier; 2021. p. 268-78.
12. Onel KB, Horton DB, Lovell DJ, Shenoi S, Cuello CA, Angeles-Han ST, et al. 2021 American College of Rheumatology guideline for the treatment of juvenile idiopathic arthritis: therapeutic approaches for oligoarthritis, temporomandibular joint arthritis, and systemic juvenile idiopathic arthritis. Arthritis Rheumatol. 2022;74(4):553-69.
13. Petty RE, Southwood TR, Manners P, Baum J, Glass DN, Goldenberg J, et al. International League of Associations for Rheumatology classification of juvenile idiopathic arthritis: second revision, Edmonton, 2001. J Rheumatol [Internet]. 2004 Feb;31(2):390-2.
14. Ringold S, Angeles-Han ST, Beukelman T, Lovell D, Cuello CA, Becker ML, et al. 2019 American College of Rheumatology/Arthritis Foundation Guideline for the treatment of juvenile idiopathic arthritis: therapeutic approaches for non-systemic polyarthritis, sacroiliitis, and enthesitis. Arthritis Care Res (Hoboken). 2019;71(6):717-34.
15. Ringold S, Horneff G. Oligoarticular Juvenile Idiopathic Arthitis. In: Petty RE, Laxer RM, Lindsley CB, Wedderburn LR, Mellins ED, Fuhlbrigge RC (eds.). Textbook of Pediatric Rheumatology. 8. ed. Philadelphia; 2021. p. 241-9.
16. Rosenberg AM, Jariwala M, Cron RQ. Polyarticular juvenile idiopathic arthitis. In: Petty RE, Laxer RM, Lindsley CB, Wedderburn LR, Mellins ED, Fuhlbrigge RC (eds.). Textbook of Pediatric Rheumatology. 8. ed. Philadelphia: Elsevier; 2021. p. 228-40.
17. Roth J. Emergence of musculoskeletal ultrasound use in pediatric rheumatology. Curr Rheumatol Rep. 2020;22(5):14.
18. Sen ES, Ramanan A V., Rosenbaum JT. Uveitis in juvenile idiopathic arthritis. In: Petty RE, Laxer RM, Lindsley CB, Wedderburn LR, Mellins ED, Fuhlbrigge RC (eds.). Textbook of Pediatric Rheumatology. 8. ed. Philadelphia: Elsevier; 2021. p. 279-93.
19. Trincianti C, Van Dijkhuizen EHP, Alongi A, Mazzoni M, Swart JF, Nikishina I, et al. Definition and validation of the American College of Rheumatology 2021 Juvenile Arthritis Disease Activity Score Cutoffs for Disease Activity States in Juvenile Idiopathic Arthritis. Arthritis Rheumatol [Internet]. 2021 Nov 28;73(11):1966-75.
20. Tse SML, Colbert RA. Enthesitis-Related Arthritis. In: Petty RE, Laxer RM, Lindsley CB, Wedderburn LR, Mellins ED, Fuhlbrigge RC (eds.). Textbook of Pediatric Rheumatology. 8. ed. Philadelphia: Elsevier; 2021. p. 250-67.
21. Wallace CA, Giannini EH, Huang B, Itert L, Ruperto N. American College of Rheumatology provisional criteria for defining clinical inactive disease in select categories of juvenile idiopathic arthritis. Arthritis Care Res (Hoboken). 2011 Jul;63(7):929-36.
22. Yamashita E, Terreri MTRA, Hilário MOE, Len CA. Prevalência da artrite idiopática juvenil em crianças com idades entre 6 e 12 anos na cidade de Embu das Artes, SP. Rev Bras Reumatol. 2013;53(6):542-5.
23. Zaripova LN, Midgley A, Christmas SE, Beresford MW, Baildam EM, Oldershaw RA. Juvenile idiopathic arthritis: from aetiopathogenesis to therapeutic approaches. Pediatr Rheumatol. 2021;19(1):135.

78

Espondiloartrite juvenil

Claudia Goldenstein Schainberg
Rafaela Silva Guimarães Gonçalves

CONCEITO

A espondiloartrite juvenil (EpAJ) engloba um grupo heterogêneo de doenças que se iniciam antes dos 16 anos de idade, caracterizadas sobretudo por entesite e oligoartrite de membros inferiores, além de possível envolvimento axial, ausência do fator reumatoide e associação com o antígeno leucocitário humano HLA-B27.

Fazem parte da EpAJ a EpAJ indiferenciada, a espondilite anquilosante juvenil (EAj), a artrite psoriásica (APs), a artrite reativa e a doença associada a doença inflamatória intestinal. De forma geral, a espondiloartrite ocorre na terceira ou quarta década de vida, mas 10% a 20% dos pacientes iniciam sintomas na infância, representando até 15%-20% das artrites em crianças. Entretanto, a progressão para espondilite anquilosante (EA), em adultos e crianças com EpA, permanece imprevisível.

Vale ressaltar que a EpAJ é representada nos diversos subtipos de artrite idiopática juvenil (AIJ) como artrite relacionada à entesite (ARE), APs e alguns tipos de artrite indiferenciada. Embora não englobe todos os subtipos de EpAJ, o critério de classificação atualmente mais utilizado para ERA é o do *International League Against Rheumatism* (ILAR) de 2004 (Tabela 1). No entanto, existem falhas neste sistema. Alguns pacientes com EpAJ, HLA-B27 positivo e sacroiliíte radiográfica, mas sem artrite periférica ou entesite, não preenchem os critérios de classificação do ILAR. Além disso, o ILAR classifica pacientes com envolvimento axial (sacroiliíte) e periférica no subtipo ERA, que é considerado uma forma de EpA indiferenciada.

TABELA 1 Critérios de classificação ILAR de 2004

Critério de classificação da entesite relacionada à artrite
Definição: Artrite e entesite ou Artrite ou entesite com pelo menos dois dos seguintes: 1. Presença ou história de dor na articulação sacroilíaca e/ou dor inflamatória em coluna 2. Presença do antígeno HLA-B27 3. Início de artrite em crianças do sexo masculino com mais de 6 anos de idade 4. Uveíte anterior aguda (sintomática) 5. História familiar em pelo menos um parente de primeiro ou segundo grau de diagnóstico, confirmado por médico, de doença associada a HLA-B27
Critérios de exclusão: ▪ Psoríase confirmada por dermatologista em pelo menos um parente de primeiro ou segundo grau ▪ Presença de artrite idiopática juvenil sistêmica (AIJ sistêmica) ▪ Presença de fator reumatoide IgM em pelo menos duas ocasiões realizado em intervalo mínimo de 3 meses
Artrite psoriásica juvenil
Definição: Artrite e psoríase ou Artrite e pelo menos 2 dos seguintes: 1. Dactilite 2. *Pitting* ungueal ou onicólise 3. Psoríase em parente de primeiro grau

(continua)

TABELA 1 Critérios de classificação ILAR de 2004

Artrite psoriásica juvenil
Critério de exclusão: ▪ Artrite em criança do sexo masculino HLA-B27 após os 6 anos de idade ▪ Espondilite anquilosante, ERA, sacroiliíte com doença inflamatória intestinal, síndrome de Reiter, ou uveíte anterior aguda, ou história de uma dessas desordens em parentes de primeiro grau ▪ Presença de fator reumatoide IgM em pelo menos 2 ocasiões realizado em intervalo mínimo de 3 meses ▪ Presença de AIJ sistêmica

ILAR: *International League Against Rheumatism.*

EPIDEMIOLOGIA

A incidência anual de EpAJ no Canadá e nos Estados Unidos é de 1,4 a 2,1 em 100 mil crianças, mas sua frequência parece ser maior nos países em desenvolvimento. Tipos específicos de infecções como as entéricas (*Salmonella, Yersinia, Shigella*) são possíveis fatores de risco para maior incidência da doença. Dados do Registro da Aliança de Pesquisa em Artrite Infantil e Reumatologia (CARRA) mostram que a ERA representa uma pequena porcentagem dentre os diferentes subtipos de AIJ. Beukelman et al. relataram prevalência de 10% de ERA entre os pacientes com AIJ nos Estados Unidos, enquanto Kasapcopur et al. evidenciaram prevalência de 21,7% na Turquia. É interessante que na população turca, a artrite pauciarticular de início tardio (termo previamente usado para descrever este grupo de doenças) foi relatada em 39% dos casos.

ETIOPATOGENIA

Embora a patogênese da doença ainda não esteja definida, alguns fatores genéticos e ambientais parecem contribuir. O HLA-B27 é o fator genético mais comumente associado à EpAJ; parece ter um papel como "peptídeo artritogênico", além da inabilidade de depurar certos patógenos intracelulares como *Yersinia, Salmonella, Shigella* e *Chlamydia* relacionados à patogênese da EpA. Inflamação do íleo terminal e cólon também tem sido relatada, de modo que o microbioma e o aumento da permeabilidade intestinal podem implicar no surgimento de alterações imunológicas observadas na parede intestinal. Outra teoria sugere o dobramento incorreto (*misfolded*) das cadeias pesadas do HLA-B27, acumulando no retículo endoplasmático (RE) e, posteriormente, desencadeando estresse do RE; esse processo poderia levar à ativação da resposta proteica desdobrada (RPU) e à ativação da via do NF-kB que, por sua vez, levaria à liberação, principalmente por monócitos/macrófagos, de citocinas pró-inflamatórias como TNF-α, IL-1 e IL-6, favorecendo o processo inflamatório. Em nível celular, um dos subgrupos de células imunes mais relevantes envolvidos na patogênese da EpA parece ser representado pelas células Th17, explicando os resultados favoráveis obtidos com o uso de imunobiológicos alvejando o eixo IL-23-Th17 e, portanto, as IL-12-23 e IL-17.

QUADRO CLÍNICO

Manifestações articulares

A artrite na EpAJ é sobretudo periférica, afetando principalmente os membros inferiores. Diferentemente da EpA do adulto, o comprometimento da coluna e/ou sacroilíacas é incomum na apresentação da EpAJ.

A tarsite é típica, sendo relatada em até um terço dos pacientes como sintoma inicial. É caracterizada por inflamação dos ossos intertarsais, envolvendo tendões,ênteses e tecidos moles, ocasionando edema, dor e restrição de movimento do pé. O acometimento dos membros superiores é menos frequente, no entanto, quando ocorre, o ombro é a articulação preterida, poupando as pequenas articulações das mãos.

O envolvimento da coluna e/ou articulação sacroilíaca pode se desenvolver dentro de 5-10 anos a partir do início da doença. É importante lembrar, porém, que essa evolução varia de acordo com influências ambientais e/ou genéticas. Os sintomas axiais podem se manifestar como dor ou rigidez na parte inferior das costas ou nas nádegas, sendo, muitas vezes, exacerbados pela inatividade física (como sentar por períodos prolongados).

Entesite ocorre em 60%-80% dos casos, sendo mais comum na EpAJ do que na doença do adulto e envolve preferencialmente os membros inferiores. A busca por edema e a palpação dos locais de inserção das ênteses devem ser realizadas, especialmente nos locais de inserção do ligamento patelar (posições de 10, 2 e 6 horas da patela), tuberosidade tibial, inserção do tendão de Aquiles e inserção fascial plantar nas cabeças dos metatarsos ou no calcâneo.

Manifestações extra-articulares (MEA)

Uveíte e acometimento do trato gastrointestinal são as manifestações extra-articulares mais comuns. A uveíte de pacientes com EpaJ é anterior, aguda, sintomática, com dor, ardência, fotofobia e vermelhidão ocular, diferente da típica uveíte anterior crônica assintomática dos pacientes com AIJ oligo e poliarticular. O envolvimento gastrointestinal pode ser subclínico e, muitas vezes, só é detectado por colonoscopia na investigação de crianças que apresentam curva de crescimento e ganho de peso reduzidos.

Presença de eritema psoriasiforme, dactilite e *pittings* ungueais é comum em pacientes com APs juvenil. Algumas manifestações observadas na EpA do adulto (como envolvimento genitourinário, fibrose pulmonar apical e anormalidades de condução cardíaca) são incomuns na doença juvenil. Por outro lado, anormalidades valvares, particularmente insuficiência aórtica, são reportadas de forma similar tanto na doença juvenil como no adulto.

EXAMES COMPLEMENTARES

Os exames complementares são inespecíficos e muitas vezes negativos, mas, aliados às manifestações clínicas, são relavantes na avaliação da atividade inflamatória e na evolução da doença. Nos casos mais graves, pode haver aumento da atividade inflamatória com elevação de proteínas de fase aguda, como velocidade de hemossedimentação (VHS) e proteína C-reativa (PCR). Hemograma pode mostrar discreta leucocitose e anemia normocítica normocrômica relacionada à doença crônica e junto a testes de função hepática e função renal são importantes na monitorização de possíveis efeitos secundários do tratamento. O fator reumatoide (FR) e o anti-CCP (anticorpo contra peptídeos cíclicos citrulinados) são negativos. Fator antinuclear pode ocorrer em alguns casos. A pesquisa do HLA-B27 está presente em 85% dos pacientes portadores da ERA e sua positividade é considerada um dos critérios de exclusão dos outros subtipos de AIJ. Um teste positivo para o HLA-B27 é útil para o diagnóstico de EpAJ, sobretudo nas crianças com um único sintoma, mas isoladamente não afasta nem confirma esse diagnóstico. Menos de 1% das pessoas com esse marcador desenvolvem EpA e a prevalência do HLA-B27 na população em geral pode atingir 12%, dependendo da região do mundo. Portanto, somente a presença do HLA-B27 associada aos sinais e sintomas característicos da EpAJ tem relevância.

Nos casos de monoartrite, punção do líquido sinovial pode ser necessária e revela padrão inflamatório de grau variável (II a III), ajudando no diagnóstico diferencial. Os exames de imagem como radiografia são úteis para avaliar danos articulares provocados pela doença e para acompanhar sua evolução, mas têm valor limitado em crianças com EpAJ, porque podem ser normais na maioria, sobretudo nas fases iniciais. Tardiamente, podem mostrar sacroiliíte e retificação da coluna lombar que pode se prolongar até a cervical, evoluindo em alguns casos na idade adulta com sindesmófitos, calcificações ligamentares e a clássica coluna em bambu da espondilite anquilosante. No esqueleto periférico e nas fases de atividade inflamatória, os achados radiográficos se caracterizam por edema de partes moles das regiões afetadas seguidos por irregularidades do periósteo (periostite da entesopatia) e rarefação óssea periarticular. Ultrassonografia (US), tomografia computadorizada e/ou ressonância magnética (RM) das articulações e ênteses podem ser de grande valia nos casos precoces, revelando sinais inflamatórios precoces. US com Doppler positivo pode sugerir a presença e a gravidade da artrite e entesite periférica, mas é limitada por ser operador-dependente. Já a RM pode detectar edema ósseo com inflamação precoce das sacroilíacas e/ou da coluna vertebral (STIR) quando realizada de forma adequada.

DIAGNÓSTICO DIFERENCIAL

O diagnóstico diferencial das EpAJ é amplo e engloba doenças que envolvem ênteses e articulações, sobretudo AIJ, entesopatias, patologias ortopédicas, sinoviais, mecânicas e displasias ósseas, artrites sépticas, artrites reativas, artrites relacionadas à doença inflamatória intestinal e APs juvenil. Na eventual presença de manifestações sistêmicas exuberantes, infecções (virais, endocardite bacteriana, osteomielite, artrite séptica, discite, piomiosite, tuberculose), febre reumática, outras doenças autoimunes, hematológicas (hemofilia), vasculites sistêmicas, neoplasias e doenças autoinflamatórias devem ser excluídas.

DIAGNÓSTICO

O diagnóstico das EpA é clínico e baseado na anamnese e no exame físico detalhados, sendo estabelecido quando o início da doença ocorrer antes dos 16 anos de idade, na presença de artrite mantida por mais de 6 semanas consecutivas e com características que se enquadram no padrão clínico descrito. O diagnóstico de uma EpAJ específica (p. ex., EAj, artrite reativa etc.) baseia-se em características clínicas e radiográficas específicas além das manifestações clínicas evolutivas.

TRATAMENTO

Os objetivos do tratamento são inibir o processo inflamatório e álgico, e sobretudo preservar a função articular, contribuindo para a prevenção de deformidades. Nesse sentido, em 2019, as novas recomendações para o tratamento da AIJ abrangendo poliartrite não sistêmica, sacroiliíte e entesite foram publicadas, incluindo uso de AINE, medicamentos modificadores do curso da doença (MMCD), biológicos e glicocorticoides (GC) intra-articulares e orais, assim como fisioterapia e terapia ocupacional.

Anti-inflamatórios não esteroides

São amplamente usados para o controle da dor secundária à inflamação, sendo em geral bem tolerados pelos pacientes com EpAJ. Os mais utilizados em crianças são o naproxeno e o ibuprofeno, além da indometacina para adolescentes.

Glicocorticoides

São usados em situações especiais, na menor dose e pelo menor tempo possíveis, diante de potenciais efeitos adversos sobretudo na inibição do crescimento na criança em fase de desenvolvimento. Os GC tópicos sob a forma de colírios oftálmicos são necessários no tratamento da uveíte anterior aguda. Em casos mais graves, podem ser necessárias injeções peribulbares de GC ou sua administração sistêmica. A forma intra-articular também pode ser usada para controle da mono ou oligoartrite e, menos comumente, da entesite.

Medicamentos modificadores da doença

Sulfassalazina está indicada no tratamento das manifestações periféricas da doença que persistem apesar do uso adequado de AINE e/ou injeções intralesionais com GC. É adicionada ao tratamento inicial com AINE, que deve ser mantido, apesar das evidências de sua eficácia em crianças serem limitadas. Metotrexato também pode ser usado, embora não exista evidência de eficácia na EpAJ, por meio de estudos clínicos robustos.

Agentes imunobiológicos

Os inibidores do fator de necrose tumoral (anti-TNF) são recomendados nos pacientes com doença grave refratária e não responsiva a AINEs e MMCDs diante de sua eficácia significativa no tratamento de sintomas inflamatórios bem estabelecidos nas EpAs. Recentemente, o *Food and Drug Administration* (FDA) dos Estados Unidos aprovou o secuquinumabe para o tratamento da ARE em crianças e adolescentes com 4 anos de idade ou mais. A indicação do secuquinumabe também foi ampliada para APs incluindo crianças e adolescentes com 2 anos de idade ou mais.

Fisioterapia

A fisioterapia é um componente fundamental do tratamento, devendo ser iniciada precocemente e realizada de forma rotineira. É importante para manter a amplitude dos movimentos, o desenvolvimento e a força muscular, de modo a impedir, limitar ou corrigir deformidades articulares. Exercícios para mobilização da coluna vertebral e exercícios respiratórios são necessários quando o envolvimento axial for proeminente.

Cirurgia ortopédica

Com tratamento medicamentoso precoce adequado, junto a medidas de reabilitação, a necessidade de cirurgia ortopédica tende a diminuir. Entretanto, tenotomias podem ser indicadas na presença de contraturas. Nos casos mais graves, artroplastia do quadril pode ser necessária na juventude ou ao alcançar a fase adulta.

PROGNÓSTICO

O tratamento da EpAJ melhorou significativamente nos últimos anos. A maioria terá uma vida normal ao atingir a fase adulta sobretudo quando diagnóstico precoce e tratamento adequado são prontamente instituídos. A utilização combinada do tratamento farmacológico com a fisioterapia e reabilitação permite melhora dos sinais e sintomas da doença de modo a impedir lesões articulares, evitando a incapacitação funcional e melhorando a qualidade de vida destes pacientes.

REFERÊNCIAS BIBLIOGRÁFICAS

1. Adrovic A, Barut K, Sahin S, Kasapcopur O. Juvenile spondyloarthropathies. Curr Rheumatol Rep. 2016;18(8):55.
2. Alvarez-Madrid C, Merino R, De Inocencio J, Garcia-Consuegra J. Tarsitis as an initial manifestation of juvenile spondyloarthropathy. Clin Exp Rheumatol. 2009;27(4):691-4.
3. Beukelman T, Ringold S, Davis TE, DeWitt EM, Pelajo CF, Weiss PF, et al. Disease-modifying antirheumatic drug use in the treatment of juvenile idiopathic arthritis: a cross-sectional analysis of the CARRA Registry. J Rheumatol. 2012;39(9):1867-74.
4. Brunner HI, Foeldvari I, Alexeeva E, Ayaz NA, Calvo Penades I, Kasapcopur O, et al.; Paediatric Rheumatology INternational Trials Organization (PRINTO) and Pediatric Rheumatology Collaborative Study Group (PRCSG). Secukinumab in enthesitis-related arthritis and juvenile psoriatic arthritis: a randomised, double-blind, placebo-controlled, treatment withdrawal, phase 3 trial. Ann Rheum Dis. 2023;82(1):154-60.
5. Burgos-Vargas R, Pacheco-Tena C, Vázquez-Mellado J. A short-term follow-up of enthesitis and arthritis in the active phase of juvenile onset spondyloarthropathies. Clin Exp Rheumatol. 2002;20(5):727-31.
6. Burgos-Vargas R, Vazquez-Mellado J. The early clinical recognition of juvenile-onset ankylosing spondylitis and its differentiation from juvenile rheumatoid arthritis. Arthritis Rheum.1995;38(6):835-44.
7. ClinicalTrials.gov [Internet]. Novartis Pharmaceuticals. 2018 Dec 7 - .Identifier: NCT03769168, An extension study of subcutaneous secukinumab to evaluate the long-term efficacy, safety and tolerability up to 4 years in patients with juvenile idiopathic arthritis subtypes of juvenile psoriatic arthritis and enthesitis related arthritis. Disponível em: https://clinicaltrials.gov/ct2/show/NCT03769168?cond=juvenile+spondyloarthritis&draw=2&rank=4.
8. Goldenstein Schainberg C, Assad APL, Aikawa NE, Pereira Rosa MR. Artrite Idiopática juvenil. In: Goldenstein Schainberg C, Assad APL, Aikawa NE, Pereira Rosa MR (orgs.). Artrite idiopática juvenil. 1. ed. São Paulo: Atheneu; 2018. p. 73-8.
9. Goldenstein Schainberg C, Goncalves RSG. Espondiloartrite juvenil. In: Goldenstein Schainberg C, Goncalves RSG. (orgs.). Espondiloartrite juvenil. 1.ed. Barueri: Manole, 2019. p. 190-4.
10. Kasapcopur O, Demirli N, Ozdogan H, Apelyan M, Caliskan S, Sever L, et al. Evaluation of classification criteria for juvenile-onset spondyloarthropathies. Rheumatol Int. 2005;25(6):414-8.
11. Kasapcopur O, Yologlu N, Ozyazgan Y, Ercan G, Caliskan S, Sever L, et al. Uveitis and anti nuclear antibody positivity in children with juvenile idiopathic arthritis. Indian Pediatr. 2004;41(10):1035-9.
12. Lin YC, Liang TH, Chen WS, Lin HY. Differences between juvenile-onset ankylosing spondylitis and adult-onset ankylosing spondylitis. J Chin Med Assoc. 2009;72(11):573-80.
13. Malleson PN, Fung MY, Rosenberg AM. The incidence of pediatric rheumatic diseases: results from the Canadian Pediatric Rheumatology Association Disease Registry. J Rheumatol. 1996;23(11):1981-7.
14. Minden K, Niewerth M, Listing J, Biedermann T, Bollow M, Schontube M, et al. Long-term outcome in patients with juvenile idiopathic arthritis. Arthritis Rheum. 2002;46(9):2392-401.
15. O'Shea FD, Boyle E, Riarh R, Tse SM, Laxer RM, Inman RD. Comparison of clinical and radiographic severity of juvenile-onset versus adult-onset ankylosing spondylitis. Ann Rheum Dis. 2009;68(9):1407-12.
16. Oen K, Fast M, Postl B. Epidemiology of juvenile rheumatoid arthritis in Manitoba, Canada, 1975-92: cycles in incidence. J Rheumatol. 1995;22(4):745-50.
17. Perez MO, Aikawa NE, Carrasco S, Sampaio-Barros PD, Goncalves CR, Saad CGS, et al. HLA-B27 positivo em crianças com artrite relacionada à entesite está associado à sacroileíte precoce e progressão para espondilite anquilosante. In: XXXI Congresso Brasileiro de Reumatologia, de 1 a 4 de outubro, 2014, Belo Horizonte - MG. Revista Brasileira de Reumatologia. 2014;54:75-6.

18. Petty RE, Southwood TR, Manners P, Baum J, Glass DN, Goldenberg J, et al. International league of associations for rheumatology classification of juvenile idiopathic arthritis: second revision, Edmonton, 2001. J Rheumatol. 2004;31:390-2.
19. Ringold, S et al. 2019 American College of Rheumatology/Arthritis Foundation Guideline for the Treatment of Juvenile Idiopathic Arthrtis: Therapeutic approaches for non-systemic polyarthritis, sacroiliitis, and enthesitis. Arthritis Care Res (Hoboken). 2019;71(6):717-34.
20. Srinivasalu H, Treemarcki EB, Redmond C. Advances in juvenile spondyloarthritis. Curr Rheumatol Rep. 2021 Jul 13;23(9):70.
21. Tse SM, Laxer RM. New advances in juvenile spondyloarthritis. Nat Rev Rheumatol. 2012;8(5):269-79.
22. Weiss PF, Beukelman T, Schanberg LE, Kimura Y, Colbert RA; Investigators CR. Enthesitis-related arthritis is associated with higher pain intensity and poorer health status in comparison with other categories of juvenile idiopathic arthritis: the Childhood Arthritis and Rheumatology Research Alliance Registry. J Rheumatol. 2012;39(12):2341-51.

79

Lúpus eritematoso sistêmico juvenil

Clovis Artur Almeida da Silva
Nádia Emi Aikawa

CONCEITO

O lúpus eritematoso sistêmico juvenil (LESJ) é uma doença autoimune crônica multissistêmica, caracterizada pela presença de autoanticorpos e pelo acometimento de vários órgãos e sistemas. Na faixa etária pediátrica, as manifestações da doença são imprevisíveis e podem ser associadas a maior morbidade e mortalidade quando comparada à doença na idade adulta, especialmente associada a maior comprometimento renal e hematológico.

EPIDEMIOLOGIA

Cerca de 15% a 20% dos casos de LES têm início durante a infância ou adolescência (início até 18 anos de idade), com média de idade de início entre os 12 e 14 anos, sendo raro antes dos 5 anos, mas já tendo sido descrito no primeiro mês de vida.

Há predileção pelo sexo feminino em todas as faixas etárias pediátricas. Um estudo multicêntrico realizado no Estado de São Paulo evidenciou, em uma população de pacientes com LESJ, a proporção entre os sexos feminino e masculino de 4:1 (antes dos 6 anos de idade), 5:1 (entre 6 e 12 anos) e 7:1 (entre 12 e 18 anos).

ETIOLOGIA

A etiopatogenia do LES não é claramente conhecida, entretanto é sabido que a combinação de diversos fatores (infecções virais, medicamentos, imunodeficiências primárias, fatores hormonais e ambientais, como poluentes atmosféricos), em pacientes geneticamente predispostos, pode resultar em alterações nos mecanismos imunorreguladores, culminando nas manifestações da doença.

PATOGENIA

As alterações nos mecanismos imunorreguladores em pacientes com LESJ envolvem os sistemas imunes adaptativo, particularmente alterações na apoptose de linfócitos B e T, e inato, incluindo alterações em células dendríticas, deficiências de proteínas do sistema complemento, polimorfismos das interleucinas e dos receptores Fc das imunoglobulinas.

É importante ressaltar que a assinatura do interferon-alfa (IFN-α) é um elemento central na patogênese do LES. O IFN-α está elevado em pacientes com LES, particularmente durante atividade da doença. Esta citocina está aumentada em pacientes com LESJ em comparação com seus parentes de primeiro grau e controles saudáveis, mesmo naqueles recebendo medicação.

Infecções virais também foram descritas na patogênese do LES, particularmente vírus Epstein-Barr. Além disso, outros fatores ambientais podem ser associados à atividade do LESJ, como a radiação UV, cigarro, hormônios e medicamentos. Em um estudo recente, a exposição a poluentes atmosféricos foi responsável pela ativação da doença na região metropolitana da cidade de São Paulo.

A herança genética tem se mostrado importante no LESJ, sendo poligênica, expressando-se com perda da tolerância imunológica a autoantígenos e consequente formação de imunocomplexos que se depositam nos tecidos, determinando inflamação em diferentes órgãos e sistemas. Polimorfismo de um único nucleotídeo (SNP) já foi descrito em genes da IL-1, TNF e associado à morte celular programada. Um SNP no gene do C1q já foi descrito no LES, especialmente em pacientes com nefrite.

Imunodeficiências primárias, especialmente deficiência congênita de complemento e deficiência de IgA foram evidenciadas em 22% dos pacientes com LESJ em um estudo do Instituto da Criança do Hospital das Clínicas da Faculdade de Medicina da Universidade de São Paulo.

QUADRO CLÍNICO

O LESJ pode se apresentar de maneira insidiosa, porém frequentemente se manifesta de forma mais aguda e grave comparada ao LES adulto, com envolvimento simultâneo de vários órgãos e sistemas, particularmente renal, neuropsiquiátrico, pulmonar e hematológico. Além disso, o LESJ tem curso clínico mais agressivo, com mais complicações infecciosas em comparação às populações de adultos com LES.

Sintomas constitucionais são comuns na apresentação do LESJ, incluindo febre, perda ponderal, fadiga e perda de apetite, além de adenomegalia difusa, hepatomegalia e esplenomegalia.

Artrite ocorre em até 67% dos pacientes com LESJ na apresentação clínica, sendo geralmente aguda e autolimitada ou recorrente, não erosiva e sem evolução para deformidades articulares. Joelhos, tornozelos, punhos e cotovelos são as articulações mais acometidas. Artrite crônica tem sido raramente descrita no LESJ.

Manifestações mucocutâneas são frequentes e bastante variadas na apresentação do LESJ, sendo também comuns na reativação da doença. O eritema malar pode variar desde uma hiperemia leve a um eritema intenso e descamativo, podendo ser restrito à região malar ou apresentar lesões satélites na fronte e queixo. Livedo reticular, vasculites cutâneas, eritema subungueal, úlceras e urticária também podem ser vistos no LESJ. O lúpus cutâneo subagudo e o lúpus discoide são menos frequentes no lúpus pediátrico. Eritema em palato duro é muito comum e pode reforçar o diagnóstico de lúpus. As úlceras orais são geralmente indolores e raramente ocorrem em língua e palato.

Anemia hemolítica autoimune (AHA) e púrpura trombocitopênica imune (PTI) podem ser a apresentação inicial e ocorrem ao diagnóstico do LESJ em 21 e 15%, respectivamente. Ambas estão associadas a uma apresentação mais grave no LESJ, com envolvimento do SNC e mais manifestações hemorrágicas se comparadas ao LES de adulto. Síndrome antifosfolipídica (SAF), que está relacionada com trombose autoimune, também pode ser uma apresentação da doença.

Pericardite e pleurite são as manifestações cardiopulmonares mais frequentes no diagnóstico do LESJ, sendo habitualmente discretas. Tamponamento cardíaco ou insuficiência respiratória aguda são raros. Disfunção ventricular subclínica já foi demonstrada no LESJ.

As principais manifestações neuropsiquiátricas presentes ao diagnóstico do LESJ são cefaleia, distúrbios de humor, convulsão, doença cerebrovascular e coreia. O diagnóstico diferencial deve incluir meningite, meningoencefalite, tumor, trauma, encefalopatia hipertensiva e alterações metabólicas.

Nefrite lúpica é muito frequente no LESJ, sendo uma das principais causas de morbidade e mortalidade. Ao diagnóstico, as principais alterações do exame de urina nos pacientes com LESJ são: proteinúria acima de 0,5 g/dia (46%), hematúria (44%), leucocitúria (33%) e cilindros urinários (21%). As glomerulonefrites proliferativas são comumente acompanhadas de hipertensão arterial sistêmica (24%), insuficiência renal aguda (12%) e insuficiência renal crônica (2%).

EXAMES COMPLEMENTARES

No hemograma completo, a presença de leucopenia (< 4.000/mm^3), linfopenia (< 1.500/mm^3) e plaquetopenia (< 100.000/mm^3), na ausência de medicamentos ou infecções associadas, pode auxiliar no diagnóstico. Anemia hemolítica autoimune (reticulocitose e teste de Coombs positivo) pode ser a primeira manifestação da doença.

A presença de fator antinuclear (FAN) com títulos superiores a 1:80 é um critério imunológico de LES. Em um estudo multicêntrico brasileiro, FAN acima de 1:80 foi evidenciado em 99% dos pacientes com LESJ ao diagnóstico. Cabe notar que a presença isolada de FAN, mesmo em altos títulos, pode ocorrer em até 10% das crianças e adolescentes saudáveis.

Alguns autoanticorpos são altamente específicos para LESJ e auxiliam no diagnóstico, especialmente anti-DNA de dupla hélice, anti-Sm e anticorpo antiproteína P ribossomal (anti-P). Outros autoanticorpos podem ser encontrados em frequências variadas no LESJ, tais como anti-RNP, anti-SSA/Ro, anti-SSB/La, anticoagulante lúpico e anticardiolipina IgG ou IgM.

Outras alterações laboratoriais a serem avaliadas incluem hematúria, proteinúria, hipergamaglobulinemia e hipocomplementenemia.

DIAGNÓSTICO DIFERENCIAL

Diversas doenças pediátricas devem ser afastadas antes da confirmação do diagnóstico de LESJ, uma vez que muitas das manifestações clínicas e laboratoriais podem ocorrer em outras síndromes autoimunes agudas e crônicas, mimetizando LES. Entre elas, destacam-se outras doenças autoimunes sistêmicas (artrite idiopática juvenil, dermatomiosite juvenil e vasculite por IgA/púrpura de Henoch-Schönlein), infecções agudas e crônicas (vírus Epstein-Barr, citomegalovírus, toxoplasma, tuberculose e fungos), neoplasias (leucemia, linfoma e neuroblastoma), glomerulonefrites de outras causas, doenças metabólicas e doenças autoinflamatórias.

DIAGNÓSTICO

O diagnóstico de LESJ é feito a partir de um conjunto de manifestações clínicas, exames sorológicos e laboratoriais. Durante muitos anos, utilizaram-se os Critérios do Colégio Americano de Reumatologia (ACR) para a classificação do LES. Esses critérios foram preliminarmente desenvolvidos em 1971, revisados em 1982 e atualizados em 1997 (Quadro 1). Segundo esses critérios, um indivíduo pode ser classificado como tendo LES na presença de pelo menos quatro de onze critérios, simultâneos ou evolutivos. Em 2012, diante das limitações dos critérios do ACR, o *Systemic Lupus International Collaborating Clinics* (SLICC) desenvolveu o critério de classificação SLICC, que mostrou maior sensibilidade e especificidade mais baixa em relação ao critério do ACR. Os critérios do SLICC incluem onze itens clínicos e seis itens imunológicos, sendo necessários quatro dos 17 critérios com pelo menos um critério clínico e um imunológico. A presença isolada de nefrite comprovada por biópsia compatível com lúpus, na presença de FAN ou anti-dsDNA, também é classificada como LES (Quadros 2 e 3). Os critérios SLICC foram validados na Pediatria, mostrando melhor sensibilidade e menos erros de classificação do que os critérios ACR. É importante ressaltar que estes não são critérios diagnósticos, e alguns pacientes necessitam de tratamento apesar de não se enquadrarem nos critérios de classificação.

Existe um terceiro critério de classificação (conhecido como Critério da EULAR/ACR) que foi recentemente validado no LESJ. Estes critérios têm sido incluídos em pesquisas atuais, entretanto para utilização na prática clínica pediátrica serão necessários mais estudos multicêntricos e internacionais, com inclusão de maior número de pacientes com LESJ.

TRATAMENTO

O cuidado do paciente com LESJ visa propiciar o controle inflamatório da doença, estimular crescimento e desenvolvimento normal e minimizar os eventos adversos decorrentes da terapêutica, melhorando a qualidade de vida e prevenindo danos irreversíveis. O atendimento ao adolescente com LESJ exige também a capacidade de discutir com os adolescentes o uso de álcool, fumo e drogas ilícitas, além dos aspectos da sexualidade e contracepção e prevenção das doenças sexualmente transmissíveis. Suporte emocional, orientação e educação familiar por uma equipe multiprofissional e multidisciplinar são essenciais para uma boa evolução, particularmente durante e após a pandemia da COVID-19.

QUADRO 1 Critérios de classificação do Colégio Americano de Reumatologia para o diagnóstico de lúpus eritematoso sistêmico juvenil

Critérios de classificação
1. Eritema malar 2. Eritema discoide 3. Fotossensibilidade 4. Úlceras de mucosa (oral ou nasal evidenciada pelo médico) 5. Artrite não erosiva 6. Serosite (pleurite ou pericardite) 7. Doença renal ▪ Proteinúria persistente ou superior a 0,5 g/dia ou ▪ Cilindrúria (cilindros hemáticos, hemoglobínicos, granulares, tubulares ou mistos) 8. Doença neuropsiquiátrica ▪ Psicose (excluindo-se medicamentos e distúrbios metabólicos) ou ▪ Convulsão (excluindo-se medicamentos e distúrbios metabólicos) 9. Doença hematológica ▪ Anemia hemolítica com reticulocitose em duas ou mais ocasiões ou ▪ Leucopenia (nível de leucócitos menor que 4.000/mm³) em duas ou mais ocasiões ou ▪ Linfopenia (nível de linfócitos menor que 1.500/mm³) em duas ou mais ocasiões ou ▪ Plaquetopenia (nível de plaquetas menor que 100.000/mm³) na ausência de medicamentos indutores de trombocitopenia 10. Alterações imunológicas ▪ Presença de anticorpo anti-DNA de dupla hélice ou ▪ Presença de anticorpo anti-Sm ou ▪ Presença de anticorpo antifosfolípide: anticardiolipina IgG ou IgM, ou anticoagulante lúpico ou VDRL falso-positivo 11. Fator antinuclear (FAN) positivo

Para o diagnóstico de LESJ é necessária a presença de 4 ou mais dos 11 critérios, simultaneamente ou evolutivamente, durante qualquer intervalo de tempo.

QUADRO 2 Critérios clínicos e laboratoriais do SLICC (*Systemic Lupus International Collaborating Clinics*) para diagnóstico de lúpus eritematoso sistêmico juvenil

1. Lúpus cutâneo agudo Inclui um dos seguintes: eritema malar, lúpus bolhoso, necrólise epidérmica tóxica, eritema maculopapular, fotossensibilidade (na ausência de dermatomiosite), lúpus cutâneo subagudo (lesões psoriasiformes não enduradas ou lesões anulares policíclicas que resolvem sem deixar cicatriz, apesar de ocasionalmente ocorrer despigmentação pós-inflamatória ou telangiectasias).
2. Lúpus cutâneo crônico Inclui um dos seguintes: lúpus discoide clássico (localizado – acima do pescoço, generalizado – acima e abaixo do pescoço), lúpus hipertrófico (verrucoso), paniculite lúpica (lúpus profundo), lúpus mucoso, lúpus túmido, lúpus pérnio, lúpus discoide/superposição com líquen plano.
3. Úlceras orais Localizadas no palato, boca, língua ou narinas na ausência de outras causas, como vasculite, doença de Behçet, infecções (como herpes), doença inflamatória intestinal, artrite reativa e alimentos ácidos.
4. Alopecia Afilamento difuso ou fragilidade capilar com cabelos quebradiços visíveis na ausência de outras causas, como alopecia areata, drogas, deficiência de ferro e alopecia androgênica.
5. Artrite Envolvendo duas ou mais articulações. Edema ou derrame articular ou artralgia em duas ou mais articulações e rigidez matinal de 30 minutos ou mais.
6. Serosite Dor pleurítica por mais de um dia ou derrame pleural ou atrito pleural, dor pericárdica típica (dor em posição deitada que melhora ao se sentar com o tronco para a frente) por mais de um dia ou efusão pericárdica ou atrito pericárdico ou eletrocardiograma com sinais de pericardite. Na ausência de outras causas, como infecções, uremia ou pericardite de Dressler.

(continua)

QUADRO 2 Critérios clínicos e laboratoriais do SLICC (*Systemic Lupus International Collaborating Clinics*) para diagnóstico de lúpus eritematoso sistêmico juvenil (LESJ) *(continuação)*

7. Renal Relação entre proteína e creatinina urinárias (ou proteinúria de 24 horas) com mais de 500 mg de proteína em 24 horas ou presença de cilindros hemáticos.
8. Neuropsiquiátrico Inclui um dos seguintes: convulsão, psicose, mielite, mononeurite múltipla (na ausência de outras causas, como vasculite primária), neuropatia periférica ou de nervos cranianos (na ausência de outras causas, como vasculite primária, infecção e *diabetes mellitus*), estado confusional agudo (na ausência de outras causas, como tóxico-metabólicas, uremia e drogas).
9. Anemia hemolítica
10. Leucopenia < 4.000/mm³ ou linfopenia < 1.000/mm³ Leucopenia (na ausência de outra causa conhecida, como síndrome de Felty, medicamentos e infecções). ou hipertensão) ou linfopenia (na ausência de outra causa conhecida, como glicocorticoides, drogas e infecções).
11. Trombocitopenia < 100.000/mm³ Na ausência de outra causa conhecida, como drogas, hipertensão portal e púrpura trombocitopênica trombótica.

Para o diagnóstico de LESJ, é necessária a presença de 4 ou mais dos 17 critérios, simultaneamente ou evolutivamente, durante qualquer intervalo de tempo (Quadros 2 e 3). Entretanto, para este critério, é necessária a presença de pelo menos um critério clínico (Quadro 2).

QUADRO 3 Critérios imunológicos de classificação do SLICC (*Systemic Lupus International Collaborating Clinics*) para diagnóstico de lúpus eritematoso sistêmico pediátrico

Critérios imunológicos
1. Fator antinuclear (FAN) Acima dos valores de referência
2. Anticorpo anti-DNA dupla hélice Acima dos valores de referência, exceto a técnica de ensaio imunoenzimático (ELISA) acima de duas vezes o valor de referência
3. Anticorpo anti-Sm
4. Anticorpo antifosfolípide – qualquer um dos seguintes autoanticorpos: ▪ Anticoagulante lúpico ▪ VDRL falso-positivo ▪ Anticardiolipina em médios ou altos títulos (IgA, IgG ou IgM) ▪ Anti-beta-2 glicoproteína I (IgA, IgG ou IgM)
5. Redução dos valores do complemento ▪ C3 baixo ▪ C4 baixo ▪ CH50 baixo
6. Teste de Coombs direto positivo ▪ Na ausência de anemia hemolítica

Para o diagnóstico de LESJ, é necessária a presença de 4 ou mais dos 17 critérios, simultaneamente ou evolutivamente, durante qualquer intervalo de tempo (Quadros 2 e 3). Entretanto, para esse diagnóstico é necessária a presença de pelo menos um critério imunológico (Quadro 3).

A carteira de vacinação deve ser sempre revista no diagnóstico do LESJ e anualmente durante o seguimento ambulatorial. Vacinas de agentes vivos são estritamente contraindicadas. Vacinas de agentes inativos devem ser sempre utilizadas, pois mostram adequada imunogenicidade, com bom perfil de segurança, incluídas as vacinas anti-SARS-CoV-2.

O tratamento do LESJ deve ser individualizado de acordo os órgãos e sistemas envolvidos. Uma doença mais aguda e grave requer tratamento mais agressivo.

Medidas gerais do tratamento incluem fotoproteção, especialmente nos pacientes com fotossensibilidade e outras lesões cutâneas relacionadas à atividade da doença. A prática de atividade física presencial ou *online* deve ser sempre encorajada, auxiliando nas complicações relacionadas à doença e medicamentos utilizados e estimulando a socialização dos pacientes. A dieta deve ser equilibrada, com baixos níveis de gordura e sal e aporte adequado de cálcio (0,5 a 1 g/dia) e vitamina D (400-800 UI/dia) para prevenção da perda óssea em todos os pacientes com LESJ em corticoterapia. Pressão arterial, peso, altura e estadiamento puberal devem ser acompanhados em todas as consultas ambulatoriais.

Anti-inflamatórios não hormonais devem ser evitados em pacientes com LESJ, mesmo naqueles que apresentam artrite como manifestação principal, em razão do risco de lesão renal.

Os glicocorticoides controlam a maioria das manifestações do LESJ. Doses baixas de prednisona ou prednisolona (0,25 a 0,5 mg/kg/dia) são indicadas para os quadros mais leves, tais como febre, fadiga, hepatoesplenomegalia, envolvimento cutâneo e musculoesquelético. Doses moderadas de prednisona ou prednisolona (0,5 a 1 mg/kg/dia) são utilizadas em: serosites (pleurite e pericardite), vasculite cutânea e glomerulonefrite mesangial proliferativa. Pulsoterapia endovenosa com metilprednisona (30 mg/kg/dia, máximo de 1 g/dia, por 3 dias consecutivos) deve ser indicada para pacientes com manifestações de doença grave, tais como: glomerulonefrite membranosa, proliferativa focal ou proliferativa difusa, vasculite sistêmica, miocardite, pancreatite, acometimento neuropsiquiátrico, hemorragia pulmonar, hipertensão pulmonar, síndrome de ativação macrofágica e envolvimento hematológico importante (plaquetopenia e anemia hemolítica autoimune). As doses dos glicocorticoides (prednisona ou prednisolona) devem ser progressivamente reduzidas e retiradas preferencialmente nos primeiros seis meses a 1-2 anos da doença. O uso crônico dos glicocorticoides está associado a diversos efeitos indesejáveis, tais como hipertensão arterial, obesidade, glaucoma, alteração retiniana, atrofia óptica, atrofia muscular, fratura de corpo vertebral (por osteoporose), necrose avascular, retardo dos marcos puberais e *diabetes mellitus*. A avaliação da massa óssea com densitometria óssea é também uma questão importante nesses pacientes, além da pesquisa de fraturas assintomáticas em coluna torácica baixa e lombar.

Os antimaláricos devem ser empregados em todas as crianças e adolescentes com LESJ. O medicamento de escolha é o sulfato de hidroxicloroquina, na dose de 5 mg/kg/dia. Além de seu papel em manifestações cutâneas e articulares, os antimaláricos possuem efeito poupador de glicocorticoide, reduzem anticorpos antifosfolípides, reduzem dislipidemia, propiciam melhor imunogenicidade vacinal, reduzem a reativação da doença e melhoram a sobrevida.

Imunossupressores (azatioprina, metotrexato, micofenolato de mofetila, tacrolimus ou ciclofosfamida endovenosa) e agentes biológicos (gamaglobulina endovenosa, abatacepte, rituximabe e belimumabe) são habitualmente indicados nas formas moderadas a graves do LESJ, particularmente glomerulonefrite (membranosa, proliferativa focal ou proliferativa difusa), manifestações cutâneas e articulares refratárias, vasculite sistêmica, miocardite, hipertensão pulmonar, pancreatite, acometimento neuropsiquiátrico, hemorragia pulmonar, plaquetopenia < 20.000/mm^3 e AHA e eventos adversos relacionados aos glicocorticoides, entre outras. Os tratamentos com anti-interferon (sifalimumabe e anifrolumabe) mostraram resultados benéficos em ensaios clínicos randomizados de fase II em pacientes adultos com LES, assim como alguns inibidores da Janus quinase, e podem ser futuros tratamentos para LESJ, particularmente naqueles com doença inflamatória grave mediada por interferon.

Proteinúria isolada e persistente pode causar fibrose e lesão renal irreversível, devendo ser prontamente tratada com antiproteinúricos, tais como inibidores da enzima conversora de angiotensina (enalapril) ou bloqueadores do receptor de angiotensina (losartana).

Anticoagulantes (heparina ou varfarina) estão indicados em pacientes com SAF.

PROGNÓSTICO

O curso clínico do LESJ é variado, podendo ser agudo, rapidamente fatal ou crônico intermitente ou contínuo. O prognóstico do LESJ tem melhorado de forma significativa nas últimas décadas, com taxas de sobrevida em 10 a 15 anos acima de 90%.

Infecções são complicações frequentes no LESJ, sendo as principais causas de óbito, devendo ser prontamente reconhecidas e tratadas. Os agentes podem incluir vírus, bactérias (atenção especial à tuberculose), fungos, e os fatores de risco mais importantes que estão relacionados à atividade sistêmica de doença (leucopenia, neutropenia, linfopenia e hipocomplementemia), imunodeficiência primária associada (como deficiência congênita do complemento e deficiência de IgA) e uso de imunossupressores.

Necrose avascular de quadris e joelhos tem sido descrita em até 8% dos pacientes com LESJ, geralmente bilateral e até multifocal, associada particularmente a baixos níveis de vitamina D e uso de altas doses de glicocorticoide.

A evolução e prognóstico desses pacientes dependerão significativamente da adesão ao tratamento.

REFERÊNCIAS BIBLIOGRÁFICAS

1. Blay G, Rodrigues JC, Ferreira JCO, Leal GN, Gormezano NW, Novak GV, et al. Diffuse alveolar hemorrhage in childhood-onset systemic lupus erythematosus: a severe disease flare with serious outcome. Adv Rheumatol. 2018;58:39.
2. Esteves GCX, Gormezano NWS, Pereira OL, Kern D, Silva CA, Pereira RMR, et al. Distinct clinical correlates of immune thrombocytopenic purpura at diagnosis of childhood-onset and adult SLE. Mod Rheumatol. 2017;25:1-5.
3. Farhat SCL, Ejnisman C, Alves AGF, Goulart MFG, Lichtenfels AJFC, Braga ALF, et al. Air pollution influence on serum inflammatory interleukins: A prospective study in childhood-onset systemic lupus erythematous patients. Lupus. 2021;30:2268-75.
4. Fiorot FJ, Islabão AG, Pereira RM, Terreri MT, Saad-Magalhães C, Novak GV, et al. Disease presentation of 1312 childhood-onset systemic lupus erythematosus: influence of ethnicity. Clin Rheumatol. 2019;38:2857-63.
5. Fonseca AR, Gaspar-Elsas MI, Land MG, de Oliveira SK. Comparison between three systems of classification criteria in juvenile systemic lupus erythematous. Rheumatology (Oxford). 2015;54:241-7.
6. Gomes RC, Silva MF, Kozu K, Bonfá E, Pereira RM, Terreri M, et al. Features of 847 childhood-onset systemic lupus erythematousus patients in three age groups at diagnosis: a Brazilian multicenter study. Arthritis Care Res (Hoboken). 2016;68:1736-41.
7. Gormezano NW, Kern D, Pereira OL, Esteves GC, Sallum AM, Aikawa NE, et al. Autoimmune hemolytic anemia in systemic lupus erythematosus at diagnosis: differences between pediatric and adult patients. Lupus. 2017;26:426-30.
8. Gormezano NW, Silva CA, Aikawa NE, Barros DL, da Silva MA, Otsuzi CI, et al. Chronic arthritis in systemic lupus erythematosus: distinct features in 336 paediatric and 1830 adult patients. Clin Rheumatol. 2016;35:227-31.
9. Hochberg MC. Updating the American College of Rheumatology revised criteria for the classification of systemic lupus erythematosus. Arthritis Rheum. 1997;40:1725.
10. Ihara BP, Lindoso LM, Setoue DND, Tanigava NY, Helito AC, Simon JR, et al. COVID-19 quarantine in adolescents with autoimmune rheumatic diseases: mental health issues and life conditions. Clin Rheumatol. 2022;41:3189-98.
11. Islabão AG, Trindade VC, da Mota LMH, Andrade DCO, Silva CA. Managing antiphospholipid syndrome in children and adolescents: current and future prospects. Paediatr Drugs. 2022;24:13-27.
12. Leal GN, Silva KF, Lianza AC, Giacomin MF, Andrade JL, Kozu K, et al. Subclinical left ventricular dysfunction in childhood-onset systemic lupus erythematosus: a two-dimensional speckle-tracking echocardiographic study. Scand J Rheumatol. 2016;45:202-9.
13. Petri M, Orbai AM, Alarcón GS, Gordon C, Merrill JT, Fortin PR, et al. Derivation and validation of the Systemic Lupus International Collaborating Clinics classification criteria for systemic lupus erythematosus. Arthritis Rheum. 2012;64:2677-86.
14. Sakamoto AP, Silva CA, Islabão AG, Novak GV, Molinari B, Nogueira PK, et al. Chronic kidney disease in patients with childhood-onset systemic lupus erythematosus. Pediatr Nephrol. 2023;38(6):1843-57.
15. Sieczkowska SM, Astley C, Marques IG, Iraha AY, Franco TC, Ihara BP, et al. A home-based exercise program during COVID-19 pandemic: Perceptions and acceptability of juvenile systemic lupus erythematosus and juvenile idiopathic arthritis adolescents. Lupus. 2022;31:443-56.
16. Silva CA, Aikawa NE, Bonfa E. Vaccinations in juvenile chronic inflammatory diseases: an update. Nat Rev Rheumatol. 2013;9:532-43.
17. Silva CA, Aikawa NE, Pereira RM, Campos LM. Management considerations for childhood-onset systemic lupus erythematosus patients and implications on therapy. Expert Rev Clin Immunol. 2016;12:301-13.
18. Silva CA, Avcin T, Brunner HI. Taxonomy for systemic lupus erythematosus with onset before adulthood. Arthritis Care Res (Hoboken). 2012;64:1787-93.
19. Silva CA. Childhood-onset systemic lupus erythematosus: early disease manifestations that the paediatrician must know. Expert Rev Clin Immunol. 2016;12:907-10.
20. Trindade VC, Carneiro-Sampaio M, Bonfa E, Silva CA. An update on the management of childhood-onset systemic lupus erythematosus. Paediatr Drugs. 2021;23:331-47.

80

Esclerose sistêmica juvenil

Nádia Emi Aikawa
Sheila Knupp Feitosa de Oliveira
Flavio Sztajnbok

INTRODUÇÃO

As síndromes de esclerodermia juvenil configuram um grupo de condições raras, incluindo esclerose sistêmica juvenil (ESJ), a doença mista do tecido conjuntivo (DMTC) e síndromes de sobreposição, que resultam em vários graus de fibrose da pele e órgãos internos, com início antes dos 16 anos de idade. A ESJ, ou síndrome da pele endurecida, é uma doença multissistêmica do tecido conjuntivo caracterizada pela presença de inflamação e fibrose da pele, tecido subcutâneo e de órgãos internos, o que resulta em espessamento progressivo e endurecimento destes. Assim como nos adultos, existem três subtipos principais de ESJ: cutânea difusa, cutânea limitada, superposição e ES sem escleroderma.

EPIDEMIOLOGIA

A ESJ é muito mais rara em relação à ES do adulto. A idade de início da doença varia de 8 a 11 anos, com até 10% de todos os pacientes com ES desenvolvendo a doença antes dos 16 anos, sendo muito incomum em crianças menores de 5 anos de idade. É uma das doenças mais graves na reumatologia pediátrica, com uma mortalidade estimada de 7,5% em 5 anos.

Estudos epidemiológicos de ESJ são limitados devido à raridade da doença em crianças. Em um estudo prospectivo no Reino Unido e na Irlanda, estimou-se uma incidência anual de 0,27 por milhão de crianças (IC95% 0,1-0,5). Em um estudo mais recente extraindo dados do banco de dados americano de 2010 a 2014, determinou-se uma prevalência estimada de 2,8 a 4,1 por milhão de crianças por ano. Há predomínio da doença no sexo feminino, com uma proporção de 4 meninas:1menino, sendo a frequência de participantes do sexo feminino de 76% a 84% nas maiores coortes internacionais de ESJ.

Embora a predominância racial seja menos clara para ESJ do que para ES com início na idade adulta, os maiores estudos de coorte envolvendo América do Norte e do Sul, Europa e Ásia relatam uma predominância caucasiana de 78% e 92%, seguida pela africana, compreendendo 5% a 19% dos casos.

ETIOLOGIA E FISIOPATOLOGIA

A patogênese da ESJ pode estar associada a fatores ambientais, infecção, drogas, trauma e autoimunidade. Além disso, estudos de associação revelaram genes imunorreguladores que provavelmente contribuem para a patogênese da doença. Uma taxa de apenas 11% de antecedente de autoimunidade em um parente de primeiro ou segundo grau de pacientes com ESJ sugere que a doença não é monogênica. De fato, a taxa de concordância para ES com início na idade adulta em gêmeos é baixa (4,2% para gêmeos monozigóticos). Em famílias com mais de um caso de ES, os indivíduos afetados compartilham a gravidade da doença e o perfil de autoanticorpos, com idades de início semelhantes, além de padrões semelhantes de expressão gênica de fibroblastos entre gêmeos monozigóticos. Em estudos pediátricos, alguns alelos HLA associados a ES em adultos também foram associados à ESJ.

A ES não é uma doença primária do metabolismo do tecido conjuntivo, mas sim uma doença vascular primária, com graus variados de fibrose da pele e de órgãos internos, bem como vasculopatia de pequenos e grandes vasos. Frequentemente, a primeira manifestação da doença é o fenômeno de Raynaud, seguido por dedos edemaciados e alterações de capilares periungueais, caracterizando o comprometimento microvascular periférico. Sugere-se que o fenômeno de Raynaud seja desencadeado por lesão endotelial, que pode ser causada por um desequilíbrio de fatores vasoativos, incluindo superprodução de endotelina-1 e subprodução do vasodilatador óxido nítrico e prostaciclina, apoptose induzida por infecção, citotoxicidade imunomediada, anticorpos antiendoteliais ou lesão por isquemia-reperfusão. Danos microvasculares são seguidos por remodelação vascular, com espessamento intimal e medial e fibrose de adventícia. Há ainda evidências de alterações macrovasculares em artérias digitais dos braços e pernas como oclusão luminal. O envolvimento de artérias musculares maiores pode levar a graves ulcerações cutâneas e isquemia de extremidades. Nesses casos, há frequentemente comprometimento de órgãos-alvo maiores, como o coração, pulmões, rins e trato gastrointestinal.

Recentemente, Reiff et al. sugeriram que a patogênese da ESJ pode diferir daquela da ES adulta, evidenciando que pacientes com ESJ tinham menos linfócitos T regulatórios em repouso e mais linfócitos T CD4+ efetores de memória que expressam CD45RA, caracterizados por uma frequência aumentada de células que expressam CCR/proteína. Os autores sugeriram que a diminuição dos linfócitos T reguladores em repouso na ESJ permite a expansão dos linfócitos CD4+ iniciadores da doença presentes na subpopulação de linfócitos T CD4+ efetores de memória que expressam CCR7.

A autoimunidade desempenha um papel importante na ES juvenil e adulta, com alta prevalência de ANA positivo e autoanticorpos relacionados à esclerodermia, o que pode auxiliar ainda mais na caracterização clínica e na avaliação do risco de envolvimento de órgãos. Anticorpos antitopoisomerase (ATA, anti-Scl-70) são esperados na ES cutânea difusa e seriam preocupantes pela rápida progressão da pele e desenvolvimento de doença pulmonar intersticial (DIP), levando a um monitoramento pulmonar mais agressivo. A positividade do ANA é relatada em 78% a 97% dos pacientes em coortes de ESJ, com anticorpos associados à esclerodermia, como anti-Scl-70, anticentrômero e anti-U1-RNP, refletindo a maioria dos antígenos nucleares extraíveis. Entretanto, até 23% de pacientes com ESJ apresentam ANA positivo sem um antígeno nuclear extraível específico identificado, o que raramente é observado em adultos.

QUADRO CLÍNICO

As manifestações clínicas da ESJ são semelhantes às observadas em adultos, embora haja predomínio de manifestações musculoesqueléticas e raridade de crise renal.

- **Cutâneo**: a lesão cutânea se manifesta em três fases: edematosa, esclerótica (endurecimento) e atrófica. A fase edematosa é observada principalmente nas extremidades (mãos, dedos, artelhos e tornozelos) (Figura 1) e mais raramente na porção proximal de membros, face e tronco. A fase esclerótica surge após semanas ou meses, quando a flexibilidade natural da pele dá lugar ao espessamento palpável, a pele se torna mais brilhante e aderida às falanges, às vezes com áreas de despigmentação (Figura 2). As articulações das mãos começam a perder a mobilidade, podendo evoluir com "mão em garra". Na face, o nariz se torna mais afilado, os lábios se estreitam e a abertura da boca reduzida deixa os dentes mais expostos. Finalmente, a fase atrófica deixa os vasos da pele mais visíveis e ocorre hipo ou hiperpigmentação pós-inflamatória. Zonas de pregas como axilas, pescoço e pregas cubitais costumam evoluir com hiperpigmentação. Surgem telangiectasias principalmente em face e extremidades superiores e calcinoses em áreas submetidas a maior pressão, como face extensora de cotovelos e metacarpofalangeanas. O grau de espessamento cutâneo pode ser calculado pelo escore cutâneo de Rodnan modificado (mRSS), onde a soma das pontuações de 0 a 3 em cada uma das 17 áreas do corpo permite avaliar evolutivamente a severidade da doença. A medida da distância entre os lábios também ajuda a documentar essa progressão.

- **Vascular**: o fenômeno de Raynaud é a manifestação inicial na maioria dos pacientes e aparece com alteração da coloração da pele (palidez, cianose e eritema), dor, dormência, formigamento, ulcerações nas pontas dos dedos e, em casos graves, gangrena dos dedos. A capilaroscopia periungueal típica mostra vasos dilatados, tortuosos, áreas hemorrágicas, arborização e deleção de capilares. A redução da perfusão leva a reabsorção de falanges distais (acrosteólise) e encurtamento das falanges média e distal (Figura 3).

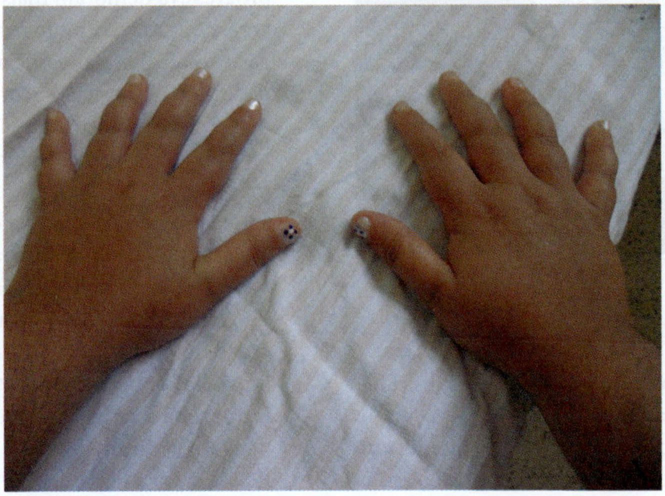

FIGURA 1

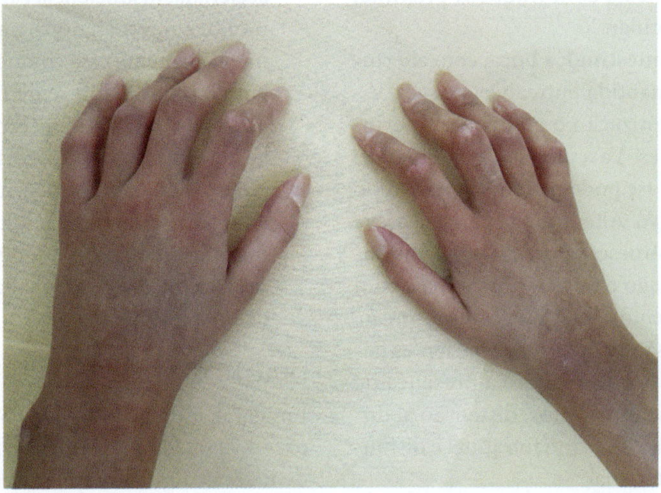

FIGURA 2

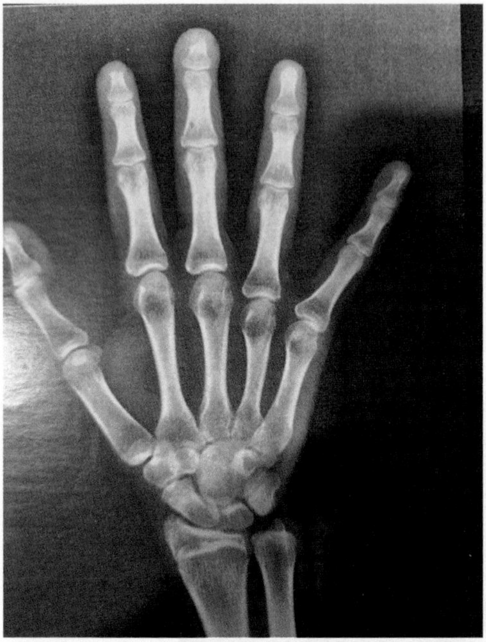

FIGURA 3

- **Musculoesquelético:** um terço das crianças tem derrame articular. A palpação de uma articulação durante os movimentos de extensão e flexão pode transmitir a sensação de um "ranger de couro" devido ao envolvimento dos tendões. Miopatia é mais comum nos casos de sobreposição com miosite e se manifesta com fraqueza proximal e atrofia muscular.
- **Trato gastrointestinal:** a boca, com abertura limitada, mantida entreaberta e seca, dificulta a higienização e predispõe a periodontite e cáries. Vasculopatia e inflamação levando a fibrose podem comprometer todo o trato digestivo. Alteração da peristalse leva ao refluxo gastroesofágico, esofagite, distensão do estomago e de alças intestinais com supercrescimento bacteriano e má absorção. Os sintomas são variados e os pacientes devem ser questionados sobre a presença de disfagia, náuseas, vômitos, distensão abdominal, alteração do ritmo intestinal e disfunção do esfíncter anal.
- **Cardiopulmonar:** as principais manifestações da doença são a DIP e a hipertensão arterial pulmonar (HAP) (resultante de vasculopatia ou da DIP). A DIP ocorre em quase metade dos pacientes, começa como uma alveolite e evolui posteriormente para fibrose. O início é assintomático e pode não ser detectado nos testes de função pulmonar (FVC e DLCO), tornando a tomografia computadorizada de alta resolução importante para o diagnóstico precoce. Os sintomas de tosse seca e dispneia progressiva demoram mais a aparecer. A microaspiração recorrente resultante de refluxo gastroesofágico está associada à maior gravidade da DIP. Existe uma forte associação com o anti-Scl70 e anti-U1 RNP. A HAP é mais rara, está mais frequentemente associada à forma limitada da ES e à presença de anticorpo anticentrômero. A sintomatologia de dispneia aos esforços progride rapidamente em semanas. O envolvimento cardíaco é infrequente (5% a 15%) e, diferente do adulto, é a complicação de maior mortalidade em crianças. A inflamação e a fibrose resultam em arritmias, insuficiência cardíaca congestiva, cardiomiopatia e pericardite.
- **Renal:** a vasculopatia pode causar uma leve disfunção renal, mas é a crise renal esclerodérmica que merece maior preocupação. A crise se caracteriza por hipertensão arterial acelerada, insuficiência cardíaca, anemia hemolítica microangiopática e trombocitopenia. Felizmente essa complicação é raríssima em crianças e, diferente do observado em adultos, ainda não foi comprovada uma relação com uso de glicocorticoide.
- **Neurológico:** o acometimento neurológico é raro em crianças e adultos. As principais manifestações são depressão e ansiedade provavelmente relacionadas com a gravidade da doença.

DIAGNÓSTICO

Em geral, o diagnóstico de ESJ é suspeitado na presença de fenômeno de Raynaud. A presença de úlceras digitais, capilaroscopia anormal e a presença de autoanticorpos como o anti-Scl70 (ou antitopoisomerase 1) e anticentrômero fortalecem o diagnóstico. Não existem biomarcadores padronizados e os exames complementares ajudam a identificar a existência e a extensão do comprometimento dos órgãos internos.

Critérios de classificação

Os critérios de classificação provisórios de ESJ foram propostos em 2007 pelo *American College of Rheumatology* (ACR) e Sociedade Europeia de Reumatologia Pediátrica (PRES). A classificação de ESJ é possível na presença do critério maior (presença de espessamento cutâneo proximal das articulações metacarpofalangeanas) associado a pelo menos dois dos 20 critérios menores que incluem o envolvimento de órgãos e positividade de autoanticorpos (Quadro 1). Em 2013, novos critérios de classificação da ES em adultos permitiram aumentar a sensibilidade e especificidade ao determinar que o espessamento de dedos se estendendo até a parte proximal da metacarpofalanegeanas seria suficiente para o diagnóstico de ES e, em casos mais leves e iniciais, em que falta esse comprometimento proximal, haveria a necessidade de considerar sete itens com diferentes pesos: espessamento da pele dos dedos, lesões nas pontas dos dedos, telangiectasias, capilaroscopia anormal, DIP ou HAP, fenômeno de Raynaud e autoanticorpos relacionados com a ES (Quadro 2). O total de nove pontos seria suficiente para classificar como ES. Esses novos critérios estão em processo de validação na ESJ.

QUADRO 1 Critérios de classificação propostos para a esclerose sistêmica juvenil (ESJ) (2007)

Critério maior	Esclerose proximal/endurecimento da pele	
Critérios menores	Pele	1. Esclerodactilia
	Vascular	2. Fenômeno de Raynaud
		3. Anormalidades na capilaroscopia
		4. Úlceras nas pontas dos dedos
	Gastrointestinal	5. Disfagia
		6. Refluxo gastroesofágico
	Renal	7. Crise renal
		8. Hipertensão arterial de início recente
	Cardíaco	9. Arritmias
		10. Insuficiência cardíaca
	Respiratório	11. Fibrose pulmonar (vista na tomografia de alta resolução ou radiografia de tórax)
		12. DLCO
		13. Hipertensão pulmonar
	Musculoesquelético	14. Atritos de fricção de tendão
		15. Artrite
		16. Miosite
	Neurológico	17. Neuropatia
		18. Síndrome do túnel do carpo
		19. Anticorpo antinuclear
	Sorologia	20. Autoanticorpos seletivos de ES (anticentrômero, antitopoisomerase 1, antifibrilarina, anti-PM/Scl, antifibrilina ou anti-RNA polimerase I ou III)

DLCO: difusão do monóxido de carbono.

QUADRO 2 Critérios ACR-EULAR para a classificação de esclerose sistêmica (2013)

Itens	Subitens	Pontuação
Espessamento cutâneo de dedos de ambas as mãos se estendendo até as articulações metacarpofalangeanas (MCF) (critério suficiente)		9
Espessamento da pele dos dedos (considere apenas o maior escore)	Dedos inchados Esclerodactilia dos dedos (distal a MCF, mas proximal a IFP	2 4
Lesão na ponta dos dedos (considere o escore mais alto)	Úlceras na ponta dos dedos Cicatrizes nas pontas dos dedos	2 3
Telangiectasia		2
Capilares anormais na prega ungueal		2
Hipertensão arterial pulmonar e/ou doença intersticial		2
Fenômeno de Raynaud		3
Anticorpos relacionados ao escleroderma (anticentrômero, antitopoisomerase 1 – anti-Scl-70)		3

IFP: interfalangeana proximal.

Subtipos de esclerose sistêmica

A extensão do envolvimento cutâneo, o padrão de envolvimento dos órgãos e as associações com autoanticorpos ajudam a classificar a ES em quatro subtipos: ES cutânea difusa, ES limitada, síndromes de sobreposição com outras doenças reumáticas e ES sem escleroderma.

- ES difusa: o espessamento cutâneo progride rapidamente e se estende dos dedos e artelhos para áreas proximais dos cotovelos e joelhos. O envolvimento visceral (pulmão, coração e rins) é precoce e o anti-Scl-70 (antitopoisomerase 1) é detectado em 10% a 40%.
- ES limitada: o envolvimento cutâneo se limita às extremidades distais, não ultrapassando a fossa poplítea e antecubital. O envolvimento visceral (HAP e má-absorção) é tardio e há associação com o anticorpo anticentrômero. A antiga síndrome CREST (**C**alcinose, fenômeno de **R**aynaud, alteração dos movimentos do **E**sôfago, e**S**clerodactilia e **T**elangiectasia) se encaixa na definição da forma limitada da ES.
- ES com sobreposição de outra doença: os pacientes deste grupo representam um terço dos casos de ESJ. As várias manifestações de ES se associam a outras de doença do tecido conjuntivo, principalmente a dermatomiosite, lúpus eritematoso sistêmico e síndrome de Sjogren. A presença de PM-Scl e do U1 RNP sugere associação da ES com miosite.
- ES sem esclerodermia: este subtipo é raríssimo na criança, com poucos relatos na literatura. Caracteriza-se pela presença de fenômeno de Raynaud e grave comprometimento de órgãos internos, mas sem espessamento cutâneo.

DIAGNÓSTICO DIFERENCIAL

É importante diferenciar a presença de quadros de sobreposição da ES com outras doenças, principalmente o lúpus eritematoso sistêmico e a dermatomiosite, pois requerem abordagem e tratamentos diferentes. As doenças que têm manifestações clínicas de espessamento ou endurecimento cutâneo são os principais diagnósticos diferenciais: escleredema, morfeia panesclerótica, fasciíte eosinofílica, fenilcetonúria, quiroartropatia diabética, doença do enxerto *versus* hospedeiro, fibrose sistêmica nefrogênica, hialinose infantil sistêmica e progéria.

Estes critérios não se aplicam a: 1. pacientes com síndrome semelhante à ES, mas cujas manifestações são compatíveis com os quadros de: fibrose esclerosante nefrogênica, morfeia generalizada, fasciíte eosinofílica, escleredema diabético, escleromixedema, eritromialgia, porfiria, líquen escleroso, doença do enxerto *versus* hospedeiro e quiroartropatia diabética; 2. pacientes com espessamento cutâneo poupando os dedos.

EXAMES COMPLEMENTARES

O diagnóstico de esclerodermia frequentemente se baseia na anamnese e no exame físico, uma vez que,nem sempre os exames complementares ajudam a confirmar o diagnóstico. Na ESJ o diagnóstico, portanto, é basicamente clínico, e os exames complementares ajudam a avaliar órgãos que possam estar acometidos, ainda que o paciente seja assintomático. Assim, o hemograma é inespecífico e pode mostrar anemia (doença crônica, má absorção de vitamina B12 e/ou folato, deficiência de ferro por perdas gastrointestinais) e eosinofilia (sugere atividade de doença). As proteínas de fase aguda podem estar aumentadas, enzimas musculares alteradas se houver miopatia associada e a bioquímica alterada, na dependência do órgão acometido. Podemos solicitar, ainda, marcadores de acometimento cardiopulmonar (pro-BNP, NT-pro-BNP, troponina) e marcadores de má absorção (folato sérico, vitamina B12, tripsina fecal, calprotectina fecal). Em relação às alterações imunológicas, podemos encontrar fator reumatoide positivo em cerca de 30% dos pacientes, fator antinuclear positivo com padrões pontilhado e nucleolar (> 80% dos casos), anti-Scl-70 (antitopoisomerase-1) na esclerose sistêmica cutânea difusa (sensibilidade é baixa, mas especificidade é bastante alta) e anticentrômero na esclerose sistêmica cutânea limitada. A presença do anticorpo anti-U1-RNP pode estar associada à doença mista do tecido conjuntivo. Em relação ao comprometimento pulmonar, a radiografia simples de tórax apresenta poucas sensibilidade e especificidade, e as alterações são notadas em fase mais avançada da enfermidade. A espirometria pode mostrar padrão restritivo, com baixa capacidade vital forçada e baixa capacidade de difusão do monóxido de carbono (DLCO) em pacientes com comprometimento pulmonar importante. O padrão-ouro é a tomografia computorizada de alta resolução (TCAR), útil no diagnóstico, avaliação da extensão da doença e monitorização do tratamento, mostrando padrão de vidro fosco, que representa fase inflamatória da alveolite, além de imagens em favo de mel (*honeycombing*), bronquiectasias e reticulações, na fase de fibrose pulmonar da doença. Há estudos mostrando bons resultados com o uso de ultrassom e ressonância magnética na avaliação do comprometimento intersticial pulmonar em adultos. Em relação ao trato digestivo, a investigação com cintilografia de esôfago, esofagografia, manometria esofagiana, pHmetria e endoscopia pode ser necessária. A avaliação abdominal pode requerer a cintilografia do cólon e ressonância magnética abdominal. A avaliação cardiológica e da HAP é feita com eletrocardiograma, ecocardiograma bidimensional com dopplerfluxometria e técnica de *strain* (3D, se disponível, é melhor) e também pela ressonância magnética cardíaca. Pode ser necessária a realização de cateterismo cardíaco direito, em casos de HAP. A capilaroscopia periungueal é um método não invasivo que avalia a microcirculação e pode mostrar padrões típicos da esclerodermia: presença de áreas de deleção de capilares, perda da forma de apresentação dos capilares em paliçada, capilares tortuosos e disformes, além da presença de megacapilares, caracterizando o chamado padrão SD. Também é útil para diferenciar fenômeno de Raynaud primário de secundário. O teste dos 6 minutos de caminhada avalia a distância percorrida e a saturação de oxigênio antes e após o mesmo.

Pacientes com ESJ devem ter a avaliação de provas de função respiratória com DLCO, ecocardiograma, pro-BNP, avaliação da função renal (bioquímica sérica e urina) e teste de caminhada de 6 minutos repetidos a cada 6 meses, segundo consenso de *experts* na doença.

TRATAMENTO DA ESCLERODERMIA SISTÊMICA JUVENIL

Por ser uma doença de alta morbimortalidade, o diagnóstico precoce, o reconhecimento do acometimento dos diferentes órgãos e do estágio da doença devem levar à instituição de uma terapêutica eficaz precocemente, na tentativa de diminuir ou prevenir futuros danos permanentes, o que influencia no prognóstico do paciente. São poucas as publicações em relação ao tratamento da ESJ e, na maioria das vezes, trata-se de relatos de casos. A estratégia terapêutica é, portanto, extrapolada do uso em adultos, na maioria das vezes.

Na ES, o uso de drogas imunossupressoras é frequentemente indicado: corticosteroide, metotrexato, azatioprina, micofenolato de mofetila (MMF) e ciclofosfamida podem ser utilizados. O corticosteroide deve ser iniciado precocemente para reduzir o componente inflamatório, lembrando que doses altas podem ser utilizadas em crianças, uma vez que a crise renal é rara nesta faixa etária.

Mais recentemente, imunobiológicos como tocilizumabe, abatacepte e rituximabe têm se mostrado eficazes em casos mais graves e refratários ao tratamento com drogas sintéticas. Muitas vezes faz-se necessário o uso de medicações direcionadas para determinados órgãos acometidos: vasodilatadores periféricos, como os bloqueadores de canal de cálcio (nifedipina, anlodipino), são indicados para controle do fenômeno de Raynaud e das úlceras digitais. Casos refratários e graves podem se beneficiar dos inibidores da fosfodiesterase-5 (sildenafila, tadalafila, verdanafila) e de análogos da prostaciclina (iloprost). Antagonistas dos receptores de endotelina (bosentana) podem ser úteis para casos refratários às medicações anteriormente citadas e também agem sobre a circulação pulmonar. Inibidores da enzima conversora da angiotensina para o acometimento renal, inibidores da bomba de prótons e procinéticos para o acometimento gastroesofagiano também devem ser utilizados. O antifibrótico oral nintedanibe (inibidor da tirosino-quinase) é aprovado para uso na fibrose pulmonar da ES e parece diminuir a progressão da doença intersticial pulmonar em adultos, mas não apresenta efeito em outros órgãos, como a pele.

Pacientes refratários aos tratamentos anteriormente citados, mas sem dano visceral importante, podem ter indicação de transplante autólogo de células-tronco, lembrando que este ainda apresenta importante mortalidade ligada ao procedimento em si. Inibidores da janus-quinase têm sido estudados no tratamento da esclerose sistêmica em adultos e mostram ação anti-inflamatória, inibição da evolução da fibrose e efeito benéfico na HAP.

Tratamento não farmacológico de suporte e modificações no estilo de vida (terapia física; evitar fatores que predisponham ao fenômeno de Raynaud, como o tabagismo, frio e estresse; cuidados com refluxo esofageano, como cabeceira elevada e refeições pequenas e frequentes) são igualmente importantes na abordagem do tratamento.

No Quadro 3, apresentamos as mais recentes indicações de tratamento da ESJ, lembrando que, na maioria das vezes, essas são por inferência do uso nos adultos, uma vez que há poucos estudos na faixa etária pediátrica.

Na ES, o prognóstico depende dos órgãos envolvidos, da rapidez de progressão da doença e do grau de disfunção gerado. Um pequeno grupo de pacientes pode apresentar uma rápida evolução da doença com acometimento de múltiplos órgãos, gerando grande morbidade e eventualmente levando ao óbito, enquanto a maioria vai apresentar um curso insidioso, com menor taxa de mortalidade. Em relação aos adultos, a ESJ apresenta melhor prognóstico e menor taxa de mortalidade, pelo menor número de órgãos afetados.

QUADRO 3 Tratamento das manifestações da esclerose sistêmica juvenil (ESJ) segundo os órgãos acometidos

Manifestação	1ª linha	2ª linha	3ª linha	Tratamento de suporte
Acometimento cutâneo	MTX, MMF, CTC	Cyc, TCZ, IVIG	Abatacepte, RTX	Uso de emolientes, evitar temperaturas extremas, anti-histamínicos, antibiótico tópico
Acometimento musculoesquelético	AINE, CTC, MTX, hidroxicloroquina	Abatacepte, RTX, TCZ	Inibidores de TNF-α	Terapia ocupacional
Crise renal	IECA			
Fenômeno de Raynaud	Bloqueadores de canal de cálcio (nifedipina, anlodipino)	Inibidores da fosfodiesterase-5 (sildenafila, tadalafila), nitrato tópico	Antagonistas do receptor de angiotensina II, fluoxetina, análogos da prostaciclina, estabilizadores de endotélio*, cirurgia (simpatectomia, toxina botulínica)	Aquecimento corporal, evitar medicações vasoativas como descongestionantes nasais, agonistas da serotonina, drogas para tratar TDAH
Úlceras digitais	Inibidores da fosfodiesterase-5, bloqueadores de canal de cálcio	Antagonistas do receptor da endotelina** (bosentana)	Análogos da prostaciclina	Aquecimento, controle de dor, antibióticos oral e tópico
Hipertensão pulmonar	Inibidores da fosfodiesterase-5, antagonistas do receptor da endotelina	Análogos da prostaciclina (iloprost, epoprostenol, reprostinil, beraprost), selexipag (agonista do receptor da prostaciclina), riociguat (estimulador da guanilato ciclase)		
Doença intersticial pulmonar	MMF, TCZ, CFF, CTC	Nintedanibe (inibidor da tirosino-quinase), pirfenidona (inibidor do TGF-α), RTX	Transplante autólogo de células-tronco, transplante pulmonar	Tratar refluxo esofageano, vacinação em dia, fisioterapia respiratória
Acometimento gastrointestinal	Inibidor de bomba de próton, antagonista de receptor H2, eritromicina, metoclopramida	Suplementação vitamínica, antibióticos, polietilenoglicol, dieta com fibras, hidratação	Dilatação mecânica do esôfago, alimentação enteral	Cuidados dentários, saliva artificial, elevação da cabeceira, fonoaudiologia

AINE: anti-inflamatório não esteroidal; CTC: corticosteroide; CFF: ciclofosfamida; IECA: inibidor da enzima conversora da angiotensina; IVIG: imunoglobulina intravenosa; MMF: micofenolato de mofetila; MTX: metotrexato; RTX: rituximabe; TCZ: tocilizumabe; TDAH: transtorno do déficit de atenção e hiperatividade.

* Esses agentes aumentam o fluxo circulatório: pentoxifilina, ácido acetilsalicílico, estatinas.

** Não há relatos do uso de ambrisentana e macitentana em ESJ.

REFERÊNCIAS BIBLIOGRÁFICAS

1. Adrovic A, Yildiz M, Haslak F, Koker O, Aliyeva A, Sahin S, et al. Tocilizumab therapy in juvenile systemic sclerosis: a retrospective single centre pilot study. Rheumatol Int. 2021;41:121-8.
2. Apitz C, Girschik H. Systemic sclerosis-associated pulmonary hypertension in children. Cardiovasc Diagn Ther. 2021;11(4):1137-43.
3. Fiorentini E, Bonomi F, Peretti S, Orlandi M, Lepri G, Cerinic MM, et al. Potential role of JAK inhibitors in the treatment of systemic sclerosis-associated interstiticial lung disease: a narrative review from pathogenesis to real-life data. Life. 2022;12:2101.
4. Foeldvari I, Culpo R, Sperotto F, Anton J, Avcin T, Baildam E, et al. Consensus-based recommendations for the management of juvenile systemic sclerosis. Rheumatology (Oxford). 2021;60(4):1651-8.
5. Foeldvari I, Torok KS. Review for best practice in clinical rheumatology juvenile systemic sclerosis – updates and practice points. Best Pract Res Clin Rheumatol. 2021;35(3):101688.
6. Foeldvari I. Update on juvenile systemic sclerosis. Curr Rheumatol Rep. 2015 Mar;17(3):18.
7. Li SC. Scleroderma in children and adolescents: localized scleroderma and systemic sclerosis. Pediatr Clin N Am. 2018;65:757-81.
8. Martini G, Foeldvari I, Russo R, et al. Juvenile scleroderma working group of the pediatric rheumatology European S. Systemic sclerosis in childhood: clinical and immunologic features of 153 patients in an international database. Arthritis Rheum. 2006;54(12):3971-8.
9. Reiff A,Weinberg KI, Triche T, Masinsin B, Mahadeo KM, Lin CH, et al. T lymphocyte abnormalities in juvenile systemic sclerosis patients. Clin Immunol. 2013;149(1):146-55.
10. Stevens AM, Torok KS, Li SC, Taber SF, Lu TT, Zulian F. Immunopathogenesis of juvenile systemic sclerosis. Front Immunol. 2019;10:1352.
11. Torok KS. Updates in systemic sclerosis treatment and applicability to pediatric scleroderma. Rheum Dis Clin N Am. 2021;47:757-80.
12. van den Hoogen F, Khanna D, Fransen J, Johnson SR, Baron M, Tyndall A, et al. 2013 classification criteria for systemic sclerosis: an American College of Rheumatology/European League Against Rheumatism Collaborative Initiative. Arthritis Rheum. 2013;65(11):2737-47.
13. Volkmann ER, Andréasson K, Smith V. Systemic sclerosis. Lancet. 2023;401:304-18.
14. Zulian F, Culpo R, Sperotto F, Anton J, Avcin T, Baildam EM, et al. Consensus-based recommendations for the management of juvenile localised scleroderma. Ann Rheum Dis. 2019;78:1019-24.
15. Zulian F, Lanzoni G, Castaldi B, Meneghel A, Tirelli F, Zanatta E. Syystemic sclerosis sine sclerosis in children. Rheumatology (Oxford). 2022;61(6):2555-62.
16. Zulian F, Tirelli F. Treatment in juvenile scleroderma. Curr Rheumatol Rep. 2020;22:45.
17. Zulian F, Woo P, Athreya BH. The Pediatric Rheumatology European Society/American College of Rheumatology/European League Against Rheumatism provisional classification criteria for juvenile systemic sclerosis. Arthritis Rheum. 2007;57:203-12.
18. Zulian F. Scleroderma in children. Best Pract Res Clin Rheumatol. 2017;31:576-95.

81

Doença de Kawasaki e síndrome inflamatória multissistêmica pediátrica

Gleice Clemente Souza Russo
Maria Teresa Terreri

DOENÇA DE KAWASAKI

Conceito

A doença de Kawasaki (DK) é uma vasculite necrosante sistêmica aguda, autolimitada, que compromete vasos de médio calibre. Sua principal complicação é o desenvolvimento de aneurismas nas artérias coronárias, que pode ocorrer em até 30% das crianças não tratadas.

É a segunda causa de vasculite na infância e a principal causa de cardiopatia adquirida nos países desenvolvidos.

Epidemiologia

A ampla maioria dos casos (cerca de 80%) ocorre abaixo dos 5 anos de idade, com predomínio em lactentes e pré-escolares, sendo rara antes dos seis meses. Menos frequentemente ocorre em crianças mais velhas e em adultos, que podem ter maior incidência de complicação cardiovascular, relacionada ao atraso no diagnóstico. O sexo masculino é mais frequentemente afetado.

De acordo com estudos epidemiológicos, parece tratar-se de uma doença sazonal, com maior incidência no inverno e na primavera.

Etiopatogenia

A etiopatogenia da DK ainda é desconhecida. Acredita-se que a doença se desenvolva a partir de um desencadeante infeccioso (provavelmente viral), que geralmente ocasiona infecção assintomática ou doença leve, entretanto, desencadeia a DK em crianças geneticamente predispostas. Até o momento, nenhum microrganismo responsável pelo desencadeamento da doença foi isolado.

Como consequência da resposta ao agente infeccioso, o sistema imune inato é rapidamente ativado, com evidências de grande número de neutrófilos circulantes, e ativação de IL-1, IL-6 e TNF. A resposta imune adaptativa é também demonstrada pela presença de células T pró-inflamatórias e regulatórias circulantes na fase aguda da doença. A presença de anticorpos circulantes contra células endoteliais é observada. A lesão vascular pode resultar da ativação de células endoteliais e de moléculas de adesão leucocitária, acompanhada da infiltração de células CD4+ e CD8+ e de macrófagos.

Quadro clínico

A febre ocorre na fase aguda (primeiros 10 dias do quadro) e está presente em todos os casos. É geralmente elevada, de difícil controle e persiste por, pelo menos, cinco dias. Responde parcialmente a antipiréticos. Se não tratada, tem resolução espontânea em até vinte dias.

O exantema polimorfo geralmente acompanha a febre, durante a fase aguda, e acomete mais de 90% das crianças. Costuma afetar o tronco e as extremidades e se apresenta, geralmente, como exantema não pruriginoso, macular ou maculopapular, mas pode ser urticariforme, escarlatiniforme, com eritrodermia, ou com lesões em alvo (Figura 1). O acometimento da região perineal, embora não seja comum, é muito típico da doença. A presença de lesões vesiculares ou bolhosas sugere outras hipóteses diagnósticas.

As alterações nos lábios e na cavidade oral estão presentes durante o período febril em 80 a 90% dos casos, e podem se manifestar como lábios hiperemiados, fissurados, inchados e brilhantes, hiperemia da mucosa orofaríngea e/ou língua em framboesa (Figura 2).

A hiperemia conjuntival ocorre em 80% a 90% dos casos. Costuma ser bilateral e não purulenta (Figura 3). O exame oftalmológico pode diagnosticar uveíte anterior, que é transitória.

As alterações das extremidades são vistas em cerca de 80% dos pacientes. Na fase aguda, manifestam-se como edema doloroso nos dorsos das mãos e dos pés e/ou eritema das palmas e plantas. Na fase subaguda (período afebril), observa-se a descamação em placas, de mãos e pés, que se inicia na região periungueal (Figura 4) e que se estende para as regiões palmares e plantares. As linhas de Beau (sulcos transversos no leito ungueal) ocorrem após 1 a 2 meses do início do quadro febril (Figura 5).

A linfonodomegalia cervical é a manifestação típica menos frequente, observada em 50% dos casos, sendo habitualmente unilateral, dolorosa, com tamanho de pelo menos 1,5 cm e de consistência firme (Figura 6).

Outras manifestações incluem: meningite asséptica, com irritabilidade importante; vômitos; dor abdominal e diarreia; hepatite; hepatoesplenomegalia; mialgia; artralgia e artrite; otite média aguda; surdez neurossensorial; uveíte anterior; alterações na cicatriz da vacina do BCG; uretrite; leucocitúria estéril; vesícula hidrópica; pneumonite intersticial; e síndrome de ativação macrofágica (1%-2%).

Exames subsidiários

A investigação laboratorial caracteriza o processo inflamatório da doença e a sua gravidade, além de afastar os diagnósticos diferenciais. Os reagentes de fase aguda, como a velocidade de hemossedimentação (VHS) e a proteína C-reativa (PCR), estão geralmente bastante elevados. O hemograma se caracteriza por anemia e leucocitose, com predomínio de neutrófilos. Plaquetopenia pode ser observada na fase aguda e é preditora de mau prognóstico. Após o 10º dia de evolução, ocorre caracteristicamente a plaquetose. Elevação das enzimas hepáticas, dislipidemia e leucocitúria estéril são alterações comuns. Hipoalbuminemia, hiperbilirrubinemia

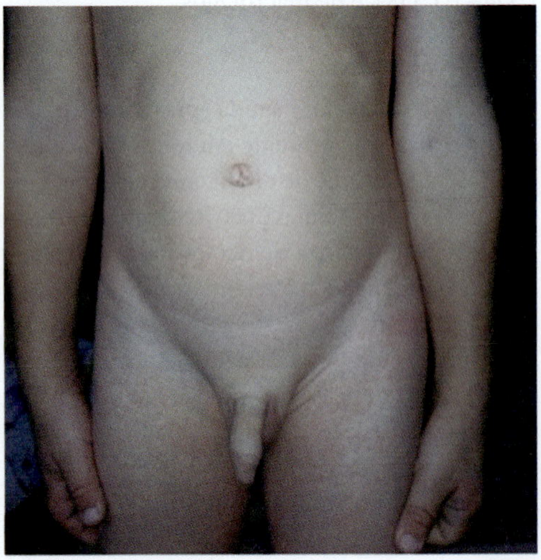

FIGURA 1 *Rash* polimorfo difuso, afetando também a região inguinal.

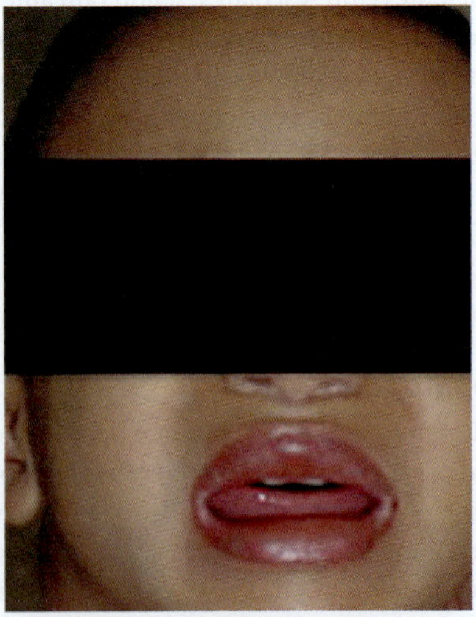

FIGURA 2 Alteração da mucosa oral, com evidência de hiperemia e edema labial.

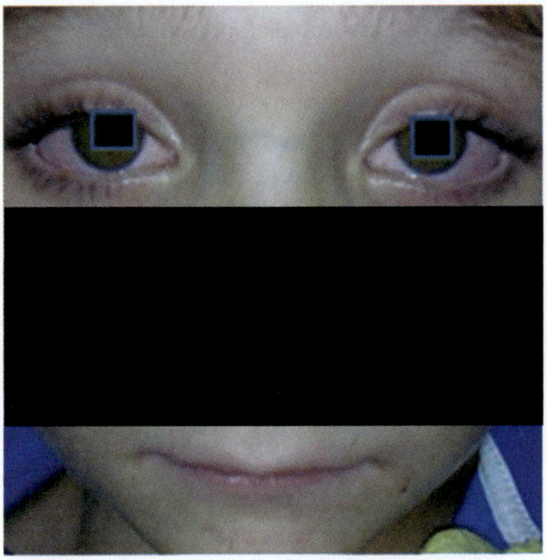

FIGURA 3 Hiperemia conjuntival bilateral, não purulenta.

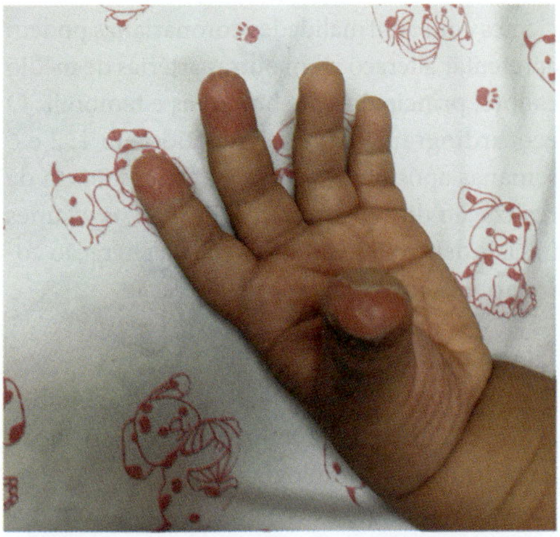

FIGURA 4 Descamação periungueal da fase subaguda.

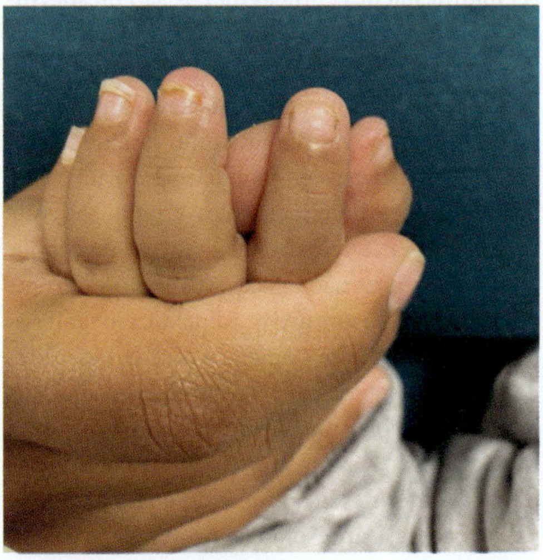

FIGURA 5 Linhas de Beau características da fase de convalescência.

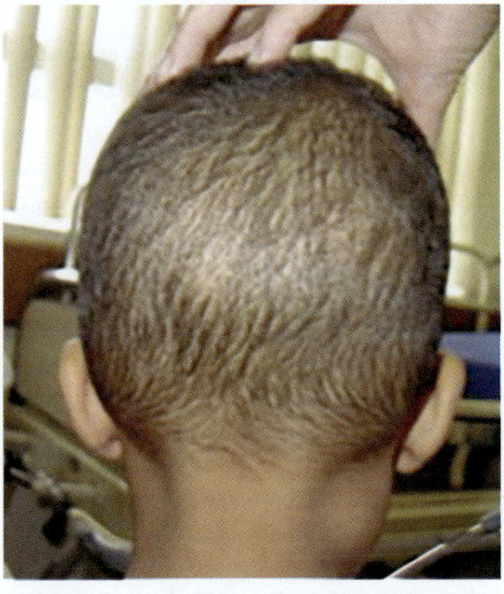

FIGURA 6 Linfonodomegalia cervical unilateral.

e hiponatremia podem ocorrer e também são preditores de mau prognóstico.

O ecocardiograma com Doppler deve ser solicitado no momento do diagnóstico, com o objetivo de detectar precocemente o envolvimento cardíaco, como alteração coronariana; pericardite (presente em até 30% dos casos); miocardite, que se manifesta por taquicardia sinusal, ritmo de galope e arritmias; e insuficiência mitral ou aórtica. As alterações coronarianas, principal complicação da doença, variam desde ectasia discreta até aneurismas gigantes, e podem se desenvolver nos primeiros dias de doença até a fase subaguda. As principais artérias afetadas na DK são a artéria descendente anterior esquerda (DAE) e a artéria coronária direita (ACD). Pacientes com anormalidades coronarianas podem apresentar alterações em outras artérias de médio calibre, principalmente braquiais e femorais. O ecocardiograma deve ser repetido em 1, 2 e 6 semanas após o exame inicial. A frequência da realização do ecocardiograma após os exames iniciais dependerá da existência da alteração coronariana e da gravidade da alteração.

Diagnóstico

O diagnóstico da DK é realizado por meio dos critérios clínicos diagnósticos da Associação Americana de Cardiologia (AHA). Baseia-se na presença do critério obrigatório (febre, com duração de no mínimo 5 dias), associado a pelo menos quatro dos demais critérios (Quadro 1).

QUADRO 1 Critérios diagnósticos para doença de Kawasaki clássica

Presença de febre, por mais de 5 dias, associada a 4 dos 5 critérios clínicos descritos a seguir
▪ Exantema polimorfo
▪ Alterações na cavidade oral
▪ Conjuntivite
▪ Alterações das extremidades
▪ Linfonodomegalia cervical

O diagnóstico pode ainda ser estabelecido antes do quinto dia de doença, quando o paciente é avaliado pelo especialista e preenche os critérios clássicos para a doença, especialmente quando a hiperemia das mãos e dos pés está presente.

Alguns pacientes não preenchem os critérios para a DK e merecem atenção especial para que o diagnóstico não seja retardado e o tratamento seja realizado dentro da janela terapêutica, com o objetivo de reduzir a incidência dos aneurismas coronarianos. A AHA atualizou o algoritmo para a detecção desses casos, e o diagnóstico de DK incompleta deve ser considerado quando o paciente apresenta febre com duração de pelo menos 5 dias associada a dois ou três critérios; ou lactente menor que 6 meses apresenta febre de duração maior ou igual a 7 dias, associada à elevação de VHS e PCR, e preenche uma das duas situações:

1. Alteração laboratorial: presença de três dos seguintes achados: anemia, leucocitose, plaquetose após o sétimo dia de febre, elevação da enzima transaminase glutâmico-pirúvica (TGP), hipoalbuminemia e leucocitúria.
2. Ecocardiograma positivo: presença de aneurisma de coronárias ou pelo menos 3 das seguintes alterações: disfunção do ventrículo esquerdo, regurgitação mitral, derrame pericárdico ou dilatação de ACD ou DAE.

A DK incompleta ocorre mais frequentemente nos lactentes. Essa é a faixa etária com maior risco para o desenvolvimento de aneurismas e que mais frequentemente cursa com febre como manifestação isolada da doença.

Diagnóstico diferencial

As manifestações clínicas da DK são inespecíficas e fazem parte do quadro clínico de outras doenças, infecciosas e não infecciosas, que devem ser consideradas na investigação diagnóstica.

Assim, infecções virais, como sarampo, adenovírus, enterovírus, mononucleose e eritrovírus; infecções bacterianas, como escarlatina, adenite bacteriana, sepse, meningite e síndrome do choque tóxico; e doenças não infecciosas, como síndrome de Stevens-Johnson, artrite idiopática juvenil sistêmica, poliarterite nodosa, e outras vasculites devem ser pesquisadas. É importante ressaltar que o fato de se isolar um agente infeccioso não permite afastar o diagnóstico da DK, pois pode se tratar do fator desencadeante do quadro.

A Tabela 1 apresenta as principais características que devem ser analisadas como diagnóstico diferencial.

Tratamento

O objetivo primário do tratamento da DK é suprimir o processo inflamatório o mais precocemente possível, para reduzir a incidência dos aneurismas coronarianos e evitar sua progressão. A terapia deve ser iniciada antes do 10º dia de doença, de preferência antes do 7º dia. Entretanto, se o paciente não recebeu o diagnóstico antes do 10º dia e mantém febre, ou apresenta aneurisma associado ao aumento

TABELA 1 Principais características a serem analisadas no diagnóstico diferencial da doença de Kawasaki

Quando pensar em DK	Quando considerar outras doenças
▪ Bebês < 6 meses, com febre prolongada + irritabilidade/ meningite asséptica ▪ Febre prolongada + linfonodomegalia cervical, não responsiva à antibioticoterapia ▪ Febre prolongada + diagnóstico de choque "séptico", com culturas negativas	Presença de: ▪ Conjuntivite ou faringite exsudativa ▪ Úlcera oral ▪ Petéquias, vesículas e bolhas ▪ Linfonodomegalia generalizada ▪ Esplenomegalia

Adaptada de: *guidelines* da Academia Americana de Cardiologia de 2017.

de provas de fase aguda, deve-se iniciar o tratamento mesmo após o 10º dia.

A terapia inicial consiste no uso de imunoglobulina endovenosa (IgEV), na dose de 2 g/kg, em infusão de 12 horas, associada ao ácido acetilsalicílico (AAS), na dose de 30 a 50 mg/kg/dia, dividida em 4 tomadas. Esse tratamento reduz a sequela coronariana de 25% para 5%, no entanto, 15% a 20% dos pacientes não respondem à terapia inicial e apresentam maior risco para o desenvolvimento de aneurismas. Portanto, para os pacientes com elevado risco de má resposta à IgEV, o glicocorticoide deve ser usado em associação à IgEV como terapia de primeira linha, sendo essa terapia corroborada por estudos com elevados níveis de evidência.

Existem vários escores para predizer má resposta à IgEV, porém a maioria dos estudos é derivada da população asiática e não é reprodutível na população ocidental. Na prática clínica, consideramos os seguintes fatores de risco: idade menor que 12 meses; elevação significativa da PCR; plaquetopenia; hipoalbuminemia; elevação das transaminases e das bilirrubinas.

As opções de terapia de resgate nos pacientes não respondedores à terapia inicial são: segunda dose da IgEV; segunda dose da IgEV associada ao glicocorticoide, por via EV ou oral; glicocorticoide, EV ou oral; ou infliximabe. Terapias de resgate para pacientes refratários ao segundo esquema terapêutico incluem anti-IL-1, ciclofosfamida, metotrexato, ciclosporina e plasmaférese, na dependência da experiência do serviço.

Outro objetivo do tratamento da DK é a prevenção da ocorrência de trombose. Deve-se iniciar o AAS, em dose antiagregante (3 a 5 mg/kg/dia), 48 horas após o término da febre. Para os pacientes sem anormalidade coronariana, o AAS deve ser mantido por 4 a 6 semanas e até os valores de PCR e de plaquetas retornarem ao normal. Nos pacientes com dilatação ou aneurisma pequeno e transitório de coronárias, o AAS deve ser mantido até a normalização das artérias coronárias. Nos pacientes com alteração coronariana persistente ou com aneurisma médio ou gigante, o AAS deve ser mantido por tempo indefinido. O anticoagulante oral deve ser associado ao AAS nos pacientes que desenvolvem aneurismas gigantes. O tamanho máximo do aneurisma, o seu tamanho durante a avaliação e outros fatores de risco para trombose devem ser levados em consideração para a decisão da tromboprofilaxia.

Prognóstico

Os pacientes sem comprometimento cardíaco apresentam resolução completa dos sintomas, independentemente do tratamento, e sem deixar sequelas. Sua recorrência é rara. O prognóstico dos pacientes que desenvolvem alteração coronariana depende da extensão do comprometimento cardíaco. Os aneurismas de médio e pequeno calibre regridem em 50% dos casos, nos primeiros dois anos de evolução, e os aneurismas gigantes persistem, podendo evoluir com trombose e infarto do miocárdio.

Em um estudo sobre o prognóstico de 76 pacientes com aneurismas gigantes, secundários à DK, observaram-se sete mortes, 46 intervenções coronarianas e um transplante cardíaco, em um tempo médio de observação de 19 anos. A taxa de sobrevida desses pacientes foi de 95% e 88%, respectivamente, em 10 e 20 anos.

SÍNDROME INFLAMATÓRIA MULTISSISTÊMICA PEDIÁTRICA (SIM-P)

A síndrome inflamatória multissistêmica pediátrica (SIM-P) tem sido descrita desde o início da pandemia por *severe acute respiratory syndrome coronavirus* 2 (SARS-CoV-2). Pacientes com SIM-P manifestam a doença duas a quatro semanas após a infecção, com febre, envolvimento de vários órgãos e sistemas e atividade inflamatória intensa.

As crianças e adolescentes são menos acometidos pela COVID que os adultos, apresentam casos mais leves e assintomáticos e com menos internações e óbitos. Entretanto, essa síndrome hiperinflamatória é muito mais frequente na faixa etária pediátrica.

Os critérios para definição desta entidade foram descritos e estão no Quadro 2. Sintomas gastrointestinais, cardiovasculares, mucocutâneos e neurológicos, além de coagulopatia, fazem parte da síndrome.

QUADRO 2 Critérios de síndrome inflamatória multissistêmica pediátrica segundo a Organização Mundial da Saúde

Faixa etária	0-19 anos
Febre	≥ 3 dias
Manifestações clínicas	1. Mucocutâneas (*rash*, conjuntivite e/ou edema de extremidades) – características de DK 2. Hipotensão ou choque 3. Alterações cardíacas (disfunção miocárdica, pericardite, valvulite, alteração coronariana) 4. Coagulopatia (TTPA, TP, D-dímero) 5. Sintomas gastrointestinais agudos * Presença ≥ 2.
Evidências laboratoriais de inflamação	VHS, proteína C-reativa, procalcitonina
Exclusão de outros diagnósticos	Sim
SARS-CoV-2	PCR/sorologia/antígeno ou exposição prévia.

DK: doença de Kawasaki; PCR: reação de cadeia de polimerase; TP: tempo de protrombina; TTPA: tempo de tromboplastina parcial ativada; VHS: velocidade de hemossedimentação.

Curiosamente, alguns pacientes apresentam manifestações clínicas semelhantes à DK (embora muitas vezes não preencham os critérios da DK completa). O Quadro 3 mostra as semelhanças e diferenças das duas entidades.

QUADRO 3 Diferenças e semelhanças entre síndrome inflamatória multissistêmica pediátrica (SIM-P) e doença de Kawasaki (DK)

	SIM-P	DK
Idade	Ampla (escolares)	< 5 anos
Etnia	Negros, latinos	Asiáticos
Mucocutâneo	+++	++++
Sintomas gastrointestinais	++++	+
Disfunção miocárdica	+++	+
Coagulopatia	++	-
Choque	+++	+
Disfunção de múltiplos órgãos	+++	+
Citopenias	++++	+

Miocardite, choque ou síndrome de ativação macrofágica são quadros graves que podem ocorrer na evolução. O tratamento se baseia em associação de IgEV (2 g/kg) e glicocorticoides (1 a 2 mg/kg/dia). Em casos graves ou refratários, o uso da pulsoterapia com metilprednisolona 30 mg/kg/dia EV por 3 dias ou uso de agentes biológicos é indicado.

REFERÊNCIAS BIBLIOGRÁFICAS

1. Chen S, Dong Y, Kiuchi MG, Wang J, Li R, Ling Z, et al. Coronary artery complication in Kawasaki disease and the importance of early intervention: a systematic review and meta-analysis. JAMA Pediatr. 2016;170:1156-63.
2. de Graeff N, Groot N, Ozen S, Eleftheriou D, Avcin T, Bader-Meunier B, et al. European consensus-based recommendations for the diagnosis and treatment of Kawasaki disease – the SHARE initiative. Rheumatology (Oxford). 2019;58(4):672-82.
3. Dietz SM, van Stijn D, Burgner D, Levin M, Kuipers IM, Hutten BA, et al. Dissecting Kawasaki disease: a state-of-the-art review. Eur J Pediatr. 2017;176:995-1009.
4. Duignan S, Doyle SL, McMahon CJ. Refractory Kawasaki disease: diagnostic and management challenges. Pediatric Health Med Ther. 2019;10:131-9.
5. Fraison JB, Sève P, Dauphin C, Levin M, Kuipers IM, Hutten BA, et al. Kawasaki disease in adults: obser-

vations in France and literature review. Autoimmun Rev. 2016;15:242-9.
6. Henderson LA, Canna SW, Friedman KG, Gorelik M, Lapidus SK, Bassiri H. American College of Rheumatology clinical guidance for multisystem inflammatory syndrome in children associated with SARS-CoV-2 and hyperinflammation in pediatric COVID-19: Version 3. Arthritis Rheumatol. 2022;74(4):e1-e20.
7. Kobayashi T, Inoue Y, Takeuchi K, Okada Y, Tamura K, Tomomasa T, et al. Prediction of intravenous immunoglobulin unresponsiveness in patients with Kawasaki disease. Circulation. 2006;113:2606-12.
8. Leung DYM, Schlevert PM, Meissner HC. The immunopathogenesis and management of Kawasaki syndrome. Arthritis Rheum. 1998;41:1538-47.
9. McCrindle BW, Rowley AH, Newburger JW, Burns JC, Bolger AF, Gewitz M, et al. Diagnosis, treatment, and long-term management of Kawasaki disease: a scientific statement for health professionals from the American Heart Association. Circulation. 2017;35:e927-e999.
10. Newburger JW, Takahashi M, Gerber MA, Gewitz MH, Tani LY, Burns JC, et al. Diagnosis, treatment, and long-term management of Kawasaki disease: a statement for health professionals from the Committee on Rheumatic Fever, Endocarditis and Kawasaki Disease, Council on Cardiovascular disease in the Young, American Heart Association. Circulation. 2004;110:2747-71.
11. Rossi FS, Silva MF, Kozu KT, Camargo LF, Rossi FF, Silva CA, et al. Extensive cervical lymphadenitis mimicking bacterial adenitis as the first presentation of Kawasaki disease. Einstein (São Paulo). 2015;13:426-9.
12. Sano T, Kurotobi S, Matsuzaki K, Yamamoto T, Maki I, Miki K, et al. Prediction of non-responsiveness to standard high-dose gamma-globulin therapy in patients with acute Kawasaki disease before starting initial treatment. Eur J Pediatr. 2007;166:131-7.
13. Shulman ST, Rowley AH. Kawasaki disease: insights into pathogenesis and approaches to treatment. Nat Rev Rheumatol. 2015;11:475-82.
14. Sleeper LA, Minich LL, McCrindle BM, Li JS, Mason W, Colan SD, et al. Pediatric Heart Network Investigators. Evaluation of Kawasaki disease risk-scoring systems for intravenous immunoglobuline resistence. J Pediatr. 2011;158:831-5.
15. Son MB, Gauvreau K, Burns JC, Corinaldesi E, Tremoulet AH, Watson VE, et al. Infliximab for intravenous immunoglobulin resistance in Kawasaki disease: a retrospective study. J Pediatr. 2011;158:644-9.
16. Soni PR, Rivas MN, Arditi M. a comprehensive update on Kawasaki disease vasculitis and myocarditis. Curr Rheumatol Rep. 2020;22:6.
17. Suda K, Iemura M, Nishiono H, Teramachi Y, Koteda Y, Kishimoto S, et al. Long-term prognosis of patients with Kawasaki disease complicated by giant coronary aneurysms: a single-institution experience. Circulation. 2011;123:1836-42.
18. Terreri MT, Clemente G. Developments in large and midsize vasculitis. Rheum Dis Clin North Am. 2013;39:855-75.
19. Wardle AJ, Connolly GM, Seager MJ, Tulloh RM. Corticosteroids for the treatment of Kawasaki disease in children. Cochrane Database Syst Rev. 2017;1:CD011188.
20. Whittaker E, Bamford A, Kenny J, Kaforou M, Jones CE, Shah P, et al. Clinical characteristics of 58 children with a pediatric inflammatory multisystem syndrome temporally associated with SARSCoV-2. JAMA. 2020. 324(3):259-69.
21. World Health Organization. Multisystem inflammatory syndrome in children and adolescents with COVID-19. May 2020. Disponível em: https://www.who.int/publications/i/item/multisystem-inflammatory-syndrome--in-children-and-adolescents-with- covid-19.

Dermatomiosite juvenil

Claudia Saad Magalhães

CONCEITO

A dermatomiosite é uma miopatia inflamatória idiopática ou miopatia autoimune sistêmica que acomete adultos e crianças. Tem elevada morbidade, e o atraso no reconhecimento das suas manifestações iniciais resulta em atraso no diagnóstico e tratamento. A sua evolução natural em crianças é caracterizada por complicações como calcinose, contraturas articulares, dano em fibras musculares e lipodistrofia.

EPIDEMIOLOGIA

Ocorre em todas as regiões do mundo. Há evidências sobre a sua incidência e prevalência em registros multicêntricos internacionais. É considerada rara na criança, acometendo entre 2,5 e 4,1 casos em 1 milhão de crianças suscetíveis, tendo maior incidência aos 7 anos de idade e predomínio em meninas. A doença é possivelmente desencadeada por fatores ambientais, como exposição à luz ultravioleta ou infecções virais, em indivíduos geneticamente predispostos.

ETIOPATOGÊNESE

O acometimento cutâneo, muscular, assim como de múltiplos órgãos e sistemas é causado por uma vasculopatia. A vasculopatia difere da vasculite, pois envolve o processo inflamatório nas células endoteliais que são também ativadas durante a reação imunológica, causando inflamação crônica e miopatia. Suas características histológicas são a inflamação perifascicular e a atrofia de fibras musculares estriadas. A base é autoimune, contudo, os autoanticorpos específicos são menos frequentes na criança quando comparadas com adultos. A etiopatogênese é multifatorial, e há fatores genéticos e ambientais envolvidos. Os autoanticorpos identificados até o presente podem ter relação com a atividade inflamatória, a imunopatologia dos tecidos afetados, o infiltrado linfocitário tecidual e a resposta terapêutica. O risco imunogenético está ligado ao haplótipo ancestral HLA B8 DRB1*0301 e infecções associadas à incidência sazonal evidenciam seu componente ambiental. Há ativação de células dendríticas e regulação positiva da produção de interferon (IFN)-alfa tipo I no sangue periférico e nos músculos dos pacientes afetados. As alterações histológicas são típicas: há edema de células endoteliais capilares com obliteração luminal, atrofia perifascicular e inflamação perivascular. A biópsia muscular é caracterizada por infiltrados de células B maduras, expressão aumentada da sequência terminal de ativação do complemento ou MAC (C5-9 *membrane attack complex*), diminuição do seu inibidor CD-59 associado ao mecanismo de lesão endotelial.

AUTOANTICORPOS

A autoimunidade tem um papel importante na patogênese com produção de autoanticorpos específicos para miosite, que são considerados biomarcadores para o diagnóstico. O fator antinuclear (FAN) está presente em até 80% dos casos, sendo, contudo, inespecífico.

Os anticorpos miosite-específicos são úteis no diagnóstico, na definição de fenótipos e previsão de riscos de complicações. A presença de MDA-5 associa-se com doença pulmonar intersticial. O anti-NXP-2 aumenta o risco de calcinose, contudo quanto menor for a idade, maior o risco de calcinose, independentemente de autoanticorpos. O anti-Mi-2 sugere a probabilidade de doença menos grave e menor risco de mortalidade.

MECANISMOS IMUNOLÓGICOS

A resposta imune inata e a adaptativa contribuem para a patogênese, assemelhando-se a uma resposta ineficaz a uma infecção viral crônica. As células dendríticas plasmocitárias são consideradas as principais fontes de IFN tipo I que, por sua vez, regula positivamente as moléculas de MHC classe I, com função imunomoduladora, ativando linfócitos T citotóxicos e *natural killer*. A expressão aumentada de MHC classe I pode causar resposta de estresse no retículo endoplasmático, comprometendo a fibra muscular. O IFN tipo I induz a produção de citocinas pró-inflamatórias e quimiocinas, incluindo CXCL9, MIG, CXCL10 e CXCL11/I-TAC. Adicionalmente, aumenta a produção de autoanticorpos e células B. As células endoteliais, no interstício das fibras musculares afetadas, produzem IL1 e outras citocinas, promovendo a inflamação por meio de regulação de moléculas de adesão da parede vascular (VCAM)-1 e moléculas de adesão intracelulares (ICAM)-1. As células endoteliais afetadas expressam citocinas e atraem células inflamatórias e promovem angiogênese.

A presença de assinatura característica de ativação de IFN tipo I foi identificada tanto nos músculos afetados como no sangue periférico de pacientes com dermatomiosite juvenil. A atividade é maior em pacientes com diagnóstico recente, comparados com controles saudáveis, podendo ser útil na monitorização da atividade. O IFN tipo II também pode estar envolvido na patogênese da dermatomiosite, e a sua expressão gênica é mais intensa quando comparada com a distrofia muscular progressiva e controles saudáveis.

QUADRO CLÍNICO

É caracterizada por fraqueza muscular proximal e um exantema típico, mas o início pode ser insidioso. A fraqueza muscular proximal é progressiva, iniciando com dificuldade de subir escadas ou pentear os cabelos, até a incapacidade de se virar na cama sozinho. A fraqueza de músculos cervicais e abdominais pode ser observada no exame de rotina e a fraqueza na musculatura de hipofaringe e palatal resulta em voz anasalada, dificuldade na deglutição ou tosse durante a alimentação com refluxo nasofaríngeo ou aspiração traqueal.

Os sinais cutâneos são muito característicos e sua descrição será listada no Quadro 1.

Calcinose

A calcinose é a deposição mineral de hidroxiapatita na pele, tecido subcutâneo e músculos, identificada pelo exame da pele e subcutâneo ou por meio de radiografia simples de partes moles, ocorrendo geralmente em áreas de pressão, como cotovelos, joelhos e nádegas. Pode ser superficial ou profunda, difusa, nodular ou liquefeita quando associada com ulcerações cutâneas.

Lipodistrofia

A lipodistrofia é caracterizada por perda da gordura subcutânea, de forma localizada ou generalizada, associada com distúrbios metabólicos como a resistência à insulina, hipertrigliceridemia, *acantose nigricans*, hirsutismo, redistribuição de gordura, síndrome do ovário policístico e esteatose hepática não alcoólica, relacionados com a inflamação muscular e perda de receptores de insulina, que resultam em resistência insulínica.

EXAMES COMPLEMENTARES

Os principais exames complementares incluem a determinação de enzimas musculares, como creatinofosfoquinase (CPK), desidrogenase lática (DHL), transaminases (AST e ALT) e aldolase; a biópsia muscular pode evidenciar presença de atrofia de fibras musculares da região perifascicular, além de infiltrados linfomononucleares perivasculares.

A eletromiografia pode demonstrar: atividade aumentada no local de inserção, com fibrilações e ondas agudas, descargas espontâneas bizarras e de alta frequência, e potenciais de baixa amplitude e curta duração em unidades motoras polifásicas.

O diagnóstico por imagem por meio da ressonância magnética é útil para demonstrar a intensidade e a extensão da inflamação muscular. A intensidade de sinal nas sequências com a supressão de gordura reflete o grau de edema muscular, da fáscia e dos tecidos subcutâneos. A radiografia de partes moles é útil para a identificação da calcinose e, naqueles com sintomas respiratórios, para o diagnóstico de pneumopatia intersticial.

A observação da microscopia capilar ou capilaroscopia periungueal reflete a vasculopatia de pequenos vasos, sendo um exame não invasivo, para visualizar a microcirculação na área das cutículas. Na dermatomiosite há perda de arquitetura capilar com tortuosidade, enovelamento, redução da densidade capilar, áreas avasculares e micro-hemorragias.

DIAGNÓSTICO E CLASSIFICAÇÃO

São feitos pela associação de manifestações cutâneas típicas e fraqueza muscular simétrica. A apresentação com sinais cutâneos sem fraqueza muscular é denominada dermatomiosite clinicamente amiopática. Mais recentemente, uma força-tarefa da EULAR/ACR desenvolveu critérios aplicáveis para adultos e crianças, com um

QUADRO 1 Sinais cutâneos associados com a dermatomiosite juvenil

Sinais cutâneos	Descrição
Heliótropo	Coloração eritematoviolácea na área das pálpebras associada com edema periorbitário
Pápulas de Gottron	Pápulas eritematovioláceas descamativas nas superfícies extensoras das articulações, principalmente em mãos
Sinal de Gottron	Eritema não palpável (cicatricial) ou máculas na mesma localização que as pápulas de Gottron nas superfícies extensoras das articulações
Alterações capilares na prega ungueal	Eritema periungueal na área da cutícula com anormalidades visíveis nas alças capilares da prega ungueal
Eritema facial ou malar	Eritema facial, malar e nas áreas perioral, temporal e frontal
Sinal do "xale"	Eritema na área posterior do pescoço, dorso e ombros
Sinal do "V do decote"	Eritema na região anterior do pescoço e parte superior do decote em áreas expostas ao sol
Sinal do "coldre"	Eritema sobre a superfície externa lateral dos quadris e das coxas
Eritema linear ou extensor	Eritema sobre a superfície extensora de tendões de mãos, pés, antebraço e pernas
Eritroderma	Áreas extensas de eritema confluente, incluindo as áreas expostas e não expostas ao sol
Ulcerações cutâneas	Lesões erosivas na derme, subcutâneo ou tecidos profundos ocorrendo em superfícies flexoras, no tronco, no canto medial da pálpebra e na pálpebra superior
"Mãos de mecânico"	Lesões com hiperqueratoses na região palmar ou laterais dos dedos (mais frequentes no adulto)
Hipertrofia da cutícula	Alargamento da prega da cutícula em direção à unha
Paniculite	Inflamação do subcutâneo causando nódulos eritematosos e violáceos
Poiquiloderma	Máculas hiperpigmentadas ou hipopigmentadas com áreas de telangiectasia e atrofia cutânea
Calcinose	Deposição distrófica de cálcio nos tecidos, envolvendo a pele, subcutâneo, fáscia, planos interfasciais, músculos, articulações e mucosas, caracterizada clinicamente ou por meio de imagem
Lipodistrofia	Perda de gordura do subcutâneo que pode ser localizada, parcial ou generalizada, podendo ser acompanhada de hiperinsulinismo, dislipidemias

(continua)

QUADRO 1 Sinais cutâneos associados com a dermatomiosite juvenil *(continuação)*

Sinais cutâneos	Descrição
Escaras ou úlceras cicatriciais	Lesões cicatriciais decorrentes de oclusão vascular ou insuficiência vascular
Alopécia	Queda de cabelos, difusa (não cicatricial) ou focal com descamação e eritema

sistema de algoritmo e de pontuação considerando a idade de início, fraqueza muscular de membros superiores e inferiores, manifestações cutâneas, sistêmicas, exames laboratoriais e a biópsia muscular.

DIAGNÓSTICO DIFERENCIAL

Há várias doenças que resultam em sintomas musculoesqueléticos como a fraqueza e fadiga. As miopatias metabólicas por defeito de síntese do glicogênio, glicogenólise ou glicólise, sendo referidas como doenças de depósito de glicogênio, com acúmulo de glicogênio muscular, têm início precoce no lactente, evoluindo com fadiga, intolerância aos exercícios, câimbras, rabdomiólise e mioglobinúria, podendo ter fraqueza proximal e concentração sérica elevada de CPK.

Ha também alterações do metabolismo dos ácidos graxos, resultando em doenças de depósito de lipídios. A fraqueza pode ser um sintoma dominante em determinadas infecções, em pacientes infectados pelo HIV que apresentam caquexia, neuropatia ou miopatia decorrente das alterações imunológicas, toxicidade de medicamentos ou infecções oportunistas, como o citomegalovírus, micobactérias, criptococos, *Trichinella* ou toxoplasma. As neoplasias devem ser consideradas na avaliação de todos os pacientes com sintomas miopáticos. As drogas que causam sintomas miopáticos incluem a procainamida, a D-penicilamina, os glicocorticoides que causam atrofia das fibras musculares do tipo 2, a colchicina e a hidroxicloroquina que induzem a miopatia vacuolar, a cocaína e anfetaminas que induzem rabdomiólise e isquemia. Todos os agentes hipolipemiantes (estatinas) podem causar rabdomiólise por alteração do mecanismo energético muscular e outros fármacos que alterem o metabolismo energético muscular. As neuropatias periféricas causam acometimento predominantemente distal de distribuição assimétrica e reflexos tendinosos anormais com alterações sensoriais.

TRATAMENTO

Com exceção de um único ensaio clínico pediátrico comparando o tratamento com altas doses de glicocorticoides isoladamente ou associação com metotrexato ou ciclosporina, as evidências são de estudos de coortes, séries e relatos de casos ou consensos entre especialistas. Ainda há muitas lacunas e necessidade de estudos controlados, comparando tratamentos utilizados na rotina e agentes biológicos emergentes e novos alvos terapêuticos, sobretudo naqueles com doença refratária, complicações da vasculopatia, como a calcinose e a doença pulmonar intersticial. As recomendações sobre o tratamento têm sido desenvolvidas por meio de consenso entre especialistas europeus para uniformizar o manejo da dermatomiosite (SHARE). Essas recomendações fornecem condutas de consenso alcançadas após revisão sistemática de literatura. Outras associações inglesas e norte-americanas também desenvolveram planos de tratamento de consenso para as miopatias da criança, do adolescente e do adulto. Em 2019 a Sociedade Brasileira de Reumatologia publicou os *guidelines* para tratamento das miopatias sistêmicas autoimunes.

O manejo inclui tratamento de suporte e reabilitação durante a fase aguda, proteção da exposição à luz ultravioleta e tratamento farmacológico inicial ou de indução, feito com glicocorticoides em doses altas, em pulsos de metilprednisolona combinados ao tratamento oral com prednisona e prednisolona de 1-2 mg/kg/dia associadas ao metotrexato 15-20 mg/m^2/SC, preferencialmente por via subcutânea. Protocolos utilizando pulsos de metilprednisolona são recomendados nas fases iniciais, quando a absorção da prednisolona oral pode estar comprometida pela vasculopatia em superfícies da mucosa intestinal, utilizando 15-30 mg/kg/dose IV em 3 dias com frequência mensal, tanto na fase aguda quanto nas recidivas e ajustes de acordo com a resposta e gravidade.

O manejo requer uso prolongado de doses altas de glicocorticoides e observação de eventos adversos como infecções, osteoporose, atraso de crescimento, catarata, glaucoma, *diabetes mellitus* e hipertensão arterial sistêmica. Mediante as complicações há necessidade de poupadores de glicocorticoide como o metotrexato, procedendo com a retirada do glicocorticoide mais precocemente. O protocolo mais recentemente proposto inicia com 2 mg/kg/dia e reduz a 1 mg/kg/dia no primeiro mês, e até 0,2 mg/kg/dia nos 4 meses seguintes, descontinuando até 18 meses.

Terapia imunossupressora, imunomoduladora e biológicos

O tratamento deve ser adaptado de acordo com a melhor prática e mediante o conhecimento de mecanismo de ação e a individualidade da resposta terapêutica em cada caso e para cada imunossupressor/imunomodulador ou biológico.

Um estudo de coorte com o uso precoce de metotrexato comparado com a coorte histórica, em uso de apenas glicocorticoides em doses altas, no mesmo serviço, comprovou o menor tempo de uso de glicocorticoide e aumento da velocidade de crescimento linear. O uso precoce do metotrexato permite a diminuição de doses e menor tempo de uso de glicocorticoide.

A ciclosporina é um inibidor de calcineurina com ação imunomoduladora, interferindo na ativação de células T e inibindo a produção de IL2. A ciclosporina foi testada em um ensaio clínico comparando o uso de glicocorticoide isoladamente ou associado com metotrexato ou ciclosporina, tendo sido igualmente eficaz comparada com metotrexato, mas o perfil de segurança mostrou mais eventos adversos. A associação de prednisona e ciclosporina nas doses utilizadas no ensaio, de 3-5 mg/kg/dia, resultou em maior incidência de eventos adversos infecciosos.

A hidroxicloroquina é utilizada em associação com glicocorticoides e metotrexato, no acometimento cutâneo e artrite. Embora raras, reações de hipersensibilidade cutânea foram descritas durante o uso na dermatomiosite.

O micofenolato de mofetila é uma opção de tratamento de acordo com as recomendações do SHARE, melhorando o acometimento cutâneo e sendo indicado quando há ineficácia do metotrexato e resultando em melhora cutânea e muscular ao longo de 12 meses. O tacrolimos é um outro inibidor de calcineurina que suprime a ativação de células T dependente de IL-2. O tacrolimo tópico (0,1%) foi utilizado para o acometimento cutâneo recalcitrante em crianças e adultos. Contudo, as evidências para uso oral na dermatomiosite juvenil são muito limitadas. A azatioprina apresenta evidências limitadas, sendo menos frequentemente indicada na dermatomiosite juvenil comparada com adultos. A ciclofosfamida é um agente alquilante, sendo indicada nas formas graves, com envolvimento sistêmico, ulcerações cutâneas pela vasculopatia, calcinose ou acometimento pulmonar.

A imunoglobulina intravenosa é a mais utilizada como imunomoduladora, pois reduz a formação de anticorpos e faz o bloqueio de citocinas pró-inflamatórias. É uma opção terapêutica para a inflamação muscular mais grave, disfagia e manifestações cutâneas refratárias ao tratamento com metotrexato. A dose recomendada é de 2 g/kg dividida de 2-5 dias consecutivos. Tem amplo uso em séries pediátricas e mais recentemente um ensaio clínico controlado comprovou a sua eficácia e segurança em adultos com miopatias.

O rituximabe é um anticorpo monoclonal quimérico contra o receptor CD20 que age depletando células B. Há um ensaio clínico (RIM) incluindo pacientes adultos com dermatomiosite e polimiosite e pacientes pediátricos com dermatomiosite. Nesse estudo, 83% dos pacientes tiveram resposta, sendo que os pacientes pediátricos tiveram maior probabilidade de atingir resposta clínica mínima. A dose é baseada na superfície corpórea, sendo que para menor de 1,5 m^2 utilizam-se 575 mg/m^2 e para maior de 1,5 m^2 750 mg/m^2, em duas administrações com 15 dias de intervalo. Tem sido descrito em séries de casos para miosite necrosante (anti-SRP ou anti-HMCGR positivos) e doença pulmonar intersticial.

Agentes anti-TNFs não são recomendados no tratamento das miopatias sistêmicas autoimunes.

O tocilizumabe e o abatacepte também foram descritos em relato de casos. O abatacepte mostrou-se eficaz nas miopatias do adulto, mas é limitado ao relato de casos de calcinose grave e persistente. Um ensaio clínico controlado com abatacepte na dermatomiosite juvenil foi concluído, mas ainda não publicado (https://clinicaltrials.gov/ct2/show/NCT02594735).

Os inibidores da kinase de Janus (JAK) têm se mostrado promissores quanto à sua eficácia em interferonopatias, embora as evidências se limitem a pequenas séries e relatos e um ensaio clínico em fase inicial de recrutamento (https://clinicaltrials.gov/ct2/show/NCT05524311).

MANEJO DA CALCINOSE E LIPODISTROFIA

A calcinose é o resultado da cicatrização distrófica e da inflamação na dermatomiosite juvenil. Múltiplos tratamentos baseados nos seus diferentes mecanismos de ação vêm sendo utilizados, como os bisfosfonatos que inibem o *turnover* de cálcio, remodelação óssea e também têm efeitos nos macrófagos, o tiossulfato de sódio tópico e intravenoso, os bloqueadores de canal de cálcio, hidróxido de alumínio, warfarina, minociclina, colchicina e entre os agentes imunomoduladores os glicocorticoides, metotrexato, rituximabe, abatacepte e mais recentemente o baricitinibe. Na prática, o tratamento imunomodulador deve ser intensificado à medida que apareça a calcinose, pela adição de um imunossupressor ou biológico. A remoção cirúrgica de nódulos de calcinose pode estar indicada dependendo da localização, com riscos de fistulização e reaparecimento e acúmulo de calcinoses, enquanto a dermatomiosite estiver em atividade.

O manejo da lipodistrofia e síndrome metabólica, resistência à insulina, *diabetes mellitus* e hipertrigliceridemia é multidisciplinar. Há evidências de deficiência de leptinas na lipodistrofia associada com a dermatomiosite e a metreleptina. Uma leptina humana recombinante tem sido sugerida pelas complicações da síndrome metabólica, pois diminui a hiperfagia, glicemia de jejum, triglicérides, esteatose hepática e aumenta as transaminases. A monitorização frequente é recomendada.

CURSO E PROGNÓSTICO

O curso da dermatomiosite é variável, monofásico ou monocíclico quando manifesta a fase aguda por uma única vez, evoluindo sem recaídas. É polifásico ou policíclico quando apresenta recaídas frequentes mediante a redução de doses dos glicocorticoides, sendo o curso crônico contínuo quando há persistência da atividade inflamatória, alterações cutâneas persistentes, fraqueza muscular e atrofia muscular com contraturas e necessidade de uso contínuo de glicocorticoides. O curso crônico é mais frequente naqueles que têm persistência do eritema cutâneo e de alterações dos capilares da prega ungueal nos primeiros 6 meses após o diagnóstico. Há risco de osteopenia e baixa densidade mineral óssea relacionada com o uso prolongado e doses cumulativas altas de glicocorticoides, podendo resultar em fraturas de corpos vertebrais.

A persistência das anormalidades capilares representa inflamação ativa e deve ser tratada oportunamente. Entre os desfechos clínicos que indicam a doença mais grave estão a idade menor que 1 ano, edema e ulcerações cutâneas, incapacidade funcional, disfunção de deglutição, acometimento pulmonar, gastrointestinal, do miocárdio ou do sistema nervoso central, assim como a necessidade de assistência ventilatória. Alguns desfechos como a calcinose e lipodistrofia devem ser considerados isoladamente para decisões terapêuticas. Entre os acometimentos sistêmicos, a vasculopatia gastrointestinal, embora rara, pode ser grave e fatal, com ulcerações gastrointestinais podendo ocorrer mesmo quando a dermatomiosite tem atividade baixa. Há diminuição de função cardíaca sistólica e capacidade cardiorrespiratória, com redução da capacidade para exercícios e arritmias, em casos crônicos com início precoce e maior duração da atividade. Estas resultam em comorbidades tardias cardiovasculares e cerebrovasculares, incluindo hipertensão arterial sistêmica, *diabetes mellitus*, obesidade e aterosclerose.

REFERÊNCIAS BIBLIOGRÁFICAS

1. Aggarwal R, Bandos A, Reed A, Ascherman DP, Barohn RJ, Feldman BM, the RIM Study Group. Predictors of clinical improvement in rituximab-treated refractory adult and juvenile dermatomyositis and adult polymyositis. Arthritis Rheumatol. 2014;66:740-9.
2. Aggarwal R, Charles-Schoeman C, Schless J, Bata-Csorgo Z, Dimachkie MM, Griger Z, et al. for the ProDERM trial group. Trial of intravenous immunoglobulin in dermatomyosis. N Eng J Med. 2022;387:1264-78.
3. de Souza FHC, de Araújo DB, Vilela VS, Bezerra MC, Simões RS, Bernardo WM, et al. Guidelines of the Brazilian Society of Rheumatology for the treatment of systemic autoimmune myopathies. Adv Rheumatol. 2019;59(1):6.
4. Betteridge Z, McHugh N. Myositis-specific autoantibodies: an important tool to support the diagnosis of myositis. J Int Med. 2016;280:8-23.
5. Ehlamar H, Feldman BM, Johnson S. Management of calcinosis cutis in rheumatic diseases. J Rheumatol. 2022;49:980-9.
6. Enders FB, Bader-Meunier B, Baildam E, Constantin T, Dolezalova P, Feldman BM, et al. Consensus-based recommendation for management of juvenile dermatomyositis. Ann Rheum Dis. 2017;76:329-40.
7. Giancane G, Lavarello C, Pistorio A, Oliveira S, Zulian F, Cuttica R, et al. The PRINTO evidence-based proposal for glucocorticoid tapering/discontinuation in new onset juvenile dermatomyositis patients. Pediatr Rheumatology. 2019;17:24.
8. Hoetzel MF, Oberle EJ, Robinson AB, Agarwal A, Rider L The presentation, assessment pathogenesis and treatment of calcinosis in juvenile dermatomyositis. Curr Rheumatol Rep. 2014;16:467-78.
9. Kim S, Kahn P, Robinson AB, Land B, Shulman A, Oberle EJ, et al. Childhood Arthritis and Rheumatology Research Alliance consensus clinical treatment plans for juvenile dermatomyositis with skin predominant disease. Pediatr Rheumatology. 2017;15:1.
10. Lerkvaleekul B, Veldkamp S, Van der Wal M, Schatorjé E, Kamphuis S, Van den Berg J, et al. Siglec-1 expression on monocytes is associated with the interferon signature in juvenile dermatomyositis and can predict treatment response. Rheumatology (Oxford). 2022;61:2144-55.
11. Lundberg IE, Tjarnlund A, Bottai M, Werth VP, Pilkington C, de Visser M, et al. 2017 EULAR/ACR classification criteria for adult and juvenile idiopathic inflammatory myopathies and their major subgroups. Arthritis Rheum. 2017;69:2271-82.
12. Mamyrova G, Rider L, Ehrlich A, Jones O, Pachman L. Nickeson RR, et al. Environmental fatores associated with disease flare in juvenile and adult dermatomyositis. Rheumatology. 2017;56:1342-7.
13. McCann LJ, Livermore P, Wilkinson MG, Wedderburn L. Juvenile dermatomyositis: where are we now? Clin Exp Rheumatol. 2022;40:394-403.
14. Moneta GM, Marafon DP, Marasco E, Rosina S, Verardo M, Fiorillo C, et al. Muscle expression of type I and type II interferons is increased in juvenile dermatomyositis and related to clinical and histologic features. Arthritis Rheumatol. 2019;71:1011-21.
15. Oddis CV, Reed AM, Aggarwal R, Rider LG, Ascherman DP, Levesque MC, et al. Rituximab in the treatment of refractory adult and juvenile dermatomyositis and adult polymyositis: a randomized, placebo-phase trial. Athritis Rheum. 2013;65:314-24.
16. Orandi AB, Baszis KW, Dhaenidharka VR, Huber AM, Hoetzel MF. Assessment, classification and treatment of calcinosis as a complication of juvenile dermatomyositis: a survey of pediatric rheumatologists by the childhood arthritis and rheumatology research alliance (CARRA). Pediatr Rheumatol. 2017;15:71.
17. Patwardhan A, Spencer C. Biologics in refractory myositis. Part II: emerging biologic and other therapies on the horizon. Pediatr Rheumatol. 2019;17:56.
18. Ramanan AV, Campbell-Webster N, Ola S, Parker S, Tran D, Tyrrell PN, et al. The effectiveness of treating juvenile dermatomyositis with methotrexate and aggressively tapered corticosteroid. Arthritis Rheum. 2005;52:3570-7.
19. Rider KG, Nistala K. The juvenile inflammatory myopathies: pathogenesis, clinical and autoantibody phenotypes and outcomes. J Int Med. 2016;280:24-58.
20. Rouster-Stevens KA, Morgan GA, Wang D, Pachman LR. Mycophenolate mofetil, a possible therapeutic agent for children with juvenile dermatomyositis. Arthritis Care Res. 2010;62:1446-51.
21. Ruperto N, Pistorio A, Oliveira S, Zulian F, Cuttica R, Ravelli A, et al. Prednisone versus prednisone plus methotrexate in new onset juvenile dermatomyositis: a randomized trial. Lancet. 2016;387:671-8.
22. Wilkinson MG, Deakin CT, Papadopoulou C , Eleftheriou D, Wedderburn LR JAK inhibitors: a potential treatment for JDM in the context of the role of interferon-driven pathology. Pediatric Rheumatology. 2021. Disponível em: https://doi.org/10.1186/s12969-021-00637-8.

83

Síndromes autoinflamatórias

Cristina Medeiros Ribeiro de Magalhães
Daniela Gerent Petry Piotto
Maria Teresa Terreri

INTRODUÇÃO

As síndromes autoinflamatórias (SAI) constituem um grupo de doenças raras caracterizadas clinicamente por episódios recorrentes ou contínuos de inflamação sistêmica com as mesmas manifestações, como febre e acometimento de múltiplos órgãos e sistemas (p. ex.: articulações, serosas, pele, olhos, sistema nervoso central, trato gastrointestinal etc.), na ausência de infecções, malignidades, doenças autoimunes e de outras imunodeficiências primárias. Foram identificadas mutações de genes implicados na codificação de proteínas reguladoras de sinal para citocinas pró-inflamatórias e para a apoptose, predominantemente interleucina-1 (IL-1), mas também interferon do tipo I (IFN-I) e fator de necrose tumoral (TNF). Não há evidências de envolvimento do sistema imune adaptativo, por isso autoanticorpos circulantes ou células T autorreativas frequentemente não estão presentes.

O início dos sintomas acontece na primeira infância, mas há casos diagnosticados apenas na idade adulta. A amiloidose sistêmica secundária à inflamação é uma complicação grave, comum a essas doenças.

O diagnóstico precoce dessas doenças é difícil, pois são raras e possuem sintomas comuns a muitas outras doenças, sendo necessários exames para a exclusão de outras patologias possíveis. Os testes genéticos, devido à indisponibilidade e preço alto, também são um obstáculo e sua interpretação pode ser desafiadora. Muitas variantes patogênicas ainda não foram descritas e cerca de 40%-60% dos pacientes com fenótipos clínicos sugestivos de SAI não apresentam um diagnóstico molecular compatível, levando à denominação "SAI indefinida".

Em 2022, em recente revisão, as SAI foram agrupadas no universo dos erros inatos da imunidade (EII), e duas grandes categorias foram definidas de acordo com a fisiopatologia: interferonopatias tipo 1 e defeitos que afetam o inflamassoma; adicionalmente, um terceiro grupo foi classificado como condições não relacionadas ao inflamassoma, como relopatias, entre outras.

O objetivo deste capítulo é alertar para a suspeita de SAI e descrever as principais SAI hereditárias na faixa etária pediátrica. A Tabela 1 mostra os sinais e sintomas que podem alertar para SAI.

TABELA 1 Sinais e sintomas de alerta para síndromes autoinflamatórias

▪ Febre persistente ou periódica sem causa aparente com duração maior que 6 meses
▪ Início e término abruptos dos sintomas com intervalo assintomático entre as crises
▪ Curso semelhante em cada episódio
▪ Febre + acometimento de pele, olhos, SNC, sistema musculoesquelético e serosas
▪ *Rash* inexplicado/urticária crônica/biópsia de pele: dermatite neutrofílica
▪ Uveíte na suspeita de "artrite idiopática juvenil"
▪ Episódios recorrentes de artrite asséptica ou osteomielite crônica

(continua)

TABELA 1 Sinais e sintomas de alerta para síndromes autoinflamatórias

▪ Estomatite, faringite ou adenites de repetição com febre
▪ Alterações fenotípicas, surdez, meningite asséptica e atraso do DNPM
▪ História familiar de doenças autoinflamatórias, surdez inexplicada, insuficiência renal e amiloidose
▪ Provas de atividade inflamatória persistentemente elevadas em pacientes com sintomas intermitentes, anemia, leucocitose e plaquetose
▪ Ausência de autoanticorpos

DNPM: desenvolvimento neuropsicomotor; SNC: sistema nervoso central.

A Tabela 2 mostra a classificação das SAI segundo Gattorno et al.

SÍNDROME DE FEBRE PERIÓDICA COM ESTOMATITE AFTOSA, FARINGITE E ADENITE

Conceito

É uma SAI caracterizada por febre periódica associada a sintomas de faringite, adenite e estomatite aftosa (PFAPA).

Epidemiologia e etiopatogenia

É a SAI mais frequente na infância. Há predomínio no sexo masculino, entre os 2 e 5 anos de idade. O fenótipo clínico da PFAPA tem todas as características de uma síndrome de febre periódica clássica, com episódios febris e presença de inflamação sistêmica e localizada. Porém, os mecanismos da doença são amplamente desconhecidos. A presença de mais de um caso em uma família sugere origem poligênica ou herança complexa, embora, até este momento, nenhum gene tenha sido associado à PFAPA.

Quadro clínico

PFAPA é caracterizada por episódios recorrentes de febre elevada acompanhados por estomatite aftosa, faringite e adenite cervical. A febre é a manifestação mais importante, com duração média de cinco dias, mas pode durar de 2 a 7 dias, e os episódios se repetem a cada 2 a 12 semanas. A estomatite aftosa é o segundo sintoma mais frequente (80% dos casos). A faringite, com ou sem exsudato, e a adenite cervical são menos específicas, mas ocorrem em quase todos os casos. Entre os sintomas associados estão náuseas ou vômitos, dor abdominal e artralgia. Acometimento cutâneo não faz parte do quadro clínico. Os pacientes apresentam o desenvolvimento ponderoestatural normal e estão saudáveis no período intercrises. No Quadro 1 estão apresentados os critérios diagnósticos de PFAPA.

Exames subsidiários

O diagnóstico de PFAPA é clínico e de exclusão. Os exames laboratoriais devem ser pedidos para

TABELA 2 Classificação das síndromes autoinflamatórias febris periódicas

Novos critérios classificatórios Eurofever/PRINTO para síndromes febris periódicas				
CAPS	FMF	TRAPS	Hiper IgD	PFAPA
Presença de gene NLRP3 confirmatório* e pelo menos um: ▪ Exantema urticariforme ▪ Olho vermelho (conjuntivite, episclerite, uveíte) ▪ Perda auditiva neurossensorial	Presença de gene MEFV confirmatório* e pelo menos um: ▪ Duração dos episódios 1-3 dias. ▪ Artrite ▪ Dor torácica ▪ Dor abdominal	Presença de gene TNFRSF1A confirmatório* e pelo menos um: ▪ Duração dos episódios ≥ 7 dias ▪ Mialgia ▪ Exantema migratório ▪ Edema periorbitário ▪ História familiar	Presença de gene MVK confirmatório* e pelo menos um: ▪ Sintomas gastrointestinais ▪ Linfadenite cervical ▪ Estomatite aftosa	Presente de pelo menos sete em oito: ▪ Faringoamigdalite ▪ Duração dos episódios 3–6 dias ▪ Linfadenite cervical ▪ Periodicidade Ausência ▪ Diarreia ▪ Dor torácica ▪ Erupção cutânea ▪ Artrite

(continua)

TABELA 2 Classificação das síndromes autoinflamatórias febris periódicas *(continuação)*

Novos critérios classificatórios Eurofever/PRINTO para síndromes febris periódicas				
CAPS	FMF	TRAPS	Hiper IgD	PFAPA
OU Na não realização do teste genético, presença de pelo menos dois dos cinco: ▪ Exantema urticariforme ▪ Crises desencadeadas por frio/estresse ▪ Perda auditiva neurossensorial ▪ Meningite crônica asséptica ▪ Anomalias esqueléticas (crescimento exagerado da epífise ou região frontal do crânio)	OU Na não realização do teste genético, presença de pelo menos seis em nove: ▪ Origem na região Mediterrânea ▪ Duração dos episódios 1-3 dias ▪ Dor torácica ▪ Dor abdominal ▪ Artrite Ausência: ▪ Estomatite aftosa ▪ Exantema urticariforme ▪ Exantema maculopapular ▪ Linfonodos dolorosos	OU Na não realização do teste genético, presença de pontuação ≥ 5 pontos: ▪ Febre ≥ 7 dias (2 pontos) ▪ Febre 5–6 dias (1 ponto) ▪ Exantema migratório (1 ponto) ▪ Edema periorbitário (1 ponto) ▪ Mialgia (1 ponto) ▪ História familiar (1 ponto) Ausência: ▪ Estomatite aftosa (1 ponto) ▪ Faringoamigdalite (1 ponto)	OU Na não realização do teste genético, presença de pelo menos três dos seis: ▪ Idade de início < 1 ano ▪ Sintomas gastrointestinais ▪ Linfonodos dolorosos ▪ Estomatite aftosa ▪ Presença de gatilhos ▪ Exantema maculopapular	–

* Variantes patogênicas ou provavelmente patogênicas.
Na realização de teste genético, mas não confirmatório, como variante de significado incerto (VUS), serão necessários 2 critérios clínicos para confirmação diagnóstica. Variantes benignas e provavelmente benignas devem ser excluídas.
CAPS: síndrome periódica associada à criopirina; FMF: febre familiar do Mediterrâneo; TRAPS: síndrome periódica associada ao receptor de TNF; Hiper IgD: síndrome da hiperimunoglobulinemia D; PFAPA: síndrome com febre periódica, adenite, faringite e estomatite aftosa.
Modificada de Gattorno et al. 2019.

QUADRO 1 Critérios diagnósticos para síndrome com febre periódica, adenite, faringite e estomatite aftosa na idade pediátrica

Febre que recorre regularmente em criança com idade de início precoce (< 5 anos de idade)
Pelo menos um dos seguintes sinais clínicos na ausência de infecção respiratória superior: ▪ Estomatite aftosa ▪ Linfadenite cervical ▪ Faringite
Exclusão de neutropenia cíclica
Intervalo completamente assintomático entre os episódios
Crescimento e desenvolvimento normais

Adaptado de Marshall, 1987, modificado por Thomas, 1999.

excluir outros diagnósticos diferenciais, como infecções e imunodeficiências. Os achados laboratoriais são inespecíficos, como leucocitose com neutrofilia moderada, discreta plaquetose, além de elevação da velocidade de hemossedimentação (VHS) e da proteína C-reativa (PCR) nos episódios febris, com exames normais entre as crises. A cultura de orofaringe para estreptococos ou outras bactérias apresenta-se negativa.

Tratamento e evolução

Há uma boa resposta ao corticosteroide, com resolução da febre em menos de seis horas e dos outros sintomas em menos de 48 horas, com dose de prednisona de 1 a 2 mg/kg/dose no início do quadro. Pode-se repetir uma segunda dose de 0,5 a 1 mg/kg se a febre não tiver cessado em 48 a 72 horas. Contudo, a terapia com corticosteroides pode encurtar os períodos intercrises. Poupadores de corticosteroides como colchicina na dose de 0,01 a 0,03 mg/kg/dia são usados como segunda opção. Tonsilectomia deve ser considerada naqueles pacientes em que os sintomas influenciam a qualidade de vida ou naqueles que apresentam má resposta ao tratamento com corticosteroide. Os inibidores de IL1-beta são uma opção terapêutica reservada aos casos refratários ao tratamento clínico e à tonsilectomia. Os episódios tendem a desaparecer na adolescência, mas podem também prolongar-se ou mesmo iniciar na fase adulta.

FEBRE FAMILIAR DO MEDITERRÂNEO

Conceito

A febre familiar do Mediterrâneo (FFM) é uma doença autoinflamatória monogênica caracterizada por uma tríade clássica de febre recorrente, dor abdominal e artrite.

Epidemiologia e etiopatogenia

A FFM é frequente em populações da bacia mediterrânica, judeus sefarditas, armênios, turcos e árabes. Os episódios febris ocorrem, na maioria dos pacientes, antes dos 30 anos de idade. A FFM apresenta mutações no gene *mediterranean fever* (MEFV), que codifica a proteína pirina, reguladora da produção de interleucinas pró-inflamatórias. Tem herança autossômica recessiva. Até o momento, foram descritas 368 mutações, sendo as mais comuns M694V, E726A, M680I e M694I. A pirina se liga à procaspase-1 e ativa a caspase-1, que cliva a pro-IL-1 para sua forma ativa.

Quadro clínico

O diagnóstico da FFM é baseado na tríade clássica de febre recorrente, dor abdominal e artrite, com duração de 1 a 3 dias. A dor abdominal é a manifestação mais frequente (95%), podendo ser difusa ou localizada e de intensidade variável, levando até mesmo à suspeita de apendicite aguda. Comprometimento articular é a segunda manifestação mais comum, sendo, na maioria dos casos, artrite aguda de grandes articulações de membros inferiores ou muito comumente monoartrite. Artrite crônica e sacroiliíte podem ocorrer. Dor torácica por pleurite (30%) ou pericardite (1%) e orquite (3%) também são manifestações da doença. A alteração cutânea mais encontrada (7%-40%) é descrita como um eritema erisipela-símile, quase sempre restrito aos membros inferiores, que dura de 1 a 3 dias e desaparece espontaneamente. Algumas vasculites sistêmicas, como vasculite por IgA, doença de Behçet e poliarterite nodosa, ocorrem mais frequentemente nos pacientes com FFM. No período intercrises, os pacientes permanecem assintomáticos.

Exames subsidiários

Exames são inespecíficos, podendo apresentar leucocitose e aumento das provas de atividade inflamatória (como VHS, PCR e fibrinogênio) na fase aguda da doença, mas também no período intercrises. A proteína sérica amiloide A (SAA) pode estar aumentada, e seus níveis são úteis no monitoramento do tratamento. A SAA e a presença de proteinúria podem ser indicativas de amiloidose renal.

Tratamento e evolução

A colchicina é a terapia de escolha, na dose inicial de 0,01 a 0,03 mg/kg/dia, e tem demonstrado eficácia na prevenção de recorrência dos ataques inflamatórios e da amiloidose secundária. O uso de medicamentos biológicos parece ser opção para pacientes que não respondem ou que são intolerantes à terapia com colchicina, em pacientes com níveis séricos elevados de SAA ou com proteinúria decorrente da amiloidose renal. Nessas situações, o uso de anakinra (1 mg/kg/dia) ou canaquinumabe (2 mg/kg/dose a cada 4 semanas) parece ser benéfico. A complicação mais importante a longo prazo é a amiloidose secundária.

SÍNDROMES PERIÓDICAS ASSOCIADAS À CRIOPIRINA

Conceito

As síndromes periódicas associadas à criopirina (CAPS) englobam três síndromes: síndrome autoinflamatória familiar associada ao frio (FCAS), síndrome de Muckle-Wells (MWS) e doença inflamatória multissistêmica de início neonatal/ síndrome neurológica, cutânea e articular infantil (NOMID/CINCA). Essas síndromes apresentam características em comum, como febre, *rash* urticariforme, manifestações articulares e elevação acentuada de marcadores inflamatórios.

Epidemiologia e etiopatogenia

As CAPS são doenças raras com prevalência desconhecida. Manifestações clínicas de NOMID surgem no período neonatal, sendo comum aparecerem lesões cutâneas algumas horas após o parto; a doença tem um curso contínuo com períodos de exacerbações. Na FCAS, os sintomas são mais intensos em adultos jovens, mas podem iniciar na infância. Os sintomas de MWS manifestam-se na infância e o curso da doença é variável, desde ataques recorrentes a sintomas permanentes.

As CAPS são transmitidas por herança autossômica dominante, causadas por mutações no gene *cold induced autoinflammatory syndrome 1* (CIAS1 ou NLRP3), porém 40% dos pacientes podem não apresentar mutação. Esse gene codifica a proteína chamada criopirina, conhecida como NALP3 ou NRLP3. Mutações em CIAS1 levam à ativação do inflamassomo e produção de IL-1-beta.

Quadro clínico

A FCAS é caracterizada por surtos de febre baixa, conjuntivite e *rash* urticariforme não pruriginoso que surge de 1 a 2 horas após exposição ao frio e com curta duração (de 12 a 24 horas). Os surtos podem vir acompanhados de calafrios, artrite ou artralgia, mialgia, cefaleia e náuseas.

A MWS é caracterizada por episódios de urticária não associados ao frio e surdez. Episódios recorrentes de febre (1 a 3 dias) e *rash* cutâneo associados a manifestações articulares (artralgia ou artrite) e oculares (conjuntivite) são característicos, apesar de a febre nem sempre estar presente. Perda auditiva neurossensorial é a maior característica dessa síndrome.

A CINCA é o fenótipo mais grave do espectro das criopirinopatias. Manifesta-se por febre intermitente ou contínua e exantema urticariforme persistente. A doença é caracterizada pela tríade de *rash* cutâneo, meningite asséptica crônica e artropatia. Em um terço dos pacientes podem ocorrer deformidades articulares graves ou crescimento excessivo da cartilagem patelar. O comprometimento do sistema nervoso central apresenta-se com cefaleia, vômitos, convulsões, atraso do desenvolvimento neuropsicomotor e espasticidade de membros inferiores. Em nível ocular, pode haver evolução para cegueira com atrofia e neurite óptica, papiledema, conjuntivite, ceratite e uveíte. Surdez neurossensorial e rouquidão são outras manifestações. Esses pacientes apresentam um aspecto fenotípico típico, fácies típica com macrocrania, bossa frontal, nariz em sela e mãos e pés curtos.

Exames subsidiários

As provas de atividade inflamatória estão alteradas. A biópsia cutânea com a presença de dermatite neutrofílica sugere o diagnóstico. Avaliações neurológica, oftalmológica, otorrinolaringológica e radiológica podem ser úteis para distinguir as três doenças. Pacientes com episódios febris recorrentes acompanhados de urticária e refratários ao tratamento de "dermatite atópica" devem fazer o estudo genético.

Tratamento e evolução

O bloqueio da IL-1 e, consequentemente, a prevenção da amiloidose se faz por meio de antagonista do receptor da IL-1 (anakinra), proteína de fusão (rilonacepte) ou anticorpo monoclonal humano contra a IL-1 (canaquinumabe). A FCAS possui o melhor prognóstico do grupo, porém amiloidose pode ocorrer tardiamente. Na MWS, a amiloidose secundária é frequente, podendo ocorrer em um terço dos pacientes. Perda auditiva neurossensorial (70%) e amiloidose secundária (30%) são complicações dessa síndrome. Na CINCA, ocorrem sequelas neurológicas, articulares e a amiloidose aparece em até 80% dos casos.

DEFEITO DA MEVALONATOQUINASE – SÍNDROME DE HIPERIMUNOGLOBULINEMIA-D

Conceito

A síndrome de hiperimunoglobulinemia-D (SHID) é um grupo de doenças relacionadas às mutações do gene MVK (mevalonatoquinase). Defeitos nesse gene estão relacionados à síndrome hiper-IgD (SHID), que varia de doença mais leve até doença grave (acidúria mevalônica), com alterações do sistema nervoso central, surdez e até amiloidose sistêmica.

Epidemiologia e etiopatogenia

A SHID é mais descrita no nordeste europeu, região da Holanda e Alemanha. A doença aparece na primeira década de vida, especialmente no primeiro ano de vida.

É causada por mutações no gene MVK, que codifica a mevalonatoquinase (MVK). Até o momento, foram descritas 228 mutações. A mutação mais comum identificada é a variante *missense* V377I22. As mutações associadas à SHID ocasionam redução da atividade da MVK, enquanto mutações que eliminam totalmente sua atividade causam a acidúria mevalônica. O modo de transmissão da SHID é autossômico recessivo. A presença de mutações no MVK ocasiona uma deficiência da enzima MVK envolvida na via de biossíntese de colesterol. A ausência de um *feedback* negativo leva ao acúmulo do ácido mevalônico sérico, tecidual e urinário e ao aumento da produção de IL1-beta.

Quadro clínico

Os ataques febris duram de 4 a 7 dias e podem recorrer a cada 4 a 6 semanas; porém, os intervalos entre as crises podem variar entre os pacientes e no próprio indivíduo. Esses ataques são acompanhados, em mais de dois terços dos casos, por dor abdominal, diarreia, náuseas e vômitos e linfadenomegalia cervical dolorosa. Podem ainda estar presentes hepatoesplenomegalia, cefaleia, artralgia ou artrite de grandes articulações, e lesões cutâneas como máculas, pápulas eritematosas ou urticariformes, petéquias e púrpuras. Esporadicamente podem ocorrer úlceras aftosas dolorosas em boca e genitais, sendo um diagnóstico diferencial com PFAPA. Os sintomas desaparecem no período intercrises. Ao contrário das outras SAI, essa doença pode ter desencadeantes como vacinação, infecções, pequenos traumas, cirurgia ou estresse.

Exames subsidiários

Os achados laboratoriais como leucocitose e alteração das provas de atividade inflamatória são inespecíficos e observados durante as crises. A suspeita diagnóstica se baseia nas características clínicas e nos valores altos da imunoglobulina (Ig) D (> 100 UI/mL), porém tal fato não se verifica sempre, principalmente em crianças com menos de 3 anos de idade. Mais de 80% dos pacientes apresentam também elevação da IgA. O padrão-ouro para o diagnóstico da SHID é a demonstração bioquímica da deficiência da enzima MVK no soro dos pacientes ou a detecção do acúmulo de seu substrato, o ácido mevalônico, na urina, além da detecção da mutação genética.

Tratamento e evolução

Corticosteroides, colchicina e outros imunossupressores têm sido utilizados, assim como agentes biológicos anti-TNF e anti-IL-1. A amiloidose sistêmica pode ocorrer.

SÍNDROME PERIÓDICA ASSOCIADA AO RECEPTOR DE TNF (TRAPS)

Conceito

A síndrome periódica associada ao receptor de TNF (TRAPS) é uma doença autoinflamatória sistêmica caracterizada por crises prolongadas de febre, dor abdominal, miosite migratória, conjuntivite e edema periorbitário.

Epidemiologia e etiopatogenia

Tem sido descrita em muitos grupos étnicos, como ascendência irlandesa/escocesa, além de judeus, árabes e americanos. TRAPS tem início mais comumente na infância ou adolescência. Esta SAI é causada por mutações no gene TNFRSF1A (superfamília do receptor do fator de necrose tumoral, membro 1A), de transmissão autossômica dominante. A etiopatogenia da

TRAPS é considerada multifatorial e engloba diferentes mecanismos responsáveis pela inflamação periódica ligada às mutações do gene TNFRSF1A. Esse gene codifica o receptor p55 do TNF (TNFR1), envolvido em diferentes vias de sinalização que levam à ativação de fatores de transcrição, como as vias NF-kB e apoptose.

Quadro clínico

Os pacientes apresentam febre, mialgia/miosite migratória e edema periorbitário que duram de 1 a 4 semanas com intervalos variáveis intercrises. Dor abdominal súbita de forte intensidade e a febre prolongada são sintomas importantes. Durante os picos febris, podem aparecer lesões cutâneas eritematomaculares dolorosas no tronco e membros com mialgia local, resultante da inflamação subjacente nas áreas da pele, fáscia e músculos. Uveíte e conjuntivite são manifestações oculares também observadas. Dor torácica, dor abdominal (serosite) com diarreia ou obstipação, náuseas e vômitos são frequentes. Artralgia e mais raramente artrite de grandes articulações, cistos sinoviais, linfadenomegalia e dor testicular são outras manifestações da doença.

Exames subsidiários

Os exames laboratoriais mostram neutrofilia e alterações das provas de atividade inflamatória, especialmente na fase aguda.

Tratamento e evolução

Os corticosteroides em altas doses atenuam a gravidade e a duração desses ataques inflamatórios. O agente anti-TNFα etanercepte (0,8 mg/kg/semana) e a anti-IL1 anakinra (1 mg/kg/dia) ou canaquinumabe (2 mg/kg/dose a cada 4 semanas) são opções no tratamento desses pacientes. Amiloidose pode ocorrer em 25% dos casos.

ARTRITE GRANULOMATOSA PEDIÁTRICA

Conceito

Artrite granulomatosa pediátrica (AGP) é o termo aplicado a duas doenças com o mesmo fenótipo clínico: síndrome de Blau, uma condição familiar; e sarcoidose de início precoce, uma condição esporádica.

Epidemiologia e etiopatogenia

A síndrome AGP se manifesta classicamente na primeira infância. Embora existam exceções, a erupção cutânea granulomatosa é o primeiro sintoma a aparecer, geralmente no primeiro ano de vida. Entre as idades de 2 e 4 anos, começa a ocorrer o acometimento articular. A AGP é causada pela ativação de mutações no gene de domínio de oligomerização de ligação a nucleotídeos (NOD2), anteriormente conhecido como gene CARD15, encontradas em 50% a 90% dos pacientes. A AGP tem herança autossômica dominante. As mutações no gene NOD2/CARD15 levam a uma desregulação da resposta inflamatória e à formação de granulomas não caseosos.

Quadro clínico

A AGP apresenta uma tríade clínica de dermatite granulomatosa, artrite simétrica e uveíte recorrente. Ela é caracterizada pela inflamação granulomatosa crônica de pele, articulações e olhos. Ao contrário da sarcoidose, que ocorre em adultos, o acometimento pulmonar e a adenomegalia mediastinal não são manifestações predominantes na AGP. O acometimento cutâneo típico é o exantema ictiosiforme, que ocorre em aproximadamente 80% dos pacientes, usualmente no primeiro ano de vida. Artrite é observada em 100% dos pacientes e surge mais comumente entre 2 e 4 anos de vida, sendo o acometimento poliarticular e simétrico de grandes articulações o mais frequente. Pode aparecer uma deformidade em contratura dos dedos das mãos chamada de camptodactilia e tenossinovite, principalmente nos tendões dos tornozelos. Acometimento ocular ocorre em mais de 80% dos pacientes, inicia-se em média a partir do quarto ano de vida e evolui com um curso crônico e persistente na maioria dos casos. Uveíte anterior ou intermediária, bilateral e panuveíte são os acometimentos mais frequentes.

Exames subsidiários

Os exames laboratoriais podem evidenciar leucocitose persistente, plaquetose e elevação de VHS e PCR e aumento sérico de imunoglobulinas. Biópsia cutânea evidencia infiltrado inflamatório granulomatoso não caseoso em mais de

90% dos pacientes. O diagnóstico é confirmado pela presença de mutação no gene NOD2/CARD15.

Tratamento e evolução

Dependendo da gravidade de cada caso, são indicados corticosteroides, metotrexato e agentes anti-TNF. As lesões cutâneas melhoram com o tempo, porém o acometimento ocular pode levar a sequelas.

OSTEOMIELITE MULTIFOCAL RECORRENTE CRÔNICA/OSTEOMIELITE NÃO BACTERIANA CRÔNICA

Conceito

A osteomielite multifocal recorrente crônica (CRMO), atualmente chamada de osteomielite não bacteriana crônica (CNO), é uma doença óssea autoinflamatória multifocal com progressão, recorrente e que pode apresentar episódios de remissão e exacerbação por longo prazo. Em alguns casos a lesão pode ser unifocal e não recorrente. A inflamação óssea é estéril e se manifesta por dor óssea multifocal acompanhada ou não de febre baixa em episódios recorrentes.

Epidemiologia e etiopatogenia

A CNO representa até 2% a 5% dos casos de osteomielite. A média de idade de início da doença é entre 8 e 11 anos, com predomínio em mulheres (64-83%). A etiopatogenia é desconhecida, no entanto há evidência de uma possível suscetibilidade genética. Estudos parecem apontar para a localização de mutações no gene PSTPIP1 que partilha uma homologia sequencial significativa com o PSTPIP1 responsável por pioderma gangrenoso, acne e artrite piogênica (PAPA). A via IL-10 está desregulada, resultando em uma resposta pró-inflamatória aumentada.

Quadro clínico

A CNO é caracterizada por lesões únicas ou multifocais de osteomielite, subaguda e crônica. O principal sintoma é dor de início insidioso associada ao aumento de volume local e exacerbação dolorosa à compressão sobre as áreas ósseas afetadas. Envolvimento da clavícula é típico, mas as metáfises e epífises do fêmur, tíbia e úmero são frequentemente afetadas. O diagnóstico definitivo é de exclusão, devendo ser descartadas doenças como infecções, neoplasias ósseas e histiocitose das células de Langerhans.

Exames subsidiários

Nos exames laboratoriais, VHS e PCR podem estar alterados ou não. A radiografia simples mostra lesões líticas, esclerose e neoformação óssea, e a ressonância magnética com STIR detecta edema de medula óssea, expansão óssea, áreas líticas e reação periosteal. A biópsia óssea demonstra alterações inflamatórias (células plasmáticas, osteoclastos, fibrose ou esclerose) sem crescimento bacteriano em paciente sem uso de antibióticos.

Tratamento e evolução

Dois terços dos pacientes apresentam boa resposta ao uso de anti-inflamatórios não hormonais. Nos pacientes que não respondem a essas medicações ou apresentam reativação frequente, podem ser utilizados corticosteroides, metotrexato, sulfassalazina, bifosfonatos e agentes anti-TNF. As lesões líticas ósseas podem regredir com o tempo.

DEFICIÊNCIA DE ENZIMA ADENOSINA DEAMINASE

Conceito

A deficiência de enzima adenosina deaminase 2 (DADA2) é considerada uma vasculite monogênica de início precoce.

Epidemiologia e etiopatogenia

A DADA2 tem início precoce, logo na primeira infância. Tem herança autossômica recessiva e é causada por mutações com perda de função do gene adenosina deaminase, um fator de crescimento envolvido no controle na resposta inflamatória.

Quadro clínico

As manifestações clínicas mais frequentes são o acidente vascular encefálico e sintomas semelhantes à poliarterite nodosa. Febre recorrente, livedo e vasculopatia difusa fazem parte dessa entidade. Pode haver ainda hipogamaglobulinemia que predispõe à suscetibilidade a infecções ou quadros de citopenias importantes (principalmente linfopenia e aplasia de células vermelhas). O diagnóstico é feito pelo teste genético e pela diminuição da atividade da enzima ADA2.

Exames subsidiários

As provas de atividade inflamatória estão frequentemente elevadas e observa-se hipogamaglobulinemia.

Tratamento e evolução

O tratamento consiste no uso de agentes anti-TNF, que previnem a ocorrência de acidentes vasculares cerebrais, ou eventualmente transplante de células-tronco. A DADA2 pode levar à mortalidade decorrente principalmente do quadro neurológico.

VASCULOPATIA ASSOCIADA À PROTEÍNA STING DE INÍCIO NA INFÂNCIA

Conceito

A vasculopatia associada à proteína STING de início na infância (SAVI) é uma interferonopatia caracterizada pela produção excessiva de interferon e imunodesregulação.

Epidemiologia e etiopatogenia

A SAVI tem início precoce e se apresenta como herança autossômica dominante. Ela é causada por mutações com ganho de função no gene TMEM173 que codifica a proteína *stimulator of interferon gene* (STING).

Quadro clínico

A SAVI se manifesta com sintomas sistêmicos como febre associada a lesões cutâneas frequentemente com eritema malar, além de úlceras, placas e nódulos nas extremidades (orelhas, nariz e dedos de mãos e pés). A doença pulmonar intersticial é uma manifestação de mau prognóstico. O diagnóstico diferencial se faz com outras interferonopatias e com lúpus eritematoso sistêmico (porém, geralmente não acomete rim e sistema nervoso central).

Exames subsidiários

Anemia e elevação de proteínas de fase aguda são frequentemente encontradas.

Tratamento e evolução

Agentes imunossupressores são usados, mas são os agentes inibidores de *janus kinase* (JAK) que estão associados a melhor resposta. O pior prognóstico está associado ao envolvimento pulmonar.

HAPLOINSUFICIÊNCIA A20

Conceito

Haploinsuficiência A20 é também chamada de doença de Behçet familiar e pertence ao grupo das relopatias (SAI mediadas por NF-κB).

Epidemiologia e etiopatogenia

É uma SAI monogênica de início precoce causada pela mutação em heterozigose do gene TNFAIP3.

Quadro clínico

As manifestações principais são úlceras orais e genitais recorrentes, acometimento cutâneo, sintomas gastrointestinais, uveíte, vasculite retiniana e de sistema nervoso central.

Exames subsidiários

Autoanticorpos (FAN e anti-DNA) e alterações de imunofenotipagem podem ser vistas.

Tratamento e evolução

O uso de agentes anti-TNF consiste no principal tratamento. O óbito não é comum, mas pode ocorrer por vasculite e complicações infecciosas.

REFERÊNCIAS BIBLIOGRÁFICAS

1. Amarilyo G, Rothman D, Manthiram K, Edwards KM, Li SC, Marshall GS, et al.; Consensus Treatment Plan Workgroup. Consensus treatment plans for periodic fever, aphthous stomatitis, pharyngitis and adenitis syndrome (PFAPA): a framework to evaluate treatment responses from the childhood arthritis and rheumatology research alliance (CARRA) PFAPA work group. Pediatr Rheumatol Online J. 2020;18(1):31.
2. Benedetti FD, Gattorno M, Anton J, Chetrit EB, Frenkel J, Hoffman HM, et al. Canakinumab for the treatment of autoinflammatory recurrent fever syndromes. N Engl J Med. 2018;378(20):1908-19.

3. Berteau F, Rouviere B, Delluc A, Nau A, Le Berre R, Sarrabay G, et al. Autosomic dominant familial Behçet disease and haploinsufficiency A20: A review of the literature. Autoimun Rev. 2018;17(8):809-15.
4. Blau EB. Familial granulomatous arthritis, iritis, and rash. J Pediatr. 1985;107:689-93.
5. Cheung MS, Theodoropoulou K, Lugrin J, Martinon F, Busso N, Hofer M. Periodic fever with aphthous stomatitis, pharyngitis, and cervical adenitis syndrome is associated with a CARD8 variant unable to bind the NLRP3 inflammasome. J Immunol. 2017;198:2063-9.
6. Demir S, Sag E, Dedeoglu F, Ozen S. Vasculitis in systemic autoinflammatory diseases. Front Pediatr. 2018;6:377.
7. Federici S, Gattorno M. A practical approach to the diagnosis of autoinflammatory diseases in childhood. Best Practice Res Clin Rheumatol. 2014;28:263-76.
8. Forsvoll J, Kristoffersen EK, Oymar K. Incidence, clinical characteristics and outcome in Norwegian children with periodic fever, aphthous stomatitis, pharyngitis and cervical adenitis syndrome; a population-based study. Acta Paediatr. 2013;102(2):187-92.
9. Gattorno M, Hofer M, Federici S, Vanoni F, Bovis F, Aksentijevich I, et al. Classification criteria for autoinflammatory recurrent fever. Ann Rheum Dis. 2019;78(8):1025-32.
10. Gedik KC, Lamot L, Romano M, Demirkaya E, Piskin D, Torreggiani S, et al. The 2021 European Alliance of Associations for Rheumatology/American College of Rheumatology points to consider for diagnosis and management of autoinflammatory type I interferonopathies: CANDLE/PRAAS, SAVI and AGS. Ann Rheum Dis. 2022;74(5):735-51.
11. Hansmann S, Lainka E, Horneff G, Holzinger D, Rieber N, Jansson AF. Consensus protocols for the diagnosis and management of the hereditary autoinflammatory syndromes CAPS, TRAPS and MKD/HIDS: a German PRO-KIND initiative. Pediatric Rheumatol Online J. 2020;18(1):17.
12. Hofmann S, Schnabel A, Rösen-Wolff A, Morbach H, Girschick HJ, Hedrich CM. Treatment strategies chronic nonbacterial osteomyelitis: pathophysiological concepts and current treatment strategies. J Rheumatol. 2016;43(11):1956-64.
13. Lee PY, Batu ED, Ozen S. DADA2 and other monogenic vasculitides [editorial]. Front. Immunol. 2022;13:1108853.
14. Migita K, Fujita Y, Asano T, Sato S. The expanding spectrum of autoinflammatory diseases. Intern Med. 2023;62(1):43-50.
15. Ozen S, Kuemmerle-Deschner JB, Cimaz R, Livneh A, Quartier P, Kone-Paut I, et al. International retrospective chart review of treatment patterns in severe familial Mediterranean fever, tumor necrosis factor receptor-associated periodic syndrome, and mevalonate kinase deficiency/hyperimmunoglobulinemia D syndrome. Arthritis Care Res (Hoboken). 2017;69(4):578-86.
16. Tangye SG, Al-Herz W, Bousfiha A, Cunningham-Rundles C, Franco JL, Holland SM, et al. Human Inborn Errors of Immunity 2022. Update on the classification from the International Union of Immunological Societies Expert Committee. J Clin Immunol. 2022;42(7):1473-507.
17. Ter Haar NM, Jeyaratnam J, Lachmann HJ, Simon A, Brogan PA, Doglio M, et al. Pediatric Rheumatology International Trials Organization and Eurofever Project. The phenotype and genotype of Mevalonate Kinase Deficiency: a series of 114 cases from the Eurofever Registry. Arthritis Rheumatol. 2016;68(11):2795-805.
18. Terreri MT, Bernardo WM, Len CA, da Silva CA, de Magalhães CM, Sacchetti SB, et al. Guidelines for the management and treatment of periodic fever syndromes: periodic fever, aphthous stomatitis, pharyngitis and adenitis syndrome. Rev Bras Reumatol. 2016;56(1):52-7.
19. Welzel T, Kuemmerle-Deschner JB. Diagnosis and management of the cryopyrin-associated periodic syndromes (CAPS): What do we know today? J Clin Med. 2021;10(1):128.
20. Zhao Y, Wu EY, Oliver MS, Cooper AM, Basiaga ML, Vora SS, et al. Chronic Nonbacterial Osteomyelitis/Chronic Recurrent Multifocal Osteomyelitis Study Group and the Childhood Arthritis and Rheumatology Research Alliance Scleroderma, Vasculitis, Autoinflammatory and Rare Diseases Subcommittee. Consensus treatment plans for chronic nonbacterial osteomyelitis refractory to nonsteroidal antiinflammatory drugs and/or with active spinal lesions. Arthritis Care Res (Hoboken). 2018;70(8):1228-37.

84

Febre reumática

Ana Julia Pantoja de Moraes
André de Souza Cavalcanti

CONCEITO

A febre reumática (FR) é uma doença aguda caracterizada por resposta autoimune decorrente de faringite causada pelo *Streptococcus pyogenes*, também conhecido como estreptococo do grupo A (EGA), em um indivíduo com predisposição genética. Após infecção pelo EGA, ocorre período de latência de 2 a 3 semanas, no qual o paciente permanece assintomático até o surgimento das manifestações clínicas da FR. A doença acomete principalmente as articulações, o coração e o sistema nervoso central (SNC). Quando a lesão cardíaca evolui para dano permanente, é chamada de doença cardíaca reumática (DCR). A DCR é a principal causa de cardiopatia adquirida em países em desenvolvimento e é responsável pela alta morbidade e mortalidade da FR nesses países, incluindo o Brasil.

EPIDEMIOLOGIA

Em razão da melhoria nas condições de moradia e na assistência médica, atualmente a FR é rara nos países desenvolvidos. Nos países em desenvolvimento, a FR continua sendo importante problema de saúde pública. No entanto, mesmo nos países de alta renda, alguns grupos localizados em bolsões de pobreza, como imigrantes e indígenas, apresentam alta taxa de FR. No Brasil são poucos os estudos de incidência e prevalência de FR e DCR, e estima-se que a doença seja subdiagnosticada. Estudo realizado em escolares na cidade de Belo Horizonte em um período de 18 meses estimou uma prevalência de DCR de 18,7 casos/1.000 escolares.

Os fatores de risco associados com FR e DCR incluem idade e fatores ambientais. A faixa etária mais acometida pela doença está entre 5 e 15 anos de idade. São raros os casos de FR antes dos 5 anos e após os 30 anos. Como a DCR reflete dano cumulativo, seu pico de prevalência atinge a terceira e quarta décadas de vida. Os principais fatores ambientais associados ao desenvolvimento da FR estão relacionados à pobreza, como: aglomeração familiar, moradias urbanas e regiões rurais e acesso precário à assistência médica.

ETIOLOGIA E PATOGENIA

A interação entre cepa reumatogênica do EGA e hospedeiro suscetível são dois fatores de extrema importância para desenvolvimento da FR, por meio da formação de uma resposta autoimune. A Figura 1 demonstra a etiopatogênese da FR.

AGENTE ETIOLÓGICO

Historicamente, o ensino clássico afirma que apenas faringite causada pelo EGA apresenta o potencial de causar FR. No entanto, evidências atuais estabelecem que infecção de pele pelo EGA pode desempenhar papel na patogênese da FR. A composição celular do EGA é formada pela cápsula, composta por ácido hialurônico e que possui propriedade antifagocítica. A parede celular encontra-se abaixo da cápsula e é compos-

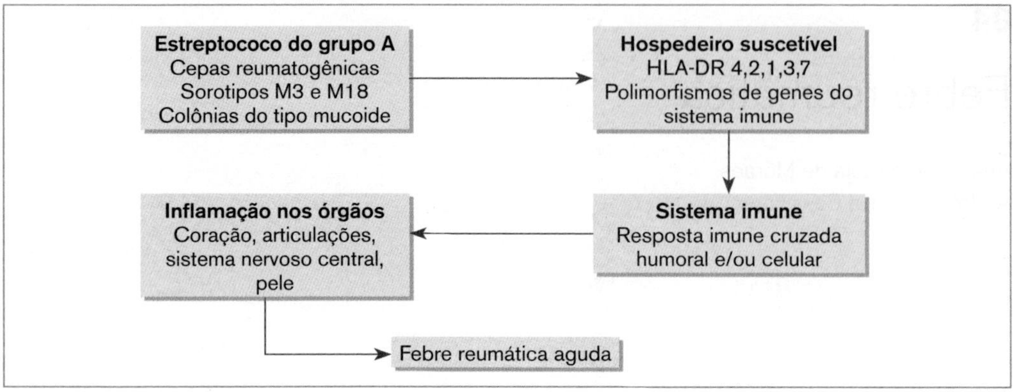

FIGURA 1 Patogênese da febre reumática aguda.

ta por três camadas. A camada externa é composta principalmente pela proteína M, principal antígeno relacionado com a patogenia da doença. A camada média é formada pelo carboidrato N-acetil-beta-D-glicosamina (NAG), responsável pela classificação das diferentes espécies de estreptococo. A camada interna é composta por peptidoglicano, que confere rigidez à bactéria. O EGA secreta produtos extracelulares, como estreptolisinas O e S, DNases A, B, C e D, hialuronidase e estreptoquinase. A proteína M é o principal fator de virulência do EGA, além de possuir ação antifagocítica. Apresenta estrutura fibrilar em alfa hélice dupla, que se projeta da membrana citoplasmática até o meio extracelular. Atualmente, a classificação do EGA é realizada por meio da genotipagem do gene da proteína M (*M protein gene, emm*). Existem mais de 200 genótipos da proteína M.

SUSCETIBILIDADE GENÉTICA

Apenas 3% a 6% de uma determinada população apresenta suscetibilidade genética para FR. Estudo de metanálise com gêmeos portadores de FR encontrou taxa de concordância maior em gêmeos monozigóticos (44%) do que em gêmeos dizigóticos (12%). É provável que essa suscetibilidade genética não siga um padrão clássico de herança mendeliana e sim poligênica. Vários alelos do sistema HLA classe II em diferentes populações demonstraram associação com FR/DCR. O alelo DR7 é o que apresenta maior frequência com essa associação. Outros polimorfismos em genes que codificam proteínas relacionadas ao sistema imune também demonstraram associação com a doença.

MIMETISMO MOLECULAR

Após infecção de orofaringe pelo EGA em indivíduo com suscetibilidade genética para desenvolver FR, ocorre resposta imune caracterizada pela ativação de linfócitos B e consequente produção de anticorpos e depois ativação de linfócitos T. Por meio de mecanismo conhecido como mimetismo molecular entre estruturas do EGA (proteína M e carboidrato NAG) e proteínas do hospedeiro, os anticorpos e os linfócitos T passam a reconhecer também antígenos do hospedeiro localizados em tecidos como coração e SNC. Essa resposta imune cruzada é responsável pelas manifestações clínicas da doença.

A coreia é caracterizada pela inflamação dos núcleos da base. Anticorpos produzidos contra o carboidrato NAG reagem contra receptores dopaminérgicos e lisogangliosídeos localizados na superfície das células neuronais, ocasionando maior produção de dopamina e consequentemente as manifestações clínicas da coreia.

Na patogênese da cardite, anticorpos reagem contra miosina e laminina localizadas na superfície do endotélio valvar, que aumentam a expressão da molécula de adesão celular vascular-1

(VCAM1). O aumento da VCAM1 ocasiona infiltração dos linfócitos T no tecido valvar, principalmente do subtipo $CD4^+$. Os linfócitos T $CD4^+$ promovem resposta inflamatória do tipo Th1, com produção de TNF e IFN-gama ocasionando lesão valvar. Na DCR, lesões granulomatosas com predomínio de linfócitos T e macrófagos (conhecidas como nódulos de Aschoff) podem ocorrer embaixo do tecido valvar.

QUADRO CLÍNICO

As manifestações clínicas mais comuns são febre (> 90%) e artrite (75%). A manifestação clínica mais grave é a cardite (> 50%), pelo risco de evoluir para DCR e, em alguns casos, levar a óbito.

Artrite

Classicamente, a artrite é caracterizada como poliartrite que acomete grandes articulações, com padrão migratório, assimétrico, autolimitada e com duração menor que quatro semanas mesmo sem tratamento específico. A artrite, em geral, é extremamente dolorosa, apesar da quase inexistência de sinais inflamatórios ao exame físico. Outra característica peculiar da artrite da FR é a excelente resposta ao ácido acetilsalicílico ou outro anti-inflamatório não hormonal (AINH), geralmente em 2 a 3 dias. Se os sintomas articulares não apresentarem melhora após esse período, o diagnóstico de FR deve ser revisto. Em populações de alto risco para FR, foram encontradas apresentações articulares atípicas, como artrite aditiva, acometimento de pequenas articulações, do quadril e da coluna e coluna cervical, além de monoartrite. A monoartrite pode ser justificada pelo uso precoce de AINH em razão de sua capacidade de inibir o padrão migratório de acometimento articular, muito típico da FR.

Os casos de artrite que não preenchem os critérios de Jones modificados para FR (ver Tabela 2) são atualmente chamados de artrite reativa pós-estreptocócica (ARePE). ARePE apresenta padrão aditivo e persistente e principalmente menor período de latência (10 dias) e pobre resposta aos AINH quando comparada com artrite da FR. Como alguns pacientes desenvolveram cardite após o diagnóstico de ARePE, há controvérsias sobre a profilaxia secundária para esses pacientes. Portanto, recomenda-se extrema cautela para o diagnóstico de ARePE, principalmente em populações infantis de alto risco, como no Brasil. Ecocardiograma deve ser feito nesses pacientes para confirmar a ausência de lesão valvar, antes de descontinuar a profilaxia secundária. Em populações de alto risco recomendam-se 5 anos de profilaxia secundária e, em populações de baixo risco, 1 ano.

Cardite

O acometimento cardíaco era tido como pancardite, envolvimento do endocárdio, miocárdio e pericárdio. No entanto, o envolvimento do pericárdio e miocárdio é extremamente raro, sendo o endocárdio a principal estrutura cardíaca responsável pelas manifestações clínicas e patológicas da cardite, inclusive insuficiência cardíaca. A cardite geralmente ocorre associada com artrite e depois com a coreia; pode aparecer no começo ou até nas primeiras três semanas da fase aguda.

Um novo conceito de apresentação da cardite reumática é a cardite subclínica. É definida pela ausculta cardíaca normal, mas ao ecocardiograma com Doppler encontram-se alterações patológicas de regurgitação valvar (valvulite). As principais valvas afetadas são, em ordem, a mitral e depois a aórtica. É comum associação da lesão mitral com a aórtica. Na fase aguda, a lesão é de insuficiência valvar, já na fase crônica ocorrem as lesões estenóticas. A insuficiência mitral (IM) tem maior tendência à regressão do que a insuficiência aórtica (IAo). A principal manifestação clínica é a presença de sopro orgânico. A ausculta cardíaca da IM revela sopro holossistólico mais audível no ápice. Se a IM é grave, um sopro diastólico pode estar associado (sopro de Carey-Coombs). O sopro da insuficiência aórtica é diastólico, mais audível na borda esternal esquerda.

Coreia

Também conhecida como coreia de Sydenham, é a manifestação neuropsiquiátrica da FR. A coreia apresenta longo período de latência, em média 2 a 4 meses. Ocorre em 15% dos pacientes com FR e apresenta predomínio no sexo feminino. Embora possa acontecer como manifestação isolada da FR, apresenta forte associação com cardite clínica ou subclínica, fato esse que justifica realizar ecocardiograma em todos os pacientes com suspeita de coreia. Presença de anticorpos contra antígenos dos núcleos da base e exames de neuroimagem confirmam o papel dos núcleos da base na patogênese da coreia. Os núcleos da base estão envolvidos no controle das funções motoras, comportamentais e cognitivas, explicando assim as manifestações motoras e não motoras. A principal característica da coreia são os movimentos involuntários, arrítmicos, breves, acometendo principalmente as extremidades e face e tendendo a se generalizar rapidamente. Contudo, até 20% dos pacientes podem apresentar hemicoreia. Os movimentos são exacerbados em situação de estresse e desaparecem durante o sono. Além dos movimentos coreicos, observam-se também alteração na escrita, comprometimento da marcha, disartria, disfagia, tiques, impersistência motora da língua e hipotonia muscular. Casos de hipotonia muscular intensa são conhecidos como "coreia mole". As alterações comportamentais aparecem algumas semanas antes dos movimentos coreicos. As mais descritas são irritabilidade, labilidade emocional, regressão comportamental, ansiedade, sintomas obsessivo-compulsivos e transtorno de déficit de atenção e hiperatividade. Em relação às funções cognitivas, poucos estudos demonstraram déficit nas funções executivas e fluência fonológica. Usualmente, a coreia é uma manifestação autolimitada com remissão espontânea após um tempo médio de 3 semanas. No entanto, alguns pacientes apresentam duração da coreia superior a dois anos.

Manifestações cutâneas (eritema marginado e nódulos subcutâneos)

Ocorrem em menos de 10% dos pacientes com FR. Raramente acontecem como manifestação isolada da FR. Eritema marginado é caracterizado por *rash* macular, evanescente, não pruriginoso e de coloração rósea. Apresenta o centro pálido e margens serpinginosas (Figura 2). Localiza-se no tronco e região proximal dos membros, poupando a face. Os nódulos subcutâneos são firmes, móveis e indolores. Localizam-se em superfícies extensoras de articulações e proeminências ósseas da região occipital e coluna. Os nódulos estão fortemente associados com cardite.

EXAMES COMPLEMENTARES

Reagentes de fase aguda

A velocidade de hemossedimentação (VHS) e a proteína C-reativa (PCR) são marcadores da presença do processo inflamatório (fase aguda) e resposta ao tratamento. Quando houver valores normais de VHS e PCR durante a fase aguda da doença, com exceção da coreia, o diagnóstico de FR deve ser reconsiderado. A PCR eleva-se mais precocemente e também normaliza-se mais rapidamente do que a VHS.

Evidência de estreptococcia prévia

A cultura de orofaringe é o padrão-ouro para diagnóstico de infecção pelo EGA. No entanto,

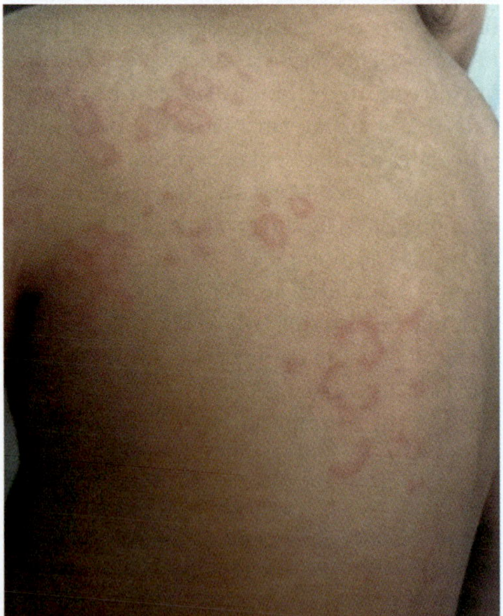

FIGURA 2 Eritema marginado no dorso de criança com febre reumática aguda com cardite. Apresenta bordas serpinginosas e hiperemiadas com centro pálido. Fonte: cortesia da Dra. Erica Cavalcante.

em razão do período de latência, apresenta baixa positividade e não diferencia o estado de portador são. Nesse caso, a presença da confirmação sorológica comprova infecção pelo EGA. Os testes rápidos para EGA apresentam a vantagem da rapidez, com boa especificidade, mas a sensibilidade é variável. Os casos positivos não precisam da cultura de orofaringe para confirmação, já os casos negativos não excluem infecção pelo EGA, sendo necessária cultura de orofaringe. Os testes sorológicos mais usados são antiestreptolisina O (ASLO) e anti-DNase B. Na prática clínica, poucos laboratórios dosam anti-DNase B. A adição de um segundo teste aumenta a sensibilidade para detecção de infecção prévia pelo EGA. A ASLO eleva-se no final da primeira semana; sendo assim, na ausência de títulos elevados da ASLO, é necessária a sua repetição após duas semanas pela possibilidade de detectar sua elevação. Recomenda-se a utilização do limite superior da normalidade de cada laboratório para análise dos resultados. Aproximadamente 20% dos pacientes com FR não cursam com ascensão da ASLO.

Avaliação do comprometimento cardíaco

Eletrocardiograma deve ser solicitado a fim de observar alargamento do intervalo PR, embora seja alteração inespecífica. Radiografia de tórax pode ser realizada para investigação de cardiomegalia e sinais de congestão pulmonar. Todo paciente com suspeita de FR deve realizar ecocardiograma com o objetivo de confirmar e estratificar a lesão valvar, avaliar a função cardíaca e principalmente diagnosticar cardite subclínica. Vários estudos em diferentes populações demonstraram que a presença da cardite subclínica aumenta a sensibilidade do diagnóstico da FR. Em 2012, a *World Heart Federation* elaborou critérios baseados nas alterações morfológicas e na magnitude da regurgitação valvar ao estudo Doppler para diagnóstico de DCR (Figura 3).

DIAGNÓSTICO DIFERENCIAL

Deve ser feito com vários grupos de doenças, de acordo com as manifestações clínicas (Tabela 1).

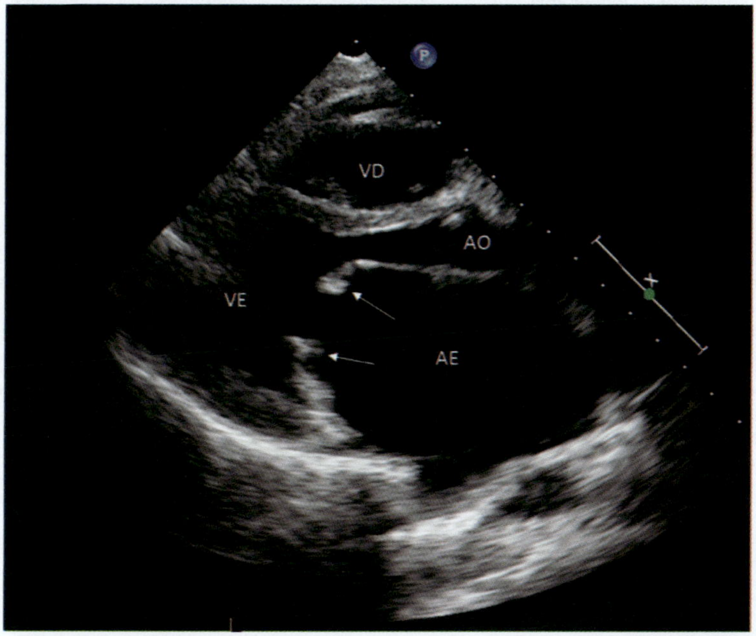

FIGURA 3 Imagem de ecocardiograma corte paraesternal eixo longo. As setas mostram a valva mitral espessada com abertura em "domo" do folheto anterior e folheto posterior com mobilidade reduzida. Fonte: cortesia da Dra. Catarina Cavalcanti.

DIAGNÓSTICO

Os critérios diagnósticos, eminentemente clínicos, foram publicado inicialmente 1944 pelo Dr. Thomas Dukett Jones (Critérios de Jones), e passaram por várias atualizações, sendo a última em 2015 (Tabela 2). Os critérios continuaram a serem divididos em **maiores** e **menores**, baseados em sua especificidade e não na frequência de sua manifestação. Já os pacientes foram estratificados em graus de risco com base em dados epidemiológicos. O grupo considerado de baixo risco considera a população entre 5 e 14 anos, na qual a incidência de FR é menor que 2/100.000/ano ou com uma prevalência da cardite reumática crônica em qualquer grupo etário, menor ou igual a 1/1.000/hab./ano. Crianças provenientes de comunidades com índices superiores a este são considerados de risco moderado ou elevado para o desenvolvimento da FR, onde se enquadra infelizmente a massa populacional de escolares brasileiros.

Estes critérios revisados permitiram o diagnóstico das recidivas da FR e introduziram a ecodopplercardiografia nos critérios maiores, considerando então a cardite subclínica em todos os grupos de risco. Mesmo com todos estes avanços há situações que dispensam a obrigatoriedade dos Critérios de Jones: coreia de Sydenham, cardite insidiosa confirmada pela ecocardiografia e cardite reumática crônica.

TRATAMENTO

O tratamento da FR é dividido em profilaxia primária (erradicação do EGA), tratamento das manifestações clínicas e profilaxia secundária (prevenir recorrências).

TABELA 1 Diagnóstico diferencial das principais manifestações da febre reumática

Artrite	Cardite	Coreia	Nódulos subcutâneos	Eritema marginado
Reativas: pós-infecção urinária ou pós-entérica	Infecciosas virais: pericardite, perimiocardites	Infecciosas: encefalites virais	Doenças reumáticas: lúpus eritematoso sistêmico, artrite idiopática juvenil	Infecciosas: septicemia
Infecciosas virais: hepatite, caxumba, rubéola Bacterianas: meningococo, gonococo, endocardite bacteriana	Doenças reumáticas: lúpus eritematoso sistêmico, artrite idiopática juvenil	Doenças reumáticas: lúpus eritematoso sistêmico	Outras: nódulos subcutâneos benignos	Reação a drogas
Doenças hematológicas/ neoplásicas: anemia falciforme/leucemia linfoblástica aguda	Outras: sopro anêmico, sopro inocente, prolapso de valva mitral	Outras: síndrome antifosfolípide, coreia familial benigna		Doenças reumáticas
Doenças reumáticas: lúpus eritematoso sistêmico, artrite idiopática juvenil, vasculites				Idiopático

TABELA 2 Critérios de Jones modificados em 2015

A. Para todos os pacientes com evidência de infecção prévia por EGA[1]	
Diagnóstico: FR inicial	Dois critérios maiores ou um maior + dois menores
Diagnóstico: FR recorrente	Dois maiores ou um maior e dois menores ou três menores
B. Critérios maiores	
Populações de baixo risco (incidência de FR ≤ 2/100.000 escolares ou prevalência de DCR ≤ 1 por 1.000/ano)	Populações de moderado e alto risco
Cardite ▪ Clínica e/ou subclínica Artrite ▪ Apenas poliartrite Coreia Eritema marginado Nódulos subcutâneos	Cardite ▪ Clínica e/ou subclínica Artrite ▪ Monoartrite ou poliartrite ▪ Poliartralgia[2] Coreia Eritema marginado Nódulos subcutâneos
C. Critérios menores	
Populações de baixo risco (incidência de FR ≤ 2/100.000 escolares ou prevalência de DCR ≤ 1 por 1.000/ano)	Populações de moderado e alto risco
Poliartralgia	Monoartralgia
Febre (≥ 38,5°C)	Febre (≥ 38°C)
VHS ≥ 60 mm/hora e/ou PCR ≥ 3,0 mg/dL	VHS ≥ 30 mm/hora e/ou PCR ≥ 3,0 mg/dL
Eletrocardiograma com intervalo PR prolongado (exceto se cardite for critério maior)	Eletrocardiograma com intervalo PR prolongado (exceto se cardite for critério maior)

Gewitz MH et al. Circulation. 2015.

1.Cultura de orofaringe, positividade em teste rápido de detecção de antígenos estreptocócicos, títulos elevados de anticorpos antiestreptocócicos.

2. Poliartralgia pode ser considerada critério maior em populações de moderado e alto risco após exclusão de outras causas. Como em versões anteriores, eritema marginado e nódulos subcutâneos isolados são raramente critérios maiores. Além disso, manifestações articulares podem ser consideradas apenas critério maior ou menor, mas não ambos no mesmo paciente. Coreia não necessita de evidência de infecção prévia pelo EGA.

Profilaxia primária (Tabela 3)

TABELA 3 Recomendações para profilaxia primária de febre reumática (FR)

Antibiótico	Dose	Duração
Penicilina G benzatina	Peso < 20 kg – 600.000 UI IM Peso > 20 kg – 1.200.000 UI IM	Dose única
Penicilina V	25-50.000 U/kg/dia VO 8/8 h ou 12/12 h Adulto: 500.000 U VO 8/8 h	10 dias
Amoxicilina	30-50 mg/kg/dia VO 8/8h ou 12/12 h Adulto: 500 mg VO 8 /8h	10 dias
Em caso de alergia à penicilina		
Cefalosporinas de 1ª geração (cefalexina ou cefadroxila)	Cefalexina: 50-100 mg/kg/dia VO 6/6 h Cefadroxila: 30 mg/kg/dia VO 12/12 h	10 dias
Clindamicina	15-25 mg/kg/dia VO 8/8 h Dose máxima: 1.800 mg/dia	10 dias
Azitromicina	20 mg/kg/dia 1 x dia VO Dose máxima: 500 mg/dia	5 dias

Tratamento das manifestações clínicas (Figura 4)

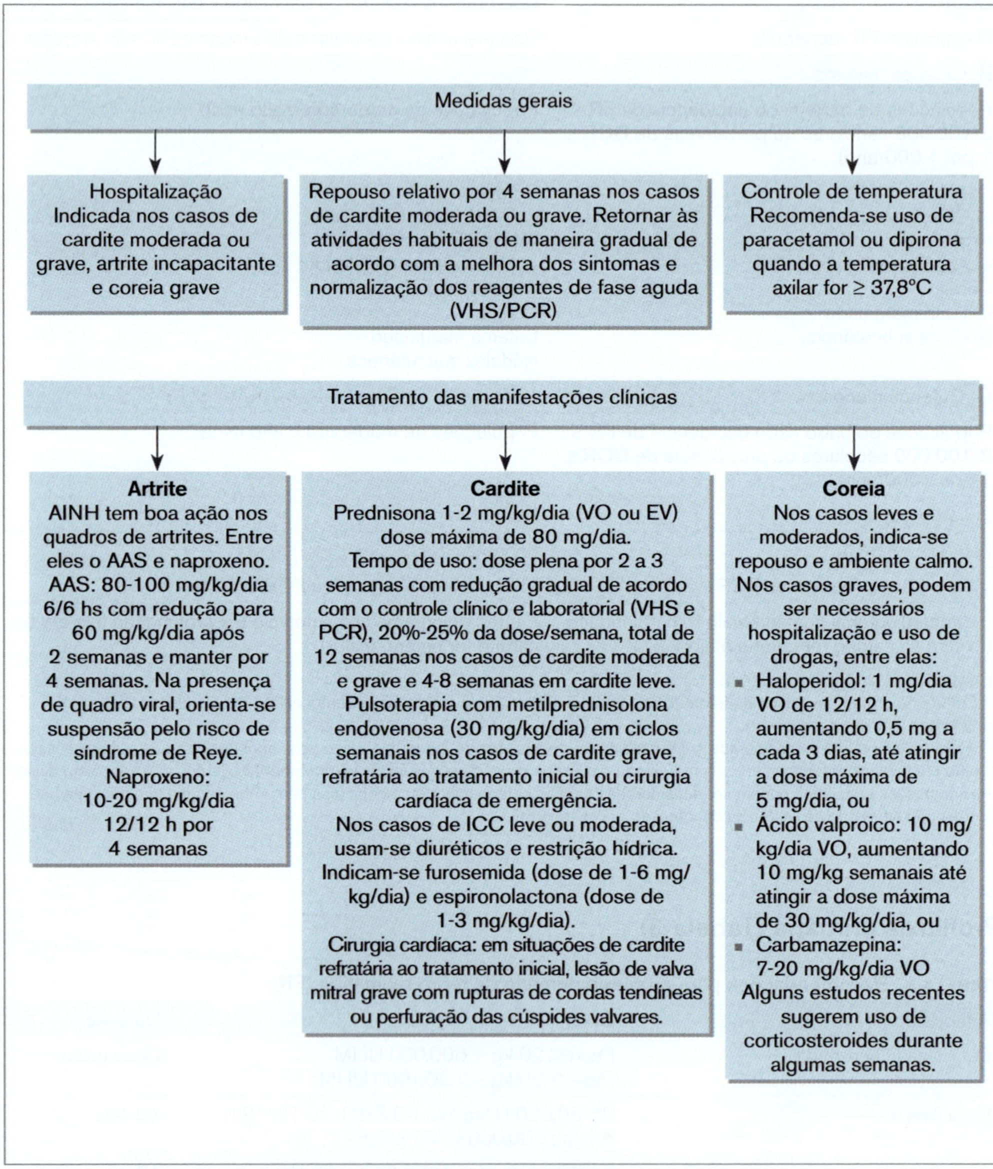

FIGURA 4 Algoritmo de tratamento das manifestações clínicas.

AAS: ácido acetilsalicílico; AINH: anti-inflamatórios não hormonais; EV: endovenoso; ICC: insuficiência cardíaca congestiva; VO: via oral.

Profilaxia secundária (Tabela 4)

TABELA 4 Recomendações para profilaxia secundária de febre reumática

Antibiótico	Dose	Intervalo
Penicilina G benzatina	Peso < 20 kg – 600.000 UI IM Peso > 20 kg – 1.200.000 UI IM	21/21 dias
Penicilina V	250 mg VO	12/12 horas
Em caso de alergia à penicilina: sulfadiazina	Peso < 30 kg – 500 mg VO Peso ≥ 30 kg – 1 g VO	1 x ao dia
Em caso de alergia à penicilina e à sulfa: estearato de eritromicina	250 mg VO	12/12 horas

TABELA 5 Duração da profilaxia secundária da febre reumática (FR)

Clínica	Duração
FR sem cardite prévia	Até 21 anos de idade ou 5 anos do último surto (vale o que cobrir maior tempo)
FR com cardite prévia, insuficiência mitral leve residual ou resolução da lesão valvar	Até 25 anos de idade ou 10 anos do último surto (vale o que cobrir maior tempo)
FR com lesão valvar residual moderada a grave	Até os 40 anos de idade ou por toda a vida
Após cirurgia valvar	Por toda a vida

A duração da profilaxia secundária da FR depende da idade do paciente, do intervalo do último surto, da presença de cardite no surto inicial e da gravidade da DCR (Tabela 5).

VACINAÇÃO

Apesar de avanços na área de biotecnologia em vacinas, o desenvolvimento de vacinas para FR tem sido lento. Experimentos em camundongos sugerem que o imunizante é seguro e apresenta capacidade de induzir resposta imunológica específica contra EGA. Segundo Guilherme L, mudanças de estratégia têm sido defendidas com o potencial para além da prevenção de faringite pelo EGA, como também prevenção de infecções invasivas, tendo assim maior abrangência do que ser uma vacina apenas para prevenção de doença reumática aguda.

REFERÊNCIAS BIBLIOGRÁFICAS

1. Barbosa PJB, Müller RE, Latado AL, et al. Diretrizes Brasileiras para Diagnóstico, Tratamento e Prevenção da Febre Reumática da Sociedade Brasileira de Cardiologia, da Sociedade Brasileira de Pediatria e da Sociedade Brasileira de Reumatologia. Arq Bras Cardiol. 2009;93:1-18.
2. Beaton A, Okello E, Rwebembera J, Grobler A, Engelman D, Alepere J, et al. Refining risk stratification among children with latent rheumatic heart disease. Circulation. 2023;147(24):1848-50.
3. Bisno AL, Brito MO, Collins CM. Molecular basis of group A streptococcal virulence. Lancet Infect Dis. 2003;3:191-200.
4. Carapetis JR, Beaton A, Cunningham MW, et al. Acute rheumatic fever and rheumatic heart disease. Nat Rev Dis Primers. 2016;2:15084.
5. Departamento de Informática do SUS – DATASUS. Informação de Saúde, Epidemiológicas e de Morbidade: banco de dados. Disponível em: http://tabnet.datasus.gov.br. Acesso em fevereiro de 2023.
6. Desai SR, Hwang NC. American Society of Echocardiography recommendations for the use of echocardiography in rheumatic heart disease. J Cardiothorac Vasc Anesth. 2023;37(7):1069-71.
7. Dougherty S, Okello E, Mwangi J, Kumar RK. Rheumatic heart disease: JACC Focus Seminar 2/4. J Am Coll Cardiol. 2023;81(1):81-94.
8. Engel ME, Stander R, Vogel J, et al. Genetic susceptibility to acute rheumatic fever: a systematic review and meta-analysis of twin studies. PLoS One. 2011;6:e25326.
9. Favaretto E, Gortani G, Simonini G, et al. Preliminary data on prednisone effectiveness in children with Sydenham chorea. Eur J Pediatr. 2020;179(6):993-7.
10. Gerber MA, Baltimore RS, Eaton CB, et al. Prevention of rheumatic fever and diagnosis and treatment of

acute Streptococcal pharyngitis: a scientific statement from the American Heart Association Rheumatic Fever, Endocarditis, and Kawasaki Disease Committee of the Council on Cardiovascular Disease in the Young, the Interdisciplinary Council on Functional Genomics and Translational Biology, and the Interdisciplinary Council on Quality of Care and Outcomes Research: endorsed by the American Academy of Pediatrics. Circulation. 2009;119:1541-51.

11. Gewitz MH, Baltimore RS, Tani LY, et al. American Heart Association Committee on Rheumatic Fever, Endocarditis, and Kawasaki Disease of the Council on Cardiovascular Disease in the Young. Revision of the Jones Criteria for the diagnosis of acute rheumatic fever in the era of Doppler echocardiography: a scientific statement from the American Heart Association. Circulation. 2015;131:1806-18.
12. Guilherme L, Karthikeyan G. Acute rheumatic fever. Lancet. 2018;392:161-74.
13. Guilherme L, Köhler KF, Postol E, et al. Genes, autoimmunity and pathogenesis of rheumatic heart disease. Ann Pediatr Cardiol. 2011;4:13-21.
14. Guttapadu R, Prakash N, Alka M, Chatterjee R, Mahantesh S, Jayranganath M, et al. Profiling system-wide variations and similarities between Rheumatic Heart Disease and Acute Rheumatic Fever – A pilot analysis. PLoS Negl Trop Dis. 2023;17(4):e0011263.
15. Hardefeldt HA, Monteiro Fernandes A, Yan J, Francis JR. Acute rheumatic fever: recent advances. Pediatr Infect Dis J. 2023;42(2):e42-e44.
16. Holloway AR. Acute rheumatic fever. Pediatr Ann. 2022;51(12):e457-e460.
17. Lam CKM, Thorn J, Lyon X, Waugh E, Piper B, Wing-Lun E. Rheumatic heart disease in pregnancy: Maternal and neonatal outcomes in the Top End of Australia. Aust N Z J Obstet Gynaecol. 2023;63(1):74-80.
18. Liang Y, Yu D, Lu Q, Zheng Y, Yang Y. The rise and fall of acute rheumatic fever and rheumatic heart disease: a mini review. Front Cardiovasc Med. 2023;10:1183606.
19. McDonald M, Currie BJ, Carapetis JR. Acute rheumatic fever: a chink in the chain that links the heart to the throat? Lancet Infect Dis. 2004;4:240-5.
20. Miranda LP, Camargos PA, Torres RM, et al. Prevalence of rheumatic heart disease in a public school of Belo Horizonte. Arq Bras Cardiol. 2014;103:89-97.
21. Reményi B, Wilson N, Steer A, et al. World Heart Federation criteria for echocardiographic diagnosis of rheumatic heart disease – an evidence-based guideline. Nat Rev Cardiol. 2012;9:297-309.
22. Nascimento BR, Beaton AZ, Guilherme L, Sampaio RO. Editorial: Rheumatic fever: 21st century clinical and experimental insights. Front Cardiovasc Med. 2023;10:1190372.
23. Pandian NG, Kim JK, Arias-Godinez JA , Marx GR, Michelena HI, Chander Mohan J, et al. Recommendations for the use of echocardiography in the evaluation of rheumatic heart disease: A report from the American Society of Echocardiography. J Am Soc Echocardiogr. 2023;36(1):3-28.
24. Ralph AP, Currie BJ. Therapeutics for rheumatic fever and rheumatic heart disease. Aust Prescr. 2022;45(4):104-12.
25. RHDAustralia (ARF/RHD writing group). The 2020 Australian guideline for prevention, diagnosis and management of acute rheumatic fever and rheumatic heart disease (3.2 edition, March 2022); 2020.
26. Tariq S, Niaz F, Waseem S, Shaikh TG, Ahmed SH, Irfan M, et al. Managing and treating Sydenham chorea: A systematic review. Brain Behav. 2023;13(6):e3035.

85

Osteoporose na infância e adolescência

Nádia Emi Aikawa
Thiago Quadrante Freitas
Diogo Souza Domiciano

INTRODUÇÃO

Durante a infância e a puberdade, fazem parte da dinâmica do tecido ósseo os processos de remodelamento, também presente nos adultos, e de modelação óssea, que propicia a tomada de forma dos ossos e o próprio crescimento, uma particularidade exclusiva das crianças. Além disso, é durante a puberdade que ocorre a mais acelerada aquisição de tecido ósseo, e a máxima quantidade de osso adquirido ao final desse período definirá o pico de massa óssea, que geralmente é atingido por volta dos 20 anos de idade.

Portanto, eventos que interfiram nos processos de modelação, remodelação e aquisição de massa óssea podem ser responsáveis não só por afetar o crescimento linear, mas por provocar redução da densidade mineral óssea e alterações em sua microarquitetura. Tais alterações podem culminar em fragilidade óssea, ou até gerar deformidades macroscópicas e fraturas, caracterizando a osteoporose pediátrica.

EPIDEMIOLOGIA

Não há incidência bem estabelecida para a osteoporose pediátrica, uma vez que são relativamente recentes a homogeneização dos critérios diagnósticos e os dados de referência para a densitometria óssea na infância. Além disso, múltiplos fatores contribuem para a gênese dessa condição, dificultando ainda mais o diagnóstico e as estimativas de incidência.

Apesar da falta de dados diretos, crê-se que a incidência da osteoporose na infância tem aumentado devido à maior sobrevida de crianças com doenças crônicas e à maior frequência de uso de medicações que podem prejudicar o metabolismo ósseo.

Em populações específicas, dados apontam que a incidência anual de fraturas vertebrais em crianças em uso de glicocorticoides varia de 4,4% a 16% dependendo da doença de base, sendo que até metade dessas fraturas é assintomática e o período de maior risco é o primeiro ano de tratamento; além disso, a prevalência de fraturas vertebrais em crianças sem uso de glicocorticoides, mas com restrição de mobilidade, pode chegar a 25%. Ademais, sabe-se que qualquer fratura vertebral, mesmo de grau I, consiste em fator de risco independente para que ocorram novas fraturas.

Fica clara, portanto, a necessidade do ágil reconhecimento das crianças em risco de osteoporose (em especial de osteoporose secundária a medicações e doenças crônicas) para que o rastreio da fragilidade óssea seja realizado precocemente, de preferência antes do aparecimento de fraturas, e, portanto, antes do diagnóstico de osteoporose para que se possa preveni-la.

ETIOLOGIA E FISIOPATOLOGIA

A osteogênese tem início no intraútero e depende da harmonia entre os componentes celulares, humorais e extracelulares do tecido ósseo. A ossificação endocondral é necessária para a formação dos ossos longos e tem início com os progenitores mesenquimais multipotentes, que, sob estímulo das proteínas morfogenéticas do osso (BMPs) se comprometem com a linhagem progenitora osteocondral e se diferenciam em condrócitos. A partir desse momento ocorre a síntese de matriz cartilagínea que servirá de molde para a formação do osso.

Nos centros de ossificação, os condrócitos são substituídos pelos osteoblastos, processo que é regido principalmente pelas BMPs, o Osterix (OSX) e o fator de transcrição relacionado ao Runt (RUNX2). Nessa etapa, as vias de sinalização intracelular NOTCH e *Wnt* têm duplo papel: são inibitórias para a formação dos osteoblastos, mas estimulatórias para a maturação dessas mesmas células. Além dos fatores humorais e genéticos, os osteoblastos também se ativam por ação de estímulos mecânicos (piezoelétricos) de baixa intensidade e alta frequência. A principal função dos osteoblastos é a síntese da matriz extracelular do tecido ósseo, trocando os colágenos tipos II e X produzidos pelos condrócitos principalmente pelo colágeno tipo I.

Outras proteínas que compõem a matriz óssea e auxiliam na osteogênese são produzidas tanto pelos osteoblastos quanto pelos osteócitos, que são diferenciados a partir dos próprios osteoblastos em fim de vida, quando da ativação dos genes da endopeptidase neutra reguladora de fosfato (*PHEX*), da fosfoproteína de matriz dentária 1 (*DMP1*), do fator de crescimento de fibroblastos 23 (*FGF23*) e da esclerostina (*SOST*). Dentre as proteínas que auxiliam a osteogênese e são sintetizadas por esses dois tipos celulares estão: a própria DMP1, o FGF-23, a fosfatase alcalina (codificada pelo gene *ALPL*), a osteonectina (ou proteína ácida secretada e rica em cisteína – SPARC), a osteopontina (OPN) e várias outras.

Todos esses componentes responsáveis pela formação óssea devem estar em equilíbrio também com o processo de reabsorção óssea, orquestrado pelos osteoclastos (originados de precursores mononucleares da linhagem de monócitos/macrófagos, estimulados pela proteína ligadora do receptor ativador do fator nuclear kappa B [RANKL] e do fator estimulador de colônias de macrófagos [M-CSF]), cujas principais proteínas regulatórias são a osteoprotegerina (OPG), inibitória, e o RANKL, estimulatória. De uma maneira resumida, o fator de necrose tumoral (TNF) e as interleucinas (IL) 1 e 6 servem de estímulo pró-RANKL e anti-OPG, aumentando a reabsorção óssea.

Nos adultos, as causas de osteoporose são aquelas que afetam o equilíbrio entre o processo de formação e o de reabsorção óssea. Já nas crianças, os eventos que modificam esse equilíbrio são causas de osteoporose secundária, enquanto aqueles que alteram o próprio processo de osteogênese são causas de osteoporose primária, excluídas as causas de raquitismo. Brevemente, o raquitismo se diferencia da osteoporose por ser um defeito extremo do processo de mineralização óssea e tem como causas deficiências graves de vitamina D, cálcio ou fósforo (seja por carência dietética ou por mutações em genes que regulam a mineralização óssea, como o *PHEX* e o *DMP1*).

Das causas secundárias de osteoporose na infância, a mais frequente é o uso de glicocorticoides, que prolonga a sobrevida dos osteoclastos, reduz a atividade dos osteoblastos e reduz os estímulos piezoelétricos por alterar as fibras musculares. Evidentemente, o maior risco está associado aos glicocorticoides sistêmicos, porém é necessário cautela até mesmo na introdução de corticoides inalatórios em crianças abaixo de 6 anos de idade. Apesar dos glicocorticoides serem as principais medicações relacionadas à osteoporose secundária na infância, fármacos como o metotrexato, a ciclosporina, as heparinas, varfarina e anticonvulsivantes também estão associados a essa condição.

Entre outras causas secundárias relevantes, destacam-se as doenças crônicas inflamatórias (como artrite idiopática juvenil e lúpus eritematoso sistêmico), neoplasias, fibrose cística, doença celíaca, doença inflamatória intestinal, talassemias, diabetes tipo 1, síndrome de Cushing, hipertireoidismo e hipogonadismo. Doenças genéticas não relacionadas diretamente à osteogênese, como doença de Gaucher, síndrome de Marfan, síndrome de Ehlers-Danlos, síndrome de Turner e síndrome de Klinefelter também podem alterar o metabolismo ósseo. As doenças neuromusculares, como distrofias musculares e paralisia cerebral, também são causas de fragilidade óssea por provocarem redução da mobilidade e dos estímulos piezoelétricos necessários para ativação dos osteoblastos.

Em relação à osteoporose pediátrica primária, existem diversas condições que afetam diretamente a osteogênese na infância. A principal causa primária de osteoporose em crianças é a osteogênese imperfeita, doença monogênica com 17 diferentes genótipos de gravidades variáveis. A maioria das mutações descritas altera subunidades específicas do colágeno do tipo I, a proteína mais abundante do tecido ósseo; porém, também há mutações descritas em genes como *BMP1*, *WNT1* e *SPARC*, que codificam as proteínas homônimas descritas anteriormente.

Causas mais raras de osteoporose primária na infância incluem a síndrome de Hajdu-Cheney, por mutação no gene *NOTCH2*, hipofosfatasia, por mutação no gene *ALPL*, produtor da fosfatase alcalina, e doenças que afetam genes não abordados neste capítulo, mas que estão diretamente ligados à osteogênese, como a osteoporose ligada ao X e as síndromes de Bruck e de Cole-Carpenter.

Por fim, quando não há causas identificáveis associadas à fragilidade óssea na infância, define-se a osteoporose juvenil idiopática.

QUADRO CLÍNICO

Em uma criança com suspeita de osteoporose, um histórico médico completo é essencial, incluindo antecedente de fraturas (número, localização, mecanismo e características radiográficas) e dor em coluna, que pode ser sinal de fraturas vertebrais. As fraturas por fragilidade (ou fraturas por baixo trauma) representam as principais características clínicas da saúde óssea prejudicada em crianças e são tipicamente classificadas com base em sua localização como vertebrais ou não vertebrais (geralmente ossos longos das extremidades superiores e inferiores). Além disso, uma avaliação completa de comorbidades, atividade física, dieta, medicamentos, crescimento, puberdade e história familiar (fraturas, perda auditiva) precisa ser realizada. O exame físico deve incluir antropometria, circunferência da cabeça, proporções corporais, avaliação dos dentes, esclera, frouxidão articular, escoliose, deformidades dos membros, alargamento dos punhos e tornozelos, sensibilidade da coluna, frouxidão da pele e estádio puberal.

DIAGNÓSTICO E EXAMES COMPLEMENTARES

As medidas indiretas da saúde óssea, como os marcadores bioquímicos séricos e urinários usados para distinguir distúrbios ósseos de alta e baixa remodelação, são mais difíceis de interpretar em jovens, pois os resultados são afetados por inúmeros fatores (idade, estágio puberal, nutrição, velocidade de crescimento, ritmo circadiano). Os exames laboratoriais para avaliação da mineralização óssea incluem cálcio sérico, fosfato, magnésio, creatinina, fosfatase alcalina, gama glutamil transferase, 25-hidroxivitamina D, paratormônio (PTH) e creatinina, cálcio e fosfato urinários. Embora essa avaliação bioquímica exclua distúrbios de hipomineralização óssea (todos os tipos de raquitismo), não há nenhum exame laboratorial que possa diagnosticar ou excluir a osteoporose além do teste genético molecular. Além disso, fraturas ou dor óssea podem ser o primeiro sintoma de uma condição subjacente. Portanto, velocidade de hemossedimentação, hemograma completo, TSH sérico, T4 livre e triagem para doença celíaca também são recomendados. Na suspeita de hipogonadismo, LH, FSH, testosterona ou estradiol devem ser avaliados e, para doença de Cushing, o cortisol urinário de 24 horas deve ser dosado.

As fraturas são comuns na infância, com cerca de metade das crianças sofrendo pelo menos uma fratura antes da idade adulta. Uma abordagem diagnóstica direcionada para osteoporose pediátrica enfatiza o contexto clínico, sem um requisito específico de *Z-score* da densidade mineral óssea (DMO). Essa abordagem deve considerar o risco de uma fratura por fragilidade, o mecanismo, a localização e características radiográficas da fratura, as características clínicas que definem uma condição subjacente de fragilidade óssea e a história familiar e o genótipo, naqueles com suspeita de forma hereditária.

As recomendações da Sociedade Internacional de Densitometria Clínica afirmam que o diagnóstico não deve ser baseado apenas em critérios densitométricos, mas requer uma história de fratura clinicamente significativa. Os critérios para osteoporose incluíram a presença de fratura vertebral não traumática por compressão, sem a necessidade de critérios de DMO. Isso reconheceu apropriadamente a natureza patológica da FV de baixo trauma em crianças. Na ausência de fratura vertebral, o diagnóstico exige a presença de uma história de fratura clinicamente significativa (≥ 2 fraturas de ossos longos até os 10 anos de idade, ou ≥ 3 fraturas de ossos longos até os 19 anos) e um baixo *Z-score* de DMO compatível com idade e sexo de ≤ −2,0 (com correções apropriadas para o tamanho do osso). A definição observou adicionalmente que um *Z-score* > −2,0 neste contexto "não exclui a possibilidade de lesões esqueléticas por fragilidade e aumento do risco de fraturas".

Em crianças, as medições pela densitometria (absorciometria por dupla emissão de raios-X – DXA) geralmente são realizadas na coluna lombar (L1-4) e no corpo total, não incluindo a cabeça. O software dos principais fabricantes de DXA utiliza bancos de dados de referência pediátrica para crianças com mais de 5 anos. O conteúdo mineral ósseo (CMO) e a DMO da coluna podem ser calculados em crianças com mais de 5 anos e medidas de corpo inteiro são viáveis para aqueles com 3 anos de idade ou mais. As diretrizes atuais recomendam que a DXA inicial seja realizada quando o paciente puder se beneficiar da intervenção e as repetições de varreduras para monitoramento não devem ser feitas com frequência maior do que a cada 6-12 meses. As medições de DMO em crianças devem ser convertidas para desvios-padrões (DP) específicos para idade e sexo (*Z-score*); no entanto, os resultados da DMO também são afetados pelo tamanho do corpo, etnia, idade óssea e desenvolvimento puberal. Portanto, em uma criança baixa para sua idade ou com puberdade atrasada, a DMO pode ser subestimada, com uma classificação inadequada como baixa massa óssea. Para contornar essa limitação, a partir dos valores absolutos de DMO areal (DXA) (g/cm^2), a DMO volumétrica (g/cm^3) ou *Z-score* corrigido pelo *Z-score* de altura podem ser extrapolados, e esses resultados podem ser comparados com os valores de referência pediátricos.

É importante lembrar que DXA não diferencia osso trabecular e cortical e não é capaz de avaliar a geometria óssea ou propriedades mecânicas. Uma vez que o osso trabecular e o cortical respondem de forma diferente a estímulos como alterações puberais, forças mecânicas e estresses relacionados a doenças, DXA pode não ser a ferramenta ideal para detecção precoce de alterações na massa óssea e, isoladamente, sua capacidade de predição de fraturas em crianças e adolescentes é limitada.

A lombalgia tem demonstrado baixa sensibilidade em crianças com fraturas vertebrais e as mesmas podem ocorrer em jovens com doenças crônicas na ausência de DMO muito baixa. Portanto, em crianças com risco conhecido de fratura, é necessária vigilância ativa com exames de imagem lateral da coluna (vértebras torácicas e lombares). No entanto, essa modalidade está associada a uma alta dose de radiação ionizante; para reduzir a exposição, a análise de fratura vertebral (VFA) por DXA pode ser uma alternativa na prática clínica.

TRATAMENTO

É extremamente importante avaliar se a criança com fraturas osteoporóticas precisa de terapia, reconhecendo que idade mais jovem, fatores de risco transitórios e colapso vertebral menos grave são os principais determinantes de recuperação sem a necessidade de intervenção para osteoporose.

O cálcio da dieta e de suplementos deve totalizar 700 mg/dia para crianças entre 1 a 3 anos e 1.300 mg/dia para idades de 9 a 18 anos. A ingestão diária recomendada de vitamina D é de no mínimo 600 UI diariamente após o primeiro ano de vida, mas doses mais altas podem ser necessárias em pacientes com obesidade ou distúrbios de má absorção. As reservas adequadas de vitamina D foram definidas como uma concentração sérica de 25 hidroxivitamina D de pelo menos 20 ng/mL ou 30 ng/mL com base principalmente em estudos em adultos.

O exercício físico tem um efeito anabólico no esqueleto em crescimento, sendo que exercícios de alto impacto aumentam a massa óssea em jovens saudáveis, mas devem ser evitados em crianças com fragilidade óssea.

Em crianças com doenças reumáticas, um controle adequado da inflamação resulta em uma melhor saúde óssea.

Quando fraturas de fragilidade ocorrem apesar das medidas gerais, terapia farmacológica deve ser considerada. Um agente anabólico seria ideal, pois a osteoporose pediátrica geralmente resulta de uma falha na aquisição óssea. Entretanto, o paratormônio recombinante (teriparatida) **é contraindicado** em pacientes com placas de crescimento abertas e os benefícios do hormônio de crescimento não foram estabelecidos, exceto em pacientes com deficiência hormonal. Isso limita a terapia farmacológica na pediatria principalmente aos agentes antirreabsortivos.

Os bisfosfonatos são os agentes mais amplamente estudados para tratar a osteoporose na infância, apesar de sua indicação *off-label* na maioria dos países. A maioria das publicações são estudos observacionais, com poucos ensaios controlados em crianças e sem poder suficiente para avaliar os resultados de fratura. Os bisfosfonatos têm sido usados para tratar a osteogênese imperfeita e uma variedade de distúrbios que causam osteoporose secundária na infância e adolescência. Não há consenso sobre o agente ideal, a dose e a duração da terapia. O pamidronato tem sido o bisfosfonato mais amplamente utilizado em pediatria. Em um estudo controlado randomizado em crianças com OI, o alendronato oral diário resultou em ganhos significativos na DMO da coluna, mas nenhuma redução significativa na dor óssea e no tempo até a primeira fratura. Por outro lado, um estudo randomizado de risedronato oral diário resultou em aumento da DMO da coluna e redução do risco de fraturas não vertebrais primárias ou recorrentes em pacientes com OI. O ácido zoledrônico é até 200 vezes mais potente que o pamidronato e pode ser infundido mais rapidamente. Séries de casos de crianças com osteoporose secundária mostraram ganhos de massa óssea, espessura metacarpal cortical e morfologia vertebral com ácido zoledrônico administrado a cada 3 ou 6 meses.

Os benefícios máximos do pamidronato em crianças são observados em 2 a 4 anos, mas a terapia de manutenção com bisfosfonatos de baixa dose pode ser necessária até que o crescimento esteja completo em pacientes com fatores de risco persistentes para osteoporose.

TABELA 1 Esquemas de dosagem de bisfosfonatos comumente usados na osteoporose pediátrica

Droga	Via de administração	Dose
Pamidronato	Endovenoso em 3 h (200 a 250 mL solução salina isotônica)	> 3 anos: 0,5-1,0 mg/kg/dia 3 dias, cada 4 meses 2-3 anos: 0,375-0,75 mg/kg/dia 3 dias, cada 3 meses 1-2 anos: 0,25-0,5 mg/kg/dia 3 dias, cada 3 meses < 1 ano: 0,5 mg/kg/dia cada 2 meses
Neridronato	Endovenoso em 3 h (200 a 250 mL solução salina isotônica)	1-2 mg/kg/dia, cada 3-4 meses
Ácido zoledrônico	Endovenoso em 30-45 min (50 mL solução salina isotônica)	0,0125-0,05 mg/kg/dia, cada 6-12 meses
Alendronato	Oral	1-2 mg/kg/semana 5 mg/dia (< 20 kg) a 10 mg/dia (> 20 kg)
Risedronato	Oral	15 mg/semana (< 40 kg), 30 mg/semana (> 40 kg)

A experiência pediátrica com o uso de denosumabe é muito limitada. Em crianças afetadas por OI tipo VI e tradicionalmente consideradas não responsivas ao tratamento com bisfosfonatos, o denosumabe resultou em maior DMO e em menor incidência de fraturas.

REFERÊNCIAS BIBLIOGRÁFICAS

1. Bachrach LK. Diagnosis and treatment of pediatric osteoporosis. Curr Opin Endocrinol Diabetes Obes. 2014;21(6):454-60.
2. Ciancia S, van Rijn RR, Hogler W, Appelman-Dijkstra NM, Boot AM, Sas TCJ ,et al. Osteoporosis in children and adolescents: when to suspect and how to diagnose it. Eur J Pediatr. 2022;181(7):2549-61.
3. Di Marcello F, Di Donato G, d'Angelo DM, Breda L, Chiarelli F. Bone health in children with rheumatic disorders: focus on molecular mechanisms, diagnosis, and management. Int J Mol Sci. 2022;23(10):5725.
4. Franco AS, Freitas TQ, Pereira RMR. Osso, constituintes e metabolismo. In: Oliveira LG (ed.). Tratado de doenças osteometabólicas. 1.ed. Goiânia: Kelps; 2020. p.33-49.
5. Galindo-Zavala R, Bou-Torrent R, Magallares-López B, Mir-Perelló C, Palmou-Fontana N, Sevilla-Pérez B, et al. Expert panel consensus recommendations for diagnosis and treatment of secondary osteoporosis in children. Pediatr Rheumatol. 2020;18:20.
6. LeBlanc CM, Ma J, Taljaard M, Roth J, Scuccimarri R, Miettunen P, et al. Incident vertebral fractures and risk factors in the first three years following glucocorticoid initiation among pediatric patients with rheumatic disorders. J Bone Miner Res. 2015;30:1667-75.
7. Marrani E, Giani T, Simonini G, Cimaz R. Pediatric osteoporosis: diagnosis and treatment considerations. Drugs. 2017;77(6):679-95.
8. Sakka SD. Osteoporosis in children and young adults. Best Pract Res Clin Rheumatol. 2022;36(3):101776.
9. Shuhart CR, Yeap SS, Anderson PA, Jankowski LG, Lewiecki EM, Morse LR, et al. Executive Summary of the 2019 ISCD Position Development Conference on Monitoring Treatment, DXA Cross-calibration and Least Significant Change, Spinal Cord Injury, Peri-prosthetic and Orthopedic Bone Health, Transgender Medicine, and Pediatrics. J Clin Densitom. 2019;22(4):453-71.
10. Steffey CL. Pediatric osteoporosis. Pediatr Rev. 2019;40(5):259-61.
11. Vierucci F, Saggese G, Cimaz R. Osteoporosis in childhood. Curr Opin Rheumatol. 2017;29(5):535-46.
12. Ward LM, Konji VN, Ma J. The management of osteoporosis in children. Osteoporos Int. 2016;27:2147-79.
13. Ward LM, Weber DR, Munns CF, Högler W, Zemel BS. A contemporary view of the definition and diagnosis of osteoporosis in children and adolescents. J Clin Endocrinol Metab. 2020;105(5):2088-97.
14. Weber DR, Boyce A, Gordon C, Hogler W, Kecskemethy HH, Misra M, et al. The utility of DXA assessment at the forearm, proximal femur, and lateral distal femur, and vertebral fracture assessment in the pediatric population: 2019 ISCD Official Position. J Clin Densitom. 2019;22(4):567-89.

86

Síndrome de hipermobilidade articular

Blanca Elena Rios Gomes Bica
Claudio Arnaldo Len

A hipermobilidade articular é considerada uma condição benigna na qual ocorre frouxidão ligamentar e das articulações, não associada a síndrome congênita ou anormalidade do tecido conjuntivo, fazendo com que a pessoa realize facilmente movimentos acima da faixa normal de amplitude da articulação, por exemplo os contorcionistas, que apresentam grau acentuado de hipermobilidade articular. Articulações hipermóveis tendem a ser herdadas, podendo ocorrer em até 10% a 30% dos indivíduos, sendo geralmente mais comuns nas crianças e nas mulheres. Sabe-se que certos genes predispõem para o desenvolvimento das articulações hipermóveis. Os genes que são responsáveis pela produção de colágeno, proteína importante constituinte da pele, músculos e tendões e que ajuda a manter os tecidos em conjunto, são suspeitos de desempenharem um papel importante no defeito da produção de colágeno, levando a essa maior fragilidade e frouxidão ligamentar. A estrutura do colágeno, a anatomia das extremidades dos ossos, o tônus muscular e a propriocepção são fatores que podem influenciar na mobilidade das articulações. Crianças com hipermobilidade articular podem ter um grau de hipotonia que faz com que a criança seja capaz de dobrar suas articulações mais do que o habitual. A hipermobilidade articular tende a diminuir com o envelhecimento, pois nos tornamos naturalmente menos flexíveis. Pé cavo é também um achado comum nos indivíduos hipermóveis. Existem relatos de osteoartrite precoce e também associação com fibromialgia na idade adulta.

Denominamos síndrome de hipermobilidade articular (SHA) quando se associam dores articulares (principalmente em joelhos, quadris, tornozelos e cotovelos) ao quadro de hipermobilidade articular. A causa da dor nas crianças hipermóveis não é totalmente conhecida, mas pode estar relacionada a instabilidade articular, propriocepção prejudicada, microtrauma associado ou sensibilização central com distúrbio do sistema nervoso autônomo. Essa condição pode aumentar o risco de lesões articulares e musculares, luxações e distensões, especialmente se a criança ou adulto praticar atividades desportivas, o que pode facilitar o excesso de movimento e a lesão subsequente.

A hipermobilidade articular não causa sintomas na maioria dos casos, sendo observada apenas no exame físico, não requerendo tratamentos específicos se a pessoa for assintomática. Caso o paciente apresente queixas em locais específicos, ligados ou não à atividade física, os tratamentos serão personalizados para cada indivíduo, com base nas suas atividades físicas e em suas manifestações particulares. Hipermobilidade articular significa que algumas ou todas as articulações de uma pessoa apresentam uma grande amplitude de movimento, particularmente flexíveis e capazes de mover seus membros em posições extremas. Essa condição, apesar dos riscos de trauma geralmente associados ao *overu-*

se, também pode se tornar um facilitador do exercício, pois as pessoas podem se beneficiar do aumento da flexibilidade, como observamos em bailarinos e atletas, tais como os ginastas.

Estima-se que 10% a 25% das crianças normais têm articulações hipermóveis ou articulações que podem ir além da escala normal do movimento. Porém, como a criança consegue realizar facilmente movimentos não habituais, também corre maior risco de lesões articulares, ligamentares e musculares, pelo fato de ela não ter consciência de seus limites. Por outro lado, a realização de exercícios de fortalecimento muscular torna menos frequentes as lesões traumáticas. A hipermobilidade articular benigna é mais comum em mulheres do que em homens e pode ser mais comum em pessoas de determinadas etnias (asiáticos e africanos).

A SHA é diagnosticada por meio de anamnese e exame clínico, avaliando-se as articulações afetadas e notando que se movem facilmente acima da faixa normal esperada. Não há nenhum exame de sangue ou imagem para a síndrome de hipermobilidade.

Os critérios de hipermobilidade utilizados atualmente são a Escala de Nove Pontos de Beighton ou os Critérios Modificados de Carter e Wilkinson (Quadro 1). A presença de três ou mais desses critérios denota a presença de hipermobilidade articular.

QUADRO 1 Critérios de hipermobilidade

Carter e Wilkinson
1. Posição do polegar na superfície flexora do antebraço com flexão máxima do punho
2. Extensão passiva da articulação metacarpofalangeana colocando os dedos paralelos à superfície extensora do antebraço
3. Hiperextensão passiva do cotovelo acima de 10°
4. Hiperextensão passiva do joelho acima de 10°
5. Capacidade de colocar as palmas das mãos no chão com os joelhos completamente estendidos
Escala de Beighton
Seis ou mais pontos definem a presença de hipermobilidade articular
1 ponto para cada lado (direito e esquerdo) dos critérios 1, 2, 3 e 4
1 ponto para o critério 5

Apesar de a hipermobilidade articular representar uma condição benigna e sem consequências na maioria dos casos, a queixa dolorosa pode ser motivo da busca do reumatologista para diagnóstico adequado e orientação. Devemos tranquilizar sobre a benignidade da condição e orientar para a prática de exercícios com adequada orientação de profissional habilitado para a prevenção de traumas. As órteses (joelheiras, munhequeiras, tornozeleiras etc.) podem ser utilizadas para proteção articular durante o exercício, e pode ser necessária a utilização de analgésicos após atividades mais intensas.

De uma maneira geral, as queixas relacionadas à SHA se resolvem espontaneamente à medida do desenvolvimento, diminuindo progressivamente com o avanço da idade, principalmente com o crescimento e fortalecimento físicos associados a exercícios adequados.

Crianças e adolescentes com SHA devem ser alertados com relação à prática de esportes que exijam maior flexibilidade articular, como ginástica olímpica e dança competitiva, pois essas atividades podem determinar lesões musculoesqueléticas no curto e longo prazo, devendo sempre ser realizadas com supervisão de profissionais da medicina esportiva, como técnicos e profissionais de educação física.

DIAGNÓSTICO DIFERENCIAL – DOENÇAS GENÉTICAS ASSOCIADAS

Algumas doenças genéticas relacionadas ao colágeno podem estar ligadas à hipermobilidade articular. Diferentemente da hipermobilidade benigna, pacientes portadores dessas doenças apresentam manifestações clínicas extra-articulares de gravidade variável, que podem passar despercebidas pelo reumatologista. No entanto, essas doenças podem estar associadas a desfechos clínicos indesejados, especialmente cardíacos e oftalmológicos. Destaque para a síndrome de Ehlers-Danlos, síndrome de Marfan e osteogênese *imperfecta*.

Síndrome de Ehlers-Danlos

A síndrome de Ehlers-Danlos, doença genética autossômica dominante, inclui formas leves e gra-

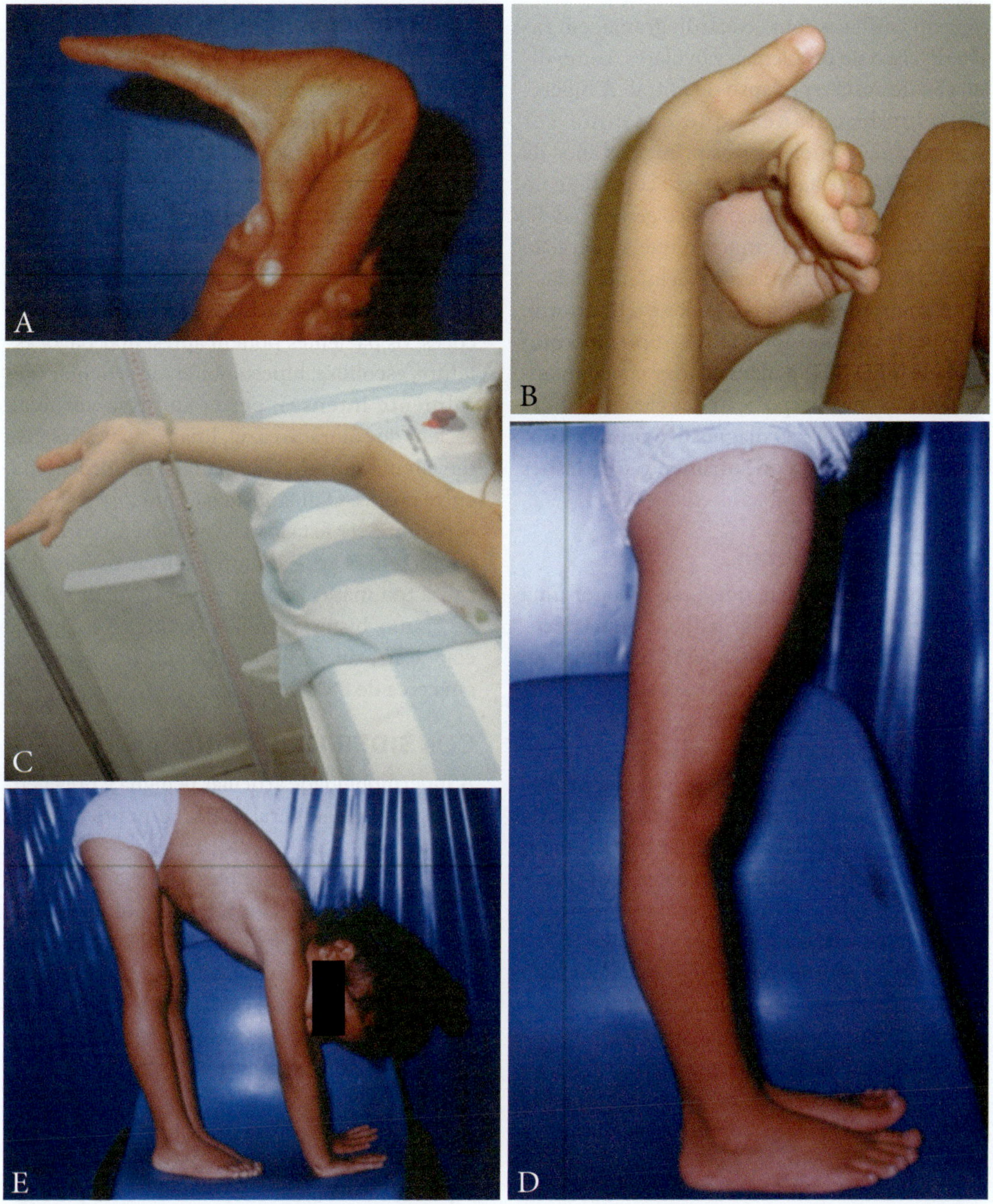

FIGURA 1 Critérios 1 a 5 de Carter e Wilkinson.

ves, relacionadas a diferentes alterações genéticas. Entre elas destaca-se o tipo III (ou hipermóvel), pois costuma gerar dificuldade diagnóstica. Além da hipermobilidade articular, observa-se frouxidão de pele de intensidade variável.

O diagnóstico da síndrome de Ehlers-Danlos tipo hipermóvel baseia-se em critérios maiores (hipermobilidade articular, pele macia e levemente extensível e sem alterações de cicatrização) e menores (história familiar, luxações e subluxações recorrentes e dor crônica articular, incluindo lombalgia). Em alguns casos, observam-se fenômeno de Raynaud e acrocianose. Na suspeita de síndrome de Ehlers-Danlos, recomenda-se triagem cardíaca com ecocardiograma, em razão do risco de problemas valvulares, como dilatação de aorta e prolapso de mitral. A hiperelasticidade cutânea, que costuma ser generalizada e inicia-se nos primeiros anos de vida, pode ser testada na pele do cotovelo e no pavilhão auricular. O diagnóstico genético definitivo não é possível, uma vez que a alteração genética específica ainda não foi estabelecida.

A síndrome de Ehlers-Danlos e o transtorno do espectro do autismo (TEA) – tipo hipermobilidade (SED-TH) podem ocorrer concomitantemente, com sobreposição das características das duas condições. O diagnóstico precoce contribui na prevenção do sofrimento e de lesões em pacientes com ambas as condições.

Síndrome de Marfan

A síndrome de Marfan, que é causada por uma mutação dominante da fibrilarina 1, é uma doença conectiva caracterizada pelo acometimento do esqueleto, olhos e coração. As alterações osteoarticulares incluem estatura elevada, aumento da envergadura (braços longos), *pectus escavatum* ou *carinatum*, escoliose, aracnodactilia e frouxidão ligamentar, com hipermobilidade articular de intensidade variável. Paradoxalmente, alguns pacientes podem apresentar diminuição da mobilidade articular em algumas articulações, como cotovelos e dedos das mãos. Essas alterações podem ser observadas na infância. O acometimento cardíaco inclui a dilatação (aneurisma) de raiz da aorta, prolapso de válvulas mitral e tricúspide (com ou sem insuficiência) e alargamento proximal da artéria pulmonar. O acometimento ocular é comum e inclui miopia e luxação do cristalino. As manifestações sugestivas dessa síndrome são o aneurisma de raiz de aorta e a luxação de cristalino, que podem vir acompanhados de história familiar ou alteração genética (teste positivo para a o gene FBN1). Diferentemente da síndrome de Ehlers-Danlos tipo hipermóvel, o fenótipo da síndrome de Marfan é mais característico, fazendo com que os índices de suspeita clínica sejam mais elevados.

Osteogênese *imperfecta*

Diferentemente das síndromes de Ehlers-Danlos e Marfan, a osteogênese *imperfecta* apresenta manifestações clínicas bem características, que estão presentes desde o nascimento. É causada por alterações no colágeno tipo I, relacionadas a mutações genéticas. Pode ter origem autossômica dominante (tipos I-IV) ou recessiva (tipos VI-XIII), com gravidade clínica variável.

Além da fragilidade óssea com fraturas precoces, os pacientes podem apresentar baixa estatura, escoliose, hipermobilidade articular (geralmente intensa), perda auditiva variável, esclera de coloração azul, litíase renal, prolapso de válvula mitral, macrocefalia e hidrocefalia, entre outras. O diagnóstico é clínico, e a suspeita costuma ser feita logo na infância precoce, pois os pacientes apresentam fraturas ósseas sem causa traumática aparente, deformidade basilar do crânio, história familiar positiva e esclera de coloração azul. O diagnóstico genético é possível em cerca de 80% dos casos.

CONSIDERAÇÕES FINAIS

A hipermobilidade articular benigna é prevalente na população geral, especialmente na faixa etária pediátrica.

O diagnóstico é simples e baseia-se em critérios bem estabelecidos. No entanto, algumas doenças genéticas relativamente incomuns, como as síndromes de Ehlers-Danlos e Marfan e a osteogênese *imperfecta*, podem apresentar, entre outras manifestações osteoarticulares, frouxidão ligamentar de intensidade variável.

O reumatologista deve estar atento a alguns sinais e sintomas dessas doenças, para que seja feito um diagnóstico diferencial, orientação terapêutica e eventual encaminhamento para geneticista e/ou outros especialistas, incluindo oftalmologistas, cardiologistas e fisioterapeutas.

REFERÊNCIAS BIBLIOGRÁFICAS

1. Araújo MR, Marques C, Freitas S, Santa-Bárbara R, Alves J, Xavier C. Síndrome de Marfan: novos critérios diagnósticos, mesma abordagem anestésica? Relato de caso e revisão. Rev Bras Anestesiol. 2016;66:408-13.

2. Beighton P, Solomon L, Soskolne CL. Articular mobility in an African population. Ann Rheum Dis. 1973;32:413-8.
3. Callewaert B, Malfait F, Loeys B, De Paepe A. Ehlers--Danlos syndromes and Marfan syndrome. Best Pract Res Clin Rheumatol. 2008;22:165-89.
4. Carter C, Wilkinson J. Persistent joint laxity and congenital dislocation of the hip. J Bone Joint Surg Br. 1964;46:40-5.
5. Castori M, Colombi M. Generalized joint hypermobility, joint hypermobility syndrome and Ehlers-Danlos syndrome, hypermobility type. Am J Med. Genet Part C. 2015;169C:1-5.
6. Castori M, Morlino S, Celletti C, Ghibellini G, Bruschini M, Grammatico P, et al. Re-writing the natural history of pain and related symptoms in the joint hypermobility syndrome/Ehlers-Danlos syndrome, hypermobility type. Am J Med Genet A. 2013;161:2989-3004.
7. Castori M. Joint hypermobility in children: a neglected sign needing more attention. Minerva Pediatr. 2020;72(2):123.
8. Cattalini M, Khubchandani R, Cimaz R. When flexibility is not necessarily a virtue: a review of hypermobility syndromes and chronic or recurrent musculoskeletal pain in children. Pediatr Rheumatol Online J. 2015;13:40.
9. Cole WG, Mäkitie O. Primary disorders of connective tissue. In: Petty RE, Laxer RM, Lindsey CB, Wedderburn LR (eds.). Textbook of pediatric rheumatology. 7. ed. Philadelphia: Elsevier; 2015. p. 706-19.
10. Colombi M, Dordoni C, Chiarelli N, Ritelli M. Differential diagnosis and diagnostic flow chart of joint hypermobility syndrome/Ehlers-Danlos syndrome hypermobility type compared to other heritable connective tissue disorders. Am J Med Genet Part C (Seminars in Medical Genetics). 2015;169C:6-22.
11. Fikree A, Aziz Q, Grahame R. Joint hypermobility syndrome. Rheum Dis Clin North Am. 2013;39:419-30.
12. Glorieux FH. Osteogenesis imperfecta. Bets Pract Res Clin Rheumatol. 2008;22:85-100.
13. Grahame R. Joint hypermobility and genetic collagen disorders: are they related? Arch Dis Child. 1999;80:188-91.
14. Klemp P. Hypermobility. Ann Rheum Dis. 1997;56:573-5.
15. Lamari N, Baeza-Velasco C, Maria de Araújo Filho G, Marino Lamari M, Peres de Medeiros M. Transtorno do espectro do autismo e síndrome de Ehlers-Danlos - tipo hipermobilidade: um relato de caso. Arch Health Sci (Online) 2021;28(1).
16. Malfait F, Castori M, Francomano CA, Giunta C, Kosho T, Byers PH. The Ehlers-Danlos syndromes. Nat Rev Dis Primers. 2020;30;6(1):64.
17. McCluskey G, O'Kane E, Hann D, Weekes J, Rooney M. Hypermobility and musculoskeletal pain in children: a systematic review. Scand J Rheumatol. 2012;41:329-38.
18. Pacey V, Tofts L, Wesley A, Collins F, Singh-Grewal D. Joint hypermobility syndrome: a review for clinicians. J Pediatr Child Health. 2015;51:373-80.
19. Palmer S, Davey I, Oliver L, Preece A, Sowerby L, House S. The effectiveness of conservative interventions for the management of syndromic hypermobility: a systematic literature review. Clin Rheumatol. 2021;40(3):1113.
20. Sam JE, Dharmalingam M. Osteogenesis imperfecta. Indian J Endocrinol Metab. 2017;21:903-8.
21. Santili C, Akkaki M, Waisberg G, Bastos Júnior JOC, Ferreira WM. Osteogênese imperfeita. Rev Assoc Med Bras. 2005;51:214-20.
22. Scheper MC, de Vries JE, Verbunt J, Engelbert RH. Chronic pain in hypermobility syndrome and Ehlers--Danlos syndrome (hypermobility type): it is a challenge. J Pain Res. 2015;8:591-601.
23. Scheper MC, Engelbert R, Rameckers EA, Verbunt J, Remvig L, Juul-Kristensen B. Children with generalized joint hypermobility and musculoskeletal complaints: state of the art on diagnostics, clinical characteristics, and treatment. Biomed Res Int. 2013;2013:121054.
24. Syx D, De Wandele I, Rombaut L, Malfait F. Hypermobility, the Ehlers-Danlos syndromes and chronic pain. Clin Exp Rheumatol. 2017;35 Suppl 107:116-22.
25. Tinkle BT, Levy HP. Symptomatic joint hypermobility: The hypermobile type of Ehlers-Danlos syndrome and the hypermobility spectrum disorders. Med Clin North Am. 2019;103:1021-33.
26. Tinkle BT. Symptomatic joint hypermobility. Best Pract Res Clin Rheumatol. 2020;34(3):101508.
27. Tofts LJ, Elliott EJ, Munns C, Pacey V, Sillence DO. The differencial diagnosis of children with joint hypermobility: a review of the literature. Pediatr Rheum. 2009;7:1.

Seção 7

Doenças por deposição de microcristais

87

Gota

Geraldo da Rocha Castelar Pinheiro
Ricardo Fuller
Roberto Bernd

CONCEITO

Gota é a artropatia inflamatória decorrente da formação de cristais de urato monossódico (UMS) nos tecidos articulares. A presença isolada de tofos ou litíase por urato, ainda que em hiperuricêmicos, por definição não é considerada gota.

EPIDEMIOLOGIA

É a forma de doença articular inflamatória mais comum da espécie humana. A prevalência da gota na população varia muito em decorrência da ferramenta diagnóstica empregada, região geográfica e ano da coleta dos dados. Assim, verificam-se na literatura taxas de prevalência oscilando na faixa de 1% a 5%. A incidência anual é de 2,9/1.000, verificada em um estudo recente no Canadá. Nas últimas décadas observou-se uma tendência ao aumento da prevalência da gota, possivelmente relacionada a diversos fatores: dietéticos (maior ingestão de proteínas, alimentos ricos em purinas, calorias, bebidas adoçadas, bebida alcoólica e frutose), aumento da longevidade, uso de fármacos hiperuricemiantes (como diuréticos e ácido acetilsalicílico), doença renal crônica e síndrome metabólica. No estudo americano do *National Health and Nutrition Examination Survey*, por exemplo, a prevalência saltou de 2,7% em 1988-1994 para 3,9% em 2006-2008. Já se verificou prevalência acima dos 8% em indivíduos com idade entre 60 e 69 anos. Apresenta grande predominância no sexo masculino, em uma proporção de 7:1 a 9:1, que diminui com a idade. Após os 65 anos, a distribuição pode chegar a 3:1. A maior incidência ocorre dos 30 aos 60 anos. No sexo feminino, a maior incidência situa-se na faixa dos 55 a 70 anos, no período climatérico, uma vez que o estrógeno tem efeito uricosúrico.

ETIOLOGIA

A formação dos cristais decorre da supersaturação de urato dos tecidos envolvidos. O limite de solubilidade do urato em fluidos corporais no pH de 7,4 e temperatura de 37°C é de 7 mg/dL, correspondendo à definição físico-química de hiperuricemia. Redução do pH e da temperatura diminui a solubilidade desse soluto, o que explica a topografia predominantemente apendicular periférica das crises. A elevação dos níveis séricos de urato pode advir de uma produção excessiva ou uma redução na excreção renal. Esta última é o principal mecanismo e está presente em algum grau em 90% dos casos.

A formação do ácido úrico (AU) ocorre a partir da dupla oxidação da purina hipoxantina pela xantina oxidase. A formação das diversas purinas é intercambiável, e a hipoxantina pode ser reaproveitada pela ação da hipoxantina guanina fosforibosiltranferase. A deficiência dessa enzima pode acarretar uma forma grave e precoce de gota. A frutose e o álcool podem acelerar a produção do AMP que, ao entrar na via das purinas, gera mais hipoxantina. O AU uma vez formado não pode ser degradado. Setenta por cento de sua eliminação ocorre pela excreção renal e o restante pelo intestino. A homeostase do nível sérico do AU depende basicamente dos rins. Por ser uma molécula pequena, ele é totalmente filtrado, entretanto, aproximadamente 90% dessa carga é reabsorvida no túbulo proximal, por meio de transportadores de ácidos orgânicos. O mais importante deles é o URAT1, de grande importância no tratamento, pois pode ser inibido por agentes farmacológicos. Alguns fármacos como a losartana, a probenecida e o ácido acetilsalicílico em altas doses, quando presentes na luz tubular, podem deslocar o AU do transportador, elevando sua excreção. A eliminação renal diária é de 300 a 800 mg nas 24 h e o *clearance* de AU normal é acima de 6 a 7 mL/min. Recentemente foi identificado um novo transportador de AU denominado ABCG2. Ele está presente no rim e intestino e é capaz de afetar os níveis séricos de urato. Em relação à influência genética, já foram encontrados 28 *locus* ligados à modulação dos níveis de AU. Entre os produtos codificados, destacam-se vários transportadores, denominados transportossomos de urato. A gota é determinada pela interação dos fatores genéticos e ambientais.

PATOGENIA

O principal mecanismo para a crise inflamatória é a ativação dos inflamassomas NLRP3, que ocorre via interação cristal-macrófago. É importante ressaltar que apenas a presença do cristal não é suficiente para ativar os mecanismos que levam à inflamação, havendo a necessidade da participação de cofatores como ácidos graxos livres capazes de ativar o *Toll-like receptor 2*. Os inflamassomas ativam a caspase 1 que induz a formação da IL-1, que por sua vez ativa o fator de necrose tumoral alfa. Assim desencadeia-se a produção de mediadores pró-inflamatórios como fatores quimiotáxicos, citocinas inflamatórias, eicosanoides e espécies ativas de oxigênio. A quimiotaxia promove o aporte de monócitos, mastócitos e neutrófilos. O resultado é a congestão vascular, proliferação sinovial e infiltração neutrófila, proliferação fibroblástica e sinovial e dano tecidual. O cristal sofre também a opsonização por imunoglobulinas e componentes do complemento, induzindo a sua fagocitose e amplificando o processo inflamatório. Por outro lado, simultaneamente ao surgimento da crise, passa a ocorrer um processo ativo para bloquear a evolução da inflamação e reverter o dano tecidual. Entre os mecanismos aventados está o surgimento de macrófagos M1 e M2 que têm atividade anti-inflamatória, produção de TGF-alfa-1 e IL-10, regulação exercida pela *AMP-activated protein kinase* e a ação bifásica dos neutrófilos. Este último mecanismo, conhecido como *Neutrophils Extracellular traps* ou NETosis, consiste na formação de uma rede fibrosa com a finalidade de contenção de patógenos. Na gota, essa rede é capaz de encobrir os cristais do líquido sinovial, criando uma barreira ao sistema imunoinflamatório.

QUADRO CLÍNICO

A maioria das pessoas consegue conviver, por muitos anos, com níveis elevados de uricemia sem apresentar as complicações da formação de cristais de urato, como artrite ou litíase urinária. Essa condição, denominada hiperuricemia assintomática, pode ser considerada como precursora ou um estágio pré-clínico da gota. Há evidências de que os indivíduos com AU persistentemente acima do normal, mesmo que não desenvolvam gota, apresentam risco maior de hipertensão arterial, insuficiência renal e doenças cardiovasculares. Esses efeitos deletérios do excesso de AU podem acontecer independentes da formação de cristais, e são comuns em pacientes com uricemia mantida acima de 9 ou 10 mg/dL. Esses dados ganham grande relevância considerando-se a elevada prevalência de hiperuricemia. Um estudo em nosso meio detectou essa condição em 31,9% dos homens e 4,8% das mulheres.

A gota costuma acometer pacientes do sexo masculino, começando na quarta ou quinta décadas de vida, na forma de artrites agudas intermitentes, acometendo preferencialmente as articulações dos pés. Em mais da metade dos casos, as primeiras artrites ocorrem na articulação do hálux, levando ao quadro classicamente chamado de *podagra* (Figura 1A). As articulações mais afetadas são as apendiculares distais: joelhos, tornozelos e pés, cotovelos, punhos e mãos (Figura 1B). É bastante incomum que as crises ocorram nos quadris, ombros e esqueleto axial.

As crises agudas da gota (CAG) evoluem rapidamente com dor intensa e eritema local, com grande hipersensibilidade ao toque. Essas crises respondem bem a medicações anti-inflamatórias e podem mesmo ter resolução espontânea após 3 a 14 dias em média. Esse é o padrão habitual da doença. Entretanto, alguns raros pacientes podem ter crises prolongadas por até semanas e há também possibilidade de crises poliarticulares. Segue-se um período assintomático que pode durar meses. Se a doença não for adequadamente tratada, a partir desta fase, as crises tendem a ser mais frequentes e prolongadas, terminando por tornarem-se um quadro crônico e progressivo, com sequelas e deformidades. Nesta fase começam a aparecer os depósitos de urato denominados tofos. Os tofos podem ocorrer em qualquer lugar do corpo, mas são mais comuns em torno das articulações e nas bursas dos cotovelos (Figura 2). Os pacientes que chegam a esse estágio com frequência apresentam diversos graus de insuficiência renal, a chamada nefropatia úrica.

O diagnóstico clínico da gota é fortemente sugerido pela alternância das CAG com períodos assintomáticos. As primeiras crises articulares podem ser confundidas com artrite traumática ou infecciosa. O diagnóstico diferencial

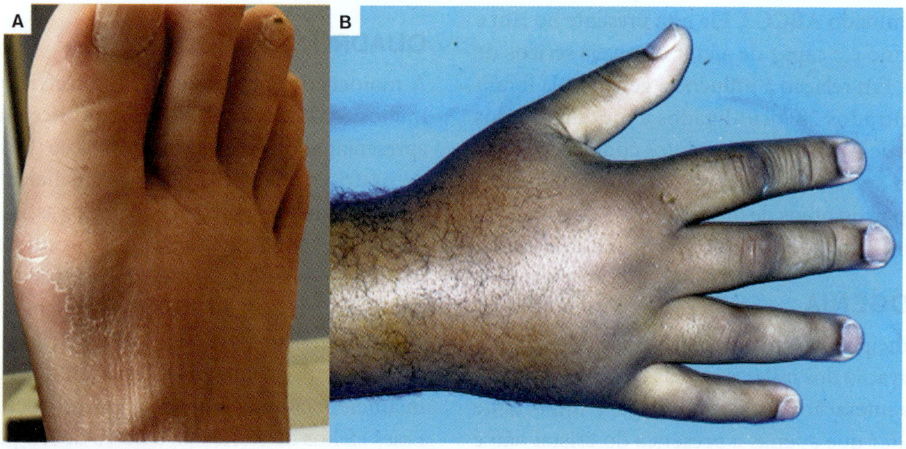

FIGURA 1

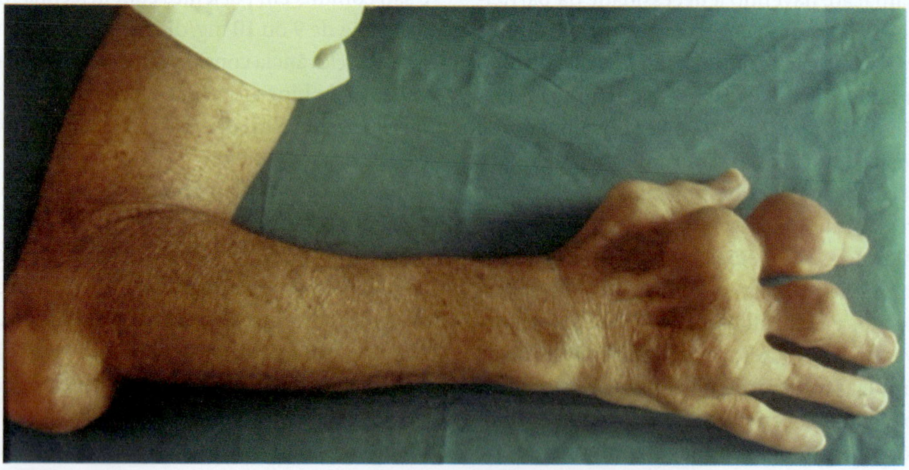

FIGURA 2

nesta fase deve ainda incluir a artrite psoriásica e artrites causadas por outros cristais. O padrão-ouro para o diagnóstico da gota é a identificação dos cristais de UMS, sob luz polarizada compensada, no líquido sinovial de articulações ou bursas acometidas. Na prática diária, entretanto, a maioria dos pacientes não tem esse exame realizado, sendo o diagnóstico realizado com base no quadro clínico, nos níveis sérico de urato e nos exames de imagem. Embora tenham sido criados para a seleção de pacientes para estudos clínicos, os critérios de classificação de gota são úteis na elaboração diagnóstica desta enfermidade. Pacientes com escore igual ou superior a 8 têm alta probabilidade de terem gota (Quadro 1).

EXAMES SUBSIDIÁRIOS

Durante as CAG, são comuns as alterações inespecíficas dos exames de fase aguda, como leucocitose, aumento da velocidade de hemossedimentação e da proteína C-reativa.

QUADRO 1 Critérios de classificação de gota ACR/EULAR 2015‡

	Categorias	Escore
1º passo – **Critério de inclusão** (apenas aplicar os critérios abaixo para aqueles que preencham este requisito):	Pelo menos um episódio de edema, dor ou sensibilidade em uma articulação periférica ou bursa	( ) Sim
2º passo – **Critério suficiente** (se alcançado, pode-se classificar como gota sem aplicar os critérios abaixo)	Presença de cristais de UMS em articulação sintomática ou bursa (isto é: em líquido sinovial) ou tofo	( ) Sim
3º passo – **Critério de pontuação** (a ser usado se critério suficiente não for atendido)		
Clínico		
Padrão de envolvimento articular/bursa durante qualquer(quaisquer) episódio(s) sintomático(s)†	Tornozelo ou médio pé (como parte de um episódio mono ou oligoarticular sem o envolvimento da 1ª MTF)	( ) 1
	Envolvimento da 1ª MTF (como parte de um episódio monoarticular ou oligoarticular)	( ) 2
Características de qual(is)quer episódio(s) sintomático(s):		
▪ Eritema sobre as articulações afetadas (reportado pelo paciente ou observado pelo médico)	Uma característica	( ) 1
▪ Não consegue suportar o toque ou pressão na articulação afetada	Duas características	( ) 2
▪ Grande dificuldade para andar ou incapacidade de usar a articulação afetada	Três características	( ) 3
Evolução ao longo do tempo do(s) episódio(s). Presença (em qualquer momento) de ≥ 2, independentemente do tratamento anti-inflamatório:		
▪ Tempo de dor máxima < 24 horas	Um episódio típico	( ) 1
▪ Resolução dos sintomas em ≤ 14 dias	Episódios típicos recorrentes	( ) 2
▪ Resolução completa (até o nível normal) entre os episódios sintomáticos		
▪ Drenagem ou nódulos subcutâneos semelhantes a giz sob a pele transparente, geralmente com vascularização sobrejacente, localizados em locais típicos: articulações, orelhas, bursa olecraniana, dedos e tendões (p. ex.: tendão de Aquiles)	Presente	( ) 4

(continua)

QUADRO 1 Critérios de classificação de gota ACR/EULAR 2015[‡] *(continuação)*

Laboratorial		
Urato sérico: medido pelo método da uricase. Idealmente deve ser pontuado quando o paciente não está recebendo a terapia uricorredutora e > 4 semanas do início dos episódios (durante período intercrítico); se possível, testar novamente nessas condições. O maior valor, independentemente do tempo, deve ser pontuado	< 4 mg/dL (0,24 mmoles/litro)	( ) -4
	4-< 6 mg/dL (0,24-< 0,36 mmoles/litro)	( ) 0
	6-< 8 mg/dL (0,36-< 0,48 mmoles/litro)	( ) 2
	8-< 10 mg/dL (0,48-< 0,60 mmoles/litro)	( ) 3
	≥ 10 mg/dL (≥ 0,60 mmoles/litro)	( ) 4
Análise do líquido sinovial de uma articulação ou bursa sintomática (a qualquer momento). A análise deve ser feita por um observador treinado[§]	Cristais de UMS negativos	( ) -2
Imagem[¶]		
Evidência de depósito de urato em uma articulação ou bursa sintomática a qualquer momento		
Ultrassonografia[#] evidenciando sinal do duplo contorno ou	Presente (em qualquer um dos métodos)	( ) 4
DECT[*] demonstrando depósito de urato		
Evidência de dano articular relacionado à gota: radiografia convencional[**] das mãos e/ou dos pés demonstrando pelo menos uma erosão	Presente	( ) 4

MTF: metatarsofalangeana; UMS: urato monossódico.
‡ Um paciente preenche os critérios de classificação de gota se tiver o critério de inclusão e o suficiente ou se o escore for ≥ 8.
† Episódios sintomáticos são períodos de sintomas que incluem qualquer edema, dor e/ou hiperemia em uma articulação ou bursa.
§ Se a microscopia com luz polarizada do líquido sinovial de uma articulação ou bursa sintomática (a qualquer momento) por um examinador treinado não demonstrar cristais de UMS, subtraia 2 pontos. Se o líquido sinovial não for avaliado, pontuar este item como 0.
¶ Se imagens não estiverem disponíveis, o escore é 0.
# Imagem irregular hiperecoica sobre a superfície da cartilagem hialina que é independente do ângulo do feixe de ultrassom (nota: o sinal do duplo contorno falso-positivo [artefato] pode aparecer na superfície da cartilagem, mas deve desaparecer com uma mudança no ângulo da sonda).
* A presença de urato codificado por cor em locais articulares ou periarticulares. As imagens devem ser obtidas utilizando uma tomografia computadorizada de dupla energia (DECT, na sigla em inglês), com dados adquiridos a 80 kV e 140 kV, analisados utilizando software específico para gota, com um algoritmo de decomposição de 2 materiais que atribua cores-códigos ao urato. Um exame positivo é definido pela presença de urato com código de cores em locais articulares ou periarticulares. Artefatos não devem ser interpretados como evidência de deposição de urato.
** Erosão é definida como uma ruptura cortical com margem esclerótica e borda saliente, excluindo articulações distais e aparência asa de gaivota.
Adaptado de: Neogi, et al, 2015.

O achado de hiperuricemia, apesar de considerado pré-condição para o desenvolvimento da gota, tem valor diagnóstico limitado durante as crises, pois nessa ocasião seu nível sérico pode diminuir. Recomenda-se que idealmente a dosagem seja feita 4 semanas após a resolução da crise.

O diagnóstico definitivo de gota é dado pelo exame a fresco do líquido sinovial. O achado de cristais em forma de agulha, típicos do UMS, especialmente se fagocitados por leucócitos, é considerado patognomônico da gota. O emprego de microscópio equipado com filtros polarizadores facilita a detecção dos cristais e sua diferenciação com outros materiais, por sua forte refringência. Essa mesma forma de diagnóstico pode ser realizada pelo exame do conteúdo dos tofos e bursas inflamadas.

EXAMES DE IMAGEM

A radiografia simples tem pouco valor diagnóstico nas primeiras crises. Com a evolução da doença, podem aparecer cistos subcondrais e erosões bem definidas na proximidade dos tofos, as chamadas lesões em saca-bocado. Caracteristicamente tem os bordos bem definidos e escleróticos associadamente com deposição óssea subperiosteal perilesional (erosão) (Figura 3).

Os achados da ultrassonografia do esqueleto têm sido cada vez mais valorizados como sensíveis e específicos no diagnóstico da gota, mesmo em fases iniciais. O chamado sinal do duplo contorno, que consiste em uma linha hiperecoica detectada na superfície da cartilagem examinada, é considerado bastante sugestivo de depósito de cristais com até 95% de precisão (Figura 4).

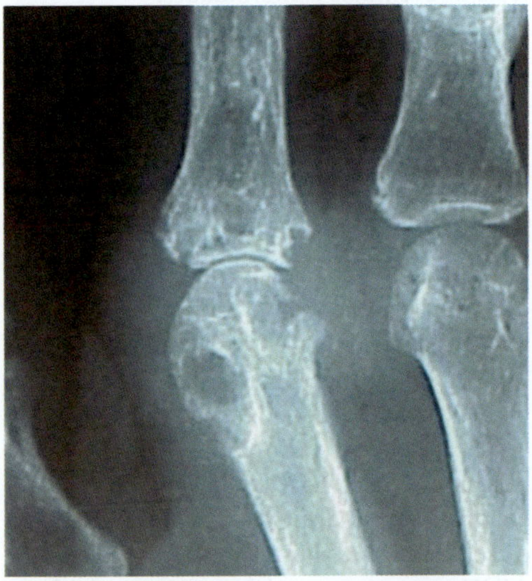

FIGURA 3 Radiografia da articulação metacarpofalangeana com alterações características de gota: erosões em saca-bocado com bordos espiculados devido à deposição óssea subperisoteal e cistos ósseos.

A tomografia computadorizada de dupla energia, que usa imagens reconstruídas a partir da atenuação de feixes de RX de intensidade baixa (80 kV) e alta (140 kV), permite detectar depósitos incipientes de cristais e até diferenciar os cristais de urato dos cristais de cálcio (Figura 5).

TRATAMENTO

A gota é uma doença antiga, prevalente, com etiopatogenia bem estabelecida e opções terapêuticas efetivas. Apesar disso, o manuseio ina-

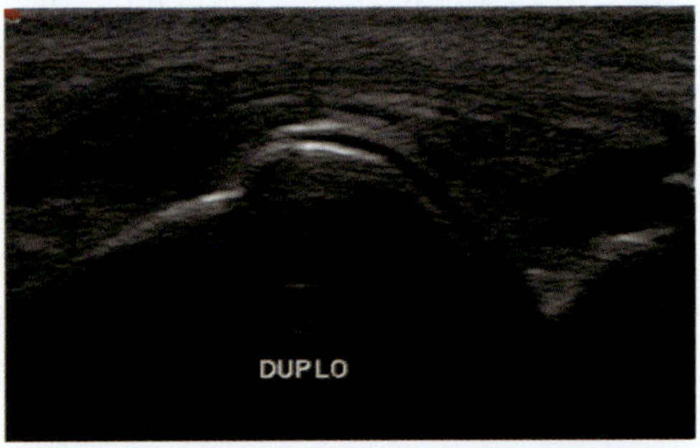

FIGURA 4 Ultrassonografia articular mostrando imagem do duplo contorno devido à presença de cristais de urato nas duas superfícies articulares da metacarpofalangeana. Fonte: cortesia da Dra. Lissiane Karine Noronha Guedes.

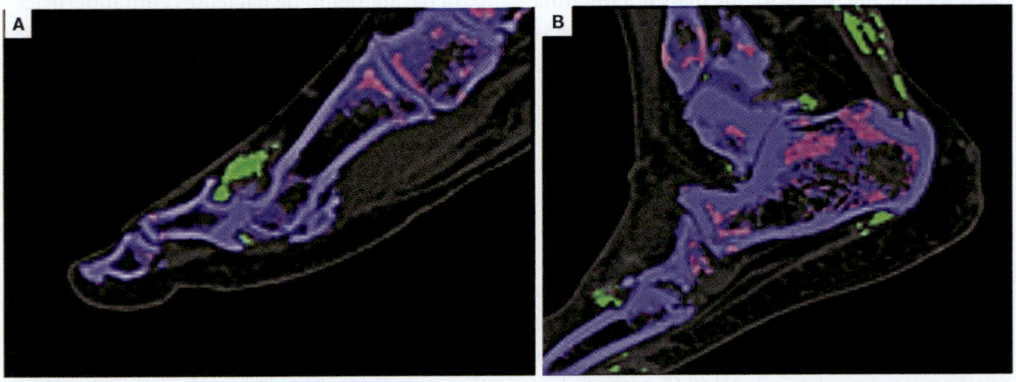

FIGURA 5 Imagens de tomografia computadorizada de dupla emissão, em corte sagital, mostram depósitos de urato monossódico na primeira articulação metatarsofalangeana (A) e em diferentes regiões do retropé (B). Fonte: cortesia do Professor Dr. Georg Schett.

dequado dessa enfermidade continua associado com grande sofrimento pessoal e elevado custo socioeconômico. A educação do paciente sobre a sua doença e seu tratamento é parte fundamental para o sucesso terapêutico.

Diante de uma crise aguda de gota (CAG), o paciente deverá ser orientado a identificar os primeiros sinais e sintomas e, imediatamente, iniciar o seu tratamento, preferencialmente nas primeiras 24 horas. A meta é o rápido controle da dor e a restauração da função. É muito importante que, na CAG, o paciente seja instruído a não interromper a medicação uricorredutora, caso esteja utilizando-a. Repouso relativo, evitando toda e qualquer sobrecarga que aumente a dor na região acometida, e compressas com gelo no local da inflamação são medidas adjuvantes nos primeiros dias da CAG.

Para o tratamento farmacológico da CAG podem ser empregados anti-inflamatório não hormonal (AINH), colchicina ou corticosteroide (oral, intramuscular ou intra-articular), isoladamente ou em certas combinações (AINH + colchicina ou corticosteroide + colchicina). A escolha da medicação a ser empregada deverá ser individualizada, com base nas condições mórbidas coexistentes. Na prática, não havendo contraindicação, um AINH em dose plena, associado ou não com colchicina em dose baixa (0,5 a 1,0 mg/dia), tem sido a opção mais empregada. Para pacientes com contraindicação para o uso de AINH, a colchicina em dose baixa (1,0 mg inicialmente, seguido por mais 0,5 mg uma hora depois), por via oral, quando usada nas primeiras 12 horas da CAG, é particularmente efetiva. Após as primeiras 36 horas o seu emprego não está indicado. Quando houver contraindicação para o uso de AINH ou colchicina, ou ainda quando essas medicações não foram eficazes, o uso de prednisolona 35 mg/dia por 5 dias mostrou-se eficaz (Quadro 2).

O controle adequado da hiperuricemia é a melhor forma de prevenção de novas CAG. Para que se possa prevenir a precipitação e induzir a reabsorção dos cristais de UMS já depositados, é recomendado que o NSU permaneça abaixo de 6 mg/dL. Nos pacientes com tofos, para que o processo de reabsorção ocorra de forma mais célere, considere um alvo terapêutico abaixo de 5 mg/dL. Todo paciente deve ser orientado quanto à importância de uma dieta hipocalórica, com baixo teor de purinas e uma redução no consumo de álcool, refrigerantes e bebidas energéticas com alto teor de frutose. Quando possível, deve-se procurar evitar o emprego de medicamentos hiperuricemiantes para o controle de eventuais comorbidades.

O uso de medicações uricorredutoras (MUR) está indicado para pacientes que apresentem: duas ou mais CAG por ano, um ou mais tofos ou dano articular radiográfico (visto por qualquer método de imagem) atribuível à gota (forma crônica da doença). MUR pode ser considerado, também, para pacientes com mais de uma CAG no passado, porém, atualmente, com menos de duas CAG por ano, ou na presença de doença renal moderada a grave (estágio ≥ 3), NSU muito elevados (> 9 mg/dL) ou passado de urolitíase. O início das MUR pode estar associado com o desencadeamento de novas CAG, por isso, para reduzir esse risco, as MUR devem ser iniciadas em doses baixas, de preferência associadas com o uso de fármacos anti-inflamatórios (colchicina, AINH ou corticosteroide) profiláticos. As doses das MUR deverão ser ajustadas a cada 2 a 4 semanas, até se alcançar o alvo-terapêutico estabelecido para o paciente. Idealmente, as MUR só devem ser introduzidas após o controle completo de uma CAG. Os MUR não são recomendados para o tratamento de pacientes com hiperuricemia assintomática. Embora as recomendações das principais sociedades internacionais da especialidade defendam a estratégia do tratamento com alvo (*treat-to-target*) com o uso das MUR, a sua utilização, nas últimas duas décadas, não vem aumentando como se esperaria. Além disso, a adesão ao uso das MUR permanece baixa, sendo a menor quando comparada com a de sete condições médicas crônicas comuns.

Colchicina 0,5 mg a 1,0 mg ao dia é o esquema terapêutico mais utilizado para a prevenção de novas CAG. Quando a colchicina não é bem tolerada ou seu uso está contraindicado, a prescrição de doses baixas de um AINH ou de prednisona/prednisolona (≤ 10 mg/dia) deve ser considerada. A profilaxia anti-inflamatória deve ser mantida por pelo menos 3 a 6 meses, a partir do controle do NSU e da ausência de novas CAG.

O alopurinol é um inibidor competitivo da enzima xantina oxidase (iXO), prevenindo, assim, a síntese de urato a partir da hipoxantina e da xantina. Usado para o tratamento da gota desde 1966, até o momento, ele é o único iXO disponível em nosso país.

Apesar de ser um fármaco bem tolerado pela maioria dos doentes, cerca de 3% a 5% dos que iniciam essa medicação podem apresentar reações adversas. As mais comuns incluem diferentes tipos de erupção cutânea, febre medicamentosa, náusea, vômito e alterações em exames laboratoriais como leucopenia, trombocitopenia e anormalidades da função hepática. O aparecimento de um evento adverso cutâneo, embora geralmente seja discreto, não deve ser minimizado, uma vez que ele pode ser uma manifestação inicial de uma condição mais grave conhecida como síndrome de hipersensibilidade ao alopurinol (SHA). Além de um exantema eritematoso, esta síndrome se caracteriza por febre, hepatite, eosinofilia e insuficiência renal aguda. Embora a SHA seja considerada rara, com uma incidência estimada de 0,1% a 0,4%, ela é potencialmente fatal, com uma taxa de mortalidade de até 20%. O alopurinol pode acarretar também hepatotoxicidade e granulocitopenias. Desse modo é conveniente um controle periódico das enzimas hepáticas, hemograma e função renal. Com o intuito de reduzir os seus efeitos adversos e o risco de uma nova CAG, deve-se iniciar o alopurinol com doses não superiores a 100 mg/dia, aumentando-se as mesmas, progressivamente, a cada 2 a 4 semanas, até alcançar-se a uricemia alvo. Em pacientes com a função renal reduzida, a dose inicial deve ser corrigida para 1,5 mg de alopurinol por mL/min de TFG. A dose de alopurinol necessária para atingir-se a uricemia-alvo geralmente é superior a 300 mg/dia, porém a dose máxima diária não deve exceder os 800-900 mg.

A benzbromarona é um potente uricosúrico capaz de bloquear de forma efetiva a reabsorção de AU mediada pela URAT1. Assim como indicado para outras MUR, a benzbromarona deve ser iniciada em dose baixa, 25 a 50 mg/dia. As doses devem ser escalonadas de forma progressiva, a cada duas a quatro semanas, de acordo com a necessidade (obtenção da uricemia-alvo), até a dose de 200 mg/dia. Visando prevenir a ocorrência de urolitíase, o paciente deve ser orientado a fazer uma ingestão hídrica diária adequada (≥ 30 mL/kg). Nos pacientes que já apresentam urolitíase ou nos que com o uso de uricosúrico passem a excretar 800 mg ou mais de urato nas 24 h, recomenda-se a alcalinização urinária com bicarbonato de sódio, ácido cítrico ou citrato de potássio. Em função dos raros casos de hepatite fulminante atribuída à benzbromarona, sempre que possível, ela deve ser evitada em pacientes hepatopatas, que fazem uso de outras medicações hepatotóxicas ou que ingerem bebidas alcoólicas em quantidade excessiva.

Apesar da boa eficácia dos iXO, alguns pacientes, mesmo com doses otimizadas, não conseguem alcançar a uricemia-alvo com o emprego dessas medicações em monoterapia. Além disso, em alguns casos a carga tofácea é tão elevada que uma redução mais acentuada da uricemia, por um certo período de tempo, permitiria uma reabsorção mais rápida dos tofos. Assim, o uso combinado de um iXO com uma medicação uricosúrica estaria indicado para um número significativo de pacientes gotosos.

QUADRO 2 Medicações utilizadas no tratamento da gota*

Medicação	Dose	Contraindicações
Para o tratamento e prevenção das CAG		
Colchicina		Cirrose hepática ou DRC grave (TFGe < 20 a 30 mL/min), uso concomitante de medicações inibidoras fortes do citocromo P3A4 ou P-glicoproteína (p. ex.: claritromicina e ciclosporina)

(continua)

QUADRO 2 Medicações utilizadas no tratamento da gota*

Medicação	Dose	Contraindicações
Para o tratamento e prevenção das CAG		
▪ CAG	Administrar 1,0 mg inicialmente, seguido por mais 0,5 mg uma hora depois, por via oral. A partir do dia seguinte e por 7 a 10 dias, administrar 0,5 mg uma a duas vezes por dia, por via oral	
▪ Profilaxia	Administrar 0,5 mg uma ou duas vezes ao dia, por via oral	
Anti-inflamatórios		Doença ulcerosa péptica, DRC, DCV grave, uso concomitante de anticoagulante, hipersensibilidade a salicilatos
▪ CAG	Utilizar doses anti-inflamatórias plenas (p. ex.: naproxeno 500 mg duas vezes ao dia), por via oral, por 7 a 10 dias	
▪ Profilaxia	Utilizar doses baixas (p. ex.: naproxeno 250 mg duas vezes ao dia), por via oral	
Corticosteroides		DM mal controlado, infecção ativa
▪ CAG	1. via oral: iniciar com 30 a 35 mg de prednisona ou equivalente, seguida de redução gradual ao longo de 7 a 10 dias, por via oral. 2. Via IM: utilizar acetato de metilprednisolona 40 a 80 mg, em dose única 3. Via IA: utilizar acetato de metilprednisona ou hexacetonido de triancinolona 40 mg	
▪ Profilaxia	Usar 5 a 10 mg de prednisona ou equivalente por dia, por via oral	
Para o tratamento da hiperuricemia		
Alopurinol	Iniciar com doses ≤ 100 mg (1,5 mg por mL de TFGe) por dia, por via oral, com aumentos graduais, até alcançar a uricemia alvo (dose diária máxima de 800 a 900 mg)	Hipersensibilidade ao alopurinol, uso concomitante de azatioprina ou mercaptopurina, presença do alelo de risco HLA B5801
Benzbromarona	Iniciar com 25 a 50 mg por dia, por via oral, com aumentos graduais, até alcançar a uricemia alvo (dose diária máxima de 200 mg)	Hepatopatia prévia, alcoolismo importante e uso concomitante de medicações hepatotóxicas

* Apenas as medicações disponíveis no Brasil.
CAG: crise aguda de gota; DCV: doença cardiovascular; DM: *diabetes mellitus*; DRC: doença renal crônica; IA: intra-articular; IM: intramuscular; TFGe: taxa de filtração glomerular estimada.

REFERÊNCIAS BIBLIOGRÁFICAS

1. Choi HK. Epidemiology and classification of gout. In: Hockberg MC, Gravallese EM, Silman AJ, Smolen JS, Weinblatt ME, Weisman MH. Rheumatology. 7. ed. Philadelphia: Elsevier Mosby; 2019. p. 1591.
2. Chou H, Chin T, Peh W. Dual energy CT in gout – A review of current concepts and applications. J Med Radiat Sci. 2017;64:41-51.
3. Dalbert NM, Stamp LK. Gout. Lancet. 2016;388:2039-52.
4. Dalbeth N. Clinical features and treatment of gout. In: Firestein & Kelley's textbook of rheumatology. 11. ed. Philadelphia: Elsevier; 2021. p. 1710.
5. Dorio M, Benseñor IM, Lotufo P, Santos IS, Fuller R. Reference range of serum uric acid and prevalence of hyperuricemia: a cross-sectional study from baseline data of ELSA-Brasil cohort. Adv Rheumatol. 2022;62(1):15.

6. Fernandes EA, Bergamaschi SB, Rodrigues TC. Aspectos relevantes do diagnóstico e seguimento por imagem na gota. Rev Bras Reumatol. 2017;57.
7. FitzGerald JD, Dalbeth N, Mikuls T, et al. 2020 American College of Rheumatology Guideline for the Management of Gout. Arthritis Care Res. 2020;0:1-17.
8. Hui M, Carr A, Cameron S, Davenport G, Doherty M, Forrester H, et al. The British Society for Rheumatology Guideline for the Management of Gout. Rheumatology. 2017;56: e1-e20.
9. Khanna D, Fitzgerald JD, Khanna PP, Bae S, Singh MK, Neogi T, et al. 2012 American College of Rheumatology Guidelines for Management of Gout. Part 1: Systematic nonpharmacologic and pharmacologic therapeutic approaches to hyperuricemia. Arthritis Care Res. 2012;64:1431-46.
10. Khanna D, Khanna PP, FitzGerald JD, Bae S, Singh MK, Neogi T, et al. 2012 American College of Rheumatology guidelines for management of gout. Part 2: therapy and antiinflammatory prophylaxis of acute gouty arthritis. Arthritis Care Res. 2012; 64:1447-61.
11. Kuo CF, Grainge MJ, Mallen C, Zhang W, Doherty M. Rising burden of gout in the UK but continuing suboptimal management: a nationwide population study. Ann Rheum Dis. 2015;74:661-7.
12. Mikuls TR. Gout. N Engl J Med. 2022;387:1877-87.
13. Neogi T, Jansen TLTA, Dalbeth N, Fransen J, Schumacher HR, Berendsen D, et al. 2015 Gout Classification Criteria – An American College of Rheumatology/European League Against Rheumatism Collaborative Initiative. Arthritis Rheumatol. 2015; 67:2557-68.
14. Pascart T, Lioté F. Gout: state of the art after a decade of developments. Rheumatology (Oxford). 2018 Mar 13.
15. Richette P, Doherty M, Pascual E, Barskova V, Becce F, Castañeda-Sanabria J, et al. 2016 updated EULAR evidence-based recommendations for the management of gout. Ann Rheum Dis. 2017;76:29-42.
16. Stamp LK, Day RO, Yun J. Allopurinol hypersensitivity: investigating the cause and minimizing the risk. Nat Rev Rheum. 2016;12:235-42.

88

Doença por depósito de pirofosfato de cálcio

Natalia Pereira Machado
Roberta Pernambuco

INTRODUÇÃO

A doença por depósito de pirofosfato de cálcio (DPFC) é uma artropatia metabólica causada pela deposição de pirofosfato de cálcio diidratado (PFC) nas articulações e ao redor delas, especialmente na cartilagem articular e fibrocartilagem, sendo a causa mais comum de osteoartrite secundária. Constitui um espectro clínico, sendo as formas principais a artrite inflamatória aguda (pseudogota), artropatia inflamatória crônica (pseudoartrite reumatoide) e artropatia degenerativa (pseudoosteoartrite) e um mesmo paciente pode ter mais de uma forma ao longo do tempo ou simultaneamente. Quase todas as articulações podem ser afetadas pela DPFC, embora os joelhos, punhos e quadris sejam as mais acometidas.

EPIDEMIOLOGIA

A DPFC afeta um número estimado de 8-10 milhões de adultos nos EUA e a condrocalcinose, o achado radiográfico de depósito de PFC, que tem sido usado para estimar a prevalência de DPFC, está presente em aproximadamente 10% dos adultos com mais de 65 anos de idade na Itália e nos EUA. É ligeiramente mais comum em mulheres do que em homens (1,4:1) e ocorre em indivíduos na quinta década de vida ou mais, com prevalência crescente à medida que a idade aumenta. Quando ocorre precocemente, antes da quarta década de vida, costuma estar associada a uma causa secundária, como uma doença metabólica subjacente, ou a uma causa familiar.

ETIOLOGIA E FISIOPATOLOGIA

Embora o mecanismo exato para o desenvolvimento de DPFC permaneça desconhecido, estima-se que o envelhecimento, fatores genéticos ou ambos levem a maior quebra de trifosfato de adenosina por enzimas como a nucleosídeo trifosfato pirofosfo-hidrolase, com aumento resultante de pirofosfato inorgânico (PI) nas articulações. Consequentemente, o PI pode se ligar ao cálcio, levando à deposição de PFC na cartilagem (a cartilagem hialina é afetada com mais frequência, mas a fibrocartilagem também pode estar envolvida), sinóvia, cápsula articular e tendão. Uma vez que houve a formação de cristais, eles podem causar lesão tecidual por diversas vias, como a ativação de componentes do inflamassoma NRLP3 ou NALP3 (*NRL family pyrin domain containing 3*), levando ao recrutamento de neutrófilos e produção de *neutrophil extracellular traps* (NETs), produção de metaloproteinases de matriz e prostaglandinas e produção de fator de crescimento transformador (TGF-beta), o qual estimula a formação de osteófitos por condrócitos hipertróficos, nas formas associadas à osteoartrite.

Existem formas hereditárias raras de DPFC, geralmente herdadas de modo autossômico dominante (mutações dos genes ANKH e COL). Existem ainda comorbidades mais comumente associadas à DPFC que devem ser pesquisadas no diagnóstico. Em um estudo americano populacional com 25.157 pacientes com DPFC, as associações positivas mais fortes foram com: hiperparatireoidismo (*odds ratio* [OR] 3,35), gota

(OR 2,82), osteoartrite (OR 2,26), artrite reumatoide (OR 1,88), hemocromatose (OR 1,87). Além disso, foram observadas associações positivas com osteoporose (OR 1,26), hipomagnesemia (OR 1,23), doença renal crônica (OR 1,12) e suplementação de cálcio (OR 1,15). Associações negativas foram observadas com o uso de inibidores da bomba de prótons ou diuréticos de alça. No caso de hipomagnesemia, a síndrome de Gitelman deve ser investigada.

QUADRO CLÍNICO

O espectro clínico da doença por DPFC recebeu a seguinte terminologia pelo *European Alliance of Associations for Rheumatology* (EULAR):

- Doença por DPFC assintomática: presença de condrocalcinose radiográfica, mas sem manifestações clínicas.
- Artrite aguda por DPFC (pseudogota): crise aguda ou subaguda de artrite de uma ou mais articulações periféricas, sendo a causa mais comum de monoartrite aguda nos idosos. A articulação mais acometida é o joelho, seguida pelo punho, ombro, tornozelo e cotovelo. A ocorrência concomitante em mais de uma articulação ocorre em menos de 10% dos casos, e a poliartrite é rara. Os ataques ocorrem com dor importante, edema e rigidez, máximos após 6 a 24 horas do início. Podem ocorrer eritema na pele adjacente, febre e, nos idosos, queda do estado geral ou quadro confusional leve. Podem ser espontâneos ou estar associados a algumas situações clínicas (Quadro 1) e podem durar mais tempo do que a crise de gota (de 1-3 semanas até alguns meses).

QUADRO 1 Situações que podem predispor a artrite aguda por depósito de pirofosfato de cálcio (DPFC)

Trauma articular direto
Doença intercorrente (infecções, infarto agudo do miocárdio)
Cirurgia (especialmente paratireoidectomia)
Transfusão sanguínea, administração parenteral de fluidos
Medicamentos: levotiroxina, pamidronato, filgrastim
Lavagem articular e infiltração de hialuranos

- Artrite inflamatória crônica por DPFC (pseudoartrite reumatoide): 5% dos casos, artrite crônica, não erosiva, acometendo, de forma simétrica, membros superiores e inferiores, como punhos, metacarpofalangianas (MCF), cotovelos e joelhos.
- Osteoartrite (OA) com DPFC (pseudo-OA): forma mais comum (50%), com alterações degenerativas semelhantes a OA e quadro clínico de hipertrofia óssea articular, crepitações, dor e limitação funcional. O acometimento preferencial é de joelhos, punhos, MCF, quadris, ombros, cotovelos e coluna. Pode ser diferenciada da OA primária pelos seguintes pontos: o padrão de acometimento de locais pouco usuais para OA (punhos, cotovelos, tornozelos), o componente inflamatório mais proeminente e a sobreposição de ataques agudos.
- Degeneração articular grave (pseudoartropatia neuropática): quadro de degeneração articular mais grave, que lembra artropatia neuropática. Nesse cenário, existem dois tipos de acometimento, com e sem neuropatia subjacente.
- Envolvimento de coluna vertebral: pode levar a dor, rigidez anquilose, síndromes compressivas da medula, estenose de canal crônica ou radiculopatia por compressão (depósito dos cristais no ligamento flavo da coluna cervical e no ligamento longitudinal posterior dos outros segmentos). A síndrome do dente coroado (*crowned dens syndrome*) é rara e decorrente da deposição de cristais de PFC ou hidroxiapatita na articulação atlantoaxial, levando a dor aguda ou recorrente, rigidez cervical, febre e aumento de provas inflamatórias.
- Outros acometimentos: DPFC em sítios de trauma ou cirurgia recente, mais comum em joelhos e coluna lombar, ou o depósito em tendões, bursas e ligamentos, levando a síndromes compressivas, como a síndrome do túnel do carpo.

DIAGNÓSTICO

Até o momento não existem critérios de classificação para DPFC; estão sendo desenvolvidos atualmente por entidades internacionais em conjunto

(EULAR e *American College of Rheumatology* - ACR). O diagnóstico deve ser baseado em achados clínicos compatíveis e confirmação por exames complementares (Tabela 1). Embora, pelas recomendações do EULAR de 2011, o padrão-ouro seja a demonstração de cristais de pirofosfato de cálcio por meio de artrocentese, existem dificuldades técnicas inerentes a esse exame e ele tem sensibilidade relativamente baixa (70%). Dessa forma, a demonstração de condrocalcinose por exames de imagem pode confirmar o diagnóstico, embora sua ausência não possa excluí-lo. A radiografia convencional continua sendo o exame inicial para avaliação de DPFC; mas a ultrassonografia musculoesquelética e a tomografia computadorizada convencional ou de dupla energia podem auxiliar no diagnóstico e caracterização dos depósitos de PFC, com maior sensibilidade. A ressonância magnética não tem sido indicada para avaliação de DPFC, embora alguns novos métodos estejam em estudo.

TABELA 1 Exames complementares. Os exames de imagem descritos fazem parte das recomendações de 2022 do comitê de imagem ACR/EULAR para futura validação de critérios de classificação

Exame	Particularidades
Análise do líquido sinovial ao microscópio com luz polarizada	Cristais azuis quando paralelos ao eixo do polarizador e amarelos quando perpendiculares; pequenos e com birrefringência fraca
Biópsia sinovial	Identificação de cristais de cálcio (fixação com vermelho de alizarina)
Radiografia (Figura 1)	Radiodensidade linear ou pontilhada na cartilagem hialina, fibrocartilagem, membrana sinovial, cápsula articular, tendões e ênteses. Osteófitos em gancho na segunda e terceira MCF (mais comum na forma associada à hemocromatose) Redução do espaço articular radiocarpal, trapézio-escafoide e patelofemoral

(continua)

TABELA 1 Exames complementares. Os exames de imagem descritos fazem parte das recomendações de 2022 do comitê de imagem ACR/EULAR para futura validação de critérios de classificação *(continuação)*

Exame	Particularidades
Ultrassonografia	Depósitos hiperecoicos de forma e tamanho variáveis, localizados dentro da fibrocartilagem, cartilagem hialina, membrana sinovial, cápsula articular ou tendão, que permanecem fixas ou se movem junto com a estrutura avaliada durante a avaliação dinâmica e não têm sombra acústica posterior
Tomografia computadorizada convencional (TC)	Calcificação geralmente bem definida, linear ou pontilhada, menos densa que o osso cortical, localizada na fibrocartilagem ou cartilagem hialina, membrana sinovial, cápsula articular e tendões Síndrome do dente coroado: TC convencional (com depósitos calcários no ligamento transverso retro-odontoide (ligamento transverso do atlas), articulação atlantoaxial, ligamento alar, muitas vezes com uma aparência de duas linhas paralelas em vistas axiais
Tomografia computadorizada de dupla energia (TCDE)	Calcificação geralmente bem definida, linear ou pontilhada, menos densa que o osso cortical, localizada na fibrocartilagem ou cartilagem hialina, membrana sinovial, cápsula articular e tendões, com DEI 0,016-0,036
Laboratoriais	Avaliação inicial: hemograma, provas inflamatórias, ácido úrico sérico e fator reumatoide Indivíduos mais jovens: cálcio, paratormônio intacto, fósforo, magnésio, fosfatase alcalina, ferritina, ferro e saturação da transferrina

DEI: índice de dupla energia (*dual-energy index*); MCF: metacarpofalangeana.

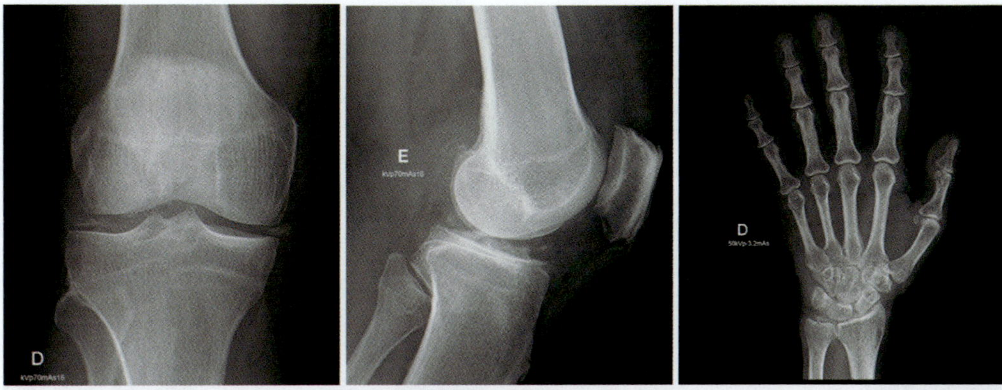

FIGURA 1 Da esquerda para direita: radiografia anteroposterior de joelho evidenciando condrocalcinose em meniscos medial e lateral; a mesma articulação em incidência lateral – notar a redução desproporcional do espaço articular femoropatelar; radiografia de punho com condrocalcinose em fibrocartilagem triangular.

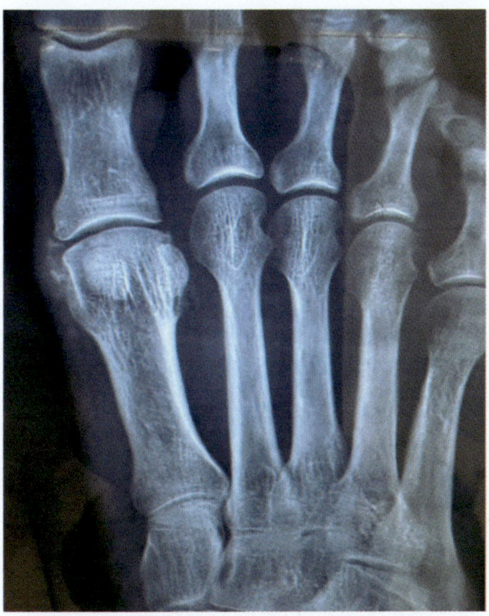

FIGURA 2 Radiografia anteroposterior de pé, evidenciando depósito de deposição de pirofosfato de cálcio em bursa de halux ("pseudogota").

TRATAMENTO

Tratamentos direcionados para DPFC não existem atualmente, pois a realização de ensaios clínicos controlados tem sido prejudicada pela falta de critérios de classificação validados. Segue um compilado das recomendações do EULAR de 2011 e revisões mais recentes (2021) na Tabela 2. O tratamento de comorbidades como hiperparatireoidismo e hemocromatose, entre outras, deve ser realizado, mas não há evidências de que mude o curso da doença articular.

TABELA 2 Tratamento das formas clínicas mais comuns de doença por depósito de pirofosfato de cálcio

Forma clínica	Tratamento
Pseudogota	▪ Uma ou duas articulações: GC intra-articular, gelo, órtese ▪ Mais de duas articulações: curso de AINE, GC sistêmico ou colchicina. Profilaxia com colchicina: se 3 ou mais crises/ano
Pseudoartrite reumatoide	▪ Primeira linha: AINE (curtos períodos)/colchicina/ hidroxicloroquina ▪ Prednisona dose máxima de 10 mg/dia se não controlar sintomas com as medicações anteriores. Metotrexato: segunda linha ▪ Anakinra e tocilizumabe: podem ser usados em casos refratários, com baixo grau de evidência (séries de casos e estudos não controlados)
Pseudo-osteoartrite	▪ Mesmas medidas farmacológicas e não farmacológicas recomendadas para OA primária.

AINE: anti-inflamatório não esteroidal; GC: glicocorticoide; OA: osteoatrite

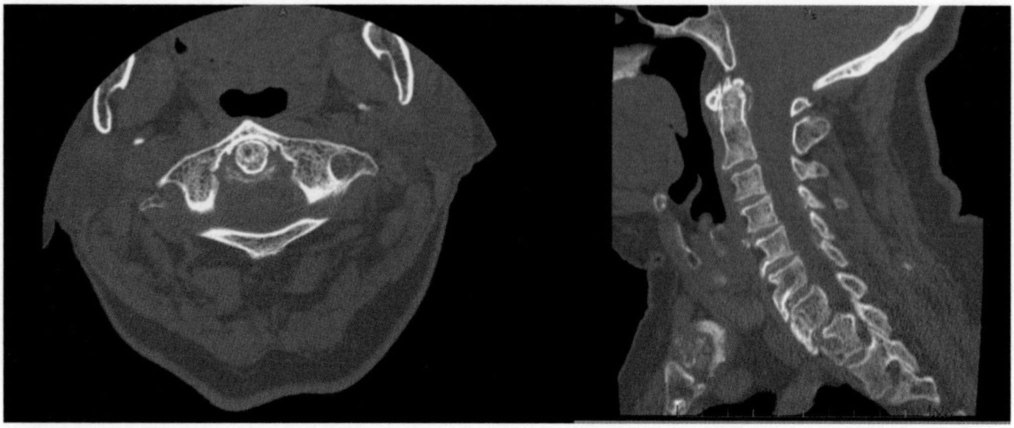

FIGURA 3 Síndrome do dente coroado (*crowned dens syndrome)* – tomografia computadorizada de coluna cervical, calcificações junto ao tubérculo anteroposterior do atlas.

REFERÊNCIAS BIBLIOGRÁFICAS

1. Bartels CM. U. S. Department of Veterans Affairs calcium pyrophosphate deposition disease and associated medical co-morbidities: a national cross-sectional study of us veterans. Arthritis Care Res. 2017;69(9):1400-6.
2. Filippou G, Miguel-Pérez M, Coronel L, Sirotti S, Pacini G, Scanu A, et al. The ultrasonographic pseudo-double contour sign in calcium pyrophosphate deposition disease: an anatomic explanation and how to distinguish it from gout. Arthritis Rheumatol. 2023;75(4):639-40.
3. Filippou G, Scanu A, Adinolfi A, Toscano C, Gambera D, Largo R, et al. Criterion validity of ultrasound in the identification of calcium pyrophosphate crystal deposits at the knee: an OMERACT ultrasound study. Ann Rheum Dis. 2021;80(2):261-7.
4. Ottaviani S, Brunier L, Sibilia J, Maurier F, Ardizzone M, Wendling D, et al. Efficacy of anakinra in calcium pyrophosphate crystal-induced arthritis: A report of 16 cases and review of the literature. Jt Bone Spine. 2013;80(2):178-82.
5. Rosenthal AK, Ryan LM. Calcium pyrophosphate deposition disease. NEJM. 2016;374(26):2575-84.
6. Stack J, McCarthy G. Calcium pyrophosphate deposition (CPPD) disease – Treatment options. Best Pract Res Clin Rheumatol. 2021;35(4):101720.
7. Sullivan J, Pillinger MH, Toprover M. Chondrocalcinosis: Advances in diagnostic imaging. Curr Rheumatol Rep. 2021 Oct 8;23(10):77.
8. Tedeschi SK, Becce F, Pascart T, Guermazi A, Budzik J-F, Dalbeth N, et al. Imaging features of calcium pyrophosphate deposition disease: Consensus definitions from an International Multidisciplinary Working Group. Arthritis Care Res (Hoboken). 2023;75(4):825-34.
9. Tedeschi SK, Pascart T, Latourte A, Godsave C, Kundakci B, Naden RP, et al. Identifying potential classification criteria for calcium pyrophosphate deposition disease: Item generation and item reduction. Arthritis Care Res. 2022;74(10):1649-58.
10. Tekaya A Ben, Nacef L, Bellil M, Saidane O, Rouached L, Bouden S, et al. Lumbar spinal involvement in calcium pyrophosphate dihydrate disease: a systematic literature review. Int J Gen Med. 2022;15:7639-56.
11. Zhang W, Doherty M, Bardin T, Barskova V, Guerne PA, Jansen TL, et al. European League Against Rheumatism recommendations for calcium pyrophosphate deposition. Part I: Terminology and diagnosis. Ann Rheum Dis. 2011;70(4):563-70.
12. Zhang W, Doherty M, Pascual E, Barskova V, Guerne PA, Jansen TL, et al. EULAR recommendations for calcium pyrophosphate deposition. Part II: Management. Ann Rheum Dis. 2011;70(4):571-5.

89

Doenças por cristais de fosfato básico de cálcio

Marco Antonio Araújo da Rocha-Loures

CONCEITO

Cristais de fosfato básico de cálcio (CFBC) incluem hidroxiapatita, fosfato octacalcium, fosfato tricálcio e magnésio, sendo que o mais abundante deles é a hidroxiapatita carbonatada. Estudos científicos mostram que os CFBC são patogênicos para a osteoartrite (OA). Entre outras doenças causadas pelos CFBC, podemos citar peritendinites de ombros, cálculos renais e a condrocalcinose. Esses cristais estão presentes no líquido sinovial acima de 60% em pacientes com OA e na cartilagem em 100% das articulações afetadas ao fazer a artroplastia articular. São detectados ainda no líquido sinovial e na membrana sinovial em pacientes com média, moderada e grave OA de joelho submetidos à artroplastia. O melhor exemplo da natureza destrutiva do depósito dos CFBC nas articulações é a síndrome do "ombro de Milwaukee", uma apresentação de OA altamente destrutiva, vista em idosos, que se caracteriza por efusão de grandes articulações, contendo grande quantidade de CFBC.

EPIDEMIOLOGIA

É difícil estabelecer a epidemiologia dos CFBC, por sua presença ser assintomática. Qualquer estimativa de incidência e prevalência é prejudicada pelo fato de que a aspiração do líquido sinovial é necessária para estabelecer definitivamente sua presença. Eles são detectados com aparelhos técnicos sofisticados, como a microscopia eletrônica e difração de radiografia simples, que não estão disponíveis rotineiramente. Usa-se a calcificação radiográfica em substituição aos métodos sofisticados.

ETIOLOGIA

Fatores envolvidos na modulação da inflamação potencial de CFBC em configurações patológicas permanecem mal compreendidos. Inicialmente, o inflamassoma, que é formado após o reconhecimento de diversos sinais inflamatórios por meio de receptores intracitoplasmáticos, o "família NRL – domínio de pirina contendo 3" (NLRP3) foi implicado no mecanismo de sinalização baseado em estudos *in vitro*. Continua a haver alguma controvérsia nessa área com base em estudos *in vivo* que não confirmam esse mecanismo por essa via. Trabalho de Corr implicou a quinase proximal da membrana, a tirosina quinase do baço (*spleen tyrosine kinase* – SYK) e a fosfatidilinositol 3 quinase (PI3K) na inflamação induzida por CFBC. Estes segundos mensageiros intermedeiam as interações dos cristais de urato monossódico com neutrófilos e células dendríticas por um processo conhecido como sinalização por afinidade de membrana. Esse processo envolve a formação de jangadas lipídicas na membrana. Fatores como doença renal crônica, *diabetes mellitus*, hiperparatireoidismo, doenças autoimunes, como esclerose sistêmica, dermatomiosite, polimiosite, lúpus eritematoso sistêmico, trauma e infecções podem induzir a doenças causadas pelos CFBC.

PATOGENIA

O crescimento de cristais com calcificação tecidual é um processo fisiológico durante o desenvolvimento ósseo embrionário, remodelação óssea e consolidação de fraturas. Esse processo é rigorosamente regulado por moduladores de nucleação e crescimento de cristais para garantir a localização e extensão adequadas da calcificação. O crescimento do cristal segue a nucleação do cristal. Os cristais de CFBC se formam nas zonas de lacunas das fibrilas de colágeno (crescimento intrafibrilar) ou fora das fibrilas de colágeno (crescimento extrafibrilar). A teoria mais recente propõe que esses dois processos não são mutuamente exclusivos e que a calcificação intrafibrilar precede a calcificação extrafibrilar. Além disso, enquanto um molde de colágeno é suficiente para o crescimento de cristais intrafibrilares, o crescimento de cristais extrafibrilares é sustentado por colágeno e várias moléculas não colágenas. Ao contrário da deposição de cristais intrafibrilares, que ocorre de forma ordenada, a calcificação extrafibrilar ocorre aleatoriamente ao longo das fibrilas de colágeno. Importante é a ação dos moduladores da nucleação e crescimento. Quando o equilíbrio entre os indutores e inibidores da calcificação é rompido, pode ocorrer nucleação e crescimento de cristais em tecidos extraósseos ou em quantidades excessivas, resultando em calcificação patológica.

Estudos *in vivo* ilustram a capacidade dos CFBC ativando numerosas vias inflamatórias que levam à degeneração da cartilagem e à OA. Esses cristais interagem com condrócitos, sinoviócitos e fibroblastos levando à mitogênese, à produção de metaloproteinases (MMP), à síntese da prostaglandina E2 (via ciclo-oxigenase), à expressão de proto-oncogenes, à produção de óxido nítrico, à produção da IL-1 e de TNF-alfa. Os estudos em modelos animais são limitados, e não há estudos em humanos para confirmar esses achados.

QUADRO CLÍNICO

Muitas vezes o depósito de CFBC pode ser assintomático, porém eles podem dar origem a uma ampla gama de manifestações clínicas e síndromes, incluindo a inflamação articular e periarticular aguda, a tendinite crônica, artropatias rapidamente destrutivas, lesões OA-símiles e compressões de raízes nervosas, bursite e dor óssea provocada pela erosão óssea.

EXAMES COMPLEMENTARES

A detecção e a análise dos CFBC, que são extremamente pequenos, são feitas à microscopia eletrônica, o que não é comum na rotina clínica. Radiografia e análise do líquido sinovial são realizadas quando possível. Exame do aspirado articular com coloração vermelha S de alazarina identifica os cristais agrupados, mas infelizmente esta coloração não faz parte da rotina dos laboratórios de patologia clínica convencionais. Ainda são necessárias pesquisas de métodos mais simples para a identificação dos cristais de CFBC.

DIAGNÓSTICO DIFERENCIAL

Pseudogota, gota e a artrite séptica podem apresentar-se de maneiras muito semelhantes. A história médica e o exame físico sozinhos não podem determinar de forma confiável a causa de uma artrite monoarticular aguda. Quando os pacientes apresentam episódios recorrentes idênticos de artrite induzida por cristal, deve-se fazer o diagnóstico diferencial, não descartando a hipótese de artrite séptica. Neste último caso, fazer a aspiração, se possível, da articulação comprometida.

TRATAMENTO

Aspiração das articulações, anti-inflamatórios não esteroidais (AINE), colchicina oral e injeção intra ou periarticular com corticosteroides são indicados. Os depósitos de apatita periarticulares podem ser reabsorvidos espontaneamente com resolução dos ataques, embora os depósitos de cristais de apatita não se dissolvam em resposta à medicação.

A ultrassonografia pulsada demonstrou ser um tratamento eficaz para algumas doenças de calcificação. No acompanhamento de 9 meses, 65% apresentaram ao menos 50% de redução de calcificações, e quase metade dos pacientes obteve resolução completa.

Em pacientes com alterações articulares progressivas subjacentes, a resposta ao tratamento médico geralmente é menos gratificante. A substituição total das articulações pode ser necessária para pacientes com artropatia destrutiva grave em grandes articulações.

De acordo com um relatório recente de uma importante seguradora de saúde na Irlanda, após o *bypass* cardíaco, o segundo tratamento mais caro foi a reposição do joelho, e o terceiro tratamento mais comum foi a substituição do quadril. Hoje, a OA é a causa mais comum de dano às articulações do joelho e do quadril, com uma via comum final de degeneração da cartilagem e lesão óssea. A prevalência da OA aumenta indefinidamente com a idade, porque a condição não é reversível. Como resultado, incorre em custos econômicos, sociais e psicológicos significativos. Até o momento, apesar de muitos estudos, nenhum tratamento é conhecido por mudar o curso da OA sintomaticamente. O fosfocitrato, uma pequena molécula capaz de inibir a formação de cristal de cálcio, pode atenuar a morte celular induzida por CFBC. Os tratamentos farmacológicos atualmente disponíveis tratam apenas os sintomas e ajudam a reduzir a dor e a manter ou melhorar a função. Envolvem injeção intra-articular de glicocorticoides e AINEs. Menos de 1% das despesas totais de OA são atualmente gastas em pesquisas, que podem resultar em novas possibilidades de tratamento. Os pesquisadores estão trabalhando para entender o papel que certas enzimas desempenham na quebra da cartilagem articular na OA e estão testando medicamentos que bloqueiam a ação dessas enzimas. Os marcadores bioquímicos, como a proteína oligomérica da cartilagem, o nível sérico de proteína C-reativa, epítopos de sulfato de condroitina e de sulfato de queratano, glicosaminoglicanos e a concentração de hialuronato podem identificar pessoas em risco ou nos estágios iniciais da doença e permitir uma intervenção precoce. O desenvolvimento de terapia genética para OA tem sido explorado para prevenção e tratamento, ainda sem resultados práticos. Outra abordagem muito promissora para o tratamento de OA é o alvo de CFBC com agentes novos. Não está claro se os CFBC são uma causa ou um efeito da condição, mas sabe-se que sua concentração aumenta com a gravidade da OA. Fármacos que podem dissolver CFBC ou evitar sua formação são de grande interesse. O tratamento efetivo da OA, se ele estiver disponível no futuro, terá um impacto positivo importante tanto no indivíduo como na sociedade como um todo.

REFERÊNCIAS BIBLIOGRÁFICAS

1. Abhishek A, Doherty M. Epidemiology of calcium pyrophosphate crystal artrhitis and basic calcium phosphate crystal arthropaty. Rheum Dis Clin. 2014;40;177-91.
2. Bernabei I, So A, Busso N, Nasi S. Cartilage calcification in osteoarthritis: mechanisms and clinical relevance. Nat Rev Rheumatol. 2023;19(1):10-27.
3. Corr EM, Cunningham CC, Helbert L, McCarthy GM, Dunne A. Osteoarthritis-associated basic calcium phosphate crystals activate membrane proximal kinases in human innate immune cells. Arthritis Res Ther. 2017;19:23.
4. Ea HK, Chobaz V, Nguyen C, Nasi S, van Lent P, Daudon M, et al. Pathogenic role of basic calcium phosphate crystals in destructive arthropathies. PLoS One. 2013;8:e57352.
5. Ea HK, Lioté F. Diagnosis and clinical manifestations of calcium phosphate crystal deposition diseases. Rheum Dis Clin N Am. 2014;40:207-29.
6. Fuerst M, Bertrand J, Lammers L, Dreier R, Echtermeyer F, Nitschke Y, et al. Calcification of articular cartilage in human osteoarthritis. Arthritis Rheum. 2009:60:2694-703.
7. Martirossian L, Bujor AM, Kissin E. Basic calcium phosphate crystal periarthritis involving the distal interphalangeal joints in a patient with systemic lupus erythematosus. Am J Case Rep. 2019;20:1132-7.
8. Nalbant S, Martinez JAM, Kitumnuaypong, Clayburne G, Sieck M, Schumacher HR Jr. Synovial fluid features and their relations to osteoarthritis severity: new findings from sequential studies. Osteoarthritis Cartilage. 2003;11:50-4.
9. Pazar B, Ea HK, Narayan S, Kolly L, Bagnoud N, Chobaz V, et al. Basic calcium phosphate crystals induce monocyte/macrophage IL-1beta secretion through the NLRP3 inflammasome in vitro. J Immunol. 2011;186:2495-502.
10. Stack J, McCarthy G. Basic calcium phosphate crystals and osteoarthritis pathogenesis: novel pathways and potential targets. Curr Op. 2016;28:122-6.
11. Yavorskyy A, Hernandez-Santana A, McCarthy G. Detection of calcium phosphate crystals in the joint fluid of patients with osteoarthritis: analytical approaches and challenges. Analyst. 2008;133:302-18.

Outras artropatias de deposição microcristalina

Murillo Dório
Ricardo Fuller

INTRODUÇÃO

Além da gota e das artropatias por pirofosfato e fosfato básico de cálcio, outras artrites podem ter a participação de cristais menos frequentemente encontrados, como os cristais de colesterol e outros lipídeos, oxalato de cálcio, proteicos e, como consequência das infiltrações articulares, de glicocorticoides. É importante ressaltar que as publicações sobre o tema são bastante escassas, limitando-se basicamente a estudos sobre análise do líquido sinovial e relatos de casos.

DADOS EPIDEMIOLÓGICOS

O achado dos cristais de colesterol e outros lipídeos, de oxalato de cálcio e de glicocorticoides é pouco frequente. Zamudio-Cuevas avaliaram 264 amostras de líquido sinovial (80,2% de joelhos, 55% homens, idade média 51 anos) de um centro terciário e encontraram a presença de cristais de colesterol em 1,5%, de cristais lipídicos em 0,4%, e de cristais de glicocorticoides em 4% das amostras. Para comparação, os cristais de monourato de sódio, pirofosfato de cálcio e hidroxiapatita de cálcio estiveram presentes em 24%, 5,3% e 8%, respectivamente. Nesse estudo, as amostras de líquido sinovial eram provenientes de pacientes com diagnóstico confirmado ou sob investigação de artrite reumatoide, gota, osteoartrite e doença por deposição de pirofosfato de cálcio, principalmente. Especificamente, os cristais de colesterol e lipídicos foram encontrados apenas em pacientes com artrite reumatoide (22,2% e 11,1%, respectivamente). Já os cristais de glicocorticoide foram observados em 1,9% dos casos de gota, 44,4% dos casos de artrite reumatoide e 42,9% dos casos de osteoartrite.

ETIOLOGIA E FISIOPATOLOGIA

O mecanismo de formação de cristais de colesterol no líquido sinovial ou na bursa não é conhecido; a causa inclui hiperlipoproteinemia e produção de anticorpos de lipoproteínas, seguida de formação de complexos no líquido sinovial decorrentes do aumento da produção ou metabolismo defeituoso do colesterol. Os cristais de colesterol também podem servir de *triggers* para o complexo inflamassoma/NLRP3, promovendo liberação de IL-1β por monócitos/macrófagos.

A artropatia por oxalato é uma causa rara de artrite caracterizada pela deposição de cristais de oxalato de cálcio na articulação. Geralmente ocorre em pacientes com hiperoxalúria primária ou secundária. A hiperoxalúria primária constitui um grupo de doenças genéticas que resultam em superprodução endógena de oxalato, enquanto a hiperoxalúria secundária resulta de distúrbios gastrointestinais associados à má absorção de gordura e aumento da absorção de oxalato da dieta. Em ambas as condições, os cristais de oxalato podem se depositar nos rins levando à insuficiência renal e, como consequência, estendendo-se para outros territórios como ossos, articulações, coração, olhos e pele. A artrite resulta da deposição dos cristais nos ossos, tendões, cartilagem e sinóvia. A partir desses locais, acredita-se que os cristais possam passar para o líquido sinovial, provocando inflamação. Alternativamente, a supersaturação de oxalato de cálcio dentro do próprio líquido sinovial pode levar à formação de cristais localmente, especialmente quando volume de fluidos é removido durante a diálise, um fenômeno conhecido como hiperconcentração articular.

Crioglobulinemias podem cursar com artrite sem a presença de cristais no líquido sinovial, mas existem relatos de artrite associada à formação de cristais proteicos. Um exemplo é a crioprecipitação e formação de cristais pelas paraproteínas do mieloma múltiplo. Cristais de imunoglobulinas podem ser pleomórficos, apresentando-se com formato hexagonal, quadrado, romboidal ou como bastões. Em virtude da sua natureza proteica, têm birrefringência fraca ou ausente e podem ser corados pelo azul de metileno.

Existe descrição de presença de outros cristais proteicos no líquido sinovial, como os cristais de Charcot-Leyden, compostos por galectina-10, proteínas presentes em condições de ativação eosinofílica, e os cristais de hematoidina, produto da degradação da hemoglobina. Seu significado patológico na articulação não está bem definido.

QUADRO CLÍNICO

O encontro isolado de cristais de colesterol e outros cristais lipídicos é incomum e, na maioria das vezes, sem significado clínico. Raramente, indivíduos predispostos podem desenvolver derrame volumoso intra-articular ou em bursas. São encontrados um pouco mais frequentemente associados à artrite reumatoide, quando há sinovite e derrame articular de longa data, indicando um controle pobre da doença e pior prognóstico da articulação envolvida.

A artrite por oxalato pode ser clinicamente indistinguível de outras artropatias induzidas por cristais. Em geral, é simétrica e poliarticular. Pode ser aguda ou crônica. O envolvimento articular típico inclui as articulações metacarpofalângicas e interfalângicas proximais, joelhos, cotovelos e tornozelos e pode se manifestar com sinovite, tenossinovite e bursite. O oxalato de cálcio tem tendência a se cristalizar em articulações previamente danificadas, como nas interfalângicas distais e proximais com osteoartrite, apresentando-se com calcificação de partes moles periarticulares.

O quadro articular associado a cristais da paraproteína do mieloma no líquido sinovial pode ser o de uma poliartrite.

Os cristais de glicocorticoides em geral são achados do líquido sinovial ou de ultrassonografia e não costumam ter relevância clínica, apesar de relacionados a agudizações transitórias de poucos dias de dor ou sinovite/derrame após infiltrações intra-articulares (notadamente com a triancinolona hexacetonida).

DIAGNÓSTICO E EXAMES COMPLEMENTARES

O diagnóstico da participação fisiopatológica desses cristais em artrites, tanto de modo isolado como associados a outras doenças de base (como a artrite reumatoide ou a gota), depende da sua identificação, tendo-se por base suas características (Quadro 1, Figura 1). Uma grande limitação prática para sua identificação é a escassez de serviços estruturados para o recebimento e análise do líquido sinovial, bem como a falta de profissionais treinados para a leitura das lâminas.

QUADRO 1 Características de cristais menos frequentes na microscopia óptica com luz polarizada

Cristal	Aspecto na microscopia óptica com luz polarizada
Colesterol	Formato romboide ou quadrado, com recortes geométricos frequentes nos cantos com birrefringência positiva ou negativa
Outros lipídeos	Microesferas lipídicas com birrefringência positiva ou negativa, assemelhando-se à cruz de Malta
Oxalato de cálcio	Formato bipiramidal ou em forma de envelope, com birrefringência positiva ou ausente

(continua)

QUADRO 1 Características de cristais menos frequentes na microscopia óptica com luz polarizada *(continuação)*

Cristal	Aspecto na microscopia óptica com luz polarizada
Proteínas	Paraproteínas: pleomórficos com birrefringência ausente ou fraca, coram pelo azul de metileno
Glicocorticoides	Pleomórficos, com tamanho variável, intra ou extracelulares, com birrefringência positiva ou negativa

O diagnóstico da artrite por oxalato de cálcio requer análise do líquido sinovial, o qual pode ser claro ou turvo, com uma baixa contagem de células e contém os cristais de oxalato de cálcio, que ocorrem em duas formas: mono-hidratado e di-hidratado. Os cristais de oxalato de cálcio mono-hidratados aparecem como quadrados ou bastões irregulares e podem ser confundidos com os cristais de pirofosfato de cálcio. Já os di-hidratados têm uma forma clássica de envelope ou bipiramidais e são mais comuns. Ambos os tipos exibem birrefringência positiva sob luz polarizada e se coram positivamente com o vermelho de alizarina, indicando a presença de cálcio. Os cristais podem estar intra ou extracelulares. A imagem radiográfica é incapaz de distinguir artrite de oxalato de outras formas de artrite, como por deposição de pirofosfato de cálcio. Ambos podem apresentar condrocalcinose nas articulações metacarpofalângicas ou metatarsofalângicas na radiografia simples. Ocasionalmente, pacientes sob hemodiálise crônica podem ter cristais de oxalato de cálcio identificados no líquido sinovial sem evidência clínica de artrite.

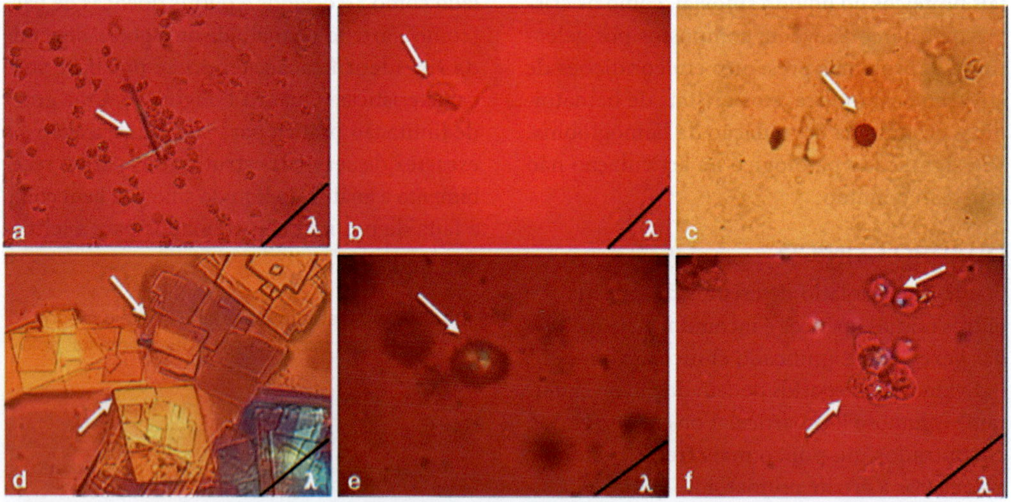

FIGURA 1 Identificação dos cristais mais frequentes e outros mais raros no líquido sinovial. (A) Cristais de monourato de sódio com birrefringência fortemente negativa e formato de agulha. (B) Cristal de pirofosfato de cálcio com birrefringência fraca e formato de paralelepípedo. (C) Cristais agregados de hidroxiapatita na coloração pelo vermelho de alizarina. (D) Cristais de colesterol com formato quadrado ou romboide e birrefringência positiva ou negativa. (E) Microesferas lipídicas birrefringentes com o formato da cruz de Malta. (F) Cristais de glicocorticoides com birrefringência positiva ou negativa. As fotografias são de microscopia óptica com aumento de 40x, com uso de luz polarizada e as linhas pretas e o lâmbda indicam o eixo e o uso do compensador. A reprodução desta figura foi autorizada pela Springer Nature e retirada da seguinte referência: Zamudio-Cuevas, et al. 2021.

A ultrassonografia feita por profissionais com treinamento apropriado pode identificar os cristais de glicocorticoides na sinóvia ou no líquido sinovial por até 10 semanas após os procedimentos de infiltração.

TRATAMENTO

Nenhum tratamento específico está descrito para a dissolução dos cristais de colesterol intra-articulares e melhora de artrite relacionada. Derrames articular ou de bursa volumosos podem ser submetidos a artrocentese de alívio.

Para a artrite por oxalato de cálcio, não há tratamento específico. Medidas sintomáticas, como anti-inflamatórios, infiltrações com corticoide e colchicina são usadas, mas a resposta é fraca. Já o encontro de cristais de glicocorticoides não requer tratamento.

É importante ressaltar que os cristais aqui abordados podem estar presentes no líquido sinovial eventualmente como um epifenômeno, sem um papel patogênico.

REFERÊNCIAS BIBLIOGRÁFICAS

1. Dougados M, Benhamou L, Amor B. Charcot-leyden crystals in synovial fluid. Arthritis Rheumatism. 1983;26(11):1416-6.
2. Schumacher Jr. HR, Reginato AJ. Atlas of synovial fluid analysis and crystal identification. Philadelphia: Lea & Febiger; 1991.
3. Lorenz EC, Michet CJ, Milliner DS, Lieske JC. Update on oxalate crystal disease. Curr Rheumatol Rep. 2013;15(7):340.
4. Rodriguez-Paez AC, Seetharaman M, Brent LH. Cryoglobulin crystal arthropathy in a patient with multiple myeloma. J Clin Rheumatol. 2009;15(5):238-40.
5. Zamudio-Cuevas Y, Fernández-Torres J, Martínez-Nava GA, Martínez-Flores K, López-Reyes A. Emergent nanotherapies in microcrystal-induced arthritis. Int Immunopharmacol. 2018;61:197-203.
6. Zamudio-Cuevas Y, Martínez-Nava GA, Martínez-Flores K, Ventura-Ríos L, Vazquez-Mellado J, Rodríguez--Henríquez P, et al. Synovial fluid analysis for the enhanced clinical diagnosis of crystal arthropathies in a tertiary care institution. Clin Rheumatol. 2021;40(8):3239-46.

Seção 8

Interface do reumatologista com as doenças infecciosas e parasitárias

91

Impacto do microbioma humano em doenças reumatológicas

Francisco Airton Castro da Rocha
Ana Carolina Matias Dinelly Pinto
Rodolfo de Melo Nunes

INTRODUÇÃO

A coexistência de microrganismos com células do corpo humano desperta interesse da comunidade científica há séculos. Em termos de células, apenas no trato gastrointestinal estima-se haver 10^{13} bactérias, com cerca de 100 a 500 espécies diferentes por indivíduo humano, sendo esse número maior que o de células do próprio indivíduo, exigindo complexa regulação para manter homeostase. Alterações provocadas pela humanidade como técnicas de agricultura, saneamento básico, medidas sanitárias domésticas, vacinação em massa, uso de medicações, exposição a agentes químicos e menor contato com animais modificaram a exposição humana a germes, tendo sido associadas com aumento da prevalência de doenças alérgicas (hipersensibilidade) e inflamatórias crônicas.

O tema microbioma extrapola os limites da medicina, envolvendo componentes do solo, alimentos e agricultura. O interesse multidisciplinar motivou a construção de consórcios internacionais buscando padronizar definições, métodos de estudo, nomenclatura e viabilizar estudos em larga escala, como o projeto *European-funded Microbiome Support*, que inclui instituições fora da Europa, como a Unicamp-Brasil (Figura 1). Neste capítulo, restringimo-nos a tópicos do microbioma humano, deixando referências para o leitor interessado em aprofundar-se no tema.

NOMENCLATURA

- Microbioma: a definição de microbioma é motivo de controvérsia, sendo a seguinte uma das mais aceitas: conjunto de características de microrganismos em um *habitat* bem definido com características físico-químicas distintas em um determinado "ambiente" ou "teatro de atividade". Outra definição sugere que microbioma seria uma comunidade de microrganismos comensais, simbióticos e patogênicos em um espaço ou área corporal ou em outro ambiente. Enquanto bactérias, archea, helmintos, fungos e algas estão englobados nessas definições de microbioma, há controvérsia se vírus, fagos, plasmídeos e DNA residual (DNA extracelular oriundo de células mortas) possam ser incluídos. Há também controvérsia sobre a adequação do uso de termos como viroma e bacterioma, que se refeririam a um conjunto de vírus ou bactérias em um ambiente, uma vez coexistirem em uma microbiota.
- Microbiota: conjunto de organismos vivos em um determinado microambiente, o que exclui fagos, vírus e DNA residual, uma vez não serem microrganismos vivos. Aqui há menos controvérsia na definição, justificando evitar confundir os termos microbioma e microbiota, que têm definição distinta.
- Metatranscriptômica: conjunto de técnicas para analisar a expressão de genes de micror-

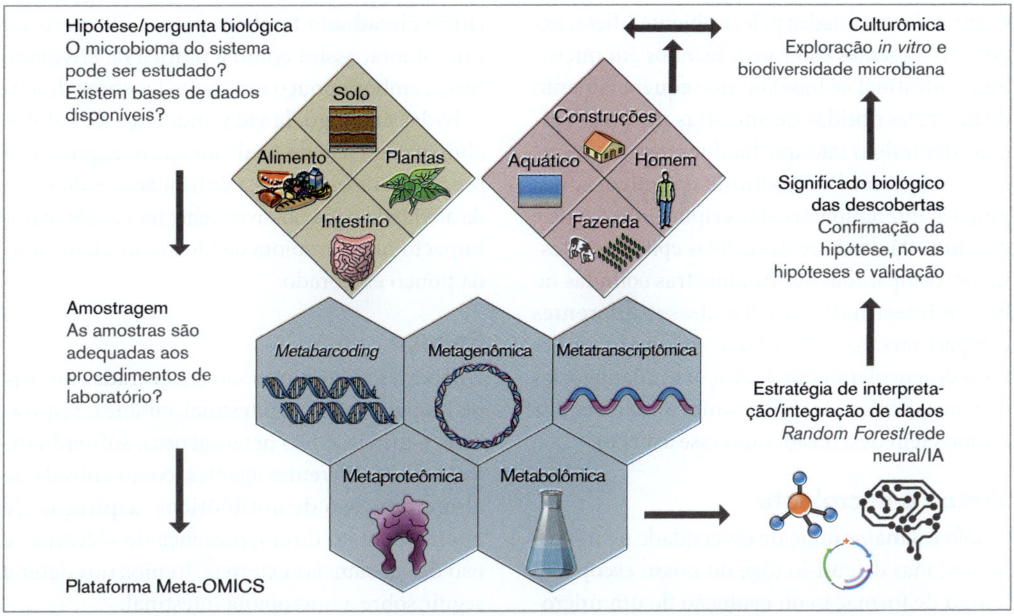

FIGURA 1 Aspectos relevantes a serem considerados em experimentos sobre microbioma. Detalhamento da hipótese, escolha de amostras e técnicas e correta interpretação de resultados são cruciais. Fonte: adaptada de Ferrocino et al., 2022.

ganismos em um ambiente, que configuram um metatranscriptoma.

- Metagenoma: conjunto de genes de uma microbiota.
- Metabolômica, proteômica: o sufixo "ômicas" (*omics*, em inglês) se refere a estudos de metabólitos, como proteínas, lípides ou polissacárides, em larga escala.
- Taxa: refere-se à divisão desde os reinos até a definição de subespécies, usados na classificação de seres. Definições de microrganismos, como bactérias, usadas na prática médica, baseiam-se em critérios de coloração por técnicas bacteriológicas (p. ex., Gram, Ziehl-Neelsen) e de microscopia (p. ex., campo escuro). Estudos de microbiota, entretanto, em grande parte fazem sequenciamento a partir da expressão da subunidade 16s do RNA ribossômico, que é extremamente conservada em procariotos. Entretanto, a repercussão funcional dessa taxonomia não está definida, sugerindo cautela na interpretação desses dados no que concerne à repercussão fisiológica e/ou fisiopatológica.
- Holobionte: conjunto formado por um hospedeiro e todas as espécies que convivem nesse hospedeiro, além do meio ambiente específico do hospedeiro e que o envolve.
- Simbionte: qualquer indivíduo de uma relação simbiótica em que o maior representa o hospedeiro.
- Patobionte: indivíduo agindo em uma microbiota que desencadeia doenças (distúrbios) crônicas de natureza inflamatória. Distingue-se do microrganismo oportunista porque o germe oportunista é adquirido ou surge decorrente de perturbações do microambiente, causando doenças agudas.

MICROBIOTA – VARIAÇÃO TEMPORAL E DE LOCAL CONFERE HETEROGENEIDADE

Modificações da microbiota em adultos provocadas por intervenções ou doenças agudas geralmente são transitórias, recompondo-se rapidamente a microbiota original, uma vez controlada uma infecção. Há também alterações da microbiota decorrentes de variações genéticas e outras determinadas pelo ambiente (dieta, exposição a agentes externos). Estudos em microbiota intestinal se baseiam no sequenciamento de bactérias obtidas de amostras de fezes, desconsiderando o fato que há diferença na população de germes do biofilme da mucosa, das junções interepiteliais, das criptas intestinais e dos que estão na base das células epiteliais intestinais, comparadas aos de amostras colhidas no lúmen intestinal. A análise desses diferentes compartimentos é importante, pois pode impactar o desenvolvimento de reações inflamatórias (doenças) crônicas. Entretanto, a maioria dos estudos tem desconsiderado esse aspecto.

Tempo e microbiota

O solo é a maior fonte de diversidade de microbioma, mas discuti-lo foge do nosso escopo. O tempo de formação ou evolução de um microbioma pode ser expresso em segundos ou minutos se pensamos na transcrição de um RNA mensageiro, mas quando o interesse é o microbioma relacionado ao solo ou a aspectos de agricultura, pode-se pensar em milênios. O desenvolvimento de uma criança, desde o seu nascimento, representa uma janela de oportunidade na formação da microbiota de vários setores, como tubo digestivo e árvore respiratória. A exposição a estímulos como parto vaginal, amamentação materna, introdução de alimentos, ambiente de desenvolvimento, convívio com animais, habitação em áreas urbanas ou industriais, nível de higiene e exposição a agentes químicos pode definir aspectos da microbiota na pele, árvore respiratória e tubo digestivo, com repercussão na saúde. Uma vez desenvolvido, sem que se tenha definido a idade específica de maturação, um indivíduo adulto tem microbiotas definidas, sendo menos suscetíveis a modificações pela introdução de microrganismos. Ainda assim, é possível alterar esse ambiente, modificando a microbiota, o que abre a perspectiva de sua modulação com objetivos terapêuticos. Da mesma forma, doenças crônicas de caráter inflamatório podem ter seu desenvolvimento impactado por modificações da microbiota. O ritmo circadiano também parece interferir na microbiota, assim como a prática de atividade física, embora pouco estudado. Doenças desenvolvidas ao longo da vida, mudança de hábitos alimentares, uso de medicamentos, exposição a procedimentos, mudança de habitação e alteração da atividade física possivelmente têm ainda maior impacto na microbiota de idosos, um tema ainda pouco explorado.

Espaço

Diferentes microbiotas são encontradas no corpo humano, como a intestinal, cutânea, respiratória e urinária. São heterogêneas, sofrendo influência de diferentes agentes, como entrada de alimentos, uso de antibióticos, aspiração de poeira, contato direto, presença de secreções e uso de substâncias externas. Iremos nos deter a seguir sobre a microbiota intestinal.

BIOFILMES – RELEVÂNCIA NA HOMEOSTASE

Na prática médica, culturas positivas para microrganismos caracterizam infecções ativas e determinam terapêutica. Habitualmente, o material dessas culturas é fluido, como secreções, urina ou sangue, do qual isolamos um agente microbiano em crescimento planctônico, ou seja, isolado "flutuando" na amostra. Entretanto, a formação de biofilme por microrganismos, desenvolvendo-se em uma estrutura complexa, com matriz extracelular aderente a superfícies, dando estabilidade a seu crescimento, favorece a troca de material genético entre espécies e dificulta acesso a antimicrobianos. Esse pesadelo médico, como no caso de biofilmes que se formam em implantes por próteses, geralmente exige a remoção mecânica (cirúrgica) de implantes, com risco para o paciente, pelo fato de antimicrobianos não atingirem concentrações terapêuticas no foco infeccioso. Entretanto, o desenvolvimento de biofilmes de microrganismos nas microbiotas confere estabilidade e manutenção da homeostase, como no caso da camada de muco que alberga e "protege" bactérias consideradas simbiontes na microbiota intestinal. Nesse caso, a rotura desse biofilme compromete o equilíbrio, rompendo barreiras imunológicas de tolerância e levando a doenças crônicas.

Microbiota intestinal

Além de não considerar variações transversais (p. ex., na parede intestinal), vários estudos de microbiota intestinal utilizam fezes sem definir o segmento do tubo digestivo de onde se coletou a amostra. Há variações da microbiota do ceco e segmentos transverso, ascendente e descendente. Variações transversais na parede intestinal também existem, de sorte que a microbiota é distinta na camada de mucina, nas criptas de células intestinais e em porções mais internas, subepiteliais, próximas à submucosa intestinal. As bactérias presentes devem ser consideradas em convívio com outros agentes vivos incluindo vírus e protozoários (ainda que temporariamente), além de componentes inanimados desse microambiente, uma vez que a homeostase depende da integridade de toda a microbiota. Em populações de baixa renda, helmintos, cuja prevalência ainda é alta, "convivem" por muito tempo, particularmente no tubo digestivo de crianças, mas sua importância tem sido pouco explorada, uma vez que a maioria dos estudos foi realizada em países onde helmintíases estão virtualmente erradicadas. Esse aspecto alerta para o cuidado na extrapolação de dados, devendo-se respeitar particularidades geográficas, aspectos socioeconômicos e ambientais na interpretação.

Resposta imune na microbiota intestinal (Figura 2)

Imunidade inata

A compartimentalização da microbiota é crucial na homeostase e sua ruptura causa maior repercussão à medida que sucessivas barreiras sejam rompidas. O tubo digestivo, particularmente os intestinos, precisa identificar e tolerar germes comensais e evitar que agentes lesivos proliferem e avancem barreiras naturais, causando doença. A peristalse e secreções habituais, como saliva, suco gástrico (pH ácido) e sais biliares participam nesse mecanismo, compondo parte da resposta imune inata. Como exemplo, constipação crônica é um fator de alteração da microbiota intestinal. O epitélio intestinal tem uma camada de células que separa o conteúdo da luz intestinal de microrganismos residentes, comensais. Uma camada de muco, composta de mucina hiperglicosilada, protege essas células, que são unidas por junções especializadas, "impermeabilizando" o espaço intercelular. Peptídeos antimicrobianos como defensinas e catelicidinas, secretadas em grande parte por células de Paneth, que são diferenciações de células epiteliais, e grandes quantidades de imunoglobulina A produzidas por linfócitos B locais contribuem na defesa contra agentes patogênicos. Eosinófilos e linfócitos na submucosa, esses abundantemente presentes no tubo digestivo, também operam nessa resposta imune. A seleção antigênica envolve células dendríticas locais, que desencadeiam resposta a antígenos potencialmente patogênicos ou tolerância a comensais. A "identificação" antigênica envolve ativação de receptores de reconhecimento de padrões (*PRR*, em inglês), como os do tipo *Toll* (TLR) e proteínas intracelulares do inflamassomo, como os receptores similares ao domínio de oligomerização ligante de nucleotídeo (NOD). A resposta imune pode ficar restrita à parede intestinal, contendo um estímulo menos lesivo, tendo baixa repercussão clínica, possivelmente se restringindo a diarreia rapidamente controlada. O rompimento de barreiras, levando à exposição e invasão da submucosa, sensibilizando células imunes aí residentes, amplia a resposta com elementos da imunidade adaptativa, envolvendo processamento imune em linfonodos mesentéricos e potencial disseminação sistêmica. Didaticamente, pode-se imaginar que se a barreira epitelial intestinal for quebrada, uma doença inflamatória crônica pode se instalar no tubo digestivo e, havendo progressão a linfonodos mesentéricos, conter a disseminação sistêmica exigirá bom acionamento de mecanismos específicos da resposta imune adaptativa para restaurar o equilíbrio, pagando-se um preço maior (em saúde) à medida que a proteção é rompida. Equilíbrio na dieta, uso judicioso de medicamentos, entre outras medidas preventivas que contribuem para o funcionamento normal do tubo digestivo,

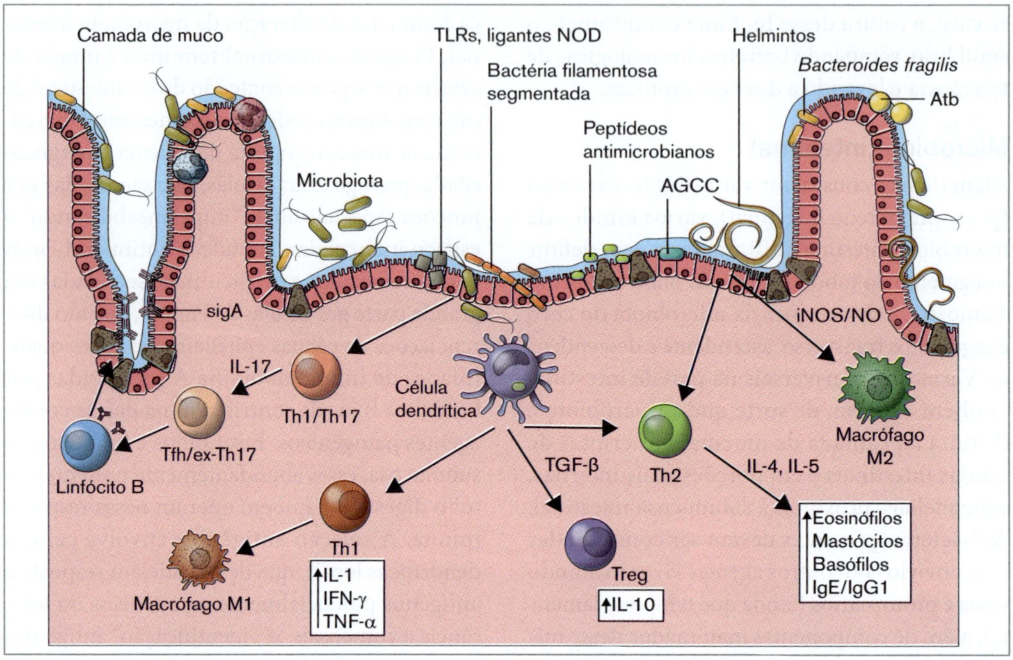

FIGURA 2 Interações na microbiota intestinal: homeostase vs. doença inflamatória. Alguns eventos na interação da microbiota com o sistema imune de defesa inata e adaptativa. Ligantes (padrões de reconhecimento) a receptores da resposta inata (TLR ou NOD) e produtos da dieta como ácido graxo de cadeia curta (AGCC) e presença de drogas como antibióticos (Atb) impactam a resposta imune local. A camada de muco, peptídios antimicrobianos (p. ex., catelicidinas) são primeira linha de defesa. Agentes microbianos estão no lúmen, junto ao epitélio ou podem transpô-lo, invadindo a submucosa. Neutrófilos e eosinófilos participam na primeira linha de defesa, mas o processamento por células apresentadoras de antígeno (dendríticas) pode induzir resposta imune com linfócito Th1, Th2, Th17 ou Treg a depender do estímulo e da resposta do hospedeiro. IgA secretória (sIgA) produzida por linfócitos B locais também atua na primeira linha de defesa. O conjunto de respostas tende a conter eventual dano, compartimentalizando-o. A colonização se inicia na infância e pode haver, no adulto, predomínio de comensais como o *B fragilis*, mas o avanço de agentes invasores pode levar a descontrole da inflamação. Helmintos parecem modular essa resposta, via indução de células Th2 e/ou formação de macrófagos com perfil M2, ajudando a conter a inflamação.

são fundamentais para evitar quebras de barreiras imunes e doenças graves.

Imunidade adquirida

O tubo digestivo é rico em linfócitos, como bem denunciam as placas de Peyer no íleo, sendo local de processamento também de resposta imune humoral. Para além da abundante secreção de imunoglobulina A (IgA) por linfócitos B, há resposta celular por células T, como linfócitos T auxiliares 17 (Th17), células T regulatórias (Treg) e linfócitos T citotóxicos ($CD8^+$). Outros mecanismos envolvem a impactação da diferenciação de células T auxiliares (Th) pela proteína PD-1, do inglês *programmed cell death-1*, um ponto de checagem imune (*immune check point*, em inglês), cuja inibição tem sido largamente utilizada no tratamento de câncer, estando associados a eventos adversos gastrointestinais. Intervenções cirúrgicas no tubo digestivo, distúrbios alimentares ou supressão de alimentos por razões infundadas, uso de medicações direta ou indiretamente imunossupressoras e constipação podem comprometer componentes da microbiota intestinal e desencadear doença.

HELMINTOS E A RESPOSTA IMUNOINFLAMATÓRIA

Helmintos têm sido associados com a modulação da resposta imune, com relatos de melhora de portadores de doença de Crohn após administração de ovos de *Thichuris suis* e evidências experimentais que produtos de helmintos podem reduzir a resposta inflamatória em artrites. Pacientes com doenças reumáticas imunomediadas como artrite reumatoide (AR) e lúpus eritematoso sistêmico de populações de baixa renda parecem ter doença menos grave que o esperado, um fato que foi em parte associado à alta prevalência de helmintíases. Apesar de periodontite ter sido associada com a patogênese da AR, a menor prevalência e gravidade dessa doença em populações de baixa renda, mesmo tendo pior higiene oral, questiona essa premissa. De fato, crianças com artrite idiopática juvenil vivendo no Ceará têm menor escore do *Childhood Health Assessment Questionnaire* (CHAQ), sugerindo melhor evolução, quando comparado ao escore em pacientes de países desenvolvidos. Embora possa se tratar de coincidência, aventou-se que a alta prevalência de helmintíases pode modular negativamente doenças imunomediadas, induzindo mudança de fenótipo de macrófagos para um perfil menos inflamatório, como ilustrado esquematicamente na Figura 3.

MODULAÇÃO DA MICROBIOTA COMO TERAPÊUTICA

É tentador tratar pacientes com doenças inflamatórias crônicas através da modulação da microbiota. Usando o princípio "*primum-non-nocere*", a administração de alimentos "saudáveis", "reguladores" ou a rotulação de alimentos como "alergênicos" ou "tóxicos" tem ganhado popularidade, não raro com indisfarçável interesse econômico.

Não é de hoje que medicações usadas em reumatologia podem impactar o microbioma. A sulfassalazina, com propriedades antibióticas, está no arsenal terapêutico de doenças imunomediadas há vários anos, e a minociclina, uma tetraciclina, foi por muito tempo considerada

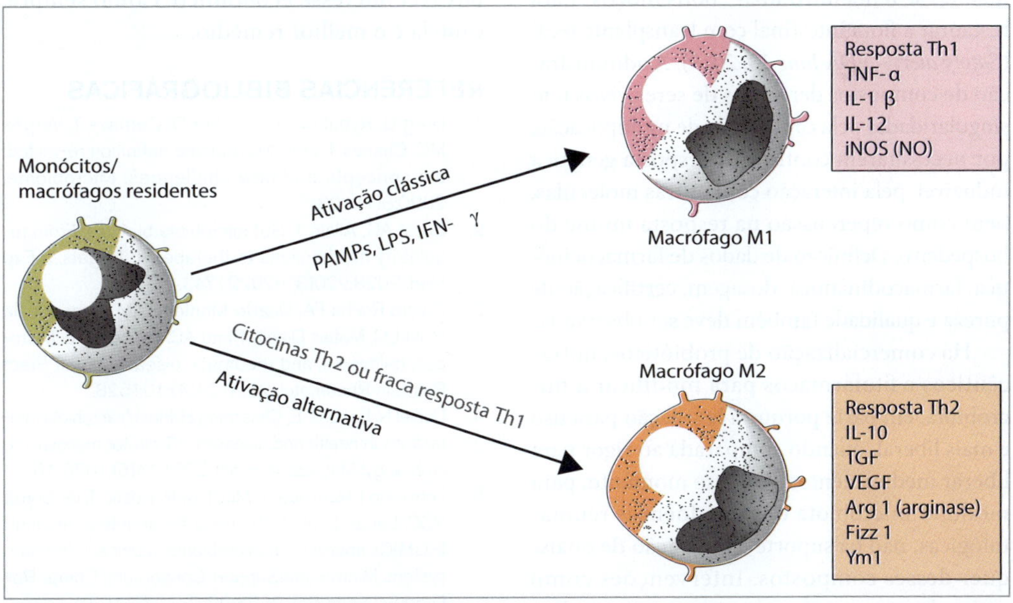

FIGURA 3 Possível mecanismo no qual produtos secretados por *Ascaris suum* modificam o fenótipo de macrófagos em artrite imunomediada para um perfil anti-inflamatório, classificado como macrófago M2. Fonte: adaptada de Castro Rocha et al., 2020.

droga modificadora de doença para tratar AR. Não menos importante, metotrexato e leflunomida, usados na AR e artrite psoriásica, têm seus efeitos associados a mudanças no microbioma e a cloroquina, usada no tratamento de lúpus sistêmico, tem ação antiviral *in vitro*, além de ser sugerida no Brasil para tratar manifestações musculoesqueléticas pós-infecção por vírus Chikungunya.

Transplante fecal e vacinas

Vacinas com organismos vivos ou atenuados e transplante fecal são exemplos de uso de germes para tratamento. Sobre transplante fecal, problemas como padronização de doadores, dosagem, formas de armazenamento, administração, prazo de validade, logística de acesso e distribuição são tão relevantes quanto a documentação inequívoca de benefício e segurança. De fato, o *Food and Drug Administration* (FDA) dos Estados Unidos da América publicou normas padronizadoras para desenvolvimento de ingredientes farmacologicamente ativos derivados de micróbios e alertou que produtos contaminantes podem ser administrados quando se tenta introduzir "bons moços" para restaurar a flora intestinal com transplante fecal (*Safety alert – FDA June 13, 2019*). A administração de compostos derivados de seres vivos tem singularidades pela capacidade de multiplicação, por necessitarem controle de resposta genética induzível, pela interação com outras moléculas, bem como repercussão na resposta imune do hospedeiro. Definição de dados de farmacocinética, farmacodinâmica, dosagem, certificação de pureza e qualidade também deve ser observada.

Há comercialização de probióticos, nutracêuticos e fitofármacos para modificar a microbiota, em parte porque a legislação para uso é mais liberal, quando comparada ao rigor para liberar medicamentos. Até esse momento, para modular microbiota e tratar doenças reumatológicas, não há suporte à indicação de quaisquer desses compostos. Intervenções como estímulo ao consumo de vitaminas em altas doses carecem de documentação adequada, reprodutibilidade, adequada seleção de controles, tempo de observação ou criteriosa apreciação da significância clínica dos resultados obtidos. Em novembro de 2022, o FDA aprovou o primeiro produto de microbiota fecal para a prevenção de recorrência de infecção por *C. difficile* (https://www.fda.gov/news-events/press-announcements/fda-approves-first-fecal-microbiota-product), vários anos após os primeiros estudos sugerindo benefício. É necessário rigor técnico em estudos com modulação da microbiota, assegurando eficácia e segurança. Não há dúvida que ter uma dieta racional, minimizando calorias e sal, mantendo faixa de peso ideal para a idade, prática de atividade física regular e, não menos importante, atividade intelectual e social ainda são a melhor "receita" para uma boa longevidade. Muitos estudos em microbiota são com animais "*germ-free*", mas não há humanos assim. Padronização de nomenclatura, amostras e técnicas de estudo são necessárias para garantir reprodutibilidade. Nunca faltarão dietas milagrosas, seja para introduzir ou restringir alimentos ou produtos, muitas vezes com indisfarçável interesse econômico. Como sempre, cautela é o melhor remédio.

REFERÊNCIAS BIBLIOGRÁFICAS

1. Berg G, Rybakova D, Fischer D, Cernava T, Vergès MC, Charles T, et al. Microbiome definition re-visited: old concepts and new challenges. Microbiome. 2020;8(1):103.
2. Buret AG, Allain T. Gut microbiota biofilms: From regulatory mechanisms to therapeutic targets. J Exp Med. 2023;220(3):e20221743.
3. Castro Rocha FA, Duarte-Monteiro AM, Henrique da Mota LM, Matias Dinelly Pinto AC, Fonseca JE. Microbes, helminths, and rheumatic diseases. Best Pract Res Clin Rheumatol. 2020;34(4):101528.
4. Daniel N, Lécuyer E, Chassaing B. Host/microbiota interactions in health and diseases – Time for mucosal microbiology! Mucosal Immunol. 2021;14(5):1006-16.
5. Ferrocino I, Rantsiou K, McClure R, Kostic T, de Souza RSC, Lange L, et al. The need for an integrated multi-OMICs approach in microbiome science in the food system. MicrobiomeSupport Consortium. Compr Rev Food Sci Food Saf. 2023;22(2):1082-103.
6. Iwasaki A, Medzhitov R. Control of adaptive immunity by the innate immune system. Nat Immunol. 2015;16(4):343-53. doi: 10.1038/ni.3123.

7. Jimenez M, Langer R, Traverso G. Microbial therapeutics: New opportunities for drug delivery. J Exp Med. 2019;216(5):1005-9.
8. Smilowitz JT, Taft DH. The infant gut microbiome and probiotics that work. Disponível em: https://www.the-scientist.com/features/the-infant-gut-microbiome-and-probiotics-that-work-67563.
9. Van de Wiele T, Van Praet JT, Marzorati M, Drennan MB, Elewaut D. How the microbiota shapes rheumatic diseases. Nat Rev Rheumatol. 2016;12(7):398-411.
10. Zheng D, Liwinski T, Elinav E. Interaction between microbiota and immunity in health and disease. Cell Res. 2020;30(6):492-506.

COVID-19 e doenças reumáticas imunomediadas

Ana Karla Guedes de Melo
Ana Paula Monteiro Gomides Reis
Claudia Diniz Lopes Marques
Gecilmara Salviato
Lilian David de Azevedo Valadares
Viviane Angelina de Souza

DEFINIÇÃO E EPIDEMIOLOGIA

O coronavírus é um vírus RNA envelopado que causa sintomas respiratórios, gastrointestinais e neurológicos. Seis espécies de coronavírus são conhecidas como causadoras de doenças em humanos, como a síndrome respiratória aguda grave (SARS-CoV) e a síndrome respiratória do Oriente Médio (MERS-CoV). O novo coronavírus 2019 (SARS-CoV-2) foi identificado em dezembro de 2019, quando casos inusitados de pneumonia foram registrados na China e, em 3 de janeiro de 2020, foi descrito como agente etiológico da doença COVID-19 (*Coronavírus Disease 2019*). A rápida disseminação da síndrome respiratória aguda causada pelo SARS-CoV-2 levou a Organização Mundial da Saúde (OMS) a declarar uma pandemia global em 11 de março de 2020. No Brasil, o primeiro caso confirmado foi anunciado em 25 de fevereiro de 2020 e, até março de 2023, foram contabilizados 37.145.514 casos confirmados e 699.634 mortes no país, com uma taxa de mortalidade de 2,5/100.000 habitantes.

FISIOPATOLOGIA

Após infectar o hospedeiro, o SARS-CoV-2 usa o receptor da enzima conversora de angiotensina (ECA), expresso em várias células, mas principalmente no pulmão, nas células alveolares do tipo II, para entrar na célula através de sua proteína *spike* (S), gerando uma resposta de imunidade inata contra vírus e levando à expressão de IFN do tipo I e de outras citocinas pró-inflamatórias. Caso essa resposta seja ineficaz, não ocorre o controle viral precoce, levando a um influxo de células hiperinflamatórias, como neutrófilos e monócitos-macrófagos. Esse aumento nas células inatas leva a complicações no hospedeiro infectado, que se manifestam na imunopatogênese pulmonar, incluindo pneumonia e a síndrome respiratória aguda grave. A ativação da resposta adaptativa imune, principalmente Th1, é fundamental para o controle da infecção pelo SARS-CoV-2, e as células T CD8+ parecem estar relacionadas com a patologia pulmonar. As células B e células plasmáticas produzem anticorpos específicos, que podem ajudar no controle da infecção, entretanto, anticorpos não neutralizantes têm sido descritos, o que pode estar relacionado com o desenvolvimento das formas mais graves da doença. As respostas adaptativas primária e secundária parecem ser induzidas de forma eficiente e o tempo médio para a soroconversão observada para os anticorpos IgM e IgG é de 12 e 14 dias, respectivamente. Os anticorpos IgM específicos aparecem por volta de 8 a 12 dias após o início da infecção e desaparecem ao final da semana 12. Os anticorpos IgG aparecem logo depois ou simultaneamente, mas persistem por mais tempo, e podem ser protetores. Os níveis séricos de IgG parecem ser proporcionais à intensidade da carga viral e à gravidade dos sintomas.

A tempestade de citocinas e o distúrbio de coagulação

A síndrome da tempestade de citocinas, que ocorre por volta do décimo dia de sintomas em alguns casos, é semelhante à síndrome da linfo-histiocitose hemofagocítica (LHH) secundária e compreende um conjunto de várias condições, reunidas em um fenótipo clínico único de inflamação sistêmica, caracterizada por citopenias, hiperferritinemia e falência de múltiplos órgãos. Essa constelação clínica é causada pela produção de quantidades extremas de mediadores inflamatórios, principalmente interleucina (IL) 2, IL-6, fator de necrose tumoral (TNF), evidenciado pela presença de neutrófilos, linfócitos, monócitos e macrófagos, resultantes da ativação e da amplificação não controladas da resposta imune.

A trombose e o dano a órgãos extrapulmonares foram observados sem a presença do vírus nestes sítios, o que levou à hipótese de que a inflamação sistêmica relacionada à infecção pelo SARS-CoV-2, associada à hipoxemia, pode resultar em dano endotelial, com consequente aumento na produção de trombina e redução da fibrinólise endógena, favorecendo o desenvolvimento de um estado de hipercoagubilidade e formação de trombos. As células mononucleares interagem com plaquetas ativadas e a cascata de coagulação, levando à ativação de células inflamatórias que se ligam à trombina e fatores teciduais, culminando com prejuízo das vias naturais de coagulação e interrupção da fibrinólise. Existe uma provável relação bidirecional entre inflamação e coagulação, na qual a inflamação ativa a coagulação, que, por sua vez, exacerba a atividade inflamatória.

MANIFESTAÇÕES CLÍNICAS E EXAMES COMPLEMENTARES

A COVID-19 se manifesta após um período médio de incubação de 5 dias, com um intervalo de 0 a 24 dias. Infecções assintomáticas são comuns (40%-70% do total de casos). Os sintomas clássicos são semelhantes aos de uma gripe e incluem inicialmente febre, tosse seca, fadiga, rinorreia, mialgia e, menos frequentemente, cefaleia e diarreia. Muitos pacientes relatam perda de olfato e paladar, durante ou após a infecção pelo SARS-CoV-2. A infecção pode progredir, afetando o trato respiratório inferior, induzindo dispneia, aumento da frequência respiratória, com possível evolução para insuficiência respiratória grave, choque séptico, disfunção multiorgânica e até óbito. Idade avançada e presença de comorbidades como hipertensão arterial sistêmica, obesidade, *diabetes mellitus*, doença cardiovascular e cerebrovascular, são considerados como fatores de risco de evolução para formas graves.

Alterações laboratoriais mais frequentes

Linfopenia, leucocitose, neutrofilia, trombocitopenia e níveis elevados de ferritina, dímero-D, aspartato aminotransferase, proteína C-reativa, procalcitonina e creatinina foram associados a casos graves e fatais da COVID-19.

Vários biomarcadores, incluindo citocinas como IL-6 e TNF, podem ser usados para prever a gravidade da COVID-19, hospitalização, internação em unidade de terapia intensiva e mortalidade, enquanto outros, como análises metabolômicas e proteômicas, ainda são de preocupação puramente investigacional e difíceis de traduzir para a prática clínica, apesar de seu potencial prognóstico.

Alterações na tomografia de tórax

- Envolvimento pulmonar bilateral em 75% dos casos, com distribuição periférica e difusa.
- Casos leves: opacidade em vidro fosco unilateral, que gradualmente evolui para bilateral ou multilobular.
- Com a evolução, as opacidades em vidro fosco evoluem para consolidações, de padrão misto ou puras, sendo as últimas mais frequente em pacientes graves.
- Outros achados: padrão reticular, com espessamento septal, espessamento pleural, dilatação vascular, espessamento da parede do brônquio, bronquiectasias de tração, broncograma aéreo e derrame pericárdico.
- "Pulmão branco" – opacidades pulmonares difusas das formas graves.

Confirmação laboratorial da COVID-19

- Reação em cadeia de polimerase em tempo real (RT-PCR): amostras de *swab* nasal e/ou faríngeo, escarro, sangue, fezes ou urina, que devem ser enviadas imediatamente ao laboratório para extração do RNA e análise, que permite detectar a presença do material genético (RNA) do vírus SARS-CoV-2. É considerado o teste padrão-ouro para o diagnóstico da infecção.
- Sorologia: detecção de anticorpos anti-SARS-CoV-2 específicos, IgM e IgG. A infecção pode ser determinada por meio dos seguintes critérios: IgM positiva, soroconversão da IgG de negativa para positiva ou aumento de 4 vezes nos níveis de IgG, durante o período de convalescença, comparado com os níveis da fase aguda.
- Teste rápido do antígeno (TR-Ag): pode ser feito por solicitação do médico, após consulta, ou diretamente nas unidades de saúde em pessoas sintomáticas ou que tiveram contato com casos positivos.
- Autoteste de Ag (AT-Ag): o próprio paciente compra e realiza o teste.
- A vantagem de ambos os testes rápidos está relacionada à rapidez do resultado (20 minutos), porém eles apresentam uma especificidade de 94% e sensibilidade de 85% para o anticorpo IgM, o que pode gerar resultados falso-negativos. Importante ressaltar que são mais eficientes na fase aguda da doença e devem ser coletados de preferência entre o 1º e o 7º dias em pessoas com sintomas e a partir do 5º dia do contato em pessoas assintomáticas que tiveram contato com casos confirmados.

COVID-19 EM PACIENTES COM DOENÇAS REUMÁTICAS IMUNOMEDIADAS

Pacientes com doenças reumáticas imunomediadas (DRIM) têm maior risco de infecções de uma maneira geral, com expressiva morbidade, representando uma das principais causas de mortalidade nesta população. Esse aumento no risco de infecções é complexo e multifatorial, envolvendo atividade de doença, idade, presença de comorbidades e o uso de medicações imunossupressoras. As evidências existentes até o momento demonstram um risco discretamente aumentado de infecção pelo SARS-CoV-2 comparado com a população geral (RR = 1,52; IC95% = 1,16-2,00).

Apesar do potencial maior risco de aparecimento de formas graves da COVID-19 em pacientes com DRIM, as evidências publicadas até agora demonstraram não haver essa associação, sendo a idade e a presença de comorbidades os fatores de risco para desfechos como hospitalização, internação em UTI e ventilação mecânica, assim como ocorre na população geral.

Os resultados do *COVID-19 Global Rheumatology Alliance* (C19-GRA), um registro onde foram incluídos pacientes de vários países, demonstrou que fatores como idade, presença de comorbidades, uso de sulfassalazina, rituximabe, glicocorticoides e atividade de doença foram associados com risco aumentado de morte. Além disso, foi demonstrado um maior risco de hospitalização e ventilação mecânica em pacientes afroamericanos, latinos e asiáticos comparados com pacientes de raça branca.

A coorte brasileira de pacientes com DRIM e COVID-19 (ReumaCoV Brasil) contou com a participação de 42 centros no Brasil e acompanhou cerca de dois mil pacientes por 6 meses, comparando pacientes que apresentaram a infecção pelo SARS-CoV-2 com controles de DRIM sem a infecção. Os dados transversais da inclusão foram semelhantes aos resultados do C19-GRA, com risco aumentado de hospitalização nos pacientes mais velhos, com comorbidades, em uso de crônico de glicocorticoides e naqueles que faziam uso de pulsoterapia com ciclofosfamida e metilprednisolona, além do diagnóstico de vasculite sistêmica. Não foi observada nesses pacientes associação com o uso de sulfassalazina ou rituximabe. A avaliação longitudinal desses pacientes não demonstrou associação da COVID-19 com a atividade da doença reumática ou piora da atividade da doença, avaliada pelos escores específicos, após 6 meses da infecção.

Um dado interessante é que apesar de 20% dos pacientes com DRIM terem referido piora da doença após a COVID-19, isso não se refletiu na piora dos índices de atividade, sugerindo que possivelmente os sintomas relatados estariam associados com a síndrome pós-COVID, descrita no tópico a seguir neste capítulo. Corroborando essa percepção, foi observado que os pacientes que tiveram COVID-19 apresentaram escores de fadiga, depressão, ansiedade e estresse mais elevados que os controles com DRIM que não tiveram COVID-19. O reconhecimento da síndrome pós-COVID-19 nos pacientes com DRIM é de fundamental importância para que sejam adotadas medidas terapêuticas específicas, evitando assim a troca desnecessária do tratamento de base da DRIM.

Outro ponto importante a ser levantado é que alguns sintomas comuns da COVID-19 podem mimetizar sintomas de atividade da DRIM. Formas graves de COVID-19 podem evoluir com pneumonite, miocardite, manifestações neurológicas, eventos trombóticos, linfopenia, trombocitopenia e aparecimento de autoanticorpos, o que pode levar à confusão diagnóstica. Nesse grupo de pacientes, é importante testar e reconhecer a infecção por SARS-CoV-2 precocemente, uma vez que sintomas respiratórios podem ser atribuídos incorretamente ao agravamento de uma doença pulmonar secundária à doença autoimune. Paralelamente, a ausência de febre não deve diminuir a suspeita de infecção por SARS-CoV-2 em pacientes expostos, principalmente naqueles em uso de medicamentos imunossupressores. Sugerimos que, mesmo em pacientes com envolvimento pulmonar secundário à DRIM, a apresentação clínica aguda desses sintomas, particularmente sintomas respiratórios, deve justificar a realização dos testes para a infecção por SARS-CoV-2 quando houver relato de exposição, antes mesmo que um diagnóstico de pneumonite aguda possa ser feito.

Síndrome pós-COVID-19

A síndrome pós-COVID-19 (também chamada de síndrome da COVID longa) é uma condição multissistêmica caracterizada por vários sintomas que se apresentam após a infecção pelo SARS-CoV-2. Sua incidência é estimada em 10 a 30% dos casos não hospitalizados e 50% a 70% dentre os hospitalizados, acometendo todas as idades, com maior frequência entre a quarta e a quinta décadas de vida.

Possíveis mecanismos aventados para explicar a síndrome são a desregulação imune, com ou sem reativação de patógenos, incluindo herpesvírus, disbiose intestinal, com persistência de partículas de SARS-CoV-2, disfunção endotelial com formação de microtrombos, disfunção da sinalização neurológica e autoimunidade. O início dos sintomas é variável, podendo ocorrer semanas ou meses após a COVID-19.

Até o momento, já foi descrita uma ampla variedade de sintomas relacionados com a síndrome pós-COVID-19, sendo os mais frequentes: fadiga, cefaleia, déficit de atenção, queda de cabelo, dispneia, diarreia e dor articular. Os sintomas musculoesqueléticos, como dor articular, lombalgia, dor muscular, dor difusa e sensação de peso nas pernas são bastante frequentes, levando a um impacto importante na qualidade de vida do paciente. No Quadro 1 estão descritos os sintomas e o impacto nos diversos órgãos e patologias mais frequentes.

QUADRO 1 Sintomas e alterações patológicas mais frequentes da síndrome pós-COVID-19

Sistema	Sintomas
Constitucionais	Perda de peso, astenia, queda de cabelo
Musculoesquelético	Dor articular, dor muscular, dor difusa, dor lombar, sensação de peso nas pernas, edema de mãos e pés, dor difusa
Cardiovascular	Dor torácica, palpitações, derrame pericárdico, insuficiência cardíaca, miocardite, síndrome da taquicardia postural ortostática, coagulopatia, trombose venosa profunda, disfunção endotelial, microangiopatia, embolia pulmonar, infartos
Digestivo	Dor abdominal, náuseas, perda de apetite, azia e constipação, boca seca, lesão pancreática e *diabetes mellitus*
Respiratório	Tosse, dispneia

(continua)

QUADRO 1 Sintomas e alterações patológicas mais frequentes da síndrome pós-COVID-19 *(continuação)*

Sistema	Sintomas
Neurológico	Alterações sensitivo-motoras, disautonomia, síndrome da fadiga crônica, perda de memória, disfunção cognitiva, parestesias, tonturas, hipersensibilidade à luz e ruídos, perda do paladar ou do olfato, disfunção autonômica, depressão, ansiedade
Reprodutivo	Disfunção erétil, aumento da gravidade dos sintomas de tensão pré-menstrual, irregularidade menstrual, dor testicular, oligospermia
Imunonológico	Autoimunidade, síndrome de ativação macrofágica

Poucas pessoas com COVID longa apresentam recuperação completa. O tratamento deve ser direcionado para o sintoma ou doença específica, e alguns ainda são experimentais, baseados em estudo-piloto. Alguns estudos têm demonstrado o benefício potencial da atividade física, principalmente para os sintomas musculoesqueléticos. Importante também salientar que existem relatos do desenvolvimento de doenças autoimunes pós-COVID-19, como lúpus eritematoso sistêmico, esclerose sistêmica e vasculites, bem como aparecimento de autoanticorpos com especificidade para doenças reumáticas. Os sintomas relacionados com a COVID longa são semelhantes aos que ocorrem nas doenças autoimunes e podem gerar confusão diagnóstica.

TRATAMENTO

Considerando a semelhança entre SARS-CoV-2 e outros betacoronavírus associados a epidemias anteriores, como SARS-CoV e MERS-CoV, estratégias terapêuticas como o uso de antivirais estão sendo utilizadas para a COVID-19.

Uso de medicamentos antirreumáticos no tratamento da COVID-19

- Corticosteroides: o uso de 6 mg por dia de dexametasona ou doses equivalentes de hidrocortisona ou metilprednisolona em ensaios controlados randomizados foram associados com maior chance de sobrevida, além de possibilitarem um menor tempo na utilização de terapia de suporte à vida e não foram associados com aumento do risco de infecção bacteriana ou de eliminação viral retardada.
- Antimaláricos (difosfato de cloroquina e hidroxicloroquina): o uso de antimaláricos na COVID-19 despertou grande interesse no público leigo e comunidade científica. Devido a resultados de estudos *in vitro* e de dois estudos descritivos, nos quais foi demonstrado benefício do uso da hidroxicloroquina na COVID-19, houve uma busca de maiores evidências que pudessem corroborar esse possível efeito terapêutico dos antimaláricos. Nenhum estudo de intervenção randomizado demonstrou benefício clínico da cloroquina ou hidroxicloroquina na abordagem da COVID-19 em pacientes ambulatoriais ou hospitalizados, seja na prevenção ou no tratamento, mesmo quando incluídos trabalhos não publicados. A alegação de que o benefício só seria demonstrado em pacientes ainda em fase leve da doença não foi confirmada, tampouco seu uso precoce, antes mesmo do aparecimento de sintomas. Adicionalmente, o compilado de evidências sugere que o uso de cloroquina e/ou hidroxicloroquina está associado a um incremento de mortalidade devido à incidência de eventos adversos graves. Um estudo observacional realizado no Brasil, o estudo Mário-Pinotti II, desenvolvido em 22 centros terciários de atendimento ao paciente com DRIM, com usuários crônicos de antimaláricos antes da pandemia, não foi capaz de confirmar a hipótese de um potencial efeito benéfico do uso de hidroxicloroquina contra SARS-CoV-2. Da mesma forma, os dados coletados nesse estudo também não foram suficientes em demonstrar a associação benéfica entre o uso da hidroxicloroquina na COVID-19 considerando a pré-exposição e a profilaxia pós-exposição, especialmente em indivíduos de risco, resultados esses corro-

borados por ensaios clínicos randomizados disponíveis, incluindo formas leves, moderadas e graves de infecção por SARS-CoV-2.

- DMARD (drogas modificadoras do curso da doença) biológicas: o anticorpo monoclonal humanizado recombinante antirreceptor de IL-6, o tocilizumabe (TCZ), tem sido testado como opção terapêutica nas formas graves da doença. Os resultados preliminares dos estudos publicados demonstraram que aqueles pacientes com quadros respiratórios graves, tratados com TCZ, apresentaram melhora clínica, incluindo menor necessidade de oxigênio, melhora do padrão tomográfico do tórax, diminuição da proteina C-reativa, aumento dos níveis de linfócitos e diminuição da febre. Dessa maneira, o TCZ pode ser considerado uma terapia alternativa, em caso de falha dos outros tratamentos ou quando estes não estiverem disponíveis. Tendo em vista também o aumento dos níveis séricos de outras citocinas pró-inflamatórias, o uso de anti-IL-1 (anakinra e canakinumabe) também tem demonstrado resultados semelhantes em séries de casos publicadas de grupos na Itália, Canadá, França, Estados Unidos e Grécia. A inibição da IL-10 também tem sido apontada como uma perspectiva no tratamento da SARS-CoV-2 grave, considerando que se trata de uma importante e precoce citocina pró-inflamatória e, com isso, um promissor potencial alvo terapêutico para estudo. Embora os estudos apontem para o benefício do uso de DMARD biológicas, devemos considerar o uso cauteloso e individualizado desses medicamentos em pacientes com pneumonia ou outras complicações graves pela COVID-19 e ponderar a possibilidade de alto grau de imunossupressão e suas respectivas complicações.
- DMARD alvo-específicas: inibidores de janusquinases (JAKi), como o baricitinibe, foram sugeridos como terapia promissora contra a inflamação na COVID-19, tornando-se assim um potencial fármaco para a doença respiratória aguda.

Impacto dos medicamentos utilizados no tratamento das DRIM na evolução da COVID-19

Os dados sobre o efeito específico dos medicamentos imunomoduladores convencionais na infecção por SARS-CoV-2 e no curso da COVID-19 são escassos e até mesmo conflitantes. Dados do C19-GRA demonstraram que a dose de glicocorticoide (≥ 10 mg/dia de prednisona ou equivalente) e a atividade da doença são preditores de piores desfechos da COVID-19 em indivíduos com diferentes doenças reumáticas imunomediadas. Em modelos ajustados por idade e sexo, micofenolato, rituximabe, ciclofosfamida e JAKi foram associados a piores desfechos em comparação à hidroxicloroquina. Metotrexato e belimumabe tiveram resultados mais favoráveis. Em alguns estudos, o uso de anti-TNF apresentou efeito protetor.

Dados publicados do ReumaCoV Brasil demonstraram que o uso de pulsoterapia com ciclofosfamida e/ou metilprednisolona se associou com maior necessidade de UTI e óbito por COVID-19.

De um total de 2.869 pacientes incluídos no C19-GRA com diagnóstico de AR em uso de DMARD biológica ou alvo-específica no momento do diagnóstico da COVID-19, observou-se que os pacientes em uso de rituximabe e inibidores da JAK apresentaram piores desfechos (hospitalização e óbito) comparados aos que usavam anti-TNF. Nenhuma associação significativa foi encontrada em relação ao uso de abatacepte ou anti-IL-6 em comparação com anti-TNF na análise primária.

Outra análise do banco de dados do C19-GRA encontrou uma associação entre sulfassalazina (OR 3,60, 95% CI, 1,66-7,78) e outras drogas imunossupressoras (como ciclofosfamida, micofenolato, tacrolimo, ciclosporina e azatioprina; RR 2,22, 1,43-3,46) com piores desfechos da COVID-19. A sulfassalazina também foi associada a um risco aumentado de COVID-19 grave, com internação em terapia intensiva, necessidade de ventilação mecânica e óbito em pacientes com doença inflamatória intestinal quando comparados ao tratamento com anti-TNF. No entanto, dados anteriores de outras coortes não mostraram risco aumentado de eventos graves associados a DMARD sintéticas. Além disso, pacientes tratados com medicamentos DMARD sintéticas apresentaram taxas semelhantes de soroconversão de IgG para SARS-CoV-2 em comparação com participantes saudáveis. As evidências disponíveis sugerem cautela com a sulfassalazina e, potencialmente, com alguns outros medicamentos imunomoduladores, mas são necessários mais estudos para avaliar de forma abrangente os efeitos de medicamentos imunomoduladores individuais na COVID-19.

Tratamento da COVID-19 em pacientes com doenças reumáticas

O manejo da COVID-19 em pacientes com doenças reumáticas deve ser baseado na fase da doença em que o paciente se encontra: fase precoce, replicação viral ou fase tardia, hiperinflamatória. Medicamentos antivirais geralmente são mais eficazes nas fases precoces da doença, enquanto terapias imunomoduladoras têm efeito em fases mais tardias. Além da gravidade da doença, o *National Institute of Health* (NIH) recomenda que o tratamento seja feito de acordo com o *status* do paciente, se ambulatorial ou hospitalizado. Em pacientes com alto grau de imunossupressão, a fase de replicação viral pode ser mais prolongada, sendo necessários ajustes no manejo da COVID-19 recomendado para a população geral. O manejo da COVID-19 em pacientes com DRIM deve ser baseado nos fatores de risco associados a pior prognóstico, como idade > 65 anos e presença de comorbidades, grau de imunossupressão e gravidade clínica da COVID-19.

Em casos leves, durante a fase precoce, pacientes com DRIM podem ser acompanhados ambulatorialmente, principalmente se estão em baixa imunossupressão. Em pacientes que apresentam risco aumentado para deterioração clínica, podem ser usados anticorpos monoclonais direcionados contra receptores virais ou replicação viral, geralmente nos primeiros 10 dias após o início dos sintomas. Vários agentes antivirais estão disponíveis para uso, como o nirmatrelvir/ritonavir, molunpiravir e remdesevir.

A terapia com anticorpos monoclonais também pode ser utilizada como profilaxia pós-exposição para pacientes de alto risco, como pacientes com DRIM não vacinados ou que apresentam uma resposta vacinal inadequada e deve ser administrada até 7 dias após a exposição. Algumas opções dessa classe de medicamentos são o sotrovimabe, bamlanivimabe/etesevimabe ou casirivimabe/imdevimabe. A profilaxia pré-exposição em pacientes de alto risco também pode ser realizada com anticorpos monoclonais, como é o caso do tixagevimabe/cilgavimabe. O manejo dos pacientes hospitalizados com COVID-19 é baseado na gravidade da doença, principalmente considerando a necessidade ou não de oxigenoterapia e parâmetros ventilatórios. Em pacientes com DRIM que requerem oxigenioterapia, mas que não estão em ventilação mecânica, o uso de remdesivir pode ser considerado. Já os pacientes com quadro clínico mais grave podem beneficiar-se do uso de dexametasona e, em alguns casos, imunomodulação com inibidores de IL-6 ou JAKi, os quais se associam com melhores desfechos e redução de mortalidade. A Figura 1 resume os principais aspectos relacionados ao manejo da COVID-19 em pacientes com DRIM e o Quadro 2 os critérios de imunossupressão, de acordo com os medicamentos utilizados.

CONCLUSÃO

A rápida resposta da comunidade científica mundial, incluindo a reumatologia, permitiu um melhor entendimento de várias questões clínicas relacionadas à COVID-19 e os pacientes com DRIM. Evidências sugerem que este grupo de pacientes apresenta um maior risco de infecção pelo SARS-CoV-2 e piores desfechos que a população geral, sendo os principais fatores de risco a idade, presença de comorbidades, atividade de doença e uso de medicamentos, como a corticoterapia. Entretanto, mais estudos são necessários para guiar o manejo ideal desses pacientes diante da COVID-19.

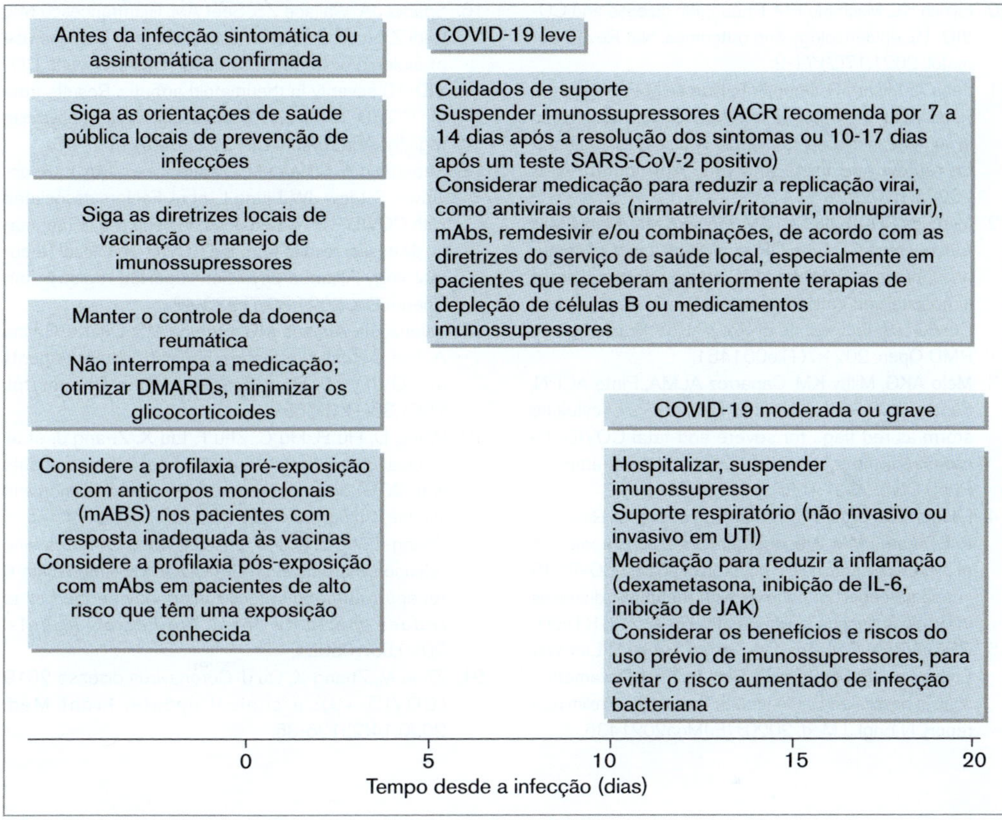

FIGURA 1 Considerações sobre pré e pós-exposição ao SARS-CoV-2 em pacientes com doenças reumáticas.

Adaptada de Grainger et al. 2022.

REFERÊNCIAS BIBLIOGRÁFICAS

1. Boulware DR, Pullen MF, Bangdiwala AS, Pastick KA, Lofgren SM, Okafor EC, et al. A randomized trial of hydroxychloroquine as postexposure prophylaxis for Covid-19. N Engl J Med. 2021;383(6):517-25.
2. Ceribelli A, Motta F, De Santis M, Ansari AA, Ridgway WM, Gershwin ME, et al. Recommendations for coronavirus infection in rheumatic diseases treated with biologic therapy. J Autoimmun. 2020;109:102442.
3. COVID-19 no Brasil. Disponível em: https://infoms.saude.gov.br/extensions/covid-19_html/covid-19_html.html. Acesso em 20 de março de 2023.
4. Favalli EG, Agape E, Caporali R. Incidence and clinical course of COVID-19 in patients with connective tissue diseases: a descriptive observational analysis. J Rheumatol. 2020.
5. Favalli EG, Bugatti S, Klersy C, Biggioggero M, Rossi S, De Lucia O, et al. Impact of corticosteroids and immunosuppressive therapies on symptomatic SARS-CoV-2 infection in a large cohort of patients with chronic inflammatory arthritis. Arthritis Res Ther. 2020;22:290.
6. Fiala K, Martens J, Abd-Elsayed A. Post-COVID pain syndromes. Curr Pain Headache Rep. 2022;26(5):379-83.
7. Gianfrancesco M, Hyrich KL, Al-Adely S, Carmona L, Danila MI, Gossec L, et al.; COVID-19 Global Rheumatology Alliance. Characteristics associated with hospitalisation for COVID-19 in people with rheumatic disease: data from the COVID-19 Global Rheumatology Alliance physician-reported registry. Ann Rheum Dis. 2020;79:859-66.
8. Grainger R, Kim AHJ, Conway R, Yazdany J, Robinson PC. COVID-19 in people with rheumatic diseases: risks, outcomes, treatment considerations. Nat Rev Rheumatol. 2022;18(4):191-204.
9. Huang C, Wang Y, Li X, Ren L, Zhao J, Hu Y, et al. Clinical features of patients infected with 2019 novel coronavirus in Wuhan, China. Lancet. 2020;395:497-506.

10. Hyrich KL, Machado PM. Rheumatic disease and COVID-19: epidemiology and outcomes. Nat Rev Rheumatol. 2021;17(2):71-2.
11. Jena A, Mishra S, Deepak P, Kumar-M P, Sharma A, Patel YI, et al. Response to SARS-CoV-2 vaccination in immune mediated inflammatory diseases: systematic review and meta-analysis. Autoimmun Rev. 2022;21:102927.
12. Marques CDL, Kakehasi AM, Pinheiro MM, Mota LMH, Albuquerque CP, Silva CR, et al. High levels of immunosuppression are related to unfavourable outcomes in hospitalised patients with rheumatic diseases and COVID-19: first results of ReumaCoV Brasil registry. RMD Open. 2021;7(1):e001461.
13. Melo AKG, Milby KM, Caparroz ALMA, Pinto ACPN, Santos RRP, Rocha AP, et al. Biomarkers of cytokine storm as red flags for severe and fatal COVID-19 cases: A living systematic review and meta-analysis. PLoS ONE. 2021;16(6): e0253894.
14. Pileggi GS, Ferreira GA, Gomides Reis APM, Reis-Neto ET, Abreu MM, Albuquerque CP, et al. Chronic use of hydroxychloroquine did not protect against COVID-19 in a large cohort of patients with rheumatic diseases in Brazil. Advances in Rheumatology. 2021;61(1):60.
15. RECOVERY Collaborative Group, Horby P, Lim WS, Emberson JR, Marfham M, Bell JL, et al. Dexamethasone in hospitalized patients with Covid-19 – Preliminary report. N Engl J Med. 2020:NEJMoa2021436.
16. Sparks JA, Wallace ZS, Seet AM, Gianfrancesco MA, Izadi Z, Hyrich KL, et al. Associations of baseline use of biologic or targeted synthetic DMARDs with COVID-19 severity in rheumatoid arthritis: Results from the COVID-19 Global Rheumatology Alliance physician registry. Ann Rheum Dis. 2021;80(9):1137-46.
17. Strangfeld A, Schäfer M, Gianfrancesco MA, Lawson--Tovey S, Liew JW, Ljung L, et al. Factors associated with COVID-19-related death in people with rheumatic diseases: results from the COVID-19 Global Rheumatology Alliance physician-reported registry. Ann Rheum Dis. 2021;80(7):930-42.
18. Valenzuela-Almada MO, Putman MS, Duarte-García A. The protective effect of rheumatic disease agents in COVID-19. Best Pract Res Clin Rheumatol. 2021;35(1):101659.
19. Wang D, Hu B, Hu C, Zhu F, Liu X, Zhang J, et al. Clinical characteristics of 138 hospitalized patients with 2019 novel coronavirus-infected pneumonia in Wuhan, China. JAMA. 2020;232(11):1061-9.
20. Zhang C, Wu Z, Li J-W, Zhao H, Wang G-Q. Cytokine release syndrome in severe COVID-19: Interleukin-6 receptor antagonist tocilizumab may be the key to reduce mortality. Int J Antimicrob Agents. 2020;55:105954.
21. Zhou M, Zhang X, Qu J. Coronavirus disease 2019 (COVID-19): a clinical update. Front Med. 2020;14(2):126-35.

93

O microbioma nas doenças reumáticas

Gustavo Gomes Resende

INTRODUÇÃO

O conjunto de microrganismos que coabitam um organismo multicelular é sua microbiota. Micróbios unicelulares eucariontes como fungos (*mycobioma*) e protozoários; procariontes como as bactérias e as *archaea* (um domínio de procariontes distinto das bactérias, antes denominadas *archaecateria*); e ainda organismos acelulares como os vírus compõem a microbiota humana (viroma). Os helmintos não estão incluídos no conceito de microbiota, por se tratar de organismos multicelulares muito maiores, embora desenvolvam conosco relações semelhantes de parasitismo, comensalismo e simbiose. Microbioma, frequentemente usado como sinônimo de microbiota, se refere à unidade biológica composta pela microbiota e pelo ambiente hospedeiro (seu habitat), ou seja, ao ecossistema de determinado sítio corporal. Ao genoma dessa comunidade, dá-se o nome de metagenoma. Na microbiota humana, o número de bactérias supera o de eucariontes e de *archaea* em 2-3 ordens de grandeza. Por isso mesmo, muitas vezes refere-se à flora bacteriana como a microbiota local. A maior concentração de bactérias é encontrada no trato digestivo. O intestino humano alberga bactérias pertencentes a aproximadamente 1.150 espécies diferentes, sendo que cada indivíduo possui, ao menos, cerca de 160. Historicamente, se estimou que em um corpo humano adulto haveria 10 vezes mais células de microrganismos que células humanas, mas a revisão destes cálculos sugere uma proporção muito mais próxima de 1:1. Contudo, o número de genes do metagenoma (nosso genoma adquirido dos micróbios que abrigamos) ultrapassa a cifra dos 3 milhões, superando em mais de 150 vezes o genoma humano, com cerca de 20.000.

CONSTITUIÇÃO DA MICROBIOTA

Vários fatores influenciam o povoamento de cada interface do corpo com o meio externo desde o nascimento, como por exemplo: a idade gestacional ao nascer; a via do parto e se este foi hospitalar ou não; se houve aleitamento materno e por quanto tempo foi mantido; a idade em que outras dietas foram introduzidas e quais foram essas dietas; e o uso de antibióticos e imunizações. Todos esses são elementos que desempenham papéis relevantes neste processo. Por volta do final do segundo ou terceiro anos de vida, nossa microbiota intestinal torna-se menos variável, já assumindo um padrão similar ao do indivíduo adulto. Durante esses primeiros anos de vida ocorre, como regra geral, um aumento da alfa-diversidade ou da variedade de espécies em um mesmo indivíduo. Ao mesmo tempo, há uma redução da beta-diversidade ou da distinção entre microbiotas de indivíduos diferentes. O uso de antibióticos em qualquer faixa etária causa mudanças nesta composição, muitas vezes transitórias, com retorno aos padrões de distribuição do estágio pré-antibiótico, demonstrando o que se chama de resiliência microbiótica. De maneira parecida, o uso de imunossupressores e outros estados de desregulação imunológica (como visto em várias doenças imunomediadas) também contribuem para "moldar" a microbiota. Especialmente nas faixas etárias menores, antes da maturação definitiva da microbiota, esses efeitos têm mais chance de serem permanentes, reforçando o conceito de uma "janela" crítica, precoce, de programação microbiana do hospedeiro no período pós-natal. Como exemplo, estudos de migração entre países com diferentes taxas de prevalência de doenças imunomediadas já demonstraram que imigrantes mantêm frequências mais baixas, semelhantes às vistas no país de origem, desde que sejam deslocados depois de uma determinada idade (após 5 anos para asma e 15 anos para esclerose múltipla). No entanto, quando a migração ocorre antes dessas idades de corte, observam-se prevalências mais altas (o risco aumenta, com taxas semelhantes às do país de destino). Isso sugere um efeito protetor do ambiente original, desde que tenha havido exposição suficiente para estabilidade da microbiota. Um outro dado nesta mesma direção, observado em um estudo caso-controle, é o de pacientes com espondilite anquilosante que estiveram menos expostos ao aleitamento materno que seus irmãos não espondilíticos (OR 0,53, IC95% 0,36-0,77). Hipoteticamente, a formação de uma microbiota mais saudável exerceu papel protetor contra EA.

Embora algumas tentativas já tenham sido realizadas a fim de se definir o que vem a ser uma microbiota "normal", incluindo análise de diversos nichos de algumas centenas de pessoas saudáveis, essa questão ainda persiste em aberto. E, portanto, perdura a dificuldade de se definir rigorosamente o que vem a ser seu desequilíbrio, chamado de disbiose.

MICROBIOTA E SISTEMA IMUNE

A pressão seletiva ao longo da evolução favoreceu composições de microbiota eficientes tanto em sobreviver aos mecanismos de defesa do hospedeiro quanto em oferecer vantagens a esse hospedeiro. Em outras palavras, há uma tendência evolutiva à transformação de parasitas em simbiontes, de modo a minimizar conflitos entre os membros de um dado ecossistema. Como exemplos de benefícios ao hospedeiro, há a colaboração das bactérias intestinais para a digestão de alguns macronutrientes, com liberação de energia e micronutrientes até então inacessíveis; síntese de aminoácidos e vitaminas; proteção contra patógenos, conferida pela competição direta entre espécies; homeostasia das barreiras, através da modulação de respostas epiteliais e imunes do hospedeiro pela microbiota comensal, minimizando a translocação de bactérias e/ou seus produtos. Para o bem ou para o mal, a microbiota intestinal também exerce efeitos diretos e indiretos no metabolismo de drogas e xenobióticos com consequências tanto na eficácia quanto na toxicidade deles.

O contato com germes intestinais tem um papel crítico no desenvolvimento pleno das estruturas linfoides. Isso já foi demonstrado pela ausência de folículos linfoides no intestino delgado e órgãos linfoides com zonas B e T desorganizadas e celularidade reduzida em camundongos criados em ambiente *germ-free*. A microbiota também contribui para o equilíbrio entre subtipos de células T na lâmina própria intestinal. Bactérias filamentosas segmentadas induzem ao acúmulo de Th17 e em menor escala Th1, enquanto certas espécies de *Clostridium* o fazem com células T reguladoras (Treg).

O estado de colonização influencia o aparecimento ou a intensidade de algumas condições autoimunes experimentais. Em modelos animais de artrite, de encefalomielite e de enterocolite a regra é uma marcante atenuação do fenótipo em animais *germ-free*, nos quais a posterior exposição microbiana consegue "resgatar" a gravidade da expressão clínica imunomediada. Desta forma, é razoável supor uma relação causal indireta entre o contato com os germes e o aparecimento ou agravamento de autoimunidade ou autoinflamação nesses modelos, visto que só há desenvolvimento completo do sistema imunológico através da interação com a flora. Essa ideia parece tão plausível quanto a de que a síndrome inflamatória de reconstituição imune em um paciente com SIDA e infecção oportunista oculta, seja causada indiretamente pela terapia antirretroviral, através da reconstituição imune que ela proporciona.

Por outro lado, em um modelo animal de diabetes tipo 1 (T1D), animais colonizados por microbiota têm incidência menor de T1D, quando comparados com animais *germ-free*, revelando um papel protetor da microbiota. Bactérias comensais parecem também proteger as glândulas lacrimais da inflamação em modelos experimentais de Sjögren (camundongos C57BL/6 *germ-free* desenvolvem espontaneamente o fenótipo ocular e camundongos *knock-out* para CD25 criados *germ-free* exibem dacrioadenite mais precoce e mais grave do que os expostos à microbiota convencional). E segundo a "hipótese da higiene", as mudanças sanitárias e a expansão do uso de antibióticos, com consequente redução da frequência de infecções, observada principalmente em países desenvolvidos ao longo dos séculos XIX e XX, levou a um aumento da incidência de doenças alérgicas e autoimunes, teoricamente por abreviar a exposição a determinados micróbios, com papel protetor de autoimunidade, ditos "velhos amigos".

DISBIOSE E DOENÇAS AUTOIMUNES

Disbiose é qualquer perda do estado de equilíbrio microbiano em um dado ecossistema. No caso do microbioma humano, pode ser traduzida por perturbações qualitativas e/ou quantitativas das espécies comensais de cada sítio, em grande parte dos casos, mas não sempre, associadas à perda de alfa-diversidade. A rarefação de espécies outrora dominantes ou ainda o supercrescimento de outras, normalmente minoritárias ou ausentes, também exemplificam condições disbióticas. Várias doenças reumáticas já foram associadas à disbiose, sem, contudo, se comprovar uma relação causal nesta associação. Um resumo, com exemplos de algumas dessas associações, é mostrado no Quadro 1.

Há uma grande heterogeneidade quanto aos desfechos escolhidos para análise da disbiose. Muitas vezes não há consenso quanto ao que ocorre com a alfa-diversidade (aumentada, reduzida ou inalterada) entre os estudos com as mesmas doenças. E, de maneira geral, os resultados que pressupõem algum papel patogenético a espécies específicas (patobiontes) também são muito variáveis. Isso pode ser justificado pelo tamanho reduzido das amostras usadas, em sua maioria não excedendo algumas dezenas de participantes. Além disso, a imensa maioria dos

QUADRO 1 Resumo das principais alterações da microbiota em doenças reumáticas

Doença	Achados
Artrite reumatoide (AR)	Redução relativa de *Haemophilus* e aumento de *Lactobacillus salivarius* em amostras fecais, salivares e dentárias (placas) de pacientes com AR em relação aos controles. Alterações foram parcialmente revertidas após tratamento específico. Pacientes com AR precoce têm alfa-diversidade reduzida com aumento de *Prevotella copri* e redução de *Bacteroides* em relação a controles. Até mesmo em indivíduos na fase pré-clínica foi observada maior abundância de *Prevotella* spp. ACPA específicos para dois antígenos se associaram a anticorpos para o patógeno periodontal *Prevotella intermedia*. Dois autoantígenos (GNS e FLNA), alvos de resposta imune em 52% e 56% dos pacientes com AR, possuem marcante semelhança sequencial e exibem reação cruzada com peptídeos de *Prevotella* sp. Amostras fecais de pacientes com AR (com dominância de *Prevotella*), mas não de controles, agravaram artrite induzida em camundongos criados *germ-free* que exibiam aumento de células Th17 intestinais. Em amostras de lavado broncoalveolar, uma menor diversidade também foi vista. Observaram-se uma menor representação de diversos gêneros e maior abundância de *Pseudonocardia* nessas amostras. Dois estudos já descreveram alterações qualitativas no viroma intestinal em pacientes com AR.

(continua)

QUADRO 1 Resumo das principais alterações da microbiota em doenças reumáticas (*continuação*)

Doença	Achados
Espondiloartrites	Quando usadas amostras fecais, encontrou-se uma redução da alfa-diversidade em pacientes com espondiloartrites em relação aos controles, além de algumas alterações específicas como redução de *Bacteroides*, *Prevotella* e *Clostridium*; aumento de *Bifidobacterium* e *Ruminococcus*. Já quando foram usadas amostras da mucosa (biópsias ileais ou colônicas), observou-se um aumento da alfa-diversidade em pacientes com EA, com alterações qualitativas, incluindo aumento de cinco famílias: *Lachnospiraceae*, *Ruminococcaceae*, *Rikenellaceae*, *Porphyromonadaceae* e *Bacteroidaceae*; e redução de duas: *Veilonellaceae* e *Prevotellaceae*. Verificou-se também uma frequência mais alta do gênero *Dialister* em pacientes com espondiloartrites e com inflamação da mucosa intestinal do que em controles e pacientes sem inflamação, correlacionada com a atividade da doença axial. Um estudo metagenômico encontrou maior abundância de *Bacteroides coprophilus*, *Parabacteroides distasonis*, *Eubacterium siraeum*, *Acidaminococcus fermentans* e *Prevotella copri* em pacientes com EA não tratados em relação a controles saudáveis, alterações que foram parcialmente revertidas após o tratamento. Também foi vista atividade aumentada das vias de fosforilação oxidativa (metabolismo energético que reflete o desvio para bactérias anaeróbias facultativas ao invés de obrigatórias), biossíntese de lipopolissacarídeos (componente de bactérias Gram-negativas) e degradação de glicosaminoglicanos (marcador de integridade das barreiras intestinais) e redução de vias do metabolismo de SCFA (butirato e propionato), com propriedades anti-inflamatórias. Em outro MGWAS, quatro espécies tinham sua participação elevada: *Flavonifractor plautii*, *Oscillibacter*, *Parabacteroides distasonis* e *Bacteroides nordii*. Igualmente, observou-se que a ativação das vias de metabolismo de carboidratos e degradação de glicosaminoglicanos estava ampliada. Um terceiro estudo metagenômico observou que o microbioma intestinal de pacientes com EA é moldado para carregar um maior número de peptídeos reconhecidos pelo HLA-B27 (sugerindo que este seja falho em eliminá-los ou que eles estejam envolvidos em reações imunes). Também se observaram alterações na prevalência de espécies e vias metabólicas conhecidas por conduzir a respostas pró-inflamatórias e a terapia com anti-TNF se correlacionou com a restauração do microbioma perturbado. Na doença psoriásica não há consenso entre os dados de alfa-diversidade na pele, enquanto os resultados de composição convergem para uma redução de *Propionibacterium* e aumento de *Streptococcus*. Já em relação à microbiota intestinal, encontrou-se redução de *Coprococcus* em pacientes psoriásicos com e sem artrite, enquanto uma redução nos gêneros *Akkermansia*, *Ruminococcus* e *Pseudobutyrivibrio* associou-se apenas aos pacientes com AP. Outra coorte também observou uma "assinatura microbiana psoriásica" e a associação desta com a translocação bacteriana (DNA bacteriano em sangue periférico).
Lúpus eritematoso sistêmico	Comparados a controles saudáveis, pacientes com LES mostraram alfa-diversidade reduzida, com uma representação 5 vezes maior de *Ruminococcus gnavus* (RG) da família *Lachnospiraceae*. Os anticorpos anti-RG correlacionaram-se diretamente com o escore SLEDAI e os níveis de anti-DNA, e inversamente com C3' e C4'. Os níveis mais altos de anticorpos séricos anti-RG foram detectados em pacientes com nefrite ativa (incluindo classe III e IV). Uma relação *Firmicutes/Bacteroidetes* mais baixa que em controles saudáveis foi encontrada em indivíduos com LES em dois estudos, mas não em outro. O viroma intestinal se mostrou perturbado com potencial interferongênico. Linfócitos de pacientes com LES reagem *in vitro* a antígenos ortólogos do SSA/Ro humano, de bactérias comensais da boca, pele e intestino. Camundongos GF respondem com produção de anti-SSA/Ro e deposição glomerular de imunocomplexos, após monocolonização com um comensal intestinal contendo o ortólogo Ro60. Pacientes com LES, comparados a controles sem LES, apresentam disbiose subgengival, caracterizada por uma diversidade microbiana reduzida e uma proporção maior de *Fusobacterium*, *Prevotella* e *Selenomonas*.
Síndrome de Sjögren	Pacientes com SS, em comparação aos controles, exibem uma redução intestinal de *Parabacteriodes*, *Bifidobacterium*, *Alistipes* e *Faecalibacterium* e um aumento de *Streptococcus*, *Blautia*, *Escherichia*, *Shigella* e *Pseudobutirivibrio*. Alterações de metaboloma fecal com aumento de aflatoxina M1, ácido glicocólico, L-histidina e ácido fenilglioxílico, em pacientes. A gravidade da disbiose se correlacionou com atividade da doença ocular e sistêmica. Disbiose oral já foi associada à hipossalivação (a composição da microbiota de pacientes com SS é comparável à de indivíduos com síndrome seca não SS e claramente diversa dos controles saudáveis).

(*continua*)

QUADRO 1 Resumo das principais alterações da microbiota em doenças reumáticas (*continuação*)

Doença	Achados
Osteoartrite	Camundongos GF têm osteoartrite (induzida por DMM) menos grave que animais colonizados. O ecossistema intestinal contribui para a inflamação de baixo grau associada ao envelhecimento (mudanças do microbioma relacionadas à idade associam-se à menor produção de SCFA). Níveis séricos de LPS (produzidos principalmente pela microbiota gastrointestinal e translocados para circulação sistêmica) se correlacionam com gravidade da osteoartrite de joelhos em humanos. Alterações do bacterioma, mycobioma e viroma intestinais foram descritas e as assinaturas bacterianas e virais estavam fortemente interconectadas, indicando que elas podem afetar a doença juntas.
Osteoporose	Camundongos GF têm massa óssea aumentada, número de osteoclastos por superfície óssea diminuídos e menos precursores de osteoclastos na medula óssea do que animais criados em ambiente convencional. Os efeitos foram normalizados após colonização. TNF-a e RANKL têm expressão menor nos GF, mas não em *knockouts* para Nod1/Nod2. Camundongos *knockout* para TLR5 têm maiores áreas da secção transversal (osso cortical) e momento de inércia transversal (rigidez à flexão) do que o tipo selvagem. E o tratamento com ATB de largo espectro reduziu a força de flexão do fêmur. Em conjunto, esses achados sugerem um eixo microbiota intestinal–metabolismo ósseo dependente do sistema imune inato. Em humanos já se observaram estruturas de microbiota intestinal diferentes em pacientes com osteoporose e/ou osteopenia comparados a controles saudáveis.

ACPA: anticorpo antiproteína citrulinada; AP: artrite psoriásica; AR: artrite reumatoide; ATB: antibióticos; DMM: desestabilização do menisco medial; EA: espondilite anquilosante; FLNA: filamina-A; FR: fator reumatoide; GF: *germ-free*; GNS: N-acetilglucosamina-6-sulfatase; LES: lúpus eritematoso sistêmico; LPS: lipopolissacarídeos; MGWAS: *metagenome-wide association study*; SCFA: ácido graxo de cadeia curta; SLEDAI: índice de atividade de doença do LES; SS: síndrome de Sjögren; TLR: *toll-like receptor*.

estudos citados são avaliações transversais, limitadas para avaliar as relações temporais existentes entre mudanças na microbiota e patogênese das referidas doenças. Por último, há ainda a possibilidade de que esses estudos estejam fundamentados em perguntas científicas equivocadas. Possivelmente, as diferenças entre composições microbianas específicas não sejam tão importantes quanto as diferenças de função dessas composições (transcriptoma e metaboloma). Como prova disso, um estudo que analisou o efeito do HLA-B27 em ratos de três *backgrounds* genéticos diferentes (*Dark Agouti, Lewis* e *Fischer*) encontrou uma assinatura imune comum (ativação de vias relacionadas às citocinas IL-23/IL-17, IFN, TNF e IL-1 no cólon e ceco) apesar de alterações de microbiota intestinal (padrões de disbiose) marcadamente diferentes.

Hipoteticamente, quando há um predomínio de espécies cuja modulação sobre o sistema imune do hospedeiro tende à inflamação e autoimunidade, em detrimento de espécies promotoras de imunorregulação e tolerância, instala-se uma pressão ambiental, que sobre indivíduos geneticamente suscetíveis poderia influenciar o aparecimento ou agravamento de condições imunomediadas. Outros mecanismos já foram propostos para explicar possíveis papéis do microbioma na etiologia dessas doenças, como alterações da permeabilidade intestinal (*leaky gut*), permitindo maior translocação de bactérias e seus subprodutos e seu acesso mais amplo ao sistema imune central. A zonulina é uma proteína análoga à *zonula occludens toxin* do *Vibrio cholerae* que modula a permeabilidade epitelial do trato digestivo. O aumento de sua expressão já foi associado à disbiose. Pacientes HLA-B27+ com espondilite anquilosante têm maior expressão de zonulina tecidual em amostras de biópsias ileais, inversamente correlacionada com os níveis de claudina-1/4 e *zonula ocludens*-1 (que são proteínas de junção celular) e maior translocação bacteriana, quando comparados a controles saudáveis. Outro modelo proposto para explicar o papel de micróbios comensais na etiopatogênese das doenças é o do mimetismo molecular, que poderia justificar a quebra de tolerância ao *self* como nos casos de reação cruzada de proteínas bacterianas a antígenos citrulinados na artrite reumatoide e ortólogos de SSA/Ro no lúpus eritematoso sistêmico.

Em algumas condições, a relação causal entre o aparecimento dos sintomas e uma infecção (por vezes, subclínica) já foi mais bem estabelecida, como, por exemplo, na artrite reativa, um dos subtipos de espondiloartrites, na qual algumas espécies de enterobactérias dos gêneros *Shigella*, *Salmonella*, *Campylobacter* e *Yersinia* já foram incriminadas no seu modelo epidemiológico de infecção intestinal e a *Chlamydia trachomatis* no urogenital. Também entre as espondiloartrites, a associação com HLA-B27, já reconhecida há meio século, ganhou uma nova interpretação, na última década, através das mudanças no microbioma intestinal a ele associadas. Modelos animais de espondilite anquilosante (ratos transgênicos para HLA-B27 e b2-microglobulina humanos) exibem alterações de microbiota intestinal acompanhadas de uma expansão colônica de células Th17, ativação de citocinas e vias de sinalização IL-23, IL-17, IFN, TNF, IL-1 comparados aos tipos selvagens, desde o desmame, mesmo antes de expressarem clinicamente a doença. No mesmo modelo, observaram-se alterações do metaboloma (vias de aminoácidos, xenobióticos e ácidos graxos de cadeia média) e a inflamação intestinal, presente no modelo, foi reduzida após administração de bactérias filamentosas segmentadas. Por fim, entre humanos assintomáticos, os HLA-B27 positivos apresentaram microbiota distinta dos HLA-B27 negativos, incluindo alterações do metaboloma semelhantes às vistas nos modelos animais. Em conjunto, essas observações admitem que a disbiose e as alterações do metaboloma intestinais que acompanham um *background* genético específico ocorrem mesmo antes do início da doença.

Um outro exemplo é a associação entre infecção periodontal e artrite reumatoide, da qual ajuntam-se evidências que sustentam causalidade, como: os pacientes com artrite reumatoide têm doença periodontal com maior frequência e gravidade do que controles saudáveis; a infecção por *Porphyromonas gengivalis*, única fonte bacteriana conhecida de arginina-peptidil-deaminase, e a inflamação periodontal promovem o desenvolvimento de anticorpos antiproteínas citrulinadas (ACPA); níveis de anticorpos contra *Porphyromonas* são detectados anos antes do aparecimento de sintomas da artrite reumatoide; a gravidade da doença periodontal foi linearmente associada aos títulos de ACPA; pacientes com artrite reumatoide e doença periodontal apresentaram bacteremias orais repetidas associadas a assinaturas transcricionais de monócitos (ISG15^{+}HLADR^{hi} e CD48^{high}S100A2^{pos}), recentemente identificados na sinóvia e no sangue daqueles com doença ativa; por último, o tratamento não cirúrgico da doença periodontal melhorou os sintomas e sinais de atividade da artrite reumatoide.

Todavia, considerando as relações entre microbiota e sistema imune como bidirecionais, ainda persiste o impasse de que a disbiose observada em pessoas com as doenças reumáticas e outras condições imunomediadas possa não ser causa, e sim consequência dessas enfermidades, ou em outras palavras, seu fenótipo microbiótico.

MANIPULAÇÃO TERAPÊUTICA DA MICROBIOTA

Tendo em vista a grande quantidade de evidências da participação do microbioma em diversas condições reumáticas, a manipulação desse ecossistema em favor do resgate de funções benéficas ou da supressão de atividades prejudiciais apresenta-se como uma atrativa alternativa terapêutica. Desde o uso de antibióticos, com a desvantagem da menor especificidade e possibilidade de seleção de resistência, até o uso de bacteriófagos (vírus com um tropismo mais restrito) representam opções, pelo menos teóricas, para modificar a flora intestinal e trazer benefícios em condições de supercrescimento ou desequilíbrio bacteriano.

Por outro lado, o estímulo ao reequilíbrio do microbioma pode ser tentado por meio de terapia nutricional (de especial interesse, as dietas com alto conteúdo de fibras insolúveis), uso de **probióticos** (microrganismos vivos administrados em quantidades suficientes para trazer benefícios à saúde), **prebióticos** (compostos alimentares não digeríveis pelo hospedeiro, mas com capacidade de estimular o crescimento de membros específicos de interesse da microbiota) ou **simbióticos** (probióticos e prebióticos administrados simultaneamente).

Outra maneira de se tentar mudar a microbiota doente é o transplante de microbiota fecal de doadores saudáveis, embora ainda seja uma técnica cara (pelos custos de triagem de doadores), pouco disponível, com baixo rendimento de enxertia prolongada e com riscos não desprezíveis de efeitos adversos (como infecções ou complicações endoscópicas). Até o momento, os resultados disponíveis de ensaios (todos estudos pilotos, muito pequenos, com seguimento de curto prazo) não são muito animadores para o tratamento de doenças reumáticas. Como exemplo, ensaio clínico randomizado duplo-cego na esclerose sistêmica (n = 10) mostrou melhora de sintomas gastrointestinais (diarreia, distensão abdominal e incontinência fecal), mas com complicações relacionadas à administração gastroduodenal (um laringoespasmo e uma perfuração duodenal); já na artrite psoriásica, um ensaio clínico randomizado duplo-cego (n = 30) não conseguiu demonstrar eficácia na semana 26; metade dos pacientes com síndrome de Sjögren relataram melhora subjetiva dos sintomas oculares três meses após o transplante fecal em um estudo aberto e não controlado (n = 10); por fim, em ensaio também aberto e não controlado, 42% dos pacientes com lúpus eritematoso sistêmico alcançaram a resposta SRI-4 (*SLE Responder Index-4*), redução do escore SLEDAI-2K e dos níveis de anti-DNA (n = 20). Além dessas tentativas de se tratar a disbiose, há a possibilidade de se contornar seus efeitos com pequenas moléculas inspiradas em um microbioma, mais especificamente um metaboloma desejado, chamadas de **posbióticos**.

Contudo, a maioria dos estudos encontrados até o presente é de discutível qualidade metodológica ou não obteve resultados satisfatórios nas tentativas de melhorar desfechos clínicos. São poucos os ensaios clínicos controlados e randomizados, com tamanhos de amostras suficientes, que encontraram resultados positivos robustos, revelando que ainda há uma enorme distância entre o melhor entendimento das relações do microbioma humano com as doenças reumáticas e o uso terapêutico deste conhecimento.

Por fim, nos últimos 5 anos acumulam-se estudos com o foco na interação entre os diversos tratamentos das artrites inflamatórias (artrite reumatoide e espondiloartrites, principalmente) e o microbioma destes pacientes, ramo da ciência denominado **farmacomicrobiômica**. O que se vê como uma tendência geral e de forma bem simplificada é que, entre respondedores aos tratamentos, há uma reversão da disbiose (ou um retorno à eubiose), tanto no nível da microbiota, quanto do seu metaboloma. Há pelo menos quatro estudos com resultados semelhantes de predição de resposta ao metotrexato na artrite reumatoide associada a determinados perfis de microbiota. Semelhantemente, há um estudo com pacientes com espondiloartrites tratados com anti-TNF-alfa. Estes achados têm reforçado o conceito de uma "via de mão dupla" onde certas alterações no microbioma tanto podem prever resposta a terapias anti-inflamatórias diversas, como ser revertidas por essas terapias.

REFERÊNCIAS BIBLIOGRÁFICAS

1. Arrieta M-C, Stiemsma LT, Amenyogbe N, Brown EM, Finlay B. The intestinal microbiome in early life: health and disease. Frontiers in Immunology. 2014;5(427).
2. Asquith M, Sternes PR, Costello ME, Karstens L, Diamond S, Martin TM, et al. HLA alleles associated with risk of ankylosing spondylitis and rheumatoid arthritis influence the gut microbiome. Arthritis Rheumatol. 2019;71:1642-50.
3. Azzouz D, Omarbekova A, Heguy A, Schwudke D, Gisch N, Rovin BH, et al. Lupus nephritis is linked to disease-activity associated expansions and immunity to a gut commensal. Ann Rheum Dis. 2019;78(7):947-56.
4. Bach JF. The hygiene hypothesis in autoimmunity: the role of pathogens and commensals. Nat Rev Immunol. 2018;18(2):105-20.
5. Biver E, Berenbaum F, Valdes AM, Araujo de Carvalho I, Bindels LB, Brandi ML, et al. Gut microbiota and osteoarthritis management: An expert consensus of the European Society for Clinical and Economic Aspects of Osteoporosis, Osteoarthritis and Musculoskeletal Diseases (ESCEO). Ageing Res Rev. 2019;55:100946.
6. Breban M, Tap J, Leboime A, Said-Nahal R, Langella P, Chiocchia G, et al. Faecal microbiota study reveals

specific dysbiosis in spondyloarthritis. Ann Rheum Dis. 2017;76:1614-22.

7. Ciccia F, Guggino G, Rizzo A, Alessandro R, Luchetti MM, Milling S, et al. Dysbiosis and zonulin upregulation alter gut epithelial and vascular barriers in patients with ankylosing spondylitis. Ann Rheum Dis. 2017;76:1123-32.
8. Corrêa JD, Calderaro DC, Ferreira GA, Mendonça SM, Fernandes GR, Xiao E, et al. Subgingival microbiota dysbiosis in systemic lupus erythematosus: association with periodontal status. Microbiome. 2017;5:34.
9. Dagar S, Singh J, Saini A, Kumar Y, Chhabra S, Minz RW, Rani L. Gut bacteriome, mycobiome and virome alterations in rheumatoid arthritis. Front Endocrinol (Lausanne). 2023;13:1044673.
10. Das M, Cronin O, Keohane DM, Cormac EM, Nugent H, Nugent M, et al. Gut microbiota alterations associated with reduced bone mineral density in older adults. Rheumatology (Oxford). 2019;58:2295-304.
11. Gill T, Asquith M, Brooks SR, Rosenbaum JT, Colbert RA. Effects of HLA-B27 on gut microbiota in experimental spondyloarthritis implicate an ecological model of dysbiosis. Arthritis Rheumatol. 2018;70:555-65.
12. Greiling TM, Dehner C, Chen X, Hughes K, Iñiguez AJ, Boccitto M, et al. Commensal orthologs of the human autoantigen Ro60 as triggers of autoimmunity in lupus. Sci Transl Med. 2018;10(434).
13. Guss JD, Horsfield MW, Fontenele FF, Sandoval TN, Luna M, Apoorva F, et al. Alterations to the gut microbiome impair bone strength and tissue material properties. J Bone Miner Res. 2017;32:1343-53.
14. Huang R, Li F, Zhou Y, Zeng Z, He X, Fang L, et al. Metagenome-wide association study of the alterations in the intestinal microbiome composition of ankylosing spondylitis patients and the effect of traditional and herbal treatment. J Med Microbiol. 2019;69(6):797-805.
15. Maeda Y, Kurakawa T, Umemoto E, Motooka D, Ito Y, Gotoh K, et al. Dysbiosis contributes to arthritis development via activation of autoreactive T cells in the intestine. Arthritis Rheumatol. 2016;68:2646-61.
16. Montoya J, Matta NB, Suchon P, Guzian MC, Lambert NC, Mattei JP, et al. Patients with ankylosing spondylitis have been breast fed less often than healthy controls: a case-control retrospective study. Ann Rheum Dis. 2016;75:879-82.
17. Ohlsson C, Nigro G, Boneca IG, Bäckhed F, Sansonetti P, Sjögren K. Regulation of bone mass by the gut microbiota is dependent on NOD1 and NOD2 signaling. Cell Immunol. 2017;317:55-8.
18. Resende G, Carvalho JF. Human microbiota and autoimmune diseases. In: Perricone C, Shoenfeld Y (eds.). Mosaic of autoimmunity. Academic Press; 2019. p. 191-201.
19. Scher JU, Joshua V, Artacho A, Abdollahi-Roodsaz S, Ockinger J, Kullberg S, et al. The lung microbiota in early rheumatoid arthritis and autoimmunity. Microbiome. 2016;4:60.
20. Sjögren K, Engdahl C, Henning P, Lerner UH, Tremaroli V, Lagerquist MK, et al. The gut microbiota regulates bone mass in mice. J Bone Miner Res. 2012;27:1357-67.
21. Tito RY, Cypers H, Joossens M, Varkas G, Van Praet L, Glorieus E, et al. Brief report: Dialister as a microbial marker of disease activity in spondyloarthritis. Arthritis Rheumatol. 2017;69:114-21.
22. Trujillo-Vargas CM, Schaefer L, Alam J, Pflugfelder SC, Britton RA, de Paiva CS. The gut-eye-lacrimal gland-microbiome axis in Sjögren Syndrome. Ocul Surf. 2019;18(2):335-44.
23. Wen C, Zheng Z, Shao T, Liu L, Xie Z, Le Chatelier E, et al. Quantitative metagenomics reveals unique gut microbiome biomarkers in ankylosing spondylitis. Genome Biology. 2017;18:142.
24. Yin J, Sternes PR, Wang M, Song J, Morrison M, Li T, et al. Shotgun metagenomics reveals an enrichment of potentially cross-reactive bacterial epitopes in ankylosing spondylitis patients, as well as the effects of TNFi therapy upon microbiome composition. Ann Rheum Dis. 2020;79:132-40.
25. Zhou C, Zhao H, Xiao XY, Chen BD, Guo RJ, Wang Q, et al. Metagenomic profiling of the pro-inflammatory gut microbiota in ankylosing spondylitis. J Autoimmun. 2019:102360.

94

Artrite séptica bacteriana aguda não gonocócica e osteomielite

Rafael Navarrete Fernandez
Francisco Alves Bezerra Neto

CONCEITO

As artrites infecciosas ou sépticas são divididas, didaticamente, em agudas (não gonocócicas e gonocócicas) e crônicas (micobactérias e fungos). Decorrem da interação de patógenos pertencentes ao grupo de bactérias, vírus ou fungos com o hospedeiro, resultando em uma resposta inflamatória sinovial, cuja evolução pode ser aguda, subaguda ou crônica.

É considerada uma emergência clínica, pois o atraso no diagnóstico e/ou tratamento pode levar a uma irreversível destruição articular e aumento de mortalidade.

EPIDEMIOLOGIA

Não há dados oficiais no Brasil, mas a incidência anual estimada de artrite séptica na população geral é entre 2 e 6 casos/100.000 pessoas, sendo ligeiramente maior no sexo masculino em relação ao feminino (1,5:1) e sem diferença entre as raças.

Fatores de risco que favorecem o aparecimento de artrite séptica são: idade acima dos 80 anos, *diabetes mellitus*, alcoolismo, condições que causam danos na integridade da pele, como psoríase, eczema e úlceras, cirurgia articular prévia e prótese articular, cirrose hepática, doença renal crônica, principalmente nos que estão em diálise, neoplasias e uso de quimioterápicos, usuários de drogas endovenosas, hemofílicos, transplantados, pacientes com AIDS, hipogamaglobulinemia e doenças reumáticas com comprometimento articular prévio e imunológico, como artrite reumatoide, gota e osteoartrite. Nos pacientes com artrite reumatoide, infiltrações com glicocorticoide intra-articular e uso de medicamentos imunossupressores são fatores de risco que se adicionam.

ETIOLOGIA

Entre as artrites bacterianas agudas não gonocócicas, a imensa maioria dos agentes etiológicos pertence ao grupo das bactérias Gram-positivas (75% a 80%); o *S. aureus* é encontrado em 60% das artrites infecciosas em adultos.

A habilidade do *S. aureus* de induzir uma vigorosa resposta imune por produção de superantígenos pode contribuir para a gravidade e mortalidade nessa doença.

Entre os outros agentes microbianos Gram-positivos, o estreptococo beta-hemolítico é responsável por até 30% dos casos de artrite séptica não gonocócica, quase sempre resultando de infecção cutânea ou de partes moles periarticulares.

E. coli, *Klebsiella pneumoniae*, *Salmonella* spp. e *Pseudomonas* spp. são os bacilos Gram-negativos com ocorrência por volta de 10% e são mais frequentes nas artrites sépticas em neonatos, pacientes com doenças crônicas, idosos e usuários de drogas injetáveis.

Os microrganismos anaeróbicos, comumente associados a bactérias anaeróbicas ou facultativas, são encontrados em 5% a 7% das artrites sépticas, geralmente após mordeduras humanas e quando úlceras de decúbito ou abscessos intra-abdominais disseminam-se para articulações adjacentes.

FISIOPATOLOGIA

A artrite infecciosa ou séptica não gonocócica pode ser resultado de uma disseminação hematogênica (bacteremia), inoculação direta da bactéria na articulação (trauma, injeções intra-articulares, cirurgia articular) ou ainda disseminação por contiguidade a partir de uma infecção em tecidos moles ou óssea. A sinóvia é altamente vascularizada, e a falta de uma membrana protetora a torna vulnerável ao crescimento bacteriano. Geralmente, o patógeno alcança o espaço articular por disseminação hematogênica a partir de um processo infeccioso a distância (p. ex., pneumonia).

Independentemente da via de acesso à articulação, o processo fisiopatológico evolui com a proliferação bacteriana no líquido sinovial, seguido de aumento da atividade fagocítica das células sinoviais e dos polimorfonucleares que aportam na membrana sinovial.

Dentro de poucas horas, a sinóvia torna-se infectada, levando à sua proliferação e provocando degradação enzimática, neovascularização e desenvolvimento do tecido de granulação.

À medida que elementos purulentos se acumulam, a pressão intra-articular aumenta e o fluxo sanguíneo sinovial fica tamponado, resultando em anóxia dessa cartilagem e contribuindo para a sua necrose.

QUADRO CLÍNICO

Em geral, os pacientes com artrite infecciosa bacteriana não gonocócica mostram-se com quadro febril de instalação súbita, calafrios quando há bacteremia e queda do estado geral. O acometimento costuma ser monoarticular (80 a 90%), súbito e doloroso. O exame clínico evidencia muitas vezes sinais inflamatórios exuberantes como eritema, calor, derrame articular (esses achados são menos evidentes em articulações como quadris, ombros) e limitação acentuada dos movimentos passivos/ativos da articulação afetada.

Embora possa afetar qualquer articulação, em aproximadamente 50% dos pacientes o joelho é a mais atingida. Quadril (15%), tornozelo (9%), cotovelo (8%), punho (6%) e ombro (5%) são outros sítios comumente acometidos. Bursite, especialmente olecraniana e pré-patelar, pode ser a primeira manifestação dessa doença. O envolvimento poliarticular é visto em cerca de 10% a 20% dos casos, principalmente nos portadores de quadros gonocócicos. O acometimento do esqueleto axial é raro. A artrite bacteriana não gonocócica pode apresentar-se da seguinte maneira em determinados grupos:

- Crianças: em neonatos é rara, sendo a infecção de origem hospitalar mais frequente com uma condição mórbida preexistente. *S. aureus* e bacilos Gram-negativos são os agentes etiológicos mais encontrados. Quando adquirida em ambiente extra-hospitalar, o estreptococo é o mais comum. Entre 2 meses e 2 anos de idade, *H. influenzae* é o responsável por mais da metade dos casos de artrite infecciosa. O joelho é a articulação mais afetada, seguida pelo quadril.
- Idosos: o *S. aureus* é o responsável por 50% dos casos. Estreptococos e bacilos Gram-negativos são responsáveis pela outra metade.

EXAMES COMPLEMENTARES

Na suspeita de artrite séptica recomenda-se realizar os exames de velocidade de hemossedimentação (VHS) e proteína C-reativa (PCR), os quais podem estar elevados. Deve-se levar em conta que, em situações clínicas não infecciosas, esses marcadores também se elevam. Nos casos confirmados de artrite séptica, podem ser úteis na monitorização da resposta terapêutica.

Hemoculturas devem ser obtidas e possuem taxas de positividade em torno de 50%. O hemograma, embora inespecífico, pode revelar leucocitose.

Investigação por imagem deve ser realizada. Diversas técnicas podem ser utilizadas, de acordo com as necessidades e objetivos da avaliação:

- Radiografia simples: pode ter aspecto normal ou demonstrar osteopenia periarticular quando artrite séptica está em estágios iniciais.

- Ultrassonografia: útil na quantificação do derrame articular, bem como alteração no fluxo Doppler na sinóvia.
- Cintilografia óssea com tecnécio ou gálio.
- Tomografia computadorizada: auxilia no diagnóstico quando há envolvimento de quadril, ombros, esternoclavicular e sacroilíaca, locais de difícil aspiração.
- Ressonância magnética: quando utilizada na fase inicial, demonstra edema nas partes moles, além de sinovite, possível osteomielite e mensuração do derrame articular.

Essas modalidades, embora avaliem a integridade da articulação, a presença e a extensão de inflamação, não oferecem de forma acurada a distinção entre infecção e inflamação.

DIAGNÓSTICO

O principal exame para o diagnóstico de artrite séptica bacteriana é a análise do líquido sinovial aspirado da articulação afetada. O líquido deve ser coletado preferencialmente antes de iniciar qualquer antibiótico. Analisa-se a coloração pelo método de Gram, contagem de leucócitos total e diferencial, cultura e pesquisa de cristais. Artrite séptica pode coexistir com artropatia por cristais, portanto, a presença destes não exclui infecção.

Na artrite séptica bacteriana o fluido sinovial costuma ser purulento, de cor amarelada, opaco, com leucócitos acima de 50.000/mm^3, predominando polimorfonucleares. Valores inferiores a 50.000/mm^3 podem ser observados em pacientes que estão em vigência ou receberam antibióticos ou que estão imunodeprimidos.

DIAGNÓSTICO DIFERENCIAL

O diagnóstico diferencial de artrite séptica bacteriana inclui doenças inflamatórias reumáticas e outras doenças infecciosas dentro de um contexto clínico que envolva mono ou oligoartrite, associada a febre e alteração do estado geral:

- Outras artrites infecciosas por micobactérias, fungos, espiroquetas e vírus.
- Artropatias por cristais como gota e doença por depósito de pirofosfato de cálcio.
- Artrite traumática.
- Artrite relacionada às espondiloartrites: reativa, psoriásica, espondilite anquilosante e doença inflamatória intestinal.
- Artrite associada a outras doenças autoimunes como artrite reumatoide, lúpus eritematoso sistêmico, doença de Behçet, vasculites sistêmicas.
- Artrites associadas a lesões metastáticas e sinovite vilonodular pigmentada.

TRATAMENTO

Na suspeita de artrite séptica recomenda-se terapia antibiótica inicial baseada no quadro clínico, nos fatores de risco e no conhecimento da resistência antibiótica local ao patógeno possivelmente envolvido. A análise da coloração pelo Gram deve ser usada até que o resultado de cultura possa revelar o patógeno.

A duração da terapia antibiótica requer um período de 2 a 4 semanas, inicialmente com antibióticos por via parenteral, mas o tratamento pode ser convertido para via oral desde que o quadro clínico esteja com evolução favorável, após no mínimo 2 semanas de terapia parenteral, e que a droga tenha equivalência de espectro e biodisponibilidade adequada.

Em caso de artrite séptica por Gram-negativo e *S. aureus*, recomenda-se terapia endovenosa por 4 semanas.

Em artrite séptica por Gram-positivo, o antibiótico de escolha para a terapia inicial empírica recomendada é a vancomicina 15 a 20 mg/kg/dose, endovenosa, a cada 8 ou 12 horas. Infecção por *S. aureus* meticilina-sensível pode ser tratada com cefazolina 2 g, endovenosa, a cada 8 horas, ou oxacilina 2 g, endovenosa, a cada 4 horas.

Para pacientes com *S. aureus* meticilina-resistente (MRSA) recomenda-se vancomicina, entretanto, em situações de contraindicação são opções a linezolida 600 mg, via oral, a cada 12 horas, ou a clindamicina 600 mg, via oral ou endovenosa, a cada 8 horas.

Em casos de bacilo Gram-negativo, as cefalosporinas de 3ª geração são recomendadas: ceftriaxona 2 g, endovenosa, a cada 24 horas, cefotaxima 2 g, endovenosa, a cada 8 horas ou ceftazidima 1 a 2 g, endovenosa, a cada 8 horas. Nos casos suspeitos de *P. aeruginosa* a opção inicial é ceftazidima combinada a aminoglicosídeo (gentamicina 3 a 5 mg/kg por dia divididos em 2 a 3 doses).

Em situações em que não for possível um resultado pela coloração do Gram, a terapia inicial empírica pode ser iniciada com vancomicina para pacientes imunocompetentes ou combinada a cefalosporina de 3ª geração em imunodeprimidos.

Drenagem da articulação por meio de artrocentese com agulha ou via cirúrgica (artroscopia ou artrotomia) é considerada essencial para o adequado manejo da artrite séptica. Não há consenso sobre qual método é melhor e a escolha da abordagem deve se basear em critérios, como tipo de articulação afetada e duração da infecção. A artrocentese por agulha pode ser realizada diariamente. É utilizada para articulações de fácil acesso como o joelho e permite a cada aspiração avaliar a citologia do líquido sinovial, colher cultura e, assim, acompanhar, juntamente com a evolução clínica (redução de edema e calor), a resposta terapêutica.

A drenagem cirúrgica geralmente é necessária para articulações como ombro e quadril e em casos de infecção associada à presença de prótese articular. Também pode ser utilizada em situações em que a artrocentese seriada não foi associada a melhora do quadro articular ou quando, mesmo em articulações de fácil acesso, a aspiração para drenar líquido sinovial purulento não for efetiva.

Nos casos de artrite séptica de joelho, ombro e punhos, quando se opta pelo método cirúrgico de drenagem, a artroscopia geralmente é preferível. Para as infecções em quadril a drenagem aberta (artrotomia) geralmente é requerida.

Durante todo o tratamento do quadro infeccioso recomendam-se medidas fisioterápicas com objetivo de evitar contraturas, promover mobilização, manutenção ou ganho gradual de amplitude de movimentos.

COMPLICAÇÕES E PROGNÓSTICO

A mortalidade é considerada elevada, variando de 10% a 20%, e depende de fatores como idade acima de 65 anos, imunossupressão, doenças coexistentes. A artrite séptica poliarticular, especialmente quando por *S. aureus* ou em pacientes com artrite reumatoide, tem taxa de mortalidade que atinge 50%; por outro lado, na artrite séptica relacionada a pneumococo a mortalidade gira em torno de 20%. Desfechos como amputação, artrodese e grave deterioração da função articular estão relacionados a idade avançada, doença prévia articular e presença de material sintético intra-articular.

Em infecção por *S. aureus*, 50% dos pacientes apresentam perda da função articular; dos pacientes que tiveram infecção por pneumococo, 95% retornam à função articular a níveis basais. A piora permanente da função articular é observada em cerca de 40% dos pacientes acometidos.

Algumas considerações sobre infecção em próteses articulares

A infecção na prótese articular ocorre em 0,86 a 1,1% em artroplastias de joelho e 0,3% a 1,17% em quadril. Os fatores de risco incluem fratura prévia, artroplastia em artrite reumatoide, índice de massa corporal elevado, infecção no sítio cirúrgico e revisão de artroplastia.

Devido ao volume cada vez maior de cirurgias de substituição articular ao longo do tempo, o número de infecções e seu impacto também têm sido consideráveis. A maior taxa de infecção ocorre no primeiro ano após a artroplastia, provavelmente devido à introdução de micro-organismos durante a cirurgia. Sua incidência passou de 1,1% em joelhos para 2,2% e no quadril de 1,5% para 4,0%. As dificuldades são nas infecções de baixo grau, onde as ferramentas de diagnóstico mostram precisão insuficiente. O entendimento precoce e oportuno torna-se crucial para orientar o manejo e ele se baseia em combinação de achados clínicos, contagem de células do líquido sinovial e diferencial, bem como cultura, juntamente com exame histológico e outros estudos microbiológicos de amostras de tecidos intraoperatório os estudos microbiológicos de fluido sonificado. Exames de PCR e VHS podem ser úteis.

Exemplos de abordagens moleculares são reação em cadeia da polimerase do gene do RNA ribossômico 16S seguida de sequenciamento, ensaios de reação em cadeia da polimerase multiplex, o sequenciamento metagenômico e mais recentemente a avaliação de biomarcadores sinoviais como os peptídeos antimicrobianos (AMPs) como parte da resposta imune inata ao crescimento bacteriano, como a catelecidina humana LL-37, beta-defensina-3 humana (HBD-3) no líquido sinovial. A alfa-defensina é o primeiro biomarcador comercialmente disponível para essa triagem. Esses novos *screenings*, promissores, foram descritos como estratégias para identificar micróbios não detectados por culturas convencionais, como espécies não estafilocócicas.

Algumas bactérias, ao se aderirem à superfície da prótese, produzem um exopolissacarídeo (glicocálix) formando um biofilme que as protege da fagocitose e dos antibióticos, o que leva a um curso clínico indolente e muitas vezes à necessidade de remoção da prótese para erradicar a infecção.

Infecções com menos de 3 meses do procedimento cirúrgico estão relacionadas a *S. aureus* e bacilos Gram-negativos. O quadro clínico pode se caracterizar por drenagem de secreção pelo ferimento cirúrgico, dor, edema e eritema na articulação.

Infecções após 3 meses podem ser decorrentes de *S. aureus* e estafilococos coagulase-negativos, estreptococos, aeróbios Gram-negativos e anaeróbios. O quadro clínico geralmente se caracteriza por dor persistente, sendo a febre incomum.

Na suspeita de artrite séptica relacionada à prótese, faz-se necessária a coleta de material para análise do líquido sinovial e culturas; os valores de leucócitos totais nestes casos podem estar abaixo daqueles esperados para infecções em articulações naturais.

Na estratégia de tratamento devem ser consideradas a escolha de antibiótico que aja sobre bactérias que produzem e aderem ao biofilme, curso mais prolongado de antibioticoterapia, a possibilidade de desbridamento, troca ou remoção definitiva da prótese.

Algumas considerações sobre osteomielite

Osteomielite é definida como infecção da medula óssea e suas estruturas adjacentes, podendo disseminar para partes moles e estruturas em torno do osso acometido. Pode cursar isoladamente, como complicação de uma artrite séptica, ou mesmo levar a uma artrite séptica, seja em adultos ou crianças. A bactéria pode atingir o osso seguindo três caminhos: invasão direta hematogênica a partir de uma bacteremia, eventualmente uma septicemia; invasão a partir de um foco contíguo de infecção (geralmente uma celulite/paniculite) e por inoculação direta seguida a um trauma ou ato cirúrgico.

O agente causal mais frequente é o *S. aureus*, seguido em porcentagem muito pequena pelo estreptococo do grupo A.

O quadro clínico varia de acordo com a idade do paciente, mas geralmente pode ser reconhecido por febre de intensidade variável, mal-estar, dor na região acometida, porém muitas vezes não há correlação entre a intensidade dos sintomas e a gravidade da osteomielite.

O diagnóstico etiológico definitivo é feito pelo isolamento do microrganismo causador a partir de material obtido diretamente por punção óssea ou de estruturas anatômicas contíguas ao osso.

Radiologicamente, a osteomielite pode ter um aspecto variável e pode mimetizar outras doenças ósseas. **Radiografias simples**, são úteis no início como imagem inicial e de seguimento, e para fins de avaliação diferencial com outras patologias. As alterações visíveis por esse método só ocorrem após mais de 1 semana do início do quadro e consistem em edema de partes moles, perda do trabeculado ósseo, espessamento periosteal, osteopenia e lesões osteolíticas. **O ultrassom** permite visualizar alterações no periósteo, coleções e abscessos. **Ressonância magnética** é o método de escolha para detecção precoce de osteomielite aguda. Alterações na medula óssea podem ser identificadas entre os primeiros 3 a 5 dias depois do início do quadro em ressonância magnética (imagens ponderadas em T2 com saturação de gordura). Um sinal patognomônico de osteomielite aguda é a presença de glóbulos de gordura intramedular em imagens ponderadas em T1. A osteomielite subaguda é caracterizada pela presença do abscesso de Brodie na metáfise de ossos longos e mais raramente em ossos curtos e chatos, visível na radiografia simples (lesão ovalada radiolucente com esclerose periférica). Osteosclerose não homogênea e/ou formação de sequestro (osso necrótico) é uma característica da osteomielite crônica. O sequestro representa um fragmento de tecido ósseo necrótico separado do osso saudável por tecido de granulação e reabsorção óssea, sendo mais radiodenso que o tecido saudável. A **cintilografia óssea** é bastante sensível na detecção de osteomielite, mas perde em especificidade. A **tomografia computadorizada** é particularmente útil na osteomielite crônica na avaliação da presença de sequestro ósseo.

O tratamento adequado da osteomielite envolve uma colaboração entre especialidades médicas clínica e cirúrgica, além do suporte fisioterápico, nutricional e correção de fatores de riscos envolvidos. Tem por base os cuidados gerais, antibioticoterapia precoce e prolongada e, muitas vezes, intervenção cirúrgica ortopédica, para punção/drenagem de abscessos e debridamento cirúrgico do tecido ósseo desvitalizado.

O tratamento empírico inicial deve incluir antibiótico com atividade contra o *S. aureus* não meticilino-resistente como a oxacilina, clindamicina ou cefazolina. Em paciente com *S. aureus* meticilino-resistente podem ser utilizados antibióticos como a vancomicina, teicoplanina ou a linezolida. O tempo de uso vai depender da curva térmica, da evolução laboratorial com diminuição das provas inflamatórias como PCR, VHS e da clínica, mas geralmente não ser menor que 4 a 6 semanas. Um período maior que 3 a 6 meses de antibioticoterapia oral é requerido devido à baixa penetração dos antibióticos no tecido ósseo e com objetivo de reduzir a taxa de recorrência.

REFERÊNCIAS BIBLIOGRÁFICAS

1. Ahmed SS, Yaghmour KM, Haddad FS. The changing face of infection, diagnosis, and management in the United Kingdom. Orthop Clin North Am. 2020;51(2):141-6.
2. Aydingoz U. Imaging osteomyelitis: An update. Rofo. 2023;195(4):297-308.
3. Balato G, Di Donato SL, Ascione T, D'Addona A, Smeraglia F, Di Vico G, et al. knee septic arthritis after arthroscopy: incidence, risk factors, functional outcome, and infection eradication rate. Joints. 2017;5(2):107.
4. D'Incan S, Emonet S. Septic arthritis diagnosis: the role of microbiology. Rev Med Suisse. 2018;14:509.
5. Desimpel J, Posadzy M, Vanhoenackeret F. The many faces of osteomyelitis: a pictorial review. J Belg Soc Radiol. 2017;101(1):24:1-10.
6. Fantoni M, Giovannenze F, Taccari F. Systemic antibiotic treatment of chronic osteomyelitis in adults. Eur Rev Med Pharmacol Sci. 2019;23(2 suppl):258-70.
7. Fernandez R, Ximenes A. Artrite séptica. In: Cecin HA, Ximenes AC (eds.). Tratado brasileiro de reumatologia. São Paulo: Atheneu; 2015. p. 433-9.
8. Goldenberg DL, Sexton DJ. Septic arthritis in adults. UpToDate. 2018.
9. Hachem A, Copley LAB. What's new in pediatric septic arthritis? A review of pertinent clinical questions. J Pediatr Orthop. 2023 Jun 16. Online ahead of print.
10. Hassan AS, Izao A, Manadan Am, Block JA. Peripheral bacterial septic arthritis: Review of diagnosis and management. J Clin Rheumatol. 2017;23:435-42.
11. He M, Arthur Vithran DT, Pan L, Zeng H, Yang G, Lu B, et al. An update on recent progress of the epidemiology, etiology, diagnosis, and treatment of acute septic arthritis: a review. Front Cell Infect Microbiol. 2023;13:1193645.
12. Horowitz DL, Katzap E, Horowitz S, Barilla-LaBarca ML. Approach to septic arthritis. Am Fam Physician. 2011;84:653-60.
13. Kabone C, Wouters A, Frippiat F, Gillet P. Management of chronic osteomyelitis by long term antibiotic suppression. Rev Med Liege. 2017;72:363-8.
14. Kim WJ, Park C, Sarraf K. Management of vertebral osteomyelitis in adults. Br J Hosp Med (Lond). 2023;84(1):1-5.
15. Krout JC, Rees AB, Goldin NA, Moran CP, Graham TB, Lawrenz JM, et al. Chronic recurrent multifocal osteomyelitis: A review of the noninfectious inflammatory bone disease and lessons for more timely diagnosis. Orthopedics. 2023;46(3):e149-e155.
16. Macnair R, Rajakulasingam R, Singh S, Khoo M, Upadhyay B, Hargunani R, Pressney I. Image-guided synovial biopsy with a focus on infection. Skeletal Radiol. 2023;52(5):831-41.
17. Masters TL, Bhagwate AV, Dehankar MK, Greenwood-Quaintance KE, Abdel MP, Mandrekar JN, et al. Human transcriptomic response to periprosthetic joint infection. Gene. 2022;825:146400.
18. Mathews CJ, Weston VC, Jones A, Field M, Coakley G. Bacterial septic arthritis in adults. Lancet. 2010;375:846-55.
19. Ravn C, Neyt J, Benito N, Abreu MA, Achermann Y, Bozhkova S, et al. The Sanjo Guideline Group. Guideline for management of septic arthritis in native joints (SANJO). J Bone Jt Infect. 2023;8(1):29-37.

20. Shamdasani P, Liew DFL, Nohrenberg M, Leroi MM, McMaster C, Owen CE, et al. Diagnosis of septic arthritis in the acute care setting: the value of routine intra-operative sample culture. Rheumatol Adv Pract. 2023;7(Suppl 1):i12-i18.
21. Shirtliff ME, Mader JT. Acute septic arthritis. Clin Microbiol Rev. 2002;15:527-44.
22. Singhal S, Landes C, Shukla R, McCann LJ, Hedrich CM. Classification and management strategies for paediatric chronic nonbacterial osteomyelitis and chronic recurrent multifocal osteomyelitis. Expert Rev Clin Immunol. 2023;7:1-16.
23. Tande AJ, Patel R. Prosthetic joint infection. Clin Microbiol Rev. 2014;27(2):302-45.
24. Venkatesan V, Rangasamy J. Diabetic pedal osteomyelitis and its treatment. Chonnam Med J. 2023;59(2):109-14.
25. Zelmer AR, Nelson R, Richter K, Atkins GJ. Can intracellular Staphylococcus aureus in osteomyelitis be treated using current antibiotics? A systematic review and narrative synthesis. Bone Res. 2022;10(1):53.
26. Zhorne D, Bradford KK, Jhaveri R. Review of pediatric osteoarticular infections. Rev Recent Clin Trials. 2017;12:260-8.

95

Artrite gonocócica

Rejane Maria Rodrigues de Abreu Vieira
Andrea Rocha de Saboia Mont'Alverne

CONCEITO

A artrite gonocócica ou infecção gonocócica disseminada (IGD) resulta da propagação hematogênica do patógeno *Neisseria gonorrhoeae*, tendo como porta de entrada uma infecção de mucosa adquirida sexualmente. Sua apresentação típica é a tríade composta por poliartrite, tenossinovite e lesões cutâneas.

EPIDEMIOLOGIA

A IGD ocorre em 0,5% a 3% dos pacientes com infecção de mucosas não tratada, sendo ainda a causa mais comum de artrite séptica aguda em jovens sexualmente ativos. Apesar disso, a proporção geral de casos de artrite séptica devidos a *N. gonorrhoeae* é baixa. Em estudos realizados na década de 1990, *N. gonorrhoeae* foi identificado como o patógeno causador em 1,7% dos casos de artrite séptica em uma série da França, 0,6% em uma série do Reino Unido e 0% em um estudo prospectivo de base comunitária realizado na Holanda. A incidência de gonorreia e, por conseguinte, de artrite gonocócica, tem aumentado significativamente na Europa e nos Estados Unidos nos últimos anos. O aumento de comportamentos sexuais de alto risco e a utilização de testes de diagnóstico mais sensíveis explicam, em parte, essa tendência. É provável que a incidência de IGD seja maior em países em desenvolvimento, onde os programas de saúde pública e o acesso à assistência médica são limitados. No Brasil, a gonorreia não é uma doença de notificação compulsória e não existem estudos epidemiológicos acerca da IGD.

Classicamente, a IGD ocorre 3-4 vezes mais em mulheres que em homens, sendo mais frequente nos primeiros sete dias após o início da menstruação, durante a gravidez e no período pós-parto. No entanto, essa razão entre os sexos pode estar sofrendo mudanças. A faixa etária mais frequentemente acometida é abaixo de 40 anos. Um estudo francês recente revisou os dados nacionais de IGD entre 2009 e 2011 e encontrou uma predominância masculina, com 57% dos casos ocorrendo em homens. Outros fatores de risco para a ocorrência de artrite gonocócica são infecção mucosa assintomática, múltiplos parceiros sexuais, uso de drogas intravenosas, baixo nível socioeconômico, deficiência de complemento (C5-C9), lúpus eritematoso sistêmico, anemia falciforme, cirurgia pélvica recente e dispositivo intrauterino (DIU).

ETIOLOGIA

A *Neisseria gonorrhoeae* é um diplococo gram-negativo, não flagelado, não formador de esporos, encapsulado e anaeróbio facultativo, que infecta exclusivamente humanos. O gonococo infecta superfícies mucosas, incluindo a uretra, endocérvice, faringe, reto e, por contaminação cervicovaginal, a conjuntiva no recém-nascido. A artrite gonocócica ocorre por disseminação hematogênica a partir dessas portas de entrada.

PATOGENIA

A probabilidade de uma infecção gonocócica localizada se propagar para as articulações e outros tecidos depende de fatores específicos do hospedeiro, já mencionados neste texto, microbianos e possivelmente imunológicos.

Associação com menstruação está relacionada a alguns fatores, como alteração fenotípica da *N. gonorrhoeae*, de cepas opacas para transparentes, e estas podem ser menos sensíveis à lise pela tripsina, mais aderente à trompa de Falópio e menos aderente aos neutrófilos. Um outro fator importante é a secreção genital mais alcalina nessa fase, facilitando o crescimento do gonococo, além do uso da transferrina e do grupo heme, como fonte de ferro pela própria bactéria.

As características de algumas cepas de gonococos influenciam na sua virulência, na resistência à atividade bactericida mediada pelo complemento e no risco de infecção disseminada. Dentre estas principais características podemos citar:

- Presença de pili.
- Sorotipo porina IA: a proteína mais abundante da membrana externa gonocócica e que confere maior resistência à cepa.
- Proteína II: outra proteína de membrana externa, também chamada "proteína de opacidade".
- Necessidades nutricionais específicas (auxotrofia) por arginina, hipoxantina e uracilo, que tornam as cepas mais fastidiosas e difíceis de serem isoladas.
- Sensibilidade a antibióticos.

Deficiência congênita ou adquirida de componentes do complemento (C5, C6, C7, C8 ou C9), além de lúpus eritematoso sistêmico, predispõem a IGD, devido à redução da morte da *N. gonorrhoeae* mediada pelo complemento. Eculizumab, um novo anticorpo monoclonal para C5, utilizado em casos de síndrome hemolítico-urêmica, tem sido associado com severas infecções meningocócicas e teoricamente pode aumentar o risco também para IGD.

A imunopatogênese da IGD é incerta. A hipótese de que a inflamação, em vez da invasão microbiana direta, causa os achados clínicos de IGD é apoiada pela frequente ausência de crescimento de *N. gonorrhoeae* em culturas de sangue, pele e líquido sinovial durante infecção disseminada. As características fastidiosas do gonococo poderiam explicar as culturas estéreis, e métodos mais sensíveis (imunofluorescência ou técnicas moleculares) têm se mostrado capazes de identificar organismos em amostras antes negativas. A rápida melhora dos sintomas com terapia antimicrobiana apropriada, geralmente dentro de 48 horas, é consistente com um efeito terapêutico direto contra *N. gonorrhoeae*, sendo inclusive uma evidência diagnóstica indireta de IGD.

Deposição de complexos imunes pode desempenhar um papel na perpetuação da inflamação articular na IGD, apesar dos resultados conflitantes nos estudos que tentaram identificá-los. A observação de que os componentes da parede celular do gonococo podem induzir inflamação e artrite em estudos com animais também suporta um componente imune à IGD. Assim, a sinovite estéril, a tenossinovite e a dermatite associada ao IGD podem nem sempre requerer a *N. gonorrhoeae* viável, e outros mecanismos inflamatórios podem ser importantes.

QUADRO CLÍNICO

As manifestações clínicas da IGD surgem em dois estágios:

- Fase bacteriêmica: uma tríade de tenossinovite, dermatite ou poliartrite, também conhecida como síndrome artrite-dermatite. O quadro articular pode ser aditivo ou migratório: tenossinovite (67%) (Figura 1), febre alta (60%), calafrios e dermatite (75%). As lesões cutâneas são indolores, não pruriginosas, podendo não serem percebidas pelos pacientes, e ocorrem em tronco e extremidades, poupando a face. Classicamente são pápulas ou vesículas, contudo, também podem se apresentar como pústulas, vasculite, bolhas hemorrágicas, eritema multiforme, eritema nodoso e urticária. A tenossinovite ocorre com maior frequência em dorso das mãos, dedos e pés. Essa fase dura de 48 a 72 horas e pode se resolver espontaneamente.
- Artrite supurativa: monoartrite de grandes articulações periféricas (em ordem decrescente de acometimento: joelhos, punhos, tornozelos e cotovelos). Esternoclaviculares e temporomandibulares podem ocasionalmen-

te ser envolvidas. Artrite em mais de uma articulação também pode ser vista, assim como ausência da fase de bacteremia.

Manifestações graves incluem endocardite, miocardite, defeitos de condução, pericardite, osteomielite, piomiosite, peri-hepatite (síndrome de Fitz-Hugh-Curtis), meningite, síndrome de Waterhouse-Friderichsen e síndrome respiratória do adulto. Essas complicações tornaram-se extremamente raras desde a introdução dos antibióticos.

A maioria dos pacientes com IGD nega sintomas genitourinários, anorretais ou faríngeos, apesar da infecção gonocócica nesses sítios poder ser identificada em 70% a 80% deles ou em seus parceiros sexuais.

EXAMES COMPLEMENTARES

- Exames laboratoriais: leucocitose, às custas de polimorfonucleares, elevação de velocidade de hemossedimentação e proteína C-reativa são frequentes, mas inespecíficas.
- Hemoculturas: positivas em torno de 50% dos casos, principalmente em pacientes na fase bacteriêmica.
- Líquido sinovial: artrocentese com estudo do líquido sinovial (celularidade, Gram e cultura) deve ser realizada em todo paciente com derrame articular e suspeita de IGD. O líquido é inflamatório, com contagem de leucócitos entre 10.000 e 100.000 células/mm^3. O Gram revela diplococos Gram-negativos em menos de 25% e as culturas são positivas em menos de 50% dos casos. O laboratório deve ser avisado da suspeita de infecção gonocócica para que as culturas sejam processadas adequadamente, devendo idealmente serem semeadas à beira do leito em ágar chocolate ou Thayer-Martin. As colônias de *N. gonorrhoeae* podem precisar de mais de 48 h de incubação para crescer.
- Pesquisa de mucosas: na suspeita de IGD, amostras de secreção uretral, cervical, faríngea e retal devem ser coletadas, mesmo na ausência de sintomas nesses locais. Os testes de amplificação de ácido nucleico são os mais sensíveis e são positivos em mais de 90% dos pacientes não tratados. Se indisponíveis, a cultura é o teste alternativo preferido. Aproximadamente 80% dos pacientes têm uma cultura positiva de algum sítio mucoso, sendo o trato genitourinário o de melhor rendimento. As culturas do parceiro sexual também devem ser obtidas e podem ser positivas mesmo que as do paciente não sejam.
- Exames de imagem: normalmente não são necessários para o diagnóstico de IGD e pouco acrescentam em relação ao exame físico, apesar de mais sensíveis na detecção de artrite e tenossinovite.

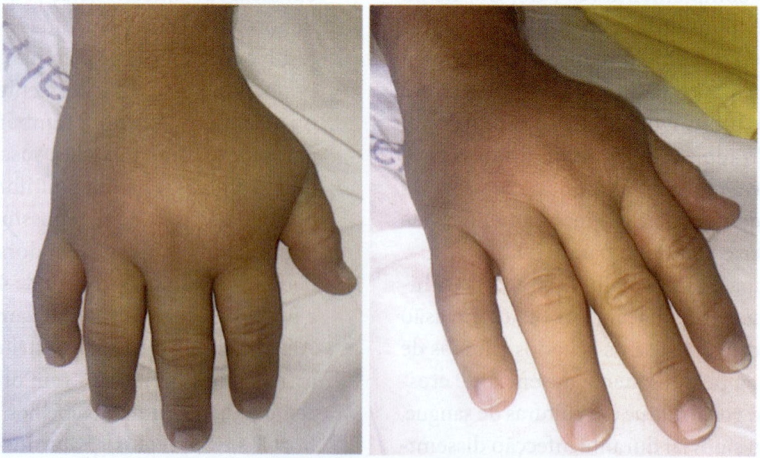

FIGURA 1 Tenossinovite no dorso das mãos. Fonte: cortesia da Dra. Clarisse Teles.

DIAGNÓSTICO

O diagnóstico definitivo da IGD é feito pela identificação da *N. gonorrhoeae* em amostras de sangue, líquido ou tecido sinovial, lesão cutânea ou outro local não mucoso. Se forem negativas, o diagnóstico presuntivo pode ser feito em um paciente com evidência microbiológica de *N. gonorrhoeae* em mucosa e uma apresentação clínica compatível com IGD.

Nos casos em que todos os testes microbiológicos forem negativos, o diagnóstico é assumido com base em uma apresentação clínica típica, ausência de causa alternativa e resposta à terapia apropriada.

De modo geral, em todo paciente com IDG, é prudente realizar *screening* para outras infecções sexualmente transmissíveis, como HIV, sífilis e *Clamydia trachomatis*.

DIAGNÓSTICO DIFERENCIAL

Na fase bacteriêmica, os principais diagnósticos diferenciais são: artrite reativa, artrite reumatoide inicial, sarcoidose, endocardite bacteriana, meningococcemia, artrite induzida por drogas e infecções virais (p. ex., parvovirose, arboviroses, hepatites e infecção aguda pelo HIV). No estágio de artrite supurativa, faz-se mandatório excluir artrite séptica por outros patógenos e artrite induzida por cristais.

CONDUTA

Hospitalização está indicada quando o diagnóstico não está bem definido, em pacientes com artrite purulenta franca ou com sintomas de difícil alívio.

Devido ao histórico de resistência a antimicrobianos da *N. gonorrhoeae*, o uso de penicilinas, tetraciclinas e fluoroquinolonas não está mais recomendado desde 2007, sendo as cefalosporinas a única classe recomendada.

O regime inicial de escolha atualmente é o ceftriaxone 1 g EV ou IM a cada 24 h, associado com azitromicina 1 g via oral em dose única. Regime alternativo pode ser feito com ceftizoxima ou cefotaxima, ambos 1 g EV a cada 8 horas e associados com azitromicina na mesma dose.

A doxiciclina 100 mg duas vezes ao dia, durante 7 dias, pode ser usada como alternativa à azitromicina, juntamente com as cefalosporinas parenterais.

A associação com azitromicina ou doxiciclina possui duplo efeito, tanto na redução da resistência bacteriana como no tratamento da clamídia, comumente presente como coinfecção.

De um modo geral, a melhora clínica é muito rápida, dentro de 24-48 h do início da antibioticoterapia, o que ajuda na confirmação dos casos com diagnóstico presumido. A terapia parenteral deve ser mantida em torno de 48 h após a melhora clínica e então substituída por terapia via oral, para completar 7 a 10 dias. Em pacientes com artrite purulenta ou com alguma comorbidade, pode ser necessário um tratamento parenteral mais prolongado de 7 a 14 dias.

Para continuação do tratamento oral, pode-se usar a cefixima 400 mg duas vezes ao dia.

Pacientes com história de alergia à penicilina raramente apresentam reação às cefalosporinas de terceira geração e podem usá-las com segurança. Contudo, em pacientes com histórico de outras reações severas (anafilaxia, síndrome de Stevens-Johnson), um infectologista deve ser consultado.

Na presença de derrame purulento, punção articular deve ser realizada uma ou mais vezes, se necessário. Drenagem aberta ou artroscópica pode ser indicada em raras situações.

Na tentativa de reduzir a transmissão, pessoas tratadas devem se abster de atividade sexual por 7 dias depois do tratamento, ou até que todos os parceiros sejam adequadamente tratados. O parceiro sexual com contato até dois meses antes do diagnóstico deve ser tratado tanto para *N. gonorrhoea*, como para clamídia. Pode ser usado ceftriaxone 250 mg IM associado a azitromicina 1 g via oral, em dose única, ou a doxiciclina 100 mg duas vezes ao dia por 7 dias.

PROGNÓSTICO

O prognóstico é bem favorável, geralmente sem sequelas, principalmente quando o diagnóstico e a terapêutica são precoces. Pacientes com história de dois ou mais episódios de IGD devem ser avaliados para deficiência de algum componente terminal da cascata do complemento (C5, C6, C7 ou C8).

REFERÊNCIAS BIBLIOGRÁFICAS

1. Bardin T. Gonococcal arthritis. Best Pract Res Clin Rheumatol. 2003;17:201-8.
2. Belkacem A, Caumes E, Ouanich J, Jarlier V, Dellion S, Cazenave B, et al. Changing patterns of disseminated gonococcal infection in France: cross-sectional data 2009-2011. Sex Transm Infect. 2013;89:613-5.
3. Centers for Disease Control and Prevention. Sexually transmitted disease surveillance 2016. Atlanta: U.S. Department of Health and Human Services; 2017.
4. Crew PE, Abara WE, McCulley L, Waldron PE, Kirkcaldy RD, Weston EJ, et al. Disseminated gonococcal infections in patients receiving eculizumab: A case series. Clin Infect Dis. 2019;69:596.
5. European Centre for Disease Prevention and Control. Annual Epidemiological Report 2016 – Gonorrhoea. [Internet]. Stockholm: ECDC; 2016. Disponível em: http://ecdc.europa.eu/en/healthtopics/Gonorrhoeae/Pages/Annualepidemiologicalreport2016.aspx.
6. Li R, Hatcher JD. Gonococcal arthritis. In: StatPearls [Internet]. Treasure Island (FL): StatPearls Publishing; 2023.
7. Moussiegt A, François C, Belmonte O, Jaubert J, Traversier N, Picot S, et al. Gonococcal arthritis: case series of 58 hospital cases. Observational Study Clin Rheumatol. 2022;41(9):2855-62.
8. Oliveira GOG, Hajjar LA, Braz TM. Gonorréia. Rev Soc Bras Med Trop. 2000;33:451-64.
9. Rice PA. Gonococcal arthritis (disseminated gonococcal infection). Infect Dis Clin North Am. 2005;19:853-61.

96
Artrite e espondilite tuberculosas

Viviane Angelina de Souza
Maria Fernanda Brandão de Resende Guimarães

CONCEITO E EPIDEMIOLOGIA

A tuberculose (TB) é a principal causa de doença infecciosa do mundo. Segundo o relatório anual *Global TB Report* da Organização Mundial da Saúde (OMS), cerca de 10,6 milhões de pessoas adoeceram com TB em todo o mundo. Em 2021, houve um aumento de 4,5% comparado a 2020. Entre 2020 e 2021 muitos casos de TB deixaram de ser notificados em virtude da pandemia COVID-19. Mesmo com essa redução, a taxa de incidência de TB (novos casos por 100.000 habitantes por ano) aumentou 3,6% entre 2020 e 2021.

O número global de mortes oficialmente classificadas como causadas pela tuberculose em 2021 (1,4 milhão) foi mais do que o dobro que o número de óbitos causados por HIV/AIDS (0,65 milhão). Em 2019, de acordo com dados da OMS, a TB foi a 13ª principal causa de morte no mundo e a principal causa de óbito por um único agente infeccioso. Em 2020 e 2021, a doença foi classificada como a segunda principal causa de morte por causa infecciosa, após a COVID-19.

A região das Américas representa cerca de 3,0% da carga mundial de TB, com 268 mil novos casos estimados, sendo que 33% desses casos estão localizados no Brasil.

A doença afeta pessoas de ambos os sexos em todas as faixas etárias, mas a maior incidência ocorre em homens, que responderam por 57% de todos os casos. Em comparação, as mulheres representaram 32% e as crianças com idade < 15 anos foram 11% dos casos. Entre todos os casos de TB, 8,6% eram pessoas vivendo com o vírus da imunodeficiência humana adquirida (HIV).

Em relação ao Brasil, o país continua entre os 30 países de alta carga para a TB e para coinfecção TB-HIV, sendo, portanto, considerado prioritário para o controle da doença no mundo pela OMS. Em 2020, o Brasil registrou 66.819 casos novos de TB, com um coeficiente de incidência de 31,6 casos por 100 mil habitantes. Em 2019, foram notificados cerca de 4,5 mil óbitos pela doença, com um coeficiente de mortalidade de 2,2 óbitos por 100 mil habitantes. Os estados com maior número de casos são Amazonas, Rio de Janeiro e Acre. Em 2019, antes da pandemia de COVID-19, foram registrados 4.532 óbitos em decorrência da doença, o que equivale a um coeficiente de mortalidade de 2,2 óbitos/100 mil habitantes, o mesmo coeficiente dos dois anos anteriores. Desde 2010, o número anual de óbitos por TB no Brasil tem variado de 4.400 a 4.600, e o coeficiente de mortalidade, de 2,3 a 2,2 óbitos por 100 mil habitantes.

ETIOLOGIA

É doença infectocontagiosa, granulomatosa e endêmica causada pelo bacilo *Mycobacterium tuberculosis* (MT), espécie do gênero *Mycobacterium*. São bacilos retos ou ligeiramente curvos, imóveis, não esporulados, não capsulados e aeróbios estritos.

PATOGÊNESE

A TB extrapulmonar é definida como infecção por MT confirmada bacteriologicamente ou diagnosticada clinicamente em tecidos ou órgãos fora do parênquima pulmonar. Estima-se que de 20 a 25% de todos os casos de TB tenham manifestações extrapulmonares e que venha se tornando mais frequente em países em desenvolvimento devido ao crescente número de pacientes imunossuprimidos, pacientes infectados pelo HIV e pacientes em uso de drogas imunobiológicas.

A TB osteoarticular é o terceiro local mais frequente, após a tuberculose pleural e a linfonodal, e representa 10% dos casos de TB extrapulmonar. Em 50% dos casos o acometimento ocorre na coluna vertebral (espondilite tuberculosa ou doença de Pott). Assim, a TB vertebral representa entre 1 e 2% de todos os casos de TB. No esqueleto periférico, coxofemorais e joelhos são os locais mais frequentemente acometidos.

A TB osteoarticular resulta da disseminação hematogênica dos bacilos do MT para o osso, embora o envolvimento ósseo e articular também possa ser devido à drenagem linfática ou secundária a um foco contíguo da doença. Mais comumente representa a reativação de bacilos latentes após o surto inicial de doença primária. Em crianças, ao contrário, a principal via de infecção na TB osteoarticular é a disseminação hematogênica da fonte primária.

O acometimento ósseo (osteomielite) se dá por meio da metáfise óssea que, por ser mais vascularizada, é, na maioria das vezes, o primeiro local de infecção pelo MT. Os bacilos atingem as artérias terminais para então destruir o osso através da epífise. A partir desse ponto pode ocorrer a disseminação dos bacilos para o espaço articular, resultando em artrite tuberculosa, ou formação de um trato sinusal após serem liberados do osso destruído.

O acometimento vertebral é explicado pela invasão do MT no osso esponjoso dos corpos vertebrais vindo dos pulmões ou do sistema genitourinário por vias venosas ou arteriais. A disseminação hematogênica é facilitada pela arcada arterial que flui através da região subcondral de cada vértebra, das artérias espinhais anterior e posterior, que formam um rico plexo vascular local. A parte anterior do corpo vertebral é a mais afetada e o acometimento da porção posterior (lâminas, pedículos, processos transversais e processos espinhosos) é menos frequente. A infecção pode se estender ao tecido mole, formando abscessos paraespinhais, frequentemente descritos como abscessos "frios" que podem se romper, formando tratos sinusais de drenagem. A cartilagem resiste à destruição pelo MT e, apesar de haver um rico suprimento de sangue nas vértebras, o disco intervertebral é avascular nos adultos. A doença dessa região ocorre devido à disseminação contígua da infecção do corpo vertebral para o disco.

Após a disseminação dos bacilos para o osso, ocorre resposta inflamatória com formação de granulomas. A área infectada consiste em tecido de abscesso e granulação e a histologia demonstra células gigantes, histiócitos epitelioides, linfócitos e células plasmáticas, com uma camada externa de fibroblastos proliferativos e tecido de granulação. À medida que a área de infecção aumenta, o centro torna-se necrótico, resultando em área de necrose caseosa. Esta pode progredir para expansão óssea e, eventualmente, destruição do córtex. Uma característica patológica da osteomielite tuberculosa é que geralmente não há regeneração óssea (esclerose) ou reação periosteal.

A mesma propagação hematogênica do MT pode envolver as bainhas de sinóvias, bursas ou tendões, embora isso ocorra muito menos frequentemente do que o envolvimento ósseo. O acometimento muscular raramente é primário, ocorrendo por contiguidade da infecção óssea ou pela drenagem de um trato sinusal.

A cura da TB osteoarticular envolve a formação de tecido cicatricial fibroso. Calcificações também são frequentemente observadas em lesões curadas, especialmente se envolviam um abscesso, uma bursa infectada ou uma massa paraespinhal.

QUADRO CLÍNICO

O quadro clínico da TB osteoarticular se desenvolve de maneira insidiosa e as manifestações clínicas variam de acordo com o sítio envolvido, estágio da doença e presença de complicações como abscessos ou presença de tratos sinusais (Tabela 1). Espera-se, a princípio, acometimento de sítio único, mas em pacientes imunossuprimidos ou portadores do HIV vários focos podem ocorrer simultaneamente.

Na espondilite tuberculosa os principais locais de acometimento são as regiões de transição lombar e torácica. Geralmente se apresenta com a tríade de dor axial de intensidade variada, dor à palpação ao exame físico e sudorese noturna. Pode ocorrer associação com proeminência espinhal, espasmo muscular e rigidez. Tipicamente acomete múltiplos corpos vertebrais contíguos e seus discos intervertebrais, sem o envolvimento dos elementos posteriores. Sintomas constitucionais como fadiga, hiporexia e febre baixa podem estar presentes. A perda de peso é o sintoma constitucional mais frequente.

O quadro pode se arrastar por meses e complicações neurológicas como paraparesia e paraplegia (perda motora com preservação sensitiva) são reportados em 4% a 30% dos casos. A deformidade espinhal pode levar à cifose e escoliose.

Abscessos paraespinhais ocorrem em mais de 90% dos casos de TB vertebral. Na região lombar, a extensão desses abscessos para o músculo psoas pode causar edema na coxa e na virilha, e pode se estender para baixo do ligamento inguinal até o compartimento medial da coxa.

A localização cervical da TB é incomum, correspondendo a aproximadamente 4% da TB espinhal. O abscesso paraespinhal cervical pode se manifestar como rouquidão, disfagia ou desconforto respiratório.

O acometimento vertebral tuberculoso pode ocorrer de forma atípica em 2,1% a 5% dos casos, incluindo envolvimento de elemento posterior isolado, destruição do corpo vertebral solitário, lesões extradurais sem envolvimento ósseo, lesões destrutivas do sacro com massa pélvica, forma de osteomielite vertebral, e destruição óssea com envolvimento intramedular. Forma rara, mas extremamente debilitante de TB vertebral é a tuberculose espinhal extensa multifocal, que acomete múltiplos níveis vertebrais de forma não contígua (*skip lesion*), cujo diagnóstico tem se tornado mais frequente com o emprego da ressonância magnética.

Na forma articular periférica da TB há tendência de acometimento das articulações de carga. Em mais de 90% das vezes se apresenta como monoartrite erosiva, crônica e insidiosa, e os locais envolvidos são quadris, joelhos, costelas, sacro e esternoclaviculares. A invasão do espaço articular pode ocorrer por via hematogênica, indiretamente de lesões do osso epifisário (em adultos) ou dos ossos metafisários (em crianças) ou ainda de disseminação contígua da TB de órgãos adjacentes. Ao exame físico estão presentes sinais flogísticos como eritema, calor, edema por derrame articular e hipertrofia sino-

TABELA 1 Principais formas de tuberculose (TB) osteoarticular e suas manifestações clínicas

Acometimento	Via de disseminação	Manifestações	Evolução
Vertebral	Hematogênica	50% dos casos osteoarticulares. Dor na região vertebral toracolombar, espasmo e rigidez muscular. Febre e perda de peso em 40% dos casos	Deformidade (cifose), paraparesia e paraplegia
Articular	Hematogênica ou contiguidade de outros órgãos ou ossos	Monoartrite insidiosa, mais frequente em quadril, joelho, sacroilíacas	Deformidade e prejuízo de crescimento, necessidade de artrodese ou artroplastia
Osteomielite	Hematogênica	2% a 3% dos casos, início insidioso, acometimento unifocal em fêmur e tíbia	Deformidade
Doença de Poncet	Artrite reativa em casos de TB extrapulmonar	Poliartrite simétrica de pequenas articulações, febre e eritema nodoso	Resolução com o tratamento da TB, sem sequelas ósseas

vial. A dor pode limitar a mobilidade e deambulação, e trajetos fistulosos cutâneos indicam a presença de abscesso periarticular. Deformidade e anquilose articulares podem ocorrer com a evolução da artrite.

A osteomielite ocorre em adultos e crianças e é responsável por 2% a 3% dos casos de TB musculoesquelética. Qualquer osso pode ser acometido, mas é mais frequente nas metáfises de ossos longos como fêmur, tíbia, ulna e costelas. O quadro costuma ser insidioso, com dor e tumefação ósseas, mas em casos raros, o aparecimento pode ser agudo ou subagudo. Geralmente ocorre em um único local, sendo raramente multifocal. A presença de abscesso frio ao redor do osso acometido explica a ocorrência de tratos sinuosos que drenam material necrótico.

São manifestações menos frequentes de TB osteoarticular: dactilite, tenossinovite, síndrome do túnel do carpo, bursite, além de acometimento muscular (miosite do psoas).

A doença de Poncet é uma artrite reativa geralmente associada à TB extrapulmonar (p. ex., TB visceral ou disseminada) na ausência de qualquer evidência de infecção micobacteriana nas articulações. Geralmente ocorre durante a infecção aguda da TB e é um processo poliarticular simétrico envolvendo grandes e pequenas articulações, que pode estar associado à febre e à presença de eritema nodoso. Os sintomas clínicos se resolvem com a terapia para TB dentro de semanas, e sem destruição das articulações.

DIAGNÓSTICO

Em áreas endêmicas, manifestações osteoarticulares associadas aos achados clínicos e radiográficos podem auxiliar na identificação dos casos de TB.

A velocidade de hemossedimentação (VHS) e a proteína C-reativa (PCR) frequentemente estão elevadas, mas são pouco específicas.

O uso de testes moleculares para detectar a presença de MT tem o potencial de melhorar a capacidade de diagnóstico da TB osteoarticular. Embora os testes de amplificação de ácido nucleico tenham demonstrado alta sensibilidade e especificidade para amostras respiratórias positivas para BAAR, há dados limitados sobre a utilidade desses testes para TB extrapulmonar.

A radiografia simples pode mostrar níveis variados de deformidade óssea, diminuição do espaço intervertebral, deformidade cifótica e abscessos frios paravertebrais (Figura 1A). A doença começa no corpo vertebral anterior e o disco adjacente é envolvido, levando a um estreitamento do espaço entre os discos. Eventualmente a vértebra colapsa na sua porção anterior, o que leva à cifose e/ou escoliose (Figura 1B). As estruturas vertebrais posteriores, como os pedículos, são raramente envolvidas. A destruição predominantemente anterior de dois corpos vertebrais contíguos, a relativa preservação do espaço em disco e o abscesso anterolateral são altamente sugestivos da doença de Pott.

A ultrassonografia (US) permite avaliação das massas de tecidos moles, abscessos, derrames articulares e do grau e extensão do envolvimento dos tendões e de suas bainhas. A tomografia computadorizada (TC) pode ser útil para a detecção de envolvimento ósseo ou articular, a presença ou ausência de reação periosteal, calcificações de tecidos moles, esclerose e abscessos de tecidos moles. A ressonância magnética (RM) é a técnica de escolha para demonstrar derrame articular, destruição da cartilagem e alterações precoces da medula óssea na osteomielite e artrite tuberculosa; na TB vertebral permite a avaliação da extensão da lesão e a melhor visualização do acometimento do tecido mole e, principalmente, dos abscessos paravertebrais. A RM tem sensibilidade de 96% e especificidade de 92% para a detecção de espondilodiscite infecciosa e permite um diagnóstico correto em 94% dos casos.

O diagnóstico definitivo ocorre com a identificação do MT por técnicas histológicas ou microbiológicas no tecido acometido. O material pode ser obtido por meio de punção por agulha ou biópsia que podem ser guiadas por US, TC ou RM. O isolamento do agente pode ser feito por pesquisa direta com a pesquisa de bacilos álcool-ácido resistentes (BAAR), cultura ou reação em cadeia da polimerase (PCR, do inglês *polymerase chain reaction*). Vale ressaltar que as

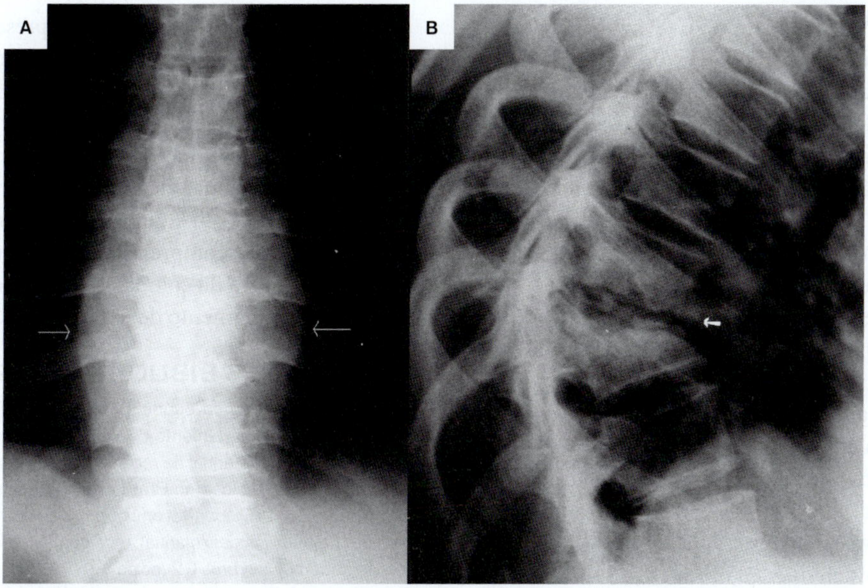

FIGURA 1 Radiografias de coluna vertebral mostrando abscesso paraespinhal na incidência anteroposterior (A) e destruição torácica de corpo vertebral com cifose na incidência lateral (B).

amostras podem conter poucos bacilos e as culturas de MT podem levar várias semanas para que os bacilos sejam identificados.

O teste rápido molecular realizado em escarro tem a vantagem de fornecer o resultado em duas horas, apresentar sensibilidade de 90% (sensibilidade da baciloscopia é 65%) e identificar a presença de resistência à rifampicina. Segundo o Ministério da Saúde, o teste rápido molecular deve ser prioritariamente utilizado para o diagnóstico de TB pulmonar e laríngea, mas pode ser utilizado para diagnóstico de TB extrapulmonar nas seguintes amostras: liquor, gânglios linfáticos e outros tecidos. Nesses casos, com sensibilidade mais baixa que em amostras pulmonares, não se pode excluir a TB se o teste for negativo.

Após a identificação do MT é essencial a realização de testes de sensibilidade de antituberculostáticos na amostra para guiar o tratamento. O líquido sinovial deve ser avaliado, apesar dos achados serem inespecíficos, com a finalidade de contribuir para o diagnóstico diferencial: a contagem de leucócitos normalmente está entre 10.000 e 20.000 células/mm^3 com predominância de polimorfonucleares, a glicose é baixa e as proteínas aumentadas. O tecido sinovial mostra granulomas caseosos em até 80% dos casos.

Fazer o diagnóstico de TB osteoarticular é um desafio. Estudo recente que incluiu pacientes adultos admitidos em hospital entre janeiro de 2009 e dezembro de 2019 com TB osteoarticular comprovada microbiologicamente mostrou atraso médio entre os primeiros sintomas e o diagnóstico de TB de 5 meses. A ausência de doença pulmonar ativa associada (que nesse estudo ocorreu em 23,8%) torna o diagnóstico ainda mais difícil.

DIAGNÓSTICO DIFERENCIAL

O diagnóstico diferencial da TB osteoarticular inclui infecções subagudas ou crônicas devido a patógenos como na osteomielite por *Staphylococcus aureus*, brucelose, actinomicose, candidíase e histoplasmose. O diagnóstico diferencial da espondilite tuberculosa inclui as lesões malignas e as infecções piogênicas da coluna, além da doença degenerativa do disco e da articulação facetária, espondiloartrites e colapso do corpo vertebral devido a fratura por osteoporose.

TRATAMENTO

O tratamento precoce e adequado da TB osteoarticular é capaz de prevenir a perda de função e de mobilidade, além das sequelas de deformidades na coluna ou anquilose das articulações acometidas. A abordagem de seleção da terapia para a TB pulmonar também se aplica às formas extrapulmonares. O Programa Nacional de Controle da Tuberculose acrescentou o etambutol (E) ao esquema inicial, RHZ (rifampicina, isoniazida e pirazinamida), com o objetivo de eliminar o risco de falência e de recidiva nos pacientes com resistência primária isolada à H ou à R.

O tratamento proposto pelo Ministério da Saúde do Brasil para casos novos e retratamento (recidiva e reingresso após abandono) de TB que apresentem doença óssea em adultos e adolescentes (≥10 anos de idade) consiste em dois meses de fase intensiva com RHZE, seguidos de 10 meses de manutenção com RH.

A espondilite tuberculosa resistente a drogas é um problema de saúde emergente. O teste de sensibilidade à droga é prejudicado pela dificuldade de aquisição de amostras de tecido ou secreção. Além disso, é uma doença paucibacilar, portanto, a probabilidade de crescimento de micobactérias e teste de sensibilidade à cultura é pequena, mesmo em pacientes em que a amostra adequada é obtida. O diagnóstico de espondilite tuberculosa resistente a drogas é muitas vezes atrasado, resultando no desenvolvimento de deformidade da coluna vertebral e complicações neurológicas.

Um estudo transversal que analisou 111 casos de espondilite tuberculosa confirmados por cultura identificou que 75% dos pacientes apresentaram multirresistência às drogas antituberculosas, sendo que agentes de primeira linha tiveram maiores taxas de resistência (46%-92%), comparados a agentes de segunda linha (0-39%).

Na espondilite tuberculosa, deve-se suspeitar de resistência a drogas se em um paciente recebendo terapia antituberculosa após 4-5 meses não há evidências de cicatrização, ocorre progressão da destruição, novos focos de tuberculose e aumento do tamanho dos abscessos frios.

Algumas circunstâncias, como a presença de déficit neurológico grave ou em progressão a despeito da terapia apropriada, pacientes com doença espinhal e cifose maior do que 40 graus no momento da apresentação, ou ainda a presença de abscesso frio na parede torácica, são indicativos de intervenção cirúrgica. Os procedimentos podem incluir descompressão, uso de parafusos para estabilização da coluna, drenagem de abscesso ou desbridamento de material infectado.

REFERÊNCIAS BIBLIOGRÁFICAS

1. Brasil. Ministério da Saúde. Secretaria de Vigilância em Saúde. Departamento de Vigilância das doenças transmissíveis. Manual de recomendações para o controle da tuberculose no Brasil. Brasília: Ministério da Saúde; 2019. Disponível em: http://bvsms.saude.gov.br/bvs/publicacoes/manual_recomendacoes_controle_tuberculose_brasil_2_ed.pdf.
2. Chapuis E, Benali K, Silbermann-Hoffman O, Berleur M, Ottaviani S, van Gysel D, et al. Musculoskeletal tuberculosis: New insights on diagnosis strategy and treatment. J Clin Rheumatol. 2022;28(4):201-5.
3. Chen CH, Chen YM, Lee CW, Chang YJ, Cheng CY, Hung JK, et al. Early diagnosis of spinal tuberculosis. J Formos Med Assoc. 2016;115:825-36.
4. Choi S, Jung KH, Son HJ, Lee SH, Hong JM, Kim MC, et al. Diagnostic usefulness of the QuantiFERON-TB gold in-tube test (QFT-GIT) for tuberculous vertebral osteomyelitis. Infect Dis (Lond). 2018;50:346-51.
5. De Vuyst D, Vanhoenacker F, Gielen J, Bernaerts A, De Schepper AM. Imaging features of musculoskeletal tuberculosis. Eur Radiol. 2003;13:1809-19.
6. Dunn RN, Bem Husein M. Spinal tuberculosis: review of current management. Bone Joint J. 2018;100-B:425-31.
7. Fuentes Ferrer M, Gutiérrez Torres L, Ayala Ramírez O, Zarzuelo MR, González NP. Tuberculosis of the spine. A systematic review of case series. Int Orthop. 2012;36:221-31.
8. Global tuberculosis report 2022. Geneva: World Health Organization; 2022. Disponível em: https://www.who.int/tb/publications/global_report/GraphicExecutiveSummary.pdf?ua=1&ua=1.
9. Hogan JI, Hurtado RM, Nelson SB. Mycobacterial musculoskeletal infections. Infect Dis Clin North Am. 2017;31:369-82.
10. Jain AK, Jaggi KR, Bhayana H, Saha R. Drug-resistant spinal tuberculosis. Indian J Orthop. 2018;52:100-7.
11. Kedous MA, Msakni A, Chebbi W, Zaraa M, Trabelsi M. Unusual circumstances to diagnose cervical Pott's disease. Skeletal Radiology. 2018;47:723-7.
12. Kumar V, Neradi D, Sherry B, Gaurav A, Dhatt SS. Tuberculosis of the spine and drug resistance: a review article. Neurosurg Rev. 2022;45(1):217-29.

13. Leonard M, Blumberg H. Musculoskeletal tuberculosis. Microbiol Spectrum. 2017;5:TNMI7-0046-2017.
14. Mohan K, Rawall S, Pawar U, Sadani M, Nagad P, Nene A, et al Drug resistance patterns in 111 cases of drug-resistant tuberculosis spine. Eur Spine J. 2013;22(4):647-52.
15. MRC Working Party on Tuberculosis of the Spine, Darbyshire J. Five-year assessment of controlled trials of short-course chemotherapy regimens of 6, 9 or 18 months' duration for spinal tuberculosis in patients ambulatory from the start or undergoing radical surgery. Fourteenth report of the Medical Research Council Working Party on Tuberculosis of the Spine. Int Orthop. 1999;23:73-81.
16. Nahid P, Dorman SE, Alipanah N, Barry PM, Brozek JL, Cattamanchi A, et al. Official American Thoracic Society/Centers for Disease Control and Prevention/Infectious Diseases Society of America Clinical Practice Guidelines: Treatment of Drug-susceptible tuberculosis. Clin Infect Dis. 2016;63:e147-e95.
17. Pigrau-Serrallach C, Rodriguez-Pardo D. Bone and joint tuberculosis. Eur Spine J. 2013;22:556-66.
18. Pleşea IE, Anuşca DN, Procopie I, Huplea V, Niculescu M, Plesea RM, et al. The clinical-morphological profile of bone and joints tuberculosis – our experience in relation to literature data. Rom J Morphol Embryol. 2017;58:887-907.
19. Ramírez-Lapausa M, Menéndez-Saldaña A, Noguerado-Asensio A. Extrapulmonary tuberculosis: an overview. Rev Esp Sanid Penit. 2015;17:3-11.
20. Secretaria de Vigilância em Saúde. Ministério da Saúde. Boletim Epidemiológico número especial. Brasil livre da tuberculose: evolução dos cenários epidemiológicos e operacionais da doença. Disponível em: https://www.gov.br/saude/pt-br/centrais-de conteudo/publicacoes/boletins/epidemiologicos/especiais/2021/boletim-tuberculose-2021_24.03.
21. Tom S. Kelley and Firestein's Textbook of Rheumatology. 10. ed. J Rheumatol. 2017;44:964.
22. Wu M, Su J, Yan F, Cai L, Deng Z. Skipped multifocal extensive spinal tuberculosis involving the whole spine: A case report and literature review. Medicine (Baltimore). 2018 Jan;97:e9692.

Manifestações musculoesqueléticas da hanseníase

Gilberto Toshimitsu Yoshikawa
Lucilene Sales de Souza
Sandra Lúcia Euzébio Ribeiro
Roberta Pernambuco
José Carlos Pernambuco

CONCEITO

A hanseníase é uma doença infectocontagiosa, de evolução lenta e seu agente etiológico é o *Mycobacterium leprae*. A artrite é a terceira manifestação mais comum na hanseníase, após as manifestações cutâneas e dos nervos periféricos. Em algumas ocasiões ela pode ser a manifestação inicial da doença, dificultando o diagnóstico correto.

Uma vez que os sintomas musculoesqueléticos podem ser a manifestação inicial da doença, é importante o reconhecimento das manifestações reumáticas relacionadas à hanseníase pelos profissionais de saúde, especialmente pelos reumatologistas, para diagnóstico precoce e tratamento adequado, sobretudo nas áreas endêmicas. Além disso, casos de hanseníase têm aumentado globalmente, notadamente nos pacientes em tratamento com os bloqueadores do TNF-α e pelo aumento das migrações e das viagens de pessoas dos países em desenvolvimento para países desenvolvidos.

EPIDEMIOLOGIA

O Brasil ocupa a segunda posição no mundo entre os países com casos novos de hanseníase, com registro de incidência em todos os Estados da federação, com uma distribuição heterogênea, mas apresentando maiores números nas regiões Norte, Nordeste e Centro-oeste.

Em 2020, a pandemia pelo novo coronavírus causou uma redução de 37% na detecção global no número de casos de hanseníase. Da mesma maneira, no Brasil a diminuição na detecção de casos novos foi de 35%. A pandemia de COVID-19 criou dificuldades para novos diagnósticos e para o tratamento de pacientes com hanseníase, contribuindo para a subnotificação e o pior prognóstico dos casos.

De acordo com a Organização Mundial da Saúde (OMS), em 2021 foram notificados 140.594 novos casos de hanseníase no mundo. O Brasil ocupou a segunda posição em número de casos novos, registrando 18.318 pessoas com a doença. Desse total de casos novos registrados, 761 (4,1%) foram em menores de 15 anos, sinalizando focos de infecção ativos e transmissão recente, constituindo-se como um grave problema de saúde pública por sua magnitude e alto poder incapacitante.

Segundo estimativas da OMS/2021, os três países com as maiores taxas de detecção são Índia, Brasil e Indonésia, representando 74,5% dos casos novos em todo o mundo.

ETIOLOGIA

A hanseníase é causada pelo *M. leprae*, um parasita intracelular obrigatório, com afinidade por células cutâneas e nervos periféricos. Estima-se que 95% dos indivíduos expostos ao *M. leprae* são naturalmente resistentes à infecção e nos 5% suscetíveis a doença pode se manifestar de diferentes formas, dependendo de fatores próprios ao indivíduo e/ou fatores ambientais, com um período médio de incubação de três a cinco anos.

O bacilo não é cultivável em meios artificiais. O homem é considerado o único reservatório natural do bacilo.

PATOGENIA

A patogênese do envolvimento articular na hanseníase não é totalmente esclarecida. A etiopatogenia da artrite pode estar relacionada à presença de bacilos dentro da articulação ou artrite reativa aos antígenos da micobactéria.

É evidente que a inflamação intensa imunomediada determinada por fatores genéticos e pelo perfil de citocinas em um hospedeiro suscetível é fundamental nas doenças reumáticas inflamatórias e nos episódios reacionais na hanseníase. Os mecanismos propostos incluem os episódios reacionais ou reações hansênicas tipo 1 ou reação reversa (RR) e tipo 2 ou eritema nodoso hansênico (ENH); infiltração direta da membrana sinovial e a neuropatia sensorial periférica (artropatia de Charcot ou neuropática).

Na RR observa-se a produção de citocinas pró-inflamatórias, como a IL-12, que induzirão uma resposta imune do tipo T_H1 (IFN-γ, TNF-α e IL-2,) pelas células T CD4+ na pele e nos nervos, articulações e outros tecidos. Durante os episódios de RR foram observadas concentrações elevadas de TNF-α nas lesões cutâneas e nos nervos pela imuno-histoquímica. Ademais, TNF-α é considerado uma das principais citocinas iniciadoras envolvidas na mediação do dano neural.

No ENH, além dos elevados níveis circulantes de TNF-α, ocorre infiltração de neutrófilos e ativação da cascata de complemento, levando a uma intensa resposta inflamatória. No soro dos pacientes foram observados níveis elevados de IL-1, TNF-α e aumento tecidual da expressão para IL-4 e IL-6, indicando resposta para o perfil T_H2. O aparecimento do ENH após injeção intradérmica de IFN-γ nos pacientes sugere fortemente que ele desempenha um papel importante na regulação da produção de citocinas na hanseníase.

Assim como nos estados reacionais, com a presença da inflamação e do edema nos tecidos invadidos pelo *M. leprae*, acredita-se que o bacilo presente também na articulação estaria implicado na etiopatogenia dos quadros articulares. No entanto, existem controvérsias quanto à etiopatogenia da artrite não reacional. Discute-se se a artrite nesses pacientes seria decorrente da presença do bacilo intra-articular, como uma artrite infecciosa, ou se seria uma resposta imunológica desencadeada por antígenos do *M. leprae* que poderia levar à produção de imunocomplexos circulantes com consumo de complemento resultando em vasculite e inflamação ou ainda reação a antígenos bacterianos, à semelhança das artrites reativas.

Na neuropatia periférica, a lesão nervosa é caracterizada por infiltrado crônico ou subagudo, contendo células epitelioides ou macrófagos repletos de bacilos. Os mecanismos imunológicos dos nervos são similares aos da pele. As células de Schwann, principais células de suporte do sistema nervoso periférico, seriam os principais alvos do *M. leprae*. Na hanseníase avançada elas são infectadas pelos bacilos e são altamente suscetíveis à morte por clones de células T CD4+ citotóxicas. Consequentemente, elas são danificadas ou destruídas, resultando em uma neuropatia desmielinizante.

QUADRO CLÍNICO

Hanseníase

Classicamente, a hanseníase apresenta envolvimento cutâneo e neurológico, porém o acometimento pelo bacilo *M. leprae* pode ocorrer em outros órgãos e sistemas, além da pele e dos nervos, como olhos, rins, fígado, baço e testículos. As manifestações clínicas da hanseníase são muito variáveis e estão relacionadas com o grau de imunidade do paciente ao *M. leprae*. As características clínicas do paciente estão diretamente relacionadas com a resposta imune desencadeada contra o bacilo.

A doença apresenta quadro clínico caracterizado por duas formas polares estáveis, com aspectos imunopatológicos e clínicos diversos. No polo tuberculoide (TT), o hospedeiro apresenta eficiente resposta imune mediada por células ao *M. leprae*. No outro polo, a forma virchowiana (VV) caracteriza-se por ineficiente resposta imune mediada por células, com grande multiplicação bacilar e disseminação da doença. Entre esses dois extremos, encontram-se as formas intermediárias, *borderline* (BB), que refletem variações graduais da resistência ao bacilo (Figura 1).

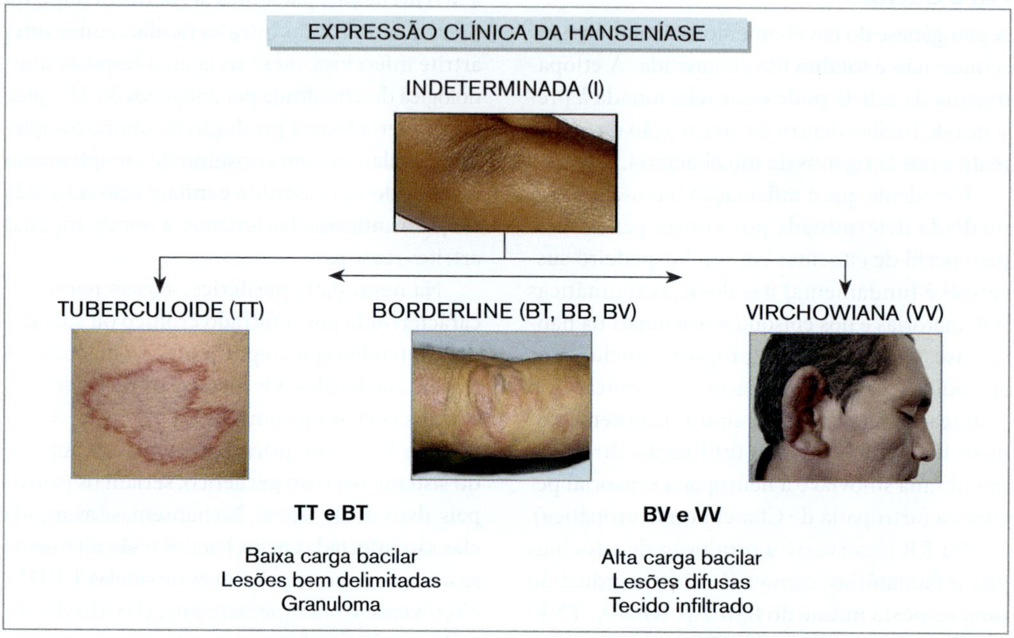

FIGURA 1 Expressão clínica da hanseníase. Indeterminada (I): área de hipoestesia; são formas benignas que podem evoluir para um dos polos do espectro, permanecer indefinitivamente como I, ou evoluir para a cura espontânea. Forma tuberculoide (TT): poucas lesões, anestésicas, bem delimitadas, assimétricas e com tendência à cura espontânea, granulomas bem organizados com poucos bacilos; uma forte reação imune celular pode ser evidenciada pela resposta proliferativa de células T a antígenos de *M. leprae in vitro*, bem como a reatividade na reação de Mitsuda. *Borderline* (BT, BB, BV): as manifestações clínicas são semelhantes, principalmente nas formas BB e BV, apresentando em geral lesões papulosas, eritematosas, edematosas, com limites internos bem definidos e externos imprecisos, centro hipocrômico e anestesia local; reação intradérmica de Mitsuda positiva, com bacilos raros ou ausentes, na forma BT, até ausência de resposta à reação de Mitsuda, com presença de numerosos bacilos, na pesquisa usual de esfregaço de linfa e cortes histológicos de tecido na forma BV. Forma virchowiana (VV): caracterizada por lesões menos organizadas, amplamente distribuídas, pouco delimitadas, envolvendo toda a superfície corporal e acompanhadas por anestesia acrodistal simétrica e com maior número de bacilos; é caracterizada por ausência de resposta imune celular, demonstrada *in vivo* pela negatividade do teste intradérmico de Mitsuda; nessa forma ocorre extensa multiplicação bacilar e disseminação da infecção para vísceras e tecido nervoso. A forma clínica tuberculoide (TT) reflete uma resposta imune celular com contenção do bacilo, caracterizada pela formação de granulomas epitelioides. Clinicamente apresenta-se como máculas hipopigmentadas ou placas eritematosas, assimetricamente distribuídas pelo corpo, podendo ou não ocorrer dano neural. Inversamente, a hanseníase virchowiana ou lepromatosa (LL ou LL) apresenta uma resposta imune predominantemente humoral, sendo observada infiltração generalizada pelo tegumento, onde podem ser encontrados nódulos e tubérculos, além do comprometimento de múltiplos troncos nervosos. Dentro do espectro clínico da doença, a hanseníase *borderline* é a forma clínica que caminha entre os poos tuberculoide e lepromatoso e pode ser dividida em três subtipos: *borderline* tuberculoide (BT), *borderline-borderline* (BB) e *borderline* virchowiana (BV). Hanseníase neural pura: ocorre em 5% a 15% – biópsia de nervo.

Os quadros reacionais são classificados em: reação tipo 1 ou RR e reação tipo 2 ou ENH. A reação do tipo 1 ocorre frequentemente na forma *borderline* e está associada ao aumento da resposta imune mediada por células contra os antígenos do *M. leprae*. A reação do tipo 2 ocorre predominante em pacientes da forma clínica VV, e algumas vezes em pacientes da forma BV (Quadro 1).

QUADRO 1 Reações hansênicas

Resposta imune direcionada aos antígenos do *Mycobacterium leprae*
Reação reversa ou tipo 1 *Borderline* Reação de hipersensibilidade do tipo IV de Coombs & Gell: súbito aumento da imunidade mediada por células Resposta inflamatória no sítio de localização do antígeno (pele e nervos)
Eritema nodoso hansênico ou tipo 2 BV (10-20%), VV (25-50%) Reação de hipersensibilidade do tipo III de Coombs & Gell Resposta inflamatória sistêmica à deposição de imunocomplexos, infiltração neutrofílica e ativação do sistema de complemento
Neurite Dor espontânea, nervos doloridos ao tocar/pressionar, parestesia, perda sensorial, motora ou autonômica

Fonte: adaptada de Int J Leprosy. 2002;339-41.

Manifestações articulares

Em dois estudos com grande número de pacientes, com todas as formas clínicas da hanseníase, a prevalência de envolvimento articular foi de 1,1% e 6,3%. Em pacientes hospitalizados, a frequência é elevada (57% a 77%), provavelmente por se encontrarem em estado reacional.

As manifestações reumáticas são relativamente comuns durante o curso da doença; acometimento articular pode ocorrer no curso das reações hansênicas em pacientes com hanseníase VV e nas formas instáveis. Entretanto, também foram descritos acometimentos articulares em pacientes sem reação, abrangendo todas as formas clínicas da doença.

O comprometimento osteoarticular na hanseníase foi descrito pelos chineses desde 600 a.C. No curso da hanseníase, classicamente foram descritos três tipos de acometimento osteoarticular: 1) artropatias neuropáticas ou de Charcot acometendo as extremidades; 2) osteíte ou artrites sépticas específicas decorrentes da presença do bacilo intra-articular; e 3) osteíte ou artrites sépticas não específicas, secundárias à infecção piogênica originada nas ulcerações cutâneas. Além dos mecanismos descritos, também foi relatada artropatia inflamatória no curso da hanseníase, independente da presença do agente infeccioso, sugerindo que a inflamação articular possa ser causada por outros mecanismos. As características clínicas e articulares na hanseníase são citadas na Tabela 1.

Manifestações associadas a estados reacionais

A manifestação articular inflamatória ocorre mais frequentemente durante as reações hansênicas, é aguda, pode ocorrer em todas as formas clínicas da hanseníase e não deixa sequelas clínicas.

Na reação tipo 1 ou RR, a artrite tem início agudo ou subagudo, poliarticular e simétrico, acometendo principalmente os punhos, metacarpofalangeanas (MCF) e interfalangeanas proximais (IFP). Ocorre preferencialmente quando existem lesões próximas as articulações. Geralmente, não há comprometimento sistêmico, as manifestações são localizadas, como neurites isoladas ou acompanhadas de lesões cutâneas. Costumam surgir concomitantemente ou precedem as outras manifestações clínicas da hanseníase.

Na reação hansênica tipo 2 ou ENH, a artrite geralmente tem início súbito, é predominantemente poliarticular, acometendo principalmente joelhos, tornozelos, punhos, MCF e IFP, de forma semelhante à artrite reumatoide (AR) de início agudo. A poliartrite é acompanhada por dor intensa e evolui na maioria das vezes sem deixar sequelas clínicas ou radiológicas, remitindo com a instituição da terapêutica antimicobacteriana ou antirreacional.

Oligo e monoartrite são menos frequentemente observadas; na maioria dos casos a ar-

TABELA 1 Características clínicas e articulares na hanseníase

Apresentação	Início	Simetria	Poliartrite	Articulações envolvidas	Erosão	*M. leprae* na sinóvia	Resposta à terapia multidroga
Reação hansênica	Agudo	Sim	Sim	Punho, MCF, MTF, IFP e tornozelo	±	Sim	Boa
Síndrome mãos/pés	Agudo	Sim	Sim	Tornozelo, punho, IFP e MTF	Não	Sim	Boa
Artrite crônica	Insidioso	Sim	Sim	Punho, MCF, MTF, IFP e joelho	+	±	Moderada
Artropatia de Charcot	Insidioso	Não	Mono a poliarticular	Mãos e pés, tornozelo, joelho e punho	+	Não	Sem função
Tenossinovite	Agudo a insidioso	±	–	Tendões extensores das mãos e dos pés	–	Sim	Boa

Fonte: adaptada de Chauhan et al., 2010. IFP: interfalangeanas proximais; MCF: metacarpofalangeanas; MTF: metatarsofalangeanas.

trite aparece simultaneamente com as lesões cutâneas reacionais tipo ENH ou polimorfo. A intensidade varia de casos discretos de ENH com lesões pouco dolorosas, sem comprometimento do estado geral, a casos mais graves com formação de lesões vesicobolhosas e pustulosas, lesões ulceradas e necróticas, acompanhadas de sintomas sistêmicos. Também pode preceder ou suceder o quadro cutâneo. A instalação da artrite pode ser precedida de poliartralgia ou mialgias difusas. Apesar de remitir com o tratamento do quadro reacional ou da hanseníase, é frequentemente recorrente e pode ser de longa duração.

Além do quadro cutâneo e articular, nas reações do ENH os pacientes podem apresentar febre, astenia, anorexia, eritema malar, fenômeno de Raynaud, prostração, irite, iridociclite, miosite, orquiepididimite, glomerulonefrite, neurite, adenomegalias e hepatoesplenomegalia.

Esses quadros desaparecem entre 1 e 2 semanas após o tratamento adequado e não deixam sequelas irreversíveis, podendo ocorrer muitas vezes recidivas após um período assintomático variável de poucos dias até nove meses e alguns apresentam exacerbação subentrantes.

Manifestações não associadas a estados reacionais

A artropatia de Charcot, também conhecida como artropatia neuropática, é caracterizada por luxação articular, fraturas patológicas e deformidades incapacitantes, comprometendo frequentemente as articulações que suportam o peso, como os joelhos e tornozelos. A incidência e a prevalência estimada são aproximadamente de 10% dos pacientes com hanseníase.

A artrite não reacional tem início insidioso e evolução crônica, poliartrite simétrica de grandes e pequenas articulações, com períodos de exacerbação e remissão, edema recorrente e prejuízo da função articular. Comprometimento monoarticular ou oligoartrite assimétrica dos membros inferiores também foram observados. As articulações comumente comprometidas são: punhos, articulações das mãos e dos pés e os joelhos. As manifestações articulares surgiram alguns meses a anos após a manifestação cutânea. São observadas em todas as formas clínicas da hanseníase, mas é mais comum nos pacientes com a forma VV. Tenossinovites, entesites e sacroiliítes também podem ser encontradas. Ao contrário das artrites dos estados reacionais, elas

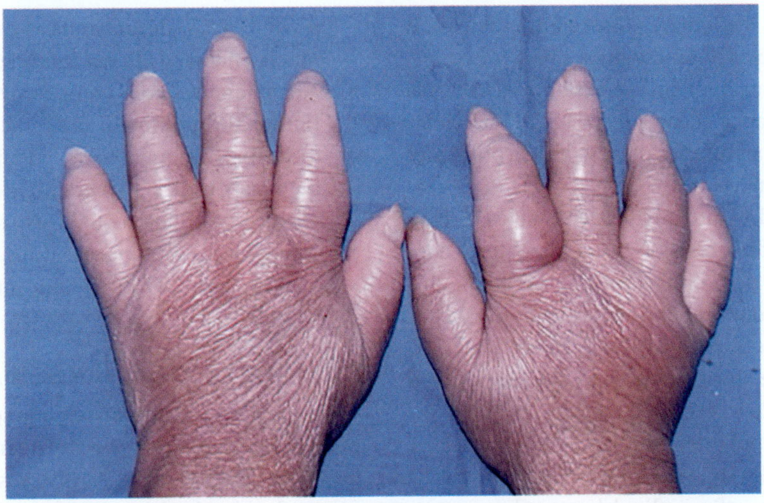

FIGURA 2 Artrite de mãos em reação tipo 2 (ENH) – mão reacional. Fonte: Pernambuco, 1988.

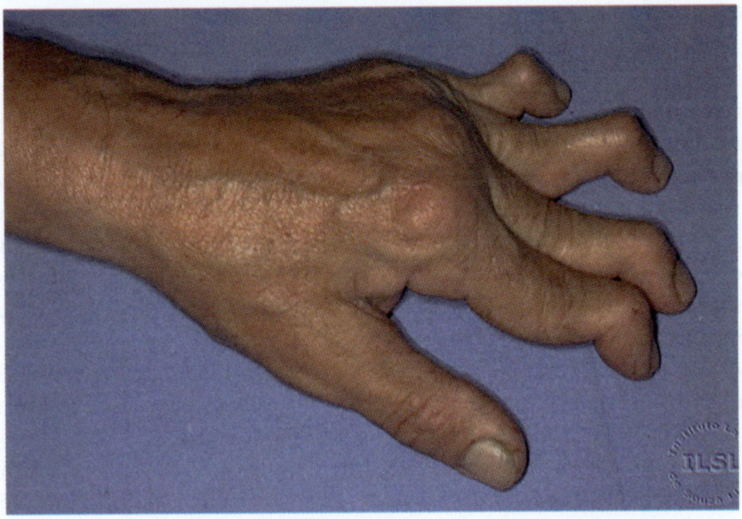

FIGURA 3 Sequela de artrite de mão, após reação tipo 2 – características de AR-símile. Fonte: Pernambuco, 1988.

são mais persistentes e progressivas e não respondem aos anti-inflamatórios não hormonais (AINHs) e medicamentos antimicrobacterianos. A maioria apresentava artrite erosiva e deformidades características da AR.

EXAMES COMPLEMENTARES

As alterações laboratoriais são inespecíficas. Os reagentes de fase aguda estão elevados, como a velocidade de hemossedimentação e a proteína C-reativa. Podemos encontrar uma variedade de autoanticorpos, incluindo anticorpos antinucleares, fator reumatoide (FR), anticorpos antipeptídeos citrulinados cíclicos, anticorpos anti-DNA nativo, anticorpos anticitoplasma de neutrófilos (ANCA), anticorpos anticardiolipina, anticorpos anti-β2, glicoproteína I, anticorpos contra proteínas do citoesqueleto, tireoglobulina, células T e antígenos testiculares. Esses anticorpos são mais frequentes nos indivíduos com a forma VV, entretanto, sua frequência é bastante variada. Na forma TT, paucibacilar, a resposta imune celular é eficiente e a presença de autoanticorpos é menos frequente.

O líquido sinovial apresenta celularidade variável, podendo ser do tipo inflamatório com predomínio de polimorfonucleares, ou não inflamatório com predominância linfo-histiocitária, com presença ou não de bacilos.

O exame histopatológico da sinóvia mostrou espessamento e congestão sinovial, exsudato intracavitário com infiltrado de polimorfonucleares, hiperplasia dos sinoviócitos e infiltrados focais de células mononucleares. Também, em alguns casos, bacilos fragmentados no endotélio vascular.

Radiografias

As lesões osteoarticulares atribuídas à hanseníase podem ser divididas em específicas e não específicas e incluem alterações secundárias a processo inflamatório articular e osteoporose.

- **Alterações específicas** em mãos e pés: edema fusiforme de partes moles, rarefação óssea, cistos únicos ou múltiplos localizados nas epífises ou diáfises, alargamento dos forames de nutrição, necrose, periostite, osteíte e osteomielite. Tardiamente, fratura patológica e colapso epifisário e subluxações. A periosteíte leprosa usualmente envolve as extremidades das falanges média e proximal nas mãos e nos pés, e cabeça dos metatarsos. Periostite e osteíte podem ocorrer em ossos longos como na tíbia, fíbula e extremidade distal da ulna. Na deformidade em garra das mãos, evidenciam erosões das superfícies articulares, fraturas e outras evidências de artrite destrutiva.
- **Alterações não específicas:** na hanseníase, são as lesões mais comuns. Forma hipertrófica: destruição e fragmentação, esclerose óssea e formação de osteófitos. Forma atrófica: reabsorção óssea afila e/ou encurta as falanges, metacarpos e metatarsos. A reabsorção distal diminui o comprimento ósseo e a reabsorção do osso trabecular e reduz a largura. A combinação de ambas dá ao osso uma aparência chamada "*licked candy stick*".
- **Nos pacientes com comprometimento articular inflamatório**, as alterações radiológicas mais frequentes são edema fusiforme de partes moles, osteopenia periarticular, erosões e estreitamento do espaço articular; osteopenia e osteoporose difusa; sacroileíte com esclerose, erosões e diminuição do espaço articular.

DIAGNÓSTICO DA HANSENÍASE

O diagnóstico da hanseníase pode ser difícil, especialmente em regiões não endêmicas ou de prevalência muito baixa. As diversas queixas clínicas relacionadas à hanseníase muitas vezes se assemelham a outras enfermidades de evolução clínica insidiosa, tornando um desafio o diagnóstico nos primeiros meses e anos da hanseníase.

Porém, o diagnóstico é realizado através do exame clínico, quando se buscam os sinais dermatológicos e neurológicos característicos da doença e sua história epidemiológica (fonte de infecção), sendo definido pelo Ministério da Saúde do Brasil um caso de hanseníase pela presença de pelo um ou mais dos seguintes critérios:

- Lesão(ões) e/ou área(s) da pele com alteração de sensibilidade térmica e/ou dolorosa e/ou tátil.
- Espessamento de nervo periférico, associado a alterações sensitivas e/ou motoras e/ou autonômicas.
- Presença do *M. leprae*, confirmada na baciloscopia de esfregaço intradérmico ou na biópsia de pele.

A baciloscopia é o exame microscópico onde se observa o *M. leprae* diretamente nos esfregaços de raspados intradérmicos das lesões hansênicas ou de outros locais de coleta selecionados: lóbulos auriculares e/ou cotovelos e lesão quando houver. Essa técnica é executada de forma simples pela coloração do raspado com a metodologia de Ziehl-Neelsen e verificação do índice baciloscópico em microscópio. Por nem sempre evidenciar o *M. leprae*, a baciloscopia negativa não afasta o diagnóstico da hanseníase.

Em virtude da dificuldade de encontrar bacilos álcool-ácido-resistentes por meio de métodos histopatológicos nas fases iniciais da doença, a reação em cadeia de polimerase (PCR) tem sido usada com sucesso na detecção de bacilos presentes em pequena quantidade nos tecidos. A PCR é uma técnica molecular utilizada para amplificar o DNA de *M. leprae*, de elevada acurácia, apresentando sensibilidade de 72% e especificidade de 87% para a forma multibacilar (MB). Em paciente paucibacilíferos (PB), a sensibilidade cai para 45%, mas a especificidade se mantém estável, em 86%. A técnica se mostra particularmente útil em casos clínicos de difícil diagnóstico, com baciloscopia negativa e histologia inconclusiva.

A pesquisa do anticorpo IgM anti-PGL-1 por meio de teste rápido tem sido recomendada nos contactantes de pacientes com hanseníase sem lesões clínicas características, visando à detecção precoce da doença. A positividade, entretanto, não implica no diagnóstico de hanseníase, uma vez que, em áreas endêmicas, a positividade do teste pode traduzir mera infecção subclínica. A sorologia anti-PGL-1 tem se mostrado útil no monitoramento da eficácia terapêutica, como marcadores de recidiva e para identificar contactantes com maior risco para desenvolver a doença, além de auxiliar na classificação operacional de pacientes para fins de tratamento. A sorologia não se encontra disponível comercialmente, limitando-se a alguns centros de pesquisa.

DIAGNÓSTICO DAS MANIFESTAÇÕES ARTICULARES

As diversas queixas clínicas relacionadas à hanseníase muitas vezes se assemelham a outras enfermidades de evolução clínica insidiosa, tornando um desafio o diagnóstico nos primeiros meses e anos da hanseníase. Além do mais, as similaridades clínicas e laboratoriais entre hanseníase e doenças reumáticas autoimunes podem confundir o diagnóstico.

A combinação de artrite, tenossinovite com ou sem parestesia ou espessamento nervoso é altamente sugestiva de hanseníase.

DIAGNÓSTICO DIFERENCIAL

As semelhanças das manifestações clínicas e laboratoriais entre hanseníase VV e BB com as doenças do colágeno levam comumente ao diagnóstico errôneo como doenças do tecido conjuntivo e outras doenças infecciosas. As alterações clínicas e laboratoriais presentes no lúpus eritematoso sistêmico, na dermatomiosite e AR estão presentes na hanseníase VV: artrite, *rash* malar, vasculites, mialgias e miosites, linfopenia, AANs, FR, antifosfolipídeos e anticorpo anticitoplasma de neutrófilo.

Devido ao aspecto clínico do quadro cutâneo, o diagnóstico diferencial deve ser feito principalmente com erisipela, vasculites, sífilis, eritema polimorfo e linfoma cutâneo.

Nos casos nos quais a poliartrite simétrica de pequenas e grandes articulações precede as manifestações cutâneas e as neurológicas, a hanseníase pode ser confundida com a AR e com as espondiloartrites, quando o envolvimento é oligoarticular assimétrico nos membros inferiores.

TRATAMENTO DA HANSENÍASE

Uma vez diagnosticada a hanseníase, a poliquimioterapia (PQT) é o esquema de primeira linha para o tratamento, recomendado pela OMS desde 1982 e adotado no Brasil como único esquema terapêutico desde o início da década de 1990. Consiste na associação de três antimicrobianos (rifampicina, dapsona e clofazimina) com administração associada, que leva à cura em até 98% dos casos tratados, com baixa taxa de recidiva, estimada internacionalmente em torno de 1% dos casos tratados em um período de 5 a 10 anos.

Até recentemente a PQT era administrada em 2 esquemas terapêuticos distintos, sendo um composto por rifampicina, clofazimina e dapsona para casos MB e outro composto apenas por rifampicina e dapsona, destinado aos PB. No entanto, desde 2018 a OMS passou a preconizar o uso dos 3 medicamentos para o tratamento de todos os casos de hanseníase, independentemente da classificação operacional, mantendo o tempo de 6 doses mensais para casos PB e 12 doses mensais para os casos MB. No Brasil, esse esquema terapêutico foi oficialmente adotado em 2021, quando passou a ser denominado PQT única (PQT-U).

TRATAMENTO DAS MANIFESTAÇÕES ARTICULARES

Anti-inflamatórios não hormonais, glicocorticoides em doses baixas, talidomida, metotrexato ou anti-TNF alfa para comprometimento articular. Doses altas de corticoides são indicadas quando houver concomitantes neurite grave, orquiepididimite, envolvimento ocular e mão reacional. Pode-se usar difosfato de cloroquina ou sulfassalazina. Com a terapêutica adequada para a reação, com talidomida e corticosteroide, há remissão do quadro cutâneo e articular em uma a duas semanas.

PROGNÓSTICO

O diagnóstico precoce e o tratamento adequado da doença e dos estados reacionais são ações estratégicas importantes para prevenção das incapacidades físicas e das sequelas irreversíveis. Os prognósticos e a evolução são favoráveis, com cura sem sequelas, exceto se houver fraturas patológicas.

CONSIDERAÇÕES FINAIS

Quando o reumatologista investiga as doenças que comprometem os músculos, ossos e articulações, pode haver agregação de outros diagnósticos, mesmo nos casos em que há doença de base já estabelecida. Essas peculiaridades na análise clínica podem dificultar a definição diagnóstica e a conduta terapêutica. O importante ao se definir a etiologia das queixas de forma acurada é evitar tratamentos incorretos ou retardar o manejo adequado.

REFERÊNCIAS BIBLIOGRÁFICAS

1. Brasil. Ministério da Saúde. Secretaria de Vigilância em Saúde. Boletim epidemiológico de hanseníase 2023. Brasília: Ministério da Saúde; 2023.
2. Brasil. Ministério da Saúde. Secretaria de Vigilância em Saúde. Nota técnica no 16/2021/CGDE/DCCI/SVS/MS. Orientações a Estados e Municípios para a implementação da "ampliação de uso da clofazimina para o tratamento da hanseníase paucibacilar, no âmbito do Sistema Único de Saúde", conforme o determinado na Portaria SC. 2021:2-6.
3. Britton WJ, Lockwood DN. Leprosy. Lancet. 2004;363(9416):1209-19.
4. Chauhan S, Wakhlu A, Agarwal V. Rheumatology (Oxford). 2010;49(12):2237-42.
5. Dionello CF, Rosa Utiyama SR, Radominski SC, Stahlke E, Stinghen ST, de Messias-Reason IJ. Evaluation of rheumatoid factor and anti-citrullinated peptide antibodies in relation to rheumatological manifestations in patients with leprosy from Southern Brazil. Int J Rheum Dis. 2016;19(10):1024-31.
6. Faber WR, Jensema AJ, Goldschmidt WF. Treatment of recurrent erythema nodosum leprosum with infliximab. N Engl J Med. 2006;355(7):739.
7. Foss NT. Episódios reacionais na hanseníase. Medicina. 2003;36 (2/4):453-9.
8. Froes Junior LAR, Sotto MN, Trindade MAB. Leprosy: clinical and immunopathological characteristics. An Bras Dermatol. 2022;97:338-47.
9. Lugão HB, Frade MA, Marques W Jr, Foss NT, Nogueira-Barbosa MH. Ultrasonography of leprosy neuropathy: a longitudinal prospective study. PLoSNegl Trop Dis. 2016;10(11):e0005111.
10. Negera E, Bobosha K, Walker SL, Endale B, Howe R, Aseffa A, et al. New insight into the pathogenesis of erythema nodosum leprosum: the role of activated memory T-cells. Front Immunol. 2017;8:1149.
11. Pereira HL, Ribeiro SL, Pennini SN, Sato EI. Leprosy-related joint involvement. Clin Rheumatol. 2009; 28:79–84.
12. Pereira HLA, Ribeiro SLE, Ciconelli RM, Fernandes ARC. Imaging methods evaluation in osteoarticular and peripheral nerves involvement in leprosy. Rev Bras Reumatol. 2006;46:30-5.
13. Prasad S, Misra R, Aggarwal A, Lawrence A, Haroon N, Wakhlu A, et al. Leprosy revealed in a rheumatology clinic: a case series. Int J Rheum Dis. 2013; 16(2):129-33.
14. Ramien ML, Wong A, Keystone JS, Severe refractory erythema nodosum leprosum successfully treated with the tumor necrosis factor inhibitor etanercept. Clin Infect Dis. 2011;52(5):e133-5.
15. Ribeiro SL, Pereira HL, Mangueira CL, Ferreira CE, Rosseto E, Sheinberg M. The development of arthritis and antinuclear antibodies correlate with serum 25-hydroxyvitamin D levels in patients with leprosy. Ann Rheum Dis. 2012;71(12):2062-3.
16. Ribeiro SL, Pereira HL, Silva NP, Neves RM, Sato EI. Anti-cyclic citrullinated peptide antibodies and rheumatoid factor in leprosy patients with articular involvement. Braz J Med Biol Res. 2008;41(11):1005-10.
17. Ribeiro SL, Pereira HL, Silva NP, Sato EI, Passos LF, Dos-Santos MC. Long-term persistence of anti-β2 glycoprotein I in treated leprosy patients. Lupus. 2014;23(12):1249-51.
18. Ribeiro SLE, Pereira HLA, Boechat AL, Silva NP, Sato EI, das Graças Souza Cunha M, et al. Epidemiological, clinical and immune factors that influence the persistence of antiphospholipid antibodies in leprosy. Adv Rheumatol. 2019;59(1):52.

19. Ribeiro SLE, Pereira HLA, Silva NP, Sato EI. Autoantibodies in leprosy patients, with and without joint involvement, in the state of Amazonas. Bras J Rheumatol. 2009;49(5):547-61.
20. Ridley DS, Jopling WH. Classification of leprosy according to immunity. A five group system. Int J Lepr Other Mycobact Dis. 1966;34(3):255-73.
21. Wakhlu A, Sawlani KK, Himanshu D. Rheumatological manifestations of Hansen's disease. Indian J Rheumatol. 2018;13:14-9.
22. World Health Organization (WHO). Global leprosy (Hansen disease) update, 2020: impact of COVID-19 on global leprosy control. Weekly Epidemiological Record. 2020;96(36).
23. Yamamura M, Wang XH, Ohmen JD, Uyemura K, Rea TH, Bloom BR, et al. Cytokine patterns of immunologically mediated tissue damage. J Immunol. 1992;149(4):1470-5.

98

Artrites fúngicas

José Carlos Amaral Filho
Danyenne Rejane de Assis

INTRODUÇÃO

As artrites fúngicas são infrequentes, entretanto, devido ao aumento da população de imunocomprometidos, utilização de dispositivos e materiais protéticos implantáveis, bem como avanços de técnicas diagnósticas, vem ocorrendo um inequívoco aumento na sua incidência, motivo pelo qual requerem mais atenção e cuidado. A apresentação pode variar de indolente a altamente agressiva. A origem é geralmente hematogênica, devido à rica vascularização do tecido sinovial, ou por contiguidade de um foco infeccioso ou inoculação direta (incluindo procedimento médicos invasivos). Apresentam expressiva morbidade e mortalidade, o que em parte se deve ao difícil diagnóstico, à relativa ineficácia dos antifúngicos e às condições do hospedeiro. Para o diagnóstico definitivo usualmente são necessários a cultura e o estudo anatomopatológico, apesar dos biomarcadores fúngicos e métodos moleculares poderem ter contribuição mais rápida, especialmente em pacientes de alto risco. Porém, esses testes ainda são de difícil acesso em muitos lugares. O manejo terapêutico é complexo, exigindo frequente associação de terapia antifúngica prolongada e intervenção cirúrgica. Apesar dos avanços, a abordagem terapêutica eficaz precisa ser mais bem definida.

CONCEITO E EPIDEMIOLOGIA

Artrite fúngica é definida como uma infecção articular na qual são isolados fungos nas culturas do líquido e/ou do tecido sinovial. São descritas mais de cem mil espécies de fungos na literatura, das quais cerca de 150 são consideradas patogênicas para seres humanos ou animais. Embora artrites por fungos possam ocorrer em indivíduos saudáveis (usualmente por inoculação traumática, incluindo procedimentos médicos invasivos), é nos imunocomprometidos ou cronicamente doentes que se observa o aumento da frequência e da diversidade de patógenos (Quadro 1). Nas últimas duas décadas, a frequência de artrites por *Candida* spp. vem aumentando em paralelo à maior incidência desse patógeno em pacientes hospitalizados e/ou cronicamente doentes, submetidos a múltiplas intervenções e ao uso prolongado de antimicrobianos de amplo espectro.

INFECÇÕES FÚNGICAS EM USUÁRIOS DE IMUNOBIOLÓGICOS

Os fármacos denominados imunobiológicos são um grande avanço no tratamento de muitas doenças autoimunes. Ocorre que induzem uma conveniente resposta anti-inflamatória, mas por vezes também induzem a inconveniente imunossupressão. Decorrente disso, vêm sendo relatados casos de artrites fúngicas em pacientes em uso de imunobiológicos. Em pacientes residentes em áreas endêmicas de coccidioidomicose e de histoplasmose sob tratamento com anti-TNF-alfa, sobretudo o infliximabe, que sabidamente desestabiliza o granuloma, foram descritas séries de casos dessas infecções. Casos de outras infecções fúngicas, a exemplo de artrites por *Candida* spp., em pacientes sob uso

QUADRO 1 Características epidemiológicas dos principais fungos envolvidos em infecções osteoarticulares

Agente	Fonte/localização	Fatores de risco
Aspergillus spp. (filamentoso)	Solo e poeira, distribuição mundial	Procedimentos médicos invasivos, próteses, doenças granulomatosas crônicas, trauma com inoculação direta, imunossupressão prolongada e intensa
Blastomyces dermatidis (dimórfico)	Centro, sul, sudeste e centro-oeste dos Estados Unidos e Canadá	Atividades laborais ao ar livre, escavações, construções, uso de terapias imunossupressoras, colagenoses e drogadição
Candida spp. (levedura)	Flora humana habitual	Candidíase disseminada prévia, perda da integridade da pele, diabetes, neoplasia, desnutrição, uso de drogas endovenosas, terapias imunossupressoras, incluindo glicocorticoides, uso prolongado de antimicrobianos de amplo espectro, síndrome de hiperalimentação e uso de cateter venoso central
Coccidioides spp. (dimórfico)	Solo. Sudoeste dos Estados Unidos, México, algumas regiões da América Central e do Sul	Atividades ao ar livre em imunocompetentes e reativação de infecção preexistente em imunossuprimidos
Cryptococcus neoformans (levedura)	Excrementos de pombos, variante *gattii*: nordeste dos Estados Unidos, oeste do Canadá, Brasil (Norte e Nordeste)	Uso de corticosteroides, neoplasias hematológicas, HIV
Histoplasma capsulatum (dimórfico)	Solo com excrementos de pássaros e morcegos. Centro-oeste dos Estados Unidos, América Central e do Sul (*H. capsulatum*); África (*H. duboisii*)	Condições imunossupressoras, particularmente aids (*H. capsulatum*) e exposição ambiental (*H. duboisii*)
Paracoccidoidis brasiliensis (dimórfico)	Solo. América Latina, com maior incidência no Brasil, Venezuela, Colômbia e Argentina	Atividades laborais ao ar livre
Sporothrix shenckii (dimórfico)	Solo, animais, especialmente os gatos, vegetação em decomposição	Atividades laborais ao ar livre, alcoolismo e desordens mieloproliferativas
Fungos hialinos não *Aspergilus* spp. (mais comuns: *Scedosporium* spp.; *Fusarium* spp.)	Águas poluídas, matéria orgânica em decomposição, produtos contaminados e solo	Trauma, cirurgia prévia, condições imunossupressoras, como neoplasias hematológicas, doenças granulomatosas crônicas, transplante de órgãos sólidos e medula óssea, HIV
Feohifomicoses (fungos demáceos ou "fungos negros")	Meio ambiente em locais de clima quente e baixas latitudes	Transplante de órgãos ou de medula óssea, traumas, fraturas, ferimentos penetrantes em imunocompetentes

de outros imunobiológicos são também descritos. Keane e autores encontraram, em um estudo observacional, 12 casos de pneumocistose, sete de histoplasmose, sete de candidíase severa e seis de aspergilose em uma coorte de 147 mil pacientes tratados com infliximabe. Deve-se ter cautela na indicação desses fármacos em pacientes que já tiveram infecções fúngicas, sob pena de reativação destas também nos indivíduos que, por diversas razões, estão mais expostos a infecções fúngicas. Nesses casos, a profilaxia com antifúngicos parece ser interessante.

ETIOLOGIA

A causa das artrites fúngicas inclui *Candida* spp., *Aspergillus* spp., *Cryptococcus* spp., *Mucorales*, micoses endêmicas (*Histoplasma capsulatum*, *Blastomyces dermatitidis* e espécies *Coccidioidis*); uma vasta gama de outros fungos oportunistas, incluindo *Fusarium* spp., *Scedosporium* spp. e fungos demáceos, tem sido reportada. *Candida* spp. se sobressai nos eventos de disseminação hematogênica (especialmente em imunossuprimidos), sendo *Candida albicans* o mais frequente. *Aspergillus* spp. são descritos como a segunda etiologia mais frequente, sobretudo nos casos de infecção por contiguidade, inoculação traumática e após procedimentos invasivos, sendo o *Aspergillus fumigatus* o mais comum. Os fungos dito endêmicos se sobressaem nas respectivas regiões em que ocorrem. As artrites por *Fusarium* spp., *Curvularia* spp., *Trichosporum asahii*, *Talaromyces marneffei* (antigo *Penicillium marneffei*), *Scedosporium prolificans* e *Scedosporium apiospermum* (*Pseudollascheria boydii*) podem ser observadas tanto em pacientes imunocompetentes como em imunocomprometidos.

PATOGENIA

As artrites fúngicas podem ocorrer por via hematogênica, com envolvimento de múltiplos órgãos ou com envolvimento articular isolado. O envolvimento de mais de uma articulação é comum nessa via. Qualquer articulação pode ser afetada, sendo os joelhos mais acometidos, embora nas infecções por *Aspergillus* spp. a coluna seja frequentemente afetada. As articulações também podem ser atingidas por contiguidade com focos ósseos ou tecidos adjacentes, ou por inoculação direta, durante o implante de próteses, órteses, cateteres, instrumentação do espaço articular, artrocenteses diagnósticas ou terapêuticas, traumas penetrantes ou corpos estranhos. Em indivíduos sem comprometimento imunológico, a infecção é tipicamente introduzida dessa forma. Incluem-se nesse grupo as infecções produzidas por exposições nosocomiais, decorrentes de procedimentos cirúrgicos e/ou inserção de dispositivos invasivos, usuários de drogas endovenosas, vítimas de traumas penetrantes etc. Há descrição de surto de infecção por *Exserohilum rostratum* relacionado à contaminação de esteroides sem conservantes utilizados para injeções espinhais e paraespinhais. Nos hospedeiros imunocomprometidos, embora os traumas penetrantes possam igualmente infectar a articulação, a disseminação hematogênica deve ser considerada.

QUADRO CLÍNICO

É comum o paciente com artrite fúngica apresentar comorbidades e/ou tratamentos que afetem o sistema imune ou que tenha se submetido a procedimentos invasivos ou acidentes com introdução de corpos estranhos. As artrites fúngicas entram no rol das artrites infecciosas crônicas, sendo usualmente monoarticulares e eventualmente oligoarticulares. Têm em geral início insidioso e curso indolente, subagudo ou crônico. A pobreza de achados clínicos associada ao potencial de levar a dano cartilaginoso pode resultar em artrose secundária com considerável perda da função articular. O derrame articular usualmente é pequeno. Nas artrites fúngicas em pacientes imunocompetentes, ao exame articular encontramos geralmente uma monoartrite com discretos sinais flogísticos. Na inspeção e palpação, podemos constatar que o aumento do volume articular, a dor, o calor e o rubor são discretos. Pode haver postura antálgica, com certo grau de flexão articular. A febre está notadamente ausente na maioria dos casos, exceto nos pacientes imunossuprimidos, quando os achados sistêmicos podem estar presentes, indicando a disseminação por via hematogênica. Pode haver oligoartrites, sendo a poliartrite incomum. Dependendo da patogenicidade do organismo subjacente, do sítio da infecção e do estado clínico do hospedeiro, as artrites fúngicas também podem se apresentar com grande variedade de sintomas e modos de início. Dor localizada, edema e outros sinais típicos de inflamação podem estar presentes e com a cronicidade podem se desenvolver drenagens fistulosas e extensão da infecção para os tecidos moles.

EXAMES COMPLEMENTARES

Os marcadores inflamatórios sistêmicos podem estar normais ou minimamente elevados. O exame direto ou a coloração de Gram de esfregaços de líquido sinovial geralmente falham em permitir a visualização do microrganismo. As contagens de leucócitos na análise do líquido sinovial frequentemente se assemelham às encontradas em artrites inflamatórias não infecciosas, os níveis de glicose podem estar normais ou diminuídos, e as culturas são frequentemente negativas. Colorações especiais podem ser utilizadas para identificar fungos nos tecidos. Culturas para fungos também devem ser obtidas do sangue, líquido e/ou tecido sinovial. Contudo, os fungos geralmente requerem um período longo de incubação e meios de cultivo específicos, com exceção da *Candida* spp., que pode ser cultivada em meios de cultura comuns, para aeróbios, mas com crescimento somente em 30 a 50% dos casos. Podem ser necessárias múltiplas coletas para o diagnóstico e se faz necessário um período mínimo de 4 semanas para considerar negativa a cultura. Alguns biomarcadores podem contribuir para o diagnóstico das artrites fúngicas, incluindo 1,3 beta-D-glucana (BDG) e galactomanana. O DNA fúngico pode ser amplificado por reação em cadeia da polimerase. Há um interesse crescente no uso de métodos moleculares e métodos de detecção de antígenos como substitutos para a histopatologia e as culturas. Alguns ensaios já se encontram aprovados pelo *Food and Drug Administration* (FDA), mas com o acesso ainda restrito. Os exames de imagem tipicamente não são diagnósticos, mas a ausência de renovação óssea e reação periostal em área de osteomielite adjacente pode despertar a suspeita de etiologia fúngica. Destruição óssea, derrame articular com extensão para partes moles, redução do espaço articular, sinovite e dano cartilaginoso são achados presentes. A ressonância magnética tem se mostrado a modalidade de imagem preferida pelo seu maior detalhamento anatômico e capacidade de detectar alterações precoces em ossos e estruturas adjacentes.

DIAGNÓSTICO E DIAGNÓSTICO DIFERENCIAL

Artrites infecciosas subagudas ou crônicas são usualmente causadas por fungos ou micobactérias e ocasionalmente por bactérias como *Borrelia burgdorferi* (doença de Lyme), *Tropheryma whippleii* (doença de Whipple), *Treponema pallidum* (sífilis terciária) e *Nocardia*. Causas parasitárias são raramente descritas por uma variedade de helmintos e filárias, apesar do grande número de pessoas infectadas por esses parasitas ao redor do mundo. Outras doenças podem ser mimetizadas pelas artrites fúngicas, incluindo neoplasias, sarcoidose e infecções bacterianas mais rotineiras, em casos de apresentações mais agudas, notadamente por *Candida* spp. As artrites fúngicas com apresentação insidiosa podem se comportar como artrites inflamatórias crônicas, por exemplo, a artrite reumatoide nos casos em que esta tenha apresentação mono ou oligoarticular. No Quadro 2, são apresentadas algumas considerações clínicas e de exames complementares que podem nortear o diagnóstico segundo o agente etiológico.

TRATAMENTO

Para a obtenção de resultados terapêuticos mais favoráveis em artrites fúngicas, recomenda-se considerar a abordagem combinada do tratamento medicamentoso com o cirúrgico (Quadro 3). A drenagem cirúrgica é recomendada na grande maioria dos casos, sendo a abordagem feita por desbridamento aberto ou por artroscopia. No ato cirúrgico, deve ser feita a coleta de líquido e tecido sinovial para fins de cultura e histologia. Recomenda-se a suspensão dos fármacos imunossupressores durante o tratamento. Os antifúngicos para essas infecções, a depender do agente etiológico, incluem a anfotericina B e suas formulações com ou sem 5-flucitosina, o fluconazol, os novos triazólicos de amplo espectro (itraconazol, voriconazol e posaconazol) e a classe das equinocandinas (caspofungina, micafungina e anidulafungina), que tem sido associada com a ação *in vitro* em biofilmes, frequentemente presentes em infecções

QUADRO 2 Características clínicas, de imagem e testes especiais para os principais agentes de artrites fúngicas

Fungo	Apresentação típica	Imagem	Testes especiais
Aspergillus spp. (filamentoso)	Artrite séptica no contexto de doença disseminada, podendo haver osteomielite vertebral ou por inoculação traumática	Destruição óssea e articular	Coloração de Grocott-Gomori pode mostrar hifas. Meios de cultura para fungos para tecidos e líquido sinovial são necessários, biomarcadores séricos galactomanana e 1,3 β-D-glucana podem ser positivos
Blastomyces dermatidis (dimórfico)	Artrite monoarticular aguda ou crônica. Pode haver pneumonia ou lesões cutâneas concomitantes	Lesões líticas ósseas em saca-bocado e derrame articular	Microscopia em lâmina do líquido sinovial pode ser positiva para leveduras em brotamento. Coloração de Grocott-Gomori em tecidos e cultura em meios para fungos
Candida spp. (levedura)	Artrite séptica monoarticular, especialmente de joelhos, sobretudo em pacientes imunocomprometidos	Derrame articular, podendo haver evidência de osteomielite	Cresce em meios de cultura habituais de sangue e líquido sinovial. Entre 30%-50% em hemocultura. Testes de sensibilidade estão disponíveis. 1,3 β-D-glucana pode ser positiva
Coccidioides spp. (dimórfico)	Artrite poliarticular como parte de síndrome de hipersensibilidade autolimitada ou artrite mono ou poliarticular subaguda ou crônica com febre e sinais flogísticos articulares	Achados refletem a duração da infecção, podem ser vistos cistos, erosões cartilaginosas e lesões líticas	Anticorpos séricos (título de fixação do complemento > 1:32). Coloração de Grocott-Gomori, cultura em meios para fungos de tecido ou líquido sinovial
Cryptococcus neoformans	Infecção articular crônica, geralmente envolvendo joelho	Edema de tecidos moles, derrame articular e lesões líticas em ossos adjacentes	Antígeno criptocócico sérico. Coloração de Grocott-Gomori e ácido periódico de Schiff em tecidos. Punção liquórica para detecção de infecção oculta em sistema nervoso central
Histoplasma capsulatum (dimórfico)	Artrite poliarticular simétrica como parte de síndrome de hipersensibilidade ou monoarticular no contexto de doença disseminada	Normal ou atrofia de superfícies articulares com alterações secundárias em ossos adjacentes	Sorologia por ELISA, PCR, coloração de Grocott-Gomori, cultura em meios para fungos de tecido ou líquido sinovial
Paracoccidioides brasiliensis (dimórfico)	Artrite crônica monoarticular, com sinais flogísticos, já na forma aguda juvenil, envolvimento articular acompanhado de acometimento do sistema fagocítico-mononuclear	Destruição da cartilagem, derrame e redução do espaço articular, lesões líticas ósseas adjacentes	Exame a fresco de espécimes clínicos. Coloração de Grocott-Gomori e ácido periódico de Schiff em tecidos

(continua)

QUADRO 2 Características clínicas, de imagem e testes especiais para os principais agentes de artrites fúngicas (*continuação*)

Fungo	Apresentação típica	Imagem	Testes especiais
Sporothrix schenckii (dimórfico)	Artrite crônica mono ou poliarticular	Redução do espaço osteoarticular, derrame articular, erosão de superfícies articulares, edema de partes moles e osteopenia periarticular	Cultura em meios para fungos para diagnóstico definitivo. ELISA, PCR, teste intradérmico com esporotriquina
Fungos hialinos não *Aspergilus* spp. (mais comuns: *Scedosporium* spp.; *Fusarium* spp.)	Artrite crônica em geral associada a osteomielite quando em pacientes imunossuprimidos	Ausência de achados de imagem específicos	Cultura de tecido ósseo ou líquido sinovial. Histopatológico com colorações por ácido periódico de Schiff, hematoxilina-eosina, metanamina de prata de Grocott-Gomori. Coloração de Fontana-Masson para diferenciar de feohifomicoses
Feohifomicoses (fungos demáceos ou "fungos negros")	Artrite séptica pós-trauma penetrante, síndrome clínicas osteoarticulares diversas	Lesões líticas ou destruição óssea	Cultura e exame histopatológico de espécimes clínicos com visualização das hifas pigmentadas escuras

ELISA: ensaio de imunoabsorção enzimática; PCR: reação em cadeia da polimerase.

envolvendo material protético. Infelizmente apenas os azólicos possuem apresentação oral. Importante ressaltar que o itraconazol tem absorção errática e diversas interações medicamentosas, sendo recomendado que seus níveis séricos sejam dosados após pelo menos duas semanas de uso, para se assegurar a adequada biodisponibilidade. Os novos triazólicos e a 5-fluocitosina em havendo a possibilidade também devem ter seus níveis terapêuticos monitorados para otimizar a eficácia e tolerabilidade. É preciso ter em mente que o tratamento das artrites fúngicas é prolongado, as recidivas são relativamente comuns e o isolamento e identificação do fungo facilitam o manejo.

Candidíase articular

Recomenda-se fluconazol na dose de 400 mg (6 mg/kg), por 8 semanas, ou caspofungina 50 a 70 mg/dia ou micafungina 100 mg/dia ou anidulafungim 100 mg/dia, por 2 semanas, seguido de fluconazol 400 mg/dia, por pelo menos 4 semanas. Anfotericina B formulação lipídica na dose de 3 a 5 mg/kg/dia (ou, na falta desta, anfotericina B deoxicolato 0,5-0,7 mg/kg/dia) por 2 semanas, seguida de fluconazol na dose de 400 mg/dia por pelo menos 4 semanas é uma alternativa. Em artrites sépticas envolvendo prótese, é recomendada a sua remoção e, se não for possível, deve-se manter o uso prolongado de fluconazol para fins de supressão crônica da infecção. O monitoramento da resposta terapêutica com biomarcadores de inflamação e imagem pode prover uma abordagem mais individualizada para guiar a duração da terapia.

Aspergilose articular

O tratamento é desafiador, sendo a melhor resposta encontrada com a associação de terapia antifúngica prolongada a desbridamento cirúrgico. Os resultados encontrados em uma revisão recente de mais de uma centena de casos mostram que a eficácia da monoterapia foi similar com anfotericina B ou voriconazol e também

QUADRO 3 Recomendações terapêuticas para os principais agentes patogênicos de artrites fúngicas

Agente	Tratamento recomendado	Alternativa	Duração	Considerações
Aspergillus spp.	Voriconazol 6 mg/kg, IV/VO, a cada 12 horas no primeiro dia e então 4 mg/kg, IV/VO, a cada 12 horas	Anfotericina B lipossomal 3 a 5 mg/kg/dia ou complexo lipídico 5 mg/kg/dia ou deoxicolato 1 mg/kg/dia	Mínimo 8 semanas	A maioria dos pacientes requer desbridamento cirúrgico. Curso prolongado de antifúngicos superior a seis meses é frequentemente necessário
Blastomyces dermatidis	Formas graves: anfotericina B complexo lipídico 3 a 5 mg/kg/dia, por 1 a 2 semanas ou até melhora, seguida de itraconazol 200 mg, 3 vezes ao dia por 3 dias e então 200 mg 2 vezes ao dia. Formas moderadas: itraconazol 200 mg, 3 vezes ao dia por 3 dias e então 200 mg 2 vezes ao dia	Formas graves: anfotericina B deoxicolato na dose de 0,7 a 1 mg/kg/dia, por 1 a 2 semanas ou até demonstração de melhora, seguida de itraconazol oral na dose de 200 mg, 3 vezes ao dia por 3 dias e então 200 mg 2 vezes ao dia	Mínimo 12 meses	Muitos casos necessitam de abordagem cirúrgica além do tratamento medicamentoso
Candida spp.	Fluconazol 400 mg (6 mg/kg), por 8 semanas ou caposfungina 50 a 70 mg/dia ou micafungina 100 mg/dia ou anidulafungim 100 mg/dia, por 2 semanas, seguido de fluconazol 400 mg/dia, por pelo menos 4 semanas	Anfotericina B, formulação lipídica 3 a 5 mg/kg/dia (ou, na falta desta, anfotericina B deoxicolato 0,5-0,7 mg/kg/dia) por 2 semanas, seguida de fluconazol 400 mg/dia	Mínimo de 4 semanas	Drenagem cirúrgica pode ser considerada. Em infecções envolvendo prótese, é recomendada a remoção. Não sendo possível, deve-se fazer antifúngico prolongado
Coccidioides spp.	Fluconazol 400 a 800 mg/dia	Itraconazol 200 mg 2 a 4 vezes ao dia	Períodos prolongados – 3 anos a vida toda	Para doença óssea severa, recomenda-se início com anfotericina B com posterior mudança para fluconazol. Em candidatos ao uso de imunobiológicos moradores de áreas endêmicas, recomenda-se o rastreamento com exame sorológico
Cryptococcus neoformans	Fluconazol 400 mg ao dia	–	6 a 12 meses, períodos maiores podem ser necessários se imunossupressão	Na presença de acometimento do SNC, a terapêutica é modificada, levando-se ainda em conta o grau de imunossupressão

(continua)

QUADRO 3 Recomendações terapêuticas para os principais agentes patogênicos de artrites fúngicas (*continuação*)

Agente	Tratamento recomendado	Alternativa	Duração	Considerações
Histoplasma capsulatum	Casos moderados: itraconazol 200 mg 3 vezes ao dia por 3 dias e depois 1 a 2 vezes ao dia. Casos severos: anfotericina B lipossomal 3 a 5 mg/kg/dia por 1 a 2 semanas, seguida de itraconazol 200 mg 2 vezes ao dia	Casos severos: anfotericina B deoxicolato 0,7 a 1 mg/kg/dia por 1 a 2 semanas, seguida de itraconazol 200 mg 2 vezes ao dia	Mínimo de 12 meses	As manifestações articulares da fase hiperimune respondem ao uso de AINE nos casos leves. Nos mais severos, considerar prednisona 0,5 a 1 mg/kg/dia – máximo de 80 mg/dia, com descalonamento em 2 a 3 semanas. Nesses casos, acrescentar itraconazol
Paracoccidoidis brasiliensis	Formas leves e moderadas: itraconazol 200 mg ao dia, por 9 a 18 meses. Formas graves com comprometimento sistêmico: anfotericina B deoxicolato 0,7 a 1 mg/kg/dia ou anfotericina B em formulação lipídica na dose de 3 a 5 mg/kg/dia por 2 a 4 semanas	Formas moderadas: SMX/TMP 800/160 mg a cada 8 ou 12 horas, por 12 a 24 meses. Formas graves: SMX/TMP 800 mg com 160 mg IV a cada 8 horas, com posterior troca para itraconazol	9 a 18 meses para itraconazol e 12 a 24 meses para SMX/TMP	O tempo ideal de tratamento não é bem estabelecido
Sporothrix shenckii	Itraconazol 200 mg, 2 vezes ao dia. Casos graves: indução com anfotericina B lipossomal 3 mg/kg/dia, ou complexo lipídico, 5 mg/kg/dia até resposta, seguido de itraconazol	Casos graves: indução com anfotericina B deoxicolato 0,7 a 1 mg/kg/dia até resposta, seguido de itraconazol	Mínimo de 12 semanas	O desbridamento cirúrgico não é comumente necessário, mas pode ser indicado, inclusive com finalidade diagnóstica
Fungos hialinos não *Aspergilus* spp. (mais comuns: *Scedosporium* spp.; *Fusarium* spp.)	Não há recomendação bem estabelecida. As duas medicações mais comumente utilizadas são a anfotericina B e suas formulações e o voriconazol nas doses descritas para aspergilose	–	Depende da erradicação completa da infecção com média de seis meses	A recuperação imunológica é fator crítico para desfecho favorável. Em imunocompetentes, a combinação de terapia antifúngica e desbridamento cirúrgico está associada a bom prognóstico na maior parte dos casos
Feohifomicoses (fungos demáceos ou "fungos negros")	Não há recomendação bem estabelecida. Em geral são tratadas com cursos prolongados de anfotericina B ou voriconizol isoladamente ou em associação	–	Variável, de semanas a meses	O prognóstico é melhor com a combinação da terapêutica antifúngica com desbridamento cirúrgico agressivo

similar com terapia combinada ou sequencial. Recomenda-se o voriconazol na dose de 6 mg/kg, IV/VO, a cada 12 horas no primeiro dia e então 4 mg/kg, IV/VO, a cada 12 horas por prazo não inferior a 8 semanas. Anfotericina B lipossomal na dose de 3 a 5 mg/kg/dia, anfotericina B complexo lipídico na dose de 5 mg/kg/dia ou anfotericina B deoxicolato na dose de 1 mg/kg/dia são alternativas. Cursos prolongados antifúngicos superiores a seis meses são frequentemente necessários na abordagem individualizada.

Histoplasmose articular

As manifestações articulares da fase hiperimune não representam infecção e respondem ao uso isolado de AINE nos casos mais leves. Nos casos mais severos, considerar a associação de prednisona em doses de 0,5 a 1 mg/kg/dia – máximo de 80 mg/dia, com descalonamento de dose em 2 a 3 semanas. Nesses casos, para evitar a disseminação, deve-se acrescentar o itraconazol na dose de 200 mg, 3 vezes ao dia, por 3 dias e depois 1 a 2 vezes ao dia, por 6 a 12 semanas. Nas artrites secundárias à disseminação hematogênica, nos casos moderados, utilizar o itraconazol nas doses previamente citadas e, nos casos graves, recomenda-se anfotericina B lipossomal na dose de 3 a 5 mg/kg/dia ou anfotericina B deoxicolato na dose de 0,7 a 1 mg/kg/dia por 1 a 2 semanas, seguida de itraconazol 200 mg 2 vezes ao dia por ao menos 12 meses.

Esporotricose articular

Recomenda-se o itraconazol na dose de 200 mg, 2 vezes ao dia, por pelo menos 12 semanas. A anfotericina B lipossomal na dose de 3 mg/kg/dia, ou complexo lipídico na dose de 5 mg/kg/dia, ou deoxicolato na dose de 0,7 a 1 mg/kg/dia podem ser usados para indução nos casos com envolvimento extenso e/ou doença não responsiva ao itraconazol. Demonstrada uma boa resposta inicial, alternar para itraconazol na dose de 200 mg/dia, 2 vezes ao dia, por ao menos 12 semanas. O desbridamento cirúrgico não é comumente necessário, mas pode ser indicado, inclusive com a finalidade diagnóstica.

Criptococose articular

Na ausência de acometimento do SNC, recomenda-se fluconazol, na dose de 400 mg ao dia, por 6 a 12 meses. Para pacientes com HIV e meningoencefalite, recomenda-se anfotericina B deoxicolato na dose de 0,7 a 1 mg/kg/dia associada a fluocitosina (100 mg/kg/dia VO divididos em quatro doses; a preparação IV, quando disponível, pode ser usada em casos severos e naqueles em que a ingesta oral não é possível) por pelo menos 2 semanas, seguida de fluconazol oral na dose de 400 mg (6 mg/kg) ao dia por ao menos 8 semanas e então proceder a profilaxia secundária com 200 mg/dia. A anfotericina B lipossomal, na dose de 3 a 4 mg/kg/dia, e anfotericina B complexo lipídico na dose de 5 mg/kg/dia, podem ser utilizadas em disfunção renal. Em transplantados com comprometimento do SNC, recomenda-se a anfotericina B lipossomal, na dose de 3 a 4 mg/kg/dia, e anfotericina B complexo lipídico, na dose de 5 mg/kg/dia, associada a fluocitosina, na dose de 100 mg/kg/dia, em 4 doses por pelo menos 2 semanas, seguida de fluconazol oral, na dose de 400 a 800 mg (6-12 mg/kg) ao dia, por no mínimo 8 semanas, e depois 200 a 400 mg ao dia, por 6 a 12 meses ou até recuperação da imunidade. Em pacientes não imunossuprimidos com comprometimento neurológico, a fase de indução com anfotericina B deve ser no mínimo de 4 semanas, condicionada a negativação da cultura para o fungo no liquor, seguida de manutenção com fluconazol na dose de 400 mg ao dia, por 8 semanas.

Paracoccidioidomicose articular

Para formas leves a moderadas, recomenda-se itraconazol na dose de 200 mg ao dia, por 9 a 18 meses. A alternativa é o sulfametoxazol (SMX) 800 mg com trimetoprima (TMP) 160 mg a cada 8 ou 12 horas, por 12 a 24 meses. O tempo ideal de tratamento não é bem estabelecido. Para formas graves com comprometimento sistêmico, recomenda-se anfotericina B deoxicolato na dose de 0,7 a 1 mg/kg/dia ou anfotericina B em formulação lipídica na dose de 3 a 5 mg/kg/dia por 2 a 4 semanas. Alternativamente, o SMX/TMP

800 mg /160 mg IV a cada 8 horas, com posterior troca para itraconazol.

Coccidioidomicose articular

Recomenda-se o fluconazol oral na dose de 400 a 800 mg/dia, com duração média de três anos. A alternativa é o itraconazol 200 mg 2 vezes ao dia. Para doença óssea severa, recomenda-se início com anfotericina B com posterior mudança para fluconazol. Em candidatos ao uso de imunobiológicos moradores de áreas endêmicas, recomenda-se o rastreamento com exame sorológico para *Coccidioides*, antes do início da terapia e acompanhamento clínico com atenção aos sinais sugestivos de infecção.

Blastomicose articular

Muitos casos necessitam de abordagem cirúrgica além do tratamento medicamentoso. Para apresentações moderadamente severas ou graves, recomenda-se anfotericina B complexo lipídico na dose de 3 a 5 mg/kg/dia, ou anfotericina B deoxicolato na dose de 0,7 a 1 mg/kg/dia, por 1 a 2 semanas ou até demonstração de melhora clínica, seguida de itraconazol oral na dose de 200 mg, 3 vezes ao dia por 3 dias e então 200 mg 2 vezes ao dia, completando-se pelo menos 12 meses de tratamento. Para formas moderadas, utilizar o itraconazol na dose de 200 mg, 3 vezes ao dia por 3 dias e então 200 mg, 2 vezes ao dia, por no mínimo 12 meses.

Hialohifomicoses articulares não *Aspergillus* spp.

As infecções osteoarticulares por fungos hialinos como *Fusarium* spp. e *Scedosporium* spp. são em geral refratárias a tratamento antifúngico convencional, particularmente em pacientes imunossuprimidos. Devido à diversidade de agentes, não há uma recomendação terapêutica antifúngica definida. As duas medicações mais comumente utilizadas são a anfotericina B e suas formulações e o voriconazol. A duração da terapia depende da erradicação completa da infecção e tem sido reportada uma média de seis meses. Em pacientes imunocomprometidos, a recuperação imunológica é fator crítico para desfecho favorável. Em imunocompetentes, a combinação de terapia antifúngica e desbridamento cirúrgico está associada a prognóstico favorável na maior parte dos casos.

Feohifomicoses articulares

Em geral são tratadas com cursos prolongados de anfotericina B ou voriconizol isoladamente ou em associação que variam de muitas semanas a meses. Entre as causas de feohifomicose articular, a mais comum é por *Lomentospora prolificans* (previamente *Scedosporium prolificans*), caracterizado por alto nível de resistência aos antifúngicos mais comumente utilizados. O prognóstico é melhor com a combinação da terapêutica antifúngica com desbridamento cirúrgico agressivo.

REFERÊNCIAS BIBLIOGRÁFICAS

1. Blair JE, Wack EE, Mertzm LE, Galgiani JN. Approach to management of coccidioidomycosis in patients receiving inhibitors of tumor necrosis factor-α. Infect Dis Clin Pract. 2017;25(4):184-92.
2. Bogorodskaya M, El Chakhtoura NG, Salata RA. Disseminated histoplasmosis in patients receiving tumor necrosis factor-α inhibitors: a case series and review. Infect Dis Clin Pract. 2016;24(5):261-5.
3. Chapman SW, Dismukes WE, Proia LA, Bradsher RW, Pappas PG, Threlkeld MG, et al. Clinical practice guidelines for the management of blastomycosis: 2008 update by the Infectious Diseases Society of America. Clin Inf Dis. 2008;46:1801-12.
4. Costa MA, Carvalho TN, Junior CRA, Borba AOC, Veloso GA, Teixeira KISS. Manifestações extrapulmonares da paracoccidioidomicose. Radiol Bras. 2005;38:45-52.
5. Davies HD; AAP Committee on Infectious Diseases. Infectious complications with the use of biologic response modifiers in infants and children. Pediatrics. 2016;138:e20161209.
6. Falster L, Marin MB, Gomes JL. Histoplasmosis diagnosed after arthroscopy of the knee: case report. Braz J Infect Dis. 2015;19(5):546-8.
7. Galgiani JN, Ampel NM, Blair JE, Catanzaro A, Geertsma F, Hoover SE, et al. Infectious Diseases Society of America (IDSA) Clinical practice guideline for the treatment of coccidioidomycosis. Clin Inf Dis. 2016;63:717-22.
8. Gamaletsou MN, Rammaert B, Brause B, Bueno MA, Dadwal SS, Henry MW, et al.; International Consortium for Osteoarticular Mycoses. Osteoarticular mycoses. Clin Microbiol Rev. 2022;35(4):e0008619.
9. Gamaletsou MN, Rammaert B, Bueno MA, Sipsas NV, Moriyama B, Kontoyiannis DP, et al. Candida arthritis:

mentas importantes para ultrapassar tais obstáculos. A dosagem sérica dos níveis de IgG e IgM é uma ferramenta complementar que auxilia no diagnóstico da infecção viral, mas o isolamento do vírus na articulação (no líquido sinovial ou na sinóvia) constitui o principal método complementar no diagnóstico. Para tal, a técnica de reação em cadeia da polimerase é a melhor ferramenta. Entretanto, outros testes laboratoriais podem ser úteis de acordo com a apresentação clínica dos sintomas e a hipótese dirigida especificamente a um determinado agente. Vale ressaltar que a análise do líquido sinovial – bioquímica e celularidade – e as provas de atividade inflamatória têm pouco significado diagnóstico, uma vez que o diferencial inclui uma gama de outras artropatias inflamatórias e infecciosas.

O tratamento das manifestações articulares dessas infecções é quase sempre sintomático. Analgésicos e anti-inflamatórios não esteroidais são as drogas de escolha. O uso de corticosteroides via oral ou por injeção intra-articular não se mostrou efetivo e deve ser evitado. A hidroxicloroquina pode ser útil para tratamento das manifestações articulares das infecções virais.

VÍRUS DA HEPATITE B

O VHB é um dsDNA vírus da família dos *Hepadnaviridae*. Segundo dados da Organização Mundial da Saúde (OMS), cerca de 325 milhões de pessoas no mundo vivem com infecção crônica pelo vírus, concentradas principalmente na região do Pacífico Ocidental. No período de 2000 a 2021, foram notificados 264.640 casos confirmados de hepatite B no Brasil. Sua transmissão pode ser vertical (período neonatal), parenteral ou sexual. Cerca de 95% dos adultos expostos ao vírus desenvolvem resposta imunológica apropriada capaz de depurá-lo. Indivíduos infectados pelo VHB podem ser sintomáticos ou assintomáticos, com fase prodrômica que pode variar de um a seis meses, na qual febrícula, náusea, vômitos, diarreia e dor abdominal são os sintomas mais comuns e precedem a fase ictérica em 15 dias. Apenas 5% dos casos evoluem para cronicidade. A detecção do HBsAg, níveis séricos bastante elevados de transaminases e anticorpo (IgM) anti-HBc positivo conferem um diagnóstico definitivo da infecção por VHB.

O acometimento articular na infecção por VHB é mediado por imunocomplexos, porém sua patogênese é bastante controversa na literatura. Em 10% a 25% dos pacientes infectados ocorrem sintomas articulares, geralmente poliartralgia ou poliartrite – aguda, simétrica, migratória ou aditiva, em pequenas ou grandes articulações, principalmente mãos e joelhos. As manifestações articulares ocorrem preferencialmente na fase prodrômica da doença. Em aproximadamente metade dos pacientes elas são acompanhadas de erupções urticariformes e maculopapulares predominantemente de membros inferiores e, além disso, não se correlacionam diretamente com a existência dos sintomas da infecção viral. Poliartrite crônica é rara mesmo com a cronificação da doença. Tem sido relatada síndrome "reumatoide-*like*" em alguns pacientes, inclusive com fator reumatoide positivo em até um quarto deles. Nenhum tratamento é necessário, uma vez que as manifestações articulares têm resolução espontânea após 2 a 3 semanas de seu início.

Outra síndrome reumática descrita é a conhecida associação do VHB com poliarterite nodosa (PAN). Na maioria dos casos a PAN se desenvolve durante os primeiros 6 meses de doença, sendo que poliartralgias acompanhadas de mialgias são as manifestações mais comuns e ocorrem em aproximadamente 50% dos pacientes. O tratamento é dirigido à doença de base e inclui agentes imunossupressores (corticosteroides, ciclofosfamida ou azatioprina) e antivirais (nucleosídeos ou análogos).

O prognóstico para as manifestações articulares é bom e a recidiva dos sintomas ocorre em menos de 10% dos pacientes.

VÍRUS DA HEPATITE C

O VHC é um RNA vírus da família *Flaviridae*. Segundo dados da OMS, estima-se que aproximadamente 80 milhões de pessoas no mundo estejam infectadas, com maior incidência na região do Mediterrâneo Oriental. De 2000 a 2021, foram notificados no Brasil 279.872 casos confirmados de hepatite C. Sua transmissão é parenteral (geralmente por drogas injetáveis ou transfusões sanguíneas) e em 80% dos pacientes a doença evolui para cronificação. Em até 20% dos casos, a doença progride para estágio final de falência hepática, sendo que condições como o uso abusivo de álcool, idade avançada, esteatose e a existência de coinfecções aumentam o risco deste desfecho. Além disso, 10% dos pacientes desenvolvem carcinoma hepatocelular durante o curso da doença. A triagem da infecção pelo VHC é feita inicialmente pela detecção de anticorpos anti-VHC, e o diagnóstico é confirmado por dosagem sérica do RNA vírus por reação em cadeia da polimerase.

As manifestações articulares são mediadas por imunocomplexos que se depositam no tecido sinovial. A prevalência dos sintomas articulares varia entre 2% e 20% dos pacientes infectados. Mais frequentemente podem ocorrer poliartralgia e mialgia. Oligo ou poliartrite não erosiva ocorre em 2% a 5% dos pacientes e se apresentam de várias formas: como uma síndrome "reumatoide-*like*" (menos de 2% dos pacientes) associada à crioglobulinemia mista essencial (artrite, púrpura palpável e a presença de crioglobulina), artrite diretamente relacionada ao VHC ou artrite induzida pelo tratamento com antivirais.

Vale ressaltar que pacientes infectados pelo VHC podem apresentar positividade para vários autoanticorpos, entre estes, fator reumatoide (40%-65%), crioglobulinas (40%-55%), anticorpos antinucleares (10%) e anticorpos antitireoidianos (< 10%). Portanto, pacientes infectados pelo VHC com síndrome "reumatoide-*like*" e fator reumatoide positivo podem gerar extrema dificuldade no diagnóstico diferencial. A artropatia erosiva e a presença do anticorpo anticitrulinado (anti-CCP) ajudam a direcionar o diagnóstico para artrite reumatoide, por exemplo.

O tratamento das manifestações articulares dos pacientes infectados pelo VHC deve ser extremamente cuidadoso. Lembrando que a maioria dos pacientes evoluem para um quadro de hepatite crônica, medicamentos potencialmente hepatotóxicos devem ser evitados. Sem a coexistência de artrite reumatoide e crioglobulinemia, analgésicos, AINEs e prednisona em baixas doses constituem o principal arsenal terapêutico. Em pacientes com artrite reumatoide infectados pelo VHC, a hidroxicloroquina associada a baixas dose de prednisona (< 7,5 mg/dia) é inicialmente a primeira escolha. Inibidores de TNF-alfa são relativamente seguros. O tratamento com demais agentes biológicos, associados ou não ao tratamento antiviral, requer mais estudos. Para as manifestações articulares associadas à crioglobulinemia mista essencial, o tratamento deve ser dirigido à doença de base. Imunossupressores convencionais, tratamento antiviral e tratamento com agentes biológicos são as principais ferramentas neste caso.

VÍRUS DA IMUNODEFICIÊNCIA HUMANA (HIV)

O HIV é um retrovírus linfotrópico que infecta aproximadamente 50 milhões de pessoas em todo o mundo. Mais de um milhão de pessoas vivem com HIV no Brasil. De acordo com o boletim epidemiológico da Secretaria de Vigilância em Saúde e Ambiente do Ministério da Saúde, somente em 2022 houve o registro de mais de 16,7 mil casos da infecção. Desde sua descoberta, tem sido descrita a ocorrência de manifestações articulares e síndromes reumáticas associadas ao HIV. Os primeiros relatos ocorreram 3 anos após o início da epidemia global.

A infecção pelo HIV pode modular a resposta imunológica do hospedeiro, o que contribui para o desenvolvimento de diversas manifestações reumáticas (Tabela 1). Além disso, observa-se a ocorrência de algum autoanticorpo em até 70% dos pacientes infectados pelo HIV.

Em linhas gerais, o padrão de acometimento articular nestes pacientes é semelhante ao dos outros vírus abordados neste capítulo – predominantemente oligoarticular, agudo, de curta duração, recorrente em qualquer fase da doença. Mais precocemente nota-se o aparecimento de artralgia, mialgia, fraqueza e fadiga. As manifestações reumáticas podem ser em decorrência da própria infecção pelo HIV ou infecção por outro agente contraído pelo paciente.

O tratamento das manifestações reumáticas em pacientes infectados pelo HIV é desafiador. O arsenal terapêutico, quando utilizado antes da introdução do tratamento antirretroviral, pode ter efeitos deletérios importantes. Corticosteroides têm sido largamente utilizados nestes pacientes. Os efeitos adversos envolvidos são os mesmos da população em geral. Drogas modificadoras do curso de doença (DMCD) são as principais opções nas artropatias inflamatórias crônicas. Já o tratamento com agentes biológicos é o que mais tem sido descrito atualmente e seus efeitos têm sido bastante promissores no controle das manifestações articulares, principalmente combinados às DMCD.

Em conclusão, observamos que artralgia, mialgia e artropatia soronegativa sem envolvimento axial, antes ou após a introdução do tratamento antiviral, parecem ser as principais manifestações reumáticas associadas à infecção viral e muitos estudos têm sido publicados na tentativa de elucidar a fisiopatologia e o melhor manejo destas manifestações.

TABELA 1 Síndromes reumáticas associadas à infecção por HIV

Manifestação reumática	Características clínicas
Artralgia	Ocorre em 25%-40% dos casos – oligoarticular, intermitente, predominantemente em joelhos, cotovelos e ombros
Síndrome da dor articular	Ocorre em 10% dos casos – predominantemente nas mãos, com dor intensa que às vezes requer internação
Mialgia	Ocorre em 30% dos casos – predominantemente na fase aguda da doença. Tem sido associada à terapia antirretroviral
Fibromialgia	Ocorre em até 30% dos casos. A maioria dos estudos a relacionam com a combinação de drogas antirretrovirais
Artrite associada ao HIV	Ocorre em até 15% dos casos. Poliartrite aguda, assimétrica, não erosiva, não deformante, cujo principal diagnóstico diferencial é artrite reativa
Artrite reativa	Ocorre em até 20% dos casos – oligoartrite, predominantemente de membros inferiores, acompanhada de entesite e alterações mucocutâneas. Tem sido relatada sua associação com artrite psoriásica. O envolvimento axial e a uveíte são raros, porém o HLA-B27 é positivo em até 80% dos casos
Artrite psoriásica	Ocorre em até 20% dos casos. O quadro articular tende a ser mais grave e refratário ao tratamento. Frequentemente associada à artrite reativa oportunista. Consiste em poli ou oligoartrite assimétrica, predominantemente de membros inferiores. Forma mutilante e envolvimento axial são raros
Espondilite anquilosante	Ocorre em 2% dos casos. Entesite, sacroiliíte com HLA-B27 positivo têm sido relatadas em alguns pacientes infectados pelo HIV
Artrite reumatoide	Diversos estudos relatam a associação HIV/artrite reumatoide, porém os achados são bastante conflitantes. Síndrome reumatoide típica com fator reumatoide negativo tem sido descrita em pacientes HIV positivos e em alguns casos pós-terapia antirretroviral. Quadro articular pode ser deformante com erosões ao raio-X. Nos pacientes infectados pelo HIV, a negatividade do fator reumatoide e do anti-CCP ajuda no diagnóstico diferencial
Lúpus eritematoso sistêmico (LES)	A coexistência de HIV e LES é rara. A presença de autoanticorpos é um achado comum nos pacientes HIV positivos – anticorpos antinucleares, por exemplo, está presente em até 23% dos casos, fato que poderia de alguma maneira explicar a patogênese dessa associação
Síndrome antifosfolípide	Anticorpo anticardiolipina pode ser encontrado em até 60% dos pacientes infectados pelo HIV. Anticoagulante lúpico tem sido relatado em até 46% dos pacientes, principalmente naqueles recebendo tratamento antirretroviral. Foi descrito risco elevado de tromboembolismo nestes pacientes

(continua)

TABELA 1 Síndromes reumáticas associadas à infecção por HIV (*continuação*)

Manifestação reumática	Características clínicas
Síndrome de Sjögren	Muitos pacientes infectados pelo HIV se queixam de xerostomia e xeroftalmia, principalmente aqueles recebendo tratamento antirretroviral (5%). Esses pacientes podem ter histopatológico de glândulas salivares não compatível com sialoadenite. Doenças linfoproliferativas e granulomatosas são os principais diagnósticos diferenciais
Artropatia pelo tratamento antirretroviral	A literatura é bastante controversa sobre a prevalência das manifestações reumáticas decorrentes da introdução e manutenção do tratamento antirretroviral nestes pacientes. Mialgia, artralgia e osteopenia são os sintomas mais descritos. Tem sido relatada a ocorrência de capsulite adesiva e tendinopatias
Osteoporose	Um grande número de estudos tem indicado índices elevados de osteopenia e osteoporose com fraturas nos pacientes infectados pelo HIV, a maioria associando tais eventos ao tratamento antirretroviral combinado com outros fatores tais como tabagismo, idade avançada e inatividade física
Vasculites	São de ocorrência rara e quase sempre associadas à presença de outras comorbidades como VHB e VHC, infecção por micobactérias e por citomegalovírus. Alguns estudos mostram até mesmo que pacientes infectados pelo HIV têm risco diminuído para o desenvolvimento de certas formas de vasculites

REFERÊNCIAS BIBLIOGRÁFICAS

1. Adizie T, Moots RJ, Hodkinson B, French N, Adebajo AO. Inflammatory arthritis in HIV positive patients: A practical guide. BMC Infect Dis. 2016;1:100.
2. Attallah MA, Jarrin Jara MD, Gautam AS, Peesapati VSR, Khan S. A review of the use of biological agents in human immunodeficiency virus positive patients with rheumatological diseases. Cureus. 2020;12(10):e10970.
3. Cacoub P, Comarmond C, Desbois AC, Saadoun D. Rheumatologic manifestations of hepatitis C virus infection. Clin Liver Dis. 2017;21(3):455-64.
4. Chakladar D, Mondal RK, Sabui TK, Bhowmik S, Biswas T. Musculoskeletal manifestations in pediatric patients infected with human immunodeficiency virus: Developing country perspective. Eur J Rheumatol. 2019;6(1):7-11.
5. Coelho MPP, de Castro PASV, de Vries TP, Colosimo EA, Bezera JMT, Rocha GA, et al. Sarcopenia in chronic viral hepatitis: From concept to clinical relevance. World J Hepatol. 2023;15(5):649-65.
6. Dammacco F, Lauletta G, Vacca A. The wide spectrum of cryoglobulinemic vasculitis and an overview of therapeutic advancements. Clin Exp Med. 2023;23(2):255-72.
7. Fox C, Walker-Bone K. Envolving spectrum of HIV-associated rheumatic syndromes. Best Pract Res Clin Rheumatol. 2015;29:244-58.
8. Giardullo L, Corrado A, Maruotti N, Rotondo C, Cantatore FP. Rheumatological diseases in HIV infection. Curr Rheumatol Rev. 2021;17(3):271-82.
9. Manohar N, Prasad SS. Use of ChatGPT in academic publishing: A rare case of seronegative systemic lupus erythematosus in a patient with HIV infection. Cureus. 2023;15(2):e34616.
10. Massabki PS, Acceturil C, da Silva NO, Sato EI, Andrade LEC. Clinical implications of autoantibodies in HIV infection. AIDS (London). 1997;11:1845-50.
11. Mazzaro C, Adinolfi LE, Pozzato G, Nevola R, Zanier A, Serraino D, et al. Extrahepatic manifestations of chronic HBV infection and the role of antiviral therapy. J Clin Med. 2022;11(21):6247.
12. Medolago NB, Ferrasi AC, da Rocha OM, Pardini MIMC, Grotto RMT, Silva GF. HLA-DRB1 polymorphisms and rheumatologic manifestations in chronic hepatitis C. Curr Rheumatol Rev. 2023;19(1):58-63.
13. Ministério da Saúde. Secretaria de Vigilância em Saúde. Boletim epidemiológico – Hepatites virais 2022. Número especial, Jun. 2022.
14. Ministério da Saúde. Secretaria de Vigilância em Saúde. Boletim Epidemiológico HIV/aids. 2022.
15. Mirouse A, Saadoun D, Cacoub P. Vascularites cryoglobulinémiques [Cryoglobulinemic vasculitis]. Rev Prat. 2022;72(10):1122-8.
16. MooreTL, Schur PH, Seo P. Viral arthritis: Aproach to evaluation and management. UpToDate. 2023.
17. Sayiner ZA, Haque U, Malik MU, Gurakar A. Hepatitis C virus infection and its rheumatologic implications. Gastroenterol Hepatol. 2014;10:287-93.
18. Songtanin B, Nugent K. Burden, Outcome, and comorbidities of extrahepatic manifestations in hepatitis C virus infection. Biology (Basel). 2022;12(1):23.
19. Springer JM, Byram K. Polyarteritis nodosa: an evolving primary systemic vasculitis. Postgrad Med. 2023;135(sup1):61-8.

20. Vassilopoulos D. Rheumatic manifestations of acute & chronic viral arthritis. In: Imboden JB, Hellmann DB, Stone JH (eds.). Current Diagnosis & Treatment: Rheumatology. 3. ed. New York: McGraw-Hill; 2013.
21. Walker-Bone K, Doherty E, Sanyal K, Churchill D. Assessement and management of musculoskeletal disorders among patients living with HIV. Rheumatology (Oxford). 2017;56:1648.
22. Weng MT, Chang TH, Lin CC, Wu CS. Rheumatic manifestations of hepatitis C virus infection are associated with autoantibodies but not viremia. J Microbiol Immunol Infect. 2023;S1684-1182.

100

Arboviroses relacionadas a manifestações articulares

Angela Luzia Branco Pinto Duarte
Aline Ranzolin
Claudia Diniz Lopes Marques
Lilian David de Azevedo Valadares

INTRODUÇÃO

Arboviroses (*ARtrhopods BOrne VIRUSES*) são doenças ocasionadas por vírus transmitidos através da picada de artrópodos hematófagos, como mosquitos e carrapatos. Alguns desses vírus são altamente artritogênicos, sendo os alfavírus, da família *Togaviridae*, os que têm maior potencial de desencadear quadros articulares, podendo inclusive evoluir para formas crônicas de artrite, como a febre Chikungunya, febre Mayaro, febre O'nyongnyong, doença do vírus Ross River e doença do vírus Sindbis. Além destes, a infecção por flavivírus, como o vírus dengue (DENV) e o vírus Zika (ZIKV) também podem desencadear quadros articulares, com menor potencial de cronicidade.

Essas arboviroses, particularmente a febre Chikungunya, foram associadas com epidemias devastadoras nas últimas décadas em países em desenvolvimento, com grande impacto para a saúde pública, decorrente do elevado número de pacientes que permanecem sintomáticos após meses ou anos da infecção. O objetivo deste capítulo é descrever as manifestações articulares agudas e crônicas das três principais arboviroses encontradas no Brasil: febre Chikungunya, dengue e Zika.

FISIOPATOLOGIA DA INFECÇÃO AGUDA

Em geral, as arboviroses são inoculadas nos humanos através da fêmea infectada do *Aedes aegypti* ou *Aedes albopictus*, embora a via materno-fetal tenha sido também descrita. Ao ser inoculado no indivíduo saudável, o vírus se multiplica nos fibroblastos localizados no epitélio e, por meio dos macrófagos infectados, dissemina-se até os linfonodos. Nesta fase ocorre uma intensa e rápida proliferação, levando à disseminação do vírus, coincidindo com o aparecimento de febre, exantema, artralgia intensa e leucopenia (fase virêmica). Ao atingir os tecidos periféricos, a replicação viral continua, com o seu pico ocorrendo por volta do sexto dia de infecção.

A detecção de partículas virais por células mononucleares desencadeia a resposta imune inata, marcada pela produção inicial de interferon (IFN) tipo I, com subsequente produção de IFN-gama e outras citocinas pró-inflamatórias, como IL-6, TNF, quimiocinas e ativação da via Th17. Além disso, ocorre a ativação de células dendríticas, células NK, macrófagos, monócitos e neutrófilos.

A resposta imune adaptativa é iniciada pela ativação de células T e linfócito B. A ativação de linfócitos T citotóxicos (CD8) ocorre precocemente, provavelmente com a função de eliminar as células infectadas e promover o controle da doença. A ativação de linfócitos T CD4 ocorre mais tardiamente, por volta do sexto dia de doença, orquestrando a sinalização para a produção de resposta humoral.

A formação de anticorpos anti-CHIKV IgM ocorre por volta do sexto dia de doença. Ao final da primeira semana de sintomas, a IgG se torna positiva, concomitante com a queda da carga viral. Os títulos de IgM geralmente caem acompanhando a resolução dos sintomas, porém podem persistir elevados por meses ou anos.

MECANISMO DE CRONIFICAÇÃO

O processo de cronificação e persistência dos sintomas articulares ainda não é totalmente compreendido, mas possivelmente é decorrente de falhas no mecanismo de controle da resposta inflamatória inicial. Nessa fase, ocorre uma sobreposição de resposta Th1 e Th2, sem polarização para uma resposta Th2. Isso leva a uma ativação celular prolongada, com envolvimento de células NK, linfócitos T CD4, monócitos, macrófagos e sinoviócitos fibroblasto-*like*, além de ocorrer uma desregulação da relação entre células NK e NK-*like*.

Algumas hipóteses têm sido levantadas para explicar esse fenômeno: persistência de fragmentos de RNA ou de proteínas virais nos macrófagos e monócitos, levando à ativação celular e subsequente produção de citocinas e autoanticorpos, embora a persistência de vírus viável em humanos ainda não tenha sido identificada, assim como já o foi em modelos animais. Essas hipóteses explicam a forma inflamatória crônica da febre Chikungunya, em um mecanismo bastante semelhante ao que ocorre na artrite reumatoide. No entanto, ainda não existem respostas para explicar a persistência de dor crônica e rigidez não inflamatória, abordadas neste capítulo mais adiante.

FEBRE CHIKUNGUNYA

Definição e epidemiologia

A febre Chikungunya é uma arbovirose transmitida pelo vírus Chikungunya (CHIKV), caracterizada por quadro febril agudo associado à artralgia intensa e incapacitante. O nome do CHIKV deriva de *kunguniala*, palavra do dialeto Makonde (Tanzânia) que significa "aquele que se dobra", "andar encurvado", descrevendo a postura característica do paciente com a dor articular grave típica da fase aguda da doença. Embora o primeiro relato de surto de febre Chikungunya tenha sido em 1952 na Tanzânia (quando o vírus foi isolado pela primeira vez), foi a partir de 2005 que a doença passou a ter distribuição global, após a primeira grande epidemia nas Ilhas Reunion, com disseminação para outras ilhas do Oceano Índico e Índia, onde atingiu milhões de pessoas. Em setembro de 2014, foram notificados os primeiros dois casos no Brasil, com rápida expansão da doença, tendo a epidemia atingido seu pico no início de 2016.

O CHIKV é um alfavírus com RNA de fita simples, da família *Togaviridae*, transmitido pelos mosquitos *Aedes aegypti* e *Aedes albopictus*, com ciclos de transmissão semelhantes aos de DENV e ZIKV. Quatro linhagens virais já foram identificadas: leste-centro-sul africana (*east-central-south african* – ECSA), oeste africana, linhagem do Oceano Índico (*Indian Ocean lineage* – IOL) e asiático; e o Brasil é um dos poucos países do mundo onde houve identificação de dois subtipos do CHIKV – o asiático e o ECSA.

A febre Chikungunya tem alta taxa de ataque, atingindo até 75% de uma população não infectada previamente, em uma única epidemia. Até 2016, a maior concentração de casos estava nos estados do Nordeste (86,5%). Desde 2017, os casos incidentes aumentaram em outras regiões do país, especialmente Norte e Centro-Oeste. Em 2019, foram notificados no Brasil mais de 132.000 casos prováveis (taxa de incidência de 62,9 casos/100.000 habitantes), sendo a maior parte nas regiões Sudeste (104,6 casos/100.000 habitantes) e Nordeste (59,4 casos/100.000 habitantes). Até janeiro de 2023, segundo dados oficiais (BE 52 de 2022), ocorreram cerca de 174.517 casos prováveis, com uma taxa de incidência de 81,8 casos/100 mil habitantes, o que corresponde a um aumento de 78,9% dos casos em relação a 2021, tendo a região Nordeste apresentado a maior incidência, com 257,4 casos/100 mil habitantes, seguida das regiões Centro-Oeste e Norte com 36,6/100 mil habitantes e 26,4/100 mil habitantes, respectivamente.

No entanto, acredita-se que os dados sejam subestimados, visto que a notificação não é realizada na grande maioria dos casos, bem como grande parte dos óbitos não é adequadamente associada ao CHIKV.

Manifestações clínicas

A doença pode evoluir em três fases: aguda (7 a 14 dias), subaguda (15 dias a 3 meses) e crônica (além de 3 meses).

Fases aguda e subaguda

A fase aguda da febre Chikungunya é sintomática em 80% a 97% dos pacientes. Febre de início súbito e artralgia e/ou artrite em praticamente 100% dos casos, comumente de padrão simétrico e poliarticular, em mãos, punhos, tornozelos e pés, sendo, na maioria das vezes, de caráter incapacitante. Outras manifestações menos frequentes incluem astenia, mialgia (60%-93%), cefaleia (40%-81%), náuseas/vômitos, diarreia, fotofobia, dor retro-orbital, conjuntivite, dor axial, exantema macular/maculopapular (34%-50%), com ou sem prurido cutâneo, edema de face e extremidades (mãos e pés), linfadenopatia cervical ou generalizada.

Alguns casos podem evoluir de forma atípica, com aparecimento de manifestações clínicas menos frequentes, como lesões cutâneas, insuficiência renal, nefrite, pneumonia, insuficiência respiratória, diarreia, vômitos, hepatite aguda, insuficiência cardíaca, encefalite, síndrome de Guillain-Barré, neurite óptica, uveíte anterior, trombocitopenia e linfadenopatia, ou por apresentar sinais de gravidade. A frequência dos quadros graves é de 0,3%, estando associados à idade avançada (> 65 anos) e presença de comorbidades.

Em épocas de epidemia, o diagnóstico da febre Chikungunya deve ser clínico-epidemiológico, seguindo as recomendações do Ministério da Saúde do Brasil:

1. Início abrupto de febre > 38,5°C.
2. Artralgia/artrite intensa de início agudo não explicada por outras condições clínicas.
3. Histórico de residir ou ter visitado área endêmica ou epidêmica no prazo de 15 dias antes do início de sintomas ou ter vínculo epidemiológico com caso confirmado.

Fora dos momentos de epidemia, pode ser solicitada a confirmação etiológica de acordo com a necessidade para o diagnóstico diferencial (ver tópico "Avaliação laboratorial e por imagem").

Passados os primeiros 14 dias da doença, cerca de 50% dos pacientes evoluem para a forma subaguda, com predomínio dos sintomas articulares. Há persistência da artralgia/artrite, bursite, tenossinovite, associada à rigidez matinal e astenia, com evolução contínua ou intermitente. Essa fase tem duração de até 3 meses e cerca de 60%-70% dos casos apresentam melhora dos sintomas durante esse período.

Fase crônica

A frequência de evolução para a fase crônica pode variar de 25% a 50% entre os diversos estudos. Em uma revisão sistemática realizada em 2018, incluindo 34 estudos e um total de 6.532 pacientes, foi observado que 43% dos pacientes ainda apresentavam sintomas após 3 meses da infecção aguda.

Dentre os fatores reconhecidos como associados com a persistência dos sintomas musculoesqueléticos temos: sexo feminino, idade acima de 60 anos, envolvimento articular proeminente na fase aguda, osteoartrite e *diabetes mellitus*.

Dentre o grupo de pacientes que evoluem para a fase crônica podemos observar basicamente dois padrões distintos de apresentação clínica: (1) envolvimentos articular ou periarticular inflamatórios e (2) manifestações musculoesqueléticas localizadas ou difusas não inflamatórias. Em estudos onde foi realizada essa distinção, a presença de artrite foi observada em uma minoria dos casos após 1 e 6 anos de acompanhamento, com uma frequência variando de 0,3% a 5,0% dos casos.

- **Padrão inflamatório:** ocorre em cerca de 5% dos casos que evoluem para a fase crônica. Geralmente, o quadro é poliarticular, aditivo, simétrico e intermitente, associado ou não à rigidez matinal. Em algumas situações o quadro é indistinguível da artrite reumatoide, com o aparecimento de fator reumatoide ou ACPA, possivelmente tendo sido a infecção um gatilho para o desenvolvimento da doença autoimune. Manifestações periarticulares como tenossinovite, tendinite, entesite, bursite, capsulite e periostite podem ocorrer. Além dos sintomas articulares, o paciente pode apresentar astenia, mialgia, transtornos do humor e do sono, com importante comprometimento da qualidade de vida. Um percentual menor de pacientes pode evoluir com sintomas e alterações radiográficas sugestivos de espondiloartrite axial.

- **Padrão não inflamatório:** apresentação em 95% dos casos que evoluem para a fase crônica. Os sintomas mais frequentes são dor articular, mialgia, fadiga, cefaleia, rigidez, depressão, transtornos do humor, distúrbios do sono. Edema de partes moles, síndromes compressivas, neuropatia de fibras finas e fenômeno de Raynaud também foram descritos. Alguns pacientes apresentam quadro de dor difusa, semelhante à fibromialgia. O impacto na qualidade de vida ocasionado pela dor não inflamatória, seja ela localizada ou difusa, é semelhante ou até mesmo maior do que o da dor inflamatória. Poucos estudos avaliaram essa população em relação às possibilidades terapêuticas, o que torna o tratamento para esse grupo específico de paciente um enorme desafio na prática clínica.

ZIKA

Definição e epidemiologia

A Zika é uma doença ocasionada pelo ZIKV, descrita como uma infecção autolimitada que tipicamente se resolve dentro de 1 a 2 semanas após o início dos sintomas.

O ZIKV é um arbovírus emergente que pertence ao gênero *Flavivirus* da família *Flaviviridae*, transmitido pela picada de mosquitos do gênero *Aedes*. Após a detecção do ZIKV em um macaco rhesus em 1947, as infecções humanas foram relatadas pela primeira vez na Nigéria em 1952. Até 2007, a circulação documentada do ZIKV era limitada à Ásia e à África, quando foi deflagrado um grande surto de ZIKV na ilha Yap dos Estados Federados da Micronésia. Desde então, vários surtos foram identificados e em 2016 foi declarada uma emergência de saúde pública global de interesse internacional pela Organização Mundial da Saúde (OMS), após causar surtos com malformações neurológicas resultantes da doença em recém-nascidos de mães que apresentaram a doença durante a gestação.

Devido ao risco aumentado de complicações neurológicas associadas à infecção pelo ZIKV, é crucial diferenciar essa doença de outros vírus febris transmitidos por mosquitos, como dengue e Chikungunya. O ZIKV compartilha muitas das mesmas características clínicas de outras arboviroses, transmitidas pelo mesmo vetor, predominantemente mosquitos *Aedes aegypti*. Além disso, a capacidade do ZIKV de ser transmitido sexualmente por viajantes humanos a parceiros que não estiveram em locais onde o vírus é endêmico e a transmissão vertical de mães virêmicas durante o parto aumenta o risco de surgimento da doença em novas áreas.

Manifestações clínicas

Embora uma proporção considerável de casos seja assintomática, os sintomas mais comuns da doença incluem febre, erupção cutânea, conjuntivite, dores musculares e articulares, mal-estar ou dor de cabeça. As manifestações musculoesqueléticas aparecem predominantemente na fase aguda da doença, não havendo relatos de cronificação.

Uma revisão sistemática recente identificou 78 artigos descrevendo 147 casos com manifestações articulares. A metanálise demonstrou uma prevalência de sintomas articulares que varia de 22,8 a 79,8%, sendo a localização geográfica o fator responsável por essa variação. No Brasil, durante a epidemia de 2015-2017, a prevalência agrupada foi de 60,7% (IC 95% = 60,79-65,88). O sintoma mais frequente foi artralgia, descrito em 73% dos casos; artrite aparece em uma frequência menor, de forma isolada, em 4% dos casos. Esses sintomas foram mais frequentes em pacientes do sexo feminino, com mediana de idade de 43 anos e com presença de comorbidades, com uma média de duração de 6,98 dias, podendo chegar a 45 dias. Em mais da metade dos casos, a artralgia desapareceu em menos de uma semana e apenas 4% dos casos relataram persistência dos sintomas por mais de 3 semanas.

Existem relatos de que a Zika pode ter um comportamento bifásico, assim como ocorre em outras arboviroses. Nesses casos, o paciente apresenta recuperação completa após 5 a 7 dias, voltando a apresentar sintomas após alguns dias ou semanas. Importante que essa informação seja levada em consideração no diagnóstico diferencial quando da avaliação de pacientes com história de Zika recente.

DENGUE

Definição e epidemiologia

A dengue é a principal causa de doença viral transmitida por artrópodes no mundo. Tem como agente etiológico o DENV, um RNA de fita simples pertencente ao gênero *Flavivirus*, com quatro sorotipos distintos (DENV 1-4). A infecção por um sorotipo resulta em imunidade permanente a esse sorotipo, mas não a outros.

Os mosquitos *Aedes* transmitem o vírus e são comuns em regiões tropicais e subtropicais do mundo. A incidência de dengue aumentou dramaticamente nas últimas décadas, tendo se tornado endêmica em algumas partes do mundo.

Manifestações clínicas

A chamada dengue clássica evolui em três fases: febril, defervescência e recuperação. Durante a fase febril ocorre febre alta repentina, com duração de dois a sete dias. Sintomas associados incluem rubor facial, eritema cutâneo, mialgias, artralgias, cefaleia, odinofagia, hiperemia conjuntival, anorexia, náuseas e vômitos. A fase de defervescência se caracteriza por febre um pouco mais baixa e aumento da permeabilidade capilar, com duração de um a dois dias. O início dessa fase é marcado por um rápido declínio na contagem de plaquetas, aumento do hematócrito e presença de sinais de alerta de progressão para choque, disfunção orgânica, coagulação intravascular disseminada ou hemorragia. Na fase de recuperação ocorre a reabsorção gradual do líquido extravascular, em dois a três dias.

A dengue bifásica é caracterizada por apresentar uma duração de 5 a 7 dias, seguida por um período de resolução completa e recaída, com duração de um a dois dias (padrão em sela). Nesses casos, pode ocorrer novo *rash*, descamação ou petéquias de leve intensidade.

Embora a infecção primária por dengue seja muitas vezes assintomática, uma infecção secundária com um sorotipo heterólogo é considerada como o principal fator de risco para o desenvolvimento da forma grave da doença. Caso os indivíduos sofram uma nova infecção por outro subtipo, ocorre maior risco de desenvolverem uma doença grave. Nesta situação, o vírus heterólogo é reconhecido por anticorpos produzidos anteriormente por ocasião da primeira infecção. Assim, ao invés de neutralizar o novo sorotipo, ocorre a promoção de aumento da resposta, facilitando a entrada do complexo autoanticorpo-vírus nas células-alvo.

As manifestações musculoesqueléticas associadas à infecção por dengue se restringem a mialgias e artralgias durante a fase aguda/febril. Não existem descrições de quadros de dor articular/muscular persistentes ou crônicos associados à infecção por DENV.

AVALIAÇÃO LABORATORIAL E POR IMAGEM

Fase aguda das arboviroses

A avaliação laboratorial na fase aguda deve incluir hemograma e reagentes de fase aguda (proteína C-reativa e velocidade de hemossedimentação). De acordo com as condições gerais do paciente, comorbidades e uso de fármacos, especialmente em pacientes idosos, outros exames podem ser necessários. O achado laboratorial mais frequente é a linfopenia, sendo mais intensa na fase virêmica da doença. Trombocitopenia pode ocorrer, sendo mais frequente na dengue. Além disso, podem ser encontradas leucopenia, neutropenia, alterações na função hepática e renal, hipocalcemia, elevação de creatinofosfoquinase e desidrogenase láctica, sobretudo nos pacientes que necessitam de hospitalização. As diferenças laboratoriais gerais entre febre Chikungunya, dengue e Zika podem ser visualizadas na Tabela 1.

Fora dos momentos de epidemia ou em caso de necessidade confirmação etiológica, podem ser solicitados:

1. isolamento viral por cultura, reação em cadeia de polimerase que deve ser realizado na

TABELA 1 Comparação entre Chikungunya, dengue e Zika em relação às principais alterações laboratoriais

	Chikungunya	Dengue	Zika
Anemia	+	–	–
Leucopenia	++	+++	–/+
Neutropenia	+	+++	–
Linfopenia	+++	++	–/+
Trombocitopenia	+	+++	–/+
Aumento da PCR	++	+++	–
Aumento ALT	++	+++	–

+++ muito comum; ++ frequentemente observado; + às vezes observado; – não é típico.
ALT: alanina aminotransferase; PCR: proteína C-reativa.

fase aguda (dentro de 7 dias do início dos sintomas) onde provavelmente teria um alto grau de viremia;

2. presença de anticorpos IgM (CHIKV, ZIKV ou DENV) ou
3. IgG-específicos, estes em amostras recolhidas, pelo menos, 10-14 dias após o início dos sintomas.

O diagnóstico é confirmado por um título crescente (quatro vezes) entre as amostras ou por demonstração de anticorpos IgM-específicos, que podem ser detectados por *Enzyme Linked Immunosorbent Assay*, 7 dias após a infecção, e diminuem para níveis indetectáveis em 3-4 meses. Na febre Chikungunya, embora em indivíduos com sintomas crônicos esses anticorpos possam persistir por até 24 meses, anticorpos IgG geralmente persistem por anos no soro dos pacientes, confirmando que o paciente teve a referida arbovirose.

Exames de imagem nessa fase não são necessários para a maioria dos casos. Nos pacientes com febre Chikungunya, a ultrassonografia articular e periarticular pode ser solicitada, sendo especialmente útil no diagnóstico diferencial com edema de membros inferiores que pode ocorrer por comprometimento linfático.

Fase crônica da febre Chikungunya

A avaliação laboratorial nesta fase inclui exames de rotina, como hemograma, proteína C-reativa e velocidade de hemossedimentação. Caso a apresentação clínica seja sugestiva de doença articular inflamatória crônica, autoanticorpos específicos devem ser solicitados. A análise do líquido sinovial pode ser necessária para confirmar a natureza inflamatória do comprometimento articular e auxiliar no diagnóstico diferencial (gota, artrite séptica etc.).

Na fase crônica, a recomendação é solicitar a confirmação sorológica de infecção pelo CHIKV IgG e IgM, tendo em vista a necessidade de diagnóstico diferencial com outras doenças articulares inflamatórias crônicas.

Radiografia simples deve ser solicitada na primeira consulta com o reumatologista, como avaliação estrutural inicial ou de dano preexistente. A ultrassonografia musculoesquelética pode auxiliar na diferenciação entre manifestações inflamatórias e não inflamatórias. Em casos excepcionais pode ser necessária a realização de ressonância magnética, particularmente naqueles que evoluem com padrão sugestivo de espondiloartrite axial.

TRATAMENTO

Fase aguda das arboviroses

De uma maneira geral recomenda-se o uso de analgésicos comuns e/ou opioides fracos do tipo paracetamol ou dipirona, a depender da intensidade da dor. Deve-se evitar o uso de glicocorticoides e/ou anti-inflamatórios não hormonais e salicilatos, caso haja suspeita de dengue. Naqueles indivíduos cuja dor possua características neuropáticas (queimação, dormências etc.) poderão ser utilizados antidepressivos tricíclicos e anticonvulsivantes.

Fase subaguda e crônica da febre Chikungunya

- Fase subaguda: além dos analgésicos/opioides, podem ser utilizados anti-inflamatórios não hormonais e glicocorticoides (prednisona ou prednisolona, 20 mg/dia), sobretudo naqueles com manifestações articulares inflamatórias, devendo a sua retirada ser realizada de modo lenta e gradual, de acordo com a resposta clínica do paciente. Nesta fase, também pode ser utilizada hidroxicloroquina, 400 mg/dia, associada ou não ao glicocorticoide.

- Fase crônica: para os pacientes que evoluem com a forma inflamatória e que não responderam ao tratamento da fase aguda, poderá ser associado o metotrexato (10-25 mg/semana) e/ou a sulfassalazina (dose: 1 a 2 g/dia), sobretudo naqueles com dificuldade de retirada do glicocorticoide. Nos casos em que o quadro é compatível com artrite reumatoide e não houve resposta ao uso do metotrexato por pelo menos três meses, o tratamento deve seguir as mesmas recomendações dos *guidelines* da artrite reumatoide.

Em pacientes em uso de terapia biológica, esta deverá ser suspensa na fase aguda da doença. No entanto, pode ser reiniciada nas fases subaguda e crônica.

Fisioterapia é importante em todas as fases da doença. Na fase aguda, deve ser iniciada assim que o paciente suporte a manipulação, medidas analgésicas e anti-inflamatórias não hormonais. Nas fases subaguda e crônica, são indicadas terapia manual, crioterapia e orientação postural. Para os pacientes com dor não inflamatória, está indicada a realização de atividade física com objetivo de melhora da força muscular, mobilidade e propriocepção.

A dor articular periférica de longa duração, com preferência por articulações menores como os punhos e tornozelos, é uma característica típica de febre Chikungunya. No entanto, a artralgia persistente também é observada em casos de infecção por outros alfavírus. A patogênese da artrite persistente não é clara, mas em modelos experimentais com outros alfavírus, a infecção persistente de macrófagos sinoviais e inflamação crônica devido à ativação de respostas imunes inatas e adaptativas têm sido descritas. Apesar da frequente persistência de artralgia por meses (por vezes, maior que 1 ano), os sintomas geralmente se resolvem completamente. A artrite progressiva e destrutiva é raramente descrita e, mesmo assim, com uma associação questionável em relação à infecção pelo vírus Chikungunya. Embora não tenhamos observado complicações graves, casos fatais de febre Chikungunya foram observados nas epidemias recentes; no entanto, apenas uma minoria desses casos parece estar diretamente associada à infecção por CHIKV.

PROGNÓSTICO

Cerca de 30% dos pacientes acometidos pela infecção pelo CHIKV podem evoluir para a forma crônica da doença. Dentre os fatores reconhecidos como associados com a persistência dos sintomas musculoesqueléticos temos: sexo feminino, idade acima de 60 anos, envolvimento articular proeminente na fase aguda, osteoartrite e *diabetes mellitus*. Por outro lado, a presença de dor articular sem edema ou rigidez foi associada à maior probabilidade de recuperação. Do ponto de vista laboratorial, são considerados preditores de cronicidade os níveis elevados de proteína C-reativa e de sorologia para CHIKV IgG. A persistência de CHIKV IgM positiva além da fase aguda está associada com artrite erosiva e cronificação dos sintomas articulares.

DIAGNÓSTICO DIFERENCIAL

Febre Chikungunya, dengue e Zika podem apresentar manifestações clínicas semelhantes na fase aguda, o que pode trazer dificuldade para o diagnóstico diferencial. No entanto, artralgia e artrite incapacitante são uma manifestação específica associada com a infecção pelo CHIKV (Tabela 2).

Na fase subaguda e crônica, a infecção por CHIKV pode apresentar quadro clínico semelhante a algumas doenças reumáticas crônicas, como artrite reumatoide e espondiloartrites. É importante levar em consideração que esses casos podem ter um atraso no início do tratamento específico por serem equivocadamente diagnosticados como febre Chikungunya, erro este induzido pelo momento epidemiológico.

TABELA 2 Diagnóstico diferencial entre febre Chikungunya, dengue e Zika

	Chikungunya	Dengue	Zika
Febre	Alta, acima de 38°C (2 a 3 dias)	Alta, acima de 38°C (4 a 7 dias)	Sem febre ou abaixo de 38°C (1 a 2 dias)
Manchas na pele	A partir do segundo dia, com duração de até 5 dias (50% dos casos)	A partir do quarto dia (30 a 50% dos casos)	A partir do primeiro dia, duração de 48 horas (90 a 100% dos casos)
Mialgia	+/+++	+++/+++	++/+++
Artralgia	+++/+++	+/+++	++/+++
Intensidade da dor articular	Moderada a intensa – por vezes, incapacitante	Leve	Leve a moderada
Artrite	Frequente, de moderada a intensa	Leve	Frequente, de leve intensidade
Conjuntivite	30%	Raro	50 a 90% dos casos
Cefaleia	++	+++	++
Prurido	Leve	Leve	Moderado/intenso
Adenomegalia	Moderada	Leve	Intensa
Sangramento	Leve	Moderado	Ausente
Comprometimento neurológico	Raro (predominantemente em neonatos)	Raro	Mais frequente que na dengue e Chikungunya

REFERÊNCIAS BIBLIOGRÁFICAS

1. Bautista-Reyes E, Núñez-Avellaneda D, Alonso-Palomares LA, Salazar MI. Chikungunya: molecular aspects, clinical outcomes and pathogenesis. Rev Invest Clin. 2017;69:299-307.
2. Boonnak K, Dambach KM, Donofrio GC, Tassaneetrithep B, Marovich MA. Cell type specificity and host genetic polymorphisms influence antibody-dependent enhancement of dengue virus infection. J Virol. 2011;85(4):1671-83.
3. Brasil. Febre de Chikungunya: manejo clínico 2015. Disponível em: http://portal.cfm.org.br/index.php?option=com_content&view=article&id=25398:-2015-03-16-17-58-53&catid=3.
4. Brito CAA. Alert: Severe cases and deaths associated with Chikungunya in Brazil. Rev Soc Bras Med Trop. 2017;50:585-9.
5. Charlys da Costa A, Theze J, Komninakis SCV, Sanz-Duro RL, Felinto MRL, Moura LCC, et al. Spread of Chikungunya Virus East/Central/South African Genotype in Northeast Brazil. Emerg Infect Dis. 2017;23:1742-4.
6. Clapham HE, Cummings DAT, Johansson MA. Immune status alters the probability of apparent illness due to dengue virus infection: evidence from a pooled analysis across multiple cohort and cluster studies. PLoS Negl Trop Dis. 2017;11(9):e0005926.
7. Dejnirattisai W, Jumnainsong A, Onsirisakul N, Fitton P, Vasanawathana S, Limpitikul W, et al. Cross-reacting antibodies enhance dengue virus infection in humans. Science. 2010;328(5979):745-8.
8. Eckerle I, Briciu VT, Ergönül Ö, Lupşe M, Papa A, Radulescu A, et al. Emerging souvenirs-clinical presentation of the returning traveller with imported arbovirus infections in Europe. Clin Microbiol Infect. 2018;24(3):240-5.
9. Guilarde AO, Turchi MD, Siqueira JB Jr., Feres VCR, Rocha B, Levi JE, et al. Dengue and dengue hemorrhagic fever among adults: clinical outcomes related to viremia, serotypes, and antibody response. J Infect Dis. 2008;197(6):817-24.
10. Halstead SB. Neutralization and antibody-dependent enhancement of dengue viruses. Adv Virus Res. 2003;60:421-67.
11. Halstead SB. Dengue hemorrhagic fever: two infections and antibody dependent enhancement, a brief history and personal memoir. Rev Cuba Med Trop. 2002;54:171-9.
12. Halstead SB, O'Rourke EJ. Antibody-enhanced dengue virus infection in primate leukocytes. Nature. 1977;265(5596):739-41.
13. Hochedez P, Jaureguiberry S, Debruyne M, et al. Chikungunya infection in travelers. Emerg Infect Dis. 2006;12:1565-7.
14. Institut Nationale de Veille Sanitaire. Chikungunya à La Réunion/Océan Indien: point de situation au 4 Mai 2006. Disponível em: http://www.invs.sante.fr/presse/2006/le_point_sur/chikungunya_reunion_050506/chikungunya_reunion_s17.pdf.

15. Javelle E, Ribera A, Degasne I, Gaüzère BA, Marimoutou C, Simon F. Specific management of post-Chikungunya rheumatic disorders: a retrospective study of 159 cases in Reunion Island from 2006-2012. PLOS Neglected Tropical Diseases. 2015;9(3):e0003603.
16. Kliks SC, Nisalak A, Brandt WE, Wahl L, Burke DS. Antibody-dependent enhancement of dengue virus growth in human monocytes as a risk factor for dengue hemorrhagic fever. Am J Trop Med Hyg. 1989;40(4):444-51.
17. Lopes Marques CD, Ranzolin A, Cavalcanti NG, Duarte ALBP. Arboviruses related with chronic musculoskeletal symptoms. Best Pract Res Clin Rheumatol. 2020;34(4):101502.
18. Marques CDL, Duarte ALBP, Ranzolin A, Dantas AT, Cavalcanti NG, Gonçalves RSG, et al. Recomendações da Sociedade Brasileira de Reumatologia para o diagnóstico e tratamento da febre chikungunya. Parte 1, Diagnóstico e situações especiais. Rev Bras Reumatol. 2017;57:421-37.
19. Marques CDL, Duarte ALBP, Ranzolin A, Dantas AT, Cavalcanti NG, Gonçalves RSG, et al. Recomendações da Sociedade Brasileira de Reumatologia para o diagnóstico e tratamento da febre chikungunya. Parte 2, Tratamento. Rev Bras Reumatol. 2017;57:438-51.
20. Ministério da Saúde. Monitoramento dos casos de dengue, febre de Chikungunya e febre pelo vírus Zika até a SE 5 – 2018. Boletim Epidemiológico. 2018;49:01. Disponível em: http://portalms.saude.gov.br/boletins-epidemiologicos.
21. Ministério da Saúde. Monitoramento dos casos de Dengue, Febre de Chikungunya, Febre pelo vírus Zika até a SE 52 – 2022. Boletim Epidemiológico, 2023;54:1. Disponível em: https://www.gov.br/saude/pt-br/centrais-de-conteudo/publicacoes/boletins/epidemiologicos/edicoes/2023/boletim-epidemiologico-volume-54-no-01.
22. Morrison TE, Whitmore AC, Shabman RS, Lidbury BA, Mahalingam S, Heise MT. Characterization of Ross River virus tropism and virus induced inflammation in a mouse model of viral arthritis and myositis. J Virol. 2006;80:737-49.
23. Rodriguez-Morales AJ, Cardona-Ospina JA, Urbano-Garzon SF, Hurtado-Zapata JS. Prevalence of post-Chikungunya chronic inflammatory rheumatism: a systematic review and meta-analysis. Arthritis Care Res (Hoboken). 2016.
24. Rothman AL. Cellular immunology of sequential dengue virus infection and its role in disease pathogenesis Curr Top Microbiol Immunol. 2010;338:83-98.
25. Sangkawibha N, Rojanasuphot S, Ahandrik S, Viriyapongse S, Jatanasen S, Salitul V, et al. Risk factors in dengue shock syndrome: a prospective epidemiologic study in Rayong, Thailand. Am J Epidemiol. 1984;120(5):653-69.
26. Schilte C, Staikowsky F, Couderc T, Madec Y, Carpentier F, Kassab S, et al. Chikungunya virus-associated long term arthralgia: a 36-month prospective longitudinal study. PLoS Negl Trop Dis. 2013;7:e2137.
27. Sierra B, Perez AB, Vogt K, Garcia G, Schmolke K, Aguirre E, et al. Secondary heterologous dengue infection risk: disequilibrium between immune regulation and inflammation? Cell Immunol. 2010;262(2):134-40.
28. Simon F, Javelle E, Cabie A, Bouquillard E, Troisgros O, Gentile G, et al. French guidelines for the management of chikungunya (acute and persistent presentations). Med Mal Infect. 2015;45:243-63.
29. Singh SK, Unni SK. Chikungunya virus: host pathogen interaction. Rev Med Virol. 2011;21:78-88.
30. St John AL, Rathore APS. Adaptive immune responses to primary and secondary dengue virus infections. Nat Rev Immunol. 2019;19(4):218-30
31. Wang W-K, Chao D-Y, Kao C-L, Wu H-C, Liu Y-C, Li C-M, et al. High levels of plasma dengue viral load during defervescence in patients with dengue hemorrhagic fever: implications for pathogenesis. Virology. 2003;305(2):330-8.
32. Waymouth HE, Zoutman DE, Towheed TE. Chikungunya-related arthritis: case report and review of the literature. Semin Arthritis Rheum. 2013;43:273-8.
33. Weaver SC, Lecuit M. Chikungunya virus and the global spread of a mosquito-borne disease. N Engl J Med. 2015;372:1231-9.
34. Wimalasiri-Yapa BMCR, Yapa HE, Huang X, Hafner LM, Kenna TJ, Frentiu FD. Zika virus and arthritis/arthralgia: a systematic review and meta-analysis. Viruses. 2020;12(10):1137.

Manifestações musculoesqueléticas por parvovírus B19

Helena Lúcia Alves Pereira
Maria de Fátima Lobato da Cunha Sauma

VIROLOGIA

O parvovírus B19, descoberto ocasionalmente em 1975, é um pequeno vírus DNA de fita simples, com 22 a 24 nm de diâmetro, membro da família *Parvoviridae*, do gênero *Erytrovirus*. A partícula viral codifica duas proteínas estruturais (VP1 e VP2) e uma não estrutural (NS1). Para replicação nos precursores eritroides liga-se ao seu receptor, o antígeno P, ou globosídeo, presente em eritrócitos, eritroblastos, células endoteliais, hepáticas e cardíacas fetais. A entrada do vírus na célula requer um correceptor, a integrina a5bb1 que se encontra em altas concentrações em células progenitoras eritroides. A proteína VP1 difere da VP2 apenas na porção N-terminal, conhecida como região única (VP1u). Esta região tem papel central na infectividade do vírus.

EPIDEMIOLOGIA E MODO DE TRANSMISSÃO

Doença de distribuição universal. A maioria das pessoas (> 60%) é infectada em alguma fase da vida. Desses, 15% desenvolvem a doença entre 1 e 5 anos de idade, 15%-30% entre 5 e 19 anos e 30% a 60% na idade adulta. O parvovírus B19 infecta apenas seres humanos e sua transmissão ocorre preferencialmente por secreções respiratórias, podendo também ser transmitido verticalmente da mãe para o feto, em transplante de órgãos e transfusão de hemoderivados.

PATOGÊNESE

Na infecção aguda, o aparecimento de anticorpos anti-B19 IgM, durante a fase de viremia intensa, coincide com a instalação das queixas articulares, sugerindo um mecanismo de deposição de complexos imunes na membrana sinovial.

A persistência viral no organismo estaria implicada na patogênese da artrite crônica pelo vírus e diversas condições reumáticas, particularmente artrite reumatoide (AR) e lúpus eritematoso sistêmico, por fenômenos de autoimunidade como mimetismo molecular, apoptose, citotoxicidade, produção de citocinas inflamatórias e atividade da fosfolipase na região única da proteína VP1u. No entanto, apesar de extensamente investigado, não foi demonstrado o papel direto do parvovírus B19 na patogênese destas doenças.

MANIFESTAÇÕES CLÍNICAS

A infecção pelo parvovírus B19 é geralmente assintomática, mas esse vírus pode ser responsável por uma variedade de síndromes clínicas: eritema infeccioso (quinta doença exantemática da infância), hidropsia fetal não imune, anemia aplástica transitória e artropatias.

As manifestações articulares, incomuns em crianças, acometem adultos e têm predileção pelo sexo feminino. Geralmente se instalam no final da segunda semana da infecção e podem ser acompanhadas de *rash* cutâneo, mal-estar geral e sintomas gastrointestinais. Aproximadamente 80%

dos adultos infectados podem ter artralgias e 60% têm artrite. Inicia de forma aguda em algumas articulações e evolui de forma aditiva e simétrica em mãos, punhos, joelhos e tornozelos, semelhante à apresentação aguda da artrite reumatoide. A rigidez matinal é marcante, mas a sinovite é geralmente leve e derrame articular raramente é descrito. Os sintomas articulares são usualmente autolimitados, involuem em cerca de 2 a no máximo 8 semanas na maioria dos pacientes, mas há relatos de persistência ou recorrência das queixas articulares por vários meses. Os pacientes não evoluem com artrite erosiva e, apesar de poucos relatos de casos de artropatia crônica semelhante a AR, induzida pelo B19, o papel do vírus na causa desses casos é incerto.

A infecção aguda pelo parvovírus induz a formação transitória de autoanticorpos, com fator antinuclear (FAN), anti-DNA, fator reumatoide e anticorpos antifosfolípides, que em associação com exantema, artrite e citopenias dificultam o diagnóstico diferencial com lúpus eritematoso sistêmico.

EXAMES COMPLEMENTARES

- Sorologia específica para parvovírus B19 IgG e IgM (ELISA).
- Na fase de viremia, podem ser observadas anemia, plaquetopenia e leucopenia; e na contagem de reticulócitos, pode ocorrer redução de até 90% a 95% dos valores normais.
- Exame citológico da medula óssea: na microscopia ótica, podem ser observadas, no esfregaço da medula óssea corado pela H&E, inclusões nucleares densas e marginação na cromatina nuclear nas células vermelhas maduras e imaturas.

DIAGNÓSTICO

Quadro clínico

A artrite do parvovírus B19 é uma das causas mais comuns de artrite viral. Caracterizada como poliartrite simétrica, de início agudo, acomete pequenas articulações como as interfalangeanas proximais, metacarpofalangeanas e articulações do carpo; é antecedida ou acompanhada de febre, eritema e prurido. Acomete principalmente adultos que têm contatos íntimos com crianças, como os profissionais de creche.

Alterações laboratoriais

O diagnóstico de infecção recente por parvovírus B19 pode ser confirmado com sorologia específica para o vírus, IgM, feito por ELISA. Títulos elevados IgM específicos para o vírus podem persistir por muitos meses. Anti-IgG aparece algumas semanas depois da infecção e persiste por muitos anos.

Outros exames complementares que podem auxiliar no diagnóstico são:

- Pesquisa do DNA do vírus por meio de reação em cadeia de polimerase (PCR).
- Reagentes de fase aguda, como velocidade de hemossedimentação, são normais.
- Fator reumatoide negativo, anti-peptídeo citrulinado cíclico (CCP) negativo.
- Líquido sinovial: inflamatório leve.

DIAGNÓSTICO DIFERENCIAL

- Na fase enantematosa: outras doenças exantemáticas como rubéola, sarampo, exantema súbito, zika, chikungunya, mononucleose, toxoplasmose, hipersensibilidade medicamentosa, febre de Oropouche e Mayaro, dengue. Em adultos com *rash* cutâneo e artropatias, deve ser feito diagnóstico diferencial com lúpus eritematoso sistêmico, AR, dermatomiosite/polimiosite.
- O diagnóstico diferencial com a artrite reumatoide inicial é um desafio porque as manifestações clínicas são semelhantes, entretanto na artropatia pelo parvovírus as provas de atividade inflamatória não estão significativamente aumentadas, a artrite tem início agudo e autolimitado (menos de 6 semanas). É importante salientar que pacientes com AR apresentam, geralmente, fator reumatoide a anti-CCP positivo, além de artrite erosiva. Infecção por parvovírus B19 pode apresentar manifestações clínicas e sorológicas semelhantes às do lúpus. Febre, erupção cutânea, artrite não erosiva, hepatite, anemia, trombocitopenia, leucopenia e FAN positivo confundem o diagnóstico na fase inicial, podendo erro-

neamente ser diagnosticada com lúpus eritematoso sistêmico. Além disso, anticorpos antifosfolípides, quando vistos na infecção aguda por B19, podem ter a mesma especificidade e dependência do cofator como antifosfolípides associados com o lúpus eritematoso sistêmico.

- Infecção por parvovírus B19 e lúpus eritematoso sistêmico podem ocorrer simultaneamente em alguns pacientes, mas uma relação causal com lúpus eritematoso sistêmico idiopático clássico não foi demonstrada.
- Púrpura trombocitopênica idiopática.

TRATAMENTO

Apenas medidas sintomáticas e de suporte, já que a artrite e demais manifestaçõs musculoesqueléticas são autolimitadas. Em casos de artrite, importante usar anti-inflamatórios não esteroidais.

PROGNÓSTICO

Os sintomas regridem em poucos dias, mas podem prolongar-se por semanas, meses ou até anos. A persistência do *rash* e/ou da artropatia pressupõe uma resposta imune anormal, mesmo em pacientes normais, sendo recomendável pesquisar uma eventual infecção persistente.

REFERÊNCIAS BIBLIOGRÁFICAS

1. Aslanidis S, Pyrpasopoulou A, Kontotasios K, Doumas S, Zamboulis C. Parvovirus B19 infection and systemic lupus erythematosus: Activation of an aberrant pathway? Eur J Intern Med. 2008;19:314-8.
2. Cathébras P, Robert F, Guglielminotti C, Bonnevial L, Rousset H. Primary parvovirus B19 infection in immunocompetent adults: clinical and biological manifestations. Retrospective study of 16 patients. Rev Med Interne. 2000;21:324-9.
3. Colmegna I, Alberts-grill N. Parvovirus B19: its role in chronic Arthritis. Rheumat Dis Clin of N Am. 2009;35:95-110.
4. Freitas RB, Monteiro TAF, Silva Filho M, Linhares AC. Association between human parvovirus B19 and arthropathy in Belém, Pará, North Brazil. Rev Inst Med trop S Paulo. 2002;17-22.
5. Kerr JR, Gough J, Richards SCM, Main J, Enlander D, McCreary M, et al. Antibody to parvovirus B19 nonstructural protein is associated with chronic arthralgia in patients with chronic fatigue syndrome/myalgic encephalomyelitis. J Gen Virol. 2010;91:893-7.
6. Lu J, Zhi N, Wong S, Brown KE. Activation of synoviocytes by the secreted phospho- lipase A2 motif in the VP1-unique region of parvovirus B19 minor. J Infect Dis. 2006;193:582-90.
7. Lunardi C, Tinazzi E, Bason C, Dolcino M, Corrocher R, Puccetti A. Human parvovirus B19 infection and autoimmunity. Autoimmun Rev. 2008;8:116-20.
8. Nara M, Shirata Y, Kikuchi T, Hongo M. Adult human parvovirus-B 19 infection presenting with hearing difficulty and dizziness. Tohoku J Exp Med. 2011;224:57-9.
9. Oiwa H, Shimada T, Hashimoto M, Kawaguchi A, Ueda T, Sugiyama E, et al. Clinical findings in parvovirus B19 infection in 30 adult patients in Kyoto. Mod Rheumatol. 2011:21:24-31.
10. Pavlovic M, Kats A, Cavallo M, Shoenfeld Y. Clinical and molecular evidence for association of SLE with parvovirus B19. Lupus. 2010;18:783-92.
11. Varache S, Narbonne V, Jousse-Joulin S, Guennoc X, Dougados M, Daurès JP, et al. Is routine viral screening useful in patients with recent-onset polyarthritis of a duration of at least 6 weeks? Results from a nationwide longitudinal prospective cohort study. Arthritis Care Res (Hoboken). 2011;63:1565-70.

102

Manifestações musculoesqueléticas da sífilis

Carla da Fontoura Dionello
Carlos Augusto Ferreira de Andrade

CONCEITO

A sífilis é uma doença infecciosa sexualmente transmissível (IST) cujo agente etiológico é a espiroqueta *Treponema pallidum*. Esse agente pode disseminar-se pela via hematogênica para todos os órgãos. Desse modo, a sífilis apresenta-se caracteristicamente de forma heterogênea, mimetizando várias enfermidades. Por isso tem sido designada "grande imitadora", e seu diagnóstico ainda é difícil. Sua transmissão ocorre principalmente pelas vias sexual e vertical.

Conforme apresentaremos posteriormente de forma mais detalhada, a sífilis não tratada pode apresentar-se de forma primária, secundária, latente, terciária ou congênita. O envolvimento musculoesquelético anteriormente era descrito com frequência nos casos de sífilis terciária ou congênita, porém são eventualmente descritas osteíte, osteomielite e periostite na sífilis secundária, enquanto outras lesões ósseas são consideradas raras. Fadiga, artralgia e astenia, dentre outros sintomas sistêmicos, podem ocorrer. Atualmente, as manifestações mais reconhecidas são aquelas observadas na sífilis secundária: artrite crônica ou subaguda, mais comum em grandes articulações, e também lesões osteolíticas, com ou sem periostite no crânio e na coluna vertebral.

EPIDEMIOLOGIA

A *Pan American Health Organization* estima que ocorram anualmente no mundo 10 milhões de casos novos de sífilis. Destes, cerca de um terço (2,8 milhões de casos) é registrado nas Américas. A prevalência global estimada da sífilis foi de 0,5% (intervalo de confiança de 95%; 0,4-0,6), com valores regionais variando de 0,2% a 1,8%. A taxa global de incidência dessa enfermidade é de 1,5 caso para cada 1.000 mulheres (variação regional de 0,9 a 4,4), sendo estimada uma taxa de incidência idêntica para homens. Tanto a prevalência quanto a incidência da sífilis foram maiores na África do que nas outras regiões.

Trata-se de uma doença que acomete prioritariamente adultos sexualmente ativos, principalmente entre os 20 e 29 anos de idade, seguidos por adolescentes e pessoas de meia-idade, sem predomínio em nenhuma raça ou sexo. As baixas condições socioeconômicas e comportamentos sexuais sem proteção são considerados fatores de risco para a enfermidade.

Em 2016, mais de 988.000 gestantes contraíram sífilis no mundo, resultando em mais de 200.000 mortes de fetos ou recém-nascidos.

O número de casos no Brasil quase dobrou entre 2010 e 2015, sendo a prevalência geral de sífilis de aproximadamente 0,85%. A incidência de sífilis congênita é de 4,70 por 1.000 nascidos vivos, que consiste na taxa de incidência mais alta da América Latina.

Desde 2000 vem ocorrendo uma elevação das taxas de sífilis primária e secundária nos EUA. Essa elevação tem sido atribuída em grande parte ao aumento superior ao triplo do anteriormente relatado das taxas entre os homens (em 2018 os homens já representavam 86% de todos os pacientes com sífilis). Um dos principais motivos para esse aumento nos homens consiste na coinfecção da sífilis com o HIV. Esse aumento ocorre na maioria das vezes naqueles homens que fazem sexo com homens, reforçando essa hipótese. Por outro lado, como resultado de intervenções para prevenir, detectar e tratar essa enfermidade, ocorreram reduções nas taxas de sífilis congênita e de sífilis primária e secundária nas mulheres. A sífilis aumenta o risco de aquisição de HIV pela *upregulation* da expressão do correceptor CCR5, envolvido na transmissão do HIV.

Estima-se que de 4% a 8% dos pacientes com sífilis apresentem artrite crônica ou subaguda.

ETIOLOGIA

O agente etiológico da sífilis, *Treponema pallidum subsp pallidum*, gênero treponema, da família dos *Treponemataceae*, apresenta morfologia espiralar, com cerca de 10 a 20 espiras. Mede cerca de 6 a 15 micra de comprimento e 0,1 a 0,2 micra de espessura.

PATOGENIA

Apesar da sífilis ser uma IST, ocorre a transmissão materno-fetal e eventualmente são descritos casos relacionados a transfusões sanguíneas, contato direto entre diferentes mucosas orais e até mesmo casos acidentais com dentistas infectados.

No processo evolutivo da doença, o treponema produz na mucosa da área genital a lesão inicial conhecida como cancro sifilítico, com período de incubação que varia de 3 a 4 semanas. Mesmo antes do aparecimento do cancro, o *T. pallidum* invade o sistema linfático ou sanguíneo. Surgem após dois a três meses as sifilides, que são lesões na pele e nas mucosas, caracterizando a sífilis secundária. Nessa fase formam-se imunocomplexos que podem afetar vários órgãos, causando inclusive artrite. Posteriormente, no segundo ano da infecção, pode evoluir para sífilis tardia ou terciária, com surgimento de lesões não infectantes e circunscritas. Essas lesões apresentam aspecto destrutivo e podem atingir vários órgãos, principalmente o sistema nervoso central. Nessa fase há formação de granuloma tuberculoide com vasculite e necrose.

A doença sifilítica óssea inicia com a invasão das áreas vasculares do periósteo pelas espiroquetas, resultando em infiltrado inflamatório perivascular e formação de tecido de granulação. A propagação dessa inflamação para os canais de Havers causa osteíte e osteomielite. Pode haver alterações osteolíticas ou osteoblásticas, principalmente nos ossos superficiais como crânio, esterno, tíbia e clavícula. Também pode ocasionar artropatia de Charcot, chamada de artropatia tabética, por dano neuronal e ósseo em consequência.

QUADRO CLÍNICO

Cada estágio da sífilis apresenta sinais e sintomas característicos, relacionados ao tempo da ocorrência da infecção e à resposta antígeno-anticorpo.

O estágio primário caracteriza-se pelo desenvolvimento do cancro duro (protosilifoma). Podem ser encontrados cancros na genitália, no ânus, nos dedos, nos lábios, nas amígdalas e na boca, geralmente associados à presença de linfoadenomegalia. São lesões únicas, muitas vezes indolores, medindo alguns milímetros, podendo ser nodulares, exulceradas ou ulceradas. A resolução dos cancros ocorre de forma espontânea entre três e seis semanas. Nessa fase não são descritas manifestações articulares sintomáticas.

A sífilis secundária ocorre após cerca de 60 dias do início da infecção com o aparecimento de inúmeras sifilides. Inicialmente surgem as roséolas sifilíticas, que são lesões com aspecto de máculas, evoluindo para pápulas ou lesões papuloescamosas de aspecto psoriasiforme ou anular, altamente contagiosas. Nessa fase as manifestações musculoesqueléticas são artralgias e periostite. Pode-se observar poliartralgia em 10% dos casos, raramente ocorrendo quadro de poliartrite simétrica ou tenossinovite com padrão reumatoide. Podem ocorrer manifestações sistêmicas como: astenia, emagrecimento, febre, linfoadenomegalia generalizada, *rash* do tronco e dos membros, alopecia, madarose, uveíte e meningite asséptica. Em 1% a 9% dos casos de sífilis secundária ocorre osteíte, podendo ser afetados o crânio, clavículas e esterno.

Os estágios primário e secundário constituem a sífilis recente e ocorrem até cerca de um ano do início da infecção.

A fase latente, que constitui o terceiro estágio, pode durar vários anos. Nessa fase, os sintomas desaparecem e a doença passa a ser detectável apenas por testes sorológicos. Pode ser classificada como sífilis latente recente, com menos de um ano de infecção, e sífilis latente tardia, com mais de um ano.

O quarto estágio da sífilis é conhecido como terciário ou tardio. Ocorre nesse estágio cura espontânea em 40% dos casos, porém em 60% ocorre sífilis terciária entre 1 e 30 anos após a infecção inicial. Esse estágio pode apresentar-se sob a forma de lesões gomosas ou tuberocircinadas. Essas lesões gomosas caracterizam-se por nódulos que podem surgir na pele, septo ventricular, língua, fígado, estômago e músculos. Nessa fase as manifestações musculoesqueléticas são: sinovite crônica gomosa, espondilite ou artropatia de Charcot. Cerca de 15% a 67% dos pacientes com essa artropatia apresentam sintomas álgicos desproporcionalmente leves quando comparados com os graus de derrame e destruição articular. A pele sobrejacente em geral apresenta hiperemia. Nos quadros avançados podem ser palpados grandes osteófitos justarticulares, eventualmente com subluxação e corpos livres. Em até 90% dos pacientes pode ocorrer *tabes dorsalis* (uma manifestação da neurossífilis tardia), caracterizada por degeneração seletiva de núcleos sensoriais da medula espinal com degeneração secundária da coluna posterior, pupilas de Argyll Robertson (pupilas pequenas, irregulares, desiguais, com reflexo de acomodação e sem reflexo fotomotor) e a ausência de reflexos profundos dos membros inferiores.

A sífilis congênita resulta da disseminação hematogênica do *T. pallidum* da gestante infectada não tratada ou inadequadamente tratada para o concepto. A sífilis congênita precoce manifesta-se antes dos dois primeiros anos de vida. Após esse período, temos a sífilis congênita tardia.

As lesões musculoesqueléticas da sífilis congênita precoce são periostite, osteíte e osteocondrite. Esta última é a mais frequente, sendo geralmente justaepifisária, com edema periarticular, predominantemente nos membros superiores. Também pode ocorrer dactilite na sífilis congênita precoce, geralmente entre o primeiro e terceiro ano de idade.

Na sífilis congênita tardia podem ser observadas sinovite, necrose asséptica, artropatia de Charcot e espondilite. A sinovite caracteriza-se por ser insidiosa, acompanhada de derrame, acometendo simetricamente joelhos ou cotovelos, denominados "articulações de Clutton", podendo ocorrer também quadros poliarticulares. Na Tabela 1 estão apresentadas as manifestações musculoesqueléticas das fases congênita, secundária e terciária da sífilis.

TABELA 1 Distribuição das manifestações musculoesqueléticas de acordo com as fases da sífilis

Fase da sífilis	Congênita	Secundária	Terciária
Manifestações musculoesqueléticas	Osteocondrite	Poliartralgia	Artrite crônica
	Osteíte diafisária	Poliartrite	Artrite com goma
	Periostite	Tenossinovite	Artropatia tabética
	Dactilite	Espondilite	
	Goma óssea	Sacroileíte	
		Osteíte	
		Periostite	

DIAGNÓSTICO

Trata-se de um diagnóstico desafiador em razão do amplo diagnóstico diferencial e da apresentação inespecífica das manifestações musculoesqueléticas da sífilis. A avaliação de um paciente com quadro suspeito de artropatia neuropática deve incluir, além de história e exame físico detalhados, a ênfase nos testes neurológicos, com atenção para anormalidades pupilares, alterações sensitivas e reflexos profundos. Além disso, devem ser realizados exames laboratoriais e de imagem necessários para descartar diagnósticos diferenciais.

EXAMES COMPLEMENTARES

Os exames a serem solicitados dependerão da fase evolutiva da doença.

Tanto na sífilis primária como em algumas lesões da fase secundária, o diagnóstico poderá ser realizado pela demonstração laboratorial direta do treponema pelo exame em campo escuro, pesquisa direta com material corado ou imunofluorescência direta.

Os testes sorológicos podem ser não treponêmicos e treponêmicos. Tradicionalmente, os não treponêmicos são indicados para triagem e monitorização do tratamento, enquanto os treponêmicos são utilizados para confirmação do diagnóstico. Na Figura 1 pode ser observado o fluxograma do Ministério da Saúde, que facilita o entendimento e aplicação desses testes.

Entre os não treponêmicos destaca-se o *Venereal Disease Research Laboratory* (VDRL), que se positiva entre cinco e seis semanas após a infecção e entre duas e três semanas após o surgimento do cancro. Já o *rapid plasm reagin* (RPR) é uma reação de floculação que equivale, na prática, ao tradicional VDRL, porém com maior sensibilidade. Podem ocorrer reações falso-positivas em casos de malária, gravidez, mononucleose infecciosa, viroses, tuberculose, hanseníase virchowiana e doenças autoimunes, como o lúpus eritematoso sistêmico.

Entre os testes treponêmicos destaca-se o teste com anticorpo treponêmico fluorescente (FTA-ABS). Esse teste pode apresentar resultados falso-positivos nas doenças autoimunes e em outras treponematoses. Além disso, também estão disponíveis testes utilizando a reação da polimerase em cadeia, úteis na sífilis primária, congênita e neurossífilis, considerados, portanto, testes treponêmicos.

Para o diagnóstico das manifestações musculoesqueléticas da sífilis, são importantes os exames de imagem. Em uma revisão sistemática sobre manifestações ósseas da sífilis secundária, as radiografias simples detectaram 62% dos casos. Exames como tomografia computadorizada, ressonância magnética e cintilografia óssea apresentam maior sensibilidade para detecção das manifestações ósseas iniciais da sífilis. A cintilografia óssea apresenta alta sensibilidade, permitindo o diagnóstico das lesões ósseas precoces como a periostite sifilítica.

As radiografias convencionais de artropatia tabética precoce mostram o afinamento da cartilagem e a formação de cistos. Padrões hipertrófico, atrófico e misto são observados radiograficamente. O padrão hipertrófico manifesta-se por destruição e fragmentação articular, esclerose e proliferação óssea. Há presença de debris ósseos e cartilaginosos na cavidade articular, neoformação na membrana sinovial e formação de osteófitos gigantes.

Um relato de caso com revisão da literatura publicado em 2018 mostrou que a taxa de detecção radiográfica para envolvimento ósseo foi de apenas 59%. Porém, a ressonância magnética/tomografia computadorizada e a cintilografia óssea podem detectar com precisão todas as lesões ósseas. Essa revisão evidenciou que 22 (81%) dos 27 pacientes avaliados apresentavam lesões ósseas multifocais e 30% dos casos apresentavam lesões ósseas destrutivas.

O líquido sinovial pode ser seroso, fibrinoso ou sanguinolento, mas geralmente é amarelo claro e não viscoso. A citometria geralmente é baixa e há predomínio de células mononucleares e linfocíticas. Quando é sanguinolento, deve-se suspeitar de trauma. Quando for turvo, deve-se pensar em artrite infecciosa secundária.

O exame histológico das estruturas articulares revela, nos estágios iniciais, dano cartilagíneo e formação óssea. Posteriormente, ficam eviden-

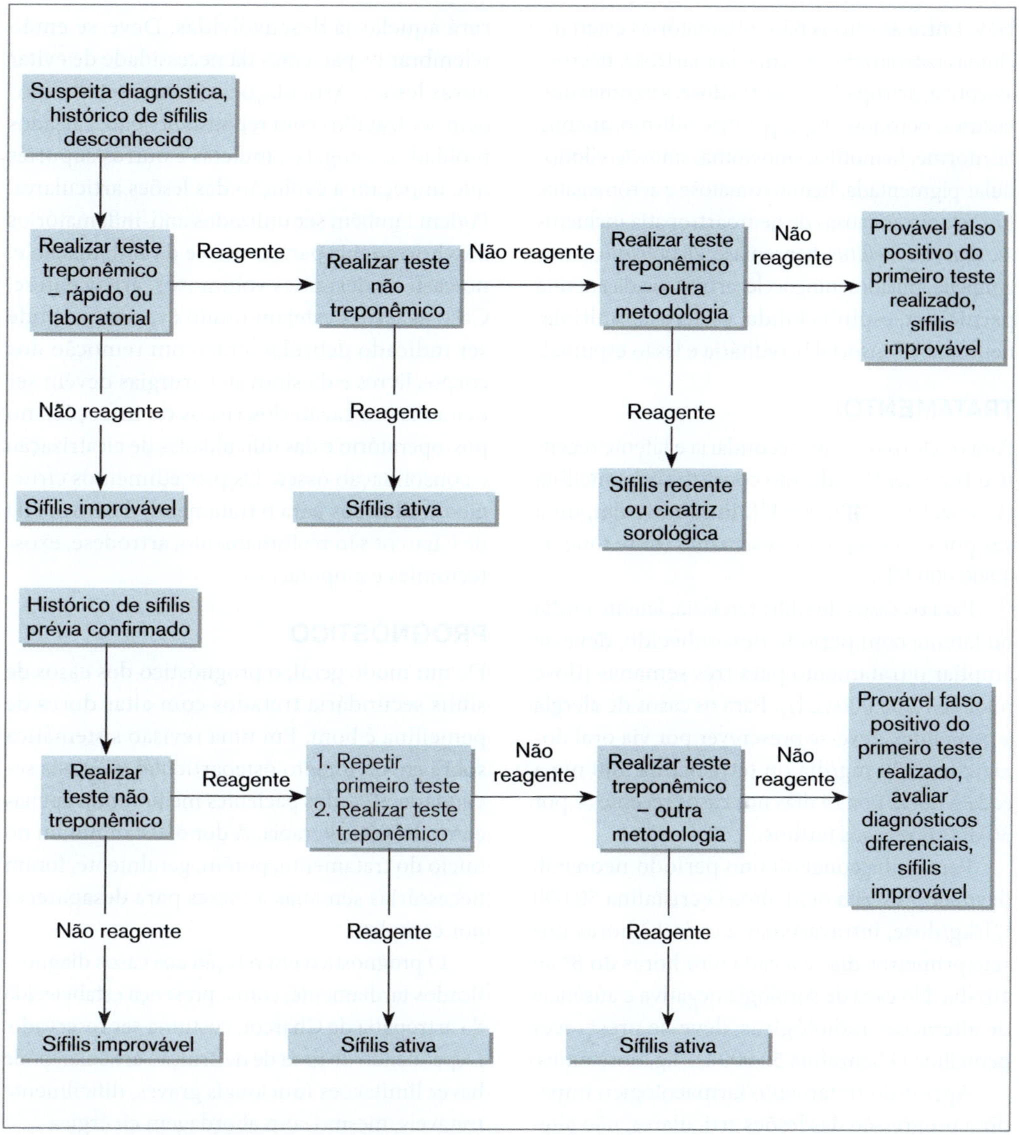

FIGURA 1 Abordagem diagnóstica laboratorial dos casos de sífilis, fluxogramas reverso e clássico, adaptados. Fonte: Manual Técnico para o Diagnóstico da Sífilis; 2021.

tes alterações destrutivas com fragmentação da cartilagem, neoformação de tecido fibroso no local da cartilagem e destruição dos ligamentos. Ocorre também irregularidade da superfície articular. Constituem achados marcantes a presença de debris ósseos e fragmentos de cartilagem na membrana sinovial, músculos, ligamentos, tendões e cápsula articular.

DIAGNÓSTICO DIFERENCIAL

O diagnóstico diferencial da artropatia tabética é extremamente amplo (Tabela 2), podendo incluir causas inflamatórias, não inflamatórias e de neuroartropatia. Entre as causas inflamatórias destacam-se artrite reumatoide, artrite reativa, artrite psoriásica, artrites microcristalinas, artrite idiopática juvenil, artrite tuberculosa e artrite pelo

HIV. Entre as causas não inflamatórias estão incluídas osteoartrite, trauma, hemartrose, necrose asséptica, artropatia da amiloidose, sarcoma, metástases, ocronose, hiperparatireoidismo, anemia falciforme, hemofilia, sinovioma, sinovite vilonodular pigmentada, hemocromatose e acromegalia. Em relação às causas de neuroartropatia incluem-se *diabetes mellitus*, hanseníase, alcoolismo, siringomielia, mielomeningocele, artropatia da anemia perniciosa, espinha bífida, esclerose múltipla, neuropatia sensorial hereditária e lesão espinhal.

TRATAMENTO

Para os casos de sífilis secundária e latente recente o tratamento indicado consiste em penicilina G benzatina 2.400.000 UI, intramuscular, uma vez por semana por duas semanas (dose total de 4.800.000 UI).

Para os casos de sífilis terciária, latente tardia ou latente com período desconhecido, deve-se ampliar o tratamento para três semanas [dose total de 7.200.000 (UI)]. Para os casos de alergia à penicilina, deve-se prescrever por via oral doxiciclina 100 mg/dia ou tetraciclina 500 mg a cada 6 horas por 15 dias nos casos recentes e por 30 dias nos casos tardios.

Para sífilis congênita no período neonatal, deve ser prescrita penicilina G cristalina 50.000 UI/kg/dose, intravascular a cada 12 horas nos sete primeiros dias e a cada oito horas do 8º ao 10º dia. No caso de sorologia negativa e ausência de alterações radiológicas, deve-se prescrever penicilina G benzatina 50.000 UI/kg, dose única.

Apesar do tratamento farmacológico impedir a progressão das lesões articulares, não alterará aquelas já desenvolvidas. Deve-se então relembrar os pacientes da necessidade de evitar novas lesões. Articulações e ossos afetados podem ser tratados com repouso no leito, calçados moldados, bengalas, muletas e outros suportes que impeçam a evolução das lesões articulares. Podem também ser utilizados anti-inflamatórios não hormonais para controle da inflamação e, no caso de derrames volumosos, artrocentese. Caso as lesões estejam muito avançadas, pode ser indicado debridamento com remoção dos corpos livres e da sinóvia. Cirurgias devem ser evitadas em razão dos riscos de infecções no pós-operatório e das dificuldades de cicatrização e consolidação óssea. Os procedimentos cirúrgicos utilizados para o tratamento da artropatia de Charcot são realinhamento, artrodese, exostectomias e amputações.

PROGNÓSTICO

De um modo geral, o prognóstico dos casos de sífilis secundária tratados com altas doses de penicilina é bom. Em uma revisão sistemática sobre envolvimento osteoarticular na sífilis secundária, 92% dos pacientes melhoraram apenas com antibioticoterapia. A dor óssea diminuiu no início do tratamento, porém, geralmente, foram necessárias semanas a meses para desaparecer por completo.

O prognóstico em relação aos casos diagnosticados tardiamente, com a presença estabelecida da artropatia de Charcot, costuma ser reservado. Dependendo do grau de destruição articular, pode haver limitações funcionais graves, dificilmente tratáveis, mesmo com abordagem cirúrgica.

TABELA 2 Diagnósticos diferenciais das manifestações musculoesqueléticas da sífilis

Inflamatórias	Não inflamatórias	Artropatia neuropática (tabética)
Artrite reumatoide	Osteoartrite	*Diabetes mellitus*
Artrite reativa	Hemartrose	Hanseníase
Artrite psoriásica	Necrose asséptica	Siringomielia
Artrites microcristalinas	Ocronose	Esclerose múltipla
Artrite idiopática juvenil	Hemocromatose	
Artrite da tuberculose	Acromegalia	
Artrite do HIV		

REFERÊNCIAS BIBLIOGRÁFICAS

1. Ahn SS, Jung SM, Yoo J, Lee SW, Song JJ, Park Y-B. Clinical characteristics of patients with systemic lupus erythematosus showing a false positive result of syphilis screening. Rheumatol Int. 2019;39:1859-66.
2. Bezalely S, Jacob G, Flusser G, Ablin J. Syphilis: an unusual manifestation? BMJ Case Rep. 2014;2014:bcr2014204871.
3. Centers for Disease Control and Prevention. Congenital syphilis – United States, 2002. MMWR. 2004;53:716-9.
4. Centers for Disease Control and Prevention. Primary and secondary syphilis – United States, 2000-2001. MMWR. 2002;51:971-3.
5. Centers for Disease Control and Prevention. Sexually transmitted disease surveillance 2018. Atlanta: Centers for Disease Control and Prevention; 2019.
6. Colmegnaa I, Koehlerb JW, Garryb RF, Espinoza LR. Musculoskeletal and autoimmune manifestations of HIV, syphilis and tuberculosis. Curr Opin Rheumatol. 2006;18:88-95.
7. Fabricius T, Winther C, Ewertsen C, Kemp M, Nielsen SD. Osteitis in the dens of axis caused by Treponema pallidum. BMC Infectious Diseases. 2013;13:340-7.
8. Kassutto S, Doweiko JP. Syphilis in the HIV era. Emerg Infect Dis. 2004;10:1471-3.
9. Koh PX, Neo SX, Chiew HJ, Singh DR, Saini M, Chen Z. Syphilitic spinal disease: an old nemesis revisited. a case series and review of literature. Sex Transm Dis. 2021;48(9).
10. Korenromp EL, Rowley J, Alonso M, Mello MB, Wijesooriya NS, Mahiané SG, et al. Correction: Global burden of maternal and congenital syphilis and associated adverse birth outcomes – Estimates for 2016 and progress since 2012. PLoS ONE. 2019;14:e0219613.
11. Liang X, Liu T, Yuan C, Wang W, Liang P. The disappearance of femoral head and neck resulting from extensive bone defect caused by secondary syphilis: a case report and literature review. Musculoskel Dis. 2018;19:251.
12. Little JW. Syphilis: an update. Oral Surg Oral Med Oral Pathol Oral Radiol Endog. 2005;100:3-9.
13. Mandell GL, Doulin R, Bennett JE. Principles and practice of infectious diseases. Churchill Livingstone. 2009;2:2768-83.
14. Ministério da Saúde. Manual técnico para o diagnóstico da sífilis. Brasília: Ministério da Saúde; 2021.
15. Newman L, Rowley J, Vander Hoorn S, Wijesooriya NS, Unemo M, Low N, et al. Global estimates of the prevalence and incidence of four curable sexually transmitted infections in 2012 based on systematic review and global reporting. PLoS One. 2015;10:e0143304.
16. Organización Mundial de la Salud. Infecciones de transmisión sexual, 2016. Disponível em: https://www.who.int/es/news-room/fact-sheets/detail/sexually-transmitted-infections-(stis).
17. Pan American Health Organization (PAHO). Elimination of mother-to-child transmission of HIV and syphilis in the Americas. Update 2016. Washington; 2017. Disponível em: http://iris.paho.org/xmlui/bitstream/handle/123456789/34072/9789275119556eng.pdf?sequence=4&isAllowed=y.
18. Park KH, Lee MS, Hong IK, Sung JY, Choi SH, Park SO, et al. Bone involvement in secondary syphilis: a case report and systematic review of the literature. Sex Transm Dis. 2014;41(9):532-7.
19. Reginato AJ. Syphilitic arthritis and osteitis. Rheum Dis Clin North Am. 1993;19:379-98.
20. Stoltey JE, Cohen SE. Syphilis transmission: a review of the current evidence. Sexual Health. 2015;12:103-9.
21. Talhari S, Cortez CCT. Sífilis. In: Focaccia R, Veronesi R. Tratado de infectologia. 4.ed. São Paulo: Atheneu; 2009. p. 1406.
22. Wolff K, Johnson RA. Fitzpatrick's color atlas and sinopsis of clinical dermatology. 6. ed. McGraw-Hill; 2009.

Doença de Lyme símile brasileira (síndrome de Baggio-Yoshinari)

Izaias Pereira da Costa
Natalino Hajime Yoshinari (*in memoriam*)

INTRODUÇÃO

A doença de Lyme símile brasileira (DLSB) ou síndrome de Baggio-Yoshinari (SBY) é uma enfermidade infecciosa exótica, transmitida por carrapatos, que foi descoberta no país a partir de pesquisas conduzidas na Faculdade de Medicina da Universidade de São Paulo (FMUSP). O objetivo inicial, idealizado em 1989, era descobrir casos de doença de Lyme (DL) descritos nos Estados Unidos, na Europa e na Ásia. Para tanto, houve divulgação da zoonose nos meios de comunicação científica no país e criação de laboratório e ambulatório específicos ao estudo da DL.

Os primeiros casos com manifestações clínicas típicas e confirmação laboratorial foram descritos no ano de 1992 em irmãos que frequentavam a região de Cotia, município do Estado de São Paulo. Contudo, à medida que novos casos foram descobertos, notaram-se inúmeras divergências quanto a epidemiologia, sintomas clínicos, laboratoriais e resposta terapêutica nos pacientes brasileiros. Esta zoonose inédita passou a ser chamada DLSB ou SBY.

O aspecto distintivo da DLSB/SBY é a inédita interação da *Borrelia burgdorferi sensu stricto*, agente etiológico da DLSB/SBY com carrapatos diferentes dos descritos no hemisfério norte, habitualmente pertencentes ao complexo *Ixodes ricinus*. No Brasil, os vetores transmissores pertencem aos gêneros *Amblyomma*, *Rhipicephalus*, *Dermacentor*, carrapatos que infestam animais silvestres ou domésticos, como cães, bovinos, cavalos, indicando o grande risco de contrair a infecção durante a convivência no ambiente peridomiciliar.

A relação entre a *B. burgdorferi* e o carrapato é altamente complexa e específica, determinando a potencialidade de promover infecção de *Borrelia* nos hospedeiros invertebrados e vertebrados e sua capacidade de burlar defesas imunológicas inata e adquirida dos hospedeiros. Quando a espiroqueta é ingerida pelo vetor, a bactéria sintetiza lipoproteínas que são expressas na membrana externa da *Borrelia*, como OspA que permite à bactéria aderir ao trato digestivo do vetor e outras como a OspC que facilita burlar o sistema imune do hospedeiro vertebrado. No Brasil, pelo fato da doença ser transmitida por carrapatos exóticos, esta relação bactéria-hospedeiro é diferente da observada no hemisfério norte, originando *Borrelia* adaptada a sobreviver no ecossistema brasileiro, com características morfológicas e genéticas distintas, responsáveis pelo surgimento de manifestações clínicas e laboratoriais específicas ao território brasileiro.

BIOLOGIA DAS BORRELIAS

Borrelias são microrganismos Gram-negativos, microaerófilos, dotados de movimento espiralado e que crescem lentamente no meio de cultivo conhecido como BSK. São constituídas por um protoplasma cilíndrico, contido pela membrana citoplasmática, de onde saem 15 a 20 flagelos que conferem movimento helicoidal. A espiroqueta é envolta por uma membrana externa, constituída de lipoproteínas conhecidas como Osps (*outer surface membrane proteins*) (OspA, A, B, C etc.). O genoma é constituído de um cromossomo linear e cerca de 21 plasmídeos lineares ou circulares.

DOENÇA DE LYME

Doença de Lyme (DL) é definida como enfermidade infecciosa transmitida por carrapatos do complexo *Ixodes ricinus*, causada por espiroquetas do complexo *B. burgdorferi sensu lato*, que causa lesão de pele típica no local da picada conhecida como eritema migratório (EM), além de complicações sistêmicas articulares, neurológicas e cardíacas.

O complexo *B. burgdorferi sensu lato* é constituído por cerca de 20 espécies, porém os considerados patogênicos são a *B. burgdorferi sensu stricto* encontrada nos Estados Unidos e Europa e a *B. garinii* e *B. afzelii* na Europa. Cada espécie tem sua particularidade genética e determina manifestações clínicas distintas. *B. burgdorferi sensu stricto* causa alta frequência de EM e é artritogênica, *B. garinii* origina mais sintomas neurológicos como a síndrome de Bannwarth encontrada na Europa e a *B. afzelii* uma lesão de pele crônica conhecida como acrodermatite crônica atrófica.

Os principais carrapatos que pertencem ao complexo *Ixodes ricinus* são o *I. scapularis* e *I. pacificus* encontrados nos Estados Unidos, *I. ricinus* na Europa e *I. persulcatus* na Ásia.

Carrapatos do complexo *I. ricinus* alimentam-se em diversos animais reservatórios, que incluem pequenos roedores, répteis, aves e grandes mamíferos, dependendo do estágio evolutivo do carrapato e da localização geográfica. Nos Estados Unidos, larvas e ninfas alimentam-se preferencialmente em pequenos roedores e costumam acasalar em cima dos veados. Homens contraem a infecção quando são picados por carrapatos, especialmente nos estágios de larvas e ninfas. Indivíduos que frequentam matas, como caçadores, mateiros, topógrafos, correm maior risco de contágio.

Southern tick-associated rash illness ou doença de Lyme símile americana

Southern tick-associated rash illness (STARI), também conhecida como doença de Masters, é uma zoonose transmitida pela picada do carrapato *Amblyomma americanum* e causada pela espiroqueta *B. lonestari*, microrganismo geneticamente semelhante à *B. theileri*, comumente encontrada em bovinos. Esta enfermidade é descrita no sul dos Estados Unidos, e a picada do carrapato origina uma lesão de pele semelhante ao EM. Porém, não há desenvolvimento de sintomas sistêmicos, e a *Borrelia* é incultivável em meio BSK, mas pode crescer em culturas de células de carrapatos. Sorologia para *B. burgdorferi* é negativa nos pacientes com STARI.

Doença de Lyme símile brasileira ou síndrome de Baggio-Yoshinari

Doença de Lyme símile brasileira/síndrome de Baggio-Yoshinari (DLSB/SBY) é uma doença infecciosa emergente brasileira, causada pela *B. burgdorferi sensu stricto*, identificada até o momento apenas por procedimentos moleculares, pois não foi cultivada *in vitro*. É transmitida por carrapatos que não pertencem ao complexo *Ixodes ricinus*, como as espécies *Amblyomma cajenense*, *Rhipicephalus sanguineus*, *Rhipicephalus microplus*, *Dermacentor nitens*, portanto, vetores que infestam tanto animais domésticos como silvestres. Clinicamente, pode causar EM no sítio da picada e desencadear queixas sistêmicas articulares, neurológicas, cardíacas ou oculares. DLSB/SBY é entendida como síndrome, pois além do estágio infeccioso, cursa com frequência com alterações ditas reacionais, compatíveis com sintomas observados em doenças autoimunes e na síndrome da fadiga crônica. O diagnóstico na ausência da lesão de pele característica (EM) é altamente complexo e não detectado pelo médico. Assim, o diagnóstico baseia-se na presença dos sintomas clínicos pertinentes e exclusão de demais enfermidades possíveis. Infelizmente a sorologia para *B. burgdorferi*, com emprego de antígenos de origem americana ou europeia, é de pouca ajuda pela baixa sensibilidade e especificidade dos testes. Estudos de biologia molecular como PCR, além de dispendiosos, só têm utilidade quando a espiroqueta está circulante na fase infecciosa.

Principais diferenças entre DL e DLSB/SBY

Espécies de carrapatos transmissores

No Brasil, embora existam carrapatos do complexo *Ixodes ricinus* como *I. pararicinus*, *I. aragoi*,

I. longiscutatus, estes vetores não foram implicados na transmissão da DL no país. Já houve relatos da presença da *Borrelia burgdorferi sensu lato* em carrapatos do complexo *I. ricinus* no Uruguai (*I. pararicinus*), no pampa brasileiro (*I. longiscutatus*) e no Chile (*I. stilesi*), contudo não foi possível implicar nem os vetores nem as possíveis novas espécies de *B. burgdorferi sensu lato*, como a *B. chilensis*, descritas no Chile, no ciclo de transmissão da borreliose no Brasil e possivelmente no continente sul-americano.

No Brasil, por meio de metodologias moleculares, Mantovani et al. conseguiram identificar *B. burgdorferi sensu stricto* em amostras de pacientes com SDLS/SBY, assim como em carrapatos do gênero *Rhipicephalus*, equinos e bovinos, empregando o *primer* derivado do gene do gancho flagelar *flgE*. Aspecto relevante foi o de demonstrar por meio do sequenciamento dos produtos da PCR que o alinhamento das bases do gene *flgE* da *Borrelia* brasileira apresentava homologia de 99% com a *B. burgdorferi sensu stricto* encontrada nos Estados Unidos. O alinhamento das bases evidenciou haver diferenças em apenas dois pares de bases. De forma surpreendente, notou-se que este padrão de alinhamento das bases do gene *flgE* ocorria simultaneamente em pacientes com DLSB/SBY, carrapatos (*R. microplus, R. sanguineus*), equinos e bovino. Estes estudos permitiram traçar o ciclo de transmissão da borreliose brasileira, evidenciando a participação de vetores não pertencentes ao complexo *I. ricinus*, e a relevância dos animais domésticos como cães, cavalos e bovinos na transmissão da zoonose.

O carrapato *Amblyomma cajenense* foi incluído no rol de vetores transmissores da DLSB/SBY, em decorrência do fato de uma pesquisadora, envolvida em pesquisas laboratoriais com carrapatos, desenvolver EM no sítio da picada acidental por esta espécie de carrapato, além de apresentar artrite na fase de disseminação da borreliose. Este dado é altamente relevante, pois esta espécie de carrapato é altamente eclética e frequente no país, pois pica tanto o homem como animais silvestres e domésticos e ajuda a explicar a manutenção da *B. burdorferi* em áreas florestadas. É interessante constatar que, com frequência, pacientes com DLSB/SBY vêm de áreas com presença de capivaras, sugerindo que este roedor seja importante reservatório no Brasil.

Outro importante estudo foi o realizado por Gonçalves DD et al., que identificaram *B. burgdorferi sensu stricto* em humanos e carrapatos da espécie *Dermacentor nitens* coletados sobre cavalos, empregando *primer* para gene ribossomal 5S (rrf) 23S (rrl) rRNA.

Estes estudos provaram de forma inédita na literatura médica que *B. burgdorferi sensu stricto* pode infectar carrapatos não pertencentes ao complexo *Ixodes ricinus*, manter-se circulante entre animais reservatórios, tanto domésticos como silvestres, e causar uma zoonose inédita que imita a doença de Lyme. Sorologias para detectar anticorpos anti-*B. burgdorferi* em animais domésticos (cães, cavalos e bovinos) e silvestres (gambás) não só confirmam a participação destes animais no ciclo de transmissão da zoonose no Brasil, mas também indicam que estes animais sejam úteis na monitorização da DLSB/SBY, pois atuam como sentinelas da borreliose.

Borrelia burgdorferi sensu stricto presente no Brasil

Apesar de inúmeras tentativas laboratoriais, a *B. burgdorferi* não foi isolada em meio de cultura BSK, quando fragmentos de pele do EM ou fluidos biológicos como sangue ou líquido cefalorraquidiano foram semeados neste meio de cultivo específico. Análises com microscopia eletrônica, realizados na FMUSP, evidenciaram presença de estruturas semelhantes a *Mycoplasma, Clamydia* e bacterioides, quando espécies biológicas como fragmentos de pele, amostras de sangue, líquido cefalorraquidiano, provenientes de doentes com SDLS/SBY, carrapatos e sangue de animais reservatórios, foram semeados nestes meios de cultivo. Veio à tona a hipótese já reportada na literatura médica de que espiroquetas como *Borrelias* e *Treponemas*, quando expostas a ambientes inóspitos, como mudança de pH, tensão de oxigênio, escassez de componentes nutricionais, temperaturas inadequadas e presença de antibióticos, sofrem transformação morfológica e genética, assumindo formas de cistos ou formas L, com morfologias idênticas às citadas acima.

É interessante observar que estudos prévios realizados na FMUSP mostraram que sangue de pacientes com SDLS/SBY, quando submetidos ao estudo de PCR para identificar genes para OspA e flagelina, mostraram resultados negativos, diferentemente do observado nos EUA. Estes dados reforçaram o conceito de que a *B. burgdorferi* presente no país estaria desprovida de determinadas lipoproteínas presentes na superfície da membrana externa e que também seria desprovida de flagelos (estruturas responsáveis pela motilidade e forma helicoidal), justificando ocorrência de espiroquetas imóveis com morfologia de cistos.

Talhari et al. conseguiram identificar *B. burgdorferi sensu lato* em espécimes de biópsia de pele, oriundos de pacientes com borreliose em Manaus, por meio da imuno-histoquímica com ajuda do *focus floating microscopy*, contudo, também não conseguiram o isolamento do microrganismo *in vitro*.

Estes dados sugerem que a SDLS/SBY possa ser causada pela *B. burgdorferi sensu stricto* na apresentação morfológica atípica, possivelmente decorrente da interação inédita da espiroqueta com carrapatos e animais reservatórios exóticos presentes no Brasil. *Borrelia* com apresentação morfológica atípica também não cresce em meio de cultivo BSK, pois estaria desprovida de genes que lhe permitiriam metabolizar nutrientes obtidos do meio. Convém salientar que *Borrelia* não sintetiza determinados elementos essenciais à sobrevivência e necessita de oligoelementos extraídos do meio ambiente. Esta adaptação genética e fenotípica da *B. burgdorferi* para sobreviver nos carrapatos e reservatórios presentes no país determinou a emergência da DLSB/SBY.

Manifestações clínicas, laboratoriais e tratamento

A DLSB/SBY tem características clínicas muito semelhantes às da DL. Contudo, apresenta aspectos particulares distintivos, como a possibilidade da *B. burgdorferi* permanecer latente no homem por longo período de tempo; desenvolver recorrência de sintomas clínicos, mesmo após tratamento prévio com antibiótico; necessidade de tempo maior do uso de antibióticos e risco de desenvolvimento de sintomas clínicos ditos reacionais, como os observados na síndrome da fadiga crônica ou encefalomielite miálgica (SFC/EMM) e doenças autoimunes/alérgicas.

A pesquisa de anticorpos anti-*B. burgdorferi* no Brasil não obedece aos critérios propostos pelo Centers for Disease Control and Prevention (CDC). Nos Estados Unidos, o diagnóstico sorológico da DL obedece dois estágios. Inicialmente, realiza-se o teste de triagem ELISA ou imunofluorescência indireta (IFI) e, nos casos duvidosos, realiza-se o *Western blotting* (WB). Na fase aguda da DL, o WB deve mostrar duas das três bandas da classe IgM: 12, 21, 28, 37, 41, 45, 58, 93 Kd e na fase latente cinco das seguintes bandas IgG: 18, 21, 28, 30, 39, 41, 45, 58, 66 ou 93 Kd. Este critério não se aplica aos pacientes da Europa nem tampouco aos doentes com DLSB/SBY. No Brasil, tanto ELISA como WB revelam baixa especificidade e sensibilidade, com uso de antígenos da *B. burgdorferi sensu stricto* (americano ou europeu), *B. garinii* ou *B. afzelii*.

A FMUSP adota como teste de auxílio diagnóstico da DLSB/SBY a realização concomitante do ELISA e WB (positivo na presença de duas bandas da classe IgM ou quatro de IgG, independentemente do PM). Considera-se teste positivo se ELISA ou WB for positivo. Este procedimento propicia frequência de positividade em 64,7% dos pacientes com DLSB/SBY e em 16% dos normais. Conclui-se que a sorologia para *B. burgdorferi* no país não é útil como procedimento de triagem e deve ser interpretado com cuidado como critério diagnóstico da zoonose no país. Há falsos-positivos quando há presença de doenças autoimunes, infecções e enfermidades crônicas diversas.

Apesar desses problemas, os exames sorológicos ainda podem ser úteis nos casos duvidosos, quando testados em diferentes tempos clínicos e interpretados com atenção. Na ausência do eritema migratório, aspecto distintivo da borreliose, o diagnóstico da DLSB/SBY é altamente complexo e excludente, baseado principalmente na existência de antecedentes epidemiológicos e clínicos.

Justifica-se a persistência prolongada da *B. burgdorferi* nos tecidos, a recorrência dos sintomas, assim como a ocorrência da baixa resposta imunológica ao agente infeccioso, pelas próprias características da espiroqueta presente no Brasil. A bactéria, conforme comentado anteriormente, perdeu ou teve suprimidos inúmeros genes, localizados nos plasmídeos, e por consequência houve menor síntese e exposição de antígenos ao sistema imunológico dos hospedeiros. Além disso, *Borrelia* tem propensão a sobreviver no interior de células como as neuronais, endoteliais, sinoviais, macrofágicas, fibroblastos, suscitando menor resposta imunológica e tornando-se mais resistente aos antibióticos e anticorpos. Secreta ainda diferentes tipos de polissacárides ao seu redor, originando os chamados biofilmes, transformando-se em estruturas resistentes às agressões dos hospedeiros e antibióticos. Por estas razões e pela constatação de que, mesmo após tratamento dos pacientes com antibióticos, em alguns casos, havia riscos de recidivas clínicas, pesquisadores da FMUSP têm proposto o uso de antibióticos por período mínimo de 3 meses, exceto na fase inicial, na presença isolada do EM, quando se emprega antibióticos no máximo por 30 dias.

O tratamento da DL proposto pelo CDC nos Estados Unidos e adotado pelos pesquisadores da Sociedade Americana de Infectologia (IDSA) propõe o uso de antibióticos pelo período máximo de 30 dias e não admite recidivas de surtos infecciosos. Contrapondo-se a esta conduta, médicos do ILADS (International Lyme and Associated Diseases Society) sugerem longo tratamento com antibióticos nos pacientes com sintomas clínicos persistentes. Esta incrível dualidade de pensamentos e condutas reflete a complexidade da compreensão das infecções causadas pela *B. burgdorferi* não apenas no Brasil, mas também ao redor do mundo.

Patogenia da DLSB/SBY

A *B. burgdorferi* é introduzida na pele humana pela picada do carrapato. Segue-se a disseminação hematogênica ou linfática aos diferentes órgãos como sinóvia, coração e sistema nervoso. Para facilitar a invasão no hospedeiro e burlar a imunidade inata e adquirida, a bactéria muda sua expressão gênica e passa a expressar a lipoproteína OspC, que facilita a colonização nos tecidos. *Borrelias* sintetizam ainda lipoproteínas denominadas CRASP, que inibem a destruição bacteriana mediada por complemento. A *B. burgdorferi* não produz toxinas e as lesões teciduais decorrem de processos inflamatórios de origem imunológica, com presença de infiltrado por células mononucleares, especialmente linfócitos T dependentes, e liberação local de citocinas pró-inflamatórias como TNF, IL-2, IL-6, interferon-gama tipo 1.

Com relação à neuroborreliose, *B. burgdorferi* atravessa a barreira endotelial e causa inflamação encefálica pela migração dos microrganismos e leucócitos através da barreira endotelial, causando lesão das células da micróglia e da leptomeninge. Processos vasculares isquêmicos e os inflamatórios causados pela passagem da *B. burgdorferi* e células mononucleares ativam as células da micróglia, que passam a sintetizar citocinas pró-inflamatórias, metaloproteinases, radicais livres, que determinam a morte ou disfunção das células neuronais, com liberação de neurotransmissores que modificam a excitabilidade celular, causando neurodegeneração e desmielinização. A ativação do SNC pode também estar associada ao desencadeamento de doenças autoimunes e enfermidades neurológicas degenerativas.

Uma vez que a *B. burgdorferi* não produz toxinas, acredita-se que lipoproteínas presentes na superfície da membrana bacteriana sejam responsáveis pelos danos às células neuronais, diretamente ou por ação das citocinas, como a IL-6 e quimiocinas como CCl2, CXCL13. Níveis de IL-6 e quimiocinas estão elevados no soro e no liquor de pacientes com neuroborreliose. É importante notar que a citocina IL-6 está igualmente envolvida no surgimento de sintomas crônicos, como os exibidos na síndrome da fadiga crônica. A quimiocina CCL 2 sugere estar implicada na lesão dos nervos periféricos, por aumentar o fluxo de linfócitos T através de vasos, causando a morte de células neuronais e a desmielinização axonal.

Quadro clínico da DLSB/SBY

Manifestações clínicas da DLSB/SBY são muito semelhantes às observadas na DL, com algumas particularidades já comentadas.

Didaticamente, podemos dividir a evolução clínica em estágios:

- Estágio infeccioso agudo: localizado e disseminado.
- Estágio infeccioso latente.
- Estágio infeccioso tardio.
- Estágio reacional compatível com síndrome da fadiga crônica (SFC) ou encefalomielite miálgica (EMM).
- Estágio reacional compatível com doenças autoimunes e alérgicas.

Estágio infeccioso localizado

Em cerca de 40-50% dos casos de DLSB/SBY é possível identificar uma lesão eritematosa de crescimento centrífugo, chamada de EM, no local da picada pelo carrapato. Esta lesão é característica da enfermidade, atinge dimensões que costumam ultrapassar 5 cm, tem período de incubação de 4 a 30 dias entre a picada e o surgimento da lesão, dura de 3 dias a 3 meses, média de 27 dias, e pode desaparecer espontaneamente sem tratamento (Figuras 1 e 2).

Estágio infeccioso disseminado

Na fase de disseminação sanguínea da *B. burgdorferi*, ocorrem sintomas gerais semelhantes à gripe, com presença de febre, calafrios, mialgia, artralgias, cefaleia. Eventualmente, surgem novas lesões de pele, às vezes múltiplas e menos expansivas que o EM, chamadas de lesões anulares secundárias.

Outra formas de envolvimento cutâneo na DLSB/SBY podem surgir na fase de disseminação, como a ocorrência de linfocitoma, lesão de aspecto mais delimitado, endurecida e de coloração rubra. A biópsia de pele mostra acúmulo de linfócitos B, daí ser conhecida também como linfocitoma borreliano (Figura 3).

Outra lesão intrigante é a que surge no local da picada do carrapato, que a princípio sugere EM, mas que ao longo do tempo costuma persistir e expandir, às vezes por anos, assumindo a

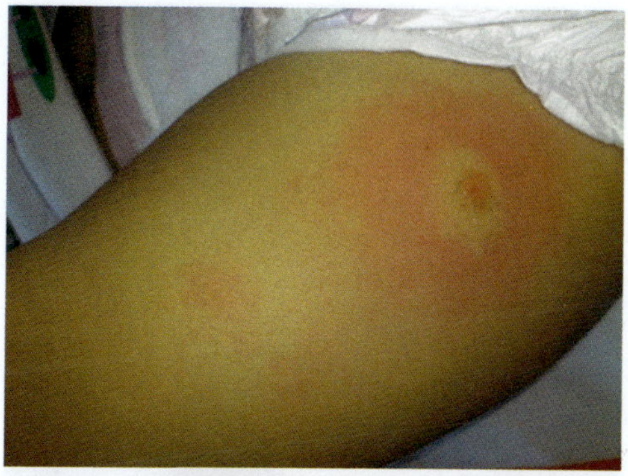

FIGURA 1 Eritema migratório em paciente com síndrome de Baggio-Yoshinari.

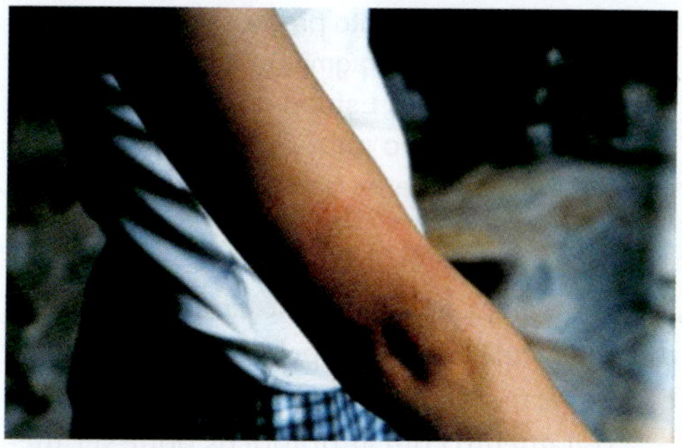

FIGURA 2 Eritema migratório.

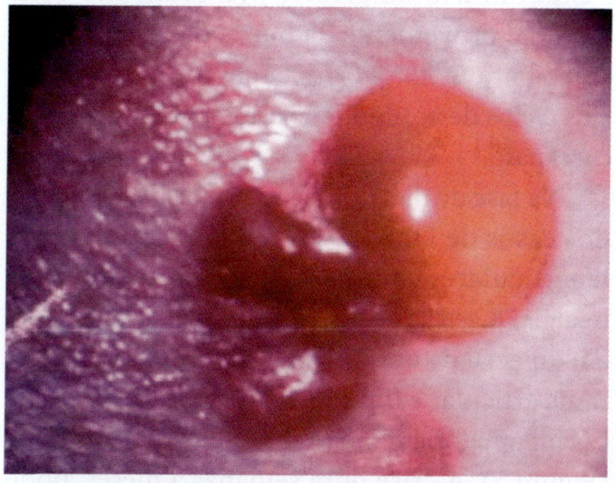

FIGURA 3 Linfocitoma borreliano em paciente com síndrome de Baggio-Yoshinari (SBY).

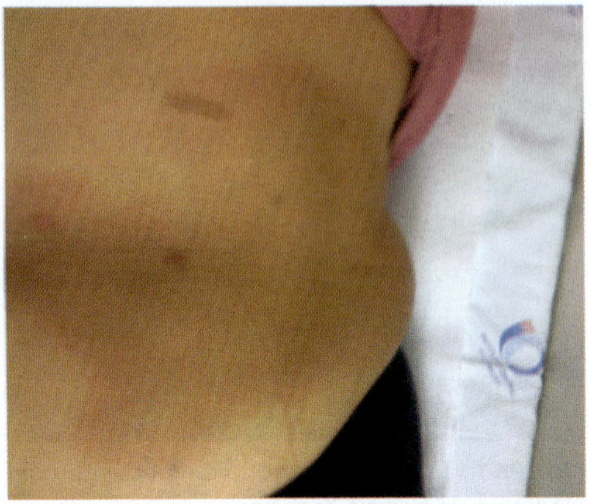

FIGURA 4 Lesão persistente no local da picada por carrapato, de crescimento progressivo por 5 anos. Análise histológica do fragmento de biópsia sugestiva de esclerodermia. Estudo de biologia molecular (PCR) foi positivo para *Borrelia burgdorferi*, mesmo após tratamento prévio com antibióticos.

forma de placa ou mácula de característica endurecida, cuja biópsia de pele é compatível com esclerodermia (Figura 4).

Tratamento com antibióticos pode ser ineficaz e, curiosamente, num dos casos, o teste do PCR com uso do *primer flgE* realizado com material proveniente da borda da lesão foi positivo para *B. burgdorferi*, apesar do uso de vários ciclos de antibióticos e anos após picada do carrapato.

Na fase de disseminação bacteriana, em 40% dos casos de DLSB/SBY surgem sintomas osteoarticulares como artrite, dores tendíneas e mialgia. A artrite acomete as grandes articulações, em especial de um dos joelhos, com grande derrame articular e líquido sinovial de características inflamatórias com predomínio de neutrófilos (Figura 5). A crise dura semanas a meses, pode ser recorrente ou desaparecer sem tratamento. Por vezes, à medida que os surtos se sucedem, não havendo tratamento antibiótico, pode haver acometimento de pequenas articulações à semelhança da artrite reumatoide, inclusive com rigidez matinal (Figura 6). Miosite com características de polimiosite idiopática, elevação de enzimas e alteração eletromiográfica já foi observada na DLSB/SBY.

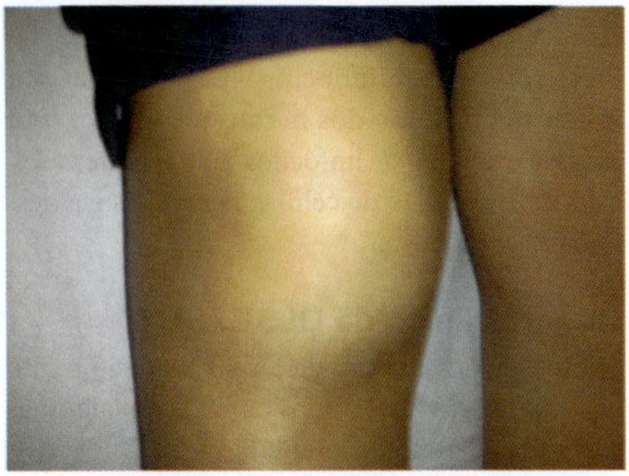

FIGURA 5 Monoartrite em paciente com síndrome de Baggio-Yoshinari.

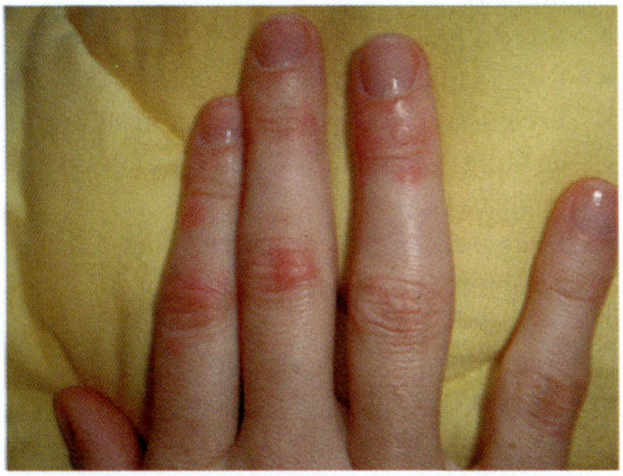

FIGURA 6 Artrite em paciente com síndrome de Baggio-Yoshinari simulando artrite reumatoide.

Outros aspectos clínicos sugestivos de doenças do tecido conectivo como alopécia, fenômeno de Raynaud, fotossensibilidade, síndrome seca, vasculites; ou outras que lembram manifestações de artropatias soronegativas como tendinopatias, sacroiliíte, uveíte, podem estar presentes na evolução da DLSB/SBY.

Complicações neurológicas são observadas em cerca de 35% dos casos. Basicamente, encontramos a meningite linfomonocitária, neurite craniana e neurite periférica. A meningite causa leve rigidez de nuca, cefaleia e a punção do liquor revela infiltrado por células mononucleares e hiperproteinorraquia, às vezes com presença de bandas oligoclonais. Há síntese intratecal de anticorpos, razão pela qual deve-se realizar a punção com pesquisa de anticorpos anti-*B. burgdor-*

feri no líquido cefalorraquidiano. Qualquer nervo craniano pode estar envolvido na DLSB/SBY, sendo o nervo facial o mais acometido. Paralisia facial bilateral periférica é altamente sugestiva da DLSB/SBY, assim como quando ocorre envolvimento simultâneo de meningite e envolvimento de nervos cranianos.

A neuropatia periférica é do tipo axonal sensitiva/motora, podendo causar intensas dores, fraqueza e parestesia, frequentemente, obedecendo distribuição metamérica. Os sintomas são de difícil tratamento e a evolução costuma ser longa. Queixas psiquiátricas são observadas com frequência no país, acometendo 10% dos casos neurológicos. Sintomas variam desde quadros leves de depressão, alterações de humor, até graves transtornos como psicose, esquizofrenia e tentativas de suicídio.

Encefalites de diversas complexidades são observadas em 30% dos casos neurológicos, incluindo queixas como cefaleia persistente, distúrbios motores como fasciculações/contraturas musculares/fraqueza, dificuldades de marcha, perda de equilíbrio, sonolência, irritabilidade, intolerância ao barulho ou à luz, dificuldades de fala/expressão, distúrbios da cognição. O diagnóstico é complexo, incluindo pesquisa do liquor, que pode revelar aumento da concentração proteica, bandas oligoclonais e produção intratecal de anticorpos anti-*B. burgdorferi*. A RM no início do quadro pode ser normal ou exibir minúsculas áreas de desmielinização. Os pacientes com encefalite têm prognóstico ruim, respondem mal aos diferentes tratamentos, incluindo antibióticos e têm evolução prolongada. Frequentemente evoluem com sintomas da síndrome da fadiga crônica. No Brasil, outras formas de neuropatia foram descritas como mononeurite multiplex e síndrome de Guillain-Barré.

Na Europa, é frequente a ocorrência de neuropatia conhecida como síndrome de Garin-Bujadoux-Bannwarth, que é uma associação de meningite com neuropatia periférica extremamente dolorosa e é causada pela *B. garinii*.

Envolvimento cardíaco na DLSB/SBY é raro e ocorre em menos de 5% dos casos. A exemplo da DL, observam-se variados graus de bloqueio de condução nervosa atrioventricular. Casos graves apresentam derrame pericárdico e cardiomegalia. Em geral, respondem adequadamente ao tratamento com antibióticos e os pacientes não costumam necessitar de marca-passo.

No Brasil, observamos com frequência complicações oculares da DLSB/SBY. Além das alterações secundárias à neurite craniana como diplopia, anisocoria, ptose palpebral, estrabismo, midríase, oftalmoplegia, identificamos alterações intrínsecas oculares como uveíte, arterite retiniana e papiledema.

Uma das particularidades da DLSB/SBY é a ocorrência de recidivas infecciosas, como casos de meningoencefalites recorrentes, lesões de pele que iniciam como EM, mas que persistem e crescem por anos. Outro exemplo de lesão de pele que reforça a tese da persistência da *B. burgdorferi* no local da picada inicial, ocorreu em uma paciente que teve EM após picada por carrapato, havia melhorado com uso de antibiótico, mas que após 1 ano de evolução apresentou recidiva da lesão com características de EM no mesmo local, sendo necessário o retratamento.

Recorrências infecciosas são observadas na DLSB/SBY, trazendo mais conflitos aos médicos, que podem questionar a necessidade de empregar novamente antibióticos em indivíduos previamente tratados. A existência de recorrências infecciosas foi confirmada por meio do PCR com uso do *primer* da *flgE*. Em um dos casos, a paciente iniciou a enfermidade com surgimento do EM, que não cedeu com tratamento antibiótico, e houve aumento progressivo no tamanho da lesão por anos. PCR realizado nesta fase tardia mostrou-se positivo, apesar do emprego prévio de vários ciclos de antibióticos.

Outro exemplo de persistência/recorrência foi o caso de um paciente que teve EM na cidade de Manaus, cujo diagnóstico foi confirmado pela imuno-histoquímica e que fora tratado com doxiciclina por período inferior a 30 dias. Após 6 meses, teve monoartrite de joelho. Nesta época, o teste do PCR com uso do *primer* da *flgE* mostrou-se positivo, confirmando que houve persistência da *B. burgdorferi* oculta em tecidos. O paciente melhorou após novo ciclo de antibiótico, constituído por doxiciclina por 3 meses associado ao uso de antimalárico.

Estágio infeccioso latente

A DLSB/SBY é uma enfermidade infecciosa altamente complexa, que costuma burlar os conhecimentos médicos pelas suas intrincadas particularidades, como imprevisível período de latência da infecção antes da eclosão dos sintomas, multiplicidade de manifestações clínicas comuns a diferentes enfermidades, diagnóstico laboratorial impreciso, evolução por vezes tormentosa e longa, possibilidades de recidivas numa enfermidade dita infecciosa, eventual desencadeamento de queixas reacionais e inconstância da resposta terapêutica. Com certeza, a DLSB/SBY é a mais complexa dentre todas as doenças descritas, impossível de entendê-la no seu todo, especialmente porque são infindáveis as dúvidas ainda existentes e também porque os médicos desistem de entendê-la ou insistem em negar a sua existência ou preferem confundi-la com a DL.

Quando determinado indivíduo é picado por carrapato infectado pela *B. burgdorferi*, ele não necessariamente adoece, pode se curar espontaneamente ou ficar como portador da bactéria por longo período de tempo. Quando ocorre queda da imunidade, o indivíduo passa a desenvolver uma das complicações sistêmicas da zoonose ou até mesmo desenvolver queixas reacionais.

Neste momento, longe da época do contágio, quando os fatos epidemiológicos, como história da picada/contato com carrapatos, foram esquecidos e na falta ou ausência da lembrança do EM, aspecto distintivo da borreliose, fica praticamente impossível o diagnóstico da DLSB/SBY atual. O paciente pode iniciar a enfermidade com surgimento de uma das manifestações clínicas sistêmicas, como a articular, neurológica, cardíaca ou ocular, ou mesmo apresentar-se com complicações crônicas como artrite erosiva, encefalopatia ou doença autoimune desencadeada pela *B. burgdorferi*. A artrite erosiva é indistinguível da artrite crônica da artrite reumatoide.

A encefalopatia crônica da fase latente pode se apresentar com queixas como paraparesia espástica, ataxia, convulsões, quadros desmielinizantes, incoordenação motora, demência, alterações visuais/auditivas/sensoriais, distúrbios psiquiátricos, graves disfunções do cognitivo, bexiga neurogênica, etc. Neste estágio, confunde-se com neuropatias idiopáticas como esclerose múltipla, doença de Parkinson, esclerose lateral amiotrófica etc. Tentativas diagnósticas incluem a realização da RM do encéfalo, SPECT e exame do liquor com pesquisa de anticorpos anti-*B. burgdorferi*. Embora antibióticos, em especial a ceftriaxone, possam ser prescritos nesta fase, os resultados em geral são ruins. Ademais, é triste despertar no doente crônico a hipótese da existência de enfermidade infecciosa, portanto passível de tratamento com antibióticos, quando se sabe que estruturas anatômicas como o encéfalo e as articulações estão degeneradas e o prognóstico é ruim.

Na Europa, existe uma forma de lesão cutânea crônica e persistente chamada de acrodermatite crônica atrófica causada pela *B. afzelii*. É uma lesão atrófica da pele, localizada em extremidades, próximo às articulações e, em alguns casos, há isolamento da *Borrelia* após décadas da persistência da lesão.

Estágio reacional compatível com a síndrome da fadiga crônica ou encefalomielite miálgica

Nos Estados Unidos e na Europa, cerca de 10% dos pacientes com DL, que foram tratados com antibióticos, desenvolvem num prazo de 6 meses sintomas classificados como subjetivos, que cursam com fadiga, sudorese noturna, artralgia, mialgia, distúrbios do sono, depressão e ausência objetiva de infecção por *B. burgdorferi*. Este complexo sintomatológico é chamado de síndrome pós-tratamento da doença de Lyme (SPTDL). A patogênese é desconhecida e o tratamento inclui uso de drogas sintomáticas como antidepressivos, analgésicos, anti-inflamatórios e tratamentos alternativos como acupuntura, reabilitação e psicoterapia.

Este conceito formulado por pesquisadores da Sociedade de Infectologia Americana é refutado por médicos do ILADS, que consideram esses sintomas manifestações da doença de Lyme crônica, quando afirmam que SPTDL é consequente à persistência do agente etiológico *B. burgdorferi.*

Pesquisadores da FMUSP também admitem a existência de sintomas presentes em pacientes com DLSB/SBY, desencadeados pela passagem da *B. burgdorferi* no homem, mesmo nos indivíduos tratados com antibióticos. Ao contrário dos americanos e europeus, no Brasil estas manifestações são consideradas de natureza objetiva/orgânica e consideradas sintomas reacionais que se seguem à infecção pela *B. burgdorferi*, desencadeadas por mecanismos ainda desconhecidos.

As manifestações reacionais são de duas naturezas, uma constituída de sintomas compatíveis à observada na SFC e a outra relacionada a complicações imunoalérgicas. A existência destas duas entidades foi baseada no acompanhamento clínico e laboratorial de centenas de pacientes com diagnóstico de DLSB/SFC, ocorrido desde o primórdio da pesquisa em 1989.

Síndrome da fadiga crônica e DLSB/SBY

A SFC é definida como uma complexa enfermidade orgânica e adquirida, que envolve o sistema nervoso central, a medula espinhal e o sistema nervoso periférico. Sintomas são relacionados com envolvimento do eixo hipotálamo-hipófise-adrenal e alterações no sistema nervoso autônomo, caracterizados pela hiperatividade simpática e hipotonia vagal, originando múltiplos distúrbios neurológicos, imunológicos, produção deficiente de energia e inadequada troca iônica celular.

Existem dois critérios diagnósticos mais relevantes na identificação da síndrome da fadiga crônica/encefalomielite miálgica, o elaborado por Fukuda et al. (aceito pelo CDC) e o proposto por Carruthers et al.

O critério de Fukuda propõe presença de quatro ou mais dos sintomas com duração superior a seis meses: deficiência importante da memória recente ou concentração, dor de garganta, linfonodos doloridos, dor muscular, poliartralgia na ausência de edema/eritema, cefaleia grave ou de padrão incomum, sono não repousante, cansaço pós-exercícios com duração superior a 24 horas.

O critério proposto por Carruthers et al. é mais complexo e é usado para definição de casos de SFC, como se segue:

A. Parâmetro de presença obrigatória, que inclui ocorrência da fadiga física ou mental, mal-estar que se segue aos exercícios (fatigabilidade, recuperação demorada), distúrbios do sono e dores de caráter não inflamatório, frequentemente migratórias, como cefaleia, mialgia, artralgia, dores no tórax/abdome/lombar, hiperalgesia localizada ou de distribuição metamérica.

B. Manifestações neurológicas/cognitivas. Pelo menos dois ou mais dos seguintes sintomas: confusão mental, dificuldades em concentrar/raciocinar/memorizar, desorientação, dificuldades em processar frases/números/trocar palavras, alterações perceptórias/sensoriais, desorientação espacial, perda de foco visual, disacusia, disartria, disfagia, dislexia, desorientação espacial/temporal, distúrbios perceptórios e sensoriais, focalização visual, zumbidos, fraqueza muscular, ataxia, fasciculações musculares, intolerância ao som, luminosidade, irritabilidade, ansiedade.

C. Pelo menos um sintoma em duas das três categorias abaixo:

C1. Disfunção autonômica: oscilação de pressão arterial, hipotensão ortostática, taquicardia, sudorese, extremidades frias, vertigem, náusea, vômito, palidez, irritação intestinal/vesical, palpitação, dispneia, fadiga respiratória, lacrimejamento, secura oral, intolerância ao frio/calor etc.

C2. Disfunção neuroendócrina: oscilações da temperatura corpórea, alterações de apetite, emagrecer/engordar, sudorese, febre.

C3. Manifestações imunológicas: nódulos linfáticos doloridos cervicais/axilares, dor de garganta, sintomas gripais, suscetibilidade às infecções, desenvolvimento ou piora de alergias a produtos químicos, alimentos, sensibilidade a odores etc.

D. Sintomas devem estar presentes há pelo menos 6 meses.

Observa-se uma enorme gama de sintomas relacionados à síndrome da fadiga crônica/encefalomielite, reportados pelos pacientes com DLSB/SBY. O médico desavisado pode confundir estes sintomas com os presentes na fase de disseminação infecciosa da borreliose. Nesta situação, o uso de antibióticos não melhora o quadro clínico, exceto se houver concomitância com recidiva infecciosa. Infelizmente, a abordagem terapêutica da SFC é desconhecida e na maioria das vezes ineficaz, necessitando-se de suportes alternativos para alcançar o mínimo de conforto aos pacientes.

Estágio reacional compatível com doenças autoimunes e alérgicas

Alguns pacientes com DLSB/SBY desenvolvem durante a evolução desta enfermidade infecciosa manifestações clínicas compatíveis com as encontradas em doenças autoimunes, como a síndrome seca; artrite inflamatória semelhante à artrite reumatoide; miosite idiopática semelhante à polimiosite, com elevação de enzimas musculares e eletroneuromiografia compatíveis; manifestações compatíveis com lúpus eritematoso sistêmico como fenômeno de Raynaud, fotossensibilidade, lesão em asa de borboleta, alopecia; paniculite confirmada pela biópsia e histologia; lesões de pele compatíveis com esclerodermia confirmadas pelo exame anatomopatológico; vasculites; síndrome do anticorpo antifosfolípide (trombose venosa) com anticardiolipina positivo; desencadeamento ou piora de processos alérgicos a drogas/alimentos (Figura 7).

Do ponto de vista laboratorial, podemos identificar presença de FAN, anti-Ro/La, anticardiolipina IgG/IgM, anticitoplasma de neutrófilos (ANCA), anticorpos anticonstituintes neuronais e cutâneos, hipergamaglobulinemia e, por vezes, elevação da imunoglobulina IgE.

Achado muito interessante é a ocorrência de lesões de pele, frequentemente recorrentes, que lembram o EM ou lesões anulares secundárias, que em geral surgem quando pacientes estão debilitados ou quando expostos a estresses como elevação de temperatura. Estas lesões, ainda não reportadas na literatura, receberam no nosso país a denominação de exantemas reacionais (Figuras 8, 9 e 10). Médicos tendem a confundir estas lesões com o EM e, ao admitirem esta possibilidade, tendem a interpretar o quadro como infeccioso e erroneamente prescrevem antibióticos.

De acordo com Eskandari et al., existe uma intensa comunicação bidirecional entre o sistema imune e o sistema nervoso central (SNC). O SNC regula o sistema imunológico por meio da liberação de hormônios imunomodulatórios como

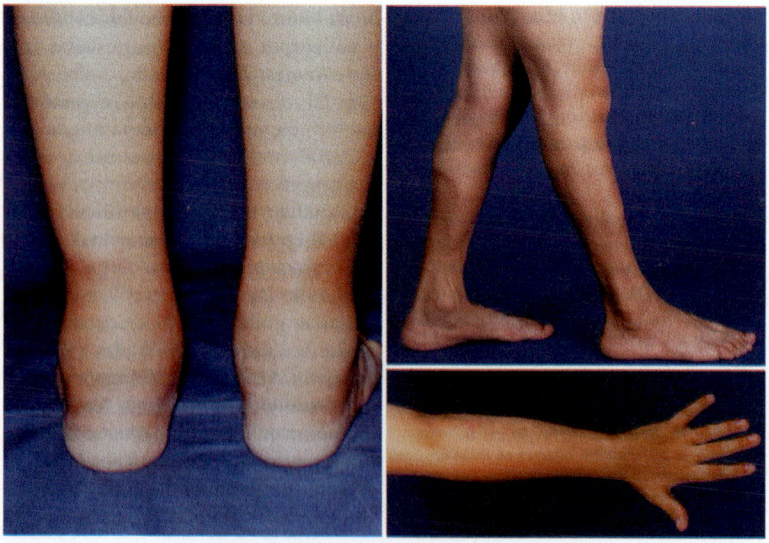

FIGURA 7 Artrite e paniculite em paciente com síndrome de Baggio-Yoshinari.

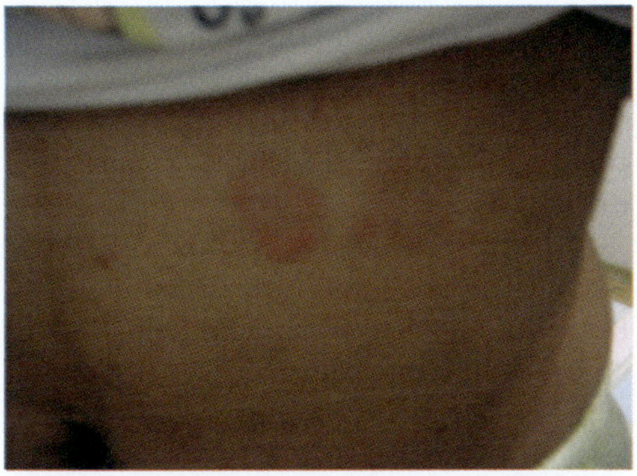

FIGURA 8 Exantema reacional em paciente com síndrome de Baggio-Yoshinari.

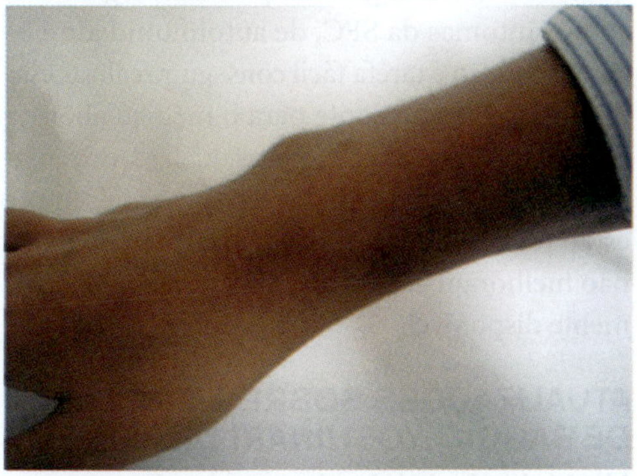

FIGURA 9 Exantema reacional recorrente que surge com calor.

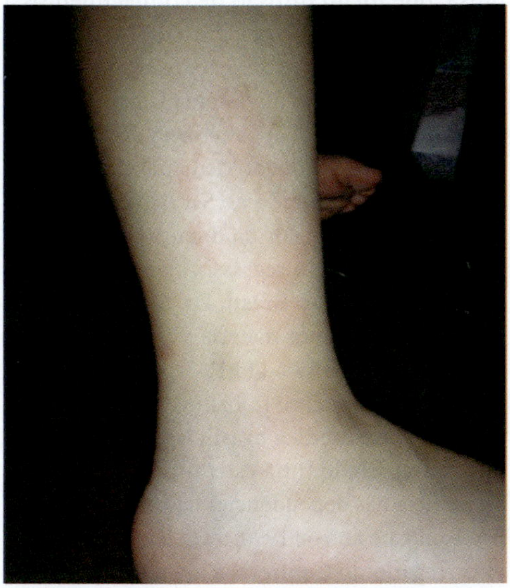

FIGURA 10 Exantema reacional recorrente.

corticotrofina, cortisol e vasopressina, que atuam no eixo hipotálamo-hipófise-adrenal. O SNC interfere também nos processos inflamatórios desencadeados no estresse neuroendócrino e na ativação do sistema nervoso autônomo, mediados pela noradrenalina, acetilcolina.

A via inversa mostra o sistema imune sinalizar o SNC por meio de mediadores como as citocinas, que atravessam a barreira vascular cerebral, ou indiretamente, por meio da sinalização do nervo vago. A regulação neuroendócrina do sistema imune é fundamental à sobrevivência no controle de estresse e infecções. Contudo, perturbações neste sistema regulatório podem originar processos inflamatórios e imunológicos, enquanto a supressão do sistema imune facilitaria o surgimento de infecções. Conforme comentado anteriormente, *B. burgdorferi* pode atravessar a barreira vascular cerebral e ativar as células da micróglia, determinando o surgimento de processo inflamatório local, com liberação de mediadores inflamatórios, que podem interferir no comportamento do eixo hipotálamo-hipófise-adrenal. Adicionalmente, citocinas inflamatórias e quimiocinas liberadas em tecidos infectados pela *B. burgdorferi* podem chegar ao cérebro pela circulação sanguínea e interferir na regulação neuroimunoendócrina.

O tratamento do quadro reacional da DLSB/SBY com antibióticos só deve ser utilizado se houver suspeita de atividade infecciosa concomitante. Frequentemente, há necessidade do uso de drogas modificadoras da evolução clínica das enfermidades autoimunes como corticoides, sulfassalazina, antimaláricos e imunossupressores.

Critério diagnóstico da DLSB/SBY

A FMUSP adota como critério diagnóstico da DLSB/SBY um conjunto de parâmetros maiores e menores (Yoshinari & Gouveia, 2015, modificado).

Parâmetros maiores:

- Epidemiologia compatível com histórico de picada/contato com carrapatos ou frequência às áreas de risco.
- EM ou manifestação clínica compatível (artrite, neuropatia, cardiopatia, lesão ocular).

- Sorologia positiva para *B. burgdorferi* segundo padronização adotada pela FMUSP.
- Parâmetros menores:
- Recorrência dos sintomas sistêmicos.
- Manifestações clínicas ou laboratoriais de autoimunidade.
- Sintomas da síndrome da fadiga crônica.

Admite-se a possibilidade diagnóstica da DLSB/SBY na presença de três critérios maiores ou dois maiores e dois menores. A simples presença do EM adquirida em áreas de risco indica diagnóstico da zoonose.

Tratamento

Os medicamentos utilizados no tratamento da DLSB/SBY são os mesmos empregados na abordagem da DL, variando apenas quanto à duração da terapêutica.

Na forma localizada da enfermidade, quando há EM, emprega-se a doxiciclina da dose de 100 mg 12/12 horas por 30 dias. Opcionalmente, pode-se usar amoxicilina 500 mg 8/8 horas ou azitromicina 500 mg/dia ou cefuroxima 500 mg 12/12 horas pelo mesmo período.

Na fase de disseminação da zoonose, empregam-se os mesmos medicamentos pelo período de 3 meses. No caso de haver queixas neurológicas ou grave arritmia, prescreve-se ceftriaxone 2 g/dia/ EV ou peniciclina cristalina 4.000.000 U 4/4 horas pelo período de 30 dias, seguida de 2 meses adicionais de tratamento oral com antibióticos citados. Na FMUSP, usa-se concomitantemente o antimalárico hidroxicloroquina na dose de 400 mg/dia por longo período de tempo, em geral superior a 3 meses. Este fármaco tem a sua indicação, pois durante o processo inflamatório da borreliose ocorre liberação de citocinas pró-inflamatórias em especial da IL-6 em diferentes órgãos envolvidos, além da ocorrência frequente de manifestações autoimunes.

Quando a DLSB/SBY é descoberta tardiamente na fase latente da infecção, o esquema terapêutico é similar ao descrito, mesmo que se reconheça a pouca efetividade dos antibióticos neste estágio da enfermidade. Pode-se recomendar emprego de drogas modificadoras, que possam minimizar a progressão de danos tissulares, como os condroprotetores, imunossupressores e corticoides.

Casos clínicos que cursam com recorrências são medicados com os mesmos antibióticos. Por vezes, em situações extremas, tem-se usado drogas como a penicilina benzatina, sulfassalzina na tentativa de prevenir novos surtos infecciosos.

É de fundamental importância saber distinguir o que seja infecção causada pela *B. burgdorferi* dos quadros reacionais gerados pelo microrganismo, como sintomas da SFC, de autoimunidade e os alérgicos. Não é tarefa fácil conseguir realizar essa distinção. É angustiante para o médico abordar pacientes com sérias e crônicas queixas, extremamente mórbidas e debilitantes, que nem sempre estão relacionadas à presença de infecção e que não melhoram com o arsenal terapêutico atualmente disponível.

ATUALIZAÇÕES SOBRE A SÍNDROME DE BAGGIO-YOSHINARI 2020

História do início das pesquisas no Brasil

É muito importante relatar que esta longa pesquisa, que inclui difusão de conhecimentos à classe médica brasileira e prestação de serviços à comunidade pela realização de exames gratuitamente à população do Sistema Único de Saúde, teve início em 1989, após retorno do Dr. Yoshinari da TUFTS School of Medicine, onde desenvolveu o pós-doutorado no Serviço do Dr. Allen C. Steere, descobridor da doença de Lyme nos Estados Unidos. No regresso, além de sugerir o encontro da DL no Brasil, Dr. Steere forneceu gentilmente insumos materiais e biológicos para o início da pesquisa na FMUSP.

Devido ao intenso trabalho de divulgação do tema à classe médica brasileira, e pelo fato de havermos criado uma estrutura de pesquisa e assistência nas dependências da Universidade de São Paulo, no ano de 1990, o Dr. Pedro Luiz Tauil, encarregado do Centro Nacional de Epidemiologia/FNS do Ministério da Saúde, indicou o Laboratório de Investigação Médica em Reumatologia (LIM-17) (Dr. Natalino H. Yoshinari) e o Laboratório de Parasitologia do Instituto de Biociências da USP (Dr. Domingos Baggio) como Centros de Referência em pesquisas sobre doença de Lyme, assim como laboratórios escolhidos para processar os exames de pacientes suspeitos de DL oriundos do país todo, enviados via LACEN (Laboratório Central de Saúde Pública dos diferentes Estados do país).

Na época, informativo sobre DL e procedimentos de como enviar amostras aos laboratórios credenciados foram divulgados às Secretarias de Saúde dos Estados, às Coordenações Regionais da Fundação Nacional da Saúde, às Associações Médicas dos Estados, às Sociedades Nacionais de Reumatologia, Infectologia, Doenças Tropicais e Dermatologia.

Esta pesquisa, revestida de grandes dificuldades, devido às particularidades da borreliose no país, resultou na descoberta de uma nova enfermidade infecciosa altamente complexa, que evolui em alguns casos, silenciosamente, para sintomas clínicos e laboratoriais de características autoimunes. Descobrir as etiopatogêneses dessas manifestações reacionais tem sido o grande desafio dos estudiosos da SBY, o que resultaria em novas oportunidades terapêuticas para o alívio dos doentes.

A pesquisa da SBY baseia-se em cuidadosa análise observacional de centenas de pacientes examinados, oriundos do HCFMUSP e mais recentemente do consultório privado, que tem os dados epidemiológicos, clínicos e laboratoriais criteriosamente anotados. Soros e amostras de líquido cefalorraquidiano são preservados a -80°C nas dependências do LIM-17 para futuras pesquisas laboratoriais, sempre orientadas em busca das soluções para perguntas surgidas da anamnese dos doentes.

Infelizmente, as informações que são acrescidas na literatura médica brasileira acerca da SBY são cada vez mais verticalizadas, que fogem ao conhecimento dos médicos, não afeitos ao estudo aprofundado da borreliose. Desconhecem as diferenças entre a DL e a SBY, pois não têm curiosidade ou paciência para comparar as duas entidades. Verifica-se que para a compreensão fisiopatológica das manifestações reacionais inusitadas da SBY, e possivelmente da DL, há necessidade de conhecimentos sobre a imunobiologia microbiana, neurofisiologia e imunoneuroinflamação. Há também a necessidade de acompanhar constantemente os progressos reportados na literatura médica mundial, a fim de acompanhar a evolução dos conhecimentos sobre a doença de Lyme que possam contribuir na compreensão da borreliose presente no país.

Avanços no conhecimento da autoimunidade da borreliose

Como descrito anteriormente, desde o primórdio da pesquisa da SBY no país, já havíamos reportado ocorrência de manifestações clínicas e laboratoriais de autoimunidade nos pacientes com borreliose. Assim, em 2007, durante o Encontro Rio-São Paulo de Reumatologia, denominamos a borreliose brasileira como síndrome infectorreacional Lyme símile.

Na literatura internacional, o primeiro trabalho a fazer referência sobre a evolução dos pacientes com doença de Lyme para enfermidades autoimunes, que mimetizavam enfermidades de natureza reumatológica, compatíveis com artrite reumatoide, artrite psoriática, espondiloartrites periférica ou central, foi o trabalho recém-publicado em 2017 por Arvikar et al. Nesse trabalho, os autores inclusive preconizam uso de drogas modificadoras da evolução de enfermidades reumatológicas no tratamento de complicações imunológicas da DL.

Contudo, no cotidiano diário do médico brasileiro, que acompanha os casos de SBY, outros inúmeros sintomas e sinais são exibidos pelos pacientes, em geral considerados como queixas subjetivas e de fundo psicossomático, decorrentes da longa evolução da enfermidade, que causam graves alterações psiquiátricas. Assim, médicos em geral costumam prescrever drogas psicoativas ou simplesmente encaminham os doentes aos psiquiatras e psicólogos. Note-se que a mesma situação é observada nos EUA e Europa. Doentes desses continentes pensam que tais sintomas decorrem da persistência infecciosa da *B. burgdorferi*. Contudo, médicos da Sociedade Americana de Infectologia, na falta de explicações objetivas das queixas clínicas, costumam negar as queixas e também não prescrevem antibióticos adicionais. Os médicos classificam os sintomas como subjetivos e denominam o quadro clínico de síndrome de DL pós-tratamento (SDLPT).

Ao contrário do pensamento adotado no Hemisfério Norte, desde o início das pesquisas, a equipe do LIM-17 do HCFMUSP considerava tais manifestações como alterações reacionais, de natureza orgânica, consequentes à invasão da borrelia nos diferentes tecidos, em especial do sistema nervoso central. Observamos que a maioria dos sintomas e sinais relatados fazia parte do rol das manifestações citadas na síndrome da fadiga crônica e/ou encefalomielite miálgica. Na SFC/EM admite-se que antígenos bacterianos ou anticorpos dirigidos contra as células da glia causam neuroinflamação, determinando grande gama de manifestações clínicas, secundárias à ativação do eixo hipotálamo-hipófise, adrenal e comprometimento do sistema nervoso autonômico.

Após a fase infecciosa da SBY, muitos doentes, inclusive os tratados com antibióticos, desenvolvem após semanas, meses ou anos do início do quadro agudo uma multiplicidade de sintomas inexplicáveis. Por exemplo, os doentes reportam cansaço extremo, fadiga que não melhora com repouso, relatos de abandono de escola ou emprego sem motivos, sérios distúrbios cognitivos de memória, atenção, raciocínio, alterações tempoespaciais, como sensação de estar perdido em determinado local, esquecer palavras ou números, dificuldade de falar, alucinações visuais como ver animais ou pessoas inexistentes, desmaios, alterações visuais/auditivas, alterações do sono, distúrbios psiquiátricos desde quadros leves como ansiedade até manifestações psiquiátricas graves, como esquizofrenia, síndrome bipolar, depressão, tentativas de suicídio, alterações súbitas de tensão arterial, de temperatura, sudorese excessiva, episódios de dispneia, taquicardia, cefaleia intensa, dores intensas em pele, articulações, tendões, mialgia, ganho súbito de peso ou emagrecimento abrupto, parestesias, tremores, fasciculações, distúrbios digestivos e urinários etc. Nos casos mais graves, pacientes com SBY podem apresentar episódios de meningoencefalite, frequentemente recorrentes, convulsões, movimentos atáxicos ou coreiformes, espasticidades, perda súbita de visão ou audição, síndromes desmielinizantes, neuropatias que lembram síndrome do neurônio motor, graves surtos de desconforto respiratório ou digestivo, intensas paresias e parestesias localizadas ou de distribuição metamérica, demência etc.

Adicionalmente, como comentado anteriormente, outros pacientes com SBY desenvolvem manifestações clínicas e laboratoriais de doenças reumatológicas, que sugerem artrite reumatoide, lúpus eritematoso sistêmico, síndrome de Sjogren, síndrome seca, polimiosite, esclerodermia, vasculites, paniculites, espondiloartrites e, com frequência, apresentam lesões de pele, de natureza transitória e recorrente, além de desenvolverem com frequência intolerância a alimentos e drogas.

Esses aspectos em conjunto fizeram supor que a SBY, enfermidade inicialmente de natureza infecciosa causada pela *B. burgdorferi*, pudesse evoluir para um estágio caracterizado pela ocorrência de autoimunidade. Esse aspecto já é conhecido na febre reumática e nas artrites reacionais.

Descrevemos a seguir um experimento antigo realizado em 2000, que além de demonstrar existência de autoimunidade na SBY, abre uma interessante perspectiva sobre a possibilidade de ocorrer encefalite autoimune nesta borreliose brasileira, que poderia contribuir na compreensão etiopatogênica das inúmeras manifestações clínicas citadas. Importante dizer que conhecimentos sobre encefalite autoimune ganharam grande relevância nos últimos 10 anos, graças à descoberta de autoanticorpos dirigidos a diferentes antígenos intracelulares ou da membrana das células neuronais.

Selecionamos soros mantidos congelados a -80°C obtidos no período entre janeiro de 1991 a novembro de 2008, de 98 pacientes com diagnóstico de SBY com diferentes apresentações clínicas (Tabela 1).

Realizamos ensaio imunoenzimático (ELISA) utilizando como antígenos o extrato de membrana celular de cérebro humano (BCMPE) (Sigma, St. Louis) e extrato proteico isolado do tecido de pele humana (STPET) (Sigma, St. Louis). Verificou-se que 36 pacientes (36,7%) reagiram contra STPET e 58 contra antígenos da membrana neuronal (59,2%). Nenhum dos 40 controles normais apresentou reatividade contra esses dois antígenos (Tabela 2).

Curioso observar que a frequência de casos com autoanticorpos dirigidos aos dois antígenos testados não variou muito em relação à apresentação clínica dos pacientes. Ou seja, doentes com queixas neurológicas não apresentaram necessariamente maior frequência de anticorpos anti-BCMPE. Importante constatar que indivíduos que tiveram EM, artrite, neuropatia ou cardiopatia tiveram autoanticorpos contra os dois antígenos em frequências similares, exceto os pacientes com artrite, que apresentaram leve preponderância de anticorpos antimembrana neuronal humana (Tabela 3).

Outro dado interessante é de que pacientes com SBY na fase aguda (antes dos 3 meses de evolução) também apresentam anticorpos aos dois antígenos testados, porém em frequências estatisticamente menores, quando comparados aos doentes do estágio latente (após 3 meses) (Tabela 4).

Desconhecemos a origem desses autoanticorpos. Sugere-se que tenha havido formação de neoantígenos entre componentes do microrganismo e antígenos "*self*", favorecendo a formação de autoanticorpos. Outra possibilidade é a de que os próprios anticorpos anti-*B. burgdorferi* pudessem reconhecer antígenos "*self*", localizados na pele e neurônios (mimetismo molecular).

Embora relevantes, resultados desses experimentos ainda não foram publicados na literatura. Confirmaram na prática haver o desencadeamento da autoimunidade nos pacientes com SBY. Infelizmente, não foi possível a realização de novos exames, inclusive a sua utilização na prática clínica, pois esses produtos da Sigma saíram do mercado.

TABELA 1 Dados clínicos e demográficos de pacientes com síndrome de Baggio-Yoshinari

Pacientes (%)	98 (100)
Sexo feminino (%)	72 (73,4)
Idade (média; anos)	35
Seguimento (média; anos)	2,5
Eritema migratório (%)	58 (59,1)
Artrite (%)	62 (63,2)
Neuropatia (%)	67 (68,3)
Manifestações cardíacas (%)	15 (15,3)

TABELA 2 Resultados do ensaio ELISA em pacientes com síndrome de Baggio-Yoshinari e controles

	SBY (n = 98)	Controles (n = 40)
Extrato proteico total do tecido de pele humana (%)	36 (36,7)	0 (0)
Extrato de membrana celular de cérebro humano (%)	58 (59,2)	0 (0)

* $p < 0,0001$ (teste qui-quadrado).

TABELA 3 Frequência de anticorpos de acordo com a manifestação clínica

	Grupo SBY		
	BCMPE	STPET	p
Eritema migratório (%)	39,8	22,4	0,74
Osteoarticular – artrite (%)	43,9	26,5	0,02
Neurológico (%)	42,8	22,4	0,9
Cardíaco (%)	8,7	5,1	0,12

BCMPE: *human brain cell membrane protein extract*; SBY: síndrome de Baggio-Yoshinari; STPET: *human skin total protein extract tissue*.

TABELA 4 Frequência de anticorpos para BCMPE e STPET de acordo com o estágio da doença

Estágio da doença	BCMPE	STPET
Agudo (N = 20)	8 (40%)	6 (30%)
Tardio (N = 78)	50 (64,1%)*	30 (38,4%)
Total (N = 98)	58 (59,2%)	36 (36,7%)

* Frequência de anticorpos para BCMPE estatisticamente significativa no estágio tardio da doença comparado com o estágio agudo (p = 0,05).
BCMPE: *human brain cell membrane protein extract*; STPET: *human skin total protein extract tissue*.

Sinalização inédita para existência da encefalite autoimune na síndrome de Baggio-Yoshinari

Interessante notar que a pesquisa de autoanticorpos anticomponentes da membrana neural e antígenos da pele humana foi concluída há 10 anos, e os dados na época não mereceram maiores relevâncias e não foram publicados.

Contudo, nos últimos 10 anos, ganharam grande impulso os conhecimentos sobre a encefalite autoimune, quando autoanticorpos estão dirigidos contra componentes intracelulares de neurônios ou contra multiplicidade de antígenos, localizados na membrana celular, responsáveis pela transmissão sináptica, receptores responsáveis pelo canal de trocas iônicas dependente de voltagem (Ca^{++}, K^{+}, Na^{+}) e outras proteínas da superfície celular.

Anticorpos conta antígenos intracelulares (antígenos nucleares neuronais) são em geral associados com processos neoplásicos, e em geral ocorrem em adultos. Ao contrário, autoanticorpos contra antígenos da membrana, dependendo da especificidade dos antígenos, podem ocorrer em qualquer idade, e os pacientes podem obter melhoras quando tratados com drogas imunossupressoras.

Aspecto interessante é o de que a sintomatologia clínica depende do tipo de autoanticorpo presente. Infelizmente, a identificação laboratorial desses inúmeros anticorpos é complexa e depende da utilização de kits específicos, nem sempre disponíveis nos laboratórios. Assim, na prática médica, o diagnóstico das diferentes formas de encefalite autoimune depende da análise das manifestações clínicas, associada aos achados de ressonância nuclear magnética do encéfalo, eletroencefalograma e dados do líquido cefalorraquidiano. O critério diagnóstico da possível encefalite autoimune é o proposto por Graus et al., 2016 (Tabela 5).

TABELA 5 Critério diagnóstico para possível encefalite autoimune. Deve preencher os três critérios a seguir

1. Início subagudo de rápida progressão, em menos de 3 meses, incluindo déficits de memória de trabalho (perda de memória de curto prazo), alteração do estado mental* ou sintomas psiquiátricos
2. Pelo menos um dos achados: Novos achados neurológicos focais Crises epilépticas não justificadas por uma doença anterior Pleocitose no LCR (leucócitos superior a 5 células/mm^{3}) RNM sugestiva de encefalite**
3. Exclusão adequada das causas alternativas

* Estado mental alterado é definido como diminuição ou alteração do nível de consciência, letargia ou alteração da personalidade.
** RNM (ressonância nuclear magnética) com hipersinal em sequência T2-FLAIR, altamente restrita a um ou ambos os lobos temporais mediais ou em áreas multifocais envolvendo substância cinzenta, branca ou ambas, compatível com desmielinização ou inflamação.
Adaptada de Graus et al., 2016.

A análise cuidadosa das diferentes apresentações clínicas da síndrome da encefalite autoimune, relacionada com a expressão dos variados antígenos da membrana celular neuronal, em muitos aspectos, lembra as queixas exibidas pelos pacientes com a SBY na fase reacional.

O conhecimento progressivo das encefalites autoimunes nos fez reexaminar os dados da nossa pesquisa sobre a presença de autoanticorpos contra antígenos neuronais e de pele de origem humana, nos pacientes com SBY. Concluímos, embora de maneira preliminar, que a SBY, pela sua capacidade de causar autoimunidade, poderia causar encefalite mediada por autoanticorpos. Essa descoberta inédita na literatura médica poderia ser confirmada com a identificação laboratorial (ensaio baseado em células HEK *293-*

cell based assay; CBA), de qual (ou quais) dos autoanticorpos contra os diferentes antígenos presentes na membrana neural poderia(m) ser o responsável (ou responsáveis) pela eclosão da encefalite autoimune na SBY.

Aspecto interessante foi reportado por Jammoul et al., 2016, ao afirmar que as diferentes síndromes da encefalite autoimune são definidas pela área do cérebro acometida pela autoimunidade. Assim, a encefalite límbica caracteriza-se especialmente pela ocorrência de perda de memória de curta prazo, agitação, confusão, depressão, psicose, convulsões recorrentes, com frequente evolução para estado epiléptico.

Encefalite autoimune que envolve o tronco cerebral (mesencéfalo, ponte medula oblongata) cursa com alterações do movimento ocular, ptose, disfagia, disartria, ataxia, paralisia facial, vertigem, perda auditiva, redução da consciência, hipoventilação.

Encefalite que acomete o cerebelo, geralmente de apresentação subaguda de longa evolução clínica, pode cursar com vertigem, marcha claudicante em membros e ataxia.

Encefalites cujos anticorpos estão dirigidos contra componentes da membrana neuronal ocorrem porque os anticorpos agridem antígenos da membrana celular ou receptores de membrana de canais iônicos, participantes das bombas de Na^+, K^+, Ca^{++}. Na Tabela 6, descrevemos os principais antígenos da membrana neuronal e as respectivas manifestações clínicas associadas a esses autoanticorpos.

TABELA 6 Encefalite autoimune e diversidade dos antígenos presentes na membrana celular e respectiva sintomatologia clínica (Seo et al., 2019)

A. Antígenos de receptores sinápticos:
1. NMDAR (N-metil-D-aspartato): psicose, insônia, convulsões, mudanças comportamentais, alteração da memória, disfunção autonômica, catatonia, alucinações, desorganização do pensamento, movimentos incoordenados, discinesias, movimentos coreiformes, coma. Trata-se da encefalite mais frequente, acomete crianças e mulheres jovens. Pode estar associado a teratoma ovarianao, linfoma. Maioria tem alteração ao EEG. RM pode ser normal. Pode haver pleocitose no LCR
2. Receptor GABA A (ácido gama-aminobutírico): encefalopatia rapidamente progressiva, convulsões refratárias, estado epiléptico
3. Receptor GABA B: convulsões graves, ataxia cerebelar, encefalite límbica, movimentos opsomioclônicos
4. Receptor AMPA (ácido alfa-amino-3-hidroxi-5-metil-4-isoxazolepropiônico): encefalite límbica, distúrbios psiquiátricos, perda de memória
5. GlyR (receptores de glicina): encefalite límbica com estado epiléptico, encefalomielite, espasmo muscular, rigidez
6. m GluR5 (receptor metabotrópico do glutamato): confusão, encefalite (síndrome de Ophelia, geralmente associada a linfoma de Hodgkin)
7. m GluR1: ataxia cerebelar
8. Dopamina-2: encefalite dos gânglios da base
B. Receptores de membrana das bombas de trocas iônicas de Na^+, K^+, Ca^{++} ou de superfície celular neuronal (neste grupo, mais rara associação com tumores)
1. LGI1 (*leucine-rich glioma inactivated-1*): encefalite límbica, contraturas faciobraquiais distônicas, rápido e progressivo declínio cognitivo, demência, hiponatremia. Geralmente ocorre em adultos. Pode haver recorrências. Rara ocorrência de tumores, timoma em 5-10% dos casos
2. Caspr2 (*contactin-associated protein-like*): insônia, síndrome de Morvan (neuromiotonia, perda de memória, confusão mental, distúrbios do sono, disfunção autonômica), hiperexcitabilidade do nervo periférico, encefalite límbica, dor neuropática, disfunção autonômica, ataxia
3. DPPX (*proteina dipeptidil-peptidase-like*): encefalopatia, hiperexcitabilidade, mioclonia, tremor, diarreia, perda de peso
4. MOG (glicoproteína da mielina do oligodendrócito): encefalomielite aguda disseminada
5. Aquaporina 4: encefalite, neuromielite ótica
6. GQ1b: encefalite do tronco encefálico

Considerações sobre a neuroimunoinflamação na SBY

1. Ausência na detecção de autoanticorpos não exclui diagnóstico de encefalite autoimune. Um mesmo paciente pode apresentar mais de um tipo de autoanticorpo contra componentes neuronais.
2. No LCR pode haver bandas oligoclonais ou elevado índice IgG.
3. Encefalites autoimunes podem acometer distintas faixas etárias, incluindo crianças; não há obrigatoriedade da presença de tumores, 70 a 80% dos casos respondem à imunotera-

pia ou retirada dos tumores. Pode haver recidiva. Encefalite límbica mediada por anticorpos antirreceptores dos canais iônicos geralmente não é associada a tumores.

4. Descoberta da encefalite autoimune teve início recente em 2007 (Dalmau et al., 2007).
5. Alterações do EEG podem estar presentes em todas as formas de encefalite autoimune, podendo ser focais ou difusas.
6. RNM pode ser normal, mas alguns casos exibe flair na sequência T2.
7. Manifestações prodrômicas da encefalite autoimune podem incluir febre, cefaleia e desordens psiquiátricas como ansiedade, agitação, insônia, agressividade, alucinações auditivas/visuais, paranoia, grandiosidade, desinibição sexual, mania, psicose, catatonia etc.
8. Infecção pelo vírus da herpes simples pode causar encefalite autoimune, atuando sobre os antígenos sinápticos. Detecta-se infecção pelo PCR; o tratamento inclui uso de aciclovir. Clinicamente, acomete mais crianças, que apresentam coreia, discinesia orofacial, distonia, balismo, agitação, agressividade, distúrbios do sono, convulsões, diminuição do nível de consciência.
9. Demais infecções que causam encefalite, mas não autoimune: citomegalovírus, varicela-zóster, enterovírus, sífilis, *Criptococcus*, aspergilose, tuberculose, listeriose, toxoplasmose, estreptococose, doença de Lyme (no presente capítulo, estamos incluindo de forma inédita, como candidato a encefalite autoimune).
10. Pesquisas brasileiras sugerem que o estado reacional da SBY, que sucede a infecção aguda pela *B. burgdorferi,* pode ser de dois tipos, a síndrome da fadiga crônica/encefalomielite miálgica (SFC/EM) ou autoimunidade. A autoimunidade pode se expressar simulando manifestações clínicas das doenças difusas do tecido conjuntivo, artropatias soronegativas, neuropatias desmielinizantes, encefalite autoimune etc. Muitos dos sintomas da SFC/EM superpõem-se aos observados na encefalite autoimune, sugerindo haver mecanismos etiopatogênicos comuns.

    Produtos bacterianos da *B.burgdorferi* como lipopolissacárides ou lipoproteínas da membrana externa podem ativar células da glia (micróglia), que passam a expressar citocinas pró-inflamatórias como IL-6, Il-8, IL-12, IL-18, interferon gama e quimiocinas como CXCL-12 e CXCL-13. Ativação do eixo neuroimunoendócrino pelas citocinas e desequilíbrio hormonal causam sintomas e sinais observados na SFC/EM.

    Mimetismo molecular entre componentes bacterianos e antígenos "*self*" humano desencadeiam autoimunidade e também levam à expressão de citocinas pró-inflamatórias, metaloproteinases e radicais livres, que causam inflamação, degeneração celular e síndromes desmielinizantes.

    As citocinas pró-inflamatórias por si só são capazes de originar manifestações clínicas encontradas especialmente na SFC, sugerindo sintomas presentes na fibromialgia. Quantificação de citocinas e quimiocinas pró-inflamatórias, especialmente no líquido cefalorraquidiano, é um importante parâmetro laboratorial, útil na avaliação da atividade inflamatória do SNC, e instrumento importante no seguimento clínico evolutivo da neuroinflamação.

11. Descreve-se na literatura a coexistência da encefalite por autoanticorpos e outras doenças sistêmicas de natureza autoimune.

Tratamento das encefalites autoimunes

A resposta terapêutica das encefalites autoimunes é satisfatória em cerca de 70% dos casos e deve ser iniciada precocemente, independentemente da pesquisa de eventuais tumores.

Drogas de primeira linha incluem uso de pulsoterapia com metilprednisolona isolada ou em associação com gamaglobulina intravenosa. Como agentes da segunda linha podemos citar rituximabe, ciclofosfamida, plasmaférese.

A imunoterapia na SBY merece reparos, pois não temos absoluta certeza de que *B. burgdorferi* estaria totalmente erradicado dos sítios inflamatórios. Demonstramos em alguns pacientes que teste do PCR é capaz de identificar DNA borreliano em sítios como a pele e o sangue anos após o contágio inicial. Drogas imunossupressoras, especialmente as biológicas e a ciclofosfamida poderiam agravar o quadro clínico.

Temos observado vários casos suspeitos de encefalite autoimune entre os pacientes com SBY. São doentes graves que podem evoluir com surtos de encefalomielite com alterações no líquido cefalorraquidiano e/ou de RNM do encéfalo. Esses doentes costumam apresentar demais sintomas referidos na encefalite autoimune, especialmente os relacionados com anticorpos antirreceptores de membrana responsáveis pela troca iônica de Na^+, K^+, Ca^{++}. Nestes casos, temos optado por tratamento inicial com imunoglobulina EVe/ou pulsoterapia com corticoide. Devido às recidivas frequentes, depois do tratamento inicial, temos mantido tratamento por meses ou anos com emprego de hidroxicloroquina, associada a corticoide VO em doses baixas ou azatioprina.

REFERÊNCIAS BIBLIOGRÁFICAS

1. Al-Bari AA. Chloroquine analogues in drug discovery: new directions of uses, mechanisms of actions and toxic manifestations from malaria to multifarious diseases. J Antimicrob Chemother. 2015;70:1608-21.
2. Armangue,T, Leypoldt, F, Dalmau J. Autoimmune encephalitis as differential diagnosis of infectious encephalitis. Curr Opin Neurol. 2014;27:361-8.
3. Arvikar S, Crowley JT, Sulka KB, Steere AC. Autoimmune arthritides, rheumatoid arthritis, psoriatic arthritis, or peripheral pondyloarthropathy, following Lyme disease. Arthritis Rheumatol. 2017;69:194-202.
4. Basile RC, Yoshinari NH, Mantovani E, Bonoldi VLN, Macoris DG, Queiroz-Neto A. Brazilian borreliosis with special emphasis on human and horses. Braz J Microbiol. 2017;48:167-72.
5. Caimano MJ, Drecktrah D, Kung F, Samuels DS. Interaction of the Lyme disease spirochete with its tick vector. Cell Microbiol. 2016;18:919-27.
6. Carruthers BM, Jain AK, De Meirleir KL, Peterson DL, Klimas NG, Lerner AM, et al. Myalgic encephalomyelitis/chronic fatigue syndrome: clinical working case definition, diagnostic and treatment protocols. J CFS. 2003;11:7-116.
7. Carruthers BM, van de Sande MI, DeMeirler KL, Klimas NG, Broderick G, Mitchell T, et al. Myalgic encephalomyelitis: International Consensus Criteria. J Int Med. 2011;270:327-38.
8. Costa IP, Bonoldi VL, Yoshinari NH. Search for Borrelia sp. in ticks collected from potential reservoirs in an urban forest reserve in the State of Mato Grosso do Sul, Brazil: a short report. Mem Inst Oswaldo Cruz. 2002;97:631-5.
9. Costa IP, Bonoldi VLN, Yoshinari NH. Perfil clínico e laboratorial da doença de Lyme símile no estado de Mato Grosso do Sul: análise de 16 pacientes. Rev Bras Reumatol. 2001;41:8.
10. Costa IP, Yoshinari NH, Barros PJ, Bonoldi VL, Leon EP, Zeitune AD, et al. Lyme disease in Mato Grosso do Sul State, Brazil: report of three clinical cases, including the first of Lyme meningitis in Brazil. Rev Hosp Clin Fac Med Sao Paulo. 1996;51:253-7.
11. Dalmau J, Tüzün E, Wu HY, et al. Paraneoplastic anti N-methyl-D-aspartate receptor encephalitis associated with ovarian teratoma. Ann Neurol. 2007;61:25-36.
12. Dutra LA, Abrantes F, Toso F, et al. Autoimmune encephalitis: a review of diagnosis and treatment. Arq Neuropsiquiatr. 2018;76;41-9.
13. Eede FVD F, Moorkens G, Van Houdenhove B, Cosyns P, Claes SJ. Hypothalamic-pituitary-adrenal axis function in chronic fatigue syndrome. Neuropsychobiology. 2007;55:112-20.
14. Erta M, Quintana A, Hidalgo J. Interleukin-6, a major cytokine in the central nervous system. Int J Biol Sci. 2012;8:1254-66.
15. Eskandari F, Webster JI, Sternberg EM. Neural immune pathways and their connection to inflammatory diseases. Arthritis Res Ther. 2003;5:251-65.
16. Fukuda K, Straus SE, Hickie I, Sharpe MC, Dobbins JG, Komaroff AL. The chronic fatigue syndrome: a comprehensive approach to its definition and study. Ann Int Med. 1994;121:953-9.
17. Gauditano G, Bonoldi VLN, Costa IP, Battesti DMB, Barros PJL, Fonseca AH, et al. Síndrome de Lyme-símile ou complexo infecto-reacional do carrapato: síndrome de Baggio-Yoshinari. Rev Paul Reumatol. 2005;4:16-7.
18. Gonçalves DD, Carreira T, Nunes M, Benitez A, Lopes-Mori FM, Vidotto O, et al. First record of Borrelia burgdorferi B31 strain in Dermacentor nitens ticks in northern region of Paraná (Brazil). Braz J Microb. 2013;44:883-7.
19. Gonçalves DD, Moura RA, Nunes M, Carreira T, Odilon V, Freitas JC, et al. Borrelia burgdorferi sensu lato in humans in a rural area of Paraná State, Brazil. Braz J Microbiol. 2015;46:5715.
20. Gouveia EA, Alves MF, Mantovani E, Oyafuso LK, Bonoldi VL, Yoshinari NH. Profile of patients with Baggio-Yoshinari syndrome admitted at Instituto de Infectologia Emilio Ribas. Rev Inst Med Trop Sao Paulo. 2010;52:297-303.
21. Graus F, Titulaer MJ, Balu R, et al. A clinical approach to diagnosis of autoimmune encephalitis. Lancet Neurol. 2016;155:391-404.
22. Hildenbrand P, Craven DE, Jones R, Nemeskal P. Lyme neuroborreliosis: manifestations of a rapidly emerging zoonosis. Am J Neuroradiol. 2009;30:1079-87.

23. Hyde JA, Trzeciakowski JP, Skare JT. Borrelia burgdorferi alters its gene expression and antigenic profile in response to CO2 Levels. J Bacteriol. 2007;189:437-45.
24. Jammoul A, Li Y, Rae-Grant A. Autoantibody-mediated encephalitis: Not just paraneoplastic, not just limbic, and not untreatable. Cleveland Clinic J Med. 2016;83:43.
25. Jason LA, Zinn M L, Zinn M. Myalgic encephalomyelitis: symptoms and biomarkers. Curr Neuroph. 2015;13:701-34.
26. Jwang B, Dewing P, Fikrig E, Flavell RA. The hook protein of Borrelia burgdorferi, encoded by the flgE gene, is serologically recognized in Lyme disease. Clin Diagn Lab Immunol. 1995;2:609-15.
27. Kelley BP, Patel SC, Marin HL. Autoimmune encephalitis: Pathophysiology and imaging. Review of an overlooked diagnosis. Am J Neuroradiol. 2017;38:1070-8.
28. Kenedy MR, Lenhart TR, Akins DR. The role of Borrelia burgdorferi outer surface proteins. FEMS Immunol Med Microbiol. 2012;66:1-19.
29. Koedel U, Pfister HW. Lyme neuroborreliosis. Curr Opin Infect Dis. 2017;30:101-7.
30. Lancaster E, Dalmau J. Neuronal autoantigens-pathogenesis, associated disorders and antibody testing. Nat Rev Neurol. 2012;8:380-90.
31. Lancaster E. The diagnosis and treatment of autoimmune encephalitis. J Clin Neurol. 2016;12:1-13.
32. Leypoldt F, Armangue, Daimau J. Autoimmune encephalopathies. Ann N Y Acad Sci. 2015;1338:94-114.
33. Lopes FA, Rezande J, Santos DB, Silva DBS, Alves FCG, Oliveira CE, et al. Evidência molecular de Borrelia burgdorferi sensu lato em pacientes no centro-oeste brasileiro. Rev Bras Reumatol. 2017;57:641-5.
34. Lorenzi MC, Bittar RS, Pedalini ME, Zerati F, Yoshinari NH, Bento RF. Sudden deafness and Lyme disease. Laryngoscope. 2003;113(2):312-5.
35. Mantovani E, Costa IP, Gauditano G, Bonoldi VL, Higuchi ML, Yoshinari NH. Lyme disease-like syndrome in Brazil. Is it a new tick borne disease or Lyme disease variation? Braz J Med Biol Res. 2007;40:443-56. Review.
36. Mantovani E, Marangoni RG, Gauditano G, Bonoldi VL, Yoshinari NH. Amplification of the flgE gene provides evidence for the existence of a Brazilian borreliosis. Rev Inst Med Trop Sao Paulo. 2012;54:153-7.
37. Melo AL, Aguiar DM, Spolidorio MG, Yoshinari NH, Matushima ER, Labruna MB, et al. Serological evidence of exposure to tick-borne agents in opossums (Didelphis spp.) in the state of São Paulo, Brazil. Rev Bras Parasitol Vet. 2016;25:348-52.
38. Miziara CS, Serrano VA, Yoshinari N. Passage of Borrelia burgdorferi through diverse Ixodid hard ticks causes distinct diseases: Lyme borreliosis and Baggio-Yoshinari syndrome. Clinics. 2018;73:e394.
39. Murgia R, Cinco M. Induction of cystic forms by different stress conditions in Borrelia burgdorferi. APMIS 2004;112:57-62.
40. Oliveira AD, Fonseca AH, Costa CM, Mantovani E, Yoshinari NH. Growth, cysts and kinetics of Borrelia garinii (Spirochaetales: Spirochaetacea) in different culture media. Mem Inst Oswaldo Cruz. 2010;105:717-9.
41. Passos SD, Gazeta RE, Latorre Mdo R, Durigon EL, Gauditano G, Yoshinari NH. Epidemiological characteristics of Lyme-like disease in children. Rev Assoc Med Bras. 2009;55:139-44.
42. Penzaa P, Moniuszko-Malinowskab A, Czuprynab P, Pancewiczb S, Zaikowskab J. Borrelia burgdorferi: morphology structure and motility as adaptation for transmission and survival in the habitat of a tick-vertebrate setup. Przegl Epidemiol. 2016;70:420-7.
43. Pirana S, Bento RF, Bogar P, Silveira JAM, Yoshinari NH. Paralisia facial e surdez súbita bilateral na doença de Lyme. Rev Bras Otorrinol. 1992;62:500-2.
44. Pirana S, Yoshinari NH, Silveira AM, Bento RF, Bonoldi VLN. Serum reactivity for Borrelia burgdorferi, Borrelia afzellii and Borrelia garinii antigens in patients with peripheral facial paralysis in Brazil. Braz J Rheumatol. 2000;40:55-9.
45. Ramesh G, MacLean AG, Philipp MT. Cytokines and chemokines at the crossroads of neuroinflammation, neurodegeneration, and neuropathic pain. Mediators of Inflammation. 2013. Disponível em: http://dx.doi.org/10.1155/2013/480739
46. Rosa Neto NS, Gauditano G, Yoshinari NH. Chronic lymphomonocytic meningoencephalitis, oligoarthritis and erythema nodosum: report of Baggio-Yoshinari syndrome of long and relapsing evolution. Rev Bras Reumatol. 2014;54:148-51.
47. Rupprecht TA, Koedel U, Fingerle V, Pfister HW. The pathogenesis of Lyme neuroborreliosis: from infection to inflammation. Mol Med. 2008;14:205-12.
48. Sapi E, Balasubramanian K, Poruri A, Maghsoudlou JS, Socarras KM, Timmaraju AV, et al. Evidence of in vivo existence of borrelia biofilm in borrelial lymphocytomas. Eur J Microb Immunol. 2016;6:9-24.
49. Sato MT, Schmitt A, Greboge P, Arana J, Moreira ATR, Yoshinari NH. Neurorretinite associada à ceratite intersticial: relato do primeiro caso de doença de Lyme no Estado do Paraná. Rev Bras Oftalmol. 2003;62:275-83.
50. Seo JH, Lee, Yun-jin, Lee KH, et al. Autoimmune encephalitis and epilepsy: Evolving definition and clinical spectrum. Korean J Pediatr. 2019.
51. Shinjo SK, Gauditano G, Marchiori PE, Bonoldi VLN, Costa IP, Mantovani E, et al. Manifestação neurológica na síndrome de Baggio-Yoshinari (síndrome brasileira semelhante à doença de Lyme). Rev Bras Reumatol. 2009;49(5):492-505.
52. Silverman MN, Heim CM, Nater UM, Marques AH, Sternberg EM. Neuroendocrine and immune contributors to fatigue. PMR. 2010;2:338-46.
53. Singh SK, Girschick HJ. Lyme borreliosis: from infection to autoimmunity. Clin Microbiol Infect. 2004;10:598-614.
54. Soares CO, Ishikawa MM, Fonseca AH, Yoshinari NH. Borrelioses, agentes e vetores. Pesq Vet Bras. 2000;20:1-19.

55. Spolidoro MG, Labruna MB, Machado RZ, Moraes Filho J, Zago AM, Donatele DM, et al. Survey for tick-borne zoonoses in the state of Espirito Santo, Southeastern Brazil. Am J Trop Med Hyg. 2010;83:201-6.
56. Steere AC. Lyme disease. N Engl J Med. 2001; 345:115-25.
57. Talhari S, Santos MNS, Talhari C, Ferreira LCL, Silva Jr RM, Zelger B, et al. Borrelia burgdorferi "sensu lato" in Brazil: occurrence confirmed by Immunohistochemistry and focus floating microscopy. Acte Trop. 2010;115:200-4.
58. Tsao JT. Reviewing molecular adaptations of Lyme borreliosis spirochetes in the context of reproductive fitness in natural transmission cycles. Vet Res. 2009;40:36.
59. Wolgemuth CW. Flagellar motility of the pathogenic spirochetes. Semin Cell Dev Biol. 2015;46:104-12.
60. Yoshinari N, Spolidorio M, Bonoldi VL, Sotto M. Lyme disease like syndrome associated lymphocytoma: first case report in Brazil. Clinics (Sao Paulo). 2007;62: 525-6.
61. Yoshinari NH, Abrão MG, Bonoldi VL, Soares CO, Madruga CR, Scofield A, et al. Coexistence of antibodies to tick-borne agents of babesiosis and Lyme borreliosis in patients from Cotia county, State of São Paulo, Brazil. Mem Inst Oswaldo Cruz. 2003;98:311-8.
62. Yoshinari NH, Barros PJL, Cruz FCM, Oyafuso LK, Mendonça M, Baggio D, et al. Clínica e sorologia da doença de Lyme no Brasil. Rev Bras Reumatol. 1992;32:57.
63. Yoshinari NH, Barros PJL, Fonseca AH, Bonoldi VL, Barros-Battesti DM. Borreliose de Lyme. Zoonose emergente de interesse multidisciplinar. Newslab. 1995;12:90-104.
64. Yoshinari NH, Barros PJL, Gauditano G, Fonseca AH. Report of 57 cases of Lyme-like disase (LLD) in Brazil. Arthritis Rheum. 1999;43:S188.
65. Yoshinari NH, Barros PJL, Yasuda PH, Baggio D, Steere AC, Pagliarine RC, et al. Estudo epidemiológico da doença de Lyme no Brasil. Rev Hosp Clin Fac Med Univ Sao Paulo. 1992;47:71-5.
66. Yoshinari NH, Bonoldi VLN, Barros-Battesti DM, Schumaker TTS. Doença de Lyme simile no Brasil. Rev Bras Reumatol. 1999;39:57-8.
67. Yoshinari NH, de Barros PJ, Bonoldi VL, Ishikawa M, Battesti DM, Pirana S, et al. Outline of Lyme borreliosis in Brazil. Rev Hosp Clin Fac Med Sao Paulo. 1997;52:111-7.
68. Yoshinari NH, Gouveia EA. Doença de Lyme e síndrome de Baggio-Yoshinari. In: Tavares W, Marinho LAC. Rotinas de diagnóstico e tratamento das doenças infecciosas e parasitárias. São Paulo: Atheneu; 2015. p.294-303.
69. Yoshinari NH, Mantovani E, Bonoldi VLN, Marangon RG, Gauditano G. Brazilian Lyme-like disease or Baggio-Yoshinari syndrome: exotic and emerging brazilian tick-borne zoonosis. Rev Assoc Med Bras. 2010;56:363-9.
70. Yoshinari NH, Oyafuso LK, Monteiro FG, de Barros PJ, da Cruz FC, Ferreira LG, et al. Lyme disease. Report of a case observed in Brazil. Rev Hosp Clin Fac Med Sao Paulo. 1993;48:170-4.
71. Yoshinari NH, Steere AC, Cossermelli W. A review of Lyme disease. AMB Rev Assoc Med Bras. 1989;35: 34-8.
72. Yoshinari NH. Uma longa jornada para entender a Borrelia burgdorferi no Brasil. Rev Bras Reumatol. 2009;49:483-4.
73. Zhao J, Wang C,Xu X, et al. Coexistence of autoimmune encephalitis and others systemic autoimmune diseases. Frontiers Neurol. doi: 10.3389/fneuro.2019.01142.

104

Infecções em imunossuprimidos

Gilda Aparecida Ferreira
Débora Cerqueira Calderaro

INTRODUÇÃO

Pacientes com doenças reumáticas imunomediadas (DRIM) apresentam risco aumentado de desenvolver infecções, sobretudo suas formas graves. A mortalidade relacionada a infecções foi descrita em 5,2% dos pacientes com doenças autoimunemediadas do tecido conjuntivo em um período de acompanhamento de 8 anos. A predisposição à ocorrência de infecções decorre de alterações da regulação do sistema imunológico pela doença, do desenvolvimento de danos sistêmicos provocados pela doença e de efeitos indesejáveis do tratamento imunossupressor com corticosteroides, drogas antirreumáticas modificadoras de doença sintéticas convencionais (csDMARDs), alvo-específicas (tsDMARDs) ou biológicas (bDMARDs). Os pacientes com doenças reumáticas em atividade apresentam maior risco de intercorrências infecciosas e a infecção por si só é um gatilho para atividade da doença. As infecções predominantes são bacterianas da comunidade, embora o risco também seja aumentado para infecções oportunistas, virais e atípicas.

Diante disso, a realização de *screening* e a adoção de medidas para a prevenção de diferentes infecções são indicadas nessa população, segundo recomendações que variam para os diferentes países. A investigação de infecção nos pacientes com DRIM deve ser baseada nos fatores de risco relacionados com a DRIM, a presença de comorbidades e o tratamento imunossupressor. A Tabela 1 sumariza os agentes infecciosos mais frequentes, conforme os principais mecanismos de imunossupressão.

Nos pacientes com doenças reumáticas e com suspeita de processo infeccioso ativo, principalmente aqueles que apresentam fatores de risco para infecções graves ou oportunistas, a avaliação clínica deve ser ampla e incluir um exame clínico minucioso e a realização de testes diagnósticos usuais ou até aqueles mais complexos. Nos casos graves, a instituição precoce de tratamento antimicrobiano de amplo espectro empírico é essencial para garantir a sobrevida.

A Tabela 2 mostra as principais infecções associadas aos diferentes medicamentos antirreumáticos.

INFECÇÕES BACTERIANAS

As infecções bacterianas são causadas, na maioria das vezes, por bactérias comuns, principalmente bastonetes gram-negativos (BGN) e cocos gram-positivos.

O *Staphylococcus aureus* é um patógeno frequente nas infecções cutâneas e subcutâneas, ósseas, articulares, bacteremia, pneumonia, endocardite e infecções relacionadas a cateteres. O *Streptococcus pneumoniae* causa pneumonia, meningite, bacteremia e infecções cutâneas. A vacinação contra o *Streptococcus pneumoniae* é eficiente na prevenção das infecções por essa bactéria e deve ser indicada nos pacientes imunossuprimidos.

Os BGN, principalmente *Escherichia coli*, *Klebsiella* spp. e *Pseudomonas* spp., frequente-

TABELA 1 Agentes etiológicos mais comuns de acordo com o mecanismo de imunossupressão

Principais mecanismos de imunossupressão	Agentes etiológicos			
	Bactérias	Fungos	Vírus	Parasitas
Deficiência de fagocitose ▪ Neutropenia	▪ *Staphylococcus aureus* ▪ *Pseudomonas aeruginosa* ▪ *Klebsiella pneumoniae* ▪ *Escherichia coli*	▪ *Aspergillus* ▪ *Candida sp.*	–	–
Deficiência de células B ▪ Imunodesregulação da DRIM ▪ Corticosteroides ▪ csDMARDs, tsDMARDs ▪ bDMARDs (principalmente terapia anticélulas B) ▪ Disfunção renal crônica	▪ *Streptococcus pneumoniae* ▪ *Staphylococcus aureus* ▪ *Haemophilus influenzae* ▪ *Pseudomonas aeruginosa*	–	–	–
Deficiência de células T ▪ Imunodesregulação da DRIM ▪ Corticosteroides ▪ csDMARDs, tsDMARDs e bDMARDs ▪ Disfunção renal crônica	▪ *Legionella* ▪ *Nocardia* ▪ Micobactérias	▪ *Cryptococcus* ▪ Histoplasma ▪ *Candida* sp. ▪ *Pneumocystis jirovecii*	▪ CMV ▪ VZV	▪ *Toxoplasma gondii*
Deficiência do sistema do complemento ▪ Lúpus eritematoso sistêmico ▪ Síndrome de Sjögren ▪ Vasculites por crioglobulinas	▪ *Neisseria gonorrhoeae* ▪ *Neisseria meningitidis*	–	–	▪ *Toxoplasma gondii*
Deficiência causada por hipoesplenismo ▪ Funcional ▪ Esplenectomia	▪ *Streptococcus pneumoniae* ▪ *Staphylococcus aureus* ▪ *Haemophilus influenzae*	–	–	–

bDMARDs drogas antirreumáticas modificadoras de doença alvo-específicas biológicas; CMV: citomegalovírus; csDMARDs: drogas antirreumáticas modificadoras de doença sintéticas convencionais; DRIM: doenças reumáticas imunomediadas; tsDMARDs: drogas antirreumáticas modificadoras de doença alvo-específicas; VZV: vírus varicela-zóster.

TABELA 2 Infecções mais frequentes em pacientes em tratamento imunossupressor e com imunobiológico

Medicação	Infecções	Medicação	Infecções
Corticosteroides	PNM, infecções cutâneas, candidíase, PJP, infecções oportunistas	Anti-IL-6 (tocilizumabe)	PNM e infecções bacterianas piogênicas, diverticulite e perfuração intestinal, aspergilose invasiva, TB
Metotrexate	PNM, ITU, infecções cutâneas, reativação do VZV	Rituximabe (Anti-CD-20)	PNM e infecções bacterianas piogênicas, PML, reativação do VHB, pneumocistose, aspergilose pulmonar, TB

(continua)

TABELA 2 Infecções mais frequentes em pacientes em tratamento imunossupressor e com imunobiológico (*continuação*)

Medicação	Infecções	Medicação	Infecções
Sulfassalazina	Perfil infeccioso seguro	Abatacepte	PNM, infeções do trato respiratório superior e urinário, aspergilose pulmonar, TB
Hidroxicloroquina	Perfil infeccioso seguro	Belimumabe (*anti-blyss*)	Trato respiratório superior e inferior, nasofaringite, ITU, VZV
Leflunomida	Infecções de vias aéreas inferiores, TB	Anifrolumabe	Trato respiratório superior e inferior, VZV
Inibicores da calcineurina (ciclosporina, tacrolimo)	PNM, infecções oportunistas fúngicas e virais	Inibidores da JAK	Trato respiratório superior e inferior, VZV, TB
Ciclofosfamida	Infecções respiratórias bacterianas, ITU, infecções cutâneas, sinusite, bacteremia, choque séptico, reativação do VZV, infecções pulmonares fúngicas e viróticas, PJP, infecções do SNC e esofágicas	Anti-IL-1 (anakinra, canaquinumabe)	Trato respiratório superior e inferior e genitourinário
Micofenolato de mofetila	PNM, ITU, celulite, artrite séptica, reativação de VZV e CMV	Anti-IL17 (secuquinumabe, ixequizumabe)	Trato respiratório superior e inferior, nasofaringites e candidíase cutânea
Azatioprina	PNM, ITU, infecções cutâneas bacterianas e fúngicas, reativação do VZV	Anti-IL-12/23 (ustequinumabe)	Trato respiratório superior e inferior, nasofaringites e candidíase cutânea
Anti-TNF (adalimumabe, certolizumabe pegol, etanercepte, golimumabe, infliximabe)	TB, micobacteriose não tuberculosa, infecções respiratórias, cutâneas, de partes moles, ITU, infecções de sítios cirúrgicos, infecções fúngicas (*Histoplasma, Coccidioides, Pneumocystis, Aspergillus*), nocardiose, legionelose, listeriose ou salmonelose disseminadas, reativação do VZV, VHC e VHB	Anti-C5a (eculizumabe)	Gemes encapsulados em geral, sobretudo infecções meningocócica e gonocócica

CMV: citomegalovírus; IL: interleucina; ITU: infecção do trato urinário; JAK: Janus quinase; PJP: pneumonia por *Pneumocystis jiroveci*; PML: leucoencefalopatia multifocal progressiva; PNM: pneumonia; SNC: sistema nervoso central; TB: tuberculose; TNF: fator de necrose tumoral alfa; VHB: vírus da hepatite B; VHC: vírus da hepatite C; VZV: vírus varicela-zóster.

mente causam infecções do trato urinário, respiratórias baixas, bacteremia e enterites. Considerando que cursam com alta taxa de mortalidade, o tratamento antimicrobiano empírico inicial para os pacientes imunossuprimidos deverá incluir antimicrobianos com atividade contra BGN, principalmente naqueles com nefropatia e pneumopatia.

Os germes menos frequentes, que causam infecções, principalmente nos pacientes com deficiência de complemento, disfunção esplênica ou em uso de corticosteroides e imunossupressores, são *Legionella pneumophila, Listeria monocytogenes, Salmonella* spp. (bacteremia), *N. meningitides, N. gonorrhoeae, Actinomycis* sp., *Nocardia* spp. e micobactérias por germes atípicos (pele, tecido subcutâneo, sistema musculoesquelético).

A legionelose pode causar pneumonia comunitária ou hospitalar, complicada por cavitações pulmonares. Os fatores de risco tradicionalmente associados à infecção por *Legionella* incluem idade avançada, sexo masculino, tabagismo, cirurgia recente, doenças pulmonares crônicas e tratamento com corticosteroides e/ou imunobiológicos. A alta suspeição diagnóstica, associada à realização de exames de PCR e/ou cultura para *Legionella*, permite o diagnóstico. Orientações sobre evitar contato com águas potencialmente contaminadas podem prevenir casos de legionelose. Seu tratamento é feito com uma fluoroquinolona (p. ex., moxifloxacino ou levofloxacino) ou macrolídeo (p. ex., azitromicina) por 7-21 dias.

A listeriose manifesta-se geralmente com sintomas gastrointestinais e, no paciente imunossuprimido, pode causar meningite e sepse. O diagnóstico é feito a partir da alta suspeição e do isolamento em cultura (que necessita período de incubação mais longo) ou detecção pela reação em cadeia da polimerase. A dificuldade do diagnóstico justifica a introdução de antibioticoterapia empírica nos casos suspeitos. Antimicrobianos indicados no tratamento da listeriose dependem do foco infeccioso, mas geralmente incluem o uso de ampicilina em monoterapia ou em associação com gentamicina, com um sequencial oral com sulfametoxazol-trimetoprim (SMX-TMP).

A nocardiose é uma doença adquirida por inalação, ingestão de alimentos contaminados ou por inoculação direta. A *Nocardia* pode disseminar-se por via hematogênica a partir de um foco pulmonar primário e causar abscesso cerebral, subcutâneo e abdominal. O diagnóstico é feito por análise direta do material infectado ou por cultura do tecido suspeito. O tratamento é feito com SMX-TMP em doses que variam conforme o tipo e a gravidade da infecção.

O tratamento das infecções bacterianas deve ser o mais precoce possível, seguir as recomendações locais e ser baseado no perfil de sensibilidade das bactérias e da toxicidade dos antimicrobianos. A presença de comprometimento sistêmico grave pelas doenças do tecido conjuntivo e o uso de imunossupressores devem ser levados em consideração na escolha do antimicrobiano empírico até a disponibilidade dos resultados de culturas que definam o germe e o seu perfil de sensibilidade.

INFECÇÕES FÚNGICAS

As infecções fúngicas, principalmente a pneumonia por *Pneumocystis jirovecii* (PJP), a aspergilose pulmonar invasiva, a criptococose pulmonar e cerebral, e infecções por *Candida* spp. (principalmente *Candida albicans*), ocorrem em pacientes que recebem doses altas de corticosteroides ou imunossupressores. As infecções por *Candida* se manifestam nesses pacientes como candidíase oral ou esofagiana, infecções do trato urinário, sepse fúngica e candidíase disseminada. Infecções fúngicas invasivas (p. ex., *Aspergillus* sp., *Pneumocysitis jiroveci, Cryptococcus* spp.) são responsáveis por cerca de 15% das infecções respiratórias graves nos pacientes imunossuprimidos.

A PJP apresenta taxa de mortalidade de 30% a 50% nos pacientes imunossuprimidos sem infecção pelo HIV. Apresenta-se com dispneia, tosse, febre e pode evoluir rapidamente com insuficiência respiratória aguda. Suas alterações radiográficas características são a presença de um infiltrado intersticial difuso e, na tomografia computadorizada de tórax, visualizam-se opacidades difusas em "vidro fosco" (Figura 1). O diagnóstico é confirmado através da análise microbiológica do escarro ou do lavado broncoalveolar. O tratamento indicado para PJP é SMX-TMP oral em casos leves (800/160 mg, dois comprimidos de 8/8 h por 14-21 dias) e venoso em casos graves (15-20 mg/kg/dia de trimetoprim divididos em 4 doses por 21 dias).

A profilaxia primária ou secundária para PJP em pacientes com DRIM é eficaz, contudo, suas indicações, dose e duração ideais não são claras na literatura. Em recomendação recente, a Liga

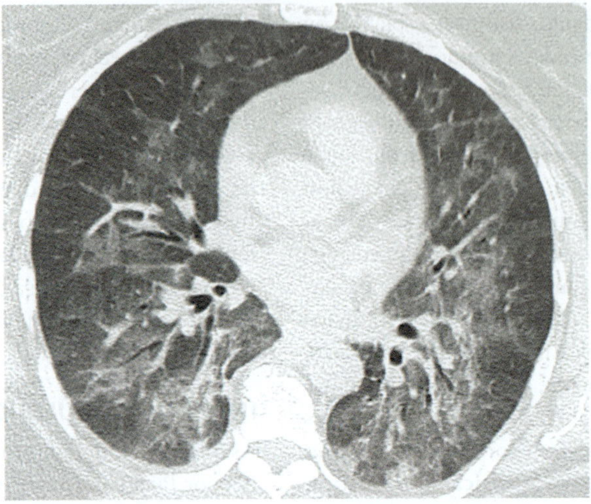

FIGURA 1 Imagem de tomografia de tórax com alterações do tipo opacidades em vidro fosco difusas causadas por pneumocistose pulmonar em paciente com lúpus eritematoso sistêmico e nefrite grave, em tratamento com corticosteroide, micofenolato de mofetila e rituximabe.

Europeia contra o Reumatismo (EULAR) recomenda que a profilaxia seja implementada para pacientes com DRIM recebendo prednisona em doses de 15-30 mg por mais de 2-4 semanas ou em tratamento com ciclofosfamida, com artrite reumatoide em tratamento com bDMARDs e outros fatores de risco para a PJP (idade > 65 anos, uso de corticosteroides, doença pulmonar. Recomendação prévia também sugeriu a profilaxia para PJP em pacientes com linfopenia persistente (linfócitos T CD4 < 200/mm^3) e em pacientes com vasculites associadas aos anticorpos anticitoplasma de neutrófilos (ANCA) em tratamento com ciclofosfamida ou rituximabe.

A profilaxia é feita com SMX/TMP (1 comprimido de 800/160 mg via oral três vezes por semana ou 1 comprimido 400/80 mg ao dia todos os dias), com correção para disfunção renal (400/80 mg três vezes por semana em pacientes com taxa de filtração glomerular de 15-30 mL/min e tratamento alternativo com atovaquona 1500 mg/dia ou dapsona 100 mg/dia ou nebulização de 300 mg de pentamidina/mês em pacientes com taxa de filtração glomerular < 15 ml/min).

Aspergillus spp. podem causar sinusite, aspergilose pulmonar invasiva, pneumonia necrotizante crônica e aspergilose disseminada do sistema nervoso central. Ela deve ser investigada em pacientes que estão em tratamento com corticosteroides em altas doses e/ou imunossupressores, sobretudo os que apresentam neutropenia, doença pulmonar prévia ou neoplasias hematológicas. A alteração frequentemente visualizada na radiografia de tórax é o infiltrado pulmonar difuso. A imagem à tomografia computadorizada do tórax de nódulos circundados por um infiltrado em "vidro fosco" (sinal do halo) é altamente sugestiva de aspergilose pulmonar invasiva (Figura 2). O exame do escarro ou do lavado broncoalveolar, a pesquisa de antígenos no sangue e a realização de biópsia com cultura ou de exames específicos, como o teste da galactomanana (polissacarídeo da parede celular deste fungo), podem ser úteis. O tratamento de indução é feito com voriconazol endovenoso ou anfotericina B, seguido por um tratamento de consolidação com voriconazol por via oral até resolução completa dos sintomas.

As infecções criptocócicas acometem mais frequentemente o SNC, mas podem manifestar-se no pulmão (Figura 3) ou como forma disseminada, que se apresenta com alterações cutâneas, osteoarticulares, hepáticas, linfonodais, urogenitais, adrenais e/ou oculares. Os fatores de risco para a criptococose pulmonar são a presença de neoplasias, doença renal crônica, *diabetes mellitus* e tratamento com corticosteroides. O tratamento de indução é feito com anfotericina B, seguida por um tratamento de consolidação e manutenção com fluconazol oral.

INFECÇÕES VIRÓTICAS

No paciente imunossuprimido que se apresenta com febre, sobretudo com comprometimento

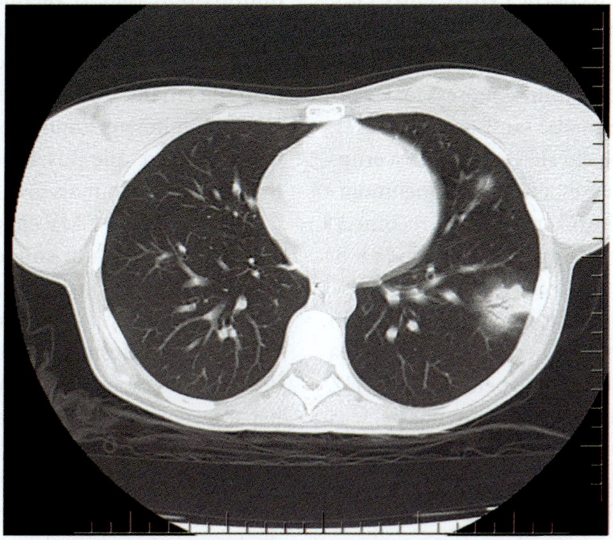

FIGURA 2 Imagem de tomografia de tórax mostrando consolidação circundada por opacidade em vidro fosco, compatível com sinal do halo, causada por aspergilose pulmonar em paciente com lúpus eritematoso sistêmico e síndrome de ativação macrofágica.

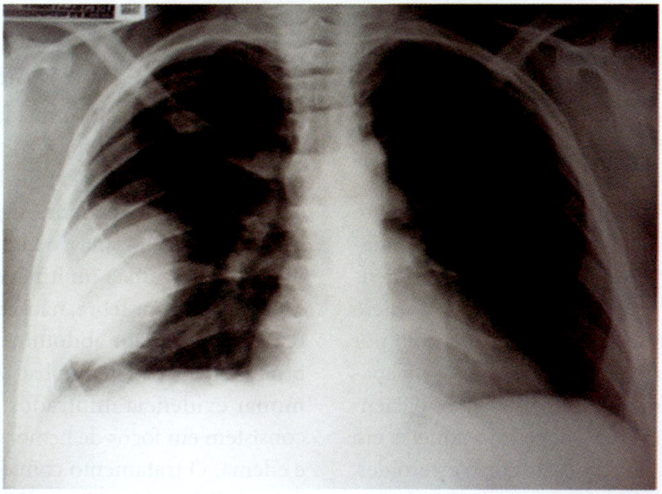

FIGURA 3 Radiografia de tórax mostrando massa pulmonar causada por criptococose pulmonar em paciente com lúpus eritematoso sistêmico, em tratamento com corticosteroide (dose alta por longo período) e ciclofosfamida.

sistêmico grave, faz-se necessária a investigação precoce da presença de infecções viróticas, através da realização de testes sorológicos, moleculares ou procedimentos invasivos específicos para os órgãos acometidos, uma vez que seu diagnóstico e tratamento precoces são essenciais à redução de sua morbidade e mortalidade.

As infecções pelos herpes vírus, entre eles, os vírus do herpes simplex (HSV) 1 e 2, varicela-zóster (VZV) e citomegalovírus (CMV), podem reativar durante a imunossupressão, levando a infecções disseminadas ou sistêmicas graves. A infecção sistêmica pelo HSV associa-se a erupções cutâneas vesiculares, encefalite, pneumonite, esofagite e ceratite. O tratamento recomendado é com aciclovir 10 mg/kg EV, a cada 8 h, por 14 a 21 dias.

O VZV causa tanto a varicela (a infecção aguda pelo VZV) como o herpes-zóster (HZ) (a reativação de infecção latente pelo VZV). O HZ é a infecção virótica mais frequente nos pacientes com DRIM. Sua apresentação clínica caracteriza-se pela presença de lesões vesiculares na pele e mucosas, de forma localizada ou disseminada. Na forma disseminada o paciente apresenta mais de 20 vesículas fora do dermátomo acometido primariamente ou há comprometimento visceral pela infecção (encefalite, cerebelite, hepatite, pneumonia, mielite e herpes-zóster oftálmico). Idade maior que 50 anos, o diagnóstico de doenças reumáticas autoimunemediadas ou *diabetes mellitus* e o tratamento com doses altas de corticosteroides e/ou com imunossupressores associam-se ao maior risco de desenvolver o HZ e suas complicações.

O tratamento da infecção pelo VZV é feito com aciclovir oral, 800 mg 5 vezes/ dia, ou valaciclovir, 1.000 mg 3 vezes/dia, iniciado preferencialmente nas primeiras 24-48 h após o início das lesões. O tratamento deve ser mantido por 7-10 dias, ou até a melhora das lesões, sem aparecimento de lesões novas por 48 h. Nos pacientes imunossuprimidos, sobretudo aqueles em tratamento com altas doses de corticosteroides, bDMARDs ou tsDMARDs os antivirais devem ser iniciados se houver lesões ou vesículas ativas, independente do tempo de evolução. Nos pacientes imunossuprimidos com catapora ou HZ disseminado ou oftálmico, o tratamento antiviral com aciclovir EV 10 mg/kg 8/8 h por 7 dias, ou até o controle da doença, é indicado.

A vacina para varicela ou para o HZ deve ser avaliada nos pacientes suscetíveis. A vacina para varicela é atenuada e deve ser iniciada antes da imunossupressão. A vacina atenuada contra o HZ deve ser evitada em pacientes imunossuprimidos. A vacina inativada contra o HZ, administrada em duas doses, é recomendada em pacientes imunossuprimidos a partir de 18 anos de idade, sempre que possível, antes do início da imunossupressão mais grave.

A infecção por CMV em pacientes com DRIM apresenta-se com um amplo espectro de manifestações clínicas, cuja gravidade varia com o grau de imunossupressão. No paciente imunossuprimido, as manifestações mais frequentemente descritas são esofagite, enterocolite, pneumonite, hepatite, encefalite, retinite e alterações hematológicas. Deve-se ter alto índice de suspeição de infecção por CMV nos pacientes com DRIM que apresentam febre persistente, atividade crônica da doença não responsiva ao tratamento, alterações da função hepática, leucopenia, linfocitose atípica e hepatoesplenomegalia. O tratamento é realizado com medicamentos antivirais, principalmente o ganciclovir (5 mg/kg 12/12 h por 14-21 dias).

INFECÇÕES PARASITÁRIAS

A estrongiloidíase disseminada, ou síndrome da hiperinfecção por *Strongyloides stercoralis*, resulta da disseminação maciça de larvas filariformes desse parasita para pulmões, fígado, coração, SNC e glândulas endócrinas, o que pode resultar em disfunção orgânica múltipla e choque séptico. Manifesta-se por febre, náuseas e vômitos, anorexia, diarreia, dor abdominal, dispneia, tosse, broncoespasmo e hemoptise. A radiografia pulmonar evidencia infiltrados pulmonares, que consistem em focos de hemorragia, pneumonite e edema. O tratamento com corticosteroide é o principal fator de risco para a evolução para a forma disseminada. Outros fatores associados à sua ocorrência são o tratamento com rituximabe, micofenolato de mofetil, globulina antitimócito e antineoplásicos, hipogamaglobulinemia (p. ex., síndrome nefrótica), neoplasias hematológicas e transplante. A mortalidade relacionada a estrongiloidíase disseminada não tratada varia de 85% a 100% dos casos. Sua prevenção, através da detecção e erradicação da infecção por *Strongyloides stercoralis* antes da instituição de imunossupressão, deve ser realizada. O tratamento preventivo pode ser feito com ivermectina (200 μg/kg/dia, dois dias consecutivos ou com intervalo de 15 dias), albendazol (400 mg, 12/12 h por dia por 3-7 dias) ou nitazoxanida (500 mg, 12/12 h por dia por 3 dias). O tratamento da síndrome da hiperinfecção é feito com ivermectina 200 mcg/kg/dia, por pelo menos duas semanas, e idealmente até a erradicação da eliminação do parasita nas fezes.

REFERÊNCIAS BIBLIOGRÁFICAS

1. Atzeni F, Bendtzen K, Bobbio-Pallavicini F, Conti F, Cutolo M, Montecucco C, et al. Infections and treatment of patients with rheumatic diseases. Clin Exp Rheumatol. 2008;26(1 Suppl 48):S67-73.
2. Azoulay E, Russell L, Van de Louw A, Metaxa V, Bauer P, Povoa P, et al. Diagnosis of severe respiratory infections in immunocompromised patients. Intensive Care Med. 2020;46(2):298-314.
3. Castón JJ, Linares MJ, Rivero A, Casal M, Torre-Cisneros J. Factores clínicos asociados a aspergilosis pulmonar invasiva en pacientes con neumopatías crónicas y aislamiento respiratorio de Aspergillus spp [Clinical factors associated with invasive pulmonary aspergillosis in patients with chronic pneumopathies and respiratory isolation of Aspergillus spp]. Med Clin (Barc). 2012;139(15):668-71.
4. Chan AHE, Thaenkham U. From past to present: opportunities and trends in the molecular detection and diagnosis of Strongyloides stercoralis. Parasit Vectors. 2023;16(1):123.
5. Czeresnia JM, Weiss LM. Strongyloides stercoralis. Lung. 2022;200(2):141-8.
6. Di Franco M, Lucchino B, Spaziante M, Iannuccelli C, Valesini G, Iaiani G. Lung infections in systemic rheumatic disease: focus on opportunistic infections. Int J Mol Sci. 2017;18(2):293.
7. Dieperink SS, Mehnert F, Nørgaard M, Oestergaard LB, Benfield T, Petersen A et al. Antirheumatic treatment, disease activity and risk of Staphylococcus aureus bacteraemia in rheumatoid arthritis: a nationwide nested case-control study. RMD Open. 2022;8(2):e002636.
8. Falagas ME, Manta KG, Betsi GI, Pappas G. Infection-related morbidity and mortality in patients with connective tissue diseases: a systematic review. Clin Rheumatol. 2007;26(5):663-70.
9. Feldman CH, Hiraki LT, Winkelmayer WC, Marty FM, Franklin JM, Kim SC, et al. Serious infections among adult Medicaid beneficiaries with systemic lupus erythematosus and lupus nephritis. Arthritis Rheumatol. 2015;67(6):1577-85.
10. Fragoulis GE, Dey M, Zhao S, Schoones J, Courvoisier D, Galloway J, et al. Systematic literature review informing the 2022 EULAR recommendations for screening and prophylaxis of chronic and opportunistic infections in adults with autoimmune inflammatory rheumatic diseases. RMD Open. 2022;8(2):e002726.
11. Gugliesi F, Pasquero S, Griffante G, Scutera S, Albano C, Pacheco SFC, et al Human cytomegalovirus and autoimmune diseases: where are we? Viruses. 2021;13(2):260.
12. Liu Y, Liu Y, Dai J, Liu A, Li Y, Xu J, et al. Klebsiella pneumoniae pneumonia in patients with rheumatic autoimmune diseases: clinical characteristics, antimicrobial resistance and factors associated with extended-spectrum β-lactamase production. BMC Infect Dis. 2021;21(1):366.
13. Patil A, Goldust M, Wollina U. Herpes zoster: A review of clinical manifestations and management. Viruses. 2022;14(2):192.
14. Pinto Neto L, Kfouri R. Vacina Herpes-zóster inativada recombinante (Shingrix®). Nota técnica da Sociedade Brasileira de Imunizações (SBIM), 08/06/2022. Disponível em: https://sbim.org.br/informes-e-notas-tecnicas/sbim/1692-nota-tecnica-sbim-vacina-herpes-zoster-inativada-recombinante-shingrix-220608. Acesso em 01/03/2023.
15. Sonomoto K, Tanaka H, Nguyen TM, Yoshinari H, Nakano K, Nakayamada S, et al. Prophylaxis against pneumocystis pneumonia in rheumatoid arthritis patients treated with b/tsDMARDs: insights from 3787 cases in the FIRST registry. Rheumatology (Oxford). 2022;61(5):1831-40.
16. Stern A, Green H, Paul M, Vidal L, Leibovici L. Prophylaxis for Pneumocystis pneumonia (PCP) in non-HIV immunocompromised patients. Cochrane Database Syst Rev. 2014;2014(10):CD005590.
17. Tanaka N, Kunihiro Y, Yanagawa N. Infection in Immunocompromised Hosts: Imaging. J Thorac Imaging. 2018;33(5):306-21.
18. Whitley R, Baines J. Clinical management of herpes simplex virus infections: past, present, and future. F1000Res. 2018;7:F1000 Faculty Rev-1726.
19. Winthrop KL, Mariette X, Silva JT, Benamu E, Calabrese LH, Dumusc A, et al. ESCMID Study Group for Infections in Compromised Hosts (ESGICH) Consensus Document on the safety of targeted and biological therapies: an infectious diseases perspective (Soluble immune effector molecules [II]: agents targeting interleukins, immunoglobulins and complement factors). Clin Microbiol Infect. 2018;24 Suppl 2:S21-S40.

Seção 9

Doenças do osso e da cartilagem

105

Osteoartrite

Francisco Airton Castro da Rocha

CONCEITO

A osteoartrite (OA) é a mais frequente dentre as artrites crônicas, sendo causa importante de incapacitação decorrente de dor e/ou destruição articular, com grande custo pessoal e social. Admite-se atualmente ser a OA uma doença inflamatória, com progressão na maioria das vezes lenta e persistente, afetando a articulação como um todo. As lesões decorreriam de fenômenos inflamatórios, mecânicos e genéticos, afetando a cartilagem articular, osso subcondral, ligamentos, meniscos dos joelhos e também músculos, além de alterações estruturais que podem levar à destruição articular, motivando indicação de artroplastia. Não há causa definida para a OA, mas há fatores considerados desencadeantes e/ou agravantes que influem decisivamente no quadro clínico, evolução e prognóstico da doença.

EPIDEMIOLOGIA

A rigor, não se tem dados de OA em pacientes assintomáticos, o que impossibilita estimar a prevalência de OA subclínica, sendo o diagnóstico feito quando surgem sintomas ou em investigação por imagem. Dados mundiais apontam prevalência de OA sintomática dos joelhos, uma das formas mais comuns, com confirmação radiológica estimada em 3,8%, sendo quase duas vezes maior em mulheres (4,8%) que em homens (2,8%), com pico aos 50 anos de idade. Um estudo realizado no Brasil encontrou prevalência de 4,1% de OA de joelhos. As juntas mais frequentemente acometidas, além de quadril e joelhos, são as das mãos, com predileção pelas interfalangeanas distais e proximais e da base do polegar, coluna cervical e lombar e as primeiras metatarsofalangeanas ("joanetes"). O fato de ser comumente diagnosticada apenas quando sintomática sugere que esses dados podem estar subestimados. A prevalência aumenta após os 50 anos e um estudo sueco estimou em 40% a OA dos joelhos na faixa dos 75 a 84 anos de idade. Seu impacto social é muito alto, sendo responsável por mais de 90% das indicações de artroplastia do quadril e joelho.

Patologia

A cartilagem articular (hialina) é um tecido avascular e aneural que propicia uma superfície lisa e suave que recobre o osso subcondral, presente em articulações diartrodiais. Os condrócitos são as principais células na cartilagem, estando imersos em matriz extracelular composta principalmente por água, colágeno predominantemente do tipo II e proteoglicanos, particularmente o agrecano. Os proteoglicanos são formados por uma proteína central à qual se ligam moléculas de glicosaminoglicanos carregados negativamente, por meio de oligossacarídeos ligados por oxigênio ou nitrogênio. Na cartilagem articular, os principais glicosaminoglicanos são os condroitinos 4- e 6-sulfato, daí o termo glicosaminoglicanos sulfatados. O ácido hialurônico é outro tipo de glicosaminoglicano, mas, diferente dos condroitinos, é não sulfatado e se agrega ao colágeno e ao agrecano. Assim, essa matriz extracelular é composta de uma estrutura tridimensional polissulfatada, hidratada, cuja integridade é fundamental para a função da cartilagem articular. Há lenta renovação de proteoglicanos e o colágeno tem ainda *turnover* mais baixo. A renovação da matriz depende em parte da atividade de enzimas específicas, como colagenase e agrecanase, que são metaloproteinases (MMP), cuja ativação é regulada por fatores tissulares inibidores de MMP (TIMP). O processo patológico na cartilagem da OA se desencadeia, pelo menos em parte, por alteração dessa homeostase, motivada principalmente por fatores mecânicos e inflamatórios, levando à desorganização da matriz. A rigor, há neoformação da matriz da cartilagem na OA, que pode levar à formação de osteófitos, que são estruturas de cartilagem calcificada que não cumprem função fisiológica, coexistindo com áreas de degradação, onde ocorre perda da matriz extracelular. Em estados avançados, percebem-se áreas de fissuras e erosões extensas, podendo expor o osso subcondral, ao lado de segmentos de intensa atividade metabólica na cartilagem remanescente. No osso subcondral, inicialmente há aumento da densidade óssea, decorrente de neoformação. À radiologia, esse aumento da densidade óssea é chamado de esclerose subcondral, sendo um achado característico da radiografia de uma articulação acometida por OA. Tecidos subjacentes como a cápsula articular e ligamentos, que sofrem estiramento por tração e edema, também são envolvidos, bem como a musculatura periarticular. Esse envolvimento pan-articular na OA levou ao entendimento de que essa doença afeta um órgão, representado pelo conjunto das estruturas de uma junta, diferente do pensamento pregresso de ser uma "doença da cartilagem". Ocorre proliferação de condrócitos na cartilagem de pacientes com OA, particularmente em áreas próximas ao líquido sinovial, podendo se encontrar agregados dessas células à histologia. Esse aparente "esforço" do condrócito em restaurar a cartilagem, possivelmente em resposta a mediadores inflamatórios e/ou fatores de crescimento liberados localmente, não consegue repor o tecido lesionado, de sorte que a doença progride, ocorrendo áreas de necrose ou apoptose dessas células. Alterações do osso subcondral, precedendo ou acompanhando mudanças na cartilagem, parecem importantes na fisiopatologia da OA. Apesar da importância de lesões do osso subjacente, danos aos meniscos e sinovite precedem em até dois anos o surgimento de OA clínica dos joelhos, revelando papel ativo dos meniscos na fisiopatologia da OA, além de seu fator de desestabilização mecânica quando lesionado. Na sinovite, há infiltrado de linfócitos e macrófagos e hiperplasia dos sinoviócitos compondo a inflamação local que em parte justifica o nome "osteoartrite". A participação de componentes da imunidade inata tem sido progressivamente implicada na patogenia da OA. Nesse caso, produtos decorrentes de dano articular (DAMP) podem estimular receptores tipo *Toll* (TLR) na membrana de sinoviócitos ou células inflamatórias migradas à articulação lesionada, bem como ativar componentes do inflamassomo, um conjunto de proteínas intracelulares associadas à resposta imune inata. Como resultado, pode-se verificar amplificação e perpetuação da resposta inflamatória, envolvendo inclusive liberação de citocinas e interação com mecanismos de imunidade adaptativa. Deposição de cristais de pirofosfato de cálcio e de fosfato básico de cálcio, bem como fragmentos de cartilagem degradada, podem estimular a produção de mediadores inflamatórios, contribuindo para o início e a perpetuação de um lento, mas progressivo processo a lesionar os tecidos articulares. Essas alterações são descritas particularmente para a OA dos joelhos e quadril, o que não exclui que possam ocorrer em outras articulações acometidas por OA. Quando acometem as juntas das mãos, pode haver um importante componente erosivo, sugerindo mecanismos distintos regulando esses processos, com variações entre diferentes sítios.

FATORES DE RISCO

Há agregação familiar na OA das mãos e também na dos joelhos, sugerindo fator genético. Lesão articular associada a esforço, dano ao menisco, trauma prévio, lesão ligamentar, malformações como displasia do quadril e doença de Legg-Perthes implicam fatores mecânicos no desencadeamento de OA. Uma vez que o envelhecimento se associa a danos estruturais e à sarcopenia, promovendo sobrecarga articular, direta ou indiretamente a senescência se associa à OA, criando-se um círculo vicioso em que fragilidade do aparelho músculo-ligamentar por esforço, lesão e/ou sedentarismo, somada ao envelhecimento, propicia dano à estrutura articular e desenvolvimento dessa doença. Não menos importante é a sobrecarga causada por excesso de peso, seja pelo fator mecânico que impõe maior desgaste às estruturas articulares, seja pela liberação de mediadores inflamatórios como adipocinas, que potencializariam a inflamação local. Essa liberação de mediadores pode se disseminar, promovendo componente sistêmico. De fato, indivíduos com OA de joelhos têm progressivo aumento não aleatório no número de juntas acometidas, predominando OA dos ombros após aparecimento dessa doença no joelho.

DOR NA OSTEOARTRITE

A dor na OA certamente não provém da cartilagem, visto ser aneural. Estruturas bem inervadas comoênteses, ligamentos e o osso subcondral podem ter seus nociceptores estimulados, quer por tração mecânica, quer por mediadores algogênicos como prostaglandina E2, liberada localmente. Embora haja liberação intra-articular de citocinas pró-inflamatórias como interleucina (IL)-1, IL-6 e fator de necrose tumoral, além de espécies reativas de oxigênio/nitrogênio, citocinas não parecem se associar diretamente à dor nessa doença. Estímulo no periósteo do osso subcondral, que recebe mais carga por fragilidade de ligamentos e músculos, e edema da medula óssea subjacente podem expor nociceptores locais. A participação do sistema nervoso central ocorreria por ativação de vias aferentes nociceptivas medulares, com fenômeno de alodinia e hiperalgesia. Neurotrofinas como o fator de crescimento neural (NGF) têm papel relevante na dor em pacientes com OA. Corpos neuronais localizados em gânglios da raiz dorsal recebem estímulo de nociceptores periféricos localizados em estruturas articulares e os transmitem ao corno dorsal na medula espinal, resultando em excitação e transmissão do estímulo a vias superiores. Mediadores inflamatórios liberados no ambiente articular, por sua vez, estimulam a liberação de neuromoduladores como o NGF, a substância P e o peptídeo relacionado ao gene da calcitonina (CGRP), amplificando a resposta ao estímulo nociceptivo periférico. Essas substâncias neuromoduladoras também têm ações pró-inflamatórias e seu bloqueio tem sido proposto como alternativa de analgesia na OA.

QUADRO CLÍNICO

O diagnóstico geralmente não representa uma dificuldade no manuseio de pacientes com OA, particularmente quando acomete mãos e joelhos, podendo ser feito por anamnese e exame físico, prescindindo até mesmo de radiografia simples, quando a apresentação clínica for clássica. Entretanto, não se pode perder essa oportunidade para deixar claro ao paciente que seu empenho em corretamente identificar a doença é fundamental para orientar a conduta. Embora os achados clínicos, laboratoriais e de imagem sejam muito semelhantes em pacientes com OA, têm sido desenvolvidas tentativas de caracterizar endotipos moleculares, representando grupos de pacientes que apresentam características moleculares em comum, que se associariam com fenótipos clínicos distintos. Como exemplo, propôs-se existirem quatro fenótipos: a) inflamatório; b) associado à senescência; c) associado a doenças metabólicas; d) pós-traumático. Essa agregação em fenótipos tem o propósito de individualizar a abordagem e o tratamento. Entretanto, como as características não são mutuamente exclusivas, é comum haver concomitância de fenótipos em um mesmo paciente. O caráter localizado, com tendência a dor mais acentuada em alguns pontos da articulação, exacerbada por movimento, além da ausência de sinais sistêmicos inflamatórios, sugere o diagnóstico de OA. O diagnóstico diferencial inclui artropatia microcristalina, artrite psoriásica e mesmo formas menos clássicas de artrite reumatoide.

De fato, a osteofitose em joelhos de OA pode ser bem similar à observada na artrite psoriásica ou em espondiloartrites. Também pode haver exuberantes osteófitos na doença por deposição de pirofosfato de cálcio, que pode ser causa de OA secundária. Problemas periarticulares, particularmente nos joelhos, como bursite anserina, cuja dor é próxima, mas não exatamente na cavidade articular do joelho, ocorrem comumente em mulheres com sobrepeso, piorando ao caminhar ou erguer-se, podendo ser confundidos com OA. A dor por OA no quadril acompanha-se de limitação da rotação interna, ao passo que dor na face lateral proximal da coxa e dor sacral, decorrentes respectivamente de bursite anserina e tendinite glútea, por exemplo, por vezes confundem o diagnóstico de OA do quadril ou da coluna lombar. Rigidez pós-repouso é incomum na OA, geralmente durando menos de 30 minutos, mas OA dos joelhos pode produzir dor na fossa poplítea após algum tempo sentado, por conta do acúmulo de líquido sinovial inflamatório ocasionando aumento da pressão local, como no caso dos cistos de Baker.

O exame físico pode revelar deformidades, aumento de volume articular, calor local, crepitações e limitações ao movimento passivo da articulação e deve-se avaliar possíveis instabilidades articulares decorrentes de fragilidade de ligamentos e/ou músculos. Sensação de "clique" ou "claudicação", possivelmente associados à lesão meniscal, pode ocorrer na OA de joelho. Varismo e valgismo dos joelhos, valgismo do hálux, desvio dos dedos das mãos com aumento de volume nas interfalangeanas distais (nódulos de Heberden) e proximais (nódulos de Bouchard) apontam para OA nessas juntas (Figura 1A). Essa é uma doença de longa evolução e insidiosa, de sorte que mudanças bruscas no quadro, como surgimento de dor noturna ou contínua, devem alertar para outros diagnósticos, como o desenvolvimento de neoplasias ou infecções ou ainda complicação local, como no aparecimento de dor súbita em joelho ou quadril decorrente de osteonecrose local em paciente com OA prévia.

A OA dos ombros é mais subdiagnosticada que a de joelhos e quadril. Ao exame físico, pode ocorrer crepitação ao movimento passivo e limitação da rotação interna e externa. Deve-se avaliar a integridade e os sintomas de acometimento dos músculos do manguito rotador, habitualmente comprometidos quando essa junta é sede de OA. O acometimento da coluna por OA é clássico e frequente, envolvendo as articulações interapofisárias. Entra no diagnóstico diferencial das síndromes dolorosas da coluna e há possibilidade de dano neurológico, particularmente radiculopatia, motivando a realização de exame neurológico na avaliação desses casos.

Exames laboratoriais específicos não são necessários para o diagnóstico da OA. Entretanto, na avaliação do paciente como um todo, são fundamentais pelo menos hemograma e bioquímica completos, com dosagem de uricemia, medida da velocidade de hemossedimentação, proteína C-reativa, exame de urina tipo I e radiografia simples do tórax, em parte pela associação da OA com senescência, obesidade, aterosclerose e dislipidemia, exigindo atenção a comorbidades para guiar a conduta. A análise do líquido sinovial é necessária quando há dúvida sobre artrite infecciosa (piogênica, micobacteriana ou fúngica), como em imunossuprimidos, ou artrite microcristalina. Exames de imagem não são imprescindíveis na OA de joelhos, quando clássica, mas fundamentais na OA de mãos, quadril, pés e coluna, bem como quando atinge juntas menos comumente envolvidas, como os tornozelos. Habitualmente, há dissociação clínico-radiológica na OA, limitando a utilização de imagens para definição da conduta (Figura 1B). A radiografia simples pode revelar esclerose do osso subcondral, osteofitose, redução e desalinhamento do espaço articular, cistos e áreas de erosão (Figura 2). A ultrassonografia pode mostrar derrame articular e edema sinovial, que na maioria dos casos pode ser percebido ao exame físico. Assim, a rigor, o exame por ultrassonografia tem pouca utilidade no diagnóstico diferencial da OA. A ressonância magnética é mais sensível em mostrar alterações precoces, como edema do osso subcondral e alterações meniscais, além de derrame articular de pequeno volume e alterações da cartilagem. Entretanto, geralmente não altera a orientação da conduta, não sendo recomendada solicitação na rotina. Tampouco é recomendado usar alteração de imagem para seguimento do tratamento. É importante ressaltar que a conduta clínica deve ser baseada prioritariamente na anamnese e histórico clínico detalhados, com menor repercussão na utilização de exames complementares.

TRATAMENTO DA OSTEOARTRITE

Há poucos estudos adequadamente realizados sobre tratamento da OA e a maioria aborda OA dos joelhos, mas princípios comuns norteiam o tratamento para qualquer articulação. Os objetivos gerais incluem alívio sintomático e melhora da mobilidade, uma vez que não há estratégias que de forma inequívoca impeçam a progressão do dano estrutural à junta. Didaticamente, po-

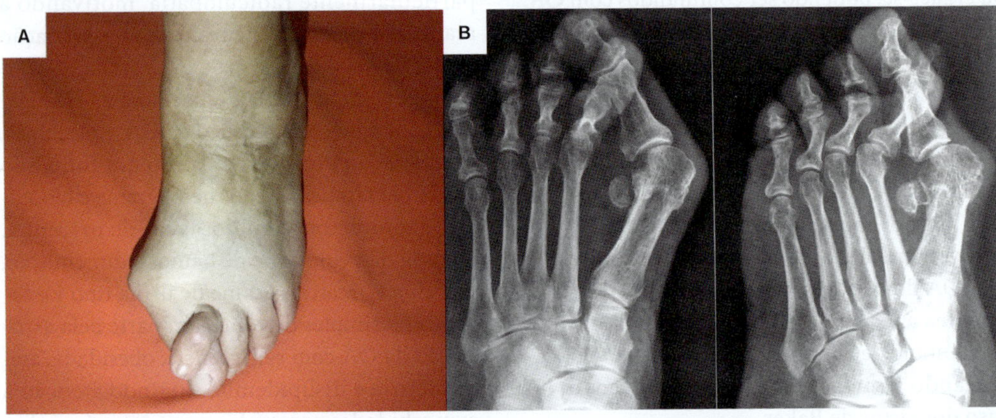

FIGURA 1 Hálux valgo com grave deformidade, em paciente que deambulava sem dor, usando sapato de câmara anterior larga (A). Radiografia simples mostra acentuado desalinhamento dos 1° e 2° raios, subluxação do hálux, área de erosão óssea na face medial distal do 1° metatarsiano e discreto osteófito na extremidade lateral proximal da 1ª falange (B).

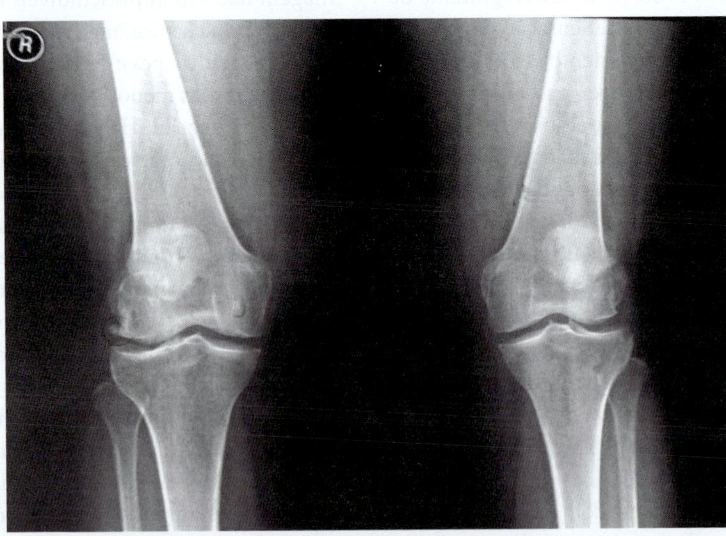

FIGURA 2 Radiografia de joelho com osteoartrite. Observam-se redução do espaço e desalinhamento articular, com valgismo, osteófito exuberante, com cistos ósseos ao lado de áreas de esclerose subcondral.

de-se dividir em abordagem não farmacológica e farmacológica, a exemplo do que é preconizado em outras doenças crônicas, com atenção também ao manejo de comorbidades.

Tratamento não farmacológico

Considerando o papel de fatores mecânicos na fisiopatologia, pacientes com OA em articulações que suportam carga devem evitar situações de agravamento como subir escadas e exercícios que sobrecarreguem as articulações, provocando dor. Os pacientes devem ser orientados sobre exercícios e práticas saudáveis, estimulando-se sua continuidade em domicílio, incorporando-os à rotina do paciente. Há evidência que palmilhas e bengalas reduzem dor e melhoram mobilidade e equilíbrio na OA de joelhos, reduzindo risco de quedas, que podem levar a fraturas. Talas podem trazer algum benefício na OA de mãos, como quando afeta polegares. Redução de peso com prática regular de exercícios físicos mostrou benefícios principalmente na OA dos joelhos, mas deve ser estimulada de forma geral. O fortalecimento muscular ajuda no tratamento e na prevenção da sarcopenia, sendo útil também para OA de coluna e quadril. A melhora da força muscular pela prática rotineira de exercícios reduz o esforço em tendões e ligamentos e a sobrecarga à cartilagem e osso subcondral. Exercícios na água, preferencialmente aquecida, são bem tolerados, aliviam dor e ampliam mobilidade, com baixo risco de trauma, sendo possível inclusive fortalecer músculos, com carga crescente, sob orientação e acompanhamento médico. Exercícios de alongamento *per se* não demonstraram benefício, mas são habitualmente incluídos no início de atividade física. Considerando que o envelhecimento está associado à piora da força muscular, prática de exercícios é recomendada não apenas para alívio de sintomas, mas para prevenir dano às juntas, decorrente de esforço físico sob musculatura frágil. Individualizar os exercícios e orientar para a manutenção e adesão a longo prazo são talvez as maiores dificuldades na implementação dessas práticas. Especificamente em relação à OA dos joelhos, o uso de joelheiras com bandagens ajustáveis com intuito de corrigir ou minimizar varismo ou valgismo traz conforto na caminhada e pode reduzir dor. Aplicação de calor ou gelo local, dependendo da preferência do paciente, pode ser feita envolvendo completamente o joelho ou, no caso de dor na face medial, sobre o(s) local(is) mais doloroso(s). Não há estudos bem conduzidos atestando eficácia, mas é possível que aplicados repetidas vezes durante o dia, os meios físicos minimizem a dor, facilitando a realização de tarefas diárias e exercícios de fortalecimento da musculatura. A rigor, o grande elemento nessas medidas é a rotina de exercícios físicos, melhorando a força muscular e reduzindo a sobrecarga à junta. O empenho do médico na adoção de condutas não farmacológicas, envolvendo orientação dietética, órteses e exercícios específicos para cada paciente, tanto quanto na prescrição de medicamentos, pode ser um fator de grande estímulo à sua adesão.

Tratamento farmacológico

A despeito de tudo que possa ser preconizado de tratamento não farmacológico na OA, não há dúvida que o paciente, quando dispõe de acesso, busca orientação médica para prescrição de medicamentos que aliviem sua dor e reduzam a progressão da doença. O médico deve usar essa oportunidade para bem acolher e orientar essa pessoa, sendo o reumatologista um dos profissionais mais habilitados a orientar o tratamento não cirúrgico dessa enfermidade.

Analgesia – efeito anti-inflamatório

Anti-inflamatório não esteroidal (AINE) tópico pode aliviar a dor com baixo risco de eventos adversos, embora com pequeno tamanho de efeito. Usar AINE tópico após aplicação de meios físicos locais pode potencializar sua eficácia. O paracetamol perdeu relevância na indicação para alívio da dor na OA, tanto pelo pequeno tamanho de efeito que propicia como por eventos adversos quando usado em doses superiores a 2 g por dia. Recente guia de conduta da *Osteoarthritis Research Society International* (OARSI) deu parecer contrário ao uso do paracetamol como primeira opção de analgesia, revertendo a recomendação anterior de ser o analgésico principal a ser usado nessa doença. AINE sistêmicos, apesar dos eventos adversos, continuam sendo muito utilizados. Devemos estar atentos, pois podem ser conseguidos em nosso país sem prescrição médica. Os eventos adversos mais comuns são lesões hemorrágicas gastrointestinais, aumento de pressão arterial sistêmica, edema de membros inferiores, aumento do risco de infarto agudo do miocárdio e acidente vascular cerebral, além de déficit de função renal, mas também não raro causam reações de hipersensibilidade local (irritação, hiperemia, prurido) ou sistêmica. Um estudo mostrou não inferioridade de celecoxibe (máximo de 200 mg/dia) contra naproxeno (máximo de 1 g/dia) e ibuprofeno (máximo de 2,4 g/dia) em portadores de OA que apresentavam aumento do risco cardiovascular. Considerando que o naproxeno é o AINE com menor risco cardiovascular disponível, essas três opções apareceriam como as de menor risco no tratamento da OA de joelhos e quadril, buscando-se usar a menor dose pelo menor prazo possível. Quando do uso de naproxeno ou ibuprofeno, deve-se associar inibidor de bomba de prótons e, nos pacientes em que o risco de evento hemorrágico gastroduodenal for maior, associar inibidor de bomba de prótons mesmo quando optar por celecoxibe. Infiltrações articulares de corticosteroides são prática comum e têm ganhado maior força de recomendação em recentes guias de conduta. Essas infiltrações geralmente produzem alívio da dor e do desconforto para deambular por em média até três semanas. A capsaicina tem sido cada vez menos recomendada para tratar a dor na OA de joelhos, alertando-se cuidado na administração para evitar irritação de outros tecidos. Preparações intra-articulares de ácido hialurônico, denominadas viscossuplementação, podem reduzir dor e melhorar a mobilidade por períodos prolongados, com boa segurança, embora sua eficácia seja motivo de controvérsia. À exceção de quando é feita no joelho, a viscossuplementação deve sempre ser feita sob controle por imagem, uma vez que a administração fora da cavidade articular aumenta o risco de reação pseudosséptica local, provocando muita dor. Em articulações com derrame articular, recomenda-se aspiração da junta, podendo-se infiltrar corticosteroide uma semana antes de fazer a injeção de ácido hialurônico. Controvérsias sobre se as preparações de maior peso molecular são mais efetivas nos parecem irrelevantes, uma vez que a viscossuplementação *per se* tem seus benefícios ainda por ser consolidados. Uso de opioides fracos pode ser feito em pacientes com dor refratária a AINE e corticoide intra-articular, existindo preparações com associação de paracetamol e codeína. Entretanto, em guia de conduta de 2022, o *American College of Physicians* recomenda fortemente contra o uso de opioides em pacientes com dor crônica de causa não neoplásica, o que nos parece sensato diante dos eventos adversos associados a opioides, particularmente em idosos, que são também os mais afetados por OA. A ativação de vias aferentes do sistema nervoso central motivou indicação de compostos como a duloxetina, que podem interferir nesse mecanismo, aprovados para uso na OA de joelhos. Na prática, esse medicamento é pouco utilizado com esse objetivo. Recentemente, houve modificação na recomendação da indicação de duloxetina, restringindo apenas para pacientes que tenham quadro de dor difusa e depressão, como ocorre, por exemplo, em pacientes com fibromialgia. Recomenda-se, portanto, cautela extrema no uso de opioides, mesmo os considerados fracos, diante dos eventos adversos como náuseas, tonturas, sonolência, constipação, quedas e fraturas e, eventualmente, droga-adição. Apesar de alguns estudos revelando alívio clinicamente relevante de dor na OA com a administração de anticorpo monoclonal anti-NGF, essa medicação não foi aprovada para uso clínico, por conta de eventos adversos ligados ao sistema nervoso central, bem como risco de acelerar a destruição articular. Injeções intra-articulares de plasma rico em plaquetas ou de "células-tronco", esta última chamada de terapia regenerativa, não têm evidência clara de benefício, não sendo recomendadas para a prática clínica.

Condroprotetores

Não há, de forma inequívoca, medicamentos que tenham demonstrado eficácia no dano estrutural da OA, mesmo em joelhos. Embora haja estudos mostrando que a associação de sulfato de glucosamina e sulfato de condroitina reduziu a perda de espaço articular medida por radiografia em pacientes com OA de joelhos e teria preservado a cartilagem avaliada por ressonância magnética, comparada ao uso de placebo, há estudos contestando esse benefício. Além disso, sua administração mostrou analgesia em OA de joelhos não inferior à dose de 200 mg de celecoxibe. O uso isolado de glucosamina teria resultados similares, não havendo estudos definitivos comparando com a associação glucosamina/condroitina. Uma estratégia empregada na prática clínica, ainda que carecendo de documentação científica inequívoca, é o uso de sulfato de glucosamina/condroitina (em associação ou isolado) como base da analgesia, associando, sob demanda, AINE, no intuito de minimizar risco de eventos adversos de AINE, com similar eficácia. Extrato insaponificável de soja e abacate mostrou redução de dor em OA de joelhos e quadril, com resultados inconclusivos sobre dano articular na OA de quadril. Em face da segurança do extrato insaponificável de soja e abacate, tem sido justificada sua utilização na busca de analgesia para reduzir o uso de AINE. A diacereína é um composto que demonstrou inibição da produção de IL-1 e teria possível efeito protetor da cartilagem na OA. Entretanto, o benefício da diacereína na redução da dor foi mínimo, sendo em alguns estudos não superior a placebo e, embora um estudo tenha mostrado possível redução de dano em pacientes com OA de quadril que receberam diacereína, esse resultado não foi reproduzido. Assim, a indicação dessa medicação pode ser considerada de benefício duvidoso. A hidroxicloroquina, bem como o metotrexato, embora tenham sido aventados como possíveis drogas modificadoras, particularmente na OA com maior aspecto inflamatório, não são recomendadas para tratar OA. Estudo recente comparando a hidroxicloroquina a placebo em OA de mãos mostrou que esse composto não foi superior a placebo. Bisfosfonatos foram aventados como possível tratamento para prevenir dano estrutural na OA de joelhos, mas há larga controvérsia sobre esse possível benefício. Curiosamente, dois estudos observacionais demonstraram redução de até 25% no risco de submissão à artroplastia dos joelhos em portadores de OA que haviam utilizado bisfosfonatos para tratamento de osteoporose. Aguardam-se estudos que possam demonstrar esse possível efeito condroprotetor de bisfosfonatos na OA de joelhos. Embora em caráter especulativo, uma análise *pos-hoc* de pacientes tratados com canaquinumabe, um anticorpo anti-IL-1 usado em um protocolo de pacientes para tratar evento cardiovascular por doença aterosclerótica, mostrou que o grupo que usou canaquinumabe teve menos chance de ser submetido a artroplastia secundária a OA, sugerindo que o bloqueio da IL-1, pelo menos em algum grupo de pacientes, possa trazer benefício na OA.

Manejo de comorbidades

O paciente com OA é na maioria das vezes idoso e apresenta maior chance de ser diabético, dislipidêmico, sarcopênico, hipertenso e portador de distúrbios psicossomáticos como depressão e ansiedade. Tratar a OA exige que o médico aborde eventuais comorbidades e oriente seu tratamento, sugerindo atendimento especializado adicional, uma vez que conviver melhor com a senescência e tratar comorbidades contribui para reduzir a perda de força muscular e do equilíbrio, importantes agravantes de sintomas na OA.

Tratamento cirúrgico na osteoartrite

Lamentavelmente ou não, a terapia com melhor resultado em OA de quadril é a artroplastia, geralmente total, representando o último recurso em pacientes com dor intratável e grande prejuízo da mobilidade. Desbridamento articular cirúrgico não encontra indicação, pois há estudos mostrando resultados semelhantes à não intervenção. Foge ao nosso escopo discutir indicações de osteotomias, que podem ser consideradas particularmente em pacientes mais jovens, em que a postergação de uma artroplastia representa vantagem. A foragem, que consiste na retirada de um cilindro ósseo do quadril para reduzir a pressão local nos casos de necrose asséptica, pode retardar ou até mesmo evitar a artroplastia, mas exige diagnóstico e conduta rápidos para ter sucesso. A artroplastia total é um tratamento a ser considerado na falha do tratamento clínico. Tendo sucesso, que ocorre na maioria dos casos em que é bem indicada, particularmente no quadril, faz com que o paciente fique sem dor, deambulando normalmente. Postergar uma indicação por receios clínicos infundados pode ser tão prejudicial quanto indicar prótese em paciente de alto risco cirúrgico ou com pouca chance de usar a prótese pela fragilidade muscular ou obesidade mórbida. O futuro do tratamento da OA pode incluir transplante autólogo de condrócitos, uma das formas da chamada terapia regenerativa, mas não se pode esquecer que praticar atividades físicas regulares e controlar o peso não apenas podem prevenir ou retardar a instalação da OA como são essenciais no plano terapêutico médico dessa doença.

QUADRO 1 Tratamento da osteoartrite do joelho

Recomendação geral: combinar medidas não farmacológicas e farmacológicas sob orientação médica, educação do paciente e estímulo à atividade física regular
Medidas não farmacológicas
▪ Estimular exercícios aeróbicos e de reforço muscular
▪ Evitar atividades de sobrecarga às juntas durante tarefas diárias
▪ Estimular uso de órteses (joelheiras, palmilhas, bengalas, andadores), sob prescrição médica
▪ Orientação médica à dieta, com atenção a comorbidades
▪ Meios físicos locais, conforme preferência do paciente (calor ou gelo)
Medidas farmacológicas
▪ Analgésicos/anti-inflamatórios tópicos– uso isolado ou combinado com meios físicos locais (p. ex.: diclofenaco sódico, cetoprofeno)
▪ Naproxeno (1 g/dia), celecoxibe (200 mg/dia) ou ibuprofeno (2,4 g/dia) são os anti-inflamatórios não esteroidais (AINE) com menor risco cardiovascular; usar com inibidor de bomba de prótons
▪ Codeína ou tramadol associados a paracetamol, pelo menor tempo possível, na falha ou contraindicação absoluta a AINE
▪ Corticosteroides – injeção intra-articular nos casos refratários a AINE
▪ Ácido hialurônico – injeção intra-articular
▪ Duloxetina (30 a 60 mg/dia) – como adjuvante na dor refratária em pacientes com dor generalizada
▪ Sulfato de glucosamina (1,5 g/dia) e/ou condroitina (1,2 g/dia) – analgesia como poupadores de AINE
▪ Extrato insaponificável de soja e abacate (1,5 g/dia) – analgesia como poupador de AINE
Medidas cirúrgicas
▪ Osteotomias ou artroplastias – na falha do tratamento clínico, sob indispensável indicação ortopédica.

REFERÊNCIAS BIBLIOGRÁFICAS

1. Bannuru RR, Osani MC, Vaysbrot EE, Arden NK, Bennell K, Bierma-Zeinstra SMA, et al. OARSI guidelines for the non-surgical management of knee, hip, and polyarticular osteoarthritis. Osteoarthritis Cartilage. 2019;27(11):1578-89.
2. Bruyère O, Honvo G, Veronese N, Arden NK, Branco J, Curtis EM, et al. An updated algorithm recommendation for the management of knee osteoarthritis from the European Society for Clinical and Economic Aspects of Osteoporosis, Osteoarthritis and Musculoskeletal Diseases (ESCEO). Semin Arthritis Rheum. 2019;49(3):337-50.
3. Felson D. Osteoarthritis. In: Kasper DL, Fauci AS, Hauser SL, Longo DL, Jameson JL, Loscalzo J. Harrison's principles of internal medicine. 19. ed. New York: McGraw-Hill; 2015. p. 2226-33.
4. Hunter DJ, Bierma- Zeinstra S. Osteoarthritis. Lancet. 2019;393:1745-59.
5. Machado RC, Capela S, Rocha FAC. polysaccharides as viscosupplementation agents: structural molecular

characteristics but not rheology appear crucial to the therapeutic response. Front Med (Lausanne). 2017;4:82.
6. Millerand M, Berenbaum F, Jacques C. Danger signals and inflammaging in osteoarthritis. Clin Exp Rheumatol. 2019;37 Suppl 120(5):48-56.
7. Neogi T, Li S, Peloquin C, Misra D, Zhang YI. Effect of bisphosphonates on knee replacement surgery. Ann Rheum Dis. 2018;77(1):92-7.
8. Nissen SE, Yeomans ND, Solomon DH, Luscher TF, Libby P, Husni ME, et al. Cardiovascular safety of celecoxib, naproxen, or ibuprofen for arthritis. N Engl J Med. 2016;375(26):2519-29.
9. Sakellariou G, Conaghan PG, Zhang W, Bijlsma JWJ, Boyesen P, D'Agostino MA, et al. EULAR recommendations for the use of imaging in the clinical management of peripheral joint osteoarthritis. Ann Rheum Dis. 2017;76(9):1484-94.
10. Schieker M, Conaghan PG, Mindeholm L, Praestgaard J, Solomon DH, Scotti C, et al. effects of interleukin-1β inhibition on incident hip and knee replacement: exploratory analyses from a randomized, double-blind, placebo-controlled trial. Ann Intern Med. 2020;173(7):509-15.

106

Hiperostose esquelética idiopática difusa

Eduardo de Souza Meirelles

CONCEITO

A hiperostose esquelética idiopática difusa (*Diffuse Idiopathic Skeletal Hyperostosis*, DISH) é também conhecida como doença de Forestier e foi descrita pela primeira vez há mais de 50 anos, em conjunto com Rotes-Queirol. É uma doença esquelética caracterizada por uma ossificação ligamentar da coluna vertebral anterolateral, frequentemente confundida como uma forma de osteoartrite. Embora, com frequência, coexista com a osteoartrite, há um bom número de diferenças entre as duas doenças: prevalência na população geral, distribuição por gênero, local anatômico do envolvimento primário e distribuição na coluna vertebral e articulações periféricas.

EPIDEMIOLOGIA

DISH é mais frequente em pessoas com mais de 50 anos de idade, do sexo masculino, e sua prevalência relatada varia de pouco mais de 10% em indivíduos com mais de 70 anos de idade até 35% em homens e 26% em mulheres nessa mesma faixa etária. Além de ser mais comum, a DISH também é mais grave em homens, quando comparados com mulheres.

Os principais fatores de risco estão ligados à sua frequente associação com várias condições metabólicas, incluindo hiperinsulinemia com ou sem *diabetes mellitus*, obesidade, hiperuricemia/gota, dislipidemia, hipertensão arterial, doença arterial coronariana e uso prolongado de isoretinol.

ETIOLOGIA/PATOGENIA

DISH é uma doença comum, de etiologia desconhecida, embora fatores genéticos (HLA B8 é comum tanto em DISH quanto em *diabetes mellitus*), metabólicos, endocrinológicos, anatômicos, ambientais e tóxicos tenham sido sugeridos como tendo um possível papel patogênico na neoformação óssea que a caracteriza.

Estudos dos fatores associados aos antígenos leucocitários humanos levaram a resultados conflitantes. Destacam-se fatores ligados à hipervascularização dos ligamentos ossificados e das vértebras envolvidas, que estão significantemente aumentadas em seu tamanho. Ainda não é conhecida a ligação entre as desordens metabólicas anteriormente mencionadas e a neoformação óssea. Acredita-se que essa neoformação óssea possa ser o resultado de crescimento celular/atividade anormais do osteoblasto na região e na junção osteoligamentar (ênteses) de origem mais provavelmente metabólica do que inflamatória.

Foi descrito que o IGF-1 estimula a atividade da fosfatase alcalina e do colágeno tipo II nos osteoblastos, e que os pacientes com DISH apresentaram níveis aumentados de insulina e de hormônio de crescimento, que podem explicar o crescimento/proliferação celular dos osteoblastos.

A proteína GLA da matriz (MGP) desempenha um papel em inibir a mineralização via supressão da proteína morfogenética óssea (BMP-2), um potente fator osteogênico. Sarzi-Putini et al. encontraram concentrações séricas mais elevadas da MGP em homens e mulheres com DISH quando comparados com controles saudáveis e concluíram que a MGP pode ser um marcador de hiperostose presente na DISH. Mais recentemente, Xu et al. verificaram que a diferenciação osteogênica aumentada nas células-tronco mesenquimais da medula óssea de pacientes com DISH foi atribuída principalmente à secreção aumentada de galectina-3, que por sua vez aumentou a expressão e o acúmulo nuclear da beta-catenina da via de sinalização Wnt/beta-catenina.

QUADRO CLÍNICO

DISH é caracterizada por espessamento, calcificação e/ou ossificação das partes moles, particularmente ligamentos e ênteses. Tem uma predileção marcante pelo esqueleto axial (especialmente a coluna torácica), mas também pode envolver as articulações periféricas. Leva a ossificação do ligamento longitudinal anterior, posterior ou amarelo da coluna e causa a produção dos osteófitos fluentes, que particularmente envolvem o lado direito da coluna torácica, enquanto preserva o espaço do disco intervertebral.

Outras regiões de ênteses nas articulações periféricas podem ser afetadas, incluindo os ligamentos peripatelares, a inserção do tendão calcâneo, a fáscia plantar, o olécrano, ossos do tarso e outros. Manifestações extraespinais incluem neoformações ósseas irregulares e grandes esporões ósseos que são frequentemente vistos no olécrano e no calcâneo. Entesopatias podem ser vistas nas cristas ilíacas, tuberosidades isquiáticas e trocânteres femorais, além de calcificações ligamentares exuberantes nos ligamentos patelar, sacrotuberoso e iliolombar.

No envolvimento da coluna vertebral, sua apresentação clínica mais comum é a rigidez e uma amplitude de movimento moderadamente diminuída, além da ausência ou da presença de dor leve, se ocorrer anquilose. As sequelas potenciais da hiperostose na coluna cervical e lombar incluem estenose lombar, disfagia, rouquidão, obstrução de vias aéreas, apneia obstrutiva do sono, acidente vascular cerebral isquêmico, calcificação aórtica torácica, déficit neurológico, mielopatia cervical e trauma raquimedular resultante mesmo de traumas menores.

Em pacientes idosos, compressão por osteófitos ou espondilose cervical podem causar disfagia. Pode haver um atraso no diagnóstico de fraturas vertebrais instáveis por traumas de baixa energia porque os pacientes frequentemente apresentam um nível basal de dor vertebral e a lesão pode ser relativamente trivial. A incidência de lesão neurológica tardia resultante de tais fraturas é alta, como resultado da instabilidade não reconhecida e subsequente deterioração. Os sítios periféricos mais frequentemente envolvidos são as metacarpofalangeanas, os cotovelos, ombros e calcanhares, com espessamento, calcificação e/ou ossificação de ligamentos e ênteses.

EXAMES COMPLEMENTARES

Os principais exames complementares solicitados na DISH são os exames de imagem, como a radiografia convencional, a ultrassonografia, a tomografia computadorizada e a ressonância magnética, sendo estas duas últimas mais capazes de detectar achados associados às complicações, como disfagia e mielomalácia compressiva da medula espinal, secundárias à extensa ossificação dos ligamentos longitudinais anterior ou posterior, respectivamente (Figura 1).

DIAGNÓSTICO DIFERENCIAL

Os principais diagnósticos diferenciais da DISH são a osteoartrite, as espondiloartrites, especialmente a artrite psoriásica e a espondilite anquilosante, as entesopatias degenerativas, a ossificação do ligamento longitudinal posterior (OLLP), a ossificação do ligamento longitudinal anterior (OLLA) e a ossificação do ligamento amarelo (OLA).

DISH está frequentemente associada com OLLP e OLA, mas a distribuição da ossificação revela uma clara tendência: DISH acomete principalmente a coluna toracolombar, embora possa também envolver a coluna cervical, OLLP na coluna cervical e OLA na coluna lombar baixa.

DIAGNÓSTICO

DISH é reconhecida radiograficamente pela presença de ossificação "fluente" ao longo das mar-

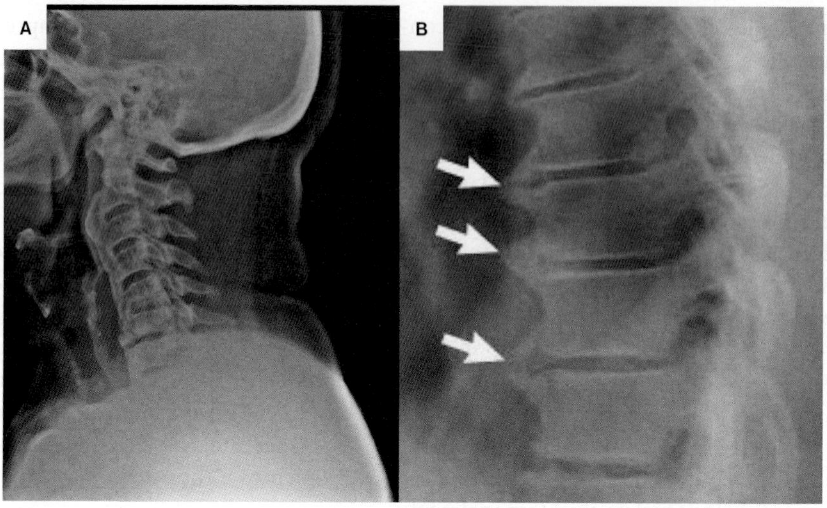

FIGURA 1 Ossificação da porção anterolateral dos corpos vertebrais contíguos na ausência de degeneração discal significativa e de anquilose interapofisária.

gens anterolaterais de pelo menos quatro vértebras contíguas, e com a ausência das alterações caracterizando espondiloartrite ou espondilose degenerativa. Seu diagnóstico é baseado somente nos critérios diagnósticos definidos por Resnick e Niwayama, citados no Quadro 1.

QUADRO 1 Critérios diagnósticos de Resnick

- Presença de calcificação e ossificação fluentes ao longo das margens anterolaterais direitas de, pelo menos, quatro vértebras contíguas com ou sem excrescências pontuais localizadas nas junções intermediárias discovertebrais
- Preservação relativa da altura dos discos intervertebrais nos segmentos vertebrais envolvidos e ausência de alterações radiográficas extensivas de doença degenerativa discal, inclusive fenômeno do vácuo e esclerose marginal do corpo vertebral
- Ausência de anquilose óssea das articulações apofisárias e de erosão articular, esclerose ou fusão óssea em articulações sacroilíacas

TRATAMENTO

Pela ausência da identificação de fármacos específicos para DISH, fármacos analgésicos simples e anti-inflamatórios não esteroidais são usualmente prescritos. Dores de maior intensidade, que são mais raras, podem ser tratadas com opioides por curtos períodos.

Há relatos positivos de pacientes que melhoraram muito com acupuntura, fisioterapia e reabilitação. De grande importância na prevenção e na fase precoce da doença é o controle dos fatores de risco sistêmicos, como o *diabetes mellitus*, a obesidade, a hiperlipidemia e a hipertensão arterial.

A falha do tratamento conservador em casos graves frequentemente leva à indicação da cirurgia como única opção. A maioria dos pacientes disfágicos é inicialmente tratada conservadoramente e mais adiante por meio da excisão de osteófitos através das vias cervical lateral ou perioral transfaringeana.

CONCLUSÃO

Em conclusão, DISH é uma condição sistêmica difusa que é mais provavelmente relacionada a um crescimento/atividade óssea anormal, refletindo a influência de vários fatores metabólicos, ambientais, genéticos e endocrinológicos que ocasionam neoformação/deposição óssea. A MGP e a galectina-3 provavelmente desempenham um papel na fisiopatogênese desta síndrome hiperostótica.

REFERÊNCIAS BIBLIOGRÁFICAS

1. Cheng YY, Lin CH, Tsai PY, Chen YH, Lin SY, Chang ST. Increased risk of stroke in patients with diffuse idiopathic skeletal hyperostosis: a nationwide population-based cohort study. Sci Rep. 2021;11(1):21349.
2. Dell'Era V, Garzaro M, Farri F, Gorris C, Rosa MS, Toso A, et al. Respiratory presentation of diffuse idiopathic skeletal hyperostosis (DISH): Management and review of the literature. Cranio. 2022;40(1):88-91.
3. Ehara S, Shimamura T, Nakamura R, Yamazaki K. Paravertebral ligamentous ossification: DISH, OPLL and OLF. Eur J Radiol. 1998;27:196-205.
4. El Miedany YM, Wassif G, El Baddini M. Diffuse idiopathic skeletal hyperostosis (DISH): is it of vascular aetiology? Clin Exp Rheumatol. 2000;18:193-200.
5. Julkun H, Heinonen OP, Knekt P, Maatela J. The epidemiology of hyperostosis of the spine together with its symptoms and related mortality in a general population. Scand J Rheumatol. 1975;4:23-7.
6. Kobayashi K, Okada E, Yoshii T, Tsushima M, Yamada T, Watanabe K, et al. Risk factors for delayed diagnosis of spinal fracture associated with diffuse idiopathic skeletal hyperostosis: A nationwide multiinstitution survey. J Orthop Sci. 2021;26(6):968-73.
7. Luo TD, Varacallo M. Diffuse idiopathic skeletal hyperostosis. 2022. In: StatPearls [Internet]. Treasure Island (FL): StatPearls Publishing; 2023 Jan–.
8. Mader R, Pappone N, Baraliakos X, Eshed I, Sarzi-Puttini P, Atzeni F, et al. Diffuse idiopathic skeletal hyperostosis (DISH) and a possible inflammatory component. Curr Rheumatol Rep. 2021;23(1):6.
9. Meirelles ES. Principais artropatias e conectivopatias. In: Carvalho Filho ET, Papaléo Netto M. Geriatria: fundamentos, clínica e terapêutica. 2. ed. São Paulo: Atheneu; 2005. p. 563-72.
10. Resnick D, Niwayama G. Radiographic and pathologic features of spinal involvement in diffuse idiopathic skeletal hyperostosis (DISH). Radiology. 1976;119:559-68.
11. Resnick D, Shapiro RF, Wiesner KB, Niwayama G, Utsinger PD, Shaul SR. Diffuse idiopathic skeletal hyperostosis (DISH): ankylosing hyperostosis of Forestier and Rotes-Querol. Semin Arthritis Rheum. 1978;7:153-87.
12. Sarzi-Puttini P, Bevilacqua M, Atzeni F. Matrix GLA protein: evidence of persistently increased concentrations in DISH patients. Arthritis Rheum 2003; 48:S534.
13. Shiue Y, Chang TS. Diffuse idiopathic skeletal hyperostosis presenting with hoarseness – a case report. Ear Nose Throat J. 2023:1455613231158796.
14. Souza S, Raggio B, Bareiss A, Friedlander P. Diffuse idiopathic skeletal hyperostosis of the cervical spine: a risk for acute airway obstruction. Ear Nose Throat J. 2021;100(10_suppl):921S-923S.
15. Xu L, Qian Z, Wang S, Wang R, Pu X, Yang Bet al. Galectin-3 enhances osteogenic differentiation of precursor cells from patients with diffuse idiopathic skeletal hyperostosis via Wnt/β-catenin signaling. J Bone Miner Res. 2022;37(4):724-39.

107

Policondrite recidivante

Samuel Katsuyuki Shinjo
Selma da Costa Silva Merenlender

CONCEITO

A policondrite recidivante (PCR) é uma doença autoimune sistêmica rara caracterizada pela inflamação recorrente de tecidos cartilaginosos e/ou ricos em proteoglicanos, com caráter destrutivo. A doença acomete mais frequentemente as cartilagens do nariz e das orelhas, podendo, contudo, afetar olhos, árvore traqueobrônquica, válvulas cardíacas, rins, pele e vasos sanguíneos.

EPIDEMIOLOGIA

A PCR acomete ambos os sexos, principalmente entre 40 e 50 anos de idade, e não apresenta predileção por raça. A incidência anual da doença é de 3,5/milhão de pessoas. Em aproximadamente um terço dos casos, a PCR encontra-se associada a outras doenças, como artrite reumatoide, vasculites sistêmicas primárias, cirrose biliar primária, doença inflamatória intestinal e doença de Behçet (síndrome "MAGIC" - *Mouth And Genital ulcers with Inflamed Cartilage*), entre outras.

ETIOLOGIA E PATOGENIA

A causa é desconhecida. Pode-se encontrar anticorpos anticolágenos (II, IX, X, XI), antilabirintina ou antimatrilina-1 no soro desses pacientes. Supõe-se que uma agressão ao tecido cartilaginoso (por trauma ou infecção) poderia expor alguns autoantígenos da matriz, ativando a resposta autoimune.

QUADRO CLÍNICO

Sintomas constitucionais

Por se tratar de doença imunomediada, com liberação de diversas interleucinas inflamatórias, podem ocorrer ocasionalmente sintomas gerais como febre e mialgias, precedendo ou acompanhando o quadro inflamatório cartilaginoso, mesmo naqueles pacientes em que a PCR não está acompanhada de nenhuma outra doença autoimune.

Envolvimento otorrinolaringológico

A clássica manifestação é a condrite auricular, uni ou bilateral, edema do pavilhão auricular (poupando o lóbulo das orelhas), vermelhidão e dor com duração de dias a semanas (Figura 1). O processo inflamatório ocorre em 85% dos casos e pode levar à destruição irreversível da estrutura auricular, com aspecto de "couve-flor". O acometimento auditivo (hipoacusia) e vestibular (vertigem, tinido) pode ocorrer em um terço dos pacientes. Além da condrite nasal, que pode estar presente em metade dos casos, podem ocorrer obstrução nasal, rinorreia, epistaxe e "nariz em sela" (Figura 2).

Envolvimento articular

A artrite é autolimitada, assimétrica, migratória, não erosiva e não deformante, podendo ocorrer em dois terços dos casos. Pode ser oligo ou poliartrite, ocorrendo em pequenas e grandes arti-

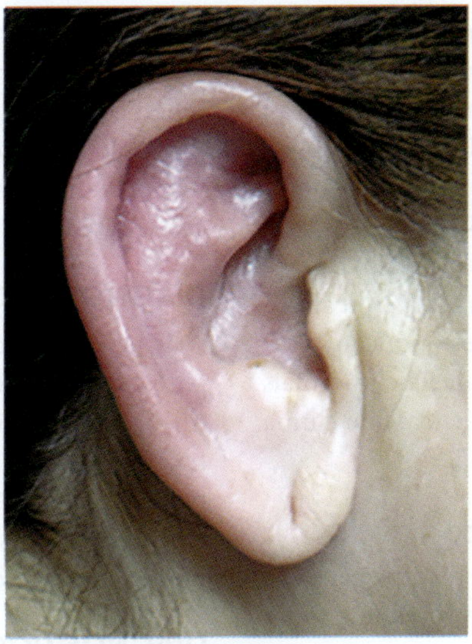

FIGURA 1 Aspecto de "couve-flor".

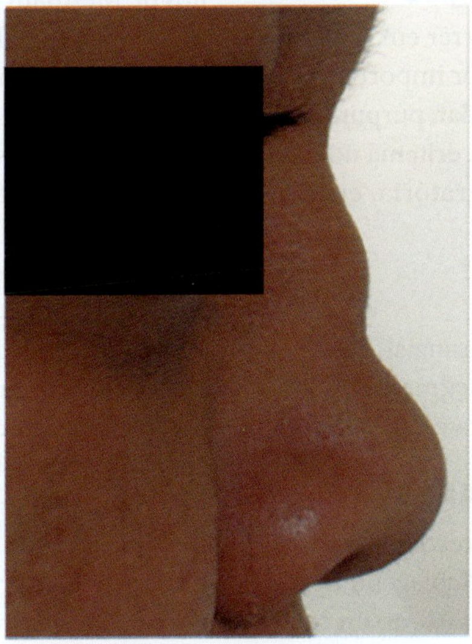

FIGURA 2 "Nariz em sela".

culações (tornozelos, punhos, pés, mãos, costocondral, esternoclaviculares e esternomanubrial).

Envolvimento de vias aéreas

A condrite laringotraqueobrônquica pode acometer quase metade dos pacientes. Tem importância em razão do potencial de gravidade. Podem ocorrer: rouquidão, tosse seca, odinofagia, disfonia, estridor, sibilância, dispneia, asfixia súbita (colapso de vias aéreas), atelectasias e pneumonias de repetição (estas últimas em razão da obstrução brônquica).

Envolvimento oftalmológico

Episclerite, esclerite, escleromalácia, conjuntivite recorrente, ceratite, catarata, proptose, vasculite retiniana, edema periorbital, uveíte anterior, coriorretinite, úlceras corneanas, paralisia dos músculos extraoculares. Dependendo do grau de envolvimento, pode haver ainda perda visual.

Envolvimento cardiovascular

Pode haver vasculite de pequenos, médios e grandes vasos, aneurisma aorta (torácica e/ou abdominal), arritmias, distúrbios de condução, pericardite e valvulite. Entre as insuficiências, a mais encontrada é a insuficiência aórtica, que é uma das complicações graves da PCR.

Envolvimento neurológico

Cefaleias, encefalopatia, ataxia, hemiplegia, convulsões, meningoencefalite, neuropatias cranianas (II, VI, VII, VIII).

Envolvimento dermatológico

As lesões cutâneas podem ocorrer em um terço dos pacientes, sendo as de maior importância as lesões vasculíticas: livedo reticular, púrpura, vasculite urticariforme, paniculite, eritema nodoso, tromboflebite superficial migratória, eritema multiforme, alopecia.

Envolvimento renal

Pode haver glomerulonefrite mesangial, glomerulonefrite proliferativa focal e segmentar (cilindrúria, hematúria microscópica e proteinúria).

EXAMES COMPLEMENTARES

Não há exame laboratorial marcador específico para a PCR. Os anticorpos anticolágeno tipo II não são positivos em todos os casos, assim como não são solicitados rotineiramente.

Pode haver alterações hematológicas inespecíficas que indiquem processo inflamatório (leucocitose, anemia de doença crônica, trombocitose, aumento da proteína C-reativa e da velocidade de hemossedimentação, hipergamaglobulinemia, em especial IgG4). Podem ocorrer também elevação sérica de interferon gama e *soluble triggering receptor expressed on myeloid cells-1* (sSTREM-1).

Tomografia computadorizada é utilizada para avaliar acometimento das vias aéreas. As provas de função pulmonar podem estar alteradas (padrão obstrutivo e restritivo). O PET-SCAN pode ser utilizado para revelar sítios subclínicos de inflamação cartilaginosa.

A biópsia da cartilagem auricular pode confirmar o diagnóstico, sendo fundamental nos casos duvidosos.

DIAGNÓSTICO DIFERENCIAL

Artrite reumatoide, granulomatose com poliangiíte, espondiloartrites, lúpus eritematoso sistêmico, condropatia degenerativa hereditária, infecções (p. ex.: sífilis, micoses, tuberculose, pericondrite infecciosa, hanseníase). A mielodisplasia pode estar associada em aproximadamente um terço dos pacientes com PCR.

DIAGNÓSTICO

Os critérios classificatórios da PCR são baseados nos de McAdam et al.: condrite auricular bilateral, condrite nasal, artrite não erosiva, inflamação ocular (ceratite, uveíte, esclerite e/ou episclerite), condrite laringotraqueobrônquica, dano auditivo (perda neurossensorial, vertigem e/ou tinido). A presença de três ou mais desses critérios confirma a PCR.

Dion et al. distinguiram três fenótipos diferentes da doença: o primeiro tipo ou hematológico, caracterizado por abundância de manifestações clínicas, em particular com a presença de síndrome mielodisplásica, e quase ausência de envolvimento sistêmico. O segundo tipo ou respiratório, com envolvimento de árvore respiratória frequente e alterações na prova de função respiratória, mas sem mielodisplasia. Neste grupo, os pacientes receberam com frequência imunossupressores e terapia imunobiológica, com menor taxa de mortalidade. O terceiro tipo ou forma leve, que é o mais comum, apresenta-se com baixa taxa de mortalidade. Todos os pacientes que atingiram remissão a longo prazo classificaram-se neste grupo.

TRATAMENTO

O Quadro 1 ilustra as opções terapêuticas em pacientes com PCR.

Nos casos potencialmente graves, utilizam-se glicocorticoides, por exemplo: prednisona 1 mg/

QUADRO 1 Opções terapêuticas em pacientes com policondrite recidivante

Indicações	Tratamento
Controle de dor e inflamação em casos não graves	Anti-inflamatórios não hormonais Glicocorticoides em doses baixas
Manifestações leves (p. ex., condrite ou artrites leves)	Dapsona, colchicina Glicocorticoides em doses baixas
Casos resistentes a anti-inflamatórios não hormonais Casos graves, incluindo acometimento ocular, cardíaco, laringotraqueal Vasculites sistêmicas Policondrite	Glicocorticoides sistêmicos: ▪ 1 mg/kg/dia ▪ Pulsoterapia com metilprednisolona 1 g, 1x/dia, por 3 dias
Medicações de segunda linha Intolerância a glicocorticoides, corticodependentes Poupadores de glicocorticoides	Ciclofosfamida Azatioprina Ciclosporina Metotrexato
Casos refratários a imunossupressores	Anakinra Anti-TNF (p. ex., infliximabe, adalimumabe, etanercepte) Tociluzumabe

kg/dia e em associação com imunossupressores/imunossupressores (azatioprina, ciclosporina, metotrexato, micofenolato de mofetila, leflunomida, ciclofosfamida). Particularmente, metotrexato é um dos imunossupressores cujos dados são mais robustos na literatura, com uma taxa de resposta de 56%. Já o uso de azatioprina mostrou uma taxa de resposta que varia de 38% a 100%, enquanto ciclofosfamida, de 25% a 100%.

Em se tratando de imunobiológicos, um estudo de revisão sistêmica recentemente publicado mostrou que a taxa de resposta média de abatacepte, tocilizumabe e anti-TNF-alfa foi, respectivamente, de 72%, 66% e 64%. Entretanto, é importante salientar que no caso de abatacepte, sua eficácia foi avaliada em uma amostra pequena de pacientes. É recomendada a não utilização de rituximabe. Além disso, todas essas informações são baseadas em informações baseadas em relatos ou série de casos, ou ainda, estudos não controlados e randomizados.

Nos casos em que a PCR está relacionada a outra doença imunomediada, o tratamento de base pode ter uma boa resposta na inflamação cartilaginosa. O metotrexato, como em outras situações, tem sido usado como poupador de glicocorticoides, contudo, ainda há falta de estudos controlados. Entre os imunobiológicos, os anti-TNF são apresentados como primeira opção, em especial o infliximabe, seja pela experiência larga em outras doenças, seja por diversos relatos de casos, inclusive em casos graves de acometimento de vias aéreas.

PROGNÓSTICO

A evolução da PCR não pode ser prevista pelos métodos habituais empregados em outras doenças. A maior parte dos pacientes evolui com baixa atividade de doença e com múltiplas recidivas, com recaídas frequentes nos mesmos sítios inflamatórios anteriores, em vez de expansão para novos locais. O maior risco de complicações letais foi relacionado aos pacientes com alta concentração sérica de proteína C-reativa (pré-tratamento), idade < 50 anos, presença de nariz em sela, artrite, envolvimento de árvore brônquica, presença de vasculite sistêmica e hematúria. Em pacientes idosos, a presença de anemia foi preditor de gravidade. No Brasil, o pior prognóstico foi encontrado em pacientes do sexo masculino, associação com hipertensão arterial e *diabetes mellitus*. A associação com HLA-DR6 também foi relacionada a manifestações mais graves.

No estudo de Dixon et al., o grupo categorizado como hematológico tinha uma taxa de mortalidade de 58%. No grupo respiratório, a taxa de mortalidade é de 17%. A taxa de mortalidade do grupo leve é de 4%.

REFERÊNCIAS BIBLIOGRÁFICAS

1. Borgia F, Giuffrida R, Guarneri F, Cannavò SP. Relapsing polychondritis: an updated review. Biomedicines. 2018;6:84.
2. Dion J, Costedoat-Chalumeau N, Sène D, Cohen-Bittan J, Leroux G, Dion C, et al. Relapsing polychondritis can be characterized by three different clinical phenotypes: analysis of a recent series of 142 patients. Arthritis Rheumatol. 2016;68:2992-3001.
3. Kingdom J, Roscamp J. Relapsing polychondritis: a clinical review for rheumatologists. Rheumatology (Oxford). 2018;57:1525-32.
4. Kubota K, Yamashita H, Mimori A. Clinical value of FDG-PET/CT for the evaluation of rheumatic diseases: rheumatoid arthritis, polymyalgia rheumatica, and relapsing polychondritis. Semin Nucl Med. 2017;47:408-24.
5. Mathian A, Miyara M, Cohen-Aubart, Haroche J, Hie M, Pha M, et al. Relapsing polychondritis: a 2016 update on clinical features, diagnostic tools, treatment and biological drug use. Best Prac Res Clin Rheumatol. 2016;30:316-33.
6. Olivo Pallo PA, Levy-Neto M, Pereira RMR, Shinjo SK. Relapsing polychondritis: prevalence of cardiovascular diseases and its risk factors, and general disease features according to gender. Rev Bras Reumatol. 2017;54:338-45.
7. Petidemange A, Sztejkowski C, Damian L, Martin T, Mouthon L, Amoura Z, et al. Treatment of relapsing polychondritis: a systemic review. Clin Exp Rheumatol. 2022;40:S81-5.
8. Schumacher S, Pieringer H. Relapsing polychondritis: a chamaleon among orphan diseases. Wien Med Wochenschr. 2017;67:227-33.
9. Vitale A, Sota J, Rigante D, Lopalco G, Molinaro F, Messina M, et al. Relapsing polychondritis: an update on pathogenesis, clinical features, diagnostic tools, and therapeutic perspectives. Curr Rheumatol Rep. 2016;18:3.
10. Yoshida T, Yoshifuji H, Shirakashi M, Nakakura A, Umrakami K, Kitagori K, et al. Risk factors for the recurrence of relapsing polychondritis. Arthritis Res Ther. 2022;24:127.

108

Doença de Paget do osso

Diogo Souza Domiciano
Jaime Danowski
Mariana Ortega Perez
Rosa Maria Rodrigues Pereira (*in memoriam*)

CONCEITO

A doença de Paget ou osteíte deformante é uma desordem esquelética focal caracterizada pelo aumento da remodelação óssea e arquitetura anormal do osso nos sítios afetados. Pode acometer um único osso ou, mais frequentemente, ser multifocal.

EPIDEMIOLOGIA

É a doença óssea mais frequente depois da osteoporose. Sua prevalência aumenta com a idade, sendo um pouco mais comum em homens. A doença raramente é diagnosticada antes dos 50 anos de idade.

A distribuição epidemiológica da doença corrobora os achados de defeitos genéticos associados a fatores ambientais na sua etiologia. É substancialmente mais prevalente no Reino Unido, nos países de colonização inglesa (como Estados Unidos, Austrália e Nova Zelândia) e na Europa continental, chegando a acometer de 5% a 8% da população com mais de 80 anos. É rara na Ásia, África e Escandinávia. Na América do Sul, a incidência é relativamente elevada na Argentina. No Brasil, a maioria dos casos é proveniente de Recife, provavelmente em razão dos ancestrais holandeses nessa população, e de Florianópolis, no sul do país.

ETIOLOGIA E PATOGENIA

A doença de Paget é caracterizada por um remodelamento ósseo exagerado nos sítios afetados. É primariamente uma desordem de hiperatividade dos osteoclastos, maiores em número e tamanho, o que leva ao aumento da função dos osteoblastos. A formação óssea é aumentada, mas o osso é desorganizado, sem a estrutura lamelar típica (padrão em "mosaico"), menos resistente e sujeito a deformidades e fraturas. No início da doença, há uma fase de predomínio da reabsorção óssea exacerbada (fase osteolítica), que é então acompanhada por uma formação óssea igualmente acelerada (fase esclerótica).

Histologicamente, o volume ósseo e o número de trabéculas estão aumentados. O remodelamento ósseo é tão intenso que o tecido não consegue mineralizar na mesma proporção, resultando em defeitos de mineralização. Além disso, a medula óssea esboça caracteristicamente áreas de fibrose peritrabecular e uma vascularização proeminente.

Fatores genéticos desempenham um papel central na patogênese da doença. A história familiar é positiva em 15% a 40% dos casos. Na maioria das famílias, existe um padrão de herança autossômica dominante. O gene mais importante para o desenvolvimento da doença é o sequestosoma 1 (SQSTM1), presente no cromossomo 5q35. O SQSTM1 codifica a proteína p62, envolvida na sinalização do NF-kappa-B e, portanto, na regulação, diferenciação e atividade dos osteoclastos. Mutações no SQSTM1 foram documentadas em 20% a 50% das formas familiais da doença de Paget e 5% a 20% das formas esporádicas. Outros genes relacionados aos osteoclastos foram associados à doença, como CSF1, OPTN, TNFRSF11A, TM7SF4 e RIN3.

Há evidências de um componente ambiental na suscetibilidade à doença de Paget. Infecções virais parecem ser potenciais *triggers* para a doença. Algumas publicações relataram a detecção de mRNA ou proteína do vírus do sarampo (paramixovírus), vírus da cinomose canina ou vírus sincicial respiratório em osteoclastos de pacientes com doença de Paget. No entanto, outros estudos não detectaram material viral nessas células. Além disso, outros fatores são sugeridos como potenciais gatilhos para a doença, como deficiência pobre em cálcio, deficiência de vitamina D, exposição a toxinas ambientais, trauma e sobrecarga mecânica óssea repetitiva.

QUADRO CLÍNICO

A doença pode ser monostótica (localizada em um sítio) ou poliostótica (acometer mais de um osso), esta última representada em 85% dos casos. Em ordem de frequência, os locais mais acometidos são: pelve, fêmur, coluna lombar, crânio, coluna torácica, sacro, tíbia, úmero, escápula e coluna cervical.

A maioria dos pacientes é assintomática, sendo a doença detectada mais frequentemente como um achado incidental em radiografias ou pela elevação da fosfatase alcalina (FA). Apenas 5 a 30% dos doentes são sintomáticos. Os sinais e sintomas variam de acordo com o local de comprometimento ósseo: dor óssea (40%-45%), osteoartrite secundária (40%-50%), deformidades esqueléticas (12%-36%) e fraturas (4%-16%).

A dor óssea é geralmente de leve a moderada intensidade e não costuma ser afetada significativamente por atividade física ou sustentação de peso. Outra causa de dor, que pode ser mais intensa, é a osteoartrite secundária, particularmente nos quadris e joelhos.

Podem ser observadas áreas do esqueleto com aumento da temperatura cutânea causado pelo maior fluxo sanguíneo no osso pagético. Deformidades como o arqueamento do fêmur ou tíbia podem estar presentes. Os pacientes com deformidades cranianas podem apresentar cefaleia, zumbido e vertigem.

As fraturas são uma das complicações mais frequentes e ocorrem em aproximadamente 7% dos pacientes, mais em ossos longos. Surdez ocorre em 10% a 30% dos pacientes com acometimento do crânio. Perda de visão pode resultar de compressão do nervo óptico ou ruptura de estrias angioides. Maior vascularização óssea em doença poliostótica extensa pode levar à insuficiência cardíaca de alto débito (muito rara). Transformação maligna do osso (osteossarcoma) é rara, com risco menor que 1%.

DIAGNÓSTICO

O diagnóstico é feito por meio da combinação dos sintomas, achados radiológicos e elevação na concentração dos marcadores de remodelação óssea, em especial a FA.

Os valores de cálcio e fósforo são normais na doença. Todos os marcadores de formação e reabsorção são afetados de forma similar, com exceção da osteocalcina sérica, que não serve para utilização na prática clínica. Um indivíduo com mais de 55 anos que apresenta FA elevada tem 11 vezes mais risco de ter doença de Paget do que aquele com FA normal.

A FA é o marcador mais sensível, mas pode estar dentro da normalidade em pacientes com doença monostótica ou limitada. Aumento de FA também é visto em doenças do fígado e, ocasionalmente, a partir de outras fontes. Em tais situações, as isoenzimas da fração óssea e outros marcadores de formação, em especial o propeptídeo N-terminal do procolágeno tipo 1 (P1NP), são úteis.

Em razão da elevada taxa de remodelação óssea, podem ocorrer hiperuricemia e gota (rara). Hiperparatireoidismo primário associado é visto em 10 a 15% dos casos. A imobilização produz aumento da reabsorção óssea e diminuição da formação óssea, produzindo assim hipercalcemia.

A radiografia convencional é o principal método diagnóstico para a doença de Paget. A fase osteolítica inicial caracteriza-se por osteólise localizada (lesões em "chama de vela", conhecidas como osteoporose circunscrita quando aparecem no crânio ou clavícula) (Figura 1). A fase intermediária da doença, estágio em que é comumente diagnosticada, é caracterizada por espessamento da cortical, expansão óssea, perda da diferenciação corticomedular e trabeculado grosseiro (Figuras 2 e 3). Por fim, na fase tardia, observam-se esclerose medular e aumento acentuado do tamanho do osso (Figura 4). Outras alterações que podem aparecer são: "vértebra em quadro" (espessamento da cortical que ocorre nas margens dos corpos vertebrais, sinal típico da doença), "vértebra de marfim" (aumento da opacidade do corpo vertebral que mantém o tamanho e contorno, que pode ocorrer nas metástases osteoblásticas da próstata e da mama e nos linfomas). As diretrizes da Sociedade Americana de Estudo do Metabolismo Ósseo e Mineral (ASBMR) recomendam a realização de radiografias simples do abdome, tíbias, crânio e ossos da face como teste inicial de triagem diagnóstica em pacientes com suspeita de doença de Paget (p. ex., em caso de exames bioquímicos alterados).

A cintilografia óssea com tecnécio é mais sensível do que a radiografia na identificação das lesões ósseas. Cerca de 10% a 15% das lesões detectadas à cintilografia são normais à radiografia. Observa-se aumento homogêneo do traçador no osso acometido (Figura 5). Ela também é importante na identificação da forma poliostótica da doença e na avaliação da sua extensão. Por ser menos específica, as lesões precisam ser confirmadas por meio da radiografia, embora a captação do traçador possa auxiliar na diferenciação de outras condições que cursam com alteração cintilográfica, como displasia fibrosa, infecções, metástases e artrites.

Tomografia computadorizada e ressonância magnética são úteis principalmente quando há suspeita de complicações, como fraturas, degeneração sarcomatosa e compressões nervosas.

Os diagnósticos diferenciais mais importantes são displasia fibrosa, osteomielite crônica e metástases. A biópsia óssea pode ser útil para afastar essas lesões ou quando existe preocupação com o risco de degeneração sarcomatosa. As concentrações séricas de 25-hidroxivitamina D auxiliam no diagnóstico diferencial de osteomalácia como causa de FA elevada e/ou dor óssea.

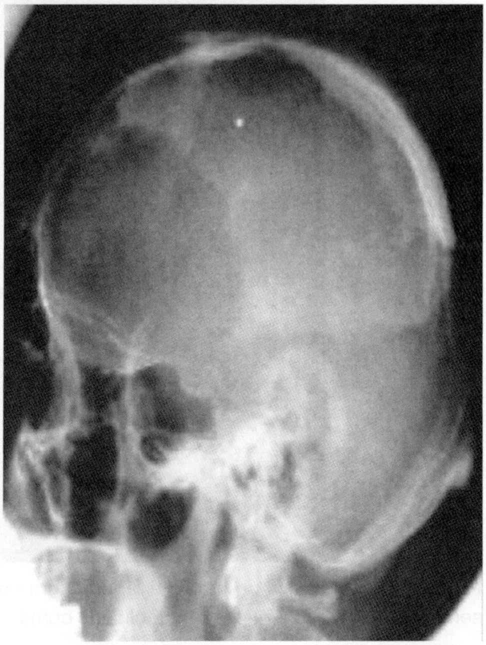

FIGURA 1 Radiografia de crânio mostrando osteoporose circunscrita em paciente com doença de Paget.

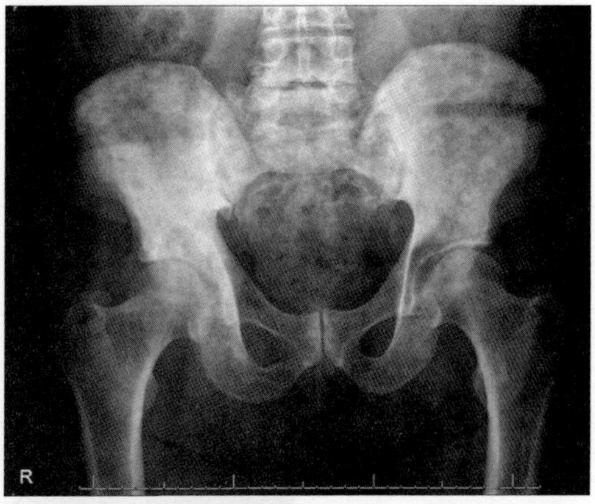

FIGURA 2 Radiografia de quadril anteroposterior, evidenciando áreas de esclerose entremeadas por lesões osteolíticas em ilíaco, predominantemente à direita.

TRATAMENTO

O tratamento de pacientes assintomáticos com FA elevada é controverso. As indicações de tratamento são ilustradas no Quadro 1.

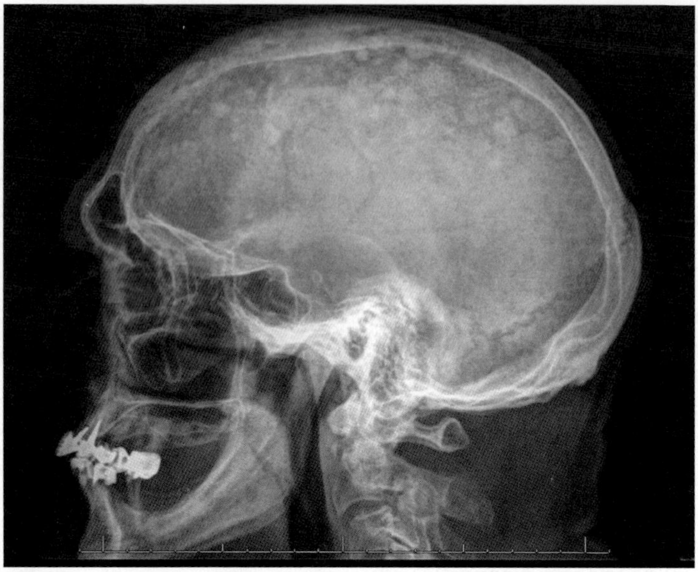

FIGURA 3 Radiografia de crânio em perfil com espessamento de díploe, tábua externa e interna, e presença de áreas escleróticas e osteolíticas com trabecularização grosseira ("aspecto de algodão").

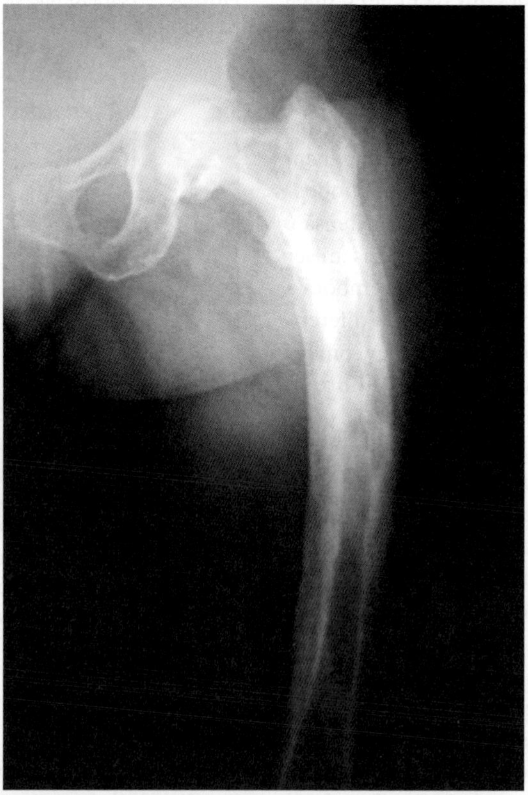

FIGURA 4 Acometimento de fêmur proximal: acentuação do padrão trabecular, espessamento cortical e deformidade.

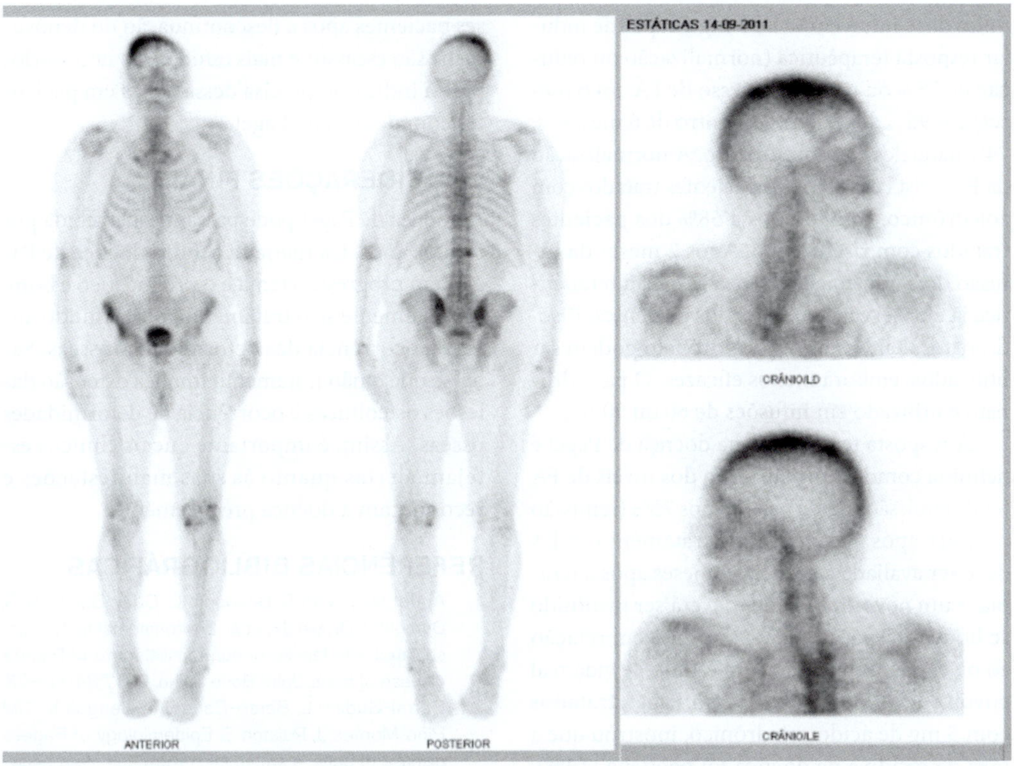

FIGURA 5 Cintilografia óssea mostrou reação osteogênica em calota craniana, coluna vertebral e ossos da bacia compatível com doença de Paget poliostótica.

QUADRO 1 Indicações para tratamento de doença de Paget e terapêutica recomendada

Indicações
Dor óssea, incluindo cefaleia, lombalgia, artralgia/artrite
Complicações neurológicas (compressões nervosas)
Cirurgia eletiva em um sítio de acometimento da doença
Hipercalcemia
Prevenção da progressão da doença em sítios como: crânio, coluna vertebral, ossos longos e ossos adjacentes a articulações do quadril ou joelhos
Medicações recomendadas
Ácido zoledrônico: 5 mg intravenoso em pelo menos 15 minutos, dose única
Risedronato: 30 mg/dia via oral, por 2 meses
Alendronato: 40 mg/dia via oral, por 3-6 meses

Os bisfosfonatos são considerados o tratamento de escolha. A supressão do remodelamento ósseo com o uso dessas drogas promove um incremento na estrutura óssea, reduz as lesões líticas e melhora a dor. Portanto, os bisfosfonatos são recomendados para o tratamento da dor associada à doença de Paget. Entretanto, há controvérsia em relação à redução da frequência de complicações em longo prazo, como deformidades, osteoartrite secundária e surdez.

O ácido zoledrônico é o bisfosfonato mais potente testado para a doença de Paget. Uma única dose intravenosa de 5 mg é capaz de induzir resposta terapêutica (normalização ou redução de 75% ou mais no excesso de FA em 6 meses) em 96% dos pacientes dentro de 6 meses *vs.* 74% naqueles com risedronato. A normalização da FA é vista em 89% dos pacientes tratados com zoledrônico, comparados a 58% dos pacientes tratados com risedronato. Após 2 meses da infusão do ácido zoledrônico, a resposta terapêutica já é observada em 90% dos pacientes. Risedronato, alendronato e pamidronato podem ser utilizados, embora menos eficazes. O pamidronato é utilizado em infusões de 60 ou 90 mg.

A resposta terapêutica na doença de Paget é definida como a normalização dos níveis de FA total (remissão) ou de pelo menos 75% (remissão parcial), após 3 a 6 meses de tratamento. A FA deve ser avaliada a cada 3 a 6 meses após a terapia, e um novo tratamento deverá ser instituído se houver elevação maior que 25% em relação ao nível pós-tratamento. Um estudo de vida real envolvendo 107 pacientes com Paget, tratados com 5 mg de ácido zoledrônico, mostrou que a taxa de recidiva da doença foi pequena (14%). Ou seja, uma dose única de um potente bisfosfonato é adequada para o tratamento a longo prazo da maioria dos pacientes que têm doença de extensão limitada. Aqueles com início mais precoce e doença mais extensa (cada vez mais raros) possivelmente necessitarão de nova infusão, com elevadas taxas de remissão da doença.

Denosumabe foi administrado em alguns pacientes com doença de Paget, incluindo doentes com insuficiência renal e com tumor de células gigantes, e houve melhora de dor óssea e redução dos marcadores de reabsorção. Portanto, o denosumabe poderia ser considerado como alternativa quando os bisfosfonatos são contraindicados (p. ex., insuficiência renal crônica) ou quando as lesões ósseas são complicadas com tumores de células gigantes. No entanto, pacientes com mais elevado grau de remodelação óssea, avaliado pelos marcadores bioquímicos, podem ter hipocalcemia grave e devem ter as concentrações de cálcio e vitamina D séricas adequadas antes da administração da droga. Além disso, dados sobre a evolução clínica e bioquímica desses pacientes após a descontinuação do denosumabe são escassos e mais estudos são necessários para a indicação precisa dessa droga em pacientes com doença de Paget.

CONSIDERAÇÕES FINAIS

A doença de Paget pode passar despercebida por muitos anos. De maneira geral, a doença de Paget tem progressão lenta e o prognóstico é bom, especialmente se o tratamento for instituído antes da ocorrência das deformidades ósseas. Sabe-se que o não tratamento implica extensão das lesões osteolíticas e ocorrência de deformidades ósseas. Assim, é importante que os clínicos estejam alertas quanto às suas manifestações e reconheçam a doença precocemente.

REFERÊNCIAS BIBLIOGRÁFICAS

1. Audet MC, Jean S, Beaudoin C, Guay-Bélanger S, Dumont J, Brown JP, et al. Environmental factors associated with familial or non-familial forms of Paget's disease of bone. Joint Bone Spine. 2017;84:719-23.
2. Corral-Gudino L, Borao-Cengotita-Bengoa M, Del Pino-Montes J, Ralston S. Epidemiology of Paget's disease of bone: a systematic review and meta-analysis of secular changes. Bone. 2013;55:347-52.
3. Cortis K, Micallef K, Mizzi A. Imaging Paget's disease of bone-from head to toe. Clin Radiology. 2011;66:662-72.
4. Cundy T, Maslowski K, Grey A, Reid IR. Durability of response to zoledronate treatment and competing mortality in Paget's disease of bone. J Bone Miner Res. 2017;32:753-6.
5. Eekhoff ME, van der Klift M, Kroon HM, et al. Paget's disease of bone in The Netherlands: a population-based radiological and biochemical survey – the Rotterdam Study. J Bone Miner Res. 2004;19(4):566-70.
6. Morissette J, Laurin N, Brown JP. Sequestosome 1: mutation frequencies, haplotypes, and ophenotypes in familial Paget's disease of bone. J Bone Miner Res. 2006;21:38-44.
7. Polyzos SA, Makras P, Tournis S, Anastasilakis AD. Off-label uses of denosumabin metabolic bone diseases. Bone. 2019;129:115048.
8. Ralston SH, Corral-Gudino L, Cooper C, Francis RM, Fraser WD, Gennari L, et al. Diagnosis and Management of Paget's disease of bone in adults: a clinical guideline. J Bone Miner Res. 2019;34(4):579-604.
9. Ralston SH, Langston AL, Reid IR. Pathogenesis and management of Paget's disease of bone. Lancet. 2008;372:155-63.
10. Reid IR, Lyles K, Su G, Brown JP, Walsh JP, del Pino-Montes J, et al. A single infusion of zoledronic acid

produces sustained remissions in Paget disease: data to 6.5 years. J Bone Miner Res. 2011;26:2261-70.
11. Reid IR, Miller P, Lyles K, Fraser W, Brown JP, Saidi Y, et al. Comparison of a single infusion of zoledronic acid with risedronate for Paget's disease. N Engl J Med. 2005;353:898-908.
12. Reid IR, Nicholson GC, Weinstein RS, Hosking DJ, Cundy T, Kotowicz MA, et al. Biochemical and radiologic improvement in Paget's disease of bone treated with alendronate: a randomized, placebo-controlled trial. Am J Med. 1996;101:341.
13. Reis RL, Poncell MF, Diniz ET, Bandeira F. Epidemiology of Paget's disease of bone in the city of Recife, Brazil. Rheumatol Int. 2012;32:3087-91.
14. Seitz S, Priemel M, Zustin J, Beil FT, Semler J, Minne H, et al. Paget's disease of bone: histologic analysis of 754 patients. J Bone Miner Res. 2009;24:62-9.
15. Tan A, Goodman K, Walker A, Hudson J, MacLennan GS, Selby PL, et al.; PRISM-EZ Trial Group. Long-term randomized trial of intensive versus symptomatic management in Paget's disease of bone: The PRISM-EZ Study. J Bone Miner Res. 2017;32:1165-73.
16. Walsh JP, Ward LC, Stewart GO, Will RK, Criddle RA, Prince RL, et al. A randomized clinical trial comparing oral alendronate and intravenous pamidronate for the treatment of Paget's disease of bone. Bone. 2004;34:747-57.
17. Werner de Castro GR, Heiden GI, Zimmermann AF, Morato EF, Neves FS, Toscano MA, et al. Paget's disease of bone: analysis of 134 cases from an island in Southern Brazil: another cluster of Paget's disease of bone in South America. Rheumatol Int. 2012;32:627-31.
18. Whyte MP. Clinical practice. Paget's disease of bone. N Engl J Med. 2006;355:593-600.

109

Osteonecrose atraumática

Caio Moreira
Aléxia Moura Abuhid Lopes
Gustavo Gomes Resende

CONCEITO E INTRODUÇÃO

Osteonecrose atraumática (ON), necrose isquêmica, asséptica ou avascular são denominações genéricas que se referem a um processo final comum de inúmeras situações clínicas que resultam na morte celular da medula hematopoiética e do tecido ósseo adjacente por deficiência de suprimento sanguíneo, caminhando para a destruição da articulação em meses até ± 2 anos na maioria dos pacientes (Figura 1).

ON traumática e atraumática são essencialmente dois problemas distintos. A **ON traumática** é a mais comum das osteonecroses, tendo um evento causal bem definido, o trauma, que afeta exclusivamente o sítio ósseo lesado e **não será abordada neste capítulo**. A **ON atraumática, foco deste capítulo**, tem múltiplas etiologias, sendo muitas vezes de causa indeterminada, podendo envolver até múltiplos ossos. A osteonecrose da cabeça femoral (**ONCF**) é a mais estudada por sua importância clínica e dela derivaram muitos conhecimentos e mesmo condutas terapêuticas extrapoladas para outros sítios esqueléticos que podem ser também acometidos pela doença (Figura 2).

Sua patogênese é complexa, multifatorial, só parcialmente conhecida, principalmente nas fases iniciais, quando é assintomática, e a maior parte dos conhecimentos adquiridos até agora foram obtidos principalmente através dos modelos animais, que podem atender mais facilmente os requisitos éticos com grandes amostragens, mas que apresentam limitações na extrapolação para a doença humana. Apesar de muitos avanços, ainda não foi possível estabelecer um modelo experimental padronizado e ideal para o estudo da ON humana. Uma novíssima perspectiva é a utilização do ultrassom focalizado de alta intensidade (HIFU) em animais de experimentação para a produção da ONCF símile-humana. O HIFU tem o potencial de induzir a osteonecrose de forma não invasiva, causando danos térmicos aos osteócitos e trombose vascular. Esta combinação pode imitar de perto a ONCF clínica, caracterizada por isquemia e falta de uma resposta reparadora. Isso se deve, possivelmente, à complexidade das inter-relações do tecido ósseo com os tecidos adjacentes (medula óssea, cartilagem, membrana sinovial e músculos), que compartilham um mesmo microambiente de origem e com outros tecidos e órgãos distantes (Figura 3).

EPIDEMIOLOGIA

De modo geral, a ON acomete tanto adultos quanto crianças, ocorrendo mais em homens que em mulheres, mas isso pode variar dependendo do fator desencadeante. A grande maioria (80%) dos pacientes está entre os 30 e 50 anos de idade e a detecção do acometimento bilateral aumenta à medida que aumenta o tempo de acompanhamento desses pacientes. Há uma diferença expressiva dos relatos de sua ocorrência e isso se deve a muitos fatores, como a etnia e idade dos pacientes estudados, os fatores precipitantes da doença e a metodologia

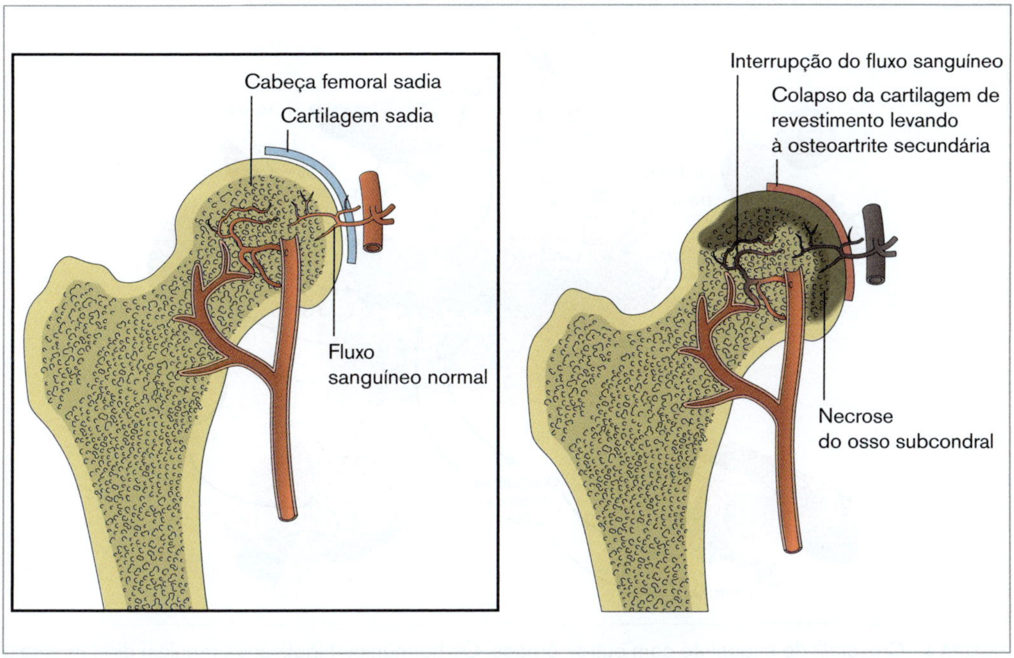

FIGURA 1 Osteonecrose da cabeça femoral. A interrupção do fluxo sanguíneo cria um ambiente hipóxico que leva à necrose e ao colapso do osso subcondral. O colapso ósseo leva ao colapso da cartilagem suprajacente, dando início ao processo da osteoartrite secundária, envolvendo a cabeça femoral e o acetábulo. Fonte: Moreira C, modificado de Murab et al. Bioengineering (Basel), 2021.

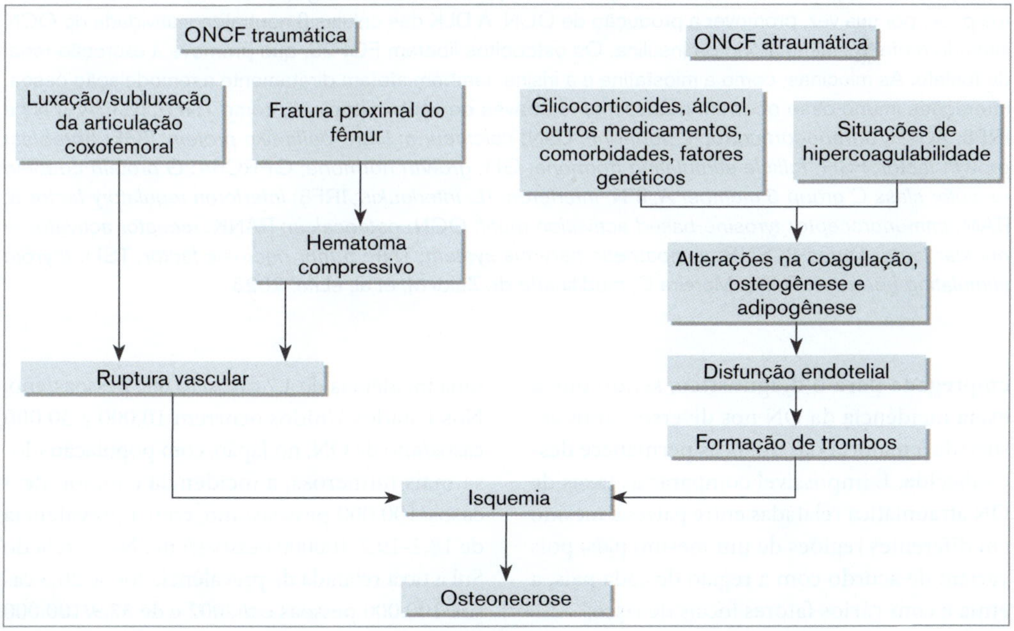

FIGURA 2 Diferentes vias patogenéticas da osteonecrose da cabeça femoral (ONCF). Fonte: Moreira C, modificado de Petek D, et al. EFORT Open Rev. 2019.

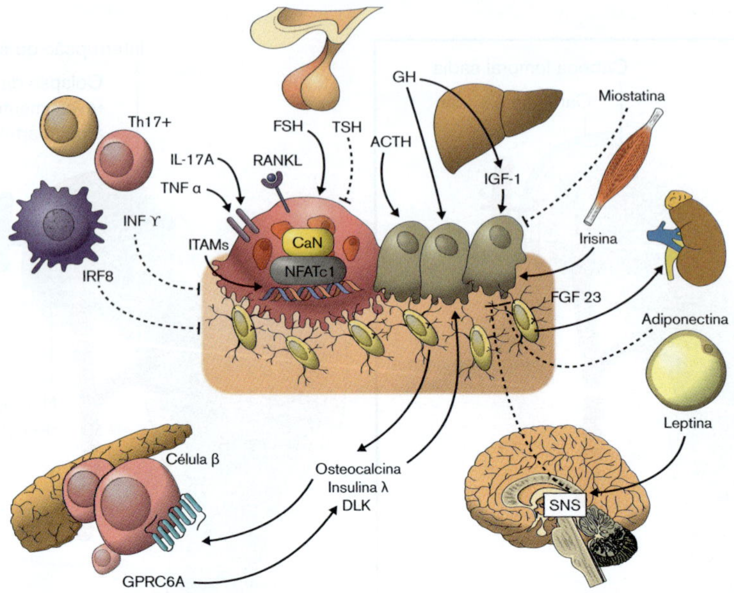

FIGURA 3 *Crosstalk* do esqueleto com outros órgãos. Os hormônios hipofisários regulam diretamente a remodelação óssea. O FSH estimula a osteoclastogênese, enquanto o TSH inibe a reabsorção óssea osteoclástica. O ACTH promove a formação óssea osteoblástica. O GH desencadeia sinais anabólicos direta e indiretamente através do IGF-1. A ativação do SNS mediada pela leptina regula negativamente a remodelação óssea. A ação periférica inibitória da adiponectina no osso se opõe à sua ação mediada centralmente pelo bloqueio do SNS. O OCN, ao se ligar ao receptor GPRC6A nas células β-pancreáticas, pode aumentar a proliferação de células β e a secreção de insulina. A ligação da insulina aos osteoblastos pode, por sua vez, promover a produção de OCN. A DLK das células β neutraliza a atividade do OCN inibindo o efeito estimulatório da insulina. Os osteócitos liberam FGF23, que promove a excreção renal de fosfato. As miocinas, como a miostatina e a irisina, também afetam diretamente a remodelação óssea. Interações imuno-osso ocorrem notavelmente através de várias citocinas, como TNFα, IL-17A, IFNγ e IRF8. ACTH: *adrenocorticotropic hormone*; CaN: *calcineurin*; DLK: *delta-like protein*; FGF: *fibroblast growth factor*; FSH: *follicle stimulating hormone*; GH: *growth hormone*; GPRC6A: *G protein-coupled receptor class C group 6 member A*; IFN: *interferon; IL: interleukin*; IRF8: *interferon regulatory factor 8*; ITAM: *immunoreceptor tyrosine-based activation motif*; OCN: *osteocalcin*; RANK: *receptor activator of nuclear factor kappa*-B; SNS: *sympathetic nervous system*; TNF: *tumor necrosis factor*; TSH: *thyroid stimulating hormone.* Fonte: Moreira C, modificado de Zaidi M, et al. eLife, 2023.

empregada para o diagnóstico, sendo que a exata incidência da ON nos diversos sítios associada à maioria das doenças permanece desconhecida. É impossível comparar as taxas de ON atraumática relatadas entre países e mesmo em diferentes regiões de um mesmo país, pois variam de acordo com a região de cada país, a etnia e com vários fatores locais de risco.

Um recente estudo populacional sueco investigou a ON em 3.338.463 idosos e encontrou uma incidência de 4,7 casos/10.000 pessoas/ano. Nos Estados Unidos ocorrem 10.000 a 30.000 casos/ano de ON; no Japão, com população idosa mais numerosa, a incidência é maior, de 3 casos/100.000 pessoas/ano, com a prevalência de 18,2-19,2/100000 pessoas/ano. Na Coreia do Sul a taxa relatada de prevalência foi de 20,5 casos/100.000 pessoas em 2002 e de 37,9/100.000 pessoas em 2006, estimando-se a média de 14 casos novos de ON a cada ano.

Em relação à ONCF, uma revisão chinesa publicada em 2021 reuniu 1.844 pacientes com a doença provenientes de 25 hospitais, cadastrados entre 2016 e 2018 no *The China Osteonecrosis of the Femoral Head Database* (CONFHD). Relata que a ONCF ocorreu mais comumente após os 40 anos de idade; teve início mais precoce nos homens, e o número de pacientes do sexo masculino foi aproximadamente o dobro do de pacientes do sexo feminino. O índice de massa corporal (IMC) dos pacientes estava principalmente na faixa de sobrepeso e obesidade, e metade desses pacientes realizava trabalhos manuais de nível "pesado". Entre todas as causas da doença, o uso abusivo de álcool etílico, de glicocorticoides (GCs) e o trauma foram as três causas mais comuns para ONCF.

Em relação às doenças reumáticas, a incidência exata da ON em vários sítios e mesmo da ONCF não é conhecida na maioria dos países, mas o lúpus eritematoso sistêmico (LES) é a síndrome que mais apresenta esse tipo de situação clínica (Quadro 1). A incidência da ON da cabeça femoral e joelhos em pacientes com doenças reumáticas autoimunes inflamatórias e não inflamatórias, em uso de GC, parece ser aumentada em relação à população geral. Uma análise retrospectiva de coorte com base populacional utilizando o *Taiwan National Health Insurance Research Database* incluiu 49.636 pacientes com doenças autoimunes entre 2005 e 2013; um total de 490 pacientes (1,0%) desenvolveu ON sintomática. Os pacientes com LES apresentaram maior risco de ON em comparação com outras doenças autoimunes; sexo masculino, lúpus eritematoso sistêmico, alcoolismo, corticoterapia diária com prednisona na dose média > 7,5 mg e dose cumulativa total de prednisona até 5 g foram independentemente associados ao desenvolvimento de ON em pacientes portadores de doenças autoimunes; o uso de hidroxicloroquina > 6 anos conferiu proteção significativa contra o desenvolvimento de ON nas portadoras de LES. Na pandemia recente de COVID-19, em 2 anos, 5% dos pacientes chineses desenvolveram a ON recebendo doses variadas de GCs.

A ON é geralmente monoarticular, mas em 3% dos casos pode acometer sítios múltiplos (osteonecrose multifocal, ONMF), principalmente em pacientes portadores de doenças reumáticas, como LES, nefropatia crônica, doenças hematológicas e da coagulação e pacientes em corticoterapia. A detecção do acometimento bilateral aumenta à medida que aumenta o tempo de acompanhamento desses pacientes, depende do tipo da patologia de base e do tipo de investigação imaginológica realizada.

QUADRO 1 Prevalência de osteonecrose em doenças reumáticas citadas pela literatura

Doenças autoimunes mediadas	Prevalência (%)
Lúpus eritematoso sistêmico	1,7-52
Artrite reumatoide	0,4-4,8
Polimiosite/dermatomiosite	0,1-4,9
Granulomatose com poliangiíte	3,7
Polimialgia reumática	3,3
Doença mista do tecido conjuntivo	2,6
Poliarterite nodosa	2,1
Arterite de células gigantes	1,2
Síndrome de Sjögren	0,9-1,1
Doença de Behçet	0,4
Espondilite anquilosante	0,4

ETIOFISIOPATOGENIA

Existem várias teorias fisiopatogênicas, geralmente complementares, quase nunca exclusivas, para explicar como surge e evolui a ON, e assim como outras doenças, resulta da interação de "fatores de risco" ambientais e genéticos. Por motivo exclusivamente didático, discutiremos separadamente as teorias que possuem maior credibilidade e que são abordadas com maior frequência na literatura atual: insuficiência da irrigação vascular, alterações no metabolismo lipídico, aumento da pressão intraóssea, aumento do estresse mecânico, microfraturas, toxicidade celular direta provocada por medicamentos, inflamação/infecção, desequilíbrio do sistema imune, senescência celular, apoptose celular e

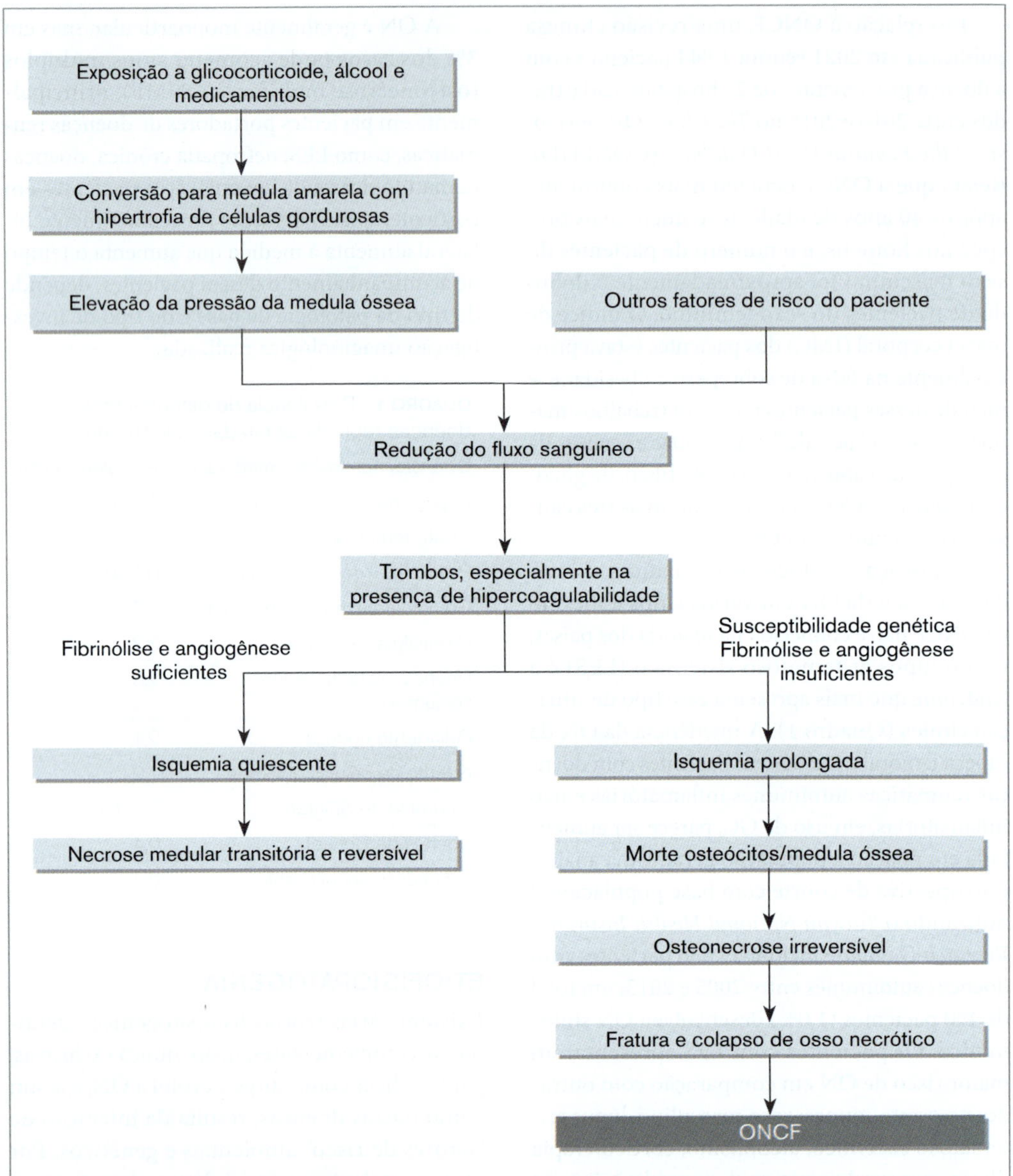

FIGURA 4 Patogênese da osteonecrose da cabeça femoral (ONCF). Fonte: Moreira C modificado de Hines JT, et al. J Korean Med Sci, 202

alterações na diferenciação de células mesenquimais primordiais (Figura 4).

Fatores ambientais

São citados diversos fatores ambientais, também denominados "fatores de risco", e não temos ainda demonstração clara dos papeis etiológicos individuais e de seus mecanismos de ação na lesão óssea. Os fatores ambientais para a ON atraumática em humanos que apresentaram maiores evidências de causalidade foram os medicamentos antirreabsortivos ósseos nas lesões osteonecróticas do sistema mastigatório, o tratamento com GCs e o uso abusivo do álcool etílico, responsáveis por 50 a 70% dos casos de ON atraumática na população geral. A Figura 5 mostra outras possíveis etiologias ligadas à ON. Em 10%-15% dos casos não é possível determinar os "fatores de risco" associados, quando ela é denominada **idiopática**, representando a terceira categoria mais comum das ON atraumáticas.

Fatores genéticos

Nos últimos anos, uma série de estudos genéticos foram conduzidos na ON, principalmente estudos da ONCF, utilizando a GWAS (*Genome Wide Association Studies*), o sequenciamento de alto rendimento (HTS) e outras tecnologias "*omics*", ligando genes específicos ou *loci* de suscetibilidade para a patogênese da ON. Utilizaram bancos de dados amplos e modernos como o GWAS e *Gene Expression Omnibus* (GEO) do *National Center of Biotechnology Information* de Beijing. Mas, até o momento, a importância dos diferentes genes na ON ainda não foi totalmente esclarecida em qualquer dos sítios acometidos e os estudos de formas hereditárias da ONCF contribuíram muito para os conhecimentos atuais.

Está demonstrado que o polimorfismo genético múltiplo influi em vários mecanismos envolvidos no desenvolvimento da ON, como na síntese e a degradação das fibras colágenas, nos mecanismos da circulação e coagulação, na dinâmica oxidativa, no metabolismo dos GCs, lípides e do álcool etílico, na inflamação crônica, na imunidade, na regulação da remodelação óssea, ou seja, sistemas RANK/RANKL/OPG e Wnt.

A cada dia são descritas centenas de genes facilitadores ou protetores para a ON, para a ONCF ou outros sítios de acometimento, em determinadas etnias, em algum local do mundo, como a China, Japão, Estados Unidos e outros países que mais utilizam atualmente as tecnologias "*omics*" e de bioinformática. São exemplos: SLC4A2, CA2, TCIRG1, CLCN7, SLC29A3, TNFRSF11A, CSF1R, TCIRG1, que regulam atividades funcionais no osteoclasto; MIR4293, NAALAD2 e MYO16 que regulam uma via de adipogênese na ONCF induzida pelo GC; WIPF1 associado a um risco 3,2 vezes maior de ON no LES, independente da exposição a GCs; SLC4A1, GYPA, CXCL8, GBP5 e AHSP, que podem ser genes-chave associados à diferença de gênero na progressão da ONCF (Figura 6).

Estudos genéticos associados a análises metabolômicas dos exossomos estão sendo realizados para explorar a fisiopatologia da ONCF. Por exemplo, a regulação para cima e para baixo da biossíntese do pantotenato e da coenzima A, metabolismo da riboflavina, dos glicerofosfolipídios e dos esfingolipídeos foram associados à fisiopatologia da ONCF.

Corticoterapia

A suscetibilidade às ações negativas do GC é variável entre os pacientes. Um exemplo é o gene do transportador 1 multirresistente a drogas (MDR1) localizado na banda do cromossomo 7 humano q21.1. Ele codifica a P-glicoproteína (P-gp), que atua como uma bomba de efluxo de membrana dependente de energia para vários medicamentos, incluindo GCs. Ele influencia a farmacocinética dos GCs e seus metabólitos, através da regulação da bomba de absorção e distribuição dos medicamentos em níveis intracelular e extracelular. Esse é um dos fatores genéticos que poderiam explicar diferenças individuais na resposta e sensibilidade aos GCs e à suscetibilidade à ON (Quadro 2).

Genotipagem em adultos revelou que o polimorfismo das proteínas codificadoras de genes foi associado à ON. Supõe-se que a progressão da doença até o estágio final em pacientes adultos pode ser devida à expressão diferencial de genes codificadores de proteínas envolvidos na trombose, inibição da angiogênese, morte celular programada, biossíntese lipídica e homeostase óssea. Alguns genes desempenham papel importante na predisposição do indivíduo em uso de GCs para desenvolver ONCF. Variantes genéticas podem estar relacionadas a distribuições geográficas e demográficas e, portanto, casos de ON com história familiar são de maior risco para desenvolverem a doença.

Existem estudos confiáveis demostrando forte correlação entre a dose média diária de

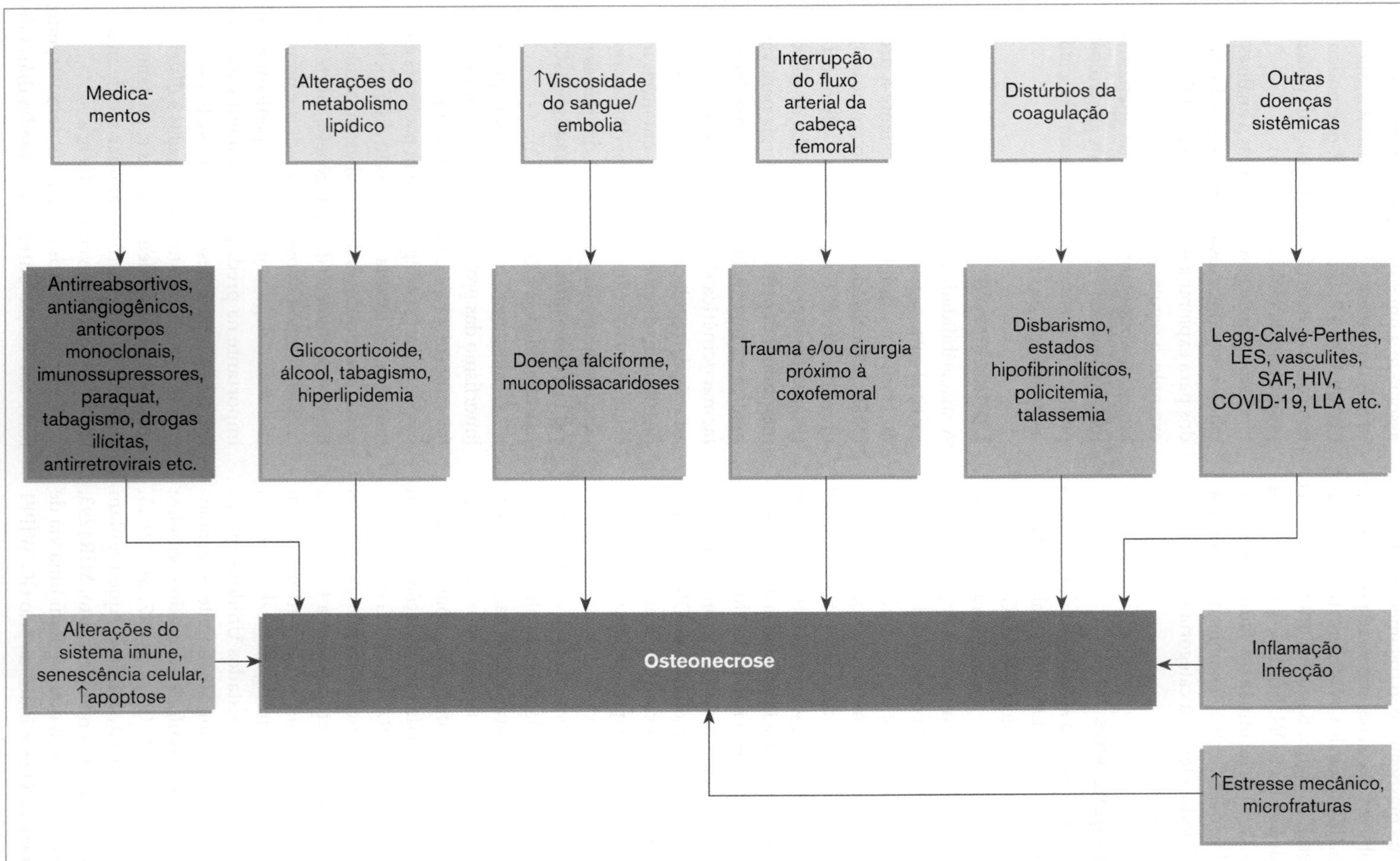

FIGURA 5 Etiologias mais comuns da osteonecrose da cabeça femoral. LES: lúpus eritematoso sistêmico; LLA: leucemia linfoide aguda; SAF: síndrome do anticorpo antifosfolípide. Fonte: Moreira C, modificado de Kumar P, et al. Indian Journal of Orthopaedics, 2022.

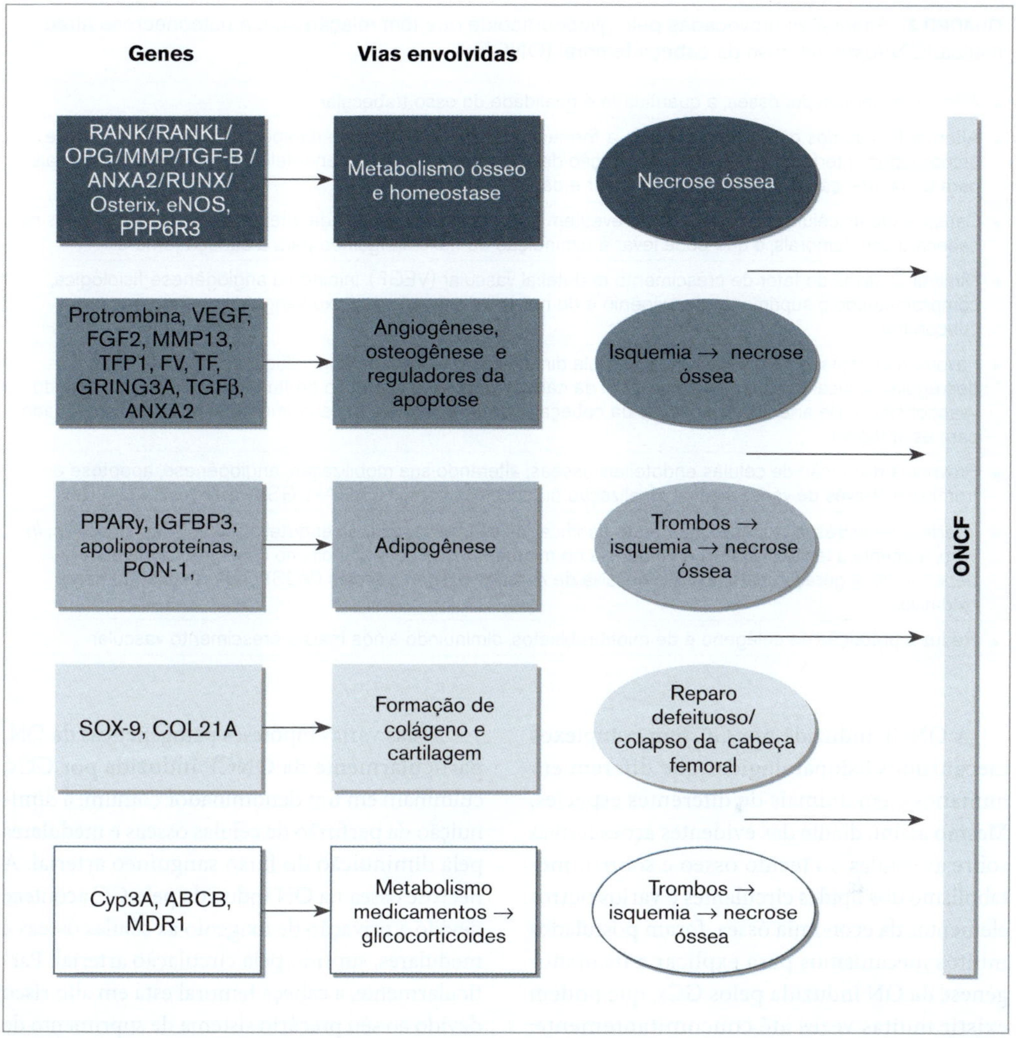

FIGURA 6 Polimorfismo genético na osteonecrose da cabeça femoral (ONCF). Diagrama esquemático mostrando à direita o caminho comum que leva ao desenvolvimento da ONCF. Nas colunas do meio estão listados os sistemas afetados em cada etapa, e na coluna à esquerda, alguns genes que desempenham um papel nesses sistemas e onde os polimorfismos foram até agora identificados. Fonte: Moreira C, modificado de Kumar P, et al. Indian Journal of Orthopaedics, 2022.

GC e o surgimento da ON, sendo que um aumento na dose média diária de prednisona oral de 10 mg/dia provoca aumento de 4,6 vezes na taxa de ONCF. Uma dose cumulativa mais alta pode representar um maior risco do surgimento da ON, provocando uma agressão constante e prolongada, da qual as células ósseas não conseguem se recuperar. Há duas vezes mais risco quando a dose cumulativa média de prednisona é superior a 10 mg/dia e há mais relatos de que a dose diária de 40 mg de GC é que realmente aumenta significativamente o risco de ONCF. Uma meta-análise incluindo 23.561 pacientes mostrou que a incidência de ONCF era de 6,7% se o tratamento com GC ultrapassasse 2 g de prednisona ou equivalente, com um aumento de 3,6% a cada aumento, em média, de 10 mg/dia.

QUADRO 2 Alterações provocadas pelo glicocorticoide que têm relação com a osteonecrose atraumática (ON)/osteonecrose da cabeça femoral (ONCF)

- Altera a mineralização óssea, a quantidade e qualidade do osso trabecular
- Altera a função dos osteócitos; bloqueia a formação óssea pelo aumento da apoptose de osteoblastos e osteoclastos; interfere no número e na função das células progenitoras endoteliais circulantes (essenciais para a manutenção da homeostase vascular e da angiogênese)
- Causa lesão às células endoteliais que revestem os sinusoides e a camada interna de vasos sanguíneos na cabeça e colo femorais, o que pode levar à diminuição do fluxo sanguíneo para a cabeça femoral
- Diminui as taxas do fator de crescimento endotelial vascular (VEGF), inibindo a angiogênese fisiológica, comprometendo o suprimento de oxigênio e de nutrientes através do fluxo sanguíneo para o osso subcondral
- Favorece um estado de hipercoagulação pela diminuição da atividade fibrinolítica, provocando uma desregulação local da coagulação no nível da cabeça femoral e alteração do fluxo sanguíneo, provocando vasoconstrição de artérias intraósseas da cabeça femoral, levando a um suprimento sanguíneo inadequado para essa região
- Provoca a disfunção de células endoteliais ósseas, alterando sua mobilização, angiogênese, apoptose e trombose através de várias vias de sinalização ou citocinas como PI3K/Akt, GSK-3β/Fyn, Bcl-2 e Bax
- Interfere no estresse oxidativo, que pode danificar as células vasculares endoteliais (VEs) das arteríolas; *in vitro*, aumenta a lesão oxidativa e influencia no microambiente do metabolismo ósseo de forma dose-dependente; a geração patológica excessiva de ***reactive oxygen species*** (ROS) pode resultar no dano oxidativo
- Reduz a produção do colágeno e de miofibroblastos, diminuindo ainda mais o crescimento vascular

A ONCF induzida por GC tem complexos mecanismos fisiopatológicos que diferem em humanos e em animais de diferentes espécies. Mesmo assim, diante das evidentes ações lesivas sobre as células do tecido ósseo e sobre o metabolismo dos lípides circulantes e vários outros elementos da economia óssea, foram postulados muitos mecanismos para explicar a fisiopatogênese da ON induzida pelos GCs, que podem existir muitas vezes até concomitantemente: desequilíbrio entre diferenciação osteogênica e adipogênica, com aumento da adipogênese e hipertrofia gordurosa na medula óssea (o que aumenta a pressão intramedular e reduz consequentemente o fluxo sanguíneo local, favorecendo a isquemia); secreção de adipocinas e citocinas pelos adipócitos da medula óssea (favorecem a inflamação local, prejudicando ainda mais o metabolismo ósseo); formação de microêmbolos gordurosos; apoptose e autofagia dos osteoblastos; apoptose de osteócitos; prolongamento da vida útil dos osteoclastos; hipercoagulabilidade; alteração na modulação da produção de aminas vasoativas que contribuem para a isquemia; inibição da angiogênese e lesão das células endoteliais.

Esstas várias hipóteses patogenéticas da ON, particularmente da ONCF induzida por GCs, culminam em um denominador comum: a diminuição da perfusão de células ósseas e medulares pela diminuição do fluxo sanguíneo arterial. A necrose óssea na ON induzida pelo GC acontece devido à privação de oxigênio às células ósseas e medulares, suprido pela circulação arterial. Particularmente, a cabeça femoral está em alto risco devido ao seu precário sistema de suprimento de sangue arterial. Suas artérias terminais são de pequeno diâmetro e propensas a ocluir, levando facilmente à isquemia, mesmo com distúrbios triviais do sistema circulatório local (Figura 1).

Uso abusivo do álcool etílico

De modo geral, a ONCF induzida pelo álcool (A-ONCF) se desenvolve em usuários abusivos das bebidas alcoólicas, sendo dose-dependente, com risco aumentado para bebedores ocasionais (< 8 mL por dia) e ainda mais aumentado para bebedores regulares (> 8 mL por dia). A ingestão de 400 mL de etanol (1 litro de uísque ou cachaça/semana ou 5 garrafas de vinho/semana) aumenta em 10 vezes o risco da ocorrência de A-ONCF. Há estimativas anteriores de um risco

11 vezes maior de ON em consumidores de mais de 400 mL de álcool diariamente.

A prevalência da A-ONCF nos consumidores abusivos do etanol é citada variando de 20% a 45%, não havendo critérios de classificação unificados para essa subpopulação. É difícil determinar de forma segura qual a dose-limite de etanol para o desenvolvimento de A-ONCF, por não ser fácil obter informações sobre a ingestão de álcool de todos os pacientes. As informações sobre o consumo de álcool são tendenciosas devido a hábitos culturais, limitação da memória humana, preconceito para se declarar alcoolista, dificuldades do médico para questionar o paciente sobre o alcoolismo, variação quantitativa do consumo diário até atingir a cronicidade, conteúdo diversificado de etanol em várias categorias de bebidas etc.

A suscetibilidade individual para o desenvolvimento da A-ONCF e da hepatopatia varia amplamente e não depende apenas da magnitude do consumo do etanol, mas também é determinada pelo polimorfismo das enzimas hepáticas metabolizadoras do álcool, álcool-desidrogenase (ADH) e aldeído-desidrogenase (ALDH) (Figura 7), e também por alterações do metabolismo lipídico provocadas pelo etanol e com os níveis aumentados de cortisol plasmático, sugerindo que a A-ONCF poderia ter uma via fisiopatogênica através dos esteroides endógenos.

O álcool etílico tem um efeito adverso no osso, embora o mecanismo não seja claro. O etanol inibe a proliferação e diferenciação dos osteoblastos e acelera sua apoptose, como também induz precursores de células ósseas para a diferenciação adipogênica, resultando em desequilíbrio da homeostase óssea. Ele também causa distúrbios no metabolismo lipídico do sangue, promove a produção de gordura e aumenta a pressão intraóssea, resultando em obstrução do suprimento sanguíneo da cabeça femoral; promove a osteoclastogênese através da secreção de citocinas (como IL17, RANKL) ativando células T, regula negativamente a OPG, reduz o número de linfócitos B maduros; desencadeia a transformação de BMSCs predominantemente em adipócitos, promovendo significativamente a diferenciação adipogênica, alterando o metabolismo lipídico; leva a alterações nos níveis séricos de vitaminas como a D, cálcio, PTH, testosterona testosterona, outros hormônios e microelementos. outros hormônios e microelementos. Todas essas alterações levam à diminuição da formação óssea, têm relação direta com os efeitos negativos do álcool no fígado e podem induzir osteoporose, má cicatrização de fraturas e ONCF (Figura 8).

Tabagismo

O hábito de fumar cigarro, charuto, cachimbo aumenta o risco de ONCF, que parece estar consistentemente elevado para os que fumam mais de 20 cigarros/dia por um período maior que 25 anos. Foi demonstrada uma relação dose-resposta em relação ao fumo e à ONCF, embora mais fraca que aquela da A-ONCF. Entre os mecanismos fisiopatogênicos sugeridos, destacamos os efeitos deletérios do fumo sobre a biodisponibilidade do óxido nítrico, sobre o aumento do estresse oxidativo e a capacidade de provocar lesões endoteliais (Figura 9). Dados sobre dispositivos vaporizadores, incluindo os cigarros eletrônicos (*e-cigarette* ou *vaping*), agora mais populares no Brasil, apesar de proibidos, que têm altos níveis de nicotina, ainda não estão estabelecidos em relação à ONCF.

Osteonecrose em pacientes com doenças autoimunes mediadas

A ON atraumática não é frequentemente relatada em pacientes com síndromes reumáticas autoimunes mediadas que não sejam o LES, havendo relatos da sua ocorrência, mais frequentemente, em miopatias idiopáticas autoimunes mediadas, síndrome dos anticorpos antifosfolípides primária, doença de Behçet, arterite de Takayasu, esclerose sistêmica, trombocitopenia autoimune, artrite úrica e síndrome de Sjögren, quando seletivamente atinge o aparelho mastigatório. Ressaltamos que nessas síndromes é bastante frequente o relato de acometimento poliarticular e que os mecanismos fisiopatogênicos até agora propostos são calcados nas teorias, já discutidas, da lesão endotelial, mecanismos trombogênicos, alterações do metabolismo lipí-

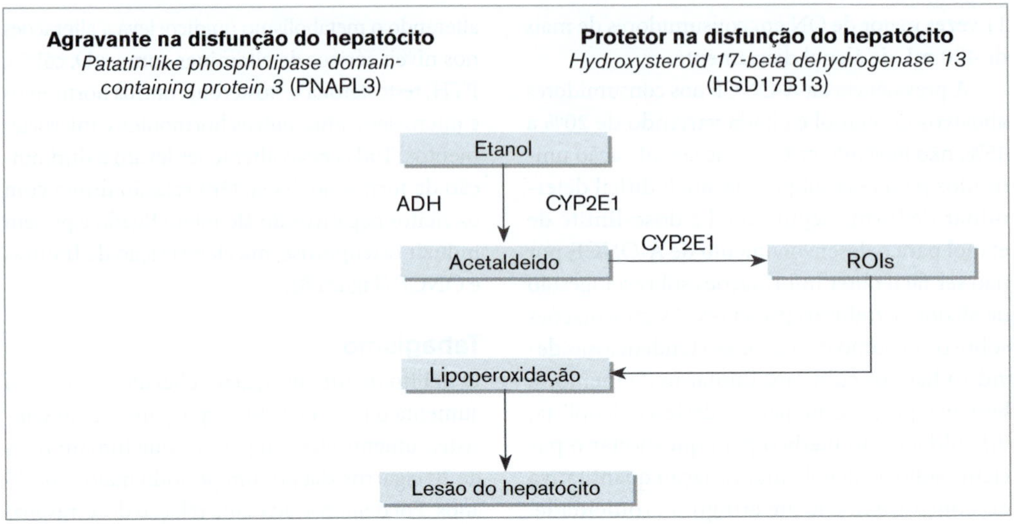

FIGURA 7 Disfunção do hepatócito causada pelo etanol. ADH: *alcohol dehydrogenase*; CYP2E1: *citocrome P4502E1*; ROI: *reactive oxygen species*. Fonte: modificada de Bataller R, et al. N Engl J Med, 2022.

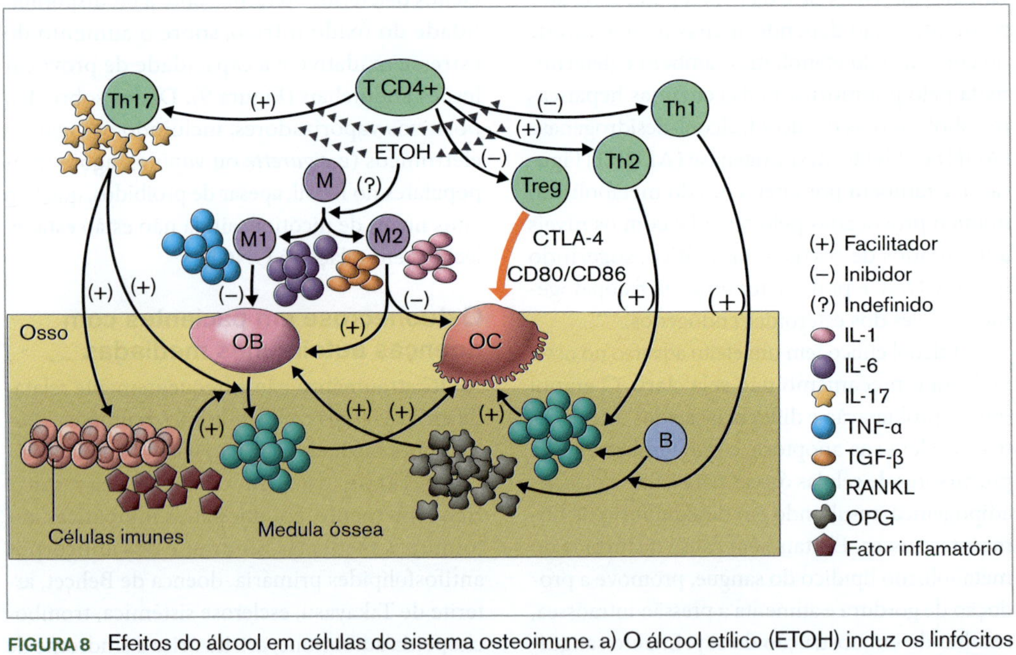

FIGURA 8 Efeitos do álcool em células do sistema osteoimune. a) O álcool etílico (ETOH) induz os linfócitos T CD4+ a se diferenciarem em células Th17, que secretam IL-17 para aumentar a produção de RANKL pelos osteoblastos promovendo a osteoclastogênese. b) O álcool reduz a apoptose dos osteoclastos ao inibir a diferenciação dos linfócitos T CD4+ em Tregs, reduzindo a expressão de CTLA-4 em Tregs e a expressão de CD80/CD86 em osteoclastos. c) O álcool promove a expressão de RANKL em linfócitos B ao invés de OPG, regulando os linfócitos T CD4+ para se diferenciarem em células Th2 ao invés de Th1. d) Macrófagos M1 promovem a osteoclastogênese e reduzem a osteogênese pela secreção de TNF-α e IL-6. e) Macrófagos M2 aumentam a osteogênese e atenuam a osteoclastogênese pela secreção de IL-1 e TGF-β. Fonte: Moreira C, modificado de Wang X, et al. Current Medicinal Chemistry, 2021.

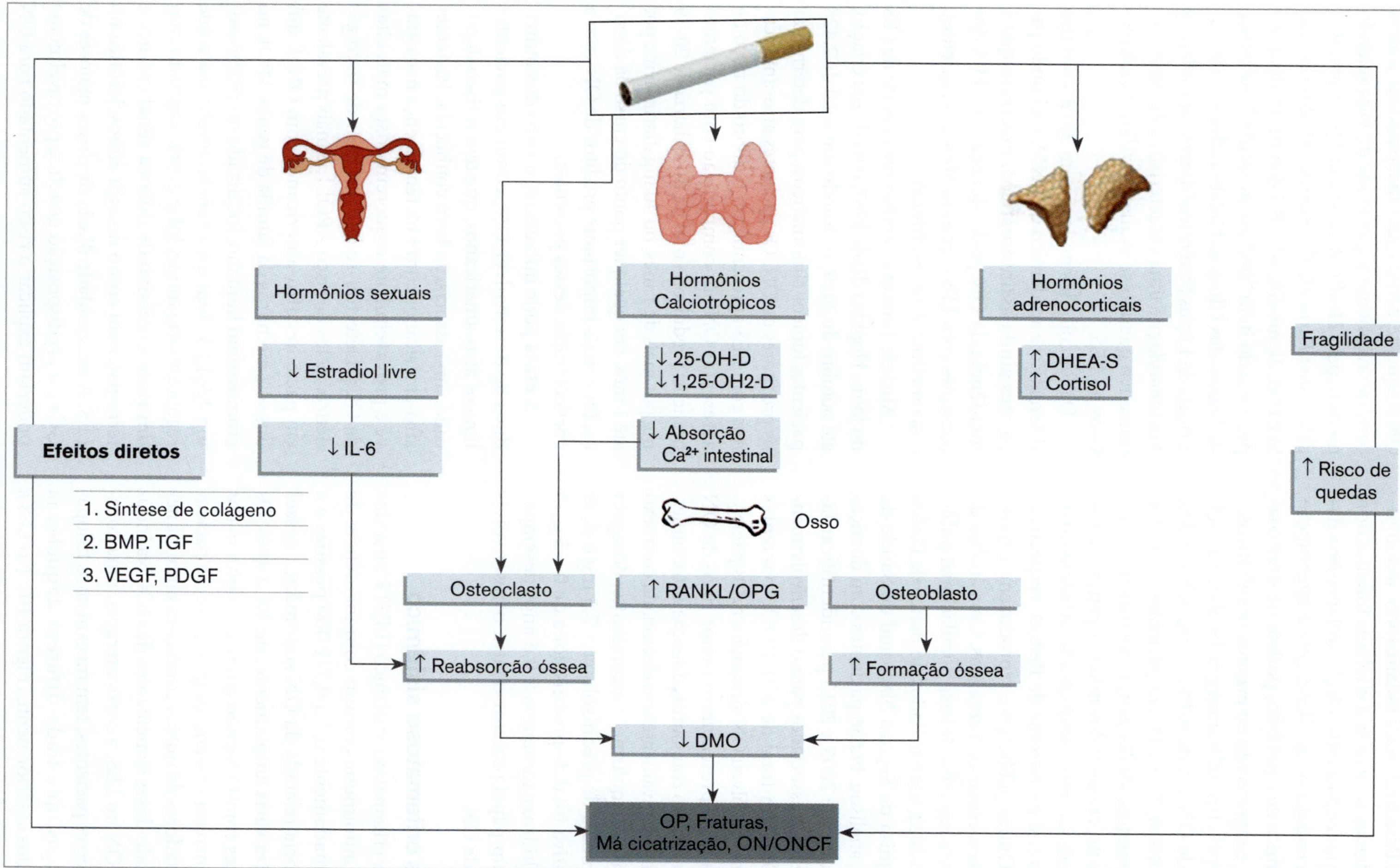

FIGURA 9 Tabagismo e metabolismo ósseo. Fonte: Moreira C, modificado de Yoon V, et al. Osteoporos Int, 2012, e de Wilson-Barnes SL, et al. Best Practice & Research Clinical Rheumatology, 2022.

dico etc. Para síndromes inflamatórias autoimunes mediadas reforça-se a etiologia inflamatória da ON, podendo a estimulação inflamatória danificar o endotélio vascular e, com a interrupção da dinâmica de equilíbrio, podem ocorrer coagulação, sangramento ou eventos trombóticos.

Klippel et al. relataram em 1979 que a incidência de ON era de 8,3%, 3,7%, 3,2%, 2,3%, 2,1%, 0,4%, 0,7% e 0,4% em pacientes com LES, granulomatose de Wegener, dermatomiosite/polimiosite, crioglobulinemia idiopática, poliarterite nodosa, artrite reumatoide, artrite reumatoide juvenil e síndrome de Behçet, respectivamente. Outras publicações reproduzem mais ou menos as mesmas porcentagens. Uma análise de coorte retrospectiva de base populacional publicada em 2022, usando dados do Banco de Dados de Pesquisa de Seguro Nacional de Saúde de Taiwan, analisou 49.636 pacientes com doenças autoimunes de 2005 a 2013 para identificar fatores de risco associados para o desenvolvimento de ON. Um total de 490/49.636 pacientes (1,0%) desenvolveu ON sintomática. Os pacientes com LES apresentaram maior risco de ON em comparação com outras doenças autoimunes. A ON foi positivamente correlacionada com sexo masculino, alcoolismo concomitante, dosagem diária média de prednisolona > 7,5 mg e dose cumulativa total de prednisolona de 0 a 5 g. O uso de hidroxicloroquina > 0,6 anos desempenhou um papel protetor contra o desenvolvimento de ON.

Lúpus eritematoso sistêmico

O lúpus eritematoso sistêmico (LES) é uma síndrome autoimune comum com incidência de aproximadamente 0,3 a 0,7/1.000 pessoas e a frequência relatada da ON sintomática nesses pacientes varia amplamente, de 3% a 40%. Os pacientes com LES estão em risco muito maior de desenvolver ON em comparação com pacientes portadores de outras condições autoimunes recebendo doses semelhantes de GCs. Na indução de ON no LES, a corticoterapia, uma constante nesses pacientes, tem mecanismos fisiopatogênicos, que nada diferem daqueles já discutidos anteriormente (Figura 10). No LES a ON frequentemente causa incapacidade e afeta consideravelmente a qualidade de vida quando medida pelo *Health Assessment Questionnaire*, pelo *Short Form Health Survey* (SF-20) ou pelo SLEDAI-2k modificado. Foi demonstrado que a presença do item "necrose avascular" no Índice de Danos das Clínicas Colaboradoras Internacionais de Lúpus Sistêmico/*American College of Rheumatology* é uma característica de valor significativo quando se avaliam os danos cumulativos no LES.

Dados colhidos no Japão em 2018, com uso sistemático e acadêmico da RNM, incluindo pacientes ainda assintomáticos, mostram que a incidência da ON pode alcançar até 44% dos pacientes com LES e que em 30% dos pacientes, o acometimento é multifocal.

Michele Petri et al. revisaram a coorte de LES do Johns Hopkins desde 1987, data de sua criação, até outubro de 2019, incluindo um total de 2.428 pacientes lúpicos sintomáticos, para determinar os preditores da ON. Os pacientes afro-americanos com LES apresentaram o dobro do risco de apresentar ON em comparação com pacientes brancos. Prednisona oral na dose diária de 20-39 mg por mais de 1 mês, ou 40 mg diariamente por até 1 mês, em qualquer ponto do curso da doença, foi o mais importante preditor de ON com a corticoterapia desses pacientes.

A **etnia** pode influenciar o risco dos indivíduos de desenvolver ON, como em pacientes lúpicos afro-americanos, que têm o risco duplicado, uma associação bem conhecida. Pacientes afro-americanos com LES têm doença mais grave e provavelmente requerem doses mais altas de GCs. Detectou-se que um fator de risco genético, alelos de risco APOL1, é mais prevalente em pacientes afro-americanos com ON. É um dos seis membros da família de genes APOL no cromossomo humano, localizado no cromossomo 22q12.3. Tem uma função imune inata que regula a morte intracelular e está associado com um risco excessivo de doença renal crônica e terminal, bem como doença aterosclerótica no LES. A necessidade diária de doses maiores de GCs e a predisposição genética provavelmente poderiam explicar o risco aumentado para ON

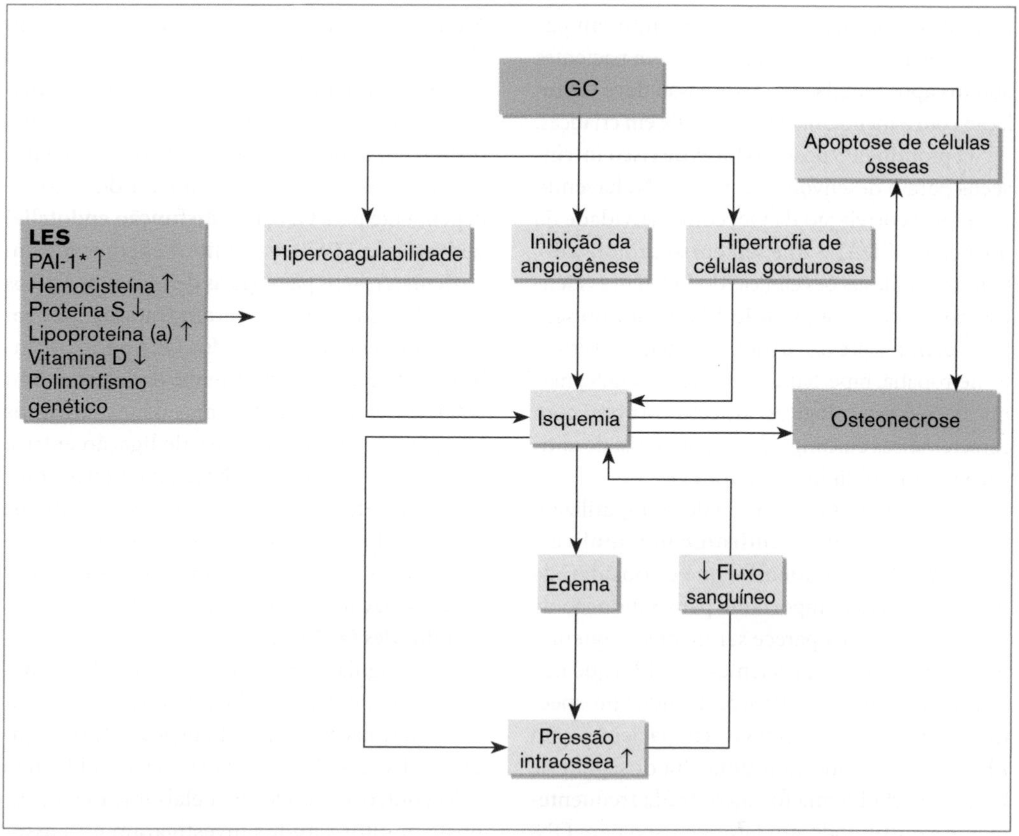

FIGURA 10 Fisiopatologia da osteonecrose induzida por glicocorticoides (GC) no lúpus eritematoso sistêmico (LES). PAI-1: *plasminogen activator inhibitor type-1*. Fonte: Moreira C, modificado de Kaneko K, et al. Cli. Transl Med, 2021.

conferido pela etnia. Vários estudos asiáticos também relataram uma alta taxa de ON, maior que 20%, em áreas como Tailândia, China e Hong Kong, enquanto a prevalência da ON foi relatada como sendo inferior a 10% em coortes predominantemente caucasianas. A presença dos genótipos 3435 TT do transportador-1, multirresistente a drogas (MDR1), foi associada a uma menor incidência de ON entre pacientes chineses com lúpus.

O fator **idade** como fator de risco para ON nos pacientes de LES tratados com GC é controverso, e a maioria destes estudos em adultos concluiu que a idade não é um fator de risco para ON em pacientes com LES em uso de GC. Apesar disso, há publicação comparando 912 pacientes com LES, adolescentes e adultos com resultados diferentes; os pacientes pediátricos apresentaram taxas significativamente mais baixas de ON, sendo que 10,6% deles eram assintomáticos (nos adultos, 5 a 10% desses pacientes são sintomáticos). Parece que a incidência de ON é relativamente menor em indivíduos em crescimento que seriam mais tolerantes à isquemia óssea/medular, mas as taxas aumentam rapidamente em adolescentes e adultos. Há um relato mostrando uma menor incidência de ON induzida por GC em pacientes pediátricos com LES (< 15 anos) do que em adultos com LES (> 20 anos). Um estudo dinâmico de RNM identificou maior suprimento sanguíneo na placa de crescimento do colo do fêmur em pacientes pediátricos com LES do que em pacientes adultos após terapia com GCs e isso deve ter relação com a menor incidência de ON em crianças.

O próprio LES possui **fatores de risco intrínsecos** para o desenvolvimento da ON, havendo uma forte correlação da ON com a atividade da doença (SLEDAI > 8) e seu curso prolongado. Outras manifestações clínicas do LES têm evidência moderada de associação à ON, mesmo sem corticoterapia prévia: artrite, hipertensão, serosite, nefropatia, hipertensão arterial, vasculite, manifestações neurológicas, aspecto corporal com características cushingoides e a presença de anticorpos antifosfolípides (Figura 11).

Os portadores de LES, via de regra, utilizam GCs, que induzem a **síndrome metabólica** e também a **hiperlipidemia**, que é considerada um fator de risco importante para a indução da ON no LES. A ON parece ser menos frequentemente observada em pacientes com LES que não estejam em uso de corticoide. Estudos prospectivos de ON induzida por GC em pacientes com LES revelaram que com uma alta dosagem de GC, a hiperlipidemia foi encontrada frequentemente, constituindo um fator de risco para ON. Além disso, a inflamação sistêmica crônica ou altos níveis de oxidação de LDLs em pacientes com LES podem afetar o fenótipo esquelético por influência indireta nas células ósseas. A **hipertensão arterial** secundária ao uso de GCs tem sido valorizada como um fator de risco independente para ONCF. A **disfunção endotelial** derivada do LES (a vasculite é encontrada em espécimes ósseos patológicas de pacientes lúpicos com ON, que não receberam tratamento com GC) e de ações deletérias dos GCs pode contribuir para o desenvolvimento da hipertensão arterial nestes pacientes, mas os mecanismos fisiopatológicos subjacentes de ligação entre a hipertensão arterial e a ONCF ainda estão completamente determinados. Outros elementos que estão sendo estudados na fisiopatologia da hipertensão secundária na ON são as **alterações da coagulação** e a presença de **anticorpos antifosfolípides (aPL)**, que resultam em lesão endotelial e coagulação intravascular levando à hipóxia/anóxia e morte de células ósseas e medulares.

A correlação entre anticorpos antifosfolípides (aPLs) LA, ACL e β2GP1 e ON no LES tem sido controversa. Desde a elaboração da proposta, muitos estudos investigaram essa asso-

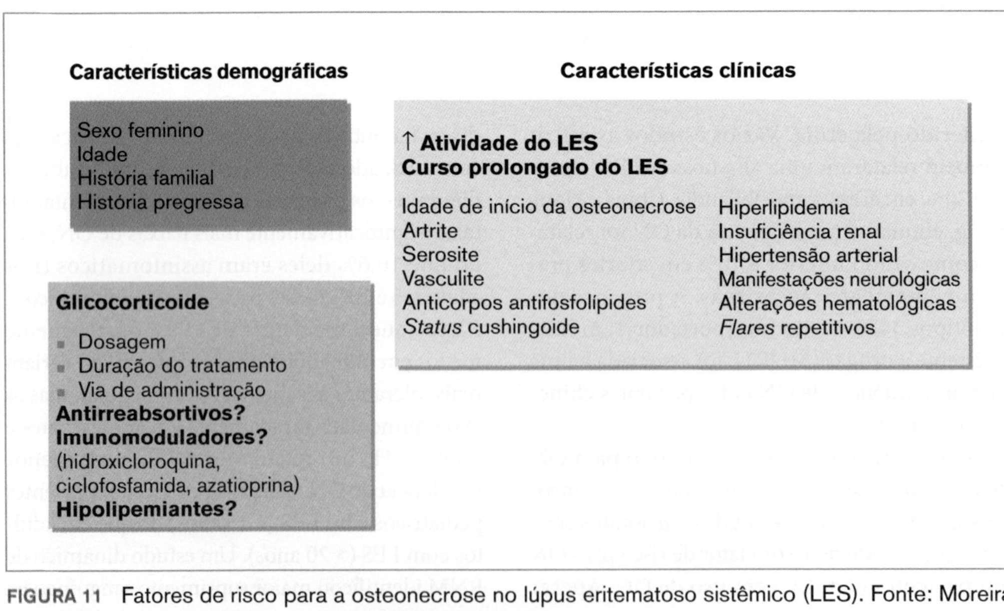

FIGURA 11 Fatores de risco para a osteonecrose no lúpus eritematoso sistêmico (LES). Fonte: Moreira C, modificado de Kaneko K, et al. Clin Transl Med, 2021.

ciação, no entanto, os resultados têm sido inconsistentes e inconclusivos.

Nos pacientes com LES, a ON geralmente ocorre tardiamente, dependendo da ocorrência de ***flares* repetitivos** e do aumento da dose cumulativa de GC, mas pode ocorrer precocemente no curso da doença. Existem relatos da ON sendo detectada muito cedo, dentro de 5 meses após início do tratamento com altas doses de GCs em pacientes com LES, sugerindo que a ON assintomática pode ocorrer logo após o início do tratamento com GC. No decorrer de tratamentos de longo prazo com baixas doses de GCs, há relatos menos frequentes de casos de ON e já foi relatada recuperação espontânea das lesões de ON.

Deve-se manter um alto índice de suspeição de ON nos pacientes com LES, principalmente naqueles que fazem uso de corticoide em altas doses ou por tempo prolongado. Esses devem ser instruídos sobre os sintomas da ON (dor articular de origem súbita, geralmente progressiva, que não responde à analgesia, piorando com os movimentos), que são muito parecidos com os da sinovite provocada pela doença, e que, se aparecerem, devem comunicar imediatamente ao médico assistente. Pacientes que não apresentam sintomas não devem fazer *screening* articular de imagens obrigatoriamente, mas os suspeitos devem ser encaminhados rapidamente para investigação com imagens, inicialmente com radiografias simples e outras mais sofisticadas, quando houver suspeita e a radiografia simples for normal ou de interpretação duvidosa. O *screening* articular com imagens em paciente com alto risco de ON pode ter valor profilático no tratamento dos portadores assintomáticos das lesões.

Queixas musculoesqueléticas dos pacientes com LES após **transplante renal** são observadas em até 30% deles e podem ter etiologia variada e representam um dilema diagnóstico; a ON não pode ser subestimada nessa subpopulação de lúpicos. A dor associada com ON nesses pacientes é permanente, geralmente proximal, peso-dependente e localizada principalmente nos quadris. A ON pode se desenvolver em aproximadamente um terço de pacientes no pós-transplante, geralmente aparece de 6 a 24 meses após o transplante renal, e dados recentes sugerem que o uso de agentes poupadores de GCs, como a anticalcineurina, reduziu a incidência da ON para menos de 5%. Em um estudo atual, a ON foi encontrada em 4% entre 805 receptores de transplante. Entre os receptores de transplante, a ON é comumente multifocal (se estende a três ou mais sítios anatômicos separados).

Existem resultados conflitantes sobre o efeito protetor da **hidroxicloroquina** (HCQ) para a ON, embora os antimaláricos tenham efeito antitrombótico e reduzam a dislipidemia, fatos comuns à ON. Poucos estudos demonstraram taxas mais baixas de ON em pacientes tratados com HCQ e uma meta-análise recente não conseguiu detectar tal associação. Já um estudo retrospectivo recente da população de Taiwan envolveu 1.472 crianças recém-diagnosticadas com LES, e 1.364 desses pacientes tinham DMARDs como parte de seu tratamento. Embora não tenha havido diferenças estatisticamente significativas entre os diferentes DMARDs entre os grupos ON e não ON, a duração cumulativa de uso de hidroxicloroquina foi significativamente correlacionada com a proteção para a ON.

Algumas citações afirmam que **imunossupressores** como mofetil de micofenolato, azatioprina e metotrexato utilizados em pacientes com LES não demonstraram estar associados a um risco maior de ON, exceto para ciclofosfamida, mas outras dizem que os imunossupressores, tóxicos para células da medula óssea, influenciariam o aparecimento da ON nos portadores de LES. A associação da ocorrência de ON e o uso de **DMARDb**, incluindo belimumabe e rituximabe, ainda não foi estabelecida, embora rituximabe, um anticorpo anti-CD20, já tenha sido sugerido como fator de risco para osteonecrose mandibulomaxilar (ONM). O uso de DMARDs, e agora dos DMARDb, pode resultar no uso de doses mais baixas de GCs em pacientes com LES, o que pode afetar a incidência de ON nestes pacientes. No geral, as pesquisa atuais ainda são insuficientes para entender o impacto dos DMARD sintéticos e biológicos na ON em pacientes portadores de LES e mais pesquisas precisam ser conduzidas para entender completamente a correlação deles com a ON no LES.

Além dos fatores de risco já discutidos, não podemos esquecer da complexidade dos **fatores genéticos no LES** e sua influência no aparecimento da ON nesses pacientes. A contribuição dos estudos de predisposição genética com a etiologia do LES tem sido cada vez mais valorizada, e mais de 100 *loci* de suscetibilidade para o risco de LES foram identificados, mas as predisposições genéticas associadas à suscetibilidade à ON em pacientes com LES ainda não foram claramente demonstradas. Estudos em determinado tempo, com determinada amostra, em uma determinada etnia, revelam mais e mais SNPs, sendo impossível relacionar todos os estudos disponíveis. Muito recentemente, foram relatadas predisposições genéticas para ONCF ligada aos polimorfismos dos genes óxido nítrico-sintase 3 (NOS3), gene colágeno tipo II, α1a (COL2A) e receptor do complemento 2 (CR2), respectivamente envolvidos na formação do osso ou cartilagem e na autoimunidade e do gene *ATP Binding Cassette Subfamily B Member 1* (ABCB1). A maioria dos estudos genéticos tem se concentrado no polimorfismo genético que afeta os sistemas de coagulação e fibrinolíticos.

Uma das complicações esqueléticas mais graves do LES é a **ONCF**, sendo a artroplastia total do quadril (ATQ) um tratamento eficaz para esse acometimento articular (Figura 12). A maioria dos pacientes precisará de artroplastia, tornando a ON o mais caro evento adverso em pacientes com LES. Com o aumento da expectativa de vida dos portadores de LES, a demanda por ATQ nesses pacientes também aumentou, dobrando de 0,17/100.000 em 1991, para 0,38/100.000 em 2005. A indicação de ATQ nesses pacientes perfaz quase um quarto de casos. Foi relatado um aumento de 190% em ATQ para correção de ON em pacientes com LES de 2007 a 2015. Mais recentemente, a proporção de ATQs diminuiu de 66% para 40% em relação a todas as artroplastias em pacientes com LES. Esse achado sugere que os tratamentos atuais para o LES podem estar retardando a progressão da destruição da articulação do quadril relacionada à doença, e esses pacientes estão vivendo mais tempo, sem que apareçam complicações articulares. No entanto, a ON ainda é a indicação mais frequente de ATQ em uma análise de 52.132 pacientes com LES, correspondendo a 77,8% do total de casos. Por incrível que pareça, mesmo com esses números robustos, não há consenso sobre o efeito específico da ATQ em pacientes com LES, acreditando-se que seja eficaz.

OUTRAS SÍNDROMES REUMÁTICAS

Osteoporose

Em relação à descrição de ON em portadores de osteoporose (OP), há descrições de que pacientes com ONCF têm densidade mineral óssea (DMO) significativamente menor em comparação com indivíduos saudáveis. A proporção de osteopenia e OP observada em grupos com ONCF foi determinada como estatística e significativamente menor que nos indivíduos saudáveis e mais significativa em pacientes com ONCF já com desabamento estrutural. Esses pacientes foram associados a um risco 5 vezes maior de ON. É altamente provável que a OP associada à ONCF possa contribuir para a fratura do osso subcondral em pacientes com ONCF, mas ainda não temos observações inquestionáveis sobre essa hipótese.

Osteoartrite do quadril e joelho

Estão sendo testados muitos agentes contra o fator de crescimento neural (*anti-nerve growth fator*, NGF) na analgesia e regulação da homeostase na osteoartrite do quadril e joelho (tanezumabe, fasinumabe). Os estudos pivotais mostraram, desde 2012, o aparecimento de ON, o que motivou preocupações de segurança. Após reanálise recente da ON como evento adverso, a maioria deles foi interpretada como agravamento da osteoartrite (58,6%), dos quais dois terços foram de osteoartrite rapidamente progressiva (RPOA), além de que 24,1% dos eventos de ON foram atribuídos a outras variáveis, sendo a mais comum a preexistência de fratura por insuficiência subcondral do joelho, terapia combinada com AINEs e doses mais altas de agentes anti-NGF administrados por via subcutânea.

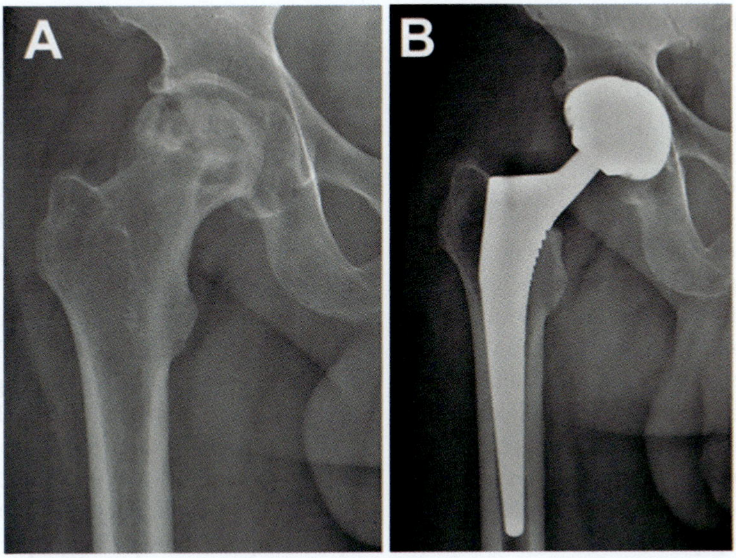

FIGURA 12 Artroplastia de cerâmica total do quadril em homem de 42 anos portador de lúpus com osteoartrite secundária à osteonecrose da cabeça femoral.

Artrite reumatoide

Atualmente, existem poucos estudos sobre os fatores de risco para ONCF em pacientes com artrite reumatoide (AR). A incidência de ONCF na AR, citada pela literatura, é de cerca de 5,75%-13,0%, taxas significativamente maiores que na população normal, o que sugere a presença de fatores de risco específicos da doença de base para explicar a ON nestes pacientes. O achado de que os índices de atividade de doença SDAI e DAS28 foram maiores nos pacientes de AR com ONCF reafirma o fato já conhecido de que a alta atividade de doença está intimamente relacionada com a progressão da ON. Neste estudo, os indicadores de atividade da doença no grupo de pacientes com AR-ONCF foram significativamente superiores aos do grupo controle, apesar de não haver diferença significativa nos resultados do exame objetivo, incluindo PCR e VHS. Isso não teve explicação adequada de diversos autores.

Espondilite anquilosante

Chamamos a atenção para o fato de que o envolvimento do quadril é a manifestação extraespinhal mais frequente da espondilite anquilosante e uma causa comum de queixas de dor local e incapacidade, estando presente em 24% a 36% dos pacientes com espondilite anquilosante, sendo que 5% deles necessitarão de cirurgia para substituição total do quadril. Precisamos ficar atentos para as coxalgias nesses pacientes que podem deixar passar despercebida a osteonecrose atraumática.

Doença inflamatória intestinal

Pacientes com doenças inflamatórias intestinais (DII) têm maior prevalência de necrose avascular em comparação com populações sem DII e tem sido sugerido que a própria DII também pode predispor à osteonecrose com ou sem uso concomitante de corticoterapia. Tem sido relatada uma prevalência de 0,5%-4,3% entre os pacientes com DII, em comparação com < 0,1% em populações sem doenças imunomediadas ou uso de GC. Acreditamos que os achados incidentais de ON em pacientes com DII provavelmente são subnotificados. Em comparação com outras doenças inflamatórias, como o LES, a ON pode se desenvolver em pacientes mais jovens com DII, com um limiar mais baixo de dose cumulativa de CS, ou após uma duração mais curta de tratamento com GC.

Miopatias inflamatórias autoimunes

Revisando retrospectivamente uma coorte parisiense de 71 pacientes com dermatomiosite juvenil de 2010 e a 2021, foram identificados 5 casos de ON sintomática (7%), todos positivos para anticorpo anti-MDA5 (*anti-melanoma differentiation-associated gene 5*). A revisão encontrou uma incidência menor de ON do que aquela de 24% citada na literatura. A ocorrência de ON em 36% dos pacientes anti-MDA5 positivos e em nenhum dos 57 pacientes anti-MDA5-negativos sugere que ON poderia resultar de uma interação entre fatores relacionados à própria doença, além daqueles relacionados ao uso de GC. A vasculopatia é considerada uma das chaves da patogênese da dermatomiosite juvenil e desempenha um papel crucial em algumas complicações graves, incluindo ulcerações cutâneas, distúrbios gastrointestinais e doença pulmonar intersticial. A endotelite pode resultar da secreção induzida de citocinas. Também a ON poderia ser uma manifestação vasculopática das "anti-MDA5opatias". A associação de ulcerações cutâneas com ON em todos os cinco pacientes suporta essa hipótese. Nesses pacientes há necessidade de descartar a presença de neoplasia oculta e monitorar o aparecimento de infecção, que podem interferir na resposta a regimes imunossupressores agressivos, necessários para tratar o envolvimento pulmonar. Os anticorpos anti-MDA5 foram também detectados nos pacientes com AR e pneumonia intersticial idiopática rapidamente progressiva, de modo similar ao fator reumatoide, havendo necessidade de determinar se estes pacientes são diferentes daqueles detectados na dermatomiosite clinicamente amiopática, que evoluem para DPI rapidamente progressiva. Seriam induzidos pelas doenças de base ou pelos antígenos liberados pelo acometimento pulmonar? Devem ser investigados os papéis específicos dos anticorpos anti-MDA5, FR e ACPAs na fisiopatogênese dos pacientes com AR e envolvimento pulmonar crônico, assim como nos portadores de AR com osteonecrose atraumática.

Vasculites associada ao ANCA

A vasculite associada ao ANCA tem algumas semelhanças clínicas e fisiopatogênicas com o LES, ou seja, vasculite, envolvimento da formação de *neutrophil extracellular traps* (NETs) e uso de GCs. Um estudo japonês transversal retrospectivo multicêntrico observacional publicado em 2023 recrutou 186 pacientes diagnosticados com vasculite associada ao ANCA de 2007 a 2021. Encontrou que 18% dos pacientes desenvolveram ONCF após o tratamento de indução da remissão (TIR – combinação de GC com rituximabe ou ciclofosfamida) e que a dose de prednisolona ≥ 20 mg no 90º dia de TIR é um fator de risco independente para ONCF nesses pacientes. Sugeriu que uma rápida redução na dose de GC na TIR e a investigação precoce dos pacientes de alto risco com RM (p. ex., 6 e 12 meses após início da TIR) para detectar a ONCF na fase pré-colapso são importantes para diminuir o desenvolvimento de ONCF nesses pacientes.

SARS-CoV-2, SARS-CoV-1 e MERS-CoV

ON/ONCF já eram complicações conhecidas durante e após o tratamento de infecções graves por coronavírus nas epidemias de SARS em 2003 e na MERS em 2012, com taxas de 5% até 58% nos pacientes com SARS grave. A maioria desses casos envolveu a cabeça do fêmur, embora o joelho, a cabeça do úmero, a metáfise umeral, o tálus, o calcâneo, a mandíbula, a maxila e outros ossos do esqueleto craniofacial tenham sido acometidos com menor frequência. Uma meta-análise com 1.137 pacientes com SARS mostrou evidências claras de uma relação entre a ONCF, a duração do tratamento e a dose cumulativa do GC. O risco foi 12 vezes maior para os pacientes que já tinham um segundo fator de risco além da infecção virótica; os pacientes que receberam a maior dose cumulativa de GC oral tiveram o maior risco de desenvolver acometimento poliarticular.

Na infecção pelo COVID-19, o tratamento com GCs foi também importante indutor da ON, mas o vírus, *per se*, pode afetar o sistema musculoesquelético através de vários mecanismos: infecta diretamente os macrófagos da medula óssea alterando sua capacidade de se diferenciar em osteoclastos; provoca uma resposta hiperinflamatória; provoca uma imunossupressão que também contribui para a destruição óssea; provoca a senescência das células infectadas, uma parada irreversível do ciclo celular e altera o sistema renina-angiotensina tecidual (Figura 13). Os antivirais ritonavir e lopinavir podem também induzir a ONCF. O *Solidarity Trial Consortium*, da OMS, encontrou pouco ou nenhum efeito de remdesivir para pacientes com COVID-19 hospitalizados, e devemos lembrar que esse medicamento já foi testado na SARS, junto com lopinavir e ritonavir, que são relatados atualmente como fatores de risco para ONCF. Ainda não temos dados de segurança óssea para o Paxlovid® (nirmatrelvir + ritonavir), autorizado pela Anvisa em caráter emergencial em adultos, no Brasil, em 30/4/2022.

Medicamentos e drogas

Pacientes que fazem tratamentos de longa duração para a infecção pelo vírus HIV com **inibidores de proteases**, aqueles com doença pulmonar obstrutiva crônica, asma, rinite crônica, doenças autoimunes mediadas, rinite crônica em uso de **corticoide** por tempo prolongado, uso de **medicamentos que interferem na reabsorção óssea** ou que **inibam fatores de crescimento vascular, imunossupressores, DMARD sintéticos e biológicos, drogas recreacionais ilícitas** como cocaína, anfetamina e metanfetamina, **romososumabe** (inibidor da esclerostina), **bevacizumabe** (um anticorpo monoclonal G1 da imunoglobulina G1 humanizado contra todas as isoformas do VEGF humano), **tanezumabe**, fasinumabe e fulranumabe [anticorpos monoclonais que inibem especificamente a interação do fator de crescimento neural (NGF) com seus receptores, com eficácia sintomática demonstrada para OA de joelho e quadril], **sobreviventes da intoxicação por Paraquat** (Pestanal®), um herbicida de contato comum, com toxicidade extremamente alta em países que o utilizam na agricultura, ingestão de ***Amanita phalloides*** ou "tampa da morte", que é uma das variantes mais perigosas de fungos, **bisfosfonatos, denosumabe e sorafenibe** com necrose do canal auditivo, **asparaginase** utilizada no tratamento da LLA etc.

Outros fatores de risco

Todas as situações aqui enumeradas são importantes para o reumatologista em várias circunstâncias de atuação clínica, que de uma maneira ou de outra causarão o comprometimento da microcirculação subcondral, que leva à necrose de células medulares e ósseas após aproximadamente duas a três horas de hipóxia/anóxia, com os sinais histológicos de lesão visíveis em 24 a 72 horas: doença falciforme, traço falciforme, β-talassemia, estados dismetabólicos, lipotoxicidade, obesidade, HIV e medicamentos antirretrovirais, mucopolissacaridoses ou doenças de depósito lisossomal, hemocromatose, tratamento com testosterona, osteonecrose disbárica/síndrome da descompressão súbita, oxigenação por membrana extracorpórea venoarterial (ECMO-VA), tromboembolismo, cirrose hepática, pacientes transplantados, leucemia linfoblástica aguda (LLA), linfoma linfoblástico (LBL) e leucemia mieloide crônica (LMC), displasia do quadril, doença de Legg-Calvé-Perthes, alterações do estresse articular fisiológico, fatores anatômicos etc.

DIAGNÓSTICO

Quadro clínico

A dor é o sintoma principal e mais precoce da ON e seu surgimento é geralmente insidioso. Tem características mecânicas, havendo inicialmente uma fase assintomática (período pré-clínico), seguida de aumento progressivo e intermitente da dor com os esforços desenvolvidos pela articulação afetada. Mesmo uma diferença mínima de 1 mm no colapso da cabeça femoral está associada com aumento da dor e deterioração da qualidade de vida dos pacientes com ONCF. A dor em repouso ocorre em aproximadamente dois terços dos pacientes com ON, e a dor noturna ocorre em aproximadamente um terço deles. Mas existem pacientes que não sentem dor, mesmo em estágio mais adiantado da doença, que são, geralmente, aqueles que possuem pequenos focos de infarto ósseo em áreas que não suportam o maior peso, ou quando ainda não tenha ocorrido o colapso articular. A dor geralmente é localizada na articulação ou osso afetado e pode até mesmo aparecer em sítios múltiplos, nos casos de ON multifocal que pode ocorrer nas síndromes reumáticas.

A descrição da dor pelo paciente varia muito: quando ainda há somente edema medular

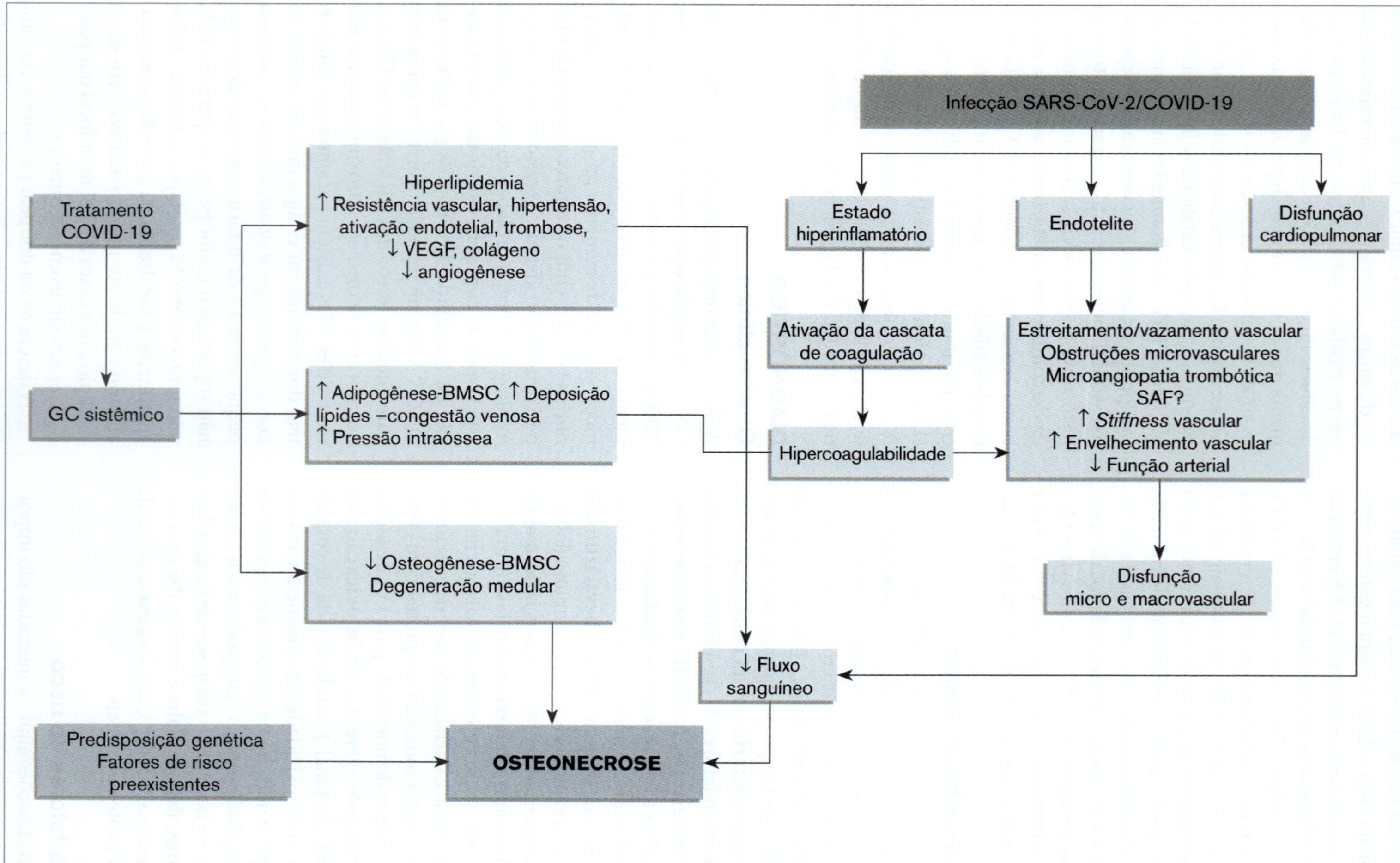

FIGURA 13 SARS-CoV-2, COVID-19 e a osteonecrose. Fonte: Moreira C, modificado de Shetty GM. Indian Journal of Orthopaedics, 2021 e Zheng K, et al. European Review for Medical and Pharmacological Sciences, 2020.

ósseo, como uma dor "surda", difusa, de difícil localização, como uma dor indefinida, "para cima e para baixo" ou "por todo o corpo"; quando há o colapso articular envolvendo o periósteo, o relato tanto pode ser de dor localizada, excruciante, como de uma dor com pouca definição de localização; quando acomete articulações que suportam peso ou são submetidas à sobrecarga funcional ou esforços repetitivos, a dor pode ser inicialmente forte, causar o despertar noturno, simulando uma dor inflamatória, que gradualmente torna-se mecânica, ocorrendo quando o paciente "coloca o pé no chão", eleva os membros superiores acima da cabeça, amenizando ou até desaparecendo quando se reduz a descarga de peso ou se retorna à posição de repouso.

Exames laboratoriais

Os marcadores do metabolismo ósseo não são confiáveis para diagnosticar ou monitorar as lesões da ONCF em humanos, sendo considerados ainda especulativos. Não devem ser usados em *screening* clínico inicial.

Exame anatomopatológico

Para confirmar o diagnóstico da ON humana, o ideal é que sempre seja realizados biópsia e exame anatomopatológico, rotina quase sempre utilizada em experimentos animais, não seguida na prática de estudos humanos, quando nos limitamos aos achados clínicos e de imagens, sobretudo nos pacientes mais jovens, com fatores de risco conhecidos. Na prática, quando as imagens, particularmente a ressonância magnética (RM), mas até mesmo a radiografia convencional, mostram uma lesão típica, o diagnóstico é feito com razoável precisão e a biópsia geralmente é considerada desnecessária, mas devemos ser cautelosos em adotar essa rotina com pacientes idosos, sem fatores de risco conhecidos (Figura 14).

Uma revisão de 2021 mostra a necessidade do exame anatomopatológico para confirmação do diagnóstico de ON, contrariando a nossa prática. De 163 casos com diagnóstico pré-operatório de ON, 26 (16%) foram confirmados como OA; o laudo radiológico diagnosticou incorretamente a ON em 17 (65%) pacientes, sendo estes significativamente mais velhos (média, 60 anos) do que os pacientes com ON diagnosticados corretamente através de dados clínicos.

A ONCF induzida por GC e a ONCF induzida pelo álcool parecem compartilhar microarquitetura e características histopatológicas similares na região necrótica, mas a ONCF induzida pelo GC exibe um aspecto menos esclerótico da microarquitetura e um estado metabólico ósseo mais ativo na interface reativa e na região normal. Na ONCF induzida pelo GC as microfraturas das trabéculas subcondrais na região necrótica foram "mais graves" e a vascularização da interface reativa foi mais abundante. Esses achados, que podem ser atribuídos a efeitos biológicos distintos do GC e do álcool na angiogênese e no metabolismo ósseo, poderiam orientar modificações de técnicas cirúrgicas em pacientes recebendo tratamento conservador de preservação articular, principalmente no que diz respeito a procedimentos distintos de desbridamento relacionados à região necrótica ou à interface reativa.

Métodos de imagem (articulações coxofemorais e outras articulações)

São fundamentais para confirmar o diagnóstico clínico e estagiar as lesões articulares, com a finalidade de orientar o tratamento em qualquer das articulações suspeitas. Quando tratamos da ONCF, por exemplo, como regra geral, ao reunirmos os dados clínicos do acometimento femoral às imagens da articulação podemos prever que ONCF que envolve > 30% da cabeça femoral progrida para o colapso em 46%-83% dos pacientes, enquanto a ONCF que envolve < 30% da cabeça femoral progride em < 5% dos casos, sendo essas as lesões que se comportam geralmente como assintomáticas e não exigem tratamento cirúrgico.

A utilização de uma classificação eficaz, que inclua tanto o estágio quanto a extensão do acometimento, deve ser enfatizada, pois levará a um melhor tratamento dos pacientes com ON. Os médicos que solicitam exames de imagem para pacientes com ON devem ser encorajados a consultar rotineiramente seus colegas de radiologia sobre quais estudos solicitar, bem como sobre a interpretação desses estudos.

A confirmação do diagnóstico clínico suspeito de ON é baseado principalmente nos exames de imagem e todos os métodos têm sua devida importância, na dependência do estágio em que se encontra a doença. Dentre os disponíveis e já estabelecidos na prática, a ressonância magnética (RM) é o método de referência desde os primórdios da detecção dessa doença, diante de sua alta sensibilidade.

Radiografia simples

Apesar de ser o método mais barato e amplamente disponível, a radiografia simples não é sensível às alterações precoces da ON, portanto, não faz o diagnóstico das fases iniciais, quando pode ser identificada apenas uma discreta osteopenia. A radiografia deve ser solicitada para se obter um panorama inicial dos diagnósticos cabíveis de dor articular, entretanto, uma imagem normal obtida por esse método não necessariamente traduz a ausência da doença. Pode-se demorar até 5 anos para que modificações típicas aconteçam e possam ser diagnosticadas. Devem ser solicitadas radiografias da bacia de incidência anteroposterior (AP) em batráquio (*frog leg*), imprescindível para me-

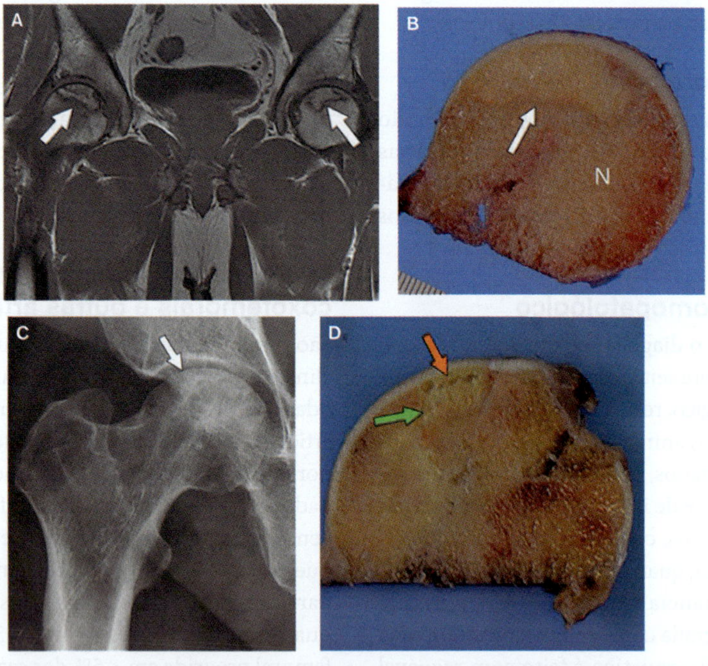

FIGURA 14 Correlação entre o diagnóstico radiológico e anatomopatológico na osteonecrose da cabeça femoral (ONCF). (A) Imagem coronal de ressonância magnética ponderada em T1 de ambos os quadris mostrando osteonecrose bilateral. A linha serpiginosa (setas) delineia a área necrótica. (B) Fotografia de corte coronal de peça cirúrgica da cabeça femoral direita mostrando área de gordura necrótica amarela (seta), que tem aparência distintamente diferente da medula normal circundante (N). A gordura é circundada por uma linha serpiginosa, que corresponde à aparência da ressonância magnética. A cartilagem articular está intacta, formando uma borda de tecido branco firme ao redor da superfície articular. (C) Radiografia anteroposterior mostrando ONCF, estágio III. Esclerose mosqueada e lucência são evidentes em grande área da superfície de suporte de peso da cabeça femoral. A linha serpiginosa está presente na margem da área necrótica. Sinal da "crescente" sutil (seta) é visível sem colapso cortical. (D) Fotografia de corte coronal de peça cirúrgica da cabeça femoral mostrando fratura subcortical (seta laranja) dentro de área de gordura necrótica (seta verde). A cartilagem articular está intacta. Fonte: Moreira C, modificado de Crim J, et al. AJR, 2021.

lhorar a acuidade do método, e localizadas, AP e lateral (perfil). Estas duas últimas incidências são utilizadas também na avaliação de outros sítios acometidos (sugestão: radiografia e RM do tornozelo na suspeita de necrose avascular do navicular) (Figura 15). Há uma sequência de imagens esperadas à medida que a doença avança: alteração discreta da densidade óssea, áreas de esclerose e cistos, radiolucência subcondral, perda da forma inicial do osso, colapso ósseo e desaparecimento do espaço articular com imagem típica de osteoartrite secundária e mesmo anquilose. O sinal da "crescente" é característico do colapso ósseo abaixo da placa subcondral e representa o ponto de viragem clínico, mais significativa indicação de que os recursos do tratamento conservador até então utilizados podem não ser tão efetivos e que estamos diante de um quadro de irreversibilidade da moléstia, como neste exemplo de ONCF da Figura 16. O colapso da cabeça femoral está intimamente ligado ao tamanho e à localização da lesão necrótica. Lesão necrótica de grande porte e principalmente se situada na região anterolateral da cabeça femoral (área crítica de suporte de carga reduzida e de alto risco) são os dois sinais preditores mais importantes do colapso da cabeça femoral.

A ONCF, principalmente em jovens, é doença devastadora, podendo afetar a qualidade de vida e resultar em artroplastia total do quadril. Portanto, a previsão e a avaliação precisas do risco de colapso nos estágios pré-colapso podem ajudar a identificar os pacientes que se beneficiarão de intervenções conservadoras preventivas.

O aperfeiçoamento e a simplificação da capacidade de prever o colapso da cabeça femoral com base em aspectos radiológicos simples seriam valiosos e preferíveis para uso clínico, especialmente em países em desenvolvimento. Um estudo publicado em 2021 mostrou uma concordância elevada de 93,9% entre os exames radiográfico e patológico na detecção de ONCF, entretanto, o diagnóstico radiográfico foi mais dificultado em casos de osteoartrite avançada e fraturas subcondrais. Nem todas as classificações são capazes de prever sempre o colapso, como a do *Japanese Investigation Committee* (JIC), que criou uma classificação de acordo com os achados na incidência anteroposterior (AP) e provou ser um sistema confiável para prever o risco de colapso, entretanto, pode ignorar aquele que esteja ocorrendo na cabeça femoral anterior, o que é uma limitação. Alguns casos com lesões necróticas ocupando mais do que os dois terços mediais da área de suporte de peso comportam-se como uma superfície articular intacta em incidência em AP, mas um colapso significativo já foi relatado com a utilização da visão em *frog leg* lateral (FLL). Um estudo retrospectivo realizado em 2018 demonstrou que a avaliação combinada das visualizações em AP e FLL para lesão necrótica anterolateral tem valor clínico para prever o colapso em pacientes com ONCF na fase pré-colapso. Todos os pacientes com ONCF pré-colapso foram submetidos a tratamento não cirúrgico de preservação do quadril.

Em contrapartida, quando a área de osteonecrose é discreta e ainda não ocorreu o colapso da superfície articular, as radiografias detectam áreas escleróticas denominadas "ilhas ósseas" ou "infartos ósseos". As áreas denominadas cistos correspondem a regiões de reabsorção de tecido morto, que são contíguas às áreas de esclerose de reparação. O achado da esclerose periférica à lesão tem sido visto naqueles casos que não caminham para o colapso articular, um sinal de melhor prognóstico. Quando as alterações morfológicas já são observadas na radiografia e principalmente quando já existe necrose da cabeça femoral, perda da esfericidade da cabeça, com depressão da superfície articular entre 2 e 4 mm, a despeito de alterações acetabulares associadas ou não, não é preciso nenhum outro método adicional de investigação diagnóstica. Portanto, nos estágios tardios, a radiografia torna-se método crucial no acompanhamento da doença (Figura 17).

Imagens de raio-X, além do propósito exposto, auxiliam no diagnóstico diferencial com outras doenças, a saber, osteoporose transitória do quadril, osteomielite, fraturas, displasia e osteossarcoma, dentre vários tipos de neoplasias primárias ósseas e implantes secundários ósseos.

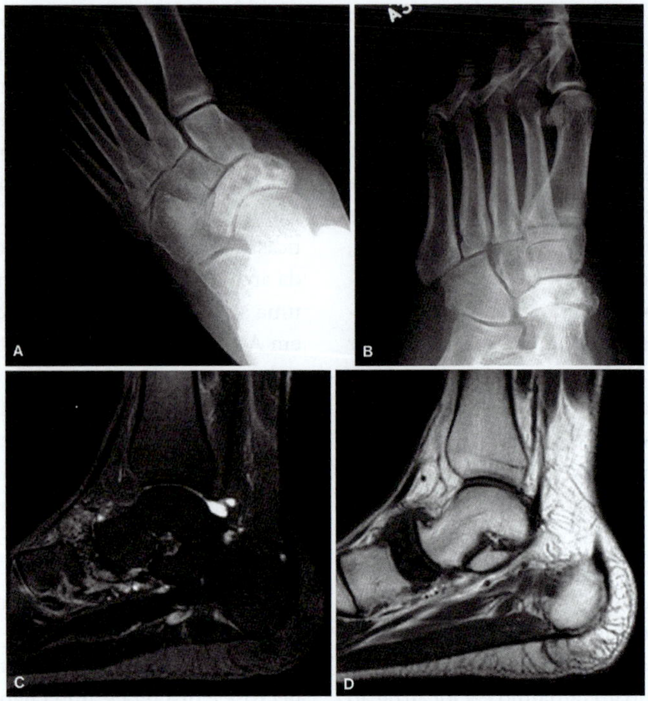

FIGURA 15 Necrose avascular do navicular. (A e B) Estudo radiográfico do tornozelo em incidências anteroposterior e perfil demonstram aspecto densamente esclerótico do osso navicular, com imagens radiolucentes de permeio sugerindo cistos. (C e D) Ressonância magnética. Sequências da mesma imagem radiológica, *Stir* e T1, respectivamente, demonstram difusa alteração de sinal do osso navicular, caracterizada por sinal baixo em T1 e misto em *Stir*, o osso reduzido em altura, com deformidade residual.

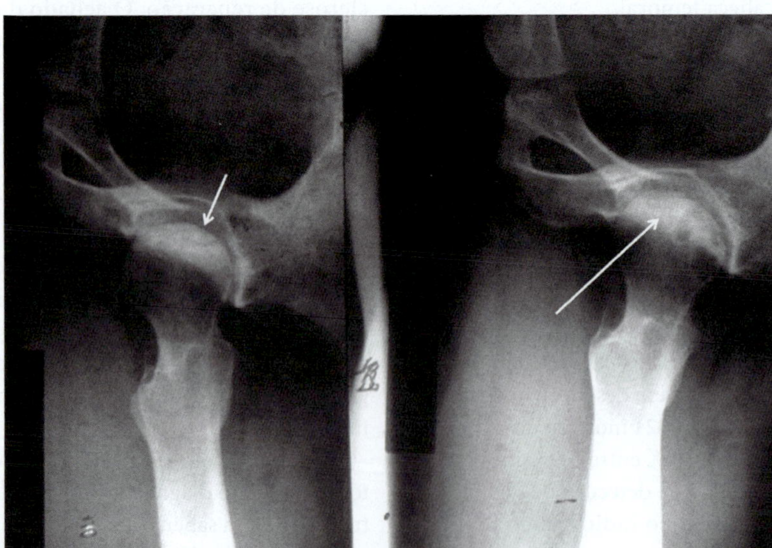

FIGURA 16 Necrose avascular da cabeça femoral em paciente com lúpus eritematoso sistêmico. Radiografia mostra a clássica "imagem em crescente" (seta).

Tomografia computadorizada

Não é um método solicitado de rotina para a detecção precoce de ONCF, por ser menos sensível do que a cintilografia e a RM, mas sim nas fases mais adiantadas da doença, por determinar a extensão das lesões, as zonas de osteosclerose circundando o osso necrótico e o osso reparado, permitindo uma boa visão das superfícies ósseas corticais, como outros eventos ocorrendo no estado de reparação; proporciona uma análise detalhada dos aspectos morfológicos, revelando alterações na zona do "asterisco", que é formada pela condensação de trabéculas comprimidas e sujeitas a uma tensão maior. Entretanto, sua principal indicação reside na maior sensibilidade em descartar fratura subcondral e pré-colapso ósseo, sobretudo no quadril, quando duvidosos na radiografia e RM, além de ser útil em situações em que a RM é contraindicada (Figura 18). A possibilidade de reconstruções multiplanares e reformatizações em 3D disponibilizadas à TC multidetectores, de alta resolução, torna o método superior à radiografia e à RM em vários trabalhos da literatura. A confiabilidade desse achado pela TC, concordante com o estágio evolutivo III da classificação de Ficat e Arlet, tem implicações decisivas no planejamento terapêutico, como exposto anteriormente.

Ressonância magnética

É muito mais sensível que os outros métodos na fase pré-clínica da doença, na detecção e quantificação da extensão da zona necrótica, com sensibilidade de 71 a 100% e especificidade de 94 a 100%.

É atualmente o melhor exame não invasivo, "padrão-ouro", capaz de identificar não apenas as lesões sintomáticas, mas aquelas assintomáticas em estágio inicial de evolução, muito antes de serem visualizadas na radiografia simples, facilitando assim o início do tratamento, proporcionando uma melhor resposta à terapia inicial e um prognóstico favorável. Achados de ON foram relatados na RM tão cedo quanto uma

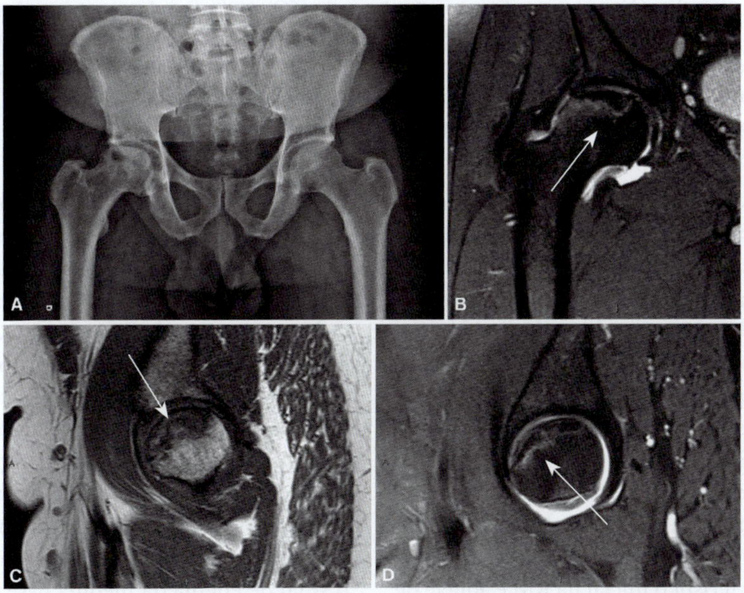

FIGURA 17 (A) Paciente com dor articular e suspeita de coxartrose, cuja radiografia da bacia em anteroposterior demonstra perda de esfericidade da cabeça femoral direita, com aumento de sua densidade representando esclerose óssea. (B, C e D) Ressonância magnética solicitada em planos coronal *Stir*, sagital T1 e sagital *Stir* confirma a perda da morfologia esférica normal da cabeça femoral, com área geográfica de baixo sinal em T1 e de sinal intermediário a alto em *Stir*, margeada por uma linha hiperintensa. Associam-se pequeno volume de derrame articular e alterações iniciais de osteoartrite.

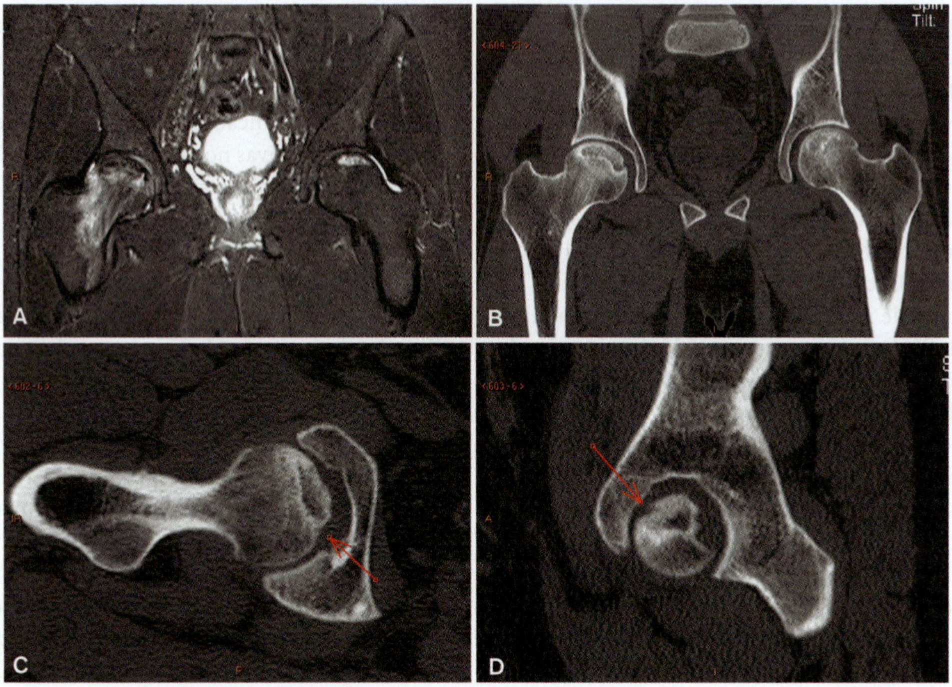

FIGURA 18 Paciente com necrose avascular de ambas as cabeças femorais, significativamente sintomático à direita, sem melhora com o tratamento até então instituído, assintomático à esquerda, submetido à ressonância magnética (A); a tomografia computadorizada (TC) *multislice* demonstra as áreas necróticas de densidade aumentada e configuração geográfica, porém não detecta o edema ósseo que acompanha a necrose da cabeça direita, lado sintomático. As reconstruções multiplanares por TC nos planos coronal (B), axial (C) e sagital (D) detectam mínima depressão do contorno cortical posteromedial da cabeça femoral direita, inferindo fratura subcondral em evolução (setas).

semana após lesão vascular induzida, como demonstrado em estudo utilizando modelo animal, além de detectar ON dentro de três semanas após o início de tratamento com corticosteroides em altas doses. Um estudo prospectivo de longo prazo mostrou que a avaliação por RM pode ser útil no acompanhamento da progressão de pequenas lesões assintomáticas de ONCF em pacientes com SARS.

Diante de um estudo radiográfico normal, em um contexto clínico favorável para ON, deve ser solicitada subsequentemente a RM. O achado mais característico inicial na RM é aquele de uma área de baixo sinal nas sequências T1 correspondendo a edema ósseo, que pode ser margeado por uma linha hiperintensa em sinal, representativa de produtos da degradação da hemoglobina. Nas sequências T2, um achado bastante característico é a imagem de "dupla linha", que delimita as áreas da necrose subcondral e tecido de granulação hipervascular, correspondendo à interface entre o osso infartado e a medula óssea normal (Figuras 19 e 20). Fraturas subcondrais são evidenciadas como áreas de baixo sinal em T1, de morfologia côncava, adjacentes à superfície articular (Figura 21). O sinal de RM predominante do segmento osteonecrótico pode ser usado para estimar a cronicidade da lesão; o sinal da lesão da medula gordurosa implica uma lesão hiperaguda ou em cicatrização, o sinal de edema da medula óssea sugere uma lesão aguda/subaguda, enquanto o sinal esclerótico indica uma lesão crônica.

No laudo de RM da ONCF devem constar a localização e o tamanho do segmento osteonecrótico, uma porcentagem estimada do volume

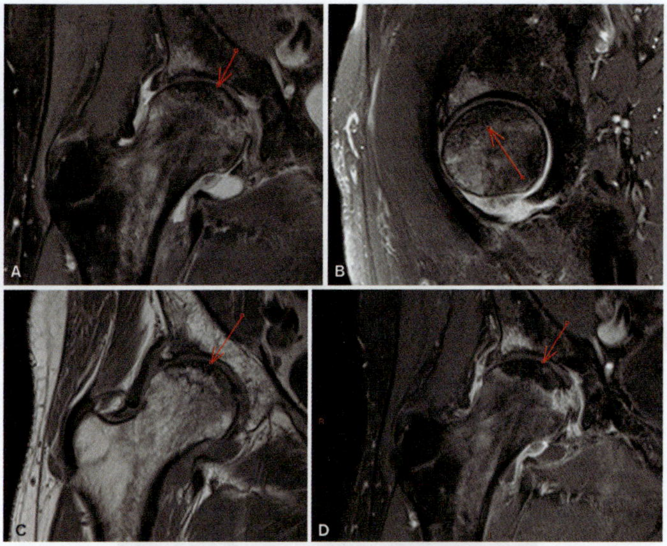

FIGURA 19 Imagens de ressonância magnética demonstrando sinais típicos de necrose avascular em fase aguda de evolução, sem fratura subcondral ou colapso da cabeça femoral. Zona necrótica de aspecto serpingiforme, com baixo sinal tanto nas sequências *Stir* (A e B) como em T1 (C), coexistindo edema ósseo que se estende ao colo femoral e moderado volume de derrame articular. Após o contraste paramagnético (D), é mais bem definida a zona necrótica, que não capta o contraste paramagnético, confirmando tratar-se de sua falta de vascularização (seta em D). Nota-se o reforço da sinovial, indicando a sinovite que acompanha o quadro.

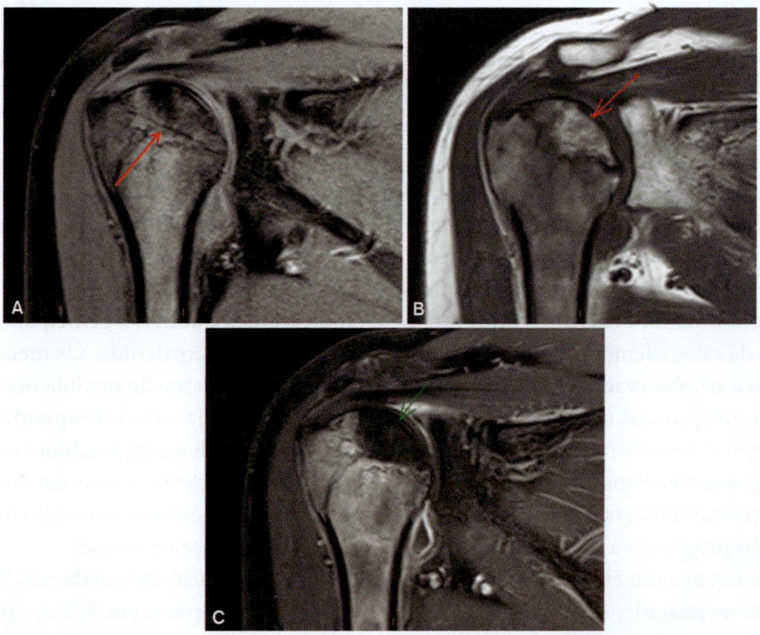

FIGURA 20 Paciente lúpica em uso de corticoide – ressonância magnética mostra necrose avascular da cabeça do úmero, cuja extensão da área isquêmica (setas em A e B) foi mais bem delimitada na sequência pós-contraste (seta em C), área que não captou o contraste.

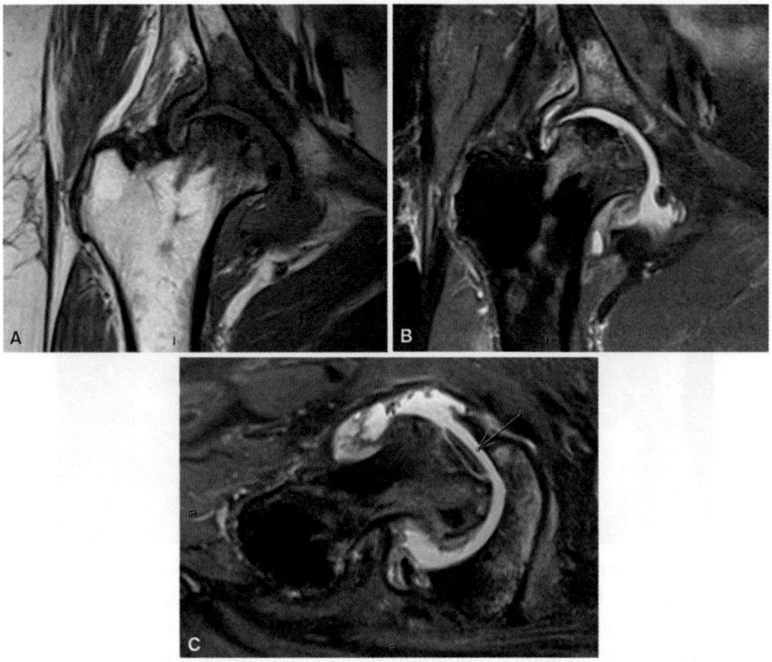

FIGURA 21 Fase crônica de necrose avascular à ressonância magnética, com achatamento da cabeça femoral, perda da cartilagem acetabular (osteoartrite estabelecida), alterações que se acompanham de edema ósseo e de derrame articular. Em C, a seta aponta fratura subcondral, com fragmento ósseo necrótico descolado instável, de morfologia côncava, voltado para a superfície articular.

da cabeça femoral acometida (< 15%, 15-30%, > 30%), cronicidade da lesão e estágio da doença. Um contorno da cabeça femoral não colapsado e preservado representa doença em estágio inicial. Em contrapartida, o colapso da cabeça femoral representa doença mais avançada e dano irreversível (ou seja, a cabeça femoral nunca recuperará sua esfericidade normal uma vez que o colapso articular tenha ocorrido). Portanto, o achatamento da cabeça femoral é um ponto muito importante a ser observado e relatado, mesmo que o grau de colapso seja mínimo. Um achatamento < 2 mm é considerado leve; > 2 mm é moderado a grave. O colapso da cabeça femoral leva à OA secundária do quadril e achatamento/fragmentação progressiva da cabeça femoral, indicativo de doença em estágio avançado que também deve ser relatado, se presente.

Um achado na RM que merece melhor consideração atualmente é o edema ósseo medular, que não é patognomônico da ON, podendo ocorrer na osteopenia transitória do quadril, na síndrome dolorosa complexa regional, acompanhando fraturas por trauma ou estresse (fadiga ou insuficiência), nas neoplasias, nas artropatias e até na infecção articular. Pode ser considerado um sinal precoce da isquemia e correlaciona-se com o sintoma da dor, sendo capaz de prever o colapso articular em crianças, adolescentes e adultos, principalmente na ON induzida pelo corticoide. Os mecanismos que resultam no edema de medula óssea variam na dependência da causa. Enquanto a isquemia pode causar edema de medula óssea na osteonecrose e doença falciforme, em outras situações o edema pode estar relacionado à hipervascularização, fibrose ou estase.

Outra alteração detectada pela RM é o derrame articular, presente em 50% dos pacientes com ON. Há citação de que o volume do derrame é bastante similar nas fases I e II, havendo significante diferença com o estágio III, de pior evolução prognóstica da doença (Figura 22). Os quadris que avançam para artroplastia total do quadril têm mais frequentemente edema de medula óssea no colo do fêmur, adjacente à lesão necrótica e no acetábulo, além de fraturas subcondrais, derrame e sinovite. O maior tamanho e a localização lateral, em área de suporte de peso, da lesão necrótica também predizem futura artroplastia total do quadril, comparativamente àqueles que não avançam para esse procedimento. O uso de RM com contraste (gadolínio) na osteonecrose do adulto não é obrigatório para o diagnóstico na grande maioria dos casos. Caso seja utilizado, a área isquêmica do tecido desvitalizado não se realçará após a infusão do mesmo, como demonstrado em caso de acometimento da cabeça umeral (Figura 20). A taxa de reações de hipersensibilidade (HSRs) aos agentes de contraste à base de gadolínio (GBCAs) é estimada em 0,4%. A RM também é método diagnóstico de grande valia em casos de osteonecrose como resultado de fraturas do colo femoral, comuns e relatadas em até 75% dos casos na avaliação histológica. Dentre os diagnósticos diferenciais clínicos e imaginológicos que podem mimetizar a ONCF também ressaltamos: fraturas por insuficiência subcondral, fraturas por compressão/fadiga/sobrecarga e osteoporose transitória do quadril (Figura 23). Embora várias articulações possam ser afetadas, incluindo os ombros (Figura 20), joelhos (Figura 24) e tornozelos (Figura 25), a ONCF ainda é a mais comum. Como a ONCF é frequentemente bilateral, pelo menos duas sequências com avaliação geral da bacia incluindo os dois fêmures devem fazer parte do protocolo de RM de rotina. Mais recentemente introduzida na prática imaginológica, apesar de ainda não ser muito difundida, a RM de corpo inteiro (*Whole Body MRI*) surgiu com o intuito de investigação de neoplasias, doenças inflamatórias como ON multifocal, artrite reumatoide, espondiloartrites, polimiosite e dermatomiosite, além de ser útil na detecção precoce de ON em pacientes com doença hematológica tratada com GCs.

Cintilografia óssea com Tc-99

Mostra de modo inespecífico a captação do radioisótopo no local da lesão (atividade osteoblástica e presença de fluxo sanguíneo), sendo também pouco sensível nas fases iniciais, mas é útil quando o paciente não pode fazer a RM. A imagem é de uma área "fria" (necrose avascular) circundada por uma área "quente", em que há atividade osteoblástica aumentada. Não é indicada na rotina do *screening* dos pacientes suspeitos de ON, sobretudo em casos de lesões iniciais, por não ser específica, mas pode ser usada na suspeita de um acometimento de múltiplos sítios. A adição de tomografia computadorizada de emissão de fóton único (SPECT) pode aumentar a sensibilidade do método. SPECT/CT com 99mTc-metileno difosfonato mostrou que a atividade osteoblástica aumenta gradualmente ao redor da lesão necrótica na ONCF em estágio inicial. Cintilografia óssea com 99mTc-metileno mostra alta sensibilidade para detecção da lesão precoce, uma vez que a atividade do radionuclídeo reflete atividade osteoblástica e fluxo sanguíneo, que estão ausentes na ONCF. Para doença sintomática, o método é capaz de fornecer achados significativos em 2-3 dias após o início dos sintomas: "frio dentro de quente" e posteriormente "lesão quente" refletindo revascularização. No entanto, para a ONCF assintomática, não há muitos dados disponíveis que sugiram a utilidade diagnóstica do método. Há estudo mostrando que SPECT é mais sensível do que MRI (100% *vs.* 66%) na detecção precoce de osteonecrose após transplante renal. A tomografia por emissão de pósitrons pode detectar sinais de ONCF mais precocemente do que RM e SPECT, e pode prever a progressão da ONCF. Além disso, a imagem de medicina nuclear também é aplicada no pós-operatório, período para detectar a viabilidade do enxerto ou complicações infecciosas. A medicina nuclear tem sua maior aplicação no pós-operatório, no estudo da viabilidade do enxerto ósseo e de complicações infecciosas.

ESTADIAMENTO

Decidir a melhor opção de tratamento para um paciente jovem e ativo com ONCF é um desafio, e a tomada de decisão começa com o estadiamento da lesão, utilizando os sistemas de classificação disponíveis. Atualmente não há consenso sobre

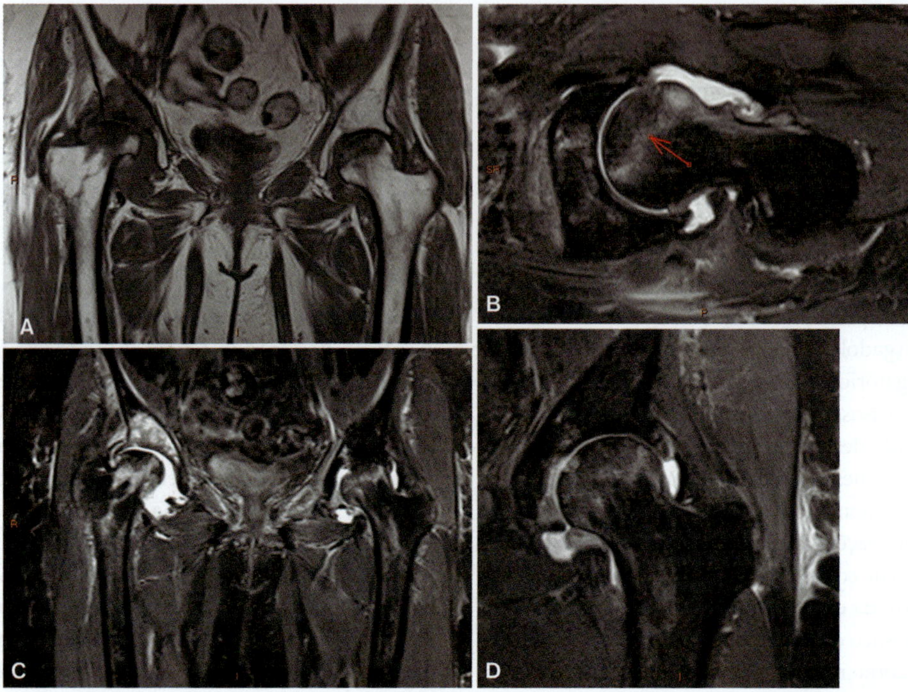

FIGURA 22 Imagens de ressonância magnética. Necrose avascular de ambas as cabeças femorais, em diferentes estágios evolutivos, paciente sintomático bilateralmente. Planos coronais em T1 e *Stir* (A e B) demonstram comprometimento crônico, estágio IV de Arlet/Ficat por ressonância magnética da moléstia na cabeça direita, colapsada, com sinais artríticos e volumoso derrame articular; à esquerda, estágio intermediário sem evidências de fratura subcondral ou perda de esfericidade da cabeça. O edema ósseo e o derrame articular estão associados com quadros álgicos mais exacerbados e em atividade.

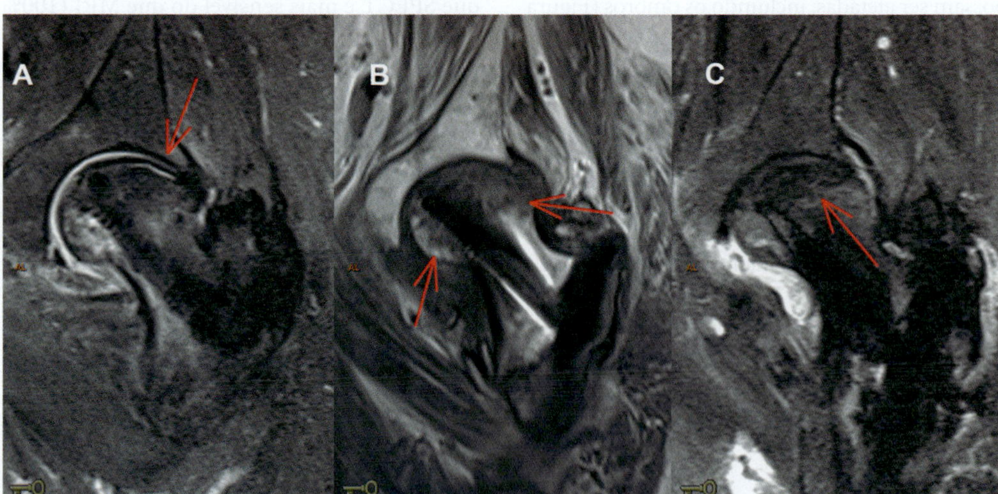

FIGURA 23 Necrose avascular da cabeça femoral (setas) suspeita em paciente submetido a cirurgia de fratura do colo femoral. Associam-se derrame articular e edema ósseo extensivo ao colo femoral, além de imagem de fratura subcondral em evolução em A.

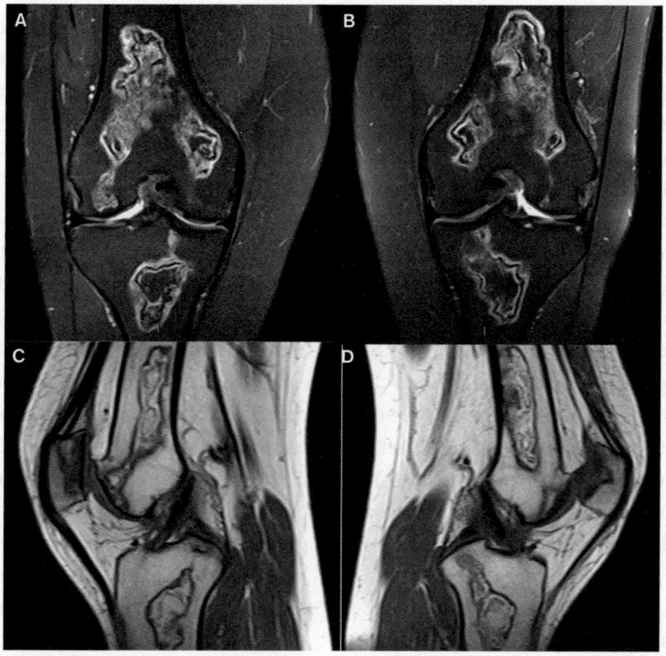

FIGURA 24 Infartos ósseos em fases intermediária a crônica de evolução acometendo fêmures, tíbias e patelas de ambos os joelhos em paciente lúpica submetida a tratamento com corticosteroides. Bilateralidade tipicamente associada com a corticoterapia; notam-se áreas de configuração serpengiforme correspondendo a infartos medulares com o sinal da "dupla linha" representando a interface osso isquêmico/ zona em fase de reparação.

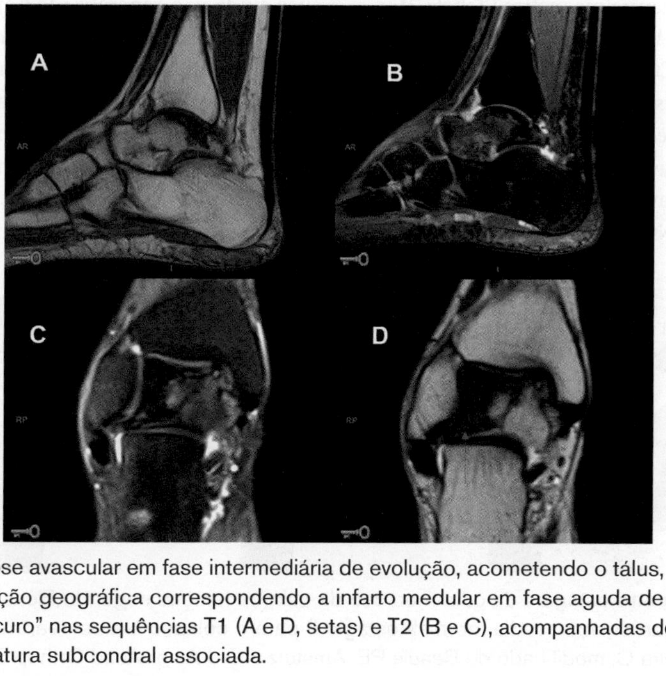

FIGURA 25 Necrose avascular em fase intermediária de evolução, acometendo o tálus, representada por área de configuração geográfica correspondendo a infarto medular em fase aguda de evolução – áreas de sinal baixo/"escuro" nas sequências T1 (A e D, setas) e T2 (B e C), acompanhadas de hiperemia óssea adjacente, sem fratura subcondral associada.

um sistema universal e abrangente de estadiamento da ONCF e a utilização de qualquer sistema é uma opção do médico, que deve escolher aquele que seja reprodutível e ofereça precisão no julgamento da gravidade e progressão da doença. Os três sistemas de classificação mais utilizados são:

A. O desenvolvido pelos ortopedistas franceses **Ficat e Arlet** em 1964, baseado em achados radiográficos, antes do advento da RM. Passou por novas modificações, está na sua quarta versão, que agora inclui achados de RM, sintomas do paciente, modifica a descrição dos achados radiográficos e exclui os procedimentos de testes invasivos, originalmente descritos na terceira revisão. Permite uma variabilidade muito grande de interpretações inter e intraobservadores, sendo julgada por alguns como insuficiente para sozinha estadiar as lesões. Apesar disso, a versão moderna dessa classificação permanece sendo a mais simples, a mais fácil e a mais utilizada (Figura 26 e Tabela 1).
B. A classificação da Universidade da Pensilvânia foi desenvolvida por **Steinberg** e seus colaboradores, incluindo a medição do tamanho da lesão e extensão do envolvimento articular usando ressonância magnética (Tabela 2).
C. O sistema da *Association Research Circulation Osseous* (ARCO) foi uma tentativa de estabelecer uma classificação internacionalmente aceita, com definição e terminologia uniformes. É mais favorável para guiar o tratamento clínico e a avaliação da progressão e prognóstico da ONCF, sendo a mais indicada para ser utilizada pelos pesquisadores para coleta de dados de registro. No entanto, sua desvantagem é que os critérios de avaliação são muito detalhados e complexos para serem amplamente utilizados na prática clínica (Tabela 3).

"Aprendizado de máquina", ou *Machine Learning* (ML), é uma subárea da inteligência artificial que busca simular esse comportamento em computadores executando uma determinada tarefa. É uma extensão da ciência da computação e estatística, envolvendo o uso de algoritmos para reconhecer relações nos dados e/ou prever resultados. O diagnóstico de ONCF baseado em RM é demorado e sua precisão depende da experiência dos radiologistas e cirurgiões. O emprego de uma CNN (*Convolutional Neural network*) para análise automática dessas imagens reduz o tempo e tornam-na menos dependente de especialistas. Estudos empregando a CNN para identificar a ONCF precoce com base na RM foi comparável à interpretação de imaginologistas e cirurgiões ortopédicos de diferentes níveis. É imperativo que os reumatologistas entendam os métodos e suposições que fundamentam os algoritmos de aprendizado profundo em uso ainda não generalizado hoje, como *Machine Learning, ChatGPT e Med-PaLM*, projetados como ferramentas para responder perguntas de profissionais de saúde ou de pacientes, que com certeza mudarão a decisão clínica do futuro.

Podemos resumir o que mais interessa na prática do consultório, comum a essas classificações apresentadas, da seguinte maneira (Ta-

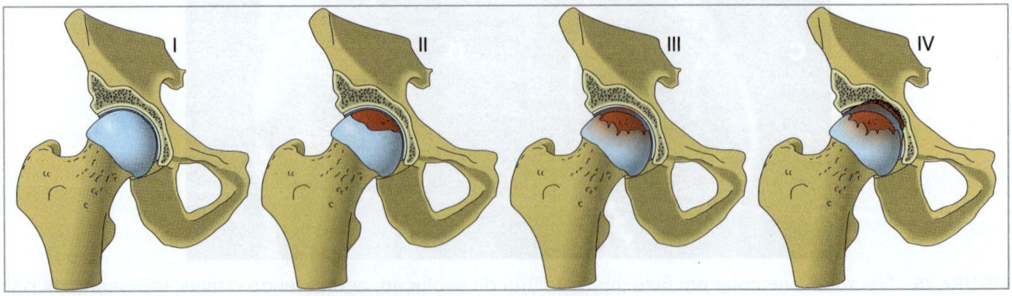

FIGURA 26 Os quatro estágios da osteonecrose da cabeça femoral segundo Ficat e Arlet. A doença progride de uma articulação sadia, normal (estágio I) para o colapso e a osteoartrite secundária final (estágio IV). Moreira C, modificado de Beaule PE, Amstutz HC. J Amer Acad Orthop Surg, 2004.

TABELA 1 Estadiamento da osteonecrose da cabeça femoral segundo a classificação de Ficat e Arlet modificada

Classificação	Achados clínicos	Radiografia convencional	Ressonância magnética
Estágio 0	Sem sintomas; fase pré-clínica	Normal	Normal
Estágio 1	Dor na virilha	Normal ou osteopenia discreta	Edema de medula óssea?
Estágio 2	Dor na virilha e rigidez; dor mecânica	Osteopenia e/ou cistos subcondrais; porosidade difusa; pré-colapso do espaço articular	Melhor delimitação das áreas de envolvimento da cabeça femoral
Estágio 3	Dor na virilha, rigidez, irradiação da dor; dor mecânica	Sinal da "crescente" e/ou colapso subcondral (achatamento) da articulação com alterações degenerativas secundárias; perda da esfericidade da cabeça femoral	O mesmo que as radiografias
Estágio 4	Dor na virilha; dor mecânica; dor em repouso	Doença em estágio final com colapso; destruição extensa do espaço articular	O mesmo que as radiografias

TABELA 2 Estadiamento da osteonecrose da cabeça femoral – classificação de Steinberg

Estágio	Achados
0	Ausência de sintomas Radiografia normal Ressonância magnética não específica
1	Dor leve ou dor com a rotação interna Radiografia normal Ressonância magnética diagnóstica
2	Piora ou persistência da dor Aumento da esclerose ou cistos da cabeça femoral
3	Colapso subcondral (sinal da "crescente")
4	Achatamento da cabeça femoral Espaço articular normal
5	Redução do espaço articular com/sem envolvimento da cabeça femoral
6	Sinais de osteoartrite avançada

bela 4): no **estágio 0** não há alterações visíveis nas imagens de radiografia (já podendo haver alterações na RM); mas, à medida que a lesão progride para o **estágio I**, que consiste em alterações clínicas e radiográficas mínimas, observa-se na RM um decréscimo de sinal em T1, sinal variável em T2 e a presença de edema ósseo nos quadros sintomáticos. Muitas vezes a radiografia nessa fase pode ser até normal. O **estágio II** representa a fase reparadora, e as alterações visíveis correspondem à lesão do osso subcondral. No final desse estágio pode não haver fratura subcondral e as superfícies articulares podem ainda estar intactas. A presença de esclerose óssea prediz um melhor prognóstico, enquanto a presença de cistos e redução da massa óssea local, um pior prognóstico. O **estágio III** se caracteriza pela lucência subcondral, normalmente referida como "sinal da crescente", que indica colapso subcondral, o início do achatamento da cabeça femoral-grau de depressão da cabeça femoral < 2 *versus* > 2 mm (Figura 27). A classificação exata entre ARCO estágios II e IIIA é essencial, mas às vezes é difícil a distinção apenas pela fratura subcondral, especialmente no estágio inicial pós-colapso, quando ainda há

TABELA 3 Estadiamento da osteonecrose da cabeça femoral pelos critérios da *Association Research Circulation Osseous* (ARCO) – 2019

Estágio ARCO	Achados de imagens	Descrição
I	Radiografia normal Ressonância magnética alterada	Radiografia sem alterações Ressonância magnética mostra uma imagem de baixo sinal ao redor da área necrótica Ponto "frio" é visto na cintilografia
II	Radiografia normal Ressonância magnética alterada	Radiografia ou tomografia mostram osteosclerose, osteopenia focal ou alterações císticas na cabeça femoral Ainda não há evidências de fratura subcondral, fratura na porção necrótica ou achatamento da cabeça femoral
III	Radiografia ou tomografia mostram fratura subcondral	Radiografia ou tomografia mostram fratura subcondral, fratura na porção necrótica e/ou achatamento da cabeça femoral
IIIA (inicial)		Depressão da cabeça femoral ≤ 2 mm
IIIB (tardio)		Depressão da cabeça femoral ≥ 2 mm
IV	Radiografia mostra osteoartrite	Radiografia mostra osteoartrite da cabeça femoral com redução do espaço articular, alterações acetabulares e destruição articular

preservação do contorno da cabeça femoral (Figura 28). Os preditores do estágio IIIA têm sido descritos como: área de reabsorção óssea, alteração cística e derrame articular + área de reabsorção óssea combinada e alteração cística. A análise de alterações profundas além do osso subcondral pode facilitar a distinção entre ARCO estágios 2 e IIIA. Pacientes submetidos à artroplastia de quadril para necrose da cabeça femoral ARCO estágio III apresentaram menor tempo operatório e internação hospitalar, menos sangramento intraoperatório e melhor restauração da função do quadril do que aqueles com estágio ARCO IV. **Após o estágio III** há identificação da depressão na cabeça femoral, redução do espaço articular, alterações degenerativas acetabulares e perda da esfericidade da cabeça femoral, o que leva à destruição da integridade articular. Ainda que os diferentes estágios tenham uma relativa relação com a evolução anatomopatológica da doença, sua importância prognóstica e de indicação de tratamento é avaliada considerando-se sempre o mais importante: reconhecer os **estágios pré-colapso, 0, I, II e pós-colapso, III, IV** (Figura 28 e Tabela 4).

O estadiamento do paciente, em fase de pré-colapso *vs.* colapso, orienta a discussão do prognóstico e tratamento conservador *vs.* cirúrgico.

TABELA 4 Comparação dos estágios da osteonecrose da cabeça femoral em diferentes classificações de estadiamento

Achados de imagens	Ficat and Arlet	Steinberg	ARCO 2019
Pré-clínicos e pré-radiográficos	0	0	
Alterações evidentes na ressonância magnética	I	I	I
Alterações evidentes na radiografia	II	II	II
Fratura subcondral/colapso femoral < 2 mm > 2 mm	 III	 III IV	 IIIA IIIB
Redução do espaço articular ou alterações acetabulares	IV	V	IV
Osteoartrite avançada		VI	

Fonte: Moreira C, modificado de Yoon BH, et al. *The Journal of Arthroplasty, 2020.*

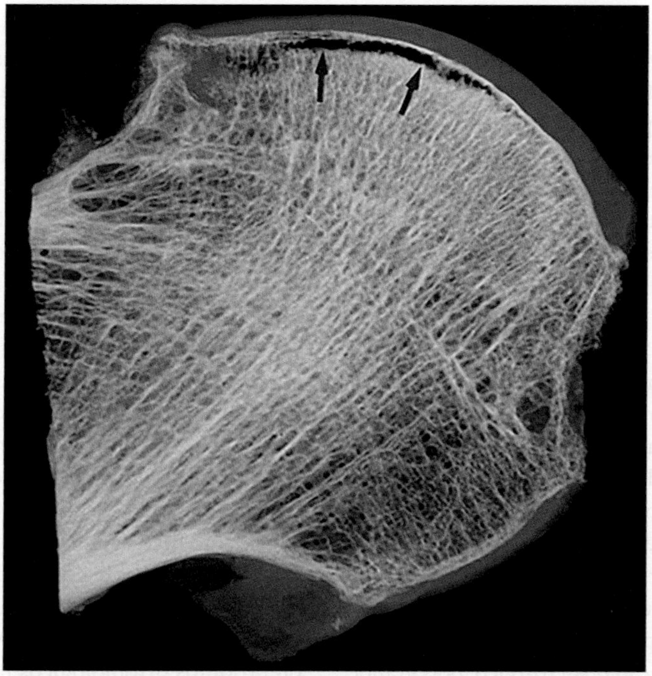

FIGURA 27 Osteonecrose da cabeça femoral em paciente com lúpus eritematoso sistêmico, mostrando área radiolúcida subcondral ao longo da linha de fratura ou sinal da "crescente" (setas).

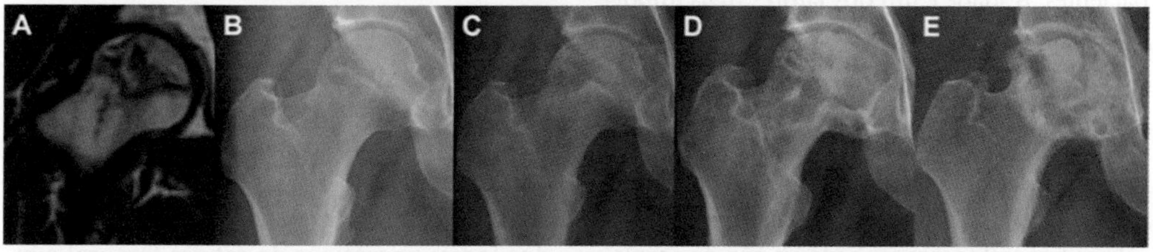

FIGURA 28 Imagens anteroposteriores do quadril direito de um paciente com osteonecrose da cabeça femoral progressiva – estágios ARCO I-IV. (A) Estágio I: ressonância magnética mostrando uma borda externa de baixa intensidade em T1. (B) Estágio II: osteoporose focal e osteoesclerose são vistas na cabeça femoral. (C) Estágio IIIA: colapso subcondral < 2 mm e marginal, observando-se esclerose ao longo da lesão. (D) Estágio IIIB: nota-se colapso acentuado da cabeça femoral > 2 mm. (E) Estágio IV: fragmentação da lesão necrótica e evolução do estreitamento do espaço articular com alterações acetabulares. Fonte: Moreira C, modificado de Yoon BH, et al. The Journal of Arthroplasty, 2020.

O colapso da cabeça femoral significa grave deterioração da estrutura óssea no sitio da lesão necrótica e que a doença progrediu para um estágio mais avançado, estando diretamente relacionado com o prognóstico e a qualidade de vida dos pacientes. Colapso da cabeça femoral significa falha nas propriedades biomecânicas do osso subcondral e, quase sempre, leva à disfunção da articulação do quadril afetada, em mais ou menos tempo, quando a artroplastia quadril é uma opção confiável e a última para tentar recuperar a função da articular. Esse processo é mais rápido e mais evidente se a área necrótica for grande ou se sua localização na cabeça femoral for em área de maior suporte de carga. A programação de tratamento conservador *vs.* cirúrgico não deve ser feita somente com base no achado das imagens, devendo também considerar: a gravidade dos sintomas, tamanho e localização da lesão, idade do paciente, seu estado geral, suas comorbidades, além da decisão pessoal do paciente de submeter-se a esse tipo de tratamento e de haver uma equipe multidisciplinar experiente na realização desse tipo de ato cirúrgico e do processo de reabilitação posterior.

TRATAMENTO

A escolha do tratamento dos pacientes com ONCF deve considerar muitos fatores: fator ambiental desencadeante, idade do paciente, ocupação, presença de comorbidades, estadiamento da lesão (p. ex., localização e volume da lesão, presença ou não do colapso da cabeça femoral etc.), grau de perda da função articular e até mesmo condições socioeconômicas, ponderando racionalmente se o paciente terá condições para fazer as revisões e o tratamento de reabilitação pós-cirúrgico, pois grande parte dos esforços de tratamento cirúrgico podem ser perdidos pela precariedade socioeconômica dos pacientes. A idade é um dos fatores mais importantes para a escolha das opções de tratamento. Pacientes jovens e de meia-idade são muito ativos e, portanto, dentro das possibilidades, deve ser escolhido um plano de tratamento que possa preservar a cabeça femoral. Além de medicamentos, pode ser realizada descompressão do núcleo central da cabeça femoral (acompanhada ou não do acoplamento de produtos ortobiológicos), o procedimento do "alçapão" e enxerto de osso autólogo. Se o paciente for de meia-idade, em um estágio inicial (sem colapso) da ONCF, grande esforço deve ser feito também para preservar a cabeça femoral, usando as mesmas técnicas. Para pacientes idosos, prefere-se a indicação da substituição articular e a decisão será tomada levando em conta a condição óssea do quadril, as comorbidades do paciente, sua atividade diária de trabalho e lazer e a previsão de sua longevidade (Figura 29).

Tratamento não cirúrgico

O tratamento não cirúrgico ou conservador parece ser a melhor abordagem inicial nos casos de diagnóstico precoce de uma lesão inicial.

A **retirada da sustentação do peso** para proteção da junta afetada com o uso de órteses pode resultar em benefícios satisfatórios em termos da taxa de sucesso da artroplastia total de quadril e escores HHS e VAS. Beneficia a maioria dos pacientes pré-colapso para preservar o quadril, mas também permite que pacientes pós-colapso possam adiar a cirurgia de preservação do quadril. É o método mais direto utilizado para aliviar estresse na cabeça femoral, sendo prontamente aceito pelos médicos e pacientes e recomendado em muitas diretrizes. Entretanto, apesar de tão intuitivo e simples, faltam evidências de sua eficácia, pela falta de estudos prospectivos considerando-o o objetivo primário do estudo.

Não há ainda eficácia comprovada de que o tratamento medicamentoso com medicamentos antirreabsortivos (bisfosfonatos – BFs, denosumabe – Dmab ou ranelato de estrôncio), anticoagulantes, antiplaquetários, vitaminas (D, B12) ou produtos ortobiológicos possa alterar a história natural da ON, e portanto não deva ser recomendado de rotina.

Tratamento cirúrgico

Tratamentos cirúrgicos classicamente estabelecidos para a ONCF, como osteotomia rotacional, descompressão do núcleo femoral com ou sem enxertos ósseos, não são satisfatórios para alterar satisfatoriamente as zonas de suporte de peso dos locais necróticos da cabeça femoral e influenciam minimamente a osteogênese. Apesar disso, constatou-se entre 2010 e 2020 um aumento nos procedimentos de preservação articular, particularmente descompressão central, em pacientes < 50 anos.

Em pequenas lesões localizadas medialmente, o colapso da cabeça femoral pode não se desenvolver, mesmo sem nenhuma intervenção médica conservadora ou cirúrgica. Para os casos menos avançados de ON, são utilizadas técnicas operatórias de descompressão, associadas ou não a produtos de biotecnologia, enquanto a artroplastia total do quadril é reservada para os casos mais avançados ou naqueles pacientes que não responderam ao tratamento conservador. Depressão da cabeça femoral < 2 mm em área de

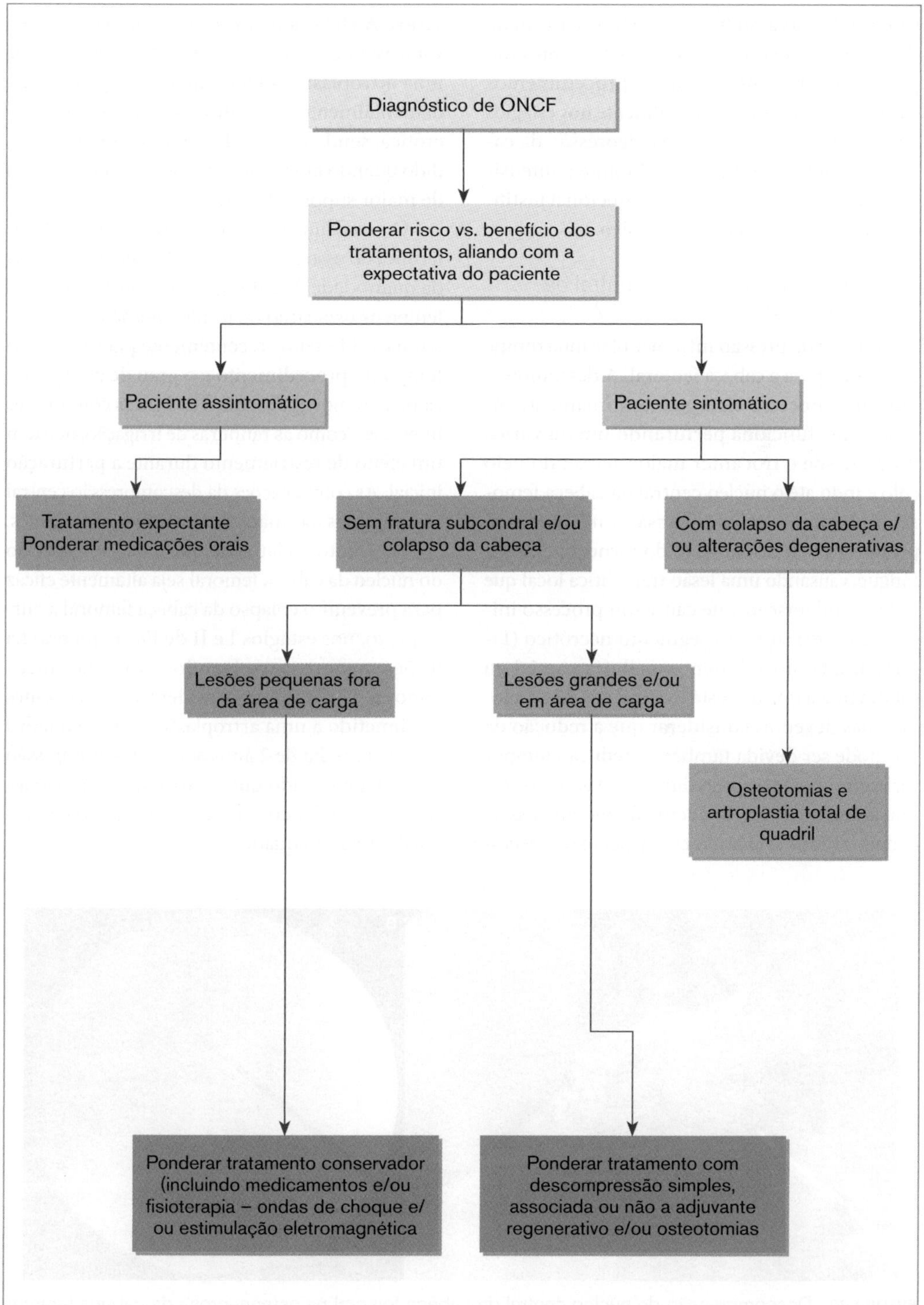

FIGURA 29 Conduta após o diagnóstico de osteonecrose da cabeça femoral (ONCF). Fonte: Moreira C, modificado de Miyahara HS, et al. Rev Bras Ortop (São Paulo), 2022.

suporte de carga pode inicialmente ser tratada de modo conservador, mas esses pacientes são prováveis candidatos a futuros procedimentos cirúrgicos, utilizados principalmente nos estágios ≥ III de Arlet/Ficat, quando a depressão da cabeça femoral é geralmente > 2 mm e a intensidade da dor ou a incapacidade funcional justificam um tratamento mais agressivo.

Descompressão do núcleo central da cabeça femoral

O aumento da pressão intramedular interrompe a perfusão para a cabeça femoral. A descompressão é um processo cirúrgico minimamente invasivo que funciona perfurando um ou vários túneis desde o trocânter maior, passando pelo colo e indo até o núcleo central da cabeça femoral, reduzindo assim a pressão intramedular, promovendo a restauração do fornecimento de sangue, causando uma lesão traumática local que induz a inflamação, que causa um processo inicial de cicatrização do segmento necrótico (Figura 30). O procedimento melhora parcial ou totalmente a dor nos estágios iniciais da patologia, mas devemos considerar que a redução da dor pode ser devida também à redução temporária do suporte de peso durante a fase de reabilitação ou melhora do edema de medula óssea, e mais estudos avaliando esse aspecto são necessários. A eficácia do procedimento para preservar a estrutura óssea da cabeça femoral ou adiar uma artroplastia total do quadril depende fundamentalmente da localização da lesão osteonecrótica, sendo o procedimento mais bem-sucedido quando as lesões não se localizam nas áreas de maior suporte de carga.

O procedimento de perfuração gera uma lesão térmica do osso adjacente não dependendo apenas da quantidade de calor gerado, mas também do tempo de exposição do tecido. Inúmeros progressos têm sido feitos recentemente para reduzir o tempo do procedimento e o grau de geração de calor, com novos desenhos de brocas com muitas inovações, como as ranhuras de irrigação, que têm um efeito de resfriamento durante a perfuração inicial. As complicações da descompressão central são mínimas nas mãos de cirurgiões experientes.

Há muitos relatos de que a descompressão do núcleo da cabeça femoral seja altamente eficaz para prevenir o colapso da cabeça femoral a curto prazo, nos estágios I e II de Ficat, quando há lesões menores envolvendo < 15% da cabeça femoral. Um número considerável de pacientes é submetido a uma artroplastia total do quadril em uma média de 2 anos após a descompressão central, parecendo que o procedimento não altera o prognóstico e a indicação final da artroplastia total do quadril.

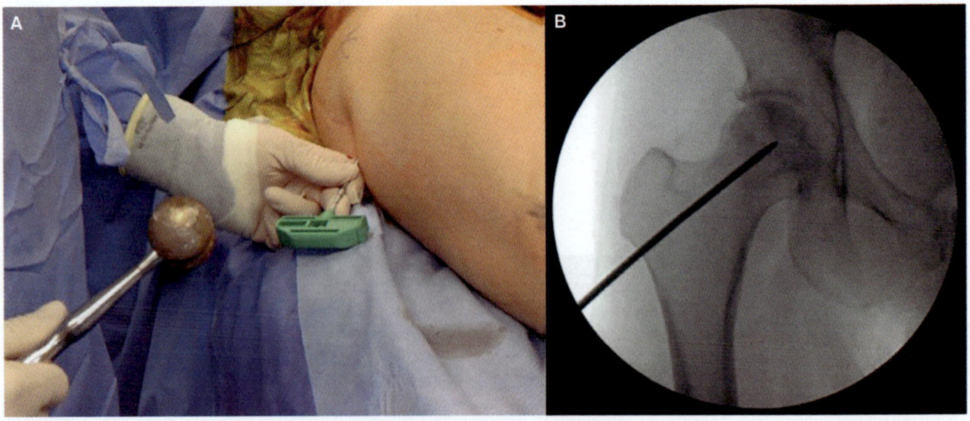

FIGURA 30 Descompressão do núcleo central da cabeça femoral na osteonecrose da cabeça femoral. Um trocarte é introduzido na lesão necrótica com leves golpes de martelo cirúrgico (A) sob orientação fluoroscópica (B). Fonte: Moreira C, modificado de Mont MA, et al. J Bone Joint Surg Am, 2020.

Apesar de ser usada por mais de 50 anos e parecer ter demonstrado desempenho melhor do que outras modalidade de manejo não operatório de lesões pré-colapso, as demonstrações basais de sua eficácia foram demonstradas apenas com alguns estudos não randomizados, com pequenas casuísticas e mais antigos. Não há ensaios clínicos randomizados de alta qualidade, realizados recentemente, demonstrando a superioridade de sua eficácia. Uma publicação analítica japonesa, de 2021, mostra que não há mesmo consenso sobre os resultados clínicos da descompressão, o que é surpreendente para um procedimento que parece estar muito bem consolidado na terapêutica da ONCF.

Recentemente foi sugerido o aumento de eficácia desse procedimento de descompressão com a utilização acoplada de produtos biológicos: transplante de concentrado autólogo de medula óssea [transplante de concentrado autólogo de aspirado de medula óssea (*concentrated autologous bone marrow aspirate transplantation*, CABMAT], concentrado de plaquetas, membrana amniótica humana, células osteoprogenitoras, alogênicas e autogênicas, fatores de crescimento, substratos minerais e moléculas bioativas e substitutos ósseos, *scaffolds* ou andaimes com produtos biológicos. Todos esses progressos ainda merecem validação (Figura 31).

Enxertos ósseos

O osso é o segundo material mais comumente implantado no corpo humano, após transfusão sanguínea. A implantação de um enxerto ósseo pode ser realizada como um procedimento auxiliar da descompressão do núcleo da cabeça femoral, fornecendo suporte estrutural e atuando como um "andaime" (*scaffold*) para neoformação óssea. Utiliza fragmentos ósseos extraídos da tíbia ou da bacia para substituir as áreas necrosadas. Em alguns estudos, os enxertos mostraram-se promissores, adiando a indicação de substituição articular em até cinco anos, mas somente alcançam esses resultados as equipes cirúrgicas muito experientes. Provocam um número significativo de complicações (20%) e faltam estudos prospectivos e randomizados com maiores casuísticas que as publicadas até o momento. Uma pesquisa utilizando bancos de dados eletrônicos realizada na China e publicada em 2023 a respeito dos enxertos ósseos não vascularizados (NVBG) para tratamento da ONCF revisou um total de 37 estudos descrevendo 2.599 cirurgias, com um *follow-up* de 50,5 meses. Mostrou que aproximadamente 21% dos pacientes foram submetidos a artroplastia total do quadril após NVBG. O tratamento com NVBG para pacientes com ONCF parece adiar ou pelo menos atrasar a necessidade de artroplastia total do quadril. Ainda hoje, o enxerto ósseo autólogo de crista ilíaca (*autologous iliac crest bone graft*, ICBG) é o padrão-ouro para problemas de consolidação óssea, pois possui as três características fundamentais que facilitam a cicatrização óssea: osteocondução, osteoindução e neosteogênese, mas não podemos esquecer que existem comorbidades relacionadas à obtenção desses enxertos autólogos e dificuldades técnicas, sobretudo com os enxertos vascularizados. Há relatos recentes, que precisam ser reconfirmados, de que enxertos ósseos autólogos modificados com biomateriais e produtos de medula óssea parecem ser métodos mais eficazes para o tratamento da ONCF.

O procedimento do "alçapão" (*trapdoor procedure*) é tradicional, muito comum no Brasil e em todo o mundo. É mais indicado na ONCF em estágio III, com lesões de pequeno e médio porte, quando os procedimentos conservadores não são tão bem-sucedidos (Figura 32). Envolve a excisão aberta do osso necrótico por elevação da cartilagem e a colocação de um enxerto preenchendo o espaço central criado para o procedimento da descompressão.

As hastes de tântalo (possui aparência metálica clássica, mas se destaca pelo elevado ponto de fusão e alta resistência à corrosão) podem fornecer suporte estrutural em seguida ao procedimento de descompressão do núcleo central da cabeça femoral, mas seus resultados não são ótimos. Por causa do aumento da taxa de complicações em pacientes submetidos a artroplastia total do quadril após a implantação de hastes de tântalo, essa modalidade de tratamento perdeu força em sua indicação (Figura 33).

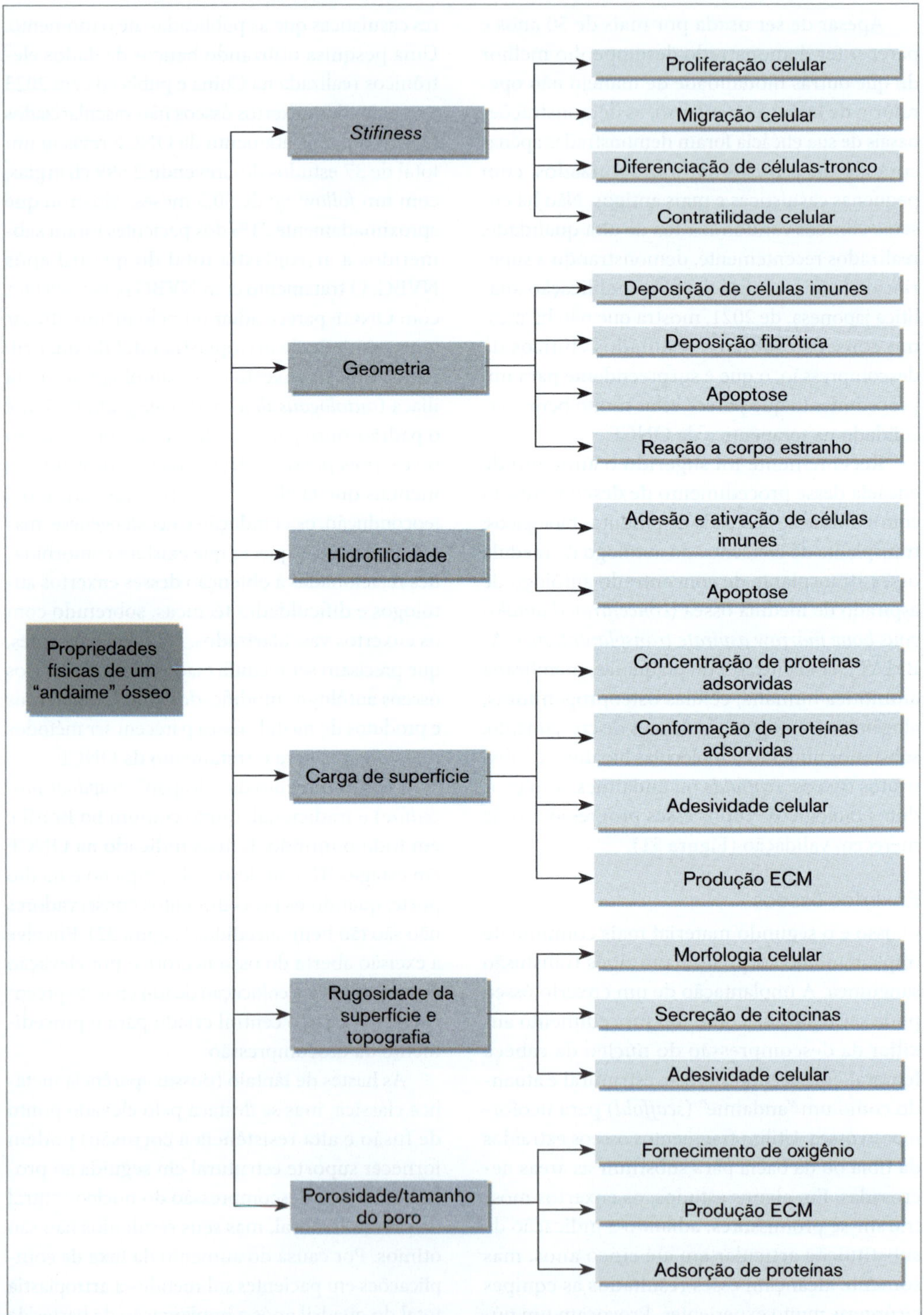

FIGURA 31 Propriedades físicas dos *scaffolds* (arcabouços ou andaimes) ósseos e seus efeitos no hospedeiro e na regeneração óssea. Fonte: Moreira C, modificado de Codrea CL, et al. J Clin Med, 2021.

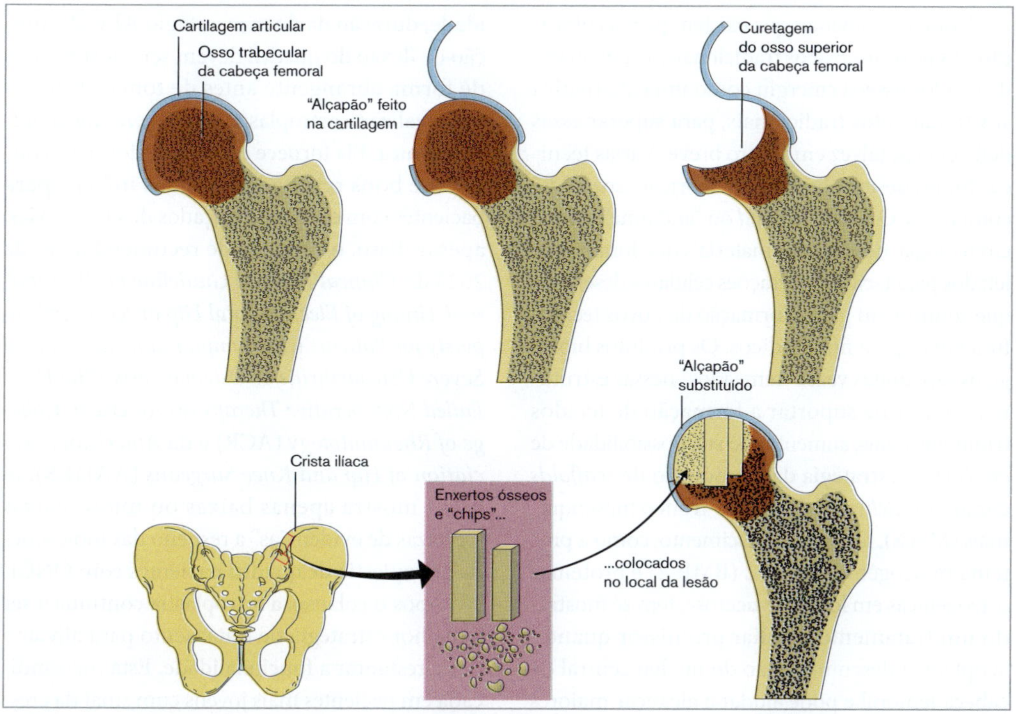

FIGURA 32 Diagrama da técnica do alçapão (*trapdoor*) utilizando enxertos ósseos corticais e esponjosos autógenos na osteonecrose da cabeça femoral. Fonte: Moreira C, modificado de Mont MA, et al. J Bone Joint Surg [Br], 1998.

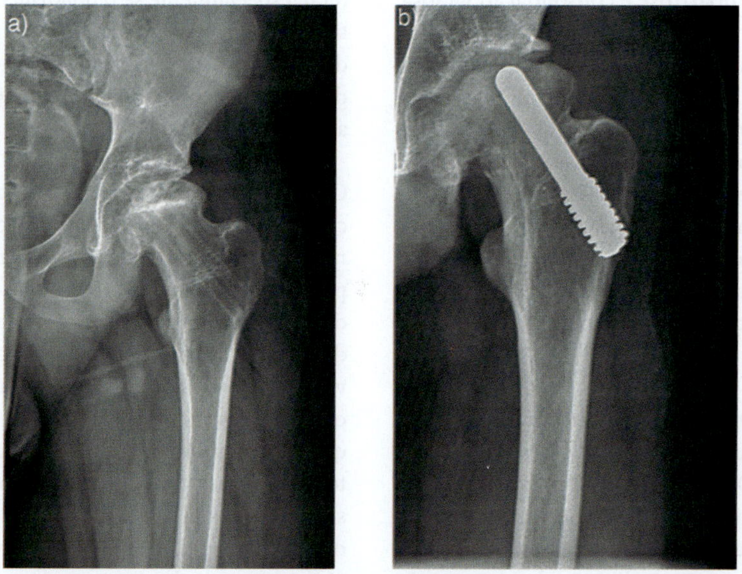

FIGURA 33 Inserção de haste de tântalo. (A) Radiografia pré-operatória. (B) Radiografia pós-operatória com 14 meses. Fonte: Moreira C, modificado de Hussaini M, et al. Journal of Hip Preservation Surgery, 2021.

Com os problemas que existem para a colocação dos enxertos ósseos tradicionais, a engenharia de tecidos ósseos emergiu como uma alternativa aos tratamentos tradicionais, para superar essas deficiências, talvez em futuro breve. Várias técnicas foram desenvolvidas para fabricar "*scaffolds*" compostos. O termo *scaffold* ou "andaime" é novo em biologia, designando materiais que foram projetados para facilitar interações celulares desejáveis que contribuem para a formação de novos tecidos funcionais para fins médicos. Os produtos biológicos são muitas vezes "semeados" nessas estruturas capazes de suportar a formação de tecidos tridimensionais, aumentando sua possibilidade de eficácia. A estratégia da introdução de *scaffolds* como um "*delivery*" de células-tronco mesenquimais (MSCs), fatores de crescimento, como a proteína morfogênica óssea-2 (BMP-2) e proteínas osteogênicas em locais de necrose, tem se mostrado um tratamento auxiliar promissor quando acoplado à descompressão do núcleo central da cabeça femoral e pode ajudar a alcançar maiores taxas de sucesso nesses implantes.

Osteotomia

É tecnicamente muito difícil e as complicações incluem pseudoartrose e consolidação viciosa, sendo mais indicada nos casos em que a substituição total do quadril não esteja definitivamente aconselhada. Poucos estudos mostraram resultados promissores. Aproximadamente um terço das osteotomias realizadas em casos de ONCF são convertidas em artroplastia em um período de aproximadamente 7 anos. Em pacientes idosos, a artroplastia deve ser considerada primariamente, especialmente porque a conversão para artroplastia após a osteotomia é bem mais difícil.

Artroplastia do quadril

Apesar de várias técnicas conservadoras de preservação do quadril terem sido descritas para o manejo da ONCF, independentemente de sua etiologia, mais de 80% das cabeças femorais entrarão em colapso mesmo com esses tratamentos, e os pacientes terão indicação de intervenção cirúrgica. A artroplastia do quadril constituiu o procedimento mais comum para o tratamento das ONCF entre 2010 a 2020. Vários fatores, como idade, duração da doença, estágio ARCO e função de flexão do quadril devem ser considerados de forma abrangente antes de tomar decisões para realizar a artroplastia ou não em nossa prática clínica. Ela fornece o alívio da dor mais confiável e bons resultados clínicos iniciais para pacientes com estágios avançados de ONCF. Mas, apesar disso, o sumário de recomendações de 2023 do *Clinical Practice Guideline for the Optimal Timing of Elective Total Hip or Knee Arthroplasty for Patients with Symptomatic Moderate to Severe Osteoarthritis or Osteonecrosis Who Have Failed Nonoperative Therapy* do *American College of Rheumatology* (ACR) e da *American Association of Hip and Knee Surgeons* (AAHKS), *in press*, mostra apenas baixas ou muito baixas "certezas de evidências" a respeito das indicações da artroplastia de quadril pacientes com ONCF.

Após o colapso, a artroplastia continua a ser a melhor estratégia de tratamento para aliviar a dor e restaurar a funcionalidade. Está mais indicada em pacientes mais jovens com sinal da crescente ou colapso da cabeça femoral mais avançado e pacientes com mais de 40 anos de idade com grandes lesões. Quase 47% (46,6%) dos pacientes continuarão a necessitar de artroplastia contralateral, especialmente se o quadril contralateral já tiver evidência de imagem de ON no momento da primeira artroplastia, o que sugere a necessidade de um acompanhamento mais vigilante da articulação contralateral.

As recomendações básicas da ATQ na ONCF incluem doença avançada, progressão contínua e fatores provocativos contínuos. São mais bem decididas quando indicadas para pacientes mais velhos, reduzindo assim procedimentos conservadores cumulativos, sendo de mais difícil indicação para pacientes relativamente jovens. Geralmente é indicada para os pacientes em estágios ≥ III de Arlet e Ficat, que suportem um ato cirúrgico de grande porte, que estejam com dor e limitações funcionais significativas pela progressão da doença, com o insucesso das medidas conservadoras não cirúrgicas e de descompressão prévia.

Os resultados da substituição articular são bastante variáveis, caso a caso, dependendo do tamanho e da localização da lesão necrótica, das características biotípicas do paciente, de sua cooperação no pós-operatório e da possibilidade de se submeter a um processo de reabilitação pós-operatório, que garantirá o sucesso da cirurgia. Surgem novas modalidades de reabilitação, como a telerreabilitação com a possibilidade de medidas precisas dos avanços do tratamento no dia a dia. Um progresso recente, ainda não incorporado ao nosso dia a dia, que chama a atenção, é o desenvolvimento de modelos 3D da prótese a partir dos dados colhidos através da RM. Vários estudos-piloto têm mostrado excelente desempenho dos modelos 3D em lesões de ombro, no quadril no contexto de impacto femoroacetabular e em substituições articulares no joelho.

Embora os métodos cirúrgicos e a ciência de materiais utilizados para artroplastia tenham evoluído muito, complicações continuam a ocorrer, como diferenças de comprimento em membros inferiores, infecções periprotéticas, afrouxamento asséptico, luxações ou deslocamento da prótese, fraturas periprotéticas, necessidade de transfusão sanguínea, maior número de readmissões hospitalares e tromboembolismo pulmonar, desgaste provocado pelo atrito [pode surgir uma lesão linfócitica asséptica associada à vasculite denominada ALVAL (*aseptic lymphocyte dominated vasculitis association lesion*), uma resposta de hipersensibilidade do tipo retardado aos detritos metálicos das próteses], lesão neurológica, calcificação heterotópica, que permanecem como desafios a serem resolvidos no futuro.

A superindicação de próteses se deve em parte à falta do diagnóstico precoce, de um sistema universal de estadiamento das lesões e à diversidade de condutas empíricas de tratamento, que nos impede de ter uma conduta única na condução desses casos.

PREVENÇÃO E PROGNÓSTICO

Cada "fator de risco" tem suas próprias regras de conduta e o tratamento preventivo até o momento não foi estabelecido. O prognóstico é tanto melhor quando melhor for o controle dos fatores precipitantes e dependerá da precocidade do diagnóstico, do sítio acometido, da localização e extensão da lesão necrótica, da *expertise* da equipe multidisciplinar que lida com a ON etc. A prevenção deve ser feita com o melhor controle possível dos "fatores de risco": redução das doses e tempo de administração dos medicamentos predisponentes (p. ex., < 20 mg/dia de prednisona ou equivalente pelo menor tempo possível), redução do consumo de álcool, abandono do tabagismo, tratamento de diabetes, doenças hepáticas e pancreáticas que predisponham à hiperlipidemia e manutenção das doenças autoimunes mediadas com a menor atividade clínica possível. Outros exemplos: os mergulhadores profissionais e não profissionais, que aumentaram significativamente nos dias atuais, devem ser alertados para evitar a descompressão rápida e não controlada na volta do mergulho profundo; deve-se exigir o controle clínico rígido dos portadores de drepanocitose e os gotosos devem manter baixos níveis séricos de ácido úrico, pois a hiperuricemia induz reações inflamatórias etc.

REFERÊNCIAS BIBLIOGRÁFICAS*

1. Ayers C, Kansagara D, Lazur B, Fu R, Kwon A, Harrod C. Effectiveness and safety of treatments to prevent fractures in people with low bone mass or primary osteoporosis: a living systematic review and network meta-analysis for the American College of Physicians. Ann Intern Med. 2023;176(2):182-95.
2. Bader-Meunier B, Breton S, Duffy D, Gitiaux C, Quartier P, Lemelle I, et al. Osteonecrosis in patients with juvenile dermatomyositis: is it associated with anti-MDA5 autoantibody? Rheumatology (Oxford). 2023:keac696.
3. Berg BCV, Mourad C, Omoumi P, Malghem J. Magnetic resonance imaging of accelerated bone remodeling. Semin Musculoskelet Radiol. 2023;27:114-23.
4. Cavagna L, Meloni F, Meyer A, Sambataro G, Belliato M, De Langhe E, et al. AENEAS collaborative group. Clinical spectrum time course in non-Asian patients positive for anti-MDA5 antibodies. Clin Exp Rheumatol. 2022;40(2):274-83.
5. Cheng C, Huang C, Chen Z, Zhang F, Duan Z, Wang Y, et as. Risk factors for avascular necrosis in patients with systemic lupus erythematosus: a multi-center cohort study of Chinese SLE Treatment and Research

* Os interessados por bibliografia suplementar podem se dirigir aos autores pelo e-mail caio.reumatologista@gmail.com informando precisamente sobre qual assunto comentado no capítulo necessitam de referências bibliográficas suplementares.

Group (CSTAR) Registry XXII. Arthritis Res Ther. 2023;25(1):78.

6. Crim J, Layfield LJ, Stensby JD, Schmidt RL. Comparison of radiographic and pathologic diagnosis of osteonecrosis of the femoral head. Am J Roentgenol. 2021;216(4):1014-21.
7. Dima A, Pedersen AB, Pedersen L, Baicus C, Thomsen RW. Association of common comorbidities with osteonecrosis: a nationwide population-based case-control study in Denmark. BMJ Open. 2018;8(2):e020680.
8. Drumond SN, Drumond FCF. Quadril. In: Carvalho MA, Lanna C, Bertolo M, Ferreira G. Reumatologia – Diagnóstico e tratamento. 5. ed. Rio de Janeiro: Guanabara Koogan; 2019. p. 175-203.
9. Expert Panel on Musculoskeletal Imaging; Ha AS, Chang EY, Bartolotta RJ, Bucknor MD, Chen KC, Ellis HB Jr, et al. ACR Appropriateness Criteria® Osteonecrosis: 2022 Update. J Am Coll Radiol. 2022; 19(11S):S409-S416.
10. Goodman SM, Springer BD, Chen AF, Davis M, Fernandez DR, Figgie M, et al. 2022 American College of Rheumatology/American Association of Hip and Knee Surgeons guideline for the perioperative management of antirheumatic medication in patients with rheumatic diseases undergoing elective total hip or total knee arthroplasty. Arthritis Care Res (Hoboken). 2022;74(9):1399-408.
11. Im GI. Regenerative medicine for osteonecrosis of the femoral head: present and future. Bone Joint Res. 2023;12(1):5-8.
12. Iwasa M, Ando W, Uemura K, Hamada H, Takao M, Sugano N. Association between magnitude of femoral head collapse and quality of life in patients with osteonecrosis of the femoral head Mod Rheumatol. 2023;33(2):416-21.
13. Jansen E, Brienza S, Gierasimowicz-Fontana A, Matos C, Reynders-Frederix-Dobre C, HateM SM. Revalidation après les arthroplasties de hanche et de genou [Rehabilitation after total knee arthroplasty of hip and knee]. Rev Med Brux. 2015;36(4):313-20.
14. Kallas R, Li J, Petri M. Predictors of osteonecrosis in systemic lupus erythematosus: a prospective cohort study. Arthritis Care Res (Hoboken). 2022; 74(7):1122-32.
15. Klippel JH, Gerber LH, Pollak L, Decker JL. Avascular necrosis in systemic lupus erythematosus: silent symmetric osteonecroses. Am J Med. 1979;67:83-7.
16. Kumar P, Rathod PM, Aggarwal S, Patel S, Kumar V, Jindal K. Association of specific genetic polymorphisms with atraumatic osteonecrosis of the femoral head: a narrative review. Indian J Orthop. 2022;56(5):771-84.
17. Li Z, Shao W, Lv X, Wang B, Han L, Gong S, et al. Advances in experimental models of osteonecrosis of the femoral head. J Orthop Translat. 2023;39:88-99.
18. Ma M, Tan Z, Li W, Zhang H, Liu Y, Yue C. Osteoimmunology and osteonecrosis of the femoral head. Bone Joint Res. 2022;11(1):26-8.
19. Maciel GBM, Maciel RM, Danesi CC. Bone cells and their role in physiological remodeling. Mol Biol Rep. 2023 Jan 6. Epub ahead of print.
20. McMaster C, Bird A, Liew DFL, Buchanan RR, Owen CE, Chapman WW, et al. Artificial intelligence and deep learning for rheumatologists. Arthritis Rheumatol 2022;74(12):1893-905.
21. Mimura N, Iwamoto T, Furuta S, Ikeda K, Kobayashi Y, Nakamura T, et al. Prevalence and risk factors of osteonecrosis of the femoral head in patients with ANCA-associated vasculitis: a multicentre cohort study. RMD Open. 2023;9(1):e002787.
22. Mourad C, Omoumi P, Vande Berg B. The many faces of marrow necrosis. Semin Musculoskelet Radiol. 2023;27(1):103-13.
23. Oka S, Higuchi T, Furukawa H, Shimada K, Okamoto A, Hashimoto A, et al. Antibodies against serum anti-melanoma differentiation-associated gene 5 in rheumatoid arthritis patients with chronic lung diseases. Medicina (Kaunas). 2023;59(2):363.
24. Parajuli S, Fowler JR, Balasubramanian E, Reinus WR, Gaughan JP, Rosenthal DI, et al. Problems with the pathological diagnosis of osteonecrosis. Skelet Radiol. 2016;45:13-7.
25. Tasu JP, Duboe PO, Florez N, Herpe G. Avascular osteonecrosis of the hip: The vision of the radiologist (radiology, MRI, CT and scintigraphy). Morphologie. 2021;105(349):85-93.
26. Tsai HL, Chang JW, Lu JH, Liu CS. Epidemiology and risk factors associated with avascular necrosis in patients with autoimmune diseases: a nationwide study. Korean J Intern Med. 2022;37(4):864-76.
27. Veronesi F, Contartese D, Martini L, Visani A, Fini M. Speculation on the pathophysiology of musculoskeletal injury with COVID-19 infection. Front Med (Lausanne). 2022;9:930789.
28. Yan Z, Xu J, Wu G, Zhen Y, Liao X, Zou F. Identification of key genes and pathways associated with gender difference in osteonecrosis of the femoral head based on bioinformatics analysis. J Musculoskelet Neuronal Interact. 2023;23(1):122-30.
29. Yoon BH, Mont MA, Koo KH, Chen AH, Cheng EY, Cui Q, et al. The 2019 revised version of association research circulation osseous staging system of osteonecrosis of the femoral head. J Arthroplasty. 2020;35(4):933-40.
30. Yoon V, Maalouf NM, Sakhaee K. The effects of smoking on bone metabolism. Osteoporos Int. 2012;23:2081-92.
31. Zaidi M, Kim SM, Mathew M, Korkmaz F, Sultana F, Miyashita S, et al. Bone circuitry and interorgan skeletal crosstalk. Elife. 2023;12:e83142.
32. Zheng J, Yao Z, Xue L, Wang D, Tan Z. The role of immune cells in modulating chronic inflammation and osteonecrosis. Front Immunol. 2022;13:1064245.

110

Osteonecrose mandibulomaxilar induzida por medicamentos

Caio Moreira
Gustavo Gomes Resende

INTRODUÇÃO E HISTÓRICO

Neste capítulo, o acometimento dos ossos da mandíbula e maxila pela osteonecrose induzida pelos medicamentos será denominado indistintamente "osteonecrose da mandíbula" ou pelo acrônimo **ONM**, e só excepcionalmente serão utilizados outros acrônimos.

A descrição de casos análogos à atual ONM induzida por medicamentos, principalmente bisfosfonatos (BFs), remonta ao final do século XIX, quando foi caracterizada pela primeira vez com o nome "mandíbula do fósforo", acometendo principalmente mulheres europeias que trabalhavam em fábricas de palitos de fósforo, que usavam o fósforo branco. O fósforo branco era o ingrediente ativo da maioria dos palitos de fósforo nas décadas de 1840-1910, e a exposição ao fósforo produzia efeitos tóxicos locais pelo contato direto com a mucosa oral, edema da gengiva e periostite severa com necrose e infecção, sendo que os dentes eram as estruturas principalmente afetadas, surgindo então "as trabalhadoras de dentes podres", uma doença profissional. As trabalhadoras com péssima higiene oral e ambiental, com sobrecarga de trabalho (12 a 15 horas de trabalho diário), portadoras de outras comorbidades da época, como tuberculose, cólera e febre tifoide, sem disponibilidade de tratamentos adequados, desenvolviam complicações sistêmicas, além da doença oral, que eram geralmente fatais.

A Convenção de Berna e a Convenção sobre as Armas Químicas em 1906 limitaram seu uso e surgiram novas maneiras de produzir palitos de fósforo semelhantes aos atuais (pesquisadores suecos, em 1855), que impediam a inalação de seus vapores tóxicos. Apesar disso, o fósforo continua a ser utilizado como arma em conflitos, inclusive atuais, para iluminação, sinalização e camuflagem de tropas, e continua sendo permitido na confecção de fogos de artifício.

Na era atual, os primeiros casos de ONM induzida por medicamentos que chamaram a atenção foram descritos em 2003, em pacientes oncológicos, usando BFs injetáveis. A osteonecrose (ON) induzida por BFs que conhecemos pode ser considerada hoje a segunda epidemia da "mandíbula do fósforo". Essas duas doenças análogas, embora separadas pelo tempo e pela via de exposição, podem ser consideradas uma entidade única. Foi também relatada em pacientes não oncológicos em tratamento da osteoporose (OP) com BFs de uso parenteral e oral e mais recentemente também descrita com uso de outros medicamentos, como antirreabsortivo biológico, antiangiogênicos e imunoterápicos utilizados em oncologia, sem propriedades antirreabsortivas ósseas. Na literatura atual, menos de 10% das ONMs ligadas a medicamentos estão relacionadas a pacientes tratados para OP, enquanto 90% delas são encontradas em pacientes tratados para neoplasias.

PECULIARIDADES DO ESQUELETO CRANIOFACIAL E DO SISTEMA MASTIGATÓRIO

Quando o reumatologista estuda os ossos e as doenças osteometabólicas, ele geralmente se detém nos ossos longos apendiculares e quase nunca é chamado à atenção para as características especiais do esqueleto craniofacial, que tem origem embrionária, morfológica, demandas biomecânicas e características bioquímicas diferentes daquelas dos ossos do tronco e membros (Tabela 1). Nem tudo que conhecemos da ON que acomete o esqueleto apendicular vale integralmente para a ONM, pelas características distintas dos ossos do esqueleto craniofacial e do sistema mastigatório:

A. Possuem derivação embrionária, geometria, microarquitetura e metabolismo diferentes dos demais ossos do esqueleto.
B. São em sua maioria derivados da crista neural, inclusive a maxila e mandíbula, sendo ricos em osso trabecular e suas células e fatores de comunicação intercelular respondem aos estímulos de modo peculiar.
C. São hipervascularizados.
D. Possuem adaptações às necessidades mecânicas exigidas pela mastigação, com um *turnover* ósseo acelerado, 10 vezes maior do que nos ossos longos.
E. São os únicos ossos que estão em contato próximo com o meio exterior, sendo submetidos continuamente a microtraumas repetidos, pela função dos dentes e pelas forças associadas à mastigação.

A face é constituída de três regiões: a face superior, a face média e a face inferior ou mandíbula, que se articula com a base do crânio, constituindo o sistema mastigatório, composto por um grupo de estruturas complexas e altamente organizadas, incluindo: ossos craniofaciais (maxila e mandíbula), músculos, dentes, articulações e elementos neurovasculares. Os dentes superiores e inferiores são principalmente suportados pelo osso alveolar, que é um dos três tecidos que sustentam os dentes; os outros dois são o ligamento periodontal e o cemento. O suporte ósseo dos dentes é composto por uma camada externa de osso cortical e uma região interna de osso esponjoso. O osso que circunda os dentes (ou processo alveolar) contém os dentes, os nervos e vasos sanguíneos destinados aos dentes e ao próprio osso (Figura 1).

TABELA 1 Diferenças embriológicas, anatômicas e bioquímicas entre o esqueleto craniofacial e o apendicular

	Região craniofacial (cavidade oral)	Esqueleto apendicular
Características embriológicas	Crista neural	Mesoderma
Ossificação	Intramembranosa	Endocondral e intramembranosa
Comportamento celular	Diferentes expressões genéticas e produção de proteínas pelas células mesenquimais primordiais. ↑Sinalização da via Wnt/β-catenina	
Medula óssea	↑Vermelha (medula jovem) ↑Gordurosa (medula senil)	↑Vermelha (medula jovem) ↑Gordurosa (medula senil)
Células mesenquimais primordiais	Proliferação rápida	
Células estromais da medula óssea	↓ Senescência; ↑formação óssea	
Conteúdo de cálcio	Alto	
Estruturas anatômicas	Penetração dos dentes e/ou implantes para dentro do corpo	Selagem completa com a continuidade do epitélio
Exposição às bactérias	Exposições sustentadas	Sem exposição natural

Fonte: Moreira C, modificado de Kuroshima S, et al. Genesis, 2022.

Como vemos, os ossos do esqueleto mandibulomaxilar são diferentes, possuindo praticamente as mesmas células já conhecidas do tecido ósseo, que funcionam de modo diferente daquele que conhecemos. Os osteoblastos, osteoclastos, osteócitos, as células-tronco mesenquimais (MSCs) e as células-tronco hematopoiéticas (HSCs) mantêm inter-relações e diálogos especiais com células de todos os outros sistemas, com os patógenos da cavidade oral e com o sistema imunológico local e sistêmico. Essas características especiais resultam em uma capacidade maior de recuperação de lesões, mas também de captar e fixar os medicamentos em maior escala, tornando esses sítios mais vulneráveis aos seus efeitos tóxicos.

CONCEITUAÇÃO

Um painel multidisciplinar de *experts* patrocinado pela *Multinational Association of Supportive Care in Cancer/International Society of Oral Oncology* (MASCC/ISOO) e pela *American Society of Clinical Oncology* (ASCO) em 2019 conceituou o paciente como portador de ONM quando preencher três condições:

1. Uso corrente ou prévio de tratamento utilizando medicamentos antirreabsortivos ósseos ou inibidor da angiogênese.
2. Lesão óssea exposta ou fístula oral/extraoral detectada pela sondagem na região maxilofacial, que persista sem cicatrização por período de oito semanas. Foram consideradas oito semanas porque a maioria dos sítios ulcerados na cavidade oral cicatrizam nesse período, mesmo com a presença de infecção, doenças sistêmicas e uso de quimioterápicos.
3. Ausência de lesão neoplásica metastática local ou exposição à radiação da região craniofacial.

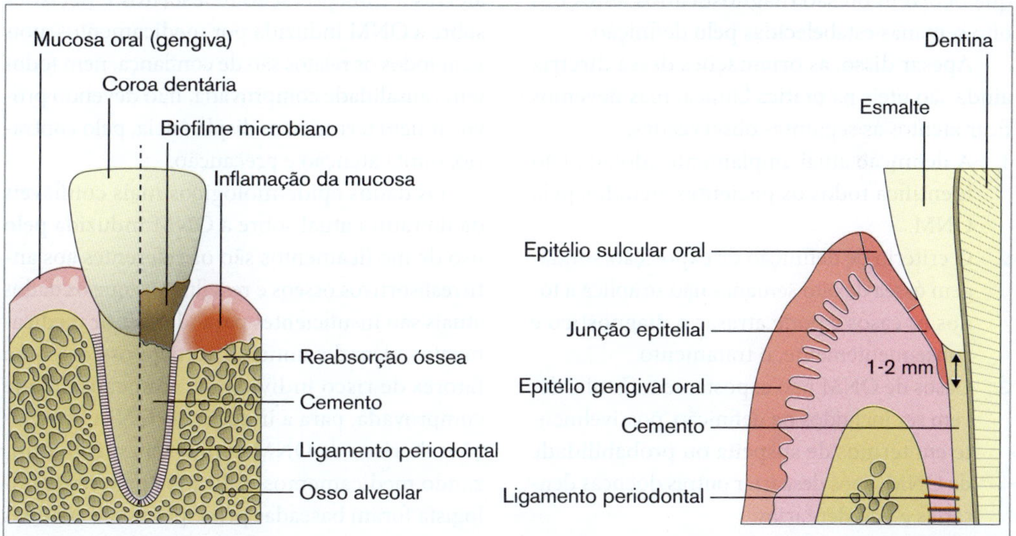

FIGURA 1 Anatomia do dente e tecido periodontal. As estruturas de suporte do dente incluem a gengiva (mucosa oral), o cemento da estrutura da raiz do dente, o osso alveolar e o ligamento periodontal que conecta o cemento ao osso. O cemento é a substância calcificada especializada que cobre a raiz de um dente. É a parte do periodonto que fixa os dentes ao osso alveolar, ancorando o ligamento periodontal. A mucosa oral possui três regiões epiteliais distintas: epitélio juncional, a área onde a mucosa oral se conecta ao dente através de uma camada de epitélio muito fina; o epitélio gengival oral, a camada epitelial que fica exposta à parte externa do dente; e o epitélio sulcular oral. Na periodontite, o microbioma disbiótico na superfície da raiz desencadeia inflamação da mucosa gengival com subsequente perda de inserção no tecido conjuntivo e perda óssea.

Mesmo identificando essas três características fundamentais, essa mesma diretriz considera que essa recomendação não consegue reconhecer todos os casos suspeitos de ONM, dificultando a identificação precoce da lesão, que é condição essencial para instituir o tratamento imediato, assim como reduz a credibilidade dos estudos epidemiológicos disponíveis até agora na literatura, que geralmente não abrange os casos iniciais.

A atualização da diretriz de 2019 é mais que necessária em 2023, pois ela já não abrange muitos aspectos que foram sendo discutidos desde sua definição: casos de ONM que surgem com uso de outros medicamentos além dos citados, desconsideração de sinais/sintomas inespecíficos, mas sugestivos (p. ex.: dor dentária inexplicável, edema gengival, dificuldades de movimentação da língua, dor maxilar com "características sinusais", alteração da mobilidade dentária, dormência do lábio, fratura de mandíbula etc.) e casos que ocorrem ou são diagnosticados antes das oito semanas estabelecidas pelo definição.

Apesar disso, as orientações dessa diretriz ainda são úteis na prática clínica, mas devemos ficar atentos às seguintes observações:

1. A definição atual amplamente adotada não identifica todos os pacientes afetados pela ONM.
2. O critério de definição de exposição/sondagem óssea de oito semanas não se aplica a todos os casos e pode atrasar o diagnóstico e consequentemente, o tratamento.
3. Casos de ONM não exposta, sem fístula, devem ser incluídos na definição, possivelmente em termos de suspeita ou probabilidade da ONM, após descartar outras doenças dentárias e não dentárias.
4. A única prova final de ONM não exposta pode ser o exame histopatológico com a confirmação de osso necrótico. Decisão sobre execução da biópsia deve ser tomada individualmente.
5. A imagem pode ajudar no diagnóstico (especialmente para casos não expostos) e ajuda a determinar a extensão da doença e não consta da definição atual.

EPIDEMIOLOGIA

A lista de medicamentos relacionados à ONM aumenta vertiginosamente, sobretudo em "relatos de casos", mas poucos desses medicamentos tiveram sua causalidade comprovada por estudos confiáveis. Causalidade é a relação entre um evento A (a causa) e um segundo evento B (o efeito), definindo que o segundo evento seja uma consequência do primeiro. Provar a causalidade de qualquer complicação relacionada à medicação é um desafio do ponto de vista epidemiológico. A causalidade definitiva do uso de determinados medicamentos e aparecimento da ONM, tomada como um todo, continua sendo muito difícil de se provar de modo geral e, muito mais, individualmente. Até mesmo ensaios clínicos construídos para identificar efeitos indesejáveis de medicamentos, classificados como padrão-ouro para dados de segurança, muitas vezes são incapazes de demonstrar eventos indesejáveis incomuns, como a ONM. Os médicos devem estar alertas à interpretação de escritos e decisões sobre a ONM induzida por medicamentos, pois nem todos os relatos são de confiança, nem todos têm causalidade comprovada, não devendo provocar nem terror, nem displicência, pelo contrário, muita atenção e precaução.

Os dados epidemiológicos mais confiáveis da literatura atual sobre a ONM induzida pelo uso de medicamentos são os referentes aos antirreabsortivos ósseos e ressaltamos que os dados atuais são insuficientes para identificar medicamentos, além dos antirreabsortivos ósseos, como fatores de risco individuais, com causalidade comprovada, para a indução de ONM. As citações do risco de ONM com o tratamento utilizando medicamentos utilizados pelo reumatologista foram baseadas principalmente em duas revisões recentes: Ruggiero et al., *American Association of Oral and Maxillofacial Surgeons* em 2022; Ayers e et al., *American College of Physicians* em 2023.

Risco individual de ONM associado com uso de bisfosfonatos

Os pacientes tratados para OP (maioria de mulheres na pós-menopausa) com regimes de BFs orais ou IV recebem substancialmente menor exposição aos BFs que os pacientes oncológicos, sendo o risco até descrito como insignificante (< 0,05% *vs.* < 5%).

O risco de ONM dos pacientes em estudos de OP em grupos placebo, inscritos em ensaios clínicos de OP, variou de 0% a 0,02%. Já nos pacientes tratados com BFs, o risco de ONM foi de 0,02% a 0,05%. Nos pacientes expostos ao ácido zolendrônico IV, o risco de ONM foi estimado em ≤ 0,02% (≤ 2 por 10.000). Para pacientes expostos a BFs orais, o risco de ONM foi estimado em ≤ 0,05% (≤ 5 por 10.000).

A ONM tende a ocorrer mais frequentemente em pacientes com uso de BF/IV do que naqueles utilizando BF oral, que está relacionada com maior inibição da remodelação óssea, maior extensão da lesão osteonecrótica, maior número de sítios envolvidos, menor sensibilidade ao tratamento conservador, pior prognóstico e menor tempo de exposição ao medicamento para o aparecimento da lesão óssea, mesmo sendo a duração da administração de BF/IV menor do que a oral. É prudente lembrar que a administração oral de BFs a longo prazo também pode suprimir significativamente o *turnover* ósseo. A ONM deve ser uma das principais preocupações com os pacientes com OP em tratamento com BFs, mesmo que por via oral.

Risco individual de ONM associado com uso de inibidores de RANK-L e esclerostina

Com um seguimento de 10 anos de pacientes tratados com denosumabe (Dmab), o risco de ONM foi de 0,3%, quase uma ordem de grandeza maior do que para BFs. O risco de ONM dos pacientes tratados com romosozumabe (0,03% a 0,05%) é comparável ao do alendronato (0,05%).

Uma análise *post hoc* avaliou a eficácia e a segurança do romosozumabe em pacientes europeus (3.013/7.180 – 41,96%) incluídos no estudo FRAME (*Fracture Study in Postmenopausal Women with Osteoporosis*). Houve apenas um caso de ONM que ocorreu no grupo de tratamento com romosozumabe durante o primeiro ano do estudo. O evento foi associado a dentaduras mal adaptadas e foi considerado não relacionado ao tratamento com romusozumabe. O risco de ONM para pacientes expostos a romosozumabe (0,03% a 0,05%) se alinha mais com o risco associado com BFs, no entanto, por conta de sua recente introdução como agente terapêutico, mais observações serão necessárias para estimar seu risco para ONM.

O risco de ONM em pacientes com OP tratados com BFs varia de 0,02% a 0,05% e se sobrepõe ao risco de ONM dos pacientes de grupos placebo (0% a 0,02%). O risco de ONM dos pacientes tratados com Dmab, no entanto, tem valores maiores, de 0,04% a 0,3% (maior potência antirreabsortiva?). São necessárias pesquisas adicionais mais amplas para estimar melhor o risco de ONM entre pacientes osteoporóticos recebendo Dmab.

As atuais revisões de dados apontam como baixo o risco de desenvolvimento de ONM dos pacientes com OP tratados com BFs, Dmab e romosozumabe. A ocorrência de casos de ONM vistos é rara, levando em conta o grande número de pacientes, 5,1 milhões com mais de 55 anos, expostos a esses medicamentos.

Risco individual para ONM em homens com osteoporose

Para ONM em homens não foram observadas diferenças entre os BFs e placebo ou grupos não expostos em relação aos casos de ONM feminina.

Risco individual para ONM em crianças com osteoporose e outras doenças osteometabólicas em tratamento com BFs

O pamidronato IV tem sido, historicamente, o BF mais frequentemente usado em crianças e existem dados muito limitados que descrevem a ocorrência de ONM na população pediátrica tratada com esse medicamento para osteogênese imperfeita ou outras nosologias. Em uma revisão sistemática de ONM entre crianças com osteogênese imperfeita, não houve casos de ONM identificados em uma amostra de 486 indivíduos tratados com BF por 4,5 a 6,8 anos. Em outra revisão sistemática que estimou o risco para

ONM em pacientes com menos de 24 anos, para várias condições tratadas com BFs, nenhum caso de ONM foi relatado. A qualidade geral dos estudos incluídos em ambos os estudos foi limitada pelas pequenas casuísticas ou falta de citação dos fatores de risco relacionados à ONM encontrados nesses pacientes.

Nos últimos anos, estudos observacionais retrospectivos sugeriram que o uso de ácido zolendrônico IV pode ser útil para o tratamento da OP em crianças tratadas com GCs. No final de 2021, surgiu um ensaio multicêntrico em fase III, randomizado, duplo-cego, utilizando ácido zolendrônico IV em 34 pacientes pediátricos com OP induzida pelo GC, mostrando aumento significativo da densidade mineral óssea, sem apresentar relato da ONM como efeito adverso. Mesmo assim, se esse uso se comprovar efetivo, os reumatologistas pediátricos têm que ficar atentos à possibilidade de que eles desenvolvam a ONM a longo prazo.

Essas observações sugerem diferenças na suscetibilidade à ONM dos ossos maduros e em crescimento nos portadores de OP e osteogênese imperfeita, respectivamente. Há relatos raros de surgimento de ONM na população infantil e juvenil, mas até o momento as publicações nessas faixas etárias utilizaram protocolos deficientes para a coleta de dados e os detalhes dos tratamentos não foram claros na maioria dos casos.

Risco individual de ONM em pacientes em uso de outros medicamentos

Cada vez são relatados mais casos de ONM relacionados a agentes não antirreabsortivos ósseos e os dados epidemiológicos da literatura não são de boa qualidade. Citações esparsas, geralmente como "relatos de casos", ainda sem demonstrada importância epidemiológica, provavelmente causalidades improváveis. Quando comparados aos medicamentos antirreabsortivos ósseos, o nível de evidência apoiando estas "famílias" de medicamentos como fatores de risco para ONM é 5 (relatos de casos isolados ou relatos de séries reduzidas de casos, provavelmente causalidades improváveis, sem qualquer possibilidade de análise epidemiológica) (Tabela 2).

Uma busca sistemática para artigos publicados de 2002 a 2022 analisou os efeitos adversos mais frequentes dos agentes biológicos no tratamento de doenças inflamatórias autoimunes mediadas, não incluindo pacientes tratados para condições oncológicas ou com BFs. A ONM foi relatada em quatro casos após tratamento com rituximabe, tocilizumabe e infliximabe para macroglobulinemia de Waldenstrom, artrite reumatoide e doença inflamatória intestinal, respectivamente. No entanto, no caso tratado com rituximabe, o paciente também foi tratado com prednisona e outros medicamentos imunossupressores.

RISCO INDIVIDUAL PARA ONM DEPENDENTE DA DURAÇÃO DO TRATAMENTO COM ANTIRREABSORTIVOS

Independentemente das indicações de tratamento, a duração do tratamento com antirreabsortivos é relatado como um fator de risco para o desenvolvimento de ONM. Para pacientes recebendo tratamento com BFs para a OP, os dados sobre a duração são variáveis. Inicialmente, a prevalência de ONM foi relatada como aumentada ao longo do tempo de quase 0% para 0,21% após quatro ou mais anos de exposição aos BFs, com base em análises retrospectivas. Dados mais recentes de um grande estudo prospectivo e randomizado e controlado por placebo não demonstraram nenhum aumento significativo da ONM em pacientes tratados por até 9 anos. Além disso, não há dados pós-comercialização ou experiência clínica geral para apoiar uma prevalência de ONM de 0,21% em qualquer grupo tratado para OP. Podemos dizer que, embora a duração do tratamento possa ser um fator de risco para ONM, o risco geral permanece baixo.

TABELA 2 Medicamentos não antirreabsortivos ósseos relatados como associados ao desenvolvimento de osteonecrose mandibulomaxilar

Glicocorticoides
Antiangiogênicos: bevacizumabe, aflibercepte
TKIs: sunitinibe, imatinibe, cabozantinibe, sorafenibe, regorafenibe, axitinibe, pazopanibe, dasatinibe
mTORi e **proteínas de fusão:** everolimus, temsirolimus, aflibercepte
Inibidores de proteína BRAF (gene humano que produz uma proteína chamada B-Raf): dabrafenibe, trametinibe
Anticorpos monoclonais: tocilizumabe, bevacizumabe, rituximabe, adalimumabe, infliximabe, etanercepte
Inibidores de *checkpoints*: nivolumabe, ipilimumabe
Quimioterapia: citarabine, idarubicine e daunorubicine; gemcitabine, vinorelbine e doxorubicine; doxorubicine e ciclofosfamida; 5-azacitidina, lenalidomida
DMARDs: metotrexate, leflunomida
Outros: sinvastatina, fluvastatina, drogas ilícitas (desomorfina, cocaína, metanfetamina), radiofármacos (rádio 223), moduladores seletivos do estrogênio, palbociclibe [inibidor da *cyclin-dependent kinase* (CDK) 4/6], terapia de reposição hormonal

BRAF: B-Raf; CTLA4,: *cytotoxic T-lymphocyte-associated protein* 4; mTORi: *inhibitors of mammalian target of rapamycin*; TKIs: *tyrosine kinase inhibitors*. Fonte: Moreira C, modificado de Anastasilakis AD, et al. The Journal of Clinical Endocrinology & Metabolism, 2022.

ETIOFISIOPATOGENIA

Setenta e cinco por cento dos casos de ONM surgem após extrações de dentes mandibulares, devido às peculiares características anatômicas e fisiológicas deste osso, mas podem ocorrer na maxila (20-25%), em ambos os ossos (4-5%) e até em outros ossos do esqueleto craniofacial, como os ossos temporal, zigomático e o canal auditivo externo. A ONM tem um importante impacto negativo na qualidade de vida dos pacientes, com significativas implicações físicas, psicológicas e sociais (Figura 2).

Ainda nos faltam conhecimentos sobre a doença humana, principalmente em seus estágios iniciais. Os principais conhecimentos sobre esse tipo de lesão foram obtidos até agora por meio de estudos em modelos animais (lesões ONM-*like* em camundongos, ratos, cães, miniporcos) e as pesquisas em humanos são geralmente limitadas a estudos observacionais e restritas às amostras patológicas extraídas de casos mais avançados da doença.

Na doença experimental, as lesões ONM-*like* podem ser estudadas quase individualmente, mas sabemos que tanto na doença induzida experimentalmente quanto na humana, é difícil individualizar os mecanismos, sendo as hipóteses complementares para explicar a etiofisiopatogenia deste desequilíbrio homeostático: **inibição da remodelação óssea, redução ou interrupção da irrigação sanguínea, inibição da angiogênese, toxicidade direta dos medicamentos para os tecidos moles, inflamação e/ou infecção, estresse mecânico com acúmulo de microfraturas, disfunção da imunidade inata/adquirida e influência genética**. A sequência de eventos determinantes da ONM humana varia caso a caso, dependendo do encadeamento dessas hipóteses complementares.

Entre os vários fatores envolvidos (também denominados "fatores de risco"), destacamos:

- **Suscetibilidade genética**: como a ONM ocorre apenas em alguns indivíduos, poucos estudos com várias limitações metodológicas foram realizados para examinar os fatores de risco genéticos da ONM. Poucos estudos se concentraram na OP ou outras síndromes osteometabólicas e nenhum resultado geral conclusivo está disponível. Recentemente foram identificados marcadores genéticos SNPs (*sin-*

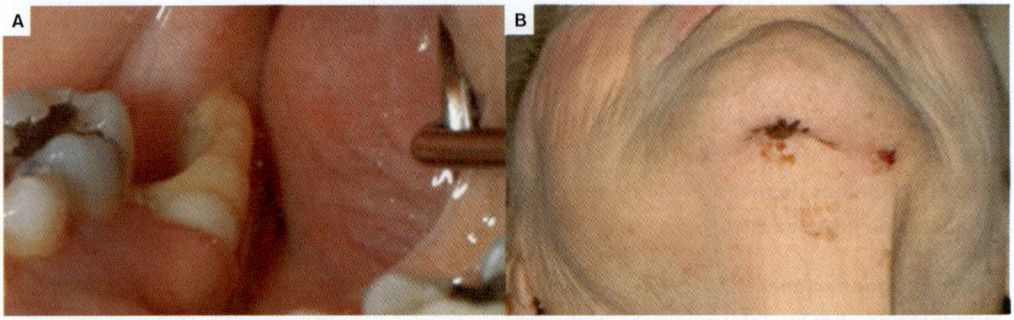

FIGURA 2 (A) Lesão óssea necrótica exposta na mandíbula direita consistente com osteonecrose mandibulomaxilar. (B) Fístula do mento em cicatrização provocada por osteonecrose mandibulomaxilar.

gle nucleotide polimorphism), CYP2C8 rs1934951 e RBMS3 rs17024608, associados à ONM em dois estudos recentes da GWAS (*Genome Wide Associations Studies*). Até agora, nenhum dos polimorfismos genéticos já relatados nos estudos de farmacogenômica foram replicados ou validados, em grande parte devido ao tamanho limitado das amostras disponíveis e ao alto custo desses exames.

- **Características ósseas distintas do sistema mastigatório:** já descritas anteriormente.
- **Trauma mecânico:** provoca alterações na irrigação sanguínea, aumenta a pressão intraóssea e o estresse mecânico local. É produzido de diversas maneiras: pela extração dentária, principalmente mandibular, sobretudo em pacientes com inflamação prévia local (periodontite/peri-implantite), pela manipulação cirúrgica de raízes dentárias, colocação de implantes, anormalidades do padrão da mastigação, atritos indevidos causados por próteses mal ajustadas, alteração acídica da boca provocada pelas intervenções cirúrgicas orais etc.
- **Inflamação:** está associada à infecção bacteriana, que estimula todas as células ósseas, respondendo à agressão, alterando a expressão imune e seus produtos que estimulam a reabsorção óssea.
- **Infecção:** embora a análise de amostras histológicas dos tecidos obtidos de lesões de ONM detecte vários tipos de bactérias, fungos e vírus, não foram ainda identificados agentes orais específicos associados à etiofisiopatogenia da ONM. Na cavidade oral, a microbiota permanece como saprófita, com baixa toxicidade para a mucosa, constituindo um biofilme protetor, enquanto a integridade dessa barreira for preservada. Quando ocorre a ruptura dessa barreira, esses micro-organismos se tornam agressivos para todas as estruturas orais, invadindo o sistema de canais radiculares dentários, provocando alterações locais ósseas, angiológicas, inflamatórias e imunes. Há postulados de que a inflamação associada à infecção bacteriana oral poderia ter ação benéfica, dificultando inicialmente a reabsorção óssea. Seria um benefício evolutivo, a regulação de atividade dos osteoclastos pelas bactérias ou infecções virais, mas isso é ainda pouco conhecido. Ainda permanece indeterminado se os "osteoclastos inflamatórios" (diferentes dos "osteoclastos homeostáticos") produzem fatores patológicos que afetam negativamente o *turnover* ósseo.
- **Inibição da angiogênese e da imunidade local:** são mecanismos patogênicos comuns para duas diferentes classes de medicamentos, antirreabsortivos e antiangiogênicos, que interferem na proliferação e sobrevida de células endoteliais, o que leva à perda de vasos sanguíneos, colaborando com o atraso de cicatrização das lesões.
- **Alteração da imunidade local e sistêmica:** parece ser um mecanismo patogênico tam-

bém comum para as duas diferentes classes de medicamentos, antirreabsortivos ósseos e antiangiogênicos, que perturbam a homeostase da mucosa e do sistema osteoimune.

- **Senescência:** observam-se certas mudanças na mandíbula com o envelhecimento, que incluem a redução da circulação sanguínea e a capacidade menor de responder ao trauma. O envelhecimento (↓células-tronco, ↓células ósseas íntegras e seus mediadores intercelulares, ↓vasos sanguíneos) se soma à possibilidade de que os mais velhos tiveram mais oportunidades de usar medicamentos que afetassem o *turnover* ósseo, e essa conjunção também pode ser fator de risco para a ONM. Existem demonstrações recentes de que com o envelhecimento aumenta o número de células senescentes nos ossos e na medula, de que o envelhecimento está associado à disfunção das células-tronco mesenquimais (CTMs) e dos osteócitos nas lacunas da rede canalicular, observada em adultos mais velhos e em modelo animal de envelhecimento, e de que os osteócitos senescentes e seu *senescence-associated secretory phenotype* (SASP) contribuem para as alterações ósseas relacionadas à idade.
- **Ação de medicamentos sobre o tecido ósseo:** os BFs, além de promoverem a apoptose dos osteoclastos, têm um efeito inibitório na sua diferenciação, reduzindo as citocinas pró-osteoclastogênicas e aumentando as citocinas antiosteoclastogênicas. A diferenciação e a expressão de fatores osteogênicos-relacionados (p. ex.: semaforina 4D) medeiam o desenvolvimento da ONM, mas provocam muitas outras alterações em células ósseas, como os osteócitos – alteram sua sobrevida (o que favorece o aparecimento de microfissuras), sua expressão de sinais intercelulares solúveis, sua remodelação pericanalicular/canalicular; afetam também os osteoblastos, células primordiais da polpa dentária, fibroblastos, células epiteliais, células-tronco mesenquimais, células progenitoras endoteliais, células dentríticas, macrófagos, células T gama, delta, neutrófilos e outras, prejudicando a capacidade de resposta à infecção e reparo das lesões. Essas disfuncionalidades celulares prejudicam a capacidade de resposta à infecção, culminando com a redução do tecido necrosado, com aumento das áreas osteonecróticas, potencializando a ONM (Figuras 3 e 4). O Dmab tem uma ação mais ampla que os BFs, atingindo a viabilidade dos precursores de osteoclastos e osteócitos por até 12 meses após sua descontinuação; destaca-se em biópsias pós-tratamento o acúmulo de osteócitos apoptóticos com retenção de osso envelhecido devido à supressão da remodelação óssea pelo tratamento com Dmab. Além dos antirreabsortivos ósseos, destacamos os GCs e quimioterápicos. Não vamos nos aprofundar nas conhecidas ações destes medicamentos sobre as células ósseas e nos limitamos a dizer que, além de interferirem no sistema imunológico, exercem efeitos tóxicos no metabolismo ósseo, na vascularização e na composição e diversidade do microbioma oral-intestinal.
- **Tabagismo**: a nicotina do tabaco pode causar vasoconstrição sistêmica e também óssea, provocando isquemia. O tabagismo "pesado" tem um efeito adverso na cicatrização de feridas cirúrgicas e de tecidos moles orais, estando bem documentados os efeitos deletérios do monóxido de carbono, cianeto de hidrogênio, da nicotina e da hipóxia tecidual nos tecidos em cicatrização. O tabagismo convencional é um fator de risco para a periodontite, causando mudanças na composição do microbioma bucal, promovendo um processo inflamatório de resposta, e inibindo o sistema imunológico e promovendo a perda óssea. Pacientes que se utilizam de cigarros eletrônicos têm um risco maior de desenvolver cárie, e estudos em seres humanos demonstraram que o uso de cigarros eletrônicos modula significativamente o microbioma oral. Estudos em camundongo também mostraram que os cigarros eletrônicos alteram os perfis da barreira mucoepitelial e intestinal e a diversidade microbiana, e que tais mudanças podem induzir inflamação e di-

minuir a integridade das barreiras mucosas. Ainda não há consenso sobre o que é uma doença microbiana periodontal disbiótica crônica pela exposição ao cigarro eletrônico, mas parece que há semelhanças com as situações e risco dos fumantes convencionais. Provocando essas alterações ósseas e na cavidade oral, poderia participar da base de fisiopatologia da ON e ONM nos fumantes, no entanto, não há evidências científicas humanas suficientes para corroborar isso.

- **Comorbidades e disfunções imunológicas dos pacientes:** são citadas na literatura e consideradas como possuindo "relações ± bem estabelecidas" com a ONM, com importância relativa variável em cada paciente: neoplasias de mama, próstata, pulmão, rim e cólon, sarcoidose, hipocalcemia, dislipidemia, hipoparatireoidismo, *diabetes mellitus*, insuficiência renal crônica, doença óssea de Paget, anemia, anemia falciforme, coagulopatias, eritropoietina, alcoolismo, obesidade, tabagismo, drogas ilícitas e doenças cardiovasculares, como hipertensão, hiperlipidemia, angina etc. Entre os exemplos de muito interesse para o reumatologista estão a artrite reumatoide (há relato do surgimento da ONM em pacientes com artrite reumatoide sem utilização de medicamentos antirreabsortivos e imunossupressores), o lúpus eritematoso sistêmico, a síndrome de Sjögren, osteomalácia, doença relacionada com IgG4, hipovitaminose D e osteoporose. Também há citações menos consistentes da presença de infecções fúngicas (mucormicose, actinomicose), síndrome dos anticorpos an-

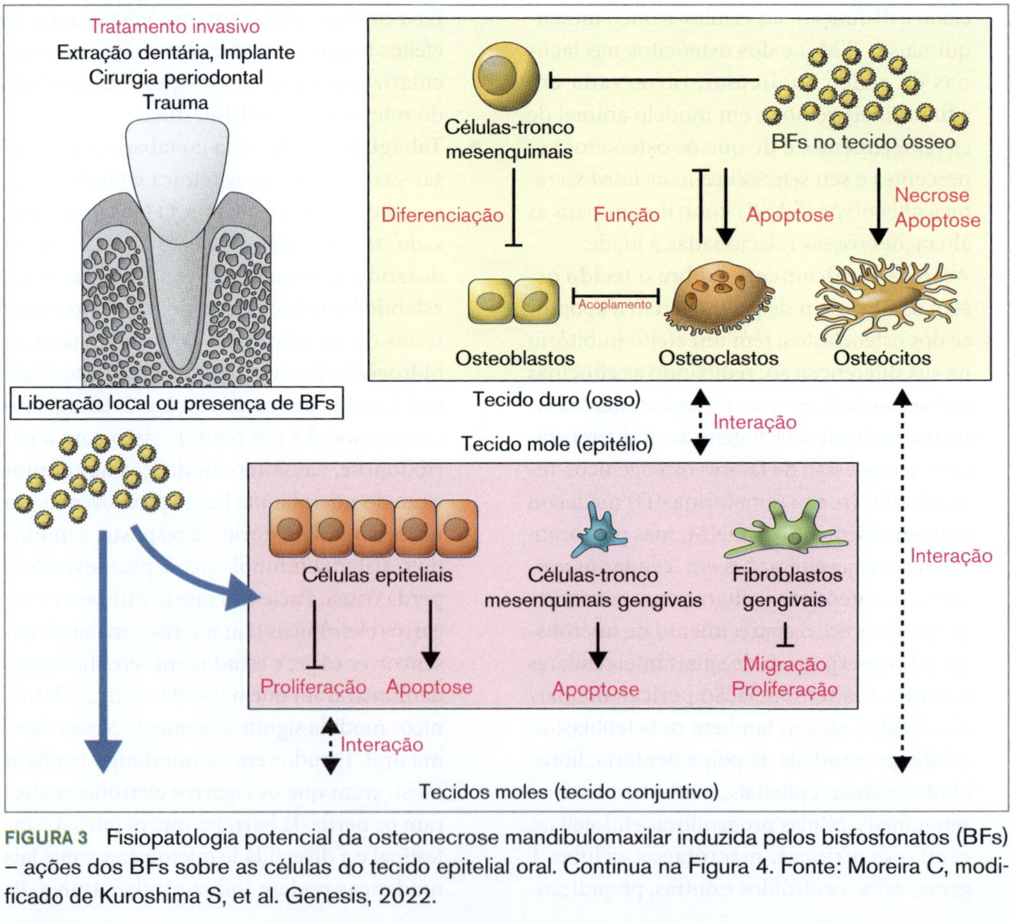

FIGURA 3 Fisiopatologia potencial da osteonecrose mandibulomaxilar induzida pelos bisfosfonatos (BFs) – ações dos BFs sobre as células do tecido epitelial oral. Continua na Figura 4. Fonte: Moreira C, modificado de Kuroshima S, et al. Genesis, 2022.

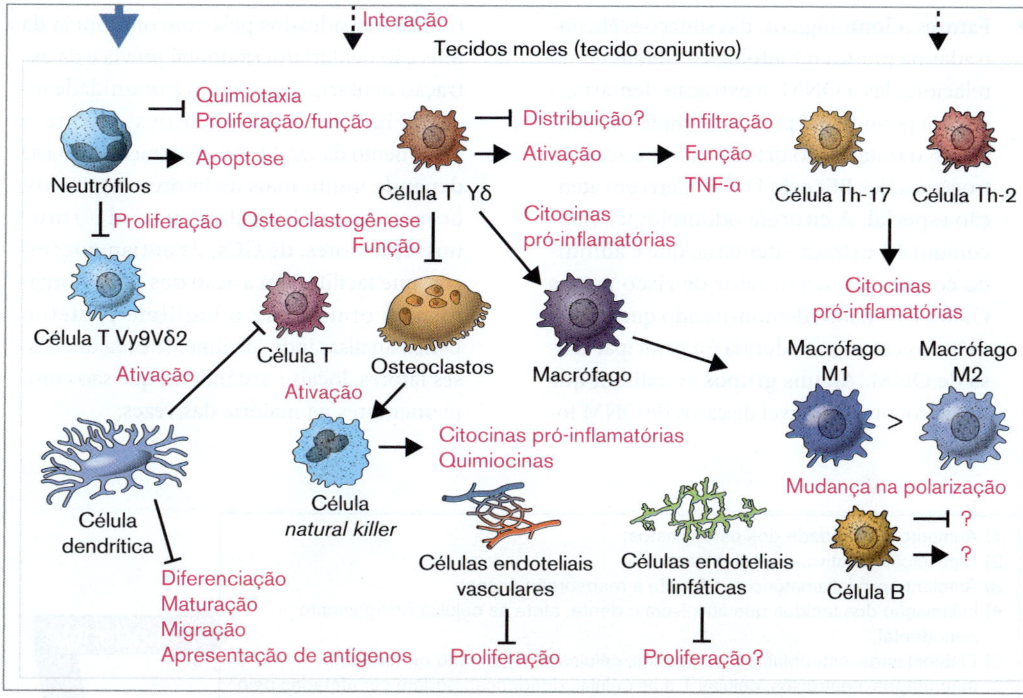

FIGURA 4 Fisiopatologia potencial da osteonecrose mandibulomaxilar induzida pelos bisfosfonatos (BFs) – alterações provocadas pelos BFs em células ósseas e do sistema imune. Moreira C, modificado de Kuroshima S, et al. Genesis, 2022.

tifosfolípides e outros distúrbios da coagulação, tratamento de reposição de estrogênio e testosterona exógenos e muito recentemente a infecção por COVID-19. Dentre todas essas situações clínicas, por estarmos em época especial de pós-pandemia de COVID-19, merecem comentários as manifestações da COVID-19 no esqueleto craniofacial, inclusive a ONM atingindo a região mandibulomaxilar (principalmente o maxilar superior), que têm sido sendo relatadas. As informações sobre as lesões esqueléticas associadas à SARS podem ser aplicáveis àqueles com COVID-19. Também nesses casos sua etiologia é multifatorial, sendo atribuída inicialmente ao uso de GCs em altas doses em todos os pacientes críticos, conduta hoje já corrigida. Em 2 anos, 5% dos pacientes com COVID-19 recebendo várias doses de GCs desenvolveram a ON. Pelas imagens dos pacientes que apresentaram a ONM nas publicações, notamos o péssimo estado de seus dentes, o que nos faz supor que possa haver uma importante participação da doença periodontal no aparecimento da ONM nestes pacientes. Vários estudos demonstraram que o SARS-CoV-2 infecta diretamente as células ósseas, afetando o processo de remodelação óssea, além de que o próprio vírus da COVID-19 pode contribuir para o surgimento da ONM, provocando hiperinflamação sistêmica com hiperativação do complemento, lesão endotelial, hipercoagulação, vasculite e trombose arterial e venosa, todos requisitos responsabilizados pela fisiopatogenia da ONM. Um grupo de Houston, Texas apresentou, em 2022, um relato de caso de necrose maxilar bilateral resultante de oclusão da artéria maxilar interna esquerda, secundária à infecção por COVID-19. Estudos clínicos baseados em evidências são necessários para investigar a prevalência e a real correlação entre o vírus da COVID-19 e a ONM.

- **Fatores odontológicos**: das situações encontradas na prática odontológica citadas como relacionadas à ONM, a extração dentária, a doença periodontal prévia, os implantes dentários, o tratamento ortodôntico e a ação iatrogênica dos BFs e do Dmab merecem atenção especial. A cirurgia odontológica mais comum é a extração dentária, que é admitida como o principal fator de risco para a ONM, e há dados demonstrando que em até 61% dos casos, a exodontia é a principal causa de ONM. Alguns grupos acreditam que uma proporção notável de casos de ONM foram desencadeados pela concomitância da infecção dentária/periodontal prévia e da extração dentária que alteram a imunidade local (Figura 5). Há opiniões de que o surgimento da ONM após a extração dentária depende muito mais de fatores sistêmicos, como comorbidades, uso de imunossupressores, de GCs, de antiangiogênicos, que facilitariam a ação dos micro-organismos orais sobre o biofilme protetor. Difícil analisar individualmente cada um desses fatores, locais e sistêmicos, que são complementares na maioria das vezes.

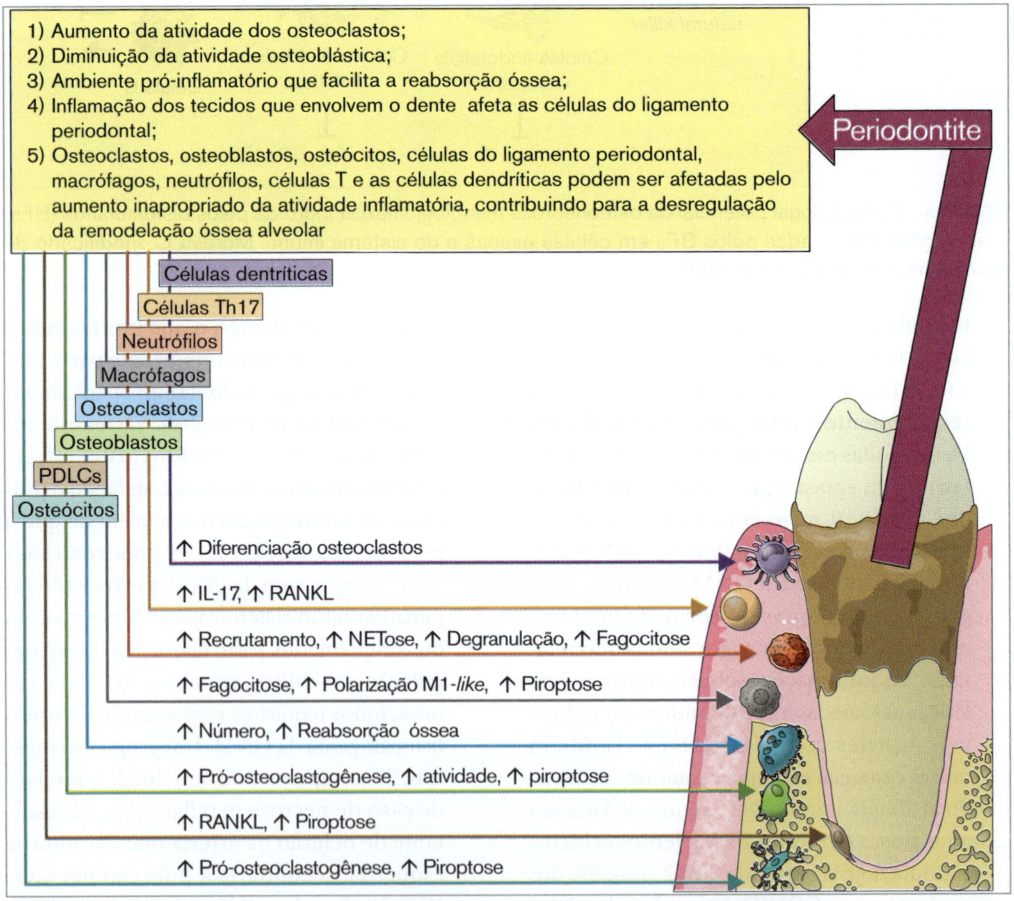

FIGURA 5 Esquema das alterações imunológicas na doença periodontal. DAMP: *damage associated molecular pattern*; PAMP: *pathogen-associated molecular pattern*; PDLCs: células do ligamento periodontal; RANKL: *receptor activator of NF-kB ligand*; células Th17: células T *helper* 17. Fonte: Moreira C, modificado de Li Y, et al. *Frontiers in Immunology*,. 2021.

Várias diretrizes de associações odontológicas em diversos países consideram a extração dentária como um importante fator de risco para a ONM e recomendam que procedimentos cirúrgicos dentoalveolares eletivos (p. ex.: extrações não consideradas imediatamente necessárias, alveoloplastias e implantes) não sejam realizadas durante o tratamento com antirreabsortivos, principalmente quando usados em doses oncológicas. Diferentemente desta orientação, uma revisão japonesa recente sugere que pacientes em tratamento com antirreabsortivos não devem ser sistematicamente recusados para extrações dentárias. Quando necessário, as exodontias devem ser realizadas com a utilização de retalho mucoperiosteal, limpeza do alvéolo dentário, alisamento de bordas ósseas, mobilização do retalho e fechamento primário sem tensão do alvéolo, mas com sutura firme. Resumindo, uma cirurgia dentro das normas das boas práticas odontológicas.

Do ponto de vista clínico do reumatologista, que não lida no dia a dia com pacientes oncológicos e usa doses mais reduzidas de antirreabsortivos, acreditamos que nos pacientes que recebem tratamento com antirreabsortivos, que estão com uma supervisão odontológica segura, considerando que "dentes doentes" podem ser uma fonte de infecção, a extração dentária pode ser programada. Mesmo em pacientes portadores de doenças reumáticas com um prognóstico reservado, desde que não haja fatores impeditivos, a extração dentária pode ser recomendada, pois a chance do surgimento da ONM aumenta significativamente à medida que o tempo de sobrevivência do paciente aumenta, sem a extração do dente acometido pela infecção.

Desde que a cirurgia de implante siga um protocolo específico de boa prática odontológica, a colocação de implantes em pacientes tratados com terapia antirreabsortiva parece ser segura e previsível.

Devemos ter atenção especial para a doença periodontal, que afeta 47% da população adulta, sendo comum em pacientes com doença reumatoide, particularmente aqueles com anticorpos contra peptídeos citrunilados (ACPAs). O dano à barreira da mucosa oral mediado pela doença periodontal resulta na translocação repetida e espontânea de bactérias orais citrulinadas para o sangue, o que desencadeia respostas imunes inatas e adaptativas na artrite reumatoide, associadas a exacerbações da doença sistêmica.

Em relação ao tratamento de canal, não há objeções para que seja realizado. Um ensaio clínico controlado sobre o risco de ONM relacionado ao tratamento conservador do canal radicular, em pacientes em uso de BFs orais a longo prazo, mostrou resultados satisfatórios na cicatrização perirradicular em pacientes submetidos a rígido controle odontológico.

O sucesso do implante dentário depende de uma integração íntima entre o implante dentário e o osso alveolar, que deve fornecer um suporte funcional às cargas oclusais colocadas sobre ele. A taxa de renovação óssea se aproxima de 400% na região adjacente ao implante, isto é, cerca de 10 vezes maior do que a taxa de renovação óssea de 40% no osso alveolar mandibular normal. Isso sugere que a alta atividade de remodelação óssea ajuda a prevenir o acúmulo de microdanos nessa região de alto estresse, o que poderia evitar o aparecimento de ONM.

Levando em conta que os BFs e o Dmab interferem no *turnover* ósseo, é razoável considerar que esses medicamentos possam exercer um efeito negativo na osteointegração e no sucesso do implante dentário. Os pacientes com neoplasia ou OP que iniciam tratamento com antirreabsortivos poderiam estar em risco de ONM desencadeada pela cirurgia de implante dentário. Muitos especialistas aconselham que esse procedimento seja idealmente realizado antes do início do tratamento. Mas há relatos do surgimento da ONM em pacientes que fizeram implantes dentários antes do início do tratamento com BFs e mesmo publicações que concluíram que o implante dentário, de modo geral, não seria contraindicado devido à administração de antirreabsortivos, principalmente em baixas doses.

Como se vê, a literatura atual não nos deixa seguros em termos da colocação de implantes dentários em pacientes com história ou em uso de tratamentos com antirreabsortivos e/ou antiangiogênicos. Até que novos estudos, de maior qualidade, se tornem disponíveis, os dentistas generalistas e especializados devem selecionar cuidadosamente os pacientes, levando em consideração as comorbidades e a exclusão de determinados fatores já definidos como de risco para a ONM. Desde que a cirurgia de implante siga um protocolo específico de boa prática odontológica, a colocação de implantes em pacientes com OP tratados com terapia antirreabsortiva parece ser segura e previsível. A análise para permitir um implante nesses pacientes deve ser feita após juízo de caso a caso, sendo necessária a utilização do formulário de consentimento informado, obtido antes da colocação do implante.

A literatura tem descrito efeitos adversos do tratamento ortodôntico associado aos BFs, uma vez que a atividade osteoclástica é um requisito substancial para a remodelação óssea e, portanto, para a movimentação dentária. Interferência na movimentação dentária, dificuldade de fechamento dos espaços dentários após extrações dentárias para fins ortodônticos, são efeitos indesejáveis do uso prolongado desses antirreabsortivos, afetando o prognóstico dos tratamento ortodônticos, além da possibilidade do surgimento da ONM. Não há uma orientação precisa sobre esss assunto nas diretrizes das associações odontológicas.

Outras situações particulares da cavidade oral estão ligadas ao surgimento da ONM e não devem ser subestimadas, como: alterações anatômicas locais (p. ex.: saliências ósseas proeminentes, como as do *torus mandibularis* e da crista milo-hióidea), higiene oral deficiente, alterações do microbioma oral, força excessiva da mordida, xerostomia, infecção dentária aguda, trauma induzido por dentaduras mal ajustadas ou por tratamentos periodontais, tratamento cirúrgico envolvendo implante dentário (colocação de implante, enxerto ósseo, peri-implantite e remoção) e outras cirurgias orais etc.

Fica claro o caráter multifatorial da fisiopatogenia da ONM, envolvendo características genéticas do paciente e suas comorbidades, trauma, inflamação, infecção, ação tóxica de medicamentos, alterações da angiogênese e da imunidade local que favorecem a ruptura do biofilme da superfície dos dentes, gengiva e língua, facilitando o desencadeamento das manifestações clínicas da ONM (Figura 6).

É necessário abordar uma situação menos comum, mas não rara, que é a **osteonecrose maxilar com extensão de infecção para os seios da face**. Nos casos de ON maxilar, os dentes e osso alveolar estão próximos ao seio maxilar, principalmente em casos com lesões molares. A infecção alveolar maxilar pode se espalhar facilmente para o seio maxilar porque o osso entre essas estruturas é muito fino (uma lâmina papirácea), quando a osteonecrose maxilar é acompanhada de sinusite maxilar. A frequência de sinusite maxilar associada à ONM foi relatada em 43,6%, e sua frequência associada a fístulas oroantrais é de 35,8%. Quanto à taxa da concomitância de osteonecrose/sinusite maxilar, foi publicada uma observação de 53 pacientes com ONM, sendo que 23 dos 53 (43,6%) pacientes tinham ON da maxila, apresentando sinais de sinusite maxilar, e outra publicação relatou que 31 de 68 (45,6%) pacientes com ON maxilar apresentaram sinusite maxilar, identificada por exames de TC pré-operatórios. Isso indica que mais ou menos um terço dos pacientes podem desenvolver sinusite maxilar, embora o osso necrótico não se estendesse até o seio maxilar (Figura 7).

Um estudo recente mostrou que o tratamento cirúrgico da sinusite aumenta significativamente a taxa de cura em pacientes com osteonecrose maxilar concomitante, em comparação com o tratamento conservador da ONM. Obtiveram uma taxa de cura da cirurgia para ONM maxilar de 85,2% (46/54 pacientes), demonstrando que o tratamento cirúrgico da sinusite pode ser uma estratégia adequada para auxiliar o tratamento de osteonecrose maxilar.

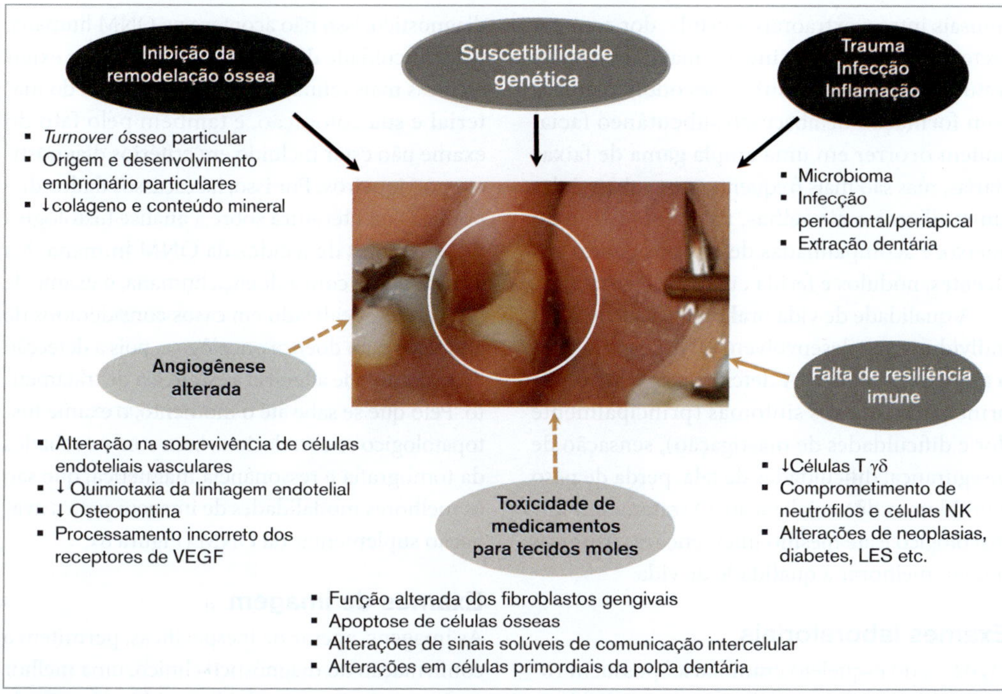

FIGURA 6 Fisiopatologia da osteonecrose da mandíbula (ONM). Setas contínuas: evidências mais fortes; setas interrompidas: evidências menos convincentes; setas pretas: efeitos predominantemente locais; setas marrons: efeitos gerais. Fonte: Moreira C, 2020, modificado de Chang 2018.

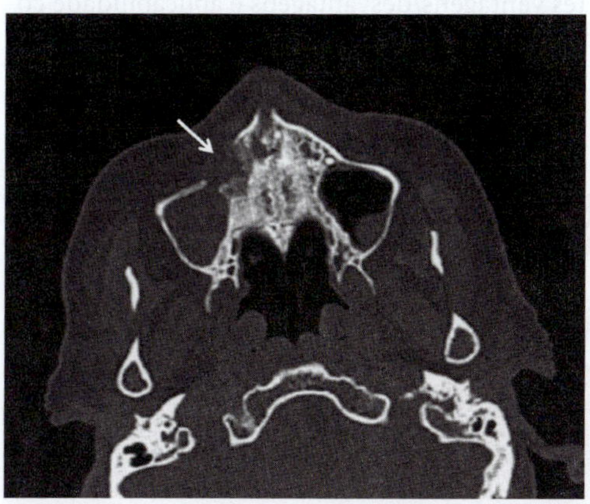

FIGURA 7 Tomografia computadorizada mostra destruição óssea do seio maxilar anterior e opacificação do seio maxilar direito provocada por osteonecrose maxilar induzida pelo bisfosfonato injetável.

DIAGNÓSTICO

Quadro clínico

O diagnóstico da ONM é eminentemente clínico, sendo muito variável de acordo com a gravidade do caso. O osso necrótico pode permanecer assintomático por um período prolongado, tornando-se sintomático principalmente devido à inflamação localizada nos tecidos moles.

Os sintomas/sinais da ONM são "gosto ruim na boca", dor local, eritema tecidual circundante, aumento local de volume da gengiva, aumento da mobilidade dos dentes, abscesso dentário, purulência, exposição óssea, edema cutâneo, trismo, parestesia conforme a doença progride e, em casos avançados, hipoestesia ou anestesia do lábio inferior devida à compressão de feixes neurovasculares do trigêmeo, formação de tratos sinusais intra e extraorais e fístula, dor com características sinusais, sinusite maxilar crônica, fratura patológica. As infecções odontogênicas com formação de abscesso subcutâneo facial podem ocorrer em uma ampla gama de faixas etárias, mas são mais frequentemente observadas em mulheres mais velhas, frequentemente no queixo, e acompanhadas de dor nos dentes adjacentes, nódulos e ferida cutânea (Figura 2).

A qualidade de vida oral e geral é afetada em indivíduos que desenvolvem ONM e piora com o avanço da doença. A deterioração é atribuída principalmente aos sintomas (principalmente dor e dificuldades de mastigação), sensação de insegurança, dificuldades de fala, perda de peso e problemas de socialização. O tratamento farmacológico e até mesmo intervenções cirúrgicas podem melhorar a qualidade de vida.

Exames laboratoriais

Os ossos do esqueleto craniofacial possuem ritmo metabólico diferente dos ossos apendiculares e os biomarcadores do *turnover* ósseo conhecidos até o momento não funcionam bem para a predição, o diagnóstico e prognóstico da ONM.

Exame anatomopatológico

Enquanto nos animais de experimentação o exame anatomopatológico é o padrão-ouro para o diagnóstico, isso não acontece na ONM humana, pela dificuldade de executar a biópsia, por exigir técnicas mais refinadas para manipulação do material e sua coloração, e também pelo fato do exame não estar incluído em critérios diagnósticos corriqueiros. Por isso, há escassos dados disponíveis na literatura sobre a análise histológica de espécimes de tecidos da ONM humana. Na prática diária com a doença humana, o exame de biópsia só é realizado em casos considerados de alto risco para doença oncológica, pois a detecção de malignidade alteraria a estratégia de tratamento. Pelo que se sabe até o momento, o exame histopatológico se correlaciona bem com os achados da tomografia e ressonância magnética, que são as melhores modalidades de imagem para a avaliação suplementar da ONM (Figura 8).

Exames de imagem

As imagens, apesar de inespecíficas, permitem a confirmação do diagnóstico clínico, uma melhor avaliação da área envolvida e a identificação da extensão da doença no osso e nos tecidos moles.

Atualmente não há unanimidade sobre o valor de vários tipos de imagem na avaliação da ONM. Todos os métodos descritos têm diferentes vantagens/desvantagens e aplicabilidade comuns a cada caso. Vários estudos comparando modalidades específicas de imagens revelaram

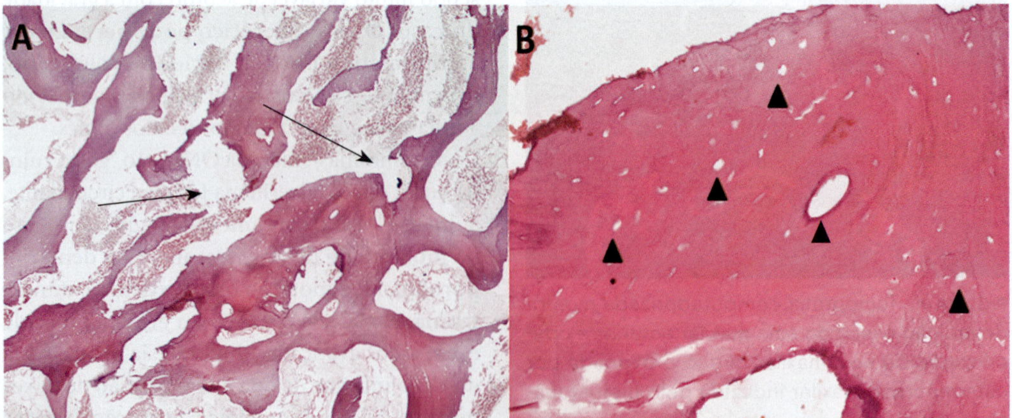

FIGURA 8 Histopatologia da osteonecrose mandibulomaxilar. (A) Fragmentos das trabéculas ósseas de forma irregular. (B) Lacunas vazias (setas). Fonte: Moreira C, modificado de Sood A, et al. Oral Surg Oral Med Oral Pathol Oral Radiol, 2022.

inconsistências, resultando em superestimação/subestimação da extensão das lesões (Tabela 3).

Radiografias convencionais, panorâmicas e PanoSCOPE®

Apesar das características radiográficas inespecíficas da ONM, a **radiografia convencional** fornece uma boa avaliação da área envolvida e pode ajudar a identificar a extensão da doença óssea, principalmente em casos não iniciais, mas não fornece diferenciação segura e definitiva da ONM de outras doenças da mandíbula/maxila. As radiografias simples são fáceis de realizar, são baratas, submetem o paciente a baixas doses de radiação e oferecem uma boa visão da área afetada.

São alterações comuns da ONM na radiografia simples: radiolucência periapical de origem inflamatória, cicatrização incompleta das cavidades de extração, espessamento da lâmina dura e dos contornos corticais, áreas irregulares de osteólise, erosão e destruição de córtices, esclerose do osso trabecular, formação exuberante do periósteo e sequestro. Um dos únicos achados radiológicos bastante característico em pacientes tratados ou em tratamento com BFs é que, mesmo meses após perda espontânea ou extração do dente, as paredes corticais do osso alveolar permanecem intactas, sem mostrar destruição progressiva em resposta à osteólise osteoclástica de defesa do organismo.

As radiografias dentárias não devem ser consideradas como um método adequado para monitorar as alterações ósseas da mandíbula/maxila induzidas por BFs em pacientes com depressão do *turnover* ósseo, mas, apesar disso, constituem a primeira linha da investigação imaginológica de rotina. No entanto, a sensibilidade desse método é menor que a da tomografia computadorizada, principalmente em relação ao edema dos tecidos moles, à neoformação perióstea e presença de sequestro. A doença nos estágios iniciais (estágio 0) pode frequentemente passar despercebida e mesmo imagens de boa qualidade não distinguem claramente o osso necrótico do saudável.

O **raio-X panorâmico** é utilizado rotineiramente em odontologia clínica para avaliar o estado dos ossos mandibular/maxilar, servindo como imagem basal e, possivelmente, como preditor da gravidade da doença. As lesões da ONM clássica mostram esclerose, alterações líticas, reação periosteal e formação de sequestro. É importante identificar esses achados radiográficos, principalmente antes do surgimento da ONM, pois alguns (padrões trabeculares

TABELA 3 Osteonecrose mandibulomaxilar – correspondência dos tipos de imagens com características morfológicas e fisiológicas ósseas

	Morfologia		Características fisiológicas				
	Tecidos moles	Osso	Tecido adiposo	Edema	Medula	Remodelação	Fluxo sanguíneo
RX panorâmico	–	++	–	–	–	–	–
TC feixe cônico	–	+++	–	–	–	–	–
TC	++	+++	+	Tecido mole +	±	–	↑ ++
RM	+++	+	++	Inflamação ++	++	–	++
Cintilografia	–	– (SPECT/CT ±)	–	–	±	+++	3ª fase ++
PET/CT(FDG)	+	±	–	Inflamação ++	–	–	–

Fonte: Moreira C, 2020, modificado de Tsuchimochi, 2019.

homogêneos e escleróticos) podem atuar como fatores predisponentes para sua ocorrência. Pacientes em tratamento com antirreabsortivos ósseos e sem exposição óssea podem apresentar em suas imagens panorâmicas osteoesclerose, espessamento da lâmina dura e da cortical mandibular, áreas osteolíticas, persistência do alvéolo de extração e alargamento do espaço do ligamento periodontal.

Mesmo com a imagem panorâmica, as alterações patológicas podem estar completamente ausentes, sem sinais que indiquem a presença de osteonecrose nos casos iniciais (lesões com ± 1 cm podem fornecer imagens normais nas radiografias panorâmicas), o que muitas vezes leva ao negligenciamento do diagnóstico das lesões em estágio inicial e, mesmo quando a lesão já está presente, fica difícil com essa imagem delinear os limites do osso necrótico e saudável. É necessária uma perda significativa de material ósseo (30%-50%) antes que esse método forneça imagens ideais de ONM (Figura 9).

Recentemente, foi desenvolvido no Japão um programa computacional auxiliar à radiografia panorâmica denominado *PanoSCOPE®*, que avalia automaticamente o córtex inferior da mandíbula, qualitativa e quantitativamente (espessura e rugosidade), através do "Índice Cortical Mandibular" (ICM), permitindo graduação: normal (classe 1), erosões leves a moderadas (classe 2) ou erosões severas (classe 3). Se o método for validado internacionalmente, poderá otimizar a performance das radiografias dentárias na ONM de pacientes com doenças osteometabólicas ou neoplásicas.

Há estudos recentes sobre o desenvolvimento e a validação das técnicas de *deep learning* como ferramenta para a classificação automatizada de padrões ósseos trabeculares mandibulares normais afetados com ONM em radiografias panorâmicas usando redes neurais convolucionais (CNNs). Os estudos-piloto mostraram ganho enorme de interpretação quando comparados até com a leitura de especialistas. Será um novo método para apoiar a tomada de decisão clínica, identificando locais de alto risco para ONM.

Tomografia computadorizada

Foi demonstrado que a tomografia computadorizada (TC) oferece uma sensibilidade de detecção de ONM de 96%, em comparação com 54% e 92% das radiografias panorâmicas e ressonância magnética, respectivamente.

A TC fornece imagens do osso esponjoso e do osso cortical envolvidos, e pode identificar

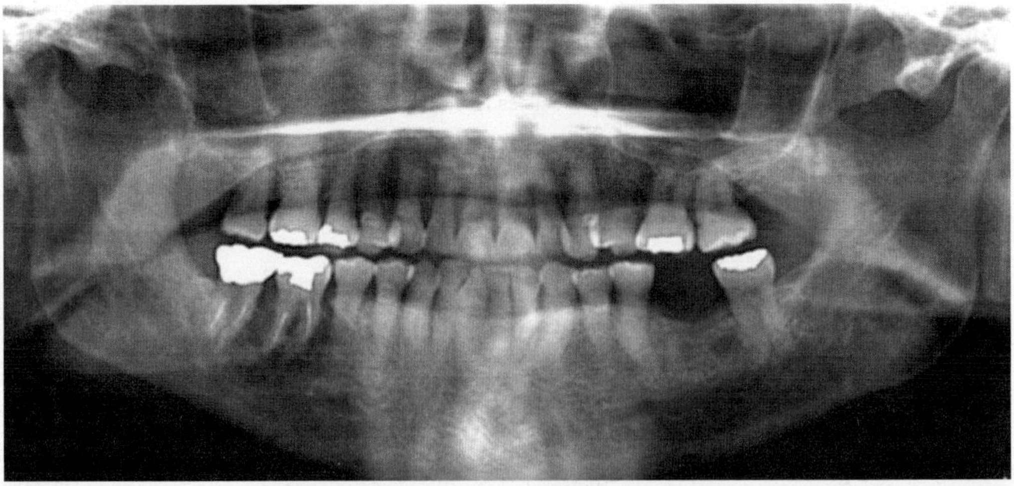

FIGURA 9 Radiografia panorâmica de paciente com exposição óssea na região molar interior direita mostrando lise irregular ao redor do primeiro molar inferior. Fonte: Moreira C, modificado de Mallya, 2018, acesso público.

regiões osteoscleróticas e osteolíticas, a presença de sequestro, a reação óssea periosteal, a integridade das estruturas vitais adjacentes, o potencial trajeto de fístula, erosão cortical e cicatrização incompleta do alvéolo de extração. Abrange uma área mais extensa de exposição óssea clinicamente observada e pode ser ideal para estabelecer a extensão da lesão. Apesar da avaliação das diferenças ósseas corticais e trabeculares no local sintomático poder ajudar no diagnóstico precoce da doença, o estágio inicial da ONM pode não ser detectado, mas apesar disso é altamente recomendada para fins de estadiamento das lesões (Figuras 10 e 11).

A TC pode fornecer diagnósticos falso-positivos devido a artefatos magnéticos causados pela presença de obturações, bem como artefatos de movimentos do paciente causados pelo tempo prolongado necessário para digitalizar a região de cabeça e pescoço.

Os achados tomográficos mais comuns na ONM podem ser resumidos assim:

A. **Iniciais:** densidade óssea aumentada limitada à região do osso alveolar (espessamento trabecular e/ou osteoesclerose focal), com ou sem os seguintes sinais: lâmina dura marcadamente espessada e esclerótica; alvéolo persistente; e/ou ruptura cortical.
B. **Intermediários**: aumento da densidade óssea estendendo-se ao osso basal (osteosclerose difusa), com ou sem os seguintes sinais: proeminência do canal do nervo alveolar in-

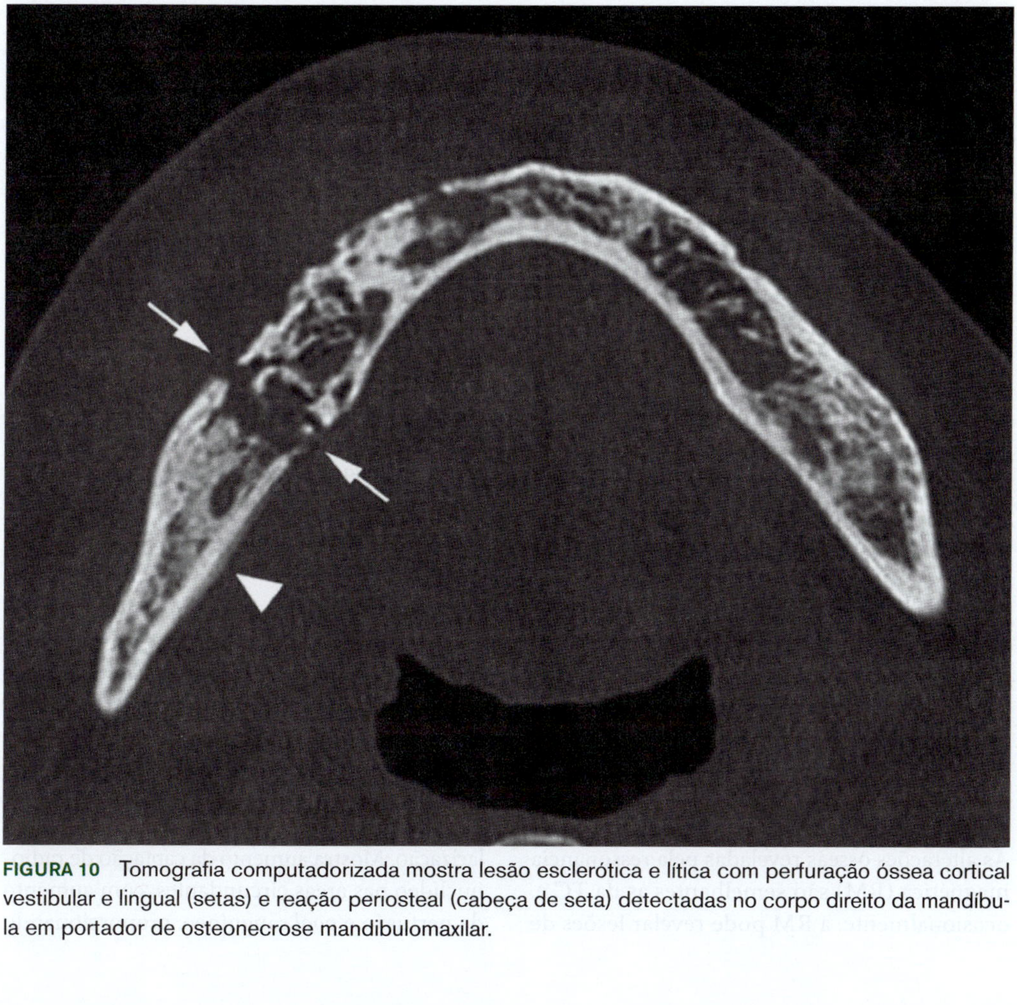

FIGURA 10 Tomografia computadorizada mostra lesão esclerótica e lítica com perfuração óssea cortical vestibular e lingual (setas) e reação periosteal (cabeça de seta) detectadas no corpo direito da mandíbula em portador de osteonecrose mandibulomaxilar.

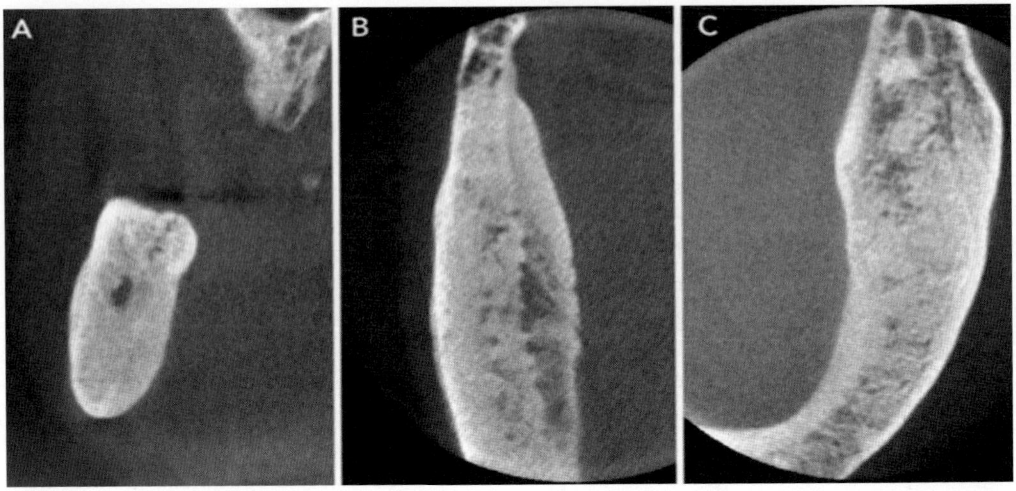

FIGURA 11 Tomografia computadorizada mostra feixe cônico com alterações do padrão trabecular normal do osso mandibular: intensa esclerose e apagamento do padrão trabecular. Fonte: Moreira C, modificado de Mallya, 2018, acesso público.

ferior; reação periosteal; sinusite; formação de sequestro; e/ou fístula oroantral.

C. **Tardios**: osteosclerose de ossos adjacentes (osso zigomático, palato duro); fratura patológica da mandíbula; e/ou osteólise estendendo-se ao assoalho.

Tomografia por emissão de fóton único (SPECT)

Não é usada rotineiramente na clínica. Coleta dados de vários ângulos para formar uma imagem tridimensional, sendo frequentemente integrada a uma TC de baixa dose (~ 0,5 msv) para uma melhor localização anatômica (**SPECT/TC**), podendo ser muitas vezes mais precisa do que uma determinação ectoscópica cirúrgica, que muitas vezes subestima a extensão da lesão. Um estudo acadêmico usando SPECT/TC como guia cirúrgico revelou que 1 cm da margem limpa ressecada está em conformidade com a aparência histológica e cintilográfica da lesão real da ONM.

Ressonância magnética

As alterações ósseas reveladas pela ressonância magnética (RM) são semelhantes às da TC e, ocasionalmente, a RM pode revelar lesões de ONM que foram indetectáveis na TC. No entanto, a RM pode não demonstrar toda a extensão das alterações ósseas e pode fornecer um diagnóstico falso-positivo. Teoricamente, espera-se que sua capacidade de detectar sequestro, perfuração do osso cortical e reação periostal seja inferior à da TC. Foi relatado que a capacidade de detecção de ONM seja de 92%, inferior, portanto, aos 96% da TC. É o método de escolha para a detecção das alterações iniciais da medula óssea e dos tecidos moles ao redor da área osteonecrótica. A RM, utilizando o recurso de *"short inversion recovery"* (STIR), pode avaliar a atividade da doença e detectar o edema de medula óssea. Sua capacidade de detectar o edema do tecido mole é de 94%, em comparação com 80% na TC.

Cintilografia óssea

A cintilografia utilizando radioisótopo, como tecnécio-99, tem alta sensibilidade para o diagnóstico precoce da ONM e de seu componente isquêmico. Sua sensibilidade depende do estágio da lesão osteonecrótica e da alteração na vascularização. Mostra aumento da captação de radionuclídeo nas áreas circundantes, com aumento da perfusão e *pool* sanguíneo, proporcionando a localização mais precisa das áreas osteonecróticas. A cintilografia óssea é geralmente realizada na suspeita de tumores e detecção de metástases, mas também é válida para a detecção de ONM estágio 0, sendo considerada o método mais sensível. A resposta devido aos radionuclídeos emissores de raios γ pode ser tomada até 10-14 dias antes que qualquer alteração radiográfica significativa possa ser detectada. As desvantagens primárias incluem exposição significativa à radiação, procedimento demorado de baixa resolução, o que, às vezes, torna difícil distinguir entre processos inflamatórios e metastáticos e entre lesões osteolíticas em cura e lesões osteoblásticas em progressão, além de elevado custo.

A cintilografia óssea e a tomografia por emissão de pósitrons com 18f-fluorodesoxiglicose podem detectar alterações mínimas e subclínicas nos ossos antes das modalidades radiológicas convencionais. Um diagnóstico diferencial incluindo ONM é recomendado quando capturas anormalmente altas são detectadas acidentalmente nas mandíbulas/maxilas de pacientes com metástases ósseas. A cintilografia óssea com tecnécio e a 18f-fdg/PET/CT têm várias limitações, sendo o alto custo o principal problema desse exame, sendo reservado para diagnóstico diferencial da ONM com doenças malignas, além de que pode ser afetado por diversos processos fisiológicos.

Imagens dos seios da face

A radiografia dentária panorâmica pode revelar surpresas quando foca o osso maxilar, podendo detectar imagens que exigirão a realização de uma radiografia de seios da face, uma TC ou RM. Em pacientes com ONM maxilar, pode-se encontrar imagens mostrando a presença de opacificação ipsilateral total ou parcial do seio maxilar e esses pacientes podem ser diagnosticados somente como portadores de rinossinusite. A sinusite maxilar é altamente correlacionada com o ONM maxilar. Uma investigação imaginológica completa da face é necessária em casos refratários de ONM maxilar, antes de determinar a intervenção cirúrgica (Figura 7).

DIAGNÓSTICO DIFERENCIAL

O diagnóstico diferencial, mesmo com as nosologias mais comuns, nem sempre é simples, e devemos valorizar a **presença de osso exposto**, característico da ONM induzida por medicamentos. Em situações com osso exposto, sem o uso da BFs ou outros medicamentos suspeitos, deve-se pensar em: displasia óssea, trauma, osteomielite, infecção herpética, periodontite ulcerativa necrosante associada ao HIV, sarcoma, doenças osteometabólicas envolvidas em alterações sistêmicas ou localizadas de remodelação óssea, como hipofosfatemia, disosteoscleroses (p. ex.: osteopetrose), hipofosfatasia, doença óssea de Paget, hiperparatireoidismo primário, osteodistrofia renal e até mesmo osteoporose. O diagnóstico é muito mais difícil na **ausência da lesão necrótica visível**, quando se deve pensar em diferenciar a ONM de doença periodontal e periapical, sinusite, gengivite ou mucosite, osteomielite, tumores ósseos metastáticos e neuralgia herpética ou do trigêmeo.

ESTADIAMENTO

Assim como em outras patologias, classificar as lesões da ONM em estágios é importante para acompanhar sua evolução e estabelecer uma conduta uniforme de tratamento. Não existe uma classificação universal e, infelizmente, os critérios estabelecidos nas diversas classificações até agora não foram baseados na maioria das vezes em evidências, e sim nas opiniões de *experts* e em consensos. Entre as várias propostas de estadiamento da ONM, aquela da AAOMS de 2014, recentemente revista em 2022, é a mais adequada (Tabela 4).

TRATAMENTO

Uma revisão completa da literatura para analisar o manejo da ONM, feita pela *Cochrane Database of Systematic Reviews* em 2022, obteve baixa ou muito baixa certeza a respeito das evidências disponíveis sobre intervenções para a profilaxia e o tratamento da ONM. Estudos de 2020 já mostravam que não havia consenso sobre o protocolo de tratamento ideal ou os efeitos positivos mensuráveis da terapêutica disponível.

TABELA 4 Estadiamento da osteonecrose mandibulomaxilar segundo a *American Association of Oral and Maxillofacial Surgeons* (AAOMS)

Estágio	Descrição
Em risco	Pacientes tratados com medicamentos modificadores da anatomia e fisiologia óssea, sem osteonecrose aparente (p. ex.: todos os pacientes assintomáticos tratados com antirreabsortivos)
Estágio 0	Sem evidências clínicas de osteonecrose; sintomas clínicos e imagens inespecíficas. O paciente já pode apresentar sinais radiográficos de difícil interpretação: perda ou reabsorção óssea alveolar não atribuível à doença periodontal crônica, alterações no padrão trabecular do osso esclerótico, ausência de osteoneogênese nos alvéolos de extração, regiões de osteoesclerose envolvendo o osso alveolar e/ou osso basilar circundante, espessamento/obscurecimento do ligamento periodontal (espessamento da lâmina dura, esclerose e diminuição do tamanho do espaço do ligamento periodontal)
Estágio 1	Osso necrótico e exposto ou fístula, pacientes assintomáticos sem evidência de inflamação/infecção em partes moles adjacentes ou regionais
Estágio 2	Osso necrótico e exposto ou fístula, associados com infecção, queixas de dor e edema inflamatório em partes moles adjacentes ou regionais, com ou sem drenagem purulenta
Estágio 3	Osso necrótico e exposto ou fístula, associados com infecção e pelo menos um dos seguintes achados: (1) fratura patológica, (2) fistula extraoral, (3) fístula oroantral ou (4) evidência radiográfica de osteólise que se estende até a borda inferior da mandíbula ou assoalho do seio maxilar
Variante não exposta (não adotada por todos)	Presença de dor maxilar/mandibular não explicada por outras razões, fístula, edema, mobilidade dentária aumentada ou fratura mandibular; diagnosticada após exclusão de doenças comuns à máxima/mandíbula que possam causar manifestações semelhantes

Fonte: Moreira C, modificado de Ruggiero SL, et al. J Oral Maxillofac Surg, 2014, revista em 2022.

É aconselhável que, para a proposição de um tratamento da ONM (Figura 12), seja feita uma investigação inicial, preferencialmente multidisciplinar, e os membros dessa equipe, reumatologista, oncologista, cirurgião bucomaxilofacial, odontólogo e estomatologista, mantenham um diálogo constante entre si e com o paciente. A equipe deve investigar os **fatores de risco locais** (p. ex.: falta de higiene oral, presença de cáries ou retração gengival, inadequação das próteses, doenças dentárias prévias etc.) e **fatores de risco sistêmicos** [p. ex.: idade > 65 anos, sexo feminino, comorbidades (neoplasias, *diabetes mellitus*, obesidade, alcoolismo, tabagismo, nefrodiálise, transplantes)], uso de GCs, imunossupressores, DMARD sintéticos e biológicos, tratamento prévio ou atual com antirreabsortivos, antiangiogênicos etc. O odontólogo só deve iniciar o trabalho após essa avaliação e preferencialmente com a obtenção de um documento assinado de consentimento assistido (Quadro 1).

O plano de tratamento deve ser orientado pelo estadiamento prévio das lesões, para que os pacientes sejam encaminhados para o tratamento não cirúrgico ou cirúrgico. Devemos seguir o algoritmo básico de tratamento que foi recomendado recentemente pela AAOMS em 2022 (Figura 13).

Variadas sociedades científicas concordam tradicionalmente que o tratamento minimamente invasivo, com o uso de antissépticos orais e antibióticos de amplo espectro, é o melhor, pelo menos em uma abordagem inicial (estágios 0, 1 e até 2).

Apesar dessas conclusões das sociedades científicas, algumas publicações atuais recomendam prioritariamente que as estratégias de tratamento cirúrgico para melhora e/ou resolução da ONM sejam aplicadas desde o estágio inicial (estágios 1 e 2). Essa sugestão foi referendada por uma revisão sistemática de 2022, na qual a abordagem cirúrgica mais conservadora ou até extensa melhorou a taxa de "cura" da ONM quan-

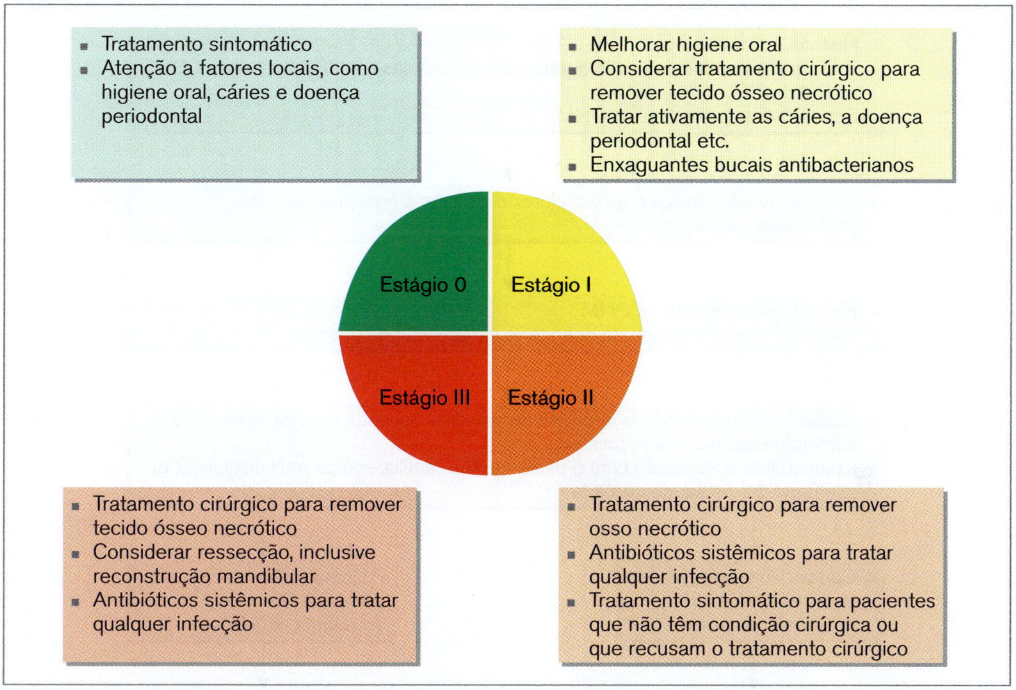

FIGURA 12 Condutas na osteonecrose mandibulomaxilar relacionada a medicamentos de acordo com a atualização mais recente da *American Association of Oral and Maxillofacial Surgeons* (AAOMS). Fonte: Moreira C, modificado de Lorenzo-Pouso AI, et al. J Clin Med, 2021.

QUADRO 1 Modelo de documento do consentimento informado para tratamento dentário de pacientes em uso presente ou passado de medicamentos antirreabsortivos/antiangiogênicos

Eu, ____, paciente do Serviço de Saúde______________________________, registro __________, estou em uso ou já usei pelo menos um destes medicamentos por ___ meses: ácido zolendrônico, alendronato, risedronato, ibandronato, denosumabe ou medicamento antiangiogênico. Estou ciente de que este(s) medicamento(s) foi(foram) prescrito(s) por meu médico para tratar a doença osteometabólica ou oncológica, da qual sou portador. Fui informado pelos profissionais de saúde que esse(s) medicamento(s) pode(m) causar raramente osteonecrose dos ossos maxilares ou mandibulares, principalmente em casos de procedimentos cirúrgicos dentários (como extrações dentárias e outras cirurgias orais). Também fui alertado de que a falta de higiene oral e infecções orais não tratadas também podem aumentar o risco de osteonecrose e que devo manter boas condições de higiene oral e os controles regulares para o meu acompanhamento. Levando tudo em consideração, reconheço ter participado da decisão quanto ao meu tratamento odontológico, e autorizo os procedimentos odontológicos sugeridos pelo Dr.______________________________________ou por sua Equipe.
Local e data:
Assinatura do paciente:
CPF: Telefone:
Assinatura do profissional responsável:
CPF: Telefone:

do comparada com uma abordagem não cirúrgica. Como os pacientes nos estágios 1 e 2 de ONM geralmente apresentam sintomas leves, pode ser difícil obter seu consentimento para uma cirurgia nessas fases, pois pode ter resultados incertos. Esses achados priorizando o tratamento cirúrgico precisam ser validados com estudos randomizados controlados, pois mudam fundamentalmente os conceitos até agora adotados em várias partes do mundo.

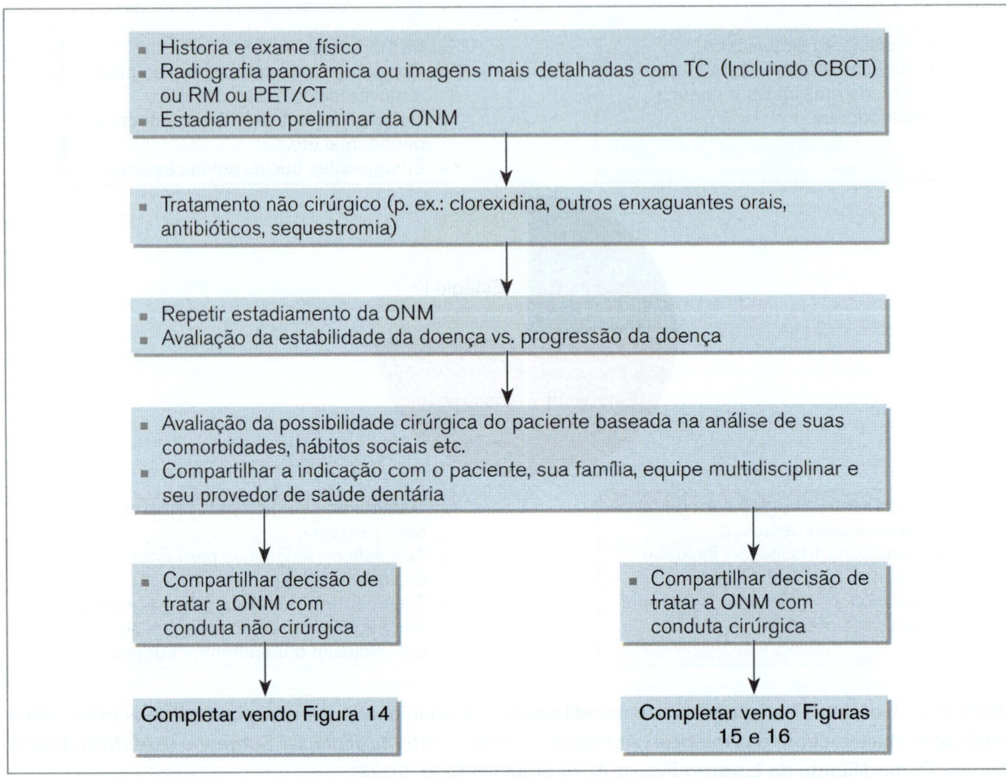

FIGURA 13 Avaliação inicial da osteonecrose mandibulomaxilar (ONM). CBCT: *cone beam computed tomography*; RM: ressonância magnética; TC: tomografia computadorizada. Fonte: Moreira C, modificado de Ruggiero, et al. J Oral Maxillofac Surg, 2022.

O termo **tratamento não cirúrgico ou conservador** (Figura 14) é usado de maneira ampla na literatura, variando desde o uso de enxaguantes bucais antibacterianos (p. ex., clorexedina 0,05%, cloreto de benzetonio 0,2% e povidine 1%), limpeza de eventual fístula e de bolsa periodontal e até remoção superficial de sequestros ósseos. Esses procedimentos são os preferidos, visando redução da dor e controle da infecção, sendo indicados para casos iniciais (estágios 0 e 1) e lesões em idosos frágeis com comorbidades. O uso de antibióticos sistêmicos pode ser indicado, até mesmo sem a realização de procedimentos invasivos, sendo a duração do tratamento dependente da gravidade da situação e da presença de sinais de infecção local.

Outros tratamentos conservadores medicamentosos e/ou alternativos e biofísicos são citados pela literatura como medidas adjuvantes ao tratamento cirúrgico, mas com fracas evidências: vitamina D3, atorvastatina, teriparatida, células-tronco, pentoxifilina associada ou não ao tocoferol, concentrados de fibrina e/ou plaquetas, ozônio que estimula antioxidantes endógenos, laser de baixa intensidade, oxigênio hiperbárico. Esses tratamentos não devem ser subestimados, mas ainda estão em fase de experimentação, não possuindo ainda lugar definido no tratamento da ONM.

A atenção recente e entusiástica da medicina regenerativa ou ortobiológica para o tratamento da ONM reativa uma conduta que começou nas décadas de 1960/70. As tentativas se intensificaram recentemente, com resultados encorajadores e relato de complicações mínimas, mas com algumas mais importantes, de reação de rejeição e degeneração celular neoplásica. Todas as evidências em relação ao uso de ortobiológicos

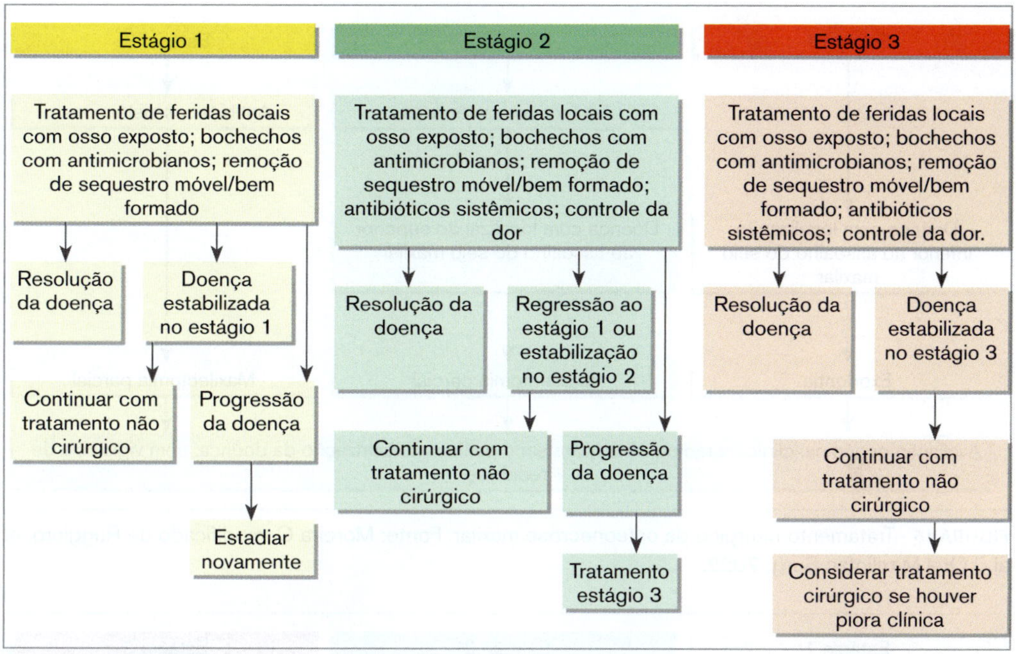

FIGURA 14 Tratamento não cirúrgico da osteonecrose mandibulomaxilar (ONM). Fonte: Moreira C, modificado de Ruggiero, et al. J Oral Maxillofac Surg, 2022.

foram classificadas como de qualidade baixa ou muito baixa e, portanto, estudos randomizados controlados de alta qualidade são necessários para responder a essa questão clínica.

O **tratamento cirúrgico** (Figuras 15 e 16) nem sempre está reservado somente para casos mais avançados (estágios II e III), sendo superior ao não cirúrgico para aliviar a dor e promover a cicatrização mais rápida da lesão. Há relatos recentes de que o tratamento cirúrgico seja superior ao tratamento conservador da ONM estágio I em relação à qualidade de vida geral. Portanto, o tratamento cirúrgico da ONM em estágio I não deve ser refutado em todas as situações, mas precisamos de confirmação desses achados para adotarmos essa postura. A extensão e o tipo de procedimento cirúrgico odontológico podem ser avaliados dependendo do tipo de medicamento que está sendo utilizado (Tabela 5). Infelizmente, nem todos os pacientes podem ser submetidos ao tratamento cirúrgico devido aos riscos advindos de suas comorbidades. Abrange: remoção de sequestros, curetagem de ossos necróticos, extração dentária em local de osso exposto, ressecção marginal ou segmentar da expansão de ossos necróticos, colocação de próteses, mandibulectomia segmentar ou total em casos extremos. Deve ser indicado para pacientes com ONM que não respondem a abordagens-padrão ou cuja avaliação mostre ser improvável que respondam a essas abordagens.

Um grande avanço recente na cirurgia dos defeitos ósseos da face foi a fabricação e modelação do osso da prótese humana por bioimpressão 3D, para uso como prótese mandibular (Figura 17). Não é ainda possível utilizá-la rotineiramente, no entanto, é um passo promissor em direção à reabilitação completa, imediata e precisa, após a mandibulectomia segmentar ou total.

Suspensão do uso de medicamentos antirreabsortivos ósseos para o tratamento dentário *(drug holidays)* de pacientes portadores de osteoporose

Apesar das incertezas sobre este polêmico assunto, existem dois conceitos bem firmados:

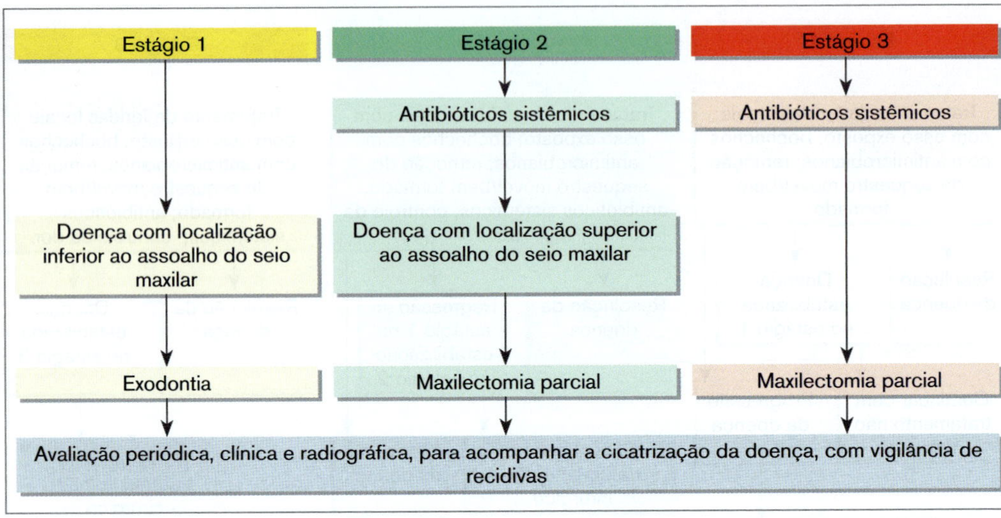

FIGURA 15 Tratamento cirúrgico da osteonecrose maxilar. Fonte: Moreira C, modificado de Ruggiero, et al. J Oral Maxillofac Surg, 2022.

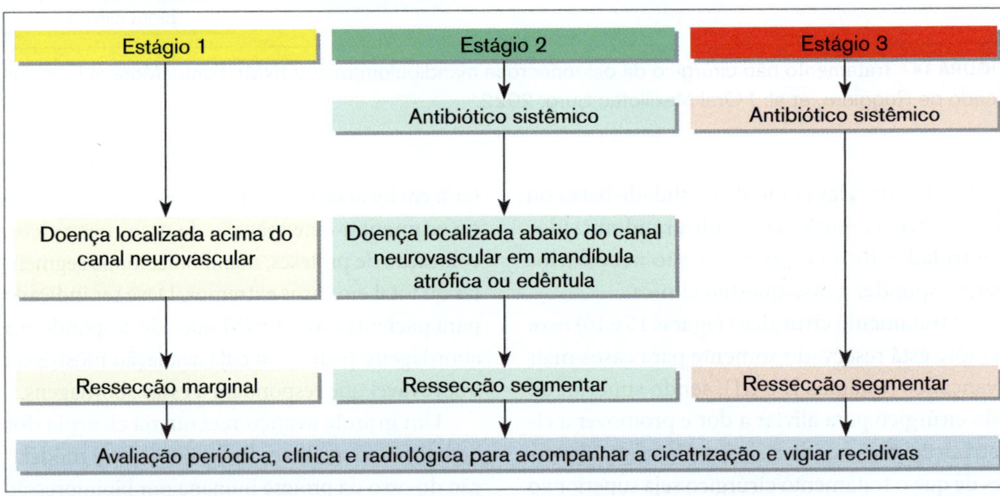

FIGURA 16 Tratamento cirúrgico de osteonecrose mandibular. Fonte: Moreira C, modificado de Ruggiero, et al. J Oral Maxillofac Surg, 2022.

A. Se os pacientes necessitarem de tratamento dentário invasivo, no momento da indicação do tratamento da OP com medicamentos antirreabsortivos, é recomendado primeiro fazer o tratamento dentário, para depois iniciar o uso de BFs ou Dmab.
B. Quando o paciente está curado dos procedimentos odontológicos invasivos, o tratamento com antirreabsortivos pode ser iniciado ou reiniciado.

O grande problema é definir se devemos ou não adotar a conduta *drug holidays* para um paciente com OP e/ou neoplasia, diante da perspectiva de tratamentos odontológicos invasivos (Figura 18).

TABELA 5 Conduta em cirurgias odontológicas nos pacientes em uso dos medicamentos antirreabsortivos/antiangiogênicos. Conceitos em 2023

Classe de medicamento	Procedimentos endodônticos	Procedimentos periodontais	Cirurgias orais
Antiagiogênicos	Literatura limitada; medicações que inibem o VEGF são consideradas de alto risco; uso concomitante de antirreabsortivos aumenta a incidência de ONM	Literatura limitada; manipulação óssea deve ser evitada	**Implante:** escassez de dados; uso concomitante de antirreabsortivos aumenta o risco de falha do implante **Extração:** uso concomitante de antirreabsortivos aumenta o risco de ONM
Bisfosfonatos	Nenhuma manipulação além da extremidade terminal da raiz do dente; BFs IV são considerados de alto risco para ONM; cirurgias odontológicas devem ser evitadas	Inflamação e infecção crônicas devem ser tratadas; fatores de risco para ONM devem ser avaliados antes de qualquer tratamento; uso de BFs > 2 anos, iniciar tratamento profilático não cirúrgico com retorno em 6 a 8 s, cirurgia com mínima ou nenhuma manipulação óssea e estar pronto para lidar com complicações	**Implantes:** > 2 anos de tratamento com BF aumenta falha do implante **Extração:** infecção pode também induzir ONM; dentes que não podem ser tratados devem ser extraídos por profissional hábil, que saiba manipular complicações
Denosumabe	Literatura limitada; poucas séries de casos sugerem efeitos adversos, mas qualquer cirurgia tem risco para o paciente; paciente deve ser analisado individualmente em relação à razão custo/benefício	Literatura limitada; deve-se obedecer diretriz similar à dos BFs	**Implante:** deve-se ter cuidado e a colocação de implantes; para pacientes com neoplasia não é recomendada **Extração**: pacientes usando denosumabe para OP devem esperar 3 m após a última administração SC; não é recomentado que pacientes com neoplasia sejam submetidos a procedimentos cirúrgicos invasivos

BFs: bisfosfonatos; ONM: osteonecrose mandibular; VEGF: fator de crescimento do endotélio vascular humano. Fonte: Moreira C, modificado de Aminoshariae A. JADA, 2022.

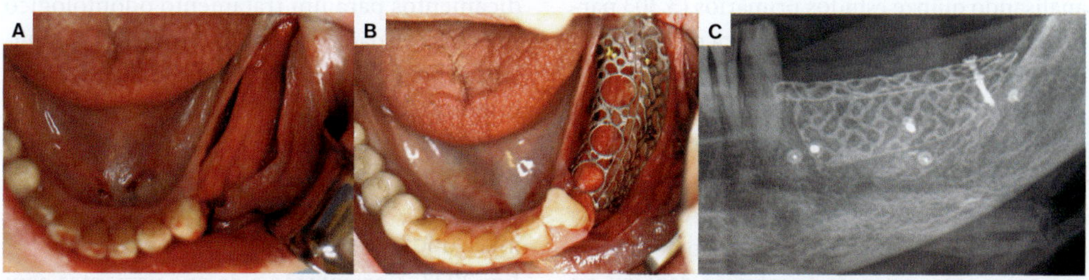

FIGURA 17 Reabilitação cirúrgica de osteonecrose na mandíbula posterior utilizando prótese de malha de titânio impressa tridimensionalmente em computador. (A) Colocação de retalho muco-periosteal. (B) Malha de titânio aparafusada ao osso. (C) Radiografia panorâmica após cirurgia. Fonte: Moreira C, modificado de Müller J, Junker R. Case Rep Dent, 2022.

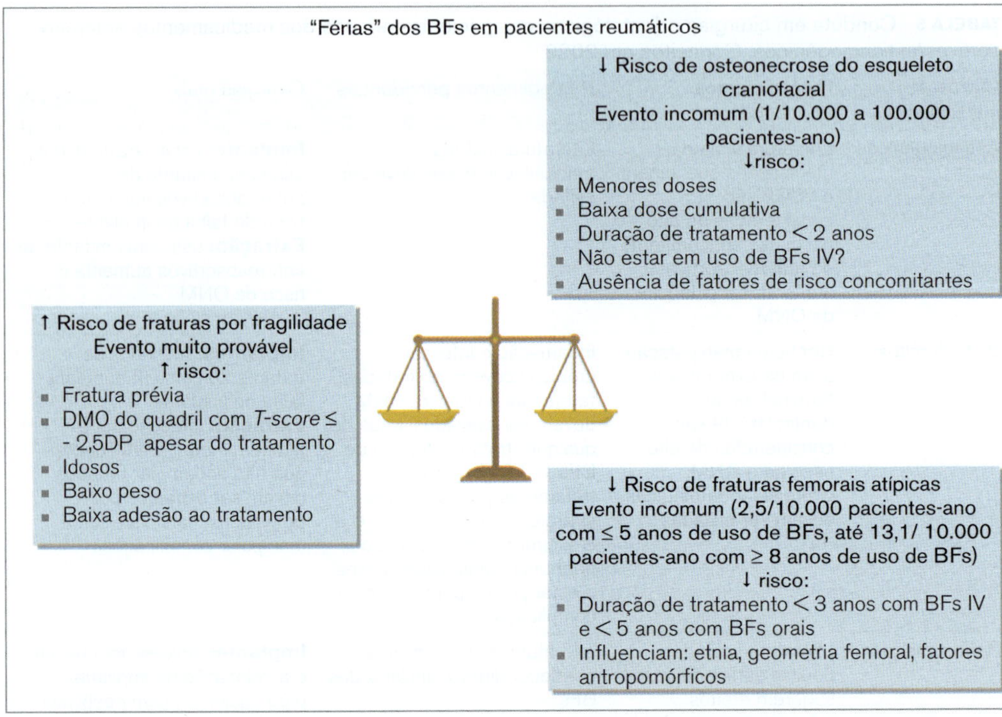

FIGURA 18 Avaliação do risco individual de "férias" dos bisfosfonatos (BFs). DMO: densitometria óssea. Modificado de Wang M, et al. JBMR Plus, 2022. Ruggiero S, et al. J Oral Maxillofac Surg, 2022.

Em 2022, a AAOMS conclui em seu parecer sobre *drug holidays*: "[...] Embora a prática de um feriado de drogas tenha sido aceito e recomendado por diversas sociedades profissionais, as evidências em apoiar ou refutar tais posições permanecem inconclusivas. [...]"

Uma revisão chinesa publicada em 2023, analisando quinze estudos primários (3.303 participantes) e cinco revisões, reforça o parecer da AAOMS, mostrando que há evidências limitadas para demonstrar que um "feriado de medicamentos" seja necessário (e pode de fato ser potencialmente prejudicial) na prática odontológica.

Apesar de que em 2023 faltem evidências para apoiar o benefício da suspensão dos medicamentos antes e depois de extração dentária ou outros procedimentos invasivos na cavidade oral, a maioria das diretrizes, alegando prudência, afirmam que a suspensão dos medicamentos por 2 meses, antes e após a cirurgia dentária invasiva, é uma medida prudente em pacientes recebendo medicamentos antiabsortivos/antiangiogênicos. Ressaltamos que os *experts*, autores dessas diretrizes, reconheceram que há poucas evidências para apoiar suas recomendações.

Isso deve ser explicado aos odontólogos, que em sua maioria se sentem seguros com a suspensão da medicação para realizar procedimentos. Pouco ou nada vai adiantar a suspensão dos medicamentos para um tratamento odontológico imediato. A não observação das medidas profiláticas para evitar a ONM é, na realidade, mais importante que a agressão cirúrgica *per se*, que na realidade tem menor impacto na incidência da ONM.

Interrupção de BFs

Em 2023, a orientação é de que pacientes com OP, com cuidadosa revisão de seus fatores de risco, que receberam baixas doses cumulativas orais de BFs, por ± 2 anos, podem continuar o tratamento com o BF durante tratamentos dentários invasivos, sob rigoroso controle odontológico. Há comunicação recente de que essa conduta não deveria variar se a via de administração do BF for IV. O recomeço do tratamento com BFs após a cirurgia odontológica tem maior uniformidade na orientação de recomeçar quando a ferida cirúrgica tenha cicatrizado, o que acontece em um período médio de três meses após a cirurgia dentária invasiva.

Interrupção do denosumabe

Conforme a orientação da AAOMS em 2022, a cirurgia dentoalveolar planejada pode ser realizada na janela de oportunidade em que já tenha ocorrido uma estabilização do *turnover* ósseo, uma ocasião em que a supressão da atividade osteoclástica esteja diminuindo, isto é, 3-4 meses após a administração da última dose de Dmab. O tratamento poderia ser reinstituído 6-8 semanas após a cirurgia. Em resumo: "Espere até seis meses após a última injeção para extrações". Isso atrasaria a administração da próxima dose de Dmab, mas há informação recente de que intervalo de mais de 7 meses entre 2 injeções consecutivas de Dmab seja capaz de impactar negativamente na densidade mineral óssea de pacientes com osteoporose, o que torna viável um atraso de até 1 mês da dose subsequente de Dmab, sem a perda de sua eficácia. Essa estratégia de conduta minimiza a duração das "férias" do medicamento, mantendo um ambiente favorável de *turnover* ósseo.

PREVENÇÃO

As diretrizes de prática clínica sobre os cuidados que devem ser tomados diante da ONM foram recentemente revisadas e chegou-se à conclusão de que faltam qualidade geral e utilidade clínica. Por isso, adaptamos e modificamos o modelo de recomendações da *Multinational Association of Supportive Care in Cancer/International Society of Oral Oncology* (MASCC/ISOO) e *American Society of Clinical Oncology* (ASCO) na diretriz para a condução da ONM induzida por medicamentos utilizados pela oncologia em 2022, para a condução da ONM em pacientes com doenças osteometabólicas ou autoimune mediadas, sem prejuízo das medidas propostas no conteúdo original.

Que medidas devem ser tomadas para reduzir o risco de ONM?

- Para pacientes que estão programados para receber um antirreabsortivo ou outro medicamento suspeito de provocar ONM, em uma situação não urgente, a avaliação de cuidados bucais (incluindo um exame clínico odontológico e radiológico oral abrangente, quando possível) deve ser realizada antes de iniciar o tratamento. Com base nessa avaliação, um plano de atendimento odontológico deve ser desenvolvido e implementado. O plano de cuidados deve ser coordenado entre o odontólogo e o médico assistente para priorizar que os procedimentos odontológicos necessários sejam realizados antes do início dos medicamentos (Figuras 19 e 20).
- O acompanhamento pelo odontólogo deve ser realizado em cronograma vigilante, por exemplo, a cada 3-6 meses após o início do tratamento medicamentoso, a definir caso a caso.
- Os membros da equipe multidisciplinar devem abordar os fatores de risco modificáveis do paciente para ONM o mais cedo possível, como má saúde bucal, procedimentos odontológicos invasivos, próteses mal ajustadas, *diabetes mellitus* descompensada, doenças reumáticas ou não reumáticas crônicas não controladas, uso de tabaco, álcool, drogas ilícitas, GCs e imunossupressores.
- Procedimentos cirúrgicos dentoalveolares eletivos (p. ex., extrações e implantes) podem ser realizados em pacientes reumáticos durante o tratamento com um antirreabsortivo, dependendo de o reumatologista e o odontólogo, com experiência na prevenção e no tratamento de ONM, terem revisado os riscos e benefícios da proposta do procedimento invasivo com o paciente e a equipe multidisciplinar, e definido uma relação positiva de custo-benefício.
- Se for realizada cirurgia dentoalveolar, os pacientes devem ser avaliados pelo odontólogo de forma sistemática e agendados com frequência (a ser definida pelo odontólogo) até que tenha ocorrido a recuperação total da mucosa no sítio cirúrgico.

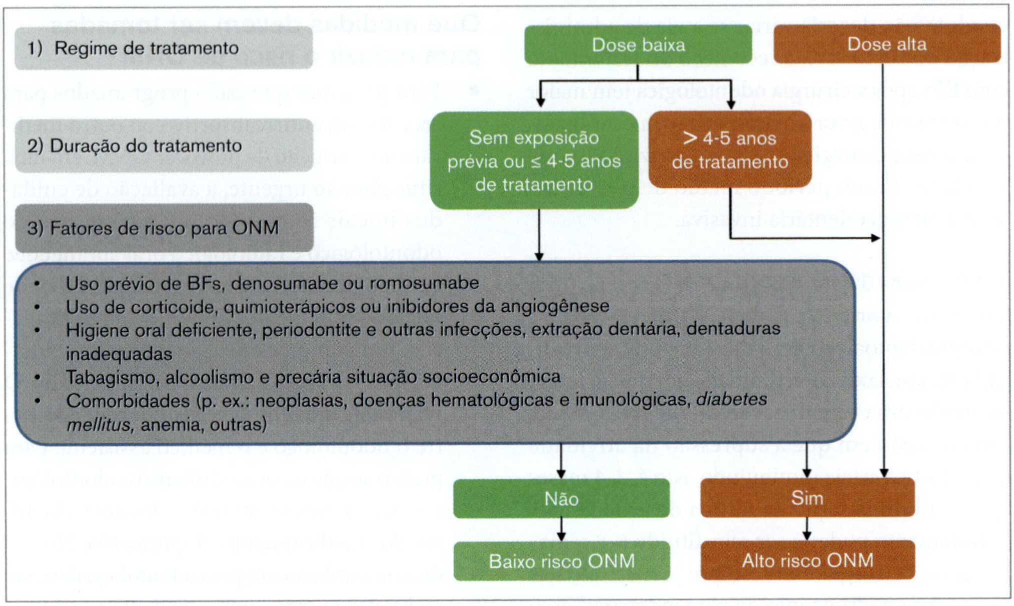

FIGURA 19 Algoritmo dos fatores de risco para osteonecrose da mandíbula induzida por medicamentos. Fonte: Moreira C, 2020, modificada de Nicolatou-Galitis, 2019.

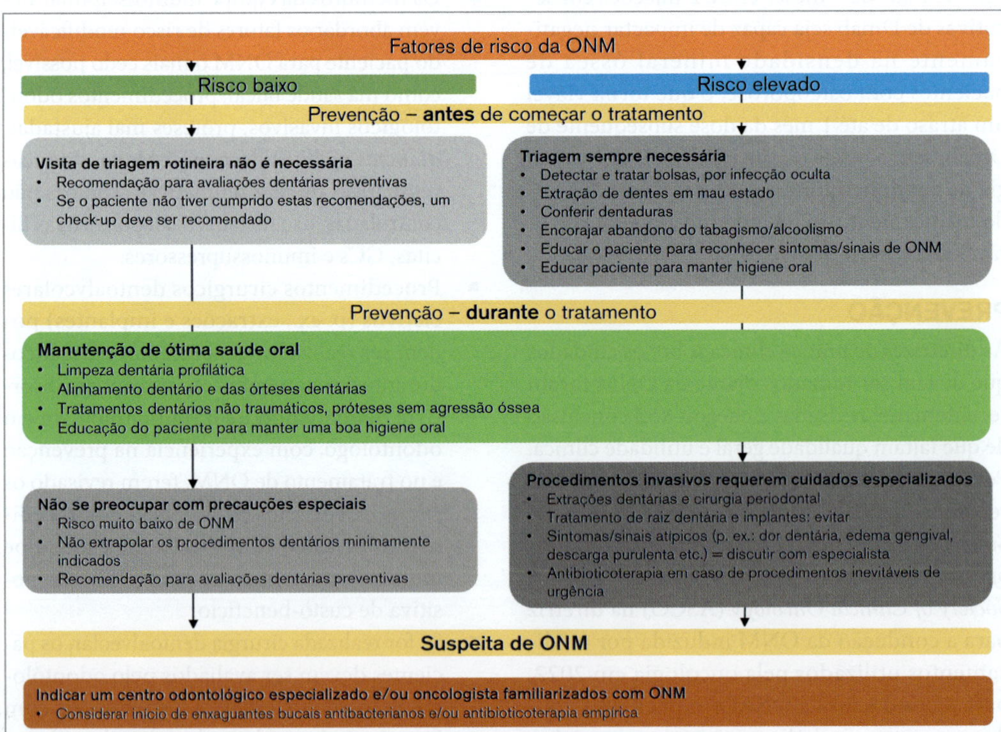

FIGURA 20 Algoritmo de conduta preventiva na osteonecrose da mandíbula após avaliação dos fatores de risco. Fonte: Moreira C, 2020, modificada de Nicolatou-Galitis, 2019.

- Para pacientes reumáticos que estão recebendo antirreabsortivo em dosagem mais reduzida que a usual, não há evidências suficientes para apoiar ou refutar a necessidade de descontinuação do medicamento antes da cirurgia dentoalveolar. A administração do medicamento pode ser aconselhada ou não, a critério do médico assistente, caso a caso, em conjunto com o paciente e o odontólogo.

Como a ONM deve ser estadiada?

- Um dos sistemas de estadiamento bem estabelecidos deve ser usado para quantificar a gravidade e a extensão da ONM e para orientar as decisões de conduta. A melhor opção é o sistema de estadiamento da AAOMS. O mesmo sistema deve ser usado durante todo o tratamento da ONM do paciente. O diagnóstico por imagem pode ser usado como adjuvante essencial a esses sistemas e, idealmente, o estadiamento deve ser realizado por profissionais experientes em cuidar de casos de ONM.

Como a ONM deve ser tratada?

- Tratamento inicial da ONM: as medidas conservadoras podem incluir higiene oral cuidadosa, enxaguantes antimicrobianos, antibióticos se clinicamente indicados e intervenções cirúrgicas conservadoras ou menos invasivas, p. ex., remoção de espícula óssea etc.
- Tratamento da ONM refratária ao tratamento conservador: intervenções cirúrgicas mais invasivas (p. ex.: sutura de tecidos moles, retalho de mucosa, ressecção em bloco de osso necrótico) podem ser usadas se a ONM estiver em estágio sintomático ou disfuncional, apesar do tratamento conservador inicial. A intervenção cirúrgica agressiva geralmente não é recomendada para exposição óssea assintomática e, nesses casos, deve haver avaliação especial. Antes da intervenção cirúrgica invasiva, a equipe multidisciplinar e o paciente devem discutir detalhadamente os riscos e benefícios do tratamento proposto.

Como se avalia na prática clínica o resultado da resposta da lesão ao tratamento?

- Durante o tratamento da ONM, o odontólogo e/ou especialista em odontologia deve comunicar ao médico assistente o estado objetivo e subjetivo da lesão – resolvida, melhorando, estável ou progressiva. O curso clínico da ONM pode afetar as decisões de tratamento local e/ou sistêmico em relação à manutenção, suspensão ou reinício dos antirreabsortivos.

PERSPECTIVAS FUTURAS

Em 2023, a ONM permanece sendo uma doença complexa, de etiologia multifatorial para a qual muitas perguntas permanecem ainda sem resposta. Pesquisas continuadas através de estudos multicêntricos prospectivos, controlados, com casuísticas incrementadas deverão ser realizadas para nos orientar de modo mais seguro no diagnóstico (p. ex., biomarcadores) e na conduta de tratamento dos pacientes, assim como também seus direitos e deveres diante da assistência dos planos de saúde. Enquanto dados relativamente robustos sustentam a conclusão de que os antirreabsortivos ósseos representam fatores de risco importantes para a ONM, esse não é o caso dos outros tipos de medicamentos. É imperativo elucidar o risco potencial da ONM associado aos tratamentos com medicamentos não antirreabsortivos ósseos, da relação de sua dosagem e tempo de utilização com o risco da ONM.

Enquanto a medicina personalizada, preditiva e preventiva (MPPP) proporcionada pelas metodologias "ômicas" não estiver ao nosso alcance, as equipes multidisciplinares dedicadas à ONM terão um papel crítico na prevenção e redução da incidência de ONM induzida por medicamentos neste futuro paradigmático da medicina.

REFERÊNCIAS BIBLIOGRÁFICAS*

1. Agarwala SR, Vijayvargiya M, Pandey P. Avascular necrosis as a part of 'long COVID-19'. BMJ Case Rep. 2021;14(7):e242101.
2. Ahdi HS, Wichelmann TA, Pandravada S, Ehrenpreis ED. Medication-induced osteonecrosis of the jaw: a review of cases from the Food and Drug Administration Adverse Event Reporting System (FAERS). BMC Pharmacol Toxicol. 2023;24(1):15.
3. Aminoshariae A, Donaldson M, Horan M, Mackey SA, Kulild JC, Baur D. Emerging antiresorptive medications and their potential implications for dental surgeries. J Am Dent Assoc. 2022;153(7):649-58.
4. Anastasilakis AD, Pepe J, Napoli N, Palermo A, Magopoulos C, Khan AA, et al. Osteonecrosis of the jaw and antiresorptive agents in benign and malignant diseases: a critical review organized by the ECTS. J Clin Endocrinol Metab. 2022;107(5):1441-60.
5. Ayers C, Kansagara D, Lazur B, Fu R, Kwon A, Harrod C. Effectiveness and safety of treatments to prevent fractures in people with low bone mass or primary osteoporosis: a living systematic review and network meta-analysis for the American College of Physicians. Ann Intern Med. 2023;176(2):182-95.
6. Brewer RC, Lanz TV, Hale CR, Sepich-Poore GD, Martino C, Swafford AD, et al. Oral mucosal breaks trigger anti-citrullinated bacterial and human protein antibody responses in rheumatoid arthritis. Sci Transl Med. 2023;15(684):eabq8476.
7. Chang J, Hakam AE, McCauley LK. Current understanding of the pathophysiology of osteonecrosis of the jaw. Curr Osteoporos Rep. 2018;16(5):584-95.
8. Debiève M, Castiaux L, van Maanen A, Magremanne M. Medication-related osteonecrosis of the jaw, a risk to reassess in osteoporotic patients. J Stomatol Oral Maxillofac Surg. 2023;124(1S):101316.
9. Gaudet C, Chatelain B, Weber E, Parmentier A-L, Derruau S, Laurence S et al. Reporting criteria for clinical trials on medication-related osteonecrosis of the jaw (MRONJ): A review and recommendations. Cells. 2022;11:4097.
10. Hsu KJ, Hsiao SY, Chen PH, Chen HS, Chen CM. Investigation of the effectiveness of surgical treatment on maxillary medication-related osteonecrosis of the jaw: a literature review. J Clin Med. 2021;10:4480.
11. Kim HY. Review and update of the risk factors and prevention of antiresorptive-related osteonecrosis of the jaw. Endocrinol Metab (Seoul). 2021;36(5):917-27.
12. Kuroshima S, Al-Omari FA, Sasaki M, Sawase T. Medication-related osteonecrosis of the jaw: A literature review and update. Genesis. 2022 Sep;60(8-9):e23500.
13. Li Y, Ling J, Jiang Q. Inflammasomes in alveolar bone loss. Front Immunol. 2021;12:691013.
14. Liu C, Xiong YT, Zhu T, Liu W, Tang W, Zeng W. Management of tooth extraction in patients taking antiresorptive drugs: an evidence mapping review and meta-analysis. J Clin Med. 2022;12(1):239.
15. Lončar Brzak B, Horvat Aleksijević L, Vindiš E, Kordić I, Granić M, et al. A. Osteonecrosis of the jaw. Dent J (Basel). 2023;11(1):23.
16. Lorenzo-Pouso AI, Bagán J, Bagán L, Gándara-Vila P, Chamorro-Petronacci CM, Castelo-Baz P, et al. Medication-related osteonecrosis of the jaw: a critical narrative review. J Clin Med. 2021;10:4367.
17. Mallya SM, Tetradis S. Imaging of radiation- and medication-related osteonecrosis. Radiol Clin North Am. 2018;56:77-89.
18. Martins LHI, Ferreira DC, Silva MT, Motta RHL, Franquez RT, Bergamaschi CC. Frequency of osteonecrosis in bisphosphonate users submitted to dental procedures: A systematic review. Oral Dis. 2023;29(1):75-99.
19. Moraschini V, Calasans-Maia M, Louro RS, Arantes EBR, Calasans-Maia JA. Weak evidence for the management of medication-related osteonecrosis of the jaw: An overview of systematic reviews and meta-analyses. J Oral Pathol Med. 2020;50:10-21.
20. Moreno-Rabié C, Gaêta-Araujo H, Ferreira-Leite A, Coucke W, Gielen E, Van den Wyngaert T, et al. Local radiographic risk factors for MRONJ in osteoporotic patients undergoing tooth extraction. Oral Dis. 2023 Jan 8. Epub ahead of print.
21. Müller J, Junker R. Customized titanium mesh for guided bone regeneration in the posterior mandible in a patient previously treated with bisphosphonates. Case Rep Dent. 2022;2022:5174075.
22. Nicolatou-Galitis O, Schiodt M, Mendes RA, Ripamonti C, Hope S, Drudge-Coates L, et al. Medication-related osteonecrosis of the jaw: definition and the best practice for prevention, diagnosis and treatment. Oral Surg Oral Med Oral Path Oral Radiol. 2019;127:117-35.
23. Pedersen AB, Nørholt SE, Rejnmark L, Langdahl B, Starch-Jensen T, Sørensen HT. Genome-wide association study of osteonecrosis of the jaw in Danish patients receiving antiresorptive therapy for osteoporosis: A case-control study. Bone Rep. 2022; 18:101648.
24. Ruggiero SL, Dodson TB, Aghaloo T, Carlson ER, Ward BB, Kademani D. American Association of Oral and Maxillofacial Surgeons' position paper on medication-related osteonecrosis of the jaws – 2022 update. J Oral Maxilofac Surg. 2022;80(5):920-43.
25. Sood A, Nayyar V, Roychoudhury A, Bhalla AS, Mishra D. Post-COVID steroid induced avascular necrosis of the jaw: Emerging challenge in India. Oral Surg Oral

* Os interessados por bibliografia suplementar podem se dirigir aos autores pelo e-mail caio.reumatologista@gmail.com informando precisamente sobre qual assunto comentado no capítulo necessitam de referências bibliográficas suplementares.

Med Oral Pathol Oral Radiol. 2022:S2212-4403(22)01122-1.

26. Suryani IR, Ahmadzai I, Shujaat S, Ma H, Jacobs R. Non-antiresorptive drugs associated with the development of medication-related osteonecrosis of the jaw: A systematic review and meta-analysis. Clin. Oral Investig. 2022;26:2269-79.
27. Tetradis S, McCauley L, Aghaloo T. Osteonecrosis of the jaw. In: Bilezikian JP. Primer on the metabolic bone diseases and disorder of mineral metabolism, ASBMR. 9. ed. Hoboken, NJ: John Wiley & Sons; 2019. p. 927.
28. Tsuchimochi M, Kurabayashi T. Symposium: Imaging modalities for drug-related osteonecrosis of the jaw (1), role of imaging in drug-related osteonecrosis of the jaw: An up-to-date review (secondary publication). Jpn Dent Sci Rev. 2019;55(1):1-4.
29. Wang M, Wu YF, Girgis CM. Bisphosphonate drug holidays: evidence from clinical trials and real-world studies. JBMR Plus. 2022;6(6):e10629.
30. Zaidi M, Kim SM, Mathew M, Korkmaz F, Sultana F, Miyashita S, et al. Bone circuitry and interorgan skeletal crosstalk. Elife. 2023;12:e83142.
31. Zheng J, Yao Z, Xue L, Wang D, Tan Z. The role of immune cells in modulating chronic inflammation and osteonecrosis. Front Immunol. 2022;13:1064245.
32. Zhou A, Wu B, Yu H, Tang Y, Liu J, Yang X, et al. Current understanding of osteoimmunology in certain osteoimmune diseases. Co-development of the skeletal and immune systems. Front Cell Dev Biol. 2021;9:698068.

111

Osteoporose

Rosa Maria Rodrigues Pereira (*in memoriam*)
Mariana Ortega Perez
Charlles Heldan de Moura Castro
Diogo Souza Domiciano
Andrea Barranjard Vannucci Lomonte
Marco Antonio Araújo da Rocha-Loures
Caio Moreira
Laura Maria Carvalho de Mendonça
Ana Patrícia de Paula
Sebastião Cezar Radominski
Vera Lúcia Szejnfeld
Cristiano A. F. Zerbini

CONCEITO

Osteoporose é uma doença sistêmica do esqueleto caracterizada por baixa massa óssea e deterioração da microarquitetura do tecido ósseo, com consequente aumento da fragilidade óssea e maior risco de fraturas.

EPIDEMIOLOGIA

O pior desfecho da osteoporose é a ocorrência de fraturas. Cerca de 40% das mulheres brancas e 13% dos homens brancos acima de 50 anos de idade terão, no mínimo, uma fratura por fragilidade até o resto de suas vidas. O custo anual mundial das fraturas projetado para 2025 é de 17 bilhões de dólares e tende a aumentar nos próximos anos em decorrência do aumento da longevidade na grande maioria dos países.

A fratura do fêmur proximal (fratura de quadril) é aquela com maior gravidade e está associada a altas taxas de morbidade e mortalidade. A sobrevida após 5 anos é de cerca de 80% do esperado para a idade e a maioria das mortes ocorre nos primeiros 6 meses após a fratura. O risco de uma fratura de quadril em indivíduos com idade acima dos 50 anos é estimado em 17% para mulheres brancas e 6% para homens brancos, embora existam grandes variações étnicas e geográficas.

A epidemiologia das fraturas vertebrais é menos caracterizada do que a das fraturas de quadril principalmente pela falta de critérios diagnósticos universalmente aceitos. Cerca de dois terços das fraturas vertebrais são assintomáticas e muitas vezes são diagnosticadas apenas radiologicamente. As fraturas vertebrais mais graves ocorrem na junção toracolombar (T10 a L1). A incidência das fraturas vertebrais aumenta com a idade, sendo a prevalência em homens similar à das mulheres aos 50 ou 60 anos. A presença de uma fratura vertebral aumenta em quatro vezes a possibilidade de uma nova fratura e está associada ao aumento da mortalidade nos 5 anos seguintes. As fraturas do rádio distal, também denominadas do antebraço distal, são as fraturas mais comuns nas mulheres no período perimenopausa. A prevalência é maior em mulheres que em homens na proporção de 4:1.

Epidemiologia das fraturas no Brasil

Dados da Organização Mundial da Saúde (OMS) indicam que a população de 65 anos de idade ou mais crescerá significativamente nos próximos 50 anos na América Latina e o número de fraturas de quadril passará a ser semelhante ao número atual dos Estados Unidos e da Europa. Estima-se que em 2050 haverá 6,3 milhões de fraturas por ano no mundo todo e mais da metade delas ocorrerá na América Latina e Ásia.

A epidemiologia da osteoporose e das fraturas por fragilidade foi analisada em diversos estudos em nosso país. O *Brazilian Osteoporosis Study* (Brazos) avaliou, por meio de entrevistas quantitativas, 2.400 indivíduos (70% mulheres) com mais de 40 anos de idade provenientes de várias regiões do país. Os dados desse estudo mostraram que a prevalência de fraturas por fragilidade, incluindo úmero, fêmur, vértebra, antebraço e costelas foi de 12,8% em homens e 15,1% em mulheres.

O estudo *Latin American Vertebral Osteoporosis Study* (LAVOS) avaliou randomicamente 1.922 mulheres acima de 50 anos de idade provenientes de cinco países da América Latina (Argentina, Brasil, Colômbia, México e Porto Rico) para a presença de fraturas vertebrais morfométricas e observou-se uma prevalência de 11,18% (IC 95%: 9,23-13,4), semelhante aos dados da China e de alguns países da Europa.

Em outro estudo realizado na cidade de São Paulo (SPAH), incluindo 769 idosos, foi observada prevalência de fraturas vertebrais radiológicas (moderadas ou graves) em 16,7% (IC 95%: 13,3-20,1) das mulheres e em 21,2% (IC 95%: 16,6-25,7) dos homens. Nessa mesma coorte (SPAH), os sítios mais frequentes de fraturas clínicas foram: antebraço distal (6%), úmero (2%) e costelas (1%), com maior prevalência em mulheres (17%) comparadas a homens (7%).

Na construção do FRAX Modelo Brasil, foram analisados dados epidemiológicos de incidência de fratura de quadril em diferentes áreas do Brasil com base em quatro estudos clínico-epidemiológicos. A incidência de fraturas de quadril aumentou progressivamente com a idade em ambos os sexos. Até os 50 anos, foi maior em homens e, após essa faixa etária, maior em mulheres, quase duplicando na idade de 80 a 90 anos.

O estudo *Brazilian Validation Osteoporosis Study* (BRAVOS), retrospectivo e observacional, incluiu todos os pacientes com 50 anos ou mais admitidos em hospitais devido à fratura de quadril em três cidades brasileiras (Belém, Vitória e Joinville) de 2010 a 2012. Os dados foram obtidos de prontuários médicos nessas cidades. Foram analisadas as taxas de incidência de fraturas de quadril padronizadas para idade e gênero. Belém mostrou incidência de fratura de quadril significativamente menor (56.2/100,000 ao todo, 72.4/100,000 para mulheres e 34.9/100,000 para homens) comparada a Joinville (93.8/100,000 ao todo, 117.2/100,000 para mulheres e 66.7/100,000 para homens) e a Vitória (102,0/100,000 ao todo e 121.9/100,000 para mulheres; e76.1/100,000 para homens). Essas diferenças mostram a variação de incidência de fraturas de quadril no Brasil, a qual pode dever-se a diferentes fatores, como miscigenação de raças e incidência de raios solares.

O aumento exponencial do número de fraturas esperado para a população brasileira nos próximos anos, como mostram os estudos citados, requer, desde já, ações de saúde preventivas para que efeitos adversos de morbidade e mortalidade sejam evitados e os custos de manutenção da saúde, diminuídos.

FISIOPATOGENIA

A patogênese da osteoporose, primária ou secundária, é complexa e influenciada por fatores genéticos e ambientais. Para bem entendê-la é necessária atualização em relação aos componentes do tecido ósseo, que estão diretamente envolvidos em sua fisiopatogenia.

Matriz extracelular óssea

Representa 90% do volume total dos ossos. Consiste em elementos inorgânicos (calcificada) e orgânicos (não calcificada), fornecendo ao osso sua forma, rigidez e resistência às forças compressivas e de tração.

- Matriz óssea inorgânica: representa 99% do armazenamento corporal de cálcio, 85% do fósforo e 40-60% do magnésio e sódio, principalmente na forma de hidroxiapatita $[Ca_{10}(PO_4)_6(OH)_2]$.

- Matriz óssea orgânica: é secretada pelos osteoblastos, sendo predominantemente colágeno tipo I, contendo também glicoproteínas, proteoglicanos, fatores de crescimento, osteocalcina, osteonectina e sialoproteína óssea, que desempenham papéis importantes na formação do osteoide, na mineralização e remodelação óssea.

Células ósseas

- Células de revestimento ósseo: as células do revestimento ósseo são osteoblastos quiescentes e achatados, também chamados de *lining cells*, que cobrem as superfícies ósseas, onde não ocorre a remodelação óssea. Essas células impedem a interação direta entre osteoclastos e a matriz óssea, impedindo a ocorrência da reabsorção óssea.
- Osteoblastos – células formadoras de osso: a diferenciação de osteoblastos é fortemente regulada pelos fatores de transcrição RUNX2 e OSX. Podem permanecer como células de revestimento (osteoblastos inativos) ou se transformar em osteócitos. Dentre suas funções, os osteoclastos: 1) sintetizam e secretam a matriz óssea extracelular (osteoide), rica em colágeno tipo 1 (COL1A1); 2) regulam a mineralização óssea secretando a fosfatase alcalina e um conjunto de proteínas conhecidas como proteínas da matriz, que atuam como núcleos de mineralização; 3) secretam também osteocalcina e osteonectina, proteínas que permitem a ligação ao cálcio e ao fosfato, promovendo a deposição de minerais e regulando a quantidade de cristais de hidroxiapatita.
- Osteócitos – células mecanossensíveis: representam 90% de todas as células ósseas e são derivados dos osteoblastos. São os coordenadores de todo o processo de remodelação óssea, sendo considerados como verdadeiras células endócrinas. Localizam-se em um sistema lacunar e canalicular no interior da estrutura óssea mineralizada. Mantêm uma conexão entre si e com as superfícies ósseas por meio de processos citoplasmáticos expansivos dentríticos, e sua função principal é a mecanossensibilidade. Além disso, também desempenham um papel crítico importante como "transmissores" de sinais de forma autócrina e parácrina para as células que executam a modelação e remodelação óssea. Os osteócitos expressam osteocalcina, secretam FGF23 para regular os níveis séricos de fosfato e produzem a esclerostina, um regulador negativo da formação óssea.
- Osteoclastos – primariamente células de reabsorção óssea: são células multinucleadas originadas a partir de células mononucleares, monócitos/macrófagos. As citocinas inflamatórias como TNF, IL-6 e IL-1, assim como o PTH, são elementos importantes para o processo de osteoclastogênese. Os osteoclastos promovem a reabsorção óssea através da secreção de íons hidrogênio, fosfatase ácida resistente ao tartarato (TRAP) e a enzima catepsina K.

Remodelação/modelação óssea

Os ossos estão em constante remodelação e modelação, envolvendo todos os seus componentes, sendo o processo coordenado pelos osteócitos, substituindo o osso antigo por osso novo, resultando na renovação do esqueleto aproximadamente a cada 10 anos. Esse fenômeno de remodelação/modelação envolve muitos fatores, endócrinos e imunes, através de vias de sinalização, como a via RANK/RANKL da reabsorção óssea, e a via Wnt da formação óssea. Embora a modelação óssea seja mais evidente durante o período de crescimento, ela também ocorre no esqueleto adulto, particularmente em resposta à carga mecânica. A sequência de eventos é sempre reabsorção óssea seguida de formação óssea, e esses dois processos são acoplados.

Poderíamos resumir esse complexo processo acompanhando a Figura 1:

1. as células-tronco hematopoiéticas iniciam a osteoclastogênese através da ação das citocinas M-CSF e RANKL;
2. os osteoclastos maduros liberaram íons de hidrogênio para solubilizar a hidroxiapatita enquanto enzimas proteolíticas se infiltram no microambiente para degradar a matriz óssea;

3. os osteoblastos se originam de células-tronco mesenquimais (MSC); pré-osteoblastos são recrutados e se diferenciam em osteoblastos através da secreção dos fatores de transcrição Runx2 e Osterix (OSX), osteocalcina (OCN), sialoproteína óssea I/II (BSP I/II) e colágeno tipo I (COL I);
4. depósito de produtos produzidos pelos osteoblastos, principalmente do tipo colágeno, formam o osteoide e, à medida que o osteoide se mineraliza, os osteoblastos ficam presos no tecido ósseo e se diferenciam em osteócitos;
5. a osteoclastogênese é suprimida quando os osteoblastos e células de revestimento ósseo produzem a osteoprotegerina (OPG), que inibe o sistema RANK/RANKL.

A comunicação entre osteoclastos, osteoblastos e osteócitos é efetuada através de moléculas sinalizadoras produzidas pelas próprias células, por exemplo, algumas recentemente citadas: a ephrinB2 dos osteoclastos promove a diferenciação osteoblástica e a formação óssea quando se liga ao osteoblasto EphB4, sendo a osteoclastogênese inibida na direção oposta; a Sema4D dos osteoclastos inibe a formação óssea osteoblástica; a Sema3A derivada de osteócitos suprime osteoclastogênese.

Fatores de risco para a osteoporose

Dentre os fatores de risco hereditários ou não modificáveis conhecidos para a osteoporose, citamos principalmente sexo, idade e envelhecimento. Entre os fatores de risco não hereditários ou modificáveis estão a ingesta insuficiente de cálcio e vitamina D, inatividade física, tabagismo e consumo excessivo de álcool (Tabela 1). Entre os fatores associados ao envelhecimento que contribuem para a patogênese da osteoporose, destacam-se a deficiência de este-

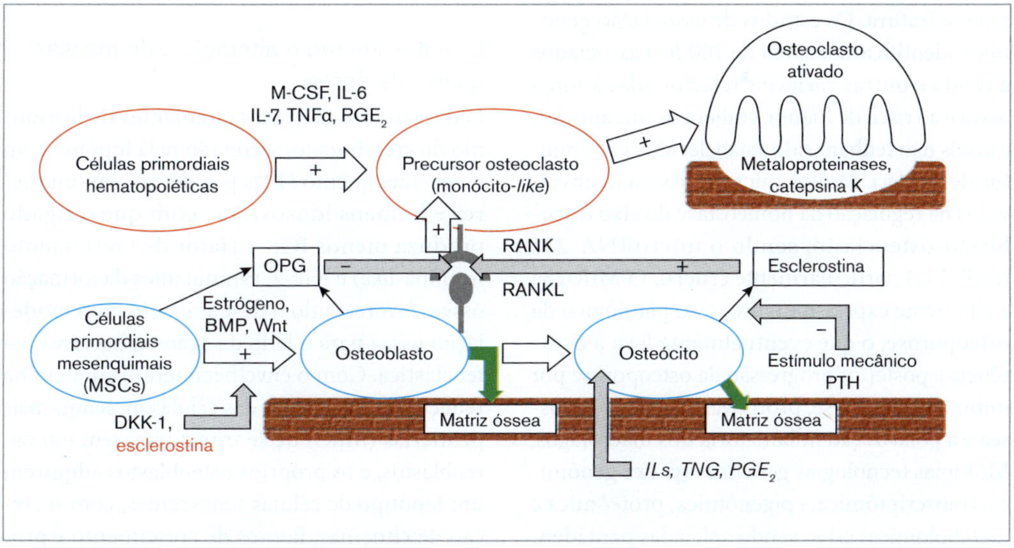

FIGURA 1 Regulação da diferenciação de osteócitos e osteoclastos através de moléculas sinalizadoras. a) Osteoblastos e osteócitos diferenciam-se de células primordiais mesenquimais para produzir a matriz óssea e os osteoclastos são derivados de células primordiais hematopoiéticas e estão envolvidos na reabsorção óssea. b) A diferenciação celular é controlada por várias moléculas sinalizadoras produzidas pelas células.
BMP: proteína óssea morfogenética 2; DKK1: *Dickkopf-related protein* 1; M-CSF: *colony-stimulating factor* 1; OPG: osteoprotegerina; PGE2: prostaglandina 2; PTH: hormônio da paratireoide; RANK: *receptor ativator nuclear fator kappa* ß; RANKL: *RANK ligand*; TNFα: *tumor necrosis factor*-α; Wnt: via Wnt/LRP5/ß-catenina. Fonte: Moreira C, modificada de Tresguerres, 2020, Tanaka, 2018, Boyle, 2003.

TABELA 1 Fatores de risco para perda de massa óssea

Não modificáveis	Modificáveis
Sexo feminino	Tabagismo
Raça caucasiana	Etilismo (≥ 3 doses/dia)
Menopausa	Baixa ingesta de cálcio, vitamina D, *inflammaging*
Idade > 60 anos	Sedentarismo
História familiar de osteoporose/fratura	Baixo peso (< 58 kg) ou IMC < 19 kg/m²

roides sexuais e o envelhecimento, estimulando a *inflammaging*, aumentando o estresse oxidativo, a apoptose e a autofagia.

A densidade mineral óssea (DMO) é influenciada por fatores genéticos e ambientais, sendo os fatores genéticos responsáveis por cerca de 70% da aquisição do pico de massa óssea. Os fatores genéticos, poligênicos, influenciam também a qualidade óssea, aumentando a predisposição à fratura. Os estudos de associação genômica identificaram cerca de 100 *loci* associados à DMO e outras variáveis relacionadas à força óssea e ao risco de fratura, embora os mecanismos causais não tenham sido estabelecidos para muitos desses *loci*. Muitos microRNAs estão envolvidos na regulação da homeostase do eixo osteoblasto-osteoclasto, sendo o microRNA-23a (miR-23a) particularmente crucial. O MiR-23a é altamente expresso no processo patológico da osteoporose, o que eventualmente leva à ocorrência e posterior progressão da osteoporose por inibir a osteogênese, promover a reabsorção óssea e a polarização inflamatória dos macrófagos. Múltiplas tecnologias genéticas (p. ex.: genômica, transcriptômica, epigenômica, proteômica e metabolômica) estão sendo aplicadas para identificar esses fatores e elucidar os mecanismos moleculares e funcionais da osteoporose.

Deficiência de hormônios sexuais

Os esteroides sexuais desempenham um papel protetor do metabolismo ósseo. O estrógeno inibe a osteoclastogênese, aumentando a produção da osteoprotegerina (OPG), que bloqueia a ligação entre o receptor ativador do fator nuclear *kappa*-β (RANK) e seu ligante (RANKL). No climatério, a insuficiência ovariana, sobretudo nos primeiros 5 a 10 anos após a menopausa, leva a um estado fisiológico deficiente de estrógeno, o que ocasiona o aumento do RANKL, a produção de várias citocinas (Il-1, IL-6, TNF-α, M-CSF) e prostaglandinas, o que estimula a diferenciação de precursores de osteoclastos, a ativação e o aumento da sobrevida de osteoclastos maduros, levando a um aumento de reabsorção óssea.

No homem, as taxas adequadas de testosterona circulante contribuem para a redução do risco de fraturas, principalmente por meio de sua influência no aumento do tamanho dos ossos no período de crescimento. No entanto, o grande responsável pela perda de massa óssea masculina é também o estrógeno, sendo essa perda muito mais relacionada aos níveis de estrogênio biodisponíveis que aos níveis da testosterona circulantes.

Envelhecimento e alterações de massa/ qualidade óssea

O decréscimo das taxas circulantes de hormônio do crescimento, secretado pela hipófise com o envelhecimento (14% por década em mulheres e homens idosos), faz com que o fígado produza menos IGF-1 (fator de crescimento insulina-*like*) e IGF-2, estimulantes da formação óssea, favorecendo o desequilíbrio da remodelação óssea para o lado da ação reabsortiva osteoclástica. Com o envelhecimento, também há redução da capacidade das células mesenquimais primárias (MSC) de se transformarem em osteoblastos, e os próprios osteoblastos adquirem um fenótipo de células senescentes, com secreção de citocinas, fatores de crescimento e proteases que estimulam também a ação reabsortiva dos osteoclastos. Os idosos também são mais sensíveis aos glicocorticoides exógenos e endógenos. De fato, a isoenzima 11-beta-hidroxiesteroide dehidrogenase tem sua expressão aumentada com a idade, transformando muito mais cortisona em cortisol ativo, com consequente diminuição de formação óssea.

O envelhecimento também é caracterizado por um estado inflamatório sistêmico crônico, de baixo grau, chamado atualmente de *inflammaging* (ativação da imunidade inata e aumento da autorreatividade do corpo), que modifica o sistema imunológico, daí surgir o novo termo *immuno-inflammaging* para caracterizar a senescência de nosso sistema imune (declínio da imunidade adaptativa).

Ocorre o aumento do estresse oxidativo (aumento dos radicais livres produzidos principalmente pelas mitocôndrias – *reactive oxygen species*, ROS, que provoca efeitos deletérios em todas as células ósseas). Várias outras vias regulatórias de sinalização contribuem também para o surgimento do *inflammaging*: NK-κB, TOR, RIG-I, Notch, Sirtuinas, TGF-β e Ras. Todas em conjunto são capazes de favorecer a perda de massa e qualidade óssea por meio de sua influência sobre o controle neuroendócrino do nosso organismo que é feito por um sem-número de neuro-hormônios, enzimas, serotonina, leptina, esclerostina, catepsina K, metaloproteinases etc.

As teorias que atualmente explicam o declínio de massa/qualidade óssea com o envelhecimento são complementares: o estresse celular, os mecanismos de oxidação-inflamação, a formação de citocinas pró-inflamatórias, os danos progressivos aos telômeros, a desregulação dos inflamossomas, distúrbios dos mecanismos de autofagia e a senescência das células-tronco.

Sedentarismo, imobilidade e osteossarcopenia

Fatores genéticos são responsáveis por 60% a 70% dos fenótipos dos ossos e músculos que agem como órgãos endócrinos secretores, afetando mutuamente suas funções. Existem genes compartilhados que afetam simultaneamente músculo e osso que são chamados de "pleiotrópicos". O diálogo bioquímico ocorre através de **miocinas**, como miostatina, irisina, outros **fatores derivados dos músculos**, como IL-6, IL-7, IL-L5, fator de crescimento semelhante à insulina-1, fator de crescimento de fibroblastos (FGF)-2 e ácido β-aminoisobutírico, fatores derivados do osso, como osteocalcina, esclerostina, FGF-23, a PGE2 e o TGFβ e fatores derivados do tecido adiposo, as ainda pouco conhecidas adipocinas. Além desse diálogo bioquímico, fatores adicionais como envelhecimento, ritmo circadiano, rede do sistema nervoso, ingestão nutricional e exossomos também têm efeitos sobre o diálogo osso-músculo.

Assim como nos ossos, a síntese proteica do músculo esquelético é equilibrada por sua degradação, e uma quebra desses equilíbrios de regulação pode resultar em queda de massa óssea e sarcopenia (perda volumétrica e funcional da capacidade dos músculos em exercer sua função de impor uma carga mecânica aos ossos). Geralmente, esses dois eventos são acoplados, denominados osteossarcopenia, que aumenta o risco de quedas, fraturas osteoporóticas e da morbimortalidade dos idosos.

O sedentarismo, comum com o envelhecimento ou como resultado de doenças debilitantes, reduz a carga mecânica sobre os músculos e ossos, com consequente falta de estímulo aos osteoblastos, que reduzem a produção de osteoprotegerina e de osteocalcina, estimulantes do anabolismo muscular. Isso proporciona o aumento na secreção de RANKL, ILs e TNF-α, potenciando a osteoclastogênese e a atividade reabsortiva óssea, assim como a sarcopenia (Tabelas 2 e 3).

Microbiota

Até o momento há dados demonstrativos de que a microbiota intestinal e da cavidade oral interagem com os sistemas gastrointestinal, imunológico, endócrino e nervoso e com as respostas inflamatórias presentes nas doenças reumáticas autoimunes, afetando as respostas celulares em vários órgãos. Há dados disponíveis, desde duas décadas atrás, principalmente derivados de modelos animais, de que influem na massa óssea e que perdas dessa massa podem ser revertidas por alterações da microbiota, por meio da administração de nutrientes adequados (prebióticos e probióticos). Esses estudos mostram sua influência em muitos processos fisiológicos, como na ativação da célula T CD4+, modificações em níveis hormonais e na produção de citocinas que

TABELA 2 Sinalização dos músculos para os ossos

	Efeitos sobre o osso	
Miocinas	Formação óssea	Reabsorção óssea
Miostatina	Inibe	Promove osteoclastogênese
IL-6	Aumenta diferenciação osteoblástica	Aumenta osteoclastogênese
IL-7	Inibe	Regula para cima expressão RANKL
IL-15	Não determinado	Promove diferenciação pré-osteoclástica e reduz a reabsorção óssea
IGF-1	Estimula	Não determinado
FGF-2	Estimula	Não determinado
Irisina	Promove diferenciação osteoblástica	Aumenta

Fonte: Moreira C, modificado de Li G, 2019.

TABELA 3 Sinalização dos ossos para os músculos

Fatores derivados dos ossos	Efeitos nos músculos
FGF23	Altera diferenciação dos mioblastos
Osteocalcina	Aumenta sensibilidade à insulina, metabolismo energético, síntese proteica
PGE2	Acelera proliferação e diferenciação dos mioblastos
Via Wnt/β-catenina	Aumenta diferenciação de miócitos C2C12
Esclerostina	Altera diferenciação dos mioblastos
TGF-β	Aumenta estresse oxidativo e reduz a função muscular

Fonte: Moreira C, modificado de Li, 2019.

influenciam a osteoclastogênese. Essas descobertas da relação de bactérias comensais com a fisiologia óssea precisam ser validadas para os humanos e abrem perspectivas para um melhor entendimento da fisiopatogenia de várias doenças osteometabólicas, inclusive a osteoporose, e terapêuticas, por meio da manipulação da microbiota intestinal.

Causas secundárias de osteoporose

A osteoporose pode ter uma causa subjacente potencialmente tratável. Desse modo, é muito importante considerar causas secundárias, como síndromes de má absorção, hipercalciúria idiopática, insuficiência renal, cirurgias bariátricas, anorexia nervosa, *diabetes mellitus* descompensado, hipertireoidismo, assim como doenças autoimunes crônicas, como o lúpus eritematoso sistêmico e a artrite reumatoide, e também o uso de medicamentos como glicocorticoide e anticonvulsivantes (Tabela 4).

A osteoporose induzida por glicocorticoide apresenta como mecanismo central a redução da formação óssea. Doses de glicocorticoide equivalentes a 5 mg de prednisona por pelo menos 3 meses foram associadas a comprometimento da massa óssea. O glicocorticoide reduz a absorção intestinal e a reabsorção renal do cálcio, altera o funcionamento de todas as células ósseas, inibindo a via osteoformadora (sinalização Wnt/β-catenina), aumenta os níveis de RANKL, aumenta a reabsorção óssea, impede a osteoblastogênese, reduz a função dos osteoblastos, inibe a síntese de fatores de crescimento e induz a resistência à insulina (Figura 2). O uso de glicocorticoide é responsável por ± 25% de todos os casos de fraturas por fragilidade, com predominante risco de fraturas vertebrais.

Para o reumatologista é de especial interesse a perda óssea sistêmica causada pela inflamação crônica presente nas doenças reumáticas, agravada pelos efeitos adversos da corticoterapia sobre os ossos e músculos, assim como a perda óssea localizada, na forma de erosões articulares e a osteopenia periarticular. A reabsorção óssea mediada pelos osteoclastos na interface entre a membrana sinovial e o osso é responsável pela erosão articular observada em pacientes que sofrem de artrites inflamatórias. Na sinóvia inflamada, a expressão do RANKL e de citocinas pró-inflamatórias está aumentada, e direta e indiretamente ligada à expressão também au-

TABELA 4 Causas de osteoporose secundária

Causa
Endócrinas
▪ Síndrome de Cushing, hipertireoidismo, hipogonadismo, hiperparatireoidismo, hipercalciúria, hiperprolactinemia, pan-hipopituitarismo, diabetes, gravidez, amenorreia induzida pelo exercício
Hematológicas
▪ Mieloma múltiplo, leucemia, linfoma, mastocitose sistêmica, talassemias, outras gamopatias monoclonais
Reumatológicas
▪ Artrite reumatoide, lúpus eritematoso sistêmico, espondiloartropatias, vasculites, outras doenças inflamatórias sistêmicas e doenças que provocam restrição de movimentos
Gastrointestinais
▪ *Bypass* gástrico, gastrectomia, doença inflamatória intestinal, cirrose biliar primária, doença celíaca, pancreatite, etilismo (> 3 doses/dia), desnutrição
Renais
▪ Insuficiência renal, acidose tubular renal
Pulmonares
▪ Doença pulmonar obstrutiva crônica
Neurológicas
▪ Epilepsia, esclerose múltipla, doença de Parkinson, distrofias musculares, AVC, lesão medular, polineurite crônica
Genéticas
▪ Doença do armazenamento do glicogênio, hemocromatose, homocistinúria, porfiria, fibrose cística, hipofosfatemia, doença de Gaucher, osteogênese imperfeita, Ehlers-Danlos, Marfan, pseudoglioma
Medicamentos
▪ Glicocorticoides (> 5 mg/dia de prednisona ou equivalente por > 3 meses), fenitoína, carbamazepina, heparina, agonistas do hormônio liberador de gonadotrofina, lítio, inibidores da aromatase, alumínio em antiácidos, quimioterápicos oncológicos, depomedroxiprogesterona, inibidores da bomba H2, uso de tamoxifeno na pré-menopausa, tiazolidinedionas, excesso de hormônio tireoidiano, medicamentos para HIV
Perda óssea pós-transplante
▪ Cardíaco, hepático etc.

mentada de células T, estimulando a osteoclastogênese e a reabsorção óssea. Os autoanticorpos, fator reumatoide e anticorpos anticitrulina, são também capazes de estimular a diferenciação de osteoclastos (Figura 3).

QUADRO CLÍNICO

A osteoporose é uma doença de evolução silenciosa e as manifestações clínicas surgem na ocasião de uma fratura, que geralmente ocorre no rádio distal, nas vértebras, no fêmur e no úmero. A história clínica deverá contemplar fatores de risco para perda de massa óssea (Tabela 1), além de achados que possam ser sugestivos de causas secundárias de osteoporose (Tabela 4). Particularmente nos idosos, devem ser considerados sinais que possam indicar risco aumentado de quedas, como dificuldade de equilíbrio ou marcha, hipotensão ortostática, fraqueza nos membros inferiores, baixa acuidade visual, déficit de audição e comprometimento cognitivo.

A fratura vertebral é a manifestação clínica mais comum da osteoporose. A maior parte das fraturas vertebrais é assintomática e pode ser um achado incidental em radiografias de tórax ou abdome. As fraturas vertebrais sintomáticas cursam com dor, cifose e redução de altura. Reduções de altura > 2 cm no último ano ou > 4 cm em relação à juventude falam a favor de fratura vertebral. Quando presente, a dor da fratura vertebral pode ser leve ou intensa, restrita ao sítio da fratura ou com irradiação para o abdome. Além disso, pacientes com múltiplas fraturas vertebrais podem cursar com redução das cavidades torácica e abdominal, com comprometimento das funções cardíaca, pulmonar e vesical, dificultando a respiração e causando hérnia de hiato e incontinência urinária. Essas

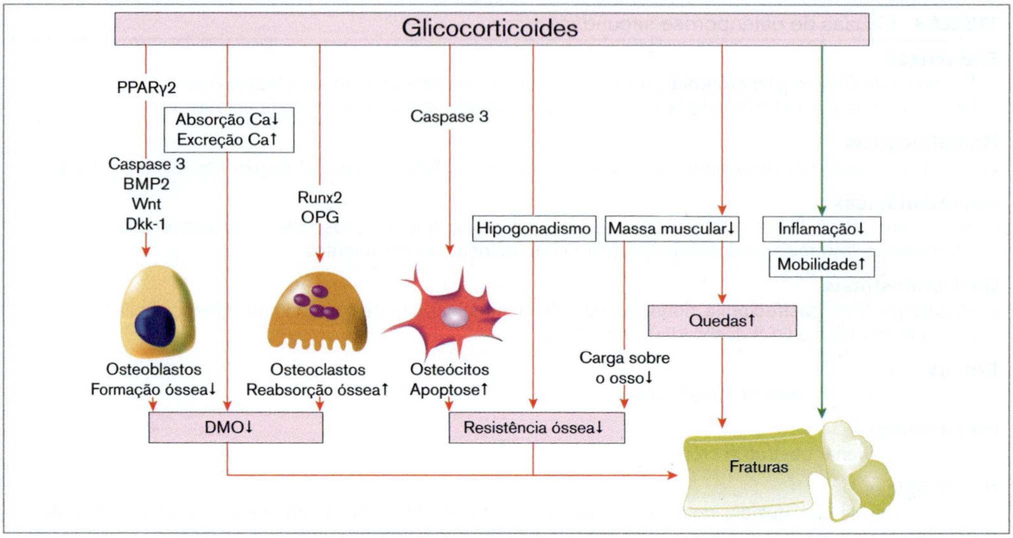

FIGURA 2 Diferentes mecanismos de ação dos glicocorticoides na biologia óssea e fraturas por fragilidade. Setas vermelhas: mecanismos negativos sobre os ossos; setas verdes: mecanismos positivos para os ossos. BMP2: proteína óssea morfogenética 2; Dkk-1: *dickkopf- related protein 1*; OPG: osteoprotegerina; PPAR c2: *peroxisome proliferator-activated receptor-c2*; PTH: hormônio da paratireoide; RANKL: *nuclear factor-ß ligand*; Runx2: *Runt-related transcription factor 2*; Wnt: via de sinalização Wnt. Fonte: Moreira C, modificado de Kuchuk, 2014.

alterações vertebrais, em alguns pacientes, podem ocasionar limitação dos movimentos que causam impacto em sua vida diária, como se vestir, sair de casa, além de distorção da consciência do corpo, levando à depressão, ansiedade e redução do bem-estar. As fraturas de quadril são relativamente comuns na osteoporose e decorrem de quedas, podendo ser localizadas em colo ou em região transtrocantérica, esta última mais comum em indivíduos mais idosos. Outro sítio comum de fraturas osteoporóticas é o terço distal do antebraço, causadas por queda sobre a mão (a conhecida e mais comum do que se pensa, a fratura de Colles).

DIAGNÓSTICO

O diagnóstico da osteoporose baseou-se em densitometria óssea utilizando os critérios da OMS desde 1994, criado a princípio para fins epidemiológicos e posteriormente usado para estudos clínicos de medicamentos e como limiar terapêutico de maneira pouco conhecida. O grau de comprometimento da massa óssea, segundo a OMS (1994), é classificado conforme a Tabela 5. Esses critérios podem ser aplicados a mulheres na pós-menopausa e a homens com idade superior a 50 anos. Em mulheres na pré-menopausa e em homens jovens, utiliza-se o *Z-score*, que compara a densidade óssea à curva de mesma idade e sexo. Nessa população mais jovem, estabelece-se o diagnóstico de "baixa massa óssea para a idade" quando o Z-*score* é menor que -2,0 DP.

TABELA 5 Classificação densitométrica de acordo com a Organização Mundial da Saúde

Diagnóstico	*T-score* (em DP)
Normal	≥ -1,0
Osteopenia	≤ -1,1 e > -2,5
Osteoporose	≤ -2,5
Osteoporose estabelecida ou grave	≤ -2,5 associado a fratura

Os sítios geralmente avaliados pela densitometria são a coluna e o fêmur. Algumas exceções

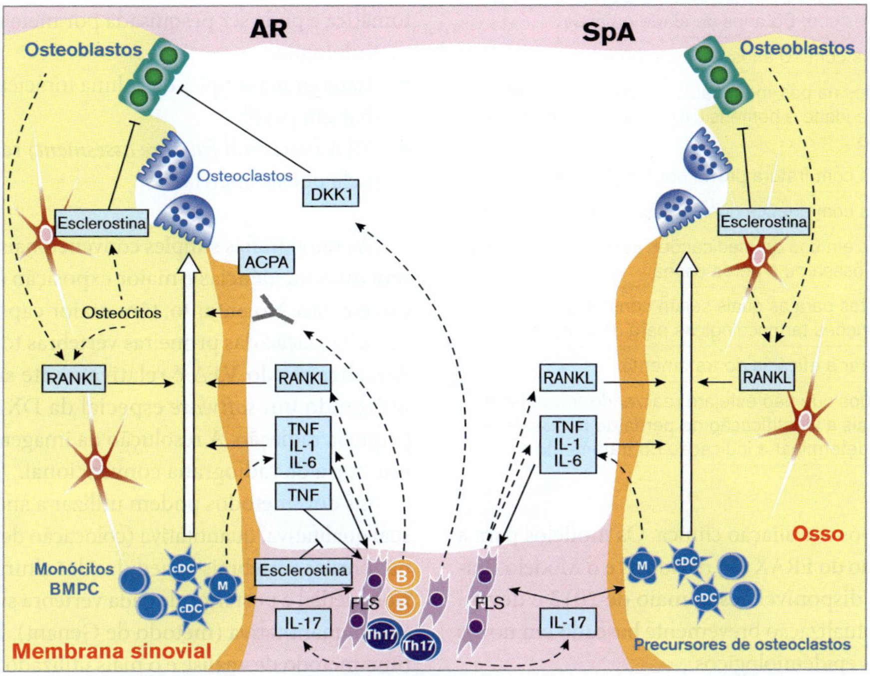

FIGURA 3 Vias de sinalização entre a membrana sinovial e o osso na artrite reumatoide (AR) e nas espondiloartrites (SpA). Setas cheias indicam a ação de citocinas ou autoanticorpos sobre as células. Setas interrompidas indicam a produção de citocinas ou autoanticorpos pelas células.
ACPA: anticorpos anti-CCP; AR: artrite reumatoide; BMPC: células progenitoras da medula óssea; cDC: células dentríticas circulantes; DKK-1: Dickkopf-1; FLS: sinoviócitos fibroblasto-*like* células B; M: macrófagos; sPa: espondiloartrite; Th17: células Th17. Fonte: Moreira C, modificada de Coury, 2019.

serão discutidas no capítulo específico sobre densitometria óssea.

As indicações para fazer o exame de densitometria óssea segundo a Sociedade Internacional de Densitometria Clínica (*International Society of Clinical Densitometry*, ISCD) e a Associação Brasileira de Avaliação Óssea e Osteometabolismo (ABRASSO) são demonstradas na Tabela 6.

Nos últimos anos, houve uma mudança no campo da osteoporose, e decidiu-se basear o tratamento da osteoporose não apenas na DMO, mas avaliando-se mais amplamente o risco de fraturas. Observou-se que muitos dos pacientes com fratura por fragilidade não têm DMO no nível de osteoporose e que, agregando outros fatores de risco, ter-se-ia maior capacidade de previsão daqueles que irão fraturar no futuro. Algoritmos como o *Fracture Risk Assessment Tool* (FRAX), que levam em consideração idade, fratura prévia, fratura de quadril por fragilidade nos pais, tabagismo, uso de glicocorticoide, artrite reumatoide, osteoporose secundária (diferentes doenças) e uso de três ou mais unidades de bebida alcoólica por dia, ampliam a capacidade de diagnostico e estratificação dos pacientes. No modelo FRAX, o risco de fratura é calculado para mulheres e homens entre as idades de 40 e 90 anos com os seguintes dados: idade atual, índice de massa corpórea (calculado a partir do peso e da altura) e as sete variáveis de risco independentes citadas. Esse algoritmo, disponível na internet (www.shef.ac.uk/FRAX e no site da abrasso.org.br), permite calcular o risco absoluto de fratura nos próximos 10

TABELA 6 Indicações de densitometria óssea

Mulheres com 65 anos de idade ou mais
Homens com 70 anos de idade ou mais
Mulheres na pós-menopausa com menos de 65 anos de idade e homens (50-70 anos) com fatores de risco
Adultos com fratura prévia por fragilidade
Adultos com doença que se associa à perda óssea
Adultos em uso de medicações associadas à baixa massa óssea ou à perda óssea
Pacientes para as quais sejam consideradas intervenções farmacológicas para osteoporose
Monitorar a eficácia do tratamento
Indivíduos que não estejam realizando tratamento, nos quais a identificação de perda de massa óssea possa determinar a indicação do tratamento

anos após a avaliação clínica. Os modelos para a avaliação do FRAX são nacionais e o Modelo Brasil está disponível desde maio de 2013 e deverá sofrer atualização brevemente baseado em novos estudos epidemiológicos.

Então, atualmente, o diagnóstico da osteoporose e os critérios de risco de fratura (os quais definem os tratamentos pelos novos *guidelines* brasileiros e internacionais) incluem:

- Densitometria óssea (DXA) com uma densidade óssea ≤ -2,5 desvios-padrão em relação à massa óssea do jovem adulto (*T-score*).
- Presença de uma fratura considerada de baixo impacto periférica ou vertebral. A fratura vertebral pode ser clínica ou, mais comumente, diagnosticada por radiografia simples ou pela densitometria (*vertebral fracture assessment*, VFA).
- Risco elevado de fratura baseado no FRAX Brasil e as curvas que indicam tratamento (NOGG).

Avaliação de fraturas vertebrais

As fraturas vertebrais são o tipo mais comum de fratura osteoporótica e estão associadas com deformidade, perda de altura, dorsalgia, lombalgia crônica ou aguda, alterações pulmonares decorrentes da modificação da caixa torácica, aumento da morbidade e mortalidade.

A maior parte das fraturas vertebrais é assintomática e pode ser pesquisada por meio de duas metodologias:

- Radiografia simples da coluna torácica e lombar em perfil.
- VFA (*vertebral fracture assesment*) realizado pela densitometria.

As radiografias simples convencionais requerem duas incidências e maior exposição à radiação e custo. No entanto, têm maior capacidade de visualização das primeiras vértebras torácicas. A realização do VFA é relativamente simples, utilizando um *software* especial da DXA, com pequena radiação. A resolução da imagem é menor que a da radiografia convencional.

Os dois métodos podem utilizar a análise visual qualitativa, quantitativa (colocação de pontos nas bordas vertebrais e medidas das alturas anterior, medial e posterior de cada vértebra suspeita) e semiquantitativa (método de Genant). Este último método de análise é o mais utilizado na prática clínica (Figura 4). Sabe-se que, quanto maior a gravidade da fratura e maior o número, maior a probabilidade de novas fraturas.

As indicações para realizar radiografia ou VFA, segundo a *International Society of Clinical Densitometry* (ISCD), são:

- Mulher ≥ 70 anos ou homem ≥ 80 anos.
- História de perda de altura > 4 cm.
- História de fratura prévia não documentada.
- Terapia com glicocorticoide ≥ 5 mg de prednisona por dia, com duração ≥ 3 meses.

EXAMES LABORATORIAIS

Na avaliação da osteoporose, os exames laboratoriais são recomendados para identificar possíveis causas secundárias (Tabela 7), excluir outros diagnósticos (Tabela 8) e investigar contraindicações ao tratamento. Estima-se que 20%-30% das mulheres na pós-menopausa e 50% dos homens com osteoporose apresentem causas secundárias quando submetidos a avaliação criteriosa. Os cenários de causa secundária mais comuns incluem hipovitaminose D, doenças hepáticas e renais, hipertireoidismo, hiperparatireoidismo e

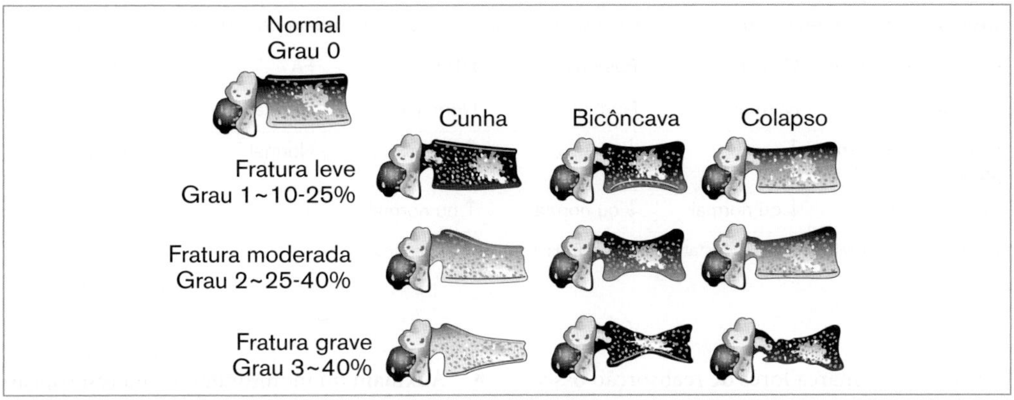

FIGURA 4 Classificação de fratura vertebral por análise semiquantitativa de Genant.

hipogonadismo (nos homens). Para avaliação de causas secundárias comuns, a triagem laboratorial mínima recomendada para pacientes com baixa massa óssea ou osteoporose densitométrica deve incluir: hemograma, velocidade de hemossedimentação, cálcio, fósforo, hormônio da paratireoide (PTH), fosfatase alcalina, 25-hidroxivitamina D (25OHD), creatinina e função tireoidiana. Em coorte descrita por Tannenbaum et al., cerca de 98% das causas secundárias de osteoporose em mulheres na pós-menopausa podem ser identificadas com os seguintes exames laboratoriais: calciúria de 24 horas, cálcio sérico, PTH e 25OHD. Segundo os autores, o TSH deve ser solicitado apenas naquelas em uso de tiroxina ou com suspeita clínica de hipertireoidismo.

TABELA 7 Avaliação das causas secundárias mais comuns de osteoporose

Condições clínicas associadas	Exames laboratoriais
Hiperparatireoidismo primário	Cálcio ↑, paratormônio ↑
Hipercalciúria idiopática	Calciúria em urina de 24h ↑
Osteomalácia	Fosfatase alcalina ↑, cálcio ↓, fósforo ↓, 25OHD ↓
Hipogonadismo em homens	Testosterona total e livre ↓, FSH ↑, LH ↑
Mieloma múltiplo	Eletroforese de proteínas/imunofixação
Doença celíaca	Antiendomísio-IgA/IgG e antitransglutaminase-IgA/IgG
Síndrome de Cushing	Cortisol urinário livre ↑ e testes funcionais da glândula adrenal
Hipertireoidismo	TSH ↓, T4 livre ↑
Doenças hepáticas	Transaminases, gama GT, fosfatase alcalina

Marcadores bioquímicos da remodelação óssea

Os marcadores bioquímicos da remodelação óssea podem ser medidos no soro, plasma e urina, e seus níveis se relacionam com a atividade de osteoblastos (marcadores de formação óssea) e osteoclastos (marcadores de reabsorção óssea). Ferramentas úteis para avaliar a reabsorção e a formação ósseas, esses marcadores estão aumentados em situações de alta remodelação óssea como na osteoporose de alto *turnover*, doença de Paget, doença óssea metastática e na doença mineral óssea da insuficiência renal crônica (osteíte fibrosa).

Os marcadores de formação óssea incluem proteínas que são específicas do osso (como a osteocalcina) ou elementos menos osso-específicos como os fragmentos do procolágeno tipo I liberado durante a formação do colágeno tipo I (N-propeptídeo do colágeno tipo I, PINP) e a fração óssea da fosfatase alcalina

TABELA 8 Análise laboratorial da osteoporose e diagnósticos diferenciais com doenças ósseas

Condições clínicas	Cálcio	Fósforo	PTH	FA	25OHD
Osteoporose	Normal	Normal	Normal ou ↑	Normal	Normal ou ↓
Hiperparatireoidismo primário	↑	↓	↑	Normal	Normal ou ↓
Osteomalácia	↓ ou normal	↓ ou normal	↑ ou normal	↑	↓

25OHD: 25-hidroxivitamina D; FA: fosfatase alcalina; PTH: hormônio da paratireoide.

(FA óssea). Os marcadores de reabsorção óssea compreendem os fragmentos da região do telopeptídeo (final) do colágeno tipo I liberados após a sua degradação enzimática, incluindo o N-telopeptídeo do colágeno tipo I (NTX) e o C-telopeptídeo do colágeno tipo I (CTX), deoxipiridinolina e a enzima fosfatase ácida resistente ao tartarato.

A *International Osteoporosis Foundation* (IOF) e a *International Federation of Clinical Chemistry and Laboratory Medicine* (IFCC) recomendam que um marcador de formação óssea (N-propeptídeo do colágeno tipo I, PINP) e um marcador de reabsorção óssea (C-telopeptídeo do colágeno tipo I, CTX) sejam usados como analitos de referência para marcadores de remodelação óssea em estudos clínicos.

Os marcadores de reabsorção óssea, notadamente o CTX, devem ser coletados pela manhã, em jejum, em razão de seguirem ritmo circadiano e da influência da alimentação sobre os níveis séricos. Por outro lado, o PINP pode ser coletado a qualquer hora do dia e a dosagem não sofre interferência da alimentação.

A IOF e a IFCC fizeram recomendações mais recentes sobre o uso dos marcadores da remodelação óssea para monitorar o tratamento da osteoporose. Segundo as recomendações, uma redução significativa no valor do PINP ou do CTX após 12 semanas de tratamento com bisfosfonato oral pode identificar pacientes com boa resposta. A ausência de redução no marcador pode identificar pacientes com má adesão ao tratamento ou que eventualmente falharam à terapia.

Os marcadores do remodelamento ósseo apresentam as seguintes aplicações na prática clínica:

- Auxiliam no monitoramento da resposta ao tratamento da osteoporose, permitindo uma avaliação mais precoce que a densidade mineral óssea. Espera-se uma queda de 35-55% no CTX após o tratamento antirreabsortivo e uma elevação de 40% no P1NP com a terapia anabólica, em 3-6 meses de tratamento.
- São úteis na avaliação da adesão medicamentosa já nos primeiros 3 meses de tratamento.
- Em análises longitudinais, associam-se a perda de massa óssea e ao risco de fraturas em pacientes com osteoporose.
- Os marcadores da remodelação óssea não devem ser utilizados para a escolha entre agentes antirreabsortivos ou anabólicos.

O uso clínico dos marcadores de remodelação óssea deve ser criterioso e considerar algumas limitações:

- Estes marcadores não são específicos do tecido ósseo e podem sofrer influência de outras doenças.
- Há significativa diferença em performance analítica entre os diferentes ensaios laboratoriais disponíveis para o mesmo marcador.
- Os valores de referência não são universalmente definidos.

TRATAMENTO NÃO FARMACOLÓGICO

O tratamento não farmacológico da osteoporose tem como objetivo instituir medidas que reduzam os fatores de risco modificáveis por meio de dieta e mudanças de estilo de vida, como cessar tabagismo, limitar o consumo de álcool, iniciar programa de exercícios físicos e prevenção de quedas. Além disso, os pacientes devem ser informados/educados sobre a doença e o risco de fraturas.

Um padrão alimentar que enfatize a ingesta de frutas, vegetais, grãos integrais, aves, peixes, nozes, legumes e produtos lácteos com baixo teor de gordura e que restrinja a ingestão de refrigerantes, alimentos fritos, carnes, produtos processados, doces, sobremesas e grãos refinados é considerado benéfico para a saúde óssea.

O tabagismo é outro fator não farmacológico importante que tem efeito negativo sobre a resistência óssea, e o tabagismo atual está associado a aumento do risco de fratura.

Em uma metanálise de três estudos prospectivos, com acompanhamento de 75.433 pessoas-ano, o consumo de álcool foi associado de maneira não linear ao aumento do risco de fratura. O consumo de três unidades de álcool ou mais por dia (150 mL de vinho, 45 mL de bebida fermentada e destilada ou 360 mL de cerveja) foi associado, em homens e mulheres, com risco aumentado para qualquer fratura.

O programa recomendado para pessoas com osteoporose deve incluir treinamento progressivo de resistência, treinamento de equilíbrio, fortalecimento dos extensores da região da coluna dorsal e lombar, condicionamento cardiovascular e forças de impacto ou com reação ao solo para estimular os ossos. Em pessoas com osteoporose, os melhores resultados foram documentados após programas de exercícios de alta intensidade que combinam resistência, equilíbrio e atividades de levantamento de peso. A natação executada por no mínimo três horas semanais pode aumentar a densidade mineral óssea mediante o fortalecimento muscular, sendo uma opção em casos selecionados. As limitações na capacidade clínica ou funcional podem exigir uma abordagem mais conservadora, com foco especial na otimização da função muscular e aumentando o equilíbrio para reduzir o risco de queda.

Os pacientes com alto risco para fratura vertebral devem evitar flexão ventral da coluna vertebral, especialmente quando se levanta uma carga ou carrega um objeto (p. ex., remo, levantamento de peso com a coluna flexionada, boliche, trabalhos de casa e de jardinagem, ioga, pilates). Da mesma forma, evitar atividades e exercícios de alto impacto que exigem torção rápida ou ações explosivas ou abruptas (p. ex., golfe e esportes de raquete) e extensão da coluna vertebral.

Prevenção de quedas

A fratura é o pior desfecho de um episódio de queda. Mais de 80% das fraturas não vertebrais resultam de quedas. As quedas ocorrem em decorrência da associação de diversos fatores de risco e situações ambientais, muitos dos quais são potencialmente corrigidos. Pacientes com risco iminente de uma primeira fratura ou de nova fratura devem ser identificados como prioridade para integrarem um programa de prevenção de quedas. Uma vez que as quedas e a osteoporose são fatores de risco independentes de fraturas não vertebrais, a osteoporose deve ser avaliada não apenas em pacientes com condições conhecidas por induzir fragilidade óssea, mas também em pacientes com risco de queda e vice-versa.

Muitas intervenções para a prevenção de quedas são amplamente conhecidas e incluem exercício físico regular (para melhorar o equilíbrio, a força muscular e respostas protetoras em caso de desestabilização), suplementação de vitamina D, ingesta adequada de cálcio na dieta, retirada gradual de psicotrópicos, correção da baixa acuidade visual, uso de sapatos fechados e com sola de borracha e adequação do cenário em que o idoso vive (instalação de corrimãos em escadas e banheiros, ambientes com iluminação adequada, evitar pisos molhados ou encerados e retirar tapetes soltos no chão).

Cálcio e vitamina D

Indivíduos idosos são mais suscetíveis à deficiência de cálcio e vitamina D. Com a senilidade, há um declínio na absorção intestinal de cálcio, redução da síntese renal de $1,25(OH)_2D_3$ e um aumento do catabolismo da $1,25(OH)_2D_3$, contribuindo para a perda óssea relacionada à idade. Como resultado, a deficiência de vitamina D e a hipocalcemia podem levar ainda ao hiperparatireoidismo secundário com aumento da reabsorção óssea. A ingesta adequada de cálcio e vitamina D compõe uma estratégia fundamental na prevenção e no tratamento da osteoporose. A Tabela 9 ilustra as necessidades diárias de cálcio e vitamina D, de acordo com a faixa etária.

Recomenda-se a ingesta de cálcio preferencialmente pela dieta, reservando os suplementos aos casos de ingesta insuficiente ou intolerância à lactose. A dieta propicia níveis constantes de cálcio sérico, sem a ocorrência dos picos vistos com a suplementação. Além disso, alguns estudos epidemiológicos apontaram o papel dos suplementos de cálcio sobre a incidência de doenças cardiovasculares. Os sais de cálcio mais estudados são o carbonato e o citrato de cálcio. Quando indicado, o suplemento de escolha é o carbonato de cálcio, por sua maior acessibilidade e baixo custo. O carbonato de cálcio deve ser ingerido, preferencialmente, nas refeições, pois sua solubilidade e posterior absorção dependem da acidez gástrica. Em pacientes com hipocloridria ou litíase renal, opta-se pelo citrato de cálcio, que pode ser tomado perto ou longe das refeições e aumenta a solubilidade do cálcio urinário.

Diferentemente do cálcio, as fontes alimentares de vitamina D são escassas, sendo necessária a suplementação, preferencialmente na forma de vitamina D3 (colecalciferol). A suplementação de vitamina D (800 UI/dia), com ingesta adequada de cálcio, foi associada a uma redução de 15 a 20% nas fraturas não vertebrais e a uma redução de 20% na incidência de quedas. Gallagher et al. (2013) relataram que uma dose de vitamina D de 800 UI por dia (associada à ingesta suficiente de cálcio, 1.200-1.400 mg) manteve os níveis de 25OHD superiores a 20 ng/mL em 97,5% das mulheres avaliadas. Os valores ideais de 25OHD variam conforme a idade e os grupos de risco:

- Acima de 20 ng/mL: valor desejável para a população saudável até 60 anos de idade.
- Entre 30-60 ng/mL: níveis recomendados para grupos de risco – idosos, osteoporose, causas secundárias de osteoporose (doenças e medicações), história de quedas, doenças autoimunes, doença renal crônica, síndromes de má absorção e gestantes.
- Entre 10-20 ng/mL: níveis baixos, com risco de osteoporose e fraturas.
- Menor que 10 ng/mL: níveis muito baixos, com risco de defeitos de mineralização e osteomalácia.
- Maior que 100 ng/mL: risco de intoxicação e hipercalcemia.

De maneira geral, quando a 25OHD está abaixo de 20 ng/mL, um esquema de ataque é necessário, com 50.000 UI/semana de colecalciferol por 8 semanas. Caso a meta de 25OHD não tenha sido atingida, um novo ciclo pode ser proposto. Após esse período, a dose de manutenção deve ser instituída e varia de acordo com a faixa etária e com as condições de base do paciente. O uso de calcitriol deve ficar reservado para situações especiais, como insuficiência renal crônica, osteomalácia ou má absorção extrema.

TABELA 9 Doses diárias recomendadas de cálcio e vitamina D de acordo com a *National Academy of Sciences* (Estados Unidos)

Grupo	Cálcio (mg/dia)	Vitamina D (UI/dia), população geral
Homens e mulheres		
15-50 anos	1.000	600
Mulheres		
51-70 anos	1.200	800
> 70 anos	1.200	800
Homens		
51-70 anos	1.000	600
> 70 anos	1.200	800

Adaptada de: Institute of Medicine. Brief report dietary reference intakes for calcium and vitamin D. Washington: National Academy Press; 2011.

TRATAMENTO FARMACOLÓGICO

As medicações utilizadas para prevenção e/ou tratamento da osteoporose podem ser classificadas como antirreabsortivas (bisfosfonatos – alendronato, risedronato, ibandronato e ácido zoledrônico; denosumabe, raloxifeno, estrogênio) ou anabólicas (teriparatida, abaloparatida e romosozumabe). Os compostos atualmente utilizados no tratamento e na prevenção da osteoporose são mostrados na Tabela 10.

Bisfosfonatos

São medicamentos antirreabsortivos com alta afinidade pela hidroxiapatita óssea, onde se depositam por longos períodos. Os bisfosfonatos podem ser classificados em dois grupos, com base no seu modo de ação. Os bisfosfonatos que se assemelham ao pirofosfato (p. ex., clodronato e etidronato) com ação citotóxica na adenosina trifosfato (ATP) e os bisfosfonatos mais potentes contendo nitrogênio (alendronato, risedronato, pamidronato e ácido zoledrônico) induzem a apoptose dos osteoclastos por seus efeitos no metabolismo do mevalonato, interferindo na prenilação de proteína.

A absorção dos bisfosfonatos é baixa (1% a 3%), sendo prejudicada pela ingestão concomitante de alimentos contendo cálcio, ferro, café,

TABELA 11 Medicações utilizadas no tratamento e/ou prevenção da osteoporose

Medicação	Dose	Redução do risco de fratura	Efeitos colaterais	Aprovação pelo FDA
Alendronato	35-70 mg/semana 5-10 mg/dia Oral	Vertebral, não vertebral, quadril	Esofagite, mialgia	Prevenção, tratamento
Risedronato	35 mg/semana 5 mg/dia 150 mg/mês Oral	Vertebral, não vertebral, quadril	Esofagite, mialgia	Prevenção, tratamento
Ibandronato	150 mg/mês Oral	Vertebral, não vertebral*	1ª dose (mialgia, artralgia, febre)	Prevenção, tratamento
Ácido zoledrônico	5 mg/ano IV	Vertebral, não vertebral, quadril	1ª dose (mialgia, artralgia, febre), ONM, fratura atípica	Prevenção, tratamento
Denosumabe	60 mg/6 meses SC	Vertebral, não vertebral, quadril	ONM, fratura atípica, celulite	Prevenção, tratamento
Raloxifeno	60 mg/dia Oral	Vertebral	Fogacho, náusea, câimbras, tromboembolismo	Prevenção, tratamento
Estrogênio (conjugado equino)	0,3-1,25 mg/dia Oral	Vertebral, não vertebral (0,625 mg)	Câncer de mama, doença cardiovascular, tromboembolismo	Prevenção
Teriparatida (PTH 1-34)	750 μg/injeção 20 μg/dia SC por 24 meses	Vertebral, não vertebral**	Hipercalcemia, hipercalciúria, câimbras	Tratamento
Abaloparatida	80 mg SC /dia	Vertebral, não vertebral**	Hipercalcemia, náuseas, tontura, mialgias	Tratamento
Romosozumabe	210 mg SC/mês por 12 meses	Vertebral e não vertebral**	Reações no local da injeção, hipocalcemia, fratura atípica? Osteonecrose mandibulomaxilar? Evento cardiovascular?	Tratamento

FDA: *Food and Drug Administration*; IV: intravenoso; ONM: osteonecrose de mandíbula; SC: subcutâneo.
*Somente em análise estatística secundária (*post-hoc*).
** Ensaios clínicos pivotais não apresentavam poder estatístico suficiente para avaliar redução de fratura de quadril.

chá e sucos de frutas. Por isso, a administração oral dos bisfosfonatos deve ser feita em jejum, com um copo de água, e a ingestão de alimentos só deve ser feita após um intervalo de pelo menos 30 minutos. Deve-se aconselhar o paciente a permanecer assentado ou de pé por 30 minutos após a ingestão do medicamento, para se evitar ação erosiva do medicamentos sobre a mucosa esofágica. O *clearance* dos bisfosfonatos é rápido, sendo que cerca de 50% se depositam no osso, preferencialmente nas áreas de reabsorção, e 50% são eliminados na urina. A meia-vida dos bisfosfonatos no osso é provavelmente de muitos anos. Os bisfosfonatos, em geral, são bem tolerados; entretanto, cerca de 10% dos pacientes que usam o medicamento oral podem apresentar sintomas relacionados à esofagite. Outras contraindicações incluem sintomas de doença ativa do trato gastrointestinal alto, osteonecrose mandibulomaxilar e insuficiência renal. Não há dados consistentes sobre a segurança na gravidez, portanto, são contraindicados durante a gravidez e a lactação.

Os bisfosfonatos aprovados para uso na osteoporose são: alendronato, risedronato, ibandronato e ácido zoledrônico, com resultados semelhantes em termos de ganho de massa óssea e na redução do risco relativo de fraturas vertebrais e não vertebrais. A exceção é para o ibandronato, que não demonstrou de forma consistente redução do risco de fraturas de quadril e não vertebrais. Portanto, não é recomendado para o perfil de paciente com risco de fraturas fora do sítio da coluna. O ácido zoledrônico mostrou-se eficaz na redução de fraturas e, quando utilizado até 90 dias após cirurgia de fratura de quadril, aumenta a sobrevida desses pacientes.

Com o objetivo de evitar a supressão exagerada da remodelação óssea e seus potenciais danos colaterais graves, especialmente a fratura atípica de fêmur e a osteonecrose mandibulomaxilar, as estratégias intermitentes de uso (*drug holiday*) dos bisfosfonatos são utilizadas conforme algoritmo da Figura 5.

Denosumabe

O denosumabe é um anticorpo monoclonal totalmente humanizado contra o RANKL. Assim, esse anticorpo reduz a diferenciação, a atividade e a sobrevida dos osteoclastos por inibir a ligação RANK-RANKL. O estudo FREEDOM demonstrou que o denosumabe, comparado com o grupo placebo, foi eficaz na redução de novas fraturas vertebrais, não vertebrais e de quadril em mulheres na pós-menopausa com osteoporose. O denosumabe na dose de 60 mg administrado de forma subcutânea a cada 6 meses foi aprovado para: a) tratamento de mulheres na pós-menopausa com osteoporose; b) tratamento de perda óssea por tratamento de supressão hormonal em pacientes com câncer de próstata ou mama; c) osteoporose em homens. O denosumabe também pode ser utilizado em pacientes com disfunção renal, uma vez que não há metabolização do medicamento pelos rins, e em metástases ósseas.

É importante ressaltar que pacientes que usam denosumabe não podem fazer *holiday* dessa medicação, devido ao risco elevado de fraturas vertebrais com a suspensão da droga. Se o denosumabe for suspenso, um bisfosfonato (preferencialmente ácido zoledrônico ou alendronato) deve ser prescrito.

Raloxifeno

O raloxifeno é um modulador seletivo dos receptores estrogênicos (*selective estrogen receptor modulators*, SERM). Essa medicação liga-se ao receptor estrogênico com alta afinidade e exerce tanto efeito agonista (metabolismos lipídico e ósseo) quanto antagonista (mama) em relação aos estrógenos, de maneira tecido-específica. Na mulher pós-menopausada com osteoporose, observou-se redução do risco de fraturas vertebrais e de novos casos de câncer de mama após 4 anos de terapêutica. Este tratamento não alterou significativamente os riscos de eventos cardiovasculares como um todo, porém os reduziu em mulheres com aumento do risco cardiovascular.

Estrogênios

O tratamento hormonal (TH) normalmente consiste em estrogênio e progesterona em mulheres na pós-menopausa com o útero, e só estrogênio em mulheres histerectomizadas. Os benefícios e

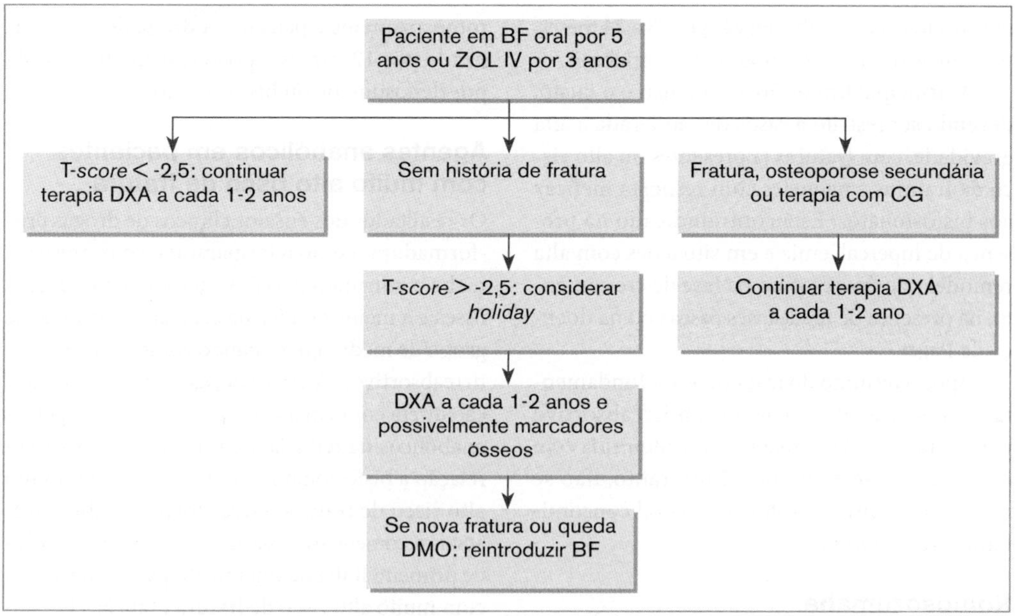

FIGURA 5 Algoritmo para suspensão de tratamento com bisfosfonatos (*drug holiday*). BF: bisfosfonato; DMO: densitometria mineral óssea; DXA: densitometria; GC: glicocorticoide; ZOL IV: ácido zoledrônico intravenoso.

os riscos de TH devem ser explicados para as pacientes. O uso de estrogênios conjugados na dose de 0,625 mg/dia reduziu em 33% as fraturas de fêmur proximal no estudo da *Women's Health Initiative* (WHI), além de reduções das fraturas vertebrais já demonstradas em outros estudos. A dose ideal, ou nível sérico de estrogênio para efeito ótimo sobre o osso, não está definida. Embora essa terapêutica seja eficaz, sua indicação tem sido reconsiderada com base nos efeitos indesejáveis não ósseos descritos com esse tratamento, como o aumento do câncer de mama e das doenças cardiovasculares.

Outros ensaios clínicos em mulheres pós-menopausadas mostraram que, em mulheres idosas com doença coronária estabelecida e condições médicas relacionadas ao estrógeno, não houve efeitos benéficos cardíacos da reposição hormonal, em contraste com o uso em mulheres saudáveis e jovens em que a TH tem efeito positivo. No momento, a partir do estudo WHI, a recomendação de tratamento de reposição com estrogênio para a prevenção da osteoporose e fraturas deve ser feita com cautela, principalmente se a paciente apresentar fatores de risco ou doença cardiovascular estabelecida. Se for indicada, a TH deve ser instituída logo nos primeiros anos de menopausa.

Teriparatida (PTH 1-34 recombinante humano)

A teriparatida é constituída pelos primeiros 34 aminoácidos da molécula de PTH humano e estimula a atividade dos osteoblastos, aumentando a formação óssea. A secreção contínua de paratormônio (PTH) leva a uma resposta catabólica no esqueleto, o que é demonstrado pelo modelo de hiperparatireoidismo primário grave. No entanto, se o paratormônio é administrado em dose baixa e de modo intermitente, observa-se uma propriedade anabólica, principalmente em osso trabecular. O PTH em doses diárias (20 μg pela manhã) diminui a apoptose dos osteoblastos, aumentando a sua atividade formadora. Nessa dosagem, em injeções subcutâneas por 18 a 24 meses, reduziu as fraturas vertebrais e não vertebrais.

A principal limitação ao seu uso é o custo, devendo ser restrito a casos de moderada a alta gravidade, com fraturas já presentes ou alto risco de fraturas e naqueles com resposta ineficaz aos bisfosfonatos. Está contraindicado na presença de hipercalcemia e em situações com alta remodelação óssea, como na fase de crescimento, na presença de metástases ósseas ou na doença de Paget.

Após o término do tratamento, é fundamental a prescrição de um agente antirreabsortivo para evitar a perda de massa óssea adquirida com essa medicação anabólica. Entretanto, não se recomenda o uso de bisfosfonato oral concomitante à teriparatida.

Romosozumabe

Romosozumabe é um anticorpo monoclonal IgG2 totalmente humanizado com alta especificidade para esclerostina humana. Essa glicoproteína é preferencialmente produzida por osteócitos e sua função primária é a de inibir a sinalização Wnt, principal via de sinalização relacionada à osteoblastogênese e à formação óssea. Ao inibi-la, o medicamento tem efeitos anabólicos e antirreabsortivos. Esse duplo mecanismo de ação leva a mudanças na arquitetura óssea, aumentando rapidamente tanto a massa óssea trabecular quanto cortical, bem como a resistência óssea total. Trata-se de um potente agente anabólico que reduz significativamente o risco de novas fraturas vertebrais e não vertebrais.

Em virtude de uma maior frequência de eventos cardiovasculares sérios no primeiro ano do estudo ARCH, que comparou diretamente romosozumabe e alendronato (2,5% vs. 1,9%), as agências sanitárias reguladoras, incluindo a ANVISA, contraindicam seu uso em pacientes com história de infarto do miocárdio e acidente cerebrovascular nos últimos 12 meses e recomendam cautela naqueles com alto risco cardiovascular. As razões para esse evento adverso são desconhecidas e metanálises posteriores não demonstraram diferenças na segurança entre romosozumabe e placebo. A droga deve ser utilizada por 12 meses e posteriormente seguida por denosumabe ou bisfosfonato.

Agentes anabólicos em pacientes com muito alto risco de fratura

Os resultados dos ensaios clínicos de drogas pró-formadoras como a teriparatida e o romosozumabe confirmam o maior incremento de massa óssea e a maior rapidez da ação antifratura desse grupo de medicações quando comparado aos antirreabsortivos. Além disso, estudos de comparação direta confirmaram superioridade de agentes anabólicos na redução de fraturas vertebrais em relação a bisfosfonatos, em pacientes com muito alto risco de fratura. Dessa forma, as diretrizes atuais recomendam essas drogas como medicações de primeira linha de tratamento para os pacientes com muito alto risco de fratura (Tabela 11).

TABELA 11 Características de pacientes com risco muito alto de fratura

História de fratura recente, especialmente nos últimos 12 meses
Densidade óssea na coluna ou fêmur com *T-score* $< -3,0$
Múltiplas fraturas em vigência de tratamento
Uso de medicamentos que levam à perda óssea ou risco de quedas
FRAX de alto risco
Quedas frequentes

REFERÊNCIAS BIBLIOGRÁFICAS

1. Adami G, Saag KG. Osteoporosis pathophysiology, epidemiology, and screening in rheumatoid arthritis. Curr Rheumatol Rep. 2019;21:34.
2. Adler RA, El-Hajj Fuleihan G, Bauer DC, Camacho PM, Clarke BL, Clines GA, et al. Managing osteoporosis in patients on long-term bisphosphonate treatment: report of a Task Force of the American Society for Bone and Mineral Research. J Bone Miner Res. 2016;31:16-35.
3. Almeida M, O'Brien CA. Basic biology skeletal aging: role of stress response pathways. J Gerontol A Biol Sci. 2013;68:1197-208.
4. Beck BR, Daly RM, Singh MA, Taaffe DR. Exercise and Sports Science Australia (ESSA) position statement on exercise prescription for the prevention and management of osteoporosis. J Sci Med Sport. 2017;20:438-45.

5. Black DM, Delmas PD, Eastell R, Reid IR, Boonen S, Cauley JA, et al.; HORIZON Pivotal Fracture Trial. Once yearly zoledronic acid for treatment of postmenopausal osteoporosis. N Engl J Med. 2007;356:1809-22.
6. Bultink IEM. Bone disease in connective tissue disease/systemic lupus erythematosus. Calcif Tissue Int. 2018;102:575-91.
7. Clark P, Cons-Molina F, Deleze M, Ragi S, Haddock L, Zanchetta JR, et al. The prevalence of radiographic vertebral fractures in Latin American countries: the Latin American Vertebral Osteoporosis Study (LAVOS). Osteoporos Int. 2009;20:275-82.
8. Cosman F, Crittenden DB, Ferrari S, Khan A, Lane NE, Lippuner K, et al. FRAME Study: the foundation effect of building bone with 1 year of romosozumab leads to continued lower fracture risk after transition to denosumab. J Bone Miner Res. 2018;33:1219-26.
9. Cosman F, Crittenden DB, Adachi JD, Binkley N, Czerwinski E, Ferrari S, et al. Romosozumab treatment in postmenopausal women with osteoporosis. N Engl J Med. 2016;375:1532-43.
10. Coury F, Peyruchaud O, Machuca-Gayet I. Osteoimmunology of bone loss in inflammatory rheumatic diseases. Front Immunol. 2019;10:679.
11. Cruz-Jentoft AJ, Bahat G, Bauer J, Boirie Y, Bruyère O, Cederholm T, et al. Sarcopenia: revised European consensus on definition and diagnosis. Age Ageing. 2018;0:1-16.
12. Cummings SR, San Martin J, McClung MR, Siris ES, Eastell R, Reid IR, et al. Denosumab for prevention of fractures in postmenopausal women with osteoporosis. N Engl J Med. 2009;361:756-65.
13. Deb A. How stem cells turn into bone and fat. N Engl J Med. 2019;380:2268-70.
14. Hardy RS, Raza H, Cooper MS. Therapeutic glucocorticoids: mechanisms of actions in rheumatic diseases. Nat Rev Rheumatol. 2020;16(3):133-44.
15. Ibáñez L, Rouleau M, Wakkach A, Blin-Wakkach C. Gut microbiome and bone. Joint Bone Spine. 2019;86:43-7.
16. International Society for Clinical Densitometry. ISCD Current Positions PORT. Disponível em: www.iscd.org/documents/2014/11/2013-official-positions-port.pdf.
17. Johanna I, De Gorter DJJ, Naylor AJ, Dankbar B, Wehmeyer C. Importance of osteocyte-mediated regulation of bone remodelling in inflammatory bone disease. Swiss Med Wkly. 2020;150:w20187.
18. Kuchuk NO, Hoes JN, Bijlsma JWJ, Jacobs JWG. Glucocorticoid-induced osteoporosis: an overview. Int J Clin Rheum. 2014;9:311-26.
19. Kurabayashi T, Morikawa K. Epidemiology and pathophysiology of post-pregnancy osteoporosis. Clin Calcium. 2019;29:39-45.
20. Lane NE. Glucocorticoid-induced osteoporosis: new insights into the pathophysiology and treatments. Curr Osteoporos Rep. 2019;17:1-7.
21. Langdahl BL, Libanati C, Crittenden DB, Bolognese MA, Brown JP, Daizadeh NS, et al. Romosozumab (sclerostin monoclonal antibody) versus teriparatide in postmenopausal women with osteoporosis transitioning from oral bisphosphonate therapy: A randomised, open-label, phase 3 trial. Lancet. 2017;390:1585-94.
22. Lewiecki EM, Dinavahi RV, Lazaretti-Castro M, Ebeling PR, Adachi JD, Miyauchi A, et al. A. One year of romosozumab followed by two years of denosumab maintains fracture risk reductions: Results of the FRAME extension study. J Bone Miner. Res. 2019;34:419-28.
23. Li GB, Zhang L, Wang D, AlQudsy L, Jiang JX, Xu HYet al. Muscle-bone crosstalk and potential therapies for sarco-osteoporosis. J Cell Biochem. 2019;120:14262-73.
24. Li L, Rao S, Cheng Y, Zhuo X, Deng C, Xu N, et al. Microbial osteoporosis: The interplay between the gut microbiota and bones via host metabolism and immunity. Microbiology Open. 2019;8:e810.
25. Liberman UA, Weiss SR, Broll J, Minne HW, Quan H, Bell NH, et al. Effect of oral alendronate on bone mineral density and the incidence of fractures in postmenopausal osteoporosis. The Alendronate Phase III Osteoporosis Treatment Study Group. N Engl J Med. 1995;333:1437-43.
26. Liu J, Curtis EM, Cooper C, Harvey NC. State of the art in osteoporosis risk assessment and treatment. J Endocrinol Invest. 2019;42:1149-64.
27. Lopes JB, Danilevicius CF, Takayama L, Caparbo VF, Menezes PR, Scazufca M, et al. Prevalence and risk factors of radiographic vertebral fracture in Brazilian community-dwelling elderly. Osteoporos Int. 2011;22:711-9.
28. Lyles KW, Cólon-Emeric CS, Magaziner JS, Adachi JD, Pieper CF, Mautalen C, et al.; HORIZON Recurrent Fracture Trial. Zoledronic acid and clinical fractures and mortality after hip fracture. N Engl J Med. 2007;357:1799-809.
29. Moreira C. Age-related osteosarcopenia mechanisms. Capital Reumato. 2018;7:11-5.
30. Pinheiro MM, Ciconelli RM, Martini LA, Ferraz MB. Clinical risk factors for osteoporotic fractures in Brazilian women and men: the Brazilian Osteoporosis Study (BRAZOS). Osteoporos Int. 2009;20(3):399-408.
31. Radominski SC, Bernardo W, Paula AP, Albergaria BH, Moreira C, Fernandes CE, et al. Brazilian guidelines for the diagnosis and treatment of postmenopausal osteoporosis. Rev Bras Reumatol Eng Ed. 2017;57: 452-66.
32. Rossouw JE, Anderson GL, Prentice RL, LaCroix AZ, Kooperberg C, Stefanick ML, et al. Risks and benefits of estrogen plus progestin in healthy postmenopausal women: principal results from the Women's Health Initiative randomized controlled trial. JAMA. 2002;288:321-33.
33. Sepúlveda-Loyola W, Phu S, Hassan EB, Brennan-Olsem SL, Zanker J, Vogrin S, et al. The joint occurrence of osteoporosis and sarcopenia (osteosarcopenia):

definitions and characteristics. J Am Med Dir Assoc. 2020;21:220-5.
34. Siris ES, Boonen S, Mitchell PJ, Bilezikian J, Silverman S. What's in a name? What constitutes the clinical diagnosis of osteoporosis. Osteoporos Int. 2012;23:2093-7.
35. Tanaka Y. Clinical immunity in bone and joints. J Bone Miner Metab. 2019;37:2-8.
36. Trajanoska K, Rivadeneira F, Kiel DP, Karasik D. Genetics of bone and muscle interactions in humans. Curr Osteoporos Rep. 2019;17:86-95.
37. Tresguerres FGF, Torres J, López-Quiles J, Hernández G, Vega JA, Tresguerres IF. The osteocyte: A multifunctional cell within the bone. Ann Anat. 2020;227:151422.
38. Tsukasaki M, Takayanagi H. Osteoimmunology: evolving concepts in bone–immune interactions in health and disease. Nat Revs Immunol. 2019;19:626-42.
39. Vasikaran S, Eastell R, Bruyère O, Foldes AJ, Garnero P, Griesmacher A, et al.; IOF-IFCC Bone Marker Standards Working Group. Markers of bone turnover for the prediction of fracture risk and monitoring of osteoporosis treatment: a need for international reference standards. Osteoporos Int. 2011;22:391-420.
40. World Health Organization. Assessment of fracture risk and its application to screening for postmenopausal osteoporosis. Report of a WHO Study Group. World Health Organization Tech Rep Ser. 1994;843:1-129.
41. Yakabe M, Hosoi T, Akishita M, Ogawa S. Updated concept of sarcopenia based on muscle-bone relationship. J Bone Miner Metab. 2020;38:7-13.
42. Zerbini CA, Szejnfeld VL, Abergaria BH, McCloskey EV, Johansson H, Kanis JA. Incidence of hip fracture in Brazil and the development of a FRAX model. Arch Osteoporos. 2015;10:224.

112

Osteoporose em homens

Marco Antonio Araújo da Rocha-Loures
Mariana Ortega Perez

CONCEITO

A osteoporose em homens é comum e muitas vezes negligenciada. Como consequência, a fragilidade óssea em homens permanece subtratada, especialmente pela baixa frequência de rastreamento nessa população. Na maioria dos casos, a osteoporose em homens é secundária, sendo necessário explorar causas subjacentes e potencialmente tratáveis. Os hormônios sexuais são importantes para a saúde óssea dos homens, tanto quanto das mulheres, sendo o hipogonadismo uma das principais causas de osteoporose em homens. Até 40% das fraturas osteoporóticas totais afetam os homens e, embora fraturem com menor frequência que as mulheres, apresentam maior mortalidade após uma fratura. Desse modo, a osteoporose em homens é um importante problema de saúde pública, e seu reconhecimento e tratamento precoces são imprescindíveis para reduzir o risco de fraturas.

EPIDEMIOLOGIA

Estima-se que cerca de 30% dos homens com mais de 50 anos de idade tenham osteoporose. Em geral, a incidência de fraturas em homens tem um pico bimodal entre 18 e 45 anos (fraturas traumáticas) e entre 75 e 80 anos (fraturas osteoporóticas). Embora as mulheres tenham uma prevalência significativamente maior de osteoporose, cerca de 40% das fraturas por fragilidade em geral ocorrem em homens.

Para os homens, a incidência de fraturas de quadril varia de 0,56 para 1.000 pacientes/ano aos 60 anos de idade a 13 para 1.000 pacientes/ano aos 85 anos. Uma proporção significativa de homens que sofrem uma fratura de quadril já apresentaram uma fratura anterior. Além disso, estima-se que cerca de 27% dos homens que sofreram uma fratura de quadril apresentarão novas fraturas subsequentes ao longo da vida.

As fraturas de quadril representam grande impacto na saúde do homem. De fato, é reconhecido que a fratura de quadril em homens está associada a um aumento da morbidade e mortalidade. Comparativamente, os homens fraturam, em média, 10 anos mais tarde que as mulheres, com taxa de mortalidade após fratura de quadril três vezes maior que a das mulheres. Um em cada 15 pacientes com fratura de quadril com 60 anos ou mais morrerá durante a hospitalização. Os homens apresentam maior mortalidade hospitalar comparados com as mulheres (10% vs. 5%) e um terço dos que sobrevivem morrerão dentro do primeiro ano de fratura.

O estudo BRAZOS avaliou indivíduos de diferentes regiões do Brasil e mostrou que a prevalência de fraturas por fragilidade em homens acima de 40 anos foi de 15,1%, (*versus* 12,8% em mulheres). Já o estudo SPAH avaliou idosos da comunidade de São Paulo e mostrou que a prevalência de fratura vertebral em homens com idade igual ou superior a 65 anos foi de 31,8% (*versus* 27,5% em mulheres), sendo que a maioria dessas fraturas não foi diagnosticada anteriormente.

FISIOPATOLOGIA

O ganho de massa óssea nos homens ocorre de maneira gradual na infância e em maior intensidade na adolescência, de forma que o pico de massa óssea é 8% a 10% maior em homens do que em mulheres. Além disso, a ação de andrógenos interfere positivamente no tamanho do osso, com incremento periosteal. Desse modo, maior pico de massa óssea, ossos mais largos e redução gradual dos níveis de andrógenos são algumas características que explicam a ocorrência mais tardia de osteoporose nos homens. De fato, por volta dos 50 anos de idade, os homens não costumam experimentar a rápida perda de massa óssea que as mulheres sofrem em decorrência da menopausa. No entanto, com o envelhecimento, por volta dos 70 anos de idade, os homens apresentam um aumento da reabsorção óssea, com comprometimento do osso trabecular e cortical.

Os andrógenos desempenham um papel na preservação da massa muscular e, com a progressiva deficiência androgênica observada com o envelhecimento, os homens desenvolvem sarcopenia, com diminuição da força corporal e aumento do risco de quedas. Homens mais velhos com sarcopenia são mais propensos a ter osteoporose densitométrica em comparação com homens com massa muscular apendicular esquelética relativa normal. Na osteoporose relacionada à idade, também é observado o declínio do fator de crescimento semelhante à insulina 1 (*IGF-1*), com consequente prejuízo na produção de hormônio de crescimento, resultando em redução da aposição periosteal, remodelação óssea e da massa muscular.

DIAGNÓSTICO

O critério diagnóstico de osteoporose em homens é semelhante ao das mulheres e é definido por:

- Presença de fratura de baixo impacto (osteoporose clínica).
- Presença de *T-score* ≤ −2,5 pelo exame da *dual-energy X-ray absorptiometry* (DXA) em região de fêmur ou coluna (osteoporose densitométrica), aplicado para homens a partir de 50 anos de idade.

Recomenda-se que o exame da DXA seja realizado em homens a partir dos 70 anos ou antes disso em caso de fatores de risco associados à perda de massa óssea. Em comparação com as mulheres, os homens são mais frequentemente afetados por osteoporose secundária. Nas mulheres, 20% a 40% da osteoporose é secundária a doenças extraesqueléticas, e esse percentual chega a 65% nos homens. Nesse contexto, é imprescindível a coleta de uma história clínica completa e um exame físico cuidadoso, a fim de encontrar indícios de uma possível doença subjacente, além de orientar os exames laboratoriais a serem solicitados na investigação.

Dentre as principais causas de osteoporose em homens estão: hipogonadismo (p. ex., terapia de supressão hormonal para câncer de próstata), uso de glicocorticoide, alcoolismo e tabagismo atual (Tabela 1). Desse modo, um racional de exames deve fazer parte da investigação de osteoporose em homens, a fim de identificar causas potencialmente corrigíveis (Tabela 2).

TABELA 1 Principais causas de osteoporose no homem

Primárias
▪ Envelhecimento ▪ Idiopática
Secundárias
▪ Hipogonadismo ▪ Uso de glicocorticoide ▪ Consumo excessivo de álcool ▪ Tabagismo atual ▪ Doença renal crônica ▪ Síndromes de diasabsorção (doença celíaca e doença inflamatória intestinal) ▪ Hepatopatia crônica ▪ Hiperparatireoidismo primário ▪ *Diabetes mellitus* ▪ Hipercalciúria idiopática ▪ Hipertireoidismo ▪ Hemoglobinopatias ▪ Mieloma múltiplo ▪ Artrite reumatoide

Nos casos em que não foi identificada uma causa subjacente para a osteoporose no homem, pode-se aventar a possibilidade de osteoporose primária, causada pelo envelhecimento ou de origem idiopática. Particularmente, a osteopo-

TABELA 2 Exames laboratoriais na avaliação da osteoporose em homem

Exames gerais
Hemograma, função renal, função hepática, função tireoidiana, glicemia
Avaliação do metabolismo do ósseo
Cálcio, fósforo, PTH, fosfatase alcalina, calciúria em urina de 24 h
Perfil hormonal
Testosterona sérica, LH, di-hidrotestosterona
Em caso de etiologia não aparente
Sorologias (HIV e hepatites), anticorpos para doença celíaca, marcadores do remodelamento ósseo (CTX e P1NP)

CTX: C-telopeptídeo; LH: hormônio luteinizante; P1NP: propeptídeo procolágeno tipo 1; PTH: paratormônio.

rose idiopática em homens é definida pelo desenvolvimento de osteoporose em idade precoce, sendo uma condição heterogênea e multifatorial, que pode estar associada à história familiar e fatores de risco ambientais. Dentre os fatores genéticos associados, estão variantes dos receptores relacionados à lipoproteína de baixa densidade 5 (*LRP5*), além de polimorfismos de genes como a aromatase (*CYP119A1*), receptor de estrogênio alfa (*ESR1*), receptor de vitamina D, colágeno tipo I alfa 1 e *IGF-I*. No entanto, ainda se desconhece a contribuição desses fatores genéticos para as variações na densidade mineral óssea e risco de fratura.

TRATAMENTO

O tratamento de indivíduos do sexo masculino com osteoporose é de extrema importância na prática clínica, pois pode impactar na mortalidade ainda mais do que nas mulheres. É imprescindível investigar causas subjacentes em homens e tratá-las quando houver. O tratamento da osteoporose em homens engloba estratégias não medicamentosas e medicamentosas.

Tratamento não medicamentoso

Abordagens não farmacológicas para a prevenção e tratamento da osteoporose em homens incluem mudanças na dieta e no estilo de vida, entre elas cessar tabagismo e alcoolismo. Preconiza-se ingesta de cálcio preferencialmente na dieta, com 4 porções de leite e derivados, totalizando cerca de 1.000 mg/dia de cálcio elementar. Aos pacientes que apresentam intolerância à lactose ou dieta pobre em cálcio, pode-se indicar suplementação de cálcio nas formas de carbonato ou citrato de cálcio. Recomenda-se suplementação de vitamina D com alvo sérico entre 30-60 ng/mL. Além disso, deve ser encorajada a prática de exercício físico, em especial o exercício de impacto resistido.

Tratamento medicamentoso

A eficácia antifratura de medicamentos foi estudada principalmente em mulheres na pós-menopausa. Grandes estudos randomizados controlados de tratamentos de osteoporose com desfecho de fratura são raros em homens. Os estudos em homens apresentam amostras menores e têm como foco desfechos primários que envolvem ganho de densidade mineral óssea e alteração nos marcadores do remodelamento ósseo. Atualmente, a terapia farmacológica da osteoporose em homens inclui bisfosfonatos, denosumabe e teriparatida. Pacientes com hipogonadismo podem ser tratados com terapia de reposição de testosterona, porém sem benefícios claros na prevenção de fraturas. Romosozumabe até o momento não foi aprovado para o tratamento da osteoporose em homens.

REFERÊNCIAS BIBLIOGRÁFICAS

1. Bhasin S, Brito JP, Cunningham GR, Hayes FJ, Hodis HN, Matsumoto AM, et al. Testosterone therapy in men with hypogonadism: an endocrine society clinical practice guideline. J Clin Endocrinol Metab. 2018;103(5):1715-44.

2. Boonen S, Orwoll ES, Wenderoth D, Stoner KJ, Eusebio R, Delmas PD. Once-weekly risedronate in men with osteoporosis: results of a 2-year, placebocontrolled, double-blind, multicenter study. J Bone Miner Res. 2009;24(4):719-25.
3. Borgström F, Karlsson L, Ortsäter G, Norton N, Halbout P, Cooper C, et al. Fragility fractures in Europe: burden, management and opportunities. Arch Osteoporos. 2020;15(1):59.
4. Cummings SR, Lui L-Y, Eastell R, Allen IE. Association between drug treatments for patients with osteoporosis and overall mortality rates. JAMA Int Med. 2019;179(11):1491.
5. Katsoulis M, Benetou V, Karapetyan T, Feskanich D, Grodstein F, Pettersson-Kymmer U, et al. Excess mortality after hip fracture in elderly persons from Europe and the USA: the CHANCES project. J Intern Med. 2017;281(3):300-10.
6. Kaufman JM. Management of osteoporosis in older men. Aging Clin Exp Res. 2021;33(6):1439-52.
7. Langdahl BL, Teglbjaerg CS, Ho PR, Chapurlat R, Czerwinski E, Kendler DL, et al. A 24-month study evaluating the efficacy and safety of denosumab for the treatment of men with low bone mineral density: results from the ADAMO trial. J Clin Endocrinol Metab. 2015;100(4):1335- 42.
8. Lopes JB, Danilevicius CF, Takayama L, Caparbo VF, Menezes PR, Scazufca M, et al. Prevalence and risk factors of radiographic vertebral fracture in Brazilian community-dwelling elderly. Osteoporos Int. 2011;22(2):711-9.
9. Loures MAR, Zerbini CAF, Danowski JS, Pereira RMR, Moreira C, Paula AP, et al. Guidelines of the Brazilian Society of Rheumatology for the diagnosis and treatment of osteoporosis in men. Rev Bras Reumatol Engl Ed. 2017;57 Suppl 2:497-514.
10. Neer RM, Arnaud CD, Zanchetta JR, Prince R, Gaich GA, Reginster JY, et al. Effect of parathyroid hormone (1- 34) on fractures and bone mineral density in postmenopausal women with osteoporosis. N Engl J Med. 2001;344(19):1434-41.
11. Orwoll E, Ettinger M, Weiss S, Miller P, Kendler D, Graham J, et al. Alendronate for the treatment of osteoporosis in men. N Engl J Med. 2000;343(9):604-10.
12. Pinheiro MM, Ciconelli RM, Martini LA, Ferraz MB. Clinical risk factors for osteoporotic fractures in Brazilian women and men: the Brazilian Osteoporosis Study (BRAZOS). Osteoporos Int. 2009;20(3):399-408.
13. Snyder PJ, Kopperdahl DL, Stephens-Shields AJ, Ellenberg SS, Cauley JA, Ensrud KE, et al. Effect of testosterone treatment on volumetric bone density and strength in older men with low testosterone: a controlled clinical trial. JAMA Intern Med. 2017;177(4):471-9.
14. Solling AS, Harslof T, Langdahl B. Treatment with zoledronate subsequent to denosumab in osteoporosis: a 2-year randomized study. J Bone Miner Res. 2021;36(7):1245-54.
15. Vilaca T, Eastell R, Schini M. Osteoporosis in men. Lancet Diabetes Endocrinol. 2022;10(4):273-83.
16. Wagner PP, Whittier DE, Foesser D, Boyd SK, Chapurlat R, Szulc P. Bone microarchitecture decline and risk of fall and fracture in men with poor physical performance – The Strambo Study. J Clin Endocrinol Metab. 2021;106(12):e5180-94.

113

Raquitismo e osteomalácia

Charlles Heldan de Moura Castro

CONCEITO

Na osteomalácia há deposição da matriz colágena pelos osteoblastos, entretanto há um defeito na capacidade de liberá-la. Em crianças, um defeito na mineralização do osteoide em ossos longos e falha ou atraso na mineralização da formação endocondral de osso novo na placa de crescimento levam às clássicas deformidades esqueléticas do raquitismo. No entanto, em adultos, o distúrbio assume um caráter diferente como resultado da falha na mineralização do osteoide em locais de remodelação óssea em regiões de aposição periosteal ou endosteal. Várias causas de defeito ou ausência da mineralização óssea podem levar ao raquitismo e à osteomalacia (Quadro 1) e são revisadas neste capítulo.

O raquitismo é a mineralização defeituosa das placas de crescimento. O mecanismo subjacente de todas as formas de raquitismo é a hipofosfatemia, resultando na diminuição da apoptose dos condrócitos hipertróficos na placa de crescimento e na redução da mineralização da esponjosa primária na metáfise (osso novo). No raquitismo nutricional, a hipofosfatemia é resultado do hiperparatireoidismo secundário. Na osteomalácia há mineralização defeituosa do osso existente (antigo) durante o processo de remodelação óssea. Dessa forma, a osteomalácia também acompanha o raquitismo em crianças em crescimento (placas de crescimento abertas), além de poder ocorrer em adultos ou adolescentes (placas de crescimento fechadas). A baixa

QUADRO 1 Causas de raquitismo e osteomalácia

Deficiência da vitamina D	Osteomalácia oncogênica
Deficiência do cálcio	Hipofosfatasia
Hipofosfatemia	Síndrome de má absorção
Síndrome de Fanconi	Acidose tubular renal distal hipocalêmica
Raquitismo dependente da vitamina D tipo 1 ▪ Deficiência da 1α-hidroxilase ▪ Deficiência da 25-hidroxilase	Doença de Wilson
Raquitismo dependente de vitamina D tipo 2 ▪ Raquitismo resistente à vitamina D	Insuficiência renal crônica
Raquitismo hipofosfatêmico ligado ao cromossomo X	Cistinose
Raquitismo hipofosfatêmico autossômico dominante	Fenitoína, glicocorticoides, antirretrovirais, etidronato, metais pesados e antineoplásicos

ingestão de cálcio e/ou baixos níveis de vitamina D (por falta de exposição ao sol) são muito prevalentes e, combinados, aceleram a desmineralização óssea e são a principal causa de raquitismo e osteomalácia.

A vitamina D (calciferol) é produzida na pele humana (D3, colecalciferol) após a exposição à luz ultravioleta (UVB) ou pode ser ingerida a partir dos alimentos (D2, ergocalciferol e D3, colecalciferol). O colecalciferol tem uma meia-vida curta de aproximadamente 24 horas e é transportado ao fígado, onde é convertido em 25OHD (calcidiol), que tem uma meia-vida de cerca de 3 semanas; os níveis séricos da 25OHD variam entre 10 e 50 ng/mL com uma forte tendência sazonal. Do fígado, a 25OHD é transportada para o rim, onde é convertida em 1,25-di-hidroxivitamina D [1,25$(OH)_2$D ou calcitriol], que tem uma meia-vida de cerca de 4 horas e níveis séricos habitualmente entre 25-50 pg/mL. Em decorrência de sua meia-vida mais longa, a 25OHD sérica tornou-se a medida ideal para a avaliação do estado de suficiência da vitamina D.

EPIDEMIOLOGIA E GRUPOS DE RISCO

Descrito pela primeira vez no norte da Europa, o raquitismo ocorria em até 60% dos casos pós-morte no final do inverno e início da primavera, quando a depleção de vitamina D era mais extrema. No início do século passado, foi demonstrado que a luz solar e ultravioleta poderia curar o raquitismo em crianças. Embora a suplementação de alimentos tenha erradicado o raquitismo infantil no norte da Europa, em certas populações (imigrantes asiáticos ou do Oriente Médio), nas quais hábitos culturais reduzem significativamente a exposição solar e a dieta é pobre em cálcio, o raquitismo e a osteomalácia ainda são muito prevalentes.

A deficiência de vitamina D é uma causa cada vez mais comum de osteomalácia em adultos. As populações de risco incluem os idosos com menor exposição solar e dieta pobre em cálcio e vitamina D, pacientes com má absorção (*bypass* gastrointestinal, doença inflamatória intestinal ou doença celíaca) e aqueles com exposição solar limitada em decorrência do uso de vestimentas ou resultante de restrições relacionadas a doenças como a dermatite atópica e o lúpus eritematoso sistêmico. O uso do protetor solar também contribui para aumentar o risco de deficiência da vitamina D. Pacientes com doença hepática, doença renal crônica e em uso de drogas como glicocorticoides, fenitoína, cetoconazol e colestiramina são também de maior risco. Formas hereditárias de deficiência e resistência à vitamina D, identificadas habitualmente na infância, também estão associadas à osteomalácia em adultos, mas são menos comuns. A osteomalácia também pode ocorrer em pacientes com hipofosfatemia primária decorrente de uma das síndromes de raquitismo hipofosfatêmico hereditário (raquitismo hipofosfatêmico ligado ao X, raquitismo hipofosfatêmico autossômico dominante, dentre outros) ou pode ainda ser induzida por tumor, uma síndrome paraneoplásica adquirida de perda renal de fosfato (osteomalácia oncogênica). A síndrome de Fanconi induzida por drogas também pode resultar em perda renal de fosfato e osteomalácia. As síndromes de raquitismo hipofosfatêmico hereditário se apresentam na infância, mas persistem na idade adulta. Todas essas formas são incomuns.

Em nosso meio, 99,3% de uma amostra de 2.040 indivíduos avaliada no estudo BRAZOS relatava ingestão de vitamina D abaixo dos níveis ideais. Da mesma forma, elevada prevalência de deficiência da vitamina D tem sido sistematicamente observada em várias amostras da população brasileira. Cerca de 42% das mulheres brasileiras com osteoporose da pós-menopausa apresentam deficiência da vitamina D.

FISIOPATOLOGIA

A deficiência grave de vitamina D causa má absorção dietética de cálcio e fósforo, hiperparatireoidismo secundário e mineralização óssea defeituosa, levando à osteoporose e osteomalácia. Combinados ou isolados, o baixo suprimento dietético de cálcio e a baixa concentração sérica de vitamina D causam a redução do *pool* de cálcio disponível, que é rapidamente percebida pelo receptor sensor de cálcio nas células principais da paratireoide, levando a aumento da síntese e secreção do hormônio da paratireoide (PTH). O hiperparatireoidismo secundário estimula a reabsorção óssea executada pelos osteoclastos com o objetivo de liberar os minerais armazenados no osso. Esse mecanismo de compensação funciona bem para manter os níveis normais de cálcio sérico, mas o hiperparatireoidismo sustentado tem duas complicações principais: a) dano estrutural ao osso; e b) redução da reabsorção renal de fósforo. Esse mecanismo compensatório pode eventualmente falhar à medida que o cálcio armazenado no osso é consumido, levando a complicações hipocalcêmicas (convulsões, tetania e cardiomiopatia) e complicações tardias hipofosfatêmicas (raquitismo nutricional, osteomalácia e fraqueza muscular). A hipofosfatemia aumenta a formação de osteoide pouco mineralizado (osteomalácia) juntamente com um aumento da fosfatase alcalina sérica (FA) e causa anormalidade na placa de crescimento (raquitismo).

ETIOLOGIA

Vários processos causam osteomalácia por meio de diferentes mecanismos descritos a seguir.

Deficiência e resistência à vitamina D

A deficiência ou resistência à vitamina D resultando em osteomalácia pode ocorrer por mecanismos diversos: a) diminuição da disponibilidade de vitamina D, secundária à deficiência dietética, doenças disabsortivas ou falta de síntese na pele; b) hidroxilação deficiente da vitamina D no fígado; c) redução da 1α-hidroxilação renal; d) insensibilidade dos órgãos-alvo aos metabólitos da vitamina D (raquitismo hereditário resistente à vitamina D). De todas as causas, a deficiência dietética de vitamina D combinada com a falta de exposição ao sol é a etiologia mais comum. A luz solar é o principal contribuinte para os níveis de vitamina D, uma vez que a dieta normalmente apresenta conteúdo muito pequeno de vitamina D. A quantidade de vitamina D gerada pela luz solar depende da latitude, estação do ano, hora do dia e tempo de exposição. Há uma variação sazonal marcada no nível sérico da 25OHD, mesmo em nosso país com seu clima tropical e subtropical. O pico da 25OHD ocorre ao final do verão, em março, enquanto o nadir é observado em setembro, final do inverno.

Hipofosfatemia

A hipofosfatemia resultante do aumento da excreção urinária de fósforo é a causa predominante da osteomalácia observada nos distúrbios do metabolismo da vitamina D. Baixos níveis de calcitriol levam à absorção reduzida de cálcio, subsequente hiperparatireoidismo secundário e perda renal de fósforo. As síndromes renais fosfatúricas podem ser hereditárias ou adquiridas, idiopáticas ou associadas a tumores mesenquimais (osteomalácia induzida por tumor). Excesso de fosfatoninas como o fator de crescimento derivado de fibroblastos 23 (FGF23) é responsável pela fosfatúria neste último cenário. A perda renal de fósforo pode ocorrer como parte de um defeito global no transporte tubular proximal na síndrome de Fanconi ou em síndromes renais primárias de perda de fosfato. Nos adultos, a síndrome de Fanconi é comumente causada por mieloma múltiplo, exposição a medicamentos (tenofovir, adefovir, aminoglicosídeos, valproato de sódio e ésteres do ácido fumárico) ou a metais pesados, como o cádmio.

Doença renal crônica

A redução da síntese renal de calcitriol, a acidose metabólica e a exposição ao alumínio são fatores associados a osteomalácia na doença renal crônica.

Acidose tubular renal

A osteomalácia ou o raquitismo são mais frequentemente observados com a acidose tubular renal proximal (tipo 2, síndrome de Fanconi), na qual a fosfatúria e a calciúria excessiva em decorrência da acidose metabólica e o hiperparatireoidismo secundário podem contribuir para o defeito da mineralização óssea.

Inibidores da mineralização óssea

A osteomalácia é ocasionalmente associada ao uso de inibidores da mineralização, como bisfosfonatos (particularmente os não nitrogenados como o etidronato), alumínio e fluoreto.

Outras causas

Doenças genéticas raras como a hipofosfatasia, doença de Wilson e a cistinose podem contribuir para o desenvolvimento da osteomalácia.

QUADRO CLÍNICO

Manifestações clínicas

O quadro clínico do raquitismo é caracterizado por diminuição do crescimento longitudinal, alargamento e dor nas zonas epifisárias. O arqueamento dos ossos tubulares deve-se à fraca mineralização do esqueleto em crescimento. Características especiais incluem o rosário raquítico causado pelo alargamento das cartilagens costocondrais. A osteomalácia pode ser assintomática e se apresentar radiologicamente como osteopenia. Independentemente da causa subjacente, sintomas característicos podem ocorrer e incluem dor óssea e articular difusa, fraturas, câimbras, parestesias, fraqueza muscular e dificuldade para deambular. As fraturas podem ocorrer com pouco ou nenhum trauma, tipicamente envolvendo costelas, vértebras e ossos longos. Deformidades da curvatura da coluna vertebral, do tórax ou da pelve aparecem apenas nos casos graves de longa duração. A fraqueza muscular é caracteristicamente proximal e pode estar associada a perda de massa muscular, hipotonia e desconforto com o movimento. Quando o cálcio sérico é muito baixo em pacientes com raquitismo ou osteomalácia, hipocalcemia sintomática pode ocorrer, com tetania e convulsões.

Exames laboratoriais

As anormalidades laboratoriais na osteomalácia são amplamente dependentes da causa específica (Tabela 1). A deficiência de vitamina D é diagnosticada pela dosagem sérica da 25OHD. O raquitismo e a osteomalácia estão associados a concentrações séricas da 25OHD menores que 25 nmol/L (10 ng/mL), e frequentemente inferiores a 12,5 nmol/L (5 ng/mL). Os achados laboratoriais característicos incluem baixa concentração sérica de cálcio e fósforo ou hipofosfatemia franca e aumento do nível sérico da fosfatase alcalina. A concentração sérica do PTH é geralmente aumentada (hiperparatireoidismo secundário). A concentração sérica da $1,25(OH)_2D$ não é útil no diagnóstico uma vez que é normal na maioria dos pacientes com deficiência de vitamina D. A calciúria de 24 horas é baixa ou muito baixa em pacientes com deficiência de vitamina D em decorrência da baixa absorção intestinal de cálcio e da aumentada reabsorção tubular de cálcio em razão do hiperparatireoidismo secundário.

A dosagem da 25OHD no soro é o melhor marcador do *status* da vitamina D. Não há consenso acerca do nível ótimo da 25OHD no soro. O nível mínimo requerido de 25OHD no soro para prevenção de fraturas varia entre 50 e 75 nmol/L (20-30 ng/mL). Em 2010, o Instituto de Medicina definiu o nível sérico requerido de 25OHD como 50 nmol/L (20 ng/mL). Com base nos mesmos dados epidemiológicos, a *Endocrine Society* recomenda como nível sérico requerido de 25OHD valores superiores a 75 nmol/L (30 ng/mL), enquanto valores entre 50 e 75 nmol/L (20 e 30 ng/mL) são considerados insuficiência da vitamina D. Os critérios da *Endocrine Society* têm sido mais amplamente usados.

Achados radiográficos

Imagens radiológicas de pacientes com raquitismo mostram diminuição da mineralização ao redor da epífise, margens ósseas irregulares e menor contraste. O número de centros de ossificação é diminuído. O sinal clássico da osteomalácia é a pseudofratura, também denominada zona de Looser. É uma linha radiolucente no meio da placa cortical, frequentemente com esclerose nas margens. A densitometria óssea pode revelar baixos valores de densidade mineral óssea compatíveis com osteopenia ou osteoporose.

DIAGNÓSTICO

O diagnóstico é baseado em uma combinação de achados clínicos, laboratoriais e radiológicos. Muito raramente a biópsia com histomorfometria óssea pode ser solicitada. A maioria dos pacientes tem osteomalácia de origem nutricional e

TABELA 1 Características bioquímicas no diagnóstico diferencial da osteomalácia

	Fosfatase alcalina	Fósforo	Reabsorção tubular de fósforo	Cálcio	PTH	25(OH)D	$1,25(OH)_2D$	FGF23
Osteomalácia								
▪ Deficiência da vitamina D	=↑	=↓	=↑	=↓	=↑	↓↓	=↑↓	=↓
▪ Síndromes de má absorção, outras deficiências nutricionais	=↑	=↓	=↑	=↓	↑/↑↑	↓	=↑↓	=↓
▪ Raquitismo dependente de vitamina D tipo 1	↑	↓↓	↑	↓↓	↑	↑↓	↓↓	=↓
▪ Raquitismo dependente de vitamina D tipo 2	↑	↓↓	↑	↓↓	↑	=↑↓	↑↑	=↓
▪ Drogas que inibem a mineralização	=↑	=	=	=	=	=	=	=
▪ Hipofosfatasia	↓↓	=	=	=	=	=	=	=
▪ Distúrbios hipofosfatêmicos não relacionados ao FGF23	↑	↓↓	=↑	=	=↑	=	=↑	=↓
▪ Distúrbios hipofosfatêmicos relacionados ao FGF23	↑	↓↓	↓↓	=	=↑	=	↓	↑↑
Osteoporose	=	=	=	=	=	=↓	=	=

=: geralmente na faixa normal; ↓: geralmente diminuída; ↑: geralmente aumentada; =↓: geralmente na faixa normal ou diminuída; =↑: geralmente na faixa normal ou aumentada; ↓↓: acentuadamente diminuída; ↑↑: acentuadamente aumentada; =↑↓: normal, aumentada ou diminuída.
$1,25(OH)_2D$: 1,25 di-hidroxivitamina D; 25(OH)D: 25-hidroxivitamina D; FGF23: fator de crescimento de fibroblastos 23; PTH: hormônio da paratireoide.

apresenta valores de 25OHD baixos no soro, cálcio e fósforo séricos baixos a normais e níveis elevados de PTH e fosfatase alcalina. As radiografias podem ser úteis para distinguir a osteomalácia do mieloma múltiplo ou da doença óssea de Paget.

TRATAMENTO E PROGNÓSTICO

O tratamento da osteomalácia deve ser direcionado para a reversão da causa subjacente, sempre que possível, e a correção da hipofosfatemia, hipocalcemia e deficiência de vitamina D que acompanham a doença.

Tratamento da deficiência da vitamina D

Os sintomas do raquitismo e da osteomalácia podem desaparecer com doses relativamente baixas de vitamina D3 (colecalciferol 800 a 1.200 UI/dia), a menos que a absorção intestinal seja prejudicada, como na doença celíaca ou no *bypass* gastrintestinal. Várias preparações de vitamina D e seus metabólitos estão disponíveis. A vitamina D (colecalciferol) é a forma mais usada em virtude da alta eficácia e do baixo custo. Quando há alterações no metabolismo da vitamina D (doença hepática ou renal clinicamente relevante), o uso de metabólitos ativos da vitamina D é necessário. Na maioria dos casos, o cálcio e o fósforo séricos normalizam-se após algumas semanas de tratamento, enquanto a fosfatase alcalina pode permanecer elevada por meses. Além da suplementação da vitamina D, a ingestão de cálcio em torno de pelo menos 1.000 mg por dia é necessária para reversão da osteomalácia em adultos.

A dose de vitamina D necessária para corrigir a deficiência varia entre os indivíduos. De acordo com a recomendação da *Endocrine Society*, adultos que são insuficientes (25OHD sérica entre 20 e 29 ng/mL) ou deficientes em vitamina D (25OHD sérica < 20 ng/mL) devem ser tratados com 50.000 UI de vitamina D3 (colecalciferol) uma vez por semana ou 5.000 UI de vitamina D3 (colecalciferol) diariamente durante 8 a 12 semanas de modo a atingir nível sérico de 25OHD > 30 ng/mL. Essa dose de ataque deve ser seguida por terapia de manutenção com vitamina D3 em doses de 1.000 a 2.000 UI por dia (ou dose apropriada para manter níveis séricos adequados de 25OHD). Doses mais altas podem ser necessárias em pacientes com obesidade ou má absorção e naqueles em uso de medicações que afetam o metabolismo da vitamina D. O calcitriol [1,25$(OH)_2$D] é disponível em cápsulas de 0,25 microgramas, tem rápido início de ação e meia-vida curta (6 horas). O uso dessa formulação tem risco maior de induzir hipercalcemia e é reservado para pacientes com síntese diminuída de calcitriol (doença renal ou hepática crônica, raquitismo dependente da vitamina D tipo 1).

O tratamento do raquitismo e da osteomalácia não relacionados à deficiência da vitamina D depende da causa de base e eventualmente inclui o uso da vitamina D, seu metabólito ativo calcitriol e a suplementação de fósforo, entre outras.

REFERÊNCIAS BIBLIOGRÁFICAS

1. Bouillon R, Marcocci C, Carmeliet G, Bikle D, White JH, Dawson-Hughes B, et al. Skeletal and extraskeletal actions of vitamin D: current evidence and outstanding questions. Endocr Rev. 2019;40(4):1109-51.
2. Cianferotti L. Osteomalacia is not a single disease. Int J Mol Sci. 2022;23(23):14896.
3. Dawson, Hughes B. Calcium and vitamin D. In: Rosen CJ (ed.). Primer on the metabolic bone diseases and disorders of mineral metabolism. 8.ed. Oxford: Wiley-Blackwell; 2013.
4. Eloi M, Horvath DV, Szejnfeld VL, Ortega JC, Rocha DA, Szejnfeld J, et al. Vitamin D deficiency and seasonal variation over the years in Sao Paulo, Brazil. Osteoporosis International. 2016;27:3449-56.
5. Gallagher JC. Vitamin D insufficiency and deficiency. In: Rosen CJ (ed.). Primer on the metabolic bone diseases and disorders of mineral metabolism. 8.ed. Oxford: Wiley-Blackwell; 2013.
6. Holick MF, Binkley NC, Bischoff-Ferrari HA, Gordon CM, Hanley DA, Heaney RP, et al. Evaluation, treatment, and prevention of vitamin D deficiency: an Endocrine Society clinical practice guideline. J Clin Endocrinol Metabolism. 2011;96:1911-30.
7. Huang X, Jiang Y, Xia W. FGF23 and phosphate wasting disorders. Bone Res. 2013;1:120-32.
8. Lips P, van Schoor, Bravenboer NM, Bravenboer N. Vitamin: related disorders. In: Rosen CJ (ed.). Primer on the metabolic bone diseases and disorders of mineral metabolism. 8.ed. Oxford: Wiley-Blackwell; 2013.
9. Michalus I, Rusinska A. Rare, genetically conditioned forms of rickets: Differential diagnosis and advances in diagnostics and treatment. Clin Genet. 2018/94(1):103-14.
10. Munns CF, Shaw N, Kiely M, Specker BL, Thacher TD, Ozono K, et al. Global consensus recommendations on prevention and management of nutritional rickets. J Clin Endocrinol Metab. 2016;101:394-415.
11. Pinheiro MM, Schuch NJ, Genaro PS, Ciconelli RM, Ferraz MB, Martini LA. Nutrient intakes related to osteoporotic fractures in men and women. The Brazilian Osteoporosis Study (BRAZOS). Nutrition Journal. 2009;8:6.
12. Ross AC, Manson JE, Abrams SA, Aloia JF, Brannon PM, Clinton SK, et al. The 2011 report on dietary reference intakes for calcium and vitamin D from the Institute of Medicine: what clinicians need to know. J Clin Endocrinol Metabolism. 2011;96:53-8.
13. Uday S, Hogler W. Nutritional rickets and osteomalacia in the twenty-first century: revised concepts, public health, and prevention strategies. Curr Osteoporos Rep. 2017;15:293-302.

114

Ocronose

Carla Forgiarini Saldanha
Vanessa Hax

INTRODUÇÃO/DEFINIÇÕES

A ocronose (OCR) e a alcaptonúria são manifestações decorrentes do aumento dos níveis séricos e urinários de ácido homogentísico (AHG). Esse aumento causa alteração na coloração urinária, deixando-a mais escura e por vezes preta, quando exposta ao ar ambiente ou substâncias alcalinas, o que chamamos de alcaptonúria. O depósito do pigmento ocronótico ocorre também em diferentes tecidos, com destaque para esclera, pele e cartilagens, levando a uma coloração que varia de ocre, marrom-preta a azulada com o passar dos anos. As manifestações decorrentes desse depósito tecidual geralmente chamam atenção ao seu diagnóstico.

DADOS EPIDEMIOLÓGICOS

Descrita como um erro inato do metabolismo, a OCR tem prevalência estimada em 1.200.000 a 1:1.000.000 casos em nascidos vivos. Embora o AHG já esteja elevado e a alcaptonúria esteja presente desde o nascimento, somente cerca de 20% dos casos são diagnosticados no primeiro ano de vida. A idade média para diagnóstico é de aproximadamente 56 anos, pois as demais manifestações resultantes do depósito do AHG ocorrem após algumas décadas de vida. A OCR também pode ocorrer na sua forma exógena, secundária a alguns produtos como hidroquinona tópica, levodopa, amiodarona e hidroxicloroquina.

ETIOLOGIA E FISIOPATOLOGIA

A OCR e a alcaptonúria são manifestações decorrentes da alteração do catabolismo da tirosina, um aminoácido envolvido na síntese dos hormônios da tireoide, melanina e catecolamina. Há uma alteração autossômica recessiva que leva a redução da atividade da enzima 1,2-homogentisato dioxigenase provocando aumento dos níveis de AHG séricos, como resumido na Figura 1. Esse aumento leva à alteração da coloração urinária chamada de alcaptonúria. O AHG também é polimerizado, formando um pigmento que se deposita no tecido conjuntivo, ocasionando mudança também na sua coloração e propriedades biomecânicas. Os altos níveis de AHG sérico e seus subprodutos oxidados afetam as ligações de colágeno deixando-as mais rígidas e frágeis, provocando alterações degenerativas precoces. De forma concomitante, há a formação de fenda no centro da matriz cartilaginosa, provocando o colapso da cartilagem.

QUADRO CLÍNICO

O quadro clínico se caracteriza por três manifestações principais: acidúria homogentísica, OCR e osteoartropatia ocronótica. Cada uma se apresenta em diferentes estágios da vida, sendo a mais precoce a detecção do AHG na urina. Já a OCR se desenvolve à medida que o pigmento se acumula intra e extracelularmente no tecido conjuntivo e, a partir da terceira década de vida, pode ser observada como pigmentação preto-azulada de pele e mucosas, tradicionalmente acometendo os pavilhões auriculares, esclera, córnea e conjuntiva (Figuras 2 e 3). Com o tempo, diversos órgãos podem ser afetados, em especial grandes articulações, sistema cardiovas-

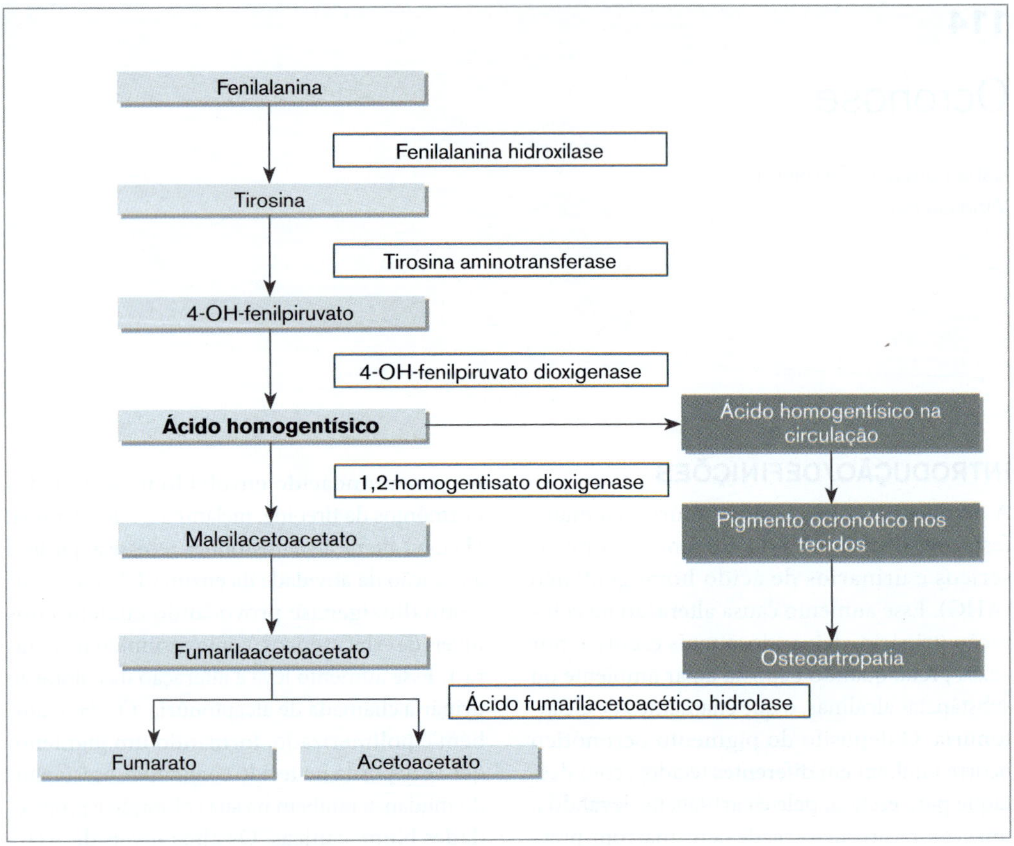

FIGURA 1 Vias do metabolismo da tirosina e do ácido homogentísico ocasionando o desenvolvimento da alcaptonúria (ocronose). Adaptada de: Gallagher, 2021. OH: hidróxi.

cular, rins, pele e glândulas. Outras manifestações incluem: cálculos renais, prostáticos, biliares e salivares, rupturas de tendões e ligamentos, osteopenia e fraturas. As manifestações cardíacas da doença não são incomuns, especialmente estenose da válvula aórtica.

As alterações oculares são vistas em até 2/3 dos pacientes com OCR. Dentre os achados mais comuns estão descritos pigmentação da esclera (82%,), sinal de gotas de óleo no limbo esclerocorneano (75%) e acúmulo de pigmento na conjuntiva (60%, Figura 2). As gotas de óleo são consideradas inclusive patognomônicas de OCR. De importância clínica, na OCR podem ocorrer de forma associada glaucoma, astigmatismo progressivo e até uveíte anterior em resposta ao acúmulo de pigmentos. Melanoma e parasitoses fazem parte do diagnóstico diferencial dessas alterações oculares.

Sintomas articulares podem envolver o esqueleto axial e grandes articulações como joelhos, quadris e ombros. Também costumam ocorrer entre a terceira e a quarta décadas de vida. O desenvolvimento de artropatia ocronótica é o resultado de deposição do pigmento dentro da cartilagem articular hialina. A pigmentação é generalizada, afetando osso, cartilagem, sinóvia, cápsula articular, ligamentos e tendões. Não é incomum o acometimento tendíneo simétrico, especialmente em tendão de Aquiles, com risco inclusive de ruptura. O depósito do pigmento ocronótico altera as propriedades biomecânicas dos tecidos, ocasionando a sua disfunção e rápida degeneração, o que pode determinar incapa-

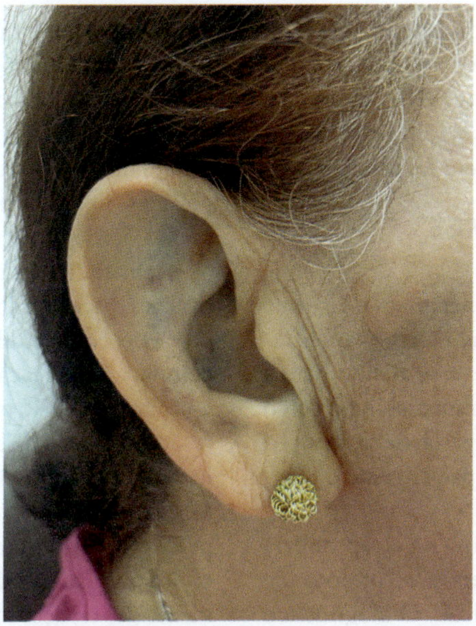

FIGURA 2 Pigmentação cinza-azulada no pavilhão auricular de paciente com ocronose.

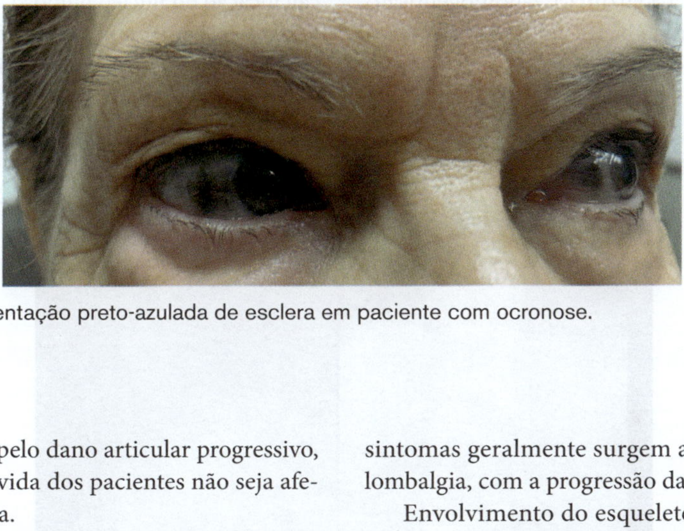

FIGURA 3 Pigmentação preto-azulada de esclera em paciente com ocronose.

cidade precoce pelo dano articular progressivo, embora a sobrevida dos pacientes não seja afetada pela doença.

Dor lombar antes dos 40 anos de idade é a manifestação clínica inicial mais comum, sendo descrita em até 94% dos casos. A dor lombar se associa a rigidez, perda da lordose lombar e cifoescoliose progressivas, resultando em perda de altura e diminuição da amplitude de movimento. Pode ser crônica e gradual ou, menos frequente, aguda por herniação do núcleo pulposo do disco vertebral. Na coluna torácica e cervical os sintomas geralmente surgem após o início da lombalgia, com a progressão da doença.

Envolvimento do esqueleto apendicular é comum, sendo que mais da metade dos pacientes necessitarão de prótese de joelhos, quadril ou ombro antes dos 55 anos de idade. O joelho é a articulação mais frequentemente afetada, com sintomas como dor, derrame sinovial, rigidez e crepitação. Porém, o acometimento de pequenas articulações de mãos e pés é infrequente. Não é incomum que essas queixas sejam diagnosticadas erroneamente como uma forma inicial de osteoartrite (OA) ou de espondiloartrite. Na OCR, ocorre calcificação e redução do espaço articular em locais além do esperado na OA primária, como em ombros e na articulação retropatelar por degeneração da cartilagem femoral.

DIAGNÓSTICO E EXAMES COMPLEMENTARES

O diagnóstico baseia-se essencialmente em uma anamnese minuciosa, exame físico, exames laboratoriais e de imagem. Deve-se atentar para a pigmentação típica de pele e mucosas, bem como para os achados radiográficos clássicos, que podem encurtar a jornada do paciente até o diagnóstico definitivo.

O escurecimento da urina na alcaptonúria pode ser observado com a exposição prolongada ao ar ou com a adição de álcali. O diagnóstico da OCR é confirmado pela medida da excreção urinária de 24 horas do AHG, medida por cromatografia. O teste para mutações genéticas do gene que codifica a enzima 1,2-homogentisato dioxigenase pode também ser útil naqueles casos de dúvida diagnóstica.

É importante salientar que até 25% dos pacientes com OCR podem ter alteração da velocidade de hemossedimentação. A análise do líquido sinovial é compatível com um líquido inflamatório e pode conter sinoviócitos hiperplásicos, fibrose e macrófagos contendo o pigmento ocronótico.

Achados radiográficos iniciais incluem calcificações discais em múltiplos níveis e fenômenos de vácuo, com predileção pela coluna lombar. Na coluna, a calcificação do disco é o achado mais específico da OCR, podendo ocorrer redução e até fusão do espaço discal, denominada calcificação *wafer-like* (Figuras 4 e 5). Radiografias simples e tomografias podem mostrar regiões anulares hiperdensas devido à calcificação do disco. Na doença de longa data, podem ocorrer também estreitamento dos espaços intervertebrais, anormalidades nas articulações apofisárias e pontes ósseas.

Na ressonância magnética podem ser vistas alterações do sinal em T1 e T2, decorrentes da calcificação do núcleo pulposo dos discos intervertebrais, bem como sua desidratação e achatamento. Alterações do tipo Modic 2, homogêneas

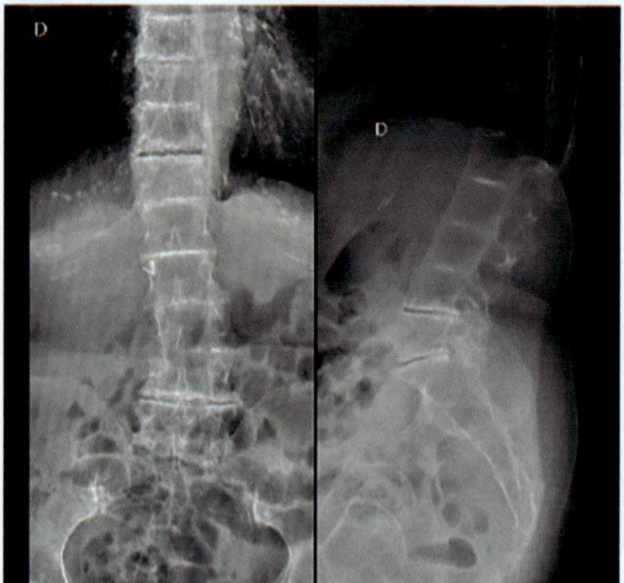

FIGURA 4 Radiografias da coluna lombar com calcificações densas e fusão de alguns discos.

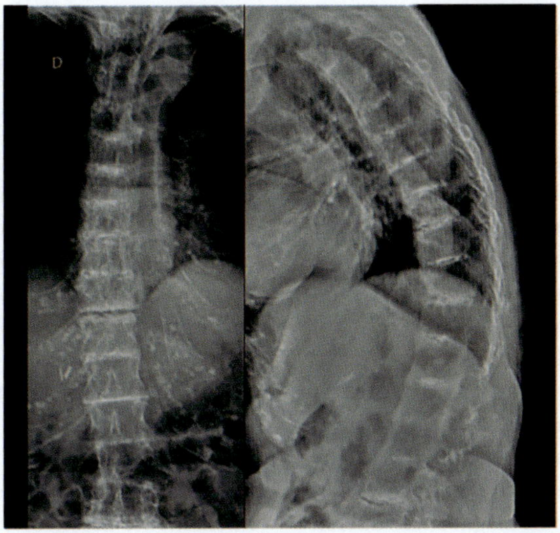

FIGURA 5 Radiografias da coluna dorsal reforçando achados da Figura 4 e demonstrando o depósito de ácido homogentísico costocondral.

e difusas no platô vertebral, podem sugerir a possibilidade de OCR.

Por vezes, é na artroscopia que o diagnóstico de OCR é realizado. São achados intraoperatórios sugestivos o escurecimento da sinóvia e da cartilagem. Histologicamente, a biópsia sinovial revela células gigantes pigmentadas associadas a sinovite com espessamento da membrana. Pigmentação similar da sinóvia pode ser observada também na sinovite vilonodular e em casos de uso prolongado da amiodarona.

O principal diagnóstico diferencial da OCR é com as espondiloartrites devido às alterações axiais, em grandes articulações e tendíneas, mimetizando entesites, além do aumento de provas inflamatórias e uveíte anterior que podem ocorrer em alguns casos. Porém, na artropatia ocronótica, as pontes ósseas são mais grosseiras e as articulações sacroilíacas são relativamente poupadas (Tabela 1), embora estudos recentes tenham demonstrado que anormalidades sacroilíacas também podem ser vistas na OCR. Auxiliam no diagnóstico diferencial o caráter mecânico da dor, a ausência do HLA-B27 e a pigmentação típica da urina, pele e mucosas.

Com relação ao diagnóstico diferencial com OA primária, ambas apresentam dor de características mecânicas, afetando predominante-

TABELA 1 Comparação entre os principais achados radiográficos da ocronose e da espondilite anquilosante

	Ocronose	Espondilite anquilosante
Articulações predominantes	Coluna vertebral = joelhos = quadril	Coluna vertebral > quadril e joelhos
Articulações sacroilíacas	Geralmente preservadas	Acometidas
Calcificação de disco vertebral	Densa, *wafer-like*	Leve a moderada
Fenômeno de vácuo nos discos vertebrais	Comum	Raro
Sindesmófitos	Grosseiros	Verticais

Fonte: adaptada de Chu, 2021.

mente grandes e médias articulações. As alterações radiográficas são muito similares, com redução do espaço articular, esclerose subcondral e osteófitos. Contudo, na OCR os sintomas articulares começam mais cedo, ocorre pigmentação dos tecidos e calcificações discais típicas.

A hiperostose esquelética idiopática difusa (DISH) é outro diagnóstico diferencial a ser considerado, com dor mecânica e formação de pontes ósseas na coluna vertebral. No entanto, os pacientes com DISH são em sua maioria assintomáticos, com menor comprometimento funcional, e radiograficamente há preservação da altura do disco intervertebral, com preservação relativa das articulações sacroilíacas.

Resumo dos principais diagnósticos diferenciais da OCR e da alcaptonúria pode ser visto na Tabela 2.

TRATAMENTO

Devido à baixa prevalência de OCR, há muitas incertezas quanto ao seu tratamento. Atualmente, o foco principal é o controle dos sintomas, incluindo controle da dor, fisioterapia e artroplastia quando necessário. Prescrição de ácido ascórbico e dieta hipoproteica, apesar do racional teórico, não têm eficácia comprovada na OCR. Além disso, a adesão à dieta pode ser um desafio e acarretar deficiências nutricionais.

Terapia de reposição da enzima 1,2-homogentisato dioxigenase deveria ser o tratamento ideal para a ocronose, contudo existem complicações potencialmente fatais com a reposição enzimática associadas com a formação espontânea de succinilacetona, a qual é tóxica e com alto potencial mutagênico.

Nos últimos anos, estudos mostraram resultados promissores com o uso da nitisinona. A nitisinona é um inibidor da 4-OH-fenilpiruvato dioxigenase na via metabólica da tirosina que foi inicialmente desenvolvida como herbicida e se mostrou uma terapia altamente eficaz para outra doença genética do metabolismo da tirosina, a tirosinemia hereditária tipo 1. Em ensaios clínicos randomizados, seu uso reduziu os níveis séricos e urinários de AHG, além de levar a diminuição na OCR ocular e desaceleração da progressão clínica da doença. Esse estudo contribuiu para a aprovação da nitisinona como o primeiro tratamento modificador do curso de

TABELA 2 Principais diagnósticos diferenciais de ocronose e alcaptonúria

Manifestação clínica	Diagnóstico diferencial
Acometimento vertebral e articular	Espondilite anquilosante
	Hiperostose esquelética idiopática difusa
	Hemocromatose
	Hiperparatireoidismo
	Doença por deposição de pirofosfato de cálcio
	Amiloidose
	Sinovite vilonodular
Alteração da coloração urinária	Porfíria
	Mioglobinúria
	Hemoglobinúria
Alteração de coloração da pele e cartilagens	Hidroxicloroquina
	Minociclina
	Amiodarona
	Levodopa
	Hidroquinona tópica

Fonte: adaptada de Chu, 2021.

doença na OCR pela Agência Europeia de Medicamentos. Desde então, a nitisinona tem sido utilizada no tratamento de alguns pacientes com taxas de sucesso variáveis, uma vez que não reverte a deposição já existente do pigmento.

REFERÊNCIAS BIBLIOGRÁFICAS

1. Chu P, Cuellar MC, Bracken SJ, Tarrant TK. A mimic of ankylosing spondylitis, ochronosis: case report and review of the literature. Curr Allergy Asthma Rep. 2021;21(3):19.
2. Gallagher JA, Dillon JP, Ranganath LR. Development of an effective therapy for alkaptonuria – lessons for osteoarthritis. Rheumatol Immunol Res. 2021;2(2):79-85.
3. Gil JA, Wawrzynski J, Waryasz GR. Orthopedic manifestations of ochronosis: pathophysiology, presentation, diagnosis, and management. Am J Med. 2016;129(5):536.e1-6.
4. Griffin R, Psarelli EE, Cox TF, Khedr M, Milan AM, Davison AS, et al. Data on items of AKUSSI in alkaptonuria collected over three years from the United Kingdom National Alkaptonuria Centre and the impact of nitisinone. Data Brief. 2018;20:1620-8.
5. Kostova T, Batalov Z, Karalilova R, Batalov A. Ochronotic arthropathy in the context of spondyloarthritis differential diagnosis: a case-based review. Rheumatol Int. 2022;42(12):2277-82.
6. Lindner M, Bertelmann T. On the ocular findings in ochronosis: a systematic review of literature. BMC Ophthalmol. 2014;14:12.
7. Mistry JB, Bukhari M, Taylor AM. Alkaptonuria. Rare Dis. 2013;1:e27475.
8. Phornphutkul C, Introne WJ, Perry MB, Bernardini I, Murphey MD, Fitzpatrick DL, et al. Natural history of alkaptonuria. N Engl J Med. 2002;347(26):2111-21.
9. Ranganath LR, Psarelli EE, Arnoux JB, Braconi D, Briggs M, Bröijersén A, et al Efficacy and safety of once-daily nitisinone for patients with alkaptonuria (SONIA 2): An international, multicentre, open-label, randomised controlled trial. Lancet Diabetes Endocrinol. 2020;8(9):762-77.
10. Sloboda N, Wiedemann A, Merten M, Alqahtani A, Jeannesson E, Blum A, et al. Efficacy of low dose nitisinone in the management of alkaptonuria. Mol Genet Metab. 2019;127(3):184-90.

115

Hiperparatireoidismo primário

André Silva Franco
Mariana Ortega Perez

INTRODUÇÃO

A osteoporose é uma doença esquelética caracterizada por comprometimento da densidade mineral óssea (DMO) e resistência óssea, resultando em fragilidade óssea e maior risco de fraturas. É extremamente prevalente, principalmente na população idosa e em mulheres pós-menopausa. Causas secundárias de osteoporose são comuns: 30% das mulheres na pós-menopausa e 50% dos homens apresentam fatores que contribuem para a osteoporose, quando submetidos a uma avaliação das causas subjacentes da doença. Uma causa importante de osteoporose secundária é o hiperparatireoidismo primário (HPP).

HIPERPARATIREOIDISMO PRIMÁRIO

O HPP é uma doença endócrina comum do metabolismo mineral, caracterizada por regulação incompleta, crônica, com secreção excessiva e inapropriada do paratormônio (PTH) por uma ou mais glândulas paratireoides culminando em hipercalcemia. Acomete mais mulheres do que homens (3-4:1), com prevalência estimada de 0,86% nos EUA, sem dados em nossa população.

FISIOPATOLOGIA

A secreção de PTH está intimamente ligada aos níveis circulantes de cálcio iônico através do receptor sensor de cálcio (CaSR): a redução dos níveis séricos de cálcio iônico aumenta a secreção de PTH; assim como o aumento reduz a secreção. Outros fatores também influem na secreção de PTH, como a concentração de calcitriol (forma ativa da vitamina D), também de forma inversamente proporcional, e, em menor proporção, o nível sérico de fosfato e do hormônio de crescimento de fibroblastos 23 (FGF-23).

A secreção de PTH ocorre de três formas: contínua, circadiana e pulsátil. A secreção contínua tem maior relevância, respeitando o ciclo circadiano, sendo maior pela manhã. A secreção pulsátil parece ocorrer de forma imprevisível. A depender dos órgãos-alvo do PTH, teremos suas diversas ações, descritas adiante.

No osso, o PTH sob secreção contínua tem efeito catabólico, estimulando os osteoclastos a reabsorver osso por estimular a via RANK-RANKL através do aumento de RANK e diminuição de osteoprotegerina. Também aumenta a diferenciação de fibroblastos promovendo fibrose de medula óssea. Quando a secreção é pulsátil, o que ocorre em situações fisiológicas, em menor grau, e sob efeito da teriparatida, há efeito anabólico com aumento da diferenciação de osteoblastos, redução da apoptose e aumento da proliferação de osteoblastos e redução da esclerostina, estimulando a via *Wnt*, que é importante para formação óssea.

Nos rins, o PTH age nos túbulos aumentando a reabsorção de cálcio e a excreção de fosfato, de forma que tem efeito hipercalcêmico e fosfatúrico. A hipercalciúria, dessa forma, não seria um achado típico do HPP, entretanto, devido à hipercalcemia, há maior excreção de cálcio, apesar do efeito em reduzir a calciúria.

No intestino, o PTH aumenta a absorção de cálcio através do aumento dos níveis de calcitriol, pois estimula a enzima 1-α-hidroxilase renal. Há outros locais de ação, como o tecido muscular cardíaco, a pele e o sistema nervoso central, porém com menos estudos da real participação do PTH.

QUADRO CLÍNICO

Atualmente, a maior parte dos pacientes com HPP são assintomáticos, em decorrência do diagnóstico laboratorial em exames de rotina que evidenciam a hipercalcemia PTH-dependente. Entretanto, antes de 1970 e, na atualidade, em países em que não há rotina na dosagem de cálcio, o HPP sintomático é usualmente descrito como uma doença de ossos, pedras e gemidos (*bone, stone, and groans*).

A osteíte fibrosa cística é uma das alterações ósseas do HPP, caracterizada por lesões em sal-e-pimenta do crânio, reabsorção subperiosteal das falanges, cistos ósseos e tumores marrons (Figura 1). Essas lesões, por fragilidade óssea, podem levar a fraturas, deformidades e dor. Pela hipercalciúria decorrente da hipercalcemia e pela hiperfosfatúria, há aumento de nefrolitiase (Figura 2) e nefrocalcinose, podendo ter perda de função renal. As alterações eletrolíticas podem promover fraqueza muscular proximal. O HPP é uma causa clássica de hipertensão endócrina, além de estar associado com aterosclerose acelerada. Estudos epidemiológicos também mostram associação com declínio cognitivo.

Raramente, se os níveis de cálcio forem muito elevados ou a hipercalcemia se instalar agudamente, haverá sintomas específicos decorrentes da hipercalcemia: fadiga, fraqueza muscular, *diabetes insipidus* nefrogênico (poliúria, polidipsia), insuficiência renal aguda, anorexia, náuseas, vômitos, constipação, pancreatite, hiporreflexia, aumento do intervalo PR, redução do intervalo QT, alargamento do complexo QRS e bradicardia. Nesses casos, é necessário conduta imediata para tratamento da hipercalcemia.

Entretanto, o mais comum é o HPP assintomático. Nessa situação, devemos realizar uma investigação minuciosa das possíveis complicações da doença, principalmente do acometimento ósseo e renal.

DIAGNÓSTICO E EXAMES COMPLEMENTARES

O diagnóstico do HPP é feito com o achado laboratorial de hipercalcemia e aumento do PTH. É importante corrigir a concentração de cálcio pela albumina sérica ou, em caso de dúvida e situações limítrofes, utilizar o cálcio iônico. Os níveis de fosfato em geral estão no limite inferior da normalidade (pelo efeito fosfatúrico). É de extrema importância dosar os níveis séricos de

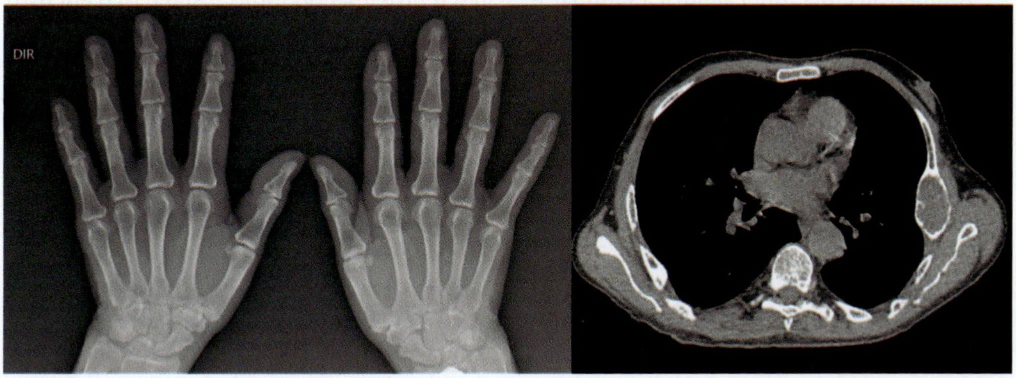

FIGURA 1 Achados ósseos no hiperparatireoidismo primário. À esquerda: radiografia de mãos e punhos mostrando reabsorção subperiosteal de falanges. À direita: tomografia de tórax em janela óssea mostrando tumor marrom em arco costal. Fonte: Ambulatório de Osteoporose e Doenças Osteometabólicas do Serviço de Reumatologia do HC-FMUSP.

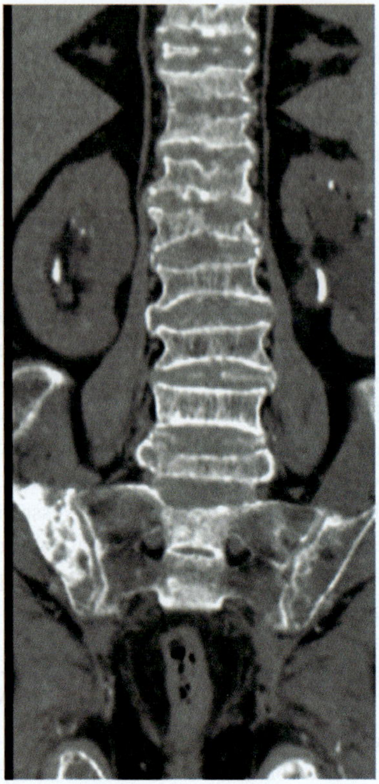

FIGURA 2 Múltiplas fraturas vertebrais e litíase renal em paciente com hiperparatireoidismo primário. Fonte: Ambulatório de Osteoporose e Doenças Osteometabólicas do Serviço de Reumatologia do HC--FMUSP.

25-OH-vitamina D, pois a hipovitaminose D é causa de hiperparatireoidismo secundário.

A hipercalcemia hipocalciúrica familiar é diagnóstico diferencial do HPP, em geral já diagnosticada antes dos 30 anos de idade, com história familiar importante de hipercalcemia, nefrolitíase e falha terapêutica da paratireoidectomia. Esses indivíduos em geral têm calciúria muito baixa.

Outra situação importante a ser considerada é o hiperparatireoidismo normocalcêmico. Ocorre com níveis aumentados de PTH com cálcio normal, em geral confirmados em dosagens subsequentes. Nessa situação, deve-se sempre excluir possíveis causas de hiperparatireoidismo secundário, resumidos na Tabela 1.

Após o diagnóstico, é importante realizar avaliação óssea e renal. O osso deve ser avaliado com densitometria óssea da coluna lombar, fêmur proximal e rádio não dominante (Figura 3). O terço proximal do rádio distal é rico em osso cortical, sendo em geral o primeiro local acometido pelo efeito catabólico do PTH em secreção contínua. No HPP há aumento de fraturas vertebrais (Figura 2), de forma que é importante a busca ativa, seja por *vertebral fracture assessment* (VFA) ou radiografia de coluna lombar e torácica. O *trabecular bone score* (TBS) complementa a avaliação óssea, assim como a tomografia periférica de alta resolução, que, além de mostrar o acometimento cortical típico, também mostra acometimento trabecular na tíbia e rádio distais, explicando o aumento de fraturas vertebrais e redução do TBS no HPP.

Em relação à avaliação renal, deve-se realizar exame de imagem, como radiografia, ultrassom

TABELA 1 Causas de hiperparatireoidismo secundário

Hipovitaminose D
Doença renal crônica
Medicamentos: lítio, bisfosfonatos, denosumabe, diuréticos de alça
Baixa ingestão de cálcio e doenças má absortivas (doença celíaca, bariátricos, pancreatite crônica)
Hipercalciúria
Distúrbios do fósforo

Adaptada de Cusano NE et al., 2022.

de rins e vias urinárias ou tomografia computadorizada de abdome e pelve em busca de nefrocalcinose e nefrolitíase. Urina de 24 horas deve ser coletada com avaliação da calciúria, fosfatúria, creatinúria e uricosúria.

TRATAMENTO

O tratamento de escolha do HPP sintomático é o cirúrgico: a paratireoidectomia. Na maior parte dos casos esporádicos de HPP, a causa é um adenoma único da paratireoide. Assim sendo, é de extrema importância ao cirurgião de cabeça e pescoço a localização pré-operatória da glândula anômala, que pode ser realizada por ultrassonografia cervical, tomografia computadorizada cervical com contraste (protocolo 4D), ressonância magnética cervical, cintilografia de paratireoides e tomografia computadorizada por emissão de pósitrons (PET-CT).

A cirurgia deve ser realizada por profissional experiente, idealmente com a dosagem intraoperatória de PTH. A redução de pelo 50% dos níveis de PTH após 10 minutos da exérese da(s) paratireoide(s) é um indício importante de sucesso do procedimento. Pacientes com contraindicação cirúrgica podem se beneficiar de radioablação ou tratamento clínico.

Em relação ao tratamento clínico, é importante lembrar da correção dos níveis de 25-OH-vitamina D, pois a hipovitaminose D agrava o hiperparatireoidismo. Idealmente, pacientes com

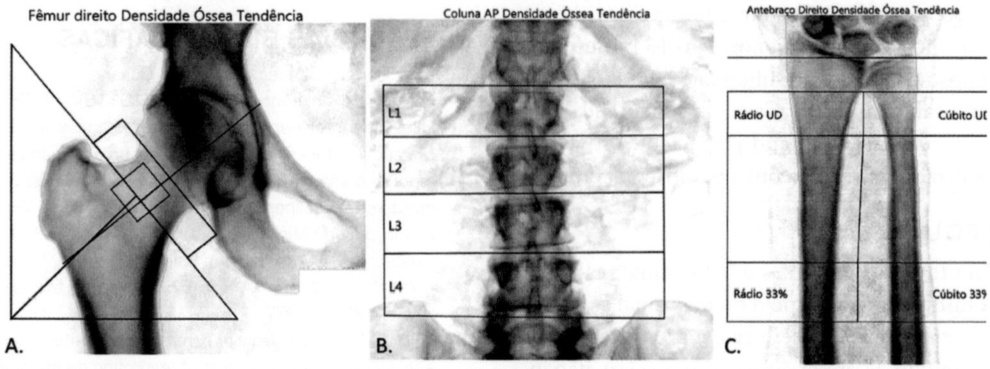

Região	DMO (g/cm²)	*T-score*	*Z-score*
Colo do fêmur	0,796	-1,7	-0,9
Fêmur total	0,951	-0,5	+0,2
Coluna L1-L4	1,139	-0,4	+0,6
Rádio 33%	0,592	**-3,2**	-1,9

FIGURA 3 Densitometria óssea de paciente do sexo feminino, 70 anos, com hiperparatireoidismo primário. Notar o acometimento de rádio 33%. (A) Densitometria de fêmur direito. (B) Densitometria de coluna lombar L1-L4. (C) Densitometria de antebraço distal não dominante. DMO: densidade mineral óssea. Fonte: Laboratório de Osteoporose e Doenças Osteometabólicas da Disciplina de Reumatologia da Faculdade de Medicina da USP.

HPP devem ter nível sérico de 25-OH-vitamina D superior a 30 ng/mL.

O cinacalcete atua no CaSR reduzindo a secreção de PTH e a hipercalcemia, sendo indicado para pacientes com cálcio sérico total superior a 11 mg/dL e que não são candidatos a paratireoidectomia. Entretanto, o cinacalcete não aparenta ter efeito sobre os efeitos deletérios do HPP no osso. Os bisfosfonatos (alendronato, ácido zoledrônico) e o denosumabe são medicamentos antirreabsortivos usados no tratamento da osteoporose que protegem o osso no HPP.

Em relação ao tratamento do HPP assintomático, a paratireoidectomia está indicada nas situações da Tabela 2.

Nas situações de hipercalcemia sintomática, que são exceção hoje em dia, deve-se manejar o paciente em unidade de emergência, idealmente em leito monitorizado. Iniciar com hiper-hidratação intravenosa com soro fisiológico 200 a 300 mL/hora almejando bom débito urinário. Considerar diuréticos de alça, se paciente bem hidratado (cuidado, pois pode piorar a desidratação). Uso de bisfosfonatos, como pamidronato 60-90 mg intravenoso em 2 horas ou ácido zoledronico 4 mg intravenoso em 15 minutos ou denosumabe 120 mg subcutâneo. Pode-se utilizar a calcitonina intranasal ou subcutânea para casos refratários. Quando o paciente estiver estabilizado, proceder com a paratireoidectomia.

SEGUIMENTO

Para todos os pacientes é importante realizar o seguimento clínico, pelo menos anual:

- Dieta normocalcêmica e hipossódica com o intuito de preservar o cálcio no osso, não induzir um hiperparatireoidismo secundário à baixa ingesta de cálcio e reduzir a calciúria promovida pela natriurese.
- Manter níveis adequados de vitamina D (> 30 ng/mL).
- Monitorar níveis séricos de cálcio.

TABELA 2 Indicações de paratireoidectomia no hiperparatireoidismo primário assintomático

Cálcio sérico superior a 1 mg/dL do limite superior da normalidade
Envolvimento ósseo: fratura vertebral ou osteoporose densitométrica (*T-score* ≤ -2,5 em qualquer sítio)
Envolvimento renal: redução da função renal (*clearance* de creatinina < 60 mL/min) OU nefrocalcinose ou nefrolitíase OU hipercalciúria (> 250 mg em mulheres; > 300 mg em homens)
Idade < 50 anos (condição suficiente para indicar paratireoidectomia)
Decisão conjunta entre médico e paciente, desde que não haja contraindicação cirúrgica

Adaptada de Bilezikian JP et al., 2022.

- Avaliação regular da densidade mineral óssea através de densitometria óssea e, se disponíveis, TBS e HR-pQCT.
- Busca ativa por fraturas vertebrais – principalmente se houver redução de 2 cm ou mais da altura.
- Avaliação da função renal, nefrolitíase, nefrocalcinose e calciúria.

REFERÊNCIAS BIBLIOGRÁFICAS

1. Bilezikian JP, Bandeira L, Khan A, Cusano NE. Hyperparathyroidism. Lancet. 2018;391(10116):168-78.
2. Bilezikian JP, Khan AA, Silverberg SJ, Fuleihan GE, Marcocci C, Minisola S, et al. Evaluation and management of primary hyperparathyroidism: Summary statement and guidelines from the Fifth International Workshop. J Bone Miner Res. 2022;37(11):2293-314.
3. Cusano NE, Cetani F. Normocalcemic primary hyperparathyroidism. Arch Endocrinol Metab. 2022;66(5):666-77.
4. Hock JM, Gera I. Effects of continuous and intermittent administration and inhibition of resorption on the anabolic response of bone to parathyroid hormone. J Bone Miner Res. 2009;7(1):65-72.
5. Martin TJ. Bone biology and anabolic therapies for bone: current status and future prospects. J Bone Metab. 2014;21(1):8.
6. Walker MD, Shane E. Hypercalcemia. JAMA. 2022;328(16):1624.

Seção 10

Manifestações reumáticas associadas a doenças sistêmicas, procedimentos ou medicamentos

Artropatias associadas às doenças hematológicas

Gilda Aparecida Ferreira

As doenças hematológicas cursam frequentemente com manifestações do sistema musculoesquelético. Portanto, na avaliação dos pacientes com artropatias, é fundamental a inclusão das doenças hematológicas no diagnóstico diferencial.

ARTROPATIAS ASSOCIADAS À DOENÇA FALCIFORME

Nos pacientes com hemoglobinopatias, as manifestações musculoesqueléticas são causadas principalmente pela doença falciforme. Outras hemoglobinopatias, como as alfa-talassemias e Hb CD, raramente causam queixas articulares, que geralmente são relacionadas com complicações como a hemocromatose.

A doença falciforme é um conjunto de anemias hemolíticas hereditárias, que têm em comum a presença da hemoglobina anormal S. As hemoglobinopatias mais importantes da doença falciforme são a SS (anemia falciforme), SC e S-beta-talassemia. A hemoglobina S em condições de hipoxemia forma cristais líquidos, que deformam as hemácias. Essas hemácias adquirem a forma de foice e tendem a aderir ao endotélio vascular, obstruindo os pequenos vasos. A vaso-oclusão da microvasculatura, causada pelas hemácias falciformes, resulta em diversas manifestações articulares e ósseas, principalmente crise dolorosa, osteonecrose, osteomielite e gota. Em uma amostra de 55 pacientes brasileiros com doença falciforme, com média de idade de 30,5 anos, 80% apresentaram alterações radiográficas, principalmente em coluna, fêmur e ombros. A maioria das alterações eram relacionadas com osteonecrose e osteoartrite e foram estatisticamente associadas ao não uso de hidroxiureia.

Crise dolorosa

A crise dolorosa óssea, que decorre da isquemia ou necrose da medula óssea, é a complicação musculoesquelética mais frequente da doença falciforme. O quadro de dor geralmente se manifesta nas regiões periarticulares dos ossos longos, com padrão aditivo ou migratório, mas também pode se manifestar no dorso, nas costelas e ocasionalmente no abdome. Os locais mais comuns de acometimento são a tíbia, a fíbula e o fêmur.

Nos períodos de crise dolorosa, os pacientes podem apresentar edema pronunciado, principalmente na epífise tibial, e artrite em uma ou mais articulações. A duração das crises dolorosas pode variar de 10 minutos a várias semanas, mas raramente a dor persiste por mais que 2 semanas. Os principais fatores que precipitam as crises dolorosas são desidratação, infecções, exposição ao frio, gravidez, estresse emocional e alta altitude. A crise pode ser causada também pela infecção concomitante por parvovírus.

O exame de velocidade de hemossedimentação (VHS) deve ser solicitado de forma seriada, porque na crise dolorosa os seus valores geralmente são baixos por causa do formato das hemácias, mas podem aumentar durante a fase de resolução do processo, principalmente se houver infecção. A proteína C-reativa é mais confiável que a VHS ao monitorar uma inflamação nesses casos.

Nas crises dolorosas não complicadas são observadas somente alterações radiográficas inespecíficas, como reação periosteal. A artrocentese deve ser realizada nos pacientes com artrite associada. A ressonância magnética é um exame sensível para detecção de infarto ósseo e medular, mas não é útil para distinguir infarto agudo de osteomielite.

O tratamento das manifestações osteoarticulares agudas é sintomático. O paciente deve receber analgesia de acordo com a intensidade da dor e hidratação. A hidroxiureia, um agente citostático, reduz significativamente a incidência de crises de dor aguda. O tratamento com sinvastatina resultou em uma redução significativa na frequência das crises dolorosas, no uso de analgésicos e marcadores inflamatórios. Considerando-se o importante papel do TNF-α no início e na evolução da vaso-oclusão nos pacientes com doença falciforme, os bloqueadores de TNF-α, como etanercept ou infliximab, estão sendo avaliados para tratamento dos casos refratários. Diversos tratamentos que interferem na "falcização" das hemácias estão sendo estudados, com resultados promissores.

Dactilite ou síndrome mão-pé

O fenômeno da vaso-oclusão frequentemente acomete ossos das mãos e dos pés, causando dactilite, nas crianças com idade entre 6 meses e 2 anos. Os pacientes apresentam no exame clínico edema de início agudo, doloroso, em mãos e pés, que geralmente melhora em 1 semana, mas as recorrências são comuns. As hemoculturas devem ser sempre solicitadas, pois os pacientes com dactilite apresentam risco aumentado de infecção por *Salmonella*.

Osteonecrose

A osteonecrose é uma complicação frequente dos pacientes com doença falciforme, principalmente da cabeça femoral e dos ombros. Cerca de 25% dos pacientes podem evoluir com comprometimento multifocal. Considerando o aumento da sobrevida dos pacientes com doença falciforme, estudo recente demonstrou que, aos 33 anos, 50% dos pacientes terão osteonecrose da cabeça femoral. Os sintomas iniciais são semelhantes a uma crise dolorosa, mas não desaparecem após 2 semanas e geralmente pioram com a marcha e à noite. A sobrecarga de peso resulta em colapso progressivo da cabeça do fêmur, com piora progressiva da dor.

Nos estágios iniciais da osteonecrose a radiografia simples geralmente é normal, no entanto, a ressonância magnética pode detectar anormalidades nesta fase, possibilitando diagnóstico precoce. A recomendação atual é realizar exames de imagem em todos os pacientes com doença falciforme e com sintomas articulares, para orientação adequada e abordagem precoce. Os pacientes com osteonecrose devem ser orientados a retirarem imediatamente a carga de peso, por meio da utilização de muletas ou imobilização da articulação afetada. A artroplastia de quadril deve ser indicada somente para os pacientes com dor crônica refratária e acometimento avançado da cabeça femoral (estágio Steinberg 5 ou 6) em decorrência do alto índice de complicações nessa população.

Osteomielite e artrite séptica

A osteomielite geralmente é uma complicação de um episódio prévio de crise dolorosa nos pacientes com doença falciforme. O diagnóstico de osteomielite deve ser considerado caso o paciente apresente febre alta persistente, dor e edema localizados, persistência de crise dolorosa por mais de 2 semanas e leucocitose (acima de 15.000/ mm^3). A osteomielite pode evoluir com complicações como osteonecrose da articulação adjacente, capsulite adesiva do ombro e fraturas patológicas. Os agentes mais frequentemente associados com a osteomielite na doença falciforme são *Salmonella*, *Staphylococcus aureus* e *Pseudomonas aeruginosa*.

Radiografias simples são incapazes de diferenciar crises dolorosas de osteomielite. Atualmente, a ultrassonografia de partes moles e a ressonância magnética com gadolínio são consideradas as melhores técnicas de imagem capazes de avaliar infecção óssea na doença falciforme, apesar da definição da acurácia desses testes neste contexto ainda necessitar de melhores estudos.

A artrite séptica é incomum nos pacientes com a doença falciforme. Geralmente é secundária à disseminação hematogênica, tanto em crianças como em adultos. Os agentes mais associados à artrite séptica nesses pacientes são *Salmonella* e *Staphylococcus aureus*. É necessário um alto índice de suspeição de artrite séptica em pacientes com osteonecrose do quadril e doença falciforme que apresentem febre, aumento súbito da dor no quadril e incapacidade, bem como naqueles com edema evidente em outras articulações.

Gota

A artrite gotosa é rara nos pacientes com doença falciforme, apesar de 40% desses pacientes apresentarem hiperuricemia. Joelhos, punhos e pequenas articulações dos dedos são as articulações que mais frequentemente apresentam crises. Gota tofácea crônica é incomum nesses pacientes. O diagnóstico de artrite gotosa deve ser feito somente após identificação de cristais de urato no líquido articular, considerando que a hiperuricemia é frequente nessa população.

ARTROPATIAS ASSOCIADAS A HEMOFILIA

A hemofilia é a doença hemorrágica hereditária ligada ao gênero masculino mais comum da criança, causada por deficiência do fator VIII (hemofilia A) ou IX (hemofilia B). A hemofilia A tem uma incidência de 1 em 5.000 nascimentos masculinos e a hemofilia B uma incidência de 1 em 30.000.

As manifestações musculoesqueléticas são muito frequentes nos pacientes hemofílicos. Durante a evolução da doença os pacientes apresentam hemorragias intra-articulares ou hemartroses, sangramentos musculares e pseudotumores hemofílicos. A artropatia hemofílica é a mais importante causa de morbidade em pacientes com hemofilia grave.

Hemartrose

A hemartrose nos pacientes com hemofilia apresenta três fases:

- Hemartrose aguda: a hemartrose aguda frequentemente ocorre espontaneamente ou em resposta a pequenos traumas. Os sinais de hemartrose nas crianças menores são inespecíficos, como defesa e limitação do movimento da articulação afetada. Crianças maiores e adultos descrevem uma sensação de formigamento e de aquecimento na articulação acometida, precedendo os sinais clínicos de hemartrose. Em seguida, a articulação perde rapidamente a amplitude de movimento e torna-se agudamente dolorosa, quente e edemaciada. A resolução do processo, geralmente acompanhada de contusões, ocorre lentamente quando o aumento da pressão intra-articular interrompe o sangramento. As articulações tradicionalmente afetadas são joelhos, cotovelos e tornozelos.
- Artropatia subaguda: o paciente com hemofilia, após apresentar episódios repetidos de hemartroses, evolui para uma fase classificada como artropatia subaguda. Essa fase caracteriza-se por dor, mesmo na ausência de hemorragia recente, sinovite persistente, com espessamento sinovial e derrame articular crônico. A fraqueza muscular e a frouxidão articular favorecem novos sangramentos, que resultam em dano contínuo. A inflamação relacionada com deposição de ferro acarreta degeneração da cartilagem articular hialina, que progride com áreas de destruição óssea.
- Artropatia crônica: nesta fase os pacientes com hemofilia evoluem com sinais de osteoartrite secundária, que geralmente progride com deformidade e significativa limitação de movimento. A dor é variável, com períodos de grande intensidade. Os pacientes apresentam frequentemente contratura articular secundária a fibrose ou anquilose.

Na fase aguda da hemartrose a reposição do fator deficiente deve ser iniciada de imediato e mantida diariamente até que a hemorragia seja interrompida. A aspiração da articulação deve ser indicada nos casos com grande volume articular e dor de grande intensidade. Medidas como aplicação de gelo local e colocação de talas podem contribuir para melhora. Está indicada a profilaxia primária e secundária utilizando doses escalonadas do fator deficiente para prevenir o desenvolvimento da artropatia hemofílica e reduzir outros sangramentos.

Algumas medidas conservadoras podem ser indicadas na condução da artropatia, como curtos períodos de glicocorticoides ou anti-inflamatórios inibidores da ciclooxigenase 2 (COX-2). Estudos pequenos demostraram que sinovectomia pode ser eficaz nos casos refratários, apesar do procedimento nem sempre melhorar a amplitude de movimento. Artroplastia total é frequentemente recomendada nos pacientes que desenvolvem artropatia crônica e contratura do joelho ou quadril. Entretanto, os pacientes com hemofilia desenvolvem em cerca de 30% dos casos complicações como sangramento, trombose venosa profunda, embolia pulmonar e infecção.

Hemorragia muscular

A hemorragia muscular pode ser incapacitante, de acordo com a localização. O sangramento no músculo psoas pode causar contraturas do quadril e paralisia do nervo femoral. Hemorragia na musculatura do antebraço pode complicar com síndrome compartimental, atrofia muscular e lesão nervosa. Os pacientes com hematomas musculares apresentam dor ao movimentar o membro afetado e aumento de volume da musculatura afetada. A conduta é semelhante à da hemartrose.

Pseudotumores hemofílicos

Os episódios repetidos de hemorragia são responsáveis pelo desenvolvimento de hematomas no periósteo ou músculo adjacente. Posteriormente, o hematoma torna-se encapsulado e calcificado e invade os tecidos circundantes, daí o nome "pseudotumor". Podem se manifestar em ossos longos periféricos ou em torno da pelve. O tratamento depende do tamanho e da localização do pseudotumor. Algumas lesões situadas distalmente em crianças são tratadas conservadoramente com imobilização e reposição adequada de fatores. Nos casos refratários ao tratamento conservador podem ser necessárias remoção cirúrgica, embolização ou radioterapia.

ARTROPATIAS ASSOCIADAS À DOENÇA DE VON WILLEBRAND

A doença de von Willebrand acomete cerca de 1% da população. Proporção significativa dos indivíduos com a doença não é diagnosticada por apresentar o espectro leve da doença. A doença de von Willebrand é causada por uma deficiência do fator de von Willebrand, que tem papel importante na hemostasia primária e formação do tampão de fibrina. A doença pode manifestar-se em homens e mulheres com uma frequência de 1 em 1.000, com padrões de herança variável dependendo do subtipo. As formas mais graves da doença podem causar hemorragias articulares indistinguíveis daquelas em pacientes com hemofilia A e B.

ARTROPATIAS ASSOCIADAS À HEMOCROMATOSE

A hemocromatose é uma doença causada por acúmulo progressivo de ferro no organismo, que resulta em dano tecidual. A forma hereditária é autossômica recessiva, causada por mutações no gene *HFE* localizado no braço curto do cromossomo 6. A mutação determina aumento da absorção intestinal de ferro e, consequentemente, depósito do metal no organismo. A sobrecarga de ferro também pode ser causada por múltiplas transfusões de sangue, injeções de ferro e ingestão oral prolongada de ferro.

As manifestações mais frequentes da hemocromatose e que devem funcionar como sinal de alerta para a suspeita do diagnóstico são astenia, artropatia e aumento da concentração sérica de alanina aminotransferase. A artropatia é uma manifestação muito mais comum do que a pigmentação da pele, diabetes, hipogonadismo e miocardiopatia.

As manifestações musculoesqueléticas acometem de 50% a 80% dos pacientes com hemocromatose, interferindo de forma significativa na qualidade de vida. A artralgia pode ser o primeiro sintoma dessa condição, apesar de geralmente se manifestar tardiamente. A possibilidade do diagnóstico de hemocromatose deve sempre ser considerada nos pacientes que apresentam manifestações semelhantes à osteoartrite primária, mas em articulações habitualmente não acometidas por essa condição, como as metacarpofalângicas, os punhos, os ombros e os tornozelos.

As manifestações articulares mais características da hemocromatose são alterações similares às da osteoartrite na segunda e terceira articulações metacarpofalângicas das mãos. As outras articulações mais frequentemente acometidas são interfalângicas proximais, punhos, ombros, quadril, joelhos e tornozelos. Os pacientes apresentam dor e rigidez nas articulações envolvidas, mas geralmente sem evidência clínica de sinovite. Os principais diagnósticos diferenciais da artropatia relacionada à hemocromatose são osteoartrite grave, artrite reumatoide e artrite por cristal. A pesquisa do fator reumatoide e anticorpos antipeptídeo citrulinado são geralmente negativos e os valores de VHS são frequentemente normais. As alterações radiológicas mais frequentes e que contribuem para o diagnóstico diferencial são redução do espaço articular, cistos, osteófitos semelhantes a ganchos e imagens de condrocalcinose.

Nos pacientes com hemocromatose, a densidade mineral óssea volumétrica cortical e a espessura cortical são reduzidas, enquanto a microestrutura trabecular e a densidade mineral óssea volumétrica são mantidas. As complicações ósseas variam de acordo com a idade. Nos pacientes mais jovens ocorrem principalmente osteonecrose ou edema transitório da medula óssea e, nos pacientes com mais de 65 anos, as fraturas.

Todos os pacientes com "transaminite" devem ser considerados para investigação de hemocromatose para possibilitar o diagnóstico precoce antes do estabelecimento da cirrose hepática. Os testes de triagem são a saturação de transferrina (> 45%), em combinação com aumento da concentração sérica de ferritina (> 200 µg/L em homens, > 100 µg/L em mulheres). Nos casos em que os testes de triagem forem anormais, deve ser realizado o teste genético. O resultado de homozigose para C282Y ou heterozigose composta para as duas mutações C282Y/H63D confirma o diagnóstico.

Pacientes com hemocromatose devem evitar alimentos com alto conteúdo de ferro, como carnes vermelhas e vísceras, suplementação de vitamina C (facilita a liberação de ferro celular e aumenta a atividade de pró-oxidantes e radicais livres) e uso de bebidas alcoólicas.

A artropatia geralmente não melhora com a terapia de depleção do ferro, como flebotomias e quelantes. O tratamento para artrite da hemocromatose é o mesmo indicado para osteoartrite e doença por deposição de pirofosfato de cálcio. Na abordagem inicial recomendam-se analgésicos ou anti-inflamatórios não esteroidais (AINEs) e colchicina oral. Nos pacientes com poucas articulações comprometidas podem ser indicados glicocorticoides intraarticulares e aqueles com resposta inadequada aos AINEs podem se beneficiar com glicocorticoides sistêmicos (orais) por curto prazo.

REFERÊNCIAS BIBLIOGRÁFICAS

1. Brasil. Ministério da Saúde. Manual de hemofilia. 2. ed. Brasília: Ministério da Saúde; 2015. Disponível no site do Ministério da Saúde.
2. Buzzetti E, Kalafateli M, Thorburn D, Davidson BR, Tsochatzis E, Gurusamy KS. Interventions for hereditary haemochromatosis: an attempted network meta-analysis. Cochrane Database Syst Rev. 2017;8:1-40.
3. Conran N, Belcher JD. Inflammation in sickle cell disease. Clin Hemorheol Microcirc. 2018;68:263-99.
4. Ehrenfeld M, Gur H, Shoenfeld Y. Rheumatologic features of hematologic disorders. Curr Opin Rheumatol. 1999;11:62-7.
5. Ejindu VC, Hine AL, Mashayekhi M, Shorvon PJ, Misra RR. Musculoskeletal manifestations of sickle cell disease. Radiographics. 2007;27:1005-21.
6. Epps Jr CH, Bryant 3rd DD, Coles MJ, Castro O. Osteomyelitis in patients who have sickle-cell disease. Diagnosis and management. J Bone Joint Surg Am. 1991;73:1281-94.
7. Fenelon C, Murphy EP, Fahey EJ, Murphy RP, O'Connell NM, Queally J. Total knee arthroplasty in hemophilia: survivorship and outcomes-a systematic review and meta-analysis. J Arthroplasty. 2022;37:581.
8. Ferreira TFA, Dos Santos APT, Leal AS, de Araújo Pereira G, Silva SS, Moraes-Souza H. Chronic osteo-articular changes in patients with sickle cell disease. Adv Rheumatol. 2021;61(1):11.
9. Jandl NM, Rolvien T, Schmidt T, Mussawy H, Nielsen P, Oheim R, et al. Impaired bone microarchitecture in patients with hereditary hemochromatosis and skeletal complications. Calcif Tissue Int. 2020;106:465.

10. Keeley K, Buchanan GR. Acute infarction of long bones in children with sickle cell anemia. J Pediatr. 1982;101:170-5.
11. Manco-Johnson MJ, Abshire TC, Shapiro AD, Riske B, Hacker MR, Kilcoyne R, et al. Prophylaxis versus episodic treatment to prevent joint disease in boys with severe hemophilia. N Engl J Med. 2007;357:535-44.
12. Montgomery RR, Gill JC, Scott JP. Hemophilia and von Willebrand disease. In: Nathan DG, Orkin SH, Ginsburg D, Look AT. Nathan and Oski's hematology of infancy and childhood. 6. ed. Philadelphia: WB Saunders; 2003. p. 1547-76.
13. Pegado PF, da Câmara RP, Sara B, Maia R, Kjollerstrom P, Petinga AP, et al. Osteo-articular complications in a pediatric sickle cell disease population: imaging value. J Adv Radiol Med Image. 2017;2:1-10.
14. Platt OS, Thorington BD, Brambilla DJ, Milner PF, Rosse WF, Vichinsky E, et al. Pain in sickle cell disease: rate and risk factors. N Engl J Med. 1991;325:11-6.
15. Ravindran V, Anoop P. Rheumatologic manifestations of benign and malignant haematological disorders. Clin Rheumatol. 2011;30:1143-9.
16. Rodríguez-Merchán EC, Magallón M, Galindo E, López-Cabarcos C. Hemophilic synovitis of the knee and the elbow. Clin Orthop Relat Res. 1997;343:47-53.
17. Sahinbegovic E, Dallos T, Aigner E, Axmann R, Manger B, Englbrecht M, et al. Musculoskeletal disease burden of hereditary hemochromatosis. Arthritis Rheum. 2010;62:3792-8.
18. Solovey A, Somani A, Belcher JD, Milbauer L, Vincent L, Pawlinski R, et al. A monocyte TNF-endothelial activation axis in sickle transgenic mice: Therapeutic benefit from TNF blockade. Am J Hematol. 2017;92:1119-30.
19. van Bokhoven MA, van Deursen CTMB, Swinkels DW. Diagnosis and management of hereditary haemochromatosis. BMJ. 2011;342:218-23.

117

Anemia nas doenças reumáticas

Nathália de Carvalho Sacilotto
Rina Dalva Neubarth Giorgi
Nafice Costa Araújo

A avaliação da anemia é um dos problemas mais comuns na prática clínica. Embora ela possa ser direta em uma pessoa saudável, nos pacientes com doenças reumatológicas a causa não é prontamente aparente e várias condições podem estar contribuindo. A seguir descreveremos as mais comuns em nosso meio.

ANEMIA DE DOENÇA CRÔNICA

A anemia de doença crônica (ADC) é a segunda causa mais comum de anemia no mundo e é vista em uma variedade de doenças inflamatórias, infecciosas e neoplásicas. Em primeiro lugar encontra-se a anemia por deficiência de ferro.

Geralmente a ADC é manifestação de uma doença avançada, sendo mais comumente vista em pacientes que não estão em tratamento ou naqueles que são pouco responsivos à terapia e que mantêm um alto nível de proteína C-reativa. Na maioria das vezes a anemia é de leve a moderada, normocrômica e normocítica, embora possa se tornar microcítica com a progressão da doença.

A prevalência da anemia varia entre as diferentes doenças reumatológicas inflamatórias. A ADC é um distúrbio imune, sendo que três quartos dos casos ocorrem por alterações na homeostase do ferro, com papel importante da hepcidina, que tem a função de regular o balanço do ferro e seu transporte, na proliferação da série eritroide, na redução da atividade e da produção da eritropoietina, além de uma redução na meia-vida dos eritrócitos. Outros fatores agravantes como hemólise, má nutrição, idade, sexo e polimorfismos genéticos podem estar relacionados.

Os processos patogênicos envolvidos refletem uma atividade de proteção de um sistema imune eficaz cujo objetivo é privar as células invasoras de ferro, que é um importante nutriente para a proliferação celular. Embora esses mecanismos não sejam completamente entendidos, é postulado que os processos sejam mediados pelas ações do fator de necrose tumoral, interleucinas 1 e 6 (IL-1 e IL-6) e interferon (IFN).

O diagnóstico pode ser facilmente realizado com base na alteração do perfil de ferro. Embora a concentração de ferro e a saturação de transferrina sejam reduzidas, como na anemia ferropriva, a ferritina é normal ou elevada e o nível de transferrina é baixo. A ferritina está aumentada, em parte, por uma regulação inflamatória direta da síntese de ferroportina e em parte, porque a ferritina sérica se origina em macrófagos, em que a síntese é aumentada pelo sequestro de ferro que ocorre durante a inflamação. A contagem de reticulócitos é baixa, refletindo sua característica hipoproliferativa. Deve-se ter cuidado na avaliação da anemia dos pacientes com doença inflamatória crônica para o correto diagnóstico, pois diversas outras causas de anemia podem ocorrer, como sangramento gastrointestinal e neoplasias.

O principal tratamento da ADC é a remissão da doença de base, a qual pode levar a uma grande melhora ou até mesmo resolução da anemia, sendo que ela está associada a pior prognóstico em muitas doenças crônicas. Entretanto, muitos pacientes com doenças reumatológicas não atingem a completa remissão, levando à persistência da anemia, a qual necessita de cuidadosa avaliação, para tratamento de possíveis fatores contribuidores como a deficiência de vitaminas.

Outros tratamentos como transfusão de sangue e reposição de ferro podem ser uma alternativa em pacientes com ADC. No entanto, podem não ser muito eficazes, uma vez que na patogênese ocorre uma relativa deficiência de disponibilidade de ferro para os precursores da série vermelha e não uma deficiência absoluta de ferro. Não obstante, o ferro é conhecido por ter um efeito inibitório sobre o sistema imune, por meio de *downregulation* dos caminhos mediados pelo IFN-gama. A eritropoietina humana recombinante também pode contribuir para melhora da ADC, entretanto as taxas de resposta variam com a doença de base, embora poucos estudos evidenciem o uso da eritropoietina na ADC secundária às condições inflamatórias.

Várias abordagens para atingir os mediadores da ADC estão sob investigação. Por exemplo, estão em andamento estudos utilizando agentes capazes de alterar/inibir a função da hepcidina e aumentar a atividade de exportação de ferro do receptor da hepcidina (ferroportina). No entanto, ainda não foi demonstrada eficácia conclusiva em ensaios clínicos. Os inibidores da prolil hidroxilase induzida por hipóxia têm sido explorados especialmente na anemia associada à doença renal crônica, com resultados positivos em estudos randomizados, entretanto seu papel na ADC autoimune ainda não foi demonstrado.

ANEMIA FERROPRIVA

Nos pacientes com doenças reumatológicas, a anemia ferropriva (AF) é geralmente causada por perda crônica de sangue, através de lesões em mucosa gástrica secundárias ao uso de anti-inflamatórios não hormonais, ou em decorrência de alterações uterinas por meio do descontrole hormonal ou da presença de mioma. A maioria desses casos é assintomática, embora sintomas como dispneia, fadiga e palpitações possam ocorrer. Conforme já mencionado, esses pacientes ocasionalmente podem apresentar AF concomitante com ADC, levando a um nível de hemoglobina abaixo de 9,5 g/dL e um volume corpuscular médio menor que 80 fL.

O diagnóstico laboratorial já foi descrito, devendo os pacientes serem investigados com endoscopia e/ou colonoscopia ou encaminhados ao ginecologista. O tratamento é realizado com a reposição de ferro oral, na maioria dos casos, porém os que não respondem a ela, principalmente em decorrência da má absorção, podem receber a reposição de forma parenteral, que tem se mostrado segura e efetiva.

ANEMIA HEMOLÍTICA AUTOIMUNE

A anemia hemolítica autoimune (AHAI) é uma alteração relativamente incomum, causada pela presença de anticorpos contra as células vermelhas, com ou sem a ativação do complemento. Pode ser idiopática ou secundária a doenças linfoproliferativas, autoimunes, infecções e tumores, além do uso de alguns medicamentos.

A AHAI pode se desenvolver de forma gradual, com concomitante compensação fisiológica, ou pode ter um curso fulminante com uma

QUADRO 1 Diagnóstico

	DF sem anemia	AF	ADC	ADC/AF
Hemoglobina	Normal	Reduzida	Reduzida	Reduzida
Reagentes de fase aguda	Reduzidas	Reduzidas	Aumentadas	Aumentadas
Ferritina	Reduzida	Reduzida	Normal ou alta	Normal
Saturação de transferrina	Reduzida	Reduzida	Reduzida	Reduzida
Hepcidina	Reduzida	Reduzida	Aumentada	Aumentada

ADC: anemia de doença crônica; AF: anemia ferropriva; DF: deficiência de ferro.

anemia grave e consequente risco de morte. Os achados clínicos são determinados pela presença ou não de doenças de base e comorbidades. Os pacientes frequentemente se apresentam ictéricos e com queixas de fadiga, palpitações, palidez e falta de ar.

O grau da anemia depende da eficácia da resposta dos eritroblastos. Por exemplo, pacientes com reticulocitopenia, que ocorre em aproximadamente 20% dos adultos, podem precisar de transfusão de sangue e internação em unidade de terapia intensiva. A transfusão de sangue deve ser evitada, pois há risco significativo de formação de aloanticorpos.

O diagnóstico inclui uma combinação de sinais clínicos e laboratoriais de hemólise, como aumento de desidrogenase lática e de bilirrubina indireta, redução de haptoglobina, reticulocitose e microesferócitos no sangue periférico, junto com a detecção de autoanticorpos e/ou depósito de complemento evidenciados pelo teste de Coombs direto.

O teste de Coombs, também chamado de teste de antiglobulina, pode ser utilizado na detecção de hemácias sensibilizadas por aloanticorpos, autoanticorpos e/ou componentes do complemento. A sensibilização pode ocorrer *in vivo* (Coombs direto) ou *in vitro* (Coombs indireto), podendo ser aplicada para os testes de compatibilidade, triagem de anticorpos irregulares, identificação de anticorpos irregulares, fenotipagem eritrocitária e estudos de titulação de anticorpos. O fenótipo eritrocitário do paciente deve ser avaliado com cautela quando o teste de antiglobulina direto é positivo, uma vez que, com as hemácias recobertas por anticorpos, podem ocorrer resultados falso-positivos. As hemácias-teste para a realização da técnica de antiglobulina indireta devem ter fenótipo previamente conhecido com a finalidade de possibilitar a identificação de anticorpos. Somente o resultado sorológico do teste não é diagnóstico, devendo ser avaliado em conjunto com os dados clínicos e demais dados laboratoriais.

Existe uma associação bem conhecida entre anemia hemolítica e trombose, que pode ser observada com hemólise intravascular ou extravascular. Os mecanismos não são bem compreendidos. Os fatores postulados incluem os efeitos da hemoglobina plasmática livre, depleção de óxido nítrico (NO), esplenectomia, anticorpos antifosfolípides em alguns pacientes com hemólise autoimune e alterações protrombóticas na superfície dos glóbulos vermelhos afetados.

O tratamento tradicional da AHAI inclui corticoterapia, esplenectomia e drogas imunossupressoras convencionais. Os corticosteroides são a primeira linha de tratamento, usados na dose de 1 mg/kg/dia por 1 a 3 semanas, até o nível de hemoglobina permanecer acima de 10 g/dL; após a estabilização, a dose de prednisona pode ser reduzida de 10-15 mg semanalmente, até uma dose diária de 20-30 mg e, em seguida, reduzir 0,5 mg a cada 1-2 semanas até uma dose de 15 mg e, posteriormente, 2,5 mg a cada 2 semanas com o objetivo de suspender a medicação. Embora seja possível tentar interromper mais rapidamente o uso de corticosteroides, os pacientes devem ser tratados com um mínimo de 3 ou 4 meses com baixas doses de prednisona, uma vez que isso proporciona uma menor incidência de recidiva e maior duração da remissão. Pacientes com anemias graves podem ser submetidos a pulsoterapia com metilprednisolona. A taxa de resposta com corticosteroide é em torno de 70% a 85%, entretanto, apenas 1 em 3 casos permanece em remissão prolongada após a descontinuação da medicação. Pacientes não responsivos devem ser reavaliados em relação à presença de uma doença de base, como, por exemplo, neoplasias, teratomas ovarianos e colite ulcerativa.

Entre as terapias que podem ser utilizadas em pacientes refratários encontram-se: esplenectomia, rituximabe, azatioprina, ciclofosfamida, ciclosporina, imunoglobulina intravenosa, plasmaférese e micofenolato.

Alentuzumabe, anticorpo monoclonal anti-CD52, vem se mostrando efetivo em pequenas séries de casos com AHAI idiopática refratária. O ofatumumabe, um anticorpo monoclonal contra um epítopo único no CD20 que difere do alvo do rituximabe, também se mostrou eficaz em casos de AHAI refratárias ao rituximabe. O eculizumabe, um inibidor da ativação do complemento (C5), foi administrado em casos selecionados com a função de atenuar a formação de complexo de ataque à membrana.

ANEMIA HEMOLÍTICA MICROANGIOPÁTICA

A anemia hemolítica microangiopática (AHM) é um termo usado para descrever hemólise não imune (ou seja, com Coombs negativo) resultante da fragmentação intravascular dos glóbulos vermelhos, produzindo esquistócitos no esfregaço do sangue periférico. Anormalidades na microvasculatura são frequentemente encontradas. Importante ressaltar que nem toda AHM é causada por uma microangiopatia trombótica (MAT) e nem toda MAT se apresenta com AHM e trombocitopenia. A MAT descreve uma lesão patológica específica, na qual anormalidades na parede do vaso levam à trombose microvascular, sendo um diagnóstico patológico feito por biópsia.

Entre as causas da AHM encontram-se: a síndrome hemolítica urêmica, a púrpura trombocitopênica trombótica, além da pré-eclâmpsia, eclâmpsia e síndrome "*hemolysis, elevated liver enzymes and low platelets*" (HELLP). Diversos medicamentos também estão associados com a hemólise microangiopática, como ciclosporina, tacrolimus, clopidogrel, penicilina, diclofenaco e interferon.

O tratamento consiste na realização de plasmaférese. A transfusão de plaquetas é contraindicada por resultar em um agravamento da trombose microvascular.

ANEMIA MACROCÍTICA

A anemia macrocítica (AM) pode ocorrer nos pacientes com doenças reumatológicas, porém com menor incidência, em decorrência da deficiência de ácido fólico e/ou vitamina B12, ou pode estar associada a toxicidade medicamentosa, como pelo uso de metotrexato, sulfassalazina, leflunomida e azatioprina.

A AM que acontece nas doenças reumatológicas também pode representar um aumento da prevalência de outras doenças autoimunes, como anemia perniciosa ou hipotireoidismo.

As manifestações clínicas podem envolver apresentações cardiopulmonares, gastrointestinais com ou sem má absorção, bem como achados neurológicos, como as neuropatias periféricas, e psiquiátricos, como os transtornos depressivos típicos.

O diagnóstico é realizado por exames laboratoriais, com dosagem de ácido fólico e vitamina B12, bem como pela dosagem de autoanticorpos e função tireoidiana para o diagnóstico diferencial e o tratamento por meio de sua reposição.

REFERÊNCIAS BIBLIOGRÁFICAS

1. Bloxham E, Vagadia V, Scott K, Francis G, Saravanan V, Heycock C, et al. Anaemia in rheumatoidarthritis: can we afford to ignore it? Postgrad Med J. 2011;87:596.
2. Cullis J. Diagnosis and management of anaemia of chronic disease: current status. Br J Haematol. 2011;154:289-300.
3. Giannouli S, Voulgarelis M, Ziakas P, Tzioufas AG. Anaemia in systemic lupus erythematosus: from pathophysiology to clinical assessment. Ann Rheum Dis. 2006;65:144-8.
4. Madu AJ, Ughasoro MD. Anaemia of chronic disease: an in-depth review. Med Princ Pract. 2017;26:1-9.
5. Masson C. Rheumatoid anemia. Joint Bone Spine. 2011;78:131.
6. Nemeth E, Ganz T. Anemia of inflamation. Hematol Onco Clin N AM. 2014;28:671-81.
7. Vizzon AG, Silva FRM, Teste da antiglobulina humana: uma revisão de literatura. Eletronic J Pharmacy. 2015;12:5-14.
8. Vreugdenhil G, Wognum AW, van Eijk HG, Swaak AJ. Anaemia in rheumatoid arthritis: the role of iron, vitamin B12, and folic acid deficiency, and erythropoietin responsiveness. Ann Rheum Dis. 1990;49:93.
9. Weiss G, Schet G. Anaemia in inflammatory rheumatic diseases. Nat Rev Rheumatol. 2013;9:205-15.
10. Zanella A, Barcellini W. Treatment of autoimmune hemolytic anemias. Haematologica. 2014;99:1547-54.
11. Zeerleder S. Autoimmune haemolytic anaemia: a practical guide to cope with a diagnostic and therapeutic challenge. Netherlands J Med. 2011;69:177-84.

118

Artropatias associadas às doenças endócrinas

Cristina Costa Duarte Lanna
Luiz Severiano Ribeiro

INTRODUÇÃO

As artropatias associadas às doenças endócrinas são frequentes e representam um tópico de grande importância na prática clínica diária. O reumatologista comumente se depara com essa questão, quer seja avaliando uma manifestação osteoarticular de uma doença endócrina já definida, quer seja diagnosticando uma endocrinopatia ante um quadro reumático em propedêutica.

ACROMEGALIA

A acromegalia é uma doença crônica e incapacitante caracterizada por secreção excessiva de hormônio do crescimento (*growth hormone* – GH) no adulto (após a maturidade do esqueleto), resultando em níveis circulantes elevados de GH e do fator de crescimento insulina-símile tipo 1 (*insulin-like growth factor type 1* – IGF-1). Essa disfunção é responsável por uma série de manifestações musculoesqueléticas insidiosas e de difícil diagnóstico, além de anormalidades na arquitetura óssea trabecular e cortical levando à diminuição da resistência óssea e aumento do risco de fraturas vertebrais. Tem prevalência estimada de 30-60 casos/100.000. A razão entre os sexos é próxima de um e a média de idade no momento do diagnóstico varia entre 40 e 50 anos, quando a maioria dos indivíduos afetados já apresentam complicações da doença.

A estimulação crônica de fibroblastos, condrócitos e osteoblastos é responsável pelas alterações musculoesqueléticas que ocorrem secundárias ao espessamento da cartilagem e ligamentos periarticulares, e pela neoformação óssea (osteófitos). Diante de achados clínicos suspeitos como o prognatismo e as dores articulares com aumento de partes moles ao exame do aparelho locomotor, devem ser realizadas as dosagens do GH e do IGF-1. Se elevadas, a falta de supressão do GH após a administração de dextrosol confirma o diagnóstico. Como a principal causa do excesso de GH é a presença de adenoma da hipófise anterior (90% dos casos), é imprescindível a realização de ressonância magnética de sela túrcica.

Achados articulares são observados em até 70% dos pacientes, resultando em um espectro de achados denominado artropatia acromegálica. Os sítios articulares mais afetados são as metacarpofalângicas, metatarsofalângicas e interfalângicas proximais e distais das mãos e pés, os ombros, os quadris, os joelhos, a mandíbula e os segmentos cervical e lombar da coluna vertebral (Quadro 1). Síndrome do túnel do carpo, por compressão e edema do nervo mediano, é observada em metade dos casos. Fenômeno de Raynaud é descrito em um terço dos indivíduos, e fraqueza muscular proximal pode ocorrer sem alterações das enzimas musculares e da eletroneuromiografia. Fraturas vertebrais podem ocorrer na presença de densitometria óssea normal. As alterações articulares degenerativas, como os osteófitos e a hipertrofia das articulações interfacetárias, podem levar a uma medida da densidade mineral óssea superestimada na coluna lombar. A cirurgia da hipófise transesfenoidal é geralmente a terapia de primeira linha para pacientes com acromegalia.

QUADRO 1 Alterações radiográficas da acromegalia

Localização	Alteração
Mãos	Aumento de partes moles Tufos distais das falanges em "ponta de flecha" (resultado da neoformação óssea) Aumento do espaço intra-articular
Coluna lombar	Aumento dos espaços intervertebrais Calcificações ligamentares Neoformação óssea na margem anterior do corpo vertebral Escavação da borda posterior do corpo vertebral Achatamento do corpo vertebral por fratura
Calcâneos	Coxim calcâneo > 21 mm (resultado do aumento de partes moles)

DIABETES MELLITUS

Várias são as manifestações musculoesqueléticas associadas ao *diabetes mellitus* (DM). Podem ser classificadas como manifestações únicas decorrentes da doença, como é o caso do infarto muscular do DM (complicação vascular rara em indivíduos com DM mal controlado por longo período), ou que ocorrem mais frequentemente associadas ao DM (capsulite adesiva, periartrite calcificada, contratura em flexão dos dedos, contratura de Dupuytren, tenossinovite flexora, neuroartropatia de Charcot, síndrome do túnel do carpo e outras neuropatias). Existem ainda associações possíveis que compartilham fatores de risco em comum, como a hiperostose esquelética idiopática difusa (*diffuse idiopathic skeletal hyperostosis* – DISH – Figura 1) e gota (Quadro 2).

De acordo com a teoria da glicosilação, em indivíduos com DM mal controlado de longa duração, haveria um aumento das ligações cruzadas entre moléculas de colágeno e os produtos finais da glicosilação enzimática alterada do colágeno, seguindo-se a deposição no tecido conjuntivo com perda da elasticidade (tendões e pele), associada à microvasculopatia e neuropatia.

O envolvimento das mãos é observado em mais de 30% dos pacientes e pode se apresentar

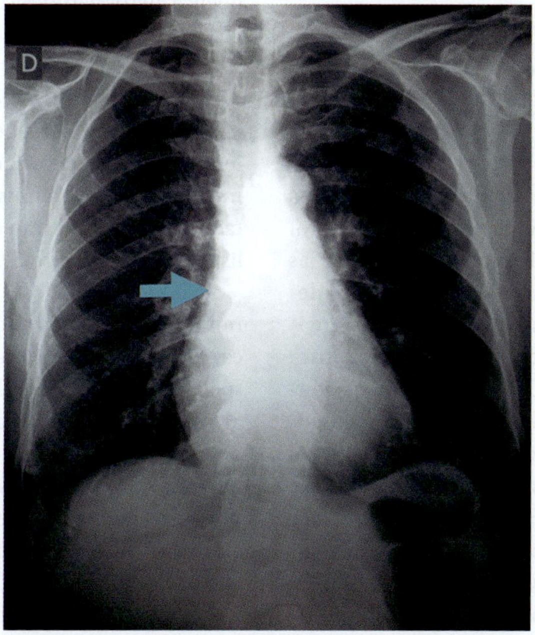

FIGURA 1 Calcificação e ossificação dos ligamentos da face anterolateral da coluna torácica, à direita, entre T7 e T11. Fonte: arquivo pessoal do autor Luiz Severiano Ribeiro.

em uma miríade de formas, incluindo dedo em gatilho (tenossinovite flexora), tendinite de De Quervain (17%-23%), contratura de Dupuytren (espessamento palmar dos tendões flexores) (15%-21%). A síndrome da "mão rígida" diabética (ou quiroartropatia diabética) (8%-58%) – uma síndrome fibrosante semelhante às alterações da pele das mãos da esclerodermia – resulta em contraturas nas articulações metacarpofalângicas e interfalângicas proximais ("sinal da prece").

QUADRO 2 Manifestações reumáticas associadas ao *diabetes mellitus*

Manifestações únicas ou intrínsecas	Infarto muscular do diabetes* (coxa e panturrilha)
Manifestações mais prevalentes	Capsulite adesiva Tendinopatia do manguito rotador Contratura em flexão dos dedos (quiroartropatia) Dedo em gatilho Contratura de Dupuytren Artropatia de Charcot Síndrome do túnel do carpo Neuropatias periféricas Neuropatia autonômica
Manifestações possíveis	DISH Gota Fragilidade óssea

DISH: *Difuse Idiopathic Skeletal Hiperostosis*): hiperostose esquelética idiopática difusa.
* Complicação rara do diabetes de longa evolução, que se apresenta com dor súbita e edema geralmente localizado na coxa. Resolve-se espontaneamente.

Em uma coorte controlada de 206 pacientes diabéticos e 140 controles não diabéticos, foi encontrada significância estatística para várias das alterações secundárias à deposição inadequada de tecido conjuntivo, como tenossinovite flexora, periartrite calcificada e contratura em flexão dos dedos. Capsulite adesiva e contratura de Dupuytren apresentaram uma associação fraca. Síndrome do túnel do carpo foi detectada em 10% dos pacientes diabéticos e neuropatia simétrica distal em 63% deles. Neuropatia autonômica ocorreu em 37,4% do grupo diabético, associada à presença da polineuropatia simétrica distal, e mais prevalente na doença de longa evolução, sem associação com a idade do paciente.

O diabetes afeta a qualidade do osso, aumentando o risco de osteoporose e fraturas. Considera-se que o baixo *turnover* ósseo e o acúmulo de produtos finais da glicosilação são fatores relevantes para as alterações das propriedades biomecânicas dos ossos observadas nesses indivíduos. Além disso, vários fármacos anti-hiperglicemiantes estão associados com maior fragilidade óssea e consequente risco de fraturas, como as tiazolidinedionas (p. ex.: pioglitazona) e os inibidores do cotransportador de sódio-glicose 2 (p. ex.: dapagliflozina e empagliflozina). Além de uma abordagem individualizada para melhorar o controle glicêmico, modificações no estilo de vida e terapia antirreabsortiva e anabólica deverão ser iniciadas no paciente adequadamente selecionado.

As inter-relações entre gota, hiperuricemia e síndrome metabólica (SM) são bem conhecidas. A hiperuricemia pode levar à resistência a insulina e causar disfunção endotelial e inibição da biodisponibilidade do óxido nítrico levando à hiperinsulinemia subsequente, de modo que a relação entre SM e gota pode estar ligada à resistência a insulina. A SM aumenta o risco de doença aterosclerótica cardiovascular e de DM2.

TIREOIDE

As disfunções da tireoide podem ser acompanhadas por uma série de manifestações musculoesqueléticas que variam de artralgias a artrite, mialgias a fraqueza muscular, além de manifestações de vasoespasmo e alterações do metabolismo ósseo (Quadro 3).

No indivíduo idoso, o hipotireoidismo pode mimetizar um quadro de polimialgia reumática, com dor em cintura escapular e pélvica associada à rigidez generalizada. As manifestações articulares podem ainda ocorrer sob a forma de uma poliartrite simétrica, envolvendo pequenas articulações das mãos e dos pés, os punhos e os joelhos, semelhante a um quadro de artrite reumatoide. O líquido sinovial, no entanto, é do tipo não inflamatório, e a manifestação articular é reversível após a reposição do hormônio tireoidiano. O fenômeno de Raynaud e a síndrome do túnel do carpo também são

QUADRO 3 Manifestações reumáticas associadas às disfunções da tireoide

Manifestação	Hipotireoidismo	Hipertireoidismo
Articular	Poliartrite Envolvimento de pequenas articulações de mãos, pés, punhos e joelhos Líquido sinovial não inflamatório Reversível após a reposição do hormônio	Acropatia tireoidiana Periostite, especialmente em metacarpofalângicas, com edema de partes moles Baqueteamento digital Exoftalmia e mixedema são frequentemente associados
Cutânea	–	Mixedema pré-tibial Espessamento cutâneo na região pré-tibial Exoftalmia frequentemente associada
Vascular	Fenômeno de Raynaud	–
Miopatia	Miopatia proximal Fraqueza muscular progressiva com elevação das enzimas musculares Eletroneuromiografia com padrão miopático Biópsia muscular sem alterações Síndrome de Hoffmann Dor, rigidez e hipertrofia da musculatura proximal associada a câimbras	Miopatia proximal Fraqueza muscular proximal sem elevação das enzimas musculares Podem ocorrer potenciais polifásicos à eletroneuromiografia Biópsia muscular inespecífica
Neuropatia	Neuropatia sensoriomotora axonal Síndrome do túnel do carpo	Neuropatia sensoriomotora axonal
Vasculite	–	Vasculite associada ao anticorpo anticitoplasma de neutrófilos (ANCA) em decorrência do uso do propiltiouracil
Osteoporose	–	Elevado *turnover* ósseo com perda da massa óssea

Adaptada de Pryor KP, 2023.

outras manifestações associadas ao hipotireoidismo. Cerca de 40% dos pacientes com hipotireoidismo e 20% dos com hipertireoidismo apresentam neuropatia sensoriomotora axonal no curso inicial da doença. A tireoidite autoimune, tireoidite de Hashimoto, frequentemente se acompanha de outras manifestações autoimunes, como as observadas com relação às doenças difusas do tecido conjuntivo. Menos frequente é o quadro de dor, rigidez e hipertrofia da musculatura proximal associada a câimbras, que recebe o nome de síndrome de Hoffmann.

PARATIREOIDE

Distúrbios no metabolismo do cálcio em adultos são frequentemente relacionados à secreção do hormônio da paratireoide (PTH), como no hiperparatireoidismo primário (HPP) e secundário, e o hipoparatireoidismo crônico (HipoPT). O PTH é um importante regulador da atividade dos osteoclastos e remodelação óssea. Em 2022, foram publicadas recomendações do consenso europeu sobre abordagem de aspectos específicos de distúrbios da paratireoide em adultos.

O hiperparatireoidismo primário (HPP) é uma doença endócrina relativamente comum, com uma incidência de 1 em 500 até 1 em 1.000. Tem pico de prevalência entre a quarta e a sexta décadas de vida, e é três vezes mais comum nas mulheres do que nos homens. Os indivíduos podem se apresentar com diferentes sinais e sintomas ou podem permanecer assintomáticos por vários anos. A concentração inapropriadamente alta do paratormônio (PTH) leva ao excesso de reabsorção renal e intestinal de cálcio, fosfatúria e aumento da reabsorção óssea. A maioria dos pacientes apresenta um aumento discreto do nível de PTH e do cálcio sérico e é assintomática, consequentemente, a história clínica e o exame físico raramente fornecem indícios de HPP.

A etiologia mais comum é o adenoma de uma das quatro glândulas, correspondendo, aproximadamente, a 85% dos casos. O carcinoma de paratireoide é raro. Manifestações musculoesqueléticas foram descritas em diferentes séries variando de 13% a 93%. Entre elas estão fraqueza muscular, fadiga, mialgias difusas (14%-41%), artralgias (32%) e condrocalcinose (18%-40%). Enzimas musculares não são elevadas e a eletroneuromiografia e a biópsia muscular demonstram denervação. Observam-se dor óssea difusa, osteoporose e, em casos avançados, a osteíte fibrosa cística, caracterizada por cistos ósseos, tumores marrons, fraturas e deformidades, e reabsorção de falanges distais à radiografia simples.

O HPP pode ser curado, incluindo as manifestações musculoesqueléticas, pela remoção cirúrgica da glândula ou glândulas acometidas, mas a identificação dos pacientes para os quais a cirurgia está indicada baseia-se em diretrizes que são atualizadas regularmente. Recomendações para os que não serão operados incluem monitoramento do cálcio sérico e da densidade óssea. Causas secundárias para aumento do PTH (deficiência de vitamina D, síndromes de má absorção, insuficiência renal, hipercalciúria primária, outras doenças metabólicas do osso, uso de lítio e diuréticos tiazídicos) devem ser excluídas. As recomendações para avaliação de pacientes com suspeita de hiperparatireoidismo estão apresentadas no Quadro 4.

O hipoparatireoidismo caracteriza-se por hipocalcemia e hiperfosfatemia devido a níveis inapropriadamente baixos ou ausentes de PTH. A deficiência de secreção do PTH secundária à destruição imunológica ou por remoção cirúrgica das paratireoides, em especial as tireoidectomias, pode se expressar clinicamente por parestesias, câimbras, fraqueza muscular, mialgia, convulsões e arritmias cardíacas, causadas pela hipocalcemia que acompanha essa desordem, além de fadiga e depressão. Está indicada a terapia convencional com cálcio e análogos da vitamina D ativa como primeira linha. Quando não houver resposta, o uso associado de PTH humano recombinante é recomendado.

ADRENAL

A doença de Cushing caracteriza-se por excesso de produção de cortisol e foi relatada pela primeira vez em 1932 por Harvey Cushing, que descreveu várias condições musculoesqueléticas, incluindo osteoporose, osteonecrose, miopatia e sinovite. Achados semelhantes também são vistos no Cushing iatrogênico, secundário ao uso de corticosteroide exógeno. Miopatia ocorre em pacientes tratados com corticosteroide (muitas vezes para miopatia) e apresenta-se como extrema fraqueza e dor muscular mais pronunciada na cintura pélvica. A biópsia muscular demonstra a atrofia das fibras do tipo 2, a eletromiografia apresenta um padrão miopático, as enzimas musculares não são elevadas e a condição melhora lentamente com a redução ou a interrupção da dose de corticosteroides.

QUADRO 4 Recomendações para avaliação de pacientes com suspeita de hiperparatireoidismo

Exames bioquímicos: cálcio, fósforo, fosfatase alcalina, ureia, creatinina, 25(OH) vitamina D
Dosagem do PTH
Densitometria óssea por DXA (coluna lombar, quadril e radiodistal)
Avaliação da coluna vertebral (radiografia simples)
Urina de 24 horas para: cálcio, creatinina, depuração da creatinina
Imagem abdominal por radiografia, ultrassom ou tomografia computadorizada
Opcionais: ▪ TBS por DXA ▪ Marcadores de *turnover* ósseo (fosfatase alcalina específica de osso, osteocalcina, P1NP) [selecione um]; CTX sérico, NTX urinário [selecione um]

CTX: *C-telopeptide cross-linked collagen type I*; DXA: *dual-energy x-ray absorptiometry*; NTX: *N-telopeptide of type I collagen*; P1NP: *procollagen type 1 N-propeptide*; PTH: paratormônio; TBS: *trabecular bone score*.
Adaptada de Bilezikian, et al. 2018.

Doença de Addison (hipofunção adrenal)

Insuficiência adrenal (IA), descrita pela primeira vez por Thomas Addison em 1855, é caracterizada por produção hormonal inadequada pela glândula adrenal (glicocorticoides e/ou mineralocorticoides e andrógenos), que pode ser primária, devido à destruição do córtex adrenal, ou secundária/terciária, devido à falta de hormônio adrenocorticotrófico (hipófise) ou redução de sua estimulação pelo fator de liberação de hormônio corticotrófico no hipotálamo (Quadro 5). A forma primária é uma síndrome rara, muitas vezes difícil de diagnosticar, pois exige alta suspeita clínica. A retirada repentina da terapia crônica com corticosteroide é a causa mais comum de IA (Addison iatrogênico) quando os pacientes podem apresentar hipotensão e hipercalemia, e contraturas dolorosas em flexão nos quadris e joelhos. Administração de doses de estresse de corticosteroide (60 mg de prednisona dose-equivalente, por via intravenosa nas primeiras 24 horas, seguida de diminuição para a dose habitual do paciente) é o tratamento preconizado. As manifestações em indivíduos com quadro crônico incluem perda de peso, mialgia, fadiga, dor abdominal, náuseas, hiperpigmentação da pele e mucosas e hipotensão arterial.

QUADRO 5 Causas comuns de insuficiência adrenal

Insuficiência adrenal primária	
Autoimune	Forma autoimune isolada, síndrome de poliendocrinopatia autoimune tipos 1 e 2
Infecção	Tuberculose, fungo, HIV, outros vírus
Outras	Hemorragia adrenal bilateral, metástase adrenal, infiltração adrenal, adrenalectomia bilateral, induzida por drogas
Genética	Adrenoleucodistrofia, hiperplasia adrenal congênita, hipoplasia adrenal congênita
Insuficiência adrenal secundária	
Lesões que ocupam espaço/trauma/cirurgia	Tumores hipofisários, trauma, cirurgia, irradiação
	Infecção ou infiltração afetando a hipófise anterior, síndrome de Sheehan, drogas
Insuficiência adrenal terciária	
Lesões que ocupam espaço/trauma/cirurgia	Tumores hipotalâmicos, trauma, cirurgia, irradiação
Induzido por droga	Glicocorticoide, opioides

Adaptado de Kumar & Wassif, 2021.

REFERÊNCIAS BIBLIOGRÁFICAS

1. Bennett J, Suliburk JW, Moron FE. Osseous manifestations of primary hyperparathyroidism: Imaging findings. Intern J Endocrinol. 2020;2020:3146535
2. Bilezikian JP, Bandeira L, Khan A, Cusano NE. Hyperparathyroidism. Lancet. 2018;391:168-78.
3. Bollerslev J, Rejnmark L, Zahn A, Heck A, Appelman-Dijkstra NM, Cardoso L, et al. European expert consensus on practical management of specific aspects of parathyroid disorders in adults and in pregnancy: recommendations of the ESE Educational Program of Parathyroid Disorders (PARAT 2021). Eur J Endocrinol. 2022;186:R33-R63.
4. Boswell SB, Patel DB, White EA, et al. Musculoskeletal manifestations of endocrine disorders. Clin Imaging. 2014;38:384-96.
5. Chakravarty SD, Markenson JA. Rheumatic manifestations of endocrine disease. Curr Opin Rheumatol. 2013;25:37-43.
6. Duyff RF, Van den Bosch J, Laman DM, van Loon BJ, Linssen WH. Neuromuscular findings in thyroid dysfunction: a prospective clinical and electrodiagnostic study. J Neurol Neurosurg Psychiatry. 2000;68:750-5.
7. Gehling DJ, Lecka-Czernik B, Ebreheim NA. Orthopedics complications in diabetes. Bone. 2016;82:79-92.
8. Kumar R, Wassif WS. Adrenal Insufficiency. J Clin Pathol. 2022;75:435-42.
9. Lai HM, Chen CJ, Su BY, Chen YC, Yu SF, Yen JH, et al. Gout and type 2 Diabetes have a mutual inter-dependent effect on genetic risk factors and higher incidences. Rheumatology. 2012;51:715-20.
10. Manna S, Kant R. The under-explored side of diabetes mellitus: rheumatic manifestation. J Cardio Diabetes Metab Disord. 2021;1:1-8.
11. Mazziotti G, Lania AGA, Canalis E. Bone disorders associated with acromegaly: mechanisms and treatment. European J Endocrinol. 2019;181:R45-R56.
12. Medina G, Vera-Lastra O, Peralta-Amaro AL, Jiménez-Arellanoc MP, Saavedra MA, Cruz-Domínguez MP, et al. Metabolic syndrome, autoimmunity and rheumatic diseases. Pharmacol Res. 2018;133:277-88.
13. Pappu R, Jabbour SA, Regianto AM, Reginato AJ. Musculoskeletal manifestations of primary hyperparathyroidism. Clin Rheumatol. 2016;35:3081-7.
14. Pryor KP, Helfgoott SM. Rheumatoid manifestations of endocrine and metabolic diseases and treatments. In: Rochberg MC, Gravallese GM, Smolen JS, Weinblatt ME, Weisman MH, van der Heijde D. Rheumatology. 8. ed. Philadelphia: Elsevier; 2023. p. 1833-8.
15. Rao A, Gandikota G. Beyond ulcers and osteomyelitis: imaging of less common musculoskeletal complications in diabetes mellitus. Br J Radiol. 2018;91:20170301.
16. Ribeiro LS, Diniz LM. Desordens reumáticas associadas ao diabetes melito. Rev Bras Reumatol. 1993;33:5-10.
17. Trieb K. The Charcot foot. Pathophysiology, diagnosis and classification. Bone Joint J. 2016;98-B:1155-9.

119

Artropatia de Jaccoud

Mittermayer Barreto Santiago

CONCEITO

A primeira descrição da artropatia deformante observada em pacientes com febre reumática (FR) foi feita pelo médico François-Sigismond Jaccoud em 1869. Por essa razão, tal complicação ficou conhecida como "artropatia de Jaccoud" (AJ). Logo se constatou que essa não era uma complicação articular específica da FR, sendo descrita em outras doenças, particularmente no lúpus eritematoso sistêmico (LES).

EPIDEMIOLOGIA

Tanto no LES como na FR calcula-se que a prevalência de AJ seja em torno de 5%. Uma vez que a FR tem se tornado rara, a maioria dos casos de AJ vistos no presente momento está associada ao LES, embora casos isolados dessa artropatia tenham sido descritos nas mais variadas condições, incluindo síndrome de Sjögren, dermatomiosite, esclerodermia, sarcoidose, infecção pelo HIV e até mesmo na ausência de doença associada, em uma forma entitulada "primária" ou em uma forma curiosa vista no idoso e denominada "AJ da senescência".

ETIOLOGIA/PATOGENIA

De longa data é conhecido que as deformidades vistas na AJ são secundárias a anormalidades dos tecidos moles, como frouxidão dos ligamentos e cápsula articular e desequilíbrio muscular. Há também sinovite menos agressiva que na artrite reumatoide (AR) e presença de tenossinovite.

O papel da hipermobilidade articular na predisposição para o desenvolvimento da AJ tem sido motivo de controvérsia, com estudos mostrando uma associação positiva e outros não encontrando uma maior hipermobilidade articular nessa condição. Outro mecanismo ainda menos convincente seria a presença de hiperparatiroidismo secundário à insuficiência renal, que levaria a frouxidão ligamentar e tendínea por estimular a produção de colagenase. No entanto, isso não parece justificar o desenvolvimento da AJ, pois pacientes com FR que desenvolvem AJ geralmente não apresentam insuficiência renal e mesmo quando a AJ é secundária ao LES, não há associação com insuficiência renal.

Embora existam alguns estudos em LES sugerindo a associação da presença da AJ com um maior tempo de doença, essa proposta também é controversa, pois apenas a minoria dos pacientes com LES desenvolve JA a despeito da longa duração da doença.

Em um estudo publicado pelo nosso grupo, pacientes com diagnóstico de LES foram divididos em dois grupos, um com AJ ($n = 18$) e um grupo controle sem AJ ($n = 62$). Foram dosadas diversas interleucinas (IL) e fator de necrose tumoral α (TNF-α) no soro e observou-se que enquanto os níveis séricos de TNF-α IL-2, IL-10, IL-21, IL-22 não foram significativamente diferentes entre os dois grupos ($p > 0,05$), o nível sérico de IL-6 foi maior no grupo com AJ ($p < 0,001$). Embora esses resultados preliminares não permitam estabelecer uma conexão direta entre a IL-6 e o desenvolvimento de AJ, eles lançam a ideia de que são necessários novos estudos para explorar o potencial benefício do bloqueio da IL-6 nessa complicação clínica.

QUADRO CLÍNICO

As deformidades articulares mais comuns da AJ são vistas nas mãos, como o desvio ulnar, o pescoço de cisne, o "z" do polegar, embora outras articulações possam ser envolvidas, como os joelhos, ombros e articulações dos pés. A característica clínica que classicamente diferencia a AJ das deformidades da AR é a sua "reversibilidade", ou seja, as articulações voltam à sua posição normal à movimentação passiva. Porém, o termo "reversível" para designar a AJ, embora muito utilizado na literatura, parece inadequado, pois uma vez essa complicação instalada, a articulação não mais volta ao normal. Por isso parece mais adequado o uso da expressão "redutível" à movimentação passiva.

Um aspecto bastante curioso na AJ é que não necessariamente existe uma relação direta entre a agressividade da artrite e o desenvolvimento dessa complicação. Isso é particularmente visto em AJ associada à FR, quando muitos pacientes têm dificuldade de lembrar a existência prévia de artrite naqueles sítios que apresentam as deformidades, que geralmente são as mãos. Talvez reforce essa ideia a observação de que a AJ geralmente ocorre nas pequenas articulações das mãos nos pacientes com FR, quando essa doença classicamente acomete as grandes articulações.

Recentemente, uma revisão sistemática sugeriu que a AJ seria um fator predisponente para o desenvolvimento de ruptura espontânea de tendões em pacientes com LES. De fato, embora essa seja uma complicação rara em LES, dos 55 casos descritos, 16 tinham AJ concomitante (29%). O racional para isso é a demonstração de presença frequente de tenossinovite em AJ e assim um potencial para enfraquecimento dos tendões e posterior ruptura.

EXAMES COMPLEMENTARES

Caracteristicamente, a radiografia simples de articulações na AJ revela deformidades e subluxações, sem as erosões clássicas vistas em pacientes com AR. No entanto, através da utilização de métodos de imagem mais refinados, como a ressonância magnética (RM) e a ultrassonografia (US) de alta resolução, é possível se observar pequenas erosões ósseas. Em um estudo realizado no nosso meio, 20 pacientes com LES e AJ (19 mulheres e um homem) foram estudados por RM de mãos e um total de 300 articulações foram avaliadas. Naquele estudo, algum grau de sinovite foi observado em 67,3%, tenossinovite em 38,5% e em 16 de 300 articulações analisadas (5,3%) foram vistas pequenas áreas de erosão. Do mesmo modo, em outro estudo incluindo 40 pacientes com LES e AJ, 19 deles (47,5%) tinham hipertrofia sinovial, nove (22,5%) tinham tenossinovite e sete (17,5%) tinham ambos. Pequenas erosões ósseas isoladas foram identificadas em dois pacientes (5,0%).

DIAGNÓSTICO DIFERENCIAL

Não raramente a AJ é confundida com a AR e nesse caso existe o risco de que medidas terapêuticas inadequadas sejam implementadas. Isso é particularmente verdadeiro nos casos raros de AJ em que as deformidades não são completamente redutíveis, como citado. Essa forma de AJ tem sido chamada de "AJ severa". Nessa situação, a limitação articular não é decorrente do processo erosivo ósseo, mas sim da fibrose das partes moles justa-articulares, como bainha de tendões e cápsulas, além da atrofia muscular e contratura pelo desuso, levando a uma importante limitação dessas articulações deformadas e impedindo a sua completa movimentação, mesmo passivamente.

O diagnóstico diferencial de AJ também inclui pacientes apresentando concomitantemente características clínicas, laboratoriais e radiológicas de LES e AR, condição também conhecida como "rhupus". Deformidades que lembram aquelas vistas em AR, mas sem o componente articular inflamatório e sem erosões ósseas, podem também ser vistas em alguns pacientes com doença de Parkinson.

DIAGNÓSTICO

Até o momento não existem critérios de diagnóstico ou classificação validados para a AJ. A primeira classificação de AJ foi proposta por Bywaters, se referindo a pacientes com FR. Esses critérios incluíam a história de FR, deformidades reversíveis, ausência de erosões na radiografia e negatividade do fator reumatoide.

No que se refere ao LES, Alarcon-Segovia et al. propuseram a definição de "artropatia deformante de mãos" considerando apenas a presença de desvio do eixo das articulações metacarpofalangeanas quando avaliadas por um goniômetro. Posteriormente, van Vugt et al. propuseram uma classificação alternativa referente às deformidades de mãos em pacientes com LES: aqueles pacientes com "artropatia deformante" segundo a definição de Alarcon-Segóvia eram então classificados como portadores de artropatia erosiva ou não erosiva com base na presença ou não de erosões ao exame radiológico. O subgrupo com artropatia não erosiva era subclassificado como AJ definitiva ou artropatia deformante discreta.

Mais recentemente propusemos critérios de classificação para a AJ em pacientes com LES tomando como base a definição de Bywaters, mas acrescentando outros dados:

1. Diagnóstico de LES baseado na Liga Europeia de 2019 Contra o Reumatismo (EULAR)/*American College of Rheumatology* (ACR).
2. Deformidades articulares clássicas, como "desvio ulnar", "pescoço de cisne", "z do polegar", "*boutonnière*" e "*hallux* valgo".
3. Ausência de erosão na radiografia simples das articulações.
4. Exclusão de RA e outras doenças do tecido conjuntivo com base nos critérios EULAR e/ou ACR específicos; distúrbios hereditários do tecido conjuntivo com hipermobilidade articular como síndrome de Ehlers-Danlos e Marfan; e doença de Parkinson.

TRATAMENTO

Uma vez que as deformidades da AJ estejam instaladas, as opções terapêuticas são muito limitadas. O uso de órteses e a realização de fisioterapia não têm mostrado resultados satisfatórios, pelo menos na nossa experiência. Diferente do que ocorre na AR, há muito pouca experiência quanto à realização de cirurgias, seja através do realinhamento dos tendões, seja para a colocação de próteses com o objetivo de corrigir as deformidades da AJ. Nos poucos casos que acompanhamos, os resultados cirúrgicos foram frustrantes. Em uma revisão sistemática sobre cirurgia em AJ, apenas sete artigos cumpriram os critérios de inclusão previamente estabelecidos pelos autores e 58 pacientes foram submetidos a procedimentos cirúrgicos para AJ. Tais estudos foram limitados a pequenas séries de casos, não houve definição uniforme do desfecho e o tempo de seguimento variou amplamente. Concluiu-se que não há consenso sobre a melhor abordagem cirúrgica em pacientes com AJ, quais são os melhores candidatos e quando indicar o procedimento.

Assim, em teoria, parece que a melhor estratégia seria identificar aqueles pacientes com potencial para o desenvolvimento da AJ, através de marcadores genéticos ou perfil de citocinas e assim intervir precocemente e de maneira mais agressiva antes do desenvolvimento das deformidades.

PROGNÓSTICO

De uma forma geral, em situações como a FR e o LES, as complicações cardíacas da primeira e as diversas manifestações graves oriundas do envolvimento sistêmico (renal, hematológico, cerebral etc.) do LES assumem uma justificável prioridade no seu manuseio e assim as deformidades da AJ têm ficado relegadas a um plano secundário e muito pouco progresso tem sido obtido no sentido de mudar o curso clínico dessa complicação. Se por um lado, na maioria dos casos as deformidades da AJ são de moderada intensidade, por outro, o reconhecimento de formas mais graves e limitantes da AJ tem chamado a atenção dos pesquisadores para a necessidade de se estabelecer estratégias visando evitar que tal complicação aconteça.

REFERÊNCIAS BIBLIOGRÁFICAS

1. Alarcon-Segovia D, Abud-Mendoza C, Diaz-Jouanen E. Deforming arthropathy of the hands in systemic lupus erythematosus. J Rheumatol. 1988;15(1):65-9.
2. Alves EM, Macieira JC, Borba E, Chiuchetta FA, Santiago MB. Spontaneous tendon rupture in systemic

lupus erythematosus: association with Jaccoud's arthropathy. Lupus. 2010;19(3):247-54.

3. Atta AM, Oliveira RC, Oliveira IS, Menezes MP, Santos TPS, Atta MLBS, et al. Higher level of IL-6 in Jaccoud's arthropathy secondary to systemic lupus erythematosus: a perspective for its treatment? Rheumatol Int. 2015;35(1):167-70.
4. Babini SM, Cocco JA, de la Sota M, Babini JC, Arturi A, Marcos JC, et al. Tendinous laxity and Jaccoud's syndrome in patients with systemic lupus erythematosus. Possible role of secondary hyperparathyroidism. J Rheumatol. 1989;16(4):494-8.
5. Bywaters EG. The relation between heart and joint disease including "rheumatoid heart disease" and chronic post rheumatic arthritis (type Jaccoud). Br Heart J. 1950;12(2):101-31.
6. Jaccoud FS. Sur une forme de rhumatisme chronique: lecions de clinique medicale faites a l'Hopital de la Charite. Paris: Delahaye; 1869. p. 598-616.
7. Lins CF, de Sa Ribeiro DL, Santos WGD, Rosa G, Machicado V, Pedreira AL, da Fonseca EP, et al. Sonographic findings of hands and wrists in systemic lupus erythematosus patients with Jaccoud arthropathy. J Clin Rheumatol. 2018;24(2):70-4.
8. Ribeiro DS, Santiago M. Imaging of Jaccoud's arthropathy in systemic lupus erythematosus: not only hands but also knees and feet. Rheumatol Int. 2012;32(2):567-8.
9. Sa Ribeiro D, Galvao V, Luiz Fernandes J, de Araújo Neto C, D'Almeida F, Santiago M. Magnetic resonance imaging of Jaccoud's arthropathy in systemic lupus erythematosus. Joint Bone Spine. 2010;77(3):241-5.
10. Santiago MB, Galvao V. Jaccoud arthropathy in systemic lupus erythematosus: analysis of clinical characteristics and review of the literature. Medicine (Baltimore). 2008;87(1):37-44.
11. Santiago M. Jaccoud-type lupus arthropathy: practical classification criteria. Lupus Sci Med. 2020;7(1):e000405.
12. Santiago MB, Galvao V, Ribeiro DS, Santos WD, da Hora PR, Mota AP, et al. Severe Jaccoud's arthropathy in systemic lupus erythematosus. Rheumatol Int. 2015;35(10):1773-7.
13. Santos WD, Baleeiro C, Santiago MB. Surgery for Jaccoud arthropathy: A systematic review. J Clin Rheumatol. 2016;22(1):35-8.
14. Spronk PE, ter Borg EJ, Kallenberg CG. Patients with systemic lupus erythematosus and Jaccoud's arthropathy: a clinical subset with an increased C reactive protein response? Ann Rheum Dis. 1992;51(3):358-61.
15. van Vugt RM, Derksen RH, Kater L, Bijlsma JW. Deforming arthropathy or lupus and rhupus hands in systemic lupus erythematosus. Ann Rheum Dis. 1998;57(9):540-4.

120 Artropatia de Charcot

César Emile Baaklini

CONCEITO E HISTÓRICO

A artropatia de Charcot, também chamada artropatia neuropática, é uma doença articular degenerativa, progressiva e pouco dolorosa, devido a um comprometimento neurológico.

A primeira descrição desta doença foi feita por William Musgrave em 1703, que relatou uma artropatia neuropática causada por doença venérea. O médico americano J. K. Mitchell descreveu, em 1831, casos de artropatia secundária à tuberculose de coluna. Porém, foi o neurologista francês Jean Martin Charcot que fez a primeira descrição detalhada em 1868. Relatou o caso de um soldado francês com sífilis terciária, que a desenvolveu depois de caminhadas de 25 km, chamando-a de artropatia atáxica.

Sokoloff, em 1892, descreveu a artropatia de Charcot de membros superiores em pacientes com seringomielia. Eloesser, em 1917, demonstrou o papel do trauma na artropatia neuropática seccionando as raízes posteriores da medula espinhal de gatos que resultou em analgesia, anestesia e ataxia. Em 1927, Leriche demonstrou que a lesão do sistema nervoso simpático leva a hiperemia e reabsorção óssea. Em 1936, Jordan fez a primeira descrição de artropatia de Charcot associada ao *diabetes mellitus*.

Nas zonas endêmicas, a lepra é a causa mais comum. Em 1958, Chandler relatou casos associados a repetidas infiltrações intra-articulares com corticosteroide.

EPIDEMIOLOGIA

A doença mais frequentemente associada à artropatia de Charcot é o *diabetes mellitus*. O diagnóstico é difícil, só sendo feito precocemente em centros especializados.

Um estudo realizado em um centro de referência mostrou a incidência de 0,3% em sua população de diabéticos. Em uma série de 85 diabéticos com artropatia de Charcot acometendo os pés, mostrou que o diabetes tipo 1 apresentava esse comprometimento em geral a partir da quinta década com duração média da doença de 24 anos, enquanto no diabetes tipo 2 surgia a partir da sexta década com duração de doença de 13 anos.

Um estudo envolvendo diabéticos em hospitais de veteranos dos Estados Unidos mostrou frequência de 0,12% de artropatia de Charcot, sendo a obesidade um dos fatores de risco. Tem sido descrita também uma alta prevalência em pacientes submetidos simultaneamente a transplante renal e de pâncreas com diabetes de longa duração.

Estima-se que 20% a 25% de pacientes com seringomielia podem desenvolver artropatia de Charcot, sendo mais comum no homem, na idade entre 25 e 40 anos. Cerca de 5% a 10% de pacientes com *tabes dorsalis* desenvolvem artropatia de Charcot atingindo ambos os sexos e as articulações de membros inferiores são as mais comprometidas em 60% a 75% dos casos.

ETIOLOGIA

A artropatia de Charcot é uma complicação das doenças com distúrbios neurológicos sensitivos. *Diabetes mellitus* é a doença que mais frequentemente desenvolve a artropatia de Charcot. A artropatia de Charcot da lepra é mais frequente que as outras doenças nas zonas endêmicas. A meningomielocele é a causa mais comum de artropatia de Charcot na criança.

Outras doenças podem desenvolvê-la com menor frequência, destacando-se: esclerose múltipla, amiloidose, insensibilidade congênita da dor, trauma da medula espinhal, tumores, aracnoidite após anestesia espinhal, disautonomia familiar (síndrome de Riley-Day), polineuropatia familiar, polineuropatia alcoólica, atrofia muscular peroneal (doença de Charcot-Marie-Tooth) e neurofibromatose.

PATOGENIA

A patogenia da artropatia de Charcot permanece controversa. Embora a diminuição da sensibilidade, o excesso de uso e o trauma sejam reconhecidos como fatores predisponentes na artropatia de Charcot, não são suficientes para explicar suas alterações clínicas e patológicas.

A teoria neurotrófica de Charcot e a teoria neurotraumática relatada por cientistas alemães, isoladas têm perdido espaço, já que a complexidade dos processos sugere que são complementares.

A teoria neurotraumática coloca que os reflexos musculares somáticos, que normalmente protegem a articulação, são perdidos na presença da neuropatia tornando-a suscetível a traumas repetidos e, como consequência, levam à destruição articular.

A teoria neurovascular de Charcot sugere que a neuropatia autonômica promove a desregulação da musculatura lisa da parede arterial. Haveria falha na vasorregulação pela perda da inervação simpática e redução da resistência vascular periférica, levando ao aumento do fluxo sanguíneo para o osso. Monócitos e osteoclastos afluiriam aumentando a reabsorção óssea.

A resistência óssea diminuída permite que pequenos traumas provoquem fraturas, luxações e destruição articular. O problema da teoria neurovascular é que a neuropatia autonômica sugerida como determinante não está presente invariavelmente na lepra e nas neuropatias sensoriais hereditárias. A perda das fibras nociceptivas periféricas (A-delta e C) pode ser mais importante.

Recentemente, estudos mostraram o papel da inflamação nesse processo. A causa da inflamação é desconhecida, mas pode estar associada a microtraumas, traumas, úlceras, infecções e procedimentos cirúrgicos. O balanço fisiológico entre as citocinas anti-inflamatórias e pró-inflamatórias está comprometido. Os achados de Baumhauer confirmam esse fenômeno.

A atividade de peptídeos, como substância P, peptídeo relacionado ao gene da calcitonina e peptídeo vasoativo intestinal, pode aumentar a síntese celular da colagenase e prostaglandina E, ativando linfócitos T, monócitos e neutrófilos. As alterações patológicas iniciais ocorrem no osso e na cartilagem. Efusões recorrentes ocorrem em decorrência de hiperplasia da membrana sinovial. A cartilagem articular é lentamente destruída pelo *pannus*, o que permite diferenciar a artropatia de Charcot de outras formas de osteoartrite. O telepeptídeo carboxiterminal sérico do colágeno tipo I, marcador da reabsorção óssea osteoclástica, está muito aumentado. A falta de aumento da atividade osteoblástica associada reforça a hipótese de que o excesso de atividade osteoclástica é uma característica dos estágios iniciais.

Qualquer que seja o estímulo, o osso e as partes moles respondem com a liberação na fase aguda de citocinas pró-inflamatórias, principalmente TNF-α e IL-1 e também IL-6, havendo um decréscimo das citocinas IL-4 e IL-10 que são anti-inflamatórias. Um aumento das citocinas pró-inflamatórias, especialmente TNF-α, leva a outras vias de citocinas, em especial o NF-kB *ligand* (RANKL), que vai levar à ativação do receptor do RANK (Figuras 1 e 2). A ativação do RANK estimula a via intracelular que termina com a transcrição nuclear do fator NF-kB. A expressão do NF-kB induz as células precursoras dos osteoclastos a se diferenciarem em osteoclastos maduros.

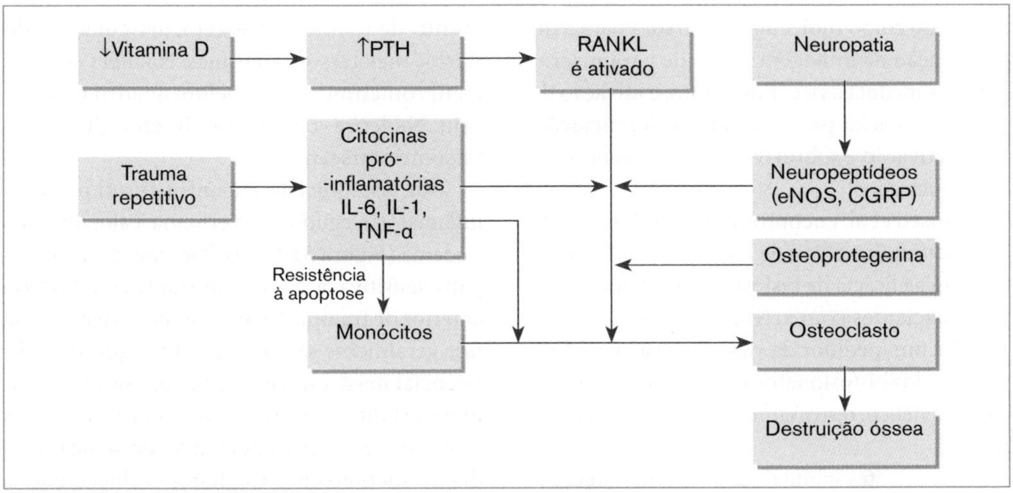

FIGURA 1 Via RANK/RANKL/OPG na fisiopatogênese da artropatia de Charcot. Fonte: Kaynak et al., 2013.

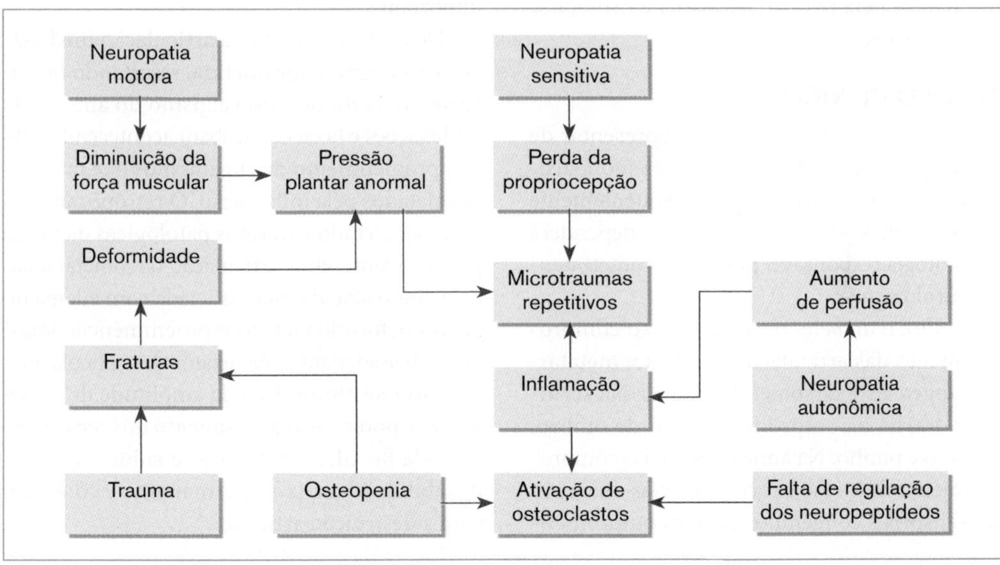

FIGURA 2 Ciclo da fisiopatogênese da artropatia de Charcot. Fonte: Kaynak et al., 2013.

Assim, a via NF-kB está implicada na intensa atividade osteoclástica da artropatia de Charcot do diabético e também está envolvida em muitas condições que evoluem com osteólise como osteoporose induzida por corticosteroide, metástases, periodontite, uso de próteses e artrite reumatoide.

A atividade do RANKL é antagonizada pela osteoprotegerina (OPG), uma glicoproteína solúvel com atração pelo receptor do RANKL, neutralizando seus efeitos. Os pacientes com artropatia de Charcot apresentam uma relação RANKL/OPG elevada que contribui para a progressão da inflamação.

Os osteoclastos desempenham um papel chave como células executoras responsáveis pelo desequilíbrio da remodelação óssea. O fator estimulador da colônia de macrófagos (M-CSF) é requerido como molécula precursora para a diferenciação da linhagem mieloide para macrófagos na medula óssea. Entretanto, a ativação do NF-kB é crucial para sua nova diferenciação, fusão, ativação e sobrevivência dos osteoclastos multinucleados.

Pitocco et al. encontraram uma diminuição significativa dos níveis de IGF-1 enquanto investigavam a eficácia de bisfosfonatos no tratamento de pacientes com artropatia de Charcot. O IGF-1 é um medidor da vasodilatação e o efeito redutor dos bisfosfonatos sobre ele pode ter um efeito benéfico, restringindo o processo inflamatório.

Os pacientes submetidos a repetidas injeções intra-articulares de corticosteroides podem desenvolver alterações semelhantes à artropatia de Charcot pela reabsorção óssea e proteólise de miofibrilas.

QUADRO CLÍNICO

A artropatia de Charcot pode se apresentar de forma aguda ou crônica, geralmente monoarticular ou oligoarticular e menos frequentemente poliarticular. A articulação envolvida dependerá da patologia responsável pelo comprometimento neurológico.

Assim, o *diabetes mellitus* leva ao comprometimento das articulações do tarso, metatarsofalangeanas e tarsometatarseanas. Na seringomielia, há o comprometimento de ombro, cotovelo e punho. Na amiloidose, há o comprometimento de joelho e tornozelo. Nas neuropatias sensoriais congênitas, ocorre comprometimento de joelho, tornozelo, articulações do tarso e metatarsofalangeanas. Na *tabes dorsalis*, comprometimento de joelho, quadril e tornozelo. Na lepra, comprometimento de tarso e tarsometatarseano.

Nas fases iniciais, encontra-se um processo inflamatório agudo, com eritema, calor, inchaço e edema (Figura 3). Nessa fase, apesar da neuropatia sensitiva, a dor é importante com história anterior de trauma. Os exames de imagem dessa fase geralmente são normais. O diagnóstico diferencial nesse estágio é feito com infecção, entorse, celulite e síndromes microcristalinas, em especial a gota. A importância de se fazer um diagnóstico precoce é evitar a evolução para a fase crônica, com aumento da destruição óssea e deformidades, com incapacidade funcional importante.

No *diabetes mellitus*, a articulação mediotársica é a mais comprometida, resultando no colapso do mediopé e no valgismo do antepé. As subluxações e luxações acabam acontecendo pelo comprometimento dos ligamentos que também são afetados pela inflamação. O retropé também pode ser afetado e fraturas patológicas da fíbula podem acontecer. A articulação tarsometatarsiana quando afetada está associada com edema do tarso e deformidades, com proeminência dorsal ou protrusão plantar. No exame das articulações, encontra-se diminuição da amplitude de movimentos, porém às vezes aumento dos movimentos pela flacidez ligamentar e subluxações. A instabilidade torna-se permanente e contribui para a destruição articular.

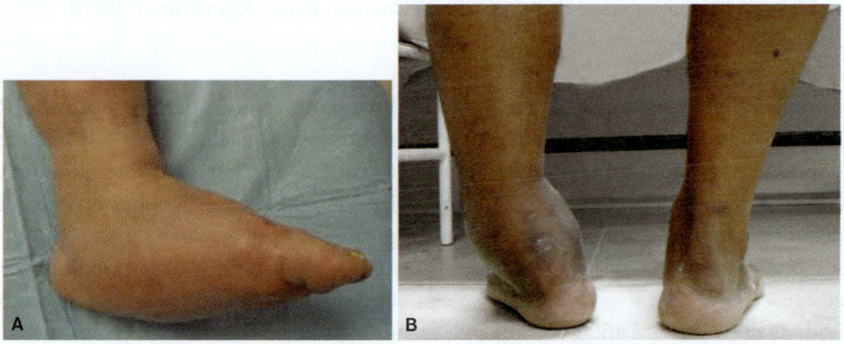

FIGURA 3 Processo inflamatório agudo da artropatia de Charcot.

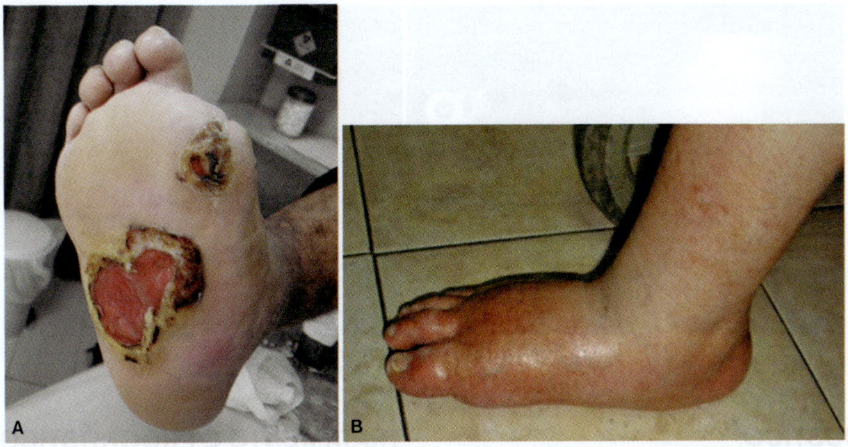

FIGURA 4 Úlcera no paciente diabético (A) e fase inflamatória aguda (B) na artropatia de Charcot.

Alterações tróficas da pele e úlceras na região plantar geralmente acompanham as alterações articulares (Figura 4).

No joelho, a artropatia de Charcot pode ser subaguda ou aguda. O joelho torna-se quente e aumentado de volume, evoluindo progressivamente, com instabilidade e desenvolvendo deformidades como valgismo, varismo e *recurvatum*. Embora essas anormalidades sejam grosseiras, o paciente consegue se movimentar, porém com dificuldade.

O envolvimento da coxofemoral leva à destruição, diminuição do membro e incapacidade.

As mãos raramente são envolvidas e os sinais e sintomas são menos graves. Podem apresentar fenômenos vasomotores, úlceras digitais e os quirodáctilos podem aumentar de volume e ocorrer subluxações.

Na coluna, o segmento mais comprometido é o lombar, porém o dorsal e o cervical também podem ser acometidos. Deformidades graves como cifose e escoliose são encontradas, mas com mobilidade quase normal e pouca dor.

A crença de que as artropatias neuropáticas são sempre indolores não corresponde à realidade. Cerca de 50% dos pacientes apresentam artralgia, porém com intensidade menor do que se se esperaria, pelo comprometimento neurológico.

A necessidade de se fazer o diagnóstico mais precoce possível, para evitar a cronificação de comprometimento articular, exige um conhecimento amplo das doenças responsáveis por essas manifestações.

EXAMES COMPLEMENTARES

Os exames complementares dependem da etiologia. As provas de fase aguda são positivas na vigência de uma infecção. O exame do líquido sinovial é necessário para afastar artrite séptica e síndromes microcristalinas. Os reagentes de fase aguda estão aumentados na vigência de uma infecção. Os achados nos exames de imagem são variáveis dependendo do local comprometido e do estágio da doença. Na fase aguda precoce, a radiografia convencional apresenta apenas alterações inespecíficas, como aumento de partes moles, diminuição do espaço articular e osteopenia.

Nos estágios avançados, observa-se reabsorção óssea no antepé levando à osteólise das falanges e podendo levar ao desaparecimento da cabeça dos metatarsianos. Fragmentação óssea, esclerose, neoformação óssea, subluxação e deslocamentos ocorrem principalmente no mediopé e retropé (Figura 5).

Fraturas por estresse não complicadas não são detectadas na radiografia convencional. Nestes casos e sobretudo nos casos iniciais a cintilografia e a ressonância magnética podem ajudar a confirmar o diagnóstico.

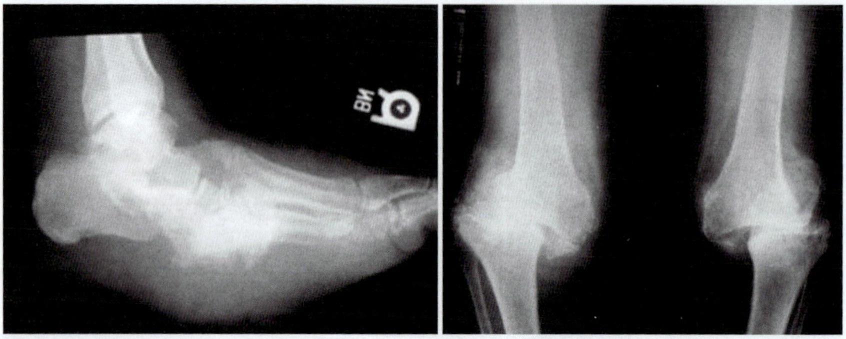

FIGURA 5 Imagens em radiografia simples da artropatia de Charcot.

DIAGNÓSTICO

É fundamental destacar a importância do diagnóstico da doença de base. É necessário comprovar o envolvimento neurológico, em especial a neuropatia periférica.

Na apresentação clínica característica observam-se rubor, calor e inchaço, com pouco desconforto. A combinação desses achados clínicos, com pouca dor, boa capacidade funcional e quadro radiológico típico sugere o diagnóstico. Nas fases iniciais da doença, o envolvimento neurológico pode não ser muito evidente e as alterações radiológicas não são muito características, o que dificulta o diagnóstico.

Deve-se procurar sempre uma porta de entrada para uma infecção, que pode complicar a artropatia de Charcot, com formação de úlceras nos pés e inclusive osteomielite.

O diagnóstico tardio leva à destruição importante das articulações e incapacidade funcional muito acentuada, com sensibilidade dolorosa diminuída não compatível com o esperado pelos achados radiológicos.

DIAGNÓSTICO DIFERENCIAL

O diagnóstico diferencial deve ser feito com infecções do osso e da articulação, com as síndromes microcristalinas, artrite reumatoide, tumores e tromboflebite. A osteonecrose, a osteoartrite pós-traumática e as injeções repetidas intra-articulares de corticosteroides podem apresentar alterações semelhantes à artropatia de Charcot.

TRATAMENTO E PROGNÓSTICO

O tratamento depende da articulação envolvida e do estágio da doença. O tratamento da doença neuropática deve ser feito, mas não reverte as alterações estabelecidas.

O objetivo do tratamento precoce é bloquear o processo agudo e prevenir as deformidades. A imobilização articular e a perda de peso são importantes nas fases iniciais. Essa imobilização pode ser feita com gesso, por pelo menos 6 meses, ajudando na estabilização da articulação e na melhora da lesão articular. Dispositivos ortopédicos, muletas, talas estabilizadoras também podem ser usados permitindo mobilização limitada (Figura 6). Recentemente, cintas pneumáticas têm sido utilizadas para artropatia do tornozelo e do pé, sendo muito confortáveis.

A terapia inibidora da osteoclastogênese pelos bisfosfonatos tem sido utilizada no tratamento da osteopenia/osteoporose, advinda da artropatia neuropática, em especial o pamidronato, e até a calcitonina.

Outras modalidades de tratamento como ultrassonografia de baixa intensidade e anti-inflamatórios não hormonais podem também ser utilizadas.

Quando a artropatia neuropática está estabelecida, em especial no pé, o objetivo do tratamento é evitar o risco de ulcerações. Procura-se reduzir a pressão plantar, preservar a integridade da pele e dar suporte ao pé, utilizando órteses. O tratamento da dor e das infecções é feito com analgésicos, anti-inflamatórios não hormonais e antibióticos.

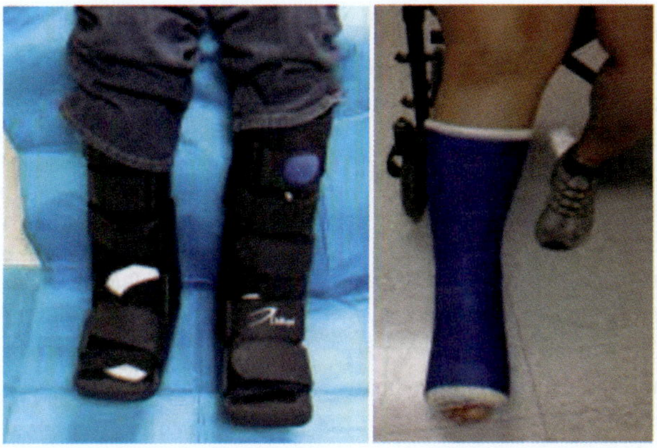

FIGURA 6 Órteses utilizadas na artropatia de Charcot.

Tratamento cirúrgico

As indicações e o momento adequado para o tratamento cirúrgico da artropatia de Charcot vão depender da fase em que se encontra a doença. Recomendações disponíveis são baseadas na opinião de especialistas, com poucos estudos com metodologia adequada e pouca evidência científica.

Há um consenso, quando o paciente apresenta uma luxação articular significativa, de que o tratamento cirúrgico imediato pode ser feito. Pacientes com infecção óssea ou de partes moles, com comprometimento sistêmico e risco de perda do membro, também devem ser submetidos a tratamento cirúrgico.

Quando o paciente apresenta doença ativa, a indicação do tratamento cirúrgico vai depender da experiência do cirurgião. Grande parte dos cirurgiões considera indicação cirúrgica para as seguintes condições:

a. Luxações articulares significativas.
b. Instabilidade articular significativa.
c. Deformidades que não podem ser acomodadas em aparelhos ortopédicos.
d. Deformidades com perda da integridade da pele e formação de úlceras iminentes.
e. Deformidades com infecção ativa.

Alguns especialistas acreditam que o melhor momento para o tratamento cirúrgico seja durante a fase ativa, desde que as deformidades sejam recentes e flexíveis. A osteopenia é exarcebada por períodos longos de imobilidade. Por esse motivo, a qualidade do osso nas fases ativas pode ser melhor do que nas fases inativas.

Tradicionalmente, o tratamento cirúrgico acontece nas fases mais tardias, quando a doença está inativa, o osso consolidado e a inflamação resolvida. A intervenção cirúrgica nessa fase tem o benefício de menos edema, menos produtos inflamatórios e poucas complicações das partes moles e pele.

Infelizmente, para termos a doença na fase inativa ocorre um tempo longo, com consolidação das deformidades, dificultando a redução das mesmas. Muitas deformidades nesse longo período podem progredir e afetar a pele e os tecidos moles, com consequente infecção.

A doença inativa e estável não costuma apresentar complicações, não necessitando de cirurgia. O pé plantígrado pode utilizar um calçado especial e órteses. Proeminências ósseas na região plantar interferem com a deambulação e se constituem em risco futuro para lesões de pele, úlceras e infecções, requerendo intervenção cirúrgica.

Na presença de feridas ou infecções, o procedimento cirúrgico pode ser efetuado por fases. Na fase inicial criam-se condições para curar a ferida e na fase seguinte a reconstrução definitiva. Entretanto, nessa fase poderemos ter complicações, com piora da infecção, podendo levar à amputação do membro.

Nos pacientes que são portadores de comorbidades sérias, como doença cardíaca, obesidade mórbida e *diabetes mellitus* descompensada, o procedimento cirúrgico está contraindicado. Outra contraindicação relativa é a falta de suporte pós-operatório e social.

Os procedimentos cirúrgicos utilizados são:

a. Exostectomia: para remoção e aplainamento de osso proeminente.
b. Osteotomia: corrigir deformidades angulares, bem como remover osso infectado.
c. Artrodese: promover fusão articular em pacientes com instabilidade articular significativa, ulcerações recorrentes e dor.
d. Tipos de fixação: interna e externa para estabilizar as estruturas internas e externas e para realinhar a anatomia das articulações deslocadas ou subluxadas.
e. Amputação: primária nos pacientes com comorbidades severas e secundária nos pacientes cujas cirurgias prévias não tiveram sucesso.

REFERÊNCIAS BIBLIOGRÁFICAS

1. Anderson JJ, Woelffer KE, Holtzman JJ, Jacobs AM. Biphosphonates for the treatment of Charcot neuroarthropathy. J Foot Ankle Surg. 2004;43:285-9.
2. Baumhauer JF, O'Keefe RJ, Schon LC, Pinzur MS. Cytokine induced osteoclast bone resorption in Charcot arthropathy: An immunohistochemical study. Foot Ankle Int. 2006;27:797-800.
3. Baumhauer JF, Wervey R, McWilliams J, Harris GF, Shereff MJ. A comparison study of plantar foot pressure in a standardized shoe, total contact cast and prefabricated pneumatic walking brace. Foot Ankle Int. 1997;18:26-33.
4. Brower AC, Allman RM. Pathogenesis of the neuropathic joint: neurotraumatic versus neurovascular. Radiology. 1981;39:349-54.
5. Chantelau E. The perils of procrastination: effects of early vs delayed detection and treatment of incipient Charcot fracture. Diabete Med. 2005;22:1707.
6. Dalla P, Faglia E. Treatment of diabetic foot ulcer: an overview strategies for clinical approach. Curr Diabetes Rev. 2006;2:431.
7. Greco T, Mascio A, Comisi C, Polichetti C, Caravelli S, Mosca M, et al. RANKL-RANK-OPG pathway in Charcot diabetic foot: pathophysiology and clinical-therapeutic implications. Int J Mol Sci. 2023;24(3):3014.
8. Guven MF, Karabiber A, Kainat G, Okut T. Conservative and surgical treatment of the chronic Charcot foot and ankle. Diabet Foot. 2013;4.
9. Holmes C, Schimidt B, Munson M, Wrobel JS. Charcot stage 0: a review and considerations for making the correct diagnosis early. Clinic Diabetes Endocrinol. 2015;1:18.
10. Horibes, Tadak, Nagano J. Neuroarthropathy of the foot in Leprosy. J Bone Joint Surg. 1988;70B:481-5.
11. Jeffcoate WJ, Game F, Cavanagh PR. The role of pro-inflammatory cytokines in the causes of neuropathic osteoarthropathy (acute Charcot foot) in diabetes. Lancet. 2005;366:2058-61.
12. Jeffcoate WJ. The causes of Charcot syndrome. Clin Podiatr Med Surg. 2008;25:29-42.
13. Kainak G, Birsel O, Guren MF, Okut T. An overview of the Charcot foot pathophysiology. Diabetes Foot Ankle. 2013:4.
14. Kaynak G, Birsel O, Guven M, Ogut T. An overview of the Charcot foot pathophysiology. Diabetic Foot Ankle. 2013;10:3402.
15. Mascarenhas JV, Jude EB. Pathogenesis and medical management of diabetic Charcot neuroarthropathy. Medical Clinic North American. 2013;97:857-72.
16. Obolensky L, Trimble K. Importance of close surveillance for Charcot Arthrophaty in diabetic patients presenting to the emergency department with low energy foot injuries. Emerg Med J. 2010;27:484.
17. Petrova NL, Foster AV, Edmonds ME. Difference in presentation of Charcot osteoarthropathy in type I compared with type II diabetes. Diabetes Care. 2004;27:1235.
18. Pinzur MS. The modern treatment of Charcot foot arthropathy. J Am Acad Orthop Surg. 2023;31(2):71-9.
19. Pitocco D, Ruotolo V, Caputo S, Mancini L, Collina CM. Six-month treatment with alendronate in acute Charcot neuroarthropathy. A randomized controlled trial. Diabetes Care. 2005;28:1214-5.
20. Rapala K, Obrebski M. Charcot's arthropathy of the hip joints; a late manifestation of tabes dorsalis successfully treated by total joint arthroplasty. Report of 2 cases. J Arthroplasty. 2007;22: 771-4.
21. Stuck RM, Sohn MW, Budiman-Mak E, Lee TA, Weiss KB. Charcot arthropathy risk elevation in the obese diabetic population. Am J Med. 2008;121:1008.
22. Wang L, Shi X, Zhao R, Halloran BP, Clark JD. Calcitonin-gene related peptide stimulates stromal cel osteogentic differentiation and inhibits RANKL induced NFkappaB activation, osteoclast genesis and bone resorption. Bone. 2010;46:1369-79.
23. Wukich DK, Crim BE, Frykberg RG; Rosario BC. Neuropathy and poorly controlled diabetes increase the rate of surgical site infection after foot and ankle surgery. J Bone Joint Surg Am. 2014;96:832.
24. Zgonis T, Roukis TS, Lamm BM. Charcot foot and ankle reconstruction: current thinking and surgical approaches. Clin Podiatr Med Surg. 2007;24:505.

121

Osteoartropatia hipertrófica

Roberto Acayaba de Toledo
Ricardo Acayaba de Toledo

CONCEITO

A osteoartropatia hipertrófica (OAH) é uma síndrome cuja principal manifestação é o baqueteamento digital ("dedos em baquetas de tambor"), associado a periostite de ossos tubulares e artrite, podendo haver manifestações menos comuns, como proliferação excessiva da pele, quando se manifesta em sua forma completa. O baqueteamento digital é um dos sinais clínicos mais antigos da Medicina, com seu reconhecimento original sendo atribuído a Hipócrates, em torno do ano de 450 a.C. Bamberger, em 1889, e Pierre Marie, em 1890, descreveram a síndrome por completo. Marie a distinguiu da acromegalia e sugeriu o nome de osteoartropatia hipertrófica pulmonar, porém o termo "pulmonar" acabou em desuso porque o sítio inicial da doença pode ocorrer em outros órgãos, ficando consagrado atualmente apenas o termo "osteoartropatia hipertrófica".

EPIDEMIOLOGIA

Há poucos estudos sistemáticos sobre a prevalência desta síndrome na população geral ou hospitalar, mas a deformidade é associada a uma variedade de doenças, de forma que a maioria dos médicos, independentemente de sua especialidade, deve deparar-se com pacientes que apresentam tal manifestação. A OAH primária é claramente caracterizada por uma predisposição hereditária, com 33% dos pacientes apresentando parentes com a mesma doença. Porém, atribuem-se cerca de 80% dos casos à forma secundária, ou seja, associados a outras doenças de base, conforme a classificação etiológica apresentada adiante. A razão homem-mulher é de 9:1. Entretanto, malformações cardíacas associadas a *shunts* sanguíneos da direita para a esquerda representam o protótipo de OAH porque quase todos possuem o baqueteamento digital por toda a vida e mais de 33% apresentam a síndrome completa, não havendo outra doença interna tão proximamente associada à OAH. Recente revisão sistemática da literatura publicada em 2022 demonstrou que a prevalência da OAH ocorreu em 10,1% em adultos com câncer e 5% das crianças ou adolescentes com fibrose cística. Em adultos, a prevalência do baqueteamento digital foi de 33,4%, 31,3%, 27% e 22,8%, respectivamente, nos casos de doenças intestinais, doenças intersticiais pulmonares, endocardite infecciosa e doenças hepáticas, demonstrando que esse grau de associação do baqueteamento com as diversas doenças varia.

ETIOLOGIA E PATOGENIA

A deformidade bulbosa dos dedos é secundária à excessiva deposição de fibras colágenas e ao edema intersticial inflamatório. Também há hiperplasia vascular e espessamento das paredes das veias, com um infiltrado perivascular de linfócitos. Alterações similares têm sido observadas nos ossos, com tecido conectivo excessivo elevando o periósteo e depositando matriz osteoide abaixo, resultando em proliferação periosteal irregular predominantemente nas porções distais das diáfises dos ossos tubulares, incluindo as epífises em 80% a 97% dos casos de etiologia primária. O osso mais afetado é a tíbia, sendo comum também em metacarpo, metatarso, fíbula, rádio, ulna, fêmur, úmero e clavícula.

A maioria das doenças associadas com a OAH tem em comum alterações da função pulmonar que podem ser resultado da exclusão desse órgão de parte da circulação, o que fica evidente nas doenças cardíacas cianóticas, mas também em menor grau em alguns casos de câncer de pulmão, polipose intestinal ou da síndrome hepatopulmonar da cirrose hepática. Nesta última condição, há um desvio da circulação intrapulmonar. Um argumento particularmente forte a favor desse papel central do *bypass* pulmonar no desenvolvimento da OAH é a existência de pacientes com ducto arterioso complicado por hipertensão pulmonar, nos quais a acropatia é limitada aos membros cianóticos. Outra forma de alteração da função pulmonar resulta do dano direto ao parênquima pulmonar por uma relação de doenças intersticiais difusas, listadas na Figura 1.

A falta de fenômeno inflamatório ou autoimune por testes sorológicos, além da excessiva deposição de colágeno nos estudos histológicos, levou à proposição de que fatores de crescimento do fibroblasto poderiam ser o epicentro da síndrome. Esses fatores normalmente estariam presentes na circulação venosa central e removidos no pulmão. Assim, em pacientes com desvio do sangue da direita para a esquerda, grandes trombócitos que escaparam da fragmentação nos pulmões entrariam na circulação sistêmica e alcançariam suas partes mais distais nos leitos axiais, liberando lá fatores de crescimento e induzindo a acropatia. Isso tem sido demonstrado em pacientes cianóticos e pacientes com OAH primária que têm aumento de concentrações circulantes do antígeno do fator de von Willebrand, anormalidade que reflete a ativação de células endoteliais e plaquetas, o que dá embasamento teórico para sugerir que mecanismos semelhantes podem agir em outras doenças associadas à acropatia. A ativação de células endoteliais é uma característica proeminente da endarterite e endocardite de origem infecciosa. Esses dados sugerem que a ativação localizada de células endoteliais e plaquetas, com subsequente aumento de fatores de crescimento, tem papel fundamental no desenvolvimento da OAH e o fator de crescimento do endotélio vascular (*vascular endotelial growth factor* – VEGF) pode ter uma função central nessa patogênese, por ser um dos fatores de crescimento derivados de plaquetas liberados durante a ativação dessas células, também produzido por tumores malignos como um mecanismo de crescimento do tumor, além de ser induzido por hipóxia. Essas peculiaridades podem explicar como diferentes doenças hipoxêmicas e malignas podem induzir a expressão elevada de VEGF. Soma-se ainda o fato do VEGF induzir hiperplasia vascular, neoformação óssea e edema, que são precisamente as alterações histológicas da OAH. Concentrações plasmáticas e séricas do VEGF estão significativamente aumentadas em pacientes com OAH primária e mais associadas a câncer de pulmão do que em controles normais; a análise histológica tem mostrado que o VEGF está expresso em excesso no estroma dos dedos em baquetas, dando suporte experimental para as teorias citadas.

Evidências genômicas recentes propõem que prostaglandinas também podem ter um papel importante na patogênese da OAH. Estudos de várias famílias com OAH primária revelaram mutações no gene de codificação da 15-hidroxiprostaglanina de-hidrogenase ou do transportador de prostaglandina (gene *SLCO2A1*) principalmente de forma homozigota, mas com relatos recentes de variações heterozigóticas também com repercussões patogênicas. Nesses indivíduos afetados, os níveis de prostaglandina E2 estavam cronicamente elevados. Além disso, a prostaglandina E_2 pode agir como um facilitador da ação do VEGF nos osteoblastos e foi demonstrado que a ação das prostaglandinas nos ossos é mediada precisamente através da expressão do VEGF. É claro, entretanto, que mais pesquisas são necessárias para elucidar a patogênese da OAH.

CLASSIFICAÇÃO ETIOLÓGICA

A classificação da OAH está demonstrada na Figura 1.

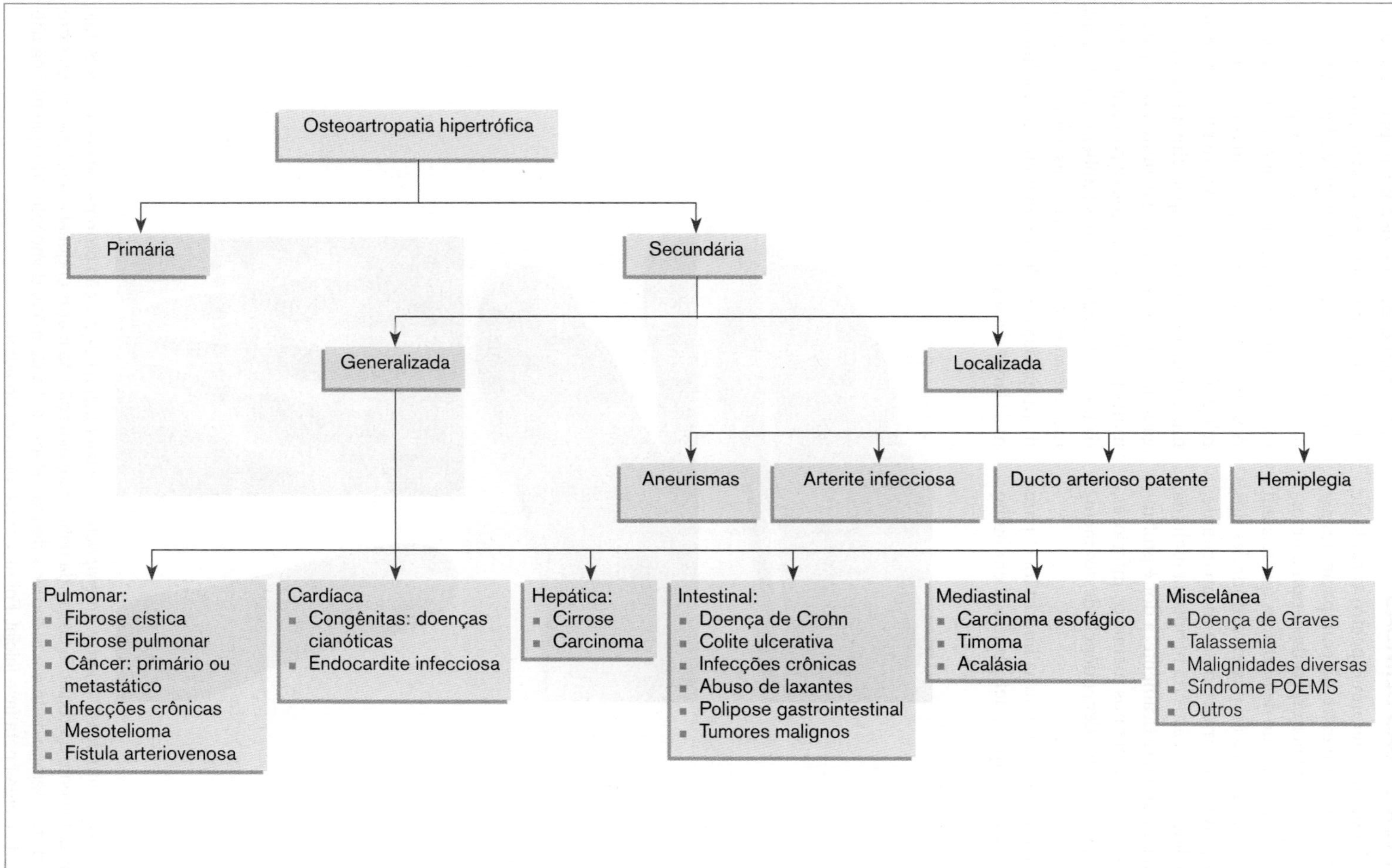

FIGURA 1 Classificação etiológica da osteoartropatia hipertrófica.
POEMS: polineuropatia, organomegalia, endocrinopatia, proteína M e alterações da pele.

CARACTERÍSTICAS CLÍNICAS

Na OAH, podemos ter um espectro variado de sintomas, sendo um extremo com pacientes assintomáticos e que nem reconheceram a deformidade e outro extremo de pacientes que relatam sensação de queimação nas extremidades dos dedos e podem sentir dor óssea incapacitante, principalmente nos casos de neoplasia maligna de pulmão. Caracteristicamente, a dor é profunda, mais proeminente nos membros inferiores, o que é agravado pela dependência desses membros para se deslocar.

O exame físico é de suma importância para o diagnóstico porque a deformidade em bulbo das extremidades dos dedos é ímpar (Figura 2). Sinônimos para esta deformidade, além do baqueteamento digital, incluem "dedos em baquetas de tambor" e "hipocratismo digital", mas o mais apropriado etimologicamente é acropatia. A unha se torna convexa ("unhas em vidro de relógio") e a pele que recobre sua base se torna fina e brilhante, com desaparecimento do enrugado natural. O inchaço e o aumento de partes moles produzem crepitações à palpação da base da unha. Os dedos dos pés também são afetados, mas alterações precoces são mais difíceis de serem distinguidas devido ao formato normalmente mais largo desses dedos.

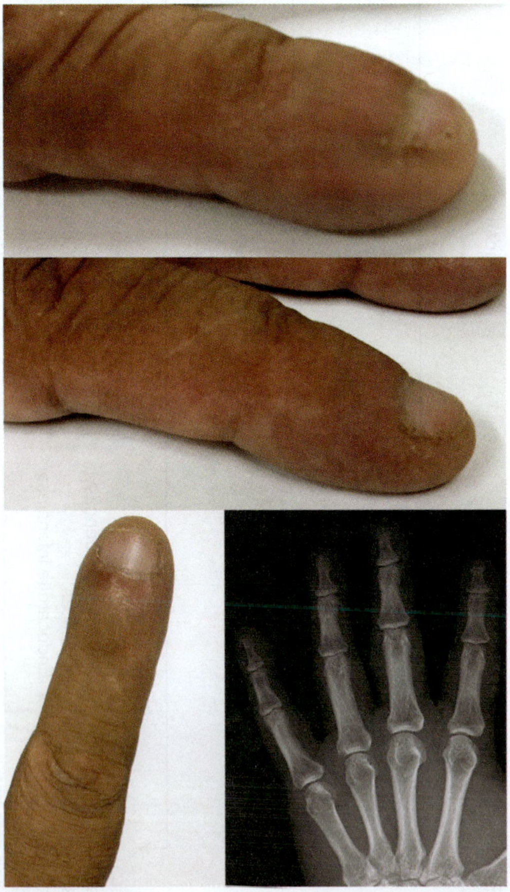

FIGURA 2 Aumento dos diâmetros anteroposterior e laterolateral da porção proximal das falanges distais, predominantemente na região da base da unha, com elevação da matriz ungueal em relação à sua extremidade distal (deformidade em bulbo dos dedos). Radiografia de mãos demonstrando que não há alterações articulares nesta fase inicial. Fonte: acervo pessoal do autor.

Vale a pena ressaltar que, na maioria dos casos, o baqueteamento digital é a única manifestação clínica da síndrome. Quando todas as características da síndrome estão presentes (também chamada forma completa – baqueteamento digital, paquidermia e periostose) e a hipertrofia da pele pode ser evidenciada em outras regiões, tornando mais rude a face ou com edema de partes moles cilíndrico e liso dos tornozelos ("pernas de elefante"). O engrossamento de ossos tubulares pode ser evidenciado em áreas de extremidades não cobertas por músculos, como nos tornozelos e punhos. A periostite pode ser acompanhada de dor à palpação da área envolvida, mas em algumas situações é assintomática. Efusões nas grandes articulações são mais observáveis nos joelhos e punhos, sendo mais difíceis de visualizar nos tornozelos devido ao edema de partes moles associado. À palpação não se detecta espessamento sinovial e a amplitude de movimento pode estar discretamente reduzida. A artrocentese revela um líquido muito espesso com tendência a coagular. Há um exsudato levemente inflamatório, com contagem de leucócitos geralmente abaixo de 500 células/mm^3 no líquido sinovial. Todas essas características confirmam o fato de a OAH não ser uma doença sinovial proliferativa. As efusões são geralmente uma resposta simpática à periostose adjacente.

Há outros achados clínicos associados com formas particulares de OAH que refletem o envolvimento de um órgão interno. A cianose é proeminente em malformações cardíacas e em menor grau quando a acropatia está associada a fibrose cística, fibrose pulmonar ou infecções crônicas. Icterícia, ascite e eritema palmar são achados comuns se a síndrome é secundária a cirrose hepática, assim como diarreia crônica é associada à causa intestinal da OAH.

A acropatia da tireoide é uma manifestação rara da doença de Graves e independe da função tireoidiana. O baqueteamento frequentemente coexiste com a exoftalmia e com o mixedema pré-tibial. Esse mixedema, aliás, carrega uma semelhança com as "pernas de elefante" descritas em outras formas de OAH. A acropatia da tireoide é caracterizada por uma proliferação periosteal exuberante, principalmente manifestada nos pequenos ossos tubulares das mãos e pés. Pacientes portadores da síndrome de POEMS (polineuropatia, organomegalia, endocrinopatia, proteínas monoclonais e alterações cutâneas) comumente possuem características da OAH, como baqueteamento digital, espessamento cutâneo e hiperidrose.

Formas localizadas em um ou dois membros podem ser encontradas, sendo que a maioria é decorrente de injúria endotelial importante no membro afetado, como nos casos de aneurisma arterial ou infecções endoteliais. Um número crescente de casos de OAH localizada secundária à infecção de um enxerto arterial tem sido descrito. Eles são caracterizados por edema doloroso do membro afetado associado a periostose radiográfica, mas o baqueteamento foi relatado na minoria desses casos. Outra forma de OAH localizada é secundária a ducto arterioso persistente complicado por hipertensão pulmonar e, nesses casos, o baqueteamento digital e, às vezes, a periostose são limitados ao membro cianótico.

Casos primários são mais propensos a apresentar hipertrofia da pele, recebendo a denominação "paquidermoperiostose" ou síndrome de Touraine-Solente-Gole. Esse espessamento enruga os traços faciais, podendo alcançar o extremo de cútis *verticis gyrata*, a forma mais avançada de hipertrofia cutânea. Nesses casos, o couro cabeludo assume uma aparência cerebroide. Outra alteração cutânea mais frequentemente vista nos casos idiopáticos é disfunção glandular, com hiperidrose, seborreia ou acne ou combinações dessas manifestações. Outras anormalidades associadas têm sido descritas na OAH primária: defeitos de sutura craniana e gastropatia hipertrófica. Na OAH primária, a atividade da doença é comumente limitada ao período de crescimento, com adultos podendo se tornar assintomáticos. Há ainda casos de OAH primária que revelam uma palíndrome clínica enigmática, com manifestações tardias de doenças geralmente conhecidas como causas da OAH, como persistência do ducto arterioso, doença de Crohn ou mielofibrose.

EXAMES COMPLEMENTARES

Até o momento, não há testes sorológicos úteis para OAH. Diversas anormalidades bioquímicas podem estar presentes, entretanto, relacionadas à doença de base.

De maior importância para a correta avaliação da OAH é a radiografia simples das extremidades, que pode revelar alterações inclusive em pacientes assintomáticos, sendo o baqueteamento caracterizado por um processo de remodelação óssea que geralmente assume a forma de acro-osteólise ou, mais raramente, de proliferação em tufo. A periostose é um processo evolutivo gradual, que depende da cronicidade da doença de base e da intensidade do estímulo subjacente, e progride em três dimensões: no número de ossos afetados, no local de acometimento de um mesmo osso e na forma de aposição periosteal. Em casos leves, poucos ossos são afetados (comumente tíbias e fíbulas), a periostose é limitada à diáfise e tem uma configuração de camada única (Figura 3). Em casos avançados, todos os ossos tubulares são afetados, atingindo metáfise e epífises, além da diáfise, e a periostose assume uma configuração irregular. São típicas da OAH a preservação do espaço articular e a ausência de erosões ou osteopenia justa-articular.

Cintilografia óssea é um método sensível para demonstrar envolvimento periosteal, havendo concentração elevada do marcador ósseo no periósteo, o que às vezes permite o diagnóstico acidental de OAH em pacientes com doença maligna conhecida e que desenvolveram dor óssea durante a investigação de metástase óssea.

DIAGNÓSTICO DIFERENCIAL

É importante enfatizar que, em alguns pacientes, principalmente nos portadores de neoplasias malignas pulmonares, a artropatia dolorosa pode ser a manifestação principal da síndrome, antecedendo o baqueteamento. Tais pacientes podem ser diagnosticados incorretamente com uma

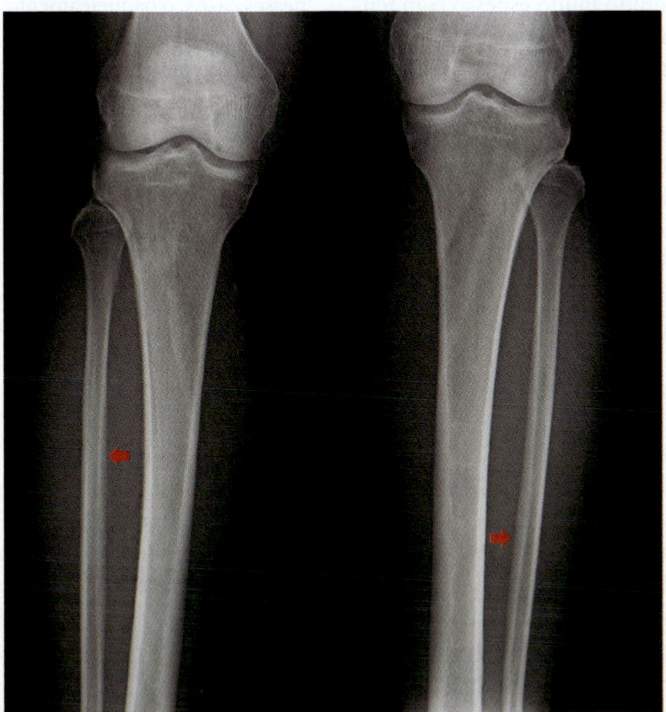

FIGURA 3 Radiografia de pernas evidenciando o espessamento do periósteo na face medial das fíbulas, sobre a cortical óssea (setas). Fonte: acervo pessoal do autor.

doença articular inflamatória, mas algumas características são importantes para diferenciar essas situações: local da dor (na OAH a dor estende-se além da articulação para o osso adjacente), fator reumatoide geralmente ausente e líquido sinovial não inflamatório.

Alguns casos de OAH apresentam hipertrofia da pele exuberante, podendo assemelhar-se à acromegalia. A presença de baqueteamento e periostose e a ausência de prognatismo, aumento da sela túrcica ou concentrações anormais de hormônio de crescimento circulante devem dirigir para o correto diagnóstico. O paciente deveria ser classificado como portador da forma primária da síndrome apenas após minuciosa investigação de doença associada.

DIAGNÓSTICO

Critérios diagnósticos para OAH são a presença combinada de baqueteamento e a evidência radiográfica de periostose dos ossos tubulares, não sendo essencial a presença de efusão sinovial. Porém, devido à característica alteração ao exame físico, geralmente não há necessidade do exame de imagem para completar os critérios para que o diagnóstico seja feito e para o prosseguimento da avaliação do paciente como um todo, pois, se em um indivíduo previamente saudável qualquer das manifestações da síndrome surgir, uma investigação detalhada por uma doença de base associada deve ser realizada o mais precocemente possível. Atenção especial deve ser dada ao tórax porque, atualmente, a principal doença associada a OAH em adultos com início agudo é a neoplasia maligna de pulmão, primária ou metastática. Por outro lado, se um paciente sabidamente portador de uma das doenças de base associadas a OAH desenvolver baqueteamento digital, esse fato isoladamente representa um fator de mau prognóstico, indicando que a doença atingiu um estágio avançado ou, em um paciente com conhecida doença cardíaca reumática, esse novo sinal pode significar uma complicação séria, como endocardite infecciosa. Considerações similares se aplicam a pacientes com implante de próteses vasculares que desenvolvem periostose do membro.

TRATAMENTO

Apesar das suas variações, o baqueteamento é geralmente assintomático e não exige tratamento. Para pacientes com osteoartropatia dolorosa, drogas anti-inflamatórias não esteroidais são efetivas no alívio da dor na maioria dos casos, com relatos de importante resposta nos casos de OAH primária com inibidores eletivos da COX-2, como etoricoxibe. Há relatos isolados de diferentes países que afirmam que infusões intravenosas de bisfosfonatos são eficazes na OAH em pacientes com dor óssea refratária. Bisfosfonatos são não somente antagonistas da reabsorção óssea por osteoclastos, mas também inibidores do VEGF.

A remoção do tumor pulmonar, a correção da malformação cardíaca ou o tratamento eficaz da endocardite infecciosa são seguidos por uma dramática regressão de todas as características da síndrome, reforçando a necessidade do tratamento da doença de base nos casos de OAH secundária.

PROGNÓSTICO

O prognóstico da OAH depende do tratamento da doença de base envolvida, sendo de bom prognóstico aqueles cuja doença de base é corrigível, como no caso da malformação cardíaca, porém pode ter uma evolução desfavorável e de difícil controle nos casos em que a doença de base é irreversível. Porém, considerando que na maioria dos casos a única manifestação clínica é o baqueteamento digital e que ele pode ser assintomático, o prognóstico da doença de base em si deve ser mais valorizado do que o relacionado à OAH.

REFERÊNCIAS BIBLIOGRÁFICAS

1. Albawa'neh A, Al Mansoori MG, Diab S, Jasmi FA and Akawi N. Etoricoxib as a treatment of choice for patients with SLCO2A1 mutation exhibiting autosomal recessive primary hypertrophic osteoarthropathy: a case report. Front Genet. 2022;13:1053999.
2. Bloch A, Couture G, Isidor B, Ricquebourg M, Bourrat E, Lipsker D, et al. Novel pathogenic variants in SLCO2A1 causing autosomal dominant primary hypertrophic osteoarthropathy. Eur J Med Genet. 2023;66(2):104689.
3. Carol A. Langford, Brian F. Mandell. Arthritis associated with systemic disease, and other arthritides. In: Kasper

DL, Fauci AS, Hauser FL, Longo DL, Jameson JL, Loscal J. Harrison's principles of internal medicine. 19. ed. New York: McGraw-Hill Medical; 2015.

4. Devalla V. Hypertrophic osteoarthropathy. Medscape. 2021. Disponível em: https://emedicine.medscape.com/article/333735-overview.
5. Diggle CP, Carr IM, Zitt E, Wusik K, Hoipkin RJ, Prada CE, et al. Common and recurrent HPGD mutations in Caucasian individuals with primary hypertrophic osteoarthropathy. Rheumatology (Oxford). 2010;49(6):1056-62.
6. Essouma M, Nkeck JR, Agbor VN, Noubiap JJ. Epidemiology of digital clubbing and hypertrophic osteoarthropathy: a systematic review and meta-analysis. J Clin Rheumatol. 2022;28(2):104-10.
7. Izumi M, Takayama K, Yabuuchi H, Abe K, Nakanishi Y. Incidence of hypertrophic pulmonary osteoarthropathy associated with primary lung cancer. Respirology. 2010;15(5):809-12.
8. Jayakar BA, Abelson AG, Yao Q. Treatment of hypertrophic osteoarthropathy with zoledronic acid: case report and review of the literature. Semin Arthritis Rheum. 2011;41(2):291-6.
9. Kozak KR, Milne GL, Bentzen SM, Yock TI. Elevation of prostaglandin E2 in lung cancer patients with digital clubbing. J Thorac Oncol. 2012;7(12):1877-8.
10. Martínez-Lavín M, Pineda C. Digital clubbing and hypertrophic osteoarthropathy. In: Hochberg MC, Siman AJ, Smolen JS, Weinblatt ME, Weisman MH. Rheumatology. 6. ed. Philadelphia: Elsevier Mosby; 2015. p. 1415-9.
11. Poormoghim H, Hosseynian A, Javadi A. Primary hypertrophic osteoarthropathy. Rheumatol Int. 2012;32(3):607-10.
12. Sasaki T, Niizeki H, Shimizu A, Shiohama A, Hirakiyama A, Okuyama T, et al. Identification of mutations in the prostaglandin transporter gene SLCO2A1 and its phenotype-genotype correlation in Japanese patients with pachydermoperiostosis. J Dermatol Sci. 2012;68(1):36-44.
13. Toovey OT, Eisenhauer HJ. A new hypothesis on the mechanism of digital clubbing secondary to pulmonary pathologies. Med Hypotheses. 2010;75(6):511-3.

122

Síndromes musculoesqueléticas associadas às malignidades

Pedro Weingrill
Luiz Santos de Freitas

CONCEITO

As síndromes musculoesquléticas associadas à malignidade, também denominadas síndromes paraneoplásicas (SP), são um conjunto de sinais e sintomas que antecedem, ocorrem simultaneamente ou aparecem em um período de até dois anos após o diagnóstico da doença maligna. Elas não são causadas por invasão direta do tumor ou metástases, mas por fatores solúveis como hormônios, citocinas ou mecanismos imunológicos humorais ou celulares contra as células tumorais ou produzidas por essas células, ocorrendo em locais distantes da doença maligna. Em algumas situações, o tumor interfere com vias normais metabólicas ou metabolismo de esteroides. É extremamente importante reconhecer essas síndromes, visto que podem levar ao diagnóstico e tratamento precoce do tumor maligno, assim como na sua evolução podem trazer informações quanto à sua recidiva. Os locais mais comuns afetados são articulações, músculos, fáscias, vasos e ossos. Existe uma variedade de manifestações que podem estar associadas a doenças malignas, mas, para se considerar a SP verdadeira, deve existir uma relação temporal e não uma mera associação, como foi proposto nos critérios de Bradford Hill (Tabela 1).

TABELA 1 Critérios de Bradford Hill

Critérios
▪ Força de uma associação
▪ Consistência dos achados por diversos pesquisadores
▪ Especificidade do fenômeno
▪ Temporalidade ou uma sequência temporal apropriada
▪ Gradiente biológico ou efeito dose-resposta
▪ Plausibilidade ou patofisiologia racional
▪ Coerência com o que já é conhecido
▪ Indução ou interrupção experimental de um efeito
▪ Evidência de condições análogas

Adaptada de Manger B, Schett G. Nat Rev Rheumatol, 2014.

POLIARTRITE PARANEOPLÁSICA

Manifestações articulares são comuns na população geral, assim como em indivíduos com neoplasias. Um dos diagnósticos diferenciais mais comuns é a artrite reumatoide (AR). Diferente dela, a poliartrite paraneoplásica (PP) costuma ser de início mais rápido, afetando indivíduos com idade média de 50 anos e mais homens que mulheres. Não existem ainda teorias convincentes para explicar a patogênese da poliartrite paraneoplásica. A forma mais comum é uma artrite assimétrica, podendo, no entanto, se manifestar como poli, oligo ou monoartrite. Os reagentes de fase aguda geralmente estão bem alterados. O fator reumatoide pode estar presente em até 27% dos casos, o que causa um dilema no diagnóstico diferencial, por isso as manifestações clínicas são aspectos importantes para se suspeitar de PP. O anticorpo antiproteína cíclica citrulinada (anti-CCP), que tem alta especificidade para a AR, também esteve presente em até 11% dos casos. Dessa forma, a positividade desses anticorpos não serve para diferençar a PP da AR. Em alguns casos, o diagnóstico pode ser difícil e a falta de resposta às terapias tradicionais para AR pode ser um indício de PP. O tratamento da neoplasia promove a remissão dos sintomas articulares. A recidiva do tumor em muitos casos não é acompanhada do reaparecimento da artrite.

OSTEOARTROPATIA HIPERTRÓFICA

A osteoartropatia hipertrófica (OAH) pode ser secundária a doenças malignas pulmonares e intratorácicas e também a doenças inflamatórias e hipoxêmicas. A OAH paraneoplásica é mais comum em indivíduos entre 50 e 70 anos. Câncer de pulmão é responsável por 80% dos casos, sendo os mais encontrados os de células escamosas e o adenocarcinoma. A associação de câncer de pulmão e OAH tem sido reportada em 4% a 17%. A hipótese mais aceita no mecanismo patogenético é a produção do fator de crescimento derivado de plaquetas (PDGF) e do fator de crescimento vascular endotelial (VEGF) pelas células tumorais. Eles estimulam a hiperplasia vascular, neoformação óssea e edema. Mutações genéticas nos genes HPGD ou SLCO2A1 levam a um aumento significativo da prostaglandina PGE2, que é uma potente indutora da ativação do osteoblasto mediada pelo VEGF, tendo papel patogênico na periostite proliferativa. Os principais sintomas são: periostose, baqueteamento digital e artralgia, podendo, no entanto, ser assintomática. A dor em tíbia e fêmur são sintomas típicos, porém outros ossos longos podem ser afetados. Ela é causada por uma inflamação do periósteo com ativação dos osteoblastos e que pode facilmente ser detectada pela cintilografia óssea. Inicialmente, tecido conectivo excessivo e edema elevam o periósteo. Posteriormente, uma nova matriz osteoide é depositada abaixo do periósteo, que em seguida se mineraliza, promovendo uma ossificação lamelar dos ossos longos tubulares visíveis na radiografia convencional. Dor em articulações adjacentes aos ossos comprometidos como joelhos e tornozelos é comum, podendo haver inclusive sinovite e derrame articular. O líquido sinovial geralmente é não inflamatório, com baixa contagem de células e poucos neutrófilos. Outra manifestação característica é o baqueteamento das falanges distais dos dedos das mãos e dos pés, que pode ser a única manifestação da síndrome. O diagnóstico por imagem inclui a radiografia mostrando a periostose de ossos longos e a cintilografia como padrão-ouro sendo o exame mais sensível. Os sintomas e a cintilografia óssea melhoram em 50% dos pacientes com doença maligna tratados. A periostose e dor óssea geralmente respondem aos anti-inflamatórios inibidores da prostaglandina. Em casos refratários, o ácido zoledrônico tem mostrado resultados satisfatórios.

SÍNDROME DA FASCIÍTE PALMAR E POLIARTRITE

A síndrome da fasciíte palmar e poliartrite (SFP) é uma condição rara que consiste em fasciíte palmar e poliartrite. Essa associação torna muito mais plausível a suspeita de doença maligna subjacente. A neoplasia mais comum é o adenocarcinoma de ovário (35%), que somado ao câncer de mama e a outras neoplasias do aparelho reprodutor feminino, representa mais de 50% dos casos. Por isso, é quatro vezes mais prevalente em mulheres que em homens. Não se sabe o real mecanismo patogênico, porém a proliferação de fibroblastos e o aumento da produção de matriz extracelular observados na histolopatologia sugerem a participação de fatores estimuladores da atividade de fibroblastos por células tumorais como o fator de transformação de crescimento β (TGF-β) e o fator de crescimento do tecido conjuntivo (CTGF). O início dos sintomas é mais comum entre a sexta e oitava décadas de vida e geralmente antecede o diagnóstico da neoplasia. As manifestações clínicas características são edema e dor nas mãos e punhos e espessamento e endurecimento palmar devido à inflamação da fáscia, com consequente contratura em flexão e nódulos. Diagnósticos diferenciais: Dupuytren, esclerodermia, fasciíte eosinofílica, síndrome dolorosa complexa regional e RS3PE. Tem início rápido e simétrico. Eritema e acrocianose podem estar presentes. A artrite compromete as articulações interfalangeanas proximais, metacarpofalangenas e punhos, podendo também se manifestar em outras articulações. Em 20% dos casos afeta a fáscia plantar. Provas de atividade inflamatória estão alteradas. O fator reumatoide geralmente é negativo ou em baixo título e o anti-CCP é negativo. Marcadores tumorais como CA-125 e CA19-9 são comumente positivos e de valor na suspeita diagnóstica da neoplasia. Nos exames de imagem, a radiografia pode mostrar uma osteopenia articular. A ultrassonografia pode detectar uma sinovite com atividade no Doppler e nódulos hipoecoicos na fáscia. A ressonância magnética (RM) mostra alteração de sinal em T1 e T2 devido a fibromatose da fáscia e tecido subcutâneo. O tratamento com drogas como glicocorticoides e imunossupressores geralmente não traz resultados satisfatórios, visto que a manifestação da SFP ocorre com a doença maligna em estágio avançado, muitas vezes já com metástases. Existem relatos de casos em que a completa remissão com exérese do tumor levou à regressão da SFP.

OSTEOMALÁCIA ONCOGÊNICA

A osteomalácia é uma doença causada por um defeito na mineralização óssea. Uma forma rara dessa entidade é a osteomalácia oncogênica (OO) ou osteomalácia induzida por tumor. É uma doença rara, com aproximadamente 1.000 casos relatados na literatura mundial. Pode surgir em qualquer idade, porém 80% dos casos são em adultos com 20 anos ou mais. O mecanismo patogênico está relacionado a uma secreção tumoral de fosfatoninas: fator de crescimento fibroblástico (FGF23) é o mais importante, que se liga às células do túbulo renal proximal, inibindo a produção de calcitriol, aumentando a excreção de fosfato e causando hipofosfatemia e osteomalácia. Diferente das outras síndromes paraneoplásicas em que os tumores são malignos, nesta síndrome o tumor raro e benigno que mais se associa à OO é o tumor fosfatúrico mesenquimal (variante do tecido conjuntivo misto). Existem relatos de outros tumores associados a essa síndrome, como osteossarcoma e tumores mesenquimais. As manifestações clínicas mais comuns são dores ósseas, fraturas patológicas, perda de altura, fadiga e fraqueza muscular proximal. As alterações laboratoriais consistem em hipofosfatemia, hiperfosfatúria, aumento do FGF23, redução da reabsorção tubular de fósforo (TmP/RFG), 1,25-vitamina D normal ou reduzida, fosfatase alcalina aumentada e nível de cálcio normal ou reduzido. Exames de imagem como cintilografia, RM e SPECT/CT podem ser utilizados, sendo a ^{68}Ga-DOTA PET/CT melhor para localização do tumor. O tratamento consiste na ressecção completa da neoplasia ou ablação por radiofrequência. Quando não for possível ou o tumor oculto não é encontrado, o tratamento deve ser realizado com reposição de fosfato e análogos ativos de vitamina D ou com berozumabe, um anticorpo monoclonal anti-FGF23.

SÍNDROME DA PANICULITE PANCREÁTICA E POLIARTRITE

A síndrome da paniculite pancreática e poliartrite (PPP) é caracterizada pela associação das duas manifestações clínicas em pacientes com doenças pancreáticas. A principal causa são as pancreatites, porém neoplasias pancreáticas também podem causar o quadro, sendo a principal o carcinoma de células acinares. A patogênese é incerta, sendo a hipótese mais provável a de que a liberação de enzimas pancreáticas na circulação sanguínea leva a um processo de necrose gordurosa disseminada. Dois terços dos pacientes têm sintomas abdominais leves ou não têm, o que pode retardar o diagnóstico. A paniculite pancreática incide em 2% a 3% dos casos de pancreatopatias. É caracterizada por nódulos subcutâneos de coloração violácea que podem ulcerar espontaneamente e drenar um líquido cremoso de coloração marrom. Esses nódulos normalmente estão localizados nas pernas, porém podem ser disseminados. Os principais diagnósticos diferenciais são as outras causas de paniculite, principalmente o eritema nodoso. A artralgia afeta 25% dos pacientes com a tríade, sendo o acometimento poliarticular o mais comum. O quadro articular é causado por necrose da gordura periarticular e não por um processo de sinovite verdadeiro, sendo as articulações mais afetadas os tornozelos, joelhos e pequenas articulações das mãos. O líquido sinovial tem alta concentração de lipase e pode ter cristais de lípides. Em alguns casos pode ocorrer necrose da medula óssea, caracterizada por lesões osteolíticas, periostite e calcificação da cavidade medular. Na investigação laboratorial, a eosinofilia é um achado comum, principalmente quando a síndrome está associada a neoplasia. A presença de eosinofilia, paniculite e poliartrite é denominada tríade de Schmid. O diagnóstico da paniculite pancreática é histopatológico, sendo caracterizado por uma paniculite lobular sem vasculite. O tratamento definitivo é a resolução da doença pancreática. Existem casos descritos na literatura de resolução da paniculite com uso de octreotide. Quanto aos sintomas articulares, o tratamento sintomático costuma ser pouco efetivo.

VASCULITE PARANEOPLÁSICA

A vasculite cutânea leucocitoclástica (VCL) é o subtipo de vasculite mais associado com neoplasias malignas, sendo que as neoplasias de origem hematológica são a principal causa desse tipo de vasculite paraneoplásica (VP). Estima-se que 3,8% dos casos de VCL possuem relação com neoplasia maligna. A poliarterite nodosa é o segundo subtipo mais comum, sendo a leucemia de células pilosas a principal associação. Os mecanismos de VP sugeridos são: reação cruzada entre antígenos do tumor e do endotélio vascular e inflamação vascular por imunocomplexos envolvendo antígenos tumorais. Apesar da associação com neoplasia, não existe uma obrigatoriedade de rastreamento neoplásico extenso em pacientes com vasculite, sendo que a investigação deve ser guiada pela suspeita clínica. O tratamento da VP segue os mesmos princípios de tratamento dos casos idiopáticos, além do tratamento da neoplasia.

RS3PE (*REMITTING SERONEGATIVE SYMMETRICAL SYNOVITIS WITH PITTING EDEMA*)

RS3PE é uma forma de poliartrite que ocorre em idosos, sendo caracterizado pelo acometimento simétrico de pequenas articulações associado a edema difuso do dorso das mãos e pés (*pitting edema*). A doença afeta predominantemente idosos entre os 60 e 80 anos, com discreto predomínio no sexo masculino. Neoplasias malignas costumam ser encontradas em 16% dos pacientes, assim como pode estar associado com outras doenças reumatológicas em 6% dos pacientes. As neoplasias mais descritas na literatura em associação com RS3PE são linfoma, mielodisplasia e adenocarcinoma. Medicações como insulina e infecções como parvovírus podem induzir a doença. A patogênese proposta da doença está relacionada à produção elevada do fator de crescimento vascular endotelial, causando uma hipervascularização sinovial (sinovite) e aumento da permeabilidade vascular (*pitting edema*). Não há diferença quanto à produção de fator de crescimento vascular endotelial entre os casos idiopáticos e paraneoplásicos, porém a produção da metaloproteinase MMP-3 é significativamente superior nos casos paraneoplásicos. O diagnóstico da doença é clínico, não sendo necessários exames complementares. O fator reumatoide e o anti-CCP costumam ser negativos. O tratamento com prednisona (15 mg/dia, inicialmente) geralmente tem boa resposta, porém nos casos paraneoplásicos costuma ser inferior.

MIOSITE PARANEOPLÁSICA

A miosite paraneoplásica (MP) é uma doença caracterizada pela existência de miopatia inflamatória (dermatomiosite – DM, polimiosite – PM ou miosite por corpos de inclusão – MCI) induzida por uma neoplasia maligna. A prevalência é maior com DM (risco de câncer 3,8 a 7,7 vezes superior comparado à população normal) e menor com PM (1,7 a 2,2 vezes superior) e MCI. As neoplasias malignas mais comuns são de mama, pulmão, cólon, estômago, ovário, pâncreas e linfoma na dermatomiosite, e de pulmão, bexiga e linfoma na PM. A patogênese proposta para os casos de MP é a ocorrência de reação cruzada entre antígenos tumorais e tecido muscular. DM, sexo masculino, idoso, lesões cutâneas e anti-TIF1γ são fatores que aumentam o risco de neoplasia e o anti-Jo-1 costuma ter efeito protetor contra ocorrência de neoplasia. Os pacientes com MP costumam ser mais idosos que os casos idiopáticos, além de apresentarem um acometimento muscular e cutâneo mais exuberante. A ulceração cutânea é uma característica marcante dos casos paraneoplásicos e não costuma ocorrer doença pulmonar intersticial. Quanto aos exames complementares para investigação de neoplasia maligna, deve ser feita uma abordagem investigativa direcionada por anamnese, exame físico e prevalência das neoplasias esperadas para a idade. Os pacientes com MP possuem pior resposta ao tratamento, principalmente os sintomas cutâneos, que costumam ser extremamente refratários. Em alguns casos é necessário um tratamento contínuo mesmo após a resolução da neoplasia, demonstrando que o processo autoimune pode seguir um curso independente.

MANIFESTAÇÕES REUMÁTICAS ASSOCIADAS A TRATAMENTO PARA DOENÇAS MALIGNAS

Manifestações musculoesqueléticas podem resultar de tratamentos para doenças malignas. Artralgia ou artrite podem aparecer após ou durante tratamento quimioterápico. Inibidores de aromatase e moduladores seletivos de receptor de estrógenos para tratamento de câncer de mama produzem essas manifestações em até 50% das pacientes, além de aumentar o risco de desenvolver artrite reumatoide. A gota devido à hiperuricemia ocorre mais particularmente em pacientes tratados para doenças mieloproliferativas. Mais recentemente, a imunoterapia com inibidores de *checkpoint* tem demonstrado vários efeitos adversos imunomediados sistêmicos, como artrites, miosites, síndrome seca, vasculites e outros.

REFERÊNCIAS BIBLIOGRÁFICAS

1. Arbeláez-Cortés A, Vanegas-García AL, Restrepo-Escobar M, Correa-Londoño LA, González-Naranjo LA. Polyarthritis and pancreatic panniculitis associated with pancreatic carcinoma: review of the literature. J Clin Rheumatol. 2014;20(8):433-6.
2. Cappelli LC, Gutierrez AK, Bingham CO 3rd, Shah AA. Rheumatic and musculoskeletal immune-related adverse events due to immune checkpoint inhibitors: a systematic review of the literature. Arthritis Care Res (Hoboken). 2017;69(11):1751-63.
3. Capriloli M, Carrara G, Sakellariou G, Silvagni E, Scirè CA. Influence of aromatase inhibitors therapy on the occurrence of rheumathoid arthritis in women with brest cancer: results from a large population-based study of Italian Society for Rheumatology. BMJ RMD Open. 2017;3(2):e000523.
4. Castro JP, Atanásio G, Canelas MA, Ferreira A, Barbosa AR, Barbedo M, et al. A case report of pancreatitis-panniculitispolyarthritis syndrome – an unusual but serious presentation of pancreatic disease. Scott Med J. 2020;65(1):19-23.
5. Chong WH, Molinolo AA, Chen CC, Collins MT. Tumor-induced osteomalacia. Endocr Relat Cancer. 2011;18(3):R53-77.
6. Dair K, Zanchetta MB, Stanciu I, Robinson C, Lee JY, Dhaliwal R, et al. Diagnosis and management of tumor-induced osteomalacia: perspectives from clinical experience. J Endocr Soc. 2021;5(9):bvab099.
7. Folpe AL, Fanburg-Smith JC, Billings SD, Bisceglia M, Bertoni F, Cho JY, et al. Most osteomalacia-associated mesenchymal tumors are a single histopathologic entity: an analysis of 32 cases and a comprehensive review of the literature. Am J Surg Pathol. 2004;28(1):1-30.
8. Hill AB. The environment and disease: association or causation? Proc R Soc Med. 1965;58:293-300.
9. Izumi M, Takayama K, Yabuuchi H, Abe K, Nakanishi Y. Incidence of hypertrophic pulmonary osteoarthropathy associated with primary lung cancer. Respirology. 2010;15:809-12.
10. Kim MJ, Ye YM, Park HS, Suh CH. Chemotherapy-related arthropathy. J Rheumatol. 2006;33(7):1364.
11. Kisacik B, Onat AM, Kasifoglu T, Pehlivan Y, Pamuk ON, Dalkilic E, et al. Diagnostic dilemma of paraneoplastic arthritis: case series. Int J Rheum Dis. 2014;17(6):640-5.
12. Manger B, Schett G. Palmar fasciitis and polyarthritis syndrome-systematic literature review of 100 cases. Semin Arthritis Rheum. 2014;44(1):105-11.
13. Manger B, Schett G. Paraneoplastic syndromes in rheumatology. Nat Rev Rheumatol. 2014;10(11):662-70.
14. Martinez-Lavin M, Vargas A, Rivera-Vinas M. Hypertrophic osteoarthropathy: a palindrome with a pathogenic connotation. Curr Opin Rheumatol. 2008;20(1):88-91.
15. Meyer HJ, Leifels L, Bach AG, Surov A. Secondary hypertrophic osteoarthropathy caused by non-pleural or pulmonary tumors. Medicine (Baltimore). 2017;96(36):e7985.
16. Oldroyd AG, Allard AB, Callen JP, Chinoy H, Chung L, Fiorentino D, et al. A systematic review and meta-analysis to inform cancer screening guidelines in idiopathic inflammatory myopathies. Rheumatology; 2021;60:2615-28.

17. Toovey OT, Eisenhauer HJ. A new hypothesis on the mechanism of digital clubbing secondary to pulmonary pathologies. Med Hypotheses. 2010;75(6):511-3.
18. Wen J, Ouyang H, Yang R, Bo L, Zhang Y, Tang M, et al. Malignancy dominated with rheumatic manifestations: A retrospective single-center analysis. Sci Rep. 2018;8:1786.
19. Yu WJ, He JW, Fu WZ, Wang C, Zhang ZL. Reports of 17 Chinese patients with tumor-induced osteomalacia. J Bone Miner Metab. 2017;35(3):298-307.

123

Doença aterosclerótica associada às doenças reumáticas

Eduardo Ferreira Borba Neto
Jozélio Freire de Carvalho
Carlos Ewerton Maia Rodrigues

INTRODUÇÃO

A maioria das doenças reumáticas autoimunes (DRA) são doenças inflamatórias que possuem manifestações cardiovasculares. Por conta da maior eficácia terapêutica e da consequente maior sobrevida, o risco e a identificação de aterosclerose prematura nessas doenças ficaram cada vez mais evidentes ao longo do tempo. Atualmente, a aterosclerose acelerada é a principal causa de morbidade e mortalidade dos pacientes com uma DRA.

A aterosclerose é considerada uma condição inflamatória, pois marcadores sistêmicos de inflamação predizem o aparecimento e a progressão de quadros cardiovasculares isquêmicos. Em fases precoces do processo aterosclerótico, a formação da placa é favorecida nos vasos que exibem maior expressão de mediadores pró-inflamatórios, como algumas moléculas de adesão (VCAM-1), fatores de crescimento endotelial vascular e algumas citotocinas pró-inflamatórias [interleucina-6 (IL-6) e o fator de necrose tumoral alfa (TNF-alfa)]. Esse processo favorece a formação da placa e sua progressão após depósito de lípides. Dessa forma, existem fortes semelhanças entre o processo inflamatório e mecanismos imunológicos identificados tanto na aterogênese quanto nas doenças autoimunes. Na prática, os fatores de risco tradicionais e não tradicionais devem ser fortemente considerados na avaliação de todas as doenças, e estão listados na Tabela 1.

TABELA 1 Principais fatores de risco cardiovascular em pacientes com doenças reumáticas autoimunes

Tradicionais	Não tradicionais
Idade	Citocinas (TNF-α, IL-6, NFκ-B)
Tabagismo	Disfunção endotelial (moléculas de adesão e infiltrado celular)
Hipertensão arterial	Mediadores inflamatórias (PCR, homocisteína)
Dislipidemia	HDL pró-inflamatória
Diabetes mellitus	LDL-oxidada (Ox-LDL)
Obesidade	Anticorpos antifosfolípides
Síndrome metabólica	Estresse oxidativo
Sedentarismo	Corticosteroide

LÚPUS ERITEMATOSO SISTÊMICO

Estudos epidemiológicos demonstraram que o lúpus eritematoso sistêmico (LES) determina um risco 5-10 vezes maior de evento coronariano em comparação com a população geral, e 50 vezes maior nas mulheres entre 35 e 44 anos. A patogênese do processo aterosclerótico é multifatorial, mas a própria doença parece predispor a essa prematuridade, que é agravada por uma imensa variedade de fatores de risco. Existe uma maior prevalência de dislipidemia, hipertensão arterial, *diabetes mellitus* e síndrome metabólica (SM) na doença, que são particularmente intensificadas pelo uso crônico de corticosteroides.

Porém, mesmo após controle desses fatores de risco tradicionais, existe um risco 17 vezes maior de morte por doença cardiovascular na doença, o que reforça o papel do LES na progressão da aterosclerose.

Embora todos os fatores de risco tradicionais assumam importante papel na aterosclerose, as dislipidemias merecem destaque. A doença por si só promove um padrão próprio de dislipoproteinemia, caracterizando um aumento dos níveis séricos de triglicérides associado a uma diminuição da HDL. A atividade inflamatória da doença acentua essas alterações (Tabela 2), e é decorrente de uma diminuição da atividade da enzima lipoproteína-lipase (LPL), que hidrolisa triglicérides. O fator de necrose tumoral alfa (TNF-α) e a presença de anticorpos anti-LPL são responsáveis pela menor atividade da LPL. Os corticosteroides também assumem importante papel na alteração dos lípides, pois promovem um aumento de todas as frações de colesterol e de triglicérides, efeito totalmente relacionado ao tempo e à dose utilizada. Por outro lado, identificou-se que os antimaláricos promovem um aumento dos níveis da HDL dos pacientes com LES, associado ou não à prednisona, além de diminuir os níveis de colesterol total e de LDL, o que reforça a importância do seu uso na doença, principalmente quando do uso de corticosteroides (Tabela 2). A prevalência da SM é elevada na doença (20% a 41,4%) em que a corticoterapia é importante fator predisponente, enquanto o uso de antimaláricos parece ser protetor. Estudos sugerem que a manutenção do uso de antimaláricos está relacionada com menor progressão de aterosclerose na doença, e poderia inclusive ser útil na prevenção primária da doença cardiovascular.

Os principais escores de risco cardiovascular utilizados nas mais diversas populações não conseguem identificar com precisão o risco aterosclerótico dos pacientes com doenças reumatológicas autoimunes (DRA), inclusive o LES. Provavelmente, fatores como a própria doença e o tempo de sua duração, a falência em se atingir remissão, o tempo de uso de glicocorticoides e a presença de anticorpos antifosfolípide associados a algum instrumento de identificação de aterosclerose subclínica poderiam identificar com maior precisão o maior risco de doença cardiovascular. Nesse sentido, várias técnicas poderiam ser usadas para melhor investigar a aterosclerose subclínica e sua progressão no LES. A ultrassonografia de carótidas é um método não invasivo que permite avaliar a espessura da parede arterial e a presença de placa. Destacam-se também o escore de cálcio (EC) coronariano e a angiotomografia das artérias coronárias, que podem desempenhar papel importante como ferramentas complementares na estratificação de risco dos pacientes assintomáticos. Outros exames funcionais vasculares como a velocidade de onda de pulso (VOP) e o teste de dilatação fluxo-mediada (DFM) da artéria braquial podem ser utilizados para identificar precocemente as disfunções endoteliais na doença.

ESCLEROSE SISTÊMICA

A esclerose sistêmica (ES) é uma doença que se caracteriza por afetar principalmente a microcirculação. Disfunção endotelial e inflamação podem levar também a disfunção macrovascular

TABELA 2 Efeito do lúpus eritematoso sistêmico (LES), da sua atividade inflamatória e de suas terapias no perfil de lipoproteínas

	Colesterol total	HDL	LDL	Triglicérides
LES inativo		↓		
LES em atividade		↓↓↓		↑↑
Corticosteroides	↑↑↑	↑	↑↑	↑↑↑
Antimaláricos	↓	↑	↓↓	

e, finalmente, a aterosclerose. Estudo populacional recente identificou que o risco de infarto agudo do miocárdio (IAM) e de acidente vascular cerebral (AVC) é 2 vezes maior quando comparados a controles pareados, e 4 vezes maior quando de eventos vasculares periféricos. Dentre os fatores de risco tradicionais, destaca-se a redução dos níveis séricos de HDL.

Alguns estudos que avaliaram disfunções endoteliais (VOP e DFM) confirmam a presença de doença macrovascular na ES. A presença de placa aterosclerótica em carótida confirmada por ultrassonografia das carótidas é mais frequentemente observada na ES, o que comprova o comprometimento macrovascular e a aterosclerose.

São sugeridas modificações dos fatores de risco cardiovascular na ES que incluem um controle mais rigoroso estrito da pressão arterial, especialmente com o uso de bloqueadores dos canais de calcio e dos receptores da angiotensina II; uso de estatinas e o acompanhamento conjunto com o cardiologista. Em relação ao uso de aspirina, não há recomendação de rotina, pois os dados vindos de pacientes diabéticos sugerem que se deve avaliar os benefícios e os potenciais riscos de sangramento.

SÍNDROME ANTIFOSFOLÍPIDE

Diversos estudos têm demonstrado a relação da síndrome antifosfolípide (SAF) com a doença cardiovascular e os fatores de risco cardiovascular como hipertensão, diabetes, obesidade, dislipidemia, tabagismo, sedentarismo e SM, que são frequentemente observados na SAF. Nosso grupo determinou o significado da SM em pacientes com SAF primária e observamos que 33,8% dos pacientes apresentavam SM. Concluímos que a coexistência de SAF primária e SM parece identificar um subgrupo de pacientes com mais alto risco de eventos arteriais, sugerindo que SM pode agravar a disfunção endotelial na SAF primária. Reforçando esses achados, estudamos a possível associação de adipocitocinas com SM, inflamação e outros fatores de risco cardiovascular em pacientes com SAF primária e evidenciamos que adipocitocinas pode estar envolvida em inflamação de baixo de grau, resistência insulínica e SM na SAF primária. Em relação a dados epidemiológicos de aterosclerose em SAF, o estudo Euro-SAF que acompanha 100 pacientes com essa síndrome revelou que 1,9% dos pacientes desenvolveram IAM, e 2,4%, angina instável durante um período de 10 anos de seguimento.

As maiores séries em SAF demonstram uma prevalência de IAM de até 7%. Em relação à terapêutica, o uso de hidroxicloroquina foi estudado em 58 pacientes com SAF em comparação a 58 controles, sendo que essa droga foi capaz de proteger contra a presença de placas ateroscleróticas e o espessamento da intima média e a rigidez arterial foram também reduzidos. O uso de estatinas foi empregado com sucesso em pacientes com SAF. Demonstrou-se que o uso de aspirina em modelos animais é benéfico nessa condição clínica. Além disso, sugere-se que o uso de heparina na SAF tenha efeitos positivos tanto como antitrombótico quanto anti-inflamatório. O uso de anticoagulantes orais poderia teoricamente ter um efeito antitrombótico favorável que seria importante na fase final de obstrução da doença aterosclerótica.

Uma revisão recente sobre aterosclerose em SAF (2022) reforça a importância da doença cardiovascular em pacientes com essa doença. Nesse artigo, a autora ressalta a falta de evidências de estudos clínicos sobre o uso de anti-hipertensivos e hipolipemiantes na prevenção de eventos cardiovasculares, mas a força-tarefa recomenda seguir as diretrizes propostas para a população geral no tratamento de hipertensão e hiperlipidemia na SAF. Especialmente em pacientes com LES ou portadores de aPL de alto risco assintomáticos, o tratamento profilático com aspirina em baixa dose foi recomendado.

ARTRITE REUMATOIDE

Artrite reumatoide (AR) é considerada por si só um fator de risco independente para desfecho cardiovascular. Entre as doenças cardíacas relacionadas à AR, a doença arterial aterosclerótica é a principal causa de morte prematura e, comparada à população geral, o risco é duas vezes maior, com 60% de aumento de mortalidade por doença cardiovascular. Uma vez que os fatores de risco cardiovasculares tradicionais não explicam esse maior risco, fatores como inflamação, estado protrombótico e resistência à insulina parecem possuir um papel importante na aterosclerose acelerada dos pacientes com AR.

A inflamação não controlada na AR predispõe à aterosclerose. Na presença de um processo inflamatório ativo, normalmente os níveis de lipoproteínas tendem a diminuir (colesterol total, LDL e HDL). Entretanto, observamos um paradoxo, pois durante o tratamento da AR e na remissão da doença com normalização do PCR, o perfil lipídico se altera, com elevação dos seus níveis. A aterosclerose na AR parece apresentar um mecanismo patogênico diferente da população geral, sendo que alguns estudos sugerem que a placa aterosclerótica seria mais instável e mais propensa a rompimento (porção lipídica maior e capa fibrosa mais fina), provavelmente em decorrência do maior processo inflamatório.

Em virtude da maior frequência de eventos cardiovasculares e de morte súbita em pacientes com AR comparados à população geral, postula-se um maior risco para essa população. As recomendações EULAR 2015/2016 sugerem estratificar o risco cardíaco dos pacientes com AR com o escore de Framingham (< 10% é considerado de baixo risco; entre 10% e 20%, risco moderado; e > 20%, alto risco). No entanto, recomendam que o escore obtido seja multiplicado por 1,5. Essa orientação se baseia no fato de que na AR, esse escore subestima o real risco cardiovascular, porque não leva em consideração estado inflamatório, resistência à insulina e circunferência abdominal, entre outros. Um estudo multicêntrico (n = 5.638 pacientes) avaliou o impacto dos fatores de risco com desfecho cardiovascular em pacientes com AR e observou que os níveis de HDL-c foram fator protetor [OR (95%) IC = 0,73(0,48-0,93)], enquanto que o tabagismo [2,05(1,58-2,67)] e a hipertensão [1,62(1,31-2,0)] foram de maior risco. Concluiu-se que 50% dos eventos cardiovasculares são acarretados por fatores de risco de doença cardiovascular e 30% desses eventos são decorrentes das características da AR. Desse modo, a atividade da doença deve ser controlada no sentido de diminuir o risco cardiovascular. As principais recomendações EULAR 2015/2016 são:

1. HDL e triglicérides devem ser usados para avaliar risco cardiovascular em AR e colesterol total e LDL devem ser avaliados idealmente quando a atividade da doença está estável ou em remissão em virtude do paradoxo lipídico.
2. *Screening* adicional pode ser feito com ultrassonografia de carótidas.
3. Mudança no estilo de vida (atividade física, dieta e cessação do tabagismo) deve ser enfatizada.
4. Anti-hipertensivos e estatinas devem ser usados seguindo as mesmas indicações da população geral. Entretanto, um estudo recente sugere ter como meta de tratamento os seguintes níveis lipídicos: colesterol total < 170 mg/dL, LDL < 100 mg/dL, HDL > 46 mg/dL para homens e > 38 mg/dL para mulheres, e triglicérides < 150 mg/dL.
5. Cautela com o uso de anti-inflamatórios não esteroidais e corticoide na terapia prolongada na menor dose possível. Parar após remissão clínica ou baixa atividade da doença.

A remissão da AR representa uma meta a ser alcançada, entretanto o *treat-to-target* sugere baixa atividade da doença como alvo terapêutico alternativo para alguns pacientes com AR de longa duração. O efeito da terapia medicamentosa na AR, DMARDs convencionais como o metotrexato e os biológicos (anti-TNF) são associados com significativa redução do risco cardiovascular na doença. O tratamento com anti-TNFα melhora a resistência insulínica, reduz a inflamação e diminui o risco cardiovascular. Redução da atividade da doença com tocilizumabe ou rituximabe mostraram efeitos benéficos no IMT, um marcador para doença cardiovascular. Nesse contexto, IL-6 desempenha um importante papel na inflamação sistêmica e na resposta de fase aguda avaliadas pela PCR e VHS que estão associadas com a aterosclerose por influenciar na homeostase endotelial e promover a progressão da placa de ateroma. Uma meta-análise mostrou que os níveis aumentados de IL-6 estão associados com risco de 1,25 (1,19-1,32) de IAM não fatal e morte por doença cardiovascular. Reforçando esses achados, tocilizumabe foi associado com redução no nível de lipoproteína(a) e da relação leptina/adiponectina.

Outro fator de risco emergente que aumenta o risco cardiovascular nos pacientes com AR é a presença de SM. Estudos recentes têm sugerido prevalência aumentada de SM em doenças reumáticas (14-62,8%), especialmente com a AR. No Brasil, três estudos observaram prevalências aumentadas de SM na AR (51,3; 50 e 39,2%, respectivamente), identificadas como as mais altas do mundo e confirmando a forte associação da SM com atividade da doença. Essas observações confirmam que de fato a AR é um fator de risco independente para doença cardiovascular, cujo risco se torna ainda aumentado quando da presença da SM, que é altamente prevalente na população brasileira, principalmente no Nordeste. Importante salientar que o controle da atividade da doença é vital para diminuir o risco cardiovascular na AR e que o controle dos fatores de risco modificáveis para doença cardiovascular devem ser avaliados rotineiramente e envolvem a prática de atividade física regular, dieta saudável, cessação do fumo e controle rigoroso da HAS, *diabetes mellitus* e dislipidemias. O EULAR recomenda avaliação de risco cardiovascular (verificação da pressão arterial e peso corporal, fumo, glicemia e níveis lipídicos) pelo menos a cada 5 anos em todos os pacientes com AR. Além disso, a terapia com MTX e anti-TNF parece reduzir o risco cardiovascular pelo controle do processo inflamatório e diminuição da resistência insulínica. Uma meta-análise de 28 estudos com 236.525 pacientes com AR avaliou a redução de eventos cardiovasculares com MTX e anti-TNF em comparação com pacientes não tratados com esses agentes. Os eventos cardiovasculares foram reduzidos e o risco relativo foi de 0,72 (95% IC 0,57-0,91) para MTX e 0,70 (0,54-0,90) para anti-TNF. Inibidores da janus quinase estão associados com risco aumentado de doença tromboembólica e preocupações têm sido relatadas a respeito da segurança do tofacitinibe, principalmente na dose de 10 mg duas vezes ao dia. A recomendação atual é que se evite inibidores da janus quinase na população idosa ou com elevado risco cardiovascular.

ESPONDILOARTRITES

A espondilite anquilosante (EA) está associada com risco cardiovascular aumentado e maior prevalencia de SM. Além do processo inflamatório e da alta atividade da doença terem um papel no risco cardiovascular, outra possivel explicação envolve o perfil proaterogênico de pacientes com EA (tabagismo, HAS e dislipidemia). Uma meta-análise mostrou um significativo aumento de risco de IAM e AVC em pacientes com EA comparados a controles. No Brasil, um estudo avaliou a prevalência de SM em pacientes com EA em terapia com anti-TNF e encontrou 27% de prevalencia de SM. Outro achado interessante foi que a atividade da doença parece não ter influenciado o risco de doença cardiovascular, pois ao estratificarmos pacientes com e sem SM de acordo com a atividade da doença, determinada pelo BASDAI > 4, o grupo com SM tinha maiores preditores de risco cardiovascular independente da atividade da doença. Em um estudo prospectivo com pacientes com EA (n = 6.448), AP (n = 16.063) e espondiloartrite indiferenciada (n = 5.190) comparados com a população geral (n = 266435), concluiu-se que pacientes com EA, AP e espondiloartrite indiferenciada apresentam risco aumentado para eventos cardiovasculares como IAM e AVC e pacientes com EA apresentam risco aumentado para tromboembolismo venoso.

A doença cardiovascular é a principal causa de mortalidade entre os pacientes com artrite psoriásica (AP), pois esses pacientes apresentam uma série de comorbidades como depressão, diabetes, obesidade, SM e esteatose hepática. O processo de aterosclerose é o principal responsável pela ocorrência de eventos cardiovasculares e sua instalação está diretamente relacionada a um processo inflamatório vascular crônico, que compreende especialmente ativação endotelial seguida de adesão de monócitos à membrana endotelial, desencadeando aumento da permeabilidade dessa membrana e a presença de LDL oxidada. Estudos mostram que pacientes com psoríase apresentam maior risco de IAM, AVC e morte súbita em comparação à população sem AP, principalmente pacientes do sexo masculino e com idade mais avançada.

CONCLUSÃO

As doenças reumatológicas autoimunes são associadas a uma elevada prevalência de aterosclerose. As evidências de aterosclerose advêm de estudos experimentais que comprovam na maioria dessas doenças diversos mecanismos fisiopatológicos associados ao processo aterosclerosclerótico. Em relação ao cenário clínico, a presença de fatores de risco cardiovascular tradicionais (dislipidemia, hipertensão, tabagismo, sedentarismo) e mais recentemente a síndrome metabólica e fatores de risco emergentes [p. ex.: homocisteína, aumento da lipoproteína(a) etc.] são demonstrados em praticamente todas as doenças reumáticas imunomediadas. Em relação a medidas terapêuticas, é importante atuar nos fatores de risco cardiovacular modificáveis, deve-se considerar o uso criterioso de aspirina, antimaláricos e de drogas hipolipemiantes tanto para o tratamento como para a prevenção dessa condição cardiovascular.

REFERÊNCIAS BIBLIOGRÁFICAS

1. Agca R, Heslinga SC, Rollefstad S, Heslinga M, McInnes IB, Peters MJ, Kvien TK, et al. EULAR recommendations for cardiovascular disease risk management in patients with rheumatoid arthritis and other forms of inflammatory joint disorders: 2015/2016 update. Ann Rheum Dis. 2017;76(1):17-28.
2. Borba EF, Carvalho JF, Bonfá E. Mechanisms of dyslipoproteinemias in systemic lupus erythematosus. Clin Dev Immunol. 2006;13(2-4):203-8.
3. Cervera R, Serrano R, Pons-Estel GJ, Ceberio-Hualde L, Shoenfeld Y, de Ramón E, et al. Morbidity and mortality in the antiphospholipid syndrome during a 10-year period: a multicentre prospective study of 1000 patients. Ann Rheum Dis. 2015;74(6):1011-8.
4. Drosos GC, Konstantonis G, Sfikakis PP, Tektonidou MG. Lipid management in systemic lupus erythematosus according to risk classifiers suggested by the European Society of Cardiology and disease-related risk factors reported by the EULAR recommendations. RMD Open. 2023;9(1):e002767.
5. Drosos GC, Vedder D, Houben E, Boekel L, Atzeni F, Badreh S, et al. EULAR recommendations for cardiovascular risk management in rheumatic and musculoskeletal diseases, including systemic lupus erythematosus and antiphospholipid syndrome. Ann Rheum Dis. 2022;81(6):768-79.
6. Frostegård J. Systemic lupus erythematosus and cardiovascular disease. J Intern Med. 2023;293(1):48-62.
7. Gomes KWP, Luz AJP, Felipe MRB, Beltrão LA, Sampaio AXC, Rodrigues CEM. Prevalence of metabolic syndrome in rheumatoid arthritis patients from Northeastern Brazil: Association with disease activity. Mod Rheumatol. 2018;28(2):258-63.
8. Hansildaar R, Vedder R, Baniaamam M, Tausche A, Gerritsen M, Nurmohamed MT. Cardiovascular risk in inflammatory arthritis: rheumatoid arthritis and gout. Lancet Rheumatol. 2021;3:e58-70.
9. Henrot P, Foret J, Barnetche T, Lazaro E, Duffau P, Seneschal J, et al. Assessment of subclinical atherosclerosis in systemic lupus erythematosus: A systematic review and meta-analysis. Joint Bone Spine. 2018;85(2):155-63.
10. Jarlborg M, Gabay C. Systemic effects of IL-6 blockage in rheumatoid arthritis beyond the joints. Cytokine. 2022;149:155742.
11. Lee KI, Manuntag LJ, Kifayat A, Manuntag SE, Sperber K, Ash JY, et al. Cardiovascular manifestations of systemic sclerosis: an overview of pathophysiology, screening modalities, and treatment options. Cardiol Rev. 2023;31(1):22-7.
12. Maia DG, Augusto KL, Bezerra MC, Rodrigues CEM. Metabolic syndrome in patients with ankylosing spondylitis receiving anti-TNFα therapy: association with predictors of cardiovascular risk. Clin Rheumatol. 2017;36:2371-6.
13. Mani P, Gonzalez D, Chatterjee S, Faulx MD. Cardiovascular complications of systemic sclerosis: What to look for. Cleve Clin J Med. 2019;86(10):685-95.
14. Mathieu S, Soubrier M. Cardiovascular events in ankylosing spondylitis: a 2018 meta-analysis. Ann Rheum Dis. 2019;78(6):e57.
15. Misra DP, Hauge EM, Crowson CS, Kitas GD, Ormseth SR, Karpouzas GA. Atherosclerotic cardiovascular risk stratification in the rheumatic diseases: an integrative, multiparametric approach. Rheum Dis Clin North Am. 2023;49(1):19-43.
16. Nona P, Russell C. Cardio-Rheumatology: Prevention of cardiovascular disease in inflammatory disorders. Med Clin North Am. 2022;106(2):349-63.
17. Rodrigues CE, Bonfá E, Caleiro MT, Vendramini MB, Bueno C, Lopes JB, et al. Association of arterial events with the coexistence of metabolic syndrome and primary antiphospholipid syndrome. Arthritis Care Res (Hoboken). 2012;64(10):1576-83.
18. Tektonidou MG. Cardiovascular disease risk in antiphospholipid syndrome: Thrombo-inflammation and atherothrombosis. J Autoimmun. 2022;128:102813.

Manifestações musculoesqueléticas associadas à cirurgia bariátrica

Inês Guimarães da Silveira
Marilia Barreto Gameiro Silva

INTRODUÇÃO

A obesidade apresenta um aumento significativo na prevalência mundial em todas as faixas etárias, sendo acompanhada pelo aumento de comorbidades associadas. Consequentemente, gera um grave problema de saúde pública, especialmente a obesidade infantil e entre adolescentes, que já é responsável pela frequência de doenças como *diabetes mellitus* tipo 2 e esteatose hepática que não eram vistas nessas faixas etárias, assim como o aumento do risco cardiovascular e morte prematura em adultos jovens. Dados recentes apontam que a pandemia de COVID-19 influenciou o aumento da obesidade em crianças. Um estudo da Califórnia demonstrou aumento no primeiro ano da pandemia, especialmente na faixa entre 5 e 11 anos, de 19 para 26%. No Brasil, 19,8% da população geral seria obesa e 55,4% teria excesso de peso, no último levantamento realizado em 2019. O impacto desses números na prática clínica exige que se tenha atenção às particularidades do paciente obeso e atualização constante sobre o crescente tratamento cirúrgico da obesidade nos pacientes com doenças reumáticas.

OBESIDADE E TRATAMENTO CIRÚRGICO

A obesidade é caracterizada pelo excesso de peso proveniente do acúmulo de gordura corporal, sendo classificada pelo cálculo do índice de massa corporal (IMC) (Tabela 1).

O tecido adiposo é um órgão endócrino ativo que em excesso pode levar à desregulação de vias inflamatórias, metabólicas e vasculares de vários órgãos. O acúmulo de tecido adiposo em diferentes regiões corporais está associado a dislipidemia, hiperinsulinemia, disfunção vascular e inflamação crônica de baixo grau. Como consequência, há o aumento de doenças relacionadas à obesidade, as comorbidades (Tabela 2), que levam à redução da expectativa de vida. O tratamento cirúrgico da obesidade, conhecido como cirurgia bariátrica,

TABELA 1 Classificação do índice de massa corporal (IMC)

IMC (kg/m²)	Classificação
< 18,5	Baixo peso
Entre 18,6 e 24,9	Peso normal
Entre 25 e 29,9	Excesso de peso
Entre 30 e 34,9	Obesidade grau I
Entre 35 e 39,9	Obesidade grau II
40	Obesidade grau III

TABELA 2 Doenças associadas à obesidade

Sistema envolvido	Doenças associadas
Metabólico	*Diabetes mellitus* tipo 2, resistência a insulina, hiperlipidemia
Vascular	Hipertensão arterial sistêmica, aumento do risco cardiovascular, infarto agudo do miocárdio, acidente vascular encefálico
Digestivo	Colelitíase, esteatose hepática, refluxo gastroesofágico
Respiratório	Asma, apneia obstrutiva do sono
Genitourinário	Irregularidades menstruais, infertilidade, incontinência urinária
Musculoesquelético	Osteoartrite
Psiquiátrico	Depressão

demonstrou induzir perda de peso sustentada, efeitos benéficos nas comorbidades, especialmente nos níveis glicêmicos, e redução do risco de morte prematura, sendo o Brasil um dos líderes mundiais em número de procedimentos.

CIRURGIA BARIÁTRICA: INDICAÇÃO, TÉCNICAS CIRÚRGICAS E COMPLICAÇÕES

A cirurgia bariátrica (CB) é um procedimento com indicação absoluta em pacientes com obesidade grau III, após todas as medidas de redução de peso e de controle das comorbidades não terem sido alcançadas. Na obesidade graus I e II serão consideradas as comorbidades associadas e o risco benéfico do procedimento. Também está indicada na presença de *diabetes mellitus* tipo 2 e IMC acima de 35, sendo então denominada cirurgia metabólica (Tabela 2).

Existem várias **técnicas cirúrgicas**. As mais utilizadas mundialmente são em primeiro lugar a gastrectomia vertical ou *sleeve*, indicada atualmente também para adolescentes, seguida do *bypass* gástrico em Y de Roux, que juntos somam mais de 90% das cirurgias realizadas. Outras técnicas cada vez menos utilizadas, entre 5 e 1%, estão descritas na Tabela 3, com indicações bem limitadas. Atualmente, no Brasil, o *bypass* gástrico em Y de Roux é o mais realizado, representando em torno de 75% das gastroplastias, seguido da gastrectomia vertical ou *sleeve*; em ambos os procedimentos a via preferencial é a laparoscópica, sendo a via aberta utilizada mais no serviço público.

Complicações podem ocorrer no pós-operatório imediato, como infecção e fístula, ou, no tardio, frequentemente associadas a deficiências nutricionais. Eventualmente, há necessidade de reintervenção cirúrgica, assim como de cirurgias plásticas reparadoras. Sobre o impacto psicossocial da CB, considerando que pacientes antes da CB apresentam maiores índices de depressão e transtornos alimentares, resultados apontam melhora da depressão após o procedimento. Entretanto, alguns estudos sobre acompanhamento da saúde mental desses pacientes alertam para possível elevação no número de suicídios, de casos de piora de transtornos alimentares como anorexia nervosa e bulimia, e de abuso de álcool e drogas ilícitas.

CIRURGIA BARIÁTRICA: MECANISMOS DE AÇÃO

A perda de peso resultante de procedimento cirúrgico decorre de três mecanismos fundamentais:

- Má absorção.
- Restrição.
- Resposta neuro-hormonal reguladora do balanço energia/fome.

O mecanismo restritivo limita a ingesta calórica através da redução do estômago. Na gastrectomia vertical ou *sleeve*, há remoção da maior parte da grande curvatura do estômago e é criado um estômago tubular.

Na cirurgia de *bypass* gástrico em Y de Roux, um dos mecanismos de ação é restritivo, por meio da divisão do estômago formando uma pequena bolsa, reduzindo o seu tamanho, e ao fazer um

TABELA 3 Técnicas cirúrgicas e mecanismos de ação

Técnica cirúrgica	Restrição	Má absorção	Diminuição de grelina
Banda gástrica ajustável	X		
Gastrectomia vertical ou *sleeve*	X		XX
Biliopancreática		X	
Biliopancreática com *switch* duodenal		X	X
Bypass gástrico em Y de Roux	X	X	XX

desvio através de anastomose com intestino delgado ocorrerá como resultado má-absorção por reduzir a área de absorção de nutrientes.

Em ambas as cirurgias, *sleeve* e *bypass* gástrico em Y de Roux, mecanismos neuro-hormonais são desencadeados (sistema nervoso central-intestino-pâncreas), resultando em aumento de hormônios promotores da saciedade como o *glucagon-like peptide*-1 (GLP-1) e diminuição de hormônios promotores da fome como a grelina. Consequentemente, haverá melhora da resistência insulínica e dos níveis glicêmicos.

Entre os mecanismos envolvidos no resultado eficaz da cirurgia bariátrica, dependendo da técnica utilizada, estão a redução calórica através de restrição do aporte, a redução na absorção dos alimentos, a produção de hormônios neuroentéricos, a alteração do metabolismo de ácidos biliares, o esvaziamento gástrico acelerado e a alteração da microbiota.

A composição da **microbiota**, historicamente conhecida como flora intestinal, tem sido estudada na obesidade e no *diabetes mellitus* tipo 2, em que frequentemente ocorre disbiose, isto é, um desequilíbrio da flora bacteriana, que resulta em aumento da eficiência de captação de energia no intestino grosso de obesos, manutenção de um estado inflamatório sistêmico e maior resistência à insulina. A cirurgia bariátrica parece acarretar uma melhora da disbiose intestinal, levando ao aumento de diversidade da microbiota intestinal. O metabolismo de ácidos biliares parece estar implicado juntamente com a modificação da microbiota em efeitos positivos na melhora da esteatose hepática.

Recentemente, estudos em modelos animais procuraram relacionar características do microbioma intestinal com o risco aumentado de doenças relacionadas ao tecido adiposo, como *diabetes mellitus* tipo 2 e inflamação.

IMPACTO SOBRE O SISTEMA MUSCULOESQUELÉTICO

A obesidade está associada com dor articular, redução da função física e osteoartrite. O excesso de peso pode levar a dano articular, dor e limitação funcional, como consequência da sobrecarga sobre as articulações da pelve e dos membros inferiores, e das alterações posturais associadas, com deslocamento do centro de gravidade e inclinação pélvica anterior aumentada. Entretanto, outros fatores importantes podem contribuir com os sintomas descritos, como inflamação crônica resultante da obesidade, alteração da condição cardiorrespiratória, flexibilidade reduzida do movimento, força diminuída e desencadeamento de sensibilização central.

Em um estudo multicêntrico americano de 2016, do total de 2.428 pacientes acompanhados durante três anos após a CB, 50% a 70% melhoraram nos parâmetros de dor articular e função, e 75% dos pacientes com **osteoartrite** de joelho e quadril tiveram significativa melhora da dor e função. Outro estudo avaliou 206 adolescentes por meio do teste de caminhada antes e após a CB e encontrou importante melhora da função e da dor.

Uma revisão sistemática de 2014 sobre osteoartrite de joelho e o impacto da CB até três anos após o procedimento concluiu que acentuada perda de peso resulta em melhora significativa da dor, função física e rigidez, salientando a baixa qualidade dos estudos. Resultados semelhantes foram publicados sobre melhoria dos sintomas na dor lombar, dor em tornozelos e dor cervical.

Estudo recente de registro do norte europeu demonstrou resultados um ano depois semelhantes nas escalas de função e dor de pacientes submetidos a cirurgia de prótese total de joelho, tanto no grupo submetido a CB, como nos indivíduos obesos sem CB.

Há poucos estudos sobre fibromialgia e cirurgia bariátrica. Recentemente, foi demonstrada uma melhora da dor e qualidade de vida após o procedimento. Estudo brasileiro demonstrou alta prevalência de fibromialgia em obesos com indicação de cirurgia bariátrica, salientando maior prevalência de depressão nessa população, em torno de 24%. Em estudo recente, de 2018, com 45 pacientes acompanhados por 12 meses após cirurgia, ficou evidenciada melhora da sensibilização central quando comparados com controles obesos sob tratamento não cirúrgico. Além disso, estudos apontam a depressão e a ansiedade associadas ao parâmetro dor em pacientes submetidos à cirurgia, necessitando de melhor avaliação e acompanhamento dos aspectos emocionais envolvidos.

Uma revisão sistemática/metanálise de 2021 sobre fibromialgia e obesidade, apesar da heterogeneidade dos estudos, sugere a importância da redução do peso nos pacientes fibromiálgicos, tanto através da CB como de medidas como dieta, exercício físico e mudanças comportamentais.

OBESIDADE, ESTADO PRÓ-INFLAMATÓRIO E DOENÇAS INFLAMATÓRIAS CRÔNICAS

A obesidade é uma comorbidade frequente nas doenças inflamatórias crônicas e essa associação pode ser explicada pela liberação pelo tecido adiposo de várias proteínas bioativas denominadas adipocinas. Adipocinas estão inter-relacionadas com conexões de células imunes tanto do sistema inato quanto do sistema de defesa adaptativo humano. Elas são produzidas principalmente pelos adipócitos, mas outros tecidos podem sintetizar esses mediadores, como as células imunes ou sinoviócitos e condrócitos. A leptina, a visfatina e a resistina têm propriedades pró-inflamatórias, no entanto, a adiponectina, especificamente em sua isoforma de baixo peso molecular, é considerada anti-inflamatória. A leptina estimula a produção de citocinas como TNFα, interleucina 6 e interleucina 12, sendo que o TNFα e a interleucina 1β aumentam a expressão da leptina no tecido adiposo. Também estimula a atividade fagocitária de monócitos/macrófagos e induz a produção de ecosanóides, óxido nítrico e várias citocinas. No sistema adaptativo, estimula a linfopoiese, sobrevida e proliferação dos linfócitos T, com uma polarização para fenótipo TH1 em detrimento do TH2. Estimula também a proliferação e reatividade das células TH17.

A adiponectina é principalmente produzida pelo tecido adiposo e existe em diferentes isoformas de acordo com seu peso molecular. Sua principal função metabólica é sensibilizar a insulina e, portanto, baixos níveis de adiponectina estão associados à resistência à insulina e diabetes tipo 2. Ela é considerada uma substância com efeitos anti-inflamatórios, mas no sistema imune e na resposta inflamatória sua ação é complexa e depende de suas isoformas. A isoforma de alto peso molecular que tem papel protetor na aterosclerose e síndrome metabólica nas condições inflamatórias das doenças reumáticas crônicas tem efeito contrário, o que é visto pela secreção de interleucina 6 por monócitos e pela produção de mediadores inflamatórios em cultura de fibroblastos sinoviais na presença de adiponectina. Esse efeito bidirecional das isoformas depende da proporção relativa delas, assim como do meio em que se encontram e das células/tecido-alvos estudados. Na cartilagem, as adiponectinas apresentam um perfil inflamatório levando à produção de mediadores pró-inflamatórios incluindo interleucinas 6 e 8, óxido nítrico, fator de crescimento endotelial vascular (VEGF), metaloproteinases (MMP) e proteína 1 de adesão vascular (VCAM-1).

Pela alta prevalência de obesidade nas doenças reumáticas inflamatórias crônicas, evidências suportam o papel das adipocinas no processo inflamatório local e sistêmico dessas condições, especialmente a artrite reumatoide. Desta maneira, a redução de peso após a cirurgia apresenta mudanças benéficas na resistência à insulina, na hiperlipidemia e no processo inflamatório sistêmico. Os níveis séricos de leptina e adiponectina estão invertidos.

No entanto, a rápida redução com maciça perda do peso excedente observada em alguns pacientes pode ser gatilho para que se desenvolva doença autoimune. O mecanismo pelo qual isso acontece não é bem explicado. Advoga-se que a inflamação crônica do intestino excluído, com superprodução bacteriana, produção de citocinas e depósito de complexos imunes, assim como o desequilíbrio do repertório de células T e implicações da imunoglobulina A (IgA) na mucosa intestinal possam ter um papel na fisiopatogênese desses quadros.

As primeiras descrições de sintomas musculoesqueléticos após cirurgia bariátrica foram feitas em 1971. Nessa ocasião, o tipo de cirurgia utilizado era o *bypass* intestinal (anastomose jejunoileal) e denominaram-se "síndrome artrite-dermatite pós-*bypass* intestinal" os achados de uma poliartralgia não erosiva, soronegativa que acometia grandes e pequenas articulações acompanhada de lesões de pele vesículo-papulares. O tratamento era feito com anti-inflamatórios não hormonais e hormonais, diferentes regimes de antibióticos e sulfassalazina, com resultados controversos. Após reversão do *bypass* havia desaparecimento e remissão completa dos sinais e sintomas. No entanto, há dois trabalhos brasileiros (2010 e 2019) que descreveram diagnóstico de espondiloartrite após cirurgia bariátrica, chamando novamente atenção à possibilidade de que o procedimento cirúrgico seja um *trigger* para desenvolvimento da doença em um terreno geneticamente predisposto. Com a utilização de tipos de cirurgia menos invasivos, essa síndrome deixou de ser relatada.

Foram descritos relatos de casos de lúpus eritematoso sistêmico (LES), síndrome antifosfolípide e artrite reumatoide após o procedimento em pacientes sem descrição prévia de terreno autoimune, mas sem confirmação causal.

Trinta e um pacientes portadores de LES foram estudados retrospectivamente de 2003 a 2013 em Cleveland, EUA, e três anos após cirurgia bariátrica (principalmente *bypass* em Y de Roux), 42% deles diminuíram o uso de medicação imunossupressora e 19% não usavam mais esteroides. Dos pacientes, 13% apresentaram complicações pós-operatórias graves que foram associadas ao uso perioperatório dos imunossupressores. Recentemente foi levantada a hipótese de baixo nível sanguíneo de hidroxicloroquina por síndrome de má absorção em pacientes com LES, o que explicaria, apesar de adesão completa do paciente ao tratamento, presença de piora ou ativação da doença de base.

O Estudo Sueco de Indivíduos Obesos (SOS) observou, no período de 1987 a 2001, 4.047 pacientes: 2.010 com procedimento cirúrgico (banda gástrica, *bypass* gástrico e gastroplastia vertical) e 2.037 no grupo controle. Durante o seguimento desses pacientes foram desenvolvidas várias linhas de pesquisa em doenças reumáticas. Foram identificados 92 pacientes com artrite reumatoide: 47 pertenciam ao grupo da CB (2,3%) e 45 ao grupo controle (2,2%). Não houve qualquer associação entre cirurgia bariátrica e incidência de artrite reumatoide em pacientes obesos acompanhados por 29 anos.

Relatos mostram que pacientes com artrite reumatoide já estabelecida submetidos à CB, em seguimento de 12 meses pós-cirurgia, apresentaram diminuição nos índices de atividade de doença e redução nas doses das medicações modificadoras de doença convencionais e/ou biológicas; são achados sem significância estatística ao comparar com pacientes que perderam peso sem o procedimento cirúrgico.

Obesidade é fator de risco para psoríase e artrite psoriásica (APS). Um estudo com pacientes submetidos a CB do Registro Nacional de pacientes da Holanda acompanhados por 15 anos, publicado em 2016, mostrou risco diminuído para desenvolvimento de psoríase e APS (somente com o *bypass* gástrico, não com a banda gástrica). No estudo SOS, foi observada menor incidência de psoríase, mas não houve significância estatística para a APS, independentemente do tipo de cirurgia realizada.

HIPERURICEMIA E GOTA

O estudo SOS também analisou incidência de hiperuricemia durante o seguimento. Os pacientes avaliados não apresentavam diagnóstico de gota ao entrarem na amostra (≤ 6,8 mg/dL). O grupo do procedimento cirúrgico apresentou menor incidência de gota e hiperuricemia, com significância estatística no período da avaliação.

Pacientes com diabetes tipo 2 em um hospital da China tiveram medidas de ácido úrico a cada três meses por 12 meses, antes e após cirurgia laparoscópica Y de Roux, e os resultados mostraram quedas importantes nos níveis de ácido úrico, diretamente relacionadas à diminuição dos triglicérides.

Uma metanálise publicada em 2019 descreveu o impacto da cirurgia bariátrica sobre os níveis de ácido úrico e incidência de gota. Mostrou, após análise de 20 estudos, uma relação linear entre perda de peso e diminuição dos níveis de ácido úrico sérico, assim como de crises de gota. No entanto, a redução dos níveis de ácido úrico só foi observada a partir do terceiro mês após o procedimento cirúrgico. Durante o primeiro mês após o procedimento houve um aumento dos níveis de ácido úrico que foram gradativamente diminuindo em 3, 6, 12, 24 e 36 meses, respectivamente. Médicos assistentes devem estar cientes da possibilidade de maior risco de hiperuricemia no pós-operatório imediato e considerar o tratamento profilático para crise de gota.

ABSORÇÃO DE NUTRIENTES E IMPACTO SOBRE O OSSO

A absorção de várias vitaminas e nutrientes necessita da passagem deles pelo estômago em toda a sua extensão, da produção adequada do suco gástrico, do contato com sais biliares na forma hidrossolúvel e da passagem pelas primeiras porções do intestino delgado. Os procedimentos cirúrgicos mais utilizados, como já descrito, fazem uma redução importante do estômago, excluindo as regiões de importância para produção do ácido clorídrico, pepsina e muco, comprometendo grandemente a digestão e absorção dos nutrientes. O cálcio e as vitaminas lipossolúveis (A, D, E, K) começam sua absorção pelo duodeno, portanto, em situação em que houver um *bypass* dessa região, esse processo estará prejudicado. O cálcio tem absorção ativa no duodeno e somente uma pequena absorção no íleo terminal. Deficiência de cálcio e vitamina D implica diretamente no metabolismo ósseo dos pacientes no pós-operatório.

Vitaminas do complexo B

As vitaminas do complexo B são absorvidas no duodeno (B1, B2, B3, B9), jejuno (B1, B2, B3, B5, B6, B9) e no íleo (B9) e íleo terminal (B12). Estão envolvidas na síntese de neurotransmissores e, portanto, a carência delas aumenta o risco de depressão, ansiedade, demência e doença de Alzheimer. Também levam a hiper-homocisteinemia e ativação de citocinas pró-inflamatórias.

Aconselhamento nutricional e reposição de suplementos devem ser considerados previamente e após o procedimento cirúrgico.

A suplementação das vitaminas do complexo B depende predominantemente do tipo de cirurgia. Altas doses de cianocobalamina (B12) são indicadas para uso após o *bypass* gástrico em Y de Roux, enquanto doses mais baixas são suficientes para gastrectomia vertical e banda gástrica.

Cálcio, vitamina D e densidade mineral óssea

Pacientes obesos previamente à cirurgia já apresentam níveis baixos de vitamina D em decorrência de menor exposição solar, menor mobilidade, uso de mais vestimentas, dieta inadequada e grande estoque da vitamina no tecido adiposo. Vários estudos demostraram correlação negativa entre IMC, peso corporal e índice de massa gorda e níveis de vitamina D antes do procedimento cirúrgico, e piora significativa depois dele. O cálcio tem sua absorção facilitada pela vitamina D em ambiente ácido. Com a diminuição dos níveis séricos de cálcio, há aumento nos níveis do hormônio da paratireoide (PTH), que estimula o intestino a aumentar a absorção de cálcio. Entre as doenças do metabolismo ósseo teremos hiperparatireoidismo secundário, osteomalácia e osteoporose. Estudo da densidade mineral óssea (DMO) dos pacientes revela declínio nos valores após a cirurgia. Mesmo no grupo de mulheres pré-menopausa, adolescentes e homens jovens, considerados com risco menor de perda óssea pela idade e índices hormonais adequados, são observados valores menores da DMO, assim como alterações nos marcadores da remodelação óssea.

A DMO está diminuída tanto no osso cortical quanto no trabecular. Marcadores de formação como pró-peptídeo do colágeno tipo 1 (PP1N), osteocalcina, fosfatase alcalina e marcadores de reabsorção como o telopeptídeo carboxiterminal do colágeno tipo 1 (CTX) estão aumentados, com predomínio do processo de reabsorção. Esse processo muitas vezes não se estabiliza e há perda contínua de massa óssea observada em estudos de até oito anos de acompanhamento após o procedimento cirúrgico. O CTX tem uma relação inversa com o tempo de evolução do pós-operatório, mostrando uma reabsorção muito aumentada nos primeiros anos após o procedimento. Vale ressaltar que mesmo com a reposição adequada de vitamina D (> 30 ng/mL) e a ingesta de cálcio estável (1.200 mg/dia) preconizadas por várias entidades, há um marcado aumento da reabsorção de cálcio pelo intestino. Isso ocorre principalmente nos procedimentos de *bypass* gástrico em Y de Roux e gastrectomia vertical. Portanto, para esses pacientes preconiza-se obter um nível de vitamina D de 40 a 80 ng/mL e ingesta de cálcio de 1.500 mg/dia em forma de citrato.

Os trabalhos de associação entre CB e aumento do risco de fraturas às vezes apresentam resultados diferentes e conflitantes. Essas diferenças podem ser explicadas pelas metodologias utilizadas e variáveis em estudo (p. ex.: tipo de cirurgia, tempo de observação).

Um estudo com 12 anos de acompanhamento na China publicado em 2015, com um número considerável de pacientes (2.064 cirurgias e 5.027 controles), mostrou risco de fraturas aumentado na população de pacientes do grupo cirúrgico. Esse risco teve seu pico de acometimento entre o primeiro e o segundo ano após o procedimento. Fatores como DMO baixa, baixa massa magra, deficiência de vitamina D, hiperparatireoidismo secundário e *turnover* ósseo aumentado estão correlacionados com risco aumentado de fraturas.

Um estudo sueco retrospectivo publicado em dezembro de 2018 com dados de pacientes com e sem diabetes após *bypass* gástrico demostrou que há um risco aumentado de fraturas e quedas nos pacientes após cirurgia independentemente da presença ou não de diabetes. O risco de fraturas em qualquer sítio aumentou com o tempo e não se correlacionou com maior perda de peso ou suplementação pobre em cálcio ou vitamina D. Houve um risco aumentado de quedas nos pacientes, podendo também esses eventos levar a um risco aumentado de fraturas.

O estudo sueco prospectivo SOS, ao avaliar o risco de fraturas em três grupos distintos de cirurgia (banda gástrica, *bypass* gástrico e gastroplastia vertical), com observação por 20 anos, demonstrou um aumento do risco de fraturas em pacientes que foram submetidos ao *bypass* gástrico em Y de Roux em relação ao grupo controle e aos grupos das cirurgias restritivas.

Uma recente metánalise com 10 estudos observacionais publicado em 2022 mostrou o aumento de risco de fraturas, independentemente do local da fratura, no grupo dos pacientes submetidos à CB.

Recomenda-se atenção especial aos pacientes já previamente à cirurgia, otimizando seus níveis de vitamina D e orientando sobre dieta e suplementação de cálcio, que no pós-operatório deverão ser intensificadas. A suplementação de cálcio e vitamina D difere de acordo com a fonte estudada, mas como regra geral, se há deficiência de vitamina D no pré-operatório, faz-se 50.000 UI/semana e após a cirurgia essas doses devem variar de pelo menos 3.000 a 10.000 UI/dia em uma primeira fase com manutenção de 3.000 UI/dia para manter o nível sérico acima de 30 ng/mL em uma fase de manutenção. O cálcio deve ser utilizado preferencialmente em forma de citrato de cálcio em doses de 1.200 a 2.000 mg/dia.

Na Tabela 4 apresentamos um resumo sobre o impacto da cirurgia bariátrica na prática clínica reumatológica com base nas evidências atuais.

CONCLUSÃO

A cirurgia bariátrica é um procedimento eficaz para perda de peso a longo prazo e controle de comorbidades. Como a obesidade é um fenômeno crescente, o número de cirurgias tende a aumentar nos próximos anos. Em relação às queixas musculoesqueléticas em geral, frequentes, quando incluímos dor no esqueleto axial e periférico e amplificação dolorosa central, os pacientes apresentam melhora desses sintomas após a cirurgia, assim como em relação à osteoartrite de quadril e joelho. Sobre os relatos de doença autoimune após a cirurgia, continua a necessidade de mais estudos sobre o assunto. A redução rápida de peso após cirurgia, modificando marcadores inflamatórios e hormonais, parece ter impacto positivo sobre doenças autoimunes previamente estabelecidas, com melhora do quadro. O que se encontra bem estabelecido é a alteração do metabolismo ósseo com deficiência de absorção de cálcio, diminuição de vitamina D, diminuição da DMO e aumento do risco de fraturas. Faz-se necessário um acompanhamento criterioso desses pacientes, com avaliações seriadas de cálcio, fósforo, vitamina D, PTH pelo menos a cada seis meses, e densitometria óssea com composição corporal, se possível, anualmente até estabilização dos resultados. Orientação dietética e suplementação das vitaminas associadas à atividade física são a base do manejo desses pacientes.

De acordo com as recomendações da força-tarefa da Associação Europeia para estudos de manejo médico em pacientes pós-cirurgia bariátrica, a atividade física deve ser fortemente encorajada, devendo ser iniciada logo após recuperação da cirurgia. Os pacientes devem incorporar atividade física aeróbica moderada, iniciando com 150 minutos por semana e com meta de alcançar 300 minutos por semana; exercícios de alongamento devem também ser realizados de 2 a 3 vezes por semana.

O acompanhamento nutricional individualizado, especialmente nos primeiros meses, visa a adaptação dos pacientes à quantidade e qualidade dos alimentos, tentando evitar principalmente a síndrome de *dumping*.

TABELA 4 Impacto da cirurgia bariátrica na reumatologia

Impacto positivo	Impacto negativo
▪ Melhora dos níveis de glicemia e lipídios	▪ Deficiência de cálcio, vitaminas ADEK e complexo B
▪ Melhora da esteatose hepática	▪ Diminuição da massa óssea
▪ Reduz risco de gota	▪ Aumento do risco de fraturas
▪ Melhora de sintomas na osteoartrite	▪ Hiperparatireoidismo secundário/osteomalácia
▪ Melhora de processos inflamatórios sistêmicos preexistentes	▪ Redução rápida de peso seria gatilho para surgimento de doença autoimune*
▪ Reduz doses medicamentosas na AR e LES	▪ Redução dos níveis séricos de hidroxicloroquina*
▪ Diminuiria o risco de psoríase*	▪ Risco de gota no pós-operatório imediato*

* Ainda sem forte evidência na literatura. AR: artrite reumatoide; LES: lúpus eritematoso sistêmico.

REFERÊNCIAS BIBLIOGRÁFICAS

1. Ahlin S, Peltonen M, Sjöholm K, Anveden A, Jacobson P, Andersson-Assarssin JC, et al. Fracture risk after three bariatric surgery procedures in Swedish obese subjects: up to 26 years follow-up of a controlled intervention study. J Intern Med 2020;287(5):546-57.
2. Al Mansoori A, Shakoor H, Ali HI, Feehan J, Al Dhaheri AS, Cheikh Ismail L, et al. The effects of bariatric surgery on vitamin B status and mental health. Nutrients. 2021;13(4):1383.
3. Axelon FK, Werling M, Eliasson B, Szabo E, Näslund I, Wedel H, et al. Fracture risk after gastric by-pass surgery: A retrospective cohort study. J Bone Miner Res. 2019;33:2122-31.
4. Busetto L, Dicker D, Azlran C, Batterham RL, Farpour-Lambert N, Fried M, Hjelmesæth J, et al. Practical recommendations of the Obesity Management Task Force of the European Association for the Study of Obesity for the Post-Bariatric Surgery Medical Management. Obes Facts. 2017;10:597-632.
5. Cañas CA, Echeverri AF, Ospina FE, Suso JP, Agualimpia A, Echeverri A, et al. Is bariatric surgery a trigger factor for systemic autoimmune diseases? J Clin Rheumatol. 2016;22:89-91.
6. Costa TL, Paganotto M, Radominski RB, Kulak CM, Borba VC. Calcium metabolism, vitamin D and bone mineral density after bariatric surgery. Osteoporos Int. 2015;26:757-64.
7. De Oliveira, Libanori HT, Pinheiro MM. Axial spondyloarthritis after bariatric surgery: a 7-year retrospective analysis. Adv Rheumatol. 2019;59:8.
8. Delamere JP, Baddeley RM, Walton KW. Jejuno-ileal by-pass arthropathy: its clinical features and associations. Ann Rheum Dis. 1983;42:553-7.
9. Dias DNG, Marques MAA, Bettini SC, Paiva EDS. Prevalence of fibromyalgia in patients treated at the bariatric surgery outpatient clinic of Hospital de Clínicas do Paraná – Curitiba. Rev Bras Reumatol. 2017;57:425-30.
10. Hassan S, Hassan C. Bariatric surgery: What the rheumatologist needs to know. J Rheumatol. 2016;43:1001-7.
11. Holanda N, Crispim N, Carlos I, Moura T, Nóbrega E, Bandeira F. Musculoskeletal effects of obesity and bariatric surgery – a narrative review. Arch Endocrinol Metab. 2022;66(5):621-32.
12. Khalid SI, Omotosho PA, Spagnoli A, Torquati A. Association of bariatric surgery with risk of fracture in patienrs with severe obesity. JAMA Netw Open. 2020;3(6):e207419.
13. King WC, Chen JY, Belle SH, Courcoulas AP, Dakin GF, Elder KA, et al. Change in pain and physical function following bariatric surgery for severe obesity. JAMA. 2016;315:1362-71.
14. Latteri S, Sofia M, Puleo S, Di Vincenzo A, Cinti S, Castorina S. Mechanisms linking bariatric surgery to adipose tissue, glucose metabolism, fatty liver disease and gut microbiota. Langenbecks Arch Surg. 2023;408(1):101.
15. Lespessailes E, Toumi H. Vitamin D alteration associated with obesity and bariatric surgery. Exp Biol Med. 2017;242:1086-94.
16. Lespessailles E, Hammmoud E, Toumi H, Ibrahim-Nasser N. Consequences of bariatric surgery on outcomes in rheumatic diseases. Arthritis Res Ther. 2019;21:83.
17. Lu CW, Chang YK, Chang HH, Kup CS, Huang CT, Hsu CC, et al. Fracture risk after bariatric surgery: a 12 year nationwide cohort. Medicine. 2015;94(48):e2087.
18. Maglio C, Peltonen M, Neovius M, Jacobson P, Jacobsson L, Rudin A, et al. Effects of bariatric surgery on gout incidence in the Swedish Obese Subjects study: a non-randomised, prospective, controlled intervention trial. Ann Rheum Dis. 2017;76:688-93.
19. Mele C, Caputo M, Ferrero A, Daffara T, Cavigiolo B, Spadaccini D, et al. Bone response to weight loss following bariatric surgery. Front Endocrinol (Lausanne). 2022;13:921353.
20. Pizzorno L. Bariatric surgery: bad to the bone, Part 2. Integr Med. 2016;15:35-45.
21. Pizzorno, L. Bariatric surgery: bad to the bone, Part 1. Integr Med. 2015;15:48-53.
22. Ribeiro SD, Fernandes JL. Rangel L, Araújo Neto C, D'Almeida F, Moura CG, et al. Spondyloarthritis after bariatric surgery: is there a link? Clin Rheumatol. 2010;29:435-7.
23. Shahraki MS, Mahmoudieh M, Kalidari B Melali H, Mousavi M, Ghourban Abadi MR, et al. Bone health after bariatric surgery: consequences, prevention and treatment. Adv Biomed Res. 2022;11:92.
24. Sparks JA, Halperin F, Karlson JC, Karlson EW, Bermas BL. Impact of bariatric surgery on patients with rheumatoid arthritis. Arthritis Care Res (Hoboken). 2015;67:1619-26.
25. Stefanik JJ, Felson DT, Apovian CM, Niu J, Clancy MM, La Valley MP, et al. Changes in pain sensitization after bariatric surgery. Arthritis Care Res (Hoboken). 2018;70(10):1525-8.
26. Thomas ED, Lyons SJ, Greene SB, Petri AM. Low hydroxychloroquine blood levels in patients who have had gastric bypass surgery. Lupus Sci Med. 2019;6:e000335.
27. Yeo C, Kaushal S, Lim B, Syn N, Oo AM, Rao J, et al. Impact of bariatric surgery on serum uric acid levels and the incidence of gout – A meta-analysis. Obes Rev. 2019;20(12):1-12.

125

Anorexia nervosa

Inês Guimarães da Silveira
Marilia Barreto Gameiro Silva

INTRODUÇÃO

A anorexia nervosa é um transtorno alimentar associado diretamente a várias complicações clínicas sistêmicas decorrentes da perda de peso e da desnutrição, sendo uma das principais causas de óbito entre os transtornos mentais. Este capítulo apresenta uma atualização com foco na intersecção com a reumatologia, auxiliando no entendimento da fisiopatogênese do transtorno alimentar, da microbiota e do sistema imune, no conhecimento e no diagnóstico diferencial de manifestações sistêmicas, na detecção de deficiência de nutrientes, de vitaminas e de perda de massa óssea.

CONCEITO E EPIDEMIOLOGIA

Transtorno alimentar é um distúrbio persistente da alimentação que impacta a saúde física e/ou o quadro psicossocial do indivíduo, podendo evoluir de forma intermitente ou mesmo crônica. Na classificação da Associação Americana de Psiquiatria, publicada em 2013 (5ª edição do *Manual Diagnóstico e Estatístico de Transtornos Mentais* – DSM-5) e da 11ª edição da Classificação Internacional de Doenças (CID-11), publicada em 2018, transtornos alimentares compreendem a anorexia nervosa, o transtorno alimentar restritivo/evitativo, a bulimia nervosa, o transtorno da compulsão alimentar periódica, a pica periódica, a pica ou alotriofagia (desejar e mastigar substâncias que não têm valor nutricional, como gelo, argila, terra ou papel), transtorno ruminativo, o transtorno ruminativo e o conjunto de apresentações clínicas parciais, incompletas e atípicas.

A **anorexia nervosa (AN)** é classificada como transtorno alimentar grave, produzido por restrição alimentar autoimposta levando à intensa perda de peso, ao medo do ganho de peso e à visão distorcida do seu corpo. Caracterizada por um peso corporal significativamente baixo para a altura, idade e estágio de desenvolvimento do indivíduo, não decorre de outra condição de saúde ou da indisponibilidade de alimentos.

A prevalência mundial varia de cerca de 0,3% entre homens e 4% entre mulheres, com início dos sintomas em geral entre 11 e 18 anos. É considerada a terceira causa de doença crônica mais frequente entre adolescentes. Entretanto, pode ocorrer em qualquer faixa etária. A taxa de mortalidade é de 5 a 10 vezes maior nesses indivíduos do que na população sem AN, devido a complicações sistêmicas ou suicídio.

ETIOPATOGENIA

As alterações iniciais e causais não são bem compreendidas.

Modelos animais procuram relacionar longitudinalmente o transtorno alimentar com o impacto de diferentes fatores no desenvolvimento precoce do indivíduo, como fatores genéticos, estresse e dieta.

Os fatores genéticos, identificados através dos estudos em gemelares, e os epigenéticos estão envolvidos na AN. Na busca do entendimento da AN, onde os modelos de tratamento predominantemente baseados em alterações psiquiátricas não têm obtido sucesso, o estudo dos diferentes níveis biológicos e das suas interações é mais promissor. Níveis subcelulares com variantes genéticas e seus efeitos na expressão gênica foram descritos na AN, enquanto pesquisas sobre sinalização intercelular entre neurônios e circuitos neuronais, seus efeitos orgânicos e alterações psíquicas estão em desenvolvimento.

Estudos recentes do genoma humano na busca de associações de variantes genéticas através do *Genome-wide Association Study* (GWAS) em indivíduos com AN (16.992 casos) e controles (55.525 indivíduos) identificaram variantes, entre elas CADM1, MGMT, FOXP1 e PTBP2. Interessantemente, esses genes, através de estudos posteriores, revelaram associação com o sistema nervoso central. As vias mesolímbicas e meso-córtico-límbicas são responsáveis pelas funções de cognição, recompensa, emoção e motivação, que estão em geral comprometidas nos transtornos alimentares, fato já demonstrado através da neuroimagem funcional, além das alterações de sistemas neurotransmissores, principalmente das vias da dopamina e serotonina nos neurônios do hipocampo e do córtex pré-frontal. São vias também comprometidas na dependência química. Além disso, foram encontradas, em análises multivariadas de dados do GWAS, fortes associações da AN com traços psiquiátricos, atividade física, cognição, características metabólicas associadas ao peso corporal e doenças autoimunes.

O intestino pode interagir com o cérebro por meio de três mecanismos conhecidos: o sistema nervoso entérico, as células enteroendócrinas intestinais e a produção pela microbiota de metabólitos e neurotransmissores, como dopamina, serotonina, noradrenalina e ácido gamabutírico (GABA). Entre os metabólitos microbianos mais estudados, temos os ácidos graxos de cadeia curta, os ácidos biliares e o triptofano. O papel do sistema nervoso autônomo, em especial estudos sobre a resposta vagal no nível intestinal, assim como o papel da colecistocinina na saciedade e no ataque de pânico, reforçam a relação cérebro-intestino. A presença de um desequilíbrio encontrado na AN da microbiota, ou disbiose intestinal, é apontada como possível fator desencadeante ou perpetuante da doença. Uma melhor identificação dos diferentes componentes relacionados do sistema imune-cérebro-intestino-microbiota poderá esclarecer as causas e os mecanismos envolvidos nas manifestações clínicas e psiquiátricas da AN. Diante do conhecimento atual, apesar de não sabermos como se inicia a AN, podemos elencar vários participantes dessa doença em um modelo conceitual (Figura 1).

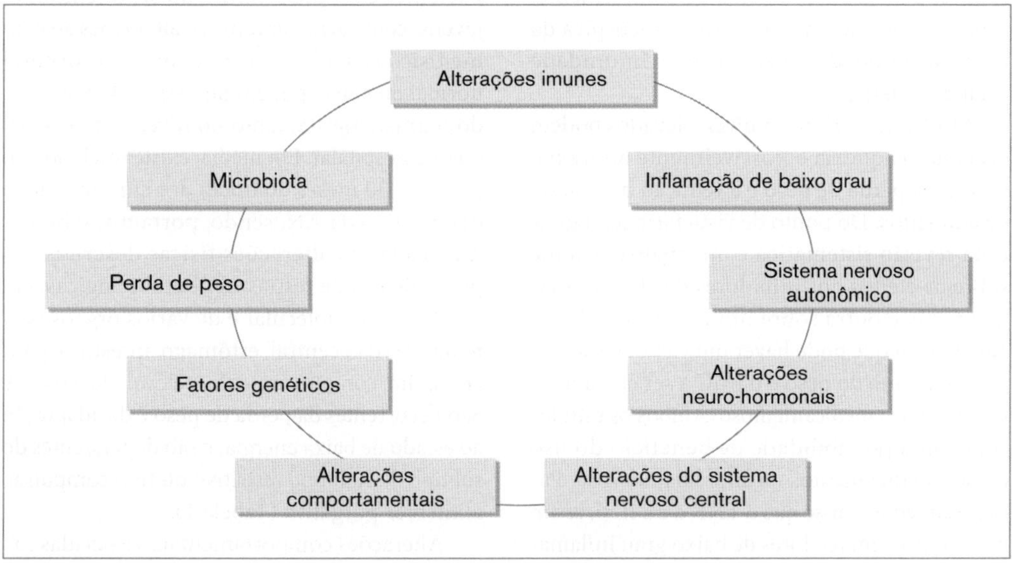

FIGURA 1 Anorexia nervosa. Modelo de interação de diferentes sistemas.

SISTEMA IMUNE E ANOREXIA NERVOSA

Há evidências de que a microbiota intestinal influencia a regulação do peso. A interação da microbiota intestinal com o sistema nervoso central e com o sistema imune ocorreria através de vias eferentes e aferentes neuroinflamatórias, neurotróficas e neuroendócrinas e através de neurotransmissores. Estudos em modelo animal sugerem uma alteração da permeabilidade da barreira intestinal capaz de permitir a passagem de antígenos bacterianos para a circulação e induzir inflamação sistêmica crônica de baixo grau. Esses antígenos nas células da parede intestinal, no espaço intersticial ou na circulação ativariam células do sistema imune e induziriam citocinas pró-inflamatórias como o fator de necrose tumoral alfa (TNF-α), a interleucina 6 (IL-6) e a interleucina 1-β, e também a formação de anticorpos. Esses anticorpos poderiam atuar como homólogos parciais de neuropeptídeos e apresentar reação cruzada com receptores de hormônios reguladores do apetite e da saciedade, como a grelina, justificando os sintomas de aumento da saciedade e ausência de fome na AN.

A ligação estreita entre estado nutricional e estado imunocompetente é bem conhecida. As alterações mais consistentes são observadas nas funções de fagócitos, sistema do complemento, produção de citocinas, resposta anticórpica da mucosa, afinidade do anticorpo e imunidade celular mediada.

O TNF-α e a IL-6 em níveis elevados podem acarretar caquexia e possivelmente anorexia, levando à perda de peso e à redução da ingesta de alimentos. Do ponto de vista farmacológico, uma revisão sistemática e metanálise recente sobre os efeitos dos inibidores da IL-6, o tocilizumabe, e outra sobre inibidores do TNF-α concluíram que pode haver uma associação entre o aumento do peso e o IMC a ser considerada com o uso medicamentoso. Ambos os estudos sugerem a possibilidade de benefício do uso desses medicamentos na anorexia nervosa. Paradoxalmente, cita-se que o TNF-α e a IL-6, assim como outros marcadores de baixo grau inflamatório, estão presentes na obesidade em níveis menos elevados. A validação de marcadores biológicos na caquexia e obesidade ainda merece muitos estudos com casuísticas mais robustas que abranjam muitas etnias e faixas etárias.

Estudos demonstraram, em mulheres, uma relação bidirecional entre doenças autoimunes e transtornos alimentares, como a AN. Desta forma, a presença de uma doença aumentaria o risco de outra. Isso foi encontrado entre a AN e a doença de Crohn, a doença celíaca e a psoríase. De forma unidirecional, ter *diabetes mellitus* tipo 1 aumentaria o risco de AN, enquanto homens com doença autoimune prévia teriam risco aumentado de AN.

CRITÉRIOS DIAGNÓSTICOS, SUBTIPOS E CLASSIFICAÇÃO DE GRAVIDADE

Segundo o CID-11, além de definir baixo peso como o índice de massa corporal (IMC) inferior a 18,5 kg/m^2 em adultos e o IMC para a idade abaixo do percentil 5 em crianças e adolescentes, é importante identificar o paciente conforme o subtipo de AN e classificá-lo conforme a gravidade a fim de identificar complicações clínicas graves e reduzir a mortalidade.

MANIFESTAÇÕES CLÍNICAS

Pacientes com predomínio do sexo feminino, jovens, com vários sintomas e alterações ao exame físico (Quadros 1 e 2), com peso corporal normal ou baixo, podem necessitar da avaliação do reumatologista, tanto no nível ambulatorial quanto hospitalar. Em média, existe um hiato em torno de 30 meses do início dos sintomas até o diagnóstico da AN, sendo, portanto, subdiagnosticada. As alterações físicas descritas são provenientes de respostas neurobiológicas, em nível celular, molecular e de vários órgãos (sistema nervoso central, estômago, intestino, pâncreas, rim, coração, músculo, pele, medula óssea). São decorrentes da perda de peso e da adaptação ao estado de baixa energia, e são dependentes do subtipo de AN: tipo restritivo ou tipo compulsão alimentar purgativa (Tabela 1).

Alterações comportamentais associadas são um grande desafio na abordagem clínica e fazem parte da AN. O padrão de perda de peso ou de manter peso baixo, associado a um enorme medo de ganhar peso, pode manifestar-se por diferentes formas: como jejum, escolha de alimentos de baixa caloria, ingestão excessivamente lenta de pequenas quantidades de alimentos, esconder ou cuspir alimentos, bem como comportamentos purgativos, como vômitos autoinduzidos e como uso de laxantes, diuréticos, enemas ou, ainda, a omissão de doses de insulina em indivíduos com *diabetes mellitus*. O comportamento pode também procurar o gasto energético por meio de exercícios excessivos, hiperatividade motora, exposição deliberada ao frio e uso de medicamentos que aumentam o gasto energético (como estimulantes, medicamentos e produtos fitoterápicos para redução de peso e hormônios tireoidianos). A associação da AN com outros transtornos mentais como ansiedade, depressão, transtornos de personalidade é frequente.

A literatura cita casos de AN com peso ainda dentro do normal, classificados como anorexia atípica, além da ocorrência em faixas etárias mais avançadas e em homens.

INVESTIGAÇÃO

Várias alterações podem ser detectadas na anorexia nervosa devido à profunda desnutrição, como: alterações na medula óssea levando à leucopenia, linfopenia e trombocitopenia; disfunção do eixo hipotálamo-hipofisário acarretando em hipogonadismo hipogonadotrófico com deficiência de estrogênio e testosterona,

QUADRO 1 Anamnese: principais sintomas da anorexia nervosa

Amenorreia
Fadiga por esforço
Fraqueza
Intolerância ao frio
Palpitações
Tontura
Dor e inchaço abdominal
Saciedade precoce
Constipação

QUADRO 2 Exame físico: principais achados da anorexia nervosa

Baixo índice de massa corporal (IMC $<$ 17,5 kg/m^2)
Hipotensão (pressão sistólica $<$ 90 mmHg e/ou diastólica $<$ 50 mmHg)
Edema generalizado (peso corporal inferior a 85% do peso corporal ideal)
Hipotermia (temperatura corporal $<$ 35°C)
Distensão abdominal/diminuição de ruídos intestinais
Pele seca e escamosa
Cabelo quebradiço e queda de cabelo
Crescimento de pelos-lanugem
Úlceras de pressão
Fraqueza muscular proximal
Pele amarelada (hipercarotenemia), especialmente na região palmar e plantar
Mãos e pés frios e cianóticos
Edema periorbital e de tornozelos
Sopro cardíaco (prolapso de válvula mitral)

TABELA 1 Critérios diagnósticos, subtipos e classificação de gravidade

Critérios para diagnóstico da anorexia nervosa – DSM-5*	
A. Restrição da ingestão calórica em relação às necessidades, levando a um peso corporal significativamente baixo no contexto de idade, gênero, trajetória do desenvolvimento e saúde física.	
B. Medo intenso de ganhar peso ou de engordar, ou comportamento persistente que interfere no ganho de peso, mesmo estando com peso significativamente baixo.	
C. Perturbação no modo como o próprio peso ou a forma corporal são vivenciados, influência indevida do peso ou da forma corporal na autoavaliação ou ausência persistente de reconhecimento da gravidade do baixo peso corporal atual.	
Subtipos da anorexia nervosa	
▪ Tipo restritivo: durante os últimos três meses, o indivíduo não se envolveu em episódios recorrentes de compulsão alimentar ou comportamento purgativo. Esse subtipo descreve apresentações nas quais a perda de peso seja conseguida essencialmente por meio de dieta, jejum e/ou exercício excessivo.	
▪ Tipo compulsão alimentar purgativa: nos últimos três meses, o indivíduo se envolveu em episódios recorrentes de compulsão alimentar purgativa (vômitos autoinduzidos ou uso indevido de laxantes, diuréticos ou enemas).	
Classificação de gravidade conforme índice de massa corporal (IMC)	
DSM-5	**CID 11**
Leve: $\geq$ 17 kg/m^2 Moderada = 16-16,99 kg/m^2 Grave = 15-15,99 kg/m^2 Extrema: < 15 kg/m^2	Em recuperação: > 18,5 kg/m^2 Significativamente baixo = 14-18,5 kg/m^2 Perigosamente baixo: < 14 kg/m^2

* Todos os três critérios (A, B, C) devem estar presentes no diagnóstico de anorexia nervosa.

na resistência ao hormônio do crescimento, no cortisol plasmático elevado, nas alterações hormonais tireoidianas (síndrome do eutireóideo doente), na hiponatremia e nos baixos níveis de ocitocina; alterações hidroeletrolíticas graves; alterações eletrocardiográficas, como arritmias; e densitometria óssea alterada ou mesmo fraturas na radiografia.

ANOREXIA NERVOSA E REUMATOLOGIA

Impacto sobre o metabolismo ósseo

Uma vez que adolescentes e jovens adultos estão vivenciando seu pico de massa óssea (ou seja, vivenciando o estoque máximo de material mineral ósseo), essa doença implica em um impacto importante para a estrutura e a fragilidade óssea dos pacientes. O pico de massa óssea depende de vários fatores, dentre eles o genético, a ingesta adequada de cálcio, o peso corporal, a atividade física, a ingesta proteica e o desenvolvimento gonadal. Nesse período, o alto *turnover* ósseo, em que a formação estaria excedendo a reabsorção, está prejudicado na AN, tanto com a formação diminuída como com o aumento da reabsorção óssea.

Mulheres adultas com AN antes da menopausa apresentam também esse perfil, resultando em perda da massa óssea já estabelecida. Em ambos os grupos, as mudanças ósseas já podem ocorrer no primeiro ano da doença.

A densidade mineral óssea (DMO) dos pacientes normalmente normalmente pode ser aferida pela *Dual Energy X ray absorptiometry* (DXA), ainda que não seja muito fidedigna na população de adolescentes. Em relação à DMO, utiliza-se na leitura o *Z-score* em mulheres na pré-menopausa e em homens mais novos que 50 anos, que compara o valor do indivíduo em relação a indivíduos de mesmo sexo e idade. Valores menores ou iguais a *Z-score* -2 desvios-padrão (SD) são considerados de baixa massa óssea.

Vários estudos demonstram redução da DMO tanto na coluna lombar quanto no fêmur na AN. Os sítios de avaliação são a coluna lombar, o quadril e o corpo total. Em adultos, a redução de um SD na DMO está associada com um risco de fraturas duas vezes maior. Em crianças e adolescentes, não existe uma linha de corte específica abaixo da qual as fraturas serão mais frequentes.

O primeiro relato de DMO entre pacientes com AN e seu espectro (anorexia atípica) mostrou que *Z-score* menor que -1 era comparável entre os dois grupos, uma vez que o peso não fazia diferença na avaliação. Quando foi avaliado *Z-score* menor que 2, ele era mais prevalente no grupo de mulheres com AN do que no grupo da anorexia atípica.

Ademais, o primeiro relato que avaliou diferença de sexo e DMO em pacientes adolescentes com AN usando os critérios DSM-5 não mostrou diferença entre homens e mulheres com *Z-score* menor que -1.

Ambos os ossos, trabecular e cortical, são afetados, mas há predominância de acometimento do osso trabecular, por ser metabolicamente mais ativo e com maior *turnover* ósseo. A coluna lombar, por sua proporção maior de osso trabecular, é mais frequentemente afetada, com maior perda da DMO do que o fêmur ou o corpo inteiro. Estudos prospectivos mostram que mulheres adultas com doença ativa perdem massa óssea em uma taxa de 2,5% ao ano. Um grupo de meninas adolescentes com diagnóstico prévio de AN foi acompanhado por 12 meses e a DMO baixa persistiu, independentemente do ganho ou não de peso delas, enquanto o grupo saudável controle continuou a ganhar DMO.

Enquanto isso, adultos que se recuperaram da AN iniciada na adolescência podem apresentar persistente diminuição da DMO até aproximadamente 20 anos após resolução completa do quadro de alteração alimentar.

Os fatores que contribuem para a alteração do metabolismo mineral ósseo na AN estão relacionados ao estado de desnutrição e à baixa energia, que levam a sérias alterações metabólicas e fisiológicas.

Fatores predisponentes

Alterações hormonais

Alterações no ciclo menstrual são vistas em até 70% das mulheres com AN. Dentre elas, a manifestação típica é a amenorreia, com concentração baixa de estrogênio e níveis baixos ou normais de gonadotrofinas, sugerindo supressão central do eixo hipotálamo-hipofisário-gonadal. A deficiência de estrogênio é considerada o principal fator de perda óssea na AN.

O efeito inibitório na osteoclastogênese pelo estrogênio é perdido e favorece aumento da reabsorção óssea. O tempo de duração e o de início da amenorreia em idade mais precoce se correlacionam com DMO mais baixas em pacientes femininas com AN. No entanto, a deficiência de estrogênio sozinha não explica completamente todo o processo de perda óssea. De fato, nos pacientes que se recuperam da AN, o ganho da DMO precede o retorno dos ciclos menstruais.

Níveis baixos de testosterona também são encontrados em mulheres com AN e estão correlacionados com baixa DMO e com prejuízo na microarquitetura óssea.

Índice de massa corporal, leptina e adiponectina

Quanto menor for o IMC, menor será a DMO e, quanto maior for a duração de um IMC muito baixo, maior será o risco para osteoporose nestes pacientes.

A leptina, hormônio secretado pelo tecido adiposo, está diminuído e tem correlação direta com a DMO, independentemente do peso do paciente.

A adiponectina pode estar aumentada e correlaciona-se diretamente com a massa gorda em meninas com AN. O IMC reflete tanto massa magra quanto massa gorda, a leptina reflete gordura visceral e subcutânea, e a adiponectina, gordura na medula óssea.

Outros hormônios

Há aumento da concentração do hormônio do crescimento (GH) e baixas concentrações do fator de crescimento ligado à insulina (IGF-1), sugerindo resistência ao GH. Uma vez que o IGF-1 exerce um efeito estimulatório sobre os osteoblastos, postula-se que baixos níveis desse hormônio estejam implicados na DMO diminuída de pacientes com AN.

O cortisol também está aumentado na AN e tem papel deletério na osteoblastogênese. A ocitocina tem concentração diminuída na AN, mas ainda não há estudos sobre sua correlação direta com a DMO dos pacientes.

Papel do exercício

A tendência à atividade física excessiva é vista em 30 a 80% dos pacientes com AN e se caracteriza por compulsão ao exercício a despeito do estado físico e do peso corporal. Enquanto na população normal o exercício físico é benéfico para a saúde óssea, ele pode ser deletério em pacientes com AN cujos corpos estão em estado de energia baixa.

Um estudo recente de Waugh et al. mostrou que o exercício físico em pacientes agudamente doentes diminui a DMO; e, quando estão em remissão (definido por IMC > 18 e retorno dos ciclos menstruais), eles apresentam aumento da DMO, demonstrando o efeito benéfico do exercício em momento apropriado.

Cálcio e vitamina D

Deficiência de cálcio e de vitamina D não tem papel bem estabelecido na DMO baixa dos pacientes com AN.

Estudos mostram deficiência de vitamina D (< 30 ng/mL) em pacientes com AN, mas esse déficit também é muito encontrado na população sadia usada como grupo controle.

Marcadores de remodelação óssea

Os marcadores de remodelação, ainda que utilizados em estudos de pacientes com AN, apresentam viés de interpretação na população de adolescentes, uma vez que o crescimento deles ainda não se concretizou.

Entretanto, há relatos de diminuição dos marcadores de formação óssea (osteocalcina) e aumento dos marcadores de reabsorção (telopeptídeo-C terminal), que resultaram em grande perda de massa óssea nos pacientes acompanhados.

Risco de fraturas

Poucos estudos foram feitos para avaliar risco de fratura em AN.

Os relatos apontam para um risco aumentado de fratura que acontecem nos locais mais frequentemente acometidos pela população em geral. Há predileção pela coluna lombar, seguida do rádio e fêmur.

A prevalência de fraturas em AN e em outros distúrbios alimentares foi avaliada usando dados do Registro Dinamarquês para tais doenças, sendo observada uma alta incidência de fraturas após o diagnóstico do distúrbio, especialmente no primeiro ano de acompanhamento, persistindo elevada por até 10 anos. Em pacientes com diagnóstico após os 20 anos, o risco de fraturas foi maior do que nos que tiveram diagnóstico antes dos 20 anos. A possível explicação para tal fato é que existe uma redução da recuperação de massa óssea em pacientes com AN mais velhos.

Manejo das alterações ósseas

A recuperação do peso é crucial para a DMO, mas nem sempre é suficiente para alcançar níveis normais.

O retorno dos ciclos menstruais também está relacionado com aumento de DMO, tanto na coluna lombar quanto no fêmur.

Atividade física deve ser prescrita com cautela como já citado anteriormente.

Suplementação de cálcio e vitamina D pode ser importante, mas não há comprovação de que seu uso seja benéfico para reverter a perda óssea.

A despeito da associação entre privação de estrogênio e AN, assim como com diminuição da DMO, a suplementação de estrogênio oral não foi comprovada como protetora da massa óssea nesses pacientes. Há resultados conflitantes de trabalhos que não mostraram aumento da DMO tanto em coluna lombar como em fêmur a despeito do ganho de peso dos pacientes.

Há relato de melhora da DMO em adolescentes com mais de 15 anos que apresentavam *Z-score* menor que -2 SD e que mantinham IMC muito baixo, com uso de estradiol em *patch* (100 μg/2 vezes na semana) associado ao uso de progesterona cíclica oral (10-12 dias no mês).

O uso de testosterona transdérmico não se mostrou protetor à perda de DMO, ainda que em doses que atingissem o nível sérico esperado.

O uso dos bisfosfonatos não está indicado em mulheres jovens em período reprodutivo devido aos seus efeitos teratogênicos em modelos animais e à passagem pela barreira placentária, com consequente hipocalcemia fetal. Pacientes que puderem usar os antirreabsortivos e não desejam engravidar devem fazer uso de métodos contraceptivos seguros durante e após o tratamento antirreabsortivo (meia-vida longa da medicação).

Com a aprovação de dois bisfosfonatos (alendronato e risedronato) para osteoporose induzida por glicocorticoides em mulheres na pré-menopausa, já existem relatos na literatura de seu uso em pacientes com AN. Ainda que com número pequeno de pacientes e um tempo de seguimento não maior que um ano, houve ganho de massa óssea tanto na coluna lombar quanto no fêmur.

A teriparatida, recombinante humano 1-34, agente anabólico, não foi estudado em crianças e adolescentes e tem um alerta sobre aumento de osteossarcoma em ratos, em estudos de 24 meses de duração, sendo, portanto, contraindicado em pacientes com possíveis riscos para essa condição. Um estudo com seis meses de seguimento demonstrou aumento de DMO em mulheres com AN.

O denosumabe, anticorpo monoclonal com função de impedir a interação do RANKL-RANK, com consequente inibição da ativação osteoclástica, não apresenta, até o momento, dados de uso em AN.

Em conclusão, na AN, por ter grande efeito deletério sobre o metabolismo mineral óssea, torna-se imperativa a avaliação da DMO desses pacientes. Ainda que não existam *guidelines* específicos, a opinião de *experts* indica a realização de DXA em todos os pacientes, de ambos os subtipos (restritivo/purgativo), que tenham mais de 12 meses de doença ou com mais de 6 meses de amenorreia.

Gota aguda e crônica

Relatos de casos apontam presença de tofos gotosos em mulheres pré-menopáusicas que tiveram diagnóstico prévio de AN. Em alguns casos, apresentaram crises de gota aguda e, em outros, apenas presença de tofos por depósito de monurato de sódio, inclusive em locais atípicos. Na maioria dos casos relatados, havia uso oculto, crônico e abusivo de diuréticos, especialmente furosemida. Outra situação envolvida é o uso abusivo de laxativos ou vômitos provocados, resultando em insuficiência renal crônica e hiperuricemia em pacientes com AN e presença de tofo.

Doenças autoimunes

Já foram descritas associações de AN com doenças autoimunes como artrite reumatoide, lúpus eritematoso sistêmico, doença de Behçet e outras. Há vários relatos de lúpus e AN, salientando sintomas compartilhados pelas duas doenças, como alterações psiquiátricas, predomínio de mulheres jovens, leucopenia, trombocitopenia e alopecia.

Várias manifestações descritas na AN poderiam sugerir doenças autoimunes. No comprometimento cardiovascular, quatro domínios podem estar envolvidos: anormalidades estruturais, anormalidades na repolarização, desequilíbrio hemodinâmico e disfunção da contratilidade vascular periférica. A presença de desregulação microvascular, assim como o fenômeno de Raynaud na AN, foi descrita, e um estudo da microcirculação através de videocapilaroscopia periungueal encontrou três padrões: exame normal, exame com achados inespecíficos e exame com achados de padrão precoce de esclerose sistêmica, com ausência de autoanticorpos relacionados. Achados capilaroscópicos anormais também têm sido encontrados em doenças não reumatológicas como *diabetes mellitus*.

A hipertrofia bilateral de parótidas e a xerostomia podem ocorrer na desnutrição e, portanto, na AN. No subtipo com compulsão alimentar purgativa, o ato de provocar vômitos recorrentes pode estar implicado no aumento de parótidas e resultar em um problema estético com necessidade de correção cirúrgica.

TRATAMENTO DA ANOREXIA NERVOSA

O tratamento da AN inclui abordagem multiprofissional, com intervenção nutricional, psicológica e farmacológica.

A psicofarmacologia é utilizada com resultados limitados, assim como a tentativa de outros medicamentos, necessita de maior evidência clínica. Esse é o caso do uso de probióticos, apesar do embasamento nos estudos da microbiota. Também o uso de canabinoides aguarda conclusões mais robustas. Em revisão sistemática, ao avaliar ganho de peso com canabinoides na AN, o dronabinol obteve boa resposta, enquanto o THC em doses elevadas não teve efeito no peso e resultou em aumento de efeitos adversos.

Atualmente, *guidelines* sugerem como base do tratamento o uso de intervenções psicológicas e comportamentais, especialmente a terapia cognitivo-comportamental e terapia familiar, associadas à assistência nutricional, de preferência em nível ambulatorial.

Há orientações para o tratamento alimentar da AN para casos hospitalares, com o objetivo de evitar a síndrome de realimentação, um distúrbio metabólico e eletrolítico que ocorre em resposta à reintrodução de dieta após um período de privação nutricional e que pode levar à insuficiência respiratória e cardíaca, a distúrbios neurológicos e óbito.

CONCLUSÕES

O transtorno dismórfico corporal, o baixo peso, a omissão sobre dietas, sobre exercícios exagerados, sobre vômitos provocados e o uso de diuréticos e laxantes, quando presentes, podem gerar dificuldades diagnósticas e terapêuticas para o reumatologista, e devem ser reconhecidas.

AN é um capítulo a ser incluído no diagnóstico diferencial do reumatologista, principalmente na avaliação de perda de massa óssea em qualquer idade, na avaliação de diferentes manifestações sistêmicas em adolescentes femininas e adultos jovens, e, por outro lado, na pesquisa de doença autoimune nessa população quando necessário.

REFERÊNCIAS BIBLIOGRÁFICAS

1. American Psychiatric Association. Diagnostic and statistical manual of mental disorders, 5a Ed. (DSM-5). Arlington: American Psychiatric Publishing; 2013.
2. Bulik CM, Coleman JRI, Hardaway JA, Breithaupt L, Watson HJ, Bryant CD, et al. Genetics and neurobiology of eating disorders. Nat Neurosci. 2022;25(5):543-54.
3. Christensen HD, Sheta HM, Morillon MB, Hansen IM. Tophaceous gout in an anorectic patient visualized by dual energy computed tomography (DECT). Am J Case Rep. 2016;17:494-8.
4. Clarke RE, Voigt K, Reichenbach A, Stark R, Bharania U, Dempsey H, et al. Identification of a stress-sensitive anorexigenic neurocircuit from medial prefrontal cortex to lateral hypothalamus. Biol Psychiatry. 2023;93(4):309-21.
5. Dhopatkar N, Keeler JL, Mutwalli H, Whelan K, Treasure J, Himmerich H. Gastrointestinal symptoms, gut microbiome, probiotics and prebiotics in anorexia nervosa: A review of mechanistic rationale and clinical evidence. Psychoneuroendocrinology. 2023;147:105959.
6. Alcaraz-Ibáñez M, Paterna A, Griffiths MD. Social physical anxiety and eating disorders: A systematic review and meta-analysis. Body Image. 2023;45:133-41.
7. Di Lodovico L, Vansteene C, Poupon D, Gorwood P, Duriez P; FFAB. Food avoidance in anorexia nervosa: associated and predicting factors. Eat Weight Disord. 2023;28(1):24.
8. Fazeli KP, Kibanski A. Effects of anorexia nervosa on bone metabolism. Endocr Rev. 2018;39(6):895-910.
9. Fazeli KP. Low bone mineral density in anorexia nervosa and treatments challenges. Clin Rev Bone Min Metabol. 2019;17(2):65-76.
10. Garcia N, Gutierrez E. Anorexia nervosa and microbiota: systematic review and critical appraisal. Eat Weight Disord. 2023;28(1):1.
11. Haines MS. Endocrine complications of anorexia nervosa. J Eat Disord. 2023;11(1):24.
12. Legroux I, Cortet B. Factors influencing bone loss in anorexia nervosa: assessment and therapeutic options. RMD Open. 2019;5(2):e001009.
13. Longo P, Marzola E, Martini M, Amodeo L, Abbate-Daga G. Anorexia nervosa and somatoform dissociation: a neglected body-centered perspective. J Trauma Dissociation. 2023;24(1):141-56.
14. Mayer EA, Nance K, Chen S. The gut-brain axis. Annu Rev Med. 2022;73:439-53.
15. Misra M, Golden NH, Katzman DK. State of the art systematic review of bone disease in anorexia nervosa. Int J Eat Disord. 2016;49(3):276-92.
16. Organização Mundial da Saúde. Disponível em: https://icd.who.int/browse11/lm/en#/http://id.who.int/icd/entity/263852475.
17. Patsalos O, Dalton B, Himmerich H. Effects of IL-6 signaling pathway inhibition on weight and BMI: A systematic review and meta-analysis. Int J Mol Sci. 2020;21(17):6290.
18. Raevuori A, Haukka J, Vaarala O, Suvisaari JM, Gissler M, Grainger M, et al. The increased risk for autoimmune diseases in patients with eating disorders. PLoS One. 2014;9(8):e104845.

19. Rosager EV, Møller C, Sjögren M. Treatment studies with cannabinoids in anorexia nervosa: a systematic review. Eat Weight Disord. 2021;26(2):407-15.
20. Schorr M, Klibanski A. Anorexia nervosa and bone. Curr Opin Endocr Met Res. 2018;3:74-82.
21. Sirufo MM, Magnanimi LM, Ginaldi L, De Martinis M. Anorexia nervosa and autoimmune comorbidities: A bidirectional route? CNS Neurosci Ther. 2022;28(12):1921-9.
22. Steinman J, Rahlal AS. Anorexia nervosa and osteoporosis. Pathophysiology and treatment. J Bone Met. 2019;26(3):133-43.
23. Workman C, Blalock DV, Mehler PS. Bone density status in a large population of patients with anorexia nervosa. Bone. 2020;131:115161.
24. Zang Y, Lai X, Li C, Ding D, Wang Y, Zhu Y. The role of gut microbiota in various neurological and psychiatric disorders-an evidence mapping based on quantified evidence. Mediators Inflamm. 2023;2023:5127157.
25. Zhu R, Tian P, Zhang H, Wang G, Chen W. Gut microbiome-brain interactions in anorexia nervosa: Potential mechanisms and regulatory strategies. Neuropharmacology. 2023;224:109315.

126

Transtornos do humor e doenças reumatológicas

Doris Hupfeld Moreno
Lilian Hupfeld Moreno

INTRODUÇÃO

Os transtornos do humor (TH) são distúrbios do cérebro recorrentes, crônicos e representam problemas graves de saúde pública. Os principais são o transtorno depressivo maior (TDM) e os transtornos bipolares (TB), subtipos I (TBI) e II (TBII). Na população geral, as prevalências-vida da depressão maior (TDM) foram estimadas em torno de 18% e de TBI em 1%. O TBI é a forma clássica, grave, contudo, rara; requer a presença de pelo menos um episódio de mania durante a vida para ser diagnosticado. As formas mais leves do TB, o TBII e todo o espectro bipolar (formas subsindrômicas) afetam pelo menos 5% da população geral. Isso é muito importante, porque na maioria dos estudos com comorbidades de doenças reumatológicas somente o TBI foi investigado e as formas mais leves do TB são confundidas com a depressão maior. Os pacientes levam em média mais de 10 anos para receber o diagnóstico de TB e o principal diagnóstico diferencial é o TDM, pois as crises de depressão são idênticas. A idade média de início do TB é de 18-20 anos e do TDM de 28-30 anos. TDM e TBII afetam mais mulheres que homens, ao passo que não há diferenças no TBI. Abordaremos resumidamente dados etiológicos e quadro clínico do TB e do TDM, enfatizando a importância de se suspeitar do diagnóstico perante paciente com artrite reumatoide (AR), lúpus eritematoso sistêmico (LES), fibromialgia e espondilite anquilosante (EA).

FISIOPATOLOGIA

Com o avanço das neurociências, os TH vêm sendo identificados como doenças complexas e sistêmicas, de base genética. A herdabilidade do TDM varia de 40% a 50%, ao passo que a do TB chega a 85%. Os TH resultariam da interação gene-ambiente via mecanismos epigenéticos, alterando vários sistemas, entre os quais o glutamatérgico, estresse oxidativo, sistemas inflamatórios e imunológicos, cascatas de sinalização intracelular, sistema mitocondrial e canais de cálcio. O TB tem sido associado também a alterações na cadeia de produção energética celular, inclusive a disfunção mitocondrial, e vem sendo investigado como um distúrbio de ritmos biológicos, causando alterações no ciclo sono-vigília, variabilidade na rotina de atividades, alterações alimentares e hormonais, entre outras, que também estão geneticamente relacionadas ao TB.

QUADRO CLÍNICO

Os TH são distúrbios cíclicos com remissão interepisódica parcial ou total, com elevada prevalência de comorbidades psiquiátricas, doenças cardiovasculares e dores. O TDM é caracterizado por episódios depressivos que variam em duração, gravidade e sintomatologia. Os sintomas mais importantes são humor depressivo e/ou falta de interesse (note que o humor depressivo não é necessário para o diagnóstico), redução/incapacidade de sentir prazer, desânimo/fadiga, pensamentos e sentimentos enviesados para uma temática negativa, aumentar/criar problemas, dificuldade de concentração e, quando grave, lentificação psicomotora. Insônia ou hipersonia, aumento ou redução do apetite podem acontecer.

O TB é uma doença recorrente que se inicia na infância/adolescência ou no adulto jovem e evolui em crises de depressão, mania e hipomania ao longo da vida. A gravidade, o número dos episódios e o predomínio de um polo ou de outro variam em cada paciente, gerando grande heterogeneidade. O TB é identificado pelas fases de hipomania (TBII) e de mania (TBI), contudo o paciente só procura tratamento na depressão. Nesse estado frequentemente ele não se lembra dos episódios prévios de hipo/mania, nega sua existência ou o médico deixa de investigar a história pregressa.

O TBII é bem mais prevalente e se caracteriza pela presença de hipomanias durante a vida, que são difíceis de serem diagnosticadas mesmo pelo psiquiatra. A mania é caracterizada por aumento da energia/atividade (mais que pela alteração do humor), irritabilidade e/ou humor expansivo com aumento da impulsividade (abuso/dependência de álcool/drogas, aumento de gastos, aumento de libido etc.), redução da necessidade de dormir, aumento de ideias/planos e perda da autocrítica. Os pensamentos ficam acelerados e as ideias aumentam e tendem para o positivo: grandiosidade, otimismo exagerado, senso de razão aumentado, arrogância etc. A hipomania é mais leve e pode durar poucos dias, nos quais o paciente se sente melhor que o habitual e que antecedem ou seguem uma depressão. O indivíduo torna-se mais obstinado por algum assunto, impaciente, impulsivo, ocupado e pavio-curto. Ainda mais difíceis de diagnosticar são depressões ou hipo/manias com sintomas mistos de ambos os polos simultaneamente. Muito comuns, caracterizam-se por serem mais graves e de maior sofrimento depressivo por aumento da ansiedade, irritabilidade e desespero. Por exemplo, o paciente se queixa de muita ansiedade, pensamentos acelerados, extremamente negativos, catastróficos. Quaisquer problemas do momento tornam-se trágicos, inclusive dores e doenças, como é o caso das reumatológicas.

O TB é a doença com maior risco de suicídio, principalmente na presença de sintomas mistos, e está mais associada a comorbidades clínicas como doenças cardiovasculares e enxaquecas. O uso de antidepressivos em pacientes pode induzir mania, hipomania ou sintomas mistos e agravar o prognóstico e o risco de suicídio. Portanto, é fundamental diferenciar a depressão do TDM da depressão bipolar; no Quadro 1 encontram-se os principais preditores que auxiliam no diagnóstico diferencial entre os dois tipos de depressão. O tratamento é medicamentoso com estabilizadores do humor (lítio, ácido valproico e carbamazepina) e antipsicóticos atípicos (p. ex., olanzapina, quetiapina, risperidona, aripiprazol).

QUADRO 1 Características preditivas de depressão bipolar durante um episódio de depressão maior

Idade de início < 25 anos
História familiar positiva de transtorno bipolar
Depressão pós-parto
Curso episódico
Ataques de ansiedade
Hipersonia
Fobia social/agorafobia
Resistência terapêutica a antidepressivos

COMORBIDADES REUMATOLÓGICAS

A depressão e a ansiedade estão ligadas bidirecionalmente à atividade das doenças reumatológicas inflamatórias (DRI). Um estudo naturalístico com dois anos de duração em 42.815 pacientes com DRI investigou a introdução ou troca do tratamento convencional por fármacos antirreumáticos modificadores da doença (DMARD). A introdução (OR: 1,248) e a troca (OR: 1.502) por DMARD estiveram associadas ao uso de antidepressivos, mas também de ansiolíticos em menor frequência.

De acordo com uma revisão sistemática e meta-análise recente, que avaliou a comorbidade psiquiátrica em doenças imunomediadas de início na infância, particularmente na doença reumática as taxas foram de 13% (IC95%: 12%-15%) para transtornos de ansiedade e 20% (IC95%: 15%-26%) para transtornos de humor, com base na avaliação psiquiátrica. Portanto, mesmo em doenças imunomediadas de início na infância, a ansiedade e a depressão foram relatadas com frequência. Os médicos devem estar atentos aos problemas de saúde mental desses pacientes, pois eles parecem negligenciados.

Além disso, doenças autoimunes sistêmicas (DAI) estão associadas a um risco aumentado de transtorno bipolar de acordo com um estudo coorte de Taiwan. Um total de 65.498 pacientes com DAI foram comparados com 261.992 pacientes controlados por idade, seguidos durante 5,74 e 7,75 anos, respectivamente. Pacientes com DAI tiveram maior incidência do que controles de TB (OR ajustada: 1,98). O risco de TB foi maior no LES, AR, vasculite autoimune, síndrome de Sjögren e doença de Crohn. Os autores levantaram diversas hipóteses: (a) o processo inflamatório crônico ativado nas doenças autoimunes pode causar a desregulação inflamatória do sistema nervoso central resultando no TB; (b) as DAIs atuam sobre o substrato biológico do TB, da depressão ou dos transtornos ansiosos (TA), exacerbando o TB no caso de vulnerabilidade; (c) contrariamente, o TB subclínico poderia agir como estressor inespecífico, aumentando a vulnerabilidade para doenças autoimunes. A incidência de comorbidades com depressão, transtornos ansiosos e TB foi elevada em uma coorte canadense (n = 12.141 e controles = 65.424), com doenças inflamatórias imunomediadas (AR, esclerose múltipla e síndrome do intestino irritável) já 3-5 anos antes do diagnóstico. Nessa mesma amostra, a presença de comorbidades com doenças crônicas (hipertensão arterial sistêmica, *diabetes mellitus*, doença cardíaca isquêmica, psoríase, doença pulmonar crônica e câncer) nos transtornos do humor e ansiosos aumentou o risco das doenças imunes. Além disso, a presença de depressão, TA e TB aumentou a mortalidade por suicídio e quaisquer causas nessas doenças inflamatórias.

Considerando que os TH cursam com alterações inflamatórias crônicas, independentemente de outras comorbidades médicas, o efeito de alguns anti-inflamatórios utilizados em doenças reumatológicas foi estudado nos distúrbios depressivos. Embora os achados tenham sido controversos, eles sugerem uma associação entre depressão e doenças reumatológicas inflamatórias e aumentam a possibilidade do tratamento de uma delas influenciar no resultado da outra.

Artrite reumatoide

Recentemente foram revisadas as alterações patogenéticas comuns entre artrite inflamatória e transtornos de humor. Mecanismos pró-inflamatórios, como TNFα, IL-6, IL-17 e fatores de estresse oxidativo, bem como alterações de neurotransmissores no sistema nervoso central e células da barreira hematoencefálica estão envolvidos. A ativação dessas vias patogenéticas comuns também foi afetada pelos mesmos desencadeantes, como tabagismo, estresse e estilo de vida. Conforme mencionado anteriormente, é possível que alguns pacientes respondam às mesmas abordagens terapêuticas, mas as evidências são preliminares. Pacientes acometidos por artrite inflamatória podem apresentar sintomas e sinais em comum com transtornos de humor, levando a possível sobreposição clínica.

A incidência e a prevalência de depressão (OR 1,46), TA (OR 1,24) e TB (OR 1,21) foram elevadas na população com AR em comparação com controles, conforme coorte retrospectiva canadense. O TBII parece ser mais comum na AR do que o TBI. O estudo ressaltou que os médicos devem estar cientes de que mulheres e indivíduos com menor nível socioeconômico têm maior risco desses distúrbios. Apesar dos avanços terapêuticos no manejo clínico, o risco não mudou ao longo dos 20 anos do estudo.

Conforme revisão de Whiters et al. (2017), a depressão foi a comorbidade mais comum da AR de acordo com um estudo multicêntrico em 17 países. Controlando todas as variáveis de confusão, o OR da depressão na AR foi estimado em 1,63 (IC 95% 1,43-1,87). Em relação ao transtorno bipolar, estudos já apresentados observaram risco duas vezes maior de AR, inclusive antecedendo em três anos, em média, o início dessa doença reumatológica. Um estudo prospectivo de 10 anos examinou a AR como fator de risco de TB, revelando maior incidência de TB subsequente à AR em amostra de 2.570 pacientes com AR e 2.570 controles. A incidência anual do TB seguido de um diagnóstico de AR foi de 20,7 por 10.000 pessoas. Segundo os autores, o processo inflamatório relacionado à AR estaria associado ao aumento da expressão de distúrbios neuropsiquiátricos.

Os médicos também devem ficar alertas para a presença de comorbidades com transtornos do humor, especialmente bipolares, na terapêutica escolhida para pacientes com AR. A gravidade da doença e o estado funcional na AR podem ser afetados pela comorbidade ansiedade-depressão e por sintomas bipolares mistos, como apontou um estudo com 556 pacientes, que investigou a correlação entre sintomas maníaco-depressivos (medidos por três escalas de avaliação), a atividade da doença (pelo *Disease Activity Score 28-joint count C reactive protein*) e o desempenho funcional. Quase 60% tinham atividade da doença moderada a grave. Pacientes que usavam DMARD sintéticos combinados com terapia com esteroides foram mais suscetíveis a apresentar alterações psíquicas (ansiedade, depressão, sintomas bipolares mistos), comparados com os que faziam monoterapia com DMARDs.

Do ponto de vista clínico, a depressão comórbida com AR está associada ao aumento de vários desfechos desfavoráveis, como mais dor, fadiga e deterioração da qualidade de vida. Independentemente da intensidade da inflamação, a gravidade da depressão esteve associada à dor na AR. A associação entre ambas, depressão e AR, é bidirecional. A comorbidade também parece diminuir a adesão e a resposta ao tratamento, com diminuição das taxas de remissão dos sintomas de AR. Pacientes deprimidos com AR relataram limiares de dor reduzidos, além de exibirem maiores taxas de utilização de serviços médicos, elevando os custos de saúde em comparação com indivíduos não deprimidos com AR.

Infelizmente, a depressão ainda permanece sem ser diagnosticada e consequentemente não tratada em pacientes com AR e os reumatologistas enfrentam um grande desafio em abordá-la. Também se deve cogitar a presença de TB em casos com clínica sugestiva que pioram com uso de antidepressivos e devem ser encaminhados ao psiquiatra especialista. A seguir, algumas recomendações para serem implementadas na clínica de reumatologia:

1. Rastrear a presença de depressão e tratar, caso não se identifique nem suspeite de TB.
2. Educar pacientes e familiares sobre a depressão e ensiná-los a reconhecer os sintomas precocemente. Eles devem estar cientes da associação entre a AR e a depressão, pois muitos dos sintomas da depressão podem mimetizar a AR.
3. Implementar avaliações de rotina para detecção de depressão em ambulatórios de reumatologia no momento do diagnóstico da AR e durante o tratamento, mesmo após a remissão dos sintomas da AR.
4. Mais do que tratar a dor, os reumatologistas devem implementar uma abordagem holística do bem-estar e do funcionamento do paciente. A percepção da incapacidade pode envolver muito mais do que simplesmente a ausência de dor. Criar oportunidades para os pacientes desenvolverem estratégias de enfrentamento também poderia ajudar a mitigar o impacto da depressão.

Finalmente, a atividade física e a participação social também são essenciais para a saúde mental desses pacientes e podem melhorar os sintomas depressivos. Contudo, mais pesquisas são necessárias com intervenções específicas para pacientes com AR que levem em conta as limitações do sistema de saúde e os desafios únicos de cada paciente.

Lúpus eritematoso sistêmico

Sintomas neuropsiquiátricos no LES surgem em 20%-70% dos pacientes ao longo do curso da doença e em 50% os sintomas precedem o diagnóstico. O início dos sintomas afetivos pode ocorrer a qualquer momento e independe do nível de atividade do LES. As causas do desenvolvimento da depressão no LES são desconhecidas, mas acredita-se que sejam multifatoriais. A longa duração da doença, as drogas imunossupressoras e a lesão cerebrovascular são fatores importantes no desenvolvimento da depressão.

O TDM está presente em 24% dos pacientes de acordo com uma revisão sistemática e meta-análise envolvendo 10.828 pacientes. O desenvolvimento da depressão pode resultar em aumento da incidência de doenças cardiovasculares, diminuição da qualidade de vida, ideação suicida, incapacidade física e maior risco de mortalidade prematura nos pacientes com LES.

O TB também foi mais prevalente em pacientes com LES (0,62%) do que no grupo controle (0,26%) em estudo transversal que incluiu 5.018 pacientes com LES e 25.090 controles. Nesse estudo, o LES foi considerado independentemente associado com o TB, além de ambos apresentarem características comuns: são debilitantes, têm início em idade jovem, cronicidade, padrão de remissão e recidivas. Os autores consideraram que a inflamação crônica poderia levar ao surgimento dos sintomas do TB em pacientes com LES, ao invés do contrário. Entretanto, níveis crescentes de neuroinflamação, que poderiam resultar em dano celular via mecanismos de excitotoxicidade, estresse oxidativo e disfunção mitocondrial, podem ser encontrados em ambos os distúrbios. Assim, não se pode concluir que haja uma relação de causa e efeito. Os profissionais da saúde devem estar cientes desta associação ao tratar pacientes com LES ou TB e ficar alertas quanto a uma possível comorbidade.

Fibromialgia

Em revisão recente de 31 estudos epidemiológicos, a comorbidade mais prevalente com a fibromialgia foi o transtorno depressivo maior (prevalência ponderada até 63%). Além disso, quase um terço dos pacientes com fibromialgia examinados apresentavam TB atual ou ao longo da vida, pânico ou transtorno de estresse pós-traumático.

De acordo com extensa revisão sobre bases fisiopatológicas, genéticas e de neuroimagem comuns entre fibromialgia e TB, a dor crônica esteve mais associada ao TB que a depressão ou transtornos ansiosos. Uma meta-análise apontou para elevada prevalência da comorbidade do TB com a fibromialgia de 21% (OR 7,55 IC 95% 3,9-14,6), sendo de 2,6% na população geral. Os transtornos depressivo maior e ansiosos estão entre as mais prevalentes comorbidades psiquiátricas, com taxas de, respectivamente, até 80% e 63,8%. Mais do que comorbidades, depressões e fibromialgia se agravam mutuamente e sua correlação tem sido amplamente investigada. Contudo, esses estudos não investigaram a presença de sintomas de mania ao longo da vida, como o padrão de *overactivity* prévio, comum nas mulheres com fibromialgia, e uma das principais características da hipomania. Detectando todo o espectro do TB com metodologia adequada, as taxas subiram para 86,3% e o número de sintomas maníacos se correlacionou com a gravidade da dor e de depressão, característica dos sintomas mistos.

Uma avaliação psicométrica dimensional de 120 pacientes também encontrou significativamente mais sintomas depressivos e maníacos ao longo da vida em pacientes com fibromialgia, em consonância com outros achados da literatura. Também houve correlação entre o histórico de sintomas depressivos e a gravidade do impacto da fibromialgia (QIF) e o questionário de qualidade de vida SF-12. Não foi possível estabelecer uma correlação estatisticamente significativa (P = 0,2) entre o uso de antidepressivos e a presença de sintomas maníacos, mas houve uma tendência nesse sentido em usuários de antidepressivos inibidores seletivos da recaptação da serotonina e da noradrenalina (p. ex., duloxetina e venlafaxina), em comparação com antidepressivos tricíclicos e inibidores seletivos da recaptação de serotonina.

A fibromialgia é certamente um dos maiores desafios da medicina. De um lado, onera significativamente a atenção à saúde, de outro os pacientes sofrem preconceito por faltarem marcadores biológicos. Em estudo com 331 reumatologistas canadenses, dos quais apenas 140 responderam, metade alegou que se recusava a atender pacientes com fibromialgia. A falta de um tratamento farmacológico adequado fica claro nas diretrizes de tratamento da fibromialgia, que preconizam exercícios e psicoterapia como tratamentos de primeira linha e não a farmacoterapia. Contudo, opioides e antidepressivos foram os mais prescritos. Estudo prospectivo recente de seis meses com uso de antidepressivos na fibromialgia observou melhora nos sintomas somáticos e do espectro do humor. Os resultados corroboram achados anteriores sobre o papel dos antidepressivos no manejo não apenas dos sintomas do TDM, mas também do componente doloroso da fibromialgia. Os pacientes com fibromialgia devem ser investigados quanto à sintomatologia do espectro do humor, considerando seu papel proeminente nas manifestações do distúrbio e no resultado do tratamento.

Entretanto, apesar da sua eficácia no alívio dos sintomas da fibromialgia em indivíduos com depressão maior, pacientes que na realidade apresentam depressão bipolar correm o risco de indução de sintomas mistos, hipo/mania, episódios psicóticos e/ou ciclagem rápida. Nos estados mistos o risco de suicídio e a sensibilidade à dor aumentam. Durante as primeiras semanas a meses a resposta ao antidepressivo pode ser ótima (p. ex., se desenvolver hipo/mania, se sentirá melhor que nunca), porém evanescente. Um estudo prospectivo de um ano comparando fibromialgia tratada ou não tratada com antidepressivos de fato evidenciou pior prognóstico e qualidade de vida nos pacientes que utilizaram antidepressivos.

Portanto, a escolha do fármaco deve considerar a comorbidade com TDM ou TB e não apenas a síndrome dolorosa. Se os antidepressivos forem necessários nos casos de comorbidade com TB, é fundamental o uso concomitante de estabilizadores do humor. Estudos que investigarem a comorbidade com FM devem utilizar entrevistas estruturadas e escalas específicas para detecção do TB, inclusive subclínico. Além disso, em ensaios clínicos com antidepressivos para tratar a fibromialgia será preciso rastrear o histórico de TB durante a vida (o diagnóstico é longitudinal) e monitorar o aparecimento de sintomas hipomaníacos e mistos. Se houver dúvidas, deve-se encaminhar ao psiquiatra especializado.

Espondilite anquilosante

A prevalência da depressão varia entre 27,4% e 55,4% em pacientes com EA. Além disso, a atividade clínica ou sorológica está associada à gravidade da depressão em pacientes com EA.

Uma coorte com 2.331 pacientes com EA e 9.324 controles sem EA revelou maior incidência de TDM em portadores de EA do que no grupo controle. A comorbidade pode levar à incapacidade no trabalho, desemprego, distúrbios sexuais, diminuição da qualidade de vida e sintomas de fadiga. Por outro lado, a EA pode aumentar o risco de um novo episódio depressivo, enfatizando-se a necessidade de avaliação e possível intervenção psiquiátrica em pacientes com EA.

CONSIDERAÇÕES FINAIS

O conhecimento acerca da comorbidade de transtornos do humor com doenças reumatológicas ganhou fôlego na última década à medida que informações acerca da fisiopatogênese do TB e do TDM evidenciaram a presença de uma série de marcadores biológicos comuns, como alterações imunoinflamatórias. Contudo, essas alterações inflamatórias nos TH independem da presença de DRI. Nesse sentido, levantam-se dúvidas sobre as hipóteses aventadas pelos estudiosos das comorbidades de que são as doenças reumatológicas que poderiam induzir doenças psiquiátricas por meio da neuroinflamação e das anormalidades nos neurotransmissores.

Os maiores problemas residem na dificuldade de rastreamento e identificação pelo clínico, sem falar na incapacidade de lidar com problemas psiquiátricos e com o estigma. É preciso estar atento à presença da depressão maior e alerta à possibilidade de algum tipo de transtorno bipolar. Nesses casos, o prognóstico se agrava – inclusive com risco de suicídio – caso não sejam associados estabilizadores do humor ao antidepressivo quando indicado. Entretanto, comorbidades reumatológicas com formas leves do TB são mais prevalentes e difíceis de identificar, porque os pacientes tendem a negar ou ignorar os sintomas hipo/maníacos ou o médico não consegue identificá-los corretamente. Ademais, estudos futuros devem levar em conta o diagnóstico exato dos TH e identificar o surgimento e agravamento de sintomas afetivos durante a farmacoterapia e a evolução das doenças reumatológicas.

REFERÊNCIAS BIBLIOGRÁFICAS

1. Agarwal A, Oparin Y, Glick L, Fitzcharles MA, Adachi JD, Cooper MD, et al. Attitudes toward and management of fibromyalgia: A national survey of Canadian rheumatologists and critical appraisal of guidelines. J Clin Rheumatol. 2018;24:243-9.
2. American Psychiatric Association. Manual diagnóstico e estatístico de transtornos mentais. DSM-5. 5. ed. Porto Alegre: Artmed; 2014.
3. Anderson G, Maes M. Bipolar disorder: role of immune-inflammatory cytokines, oxidative and nitrosative stress and tryptophan catabolites. Curr Psychiatry Rep. 2015;17:8.
4. Bournia VK, Tektonidou MG, Vassilopoulos D, Laskari K, Panopoulos S, Fragiadaki K, et al. Introduction and switching of biologic agents are associated with antidepressant and anxiolytic medication use: data on 42 815 real-world patients with inflammatory rheumatic disease. RMD Open. 2020 Sep;6(3):e001303.
5. Carmassi C, Ciapparelli A, Cappelli A, Dell'Oste V, Bertelloni CA, Foghi C, et al. Naturalistic 6-month antidepressants follow-up in patients with fibromyalgia: impact on somatic and mood spectrum symptoms. Clin Exp Rheumatol. 2021;39 Suppl 130(3):33-8.
6. Carta MG, Ruggiero V, Sancassiani F, Cutrano F, Manca AR, Peri M, et al. The use of antidepressants in the long-term treatment should not improve the impact of fibromyalgia on quality of life. Clin Pract Epidemiol Ment Health. 2013;9:120-4.
7. Chimenti MS, Fonti GL, Conigliaro P, Triggianese P, Bianciardi E, Coviello M, et al. The burden of depressive disorders in musculoskeletal diseases: is there an association between mood and inflammation? Ann Gen Psychiatry. 2021;20(1):1.
8. Jansson S, Malham M, Wewer V, Rask CU. Psychiatric comorbidity in childhood onset immune-mediated diseases – A systematic review and meta-analysis. Acta Paediatr. 2022;111(3):490-9.
9. Kia S, Choy E. Update on treatment guideline in fibromyalgia syndrome with focus on pharmacology. Biomedicines. 2017;5:20.
10. Kleykamp BA, Ferguson MC, McNicol E, Bixho I, Arnold LM, Edwards RR, et al. The prevalence of psychiatric and chronic pain comorbidities in fibromyalgia: an ACTTION systematic review. Semin Arthritis Rheum. 2021;51(1):166-74.
11. Kudlow PA, Rosenblat JD, Weissman CR, Cha DS, Kakar R, McIntyre RS, et al. Prevalence of fibromyalgia and co-morbid bipolar disorder: A systematic review and meta-analysis. J Affective Disorders. 2015;188:134-42.
12. Margolis JM, Masters ET, Cappelleri JC, Smith DM, Faulkner S. Evaluating increased resource use in fibromyalgia using electronic health records. Clinicoecon Outcomes Res. 2016;8:675-83.
13. Marrie R, Walld R, Bolton J, Sareen J, Walker JR, Patten SB, et al. Rising incidence of psychiatric disorders before diagnosis of immune-mediated inflammatory disease. Epidemiol Psychiatr Sci. 2019;28:333-42.
14. Marrie RA, Hitchon CA, Walld R, Patten SB, Bolton JM, Sareen J, et al., for the Canadian Institutes of Health Research Team in Defining the Burden and Managing the Effects of Psychiatric Comorbidity in Chronic Immunoinflammatory Disease. Increased burden of psychiatric disorders in rheumatoid arthritis. Arthritis Care Res (Hoboken). 2018;70:970-8.
15. Marrie RA, Walld R, Bolton JM, Sareen J, Patten SB, Singer A, et al.; CIHR Team in Defining the Burden and Managing the Effects of Psychiatric Comorbidity in Chronic Immunoinflammatory Disease. Psychiatric comorbidity increases mortality in immune-mediated inflammatory diseases. Gen Hosp Psychiatry. 2018;53:65-72.
16. Marrie RA, Walld R, Bolton JM, Sareen J, Walker JR, Patten SB, et al.; CIHR Team in Defining the Burden and Managing the Effects of Psychiatric Comorbidity in Chronic Immunoinflammatory Disease. Physical comorbidities increase the risk of psychiatric comorbidity in immune-mediated inflammatory disease. Gen Hosp Psychiatry. 2018;51:71-8.
17. Medeiros GC, Senço SB, Lafer B, Almeida KM. Association between duration of untreated bipolar disorder and clinical outcome: data from a Brazilian sample. Rev Bras Psiquiatr. 2016;38:6-10.
18. Moreno DH, Tavares DF, Moreno RA. Subtipos de transtorno bipolar. In: Associação Brasileira de Psiquiatria. Nardi AE, Da Silva AG, Quevedo JL (orgs.). PROPSIQ Programa de Atualização em Psiquiatria: Ciclo 6. Artmed Panamericana; 2017. p. 9-58. (Sistema de Educação Continuada a Distância, v. 2.)
19. Moreno DH, Zanetti MV, Moreno RA. Transtornos do humor. In: Clínica Médica: doenças dos olhos, doenças dos ouvidos, nariz e garganta, neurologia, transtornos mentais. 2. ed. Barueri: Manole; 2016.
20. Pamukcu M, Izci Duran T, Ulusoy H, Altınbas K. Investigation of the correlation between mood disorder symptoms and disease activity and functional status in rheumatoid arthritis patients. Turk J Med Sci. 2021;51(6):3008-16.
21. Pryce CR, Fontana A. Depression in autoimune diseases. Curr Top Behav Neurosci. 2017;31:139-54.

22. Schweiger V, Perini G, Del Piccolo L, Perlini C, Donisi V, Gottin L, et al. Bipolar spectrum symptoms in patients with fibromyalgia: a dimensional psychometric evaluation of 120 patients. Int J Environ Res Public Health. 2022;19(24):16395.
23. Shen CC, Hu LY, Yang AC, Kuo BI, Chiang YY, Tsai SJ. Risk of psychiatric disorders following ankylosing spondylitis: a nationwide population-based retrospective cohort study. J Rheumatol. 2016;43:625-31.
24. Sturgeon JA, Finan PH, Zautra AJ. Affective disturbance in rheumatoid arthritis: psychological and disease-related pathways. Nat Rev Rheumatol. 2016;12:532-42.
25. Tiosano S, Nir Z, Gendelman O, Comaneshter D, Amital H, Cohen AD, et al. The association between systemic lupus erythematosus and bipolar disorder – a big data analysis. Eur Psychiatry. 2017;43:116-9.
26. Varan O, Babaoglu H, Göker B. Associations between depressive disorders and inflammatory rheumatic diseases. Curr Top Med Chem. 2018;18:1395-401.
27. Vieta E, Berk M, Schulze TG, Carvalho AF, Suppes T, Calabrese JR, et al. Bipolar disorders. Nat Rev Dis Primers. 2018;4:18008.
28. Wang LY, Chiang JH, Chen SF, Shen YC. Systemic autoimmune diseases are associated with an increased risk of bipolar dis order: A nationwide population-based cohort study. J Affect Disord. 2018;227:31-7.
29. Withers MH, Gonzalez LT, Karpouzas GA. Identification and treatment optimization of comorbid depression in rheumatoid arthritis. Rheumatol Ther. 2017;4:281-91.
30. Zhang L, Fu T, Yin R, Zhang Q, Shen B. Prevalence of depression and anxiety in systemic lupus erythematosus: a systematic review and meta-analysis. BMC Psychiatry. 2017;14:70.

127

Doenças reumáticas induzidas por drogas

Felipe Freire da Silva
Jozélio Freire de Carvalho

INTRODUÇÃO

Diversas síndromes reumáticas induzidas pelo uso de medicações já foram descritas e algumas já se encontram bem definidas na comunidade científica, como é o caso do lúpus eritematoso induzido por drogas (LID). No entanto, ao longo das últimas décadas, com o surgimento de novas classes terapêuticas, como os agentes imunobiológicos anti-TNF e os inibidores de *checkpoints* (ICP), novas manifestações reumatológicas têm sido cada vez mais descritas e estudadas na literatura.

Neste capítulo abordaremos as principais doenças reumáticas induzidas por drogas, com enfoque na epidemiologia, etiologia, manifestações clínicas e manejo das síndromes mais clássicas e das condições emergentes com o uso de novas medicações e que estão tendo grande impacto clínico atualmente.

LÚPUS ERITEMATOSO INDUZIDO POR DROGAS

O LID é caracterizado por uma síndrome lúpus-símile que ocorre após exposição a algumas medicações e tem seus sinais, sintomas e marcadores laboratoriais regredidos após a interrupção do uso da droga associada. Em geral, são necessários meses de contato com a substância até o desenvolvimento do quadro clínico característico.

Em contraste com o lúpus eritematoso sistêmico (LES) idiopático, que tem predileção por mulheres jovens, o LID acomete homens e mulheres em frequências similares, assim como pode ocorrer em faixas etárias mais elevadas. Tal diferença pode ser explicada, parcialmente, pelas características da população exposta às medicações associadas ao LID.

O antiarrítmico procainamida e o anti-hipertensivo hidralazina são as substâncias conhecidas mais associadas ao LID. A Tabela 1 classifica as drogas de acordo com o risco de desenvolvimento dessa condição.

A etiopatogenia do LID ainda não se encontra completamente esclarecida e há divergências a depender da medicação estudada, porém, diversos mecanismos que podem se sobrepor têm sido propostos para explicar o processo de autoimunidade desencadeado pelo uso de medicações.

Fatores genéticos, como a presença do antígeno leucocitário humano (HLA) DR4, DR3, DR2 e o alelo nulo de C4, têm sido associados ao risco de desenvolvimento de LID. Mecanismos epigenéticos, como a hipometilação do ácido desoxirribonucleico (DNA) e consequentes mudanças na expressão gênica, como o aumento do antígeno 1 associado à função leucocitária (LFA-1), também vêm sendo relacionados à patogênese tanto do LID quanto do LES idiopático.

Em relação à contribuição de alterações no metabolismo oxidativo das drogas, diferenças na taxa de acetilação não foram associadas ao risco de LES idiopático, enquanto estudos demonstram uma maior suscetibilidade ao LID em pacientes com acetilação lenta.

TABELA 1 Classificação das medicações associadas ao desenvolvimento de lúpus induzido por drogas

Grupo	Drogas
Grupo I: Drogas definitivamente capazes de induzir lúpus	Hidralazina Procainamida Minociclina Anti-TNF Metildopa Isoniazida Clorpromazina Quinidina
Grupo II: Drogas provavelmente capazes de induzir lúpus	Interferon-alfa Sulfassalazina Drogas antitireoidianas (propiltiouracil, metimazol) Anticonvulsivantes (carbamazepina, fenitoína, valproato) Estatinas Terbinafina Penicilamina Betabloqueadores (propranolol, atenolol, pindolol, metoprolol) Hidroclorotiazida
Grupo III: Drogas possivelmente capazes de induzir lúpus	Antibióticos (penicilina, estreptomicina, tetraciclina, ciprofloxacina, rifampicina) Estrógenos Lítio Captopril Antagonistas dos canais de cálcio Clonidina Hidroxiureia Sais de ouro Griseofulvina Fenilbutazona Reserpina Genfibrozila Bupropriona Clobazam Clozapina Efalizumabe Interleucina-2 Lisinmopril Tocainida Zafirlucaste

Reproduzida com permissão dos autores. Mota, et al. 2007. Adaptada de Antonov et al., 2004, e Pramatov, 2008.

Assim como visto em outras doenças reumatológicas autoimunes, alterações no sistema imune inato, envolvendo aumento na formação de "*neutrophil extracellular traps*" (NETs) e a consequente exposição a autoantígenos pela liberação de proteínas intracelulares e material nuclear de neutrófilos após processo de morte celular, denominado NETose, também estão sendo relacionadas à ocorrência de manifestações autoimunes induzidas por drogas por estudos recentes.

Dentre outros mecanismos também descritos no LID estão a ação citotóxica de metabólitos de drogas, como é o caso da procainamida hidroxilamida (PAHA), gerada pela oxidação da procainamida por neutrófilos ativados. Esses metabólitos também podem interferir com mecanismos de tolerância central de células T. Algumas drogas podem, ainda, se ligar a proteínas e atuar como haptenos e estimular respostas imunes.

O quadro clínico geralmente é insidioso e inicia-se meses a anos após a exposição à droga. Manifestações articulares, cutâneas e serosites são as mais comuns, assim como no LES idiopático. Sintomas sistêmicos brandos, como febre e mialgia, também são frequentes. Por outro lado, acometimento renal e de sistema nervoso central são raros, assim como hipocomplementenemia. Manifestações hematológicas são menos comuns no LID, porém podem ocorrer de forma mais branda, principalmente como anemia e leucopenia, em até um terço dos pacientes.

Outra forma de apresentação possível é o desenvolvimento de lesões eritematosas em regiões fotossensíveis, geralmente associadas com a positividade do fator antinuclear (FAN) e do anticorpo anti-Ro/SS-A, caracterizando o lúpus eritematoso cutâneo subagudo (LECS) induzido por drogas. O antifúngico terbinafina, bloqueadores de canal de cálcio e imunobiológicos anti-TNF estão estre as medicações associadas ao LECS.

A maioria dos pacientes com LID apresenta FAN positivo com padrão nuclear homogêneo, devido à presença de anticorpos anti-histona, encontrados em mais de 95% dos casos em casuísticas envolvendo as drogas mais comumente associadas. Outros autoanticorpos mais específicos do LES idiopático também podem estar presentes, porém são bastante incomuns, como o anti-Ro/SS-A, anti-La/SS-B, anti-DNA dupla hélice, anti-RNP e anticardiolipina. No entanto, estudos demonstram uma elevada frequência do anti-dsDNA no lúpus induzido por anti-TNF, podendo alcançar até um terço dos pacientes. O uso do interferon alfa também está associado com a presença desse anticorpo.

Os agentes imunobiológicos anti-TNF estão entre as drogas antirreumáticas modificadoras de doença (DMARDs) biológicas mais utilizadas para o tratamento de doenças inflamatórias sistêmicas, sendo opções no manejo da artrite reumatoide, espondilite anquilosante, artrite psoriásica, vasculites e doença inflamatória intestinal, entre outras indicações. Por outro lado, essa classe de medicações, paradoxalmente, está associada com a positivação de autoanticorpos, principalmente o FAN, anti-dsDNA e anti-histona, apesar de ser raro o desenvolvimento de manifestações clínicas autoimunes.

Estudos demonstram que a positividade do FAN em pacientes inicialmente negativos ou o aumento dos títulos de FAN previamente existentes ocorrem com frequência marcadamente maior com o uso do infliximabe em relação ao adalimumabe ou etanercepte, não aparentando ser, portanto, um efeito unicamente de classe. Esse mesmo padrão também ocorre em relação à positivação do anticorpo anti-dsDNA, no entanto, ao contrário do que ocorre no LES idiopático, no LID predominam as subclasses IgM ou IgA, menos associadas ao desenvolvimento de manifestações clínicas, em especial ao processo de glomerulonefrite e que também tendem a desaparecer após a suspensão da medicação implicada.

O quadro clínico do lúpus induzido por anti-TNF é semelhante às características já descritas anteriormente para o LID e acontece em menos de 1% dos pacientes em uso da medicação.

O tratamento do LID envolve primordialmente a suspensão da droga envolvida e, em muitos casos, também é necessária a implementação de corticoterapia em doses que variam a depender da gravidade do quadro apresentado. Rápida melhora clínica e desaparecimento ou redução dos títulos de autoanticorpos são esperados. Alta suspeição e reconhecimento da condição é, portanto, de fundamental importância para o sucesso do tratamento e prevenção de complicações mais graves.

VASCULITE INDUZIDA POR DROGAS

De forma similar ao LID, medicamentos de diversas classes têm sido associados ao desenvolvimento de vasculite induzida por drogas (VID), condição frequentemente relacionada à presença do anticorpo anticitoplasma de neutrófilos (ANCA) e do antimieloperoxidase (MPO). A VID pode acometer vasos de qualquer calibre, no entanto, tem predileção por vasos pequenos ou médios.

O quadro clínico, habitualmente, é limitado à ocorrência de sintomas sistêmicos, como febre, perda ponderal e mialgia, além de poliartralgia e lesões cutâneas, como púrpura e *rash*. No entanto, manifestações vasculíticas mais graves, como glomerulonefrite rapidamente progressiva e hemorragia alveolar, também podem ocorrer. A sintomatologia, marcadores laboratoriais e prognóstico da VID variam de forma considerável a depender da droga analisada.

Uma das principais classes associadas ao desenvolvimento de VID são as drogas antitireoidianas (DAT), em especial o propiltiouracil e, em menor grau, o metimazol. São relatadas altas prevalências de positividade do ANCA nos pacientes em uso dessas medicações e, de forma mais rara, quadro similar às vasculites ANCA-associadas (VAA) pode ocorrer após meses a anos de tratamento. Em relação às manifestações clínicas, em comparação às VAA, a vasculite induzida por DAT geralmente ocorre em mulheres mais jovens, devido ao perfil das pacientes com doença de Graves, sendo mais comum o envolvimento cutâneo e mais raros os sintomas constitucionais e os acometimentos renal, pulmonar, de sistema nervoso e de trato gastrointestinal, conferindo, portanto, um melhor prognóstico.

A cocaína é uma das drogas recreativas mais consumidas do mundo e pesquisas demonstram uma elevadíssima taxa de adulteração com o levamisol, agente anti-helmíntico e imunomodulador que pode potencializar o efeito do psicotrópico. O uso da cocaína contaminada por levamisol é uma das causas de VID, cuja apresentação clínica segue o padrão de predominância de sintomas sistêmicos, cutâneos e articulares, mas, com o uso crônico da droga, também podem ocorrer manifestações locais características, como lesões destrutivas de linha média com perfuração de septo nasal e palato duro. Laboratorialmente é frequente a presença de ANCA com padrão atípico e positividade tanto para anti-MPO quanto para antiproteinase 3 (PR3). Glomerulonefrite e hemorragia alveolar são manifestações mais raras.

Além de ser uma das medicações mais associadas ao LID, a hidralazina também se encontra entre as principais drogas indutoras de vasculite ANCA-associada e a diferenciação entre as duas condições pode ser difícil. Alta frequência de glomerulonefrite é encontrada nos casos de VID, ao contrário do que é geralmente observado no LID, e muitas vezes é acompanhada de positividade para anti-DNA dupla-hélice, anti-histona, além do ANCA. Além da suspensão da medicação, o uso de altas doses de glicocorticoides e a introdução de outros imunossupressores sintéticos se fazem necessários em grande parte dos pacientes.

Diversas outras drogas também são associadas ao risco de VID, como o antibiótico minociclina, os tuberculostáticos isoniazida e rifampicina, o antileucotrieno montelucaste, as estatinas e os agentes imunobiológicos anti-TNF.

O tratamento da VID depende do tipo de vaso acometido e da extensão do processo vasculítico, mas envolve primariamente a suspensão da droga associada, procedimento que ajuda na diferenciação com a vasculite idiopática. Nos casos mais leves, limitados a sintomas cutâneo-articulares e sistêmicos, apenas a interrupção da droga pode ser suficiente, porém, em alguns casos, é necessário o uso de glicocorticoides em doses baixas ou moderadas por um curto período para controle mais rápido e efetivo do processo inflamatório. Já nos casos graves com envolvimento de órgãos, como capilarite pulmonar e glomerulonefrite rapidamente progressiva, deve ser empregado tratamento imunossupressor mais intensivo com metilprednisolona 0,5-1,0 g/dia por três dias, seguido de prednisona 1 mg/kg/dia com desmame gradual da dose. Nessas situações, o uso de imunossupressores como a ciclofosfamida também pode ser necessário. A resolução dos sintomas da VID após tratamento, geralmente, é seguida por negativação do ANCA.

MIOPATIA INDUZIDA POR DROGAS

Diversas medicações muito utilizadas na prática clínica também estão associadas ao desenvolvimento de graus variados de miopatia. A maioria dos casos deve-se a um efeito citotóxico direto, que pode ocorrer, por exemplo, com o uso de glicocorticoides, hidroxicloroquina, colchicina e alguns antirretrovirais.

No entanto, algumas drogas também podem deflagrar um processo de miopatia inflamatória imunomediada. Um dos principais exemplos são os inibidores da 3-hidroxi-3-metilglutaril-coenzima A (HMG-CoA) redutase, as chamadas estatinas, que são largamente utilizadas no tratamento de dislipidemias e na prevenção de doenças cardiovasculares. Cerca de 10% dos pacientes em uso dessa classe terapêutica podem apresentar sintomas musculoesqueléticos, que variam desde um quadro de mialgia com ou sem elevação de creatinofosfoquinase (CPK) por efeito miotóxico da medicação, até condições potencialmente graves como rabdomiólise e miopatia necrosante imunomediada (MNIM), mais raramente.

Em indivíduos geneticamente predispostos, alguns fatores ambientais, como o uso de estatina, podem levar à exposição da enzima HMG-CoA redutase nas membranas celulares, servindo de antígeno para os anticorpos anti-HMG-CoA redutase e assim desencadeando o processo muscular inflamatório da MNIM, caracterizado pela necrose de fibras musculares associada a pouco ou nenhum infiltrado inflamatório. Clinicamente, esses pacientes desenvolvem um quadro subagudo ou agudo de fraqueza muscular proximal que pode ser rapidamente progressivo e incapacitante e que envolve mais a musculatura dos membros inferiores e cervical extensora. Disfagia e mialgia também são sintomas comuns. Os níveis de creatinofosfoquinase, em geral, encontram-se bastante elevados e, em 80% dos casos de MNIM, os anticorpos anti-HMG-CoA redutase ou anti-partícula reconhecedora de sinal (SRP) são positivos. O tratamento envolve, além da suspensão da estatina quando presente, o uso de glicocorticoides em altas doses, frequentemente na forma de pulsoterapia com metilprednisolona 1 g/dia por três dias, podendo ainda ser necessária a infusão de imunoglobulina intravenosa humana nos casos refratários, além da associação de imunossupressores como a azatioprina ou o metotrexato.

Nos últimos anos, pela maior disponibilidade dos imunobiológicos anti-TNF, houve um aumento nos relatos de casos de desenvolvimento de miopatias inflamatórias autoimunes, em especial dermatomiosite, polimiosite e síndrome antissintetase, com o uso dessa classe de medicação. A maioria dos casos descritos envolveram o uso de etanercepte, infliximabe e adalimumabe e tiveram boa resposta terapêutica com a suspensão do anti-TNF, uso de glicocorticoides e adoção de outra droga imunossupressora, em especial o metotrexato.

Dentre outras medicações também relatadas como indutoras de miopatia inflamatória estão o interferon alfa, a penicilamina e os inibidores de *checkpoints*.

ESCLERODERMIA INDUZIDA POR DROGAS

Outra forma de manifestação autoimune que pode ser deflagrada pelo uso de determinadas medicações é a esclerodermia induzida por drogas (EID). Há dois tipos principais de apresentação da EID, na forma de lesões cutâneas espessadas e simétricas em extremidades semelhantes às da esclerose sistêmica (ES) e como lesões escleróticas localizadas semelhantes à morfeia. Mais raramente, ocorrem casos com apresentação clínica mais completa de ES com fenômeno de Raynaud, envolvimento de órgãos internos, como doença pulmonar intersticial e acometimento esofágico, e positividade do FAN e de autoanticorpos específicos, como o anti-Scl-70.

A bleomicina, o L-triptofano e o cloreto de vinila são algumas substâncias classicamente associadas ao desenvolvimento de EID. No entanto, nos últimos anos, tem ocorrido um aumento no relato de casos vinculados a outras classes terapêuticas, como os agentes quimioterápicos taxanos (paclitaxel e docetaxel), a gemcitabina e o tegafur/uracil e, mais recentemente, os inibidores de *checkpoints*.

A fibrose sistêmica nefrogênica (FSN) é uma complicação rara do uso do gadolínio na realização de exames contrastados em pacientes com disfunção renal. Essa condição é caracterizada por espessamento cutâneo, geralmente simétrico e bilateral, com predileção pelos membros, em especial os inferiores. Em cerca de 50% dos casos, também é relatado acometimento fibrótico de órgãos internos, como pulmão e coração. Até o momento, não existe nenhum tratamento específico com forte evidência científica para essa condição. No entanto, estabilização e até reversão do quadro fibrótico são vistos em uma parcela dos pacientes que evoluem com melhora da função renal. A fisioterapia deve ser estimulada em todos os casos, a fim de evitar complicações, como contraturas de membros. Neste contexto, as medidas preventivas são, portanto, essenciais. Recomenda-se sempre realizar a avaliação da função renal antes da indicação de exames com gadolínio, pesar risco-benefício de sua utilização em pacientes com disfunção renal e, sendo necessário o uso, discutir o tipo e a dose do contraste e a necessidade de hemodiálise após o exame, medida ainda controversa, mas que pode ser benéfica em alguns casos.

Assim como em outras doenças induzidas por drogas, o quadro clínico e a evolução da EID são bastante variáveis, sendo descrita em muitos casos a permanência de lesões escleróticas mesmo após a suspensão da medicação suspeita. Nos casos em que o acometimento cutâneo é extenso ou com potencial comprometimento funcional e naqueles casos com manifestações sistêmicas com lesões de órgão-alvo, é sugerida a realização de corticoterapia.

DOENÇAS IMUNOMEDIADAS ASSOCIADAS COM IMUNOTERAPIA (INIBIDORES DE *CHECKPOINTS*)

A imunoterapia está sendo cada vez mais utilizada no tratamento de diversos tipos de câncer em diferentes estágios, com destaque para os inibidores de *checkpoints* (ICP).

Os ICP promovem um aumento na ativação das células T e consequentemente na resposta imune antitumoral através do bloqueio de vias coinibitórias presentes nas membranas dos linfócitos T e das células neoplásicas. Os principais alvos são o antígeno-4 de linfócito T citotóxico (CTLA4), a proteína de morte celular programada 1 (PD-1) e o ligante de morte celular programada 1 (PD-L1).

A ativação imune decorrente do uso dos ICP, no entanto, está associada à ocorrência de diversos eventos adversos imunorrelacionados (EAIr). Os sintomas reumatológicos mais comumente relatados são artralgia, mialgia e síndrome *sicca*, presentes em até cerca de 15% dos pacientes. Porém, a frequência dos EAIr varia consideravelmente entre os estudos, com maior prevalência de sintomas musculoesqueléticos inespecíficos e, em apenas cerca de 5% dos usuários de ICPs, é descrito quadro similar a síndromes inflamatórias sistêmicas imunomediadas, como poliartrite e miopatia inflamatórias, síndrome de Sjogren (SSj) e polimialgia reumática.

Os quadros de poliartrite inflamatória são os mais comuns e podem se apresentar em diversos padrões, frequentemente na forma de artrite reumatoide-símile com artrite aditiva e simétrica predominando em pequenas articulações, mas sendo também comum o desenvolvimento de manifestações típicas de espondiloartrites, em especial artrite reativa e psoriásica. A gravidade dos sintomas varia amplamente e tem implicação direta na decisão terapêutica. Nos casos leves, geralmente não é necessária a interrupção do ICP e o controle articular pode ser atingido com o emprego de anti-inflamatórios não esteroidais (AINEs), glicocorticoides em doses baixas e, em alguns casos com acometimento oligoarticular, também podem ser realizadas infiltrações intra-articulares com glicocorticoides. Nos casos moderados a graves, pode ser necessária a interrupção temporária do ICP e o uso de doses mais elevadas de glicocorticoides orais. Nos pacientes refratários à corticoterapia ou naqueles em que não foi possível o desmame do glicocorticoide, podem ser utilizadas DMARDs sintéticas, como a hidroxicloroquina, a sulfassalazina e o metotrexato. Por fim, na refratariedade ou contraindicação aos DMARDs sintéticos convencionais, há relatos de uso de agentes imunobiológicos, principalmente anti-TNF e anti-interleucina 6 (tocilizumabe), de forma concomitante ou não aos ICP, a depender da gravidade do quadro clínico e da programação e evolução do tratamento oncológico, em decisões que devem ser tomadas sempre em conjunto com o oncologista assistente e o paciente.

Quadro semelhante à SSj com ceratoconjuntivite seca e xerostomia associada a comprometimento das glândulas salivares também pode ocorrer nos pacientes em uso de ICP, quando, em geral, observa-se uma predominância dos sintomas bucais. No entanto, não é comum a presença dos autoanticorpos anti-Ro/SS-A e anti-La/SS-B, como acontece na maioria dos casos de SSj primária. O tratamento sintomático envolve o uso de colírios lubrificantes, corticosteroide e ciclosporina tópicos e saliva artificial e, em alguns pacientes, pode ser necessário o uso de glicocorticoides orais. Outros acometimentos inflamatórios oculares também são descritos, como uveíte anterior, panuveíte, ceratite ulcerativa periférica (PUK), doença orbitária inflamatória e até relatos de síndrome de Vogt-Koyanagi-Harada-símile pós-imunoterapia com ICP com necessidade de pulsoterapia com metilprednisolona.

O desenvolvimento de miopatias inflamatórias, como polimiosite e dermatomiosite, também é descrito como EAIr pelo uso de ICP. O quadro clínico é semelhante ao apresentado nas formas primárias dessas doenças e é representado por fraqueza muscular proximal associada à elevação de enzimas musculares e à presença ou não de *rash* característico da dermatomiosite. Não é incomum a associação com miocardite e *miastenia gravis*. A eletroneuromiografia, a ressonância magnética muscular e a biópsia muscular seguem o padrão miopático típico. Nesses casos, é mais frequente a necessidade de pausa do ICP e de uso de glicocorticoide, muitas vezes em doses orais elevadas ou na forma de pulsoterapia. A imunoglubulina humana intravenosa também tem sido utilizada nos pacientes mais graves, refratários ou com contraindicação à infusão de metilprednisolona.

Outras formas de apresentação de EAIr dos ICP incluem a polimialgia reumática associada ou não à arterite de células gigantes (ACG) e as vasculites ANCA-associadas, que podem se manifestar com glomerulonefrite pauci-imune e acometimento pulmonar após o início de ICP, em especial os anti-PD1s. Diversas outras formas de manifestações reumatológicas autoimunes mais raras também podem ocorrer, como a esclerose sistêmica.

A Tabela 2 resume algumas das principais drogas associadas com o desenvolvimento de síndromes reumáticas autoimunes, incluindo suas características clínico-laboratoriais.

TABELA 2 Drogas comumente associadas ao desenvolvimento de síndromes reumáticas autoimunes

Droga	Manifestações autoimunes	Anticorpos associados	Principais características
Hidralazina	LID	FAN, anti-histona	Sintomas cutâneos-articulares, serosite
	VID	ANCA, anti-MPO	Glomerulonefrite, hemorragia pulmonar
Procainamida	LID	FAN, anti-histona	Pleurite, pericardite
Propiltiouracil	VID	ANCA, anti-MPO	Mulheres jovens, sintomas constitucionais, lesões cutâneas vasculíticas
Cocaína + levamisol	VID	ANCA, anti-MPO, anti-PR3	Sintomas sistêmicos, vasculite cutânea, artralgia, lesões de linha média (palato duro e septo nasal), leucopenia
Inibidores HMG-CoA redutase (estatinas)	MNIM	Anti-HMG-CoA redutase	Fraqueza muscular proximal, elevação marcante de CPK

(continua)

TABELA 2 Drogas comumente associadas ao desenvolvimento de síndromes reumáticas autoimunes (*continuação*)

Droga	Manifestações autoimunes	Anticorpos associados	Principais características
Quimioterápicos: bleomicina, taxanos, gemcitabina, tegafur/uracil	EID	–	Espessamento cutâneo simétrico em extremidades ou lesões escleróticas localizadas
Anti-TNF	LECS	Anti-Ro/SS-A	Lesões eritematodescamativas em áreas fotoexpostas
	LID	FAN, anti-dsDNA (↑IgM), anti-histona	Lesões cutâneas, pleurite, pericardite
	VID	FAN, ANCA	Lesões cutâneas vasculíticas, poliartralgia, sintomas constitucionais
	MID	FAN, anticorpos antissintetase	Polimiosite, dermatomiosite, síndrome antissintetase
	Psoríase	–	Lesões cutâneas eritematodescamativas
	Doença pulmonar intersticial	–	Dispneia aos esforços, tosse seca, febre, dor pleurítica
	Doença inflamatória ocular	–	Uveíte, esclerite
	Outras	–	Sarcoidose, síndrome antifosfolípide, hepatite autoimune, neurite óptica, esclerose múltipla, Guillain-Barré
Inibidores de *checkpoint*	Poliartrite inflamatória	FR ou anti-CCP (<10%)	Poliartrite AR-símile, oligoartrite de grandes articulações, entesite, lombalgia inflamatória
	Miopatia inflamatória	–	Fraqueza muscular proximal, miocardite, *miastenia gravis*
	Doenças inflamatórias oculares	–	Síndrome *sicca* (predominância de xerostomia), uveíte, PUK, doença orbitária inflamatória, síndrome de Vogt-Koyanagi-Harada-símile
	Polimialgia reumática +/− arterite de células gigantes	–	Pacientes > 50 anos, dor e rigidez de cintura escapular e pélvica, cefaleia, alterações visuais, elevação de provas de atividade inflamatória
	VID	ANCA	Glomerulonefrite pauci-imune e/ou acometimento pulmonar
	Outras	–	Esclerose sistêmica, sarcoidose, fasciite eosinofílica

ANCA: anticorpo anticitoplasma de neutrófilo; AR: artrite reumatoide; CCP: peptídeo citrulinado cíclico; CPK: creatinofosfoquinase; EID: esclerodermia induzida por drogas; FAN: fator antinuclear; FR: fator reumatoide; HMG-CoA: 3-hidroxi-3-metil-glutaril-coenzima A; LECS: lúpus eritematoso cutâneo subagudo; LID: lúpus induzido por drogas; MID: miopatia induzida por drogas; MNIM: miopatia necrosante imunomediada; MPO: mieloperoxidase; PR3: proteinase 3; PUK: ceratite ulcerativa periférica; VID: vasculite induzida por drogas.

REFERÊNCIAS BIBLIOGRÁFICAS

1. Allenbach Y, Benveniste O, Stenzel W, Boyer O. Immune-mediated necrotizing myopathy: clinical features and pathogenesis. Nat Rev Rheumatol. 2020;16(12):689-701.
2. Antonov D, Kazandjieva J, Etugov D, Gospodinov D, Tsankov N. Drug-induced lupus erythematosus. Clin Dermatol. 2004;22(2):157-66.
3. Brogan BL, Olsen NJ. Drug-induced rheumatic syndromes. Curr Opin Rheumatol. 2003;15(1):76-80.
4. Brunasso AMG, Aberer W, Massone C. New onset of dermatomyositis/polymyositis during anti-TNF-therapies: a systematic literature review. ScientificWorldJournal. 2014;2014:179180.
5. Bukhari M. Drug-induced rheumatic diseases: a review of published case reports from the last two years. Curr Opin Rheumatol. 2012;24(2):182-6.
6. Cappelli LC, Bingham 3rd CO. Expert perspective: immune checkpoint inhibitors and rheumatologic complications. Arthritis Rheumatol. 2021;73(4):553-65.
7. Grau RG. Drug-induced vasculitis: new insights and a changing lineup of suspects. Curr Rheumatol Rep. 2015;17(12):71.
8. Hamaguchi Y. Drug-induced scleroderma-like lesion. Allergol Int. 2022;71(2):163-8.
9. He Y, Sawalha AH. Drug-induced lupus erythematosus: an update on drugs and mechanisms. Curr Opin Rheumatol. 2018;30(5):490-7.
10. Kostine M, Finckh A, Bingham CO, Visser K, Leipe J, Schulze-Koops H, et al. EULAR points to consider for the diagnosis and management of rheumatic immune-related adverse events due to cancer immunotherapy with checkpoint inhibitors. Ann Rheum Dis. 2021;80(1):36-48.
11. Mota LMH, Haddad GP, Lima RAC, Carvalho JF, Muniz-Junqueira MI, Neto LLS, et al. Lúpus induzido por drogas – da imunologia básica à aplicada. Rev Bras Reumatol. 2007;47(6):431-7.
12. Mundim JS, Lorena SC, Abensur H, Elias RM, Moysés RMA, Castro MCM, et al. Nephrogenic systemic fibrosis: a severe complication of the use of gadolinium in patients with kidney failure. Rev Assoc Med Bras. 2009;55(2):220-5.
13. Ramos-Casals M, Alvarez RP, Lagares CD, Cuadrado MJ, Khamashta MA. Autoimmune diseases induced by biological agents: A double-edged sword? Autoimmun Rev. 2010;9(3):188-93.
14. Ramos-Casals M, Brito-Zerón P, Soto MJ, Cuadrado MJ, Khamashta MA. Autoimmune diseases induced by TNF-targeted therapies. Best Pract Res Clin Rheumatol. 2008;22(5):847-61.
15. Tournadre A. Statins, myalgia, and rhabdomyolysis. Joint Bone Spine. 2020;87(1):37-42.
16. Vaglio A, Grayson PC, Fenaroli P, Gianfreda D, Boccaletti V, Ghiggeri GM, et al. Drug-induced lupus: Traditional and new concepts. Autoimmun Rev. 2018;17(9):912-8.
17. Weng CH, Liu ZC. Drug-induced anti-neutrophil cytoplasmic antibody-associated vasculitis. Chin Med J (Engl). 2019;132(23):2848-55.

128

Sarcopenia

Marcelo de Medeiros Pinheiro
Vera Lúcia Szejnfeld

DEFINIÇÃO

Com o envelhecimento, diversas mudanças são observadas na composição corporal, sobretudo com declínio quantitativo da massa muscular esquelética, mas também com degeneração progressiva dos neurônios motores, independentemente da atividade física. Além disso, várias alterações hormonais, incluindo redução de fatores anabólicos e dos hormônios sexuais, associadas ao maior estado catabólico pró-inflamatório e à ingestão deficitária de proteínas, potencializam a perda de massa magra.

A sarcopenia é uma síndrome que afeta predominantemente idosos, de forma progressiva e sistêmica. Foi inicialmente descrita por Rosenberg como perda de massa muscular em indivíduos com mais idade. Sabe-se, no entanto, que, além da perda de massa muscular, há redução da força e qualidade muscular combinadas ao declínio da aptidão física, quedas, fragilidade, perda da autonomia para atividades instrumentais da vida diária e morte.

Existe elevada heterogeneidade sobre a prevalência e a incidência da sarcopenia, pois elas dependem de diversos aspectos, como idade, sexo, etnia, presença de comorbidades, taxa de notificação e, sobretudo, do critério de classificação usado. Em indivíduos de 60 a 70 anos, varia de 5% a 20%, mas aumenta consideravelmente após os 80 anos e pode acometer até metade deles, com leve predominância entre homens, particularmente naqueles institucionalizados. Não existem dados populacionais brasileiros, mas alguns estudos em idosos realizados nas cidades de São Paulo (SABE) e Rio de Janeiro (FIBRA) mostraram prevalência de 15,4% e 10,8%, respectivamente.

Recentemente, a sarcopenia foi reconhecida como doença e incluída na 10ª edição da Classificação Internacional de Doenças e Problemas Relacionados à Saúde (CID-10), na categoria perda de músculo e atrofia não classificável (M62.5) ou desordem inespecífica do músculo (M62.9) e, desde setembro de 2016, tem recebido o CID M62.84. Com sua inclusão no CID, espera-se aumentar a disponibilidade de métodos diagnósticos e a motivação das indústrias farmacêuticas para desenvolver tratamento médico apropriado, bem como capacitação dos profissionais de saúde para identificá-la e abordá-la na prática clínica.

O *European Working Group on Sarcopenia in Older People* (EWGSOP) publicou o primeiro consenso em 2010, com atualização em 2019 (EWGSOP2), tornando-se o guia mais amplamente aceito nacional e internacionalmente.

O EWGSOP2 usa a redução da força muscular como o parâmetro primário de sarcopenia, por ser a medida que melhor reflete a função muscular. Quando há apenas diminuição da força muscular, denomina-se sarcopenia provável. O diagnóstico é confirmado quando, além da perda de força, há redução da qualidade ou quantidade muscular. Quando ocorre redução da força muscular associada a menor qualidade ou quantidade muscular e comprometimento do desempenho físico, a sarcopenia é considerada grave.

O algoritmo proposto pela EWGSOP2 começa com a aplicação do SARC-F, um questionário composto por cinco itens, respondido pelo próprio paciente, como rastreamento para risco de sarcopenia (Figura 1). O SARC-F é um instrumento objetivo, de baixo custo e tem baixa a moderada sensibilidade e alta especificidade para predizer força muscular reduzida (Tabela 1). Um escore maior ou igual a 4 é sugestivo de sarcopenia. No Brasil, Barbosa-Silva et al. validaram o SARC-F e o combinaram com a medida da circunferência da panturrilha, surgindo o SARC-CalF, que mostrou incremento do desempenho para o rastreamento da sarcopenia. A recomendação é mensurar a circunferência da panturrilha (CP) direita com o paciente em pé com os pés afastados 20 cm. Os limiares propostos da CP serão pontuados de forma dicotômica e de acordo com o sexo (para mulheres: ≤ 33 cm é equivalente a 10 pontos e se > 33, nada é pontuado ao escore; para homens: ≤ 34 cm vale 10 pontos e se maior que esse valor, nenhum ponto é adicionado). O SARC-CalF tem pontuação que varia de 0 a 20, sendo sugestivo de sarcopenia quando ≥ 11 pontos.

O segundo passo é avaliar a força muscular, utilizando um dinamômetro de preensão palmar e comparando com dados da população de referência. Se não for possível avaliar as mãos, devido a alguma incapacidade, recomenda-se realizar o teste de levantar-se da cadeira (também denominado sentar-se e levantar-se), que afere a força dos membros inferiores (grupo muscular do quadríceps). Considera-se diminuição da força de preensão palmar quando for

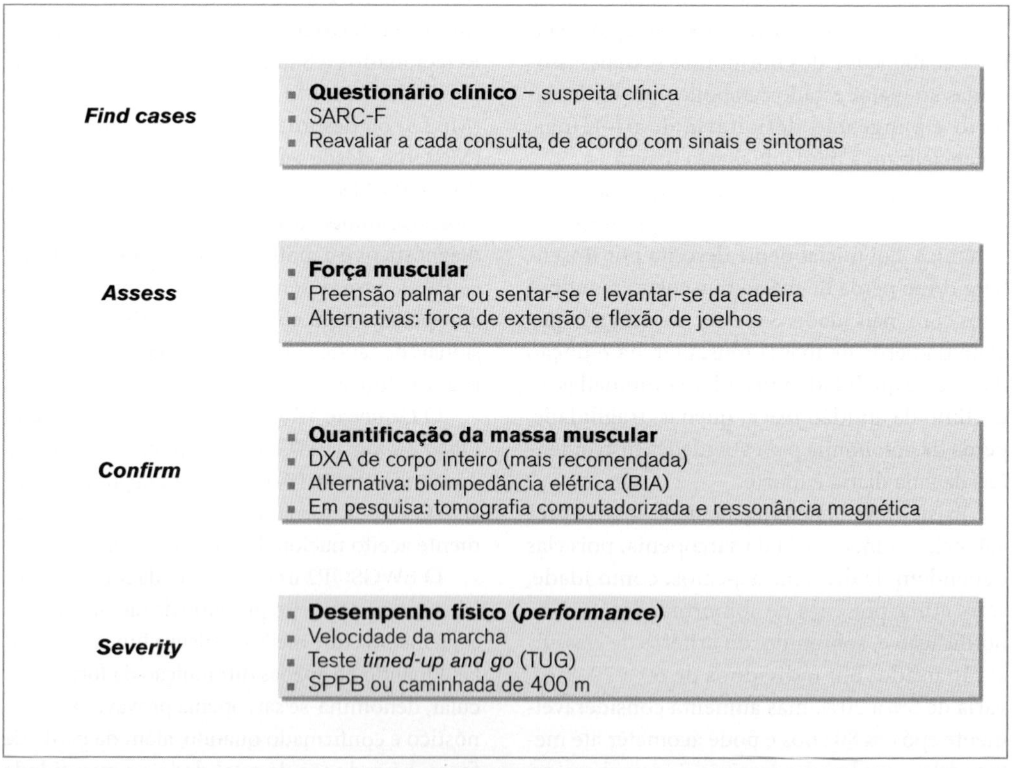

FIGURA 1 Etapas do rastreamento de pacientes com sarcopenia e a estratégia FACS (*Find cases–Assess–Confirm–determine Severity*), de acordo com a recomendação do EWGSOP. DXA: *dual X-ray absorptiometry*; SPPB: *short physical performance battery*.

< 27 kg para homens ou < 16 kg para mulheres e prejuízo no teste de sentar-se e levantar-se quando o desempenho for > 15 segundos para cinco subidas.

O terceiro passo é a confirmação do diagnóstico de sarcopenia, que inclui uma medida objetiva da massa magra e/ou do desempenho físico (qualitativa). A primeira delas é quantitativa e pode ser feita por meio da densitometria óssea (*dual X-ray absorptiometry* – DXA) do corpo inteiro, que é a técnica mais recomendada na prática clínica. Os valores de corte propostos para os índices de massa muscular apendicular (IMMA),obtidos pela densitometria são ≤ 7,23 kg/m^2 em homens e ≤ 5,67 kg/m^2 para mulheres. A segunda pode ser avaliada pelo teste *timed-up and go* (TUG) ou pela velocidade da marcha, com valor de corte ≤ 0,8 m/s, que permitem também estabelecer a gravidade da sarcopenia. Outros testes podem ser utilizados, como a caminhada de 400 m e a bateria SPPB (*Short Physical Performance Battery*). Importante ressaltar que, até o momento, os limiares de baixa massa muscular não estão bem definidos para tomografia computadorizada ou ressonância magnética.

A obesidade sarcopênica é uma outra condição que se caracteriza pela infiltração de gordura no músculo (lipossubstituição), reduzindo a função física e aumentando o risco de quedas, comorbidades, perda da independência e mortalidade. Sua definição ainda não é clara, mas combina o excesso de adiposidade à sarcopenia em um processo de desequilíbrio ou desacoplamento entre a quantidade de tecido muscular e gordura corporal.

Recentemente, a ABRASSO (Associação Brasileira de Avaliação Óssea e Osteometabolismo) publicou as diretrizes técnicas e de uso clínico das medidas da composição corporal, incluindo os aspectos relacionados com a sarcopenia e a adiposidade.

O EWGSOP2 também classificou a sarcopenia de acordo com a causa em primária ou relacionada à idade, que ocorre quando nenhuma outra causa específica é identificada, ou secundária, quando uma ou mais condições não relacionadas à idade estão presentes. A sarcopenia secundária foi subdividida em sarcopenia relacionada à inatividade física; às doenças inflamatórias crônicas (artrite reumatoide e espondilite anquilosante, p. ex.), malignidade e outras comorbidades (enfisema pulmonar, síndromes disabsortivas, doença renal crônica, reumatológicas, neurológicas e oncológicas, entre outras); e as associadas à nutrição (dieta deficiente, alterações intestinais, transtornos alimentares como anorexia e bulimia) (Figura 2). Todas elas também podem ser classificadas como agudas e crônicas.

TABELA 1 SARC-F questionário para rastreamento de sarcopenia

Componente	Questão	Escore
Resistência ou força	Qual a dificuldade que você tem para carregar 5 kg?	Nenhuma = 0 Alguma = 1 Muita ou incapaz = 2
Auxílio na marcha ou caminhar	Qual é a sua dificuldade para atravessar o quarto ou algum cômodo?	Nenhuma = 0 Alguma = 1 Incapaz ou com auxílio = 2
Levantar-se da cadeira	Qual a sua dificuldade para levantar de uma cadeira ou da cama?	Nenhuma = 0 Alguma = 1 Incapaz ou com ajuda = 2
Subir escadas	Qual a sua dificuldade para subir 10 degraus?	Nenhuma = 0 Alguma = 1 Muita ou incapaz= 2
Quedas	Quantas vezes você caiu no último ano?	Nenhuma = 0 1-3 quedas = 1 4 ou mais = 2

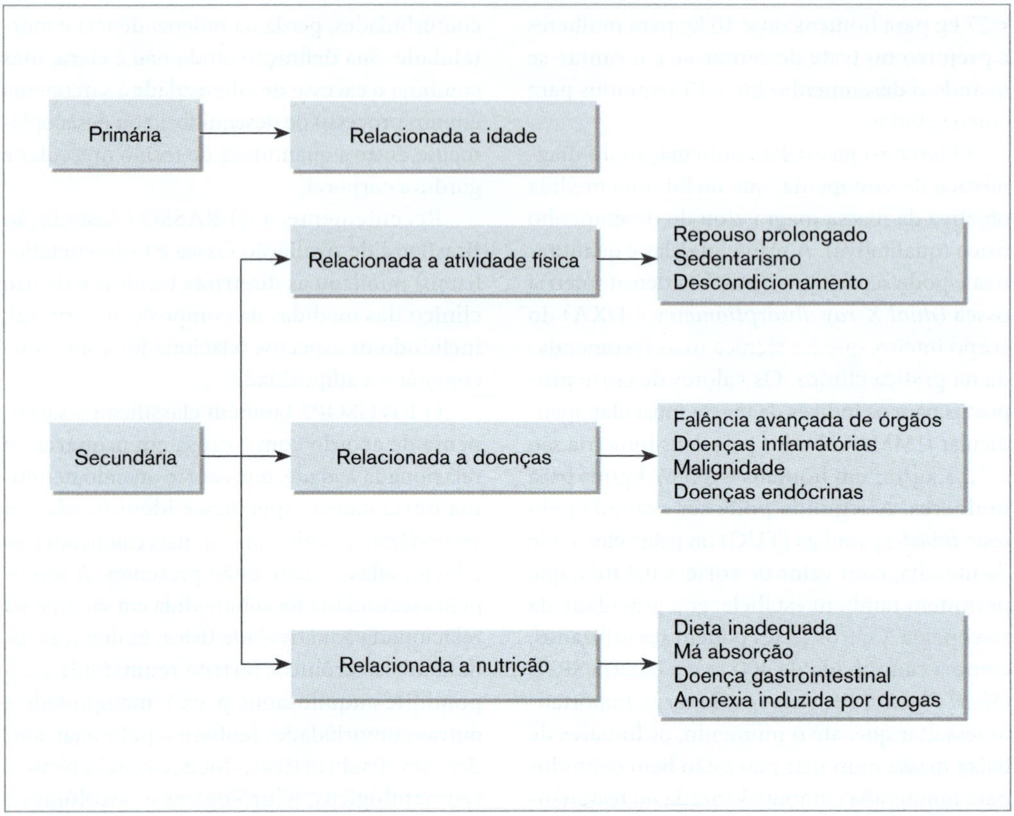

FIGURA 2 Classificação da sarcopenia de acordo com o EWGSOP (*The European Working Group on Sarcopenia in Older People*).

FISIOPATOLOGIA

É complexa e multifatorial, incluindo aspectos classificados como internos e externos. Dentre os processos internos destacam-se a redução da produção dos hormônios anabólicos como testosterona, estrogênio e hormônio de crescimento; aumento de apoptose das fibras musculares e das citocinas inflamatórias como TNF-α e IL-6; incremento do estresse oxidativo em decorrência do acúmulo de radicais reativos de oxigênio; e mudança na atividade mitocondrial das células musculares e redução de neurônios motores.

Dentre os fatores externos relacionados à baixa funcionalidade dos idosos, incluem-se dieta insuficiente de proteínas, deficiência de vitamina D, imobilização prolongada e doenças relacionadas à idade com produção de citocinas pró-inflamatórias que induzem a proteólise. O envelhecimento provoca mudanças no metabolismo de proteínas, pois altera fatores sistêmicos e hormonais envolvidos na síntese e catabolismo das proteínas. Nos idosos, observa-se redução da ação do hormônio do crescimento (GH) e insulina, bem como aumento da atividade das citocinas e hormônios catabólicos, como o cortisol e a miostatina.

Outras alterações observadas com a sarcopenia e o envelhecimento estão associadas à elasticidade do sistema tendão-músculo ou unidade tendão-músculo. Os tendões têm papel essencial sobre a amplitude de movimentos, transmitindo a carga da contração muscular para o tecido ósseo por meio da êntese. As modificações no movimento são intimamente relacionadas às propriedades mecânicas do tendão que, junto com os músculos, exercem um efeito integrado como um mecanostato. A perda da elasticidade dos tendões acaba levando, indiretamente, à diminuição da capacidade de contração muscular, que combinada à deterioração da massa magra e flacidez, resulta em perda muscular contínua e dificuldade no processo de reabilitação e ganho muscular.

DIAGNÓSTICO

Uma grande variedade de testes e instrumentos estão disponíveis para a caracterização da sarcopenia na prática e pesquisa clínica com estratégias e algoritmo definidos (Figuras 1 e 3).

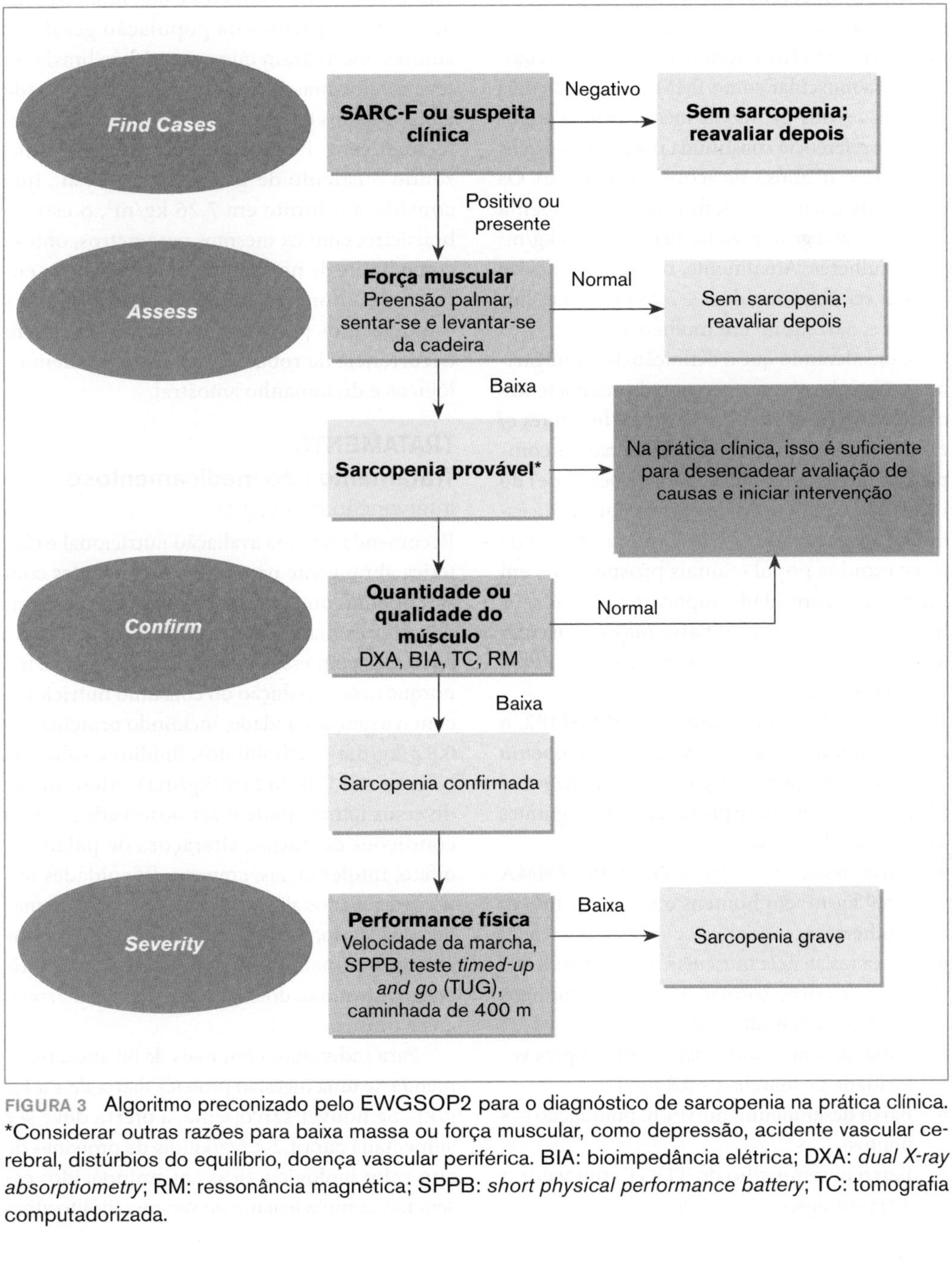

FIGURA 3 Algoritmo preconizado pelo EWGSOP2 para o diagnóstico de sarcopenia na prática clínica. *Considerar outras razões para baixa massa ou força muscular, como depressão, acidente vascular cerebral, distúrbios do equilíbrio, doença vascular periférica. BIA: bioimpedância elétrica; DXA: *dual X-ray absorptiometry*; RM: ressonância magnética; SPPB: *short physical performance battery*; TC: tomografia computadorizada.

Em 1998, Baumgartner et al. propuseram um índice para identificar indivíduos com baixa massa magra apendicular obtida por DXA. Uma vez que a massa magra absoluta é altamente correlacionada com a altura, a massa muscular relativa (ou índice de massa muscular apendicular – IMMA) foi calculada como a razão entre a massa magra de braços e pernas (em kg) e o quadrado da altura (m^2). Assim, eles definiram baixa massa muscular como IMMA abaixo de dois ou mais desvios-padrão da média de uma população de referência constituída por adultos jovens (entre 18 e 40 anos), de acordo com o sexo. Os pontos de corte para definição de sarcopenia foram $< 7{,}26$ kg/m^2 para homens e $< 5{,}45$ kg/m^2 para mulheres. Atualmente, os pontos de corte podem ser considerados: $\leq 7{,}23$ kg/m^2 em homens e $\leq 5{,}67$ kg/m^2 em mulheres.

Considerando que a definição de Baumgartner pode subestimar a sarcopenia em pacientes obesos, a *Foundation for National Institutes of Health* (FNIH) propôs um ajuste para a compleição física (certo ajuste para a obesidade) do indivíduo e para o IMC ao invés apenas da estatura ao quadrado. Assim, após a análise de nove estudos populacionais prospectivos em indivíduos com idade superior a 65 anos, os limiares para identificar baixa massa muscular foram $\leq 0{,}789$ kg/m^2 para homens e $\leq 0{,}512$ kg/m^2 para mulheres.

Três grupos importantes, o EWGSOP2, o *International Working Group on Sarcopenia* (IWGS) e o *Asian Working Group for Sarcopenia* (AWGS) se reuniram e propuseram os seguintes limiares de classificação:

- Baixa massa muscular avaliada pelo IMMA $\leq 8{,}9$ kg/m^2 em homens e $\leq 6{,}37$ kg/m^2 em mulheres.
- Baixa resistência muscular, avaliada pelo teste de preensão palmar (< 30 kg em homens e < 20 kg em mulheres).
- Baixo desempenho físico, avaliado pela velocidade de marcha ($\leq 0{,}8$ m/s).
- Baixo desempenho do SPPB: pontuação ≥ 8 pontos.
- Baixo desempenho do TUGT com valor $\geq$ 20 segundos.
- Lentidão da caminhada de 400 metros com tempo ≥ 6 minutos ou impossibilidade de terminar.

Com relação à curva de normalidade da composição corporal para brasileiros, ela foi estudada em 500 mulheres e 400 homens saudáveis provenientes da população geral. Os autores observaram que a população brasileira teve menor massa magra quando comparada com os dados de referência da população norte-americana. Em homens, por exemplo, utilizando o cálculo de Baumgartner et al., que considera o limite em 7,26 kg/m^2, o estudo brasileiro, com os mesmos parâmetros, obteve como limite de normalidade 6,6 kg/m^2. No entanto, os autores recomendam usar os limites estabelecidos por Baumgartner e FNIH, em decorrência da robustez dos dados epidemiológicos e do tamanho amostral.

TRATAMENTO

Tratamento não medicamentoso

Intervenção nutricional

Recomenda-se uma avaliação nutricional e dietética abrangente para todos os pacientes com sarcopenia, uma vez que a alimentação é um dos pilares mais relevantes da abordagem de pacientes com essa síndrome, particularmente porque ocorre redução do consumo nutricional com o avançar da idade, incluindo proteínas (< 0,8 g/kg/dia), carboidratos, lipídios e valor calórico total (30-38 kcal/kg/dia). Além disso, diversos fatores podem ser observados, como condições dentárias, alterações de paladar e olfato, intolerâncias, crenças, dificuldades nas preparações dos alimentos e refeições, problemas de mastigação, preferências individuais, queixas gastrointestinais com a digestão, como constipação intestinal, doenças do refluxo e diarreia, entre outros.

Para indivíduos com mais de 60 anos, recomenda-se uma ingestão proteica diária de 1 a 1,2 g/kg. Se houver sarcopenia, a oferta deve ser aumentada para 1,2-1,5 g/kg/dia de proteínas de alto valor biológico, ricas em aminoácidos essenciais como a leucina ou seu metabólito ativo

(HMB ou β-hidroxi-β-metilbutirato), fracionadas ao longo do dia, e com a tolerância dependendo da função renal, capacidade de absorção intestinal e *status* nutricional.

Deve-se evitar o jejum prolongado nessas situações e a desnutrição deve ser rapidamente identificada e tratada. Padrões alimentares saudáveis, como a dieta do Mediterrâneo, com menor consumo de alimentos ultraprocessados, produtos industrializados e sal, devem ser encorajados.

Quando a ingestão mínima recomendada não for atingida pela alimentação, recomenda-se o uso de suplementos dietéticos para alcançar a necessidade individual de cada paciente em macronutrientes, como creatina e HMB com aminoácidos essenciais, e micronutrientes, como vitamina D, vitamina B12 e folato. Ainda há escassez de dados robustos sobre o papel da microbiota e dos probióticos, simbióticos, prebióticos *per se* em pacientes com sarcopenia, e, até o momento, devem ser administrados apenas se houver recomendação pelo quadro digestório.

A alimentação, com ou sem suplementação, combinada aos exercícios resistidos tem proporcionado impacto positivo no tratamento da sarcopenia.

Atividade física

Exercícios resistidos têm papel positivo sobre metabolismo global e sobretudo sobre o sistema neuromuscular, com recrutamento de neurônios motores e hipertrofia de fibras musculares.

Embora não exista uma prescrição padrão de atividade física para pacientes com sarcopenia, recomenda-se um protocolo supervisionado e individualizado de treino com incremento progressivo da carga com base na unidade de repetição máxima (1RM) e 1 a 2 exercícios resistidos para cada grande grupo muscular com 8 a 10 repetições em cada série de 3 a 4, dependendo da tolerância individual.

Um dos alvos idealizados é a alta intensidade (80% de 1RM), com frequência de três vezes por semana, embora possa não ser alcançada, devido às limitações dos pacientes idosos, incluindo neurológicas, ortopédicas e cardiopulmonares. Um profissional de educação física ou um fisioterapeuta são fundamentais para progressão da carga, séries, repetições, adequações às limitações e restrições, permitindo a interação entre os profissionais de saúde, médico, paciente e familiares. A avaliação cardiológica é recomendada antes do início das atividades físicas para evitar complicações e eventos cardíacos durante o treino.

Tratamento medicamentoso

Diferente do que se observa para atividade física e suplementação nutricional, a grande maioria dos medicamentos utilizados para o tratamento da sarcopenia tem poucas evidências em ensaios clínicos randomizados e controlados. No momento, não existem evidências científicas robustas para recomendar o tratamento medicamentoso como primeira linha de abordagem da sarcopenia. No entanto, algumas medicações estão sendo estudadas para preveni-la e tratá-la.

A adequação da vitamina D é recomendada em idosos com baixas concentrações plasmáticas (< 30 ng/mL), embora não exista um valor limiar acima do qual o músculo possa ter melhor desempenho.

Reposição hormonal

A. Decanoato de nandrolona (DN): a eficácia e segurança do DN (50 mg intramuscular a cada 3 semanas) foram demonstradas em ensaio clínico randomizado com 65 mulheres idosas acompanhadas por 24 meses. Houve ganho de densidade óssea trabecular (3,7%, em média) e cortical (4,7%, em média) com redução significativa das fraturas vertebrais incidentes (em torno de 50%), bem como incremento de massa magra (11,9%, em média).
B. Testosterona: aumenta a resistência e função muscular, sobretudo em idosos frágeis. No entanto, necessita monitorização rigorosa dos eventos adversos, como virilização, comportamentos mais sexualizados, alterações das enzimas hepáticas e hipertrofia prostática.
C. SARM (*selective androgen receptor modulators*): aumenta a massa e a força muscular, mas pode piorar falência cardíaca preexistente.
D. GH: provoca balanço positivo de nitrogênio e aumenta a massa muscular, mas pa-

cientes desenvolveram dor e edema articular e muscular, síndrome do túnel do carpo e hiperglicemia.

E. Grelina: aumenta a massa muscular, mas pode provocar fadiga, dispneia e fibrilação atrial.

Miostatina ou GDF-8 (*growth differentiation factor-8*)

É produzida pelos miócitos e atua de modo autócrino sobre as células musculares como fator inibidor do crescimento, síntese e diferenciação. Animais tratados com substâncias capazes de bloquear a atividade dessa proteína têm significativamente mais músculo. A miostatina se liga ao receptor ARIIB (*activin receptor type IIB*) e modifica a atividade metabólica e a homeostasia do músculo, atuando sobre três vias intracelulares. É bem conhecido que as concentrações plasmáticas da miostatina se correlacionam com a massa muscular e parâmetros funcionais, como resistência e força.

O ACE-031, uma proteína recombinante extraída da parte extracelular do receptor ARIIB combinada com a região Fc da imunoglobulina humana IgG1, que age como um forte inibidor da miostatina, foi usado em um estudo duplo-cego placebo-controlado com 48 mulheres após a menopausa saudáveis. Foi bem tolerado e houve aumento significativo da massa muscular e óssea e otimização do metabolismo de gorduras. Anticorpos antimiostatina aumentaram a massa livre de gordura e força de preensão palmar, mas foram relatadas urticária alérgica, meningite asséptica, diarreia, confusão mental e fadiga.

Miscelânea

- DHEA (dehidroepiandrosterona): relatos de caso, mas sem demonstração de eficácia para sarcopenia.
- Perindropil: aumenta a capacidade do indivíduo de andar e reduz a frequência de fraturas de quadril, embora tenha causado hipercalemia, câimbras e dormência.
- Pindolol: preserva a massa muscular e aumenta a força de preensão palmar, sem muitos efeitos colaterais.
- Tirasemtiv: melhora a resistência muscular e retarda a fadiga.

CONCLUSÃO

Sarcopenia é um importante problema clínico que afeta milhões de idosos. A definição de sarcopenia está cada vez mais clara, ressaltando que o diagnóstico deve conter informações sobre a quantidade de massa muscular, força muscular e desempenho físico. Dentre as causas mais importantes de sarcopenia destacam-se o declínio hormonal, bem como das junções neuromusculares, aumento da inflamação, diminuição da atividade física e nutrição inadequada. Novas descobertas moleculares podem revolucionar o conhecimento da sarcopenia e incluem alterações da biologia mitocondrial, sistema renina-angiotensina e imunológicas como a apoptose celular e vias inflamatórias. Intervenções terapêuticas para sarcopenia continuam a ser desenvolvidas, com maior ênfase sobre a atividade física e nutrição.

A sarcopenia é uma doença muscular multifatorial e o algoritmo sugerido pelo Consenso Europeu tem por objetivo facilitar o diagnóstico e promover o tratamento o mais precocemente possível. Exercícios resistidos, adequada ingestão proteico-calórica ou suplementação de aminoácidos essenciais, quando necessária, bem como a reposição de vitamina D para indivíduos que apresentam deficiência dessa vitamina têm sido evidenciados como importantes formas de abordagem. Mais pesquisas acerca de terapias de reposição hormonal precisam ser realizadas para embasar, com segurança, a prática clínica em casos de sarcopenia.

REFERÊNCIAS BIBLIOGRÁFICAS

1. Alexandre TS, Duarte YA, Santos JL, Wong R, Lebrão ML. Prevalence and associated factors of sarcopenia among elderly in Brazil: findings from the SABE study. J Nutr Health Aging. 2014;18(3):284-90.
2. Avgerinou C. Sarcopenia: why it matters in general practice. Br J Gen Pract. 2020=;70(693):200-1.
3. Bao W, Sun Y, Zhang T, Zou L, Wu X, Wang D, et al. Exercise programs for muscle mass, muscle strength and physical performance in older adults with sarcopenia: a systematic review and meta-analysis. Aging Dis. 2020;11(4):863-73.

4. Barbosa-Silva TG, Menezes AM, Bielemann RM, Malmstrom TK, Gonzalez MC, Grupo de Estudos em Composição Corporal e Nutrição (COCONUT). Enhancing SARC-F: improving sarcopenia screening in the clinical practice. J Am Dir Assoc. 2016;17(12):1136-41.
5. Beaudart C, McCloskey E, Bruyere O, Cesari M, Rolland Y, Rizzoli R, et al. Sarcopenia in daily practice: assessment and management. BMC Geriatrics. 2016;16:170-80.
6. Cesari M, Kritchevsky SB, Newman AB, Simonsick EM, Harris TB, Penninx BW, et al. Added value of physical performance measures in predicting adverse health-related events: results from the Health, Aging Body Composition Study. J Am Geriatr Soc. 2009;57:251-9.
7. Choi M, Kim H, Bae J. Does the combination of resistance training and a nutritional intervention have a synergic effect on muscle mass, strength, and physical function in older adults? A systematic review and meta-analysis. BMC Geriatr. 2021;21(1):639.
8. Cruz-Jentoft AJ, Bahat G, Bauer J, Boirie Y, Bruyère O, Cederholm T, et al. Sarcopenia: revised European consensus on definition and diagnosis. Age Ageing. 2019;48(1):16-31.
9. Cruz-Jentoft AJ, Landi F, Schneider SM, Zúñiga C, Arai H, Boirie Y, et al. Prevalence of and interventions for sarcopenia in ageing adults: a systematic review. Report of the International Sarcopenia Initiative (EWGSOP and IWGS). Age Ageing. 2014;43:748-59.
10. Dent E, Morley JE, Cruz-Jentoft AJ, Arai H, Kritchevsky SB, Guralnik J, et al. International Clinical Practice Guidelines for Sarcopenia (ICFSR): Screening, diagnosis and management. J Nutr Health Aging. 2018;22(10):1148-61.
11. Dionyssiotis Y, Kapsokoulou A, Samlidi E, Angoules AG, Papathanasiou J, Chronopoulos E, et al. Sarcopenia: from definition to treatment. Hormones (Athens). 2017;16:429-39.
12. Feike Y, Zhijie L, Wei C. Advances in research on pharmacotherapy of sarcopenia. Aging Med. 2021;4:221-33.
13. Figueiredo CP, Domiciano DS, Lopes JB, Caparbo VF, Scazufca M, Bonfá E, et al. Prevalence of sarcopenia and associated risk factors by two diagnostic criteria in community-dwelling older men: the São Paulo Ageing & Health Study (SPAH). Osteoporos Int. 2014;25:589-96.
14. Frisoli Jr A, Chaves PHM, Pinheiro MM, Szejnfeld VL. The effect of nandrolone decanoate on bone mineral density, muscle mass, and hemoglobin levels in elderly women with osteoporosis: a double-blind, randomized, placebo-controlled clinical trial. J Gerontol A Biol Sci Med Sci. 2005;60(5):648-53.
15. Liao CD, Chen HC, Huang SW, Liou TH. The role of muscle mass gain following protein supplementation plus exercise therapy in older adults with sarcopenia and frailty risks: a systematic review and meta-regression analysis of randomized trials. Nutrients. 2019;11(8):1713.
16. Maeda SS, Albergaria BH, Szejnfeld VL, Lazaretti-Castro M, Arantes HP, Ushida M, et al. Official position of the Brazilian Association of Bone Assessment and Metabolism (ABRASSO) on the evaluation of body composition by densitometry – Part II (Clinical aspects): interpretation, reporting, and special situations. Adv Rheumatol. 2022;62(1):11.
17. Maeda SS, Peters BSE, Martini LA, Antunes HKM, Gonzalez MC, Arantes HP, et al. Official Position of the Brazilian Association of Bone Assessment and Metabolism (ABRASSO) on the evaluation of body composition by densitometry – Part I (Technical aspects): general concepts, indications, acquisition, and analysis. Adv Rheumatol. 2022;62(1):7.
18. Martínez-Arnau FM, Fonfría-Vivas R, Cauli O. Beneficial effects of leucine supplementation on criteria for sarcopenia: a systematic review. Nutrients. 2019;11(10):2504.
19. Moreira VG, Perez M, Lourenço RA. Prevalence of sarcopenia and its associated factors: the impact of muscle mass, gait speed, and handgrip strength reference values on reported frequencies. Clinics (Sao Paulo). 2019;74:e477.
20. Papadopoulou SK, Tsintavis P, Potsaki P, Papandreou D. Differences in the prevalence of sarcopenia in community-dwelling, nursing home and hospitalized individuals. A systematic review and meta-analysis. J Nutr Health Aging. 2020;24(1):83-90.
21. Robinder JS, Dhillon SH. Pathogenesis and management of sarcopenia. Clin Geriatr Med. 2017;33:17-26.
22. Sousa MG, Pinheiro MM, Szejnfeld VL, Castro CH. Body composition parameters in healthy Brazilian women differ from white, black, and Hispanic American women reference range. J Clin Densitom. 2013;16:360-7.
23. Studenski SA, Peters KW, Alley DE, Cawthon PM, McLean RR, Harris TB, et al. The FNIH sarcopenia project: rationale, study description, conference recommendations, and final estimates. J Gerontol A Biol Sci Med Sci. 2014;69:547-58.
24. Ushida M, de Medeiros Pinheiro M, de Moura Castro CH, Szejnfeld VL. Body composition analysis by DXA (dual X-ray absorptiometry) in Brazilian men: normative data. J Bone Mineral Metab. 2017;35:554-61.
25. Zhang Y, Zou L, Chen ST, Bae JH, Kim DY, Liu X, et al. Effects and moderators of exercise on sarcopenic components in sarcopenic elderly: a systematic review and meta-analysis. Front Med (Lausanne). 2021;8:649748.

Seção 11

Tumores ósseos, articulares e periarticulares

129

Neoplasias articulares e ósseas

Ana Karla Guedes de Melo

INTRODUÇÃO

A classificação dos tumores ósseos pela Organização Mundial da Saúde, em 2013, baseia-se nos achados histológicos para o diagnóstico definitivo. Os tumores são divididos em grupos, de acordo com os fatores que produzem: matriz óssea, cartilaginosa ou colágena. Cada grupo é subdividido em lesões benignas, malignas ou intermediárias. Neste capítulo, serão consideradas apenas as neoplasias genuinamente intra-articulares (primárias), as quais podem ser classificadas como benignas ou malignas.

OSTEOCONDROMATOSE

É um tumor benigno, pouco frequente, também denominado de condromatose sinovial. Caracteriza-se por múltiplas calcificações ou nódulos metaplásicos da cartilagem hialina, os quais se depositam no estroma sinovial.

É geralmente monoarticular e ocorre mais frequentemente em grandes articulações, como joelhos, coxofemorais e cotovelos, mas há relatos de casos envolvendo pequenas articulações.

Pode acometer qualquer faixa etária, com pico de incidência em torno da quinta década de vida. Não há predileção por etnia ou sexo, embora alguns relatos tenham demonstrado maior prevalência no sexo masculino, na proporção de 2:1.

O quadro clínico é inespecífico e heterogêneo, incluindo dor, edema articular, nódulos palpáveis periarticulares e limitação da amplitude de movimentos. Pode ter evolução crônica, com períodos de exacerbação dos sinais e sintomas. Alguns pacientes evoluem com osteoartrite secundária na articulação envolvida. Exames laboratoriais como cálcio, fósforo e fosfatase alcalina são normais.

O diagnóstico é usualmente feito com exames de imagem. Os achados radiográficos clássicos incluem: calcificações intra-articulares em anel, granulares ou salpicadas; nódulos com mineralização em casca de ovo e centro radiolúcido, distribuídos na membrana sinovial (Figura 1). A extensão do comprometimento sinovial e os diâmetros dos nódulos são variáveis. Em alguns casos, as lesões não são calcificadas e, portanto, não visualizadas na radiografia convencional ou tomografia computadorizada e se apresentam como diminutas massas arredondadas na efusão articular pela ressonância magnética. A ultrassonografia mostra que as massas avasculares circundadas por nódulos fluidos são hiperecoicas.

O estudo anatomopatológico dos nódulos revela cartilagem hialina ou mixoide bem diferenciada, com grande número de condrócitos agrupados e com alterações características do seu núcleo (binucleação e aumento do volume) (Figura 2). Pode haver ossificação encondral (osteocondromatose). Essa condição é distinta dos corpos livres intra-articulares, geralmente decorrentes de danos estruturais degenerativos.

A exostose múltipla hereditária é uma condição autossômica dominante diagnosticada pela presença de dois ou mais sítios de osteocondromas em exames radiográficos.

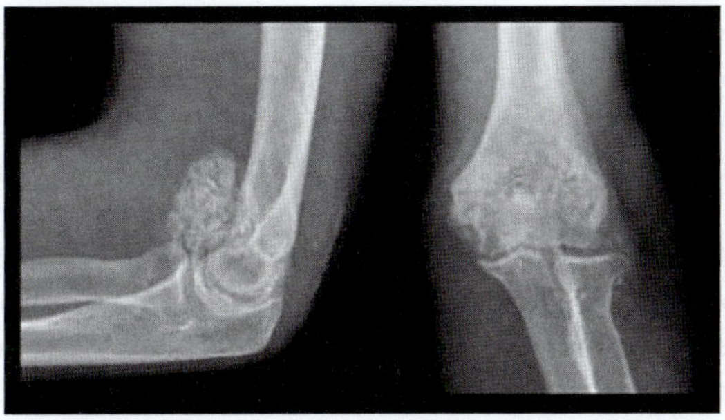

FIGURA 1 Osteocondromatose sinovial na articulação do cotovelo.

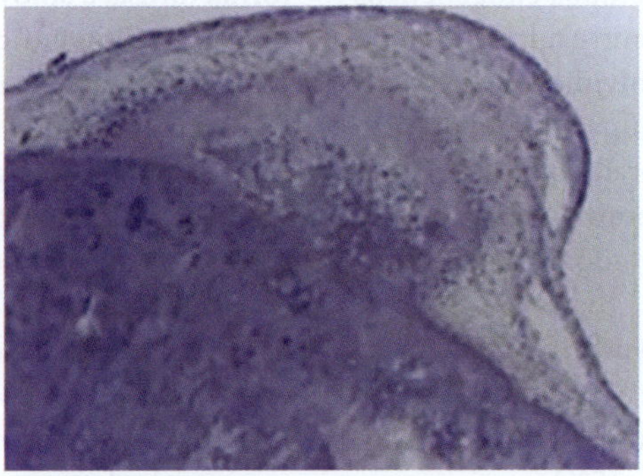

FIGURA 2 Condromatose sinovial, microscopia.

O tratamento cirúrgico inclui a remoção dos nódulos e sinovectomia. A recorrência é descrita em torno de 15%-20% dos casos, sobretudo nos pacientes que apresentam tenossinovite, por remoção incompleta da sinóvia e dos corpos livres.

O prognóstico é favorável na maioria dos casos, e a transformação maligna é considerada rara (< 1%). Os fatores de risco para condrossarcoma sinovial são: doença de longa evolução e múltiplas recorrências.

SINOVITE VILONODULAR PIGMENTADA (SVNP)

Também é conhecida como tumor tenossinovial de células gigantes (termo mais recente), xantoma sinovial, endotelioma sinovial ou histiocitoma fibroso benigno. Trata-se de uma condição incomum, caracterizada pela proliferação benigna da membrana sinovial de articulações, bursas e bainhas tendíneas. A nova terminologia classifica os tumores em uma forma difusa (anteriormente, SVNP difusa) e uma forma localizada. Na forma difusa, a membrana sinovial da articulação é envolvida em toda a sua extensão, com vilosidades grosseiras e acentuada pigmentação, variando de amarelo escuro a castanho. Na variante localizada, apenas uma parte da membrana sinovial apresenta proliferação, geralmente de menor intensidade e coloração menos acentuada. Ambas as formas descritas são subclassificadas como intra-articular ou extra-articular (anteriormente tumor de células gigantes da bainha do tendão). A forma extra-articular envolve mais comumente os tendões das mãos e dos pés. É a forma intra-articular desta doença que será abordada neste capítulo.

Tem incidência global anual de 1,8 caso/1.000.000 habitantes. Pode ocorrer em qualquer faixa etária, incluindo crianças, porém os indivíduos na 3ª e 4ª décadas de vida são os mais frequentemente acometidos. A prevalência por sexo não é bem documentada, mas séries de casos publicados demonstram predomínio no sexo feminino. Estudo de Coutinho et al. descreveu 28 casos de SVNP, sendo 53,6% do sexo feminino, com idade média de 39,2 anos.

A causa da SVNP é desconhecida. São consideradas as seguintes teorias para etiopatogênese: traumatismo recorrente, hemartrose, reação inflamatória persistente a um agente não identificado ou mesmo um distúrbio local do metabolismo lipídico na membrana sinovial. Nenhum agente infeccioso específico foi relacionado à SVNP. Alguns estudos citogenéticos sugerem uma associação entre a trissomia do cromossoma 7 e o desenvolvimento de SVNP. Considera-se que ocorra uma superexpressão do gene do fator estimulador de colônias-1 (CSF-1), levando ao recrutamento e à ativação de células inflamatórias, sobretudo da linhagem de monócitos e macrófagos.

O joelho é a articulação mais frequentemente envolvida e corresponde a aproximadamente 80% dos casos, seguido pelas articulações coxofemoral (15%) e tibiotársica (5%).

As formas localizada e difusa têm apresentações clínicas e evoluções distintas. A forma intra-articular localizada geralmente se apresenta com sintomas mecânicos e redução da mobilidade articular. Relatos de edema recorrente podem ocorrer. A forma intra-articular difusa tem início insidioso e se caracteriza por artrite exuberante, presença de massa palpável, sensação de bloqueio ou rigidez articular. Em muitas ocasiões, ocorre atraso no diagnóstico por inespecificidade da sintomatologia. Na casuística de Coutinho et al., o tempo de evolução dos sintomas até o estabelecimento do diagnóstico foi de 24,4 ± 20,5 meses.

A radiografia convencional é geralmente normal no início dos sintomas. A presença de erosões em ambos os lados da articulação pode ser visualizada na forma intra-articular difusa. A ressonância magnética é um exame útil na suspeita diagnóstica e permite avaliar a extensão do comprometimento sinovial e guiar o local da biópsia (Figura 3). O diagnóstico definitivo é dado com o estudo histopatológico da membrana sinovial, onde se encontra um infiltrado histiocitário mononuclear, com ocasionais células gigantes multinucleadas, células ovoides ou fusiformes, macrófagos e plexos vasculares. Depósitos extracelulares de hemossiderina são um achado comum (Figura 4).

O diagnóstico diferencial inclui artrite inflamatória (gota crônica, artrite reumatoide ou doença de Lyme), artropatia hemofílica, linfoma e, em raras ocasiões, sarcoma sinovial.

O tratamento da forma localizada consiste na remoção cirúrgica, podendo ser realizada por via artroscópica. O índice de recidiva é baixo. Na forma difusa, a sinovectomia (total ou subtotal) é a opção terapêutica mais recomendada. Em casos de recorrência (46% dos pacientes), avalia-se a realização de ressinovectomia e radioterapia local. Em estágios avançados da doença, com acentuada destruição articular e erosões ósseas, a realização de artrodese ou de artroplastia total tem sido defendida.

Recente estudo retrospectivo de Nazal et al. com 14 pacientes submetidos à artroscopia da articulação coxofemoral para sinovectomia e acompanhados por uma média de 6,5 anos demonstrou taxa de sobrevida de 93%, com apenas 1 (7%) recorrência e nenhuma progressão para revisão de sinovectomia aberta ou artroplastia. Os autores concluíram que a sinovectomia artroscópica é um tratamento confiável e eficaz da SVNP do quadril.

A classe de agentes conhecidos como inibidores da tirosina quinase tem demonstrado atividade contra o receptor CSF-1. Atualmente, ensaios clínicos em andamento mostraram resultados promissores em pacientes com tumores tenossinoviais difusos de células gigantes. O emactuzumabe, anticorpo monoclonal que tem como alvo direto o receptor do CSF-1, demonstrou resultados promissores em ensaios pré-clínicos, com regressão da doença em exames de imagem e alívio dos sintomas em semanas após o início do tratamento.

Por fim, apesar de ser uma proliferação benigna da membrana sinovial, a SVNP pode ocasionar importantes limitações funcionais, e a ocorrência de formas malignas, com metástase pulmonar e óbito, embora incomum, foi descrita na literatura.

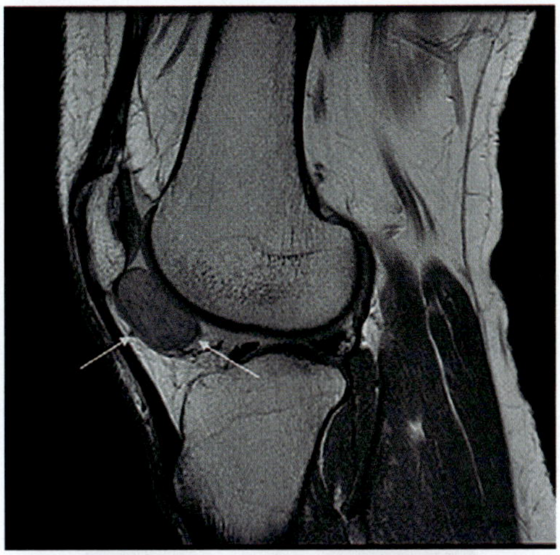

FIGURA 3 Tumor tenossinovial de células gigantes intra-articular (forma localizada), sequência T1 da ressonância magnética do joelho.

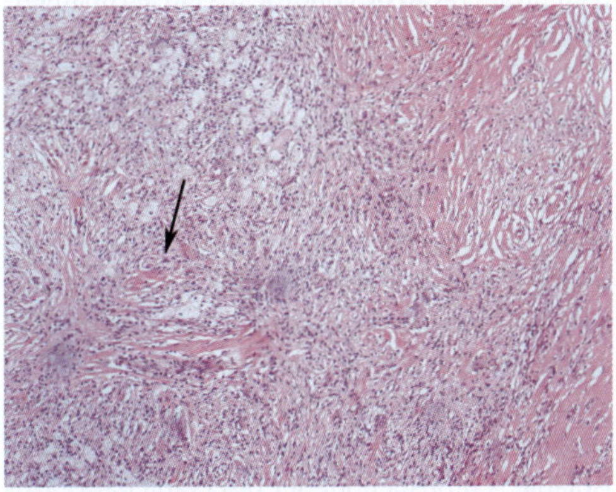

FIGURA 4 Sinovite vilonodular pigmentada, estudo histológico.

OSTEOMA OSTEOIDE/ OSTEOBLASTOMA

O osteoma osteoide (OO) representa 10% dos tumores ósseos benignos. Acomete preferencialmente indivíduos na primeira e segunda décadas de vida. Atinge mais comumente a região cortical dos ossos longos e tubulares dos membros inferiores e tem dimensão menor que 1-1,5 cm. Os achados clínicos clássicos são: dor óssea localizada e noturna, a qual alivia com salicilatos. Na radiografia convencional, encontra-se espessamento da cortical do osso longo acometido e, no seu interior, destaca-se uma imagem radiolucente que corresponde ao nicho da lesão (Figura 5). Estudo morfológico do local revela, na sua porção central, a presença de atividade osteoblástica diferenciada e intensa esclerose óssea marginal.

O osteoblastoma é mais raro (1% de todos os tumores benignos). Ocorre mais frequentemente em indivíduos na segunda e terceira décadas de vida, com localização mais comum nos ossos do crânio, face e esqueleto axial. Na radiografia simples, pode-se encontrar imagem radiolucente, bem delimitada, com aspecto insuflativo. No estudo histopatológico, destaca-se a produção de tecido ósseo imaturo, em forma de espículas na periferia da lesão, trabéculas compostas sobretudo por osteoblastos ativos, sobre estroma fibroconjuntivo altamente vascularizado (Figura 6).

Procedimentos percutâneos minimamente invasivos, incluindo ablação por radiofrequência guiada por TC (*CT-guided RFA*), ganharam destaque no tratamento do OO, sobretudo quando

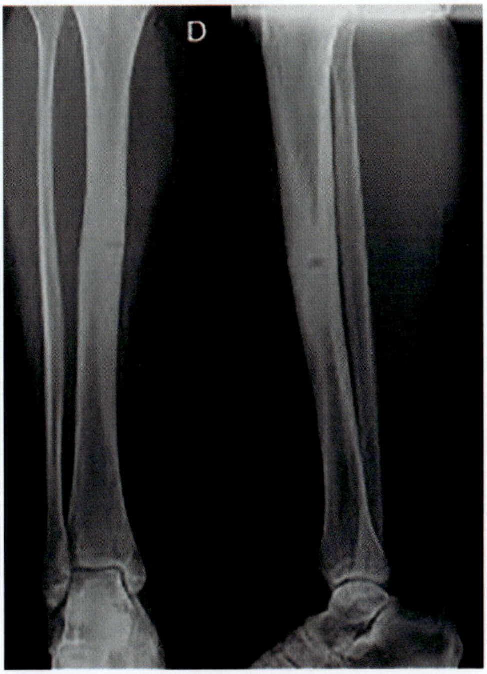

FIGURA 5 Osteoma osteoide, radiografia convencional.

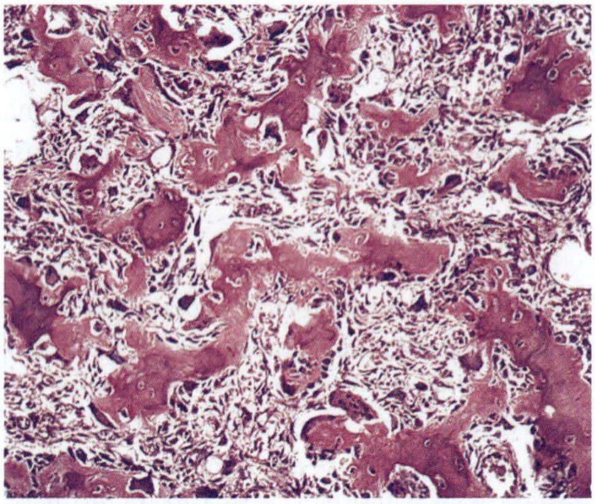

FIGURA 6 Osteoblastoma, microscopia.

acomete extremidades. Estudo prospectivo de Niazi et al. (2020) avaliou o tratamento com *CT--guided RFA* em 34 pacientes com OO em locais atípicos (outros além do fêmur e da tíbia). Os autores demonstraram que todos os pacientes avaliados obtiveram alívio completo da dor em um mês após *CT-guided RFA*, sendo considerada um procedimento seguro, eficaz e sem recorrência durante 6 meses de seguimento.

ENCONDROMA

É considerado um tumor ósseo benigno e comum, derivado de tecido cartilaginoso. Representa 10%-25% do total de lesões benignas ressecadas. Pode ocorrer como lesão isolada ou ser parte de uma encondromatose múltipla (doença de Ollier).

Acomete mais comumente indivíduos entre a segunda e a quinta décadas de vida e não tem predileção por sexo ou grupo étnico. Pode ser encontrado nas falanges das mãos (40% dos casos), mas também pode originar-se em ossos longos, como fêmur, tíbia e úmero.

A imagem radiográfica típica nos ossos curtos é caracterizada por lesão radiolucente delimitada, com esclerose marginal e calcificação tênue. Pode ocorrer adelgaçamento da cortical óssea. Nos ossos longos, os focos de calcificação são mais expressivos, irregulares e granulares, com aspecto de "pipoca" (Figura 7).

O estudo histopatológico da lesão revela um tecido cartilaginoso em arranjo multinodular,

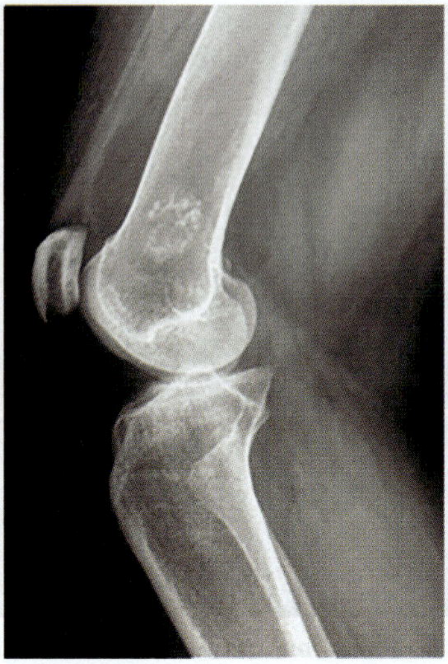

FIGURA 7 Encondroma, radiografia convencional.

com proliferação de condrócitos em agrupamentos, sobre abundante matriz basófila.

A complicação mais comum é a fratura patológica. A transformação maligna para condrossarcoma é rara na forma isolada da doença. Entretanto, na doença de Ollier, o risco para malignização aumenta em torno de 40%. As biópsias percutâneas com agulha são desencorajadas pelos patologistas na tentativa de distinguir o encondroma do condrossarcoma de baixo grau. Como a curetagem é um tratamento padrão aceito, não há indicação de biópsia percutânea isolada. A biópsia pode ser reservada para casos com características mais agressivas que possam sugerir condrossarcoma de grau superior (2 ou 3), a fim de orientar o planejamento cirúrgico que normalmente inclui ressecção mais extensa.

Estudo de revisão publicado por Sollaci et al. (2019) avaliou 48 pacientes com encondromas da mão, submetidos a um protocolo de tratamento utilizado desde 1996 com curetagem, esmeril de velocidade e enxerto ósseo autólogo (retirado com uma técnica minimamente invasiva). Os autores constataram que 91,7% dos pacientes alcançaram amplitude completa de movimentos, com boa integração do enxerto ósseo. A incidência de complicações foi de 6,3% (duas revisões de cirurgia e uma fratura patológica). Ao final do seguimento, todos recuperaram a função articular completa e não houve nenhum caso de recorrência do tumor.

OSTEOSSARCOMA (OS)

É reconhecido como o tumor ósseo maligno primário mais comum. A Sociedade Brasileira de Oncologia informa que a prevalência do osteossarcoma é maior no sexo masculino, com uma relação de 1,5-2,1:1, ocorrendo geralmente entre a segunda e a terceira décadas de vida, seguindo uma distribuição bimodal, com um pico inicial no período da adolescência e adultos jovens e um segundo pico após a 6ª década de vida. Predomina em afro-americanos.

Alguns estudos demonstraram que crianças com diagnóstico de retinoblastoma hereditário, tratadas com radioterapia, apresentaram risco aumentado para o osteossarcoma. Além disso, foram relatados pacientes com doença de Paget óssea que evoluíram com transformação neoplásica das lesões, provavelmente associada à reabsorção óssea aumentada e ao reparo desorganizado, resultando em aumento de volume e maior fragilidade óssea.

O osteossarcoma desenvolve-se preferencialmente na metáfise dos ossos longos, em particular na região do joelho (metáfise distal do fêmur e proximal da tíbia) em 70% dos casos. Pode ser classificado em central (origina-se na medula do osso e é a forma clássica de apresentação), parosteal (desenvolve-se junto à cortical do osso) e periosteal (a partir do periósteo). Geralmente, o crescimento tumoral acontece de forma relativamente rápida, a partir da medula, invadindo a cortical óssea, o periósteo e os tecidos moles adjacentes.

Pode haver demora e dificuldade em diagnosticar o osteossarcoma. Os achados radiográficos são bastante heterogêneos, a depender da produção de matriz óssea pelo tumor. A descrição clássica é caracterizada por imagem espiculada, perpendicular à cortical, denominada reação periostótica em "raios de sol" ou "dentes de pente" e levantamento do periósteo, denominado "triângulo de Codman" (Figura 8). Pode haver extensão extraóssea com ossificação dos tecidos moles adjacentes. A ressonância magnética é o método mais preciso para avaliar a extensão intra e extramedular do tumor. Os principais locais de metástases são pulmão, fígado e esqueleto.

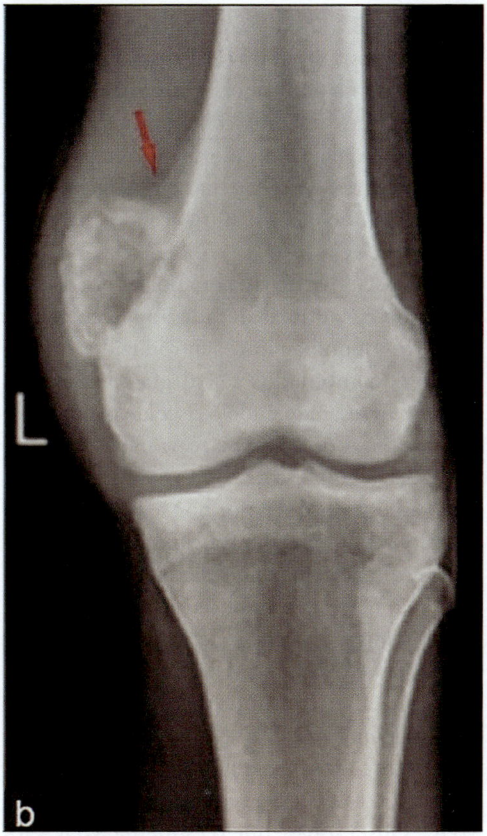

FIGURA 8 Osteossarcoma, radiografia convencional.

O achado histopatológico mais característico do osteossarcoma é a presença de osteoblastos atípicos, com produção de matriz óssea ou osteoide. Pode existir mais de um tipo de célula mesenquimal no tecido tumoral. Diagnósticos diferenciais incluem histiocitoma fibroso maligno, fibrossarcoma ou tumores de células gigantes.

O tratamento é geralmente composto por cirurgia e quimioterapia adjuvante e depende de fatores como volume do tumor, localização e estadiamento. De acordo com a Sociedade Americana Musculoesquelética, o sistema de estadiamento dos tumores é feito com três informações: o grau de diferenciação (I = baixo grau; II = alto grau); a extensão do tumor (A = envolvimento intraósseo; B = intra e extraósseos); a presença de metástases a distância (III). O tratamento por radioterapia no OS, tumor relativamente radiorresistente, não é aplicado como primeira escolha, sendo comumente indicado apenas em pacientes com lesão irressecável ou inacessível, geralmente em regiões axiais, incluindo cabeça, pescoço, coluna e pelve.

A expectativa de vida em portadores de OS melhorou nas últimas décadas em decorrência dos novos quimioterápicos introduzidos no tratamento, combinados à cirurgia com amplas margens livres, reduzindo o risco de recidiva em 30% a 40%. A detecção de rearranjos de genes, variações do número de cópias e a imunoterapia com supressores de tumor por sequenciamento de todo o genoma são estratégias de tratamento com resultados ainda não claros.

Uma metanálise publicada por Zhang et al. (2020) comparou a eficácia e segurança de altas doses de metotrexato (M), doxorrubicina (D), cisplatina (C) e ifosfamida (I) no tratamento do osteossarcoma. O MDCI demonstrou superioridade entre todos os esquemas quimioterápicos em relação à eficácia e segurança, seguido pelo MDC. Observou-se que o esquema MDCI foi associado a um risco aumentado de eventos adversos, como leucopenia, trombocitopenia e hospitalização. A combinação DC foi menos eficaz, porém mais segura que MDC e MDCI, considerando os estudos selecionados para análise.

REFERÊNCIAS BIBLIOGRÁFICAS

1. American Cancer Society. Osteosarcoma. Disponível em: http://www.cancer.org/cancer/osteosarcoma/detailedguide/osteosarcomadiagnosis.
2. Amstalden EMI, Etchebehere M. Tumores ósseos, articulares e periarticulares. In: Carvalho MAP, Lanna CCD, Bértolo MB, Ferreira GA. Reumatologia: diagnóstico e tratamento. 4. ed. São Paulo: AC Farmacêutica; 2014. p. 606-23.
3. Ando K, Heymann MF, Stresing V, Mori K, Rédini F, Heymann D. Current therapeutic strategies and novel approaches in osteosarcoma. Cancers. 2013;5:591-616.
4. Belayneh R, Fourman MS, Bhogal S, Weiss KR. Update on osteosarcoma. Curr Oncol Rep. 2021;23:71.
5. Bouali H, Deppert E, Leventhal L, Reeves B, Pope T. Pigmented villonodular synovitis: a disease in evolution. J Rheumatol. 2004;31:1659-62.
6. Coutinho M, Laranjo A, Casanova J. Sinovite vilonodular pigmentada: um desafio diagnóstico. Revisão de 28 casos. Acta Reumatol Port. 2012;37:335-41.
7. Douis H, Saifuddin A. The imaging of cartilaginous bone tumours. I. Benign lesions. Skeletal Radiol. 2012;41:1195-212.
8. Edge SB, Compton CC. The American Joint Committee on Cancer: the 7th edition of the AJCC Cancer staging manual and the future of TNM. Ann Surg Oncol. 2010;17:1471-4.
9. Fletcher CDM. Histopathology: the evolving classification of soft tissue tumours – an update based on the new 2013 WHO classification. Histopathology. 2014;64:2-11.
10. Jang E, Danford NC, Levin AS, Tyler WK. Intra-articular tumors: diagnosis and management of the most common neoplasms involving synovial joints. JBJS Rev. 2018;6(12):e8.
11. Lasmar, NP, Vieira RB, Rosa JO, Lasmar RC, Scarpa AC. Condromatose sinovial. Rev Bras Ortop. 2010;45:490-2.
12. Meltzer OS, Helman LJ. New horizons in the treatment of osteosarcoma. N Engl J Med 2021;385:2066-76.
13. Mulligan ME. How to diagnose enchondroma, bone infarct, and chondrosarcoma. Curr Probl Diagn Radiol. 2019;48(3):262-73.
14. Myers B, Masi A. Pigmented villonodular synovitis and tenosynovitis: a clinical epidemiologic study of 166 cases and literature review. Medicine (Baltimore). 1980;59:223-38.
15. Nazal MR, Parsa A, Gibbs JS, Abraham PF, Martin SD. Mid-term results of arthroscopic synovectomy for pigmented villonodular synovitis of the hip. Arthroscopy. 2020;36:1587-98.
16. Niazi GE, Basha MAA, Elsharkawi WFA, Zaitoun MMA. Computed tomography-guided radiofrequency ablation of osteoid osteoma in atypical sites: Efficacy and safety in a large case series. Acad Radiol. 2020;pii-:S1076-6332(20)30077-5.
17. Sajid S, Yousaf A, Nabi U, Shahbaz A, Umar A. Sarcomatous transformation of recurrent scapular osteochondroma in a patient with the hereditary multiple osteochondromas: A case report and literature review. Cureus. 2019;11:e6308.
18. Sollaci C, Araújo GCS. Enchondromas of the hand: A 20-year experience. Rev Bras Ortop. 2019;54:714-20.
19. Zacharia B, Inassi J, Paulose S. Retrospective analysis of the clinical and radiological profile of few cases of synovial osteochondromatosis with a literature review. Eur J Rheumatol. 2021;8(1):40-5.
20. Zhang B, Zhang Y, Li R, Li J, Lu X, Zhang Y. The efficacy and safety comparison of firstline chemotherapeutic agents (high-dose methotrexate, doxorubicin, cisplatin, and ifosfamide) for osteosarcoma: a network meta-analysis. J Orthop Surg Res. 2020;15:51.

Seção 12

Gravidez e doenças reumáticas

130

Gravidez e doenças reumáticas

Gustavo Guimarães Moreira Balbi
Guilherme Ribeiro Ramires de Jesús

INTRODUÇÃO

As doenças reumáticas autoimunes acometem, em sua maioria, mulheres em idade reprodutiva. Frequentemente, pacientes engravidam independentemente do estágio ou do grau de atividade da doença, contrariando a programação terapêutica que deveria ter sido bem discutida na consulta médica.

Este capítulo irá descrever: a) como os desfechos gestacionais são influenciados pela presença de doenças autoimunes; b) como a gestação influencia a atividade dessas doenças; c) quais medicações são liberadas e quais são proibidas durante a gestação e a lactação.

A INFLUÊNCIA DAS DOENÇAS REUMÁTICAS SOBRE OS DESFECHOS GESTACIONAIS

As doenças reumáticas, dependendo do seu grau de envolvimento, podem se associar a um pior prognóstico gestacional, tanto materno quanto fetal. Por isto, o controle adequado da atividade da doença antes da concepção e durante toda a gestação é fundamental para melhores desfechos. Descreveremos, em tópicos, como cada doença autoimune modifica o desfecho gestacional (Quadro 1).

Lúpus eritematoso sistêmico (LES)

Observam-se maiores taxas de abortamento, morte fetal intrauterina, perdas gestacionais (17%-43% vs. 10%-15% na população geral), pré-eclâmpsia [15%-35% dos LES, especialmente se houver síndrome dos anticorpos antifosfolípides (SAF) associada], parto pré-termo (22%-33% vs. 6,5%-12%, baixo peso ao nascer (5,3% vs. 1,6%) e recém-nascidos pequenos para a idade gestacional (5%-30% vs. 7%-15%). A taxa de desfechos adversos aumenta com a presença de nefrite, proteinúria e/ou doença renal crônica em estágio terminal, hipertensão arterial sistêmica, trombocitopenia, positividade para antifosfolípides, trombose vascular prévia, passado de morbidade gestacional ou presença de SAF, complemento consumido, anti-dsDNA em títulos elevados e passado de lúpus neonatal em gestação prévia ou positividade para anti-Ro/SSA ou anti-La/SSB. O uso de ácido acetilsalicílico em baixas doses (100-150 mg) está recomendado para pacientes com LES para prevenção de pré-eclâmpsia.

Síndrome antifosfolípide (SAF)

Esta síndrome é mais classicamente associada à morbidade gestacional. As manifestações mais características são as perdas gestacionais tardias; pré-eclâmpsia, eclâmpsia ou insuficiência placentária, principalmente nas formas precoces (antes de 34 semanas); e abortamentos precoces de repetição (menos de 10 semanas de idade gestacional). Dentre as síndromes autoimunes, a SAF é a única que apresenta tratamento específico para suas manifestações gestacionais, por meio do uso de ácido acetilsalicílico e anticoagulação com heparina (para maiores detalhes com relação ao tratamento da morbidade gestacional, vide o capítulo específico sobre o tema). Apesar disso, mesmo com tratamento otimizado, as perdas gestacionais recorrem em até 15% dos casos.

Artrite reumatoide (AR)

A AR parece aumentar o risco de parto pré-termo, principalmente se doença grave, ativa e doses cumulativas elevadas de corticoide. A chance de pré-eclâmpsia é ligeiramente aumentada em relação à população geral (5,0% vs. 3,4%).

Espondiloartrites (SpA)

De maneira geral, o risco de morbidade gestacional em pacientes com SpA não parece aumentado em relação à população geral. Estudos recentes demonstraram bons desfechos em gestações de pacientes com espondilite anquilosante. No entanto, outro estudo demonstrou um risco aumentado de parto cesáreo nas pacientes com SpA axial. Com relação às demais SpAs, os dados são escassos. Como a sinovite e posteriormente a osteoartrite secundária muito comumente afetam as articulações nas coxofemorais nas SpAs, é necessário sempre lembrar do posicionamento confortável para o parto vaginal. Caso haja necessidade de intubação, lembrar sempre da possibilidade de que a rigidez do segmento cervical da coluna vertebral não só possa dificultar o procedimento, mas também, se realizado inadvertidamente, pode resultar em fratura de vértebras cervicais.

Para a ventilação mecânica, lembrar que estas pacientes têm uma insuficiência respiratória extrínseca pela costocondrite e até uma insuficiência respiratória intrínseca, quando forem acometidas de alveolite fibrosante.

Síndrome de Sjögren (SS)

A SS apresenta maior chance de perdas gestacionais (OR 1,77; IC95% 1,28-1,46; P = 0,01). A principal preocupação do ponto de vista fetal na SS, assim como no LES, é a ocorrência de bloqueio atrioventricular (BAV) fetal, em decorrência dos anticorpos anti-Ro/SSA e, em menor escala, dos anticorpos anti-La/SSB. Durante a assistência pré-natal, recomenda-se a realização de ecocardiograma fetal semanal da 16ª à 26ª semana de idade gestacional, seguido de bissemanal até 32 semanas para identificação precoce do bloqueio e tratamento intrauterino, que é feito com dexametasona. A hidroxicloroquina foi capaz de reduzir a recorrência do BAV fetal em gestações subsequentes, mas essa medicação também é recomendada para prevenção primária em pacientes com positividade para anti-Ro/SSA e anti-La/SSB. O lúpus neonatal cursa com um quadro autolimitado de alterações hematológicas, cutâneas e hepatobiliares, com resolução espontânea ao longo dos primeiros meses de vida.

Esclerose sistêmica (ES)

Nesta síndrome autoimune mediada a taxa de abortamento é apenas discretamente superior à apresentada pela população geral (12%-15% vs. 11%). Podem ocorrer crescimento intrauterino restrito (CIUR) e baixo peso ao nascer, porém com resultados discrepantes na literatura. Recomenda-se aguardar os dois primeiros anos após o diagnóstico para se planejar a gestação. A presença de hipertensão arterial pulmonar pode ser uma contraindicação à gravidez, visto que possui uma mortalidade materna que varia entre 20% e 50%.

Miopatias inflamatórias

Estas doenças apresentam maiores taxas de hipertensão na gestação, incluindo pré-eclâmpsia, com período de internação mais prolongado do que na população geral. Para os demais parâmetros, não foram descritas diferenças.

O IMPACTO DA GESTAÇÃO SOBRE A ATIVIDADE DAS DOENÇAS REUMÁTICAS

A gestação influencia as doenças reumatológicas de diferentes maneiras. A seguir, resumiremos o impacto da gestação sobre as principais doenças (Quadro 1).

Lúpus eritematoso sistêmico (LES)

Classicamente, a gestação se associa a um risco aumentado de reativação do LES. Entretanto, o estudo PROMISSE detectou que menos de 3% das pacientes com atividade leve a moderada no primeiro trimestre desenvolveram atividade grave ao longo do período gestacional. De modo a evitar reativações, é fundamental que a paciente esteja bem controlada da doença por pelo menos 6 a 12 meses antes de planejar a concepção. Além disso, uma das variáveis mais comumente associadas à reativação da doença é a suspensão da hidroxicloroquina durante a gestação, prática que deve ser desaconselhada, visto que é uma medicação segura tanto para a gestante quanto para o feto.

Ainda com relação ao LES, dois pontos merecem destaque: a) deve-se ter cuidado na diferenciação entre reativação do LES e as alterações fisiológicas do período gestacional, como elevação da velocidade de hemossedimentação (VHS), edema de membros inferiores e anemia; b) o diagnóstico diferencial entre a nefrite lúpica e a pré-eclâmpsia pode ser difícil, mesmo para reumatologistas e obstetras experientes, visto que ambas podem se apresentar com hipertensão e proteinúria. A positividade para o anticorpo anti-DNA, a presença de dismorfismo eritrocitário e a queda do complemento falam a favor de nefrite, ressaltando que o complemento aumenta fisiologicamente na gestação e pode se apresentar falsamente normal. A presença de outras manifestações relacionadas à atividade do lúpus, como atrite, *rash* malar e serosite, também sugerem acometimento renal da doença. Já a pré-eclâmpsia surge apenas após 20 semanas de gestação, apresenta melhora rápida após o parto e tem a elevação do ácido úrico como marcador característico, porém não específico. A trombocitopenia não ajuda na diferenciação, visto que pode estar presente nas duas condições. Recentemente, alguns estudos demonstraram que a dosagem de fatores angiogênicos (PlGF) e antiangiogênicos (sFlt-1) em gestantes com lúpus pode ser utilizada neste diagnóstico diferencial, visto que a relação sFlt-1/PlGF está marcadamente aumentada em pacientes com pré-eclâmpsia, mas não se eleva em pacientes com nefrite lúpica ou mesmo com a remissão do LES.

Síndrome antifosfolípide (SAF)

O estado pró-trombótico gerado no final da gestação e nas 6 semanas do puerpério pode funcionar como *second hit* para a ocorrência de um fenômeno trombótico na SAF. É importante o retorno da anticoagulação em até 12 horas após o parto, mesmo em pacientes com apenas manifestações obstétricas da doença, para prevenção deste tipo de evento.

Artrite reumatoide (AR)

Ao contrário do LES, a AR é uma doença reumática que classicamente melhora durante o período gestacional. Entretanto, a melhora é menos expressiva do que se imaginava no passado: em estudos recentes, cerca de 27% das pacientes se mantêm em remissão durante a gestação. No período pós-parto, mais de 60% dessas mulheres sofrem reativação em um período que varia de 3 a 4 meses.

Espondiloartrites (SpA)

De forma semelhante à AR, a atividade periférica parece sofrer uma melhora durante a gestação. Com relação à lombalgia, o relaxamento dos ligamentos pélvicos intensificado no terceiro trimestre leva a uma redução na tensão das sacroilíacas, aliviando a dor em uma parte das pacientes. Entretanto, algumas pacientes podem se queixar de piora da dor, em decorrência de alterações mecânicas relacionadas ao aumento do volume abdominal. Pode haver reativação do quadro no período pós-parto.

Síndrome de Sjögren (SS)

Dados do impacto da gestação sobre a atividade de doença na SS são escassos.

Esclerose sistêmica (ES)

Cerca de 70% das pacientes com ES se mantêm estáveis durante a gestação. Os 30% restantes se dividem igualmente entre melhora ou piora dos sintomas. O refluxo gastroesofágico, que é frequente em gestantes sem comorbidades, pode apresentar piora significativa. A crise renal esclerodérmica faz diagnóstico diferencial com pré-eclâmpsia, porém o surgimento de hipertensão grave e sem proteinúria sugere essa complicação da ES. A elevação de creatinina sérica, apesar de possível na pré-eclâmpsia, não é um evento comum nestes casos.

Miopatias inflamatórias

As miopatias inflamatórias não parecem sofrer influência da gestação.

USO DE MEDICAÇÕES DURANTE A GESTAÇÃO E A LACTAÇÃO

Uma vez que os desfechos gestacionais melhoram com o controle da doença autoimune, a manutenção dos medicamentos que são seguros durante o período pré-concepcional e gestacional é fortemente recomendada. No entanto, como muitas medicações imunossupressoras são teratogênicas ou faltam evidências quanto à sua segurança, o reumatologista deve conhecer quais são aquelas contraindicadas durante a gestação, assim como na lactação. As Tabelas 1, 2, 3 e 4 a seguir resumem quais são os medicamentos que podem ser mantidos durante a gestação e a lactação e quais são os que devem ser suspensos ou substituídos. Vale lembrar que o racional para o uso de medicações durante o período gestacional deve sempre levar em consideração perfil de risco/benefício dessas medicações, sempre primando pela manutenção apenas das medicações necessárias para o bom controle das doenças de base, caso seja possível.

QUADRO 1 Relação entre as doenças reumáticas e a gestação

Doença	Impacto da doença nos desfechos gestacionais	Impacto da gestação na atividade de doença
Lúpus eritematoso sistêmico	▪ Maiores taxas de abortamento, morte fetal intrauterina, perdas gestacionais, pré-eclâmpsia, parto pré-termo, baixo peso ao nascer e crescimento intrauterino restrito (CIUR).	▪ Maior risco de reativação da doença ▪ Autorizar gestação apenas com doença controlada há pelo menos 6-12 meses
Síndrome antifosfolípide	▪ Manifesta-se com perda gestacional, parto pré-termo, pré-eclâmpsia, eclâmpsia, insuficiência placentária, abortamentos precoces de repetição	▪ O estado pró-trombótico no final da gestação e nas 6 semanas do puerpério pode predispor à ocorrência de eventos trombóticos
Artrite reumatoide	▪ Aumento do risco de parto pré-termo (principalmente se doença grave, ativa e doses cumulativas elevadas de corticoide) ▪ Risco de pré-eclâmpsia ligeiramente aumentado	▪ Tendência à melhora durante a gestação ▪ Risco de reativação no puerpério
Espondiloartrites	▪ Risco aumentado de parto cesáreo ▪ Não parece aumentar significativamente o risco de desfechos gestacionais adversos	▪ Tendência de melhora do quadro periférico ▪ Lombalgia pode melhorar no terceiro trimestre ▪ Pode haver reativação do quadro no período pós-parto
Síndrome de Sjögren	▪ Risco aumentado de perdas gestacionais ▪ Anticorpos anti-Ro (principalmente) e anticorpos anti-La: associação com bloqueio atrioventricular fetal e lúpus neonatal	▪ Dados escassos
Esclerose sistêmica	▪ Taxa de abortamento discretamente aumentada ▪ Risco de CIUR e baixo peso ao nascer	▪ Maioria mantém sintomas estáveis, 15% melhoram e 15% pioram ▪ Hipertensão pulmonar: desencorajadas a engravidar (risco de grave descompensação) ▪ Pode ser difícil diferenciar clinicamente a crise renal esclerodérmica de pré-eclâmpsia ▪ Recomenda-se aguardar pelo menos 2 anos após o diagnóstico para planejar a gestação
Miopatias autoimunes sistêmicas	▪ Maiores taxas de hipertensão na gestação (incluindo pré-eclâmpsia) ▪ Período de internação mais prolongado	▪ Dados escassos

TABELA 1 Medicações que podem ser mantidas durante toda a gestação

Medicamentos antirreumáticos	Comentário
Prednisona	Menor dose eficaz
Hidroxicloroquina	≤ 400 mg/dia
Sulfassalazina	Até 2 g/dia (suplementar ácido fólico 5 mg/dia)
Azatioprina	Até 2 mg/kg/dia
Ciclosporina	Monitorizar pressão arterial materna, função renal, glicemia e níveis séricos da medicação
Tacrolimo	Monitorizar pressão arterial materna, função renal, glicemia e níveis séricos da medicação
Imunoglobulina humana intravenosa	2 g/kg (dose total)
Infliximabe	Se interrupção com 20 semanas de IG (baixo risco de reativação), neonato a termo pode receber calendário vacinal normal (exceto BCG, vide abaixo). Caso a mãe tenha utilizado anti-TNF durante o terceiro trimestre, o lactente não deve ser vacinado com a BCG ou vacinas de vírus vivo nos primeiros 6 meses de vida
Etanercepte	Se interrupção com 32 semanas de IG (baixo risco de reativação), neonato a termo pode receber calendário vacinal normal (exceto BCG, vide abaixo). Caso a mãe tenha utilizado anti-TNF durante o terceiro trimestre, o lactente não deve ser vacinado com a BCG ou vacinas de vírus vivo nos primeiros 6 meses de vida
Adalimumabe	Se interrupção com 28 semanas de IG (baixo risco de reativação), neonato a termo pode receber calendário vacinal normal (exceto BCG, vide abaixo). Caso a mãe tenha utilizado anti-TNF durante o terceiro trimestre, o lactente não deve ser vacinado com a BCG ou vacinas de vírus vivo nos primeiros 6 meses de vida
Golimumabe	Se interrupção com 28 semanas de IG (baixo risco de reativação), neonato a termo pode receber calendário vacinal normal (exceto BCG, vide abaixo). Caso a mãe tenha utilizado anti-TNF durante o terceiro trimestre, o lactente não deve ser vacinado com a BCG ou vacinas de vírus vivo nos primeiros 6 meses de vida
Certolizumabe	Calendário vacinal pode ser mantido normalmente
Medicamentos adjuvantes	**Comentário**
Colchicina	–
Dapsona	–
Enoxaparina	Dose terapêutica e profilática
Fondaparinux	Dose terapêutica e profilática
Ácido acetilsalicílico	Baixas doses (60-150 mg), não utilizar dose anti-inflamatória
Paracetamol	Menor dose necessária
Codeína	Menor dose necessária, sempre pesando risco e benefício (risco teórico de depressão respiratória neonatal). Evitar sempre que possível. Evitar uso prolongado
Amitriptilina	Não suspender antidepressivos no pós-parto/puerpério
Gabapentina	Suplementar ácido fólico 5 mg/dia
Pregabalina	Suplementar ácido fólico 5 mg/dia
Venlafaxina	Não suspender antidepressivos no pós-parto/puerpério
Fluoxetina	Não suspender antidepressivos no pós-parto/puerpério

(continua)

TABELA 1 Medicações que podem ser mantidas durante toda a gestação (*continuação*)

Medicamentos adjuvantes	Comentário
Paroxetina	Não suspender antidepressivos no pós-parto/puerpério
Sertralina	Não suspender antidepressivos no pós-parto/puerpério
Duloxetina	Não suspender antidepressivos no pós-parto/puerpério
Nifedipino	Dose < 90 mg/dia
Anlodipino	Pouca evidência, porém improvável de provocar dano
Vasodilatadores pulmonares (sildenafil, bosentana, prostaciclinas)	Discutir relação risco-benefício com equipe multidisciplinar (risco de descompensação grave)

Adaptada de *British Society of Rheumatology* (2023) e *American College of Rheumatology* (2017).

TABELA 2 Medicações que podem ser mantidas durante a lactação

Medicamentos antirreumáticos	Comentário
Prednisona	Menor dose eficaz
Hidroxicloroquina	≤ 400 mg/dia
Sulfassalazina	Apenas em neonatos saudáveis
Azatioprina	–
Ciclosporina	Avaliar níveis séricos
Tacrolimo	Avaliar níveis séricos
Imunoglobulina humana intravenosa	–
Anti-TNF alfa	Todos podem ser usados. Caso a mãe tenha utilizado anti-TNF alfa durante o terceiro trimestre, o lactente não deve ser vacinado com a BCG nos primeiros 6 meses, com ou sem amamentação
Todos os outros biológicos	Dados limitados, improváveis de provocar dano (alto peso molecular torna passagem significativa para o leite materno pouco provável; caso passe, o sistema digestivo do recém-nascido irá desnaturar as proteínas)
Medicamentos adjuvantes	**Comentário**
Paracetamol	–
Dipirona	–
Codeína	Usar com cautela, evitar se possível
Tramadol	Usar com cautela, evitar se possível
Amitriptilina	Não suspender antidepressivos no pós-parto/puerpério
Gabapentina	Suplementar ácido fólico 5 mg/dia
Pregabalina	Suplementar ácido fólico 5 mg/dia
Venlafaxina	Evidência limitada, porém improvável de causar dano. Não suspender antidepressivos no pós-parto/puerpério
Fluoxetina	Evidência limitada, porém improvável de causar dano. Não suspender antidepressivos no pós-parto/puerpério
Paroxetina	Evidência limitada, porém improvável de causar dano. Não suspender antidepressivos no pós-parto/puerpério
Sertralina	Evidência limitada, porém improvável de causar dano. Não suspender antidepressivos no pós-parto/puerpério

(continua)

TABELA 2 Medicações que podem ser mantidas durante a lactação *(Continuação)*

Medicamentos adjuvantes	Comentário
Duloxetina	Evidência limitada, porém improvável de causar dano. Não suspender antidepressivos no pós-parto/puerpério
Nifedipino	Dose < 90 mg/dia
Anlodipino	Pouca evidência, porém improvável de causar dano
Vasodilatadores pulmonares (sildenafil, bosentana, prostaciclinas)	Sem dados. Discutir relação risco-benefício com equipe multidisciplinar (risco de descompensação grave)

Adaptada de *British Society of Rheumatology* (2023) e *American College of Rheumatology* (2017).

TABELA 3 Medicações que devem ser suspensas durante a gestação

Medicamentos	Momento da suspensão (tempo mínimo)
Anti-inflamatórios não esteroidais	Utilizar até o segundo trimestre, não utilizar por mais de 48 h
Inibidores seletivos da COX-2	No diagnóstico (evidências insuficientes)
Varfarina	No diagnóstico (até 5 semanas de IG)
Metotrexato	Preferencialmente 3 meses antes da concepção (no mínimo 1 mês antes)
Leflunomida	3 meses antes da concepção
	8/8 h, por 11 dias
	Fazer *washout* com colestiramina 8 g
Ciclofosfamida	3 meses antes (mesmo na exposição paterna)
	pode ser usada no 2º e 3º trimestres (avaliar risco-benefício)
	Em casos excepcionais de grande risco de morte e ausência de alternativas
Micofenolato de mofetila	6 semanas antes da concepção
Belimumabe	Na concepção (dados insuficientes). Tentar troca para medicações compatíveis com a gestação previamente à concepção, se possível e se a atividade de doença permitir
Abatacepte	Na concepção (dados insuficientes). Tentar troca para medicações compatíveis com a gestação previamente à concepção, se possível e se a atividade de doença permitir
Tocilizumabe	Na concepção (dados insuficientes). Tentar troca para medicações compatíveis com a gestação previamente à concepção, se possível e se a atividade de doença permitir
Secuquinumabe	Na concepção (dados insuficientes). Tentar troca para medicações compatíveis com a gestação previamente à concepção, se possível e se a atividade de doença permitir
Ustequinumabe	Na concepção (dados insuficientes). Tentar troca para medicações compatíveis com a gestação previamente à concepção, se possível e se a atividade de doença permitir
Canaquinumabe	Na concepção (dados insuficientes). Tentar troca para medicações compatíveis com a gestação previamente à concepção, se possível e se a atividade de doença permitir
Inibidores da JAK	2 semanas antes da concepção

Adaptada de *British Society of Rheumatology* (2023) e *American College of Rheumatology* (2017).

TABELA 4 Medicações que não devem ser usadas durante a lactação

Metotrexato
Leflunomida
Ciclofosfamida
Micofenolato de mofetila
Inibidores da JAK

Adaptada de *British Society of Rheumatology* (2023) e *American College of Rheumatology* (2017).

CONCLUSÃO

A gestação de pacientes com doenças reumáticas autoimunes/autoinflamatórias é possível, desde que seja discutida e planejada com o reumatologista assistente e a equipe obstétrica. Para que os desfechos gestacionais tanto maternos quanto fetais sejam otimizados, deve-se buscar um bom controle da doença e realizar o ajuste das medicações em uso, de modo a substituir as medicações teratogênicas ou com efeito desconhecido por outras cujo uso é permitido durante o período pré-concepcional e gestacional.

REFERÊNCIAS BIBLIOGRÁFICAS

1. Andreoli L, Bertsias GK, Brown S, Cervera R, Doria A, Forger F, et al. EULAR recommendations for women's health and the management of family planning, assisted reproduction, pregnancy and menopause in patients with systemic lupus erythematosus and/or antiphospholipid syndrome. Ann Rheum Dis. 2017;76:476-85.
2. Balbi GGM, Domingues V, Balbi GGM, de Jesús GR, Levy RA. Use of synthetic and biologic DMARDs during pregnancy. Exp Rev Clin Immunol. 2019;15:27-39.
3. Buyon JP, Kim MY, Guerra MM, Laskin CA, Petri M, Lockshin MD, et al. Predictors of pregnancy outcomes in patients with lupus. Ann Intern Med. 2015;163:153-63.
4. de Jesús GR, Lacerda MI, Rodrigues BC, Dos Santos FC, do Nascimento AP, Cristóvão Porto L, et al. Soluble Flt-1, placental growth factor, and vascular endothelial growth factor serum levels to differentiate between active lupus nephritis during pregnancy and preeclampsia. Arthritis Care Res (Hoboken). 2021;73(5):717-21.
5. Fischer-Betz R, Specker C. Pregnancy in systemic lupus erythematosus and antiphospholipid syndrome. Best Pract Res Clin Rheumatol. 2017;31:397-414.
6. Flint J, Panchal S, Hurrell A, Venne M Van De, Gayed M, Schreiber K, et al. BSR and BHPR guideline on prescribing drugs in pregnancy and breastfeeding. Part I: Standard and biologic disease modifying anti-rheumatic drugs and corticosteroids. Rheumatology. 2016;55:1693-7.
7. Jesús GR De, Rodrigues G, Jesús NR De, Levy RA. Pregnancy morbidity in antiphospholipid syndrome: what is the impact of treatment? Curr Rheumatol Rep. 2014;16:403-11.
8. Jong PHP De. Fertility, pregnancy, and lactation in rheumatoid arthritis. Rheum Dis Clin N Am. 2017;43:227-37.
9. Kolstad KD, Fiorentino D, Li S, Chakravarty EF, Chung L. Pregnancy outcomes in adult patients with dermatomyositis and polymyositis. Semin Arthritis Rheum. 2017;1-5.
10. Lateef A, Petri M. Systemic lupus erythematosus ad pregnancy. Rheum Dis Clin N Am. 2017;43:215-26.
11. Meissner Y, Strangfeld A, Molto A, Forger F, Wallenius M, Costedoat-Chalumeau N, et al.; EuNeP collaborator group. Pregnancy and neonatal outcomes in women with axial spondyloarthritis: pooled data analysis from the European Network of Pregnancy Registries in Rheumatology (EuNeP). Ann Rheum Dis. 2022;81:1524-33.
12. Redeker I, Strangfeld A, Callhoff J, Marschall U, Zink A, Baraliakos X. Maternal and infant outcomes in pregnancies of women with axial spondyloarthritis compared with matched controls: results from nationwide health insurance data. RMD Open. 2022;8:e002146.
13. Russell MD, Dey M, Flint J, Davie P, Allen A, Crossley A, et al. British Society for Rheumatology guideline on prescribing drugs in pregnancy and breastfeeding: immunomodulatory anti-rheumatic drugs and corticosteroids. Rheumatology. 2023;62(4):e-48-e88.
14. Sammaritano LR, Bermas BL, Chakravarty EE, Chambers C, Clowse MEB, Lockshin MD, et al. 2020 American College of Rheumatology guideline for the management of reproductive health in rheumatic and musculoskeletal diseases. Arthritis Rheumatol. 2020;72(4):529-56.
15. Schreiber K, Frishman M, Russell MD, Dey M, Flint J, Allen A, et al. British Society for Rheumatology guideline on prescribing drugs in pregnancy and breastfeeding: comorbidity medications used in rheumatology practice. Rheumatology. 2023;62(4):e89-e104.
16. Sobanski V, Launay D, Depret S, Hachulla E, Sobanski V, Launay D, et al. Special considerations in pregnant systemic sclerosis patients. Expert Rev Clin Immunol. 2016;12:1161-73.
17. Timur H, Tokmak A, Türkmen GG, Inal HA, Danısman N, Timur H, et al. Pregnancy outcome in patients with ankylosing spondylitis. J Matern Fetal Neonatal Med. 2016;29:2470-4.
18. Upala S, Yong WC, Sanguankeo A. Association between primary Sjögren's syndrome and pregnancy complications: a systematic review and meta-analysis. Clin Rheumatol. 2016;35:1949-55.

Seção 13

Avaliação e tratamento adicional em reumatologia

131

Manejo perioperatório de pacientes com doenças reumáticas

Marco Antonio Gonçalves Pontes Filho

INTRODUÇÃO

Pacientes com doenças reumáticas são considerados uma população especial. Frequentemente, eles estão em uso de uma ou mais medicações, com o intuito de alterar a função do sistema imune ou diminuir o processo inflamatório, e assim controlar a atividade da sua doença. Apesar de todo o avanço na terapêutica, alguns pacientes com doença mais avançada e grave, refratários ou que não receberam um tratamento adequado no início da doença acabam necessitando do tratamento cirúrgico por conta do dano estrutural acumulado.

Como esperado, a utilização destes medicamentos específicos no período perioperatório é extremamente comum. Estima-se que 80% dos pacientes submetidos a artroplastias estão em uso de drogas modificadoras da atividade da doença (DMARD) sintéticas ou biológicas, na ocasião de um procedimento cirúrgico.

Numerosos fatores podem influenciar o desfecho da cirurgia, como a própria doença e a presença de comorbidades clínicas e cirúrgicas. Além disso, os pacientes podem evoluir com complicações decorrente destas medicações e apresentar limitações advindas de seu *status* funcional, as quais dificultam sua avaliação antes do procedimento.

Diante disso, podemos entender que os principais objetivos de uma avaliação perioperatória visam identificar a gravidade das comorbidades, assim como otimizar seu tratamento; e antecipar, identificar e tratar complicações pós-operatórias.

AVALIAÇÃO PRÉ-OPERATÓRIA

História e exame físico

A avaliação pré-operatória é a fase inicial do processo para liberação cirúrgica. Em geral, esta avaliação em si não necessita de muitas consultas. Ela deve ser direcionada, com o objetivo de se identificar possíveis problemas que possam afetar o resultado final do procedimento.

Recomendamos que esta avaliação seja feita pelo menos 4 semanas antes do procedimento cirúrgico. Deve-se interrogar sobre antecedentes pessoais e familiares, principalmente sobre doenças que possam causar condições de risco, como hipertensão arterial sistêmica (HAS), *diabetes mellitus* (DM), insuficiência coronariana (ICo) e doença renal. Além disso, é importante saber sobre cirurgias e anestesias prévias, bem como complicações ocorridas. Uma alergia potencial para o antibiótico (ATB) pré-operatório deve ser registrada. Um exame físico completo e detalhado deve ser realizado, e alterações que possam interferir no desfecho do procedimento cirúrgico devem ser corrigidas antes.

Avaliação laboratorial

A história clínica e um bom exame físico fornecem a maioria das informações, contudo os exames complementares auxiliam no julgamento e na decisão final, especialmente em doentes com múltiplas comorbidades, como os pacientes com doenças reumáticas.

Ainda não existe um consenso sobre quais exames devem ser solicitados neste momento.

TABELA 1 Avaliação laboratorial pré-operatória do paciente reumático

Exame	Quando pedir
Hemoglobina	Cirurgias em coluna, artroplastias totais ou procedimentos com perda sanguínea estimada em > 500 mL
Leucograma	Uso de imunossupressores
TP, TTPa, plaquetas e fibrinogênio	Virtualmente todos os pacientes, em especial aos que vão utilizar anticoagulação profilática ou plena
TGO, TGP	Uso de AINE e imunossupressores
Ureia, creatinina	Uso de AINE, imunossupressores e drogas de excreção renal Presença de HAS ou DM Paciente > 55-60 anos Pacientes em risco de insuficiência renal no pós-operatório
PCR, VHS	Avaliar atividade de doença
Glicose	Uso de glicocorticoide Presença de DM
Urinálise	Submetidos a artroplastias totais de quadril e joelho, cirurgia com cateterização vesical prevista e mesmas indicações da ureia e creatinina
Urocultura	Submetidos a artroplastias totais de quadril e joelho
Teste de gravidez	Mulheres em idade fértil

AINE: anti-inflamatório não esteroidal; DM: *diabetes mellitus*; HAS: hipertensão arterial sistêmica; PCR: proteína C-reativa; TGO: transaminase glutâmico-oxalacética; TGP: transaminase glutâmico-pirúvica; TP: tempo de protrombina; TTPa: tempo de tromboplastina parcial ativada; VHS: velocidade de hemossedimentação.

Vários estudos, todavia, sugerem a solicitação destes exames, com o intuito de otimizar o estado médico global e o *status* funcional dos pacientes, especialmente daqueles com artrite reumatoide (AR). Além disso, há o uso de drogas que podem cursar com efeitos adversos, os quais podem complicar o cenário pós-operatório. Consideramos de boa prática a solicitação destes exames (Tabela 1).

Avaliação do risco cirúrgico

A escala mais usada para se proceder a avaliação do risco cirúrgico é a classificação da *American Society of Anesthesiology* (ASA), por sua alta correlação com o desfecho do paciente no pós-operatório (Tabela 2).

TABELA 2 Classificação da *American Society of Anesthesiology*

ASA	Descrição
1	Paciente saudável (sem comorbidades clínicas significativas)
2	Paciente com doença sistêmica leve
3	Paciente com doença sistêmica grave
4	Paciente com doença sistêmica grave, incapacitante e/ou com risco iminente de morte
5	Paciente moribundo
6	Paciente com morte encefálica

Já para se fazer a avaliação do risco cardíaco, o escore revisado do índice de Goldman original é o mais rotineiramente utilizado. Cada "grupo" de fator de risco contribui com 1 ponto no somatório desta escala (Tabela 3).

Anestesia em pacientes com doenças reumáticas

A decisão quanto ao tipo de anestesia é feita pelo anestesista, mas o reumatologista e o paciente devem estar cientes das opções. O sítio cirúrgico e a duração do procedimento são fatores determinantes no tipo de anestesia a ser utilizada, sendo a anestesia geral e a regional as mais usadas. Entretanto, a ciência de todas as doenças coexistentes pode influenciar nesta decisão, como considerações das vias aéreas do doente e das articulações importantes, como a coluna cervical na AR.

A anestesia regional, como o bloqueio espinhal ou de nervos periféricos, está associada com menor incidência de complicações pós-operató-

TABELA 3 Índice revisado de risco cardíaco – Escore de Goldman

1. Procedimento cirúrgico de alto risco: ▪ Vascular suprainguinal ▪ Intratorácico ▪ Intraperitoneal
2. Histórico de doença coronariana: ▪ História de IAM, angina e/ou uso de nitrato ▪ Teste funcional positivo e/ou ondas Q no ECG ▪ Pacientes que já fizeram cirurgia de revascularização do miocárdio ▪ Pacientes com dor precordial por isquemia miocárdica
3. História de insuficiência cardíaca: ▪ Histórico de ICC ▪ Sinais de ICC no exame físico, como estertores bibasais e/ou presença de B3 ▪ Presença de dispneia paroxística noturna e/ou edema pulmonar ▪ Radiografia de tórax com congestão pulmonar
4. História de doença cerebrovascular: ▪ Histórico de AVC e/ou AIT
5. Presença de DM em uso de insulina
6. Insuficiência renal crônica, com creatinina > 2,0 mg/dL

AIT: ataque isquêmico transitório; AVC: acidente vascular cerebral; DM: *diabetes mellitus*; ECG: eletrocardiograma; IAM: infarto agudo do miocárdio; ICC: insuficiência cardíaca congestiva.

rias, como perda sanguínea, trombose venosa profunda, embolia pulmonar e óbito, além da dor. Atualmente, a realização de infiltração periarticular de anestésico local tem se mostrado bastante eficaz e segura.

MANUSEIO PERIOPERATÓRIO DE COMORBIDADES CLÍNICAS

Doença coronariana

A ICo é a doença mais investigada no cenário perioperatório. Deve-se solicitar eletrocardiograma (ECG) para pacientes com mais de 40 anos de idade, com exame físico cardiovascular anormal e/ou com fatores de risco para doença coronariana, incluindo portadores de AR e lúpus eritematoso sistêmico (LES).

Em pacientes que têm alta tolerância aos exercícios (capacidade funcional [CF] normal), os testes de investigação miocárdica não invasivos dão pouca informação adicional. Contudo, pacientes com enfermidades autoimunes têm doença cardiovascular (CV) mais acelerada, em virtude da inflamação crônica advinda da doença e das medicações utilizadas. Estudos mostram que pacientes com lúpus eritematoso sistêmico jovens têm 50 vezes mais chance de desenvolver isquemia miocárdica, quando comparadas com controles saudáveis da mesma idade. Estudos envolvendo pacientes com AR mostram alta incidência de infarto do miocárdio silenciosa e morte súbita. Diante destas evidências, a *European League Against Rheumatism* (EULAR) recomenda considerar esses pacientes como tendo risco CV semelhante aos pacientes com DM (Tabela 4).

Logo, em pacientes com enfermidades autoimunes, a avaliação da função cardíaca pré-operatória pode ser útil e é indicada, especialmente em decorrência da limitação física advinda da doença de base, mascarando uma ICo subjacente. A recomendação é que para pacientes com fator de risco ≥ 2 no Escore de Goldman, ou para aqueles com pobre CF (< 5 MET) e fator ≥ 1, um teste de estresse não invasivo seja realizado. Por conta do risco CV similar, o mais apropriado é considerar o paciente reumático como um "equivalente" ao DM, ao se calcular o Escore de Goldman.

Apesar de incerto qual teste é o melhor para esta avaliação, todos são suficientemente bons para a estratificação. A escolha fica a critério do médico e do paciente, devendo-se levar em consideração as limitações funcionais pertinentes.

Outras doenças cardiovasculares

A presença de HAS é bastante comum, e sua associação com doença coronariana aumenta o risco cirúrgico. A magnitude do risco CV advindo apenas da presença de HAS é baixa, e geralmente não adia ou contraindica um procedimento cirúrgico, exceto em caso de pressão arterial ≥ 180 x 110 mmHg.

Para pacientes com disfunção valvar, presente sobretudo em pacientes com anticorpos antifosfolípides, o risco cirúrgico depende da valva acometida e do grau do acometimento. A necessidade de avaliação com ecocardiograma (ECO) pré-operatório é recomendada na presença de

TABELA 4 Estratificação da capacidade funcional

Categoria	MET	Atividades	Condicionamento físico
Muito leve	< 3 MET	Tomar banho, fazer a barba, vestir-se, lavar louças, dirigir, escrever, trabalho de escritório (sentado ou em pé)	Caminhada a 3,2 km/h, bicicleta ergométrica com resistência muito baixa, ginástica calistênica muito leve
Leve	3-5 MET	Limpar janelas, varrer, encerar o chão, carregar objetos (7,5-15 kg), pintar, reposição de estoque	Caminhada a 4,8-6,4 km/h, ciclismo a 9,6-12,8 km/h, ginástica calistênica leve
Moderada	5-7 MET	Subir escadas devagar, carregar objetos (15-25 kg), cavar jardim, operar ferramentas pneumáticas	Caminhada a 7,2-8,0 km/h, ciclismo a 14,5-16,0 km/h, natação nado peito
Intensa	7-9 MET	Serrar, subir escadas moderadamente, cavar, carregar objetos (25-40 kg), trabalhos manuais com pá e picareta, cavar valas	Caminhada a 8,0-10,0 km/h, ciclismo a 16,0-19,0 km/h, natação nado *crawl*, máquina de remo, ginástica calistênica pesada
Muito intensa	> 9 MET	Subir escada com peso, carregar objetos (> 40 kg), subir escada rapidamente, cortar lenha, mão de obra pesada	Caminhada > 10,0 km/h, ciclismo > 21,0 km/h ou subida íngreme, pular corda

MET: *metabolic equivalent of task* ou equivalente metabólico.

sinais ou sintomas de alteração hemodinâmica (p. ex., disfunção ventricular).

Arritmias e defeitos de condução podem ser decorrentes de alteração cardíaca primária ou ser um reflexo de outras condições, como doenças pulmonares, distúrbios hidroeletrolíticos ou toxicidade por drogas. Nesses casos, a correção do problema principal deve ser resolvida antes da cirurgia.

A possibilidade de uma transfusão sanguínea no pós-operatório, decorrente de anemia prévia e/ou de um sangramento, deve ser abordada antes de se prosseguir com o procedimento. As alternativas existentes para evitar uma possível transfusão são uso de eritropoietina recombinante humana, uso do ácido tranexâmico e a transfusão de sangue autólogo.

Doença pulmonar

Complicações pulmonares pós-operatórias são frequentes, sendo as principais a atelectasia, a pneumonia, a falência respiratória, a exacerbação de doença pulmonar obstrutiva crônica (DPOC) e a asma. A chance de complicação varia de acordo com a gravidade da disfunção pulmonar, da presença de obesidade e do porte cirúrgico.

Deve-se solicitar radiografia de tórax para os pacientes com idade > 60 anos, com exame físico pulmonar anormal, com doença autoimune de longa duração (> 10 anos), sintomáticos respiratórios, com histórico de pleurite, com doença pulmonar preexistente ou que serão submetidos a cirurgia torácica.

Pacientes que fazem uso de broncodilatadores por longo tempo devem receber sua dose habitual na noite anterior à cirurgia. No pós-operatório, estes medicamentos devem ser administrados em esquema de nebulização.

A presença de hipertensão arterial pulmonar, pneumopatia intersticial e tromboembolismo pulmonar prévio aumenta muito o risco de morbidade e mortalidade. A solicitação de exames mais específicos, como a tomografia computadorizada de alta resolução de tórax, ECO e prova de função pulmonar, vai depender do tipo de acometimento que o paciente possua.

Diabetes mellitus

É considerado o distúrbio endócrino mais comum e importante no contexto perioperatório, associado com grande número de complicações. Esses pacientes devem ser considerados de alto risco. Estudos mostram que pacientes portadores de AR possuem taxas de infecções de feridas operatórias maiores que a população geral, e que esta taxa aumenta em 10 vezes nos pacientes que também são diabéticos. Um bom controle glicêmico reduz a chance de complicações infecciosas na ferida operatória, complicações vasculares e óbito.

Em geral, o alvo é a obtenção de um nível de glicemia entre 150 e 200 mg/dL, com o intuito de evitar hipoglicemia. O cenário ideal para estes pacientes é que a cirurgia seja realizada de manhã cedo, evitando períodos prolongados de jejum.

Os agentes orais devem ser dados no dia anterior da cirurgia, e seu uso deve ser retornado apenas quando o paciente voltar a se alimentar por via oral. Para a insulina, o recomendado é manter doses habituais, exceto para as insulinas de ação prolongada, que devem ser dadas apenas de um terço a metade da sua dose na manhã da cirurgia.

Corticoterapia crônica

É uma situação considerada incomum quando avaliamos um paciente com doença autoimune. Acredita-se que este estaria em risco de insuficiência adrenal, decorrente do uso crônico dessa medicação. Entretanto, os estudos mais recentes passaram a mostrar que esse evento é bem mais raro do que se imaginava. A recomendação atual é não fazer dose de reposição nesses pacientes, mantendo sua dose habitual durante todo o período perioperatório.

Para pacientes que fazem uso de doses de prednisona ou equivalentes ≥ 20 mg/dia, não se recomenda submetê-lo a um procedimento cirúrgico eletivo.

Prevenção de infecção pós-operatória

Os pacientes devem ser monitorados cuidadosamente para sinais ou sintomas precoces de infecção. A pele é o principal sítio de infecção neste período. Não deve haver defeitos visíveis na epiderme, bem como alterações sugerindo infecção e/ou inflamação. Para os pacientes com doenças reumáticas, os principais fatores associados com infecção no pós-operatório são uso de glicocorticoide (prednisona ≥ 10-15 mg/dia), doença autoimune ativa e infecção prévia em sítio cirúrgico.

Outras fontes de infecção também precisam ser avaliadas. Uma possível fonte de infecção é a cavidade oral. Fontes de origem urogenital e gastrointestinal também podem difundir bactérias por meio de procedimentos invasivos, como cistoscopia, histeroscopia, prostatectomia ou colonoscopia.

O uso de ATB profilático demonstrou reduzir a incidência de infecção pós-operatória. Ele deve ser administrado 30 a 60 minutos antes da incisão cirúrgica (Tabela 5).

TERAPIA IMUNOSSUPRESSORA E ANTI-INFLAMATÓRIA

Recomendações para o manuseio dos DMARD diferem entre as sociedades de reumatologia pelo mundo, não havendo um consenso estabelecido. E este é o maior desafio do reumatologista: controlar a doença de base e minimizar o risco de complicações infecciosas e deiscência da ferida operatória.

Muitos fatores influenciam na tomada de decisão em suspender ou não as medicações, incluindo o mecanismo de ação e a meia-vida da droga, a doença reumática subjacente, as comorbidades do paciente e o porte cirúrgico do procedimento proposto. Para as cirurgias de pequeno porte, não se recomenda suspensão de DMARD, apenas os anti-inflamatórios. A Tabela 6 mostra como deve ser o manuseio nas cirurgias de portes médio e grande.

Poucos estudos abordaram o *flare* no período pós-operatório. A maioria dos pacientes vão se manter sem atividade da doença de base, tolerando bem a suspensão de medicações. Visto que alguns pacientes podem ter taxas de sangramento e infecção aumentadas, o uso do glicocorticoide é a opção mais utilizada pelas vias intramuscular, infiltração intra-articular ou uso sistêmico (oral ou intravenosa), retornando à dose habitual do paciente assim que o quadro for controlado.

MANUSEIO PÓS-OPERATÓRIO DE COMPLICAÇÕES

Trombose venosa profunda (TVP) e tromboembolismo venoso (TEV)

A complicação mais comum e estudada após um procedimento cirúrgico continua a ser o TVP/TEV, especialmente nas cirurgias orto-

TABELA 5 Profilaxia antimicrobiana recomendada

Antibiótico	Dose e frequência de administração
Cefazolina	2 g, IV, na indução 1 g, IV, 4/4 horas no intraoperatório 1 g, IV, 8/8 horas por 24 horas no pós-operatório
Cefuroxima	1,5 g, IV, na indução 750 mg, IV, 4/4 horas no intraoperatório 750 mg, IV, 6/6 horas por 24 horas no pós-operatório
Clindamicina	600 mg, IV, na indução 600 mg, IV, 6/6 horas no intraoperatório 600 mg, IV, 6/6 horas por 24 horas no pós-operatório
Vancomicina	1 g (15 mg/kg), IV, na indução 1 g, IV, 12/12 horas no intraoperatório 1g, IV, 12/12 horas por 24 horas no pós-operatório

IV: intravenoso.

pédicas. Metade de todo TEV sintomático tende a ocorrer dentro dos primeiros 7 dias após o procedimento.

O diagnóstico de TVP pode ser muito difícil, pois os sinais e sintomas podem ser inespecíficos. Em decorrência disso, o uso da profilaxia deve ser mandatório em todos os pacientes, especialmente nos submetidos a cirurgias de alto risco, em pacientes com idade ≥ 60 anos ou fator de risco para TVP/TEV (Tabela 7).

As opções de profilaxia farmacológica mais comuns são aspirina, heparina de baixo peso molecular (HBPM) e varfarina. A HBPM continua sendo a escolha padrão-ouro. Recentemente, novos anticoagulantes orais têm se tornado opções mais cômodas, por não necessitar de ajustes baseados no INR, ter uma ampla janela terapêutica e baixa variabilidade entre pacientes (Tabela 8).

TABELA 6 Manuseio perioperatório das medicações usadas pelos pacientes reumáticos

Medicação		Liberação para a cirurgia após a última dose
Anti-inflamatório	Aspirina	10 -14 dias
	Celecoxibe	0
	Diclofenaco	10 horas
	Ibuprofeno	10 horas
	Indometacina	1 dia
	Meloxicam	5 dias
	Naproxeno	3 dias
	Piroxicam	6 dias
Imunossupressor	Metotrexato	0
	Leflunomida	0
	Azatioprina	0 para LES leve e 7 dias para LES grave
	Sulfassalazina	0
	Hidroxicloroquina	0
	Micofenolato de mofetila	0 para LES leve e 7 dias para LES grave
	Ciclosporina	0 para LES leve e 7 dias para LES grave
	Ciclofosfamida	21 dias
	Tacrolimo	0 para LES leve e 7 dias para LES grave
	Inibidores da JAK	Suspender 3 dias antes e aguardar 4 dias

(continua)

TABELA 6 Manuseio perioperatório das medicações usadas pelos pacientes reumáticos (*continuação*)

Medicação		Liberação para a cirurgia após a última dose
Imunobiológico	Adalimumabe	21 dias
	Certolizumabe	21 dias para esquema quinzenal ou 35 dias para esquema mensal
	Etanercepte	14 dias
	Golimumabe	35 dias
	Infliximabe	35 dias, 49 dias ou 56 dias
	Abatacepte	14 dias para SC e 35 dias para IV
	Tocilizumabe	14 dias para SC e 35 dias para IV
	Rituximabe*	4-6 meses
	Ixequizumabe	35 dias
	Secuquinumabe	35 dias
	Ustequinumabe	91 dias
	Belimumabe	14 dias para SC e 35 dias para IV

Em pacientes com doenças graves, deve-se ponderar a não suspensão dos imunossupressores, visto que estes podem cursar com atividade de doença no pós-operatório. Isso não se aplica para os imunobiológicos. *Em casos selecionados, pode-se avaliar os níveis de IgG. Liberar apenas se níveis ≥ 600 mg/dL. IgG: imunoglobulina G IV: intravenoso; JAK: Janus kinase; LES: lúpus eritematoso sistêmico; SC: subcutâneo.
Recomenda-se o retorno da medicação suspensa após 10-14 dias do procedimento cirúrgico, quando a ferida operatória está cicatrizada e sem sinais de infecção ou deiscência.

TABELA 7 Fatores de risco para TVP/TEV

Abortamento recorrente
AVC isquêmico ou hemorrágico
Anticoncepcional hormonal
Câncer
Cateter venoso central
Doença pulmonar obstrutiva crônica
Doença reumatológica ativa
Idade ≥ 55 anos
IAM atual
Infecção
Insuficiência arterial periférica
ICC classe funcional III ou IV
Insuficiência respiratória
Internação em unidade de terapia intensiva
Obesidade
Paresia ou paralisia de MMII
Puerpério (até 4 semanas)
Quimioterapia
Reposição hormonal

(*continua*)

TABELA 7 Fatores de risco para TVP/TEV

Síndrome nefrótica
Tabagismo
TEV prévio
Trombofilias (antecedente familiar de trombose)
Varizes/IVP

AVC: acidente vascular cerebral; IAM: infarto agudo do miocárdio; ICC: insuficiência cardíaca congestiva; IVP: insuficiência venosa periférica; MMII: membros inferiores; TEV: tromboembolismo venoso; TVP: trombose venosa profunda.

É importante lembrar que a combinação das modalidades mecânica e farmacológica sempre é indicada quando o paciente ainda está internado.

Analgesia pós-operatória

A terapia analgésica não visa exclusivamente o controle da dor. Ela também envolve uma possível redução da resposta metabólica à cirurgia, com diminuição das complicações no pós-operatório e, consequentemente, uma melhora nos

TABELA 8 Profilaxia para TVP/TEV

Profilaxia	Dose
Enoxaparina	30 mg 12/12 h ou 40 mg ao dia
Varfarina	5 mg na noite da cirurgia, e ajustar para INR 2-3
AAS (+ compressão pneumática intermitente de panturrilha/pé)	325 mg 12/12h
Rivaroxabana	10 mg ao dia
Apixabana	2,5 mg 12/12h
Dabigatrana	220 mg ao dia
Cirurgias de baixo risco: duração < 60 minutos, tempo de internação ≤ 2 dias, sem restrição de mobilidade (p. ex., endoscópica, laparoscópica, oftalmológica, superficial – de mama, plástica, dermatológica)	
Cirurgias de alto risco: artroplastia total de joelho e quadril, fratura de quadril, oncológica curativa, trauma raquimedular e politrauma	
Deve-se iniciar a profilaxia 1-4 horas após o procedimento, exceto nas cirurgias ortopédicas, em que iniciamos 8-12 horas após seu término.	

AAS: ácido acetilsalicílico; TEV: tromboembolismo venoso; TVP: trombose venosa profunda.

desfechos cirúrgicos. Ela também facilita a reabilitação, fator importante para amplitude de movimento articular e deambulação.

No passado, o controle da dor consistia apenas em usar uma combinação de opioides orais e intravenosos. Hoje, combinamos várias modalidades, iniciadas muitas vezes no pré-operatório, propiciando uma recuperação muito mais rápida e com alta hospitalar precoce. Dentre as medicações, citamos: analgésicos simples (paracetamol, dipirona), relaxantes musculares (carisoprodol, ciclobenzaprina), anti-inflamatórios não hormonais (seletivos para COX-2), analgésicos opioides (tramadol, oxicodona) e moduladores de dor (gabapentina, pregabalina, duloxetina).

REFERÊNCIAS BIBLIOGRÁFICAS

1. Agca R, Heslinga SC, Rollefstad S, Heslinga M, McInnes IB, Peters MJ, et al. EULAR recommendations for cardiovascular disease risk management in patients with rheumatoid arthritis and other forms of inflammatory joint disorders: 2015/2016 update. Ann Rheum Dis. 2016;0:1-12.
2. Demange MK, Pontes Filho MAG. Limites do tratamento conservador em pacientes com osteoartrite de joelho: revisão das opções cirúrgicas e cuidados perioperatórios. Rev Paul Reumatol. 2016;15:26-48.
3. Flierl MA, Messina MJ, Mitchell JJ, Hogan C, D'Ambrosia R. Venous thromboembolism prophylaxis after total joint arthroplasty. CME article. 2015;38: 252-63.
4. Goodman SM, Menon I, Christos PJ, Smethurst R, Bykerk VP. Management of perioperative tumour necrosis factor alpha inhibitors in rheumatoid arthritis patients undergoing arthroplasty: a systematic review and meta-analysis. Rheumatology. 2016;55:573-82.
5. Goodman S, Springer B, Guyatt G, Abdel MP, Dasa V, George M, et al. 2017 American College of Rheumatology/American Association of Hip and Knee Surgeons guideline for the perioperative management of antirheumatic medicantion in patients with rheumatic diseases undergoing Elective total hip or total knee arthroplasty. J Arthroplasty. 2017;0:1-11.
6. Hochberg MC, Silman AJ, Smolen JS, Wienblatt ME, Weisman MH (ed). Rheumatology. Philadelphia: Elsevier; 2015.
7. Imboden JB, Hellmann DB, Stone JH. Current diagnosis & treatment rheumatology. New York: McGraw Hill, 2013.
8. Klippel JH, Stone JH, Crofford LJ, White PH (ed). Primer on the rheumatic diseases. New York: Springer; 2008.
9. Papadakis MA, McPhee SJ. Current medical diagnosis & treatment. New York: McGraw Hill; 2017.
10. Pontes Filho MAG. Manejo pré-operatório dos agentes imunobiológicos em pacientes reumatológicos. Rev Paul Reumatol. 2017;16:26-30.
11. Stowers MDJ, Lemanu DP, Coleman B, Hill AG, Munro JT, et al. Perioperative care in enhanced recovery for total hip and knee arthroplasty. J Orthopaedic Surg. 2014;22:383-92.
12. West SG. Rheumatology secrets. Philadelphia: Elsevier; 2015.

132

Vacinação no paciente com doenças reumáticas

Gecilmara Salviato
Claiton Viegas Brenol
Licia Maria Henrique da Mota
Lilian David de Azevedo Valadares
Valéria Valim
Vitor Alves Cruz
Viviane Angelina de Souza

INTRODUÇÃO: PECULIARIDADES DA VACINAÇÃO EM PACIENTES COM DOENÇAS REUMÁTICAS IMUNOMEDIADAS

As doenças reumáticas englobam uma diversidade de enfermidades, incluindo, entre outras condições, lúpus eritematoso sistêmico (LES), artrite reumatoide (AR), espondiloartrites (EA), esclerose sistêmica (ES) e vasculites, que, por apresentarem como característica comum um processo inflamatório crônico imunomediado, têm sido, atualmente, classificadas como uma entidade denominada doenças reumáticas imunomediadas (DRIM).

Os pacientes com DRIM apresentam risco aumentado de infecções, sendo os desfechos infecciosos uma das principais causas de hospitalização e morbimortalidade neste grupo, podendo ser até 10 vezes maior em relação à população geral.

Diversos fatores estão associados a esse aumento da suscetibilidade a infecções, destacando-se as alterações imunológicas inerentes à própria doença de base, sua gravidade, associação a comorbidades e a terapêutica empregada, em grande parte, com medicamentos imunomoduladores e/ou imunossupressores, como os corticoides, medicamentos modificadores do curso da doença (MMCD) sintéticos convencionais, sintéticos alvo-específicos e imunobiológicos, cuja indicação tem sido cada vez mais frequente e precoce.

A vacinação é a medida preventiva de maior impacto na diminuição da ocorrência de doenças infecciosas em qualquer faixa etária. A recente emergência global ocasionada pela pandemia de COVID-19, iniciada em março de 2020, tornou ainda mais evidente a importância da vacinação como medida essencial para redução da morbimortalidade pela doença. É uma medida especialmente importante em grupos de pessoas vulneráveis com condições que comprometam o sistema imune, incluindo os pacientes com DRIM.

Diante desse conhecimento, atualmente existem importantes diretrizes nacionais e internacionais sobre vacinação entre as estratégias de controle de infecção, especificamente direcionadas aos pacientes com DRIM. Entretanto, diversos estudos têm demonstrado que, em todo o mundo, a cobertura vacinal desses pacientes ainda é subótima e abaixo da esperada.

A maioria dessas diretrizes foram baseadas em opiniões de membros das sociedades nacionais que atuam em sua especialidade, de modo que existem pontos consonantes entre elas e alguns onde não há concordância, como na gradação de imunossupressão conferida pelo tratamento utilizado.

Há peculiaridades na prescrição de vacinas para esse perfil de pacientes, que deve ser individualizada segundo o grau de imunossupressão conferido pelo medicamento em uso e pela própria doença de base. Até o presente, não existem contraindicações ao uso das vacinas em pacientes com DRIM caso estejam sob tratamento que não induza a imunossupressão, porém com o crescente aumento nas opções e a precoce indicação dos medicamentos imunossupressores/imunomoduladores no arsenal terapêutico dos pacientes com DRIM, a segurança e a eficácia das vacinas têm sido questionadas.

Vale salientar que dados publicados a partir de estudos em âmbito nacional e internacional têm demonstrado segurança na administração da maioria das vacinas vigentes no calendário para os pacientes com DRIM, em relação à falta de relação da imunização com a indução na piora da atividade ou reativação de manifestações das doenças de base. Entretanto, temos também que estar atentos quanto à resposta do sistema imune, que pode ser aquém da esperada e não induzir a proteção almejada, dependendo do estado de imunossupressão.

É consenso entre as diretrizes disponíveis que, após o diagnóstico das DRIM e preferencialmente antes da prescrição de terapias imunossupressoras, deve-se revisar e atualizar o cartão vacinal do paciente, levando em consideração as orientações atualizadas do Programa Nacional de Imunização (PNI) e da Sociedade Brasileira de Reumatologia (SBR).

Diante da escassez de dados que definam claramente o grau de comprometimento do sistema imune em pacientes com DRIM, em uma iniciativa pioneira, a SBR também reuniu um painel constituído por 22 especialistas para emitir a opinião dessa sociedade nesta direção, considerando a classe de droga e o mecanismo de ação, com a finalidade de auxiliar na prática clínica dos profissionais que atuam nessa especialidade. A conclusão desse trabalho está resumida no Quadro 1. É importante ressaltar que deve ser considerado o uso dessas drogas isoladamente, não a terapia combinada, cujo efeito

QUADRO 1 Posicionamento da Sociedade Brasileira de Reumatologia quanto ao grau de imunossupressão conferido pelas drogas utilizadas para o tratamento dos pacientes com doenças reumáticas imunomediadas

Pacientes considerados não imunossuprimidos:
▪ Clinicamente estáveis, que estiverem nas seguintes condições:
– Sem tratamento
– Recebendo apenas sulfassalazina ou hidroxicloroquina
– Em uso de corticosteroide tópico, inalatório, periarticular ou intra-articular
Pacientes considerados sob baixo grau de imunossupressão:
▪ Metotrexato ≤ 0,4 mg/kg/semana ou ≤ 20 mg/semana
▪ Leflunomida dose 20 mg/dia
▪ Tratamento diário com corticosteroides em doses < 20 mg/dia de prednisona ou equivalente durante curto período (< 2 semanas)
Pacientes considerados sob alto grau de imunossupressão:
▪ Tratamento diário com corticosteroides em doses ≥ 20 mg/dia (ou > 2 mg/kg/dia para pacientes com peso < 10 kg) de prednisona ou equivalente durante ≥ 14 dias
▪ Pulsoterapia com metilpredinisolona
▪ Utilizando micofenolato de mofetila ou sódico, ciclosporina, ciclofosfamida, tacrolimo, azatioprina
▪ Medicamentos imunobiológicos e biossimilares
▪ Inibidores de JAK como tofacitinibe

Adaptado do Guia de Vacinação para vacina contra febre amarela da SBR.

imunossupressor pode ser intensificado e que, de maneira geral, as vacinas contendo agentes vivos atenuados são contraindicadas durante estados de alta imunossupressão.

Cientes de que a prescrição médica tem um impacto relevante no aumento da cobertura vacinal, a atualização do cartão vacinal deve ser contínua durante o tratamento, levando-se em consideração o estado de imunossupressão, a atividade da doença de base e a realidade do cenário epidemiológico brasileiro a cada momento, em busca de janelas de oportunidade para indicação das vacinas de maneira planejada, a fim de garantir maior segurança e efetividade no momento da administração.

VACINAS INATIVADAS NOS PACIENTES PORTADORES DE DRIM: SEGURANÇA E EFETIVIDADE

As vacinas inativadas possuem um perfil de segurança bastante favorável para pacientes com DRIM. No entanto, a resposta imune pode ser menos efetiva, o que por vezes requer a necessidade de associar adjuvantes ou proteínas transportadoras, bem como de administrar doses de reforço.

Os pacientes portadores de DRIM devem seguir as mesmas recomendações que a população em geral para essas vacinas, porém a resposta pode não ser satisfatória, especialmente nos pacientes em uso de imunossupressores. Desta forma, a fim de otimizar a imunogenicidade, recomenda-se, preferencialmente, a administração 14 dias antes do início desses fármacos.

As principais vacinas inativadas que devem ser prescritas para pacientes com DRIM são: vacinas contra influenza anualmente, pneumocócicas em esquema sequencial, hepatites A e B, tríplice bacteriana (dTpa), meningocócica, herpes-zóster e HPV. Algumas delas são disponibilizadas gratuitamente nos Centros de Referência para Imunobiológicos Especiais (CRIEs). Para orientação quanto a esquemas e doses, ver o Quadro 2.

Diante do risco mais elevado e da maior morbidade relacionada às infecções pelo vírus influenza, deve-se considerar a vacinação anual para os pacientes com DRIM. As vacinas anti-influenza disponíveis no Brasil (trivalente e quadrivalente convencional e em altas doses) são inativadas, portanto sem capacidade de causar doença, e não possuem adjuvantes. No geral, apresentam imunogenicidade e perfil de segurança satisfatórios.

Muitos estudos avaliaram a imunogenicidade da vacina anti-influenza nesse grupo de pacientes e verificaram que pode ser influenciada por diferentes esquemas terapêuticos habitualmente utilizados por eles.

Quanto aos MMCDs, para a maioria, excluindo o metotrexato (MTX), não foi verificado impacto significativo na imunogenicidade da vacina anti-influenza, a qual é avaliada pelos títulos dos inibidores da hemaglutinina (HI), onde 1:40 é considerado protetor.

Os resultados dos estudos que avaliaram a resposta à vacina em pacientes utilizando MTX, no entanto, não são consistentes, mas no geral sugerem que, embora os títulos HI em pacientes fossem inferiores quando comparados à população, alcançaram títulos considerados protetores. Recentemente, estudos realizados em pacientes com AR demonstraram uma resposta imune superior mediante a suspensão temporária do MTX (duas semanas antes e duas semanas após a imunização). Entretanto, essa estratégia foi associada a quase o dobro do percentual de *flares*. Desta forma, ainda não é uma recomendação consensual dentro das sociedades científicas e de indicação universal, ficando reservada a casos selecionados e a partir da decisão compartilhada com o paciente.

Para os MMCD biológicos, existem apenas evidências robustas demonstrando redução da resposta humoral à vacina anti-influenza naqueles tratados com rituximabe (depletor de células B). Deste modo, recomenda-se que a vacinação anti-influenza seja realizada pelo menos duas semanas antes ou seis meses após o uso desse imunobiológico.

Atualmente, três vacinas pneumocócicas são disponibilizadas no Brasil: uma polissacarídica pura contendo 23 sorotipos (VPP23), licenciada para uso a partir dos dois anos de idade; uma conjugada contendo 10 sorotipos (VPC10); e outra conjugada contendo 13 sorotipos (VPC13). A VPC10, a qual faz parte do calendário de rotina do PNI, é disponibilizada pelos CRIEs apenas para crianças menores de cinco anos de idade, e a VPC13, aos indivíduos maiores de cinco anos de idade que possuam condições de risco para doença pneumocócica invasiva (Ministério da Saúde. *Manual dos Centros de Referência para Imunobiológicos Especiais*. 5.ed. Brasília: Ministério da Saúde; 2019).

Existem importantes diferenças a serem destacadas entre a VPP23 e as vacinas conjugadas (VPC10 e VPC13), principalmente referentes à vacinação de indivíduos com comprometimento do sistema imune e de maior risco. A VPP23 não contém adjuvante e, consequentemente, não induz memória imunológica, além de ser pouco imunogênica. De acordo com posicionamento emitido pela Organização Mundial da Saúde (OMS), não há evidências robustas, até o momento, demonstrando eficácia da VPP23 (isto é, redução da incidência de pneumonia em geral ou DPI) nos grupos de maior risco à infecção pneumocócica, o que inclui pacientes com DRIM.

Em contrapartida, diversos estudos utilizando a VPC13 documentaram impacto substancial na diminuição da incidência de pneumonia em geral e de DPI (pelos sorotipos vacinais), além da erradicação da colonização da nasofaringe pelos sorotipos contidos nas vacinas pneumocócicas conjugadas, inclusive em algumas populações de imunocomprometidos.

Diante desses dados, os Centros de Controle e Prevenção de Doenças dos EUA recomendam que pacientes imunossuprimidos devam receber vacinação pneumocócica combinada (ou esquema sequencial), idealmente iniciando com a VPC13 seguida da VPP23 com intervalo de dois meses entre elas. Sabendo que há risco elevado e maior morbidade relacionada às infecções pneumocócicas nessa população, as diretrizes atuais recomendam o esquema sequencial para pacientes com DRIM.

Alguns estudos avaliaram a resposta a essas vacinas em pacientes com DRIM em uso de diferentes esquemas terapêuticos. Dentre eles, MTX, tofacitinibe, abatacepte e rituximabe podem prejudicar a resposta humoral à VPP23. Uma metanálise recente que avaliou o efeito do MTX na imunogenicidade da vacina pneumocócica evidenciou taxas de resposta inferiores em comparação com controles para ambos os sorotipos dos pneumococos avaliados.

Por outro lado, não há evidência de que os inibidores de TNF e tocilizumabe em monoterapia diminuam a sua imunogenicidade. Com relação à PCV13, os dados são controversos em pacientes com DRIM, mas parece ser mais efetiva. Assim, o esquema recomendado nas diretrizes atuais é o sequencial (para esquemas e doses, vide Quadro 2).

A vacina para prevenir hepatite B deve ser indicada quando a sorologia para HbsAg for negativa ou para os previamente não vacinados, preferencialmente antes do início do tratamento com terapia imunossupressora. Para confirmar se a resposta vacinal é adequada, recomenda-se avaliação sorológica em 4-6 semanas após a terceira dose. Em caso de não resposta (anti-HBs < 10 UI/mL), o esquema (três doses 0-2-6 meses) deve ser repetido novamente e também a avaliação sorológica. No caso de uma exposição ao vírus da hepatite B (VHB) em paciente não vacinado ou em pacientes com resposta insuficiente à vacina contra o VHB, é indicada imunização passiva com imunoglobulina contra VHB. O perfil de segurança também é adequado em pacientes com DRIM. Vale ressaltar que até o momento não existem evidências para a indicação de esquemas e doses alternativos (de doses dobradas), pelo contrário, o único estudo que comparou esse esquema com o tradicional não demonstrou superioridade (esquema e doses no Quadro 2).

As vacinas para o papilomavírus humano disponíveis no Brasil são a quadrivalente (qHPV), vacina disponibilizada pelo PNI/CRIEs e a nonavalente (privado). O perfil de segurança também é adequado em pacientes com DRIM. Diante do conhecimento apontado por estudos de metanálise quanto ao risco de infecção pelo HPV ser maior em mulheres com LES em comparação com controles saudáveis, em conjunto com os dados que demonstraram perfil de segurança

QUADRO 2

Vacinas	Quando indicar			Esquemas e recomendações	Disponibilidade das vacinas		
	Antes de iniciar ISS	Baixo grau de ISS	Alto grau de ISS	Adolescentes e adultos	Rede pública	Nos CRIEs	Clínicas privadas
VIP (poliomielite inativada)	RE	RE	RE	Não vacinados anteriormente: três doses com intervalo de dois meses	SIM, três primeiras doses	Imunodeprimidos e seus contactantes	SIM
Tríplice bacteriana (DTPw ou DTPa) e suas combinações OU tríplice bacteriana do tipo adulto (dTpa e dTpa-VIP) OU dupla adulto (dT)	RO	RE	RE	Com esquema de vacinação básico para tétano completo: reforço com dTpa a cada dez anos a partir dos 10 anos de idade	dT	dTpa em situações especiais	dTpa
Hemófilos tipo b				Para crianças maiores de 1 ano, adolescentes e adultos não vacinados anteriormente ou sem a dose de reforço, vacinar com duas doses com intervalo de dois meses entre elas, preferencialmente indicar dTpa	Para menores de 5 anos	Não vacinados em situações especiais	SIM
Hepatite B	RO	RO	RO	Esquema de três doses: 0-1-6 meses, quando não vacinados ou com sorologia anti-HBs ≤ 10 mUI/mL e avaliar resposta 4-6 semanas após a ultima dose do esquema. Se sorologia negativa, repetir o esquema vacinal de três ou quatro doses (de acordo com a recomendação acima) uma única vez	SIM, todas as idades	SIM	SIM
Hepatite A	RE	RE	RE	Criancas maiores de 2 anos, adolescentes e adultos não vacinados e situaçoes de risco vacinar com esquema de 2 doses (0 e 6 meses)	SIM, uma dose para menores de 5 anos	SIM, na imunossupressão por drogas ou hepatopatas	SIM
Hepatites A e B combinadas	RE	RE	RE	Para menores de 16 anos: duas doses: 0-6 meses. A partir de 16 anos: três doses: 0-1-6 meses. Pode substituir as vacinas isoladas	NÃO	NÃO	SIM

(continua)

QUADRO 2 (continuação)

Vacinas	Quando indicar			Esquemas e recomendações	Disponibilidade das vacinas		
	Antes de iniciar ISS	Baixo grau de ISS	Alto grau de ISS	Adolescentes e adultos	Rede pública	Nos CRIEs	Clínicas privadas
Pneumocócicas conjugadas 13, pneumocócica 23V (VPP23)	RO	RE	RE	Crianças a partir de 6 anos, adolescentes e adultos em situações de risco: esquema sequencial VPC13 e VPP23 1. Sempre iniciar esquema com a vacina conjugada (VPC13), seguida pela aplicação da vacina VPP23, respeitando o intervalo mínimo de dois meses entre elas 2. Para indivíduos que já receberam a VPP23 e não anteriormente vacinados com VPC13, recomenda-se um intervalo de 12 meses para a aplicação de VPC13 e de cinco anos para a aplicação da segunda dose da VPP23, com intervalo mínimo de dois meses entre as vacinas conjugada e polissacarídica	SIM, VPC10, menores de 5 anos	SIM	SIM
Meningocócica conjugada C ou ACWY	RO	RE	RE	Criancas maiores de 1 ano, adolescentes e adultos não vacinados, se imunodeprimidos: duas doses com intervalo de dois meses. Em vigência e enquanto perdurar a imunossupressão: uma dose de reforço a cada cinco anos	SIM, menC para menores de 5 anos e adolescentes de 12 a 13 anos	SIM, ACWY na imunossupressão, asplenia anatômica ou funcional e doenças relacionadas	SIM
Meningocócica B	RE	RE	RE	Adultos até 50 anos: duas doses com intervalo de um a dois meses entre elas. Acima dessa faixa etária, o uso é *off label*	NÃO	NÃO	SIM
Influenza (gripe)	RO	RE	RE	Uma dose anualmente. Desde que disponível, a vacina influenza quadrivalente (4V) é preferível à vacina influenza trivalente (3V), por conferir maior cobertura das cepas circulantes. Na impossibilidade de uso da vacina 4V, utilizar a vacina 3V. Atualmente tambem está disponivel a 4V alta dose (HD4V) para idosos acima de 60 anos Em idosos e/ou imunodeprimidos e em situação epidemiológica de risco, pode ser considerada uma segunda dose, a partir de três meses após a dose anual	SIM, menores de 5 anos e maiores de 60 anos	SIM, situações especiais	SIM
HPV	RO	RE	RE	Disponivel no Brasil quadrivalente (HPV4) e nonavalente (HPV9) no privado. Três doses: 0-1 a 2-6 meses. Esquema de três doses é obrigatório para imunossuprimidos, disponivel de 9-45 anos.	SIM HPV4, duas doses. Meninas e meninos de 9 a 14 anos	SIM, HPV4 para imunossuprimidos até 45 anos	SIM, HPV9

(continua)

QUADRO 2 (continuação)

Vacinas	Quando indicar			Esquemas e recomendações	Disponibilidade das vacinas		
	Antes de iniciar ISS	Baixo grau de ISS	Alto grau de ISS	Adolescentes e adultos	Rede pública	Nos CRIEs	Clínicas privadas
Herpes-zóster inativada (VZR)	RO	RE	RE	Recomendada a partir de 18 anos para imunodeprimidos: duas doses (0-2 meses). A partir de 50 anos, rotina para imunocompetentes. Recomendada para pacientes que já tiveram a doença e para vacinados previamente com a vacina atenuada, respeitando um intervalo mínimo de dois meses entre elas	NÃO	NÃO	SIM
Tríplice viral SCR (sarampo, caxumba e rubéola)	RE	RE*	CI	Vacinar os suscetíveis não vacinados anteriormente com 2 doses com intervalo de 3 meses	Até 49 anos	NÃO	SIM
SCRV (quádrupla viral)	RO	RE*	CI	2 doses com intervalo de 3 meses, caso não tenha recebido SCR e varicela anteriormente	SIM	NAO	SIM
Varicela (catapora)	RO	RE*	CI	Vacinar os suscetíveis não vacinados anteriormente com 2 doses intervalo de 3 meses	Para menores de 2 anos	Pessoas e familiares suscetíveis à doença e imunocompetentes que estejam em convívio domiciliar ou hospitalar com pacientes imunodeprimidos	SIM
Febre amarela	RO	RE*	CI	Uma dose em indivíduos não vacinados anteriormente e seguir as orientaçoes dos *guidelines* da SBR quanto ao melhor momento para vacinar, garantindo segurança e otimizando a resposta	SIM	NÃO	SIM
Dengue	RE	RE*	CI	Duas doses com intervalo de 2 meses. Recém-aprovada pela ANVISA, ainda não está disponivel	NÃO	NÃO	SIM
Vacinas com componentes vivos atenuados							

* Para indivíduos suscetíveis que não tenham sido vacinados anteriormente, deve-se considerar a vacina quando em ISS de menor grau. CI: contraindicada; CRIE: centro de referência para imunobiológicos especiais. A disponibilidade segue as normas contidas no Manual dos Cries, disponível em http://bvsms.saude.gov.br/bvs/publicacoes/manual_centro_referencia_imunobiologicos.pdf; ISS: imunossupressão; PNI: Programa Nacional de Imunização; RE: recomendação especial caso não tenha sido administrada anteriormente ou atualizado no cartão vacinal; tais pacientes podem ter um maior risco para essas infecções imunopreveníveis; RO: rotina: o melhor momento para vacinar. Quando a indicação se mantém para outras faixas etárias, iniciar a qualquer momento, administrar se o paciente não estiver atualizado no cartão vacinal.

adequado e imunogenicidade comparável à da população em geral, essa vacina deve ser indicada para pacientes com DRIM (para indicações e doses, vide Quadro 2).

Existe um risco aumentado para o desenvolvimento de herpes-zóster (HZ) em pacientes com DRIM. Os fatores de risco relacionados à infecção por HZ incluem idade, sexo feminino e o uso de glicocorticoides, imunobiológicos e inibidores de JAK. Recentes recomendações internacionais, incluindo as publicadas pelo Colégio Americano de Reumatologia, indicam a imunização contra herpes-zóster com vacina inativada recombinante (VZR) para todos os adultos imunossuprimidos com idade acima dos 18 anos. A recomendação contempla pacientes com DRIM que estão atualmente recebendo ou planejando iniciar terapia imunossupressora. A VZR é uma vacina recombinante de subunidade proteica adjuvantada contra HZ. A VZR foi avaliada em dois estudos pivotais de fase III, randomizados, controlados por placebo, cegos ao observador, multinacionais que incluíram adultos acima de 50 e 70 anos de idade com eficácia global entre 89,8% (IC 95%: 84,2-93,7; $p < 0{,}001$) e 97,2% (CI 95%: 93,7-99,0; $p < 0{,}001$), respectivamente. A VZR demonstrou imunogenicidade e reatogenicidade adequadas em pacientes transplantados renais acima de 18 anos em uso de terapia imunossupressora com persistência de resposta em 12 meses e para outras condições relacionadas à imunossupressão. A vacina pode ser utilizada independentemente do histórico de varicela ou de vacinação prévia contra a doença com a vacina viva atenuada.

VACINAÇÃO CONTRA O SARS-COV-2 EM PACIENTES COM DOENÇAS REUMÁTICAS IMUNOMEDIADAS

O novo coronavírus infectou milhões de pessoas em todo o mundo, com aproximadamente 656 milhões de casos e 6,6 milhões de óbitos até dezembro de 2022. O Brasil foi um os países mais afetados nesse período, com 36,3 milhões de notificações e aproximadamente 693 mil mortes confirmadas. Foram pelo menos três ondas principais da doença, desencadeadas respectivamente pela cepa selvagem e por suas variantes gamma e ômicron. A segunda onda, relacionada à gamma, foi considerada a mais letal e com maior risco de hospitalização de adultos jovens sem comorbidades. As vacinas, neste cenário, foram essenciais para reduzir a mortalidade e a morbidade da COVID-19.

Pacientes imunocomprometidos são considerados com maior risco para manifestações graves da COVID-19. Estudos de registros, incluindo a coorte brasileira ReumaCov, identificaram a idade avançada, a alta atividade da doença subjacente, o uso de glicocorticoides (em doses equivalentes a prednisona $\geq$ 10 mg) e das drogas depletoras de células B, como o rituximabe, como os fatores mais importantes associados a um maior risco de hospitalização e morte pelo novo coronavírus, no contexto das DRIMs.

O passo crucial para conter a pandemia global do SARS-CoV-2 foi a vacinação, hoje uma realidade consolidada para os grupos mais vulneráveis, incluindo os pacientes em uso de imunossupressores. Esforços de pesquisadores em todo o mundo resultaram no desenvolvimento de novas vacinas em uma velocidade sem precedentes.

A partir da autorização da Agência Nacional de Vigilância Sanitária (ANVISA), o Ministério da Saúde do Brasil incorporou os seguintes imunizantes ao Plano Nacional de Vacinação contra a COVID-19 (Ministério da Saúde. Secretaria de Vigilância em Saúde. Departamento de Imunização e Doenças Transmissíveis. Plano Nacional de Operacionalização da Vacinação contra a COVID-19. 2. ed. Brasília: Ministério da Saúde; 2022. Disponível em: http://bvsms.saude.gov.br/bvs/publicacoes/plano_nacional_operacionalizacao_vacinaao_covid19.pdf):

- BNT162b2 (Pfizer/BioNTech): imunizante com tecnologia de RNA mensageiro (mRNA), atuando por meio de uma molécula de mRNA que codifica a proteína S do SARS-CoV-2. Sua eficácia diante do vírus original, nos estudos pivotais, foi de 95%. Contra a variante alfa foi de 87% e de 75% contra a beta. Análise retrospectiva de dados comparando a eficácia da vacina BNT162b2 contra a hospitalização por COVID-19 durante o período da variante delta e o da variante ômicron, na África do Sul, demonstrou que a vacina foi 70% eficaz na prevenção da COVID-19 durante o período com a ômicron dominante em comparação com a eficácia de 93% observada durante o período da variante delta. Nos imunocomprometidos, o esquema primário recomendado é de três doses, com intervalo de oito semanas entre elas.

- Ad26.COV2.S (Janssen): seu mecanismo de ação emprega um vetor viral não replicante, um adenovírus humano, contendo em seu núcleo o gene que codifica a proteína S. Nos estudos pivotais reduziu em 66% a chance de doença moderada a grave, e em 85% a possibilidade de casos críticos. Foi efetiva em toda a África do Sul com uma porcentagem predominante de cepas da linhagem beta. Nos pacientes com DRIMs, o esquema primário recomendado é de duas doses, com intervalo de oito semanas entre elas.
- ChAdOx1 (Oxford/AstraZeneca/Fiocruz): trata-se de plataforma com vetor viral não replicante, utilizando um adenovírus símio modificado geneticamente. Sua eficácia diante da cepa original é de 74% na prevenção de casos moderados a graves. Duas doses de ChAdOx1 mostraram uma eficácia vacinal de 74% contra doença sintomática por alfa e 67% contra doença sintomática por delta em estudos de vida real. Nos indivíduos em imunossupressão, o esquema primário recomendado é de três doses, com intervalo de oito semanas entre elas.
- CoronaVac (Sinovac/Butantan): trata-se de vacina inativada adsorvida. Um grande estudo de fase 3, no Brasil, mostrou que duas doses, administradas em um intervalo de 14 dias, tiveram eficácia global de 50,4% contra a cepa original do SARS-CoV-2 e 78% na prevenção dos casos que necessitam de assistência médica, a partir de duas semanas após receber a segunda dose. Recomenda-se nos imunossuprimidos esquema primário com três doses com intervalo de quatro semanas entre a primeira e a segunda, e oito semanas entre a segunda e a terceira dose.

Dado o impacto negativo do uso de medicamentos imunossupressores na síntese de anticorpos neutralizantes contra o SARS-CoV-2, a SBR sugere que os pacientes com DRIMs recebam doses de reforço após quatro meses do término do esquema primário de imunização. O Ministério da Saúde do Brasil recomenda para toda a população imunocomprometida pelo menos mais duas doses de reforço, com intervalo mínimo de 16 semanas entre elas, utilizando-se nessa etapa as plataformas de m-RNA ou vetor viral não replicante. Apesar do risco aumentado para desfechos de gravidade para COVID-19 nesse grupo de pacientes, existe ainda hesitação para vacinação, como demonstrou estudo brasileiro.

As vacinas contra o SARS-CoV-2 têm se revelado seguras e eficazes na população com DRIMs. Medeiros-Ribeiro et al., em seu estudo, acompanharam 910 indivíduos com DRIMs vacinados com duas doses de CoronaVac. Não foram relatados eventos adversos moderados/graves. As reações vacinais (EAPV) mais notificadas foram dor no local da injeção (19,8%), cefaleia (20,2%) e sonolência (13,6%). A imunogenicidade da CoronaVac foi inferior à observada na população geral, mas manteve elevada proteção contra os desfechos de hospitalização e óbito por COVID-19.

Em coorte indiana, Cherian et al. seguiram 724 pacientes com DRIMs, a maioria vacinados com ChAdOx1 (87,13%). Os principais EAPV relatados foram dor no local da injeção (24,95%), febre (18,32%), fadiga (17.93%) e cefaleia (13,84%). O nível de anticorpos neutralizantes foi menor em relação aos estudos preliminares em controles hígidos, mantendo, no entanto, proteção elevada contra os quadros graves da doença.

No registro COVAX, foram acompanhados 4.604 pacientes com DRIMs, a maioria vacinados com plataformas de m-RNA. Os principais EAPV reportados foram dor no local da injeção (19%), fadiga (12%), mialgia (7%) e febre (7%). Raros eventos adversos graves foram registrados, a maioria com a plataforma BNT162b2, que manteve alta proteção contra internação hospitalar e óbito, a despeito de menor imunogenicidade em comparação à população saudável.

Os imunizantes contra o SARS-CoV-2 parecem não influenciar no grau de atividade das DRIMs. No registro COVAX, apenas 5% dos pacientes com artropatia inflamatória apresentaram reativação da doença de base após a vacinação. Li et al. analisaram 5.493 pacientes com AR vacinados contra a COVID-19, e não encontraram associação com piora da atividade da doença. Bixio et al. observaram piora da dor e do edema articular em apenas 7,8% dos pacientes com AR, após a vacinação. Connolly et al. descreveram que as plataformas vacinais com mecanismo de ação de mRNA não influenciaram na evolução das doenças do tecido conjuntivo. Pinte et al. observaram incidência similar de reativação das DRIMs nos grupos vacinados e não vacinados (6% *versus* 8%, p = 0,302).

Os diversos imunizantes contra o SARS-CoV-2 aprovados pela OMS e pela ANVISA têm se mostrado seguros na população com DRIMs em imunossupressão, não influenciando a atividade da doença de base. Embora sua imunogenicidade seja inferior à observada na população geral, a proteção contra formas graves da doença permanece elevada. Ainda não está definida a frequência de reforços a longo prazo, mas é provável que grupos vulneráveis, como os imunocomprometidos, recebam periodicamente vacinas atualizadas, com cobertura contra as variantes de preocupação circulantes.

VACINAS VIVAS ATENUADAS NOS PACIENTES DRIM: SEGURANÇA E EFETIVIDADE

Algumas infecções, como varicela, sarampo, rubéola, caxumba, dengue e febre amarela são exemplos daquelas imunopreveníveis, ou seja, poderiam ser evitadas ou atenuadas pela vacinação. Surtos por essas infecções são cíclicos e há grande mobilidade de pessoas no território nacional e ao redor do mundo, de forma que o risco de exposição pode variar ao longo da vida de um mesmo indivíduo.

As vacinas vivas atenuadas (VVA) podem ser administradas em pacientes com DRIM, desde que adequadamente indicadas. Recomenda-se cautela na avaliação dos riscos e benefícios para indicação das VVA, especialmente quando em uso de medicamentos considerados imunossupressores. Deve-se evitar VVA em pacientes com doença ativa grave e em alto grau de imunossupressão (Quadros 1 e 2).

A orientação para vacinação deve sempre ser planejada, preferencialmente no momento do diagnóstico, e reavaliada no seguimento periodicamente a fim de não perder janelas de oportunidade para atualização do cartão vacinal.

Assim, o melhor momento para indicar VVA é antes de iniciar tratamento imunossupressor e em períodos de baixa atividade de doença e imunossupressão, para otimizar a resposta vacinal e minimizar risco de eventos adversos. Vale ressaltar que, independente do momento que for administrada uma VVA, recomenda-se que pelo menos um período de quatro semanas seja respeitado entre a aplicação de uma VVA e o início ou reinício de qualquer tipo de imunossupressão, como também um intervalo de segurança entre a suspensão desses medicamentos e a aplicação da vacina deve ser respeitado, que varia conforme a classe e tipo de imunomodulador/imunossupressor (Quadro 3).

Durante o tratamento, além do grau de imunossupressão e atividade da doença, há que se considerar também nessa avaliação a letalidade da doença infecciosa, a frequência e gravidade dos eventos adversos, a disponibilidade de tratamento para a doença e para os eventos adversos e o risco de contrair a doença. Por exemplo, para a varicela há tratamento disponível, diferentemente de febre amarela, que se contraída é potencialmente fatal e sem tratamento disponível.

A vacina de febre amarela (VFA) induz uma imunidade protetora segura e eficaz em indivíduos saudáveis. No entanto, em indivíduos imunocomprometidos pode induzir uma resposta imunológica subótima.

Um estudo prospectivo com 278 indivíduos mostrou que pacientes com DRIM com baixa

QUADRO 3 Intervalo recomendado entre interrupção da terapia imunossupressora e administração de vacinas vivas atenuadas

Grupo terapêutico	Medicamentos	Intervalo entre suspensão e vacinação
Glicocorticoide	Corticoide > 20 mg/dia ou pulsoterapia endovenosa	Um mês
Sintéticos convencionais	MTX Leflunomida# SSZ e HCQ	Um a três meses Níveis séricos < 0,02 mg/L Nenhum
Imunossupressores	Ciclofosfamida, ciclosporina, micofenolato, tacrolimus, azatioprina, 6-mercaptopurina	Três meses
Sintéticos alvo-específicos	Tofacitinibe, upadacitinibe, baricitinibe	Duas semanas
Biológicos	Anticitocinas e inibidores da coestimulação do linfócito T	Três meses, cinco meias-vidas ou o que for menor
	Depletores de linfócito B*	Seis meses

HCQ: hidroxicloroquina; MTX: metotrexato; SSZ: sulfassalazina.
Fica a critério médico a realização do protocolo de eliminação da droga antes de indicação da vacina.
* Recomenda-se que pacientes que tenham recebido rituximabe devam também ter normalização dos níveis de IgG e IgM para receber a vacinação contra vírus vivo atenuado.
Observações:
Vacinar preferencialmente antes da imunossupressão. Vacinas inativadas devem ser administradas pelo menos 14 dias antes do início da terapia imunossupressora e as vivas atenuadas idealmente quatro semanas antes. Na impossibilidade de aguardar, manter intervalo mínimo de duas semanas.
Bebês de mulheres que utilizaram biológicos durante a gestação: vacinas vivas atenuadas podem ser aplicadas após 6 a 8 meses de idade.

atividade de doença e baixo grau de imunossupressão, que receberam a primovacinação com VFA de forma planejada, apresentaram taxa de eventos adversos semelhante aos indivíduos saudáveis e, embora os níveis de anticorpos neutralizantes tenham sido menores, eles eram suficientes para conferir uma resposta protetora. A taxa de soroproteção foi menor nos pacientes com LES e EA, o que pode estar relacionado com uso de medicamentos. Outro estudo que avaliou reforço de VFA em 122 pacientes com AR e 226 controles revacinados observou que o uso de MMCD sintéticos não interfere na duração da imunidade protetora, mas o uso de imunobiológicos causa depleção prematura das células T CD8+ de memória após 1-4 anos e queda dos níveis de anticorpos após 5-9 anos, sugerindo necessidade de dose de reforço nessa população.

Uma metanálise que incluiu 36 estudos de 20 países, compreendendo mais de 17.000 participantes com idades entre 6 meses e 85 anos, confirmou que entre adultos saudáveis e crianças, as taxas de soroproteção após dose única de vacinação foram próximas de 100% em 3 meses e permaneceram altas em adultos, por 5 a 10 anos. Em crianças vacinadas antes dos 2 anos de idade, a taxa de soroproteção foi de 52% dentro de 5 anos após a vacinação primária. No entanto, em imunossuprimidos, houve queda significativa, indicando necessidade de revacinação. A extensão da queda da soroproteção depende da idade e do estado imunológico na primovacinação.

A SBR, em conjunto com outras sociedades, recomenda vacinar os pacientes com baixa imunossupressão após avaliação de risco/benefício pelo especialista que acompanha o paciente que resida ou se desloque para áreas de risco.

Na última década, o conhecimento sobre a segurança e imunogenicidade das vacinas (vivas atenuadas) em adultos e crianças aumentou significativamente.

Em crianças, a vacina contra varicela e o reforço tríplice viral contra sarampo, caxumba e rubéola (SCR) foram avaliados em pacientes com doenças reumáticas e se mostraram seguros e eficazes, mesmo em uso de MTX. Recente metanálise do Eular/Press mostrou boa evidência (nível 1) para segurança da dose de reforço contra SCR, em pacientes tratados com MTX. Além disso, há evidências de nível 3 sugerindo que a vacinação com SCR e vírus varicela-zóster para pacientes em uso de glicocorticosteroides e MMCDb em baixas doses também são seguras. Essas vacinas são ofertadas e administradas nos CRIEs (para esquemas e doses, vide Quadro 2).

REFERÊNCIAS BIBLIOGRÁFICAS

1. Bass AR, Chakravarty E, Akl EA, Bingham CO, Calabrese L, Cappelli LC, et al. 2022 American College of Rheumatology guideline for vaccinations in patients with rheumatic and musculoskeletal diseases. Arthritis Care Res (Hoboken). 2023;75(3):449-64.
2. Bixio R, Bertelle D, Masia M, Pistillo F, Carletto A, Rossini M. Incidence of disease flare after BNT162b2 Coronavirus Disease 2019 vaccination in patients with rheumatoid arthritis in remission. ACR Open Rheumatol. 2021;3(12):832-3.
3. Brenol CV, Azevedo VF, Bonvehi PE, Coral-Alvarado PX, Granados J, Munoz-Louis R, et al. Vaccination recommendations for adults with autoimmune inflammatory rheumatic diseases in Latin America. J Clin Rheumatol. 2018;24(3):138-47.
4. Cherian S, Paul A, Ahmed S, Alias B, Manoj M, Santhosh AK, et al. Safety of the ChAdOx1 nCoV-19 and the BBV152 vaccines in 724 patients with rheumatic diseases: a post-vaccination cross-sectional survey. Rheumatol Int. 2021;41(8):1441-5.
5. Colmegna I, Libman M. The 2022 ACR vaccination guideline: a call-to-action. Nat Rev Rheumatol. 2023;19(5):263-4..
6. Connolly CM, Ruddy JA, Boyarsky BJ, Barbur I, Werbel WA, Geetha D, et al. Disease flare and reactogenicity in patients with rheumatic and musculoskeletal diseases following two-dose SARS-CoV-2 messenger RNA vaccination. Arthritis Rheumatol. 2022;74(1):28-32.
7. Croce E, Hatz C, Jonker EF, Visser LG, Jaeger VK, Buhler S. Safety of live vaccinations on immunosuppressive therapy in patients with immune-mediated inflammatory diseases, solid organ transplantation or after bone-marrow transplantation – A systematic review of randomized trials, observational studies and case reports. Vaccine. 2017;35(9):1216-26.
8. de Rezende RPV, Klumb EM, Pileggi GS. Mortality burden associated with all-cause pneumonia among adults with autoimmune inflammatory rheumatic diseases, human immunodeficiency virus infection, and malignancies: a population-based comparative study for informed decision-making in public health policies. Clin Rheumatol. 2020;39(5):1703-5.
9. Ferreira CC, Campi-Azevedo AC, Peruhype-Magalhaes V, Coelho-Dos-Reis JG, Antonelli L, Torres K, et al. Impact of synthetic and biological immunomodulatory therapy on the duration of 17DD yellow fever vaccine-induced immunity in rheumatoid arthritis. Arthritis Res Ther. 2019;21(1):75.
10. Friedman MA, Curtis JR, Winthrop KL. Impact of disease-modifying antirheumatic drugs on vaccine immunogenicity in patients with inflammatory rheumatic and musculoskeletal diseases. Ann Rheum Dis. 2021;80(10):1255-65.
11. Friedman MA, Winthrop KL. Vaccines and disease-modifying antirheumatic drugs: practical implications for the rheumatologist. Rheum Dis Clin North Am. 2017;43(1):1-13.
12. Furer V, Rondaan C, Heijstek M, van Assen S, Bijl M, Agmon-Levin N, et al. Incidence and prevalence of vaccine preventable infections in adult patients with autoimmune inflammatory rheumatic diseases (AIIRD): a systemic literature review informing the 2019 update of the EULAR recommendations for vaccination in adult patients with AIIRD. RMD Open. 2019;5(2):e001041.
13. Furer V, Rondaan C, Heijstek MW, Agmon-Levin N, van Assen S, Bijl M, et al. 2019 update of EULAR recommendations for vaccination in adult patients with autoimmune inflammatory rheumatic diseases. Ann Rheum Dis. 2020;79(1):39-52.
14. Grein IH, Groot N, Lacerda MI, Wulffraat N, Pileggi G. HPV infection and vaccination in systemic lupus erythematosus patients: what we really should know. Pediatr Rheumatol Online J. 2016;14(1):12.
15. Hmamouchi I, Winthrop K, Launay O, Dougados M. Low rate of influenza and pneumococcal vaccine coverage in rheumatoid arthritis: data from the international COMORA cohort. Vaccine. 2015;33(12):1446-52.
16. Infante V, Miyaji KT, Soarez PC, Sartori AMC. Systematic review and meta-analysis of HPV vaccination in women with systemic lupus erythematosus (SLE). Expert Rev Vaccines. 2021;20(3):309-18.
17. Jansen MH, Rondaan C, Legger G, Minden K, Uziel Y, Toplak N, et al. Efficacy, immunogenicity and safety of vaccination in pediatric patients with autoimmune inflammatory rheumatic diseases (pedAIIRD): A systematic literature review for the 2021 update of the EULAR/PRES recommendations. Front Pediatr. 2022;10:910026.
18. Jansen MHA, Rondaan C, Legger GE, Minden K, Uziel Y, Toplak N, et al. EULAR/PRES recommendations for vaccination of paediatric patients with autoimmune inflammatory rheumatic diseases: update 2021. Ann Rheum Dis. 2023;82(1):35-47.
19. Kroon FPB, Najm A, Alunno A, Schoones JW, Landewe RBM, Machado PM, et al. Risk and prognosis of SARS-

-CoV-2 infection and vaccination against SARS-CoV-2 in rheumatic and musculoskeletal diseases: a systematic literature review to inform EULAR recommendations. Ann Rheum Dis. 2022;81(3):422-32.

20. Machado PM, Lawson-Tovey S, Strangfeld A, Mateus EF, Hyrich KL, Gossec L, et al. Safety of vaccination against SARS-CoV-2 in people with rheumatic and musculoskeletal diseases: results from the EULAR Coronavirus Vaccine (COVAX) physician-reported registry. Ann Rheum Dis. 2022;81(5):695-709.
21. Marques C, Kakehasi AM, Gomides APM, Paiva EDS, Dos Reis Neto ET, Pileggi GCS, et al. A brazilian cohort of patients with immuno-mediated chronic inflammatory diseases infected by SARS-CoV-2 (ReumaCoV-Brasil Registry): Protocol for a prospective, observational study. JMIR Res Protoc. 2020;9(12):e24357.
22. Medeiros-Ribeiro AC, Aikawa NE, Saad CGS, Yuki EFN, Pedrosa T, Fusco SRG, et al. Immunogenicity and safety of the CoronaVac inactivated vaccine in patients with autoimmune rheumatic diseases: a phase 4 trial. Nat Med. 2021;27(10):1744-51.
23. Mehta B, Pedro S, Ozen G, Kalil A, Wolfe F, Mikuls T, et al. Serious infection risk in rheumatoid arthritis compared with non-inflammatory rheumatic and musculoskeletal diseases: a US national cohort study. RMD Open. 2019;5(1):e000935.
24. Mok CC, Ho LY, Tse SM, Chan KL, To CH. Prevalence and risk factors of herpes zoster infection in patients with rheumatic diseases not receiving biologic or targeted therapies. Clin Rheumatol. 2023;42(4):1019-26.
25. Park JK, Choi Y, Winthrop KL, Song YW, Lee EB. Optimal time between the last methotrexate administration and seasonal influenza vaccination in rheumatoid arthritis: post hoc analysis of a randomised clinical trial. Ann Rheum Dis. 2019;78(9):1283-4.
26. Park JK, Lee YJ, Shin K, Kang EH, Ha YJ, Park JW, et al. A multicenter, prospective, randomized, parallel-group trial on the effects of temporary methotrexate discontinuation for one week versus two weeks on seasonal influenza vaccination in patients with rheumatoid arthritis. Arthritis Rheumatol. 2023;75(2):171-7.
27. Pileggi GS, Da Mota LMH, Kakehasi AM, De Souza AW, Rocha A, de Melo AKG, et al. Brazilian recommendations on the safety and effectiveness of the yellow fever vaccination in patients with chronic immune-mediated inflammatory diseases. Adv Rheumatol. 2019;59(1):17.
28. Pinte L, Negoi F, Ionescu GD, Caraiola S, Balaban DV, Badea C, et al. COVID-19 vaccine does not increase the risk of disease flare-ups among patients with autoimmune and immune-mediated diseases. J Pers Med. 2021;11(12).
29. Qian G, Wang X, Patel NJ, Kawano Y, Fu X, Cook CE, et al. Outcomes with and without outpatient SARS-CoV-2 treatment for patients with COVID-19 and systemic autoimmune rheumatic diseases: a retrospective cohort study. Lancet Rheumatol. 2023;5(3):e139-e50.
30. Sansone NMS, Boschiero MN, Marson FAL. Epidemiologic profile of severe acute respiratory infection in Brazil during the COVID-19 pandemic: an epidemiological study. Front Microbiol. 2022;13:911036.
31. Sullivan KM, Farraye FA, Winthrop KL, Willer DO, Vink P, Tavares-Da-Silva F. Safety and efficacy of recombinant and live herpes zoster vaccines for prevention in at-risk adults with chronic diseases and immunocompromising conditions. Vaccine. 2023;41(1):36-48.
32. Tavares A, de Melo AKG, Cruz VA, de Souza VA, de Carvalho JS, Machado K, et al. Guidelines on COVID-19 vaccination in patients with immune-mediated rheumatic diseases: a Brazilian Society of Rheumatology task force. Adv Rheumatol. 2022;62(1):3.
33. Tavares A, de Melo AKG, Cruz VA, Valadares LDA, Xavier RM, de Souza VA, et al. Update to "guidelines on COVID-19 vaccination in patients with immune-mediated rheumatic diseases: a Brazilian Society of Rheumatology task force". Adv Rheumatol. 2022;62(1):29.
34. Valim V, Machado K, Miyamoto ST, Pinto AD, Rocha PCM, Serrano EV, et al. Planned yellow fever primary vaccination is safe and immunogenic in patients with autoimmune diseases: a prospective non-interventional study. Front Immunol. 2020;11:1382.
35. van Aalst M, Langedijk AC, Spijker R, de Bree GJ, Grobusch MP, Goorhuis A. The effect of immunosuppressive agents on immunogenicity of pneumococcal vaccination: A systematic review and meta-analysis. Vaccine. 2018;36(39):5832-45.
36. Vieira Rezende RP, Braz AS, Guimaraes MFB, Ribeiro SLE, Abreu Vicira RMR, Bica BE, et al. Characteristics associated with COVID-19 vaccine hesitancy: A nationwide survey of 1000 patients with immune-mediated inflammatory diseases. Vaccine. 2021;39(44):6454-9.

133

Princípios da terapia em paciente idoso

David Costa Buarque
Mario Newton Leitão de Azevedo
Georges Basile Christopoulos

CUIDADOS GERAIS E NA AVALIAÇÃO

Os cuidados terapêuticos com o idoso requerem atenção constante por meio de consultas e contatos frequentes. Geralmente apresentam acometimentos de vários órgãos e sistemas concomitantemente, além de fazer uso de vários medicamentos. A história atual e pregressa, assim como os antecedentes, devem ser analisados cuidadosamente para a melhor prescrição de medicamentos reumatológicos no intuito de evitar interações medicamentosas e efeitos adversos.

Para compreensão de toda sua complexidade, é aconselhável avaliar várias dimensões, além das habituais (Figura 1).

Apesar de uma avaliação geriátrica global não ser o foco principal da avaliação reumatológica, e nem deveria, sugerimos alguns instrumentos simples para acompanhamento mínimo desses pacientes. Sua adoção certamente representará um salto de qualidade na assistência a essa população, auxiliando na compreensão clínica individual, na escolha do tratamento mais adequado e na elaboração de plano de tratamento multidisciplinar. A avaliação ampla, preferencialmente, deve ser realizada na primeira consulta e repetida periodicamente (ao menos uma vez a cada ano). Cada uma dessas dimensões pode ser avaliada separadamente ao longo do acompanhamento. Quando detectadas essas alterações, é importante referenciar o idoso para profissionais da equipe multidisciplinar ou médicos de outras especialidades (geriatra, neurologista, oftalmologista, dentre outros).

TRATAMENTO MEDICAMENTOSO

Devem ser levadas em conta as modificações fisiológicas que ocorrem com a idade e que podem interferir na metabolização e na ação das drogas, como meia-vida plasmática, volume de distribuição e depuração, assim como de farmacocinética (Tabela 3). Há maior risco de toxicidade relacionada ao tratamento.

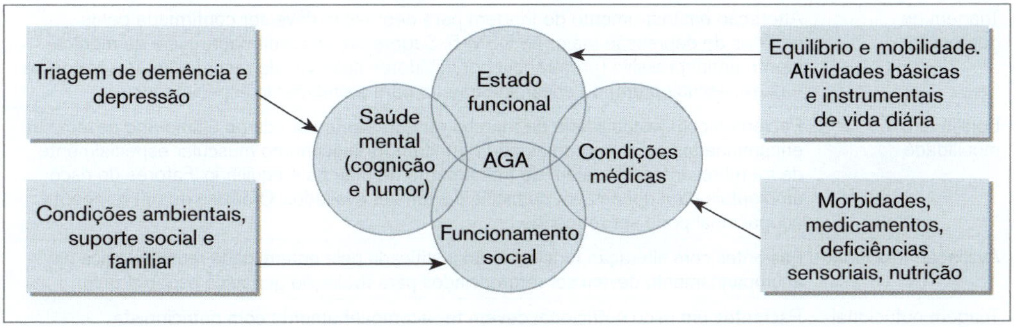

FIGURA 1 Dimensões da avaliação global do idoso (AGA).

TABELA 1 Sugestão de instrumentos para avaliação mínima do idoso

Dimensão	Instrumento sugerido	Justificativa
Morbidades e medicamentos	Descrição detalhada de morbidades e medicações em uso	Têm mais morbidades, riscos de declínio funcional e morbidade e mortalidade, além de poderem ter contraindicações a tratamentos específicos. São mais propensos a polifarmácia, tendo maior risco de reações adversas e interações medicamentosas
Imunizações	Avaliação do cartão de vacina	Idosos têm maior suscetibilidade a doenças infecciosas invasivas e graves. Imunizações são de extrema importância e evitam internações, declínio funcional, mortalidade, estando diretamente relacionadas com a melhor qualidade e expectativa de vida
Humor	Escala de depressão geriátrica de Yesavage – 5 itens	Tristeza e anedonia são critérios obrigatórios para diagnóstico de depressão no DSM-5. Depressão aumenta a morbidade e a mortalidade
Cognição	Escala 10CS (avaliação cognitiva de 10 itens)	Declínio cognitivo é mais frequente em idosos, afetando diretamente a qualidade de vida e adesão à terapêutica
Estado funcional	Katz (atividades básicas de vida diária) e Lawton (atividades instrumentais de vida diária)	Declínio funcional deve ser abordado para reabilitação e pode indicar doenças ocultas ainda não diagnosticadas, a exemplo de quadros de demência
Equilíbrio e mobilidade	Número de quedas no último ano. Uso de dispositivo auxiliar de marcha (andador, bengala)	Paciente com instabilidade de marcha e quedas no último ano tem mais chance de nova queda em um ano, sendo as complicações em idosos mais frequentes e graves

TABELA 2 Medidas sugeridas para resultado de avaliação ampla do idoso

Dimensão avaliada	Sugestões
Morbidades e medicamentos em uso	A presença de multimorbidades e polifarmácia (≥ 5 medicamentos em uso) pode refletir idosos mais frágeis ou em risco para reações adversas e declínio funcional. Avaliação com geriatra é sugerida. Atenção especial deve ser dada para medicamentos potencialmente inapropriados para idosos, que devem ser suspensos ou substituídos por opções mais seguras sempre que possível.
Vacinas	As vacinas recomendadas para idosos são: influenza anualmente, tetânica com reforços a cada 10 anos, pneumocócicas 13 valente (VPP13) e 23 valente (VPP23) com intervalo de 6-12 meses entre elas e herpes-zóster. Outras vacinações têm recomendações específicas. Pacientes devem ser encaminhados para centros de imunização, porém VPP13 e herpes-zóster são encontradas na rede particular, assim como VPP23 só é realizada em centros públicos para situações de risco (p. ex.: pneumopatias, nefropatias crônicas, cardiopatias). Vacina para herpes-zóster é contraindicada para pacientes com imunodepressão grave, podendo ser realizada em doenças crônicas e imunodepressão leve.
Triagem cognitiva	Pacientes com alteração cognitiva possível ou provável detectada em instrumentos de triagem (sugere-se instrumento 10CS) devem ser encaminhados para avaliação especializada.
Triagem de depressão	Alteração em instrumento de triagem para depressão deve ser confirmada pelos critérios de depressão maior no DSM-5. Sugere-se, se confirmada, início de medicamento antidepressivo (preferência por inibidores seletivos da receptação de serotonina – p. ex.: escitalopram) ou encaminhamento para atendimento especializado.
Equilíbrio e mobilidade	Pacientes com instabilidade de marcha ou que tiveram queda no último ano devem ser encaminhados para programas que permitam fortalecimento muscular especialmente de membros inferiores, além de treinamento de marcha e equilíbrio. Fatores de risco ambientais para quedas em domicílio devem ser avaliados. O auxílio de um terapeuta ocupacional pode ser requerido.
Avaliação funcional	Pacientes com alteração funcional não justificada pela enfermidade reumatológica em acompanhamento devem ser referenciados para avaliação geriátrica especializada.
Triagem nutricional	Pacientes em risco nutricional devem ter acompanhamento com nutricionista. Suplemento alimentar com formulação específica pode ser indicado. Complexos vitamínicos não possuem qualquer evidência de melhora nutricional ou de sobrevida.

TABELA 3 Alterações relacionadas à idade relevantes para farmacologia de medicamentos

Processo farmacocinético	Alteração fisiológica	Significância clínica
Absorção	Redução da superfície de absorção, aumento do pH gástrico, diminuição do fluxo esplâncnico, redução da mobilidade GI	Apesar das alterações descritas, não há mudança significativa na absorção de medicamentos
Distribuição	Diminuição da água corporal total, diminuição da massa muscular, aumento da gordura corporal Redução de albumina sérica; ligação à proteína alterada	Aumenta concentração tecidual de drogas hidrofílicas (p. ex., digoxina) e prolonga eliminação de drogas lipofílicas (p. ex., benzodiazepínicos). Aumenta fração livre de medicamentos ácidos de alta afinidade proteica (p. ex., fenitoína, digoxina, varfarina)
Metabolismo	Diminuição do fluxo sanguíneo hepático, diminuição da massa de hepatócitos, redução do metabolismo de primeira passagem	Reduz metabolismo de primeira passagem, reduz a taxa de biotransformação de algumas drogas
Eliminação	Diminuição do fluxo plasmático renal, diminuição da velocidade de filtração glomerular, diminuição da função tubular	Redução da eliminação renal de drogas e metabólitos. Variação individual é importante
Sensibilidade tecidual	Alteração em número e afinidade de receptores, alteração de função de segundo mensageiro, alteração de resposta celular e nuclear	Alta variabilidade individual Pacientes podem ser mais ou menos sensíveis aos efeitos das drogas

GI: gastrointestinal.

TABELA 4 Exemplos de medicamentos de uso habitual, mas potencialmente inapropriados para idosos, segundo os critérios de Beers (2015)

Classe	Exemplos	Racional	Recomendação
Antidepressivos tricíclicos	Amitriptilina, imipramina, clomipramina	Altamente anticolinérgicos. Podem causar sedação, *delirium*, declínio cognitivo e hipotensão ortostática	Evitar uso
Benzodiazepínicos	Diazepam, alprazolam, clonazepam, lorazepam	Idosos têm maior sensibilidade à classe, assim como metabolismo reduzido com aumento de meia-vida. Em geral aumentam o risco de declínio cognitivo, *delirium*, quedas, fraturas e acidentes automobilísticos	Evitar uso
Hipnóticos não benzodiazepínicos	Zolpidem, zopiclona	Agonistas de receptores benzodiazepínicos e, portanto, possuem os mesmo efeitos adversos (p. ex., quedas, *delirium*, fraturas). Aumentam hospitalização e atendimentos de emergência	Evitar uso
Anti-inflamatórios não hormonais não seletivos	AAS > 325 mg Etodolaco, ibuprofeno, meloxicam	Risco de sangramento gastrintestinal. O uso de inibidor de bomba de prótons não elimina o risco. Em doenças cardíacas e renais, evitar inclusive inibidores seletivos de COX-2	Evitar uso
Relaxantes musculares	Carisoprodol, ciclobenzaprina	Em geral pouco tolerados por idosos, efeitos anticolinérgicos, sedação, aumento do risco de quedas e fraturas. Efetividade questionável	Evitar uso
Antagonistas de receptores H2	Famotidina, ranitidina	Evitar em pacientes com declínio cognitivo e *delirium*	Evitar uso

FATORES DE RISCO PARA REAÇÕES ADVERSAS A MEDICAMENTOS

Os idosos têm sete vezes mais probabilidades de desenvolver efeitos adversos a medicamentos do que os jovens. Várias comorbidades mais prevalentes nesta faixa etária podem aumentar o risco de eventos, a saber: esofagite de refluxo, hérnia de hiato, úlceras pépticas, pólipos, divertículos e doenças inflamatórias intestinais; asma, bronquite e alergias respiratórias; hipertensão arterial, insuficiência cardíaca, coronariopatia, miocardiopatia e vasculopatias; colestase, colecistopatia, insuficiência hepática e colangite; insuficiência renal, acidose tubular renal, glomerulopatias e retenção líquida; tonturas, zumbidos, incoordenação motora e perda de equilíbrio; alergia a componentes farmacológicos e imunossenescência; alteração da coagulabilidade, plaquetopenia e leucopenia; anemia e diabetes. São condições importantes e devem ser pesquisadas no intuito de aprimorar o atendimento aos idosos com doenças reumáticas.

MANEJO DE MEDICAÇÕES REUMATOLÓGICAS NO IDOSO

Idosos estão mais sujeitos a interações medicamentosas, na medida em que usam um maior número de fármacos e os tratamentos são mais longos. Na admissão hospitalar, 37% a 60% dos pacientes podem ter uma ou mais interações potenciais. Na alta, de 41% a 71%.

Analgésicos

Alterações hepáticas com o uso concomitante de paracetamol e bebidas alcoólicas, redução da ação da ciclosporina quando utilizada com a dipirona, dentre outras, devem ser destacadas.

Anti-inflamatórios não hormonais (AINH)

Todos os AINH, com exceção dos coxibes (celecoxibe, etoricoxibe), podem provocar nefrite intersticial, hepatopatia, broncoespasmo, infiltrado intersticial, anemia, leucopenia, plaquetopenia, alterações neurológicas e dos sentidos. Há maior risco de hemorragias digestivas altas. Atenção às interações com anticoagulantes, hipoglicemiantes, nitratos, digoxina, diuréticos e anti-hipertensivos como betabloqueadores, inibidores da enzima de conversão e inibidores de angiotensina. Pode diminuir o efeito do tratamento da hipertensão. Utilizar por período mínimo de tempo.

Glicocorticoides

Suscetibilidade a infecções, ocorrência de osteoporose/fraturas, intolerância à glicose, doença gastrointestinal erosiva e hipertensão. A dose deve ser a mais baixa e pelo menor tempo possível. Utilizar bisfosfonatos e manter níveis ideais séricos de vitamina D.

Antimaláricos

Preferencialmente utilizar a hidroxicloroquina, mais segura. Dose máxima de 5 mg/kg/dia. Não deve ser usado em portadores de retinopatias ou em pacientes com alteração do campo visual. Controle oftalmológico frequente. Doses cumulativas de 1.000 g/hidroxicloroquina aumentam a chance de maculopatias. Monitoramento oftalmológico regular. É bradicardizante. Pode provocar dermatite exfoliativa, reações alérgicas, além de náuseas, vômitos, miopatia e tonturas.

Metotrexato

Apesar de ser o fármaco padrão na artrite reumatoide e em outras doenças inflamatórias, pode provocar anemia, leucopenia, plaquetopenia, hepatopatia, nefrite intersticial, pneumonite intersticial, favorecimento a infecções, náuseas e vômitos. A associação com ácido fólico é altamente recomendável no intuito de minimizar potenciais efeitos adversos. Seu uso é contraindicado em pacientes com insuficiência renal, hepatopatias, etilismo e supressão de medula óssea, assim como em pacientes com envolvimento pulmonar grave.

Leflunomida

Efeitos adversos incluem diarreia, náuseas, vômitos, suscetibilidade a infecções, hepatopatia, reações alérgicas, nefrite intersticial, hipertensão arterial e pneumonite. Há contraindicação em pacientes com doenças hepáticas ou naqueles portadores de insuficiência renal.

Sulfassalazina

Pode provocar diarreia, aftas, náuseas, vômitos, exantema de pele, hepatopatia, nefropatia, leucopenia, plaquetopenia e anemia. Há contraindicação para indivíduos com hipersensibilidade à sulfa/salicilatos ou portadores de porfiria.

Ciclofosfamida

Droga com grande potencial para lesão da medula óssea levando a anemia, leucopenia, plaquetopenia, cistite hemorrágica, hepatopatia, infertilidade, toxicidade gastrointestinal, hematúria e alta suscetibilidade a infecções. Deve ser utilizada com muito cuidado nesta população.

Ciclosporina

Pode provocar insuficiência renal, hipertensão arterial, hepatopatia, púrpura, náuseas, vômitos, diarreia e suscetibilidade a infecções.

Azatioprina

Pode provocar aplasia da medula óssea, hepatopatia e suscetibilidade às infecções, inclusive por herpes-zóster. Pacientes com insuficiência hepática/renal ou naqueles com elevação da amilase/lipase devem receber cuidado especial.

Micofenolato de mofetila

Evitar seu uso em pacientes com neutropenia, infecções oportunistas ou disfunções renais/hepáticas graves, assim como em pacientes com passado de linfoma ou neoplasias de pele. Risco aumentado de hemorragia gastrointestinal e edema pulmonar.

Imunobiológicos

Em pessoas idosas, têm se mostrado com segurança igual à de adultos jovens. No entanto, deve ser feito com monitorização eficaz, pois há aumento da suscetibilidade para infecções, principalmente para tuberculose e neoplasias de pele não melanoma.

QUADRO 1 Passos para uma prescrição prudente em idosos

1. Atualize os registros de prescrição. Peça para que traga todas as medicações que utiliza, mesmo as que comprou sem a devida prescrição. Observe a indicação de cada medicamento, sua posologia, via de administração, assim como relatos de efeitos adversos anteriores.
2. Veja o nome comercial, genérico, classe terapêutica, cor, tamanho, forma. Estabeleça regimes posológicos simples e econômicos.
3. Não use medicamentos sem evidência clínica de doença.
4. Conheça bem a medicação que prescreve. Saiba dos eventos adversos que poderão ocorrer. Lembre dos efeitos secundários geriátricos possíveis: *delirium*, demência, quedas, constipação, depressão, incontinência urinária etc.
5. Observe as alterações farmacocinéticas e farmacodinâmicas do paciente e doenças relacionadas ao envelhecimento.
6. Elimine medicamentos sem benefícios terapêuticos claros. Monitore alterações em sua condição clínica.
7. Retire medicamentos sem indicação terapêutica e evite a "cascata medicamentosa", quando são adicionados sistematicamente medicamentos para controlar efeitos adversos de outros fármacos.
8. Substitua medicamentos tóxicos. Escolha aqueles com melhor relação custo-benefício.
9. Prefira monodroga e dose única. Uma posologia simples aumenta a adesão ao tratamento.
10. Oriente que as medicações sejam acondicionadas em locais apropriados, com fácil acesso aos idosos. Crie tabelas de orientação farmacêutica.
11. O tratamento do idoso é sempre multidisciplinar.
12. Com idosos, prescrição prudente significa começar baixo e seguir devagar (*start low, go slow*).

REFERÊNCIAS BIBLIOGRÁFICAS

1. Costa EFA, Galera SC. Avaliação geriátrica ampla (AGA). Revista da UFG. 2003; 5. Disponível em: www.proec.ufg.br.
2. Vestal RE. Aging and pharmacology. Cancer. 1997;80:1302-10.
3. Sociedade Brasileira de Geriatria e Gerontologia e Sociedade Brasileira de Imunizações. Guia de vacinação geriátrica. Rio de Janeiro: SBGG-RJ; 2016/2017.
4. Beyth RJ, Shorr RI. Principles of drug therapy in older patients: rational drug prescribing. Clin Geriatr Med. 2002;18:577-92.
5. McLean AJ, Le Couteur DG. Aging biology and geriatric clinical pharmacology. Pharmacol Rev. 2004;56: 163-84.
6. Hurwitz N. Predisposing factors in adverse reactions to drugs. Brit Med Journal. 1969;1:536-9.
7. Bonfiglioli K. Como manipular drogas reumatológicas em idosos. Rev Paul Reumatol. 2016;15:21-6.
8. Chahade WH, Giorgi RDN, Szajubok JCM. Anti-inflamatórios não hormonais. Einstein. 2008;6:S166-74.
9. Smolen J, Landewé R, Bijlsma J, Burmester G, Chatzidionysiou K, Dougados M, et al. EULAR recommendations for the management of rheumatoid arthritis with synthetic and biological disease-modifying drugs anti rheumatic drugs. 2017;76:960-77.
10. Gomes H, Caldas C. O uso inapropriado de medicamentos pelo idoso: polifarmácia e seus efeitos. Revista Hospital Universitário Pedro Ernesto [Internet]. 2017 [acesso 4 agosto 2017];7. Disponível em: http://revista.hupe.uerj.br/detalhe_artigo.a--p?id=195.
11. Bagatini F, Blatt CR, Maliska G, Trespash GV, Pereira IA, Zimmermann AF, et al. Potenciais Interações medicamentosas em pacientes com artrite reumatoide. Rev Bras Reumatol. 2011;51:20-39.
12. Acurcio FA, Silva AL, Ribeiro AQ, Rocha NP, Silveira MR, Klein CH, et al. Complexidade do regime terapêutico prescrito para idosos, Belo Horizonte, MG. Rev Assoc Med Bras. 2009;55:468-74.
13. Gorzoni ML, Fabbri RMA. Livro de bolso de geriatria. São Paulo: Atheneu; 2013.
14. Campbell SE, Seymour DG, Primrose WR; ACMEPLUS Project. A systematic literature review of factors affecting outcome inolder medical patients admitted to hospital. Age Ageing. 2004;33:110-5.

134

Infiltrações articulares e de partes moles

Rita Nely Vilar Furtado

Os procedimentos invasivos no aparelho locomotor podem ser intervenções presentes no manejo clínico dos pacientes com doenças reumáticas. A infiltração no aparelho locomotor é uma das práticas do reumatologista que auxilia a abordagem tanto diagnóstica como terapêutica desses pacientes. As infiltrações intra-articulares (IIA) foram introduzidas na reumatologia em 1951 e permanecem desde então como o procedimento mais frequente da especialidade. Atualmente, a reumatologia intervencionista abrange uma série de procedimentos que vão desde as habituais IIAs apendiculares às cegas com corticosteroides, radioisótopos, ácido hialurônico e outras novas drogas, passando por infiltrações de articulações mais profundas como coxofemoral, ombro e médio-pé, por infiltrações axiais, como peridurais, de articulações zigoapofisárias, foraminais, até procedimentos diagnósticos mais invasivos como biópsia sinovial, óssea, muscular e de glândula salivar.

INFILTRAÇÕES INTRA-ARTICULARES E PERIARTICULARES

Infiltrações intra-articulares

As infiltrações intra-articulares (IIA) fazem parte do arsenal terapêutico para o tratamento local das sinovites crônicas refratárias. Esses procedimentos são também conhecidos como sinovectomias químicas, sinoviortese, sinoviólise ou ainda sinovioterapia e têm como objetivo destruir ao máximo a sinóvia doente, seja por enfermidades inflamatórias, proliferativas ou de depósito.

Apesar de alguma discordância entre autores, existem algumas indicações universalmente aceitas para a utilização da IIA em pacientes com doença articular inflamatória crônica: controle de sinovite pauciarticular; controle das articulações residuais mais inflamadas em atividade poliarticular de pacientes portadores de doença inflamatória articular crônica; teste terapêutico, quando não há certeza da causa da dor articular; dor articular refratária em pacientes com contraindicação absoluta de protetização pelos riscos clínicos da cirurgia.

Como em qualquer procedimento invasivo, existem algumas complicações que podem estar associadas à IIA (principalmente com corticosteroides atrofiantes): atrofia e/ou hipocromia cutânea (por extravasamento do fármaco para fora da articulação), ruptura de tendão, hemartrose, lesão neural, artrite séptica, aceleração da degeneração cartilagínea, sinovite autolimitada induzida pelo cristal de corticosteroide, calcificação periarticular, osteonecrose e paresia de musculatura periarticular.

Algumas contraindicações para a realização de IIA, principalmente com corticosteroides, são:

- Absolutas: artrite séptica, bacteremia, celulite periarticular, hipersensibilidade ao veículo da medicação injetada, fratura osteocondral, prótese articular, osteomielite adjacente, endocardite bacteriana e distúrbios graves de coagulação.
- Relativas: terapia anticoagulante, instabilidade articular, *diabetes mellitus* não controlado, hemartrose e úlceras de decúbito.

Infiltrações periarticulares

As infiltrações periarticulares (IPAs) podem ser um recurso valioso no tratamento de reumatismos de partes moles refratários ao tratamento sistêmico, ou mesmo a primeira escolha em certas situações. São úteis também na abordagem de desordens inflamatórias refratárias em periestruturas nervosas. Nesses procedimentos, o reparo anatômico a ser atingido não é a cavidade articular, e sim estruturas periarticulares como bursas, bainhas tenossinoviais, ênteses e fáscias ou nervos.

Para uma maior praticidade no momento da intervenção, ao contrário da maioria das infiltrações intra-articulares, a droga injetada (habitualmente corticosteroide não atrofiante) pode já estar misturada ao anestésico na mesma seringa. O repouso da região infiltrada por 48 horas após a intervenção também deve ser aconselhado.

DROGAS MAIS UTILIZADAS NAS INFILTRAÇÕES OSTEOARTICULARES

Corticosteroides

Os corticosteroides, com suas propriedades anti-inflamatórias e antiproliferativas, bem como capacidade de atrofiar a sinóvia, são a medicação mais utilizada para a realização de IIA e de IPA.

Os mecanismos de ação local atribuídos aos corticosteroides são: diminuição da angiogênese e da migração dos neutrófilos para a cavidade articular; redução da liberação de enzimas lisossômicas provenientes dos neutrófilos; inibição da produção de superóxidos locais; supressão de genes moduladores da destruição celular; inibição das enzimas ciclo e lipo-oxigenase; diminuição da produção de colagenase; e aumento da produção de proteoglicanos.

O hexacetonide de triancinolona (HT) é o corticosteroide mais potente e atrofiante para o uso intra-articular. Por sua característica atrofiante, ele não deve ser utilizado nas IPAs. Apresenta solubilidade de 0,0002% a 0,0004% em água a 25ºC e completo *clearance* da cavidade articular em período médio de 6 dias, mas que pode ser superior a duas semanas. A dose de equivalência, quando comparada à da prednisona, é de 4:5, assim como o acetonide de triancinolona (AT) e a metilprednisolona.

Em estudo de farmacocinética pós-IIA, observou-se que a média de tempo de permanência intra-articular do HT, do AT e da betametasona são, respectivamente, de 6 dias, 3,75 dias e 2,8 dias.

Os estudos que compararam o uso do HT ao de outros corticosteroides (como succinato de hidrocortisona, AT, metilprednisolona e prednisolona), como também ao de outros fármacos com ação anti-inflamatória e antiproliferativa, demonstraram superioridade inquestionável do HT em relação à intensidade e duração de efeito na melhora da sinovite em pacientes com artrite reumatoide, assim como menor incidência de efeitos colaterais sistêmicos.

Os estudos em pacientes com artrite reumatoide que compararam o uso intra-articular do HT com o uso intra-muscular do AT também mostraram a superioridade do primeiro, tanto em caso de mono IIA, como em caso de poli-IIA, seja para variáveis de melhora local, de atividade de doença, assim como de efeitos colaterais. Em estudo com osteoartrite de articulações interapofisárias lombares, realizar poli-infiltração com HT *versus* a mesma quantidade de AT intramuscular também repetiu esses resultados.

Há controvérsias sobre a segurança das IIA "repetidas" com corticoide. Em 2003, um estudo controlado de dois anos de seguimento observou que houve segurança em esquema de IIA a cada três meses com AT quando comparado a solução salina, não havendo piora na evolução radiográfica nesses pacientes. No entanto, mais recentemente, um outro estudo controlado com o mesmo desenho observou maior perda do volume da cartilagem articular e ausência de benefício na melhora na dor. Pelo receio de uma potencialização na degeneração articular, alguns autores recomendam um intervalo de pelo menos três meses entre IIAs em uma mesma articulação.

Em estudo com objetivo de avaliar a acurácia das IIAs às cegas com HT, avaliaram-se 232 articulações de pacientes com artrite reumatoide submetidos a uma IIA com o corticoide misturado a um meio de contraste realizada por um reumatologista treinado. Nesse estudo observou-se que a acurácia variou de 97% a 100% nas articulações de joelhos, punhos, cotovelos e metacarpofalângicas, foi de 82% para ombro e 77,7% para cotovelo. Esse estudo sugere que a IIA nessas articulações pode ser realizada às cegas por um médico treinado.

A duração do efeito das IIA com HT foi avaliada em estudo prospectivo com seguimento de 12 meses em que foram avaliadas "cegamente" e mensalmente 262 articulações de 158 pacientes adultos com doenças reumáticas. Remissão clínica (ausência de dor e edema considerada pelo paciente) foi observada em 3, 6 e 12 meses em 142 (54,19%), 111 (42,36%) e 105 (40,07%) articulações, respectivamente. O tempo médio do efeito da IIA foi de 8,0 (±4,0) meses na amostra total do estudo, 8,4 (±3,9) meses para pacientes com artrite reumatoide e 6,9 (± 4,0) meses para pacientes com osteoartrite e 10,4 (± 2,7) meses para pequenas, 7,7 (± 4,1) meses para médias e 6,8 (±4,0) meses para grandes articulações. As variáveis associadas ao grupo de longa duração de efeito da IIA (> 6 meses) foram: ter artrite reumatoide, infiltrar articulações de pequeno e médio porte, ser do sexo feminino, ter menores escores na escala visual analógica de dor e edema articulares no momento da IIA e estar em uso da leflunomida. Por outro lado, as variáveis associadas ao grupo de curta duração de efeito da IIA (≤ 6 meses) foram: receber apenas uma IIA (em vez de mais de uma IIA), ter hipertensão arterial ou *diabetes mellitus* e estar em uso de terapia imunobiológica.

O uso de corticosteroide para a via periarticular não pode se basear nos mesmos conceitos da via intra-articular. Não se pode esquecer que o corticosteroide é por si uma droga atrofiante, cujo poder varia de acordo com sua apresentação. Pela via periarticular deve ser utilizado corticosteroide de depósito pouco atrofiante como betametasona, dexametasona, metilprednisolona e, mais raramente, o AT. O HT jamais deve ser utilizado nas infiltrações periarticulares pelo risco real de provocar lesão de estruturas periarticulares (mesmo profundas) e cutâneas em decorrência de sua marcante característica atrofiante.

Ácido hialurônico

O uso de derivados do ácido hialurônico (AH) para a via intra-articular é conhecido como viscossuplementação. É realizado principalmente para o tratamento da osteoartrite. Tem como finalidade melhorar a concentração de AH e, consequentemente, restaurar a viscoelasticidade e as propriedades nociceptivas e anti-inflamatórias do líquido sinovial.

O hialuronato de sódio é um polissacarídeo natural, formado pela repetição de duas unidades de dissacarídeos (ácido glicurônico e N-acetilglicosamina, ligados por pontes glicosídicas), que atuam como lubrificantes e como suporte viscoelástico. Ele atua também inibindo a liberação de ácido araquidônico, diminui o metabolismo das proteoglicanas e a produção de prostaglandinas E2 pelo estímulo da interleucina-1, assim como modula a proliferação, a migração e a fagocitose de leucócitos.

Estudos comparando a efetividade dos derivados do AH com a dos corticosteroides mostram diferença de duração de efeito entre essas duas drogas. Aparentemente o corticosteroide é mais efetivo a curto prazo, enquanto os estudos apontam para uma ação mais duradoura a longo prazo do derivado do AH. A adição intra-articular do AT ao AH tornou essa associação superior ao uso isolado do AH (dor articular) para o tratamento da osteoartrite de joelho. A associação do AH de única aplicação ao HT (apenas 20 mg) foi superior a curto e médio prazo na melhora da dor e da função em pacientes quando comparada ao AH isolado e à salina.

As metanálises, em sua maioria, apontam para um benefício do uso intra-articular de derivados do ácido hialurônico para o tratamento da osteoartrite. Sugere-se novamente que a IIA com corticosteroide é mais efetiva na melhora da dor a curto prazo, enquanto a superioridade de efeito da IIA com AH é observada mais a médio prazo e, quanto à função, as duas drogas se equivalem. Em recente metanálise observou-se resultado favorável à efetividade do uso intra-articular do AH. Além disso, sugeriu-se que as monoinjeções produzem resultados semelhantes às injeções intra-articulares repetidas de AH em termos de alívio da dor no tratamento da osteoartrite do joelho.

NOVAS DROGAS UTILIZADAS NAS IIA

Várias são as drogas utilizadas pela via intra-articular. Destaca-se o número de estudos controlados avaliando o uso intra-articular da proloterapia (injeção de dextrose hipertônica), da toxina botulínica e do plasma rico em plaquetas (PRP), entre outras drogas. Mais recentemente, produtos ricos em células mesenquimais também têm sido usados em injeções intra e peri-articulares. Na verdade, a cada dia surgem novas drogas para serem utilizadas por essas vias para ajudar no tratamento de doenças articulares refratárias.

A proloterapia é a injeção intra-articular ou periarticular de soluções hipertônicas (habitualmente a dextrose) com intuito de irritar ou estressar as células envolvidas na reparação tecidual e assim ativar a liberação de fatores de crescimento e reparação tecidual. Apesar dos poucos estudos controlados com placebo ou corticosteroide intra-articular, as metanálises ou revisões sistemáticas recentes apontam para um benefício na melhora da dor em pacientes com osteoartrite leve a moderada de joelho.

A injeção intra-articular da toxina botulínica tem sido utilizada no tratamento principalmente de indivíduos com osteoartrite de joelho no intuito de diminuir a dor causada pela inflamação neurogênica observada nesses pacientes (sensibilização de fibras dolorosas A delta e C articulares com consequente liberação eferente de substância P, glutamato e peptídeo relacionado ao gene da calcitonina).

O PRP é uma concentração autóloga de plaquetas em um pequeno volume de plasma. As plaquetas possuem grânulos alfaplaquetários que são ricos em fatores de crescimento tecidual. Após injeção do PRP em tecidos, haveria consequente liberação desses fatores de crescimento que atraem células mesenquimais e que contribuiriam para regeneração tecidual. O PRP passou a ser bastante utilizado na última década no tratamento das tendinopatias crônicas. Mais recentemente, o PRP tem sido proposto como tratamento intra-articular no manejo da osteoartrite. Essa indicação teria como fundamento os mecanismos de ação anabólica do PRP.

Em recente estudo controlado randomizado duplo-cego, 100 pacientes com osteoartrite de joelhos receberam uma única injeção intra-articular com PRP *versus* HT *versus* solução salina (SS) isotônica e foram avaliados após 4, 8, 12 e 52 semanas e seguimento. Nesse estudo, o grupo HT foi superior para porcentagem de melhora em relação ao grupo SS. Observou-se que o PRP foi o único grupo que não evoluiu radiograficamente de acordo com a classificação radiográfica grau III de Kelgreen & Lawrence de T0 a T52 (grupo SS de 51,51% a 90,90%; grupo HT de 51,51% a 72,72%; e grupo PRP de 58,82% a 61,76%). Esse achado sugere que, com apenas uma injeção intra-articular, o PRP pode ter um efeito condroprotetor de longo prazo em pacientes com osteoartrite de joelho.

Atualmente, existem vários estudos controlados e várias revisões sistemáticas ou metanálises avaliando a efetividade do uso intra-articular, seja do PRP isolado, seja comparando o PRP intra-articular *versus* salina e outras drogas, principalmente o AH, além do glicocorticoide. Na maioria desses estudos o PRP foi considerado superior. Nas duas últimas revisões sistemáticas envolvendo pacientes com osteoartrite, identificou-se superioridade do PRP intra-articular quando comparado a ácido hialurônico, solução salina, ozônio e corticosteroide para dor e função em até 12 meses de acompanhamento.

Em metanálise recente, injeções intra-articulares de PRP demonstraram o melhor resultado geral em comparação com corticosteroides, ácido hialurônico e placebo em pacientes com osteoartrite de joelhos em 3, 6 e 12 meses de acompanhamento.

Os produtos ricos em células mesenquimais (CMs) vêm sendo usados pela via intra-articular, principalmente para o tratamento de pacientes com osteoartrite. Essas células podem ser obtidas de vários tecidos, mais comumente de aspirado de medula óssea e de células de gordura, ambos autólogos. O racional para o uso intra-articular das CMs seriam as propriedades tróficas, de diminuição da apoptose celular e imunomoduladoras dessas células. Em metanálise recente, observou-se que a injeção intra-articular de CMs provocou regeneração de cartilagem semelhante à hialina ou fibrocartilagem observada por artroscopia. Pacientes com osteoatrite de joelho em estágio inicial e com lesões cartilagíneas focais são mais propensos a responder melhor à injeção intra-articular de CMs em comparação com casos mais graves. Além disso, a injeção de

CMs combinada com outros agentes, como ácido hialurônico ou PRP, pode ter melhor efetividade do que a injeção isolada de CMs. Sugere-se que um programa de reabilitação com treino de força possa influenciar em uma melhor ação das CMs cartilagem. No entanto, ainda faltam estudos controlados randomizados prospectivos que comparem a injeção intra-articular de CMs a outros produtos de mais fácil obtenção e de efetividade já comprovada, como os corticosteroides.

DICAS PARA REALIZAÇÃO DAS INFILTRAÇÕES INTRA-ARTICULARES

No momento de uma infiltração do aparelho locomotor, o paciente deve se encontrar em repouso na tentativa de se evitar disautonomias. A seringa "de rosca" evita a soltura e a perda do conteúdo a ser infiltrado. Deve-se sempre deixar um pouco de ar na seringa, que será injetado no final do procedimento e servirá para evitar o refluxo cutâneo da medicação injetada. A artrocentese pré-introdução da droga no ambiente intra-articular é indicada por diminuir os metabólitos danosos à cartilagem do meio intra-articular e o repouso da articulação também deve ser recomendado por pelo menos 48 horas, no intuito de retardar ao máximo o *clearance* articular da droga infiltrada.

No Quadro 1 estão listadas as articulações mais comumente infiltradas às cegas, os reparos anatômicos utilizados para esse procedimento, o tamanho da agulha a ser utilizada e a dose de HT "sugerida" para a IIA.

As infiltrações no aparelho locomotor são muito pertinentes à reumatologia por ter o aparelho musculoesquelético como o mais frequentemente acometido pelas suas enfermidades e pela habilidade do reumatologista em lidar com a semiologia osteomusculoligamentar. No cenário atual de envelhecimento da população, com o consequente aumento de queixas articulares de causa degenerativa, ter habilidade técnica para realizar infiltrações articulares pode diferenciar o especialista. Por outro lado, o crescente número de novas drogas para o uso intra ou peri-articular sinaliza um horizonte com múltiplas potenciais opções de tratamento para o paciente com doenças do aparelho locomotor. As infiltrações "armam" o reumatologista no diagnóstico de casos difíceis e, principalmente, na otimização do tratamento desses pacientes.

QUADRO 1 Sugestão de reparos anatômicos, agulha e dose de hexacetonide de triancinolona para a realização às cegas de infiltração intra-articular nas principais articulações apendiculares

Articulação	Reparos anatômicos	Agulha	Dose sugerida de HT
Glenoumeral	Ponto 1 cm lateral e inferior ao processo coracoide	40 x 8 mm	60-80 mg (3-4 mL)
Cotovelo	Ponto central de triângulo formado pelo epicôndilo lateral, olécrano e ponto equidistante	30 x 7 mm	40-60 mg (2-3 mL)
Punho (radiocárpica)	Depressão imediatamente distal ao rádio no centro do punho	25 x 7 mm	20-40 mg (1,5-2 mL)
Metacarpofalângica	Interlinha articular visível pela tração distal do dedo, lateral ou medial ao tendão extensor do dedo	Insulina	10-20 mg (0,5-1 mL)
Coxofemoral*	Ponto 1,5 cm medial e inferior ao cruzamento entre linha imediatamente proximal ao TMF e linha coincidente com a EIAS	Espinhal	60-100 mg (2-3 mL)
Joelho	Ponto 2 cm superolateral ao ângulo superolateral da patela	40 x 8 mm	60-100 mg (3-5 mL)
Tornozelo (talocrural)	Depressão imediatamente medial ao TTA na altura do maléolo medial	40 x 8 mm	40-60 mg (2-3 mL)

* Sugere-se que essa infiltração seja realizada com o auxílio de imagem. EIAS: espinha ilíaca anterossuperior; HT: hexacetonide de triancinolona; TMF: trocanter maior do fêmur; TTA: tendão do músculo tibial anterior.

REFERÊNCIAS BIBLIOGRÁFICAS

1. Bellamy N, Campbell J, Robinson V, Gee T, Bourne R, Wells G. Intraarticular corticosteroid for treatment of osteoarthritis of the knee. Cochrane Database Syst Rev. 2006;(2):CD005328.
2. Bon AJ, Smith J, Dahm DL, Sorenson EJ, Larson DR, Fitz-Gibbon PD, et al. Efficacy of intra-articular botulinum toxin type A in painful knee osteoarthritis: a pilot study. Am J Phys Med Rehab. 2010;2:268-76.
3. Dai WL, Zhou AG, Zhang H, Zhang J. Efficacy of platelet-rich plasma in the treatment of knee osteoarthritis: a meta-analysis of randomized controlled trials. Arthroscopy. 2017;33(3):659-70.
4. Furtado RN, Oliveira LM, Natour J. Polyarticular corticosteroid injection versus systemic administration in treatment of rheumatoid arthritis patients: a randomized controlled study. J Rheumatol. 2005;32(9):1691-8.
5. He WW, Kuang MJ, Zhao J, Sun L, Lu B, Wang Y, et al. Efficacy and safety of intraarticular hyaluronic acid and corticosteroid for knee osteoarthritis: a meta-analysis. Int J Surg. 2017;39:95-103.
6. Hollander JL, Brown Jr. EM, Jessar RA, Brown CY. Hydrocortisone and cortisone injected into arthritic joints: comparative effects use of hydrocortisone as a local antiarthritic agent. JAMA. 1951;147(17):1629-35.
7. Konai MS, Vilar Furtado RN, Dos Santos MF, Natour J. Monoarticular corticosteroid injection versus systemic administration in the treatment of rheumatoid arthritis patients: a randomized double-blind controlled study. Clin Exp Rheumatol. 2009;27(2):214-21.
8. Mahowald ML, Dykstra D, Singh JA, Dykstra D. Intra-articular botulinum toxin type A: a new approach to treat arthritis joint pain. Toxicon. 2009;658-67.
9. McAlindon TE, LaValley MP, Harvey WF, Price LL, Driban JB, Zhang M, et al. Effect of intra-articular triamcinolone vs saline on knee cartilage volume and pain in patients with knee osteoarthritis: a randomized clinical trial. JAMA. 2017;317(19):1967-75.
10. Migliorini F, Driessen A, Quack V, Sippel N, Cooper B, Mansy YE, et al. Comparison between intra-articular infiltrations of placebo, steroids, hyaluronic and PRP for knee osteoarthritis: a Bayesian network meta-analysis. Arch Orthop Trauma Surg. 2021;141(9):1473-90.
11. Nunes-Tamashiro JC, Natour J, Ramuth FM, Toffolo SR, Mendes JG, Rosenfeld A, et al. Intra-articular injection with platelet-rich plasma compared to triamcinolone hexacetonide or saline solution in knee osteoarthritis: A double blinded randomized controlled trial with one year follow-up. Clin Rehabil. 2022;36(7):900-15.
12. Raynauld JP, Buckland-Wright C, Ward R, Choquette D, Haraoui B, Martel-Pelletier J, et al. Safety and efficacy of long-term intraarticular steroid injections in osteoarthritis of the knee: a randomized, double-blind, placebo-controlled trial. Arthritis Rheum. 2003;48(2):370-7.
13. Ribeiro LH, Furtado RN, Konai MS, Andreo AB, Rosenfeld A, Natour J. Effect of facet joint injection versus systemic steroids in low back pain: a randomized controlled trial. Spine (Phila Pa 1976). 2013;38(23):1995-2002.
14. Shen L, Yuan T, Chen S, Xie X, Zhang C. The temporal effect of platelet-rich plasma on pain and physical function in the treatment of knee osteoarthritis: systematic review and meta-analysis of randomized controlled trials. J Orthop Surg Res. 2017;12(1):16.
15. Sit RW, Chung VCh, Reeves KD, Rabago D, Chan KK, Chan DC, et al. Hypertonic dextrose injections (prolotherapy) in the treatment of symptomatic knee osteoarthritis: a systematic review and meta-analysis. Sci Rep. 2016;6:25247.
16. Vaishya R, Pandit R, Agarwal AK, Vijay V. Intra-articular hyaluronic acid is superior to steroids in knee osteoarthritis: a comparative, randomized study. J Clin Orthop Trauma. 2017;8(1):85-8.
17. Vincent P. Intra-articular hyaluronic acid in the symptomatic treatment of knee osteoarthritis: a meta-analysis of single-injection products. Curr Ther Res Clin Exp. 2019;90:39-51.
18. Wei P, Bao R. Intra-articular mesenchymal stem cell injection for knee osteoarthritis: mechanisms and clinical evidence. Int J Mol Sci. 2022;24(1):59.

135

Mecanismos e manejo da dor

José Roberto Provenza
Fernando Augusto Chiuchetta
Marcos Aurélio de Freitas Machado

CONCEITO

A Associação Internacional para o Estudo da Dor (IASP) conceitua a dor como uma experiência sensitiva e emocional desagradável decorrente ou descrita em termos de lesões teciduais reais ou potenciais. A dor é subjetiva; cada indivíduo descreve-a com base em suas experiências prévias.

Dor aguda sinaliza ocorrência de lesão e, portanto, apresenta valor biológico fundamental de defesa, que alerta para uma lesão tecidual em vias de se instalar ou já instalada, induzindo o indivíduo a reações de defesas, de fuga ou remoção do agente causal. Esse tipo de dor é autolimitado, persistindo no máximo por três meses e geralmente apresenta uma relação direta com a lesão tecidual que a originou, desaparecendo com a sua resolução.

Dor aguda não apresenta esse valor biológico da dor aguda e corresponde a mecanismos de adaptação, especialmente no sistema musculoesquelético e psicocomportamental, que induzem a incapacidade e repercussões biopsicossociais desfavoráveis. Essa cronificação da dor ocasiona perda da relação direta com a sua causa original, podendo se tornar independente da lesão tecidual inicial.

EPIDEMIOLOGIA

A dor aguda é de ocorrência universal, enquanto a dor crônica tem sua ocorrência crescente, provavelmente em decorrência de novos hábitos de vida, da maior longevidade da população, do prolongamento da sobrevida dos pacientes com afecções clínicas naturalmente fatais, das modificações do meio ambiente, do reconhecimento de novas condições álgicas e da aplicação de novos conceitos que traduzam seu significado.

As doenças do aparelho locomotor são as causas mais frequentes da dor crônica e estão presentes em 11%-14% da população geral, em especial na região lombar, nos quadris, nos joelhos e em outras articulações. Há maior prevalência desse tipo de dor em populações idosas que varia consideravelmente de acordo com estudos prévios, entre 27% e 86%, com alguns estudos demonstrando aumento com a idade.

Na população em geral, os fatores associados à dor crônica são bem estabelecidos e incluem: sexo feminino, menor classe social, *status* socioeconômico, intensidade e número de locais de dor, fatores psicológicos (ansiedade, depressão e crenças catastróficas de dor), bem como comorbidades e fatores genéticos.

FISIOPATOLOGIA

De acordo com seu mecanismo fisiopatológico, a dor pode ser classificada em inflamatória, neuropática, nociceptiva e funcional.

A dor inflamatória caracteriza-se pelo envolvimento de mediadores inflamatórios nos mecanismos geradores de dor. A artrite reumatoide e as espondiloartrites são exemplos de enfermidades que cursam com dor do tipo inflamatória. A dor neuropática é causada ou iniciada por lesão ou disfunção do sistema nervoso. Pode ser classificada como periférica (neuropatia diabética, herpética, compressões de nervos periféricos) ou central (lesão medular ou encefálica). A dor de origem nociceptiva é o desconforto que experimentamos no dia a dia, resultante de uma lesão ou trauma simples. Geralmente, as dores somáticas e viscerais envolvem mecanismos nociceptivos. Já a dor funcional é descrita quando ocorre um processamento anormal da dor, na qual ocorre uma amplificação em decorrência de uma resposta sensorial, embora não existam defeitos neurológicos periféricos ou centrais. O grande exemplo dessa categoria de dor é a fibromialgia.

Durante o processo de percepção da dor em um evento agressor, como lesão ou inflamação, há uma excitação de nociceptores em tecidos somáticos ou viscerais. A ativação desses nociceptores produz potenciais de ação nos seus axônios correspondentes, chamados aferentes, que consistem em fibras mielinizadas e não mielinizadas. As fibras A-delta, mielinizadas de pequeno diâmetro, transmitem os sinais rapidamente em milissegundos e são experimentadas como dor aguda. Enquanto isso, as fibras tipo C, não mielinizadas, levam sinais mais demoradamente e produzem uma dor surda, em queimação e de intensidade progressiva. Essas fibras provêm dos corpos celulares dos neurônios do gânglio da raiz dorsal. Esses neurônios emitem projeções centrais para o corno dorsal da medula espinhal, onde se encontram neurônios que as projetam para o tálamo contralateral pelo trato espinotalâmico. O tálamo é fundamental na transmissão de alguns aspectos da dor, como a intensidade, e finalmente projeta neurônios para o córtex sensorial no giro pós-central, onde existe a consciência da dor. Isso resulta na experiência da dor e na ativação de reflexos dirigidos para que a pessoa se afaste do estímulo nociceptivo e diminua a chance de lesão tecidual.

MODULAÇÃO DA DOR

A percepção dolorosa, resultante de lesões similares, é sentida com intensidade variável entre indivíduos, sendo também influenciada pelas circunstâncias em que ocorre. Atletas podem suportar lesões graves com sensação reduzida de dor. O efeito placebo é um sugestionamento psicológico que cria uma expectativa de melhora do quadro álgico. Também podem ocorrer situações inversas nas quais indivíduos, ao apresentarem uma expectativa grande de dor para determinado procedimento, respondem com uma percepção dolorosa intensificada e desproporcional à lesão provocada pelo procedimento em questão. Essas situações demonstram que existem circuitos cerebrais envolvidos na modulação da atividade da transmissão nociceptiva e que sofrem influências emocionais, culturais e genéticas. O estímulo doloroso é modulado em diversos níveis do sistema nervoso central por meio de sistemas anatômicos e neurofisiologicamente diferentes. A mensagem original pode ser modificada (aumentada ou diminuída) a cada sinapse e a dor é modulada tanto em sua transmissão ascendente como descendente.

Os principais mecanismos envolvidos na modulação da dor são regulados pela via descendente central, pelos interneurônios que atuam nas sinapses entre os neurônios de primeira e segunda ordem, localizados no corno posterior da medula espinhal (CPME) e pelas vias aferentes A-beta. A liberação do ácido gama-aminobutírico (GABA) pelos interneurônios inibitórios diminui a liberação sináptica de glutamato, substância P e do peptídeo relacionado ao gene da calcitonina por parte do neurônio aferente de primeira ordem, inibindo a transmissão dolorosa em direção às vias supramedulares. Por outro lado, a estimulação de interneurônios excitatórios resulta em efeito contrário. Consequentemente, os interneurônios atuam regulando a liberação sináptica de neurotransmissores no CPME, aumentando ou diminuindo a intensidade e o ritmo de transmissão dos impulsos nervosos que são enviados às vias supramedulares. A região do corno posterior da medula apresenta rica concentração de receptores GABAérgicos e opiáceos, o que explica o mecanismo de ação dos medicamentos opioides e GABAérgicos.

O estresse, o medo, a ansiedade e a duração da dor interferem no mecanismo de ativação do sistema opioide envolvido na modulação da analgesia. A depressão e a ansiedade também interagem na percepção da dor por meio de mecanismos inibitórios ou amplificadores.

SENSIBILIZAÇÃO PERIFÉRICA

A ativação de nociceptores periféricos por estímulos térmicos, mecânicos ou químicos potencialmente lesivos resulta em um processo de dor. Essa informação é transmitida ao sistema nervoso central através das fibras A-delta e C. Quando ocorre um processo inflamatório intenso com aumento das concentrações locais de mediadores inflamatórios ou quando ocorre estimulação nociva intensa, repetida e prolongada, ocorre o processo de sensibilização periférica. Isso acaba resultando em um aumento da atividade espontânea neuronal, diminuição do limiar necessário para ativação dos nociceptores e aumento da resposta a estímulos.

SENSIBILIZAÇÃO CENTRAL

A estimulação periférica frequente, intensa e crescente das fibras C resulta em aumento da atividade de neurônios da medula espinhal.

Em circunstâncias em que ocorre uma somação temporal de estímulos, há uma liberação de grandes quantidades de glutamato nas sinapses do CPME. Essa intensa atividade neurotransmissora consegue remover a molécula de magnésio bloqueadora do receptor N-metil D-aspartato (NMDA), ativando-o. Esse fenômeno de ativação do NMDA é chamado de "*wind up*".

O "*wind up*" constitui a fase inicial que gera a sensibilização central. Como consequência, os campos receptivos dos neurônios expandem-se por causa da maior efetividade das sinapses, resultando em ampliação da área de dor. Ainda como consequência desse processo, instala-se a hiperalgesia (aumento da resposta ao estímulo que normalmente é doloroso), alodínea (percepção da sensação dolorosa deflagrada por estímulos que normalmente não provocam dor) e a dor referida (sensação de dor em áreas distantes daquela que sofreu a lesão).

A intensa ativação de receptores aliada à maior liberação de neurotransmissores propicia um meio capaz de envolver fibras nervosas adjacentes que estavam adormecidas e que passam a participar desse processo nociceptivo, o que se denomina neuroplasticidade. Esse fenômeno explica a amplificação da área dolorosa para limites além daqueles envolvidos na lesão inicial.

APLICAÇÃO DESTES CONCEITOS NAS DOENÇAS REUMATOLÓGICAS

O aparelho locomotor recebe uma rica inervação sensitiva, envolvendo músculos, tendões, fáscias, articulações, ligamentos, bursas,ênteses, os quais, quando agredidos por situações traumáticas, inflamatórias, isquêmicas, tumorais e sobrecargas funcionais se manifestam com níveis diferentes na intensidade da dor e incapacidade funcional. A sensibilização periférica é observada nos casos de inflamação articular das artropatias. Nestas condições, as fibras aferentes C, além de serem ativadas pelo processo em si, são capazes de liberar retrogradamente para a periferia mediadores pró-inflamatórios e vasoativos. Desta forma, ocorre um intenso processo inflamatório capaz de sensibilizar os nociceptores presentes na estrutura articular. A sensibilização das fibras aferentes da estrutura articular é essencial para a percepção da dor articular de característica inflamatória. A sensibilização de nociceptores articulares resulta na ativação de aferentes primários normalmente não responsivos e que passam a ser ativados por estímulos não nociceptivos, como movimentos leves, toques e até durante o repouso. A substância P é o principal neurotransmissor envolvido e contribui com a resposta inflamatória, pois estimula células locais a produzirem uma variedade de citocinas e mediadores pró-inflamatórios, sendo capaz de ativar mastócitos, sinoviócitos, neutrófilos, linfócitos T e B e macrófagos, amplificando o processo inflamatório. O óxido nítrico também exerce seu papel na dor proveniente da inflamação articular. Muitas vezes a dor é desproporcional ao quadro inflamatório articular, o que pode ser explicado pela sensibilização central. Nas dores articulares mecânicas, a dor é proveniente de nociceptores localizados em ligamentos, cápsulas, ênteses e vasos sanguíneos e eles são ativados pelo aumento da pressão intra-articular que ocorre em função de deformidades, forças e torque anormal.

MANEJO DA DOR EM REUMATOLOGIA

O manejo da dor em medicina, de maneira geral, e nas doenças reumáticas em particular é tão amplo, complexo, diversificado e controverso quanto as suas características anatômicas, fisiológicas e fisiopatológicas. Tratar um paciente com dor inclui o científico e o intuitivo, a ciência e a arte, o certo e o duvidoso. Tantas são as variáveis e as nuances da expressão de uma dor reumática, quantas são as modalidades de seu tratamento.

Procurar conhecer o mecanismo e o fator desencadeante, proceder a análise da sua percepção, modulação, sensibilização periférica e central, bem como entender a gênese e manutenção da sua cronificação é de fundamental importância para uma abordagem científica de seu tratamento.

O entendimento ainda limitado da comunidade médica acerca de sua fisiopatologia é refletido na miríade de tratamentos farmacológicos, fisioterápicos, na medicina comportamental e em neuromoduladores, bem como nas abordagens intervencionistas e cirúrgicas, todas elas com algumas dúvidas e passíveis de críticas.

Tratada por muito tempo como um aspecto secundário nas doenças reumáticas, a dor é reconhecida atualmente como uma parte integrante da assistência ao paciente e deve constituir parte integral do seu cuidado, não devendo ser deixada em segundo plano em prol do manejo da doença reumática subjacente.

O gerenciamento efetivo do paciente com dor deve ser permanente e contínuo, acompanhado preferencialmente por uma equipe multiprofissional composta por médico, fisioterapeuta e psicólogo, entre outros profissionais, por meio de uma abordagem multimodal, que integra aspectos farmacológicos e não farmacológicos, abordando sempre o paciente em seu aspecto biopsicossocial.

As opções de tratamento para dor reumática se enquadram, de maneira geral, em duas grandes categorias principais: tratamento farmacológico e tratamento não farmacológico, este último compreendendo a medicina física, comportamental, a neuromodulação, os tratamentos intervencionistas e o tratamento cirúrgico.

Tratamento farmacológico

A escolha do tratamento farmacológico depende do tipo de síndrome da dor crônica. Em particular, a dor nociceptiva deve ser distinguida da dor neuropática e da dor nociplásica ou centralizada, uma vez que os tratamentos diferem.

Analgésicos

Como o ácido acetilsalicílico, o paracetamol e a dipirona permanecem sem mecanismo de ação completamente comprovado. Nos Estados Unidos, a dipirona não é aprovada para comercialização e a dose do paracetamol, nas apresentações associadas a outro medicamento, não pode ser superior a 325 mg por comprimido, por conta dos seus possíveis efeitos colaterais potencialmente graves. A dipirona mostra-se mais potente que o paracetamol no alívio da dor e em uma recente metanálise não foram encontradas diferenças na prevalência de efeitos colaterais em comparação a placebo, paracetamol e outros anti-inflamatórios não esteroidais, especialmente em períodos curtos de uso.

Anti-inflamatórios não esteroidais (AINEs)

Os AINEs tradicionais e os inibidores seletivos da cicloxigenase-2 (Cox-2) desempenham um papel importante no tratamento da dor, especialmente na presença de inflamação, mas com recomendações crescentes para uso limitado por estarem associados a efeitos adversos potencialmente graves no trato gastrointestinal, nos rins, no fígado e no aparelho cardiovascular. Exceto em períodos curtos de até 7 dias, não parece haver benefício do uso dos inibidores da Cox-2 em relação aos anti-inflamatórios tradicionais. O ibuprofeno é o AINE mais utilizado nos Estados Unidos, enquanto o diclofenaco é o mais prescrito no mundo.

Glicocorticoides

Os glicocorticoides são utilizados para dor inflamatória seja por via oral, intramuscular ou em infiltrações intra e periarticulares. É um medicamento que, apesar de todas as críticas públicas, é usada largamente pelo reumatologista e por uma infinidade de outros especialistas, seja por seu custo-benefício adequado, seja pelas boas respostas terapêuticas, seja pelos seus parefeitos administráveis e mesmo por poupar os demais medicamentos a ele associados.

Opioides

O papel do tratamento com opioide continua controverso em decorrência do alto custo-benefício desses medicamentos. Os opioides fortes devem ser uma opção de segunda linha para o tratamento da dor e usados somente em casos excepcionais, em pacientes selecionados, como aqueles com dor grave e mesmo assim, após avaliação das suas comorbidades e seus possíveis efeitos colaterais colaterais, geralmente um desastre em idosos.

O tramadol, apesar de pertencer à classe dos opioides, é definido como um opioide fraco porque tem pouca afinidade para os receptores μ, alvos terapêuticos dos opioides tradicionais. Um dos seus mecanismos de ação relaciona-se com a inibição da recaptação da serotonina e da noradrenalina. Dessa maneira, ele reduz o sinal doloroso aferente e amplifica o sinal eferente inibitório, resultando em sinergia no efeito analgésico, mas não em seus parefeitos.

Medicamentos para osteoartrite (e a dor provocada por ela)

De ação duvidosa, a maioria é cara e sem aprovação das agências reguladoras (oficiais ou independentes), como a *Food and Drug Administration* (FDA), o *National Institute for Health and Care Excellence* (NICE) e a Agência Europeia de Medicamentos (EMA). A glicosamina, a condroitina, os colágenos e alguns fitoterápicos se incluem neste grupo, sendo rotulados popularmente e erroneamente no Brasil como medicamentos e não como nutracêuticos ou complementos alimentares. Uma alternativa no tratamento paliativo da dor em um joelho com osteoartrite é o uso de terapia intra-articular com ácido hialurônico em pacientes que não responderam satisfatoriamente a um programa de tratamento e que apresentam contraindicação para um tratamento mais invasivo.

Antidepressivos

Grupo heterogêneo de medicamentos aprovados para tratar transtornos depressivos maiores, tanto os antidepressivos tricíclicos quanto os duais (inibidores da receptação da serotonina e noradrenalina) possuem ação analgésica muito boa, enquanto a evidência dos inibidores seletivos da recaptação da serotonina no tratamento da dor é muito fraca.

A duloxetina, por vários motivos é, ou será em breve, um dos medicamentos mais utilizados pelo reumatologista, seja isoladamente ou como coadjuvante no tratamento das dores reumáticas crônicas. A duloxetina é aprovada pela FDA para tratamento da dor musculoesquelética crônica, incluindo a osteoartrite de joelho e a lombalgia, além da neuropatia diabética, fibromialgia, depressão maior, transtorno de ansiedade e incontinência urinária. A venlafaxina também tem demonstrado eficácia semelhante, mas ainda é pouco utilizada pelos reumatologistas.

Relaxantes musculares

Trata-se de uma classe de fármacos que pode reduzir a dor muscular e ser de utilidade durante as crises de reagudização de alguns tipos de dores reumáticas. São usados por períodos curtos ou a médio prazo. A ciclobenzaprina tem uma ação antidepressiva e miorrelaxante com ação no sistema nervoso central. Age no tronco cerebral, na formação reticular e nas vias alfa e gama motoras. Tomada à noite, melhora a dor e a qualidade do sono.

Anticonvulsivantes

Os anticonvulsivantes de segunda geração como a gabapentina e a pregabalina e os de primeira geração como a carbamazepina são utilizados para tratamento da dor e estão entre os cinco medicamentos aprovados pela FDA para o tratamento da dor com componente neuropático. Gabapentina e pregabalina são semelhantes em seus locais de ação e perfil farmacológico, sendo, as duas, fruto de pesquisa do mesmo laboratório. A pregabalina tem menos efeitos colaterais e pode ser administrada duas vezes ao dia ao invés de três, como a gabapentina.

Cannabis medicinal

A *cannabis* tem sido usada medicinalmente desde 400 d.C. por suas propriedades analgésicas, de aumento do apetite e miorrelaxante. O uso medicinal da *cannabis* é cada vez mais legalizado em todo o mundo e a dor associada às doenças reumáticas é uma indicação para seu uso. Ela é usada *off-label* em adultos para dor crônica como agente alternativo.

Em um artigo recente de registros médicos australianos nos quais a maioria dos pacientes apresentava condições neurológicas (58,0%) ou musculoesqueléticas (24,8%), a *cannabis* medicinal foi percebida como benéfica por 53,5% dos pacientes. Entre as condições, a dor neuropática/neuropatia periférica apresentou a maior taxa de benefício percebido (66,6%), seguida pela doença de Parkinson (60,9%), esclerose múltipla (60,0%), enxaqueca (43,8%), síndrome da dor crônica (42,1%) e espondilose (40,0%). Para as indicações, a *cannabis* medicinal teve o maior efeito percebido sobre o sono (80,0%), seguido por dor (51,5%) e espasmo muscular (50%). A padronização de seus componentes no medicamento, bem como seus efeitos a longo prazo, limitam seu uso, não sendo ainda indicado em 2023 pela Sociedade Brasileira de Reumatologia.

Agentes tópicos

As aplicações tópicas de AINEs, lidocaína e capsaicina oferecem uma alternativa interessante em relação ao tratamento oral ou parenteral para pacientes com algumas patologias reumatológicas dolorosas e inflamatórias, particularmente em uma pequena articulação ou tendão perto da superfície cutânea. Apesar de ocorrer absorção sistêmica, os níveis plasmáticos são baixos, enquanto as concentrações nos tecidos locais e no líquido sinovial podem ser satisfatórias. Agentes tópicos costumam ainda ter a preferência dos pacientes.

Tratamento não farmacológico

O tratamento não farmacológico inclui a psicoterapia, o exercício físico, a fisioterapia, a acupuntura, a manipulação quiroprática, a massagem, os exercícios de relaxamento, a meditação, a hipnose, a estimulação elétrica transcutânea, a ioga e outros. As medidas não farmacológicas são fundamentais no tratamento da dor reumática, pois normalmente envolvem mudanças no estilo de vida do paciente, fator de grande importância na promoção da saúde.

- O acompanhamento psicoterápico é, junto com a fisioterapia, seguramente o tratamento mais usado pelos reumatologistas para seus pacientes com dores crônicas.
- Os benefícios do exercício físico são amplamente conhecidos. Com o exercício físico regular mantém-se o tônus muscular e ativam-se os neurotransmissores antinociceptivos, que aumentam a produção de endorfinas e serotonina endógena, colaborando com a diminuição da dor e a reabilitação do paciente.
- A fisioterapia feita seguindo um protocolo discutido em comum acordo com a equipe multiprofissional e especificamente adaptado ao paciente está no centro do tratamento da dor, além de contribuir com avaliação permanente, educação contínua, suporte e segurança do paciente.
- Terapia cognitivo-comportamental é uma das principais técnicas com melhores evidências científicas no tratamento da dor crônica. Concentra-se simultaneamente no ambiente, no comportamento e na cognição. Ela engloba a educação do paciente, o treinamento de habilidades comportamentais e o treinamento de habilidades cognitivas, em que os pacientes aprendem como seus pensamentos contribuem para sua doença e como modificar esses pensamentos. O aumento da consciência cognitiva é combinado com técnicas comportamentais específicas.
- A eficácia limitada do manejo farmacológico e das intervenções cirúrgicas em pacientes refratários levaram a uma maior exploração das intervenções cognitivas e comportamentais como modalidade terapêutica adjuvante. A meditação baseada em *mindfulness* demonstrou ser eficaz na redução da dor em estudos

randomizados de pacientes com dor crônica. Esses estudos revelaram mecanismos neurais específicos que podem explicar o alívio da dor a curto prazo e sustentado associado a intervenções baseadas em *mindfulness*.

- Tratamento intervencionista é usado exclusivamente para dor e tenta atingir os "geradores de dor" presumidos, fornecendo analgesia a curto prazo para o paciente bem selecionado, inclusive permitindo a abordagem fisioterápica mais intensa. No entanto, a evidência de melhoria significativa nos resultados a longo prazo é limitada.
- São usadas as infiltrações intra e periarticulares, infiltrações com plasma rico em plaquetas, o agulhamento seco, a toxina botulínica, a estimulação transcraniana e os diferentes tipos de bloqueios terapêuticos. Os resultados destas técnicas, exceto as infiltrações intra e periarticulares, têm resultados ainda discutíveis na literatura.
- Tratamento cirúrgico: técnicas neurocirúrgicas para bloqueio medular da via da dor são usadas, principalmente para dor oncológica.

REFERÊNCIAS BIBLIOGRÁFICAS

1. Ang SP, Sidharthan S, Lai W, Hussain N, Patel KV, Gulati A, et al. Cannabinoids as a potential alternative to opioids in the management of various pain subtypes: benefits, limitations, and risks. Pain Ther. 2023;12(2):355-75.
2. Birkinshaw H, Friedrich CM, Cole P, Eccleston C, Serfaty M, Stewart G, et al. Antidepressants for pain management in adults with chronic pain: a network meta-analysis. Cochrane Database Syst Rev. 2023;5(5):CD014682.
3. Borenstein DG, Hassett AL, Pisetsky DS. Pain management in rheumatology research, training, and practice. Clin Exp Rheumatol. 2017;35:S2-S7.
4. Brandel M, Lin C, Hennell D.et al. Mindfulness meditation in the treatment of chronic. Pain Neurosurg Clin N Am. 2022;33(3):275-9.
5. Cardle P, Kumar S, Leach M, McEvoy M, Veziari Y. Mindfulness and chronic musculoskeletal pain: an umbrella review. J Multidiscip Healthc. 2023;16:515-33.
6. Cristo VV, Rezende MC, Serrano EV, et al. Procedimentos no tratamento da dor musculoesquelética. In: Ranzolin A, Chiuchetta FA, Heymann RE. Dores musculoesqueléticas localizadas e difusas. 2.ed. São Paulo: Planmark; 2017. p.290-306.
7. El-Tallawy SN, Perglozzi JV, Ahmed RS, Kaki AM, Nagiub MS, LeQuang JK, et al. Pain management in the post-COVID era – an update: a narrative review. Pain Ther. 2023;12(2):423-48.
8. Eller-Smith OC, Nicol AL, Christianson JA. Potential mechanisms underlying centralized pain and emerging therapeutic interventions. Frontiers in Cellular Neuroscience. 2018;12:35.
9. Fernandez RN, Helfenstein M. Anti-inflamatórios não hormonais. In: Ranzolin A, Chiuchetta FA, Heymann RE. Dores musculoesqueléticas localizadas e difusas, 2.ed. São Paulo: Planmark; 2017. p.269-80.
10. Fitzcharles MA, Shir Y. Managemant of chronic pain in the rheumatic diseases with insights for the clinician. Ther Adv Musculoskel Dis. 2011;3:179-90.
11. Fullen BM, Wittink H, De Groef A, Hoegh M, McVeigh JG, Martin D, et al. Musculoskeletal pain: current and future directions of physical therapy practice. Arch Rehabil Res Clin Transl. 2023;5(1):100258.
12. Gwinnutt JM, Wieczorek M, Balanescu A, Bischoff-Ferrari HA, Boonen A, Cavalli G, et al. 2021 EULAR recommendations regarding lifestyle behaviours and work participation to prevent progression of rheumatic and musculoskeletal diseases. Ann Rheum Dis. 2023;82(1):48-56.
13. Heiberg T, Kvien TK. Preferences for improved health examined in 1,024 patients with rheumatoid arthritis: pain has highest priority. Arthitis Rheum. 2002;47:391-7.
14. Heymann RE, Provenza JR. Os mecanismos da dor nas doenças reumáticas. In: Ranzolin A, Chiuchetta FA, Heymann RE. Dores musculoesqueleticas localizadas e difusas. 2. ed. São Paulo: Planmark; 2017. p.14-31.
15. Katz-Talmor D, Katz I, Porat-Katz B, Shoenfeld Y. Cannabinoids for the treatment of rheumatic diseases – where do we stand? Nat Rev Rheumatol. 2018;14:488-98.
16. Larsson C, Hansson EE, Sundquist K, Jakobsson U. Chronic pain in older adults: prevalence, incidence, and risk factors. Scand J Rheumatol. 2016;00:1-9.
17. Lopes Jr. OV, Inácio MA. Uso de glicosamina e condroitina no tratamento da osteoartrose: uma revisão da literatura. Rev Bras Ortop. 2013;49:300-6.
18. Martinez JE, Assis MR. Tratamento não farmacológico da dor crônica. In: Ranzolin A, Chiuchetta FA, Heymann RE. Dores musculoesqueléticas localizadas e difusas. 2.ed. São Paulo: Planmark; 2017. p.282-9.
19. Moisset X Boushasira D, Courturier J, et al. Pharmacological and non-pharmacological treatments for neuropathic pain: Systematic review and French recommendations. Rev Neurol. 2020;176(5):325-52.
20. Morris M, Chye R, Liu Z, Agar M, Razmovski-Naumovski V. A retrospective medical record review of adults with non-cancer diagnoses prescribed medicinal cannabis. J Clin Med. 2023;12(4):1483.
21. Parsirad M, Oomen-Lochtefeld S, Wang C. Has the COVID 19 pandemic impacted the management of

chronic musculoskeletal pain? Curr Rheumatol Rep. 2023;1-16.

22. Sato TO. Editorial: Insights in musculoskeletal pain: 2022. Front Pain Res (Lausanne). 2023;4:1205253.
23. Provenza JR, Rezende MC, Fernandez RN. Terapia coadjuvante. In: Ranzolin A, Chiuchetta FA, Heymann RE. Dores musculoesqueléticas localizadas e difusas. 2.ed. São Paulo: Planmark; 2017. p. 258-68.
24. Rezende MC, Paiva AS. Analgésicos simples e opioides. In: Ranzolin A, Chiuchetta FA, Heymann RE. Dores musculoesqueléticas localizadas e difusas. 2.ed. São Paulo: Planmark; 2017. p.246-56.
25. Rosenquist WK, Aronson MD, Crowly M. Overview of the treatment of chronic non-cancer pain. Disponível em: http://www.uptodate.com.
26. Woolf CJ. Central sensitization: implications for the diagnosis and treatment of pain. Pain. 2011;S2-S15.
27. Zhu M, Dong D, Lo HH, Wong SY, Mo PK, Sit RW. Patient preferences in the treatment of chronic musculoskeletal pain: a systematic review of discrete choice experiments. Pain. 2023;164(4):675-89.

136

Terapia celular e terapia gênica

Ricardo Machado Xavier
Maria Carolina de Oliveira
Paulo Louzada Junior

TERAPIA CELULAR NAS DOENÇAS REUMÁTICAS

A terapia celular define-se pela administração de células vivas com finalidade terapêutica e tem evoluído bastante nos últimos 20 anos. No contexto clínico, as células somáticas têm sido mais usadas, ao contrário daquelas originadas de fontes embrionárias, fetais ou das pluripotentes induzidas, que são evitadas principalmente pelo risco de transformação maligna e formação de tecidos ectópicos, além do alto custo e da baixa disponibilidade. Dentre as células somáticas mais aplicadas, destacam-se as mesenquimais, as reguladoras, as de efeito supressor e, mais recentemente, alguns tipos celulares manipulados em laboratório.

A terapia celular tem duas principais finalidades. A primeira é a de suprimir ou controlar respostas inflamatórias exacerbadas, e a segunda, de reparar tecidos lesados. Nesse cenário, as doenças reumáticas se encaixam como alvos terapêuticos. Atualmente, muitos estudos em que as células são usadas para controlar as respostas inflamatórias têm mostrado sucesso, ao menos parcial, no controle da atividade das doenças (Figura 1). O efeito regenerador, no entanto, ainda mostra pouco sucesso na clínica, e encontra-se mais limitado aos estudos com animais (Figura 2). Nesta breve revisão, abordaremos os principais tipos celulares e suas aplicações nas doenças reumáticas.

ABORDAGENS BASEADAS EM MODULAÇÃO IMUNOLÓGICA

Nesta seção, discutimos as abordagens terapêuticas envolvendo o uso de células ou produtos celulares para a modulação da resposta imunológica no contexto das doenças reumáticas (Tabela 1).

Transplantes de células-tronco hematopoéticas

Desde sua primeira descrição, em 1995, o transplante autólogo de células-tronco hematopoéticas tem sido aplicado no tratamento de diversas doenças autoimunes. Trata-se da forma mais conhecida de terapia celular para o tratamento de doenças reumáticas. Nesse tipo de transplante, o paciente é o próprio doador das células-tronco. O procedimento consiste na aplicação de altas doses de medicamentos que destroem os sistemas hematopoético e imunológico, seguida por infusão de células-tronco (progenitores hematopoéticos) provenientes da medula óssea, previamente colhidas e congeladas, que promovem a reconstituição hematológica e imunológica. O sistema imunológico, destruído pela quimioterapia e reiniciado a partir das células-tronco, torna-se tolerante aos antígenos próprios, cessando a agressão aos tecidos.

Por se tratar de procedimento sujeito a toxicidades ao paciente e associado a riscos, destina-se ao tratamento de doenças autoimunes de alta

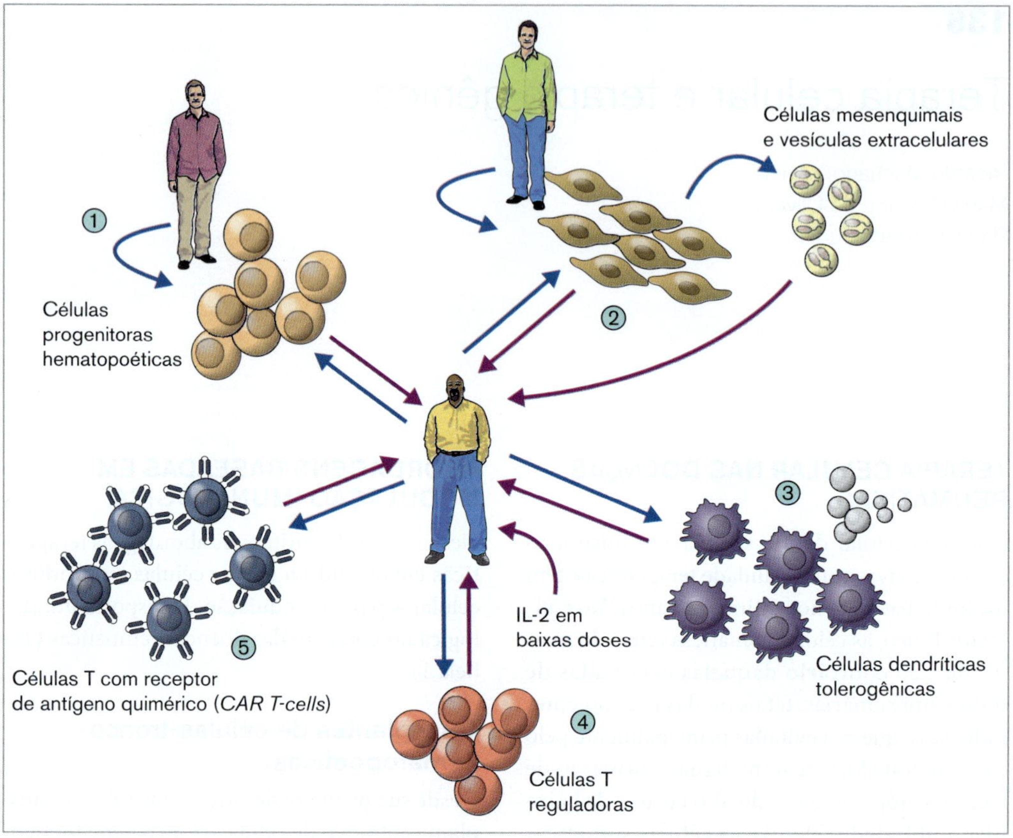

FIGURA 1 Principais abordagens com terapia celular para modulação de resposta inflamatória. (1) Células progenitoras hematopoéticas de fonte geralmente autóloga, mas eventualmente alogênica, são usadas para reconstituir o sistema imunológico destruído com o tratamento quimioterápico, imunoterápico e/ou radioterápico. O novo sistema imunológico, gerado a partir dos progenitores infundidos, torna-se mais tolerante aos autoantígenos e tem perfil menos inflamatório, efeitos que se correlacionam com a melhora clínica do paciente. (2) Células mesenquimais do próprio paciente ou de terceiro são expandidas em laboratório e reinfundidas no paciente, localmente ou por via sistêmica, para modular a resposta imunológica e promover desinflamação. (3) As células dendríticas tolerogênicas autólogas são incubadas *ex vivo* com autoantígenos e depois reinfundidas no paciente, por via sistêmica ou local. Uma vez atraídas para seus alvos antigênicos, liberam IL-10 e têm função imunossupressora. (4) Células T reguladoras autólogas podem ser expandidas *ex vivo* e reinfundidas no paciente, melhorando a regulação imunológica. Como estratégia *in vivo*, injeções de baixas doses de IL-2 podem ser usadas para induzir a proliferação e melhorar a função supressora de células T reguladoras. (5) Células T com receptor quimérico (*CAR T-cells*) têm sido usadas para depletar linfócitos B em doenças mediadas por anticorpos. Mais recentemente, células T reg com receptor quimérico (*CAR T reg-cells*) têm sido investigadas por seu potencial para modular células-alvo. Linhas azuis representam células colhidas do doador (autólogo ou alogênico). Linhas roxas representam células infundidas sistemicamente ou aplicadas localmente no paciente.

morbidade. Atualmente, a doença reumática mais frequentemente transplantada é a esclerose sistêmica, por sua gravidade e limitadas opções terapêuticas. O transplante promove melhora significativa da fibrose cutânea e estabilização, ou mesmo melhora, do envolvimento pulmonar intersticial. Três estudos randomizados, comparando o transplante autólogo com pulsos de ci-

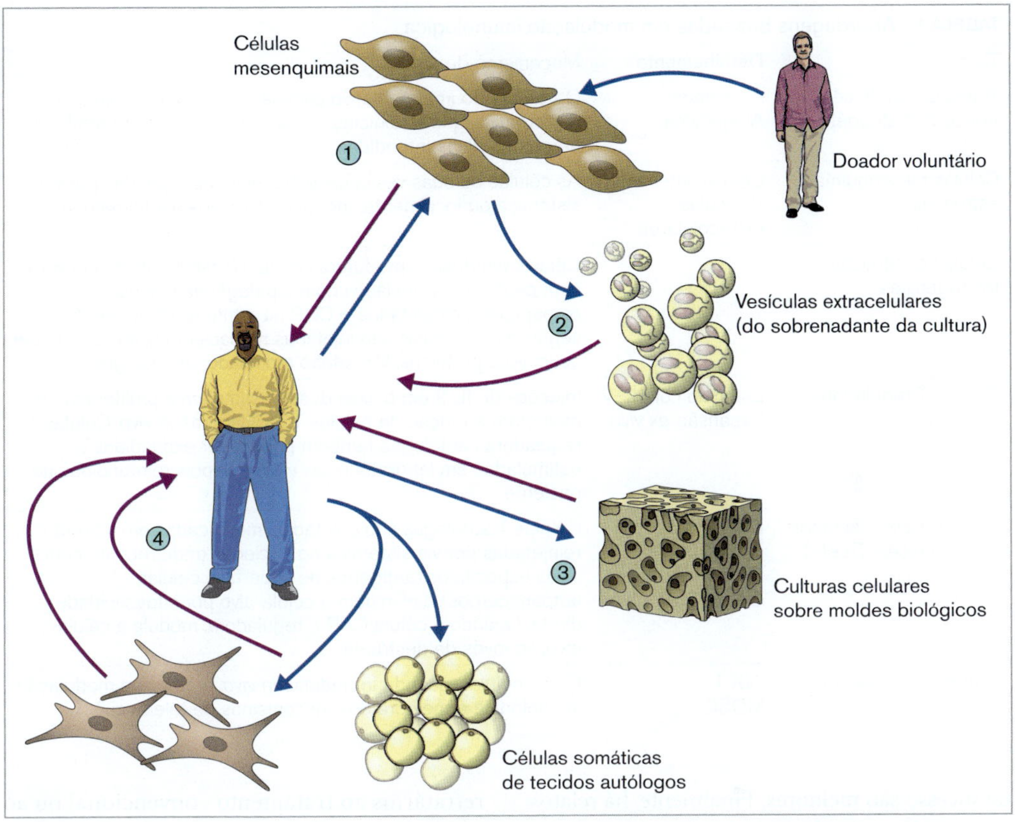

FIGURA 2 Principais abordagens com terapia celular para reparo de tecidos. (1) Células mesenquimais autólogas ou alogênicas são expandidas *ex vivo* e infundidas no paciente localmente ou por via sistêmica, contribuindo para o reparo do tecido lesado. (2) Sobrenadantes de culturas celulares, contendo vesículas extracelulares (ou somente as vesículas isoladamente), podem ser administrados localmente ou sistemicamente para induzir reparo por meio de mecanismos parácrinos. (3) Células mesenquimais são cultivadas sobre moldes biológicos, indiferenciadas ou já diferenciadas em células do tecido a ser reparado, e depois implantadas cirurgicamente. (4) Células autólogas provenientes de tecidos saudáveis do paciente são injetadas localmente em outras áreas, visando reparo (p. ex., injeções de frações celulares de tecido adiposo para reparo de vasos ou úlceras de pele). As linhas azuis representam células colhidas do doador (autólogo ou alogênico). Linhas roxas representam células infundidas sistemicamente ou aplicadas localmente no paciente.

clofosfamida, mostraram que o transplante é superior quanto à sobrevida e ao controle da doença em longo prazo e melhora da qualidade de vida. A experiência com transplante para formas graves de lúpus eritematoso sistêmico (LES), com envolvimento renal, neurológico ou hematológico, é menor e o número de pacientes transplantados tem declinado nos últimos anos pela disponibilidade de novos medicamentos. Além disso, embora muitos pacientes tenham se beneficiado do transplante, atingindo controle da atividade da doença e preservando a função de órgãos nobres, a incidência de reativações ao longo do tempo é bastante alta, chegando a 50% em 5 anos. Para artrite reumatoide (AR), grande número de pacientes foi tratado no passado, porém com alta incidência de falhas terapêuticas e reativações após o transplante. Atualmente, o transplante tem sido aplicado somente para as formas sistêmica e poliarticular da artrite idiopática juvenil, cujas taxas

TABELA 1 Abordagens baseadas em modulação imunológica

Tipo	Detalhamento	Mecanismo de ação
Transplantes de células-tronco hematopoéticas	Autólogos Alogênicos	O tratamento imunoablativo elimina o sistema imunológico autorreativo, que é reiniciado a partir das células progenitoras hematopoéticas infundidas
Células mesenquimais estromais	Células inteiras Vesículas extracelulares	As células ou suas vesículas extracelulares, injetadas por via sistêmica ou localmente, modulam a resposta inflamatória
Células dendríticas tolerogênicas		Células dendríticas produtoras de IL-10 são incubadas *in vitro* com peptídeos associados com a patogênese da doença (p. ex., os peptídeos citrulinados – CCP na artrite reumatoide). A seguir, essas células são injetadas no paciente e, ao reconhecer seus alvos proteicos, têm efeito modulador imunológico
Células T reguladoras	Estímulo com IL-2 Expansão *ex vivo*	Injeções de IL-2 em baixas doses estimulam a proliferação e melhoram a função de células T reguladoras *in vivo*. Células T reguladoras autólogas também podem ser expandidas e estimuladas em laboratório (*ex vivo*) e depois reinfundidas no paciente
Células T com receptor quimérico (*AR T-cells*)	*CAR T-cells* *CAAR T-cells* *CAR T reg-cells* *CAAR T reg-cells*	Células T autólogas são coletadas, modificadas em laboratório, reinjetadas por via sistêmica no paciente, onde reconhecem alvos específicos (antígenos de superfície celular, autoanticorpos) e eliminam a célula-alvo por citotoxicidade direta. Quando a célula CAR é reguladora, modula a célula-alvo, ao invés de destruí-la
Outros tipos celulares	iNK-T MDSC	Essas células, quando infundidas *in vivo*, promovem modulação imunológica e melhora dos mecanismos de tolerância

de sucesso são melhores. Finalmente, há relatos de casos descrevendo transplantes autólogos para outras doenças reumáticas como vasculites sistêmicas primárias e miopatias inflamatórias, porém a experiência é ainda insuficiente para estabelecer recomendações.

Os transplantes alogênicos também têm sido usados para tratar pacientes com doenças reumáticas, porém a alta toxicidade do procedimento, maior do que aquela dos transplantes autólogos, e o risco de doença do enxerto *versus* hospedeiro subsequente limitam sua aplicação. Para doenças autoimunes graves e não responsivas ao transplante autólogo, como as citopenias e, mais recentemente, a AR, essa modalidade de transplante tem sido estudada. Um grupo envolvendo centros do Reino Unido, EUA e República Tcheca relatou suas experiências em uma série de 16 casos de artrite idiopática juvenil seguidos por uma mediana de 29 meses pós-transplante alogênico. Desses, 11 apresentavam a forma sistêmica, e cinco, a forma poliarticular fator-reumatoide negativa, todos refratários ao tratamento convencional ou ao transplante autólogo. Embora a resposta clínica dos pacientes tenha sido satisfatória, com melhora clínica e da qualidade de vida em todos, com 11 deles atingindo remissão completa, houve alta incidência de infecções, principalmente virais. Portanto, as indicações para transplantes alogênicos ainda são limitadas a situações específicas de pacientes com doenças extremamente graves e refratárias ao transplante autólogo, avaliadas individualmente.

Células mesenquimais estromais

Em teoria, as células mesenquimais (MSCs) podem ser isoladas a partir de qualquer tecido do corpo humano. Quando cultivadas e expandidas em laboratório, essas células apresentam propriedades imunomoduladoras e potencialmente reparadoras, interessantes para aplicação como terapia celular. Além disso, em condições normais, as MSCs têm mecanismo de evasão imunológica, pois expressam baixa concentração de moléculas HLA classe I em sua superfície e não expressam moléculas de HLA classe II. Essa propriedade permite o uso de células provenientes de terceiros, dispensando compatibilidade imunológica. As MSCs têm a conveniente propriedade de serem atraídas para sítios de inflamação, podendo ser injetadas por via endovenosa. Interagem com diversos componentes do sistema imunológico, diminuindo funções efetoras pró-inflamatórias, desviando a resposta de perfil Th1 para Th2 e aumentando as funções reguladoras. Diversos estudos pré-clínicos demonstraram eficácia das MSCs em controlar a resposta inflamatória em doenças como a encefalopatia alérgica experimental (modelo da esclerose múltipla) e artrite induzida por adjuvante (modelo da AR).

Para uso clínico, as MSCs precisam ser captadas de algum tecido do doador, em geral medula óssea, tecido adiposo ou anexos fetais (placenta, âmnio, cordão umbilical, sangue de cordão umbilical), e expandidas em laboratório, para se obter número suficiente para efeito terapêutico. Essa expansão precisa ocorrer sob condições de *good manufacturing practice* (GMP) e demora algumas semanas. Depois, as MSCs expandidas podem ser infundidas no paciente ou congeladas para uso futuro. Em pacientes com artrite reumatoide, dois grandes estudos clínicos mostraram controle temporário da atividade da doença após injeção endovenosa de MSCs. A melhora clínica, que durou de 3 a 6 meses, associou-se temporalmente a aumento dos níveis séricos de células reguladoras e diminuição das concentrações de citocinas inflamatórias. Um grupo chinês mostrou resposta clínica sustentada em pacientes com nefrite lúpica ativa tratados com injeções únicas de MSCs autólogas. Em pacientes com síndrome de Sjögren, infusões endovenosas de MSCs melhoraram os sintomas de xeroftalmia e xerostomia e reduziram os títulos de anti-Ro (SSA). Por fim, em pacientes com esclerose sistêmica, as MSCs mostram-se eficazes clinicamente por seu efeito pro-angiogênico, para casos de úlceras e lesões isquêmicas de extremidades, assunto discutido mais adiante neste capítulo. Além disso, estudos experimentais mostram um efeito também sobre a fibrose cutânea associada à doença, sugerindo um efeito sobre outros mecanismos patogênicos da doença.

Devido ao seu alto custo, efeitos terapêuticos não sustentados ao longo do tempo e baixa reprodutibilidade nos diferentes estudos clínicos, as MSCs têm sido menos consideradas para o tratamento de doenças inflamatórias em geral. Entretanto, as investigações continuam. Estudos recentes avaliam se a modulação *ex vivo* das MSCs, como cultura em condições de hipóxia ou com adição de citocinas, poderiam melhorar seu efeito modulador *in vivo* após a infusão.

Nos últimos anos, as vesículas extracelulares liberadas pelas MSCs também têm sido investigadas. Essas vesículas transportam componentes biologicamente ativos produzidos pelas células, atuando na comunicação intercelular, com efeitos sobre os tecidos. Classificam-se em exossomos, microvesículas e corpos apoptóticos, de acordo com seu tamanho, conteúdo e marcadores de superfície. Atualmente, sabe-se que as vesículas extracelulares contêm proteínas, lipídios, ácidos nucleicos e metabólitos. Quase todos os tipos celulares liberam vesículas extracelulares, mas aquelas produzidas pelas MSCs têm sido investigadas por sua aplicabilidade terapêutica.

Células dendríticas tolerogênicas

As células dendríticas tolerogênicas têm sido investigadas como uma forma de terapia celular ativa para o tratamento de AR. Essas células podem ser condicionadas em laboratório para reconhecer determinados alvos antigênicos e, depois de infundidas localmente (p. ex., dentro da articulação do joelho), são capazes de modular a resposta inflamatória. Em um estudo de fase 1 (visando aplicabilidade e segurança), células dendríticas tolerogênicas, produtoras de IL-10, foram isoladas a partir do sangue periférico do próprio paciente e incubadas com líquido sinovial. A seguir, foram injetadas por artroscopia dentro de um joelho inflamado do paciente. O estudo concluiu que o tratamento é seguro, sem piora da inflamação articular. Entretanto, não se observou eficácia sistêmica da terapia. Em outro estudo, células dendríticas tolerogênicas autólogas, manipuladas *ex vivo* para induzir respostas imunossupressoras, foram incubadas com peptídeos citrulinados e depois readministradas por via intradérmica aos pacientes, em injeção única. Observaram-se diminuição de resposta inflamatória sistêmica, aumento da proporção de células reguladoras e, após cerca de um mês, diminuição da atividade da doença. Mais recentemente, um estudo randomizado e duplo-cego avaliou os efeitos de injeções subcutâneas de células dendríticas expostas a nanopartículas lipossômicas contendo moléculas autólogas de colágeno II ligadas a HLA e inibidor de NF-kB em pacientes com artrite reumatoide, comparando-as com placebo. A estratégia mostrou-se segura, aumentando os mecanismos de imunorregulação e associando-se com melhora clínica (redução do *disease activity score* – DAS28) dos pacientes.

Células T reguladoras

As células (linfócitos) T reguladoras (T reg) encontram-se deficientes em número e/ou em função em diversas doenças autoimunes, como LES, esclerose sistêmica e AR. Em pacientes com LES, doses baixas de interleucina (IL)-2 e/ou rapamicina têm sido administradas com a finalidade de induzir a proliferação e melhorar a função de células T reg. Um estudo randomizado comparando IL-2 subcutânea com placebo demonstrou eficácia do medicamento em controlar a atividade do LES, com diferença significativa entre os grupos às 24 semanas de seguimento. Atualmente, encontra-se em andamento uma pesquisa investigando o efeito de infusões de T regs expandidas em laboratório (*ex vivo*) e injetadas por via endovenosa.

Células T com receptor quimérico (*CAR T-cells*)

As *CAR T-cells* (do inglês *chimeric antigen receptor T cells*, ou células T com receptor de antígeno quimérico) têm ocupado espaço no tratamento de neoplasias hematológicas específicas, principalmente aquelas que envolvem linfócitos B. Receptores de células T são combinados com fragmentos de anticorpos e artificialmente implantados na superfície de linfócitos T autólogos. O receptor quimérico dirige-se especificamente contra antígenos tumorais, destruindo a célula-alvo através de citotoxicidade direta. Um estudo experimental avaliou o efeito das *CAR T-cells* contra linfócitos B produtores de anticorpos antidesmogleína, em um modelo murino de pênfigo. Camundongos tratados evoluíram com melhora significativa e duradoura das lesões de pele.

Recentemente, o tratamento com *CAR T-cells* foi estendido para uso clínico no tratamento de doenças autoimunes, porém ainda com algumas limitações. Trata-se de uma terapia de alto custo, que requer centros especializados para seu desenvolvimento. Além disso, a aplicação das *CAR T-cells* pode provocar uma tempestade de citocinas e síndrome neurotóxica potencialmente graves e fatais ao paciente, cujo manejo requer experiência, leitos de terapia intensiva e, frequentemente, uso precoce de bloqueadores de IL-6 (tocilizumabe). A maior limitação dessa modalidade terapêutica, entretanto, é destinar-se a doenças autoimunes com um ou poucos autoantígenos identificados. Para as doenças com alvos antigênicos múltiplos ou indefinidos, como esclerose sistêmica, LES ou vasculites ANCA-negativas, por exemplo, o desenvolvimento de *CAR T-cells* contra clones linfocitários específicos ainda não é viável. Entretanto, quando se identifica um autoanticorpo patogênico, como o anti-CCP na artrite reumatoide, acredita-se ser possível gerar *CAR T-cells* específicas contra linfócitos B produtores desse anticorpo.

Para LES, a depleção de linfócitos B (CD19) usando *CAR T-cells* tem se mostrado eficaz no controle clínico dos pacientes. O tratamento induz uma aplasia de células B de longa duração. Em 2021, um grupo alemão relatou o caso de uma paciente com LES que foi tratada com *CAR T-cells* contra CD19. Alguns dias após a infusão das *CAR T-cells*, houve depleção completa de linfócitos B, associada a negativação dos títulos de anti-DNA e normalização da proteinúria e dos níveis de complemento sérico. Em 2022, o mesmo grupo publicou uma atualização de sua experiência, relatando o desfecho de cinco pacientes jovens, com LES muito ativo e refratário ao tratamento convencional, tratados com uma única infusão de *CAR T-cells* CD19, com seguimento mediano de 8 meses pós-infusão. Nenhum paciente desenvolveu síndrome de liberação de citocinas grave ou quadro neurotóxico. Todos os pacientes evoluíram com aplasia temporária de linfócitos B e atingiram remissão completa do LES três meses pós-infusão, com SLEDAI de zero. Importante, mesmo após reaparecimento de linfócitos B na circulação, em média 110 dias após a infusão, os pacientes mantiveram-se em remissão clínica, sem uso de imunossupressores. Os novos linfócitos apresentaram fenótipo *naïve*, indicando uma renovação do compartimento B do sistema imunológico adaptativo.

Recentemente tem-se discutido a possibilidade de se expandir as células CAR T com efeito regulador, ou *CAR T reg-cells*, cujas ações terapêuticas poderão beneficiar especialmente pacientes com doenças autoimunes ou inflamatórias. Assim como as *CAR T-cells*, as *CAR T reg-cells* poderiam reconhecer um alvo antigênico e modular a resposta efetora contra esse antígeno, quer seja através de secreção de citocinas, quer seja por mecanismos de contato célula-célula. Estudos pré-clínicos ainda tentam melhorar a estabilidade das *CAR T reg-cells*, mas em breve os estudos com pacientes deverão ser iniciados. Um outro tipo celular em desenvolvimento são as *chimeric autoantigen receptor T-cells* ou células T com receptor de autoantígeno quimérico (*CAAR T-cells*), ou seja, células *CAR T* que carregam em sua superfície um autoantígeno, ao invés de um receptor de células T. Assim, esse autoantígeno funcionaria como uma "isca" para os linfócitos B autorreativos, ligando-se a eles e destruindo-os (por citotoxicidade direta) ou modulando-os (usando *CAAR T-cells* reguladoras, no caso *CAAR T reg-cells*).

Outros tipos celulares

Na última década, as células iNK-T (do inglês, *invariant natural killer T-cells*) têm sido investigadas por seu efeito imunossupressor. Essas células interagem com componentes do sistema imunológico inato e adaptativo, promovendo polarização para perfil menos inflamatório. Estudos pré-clínicos mostram que as células iNK-T expandidas em laboratório e infundidas em camundongos induzem tolerância imunológica aos autoantígenos. Um estudo clínico de fase I comprovou a segurança de seu uso.

Finalmente, as células MDSC (do inglês *myeloid-derived supressor cells*) têm sido também alvo de investigação por seu potencial imunossupressor.

ABORDAGENS QUE VISAM REPARO DE TECIDOS

Além da ação moduladora sobre o sistema imunológico, as MSCs são também investigadas por seus efeitos regenerativos. Acredita-se que muitos desses efeitos devam-se a mecanismos parácrinos, provavelmente mediados pelos produtos contidos nas vesículas extracelulares, que estimulam o reparo a partir de células do próprio tecido.

Em pacientes com osteoartrite, as MSCs têm sido investigadas para reparo da cartilagem articular. Estudos com injeções intra-articulares de MSCs mostraram melhora da dor, função e, possivelmente, estrutura da cartilagem articular. Entretanto, os efeitos pareceram diminuir após o primeiro ano do tratamento e novos estudos encontram-se em andamento. Com o objetivo de melhorar a eficácia dessa forma de terapia celular, MSCs têm sido cultivadas sobre moldes biológicos (*bioscaffolds*), que são então cirurgicamente implantados nos pacientes. Diversos estudos avaliaram a estratégia, com resultados variados, porém benéficos de um modo geral.

Na esclerose sistêmica, MSCs derivadas de tecido adiposo e a fração celular de tecido adiposo têm sido usadas para promover reparo vascular. Essas células apresentam grande potencial angiogênico e, quando injetadas ao redor de úlceras digitais, induzem cicatrização associada a melhora da vascularização local. Queratinócitos e fibroblastos autólogos, expandidos em cultura, também podem ser usados para reparo de úlceras cutâneas associadas a diversas doenças inflamatórias. Uma camada celular associada a cola de fibrina é aplicada sobre as úlceras, que cicatrizam dentro de algumas semanas. De modo interessante, não há enxertia das células aplicadas, e a camada celular é eliminada após algumas semanas de permanência sobre a lesão, sugerindo que o reparo ocorra por meio de mecanismos parácrinos, estimulando o tecido subjacente a ativar suas vias de reparo tecidual.

Terapia gênica

As estratégias de terapia gênica, definidas como a introdução de ácidos nucleicos nas células do hospedeiro com fins terapêuticos, têm tido um avanço mais lento na reumatologia, apesar de resultados interessantes nos modelos animais. Nos últimos anos, técnicas novas para edição do DNA *in vivo*, como a *clustered regularly interspaced short palindromic repeat associated protein* (CRISP/Cas9) aceleraram o desenvolvimento na área, e uma primeira terapia gênica em osteoartrite foi recentemente aprovada na Coreia. A ideia seria obter uma expressão sustentada e localizada de agentes biológicos na articulação, que seriam produzidos pelas próprias células do paciente, evitando a necessidade de administrações regulares e minimizando a exposição a esses agentes em tecidos não envolvidos pela doença. Outro objetivo seria o de corrigir defeitos genéticos (doenças monogênicas, como boa parte das síndromes autoinflamatórias) ou manipular células para alterar sua função (p. ex., gerar linfócitos T regs específicos para autoantígenos que suprimam a resposta contra esses antígenos, ou modificações de células-tronco pluripotenciais).

Em relação à produção local de agentes biológicos, nas doenças inflamatórias objetiva-se aumentar a expressão de proteínas com ação anti-inflamatória (p. ex.: IL-4, IL-1Ra, IL-10) ou ainda silenciar a expressão de mediadores da inflamação por interferência de RNA (p. ex.: TNF-α e Notch1). Essa expressão poderia ser ainda regulada por promotores ativáveis, o que possibilitaria que essas proteínas fossem expressadas somente em tecidos onde há processo inflamatório ativo. Outra estratégia interessante, derivada da imunoterapia do câncer (*checkpoint therapy*), seria aumentar a expressão de coestímulos negativos de ativação dos linfócitos T, como o PD-L1. Interferência de RNA é possível com o uso de *small interfering RNA* (siRNA) ou *microRNA* (miRNA), que são curtas sequências de RNA que reconhecem o RNA mensageiro complementar e induzem sua degradação, suprimindo tradução do gene. Mesmo os chamados *non-conding RNA*, cujo papel nas doenças autoimunes vem sendo explorado, podem ser alvos interessantes para terapia gênica, devido à sua expressão estável. Essas estratégias vêm sendo testadas em modelos animais e em ensaios clínicos de fases iniciais na artrite reumatoide.

Na osteoartrite, o objetivo dos estudos de terapia gênica tem sido aumentar a expressão de proteínas reparadoras ou constituintes da matriz (p. ex.: TGF-beta que foi o caso da terapia aprovada na Coreia) ou diminuir mediadores da degradação da cartilagem (p. ex.: IL-1, metaloproteinases).

Para a introdução do DNA nas células, distintas abordagens vêm sendo empregadas quanto à estratégia (aplicação direta no tecido *in vivo* ou em células retiradas do paciente *ex vivo*) e quanto ao carreador (uso de vetores virais – *transduction* – ou por transferência direta – *transfection*). Cada uma dessas abordagens apresenta vantagens e dificuldades. Em relação aos vetores virais, os mais empregados incluem retrovírus, adenovírus, vírus adenoassociado e vírus herpes simples. A expressão da proteína é mais estável, mas há potencial de imunogenicidade ou de integração viral no genoma. Para transferência direta, em geral mais simples e segura do que o uso de vírus, mas menos eficiente, pode ser com DNA de plasmídeo puro ou via polímeros e lipossomos, aplicando métodos biofísicos, como a eletroporação.

A técnica CRISP/Cas9, derivada de sistemas de defesa de bactérias contra vírus e bacteriófagos, é capaz de introduzir quebras da dupla-hélice de DNA em localizações muito precisas do genoma, aumentando tremendamente o potencial e a segurança de edição genômica. A partir dessa quebra, pode-se deletar ou adicionar material genético, ou substituir um segmento de DNA por outra sequência customizada.

O potencial da terapia gênica é grande, e a tecnologia está se desenvolvendo com rapidez. Doenças crônicas autoimunes ou autoinflamatórias com traços hereditários conhecidos que podem ser corrigidos, ou que causam desequilíbrio imunológico ou dano tecidual são candidatas primárias a esse tipo de tratamento, e vários estudos em animais e estudos de fases clínicas iniciais estão em andamento.

REFERÊNCIAS BIBLIOGRÁFICAS

1. Bell GM, Anderson AE, Diboll J, Reece R, Eltherington O, Harry RA, et al. Autologous tolerogenic dendritic cells for rheumatoid and inflammatory arthritis. Ann Rheum Dis. 2017;76:227-34.
2. Evans CH, Ghivizzani SC, Robbins PD Osteoarthritis gene therapy 2022. Curr Opin Rheumatol. 2023;35(1):37-43.
3. Ewart D, Peterson EJ, Steer CJ. A new era of genetic engineering for autoimmune and inflammatory diseases. Semin Arthritis Rheum. 2019;49:e1-e7.
4. Franceschetti T, De Bari C. The potential role of adult stem cells in the management of the rheumatic diseases. Ther Adv Musculoskelet Dis. 2017;9:165-79.
5. Granel B, Daumas A, Jouve E, Harlé JR, Nguyen PS, Chabannon C, et al. Safety, tolerability and potential efficacy of injection of autologous adipose-derived stromal vascular fraction in the fingers of patients with systemic sclerosis: an open-label phase I trial. Ann Rheum Dis. 2015;74(12):2175-82.
6. He J, Zhang R, Shao M, Zhao X, Miao M, Chen J, et al. Efficacy and safety of low-dose IL-2 in the treatment of systemic lupus erythematosus: a randomised, double-blind, placebo-controlled trial. Ann Rheum Dis. 2020;79(1):141-9.
7. Huldani H, Abdalkareem Jasim S, Olegovich Bokov D, Abdelbasset WK, Nader Shalaby M, Thangavelu L, et al. Application of extracellular vesicles derived from mesenchymal stem cells as potential therapeutic tools in autoimmune and rheumatic diseases. Int Immunopharmacol. 2022;106:108634.
8. Liu B, Shu S, Kenny TP, Chang C, Leung PS. Stem cell therapy in autoimmune rheumatic diseases: a comprehensive review. Clin Rev Allergy Immunol. 2014;47:244-57.
9. Liu S, Maeyama K. Gene therapy for rheumatoid arthritis. Crit Rev Immunol. 2016;36:149-61.
10. Mackensen A, Müller F, Mougiakakos D, Böltz S, Wilhelm A, Aigner M, et al. Anti-CD19 CAR T cell therapy for refractory systemic lupus erythematosus. Nat Med. 2022;28(10):2124-32.
11. Madry H, Cucchiarini M. Gene therapy for human osteoarthritis: principles and clinical translation. Exp Opin Bio Ther. 2016;16:331-46.
12. Mizui M, Tsokos GC. Targeting regulatory T cells to treat patients with systemic lupus erythematosus. Front Immunol. 2018;9:786.
13. Mougiakakos D, Krönke G, Völkl S, Kretschmann S, Aigner M, Kharboutli S, et al. CD19-targeted CAR T cells in refractory systemic lupus erythematosus. N Engl J Med. 2021;385(6):567-9.
14. Rai V, Dilisio MF, Dietz NE, Agrawal DK. Recent strategies in cartilage repair: a systemic review of the scaffold development and tissue engineering. J Biomed Mater Res A. 2017;105:2343-54.
15. Romano M, Fanelli G, Albany CJ, Giganti G, Lombardi G. Past, present, and future of regulatory T cell therapy in transplantation and autoimmunity. Front Immunol. 2019;10:43s.
16. Sonigra A, Nel HJ, Wehr P, Ramnoruth N, Patel S, van Schie KA, et al. Randomized phase I trial of antigen-specific tolerizing immunotherapy with peptide/calcitriol liposomes in ACPA+ rheumatoid arthritis. JCI Insight. 2022;7(20):e160964.
17. Yang JH, Liu FX, Wang JH, Cheng M, Wang SF, Xu DH. Mesenchymal stem cells and mesenchymal stem cell-derived extracellular vesicles: Potential roles in rheumatic diseases. World J Stem Cells. 2020;12(7):688-705.
18. Zhang H, Liang J, Tang X, Wang D, Feng X, Wang F, et al. Sustained benefit from combined plasmapheresis and allogeneic mesenchymal stem cells transplantation therapy in systemic sclerosis. Arthritis Res Ther. 2017;19(1):165.

137

Reabilitação em reumatologia

Fabio Jennings
Sandra Hiroko Watanabe
Jamil Natour

INTRODUÇÃO

A reabilitação em reumatologia objetiva diminuir a dor, restaurar e/ou manter a função e prevenir a incapacidade dos pacientes. Esses objetivos podem ser alcançados por meio de educação do paciente, orientações sobre proteção articular e conservação de energia, uso de órteses e auxiliares de marcha, meios físicos e programas de exercícios. Algumas dessas intervenções têm eficácia baseada em evidências científicas, mas na prática clínica muito ainda é feito com base na experiência pessoal ou da comunidade dos profissionais de saúde.

A equipe de reabilitação deve idealmente ser multidisciplinar e formada por reumatologista, fisiatra, fisioterapeuta, terapeuta ocupacional, educador físico, ortopedista, nutricionista, enfermeiro, assistente social e psicólogo.

Antes de se iniciar o tratamento do paciente reumático é primordial uma avaliação criteriosa do diagnóstico clínico, das alterações e limitações osteoarticulares e biomecânicas, do tratamento medicamentoso e do impacto da doença na vida tanto pessoal quanto profissional do paciente. Além da história pregressa e do exame físico, alguns instrumentos específicos devem ser utilizados para avaliar o paciente antes do tratamento, para planejar a estratégia a ser adotada e acompanhar a evolução, medindo o impacto das intervenções realizadas.

EDUCAÇÃO DO PACIENTE

Os programas educacionais em reumatologia têm como objetivo promover o desenvolvimento de estratégias de enfrentamento da doença, de técnicas de controle da dor e dos outros sintomas da doença e acelerar o processo de autoeficácia. Pacientes e familiares ou cuidadores recebem informações sobre a doença, sintomas e tratamentos, assim como sobre os benefícios dos exercícios físicos e das estratégias de enfrentamento da doença. Aulas práticas acompanham o conhecimento teórico e oferecem aos participantes a experiência de realizar tarefas de maneira mais ergonômica e de como enfrentar dificuldades nas atividades de vida diária. A educação do paciente permite que tanto ele quanto seus familiares participem do tratamento, auxiliando na sua escolha e, sobretudo, possibilitando a respectiva implementação.

Já se sabe que esse recurso pode influenciar a evolução da doença e, em algumas doenças reumáticas, como lombalgia não específica, artrite reumatoide e fibromialgia, está documentado que pacientes expostos aos grupos educacionais evoluem melhor quando comparados a outros que desconhecem a história natural de sua doença e a estratégica terapêutica adotada.

PROTEÇÃO ARTICULAR E CONSERVAÇÃO DE ENERGIA

Ao realizar o tratamento de reabilitação do paciente reumático, é preciso ter em mente dois conceitos fundamentais: proteção articular e conservação de energia. A primeira é particular para cada articulação, evitando a agressão mecânica a uma articulação já agredida pela doença. O paciente deve ser orientado para que em qualquer atividade ou exercício que provoque dor, seja diminuída sua intensidade ou frequência, ou mesmo para que a abandone. O uso de órteses e auxiliares de marcha, a orientação ergonômica e a divisão do trabalho entre diversas articulações podem diminuir a sobrecarga sobre as estruturas mais afetadas pela doença. O conceito de conservação de energia parte do princípio de que os pacientes com doenças reumáticas apresentam diminuição da massa muscular, a velocidade de sua contração diminui a energia cinética e as articulações inflamadas e instáveis consomem mais energia para manter a função. Além disso, a postura e a marcha anormais também consomem mais energia dos pacientes. Com esse balanço desfavorável, o paciente deve racionalizar o dispêndio de energia para que possa exercer suas atividades da vida diária (AVD) e vida prática (AVP), sem esgotar as energias no meio de uma tarefa ou no meio do dia. Conselhos simples, como deslizar objetos em vez de levantá-los, intercalar períodos de descanso durante o dia, não concentrar as atividades mais fatigantes em um mesmo dia, podem promover melhora da qualidade de vida e da produtividade do indivíduo.

Outra medida utilizada na reabilitação reumatológica é o repouso, que pode ser sistêmico ou localizado em uma articulação ou região. O repouso diminui a dor e as contraturas musculares, mas se for prolongado, pode enrijecer estruturas periarticulares, comprometer a integridade da cartilagem, diminuir a capacidade cardiopulmonar, a massa óssea e a muscular, além de gerar efeitos emocionais negativos, às vezes de difícil abordagem e solução, comuns entre pacientes com lombalgia, por exemplo. A orientação geral para os pacientes com doenças reumáticas é que se realizem curtos períodos de repouso intercalados com atividades que não piorem a dor e evitem o repouso absoluto no leito.

ÓRTESES E ADAPTAÇÕES

As órteses são dispositivos externos úteis no manejo do paciente reumático e têm como finalidade diminuir a dor e a mobilidade, dar estabilidade, manter a articulação ou o segmento em melhor posição e/ou melhorar sua função. Incluem-se, entre outras, bengalas para proteger articulações do segmento inferior, por exemplo, na osteoartrite de joelho; talas para imobilização do punho na síndrome do túnel do carpo ou para o posicionamento noturno de mãos reumatoides; órteses para deformidades nos dedos de pacientes com rizartrose, osteoartrite ou artrite reumatoide; cintas e coletes para as doenças da coluna vertebral; e palmilhas para fasciíte plantar ou neuroma de Morton e para adequar a biomecânica e a função dos membros inferiores na artrite reumatoide e osteoartrite de joelho (Tabela 1). Para as órteses de mãos indicam-se preferencialmente as de material termoplástico e confeccionadas sob medida, devido às peculiaridades de tamanho e deformidades preexistentes em cada paciente. As palmilhas podem ser corretivas ou de compensação, podendo-se realizar uma avaliação podoscópica ou de baropometria previamente, para sua adequada prescrição individual. É necessário que se faça um período de adaptação ao uso da órtese, pois inicialmente pode ocorrer um aumento do consumo de energia com seu uso, como acontece quando pacientes com osteoartrite de joelho iniciam o uso de bengala. Deve-se também monitorar as mudanças de hábitos necessárias para que se use a órtese adequadamente.

As adaptações são frequentemente negligenciadas em nosso meio. A independência, a produtividade e o conforto do paciente e da própria família podem melhorar com simples medidas, entre elas: remoção de obstáculos; elevação de cadeiras, do vaso sanitário e do leito; colocação de corrimãos; engrossadores de cabos que facilitam a preensão; alongadores para vestuário e para pegar objetos que ficam fora do alcance; alça em objetos para facilitar a pinça; uso de antiderrapante para auxiliar na força ao abrir um pote, porta ou torneira e adaptações de outros utensílios do lar e do trabalho a serem consideradas diante de cada caso que beneficiarão o paciente em sua autonomia. O treino em uma sala de atividade de vida diária ou em domicílio facilita a introdução e a aceitação dos equipamentos por parte do paciente em seu cotidiano.

TABELA 1 Órteses utilizadas em pacientes com doenças reumáticas

Membros superiores	▪ Órtese para posicionamento noturno (punhos, dedos e polegar) ▪ Órtese para posicionamento funcional de punho (dedos livres) ▪ Órtese para dedos em pescoço de cisne ▪ Órtese para dedos em botoeira ▪ Órtese para rizartrose ▪ Órtese para polegar em Z ▪ Órtese para osteoartrite de dedos (canaleta) ▪ Órtese para dedo em gatilho ▪ Órtese para síndrome do tunel do carpo ▪ Órtese dinâmica (pós-operatório de artroplastia de MCFs)
Membros inferiores	▪ Palmilhas corretivas e de compensação ▪ Joelheira (tutor) articulável
Auxiliares de marcha	▪ Bengala ▪ Muleta ▪ Andador ▪ Cadeira de rodas
Coluna vertebral	▪ Cinta abdominal com hastes flexíveis ▪ Colete cervical ▪ Colete para coluna lombar (Putti, Jewett)

MEIOS FÍSICOS

A utilização dos meios físicos na reumatologia deve ser considerada nas limitações desses métodos, sobretudo nas artropatias inflamatórias. Os meios físicos são úteis, antecedendo os exercícios, por promoverem relaxamento da musculatura ou diminuição da rigidez articular, utilizando-se, por exemplo, estimulação elétrica nervosa transcutânea (TENS), parafina e turbilhão. Alguns estudos mostram um pequeno benefício de alguns meios físicos quando associados ao exercício. No entanto, deve-se considerar a falta de evidências e seu efeito efêmero em doenças que, frequentemente, são crônicas e progressivas.

Recentemente, tem sido utilizada a terapia de ondas de choque para o tratamento de fasciíte plantar e tendinopatias.

EXERCÍCIOS TERAPÊUTICOS (CINESIOTERAPIA)

Os exercícios físicos têm como objetivo manter ou melhorar os principais elementos da aptidão física: a flexibilidade, a força muscular, o condicionamento aeróbio e as habilidades neuromotoras (Tabela 2). Antes da prescrição de um programa de exercícios, contudo, deve-se realizar, além da avaliação do aparelho locomotor, uma avaliação cardiopulmonar do paciente para rastrear limitações ou condições que contraindiquem exercícios mais vigorosos.

Os exercícios de alongamento têm a finalidade de melhorar a flexibilidade e podem ser realizados de forma ativa ou passiva. Os alongamentos passivos têm indicação limitada em reumatologia pelo risco de ultrapassar o limite oferecido pela dor e determinar lesões nas estruturas periarticulares. Os alongamentos ativos estáticos, em que o próprio paciente mantém o posicionamento articular, são os mais indicados.

Os exercícios de alongamento bem executados podem ajudar a manter e melhorar a amplitude de movimento (ADM) de uma articulação ou de um grupo de articulações. Nos pacientes com doenças reumáticas, há o comprometimento da ADM desde as fases iniciais da doença, provocado não somente pelo encurtamento muscular, mas também pelo acometimento articular. Assim, é fundamental a introdução dos alongamentos no programa de reabilitação desde o início do tratamento.

O aprimoramento da força e *endurance* musculares permite que os pacientes com doenças reumáticas realizem suas atividades com menos estresse articular e ajudam a manter a independência funcional. A melhora da força muscular

TABELA 2 Cinesioterapia

Flexibilidade	Alongamentos ativos ou passivos Alongamentos estáticos ou dinâmicos
Força e *endurance* muscular (exercícios de resitência)	Exercícios concêntricos Exercícios excêntricos Exercícios isométricos
Condicionamento aeróbio	Em solo Em água
Habilidades neuromotoras	Treino de marcha Exercícios para propriocepção, equilíbrio e coordenação

por meio dos exercícios de resistência (treinamento com pesos) proporciona benefícios relacionados à saúde com evidências científicas em várias doenças reumáticas, como artrite reumatoide, osteoartrite, lombalgias e fibromialgia.

Em pacientes com doenças reumáticas, os exercícios de força devem inicialmente ser leves a moderados (aproximadamente de 40%-70% de 1 repetição máxima – RM), podendo-se progredir, em alguns casos, para exercícios mais intensos (aproximadamente 80%-90% de 1 RM) à medida que o paciente adquira aptidão. Para estimular uma melhor adaptação do paciente no intuito de atingir metas específicas, utiliza-se um programa de fortalecimento resistido progressivo. Esse programa baseia-se na progressão gradual de cargas e de exercícios de acordo com reavaliações periódicas. As características ideais dos programas específicos de fortalecimento incluem contrações concêntricas, excêntricas e isométricas em exercícios bilaterais e unilaterais, além de exercícios que utilizam uma ou múltiplas articulações. Para indivíduos iniciantes, recomendam-se exercícios em séries de 8 a 12 repetições, duas a três vezes por semana.

Os pacientes com doenças reumáticas têm redução comprovada do condicionamento aeróbio. Consequentemente, programas de condicionamento aeróbio têm se mostrado eficazes na melhora da dor, função e qualidade de vida em várias doenças como lombalgia crônica, artrite reumatoide, lúpus eritematoso sistêmico, espondilite anquilosante e fibromialgia. Especificamente nas artropatias inflamatórias, os estudos mostram que os exercícios físicos inclusive melhoram a atividade da doença. Assim, os exercícios aeróbios devem fazer parte da reabilitação desses pacientes com as seguintes recomendações: o programa deve incluir atividades adaptadas ao estado funcional do paciente; iniciar com sessões curtas e aumentar a duração do exercício de forma gradual; a intensidade do exercício pode variar desde leve até intensa (60% a 90% da frequência cardíaca máxima) dependendo do estado funcional do paciente; devem ser evitados exercícios de alto impacto e repetitivos em pacientes com articulações já lesadas.

Os programas de exercícios têm se mostrado benéficos e seguros como parte da reabilitação de pacientes com doenças reumáticas primordialmente inflamatórias como artrite reumatoide, espondiloartrites, artrite idiopática juvenil, com doenças degenerativas como osteoartrite e com doenças não inflamatórias como fibromialgia e lombalgias mecânicas. As evidências científicas auxiliam no delineamento da prescrição de exercícios para cada doença.

A hidroterapia, em suas diversas modalidades, é um meio de tratamento bastante interessante, já que permite que os exercícios sejam feitos com baixo impacto articular, podendo ser utilizados para pacientes com doenças reumáticas e trazem melhora da força e função em algumas doenças, como osteoartrite, artrite reumatoide, fibromialgia e reabilitação pós-operatória.

Outro importante aspecto na reabilitação de pacientes com doenças reumáticas é o fortalecimento da musculatura estabilizadora de tronco. O método pilates, que utiliza exercícios para manutenção da força e flexibilidade e vem sendo bastante utilizado como recurso na reabilitação, tem se mostrado uma boa opção de exercício para pacientes com lombalgia e cervicalgia crônicas e também em crianças.

Em pacientes com dificuldades à deambulação, pode-se realizar treino de marcha, com ou sem auxiliares, além de exercícios para melhora de propriocepção, equilíbrio e coordenação.

Durante o exercício, é sempre indicado proteger as articulações dos pacientes e realizá-lo em posicionamentos confortáveis, evitando provocar dor, sobrecarga articular ou fadiga.

Deve-se estar alerta para o excesso de exercícios quando surgir dor, sobretudo se durar mais de duas horas; fadiga exagerada; aumento da fraqueza; diminuição da ADM; ou aumento do inchaço articular.

Os exercícios indicados pelo fisioterapeuta devem ter continuidade com atividade esportiva adequada, que seja agradável e melhore a adesão do paciente à fase de manutenção do tratamento. Devem-se evitar esportes de contato ou com alto impacto sobre o aparelho locomotor. Diversas técnicas são utilizadas, na dependência da identificação das necessidades de cada paciente, e ainda são poucos os estudos que comparam diferentes modalidades de exercícios para uma mesma situação clínica.

Acompanhando o cenário mundial, a criação de aplicativos para celulares, dispositivos vestíveis, além de orientação e treinamento *on line*, trazem novas opções para a reabilitação do paciente reumático. Os aplicativos para celulares têm sido utilizados de forma efetiva como instrumento auxiliar no tratamento dos pacientes com doenças reumáticas. O REPARE, programa de exercícios físicos para pacientes com espondilite anquilosante e artrite psoriásica, desenvolvido pelas Comissões de Espondiloartrites e Reabilitação da Sociedade Brasileira de Reumatologia, também tem como objetivo a conscientização da atividade física regular e supervisionada.

REVISÃO

Os objetivos da reabilitação em reumatologia são prevenir a disfunção, restaurar e/ou manter a função e diminuir a dor e a incapacidade dos pacientes. Para tanto, ela se vale da educação do paciente (estendida à sua família), das orientações sobre proteção articular e conservação de energia, do uso de órteses e auxiliares de marcha e programas de exercícios.

A equipe de reabilitação deve ser multidisciplinar e o paciente reumático deve ser previamente avaliado para completa compreensão de suas condições e planejamento adequado e individualizado do programa de reabilitação.

REFERÊNCIAS BIBLIOGRÁFICAS

1. Cazotti, LA, Jones A, Roger-Silva D, Ribeiro LHC, Natour J. Effectiveness of the Pilates Method in the treatment of chronic mechanical neck pain: a randomized controlled trial. Arch Phys Med Rehabil. 2018;99(9):1740-6.
2. de Oliveira HAV, Natour J, Vassali M, Rosenfeld A, Jennings F, Jones A. Effectiveness of customized insoles in patients with Morton's neuroma: a randomized, controlled, double-blind clinical trial. Clin Rehabil. 2019 33(12);1898-907.
3. Dos Santos AM, Misse RG, Biorges IBP, Perandini LAB, Shinjo SK. Physical exercise for the management of systemic autoimmune miopathies: recent findings, and future perspectives. Curr Opin Rheumatol. 2021;33(6):563-9.
4. Fernandes G, Jennings F, Nery Cabral MV, Pirozzi Buosi AL, Natour J. Swimming improves pain and functional capacity of patients with fibromyalgia: a randomized controlled trial. Arch Phys Med Rehabil. 2016;97:1269-75.
5. Jennings F, Oliveira HA, de Souza MC, Cruz Vda G, Natour J. Effects of aerobic training in patients with ankylosing spondylitis. J Rheumatol. 2015;42:2347-53.
6. Jones A, Silva PG, Silva AC, Colucci M, Tuffanin A, Jardim JR, et al. Impact of cane use on pain, function, general health and energy expenditure during gait in patients with knee osteoarthritis: a randomised controlled trial. Ann Rheum Dis. 2012;71:172-9.
7. Jorge RT, Souza MC, Chiari A, Jones A, Fernandes Ada R, Lombardi Júnior I, et al. Progressive resistance exercise in women with exercise osteoarthritis of the knee: a randomized controlled trial. Clin Rehabil. 2015;29:234-43.
8. Klemz BN, Reis-Neto ET, Jennings F, Siqueira US, Klemz FK, Pinheiro HH, et al. The relevance of performing exercise test before starting supervised physical exercise in asymptomatic cardiovascular patients with rheumatic diseases. Rheumatology (Oxford). 2016;55:1978-86.
9. Lawand P, Lombardi Jr I, Jones A, Sardim C, Ribeiro LH, Natour J. Effect of a muscle stretching program using the global postural reeducation method for patients with chronic low back pain: a randomized controlled trial. Joint Bone Spine. 2015;82:272-7.
10. Lourenzi FM, Jones A, Pereira DF, Santos JHCAD, Furtado RNV, Natour J, et al. Effectiveness of an ove-

rall progressive resistance strength program for improving the functional capacity of patients with rheumatoid arthritis: a randomized controlled trial. Clin Rehabil. 2017;31:1482-91.

11. Meireles SM, Jones A, Natou J. Orthosis for rhizartrosis: A systematic review and meta-analysis. Semin Arhritis Rheum. 2019;48(5):778-90.
12. Moreira E, Jones A, Oliveira HA, Jennings F, Fernandes A, Natour J, et al. Effectiveness of insole use in rheumatoid feet: a randomized controlled Trial. Scand J Rheumatol. 2016;45:363-70.
13. Nery M, Natour J, Jennings F, Fernandes ARC, Souza MC, Jones A. Effects of a progressive resistance exercise program in patients with hand osteoartrhritis: A randomized, controlled trial with a blinded assessor. Clin Rehabil. 2021;35(12):1757-67.
14. Oliveira HA, Jones A, Moreira E, Jennings F, Natour J. Effectiveness of total contact insoles in patients with plantar fasciitis. J Rheumatol. 2015;42:870-8.
15. Pereira Nunes Pinto AC, Natour J, de Moura Castro CH, Eloi M, Lombardi Junior I. Acute effect of a resistance exercise session on markers of cartilage breakdown and inflammation in women with rheumatoid arthritis. Int J Rheum Dis. 2017;20:1704-13.
16. Prado ERA, Meireles SM, Carvalho ACA, Mazoca MF, Motta Neto AM, Barboza da Silva R, et al. Influence of isostretching on patients with chronic low back pain. A rondomized controlled trial. Physiother Theory Pract. 2021;37(2):287-94.
17. Roger-Silva D, Natour J, Moreira E, Jennings F. A resistance exercise program improves functional capacity of patients with psoriatic arthritis: a randomized controlled trial. Clin Rheumatol. 2018;37:389-95.
18. Silva PG, Silva FC, Fernandes ACR, Natour J. Effectiveness of nighttime orthoses in controlling pain for women with hand osteoarthritis: A randomized controlled trial. Am J Occup Ther. 2020;74(2):7403205080p1-7403205080p10.
19. Souza MC, Jennings F, Morimoto H, Natour J. Swiss ball exercises improve muscle strength and walking performance in ankylosing spondylitis: a randomized controlled trial. Rev Bras Reumatol. 2017;57:45-55.

138

Atividade física nas doenças reumáticas

Ana Jéssica Pinto
Fernanda Rodrigues Lima
Tiago Peçanha

INTRODUÇÃO

> "O que é utilizado, desenvolve-se, o que não o é, desgasta-se... Se houver alguma deficiência de alimento ou exercício, o corpo adoecerá."
>
> Hipócrates, ~400 a.C.

Desde a Grécia Antiga, discutem-se a importância da atividade física e os efeitos deletérios do comportamento sedentário para a saúde. Entretanto, até o final da década de 1950 o repouso e a imobilização eram comumente recomendados como parte do tratamento das doenças reumáticas, sendo o exercício físico proscrito a fim de evitar a exacerbação da atividade da doença e o desgaste articular. Atualmente, sabe-se que o comportamento sedentário e a inatividade física podem agravar alguns sintomas das doenças reumáticas, além de estarem associados com a incidência de outras doenças crônicas e mortalidade por todas as causas. Nesse sentido, o exercício físico emerge como uma importante estratégia terapêutica capaz de interromper o círculo vicioso entre inatividade física, comportamento sedentário e agravamento de sintomas que é observado nas doenças crônicas.

EPIDEMIOLOGIA

A manutenção de estilos de vida inativos (ou seja, não atingir as recomendações mínimas de atividade física moderada a vigorosa) e/ou sedentários (ou seja, permanecer um tempo excessivo em atividades nas posições sentada, deitada e reclinada) é prejudicial à saúde e é cada vez mais prevalente na população, em especial em doenças crônicas. Esse também é o caso dos pacientes com doenças reumáticas. Em geral, a proporção de pacientes inativos fisicamente com artrite reumatoide (62%), lúpus eritematoso sistêmico (72%), osteoartrite (63%) e fibromialgia (60%) é superior ao descrito na população geral (31%), com exceção dos pacientes com síndrome de Sjögren primária (28%). A média de tempo gasto em comportamento sedentário apresentada por pacientes com artrite reumatoide (~10,3 horas/dia), lúpus eritematoso sistêmico (~8,8 horas/dia), síndrome de Sjögren primária (~8,3 horas/dia), osteoartrite (~ 9,9 horas/dia) e fibromialgia (~ 8,9 horas/dia) excede o tempo observado na população geral (~7,5 horas/dia). Em conclusão, pacientes com doenças reumáticas tendem a ser fisicamente inativos e a se engajar excessivamente em comportamento sedentário, elucidando a necessidade de estratégias que promovam estilos de vida mais saudáveis para essa população.

BENEFÍCIOS DO EXERCÍCIO FÍSICO

Estilos de vida inativos e/ou sedentários estão associados com redução das capacidades física e funcional e da qualidade de vida, o que pode agravar ainda mais alguns sintomas dos pacientes com doenças reumáticas (p. ex.: fadiga, dor, fraqueza muscular, rigidez articular, redução da amplitude de movimentos, distúrbio do sono e redução das capacidades físicas e funcional), bem como predispor esses pacientes a um risco ainda mais elevado de desenvolver outras comorbidades (p. ex.: obesidade, hipertensão arterial, dislipidemia e *diabetes mellitus* tipo 2). Nesse sentido, o treinamento físico apresenta inúmeros benefícios para os pacientes com doenças reumáticas. Estão bem descritos na literatura os efeitos benéficos de alguns tipos de treinamento sobre aptidão cardiorrespiratória, força e resistência muscular, fadiga, funcionalidade, dor, humor, qualidade do sono e qualidade de vida desses pacientes. A seguir serão apresentados os efeitos do treinamento aeróbio, de força, de flexibilidade e neuromotor, e da redução do comportamento sedentário sobre cada um desses desfechos e sobre aspectos específicos de algumas doenças.

Treinamento aeróbio

O exercício aeróbio caracteriza-se pela mobilização rítmica, repetitiva e concomitante de vários grupamentos musculares, sendo tipicamente realizado em intensidade submáxima e permitindo a manutenção do esforço por períodos prolongados (>10 minutos). Classicamente, o treinamento aeróbio é recomendado para a promoção da aptidão cardiorrespiratória e como forma de prevenção ou tratamento de fatores de risco para doenças cardiometabólicas.

Nas doenças reumáticas, há um corpo de evidências sugerindo que a realização de um programa de treinamento aeróbio promove benefícios sobre diversos parâmetros cardiovasculares e metabólicos, como melhora da aptidão aeróbia, redução da frequência cardíaca e da pressão arterial de repouso, melhora do metabolismo da glicose e de lipídios, redução do peso corporal e da gordura abdominal, melhora da função endotelial e autonômica. Em conjunto, esses benefícios evidenciam o papel cardioprotetor do treinamento aeróbio, o qual é particularmente importante nas doenças reumáticas, dadas as altas morbidade e mortalidade cardiovascular observadas nessas doenças. Além dos benefícios cardiovasculares, é sabido que o treinamento aeróbio age positivamente sobre a fadiga, qualidade de vida e funcionalidade de pacientes reumatológicos adultos. Por fim, sabe-se que o treinamento aeróbio é capaz de melhorar a aptidão aeróbia, função autonômica, amplitude de movimento articular, funcionalidade, redução da dor e fadiga, e melhora a qualidade do sono e a qualidade de vida em pacientes reumatológicos juvenis. É importante ressaltar que a prática de atividade física é bem tolerada e segura, não acarretando em exacerbação da doença, inflamação ou outros efeitos adversos.

Um aspecto menos explorado do treinamento aeróbio refere-se a seu papel no controle da inflamação sistêmica, fator de grande importância para as doenças reumáticas autoimunes. Como mencionado anteriormente, acreditava-se que o exercício pudesse exacerbar a inflamação e a atividade de algumas doenças reumáticas, tendo como base o aumento da inflamação após uma sessão aguda de exercício físico. No entanto, é importante destacar que essa resposta é transiente, retornando aos níveis basais algumas horas após o exercício. Um estudo de Perandini et al. verificou que 12 semanas de treinamento aeróbio em intensidade moderada não afetaram negativamente o *milieu* inflamatório de pacientes com lúpus eritematoso sistêmico. Ademais, o treinamento aeróbio se mostrou benéfico na redução dos níveis previamente aumentados de algumas citocinas pró-inflamatórias. Em conjunto, esses achados indicam que o treinamento físico é seguro e pode, na verdade, reduzir o *milieu* inflamatório nesses pacientes, exercendo um importante papel imunomodulatório.

Treinamento de força e resistência muscular

O treinamento de força é caracterizado pela realização de esforços repetidos de curta duração, executados contra uma resistência externa, normalmente de caráter localizado. Estudos recentes têm demonstrado que o treinamento de força pode atuar de maneira preventiva e terapêutica na perda de força e massa musculares e de funcionalidade que caracteriza boa parte das doenças crônicas, incluindo as reumáticas.

É sabido que a combinação de inflamação sistêmica crônica, utilização de corticosteroides e inatividade física contribui para a modificação da composição corporal de pacientes reumáticos, resultando na redução da massa óssea, da massa muscular e/ou aumento do percentual de gordura corporal. Além do prejuízo metabólico, essas alterações também levam a uma importante redução da força muscular e da capacidade funcional desses pacientes. Desta forma, a prática do treinamento de força pode representar um importante meio para contrabalancear esses efeitos deletérios. A este respeito, Lemmey et al. verificaram que um programa de treinamento de força de intensidade progressiva (60%-80% de 1 repetição máxima - RM) promoveu melhora da composição corporal – manifestada por aumento da massa livre de gordura e massa apendicular, e redução da ocorrência de caquexia e obesidade – e melhorou a força muscular e a funcionalidade de pacientes com artrite reumatoide. Resultados semelhantes têm sido encontrados em outras doenças reumáticas, como lúpus, fibromialgia, osteoartrite e osteoporose. Outros benefícios associados ao treinamento de força nas doenças reumáticas incluem redução da fadiga e da dor e melhora do humor e da qualidade de vida. Mais importante, a realização desse tipo de treinamento é bem tolerada e não acarreta exacerbação da atividade da doença ou da inflamação. Embora menos explorado, o treinamento de força muscular promove benefícios similares em pacientes com doenças reumáticas juvenis.

Ainda que a maior parte dos pacientes com doenças reumáticas curse com importantes prejuízos neuromusculares, é necessário destacar que pacientes com miopatias inflamatórias apresentam perdas musculares marcantes que podem culminar em significante incapacidade funcional e diminuição da qualidade de vida. Nesse sentido, o treinamento de força apresenta-se como uma estratégia importante no tratamento de pacientes com miopatias inflamatórias idiopáticas ou miopatias autoimunes sistêmicas. De fato, evidências sugerem que o treinamento de força pode ser benéfico para promoção de ganhos de força e massa muscular, tanto sistemicamente quanto nas áreas mais afetadas (p. ex.: quadríceps femoral) por essas doenças. O treinamento de força também tem sido associado a melhoras na funcionalidade e qualidade de vida nesses pacientes.

Um aspecto importante a se considerar com o treinamento de força são os benefícios sobre a saúde óssea, que é particularmente relevante para pacientes com osteopenia ou osteoporose primária ou secundária a outras doenças reumáticas. É sabido que a tração exercida pelo músculo esquelético sobre o osso durante a contração muscular exerce importante potencial osteogênico. No entanto, ainda não é claro se isso se reproduz em indivíduos com significante perda de massa óssea. Revisões recentes sugerem apenas efeitos discretos do treinamento de força sobre a densidade e microarquitetura ósseas, particularmente em sujeitos que já possuem osteoporose. Por outro lado, efeitos osteogênicos significantes do treinamento de força têm sido observados com populações mais jovens, o que reforça o papel preventivo desse treinamento para a osteoporose. Além disso, o treinamento de força reduz a ocorrência de quedas em indivíduos idosos, o que pode ser essencial para reduzir o risco de fraturas em pacientes com osteopenia ou oesteoporose.

Flexibilidade

O comprometimento articular, presente em diversas doenças reumáticas, resulta em perda da mobilidade articular e da amplitude de movimento, e aumento da rigidez e da dor articular. Desta forma, a busca por estratégias que contraponham essa condição é fundamental. Define-se como treino de flexibilidade aquele destinado a aprimorar a amplitude de movimento articular, geralmente envolvendo a realização de alongamentos estáticos ou dinâmicos, de forma passiva ou ativa.

Existem menos evidências demonstrando os efeitos benéficos do treinamento de flexibilidade no tratamento das doenças reumáticas. No entanto, sugere-se que seja benéfico no tratamento da rigidez articular, melhora da postura e da marcha, e na redução da dor em certas condições, como a osteoartrite, a artrite reumatoide, a espondilite anquilosante e a síndrome de Sjögren.

Treinamento neuromotor

O treinamento neuromotor busca desenvolver habilidades motoras como o equilíbrio, a coordenação motora e a propriocepção. Essas habilidades podem ser trabalhadas em diversos esportes e em sessões de treinamento funcional, Tai Chi e ginástica de grupo, entre outros.

Existem poucas evidências sobre os benefícios do treinamento neuromotor em pacientes com doenças reumáticas, mas estudos têm demonstrado que o Tai Chi ou o treinamento de propriocepção melhoram o equilíbrio e a qualidade de vida e reduzem a dor e o risco de quedas em pacientes com fibromialgia, osteoartrite e osteoporose.

Redução do tempo em comportamento sedentário

Em 2021, as recomendações da Organização Mundial da Saúde (OMS) incorporaram a redução do comportamento sedentário junto às recomendações focadas na prática de atividade física e exercício físico.

Um estudo agudo de Pinto et al. verificou que realizar interrupções do tempo sedentário com atividade física leve (3 minutos de caminhada lenta a cada 30 minutos em comportamento sedentário) promove benefícios distintos do exercício físico moderado (30 minutos de caminhada rápida) em pacientes com artrite reumatoide. No geral, as melhoras observadas nas respostas pós-prandiais de glicose, insulina e citocinas pró e anti-inflamatórias foram mais pronunciadas com as interrupções do tempo sedentário, ao passo que os benefícios nas respostas pós-prandiais de lipídios e hipotensivas foram mais evidentes com o exercício físico, quando comparados a permanecer sedentário (sentado) por 8 horas consecutivas. Ademais, Thomsen et al. demonstrou que uma intervenção de 16 semanas focada na redução do tempo em comportamento sedentário por meio de palestras motivacionais e mensagens de texto foi capaz de reduzir o tempo sedentário em 1,6 h/dia, o que resultou em melhora da dor, fadiga e qualidade de vida de pacientes com artrite reumatoide.

Treinamento físico domiciliar

As seções anteriores demonstram diversos benefícios de diferentes tipos de treinamento físico e da redução do comportamento sedentário em pacientes com doenças reumáticas. No entanto, como mencionado neste capítulo, os níveis de inatividade física e/ou comportamento sedentário ainda são elevados nessa população. Parte do desequilíbrio entre o conhecimento gerado nessa área e o comportamento dos pacientes se dá pela presença de inúmeras barreiras para a prática de atividade física percebidas por essa população. Dentre elas, incluem-se aspectos específicos das doenças, como dor, fadiga, rigidez e baixa capacidade física; mas também outros, como falta de tempo, de recursos ou de acesso a centros especializados de exercício. No intuito de reduzir algumas dessas barreiras não relacionadas à doença, recentemente têm sido investigadas a viabilidade e a eficácia do treinamento físico domiciliar em pacientes com doenças reumáticas.

Uma metanálise de Sieczkowska et al. demonstrou que o treinamento físico domiciliar é seguro e promove benefícios na qualidade de vida, capacidade funcional, dor e controle da doença em pacientes com doenças reumáticas, sendo esses benefícios de magnitude semelhante ao treinamento físico realizado em centros especializados. Por outro lado, ainda existem dúvidas sobre a aderência ao treinamento físico domiciliar, visto que pode ser negativamente influenciada pela ausência de profissional *in loco* e por ser individual.

Diversos recursos têm sido utilizados para viabilizar esse tipo de treinamento, e os avanços tecnológicos das últimas décadas permitiram maior contato entre paciente e profissional, ou mesmo entre grupos de pacientes via plataformas de comunicação em vídeo. O monitoramento do paciente pode ser feito por meio de monitores de frequência cardíaca, *wearables* e equipamentos de exercício conectados à internet, o que permite uma prescrição do exercício mais individualizada e segura. Os próximos anos verão um crescimento significativo dessas ferramentas, o que poderá facilitar a implementação do treinamento domiciliar como alternativa para estímulo à prática de exercícios nessa população.

RECOMENDAÇÕES DE EXERCÍCIOS FÍSICOS PARA PACIENTES REUMATOLÓGICOS

De acordo com as recomendações da Liga Europeia contra o Reumatismo (EULAR), um programa de treinamento físico para pacientes com doenças reumatológicas deve focar as quatro capacidades físicas: aptidão cardiorrespiratória, força muscular, flexibilidade e desempenho neuromotor. Ademais, a OMS recomenda a redução do comportamento sedentário para adultos e idosos, substituindo o tempo em comportamento sedentário por atividade física em qualquer intensidade.

Reumatologistas e profissionais de saúde deveriam avaliar o nível de atividade física e comportamento sedentário e considerar a prescrição de ambas as estratégias (exercício físico e redução de tempo sedentário) para os seus pacientes. Deve-se ter em mente que: (a) embora as evidências sejam escassas, é provável que os efeitos do exercício físico em intensidade moderada a vigorosa sejam mais pronunciados do que os da redução do tempo sedentário em intensidade leve; (b) a redução e a interrupção do tempo em comportamento sedentário podem ser uma estratégia mais viável para pacientes que são inativos ou possuem limitações físicas, podendo até mesmo servir como um passo inicial para o engajamento em atividades mais intensas; (c) o exercício físico pode ser uma opção para pacientes que já se movimentam bastante no dia a dia, mas não atingem as recomendações mínimas de atividade física moderada a vigorosa; (d) em um primeiro momento, o objetivo central deve ser a identificação de estratégias que o paciente goste e que o mantenham engajado em atividade física, pois só assim pode-se almejar a potencial melhora clínica e de saúde geral advinda da prática regular de exercício físico; e (e) qualquer quantidade de atividade física e exercício físico é melhor do que nada para a melhora da saúde do paciente – a frequência, intensidade, duração e tipo de exercício físico devem ser prescritas de acordo com parâmetros e sintomas clínicos, capacidades físicas, funcionalidade e preferências individuais.

A Tabela 1 apresenta um resumo de recomendações para a prática de atividade física e exercícios aeróbios, de força, flexibilidade e neuromotores para pacientes com doenças reumáticas.

TABELA 1 Recomendação de exercícios aeróbios, de força, flexibilidade e neuromotores

Exercícios aeróbios devem ser realizados 2 a 3 vezes/semana, com duração progressiva de 30-60 minutos, com intensidade entre 60% e 80% da FC máxima
Exercícios de força devem ser realizados 2 vezes/semana, sendo 8 a 10 exercícios para os grandes grupamentos musculares, com intensidade de 40% a 80% de 1 repetição máxima, e volume de 1 a 3 séries e 10 a 15 repetições por exercício. Incrementos na intensidade e no volume devem ser progressivos
Exercícios de flexibilidade devem ser realizados 2 vezes/semana, priorizando os grandes grupamentos musculares, com 1 a 2 séries e 20 a 30 segundos por exercício
Exercícios neuromotores devem ser realizados 2 vezes/semana, focando em diversas habilidades motoras, como equilíbrio, agilidade, coordenação motora, capacidade de caminhada e propriocepção
Para ter benefícios para a saúde, recomenda-se que adultos e idosos pratiquem um mínimo de 30 minutos de atividade física moderada, realizados 5 dias/semana ou 20 minutos de atividade física vigorosa, realizados 3 dias/semana
Crianças e adolescentes devem realizar um mínimo de 60 minutos/dia de atividade física moderada a vigorosa para ter benefícios para a saúde
"Sente-se menos, mova-se mais!". Recomendar a redução do tempo sedentário pode ser uma estratégia simples e apropriada, que pode trazer benefícios para a saúde, especialmente para pacientes que não podem praticar exercício físico, e pode servir como porta de entrada para a prática de atividade física para pacientes com doenças reumáticas

CUIDADOS

Ao prescrever exercícios para pacientes com doenças reumáticas é recomendável seguir o consenso do Colégio Americano de Medicina Esportiva para triagem de pré-participação para exercício físico (Figura 1). A base desse novo consenso é facilitar o acesso ao exercício físico ao reduzir os impedimentos e as restrições de consensos e normas vigentes anteriormente. O que passa a ser levado em conta agora é: (a) o nível de atividade física do indivíduo quando ele vai se engajar em um programa de exercício físico; (b) se ele apresenta ou não sintomas cardiovasculares ou se tem alguma doença cardíaca, renal ou metabólica; e (c) a intensidade do exercício que ele se propõe a fazer. Por essa classificação, caberá ao médico decidir por solicitar ou não mais exames complementares antes de liberar para a prática esportiva. Considerando que diversas doenças reumáticas apresentam risco cardiovascular elevado, é recomendável realizar um ecocardiograma e um teste ergométrico, o qual pode ser executado na bicicleta caso o paciente tenha limitação articular. Vale ressaltar que as principais contraindicações para a realização de um teste de esforço são febre, infarto do miocárdio recente, angina instável, arritmias com comprometimento hemodinâmico, endocardite, pericardite, miocardite, hipertensão sistólica > 200 mmHg e diastólica > 110 mmHg, hipertireoidismo não tratado, anemia importante e distúrbio hidroeletrolítico não corrigido.

A prescrição e a progressão do programa de exercício físico devem considerar sintomas da doença, limitações físicas e presença de outras comorbidades. Em um estudo realizado no nosso laboratório, a queixa de dor articular foi o efeito adverso mais frequente. Nesse sentido, recomenda-se que o médico comunique ao profissional de educação física quais são as limitações articulares apresentadas pelo paciente para que possam ser feitas adaptações na execução do exercício e do alongamento. O profissional de educação física também deve ser informado sobre o diagnóstico do paciente para que possa adaptar o treino de acordo com a patologia. Por exemplo, pacientes com osteoporose devem evitar exercícios com carga compressiva e em flexão e torção do tronco, já pacientes com fibromialgia apresentam uma tolerância menor à dor e à fadiga e tendem a não aderir ao programa se este não for adaptado com intensidade mais baixa e progressão mais lenta.

Para todas as sessões de treinamento, recomenda-se a utilização de vestimentas e calçados adequados para a prática, bem como orientação sobre a correta utilização do tratamento medicamentoso, hábitos alimentares e hidratação. Para pacientes que apresentam fotossensibilidade e forem treinar ao ar livre, recomenda-se a utilização de protetor solar.

Destaca-se também a importância de um maior conhecimento por parte de reumatologistas da importância e das recomendações básicas de atividade física para pacientes com doenças reumáticas. Um estudo publicado por Astley et al. demostrou que 98% dos reumatologistas mencionam a importância e recomendam a prática de atividade física para os seus pacientes. No entanto, 48% desconhecem quais as recomendações mínimas de atividade física moderada para a manutenção de saúde em adultos e 82% não sabem as recomendações atuais de atividade física para crianças e adolescentes.

A presença deste capítulo que trata de exercícios físicos para pacientes reumáticos em um livro para reumatologistas, portanto, demostra quão importante é que o reumatologista se encontre capacitado para recomendar exercícios físicos como parte do tratamento e para atuar em conjunto com uma equipe multidisciplinar. Os novos reumatologistas devem ser treinados de forma a atuar em conjunto com profissionais da educação física. Nessa interação, considerar:

- Informar ao profissional da educação física o estado clínico do paciente e os possíveis riscos a serem evitados durante a prática.
- Discutir com o profissional de educação física as metas de saúde a serem buscadas nas esferas aeróbia, de força, flexibilidade e neuromotor.
- Informar-se com o profissional da educação física sobre quais as ferramentas (tipo de exercícios) e formatos (academia, teleatendimen-

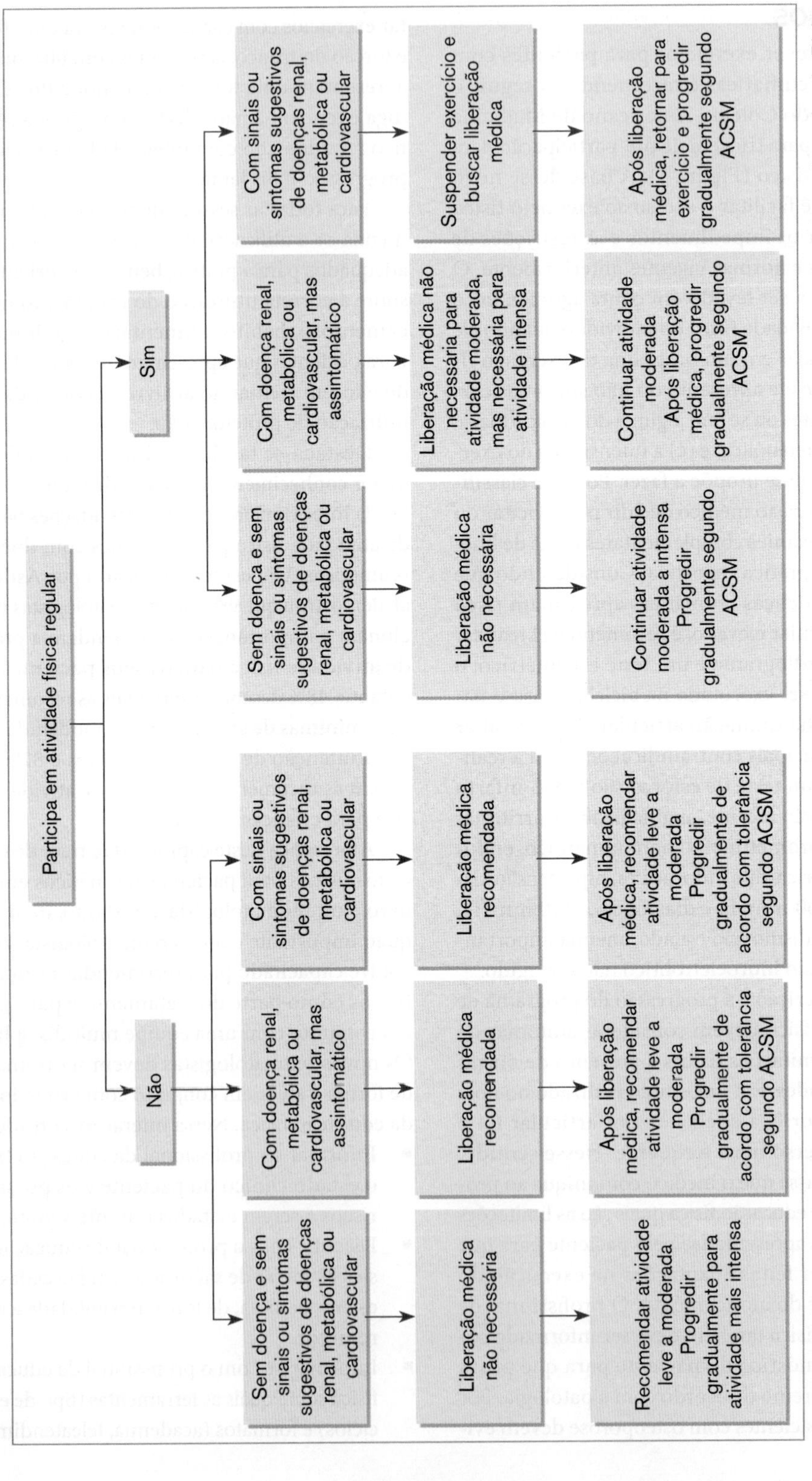

FIGURA 1 Recomendações do Colégio Americano de Medicina Esportiva (ACSM) para triagem de pré-participação para exercício físico, adaptadas de Riebe et al.

to, planilha) serão utilizados no programa de exercício físico de determinado paciente.

Por fim, vale reforçar que os benefícios da prática de exercícios físicos suplantam os riscos e que nunca é tarde demais para um paciente começar a se exercitar. Se a prescrição for feita com cautela e de forma individualizada, os resultados serão vistos já nas primeiras semanas de treino regular.

REFERÊNCIAS BIBLIOGRÁFICAS

1. Astley C, Pinto AJ, Bonfa E, da Silva CAA, Gualano B. Gaps on rheumatologists' knowledge of physical activity. Clin Rheumatol. 2021;40(7):2907-11.
2. Benatti FB, Pedersen BK. Exercise as an anti-inflammatory therapy for rheumatic diseases-myokine regulation. Nat Rev Rheumatol. 2015;11:86-97.
3. Bull FC, Al-Ansari SS, Biddle S, Borodulin K, Buman MP, Cardon G, et al. World Health Organization 2020 guidelines on physical activity and sedentary behaviour. Br J Sports Med. 2020;54(24):1451-62.
4. Cunningham NR, Kashikar-Zuck S. Nonpharmacological treatment of pain in rheumatic diseases and other musculoskeletal pain conditions. Curr Rheumatol Rep. 2013;15:306.
5. Ferraz RB, Gualano B, Filho CM, Almeida MG, Perandini LA, Dassouki T, et al. Safety and feasibility of maximal physical testing in rheumatic diseases: a cross--sectional study with 5,910 assessments. Rheumatol Int. 2015;35:1027-36.
6. Gualano B, Bonfa E, Pereira RMR, Silva CA. Physical activity for paediatric rheumatic diseases: standing up against old paradigms. Nat Rev Rheumatol. 2017;13:368-79.
7. Gwinnutt JM, Wieczorek M, Balanescu A, Bischoff--Ferrari HA, Boonen A, Cavalli G, et al. 2021 EULAR recommendations regarding lifestyle behaviours and work participation to prevent progression of rheumatic and musculoskeletal diseases. Ann Rheum Dis. 2023;82(1):48-56.
8. Haskell WL, Lee IM, Pate RR, Powell KE, Blair SN, Franklin BA, et al. Physical activity and public health: updated recommendation for adults from the American College of Sports Medicine and the American Heart Association. Med Sci Sports Exerc. 2007;39:1423-34.
9. Lemmey AB, Marcora SM, Chester K, Wilson S, Casanova F, Maddison PJ. Effects of high-intensity resistance training in patients with rheumatoid arthritis: a randomized controlled trial. Arthritis Rheum. 2009;61:1726-34.
10. Osthoff AKR, Niedermann K, Braun J, Adams J, Brodin N, Dagfinrud H, et al. 2018 EULAR recommendations for physical activity in people with inflammatory arthritis and osteoarthritis. Ann Rheum Dis. 2018;77:1251-60.
11. Pedersen BK, Saltin B. Exercise as medicine: evidence for prescribing exercise as therapy in 26 different chronic diseases. Scand J Med Sci Sports. 2015;25:1-72.
12. Perandini LA, Sales-de-Oliveira D, Mello SB, Camara NO, Benatti FB, Lima FR, et al. Exercise training can attenuate the inflammatory milieu in women with systemic lupus erythematosus. J Appl Physiol. 2014;117:639-47.
13. Pinto AJ, Meireles K, Pecanha T, Mazzolani BC, Smaira FI, Rezende D, et al. Acute cardiometabolic effects of brief active breaks in sitting for patients with rheumatoid arthritis. Am J Physiol Endocrinol Metab. 2021;321(6):E782-E94.
14. Pinto AJ, Roschel H, de Sa Pinto AL, Lima FR, Pereira RMR, Silva CA, et al. Physical inactivity and sedentary behavior: Overlooked risk factors in autoimmune rheumatic diseases? Autoimmun Rev. 2017;16:667-74.
15. Riebe D, Franklin BA, Thompson PD, Garber CE, Whitfield GP, Magal M, et al. Updating ACSM's recommendations for exercise preparticipation health screening. Med Sci Sports Exerc. 2015;47:2473-9.
16. Sharif K, Watad A, Bragazzi NL, Lichtbroun M, Amital H, Shoenfeld Y. Physical activity and autoimmune diseases: Get moving and manage the disease. Autoimmun Rev. 2018;17:53-72.
17. Sieczkowska SM, Smaira FI, Mazzolani BC, Gualano BG, Roschel H, Peçanha T. Efficacy of home-based physical activity interventions in patients with autoimmune rheumatic diseases: A systematic review and meta-analysis. Semin Arthritis Rheum. 2021; 51:576-87.
18. Thomsen T, Aadahl M, Beyer N, Hetland ML, Loppenthin K, Midtgaard J, et al. The efficacy of motivational counselling and SMS reminders on daily sitting time in patients with rheumatoid arthritis: a randomised controlled trial. Ann Rheum Dis. 2017;76(9):1603-6.

139

Nutrição em reumatologia

Karin Klack
Fernanda Franco Agapito Simões

As doenças reumatológicas podem ter como causas fatores genéticos, autoimunidade, ansiedade, estresse, obesidade, traumatismos e depressão, entre outros fatores. Algumas possuem atividade inflamatória persistente, atuando como fator de risco cardiovascular e para o desenvolvimento da síndrome metabólica (SM). A dietoterapia desempenha um papel fundamental na prevenção e no tratamento dos sintomas, em especial nos efeitos colaterais de medicamentos como os glicocorticoides, imunossupressores, imunobiológicos e alguns anticoagulantes. Algumas das doenças classificadas como autoimunes, como artrite reumatoide (AR), lúpus eritematoso sistêmico (LES), síndrome antifosfolípide (SAF) e esclerodermia, são favorecidas pela ação de micronutrientes específicos como as vitaminas A, C e E, pelo seu antagonismo ao estresse oxidativo. Esse estresse oxidativo é caracterizado pelos danos celulares causados pelos radicais livres que, além de desregular o sistema imune, ainda causam eventos apoptóticos anormais e danos cardíacos, renais e cutâneos.

Em relação à vitamina D, estudos associam sua deficiência com a prevalência de doenças autoimunes como *diabetes mellitus* (DM) insulinodependente, esclerose múltipla, AR, LES e doença inflamatória intestinal. Essa vitamina apresenta efeito imunomodulador em pacientes com AR e LES, reduzindo a quantidade de linfócitos T *helper* 17 produtores de interleucina, assim como auxiliando o metabolismo ósseo, diminuindo o risco de osteoporose. Segundo as recomendações internacionais, são seguras as doses de 800 a 1.000 UI de vitamina D ao dia ou 50.000 UI ao mês.

O sedentarismo e o consumo de preparações ricas em gorduras e açúcares contribuem para a disbiose intestinal, condição que altera as vias de sinalização do sistema imunológico e causa aumento de linfócitos e citocinas inflamatórias, agravando o estado inflamatório. Estudos demonstraram que o uso de pré e probióticos auxilia na manutenção do intestino, resultando em uma microbiota saudável, além de reduzir as inflamações crônicas. Os probióticos apontados com efeitos benéficos no tratamento de doenças crônicas foram *Bifidobacteria, Lactobacillus* e *Streptococci*, sendo que o *Streptococcus lacticus* e o *Bacillus bulgaris* podem causar melhora dos sintomas na artrite. Eles estimulam a imunidade e aumentam a absorção de minerais e a produção de vitaminas. Os componentes prebióticos presentes nos alimentos inibem a multiplicação de patógenos no intestino e sua combinação com os probióticos forma os simbióticos. Conforme as Diretrizes Brasileiras de Dislipidemia e Prevenção de Aterosclerose, é recomendada a ingestão de 20 a 30 g/dia de fibra alimentar (5 a 10 g solúveis) e de 3 a 4 g/dia de fitoesteróis, também para controle hipolipemiante. As fibras dos cereais e legumes diminuem a cisteína e homocisteína no LES, reduzindo seu risco de atividade.

Segundo a Organização Mundial da Saúde (OMS), a doença cardiovascular destaca-se pelo alto risco de morbi e mortalidade mundial e engloba enfermidades como a doença arterial coronariana (DAC), distúrbios cardíacos e vasculares, doença cerebrovascular, trombose venosa profunda, doença arterial periférica e embolia pulmonar, tendo como fatores causais determinantes obesidade, dislipidemia (DLP), hipertensão arterial sistêmica (HAS), DM, além do tabagismo e sedentarismo. A placa aterosclerótica causada por injúria ao endotélio vascular tem formação relacionada ao envelhecimento, HAS, infecções virais, toxinas, tabagismo, hipercolesterolemia e hipertrigliceridemia, sendo associados a esses fatores a gordura saturada, gordura trans e excesso de carboidratos simples, encontrados principalmente em produtos ultraprocessados, conforme indicado no Quadro 1.

Em contrapartida, observam-se benefícios dos ácidos graxos ômega-3 para a saúde cardiovascular, reduzindo de uma forma significativa a mortalidade por infarto agudo do miocárdio e morte cardíaca súbita, principalmente pelos efeitos antitrombóticos e anti-inflamatórios, assim como pela propriedade de reduzir a pressão arterial (PA), revigorar a função endotelial vascular (prevenindo o acidente vascular cerebral) e também a sensibilidade à insulina. O ômega-3 integra um grupo de ácidos graxos poli-insaturados de cadeia longa (PUFAs) composto pelos ácidos eicosapentaenoico (EPA) e docosahexaenoico (DHA), sendo que o EPA auxilia na manutenção de níveis saudáveis dos triglicerídeos através da redução da taxa de produção hepática de VLDL, prevenindo alterações na circulação sanguínea, e o DHA está ligado à saúde cerebral (equilíbrio de neurônios e melhora da capacidade cognitiva). O ômega-3 parece reduzir os sintomas neuromotores, inflamatórios e depressivos, diminuindo também a formação de anticorpos e a produção de citocinas pró-inflamatórias na AR. A Sociedade Brasileira de Cardiologia (SBC) recomenda o consumo de peixe, por ser sua principal fonte, no mínimo duas vezes por semana e sua suplementação em casos específicos: de 2 a 4 g/dia nos casos de hipertrigliceridemia grave (> 500 mg/dL) e 1 g/dia para portadores de insuficiência cardíaca (classes II-IV). No Quadro 2 constam os tipos de gorduras e suas principais fontes e o Quadro 3 indica os alimentos com ação antioxidante responsável pela inibição e redução das lesões causadas pelos radicais livres nas células e ação anti-inflamatória que auxilia no tratamento das doenças reumatológicas. Uma dieta rica em alimentos antioxidantes como as vitaminas A, E e C, os flavonoides e carotenoides é imprescindível na intercepção dos radicais livres e na reconstituição das membranas celulares danificadas. Além desses, os minerais zinco e selênio também têm função antioxidante envolvida nos mecanismos celulares de defesa contra os radicais livres.

Já os pacientes com SAF em uso do anticoagulante varfarina sódica devem seguir uma dieta moderada no consumo da vitamina K (filoquinona) e controlada em relação aos lipídios, pelo fato dessa vitamina ser lipossolúvel (quanto mais gordura na dieta ou em preparações culinárias, maior será a absorção da filoquinona). Recomenda-se o consumo diário e

QUADRO 1 Classificação dos alimentos segundo o Ministério da Saúde

Alimentos	Recomendação	Exemplos
In natura ou minimamente processados	Base da alimentação	Cereais, leguminosas, legumes, verduras, frutas, carnes e leite
Ingredientes culinários	Moderação	Sal, açúcar, vinagre, azeite de oliva, manteiga, creme de leite
Processados	Redução do consumo	Pães e massas com farinha refinada, laticínios, conservas, enlatados e defumados
Ultraprocessados	Devem ser evitados	Refrigerantes, sopas em pó, macarrão instantâneo, sorvetes, embutidos, sucos adoçados

Fonte: Ministério da Saúde. Guia Alimentar para a População Brasileira.

QUADRO 2 Tipos de gorduras alimentares e respectivas fontes

Gorduras	Fontes alimentares
Monoinsaturada	Óleo de abacate, óleo de amendoim, óleo de gergelim, canola, semente de abóbora, oleaginosas
Poli-insaturada	▪ Ômega-3: linhaça, chia, óleo de peixe, azeite de oliva, sardinha, linguado, cavala, salmão, nozes, verduras verde-escuras como couve, brócolis, espinafre ▪ Ômega-6: óleos de girassol, açafrão, milho, algodão e soja, oleaginosas ▪ Ômega-9: azeite de oliva, azeitonas, macadâmia, castanha-do-pará e abacate
Saturada	Carnes (principalmente a bovina), leite integral e derivados, óleo de coco, óleos vegetais hidrogenados
Trans	Biscoitos, bolachas, batata chips, salgadinhos de pacote, macarrão instantâneo, bolos prontos, pipoca de micro-ondas, sorvetes à base de massa, margarinas

Fonte: Tabela TACO.

QUADRO 3 Agentes antioxidantes nos alimentos, ação e fontes

Agente	Ação	Fontes
Isoflavona	Anticancerígena, inibe acúmulo de estrógeno	Soja e derivados, leguminosas, chá verde, linhaça
Carotenoides	Antioxidante, anticancerígena	Frutas (melancia, mamão, acerola, melão), legumes e verduras (cenoura, espinafre, abóbora, couve, tomate)
Fitoesteróis	Redução dos níveis de colesterol total e LDL	Abacate, nozes, castanhas, vegetais, óleos vegetais
Luteína e zeaxantina	Antioxidantes, ação contra degeneração macular	Folhas verde-escuras, ervilha, milho, abóbora, mamão, gema de ovo
Flavonoides	Anticancerígena, anti-inflamatória, vasodilatadora e antioxidante	Frutas cítricas, soja, tomate, couve, brócolis, berinjela, abóbora, cereja, nozes, pimentão, salsa
Catequinas	Anticancerígena, antioxidante, redução do risco cardiovascular, estimula o sistema imune	Chá verde, frutas vermelhas (mirtilo, cereja, amora, framboesa), uva roxa, vinho tinto, cacau
Prebióticos	Regulação intestinal e da pressão arterial, anticâncer e redução do colesterol total	Raiz de chicória, cebola, alho, tomate, aspargo, alcachofra, banana, cevada, aveia, trigo e mel
Probióticos	Regulação intestinal, anticâncer, redução da DLP, estímulo ao sistema imunológico	Iogurte, leite fermentado, iogurte natural, queijos como o cottage e o kefir, chicória, alcachofra, kombucha e pães com fermentação natural

restrito de alimentos que contêm grandes quantidades de vitamina K como espinafre, brócolis, repolho, couve, couve-de-bruxelas, abacate, kiwi, figo, uva e ameixa, pois podem interferir na absorção da varfarina, prejudicando o plano terapêutico de anticoagulação.

Nos casos de pacientes com gota e por consequência com hiperuricemia, são recomendados pelas diretrizes internacionais hábitos saudáveis como a prática de atividade física, perda ou manutenção de peso corpóreo adequado e uma dieta restrita em purina, presente nos caldos de carne e frango (principalmente os industrializados), miúdos, vitela, cabrito, carneiro, bacon, embutidos, peixes como arenque, bacalhau, sardinha, salmão e frutos do mar, galeto, peru e bebidas alcoólicas. Já o consumo de carne bovina, frango sem pele, pescada, merluza, leguminosas, cogumelos, espinafre e couve-flor deverá ser moderado. O consumo de alimentos com polifenóis, como as frutas, sucos, chás, cereais e legumes, age na redução da atividade da oxidase de xantina, como forma anti-inflamatória, diminuindo a via NF-κB e a produção de IL-1β.

Estudos apontam ação protetora da dieta do Mediterrâneo nas doenças crônicas não transmissíveis, sendo eficaz na redução do índice de massa corpórea, redução da PA, aumento do HDL/redução do LDL, vasodilatação, redução do risco para SM e efeitos metabólicos relacionados à ateroproteção. Essa dieta é baseada em uma alimentação natural e é composta basicamente de grãos integrais, legumes, verduras, frutas, nozes, castanhas, sementes, azeite de oliva extravirgem, peixes e produtos lácteos com baixo teor lipídico, ervas e temperos naturais e a exclusão de alimentos processados e ultraprocessados. Esse padrão alimentar da dieta do Mediterrâneo mostrou resultados positivos quanto à escala de dor, da rigidez matinal e dos biomarcadores inflamatórios na AR.

Além das recomendações dietoterápicas para uma alimentação saudável, é indicada uma higienização correta e remoção de produtos químicos como os agrotóxicos, que prejudicam o fígado e são cancerígenos. Segundo a Empresa Brasileira de Pesquisa Agropecuária (Embrapa), os vegetais devem ficar imersos durante 30 minutos em uma solução composta por uma colher de chá de bicarbonato de sódio em um litro de água para essa remoção, sendo que após esse período os alimentos devem ser bem lavados em água corrente para eliminar o bicarbonato.

Por fim, a dieta recomendada não apenas aos pacientes reumatológicos, mas como forma de prevenção de inúmeras doenças, deve ser composta por alimentos minimamente processados ou *in natura*, fontes de proteínas vegetais ou de proteína animal com baixo teor de gordura, gorduras insaturadas, frutas, verduras e legumes (fontes de antioxidantes), moderada em carboidratos simples e sódio, além de estar associada à atividade física.

REFERÊNCIAS BIBLIOGRÁFICAS

1. Coan FC, Bitencourt RM. O uso da vitamina D em doenças autoimunes: revisão sobre o potencial terapêutico. Revista Inova Saúde. 2019;9(1).
2. Daien C, Czernichow S, Letarouilly JG, Nguyen Y, Sanchez P, Sigaux J, et al. Dietary recommendations of the French Society for Rheumatology for patients with chronic inflammatory rheumatic diseases. Joint Bone Spine. 2002;89(2):105319.
3. Faludi AA, Izar MCO, Saraiva JFK, Chacra APM, Bianco HT, Afiune Neto A, et al. Atualização da Diretriz Brasileira de Dislipidemias e Prevenção da Aterosclerose. Arq Bras Cardiol. 2017;109(2Supl.1):1-76.
4. Farias AO, Melo AC, Ferreira JCS. The importance of healthy food for autoimmune disease patients. Res Soc Develop. 2021;10(12).
5. Klack K, Carvalho JF. Dietetic issues in antiphospholipid syndrome. Rheumatol Int. 2013;33(3):823-4.
6. Lima DM, Colugnati FAB, Padovani RM, Rodriguez-Amaya DB, Salay, Galeazzi MAM. Tabela Brasileira de Composição de Alimentos (TACO). 1. ed. Campinas: Núcleo de Estudos e Pesquisas em Alimentação – NEPA; 2004.
7. Monteiro CA, Canella DS, Coitinho DC, Jacoby E, Lima F, Cannon G et al. guia alimentar para a população brasileira. 2. ed. Brasília: Ministério da Saúde; 2014.
8. Nascimento PM, Scalabrini HM. Benefícios do ômega 3 na prevenção de doença cardiovascular: Revisão integrativa de literatura. Int J Nutrol. 2020;13(03):8-11.
9. Oliviero F, Spinella P. Benefits of probiotics in rheumatic diseases. Front Nutr. 2020;7:157.
10. Organização Mundial da Saúde. Cardiovascular disease. 2020. Disponível em: https://www.who.int/health-topics/cardiovascular-diseases#tab_1.
11. Patel PN, Patel SM, Bhatt DL. Cardiovascular risk reduction with icosapent ethyl. Curr Opin Cardiol. 2019;34(6):721-7.
12. Précoma DB, Oliveira GMM, Simão AF, Dutra OP, Coelho OR, Izar MCO, et al. Atualização da Diretriz de Prevenção Cardiovascular da Sociedade Brasileira de Cardiologia. Arquivos Brasileiros de Cardiologia. 2019. Disponível em: http://publicacoes.cardiol.br/portal/abc/portugues/aop/2019/aop-diretriz-prevencao-cardiovascular-portugues.pdf.
13. Santos-Sanchez NF, Salas-Coronado R, Villanueva-Cañongo C, Hernández-Carlos B. Antioxidant compound and their antioxidant mechanism. In: Emad Shalaby (ed.). Antioxidants. London: IntechOpen; 2019. p.23-51.
14. Sasaki FFC, Pereira MEC, Morais PLD, Almeida GVB, Terao D, Oster AH, et al. Manejo pós-colheita e desenvolvimento de tecnologias para aplicação em pós-colheita para redução do uso de agrotóxicos em mamão. In: Simpósio do Papaya Brasileiro. v.7. Vitória: Embrapa, 2018.
15. Smaira FL, Mazzolani BC, Peçanha T, dos Santos KM, Rezende DAN, Araujo MA, et al. Ultra-processed food consumption associates with higher cardiovascular risk in rheumathoid arthritis. Clin Rheumatol. 2020;39:1423-8.

[illegible]

REFERÊNCIAS BIBLIOGRÁFICAS

[illegible]

Seção 14

Tratamento medicamentoso em reumatologia (guia medicamentosa)

Anti-inflamatórios não esteroidais

Heitor Furlan Giordano
Isabele Parente de Brito Antonelli
Murillo Dório

INTRODUÇÃO

Os anti-inflamatórios não esteroidais (AINEs) são amplamente utilizados devido aos seus efeitos antipiréticos, analgésicos e anti-inflamatórios. Englobam desde substâncias sintéticas até fitoterápicos. São muito usados pelos reumatologistas, com claros benefícios para doenças como a osteoartrite, a gota e a espondilite anquilosante. São também um dos fármacos mais comercializados em todo o mundo, e frequentemente são escolhidos como opção de automedicação indiscriminada, expondo o paciente a riscos não planejados.

Os benefícios terapêuticos e os efeitos adversos dos AINEs estão intrinsecamente ligados à inibição da enzima ciclo-oxigenase (COX), a qual interfere na conversão do ácido araquidônico em prostaglandinas, prostaciclina e tromboxanos. Existem duas isoformas da enzima COX, a COX-1 e a COX-2, e a preferência de inibição por uma das isoformas da COX pode afetar a atividade e a toxicidade do AINE.

A escolha do AINE para um paciente específico depende de vários fatores, como a presença de comorbidades, uso de outros medicamentos, meia-vida da droga e preferência pela inibição COX-1 ou COX-2. Mesmo após levar em conta todos esses fatores, a resposta aos AINEs varia entre os pacientes, e cada paciente pode ter uma resposta diversa aos diferentes AINEs.

Este capítulo aborda as propriedades farmacológicas, indicações na reumatologia e efeitos adversos dos AINEs. É fundamental que os médicos prescritores possuam ampla compreensão dessas drogas, a fim de minimizar os seus efeitos adversos e então realizar uma prescrição tão eficaz quanto segura.

FARMACOCINÉTICA

Os AINEs têm absorção rápida e completa após administração oral (exceto as preparações de liberação lenta). São metabolizados pelo fígado e excretados predominantemente pela urina. Ligam-se fortemente a proteínas séricas e têm pequeno volume de distribuição.

Suas meias-vidas variam, podendo ser classificadas como de "ação curta" (menos de seis horas) ou "ação prolongada" (mais de seis horas). Porém, a meia-vida plasmática nem sempre reflete a duração real da ação tecidual, especialmente em casos de inflamação crônica, onde os AINEs podem se acumular. Esses medicamentos geralmente não são removidos efetivamente por hemodiálise devido à sua forte ligação às proteínas plasmáticas.

Exemplos de AINEs de ação curta incluem ibuprofeno, diclofenaco e indometacina, enquanto naproxeno, celecoxibe e meloxicam são exemplos de AINEs de ação prolongada.

Quanto aos AINEs tópicos, eles são absorvidos e penetram nos tecidos na área de aplicação, o que limita a absorção sistêmica e os efeitos colaterais, de modo que apresentam maior segurança em relação aos AINEs orais.

MECANISMO DE AÇÃO

O mecanismo de ação dos AINEs envolve principalmente a inibição da enzima COX, a qual interfere na conversão do ácido araquidônico em prostaglandinas, prostaciclina e tromboxanos. As prostaglandinas desempenham papéis diversos no organismo, incluindo a promoção da inflamação, a sensibilização dos receptores de dor, a indução de vasodilatação, o aumento da permeabilidade vascular e a mediação da resposta febril. Ao inibir a produção de prostaglandinas, os AINEs reduzem a inflamação, aliviam a dor, diminuem a febre e, em alguns casos, também podem afetar a agregação plaquetária.

As isoformas principais da enzima COX são:

- COX-1: expressa constitutivamente em muitos tecidos do corpo e está envolvida em funções fisiológicas normais, como a proteção da mucosa gástrica, a regulação da função renal e a agregação plaquetária.
- COX-2: é induzida principalmente em resposta a estímulos inflamatórios e desempenha um papel importante na produção de prostaglandinas envolvidas na inflamação e dor. Porém, apresenta também forma constitutiva no endotélio, sistema nervoso central e rins.
- COX-3: derivada do gene da COX-1. É expressa abundantemente no córtex cerebral, coração e aorta. É sensível a analgésicos e antitérmicos, como paracetamol e dipirona, mas também a diclofenaco.

De maneira geral, os AINEs atuam inibindo reversivelmente a COX, exceto o ácido acetilsalicílico (AAS), que o faz de forma irreversível. Os AINEs podem ser classificados como: inibidores seletivos da COX-1, inibidores não seletivos da COX-2, inibidores preferenciais da COX-2 e inibidores seletivos da COX-2. Dependendo do tipo de seletividade COX do AINE, temos um balanço no perfil final de prostanoides sintetizados a partir do ácido araquidônico, o que implica diretamente nos efeitos colaterais esperados por cada classe.

Os inibidores da COX-2, em doses usuais, não interferem na função plaquetária, uma vez que as plaquetas maduras não possuem COX-2. A inibição seletiva da enzima COX-2 tem como consequência a redução da síntese da prostaciclina, uma substância que possui propriedades vasodilatadoras e antiagregantes plaquetárias, no endotélio vascular. Por outro lado, a inibição da COX-2 não afeta de uma forma significativa a síntese do tromboxano, que é mediado principalmente pela COX-1 e desempenha um papel vasoconstritor e ativador plaquetário. Esse desequilíbrio resulta em um estado pró-trombótico e suscetível à vasoconstrição, o que aumenta o risco de eventos cardiovasculares dos inibidores COX-2.

Os AINEs não seletivos inibem reversivelmente a agregação plaquetária, bloqueando COX-1 e a subsequente síntese de prostaglandina e tromboxano; portanto, a inibição preferencial da COX-1 pode levar a efeitos adversos como irritação gástrica, formação de úlceras e sangramentos no trato gastrointestinal.

Quanto aos AINEs fitoterápicos, os aprovados pela ANVISA são: *Harpagophytum procumbens, Boswellia serrata* e *Curcuma longa. O Harpagophytum procumbens* é um fitoterápico oral proveniente das estepes da Namíbia. A *Boswellia serrata* é uma árvore nativa da Índia, cuja resina possui propriedades anti-inflamatórias por meio da inibição da LPX-5. Já a *Curcuma longa*, derivada do açafrão-da-terra, tumérico ou gengibre amarelo, é uma planta herbácea da família do gengibre, originária da Ásia, que pode inibir a COX-2. Todos esses fitoterápicos têm demonstrado atividade anti-inflamatória comprovada em estudos *in vitro* e ensaios clínicos.

INTERAÇÕES MEDICAMENTOSAS

Os AINEs podem reduzir a eficácia dos inibidores da enzima conversora de angiotensina (IECA) e aumentar o risco de hipercalemia.

Os inibidores seletivos da COX-2 podem aumentar o dano gástrico causado pelo AAS. A combinação de corticosteroides com AINE também aumenta o risco de danos ao trato gastrointestinal.

Medicamentos que estão fortemente ligados a proteínas plasmáticas, como varfarina, metotrexato e benzodiazepínicos, entre outros, podem ser deslocados competitivamente pelos AINEs.

Isso aumenta a quantidade desses medicamentos livres na circulação sanguínea, aumentando o risco de toxicidade.

Os AINEs também podem aumentar o risco de sangramento quando em uso concomitante com corticoides, anticoagulantes e inibidores seletivos da recaptação da serotonina, como a sertralina, assim como a combinação de AINEs pode maximizar todos os efeitos colaterais da classe.

PRINCIPAIS AINES DISPONÍVEIS NO BRASIL

No Brasil, existem apresentações de AINEs em pílulas (comprimidos, comprimidos revestidos e cápsulas), injetáveis, solução oral, tópicas, adesivos e colírios, com posologias variadas. As Tabelas 1 e 2 ilustram os principais AINEs utilizados no Brasil.

PRINCIPAIS INDICAÇÕES DOS AINES NA REUMATOLOGIA

De uma forma geral, os AINEs são indicados por suas ações analgésica, anti-inflamatória e antipirética, em doenças ortopédicas, pós-operatórios, pós-traumas, dismenorreia, cefaleias e outros processos que envolvam inflamação aguda ou crônica.

Na reumatologia, o seu uso é amplo e bastante útil no dia a dia e não existe superioridade de um AINE sobre outro documentada por evi-

TABELA 1 Principais anti-inflamatórios em pílulas comercializadas no Brasil e suas posologias

Classe	Medicamento	Meia-vida	Dose usual (dose máxima/dia)
Ácido carboxílico	Ácido acetilsalicílico	2-3 h	325-650 mg a cada 4-6 h (4 g)
Derivados arilpropriônicos	Ibuprofeno	2-4 h	200-800 mg a cada 6-8 h (3,2 g)
	Cetoprofeno	2-4 h	50-100 mg a cada 6-8 h (300 mg)
	Trometamol cetorolaco	~5 h	10-20 mg dose única ou 10 mg a cada 6 h (40-60 mg)
	Naproxeno	12-17 h	250-500 mg a cada 12 h (1,5 g)
Derivados arilacéticos	Diclofenaco	~2 h	50-75 mg a cada 8-12 h (150 mg)
	Aceclofenaco	~4 h	100 mg a cada 12 h (200 mg)
	Etodolaco	~7 h	300-400-500 mg a cada 6-12 h (1,2 g)
Derivados indolacéticos	Indometacina	3-11 h	25-50 mg a cada 6-12 h (150-200 mg)
Derivados do ácido enólico (oxicans)	Lornoxicam	3-4 h	4-8 mg a cada 8-12h (16 mg)
	Meloxicam	15-22 h	7,5-15 mg 1x/dia (15 mg)
	Piroxicam	~50 h	10-20 mg/dia (20 mg)
	Tenoxicam	~72 h	10-20 mg 1x/dia (40 mg)
Sulfonanilidas	Nimesulida	2-5 h	50-100 mg a cada 12 h (200 mg)
Sulfonamidas (altamente seletivo da COX-2)	Celecoxibe*	~11 h	100-200 mg a cada 12-24 h (400 mg)
Sulfonas (altamente seletivo da COX-2)	Etoricoxibe*	~22 h	60-90 mg 1x/dia (120 mg)
Fitoterápicos	*Curcuma longa* (curcumina)	6-7 h (curcumina)	500 a cada 8-12 h do extrato da *Curcuma longa* (1,5 g, mas doses maiores já descritas) ou 80-100 mg a cada 12-24 h da curcumina (uso de até 1 g/dia descrito)
	Harpagophytum procumbens	2-5 h	400 mg a cada 8 h

* Venda apenas com receitas de controle especial no Brasil.

TABELA 2 Anti-inflamatórios não esteroidais disponíveis no Brasil em outras apresentações

Apresentação	AINEs disponíveis
Injetáveis	Cetoprofeno, diclofenaco, meloxicam, tenoxicam, trometamina cetorolaco
Tópicos	Diclofenaco, aceclofenaco, cetoprofeno, nimesulida, piroxicam, flurbiprofeno, salicilato de metila, *Cordia verbenacea*

dência de boa qualidade. Suas principais indicações e evidências resumidas são:

- Osteoartrite: os AINEs orais são a primeira linha de tratamento para a melhora da dor e funcionalidade na osteoartrite de joelhos, quadris e mãos, mas seu uso deve ocorrer pelo menor tempo e dose possíveis pelos eventos adversos associados na população idosa. A apresentação tópica deve ser de ampla recomendação, mesmo em pacientes com comorbidades, na osteoartrite de joelhos e mãos.
- Gota e outras artrites microcristalinas: os AINEs são primeira linha de tratamento nas crises agudas em pacientes sem contraindicações por comorbidades. São mais eficazes se iniciados nas primeiras 48 horas da crise e devem ser mantidos até 2-3 dias após a resolução dos sintomas, com média de 5-7 dias de uso, em geral.
- Espondiloartrites axiais: os AINEs são a primeira linha de tratamento e são eficazes na melhora da lombalgia inflamatória, artrite periférica, entesites, dactilites e uveítes. Não há diferença entre as classes de AINEs na melhora sintomática e alguns dados sugerem que até 50% dos pacientes podem atingir a remissão apenas com esses medicamentos. Em pacientes com doença ativa, o uso contínuo é preferível ao uso "sob demanda". É controverso se os AINEs atuam na redução da progressão radiográfica: um estudo mostrou redução da progressão radiográfica com o uso de celecoxibe contínuo por 2 anos em pacientes ativos, enquanto outro não conseguiu demonstrar o mesmo benefício com o diclofenaco.
- Artrite psoriásica: os AINEs podem ser usados inicialmente em pacientes com sintomas leves e/ou no manejo dos *flares* da doença. Seu uso pode ser limitado pela maior frequência de síndrome metabólica e maior risco cardiovascular dos pacientes.
- Artrite reumatoide: podem ser usados inicialmente para o controle da artrite e dor, enquanto se espera o início da ação das drogas modificadoras do curso da doença, ou para o controle dos *flares*, embora o uso de doses baixas de corticoide seja mais frequente na prática clínica.
- Reumatismos de partes moles: os AINEs podem ser úteis na melhora aguda da dor decorrente de tendinites e peritendinites, fasciítes, entesites, bursites, dor miofascial e na síndrome da dor complexa regional, em conjunto com outras medidas analgésicas e a reabilitação.
- Lombalgias e cervicalgias: os AINEs são essenciais para alívio dos quadros agudos e nas agudizações dos quadros crônicos por múltiplas causas, também somados a outras medidas analgésicas e à reabilitação.

EFEITOS ADVERSOS CARDIOVASCULARES

- Os efeitos cardiovasculares associados ao uso de AINEs têm relação com o desequilíbrio de inibição de COX-1 e COX-2. Dentre os fatores de risco, encontram-se características do paciente (como doença coronariana prévia e outros fatores de risco cardiovascular bem estabelecidos) e características específicas do AINEs (o risco é maior conforme a especificada do COX-2). As recomendações atuais sugerem naproxeno como o AINE mais seguro do ponto de vista cardiovascular. Dentre as estratégias para reduzir o risco cardiovascular, orienta-se evitar.

EFEITOS ADVERSOS GASTROINTESTINAIS

- Os efeitos gastrointestinais variam entre ulcerações da mucosa gastrointestinal, dor abdominal, náuseas e alterações do ritmo intestinal. Seu mecanismo patogênico está associado à inibição da COX-1.
- Os principais fatores de risco incluem idade avançada, sexo feminino, uso concomitante de glicocorticoides ou anticoagulantes, histórico prévio de úlcera péptica, tabagismo, etilismo, infecção por *H. pylori* e doença sistêmica grave.
- Dentre as estratégias profiláticas, destacam-se a associação de inibidores de bombas de prótons, erradicação da infecção por *H. pylori* e preferência por coxibes – que estão associados a uma menor incidência de complicações do trato gastrointestinal superior.

EFEITOS ADVERSOS RENAIS

- Tanto AINEs seletivos como não seletivos são fortemente associados a efeitos adversos renais, devido ao importante papel da expressão constitutiva de COX-2 na manutenção da produção fisiológica das prostaglandinas, com efeito vasodilatador renal. Seus efeitos englobam aumento pressórico, hipercalemia, hiponatremia, edema de membros inferiores e insuficiência renal aguda, com hipovolemia, necrose papilar e nefrite intersticial.
- Fatores de risco incluem idade avançada, insuficiência cardíaca congestiva, cardiopatia, hepatopatia e hipovolemia preexistente.
- Recomenda-se sempre evitar AINEs em pacientes nefropatas ou com fatores de risco para insuficiência renal.

OUTROS EFEITOS ADVERSOS

- Mucocutâneos: erupções associadas a droga e urticária crônica (principalmente os AINEs *não seletivos*).
- Pulmonares: a asma é mais comum com salicilatos, mas pode ser precipitada ou exacerbada por outros AINEs, principalmente os não seletivos. Geralmente associados com polipose nasal e rinite alérgica.
- Hepáticos: variam de aumento de transaminases até hepatite com colestase. Diclofenaco é o AINE mais associado.

GRAVIDEZ E LACTAÇÃO

Os AINEs não são drogas consideradas teratogênicas. Podem ser usados com segurança em determinados períodos da gestação, de acordo com a dose e classe específica.

- Fertilidade: as mulheres que estão tendo dificuldade em conceber devem evitar o uso de AINEs se o controle da doença não for comprometido. Relatos de casos e algumas pequenas séries mostraram infertilidade transitória em algumas mulheres tratadas com AINEs, que parece ser mediada pela inibição da ruptura do folículo luteinizado.
- Primeiro e segundo trimestre da gestação: AINEs podem ser usados quando necessário, principalmente os não seletivos (sem dados de segurança para AINEs seletivos). Os dados da literatura não mostram aumento do risco de aborto espontâneo ou malformações cardíacas e musculoesqueléticas.
- Terceiro trimestre: recomenda-se a suspensão dos AINEs durante o trimestre final da gestação, pelo aumento do risco de fechamento prematuro do ducto arterioso. podendo complicar com hipertensão pulmonar fetal e neonatal.
- Lactação: há informações limitadas sobre a segurança da maioria dos AINEs em mulheres lactantes. O ibuprofeno é o AINE preferido nesse contexto, após um estudo que avaliou a excreção de ibuprofeno no leito materno. Em 12 mulheres lactantes que fizeram uso de até 400 mg a cada 6 horas, menos de 1 mg de ibuprofeno por dia foi excretado no leite materno.

RESUMO

Os AINE possuem amplo uso e são muito úteis no dia a dia do reumatologista. Encontramos várias classes de produtos em diferentes apresentações e posologias. Uma atenção aos eventos adversos é fundamental no uso prolongado ou em pacientes de alto risco cardiovascular e de eventos adversos gastrointestinais e renais. São a primeira linha de tratamento na osteoartrite, nas espondiloartrites, nas crises agudas das artrites microcristalinas e nas lombalgias, cervicalgias e reumatismos de partes moles com sintomas agudos.

REFERÊNCIAS BIBLIOGRÁFICAS

1. Domiciano D, Guedes LKN. Anti-inflamatórios não esteroidais. In: Fuller R (ed.). Reumamecum 2016-2017. 3.ed. São Paulo: Permanyer Brasil; 2016. p.1-37.
2. Liu X, Eyles J, McLachlan AJ, Mobasheri A. Which supplements can I recommend to my osteoarthritis patients? Rheumatology. 2018;57(suppl_4):iv75-87.
3. Katz JN, Arant KR, Loeser RF. Diagnosis and treatment of hip and knee osteoarthritis. JAMA. 2021;325(6):568-78.
4. Danve A, Deodhar A. Treatment of axial spondyloarthritis: an update. Nat Rev Rheumatol. 2022;18(4):205-16.
5. Sammaritano LR, Bermas BL, Chakravarty EE, Chambers C, Clowse MEB, Lockshin MD, et al. 2020 American College of Rheumatology guideline for the management of reproductive health in rheumatic and musculoskeletal diseases. Arthritis Care Res. 2020;72(4):461-88.
6. Scotton AS, Fraga RO, Souza VA. Anti-inflamatórios não esteroides. In: Carvalho MAP. Reumatologia: diagnóstico e tratamento. 5. ed. Rio de Janeiro: Guanabara Koogan; 2019.
7. Schjerning A-M, McGettigan P, Gislason G. Cardiovascular effects and safety of (non-aspirin) NSAIDs. Nat Rev Cardiol. 2020;17: 574-84.
8. Makris UE, Kohler MJ, Fraenkel L. Adverse effects of topical nonsteroidal antiinflammatory drugs in older adults with osteoarthritis: a systematic literature review. J Rheumatol. 2010;37(6):1236-43.
9. Abramson SB, Weissmann G. The mechanisms of action of nonsteroidal antiinflammatory drugs. Arthritis Rheum. 1989;32(1):1-9.

141

Uso de glicocorticoides (oral, pulsoterapia)

Ana Carolina de Oliveira e Silva Montandon
Eleusa Fleury Taveira
Vitalina de Souza Barbosa
Nilzio Antonio da Silva

INTRODUÇÃO

Os glicocorticoides (GC) são produzidos pelo córtex suprarrenal, sendo o principal deles o cortisol, cuja síntese obedece a um ritmo circadiano no qual a produção se inicia no meio da madrugada, quando seu nível é baixo, atingindo suas maiores concentrações entre 7 e 10 horas. Apresentam intensa ação anti-inflamatória e imunomoduladora, com custos bem acessíveis. A primeira utilização dessa substância em medicina revela a combinação de esforços, capacidade científica e observação clínica atenta, e seus protagonistas Kendall e Hench merecidamente receberam o Prêmio Nobel em 1950. Porém, logo após as primeiras prescrições em artrite reumatoide (AR) e outras enfermidades, surgiram as preocupações com seus efeitos colaterais. Na atualidade, muitos se perguntam se esses medicamentos seriam anjos ou demônios, por serem indispensáveis e salvadores em diversas situações clínicas e, por outro lado, exibirem eventos adversos desagradáveis, às vezes graves. Para conseguir o máximo de benefícios e o mínimo de complicações, a prescrição dos GC depende de conhecimento, experiência e judiciosa indicação. É importante expor aos pacientes as evidências que dão suporte à sua utilização, a dose, o esquema de administração, os riscos – e como diminuí-los – e a duração do tratamento.

MECANISMO DE AÇÃO

Todos os efeitos dos glicocorticoides são mediados por receptores específicos (RGC), designados como tipo 1 (mineralocorticoides) ou tipo 2 (corticosteroides). Os receptores do tipo 1 estão localizados principalmente no fígado e em diferentes regiões do sistema nervoso central, sendo responsáveis pela regulação basal da atividade adrenocortical. Os receptores do tipo 2 estão presentes em quase todas as células do organismo e irão mediar as principais ações dos GC. Esses RGC estão localizados principalmente no citoplasma das células. Ao se associarem à molécula ligante (glicocorticoides), podem estabelecer diferentes ações no núcleo ou no próprio citoplasma e, por isso, os diferentes mecanismos de ação são classificados em via genômica e não genômica, respectivamente.

A via genômica também é denominada via clássica. É mediada pelos RGC que estão associados a várias proteínas do choque térmico (HSP 90, HSP 70 e P 23) e a imunofilinas (FKBP51 e FKBP52), que formam em conjunto um grande complexo multiproteico. Esse complexo multiproteico mantém o RGC em uma conformação que possui alta afinidade ao ligante (GC). Quando o ligante se associa a essa estrutura, o RGC sofre uma mudança conformacional (ativação), resultando na dissociação do complexo multiproteico. O RGC citoplasmático torna-se então hiperfosforilado e se transloca para o núcleo da célula, por meio de poros nucleares, onde regulará a expressão gênica. O complexo RGC ativa ou reprime a transcrição de genes alvos por diferentes ligações: ligação direta no DNA; ligação a outros fatores de transcrição que estão associados ao DNA; ou ainda pela combinação desses dois mecanismos, ou seja, ligação direta e interações com fatores de transcrição vinculados ao DNA.

Os fatores de transcrição na via de ativação são o STAT3 e o STAT5 (transdutor de sinal e ativador de transcrição) e, na via de repressão, o NFκB (fator nuclear κB) e o AP1 (ativador de proteína) (Figura 1). A ativação da transcrição de genes codifica proteínas que levarão aos efeitos metabólicos, enquanto a repressão da transcrição codifica citocinas (moléculas regulatórias que participam dos processos inflamatórios e sistema imune) que resultarão em ações anti-inflamatórias e imunossupressoras. Esses não são efeitos imediatos, surgindo após várias horas ou dias. A via não genômica também é mediada pelos RGC e, neste caso, podem estar localizados na membrana plasmática ou no citoplasma das células. Os RGC presentes no citoplasma também formam o complexo multiproteico que se dissocia ao ligar-se com a molécula do GC. Entretanto, não há translocação para o núcleo das células. Ao contrário da via genômica, os efeitos da via não genômica não requerem síntese proteica e ocorrem em segundos ou minutos após a ativação do RGC. Um crescente número de evidências sugere que as funções não genômicas rápidas dos GC usam a atividade de várias quinases. A ligação dos GC ao RGC não só ativa o receptor, mas também libera proteínas acessórias que participam de cascatas de sinalização secundária. Desta forma, o complexo RGC que permanece no citoplasma celular pode estimular as proteínas anti-inflamatórias.

USO TERAPÊUTICO

Os GC são utilizados com finalidades anti-inflamatórias e/ou imunossupressoras. Os esquemas terapêuticos são todos empíricos, uma vez que as evidências científicas que suportam determinadas indicações são escassas. Várias são as condições em que seu uso é consensual, como: doen-

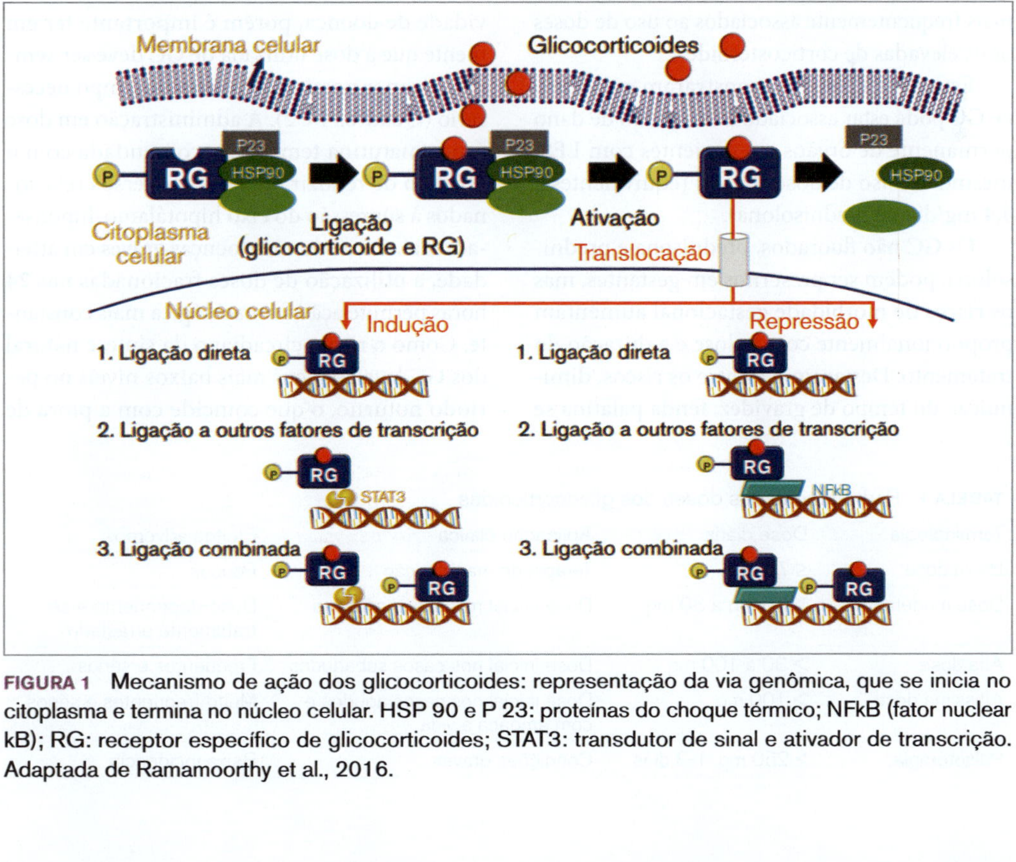

FIGURA 1 Mecanismo de ação dos glicocorticoides: representação da via genômica, que se inicia no citoplasma e termina no núcleo celular. HSP 90 e P 23: proteínas do choque térmico; NFkB (fator nuclear kB); RG: receptor específico de glicocorticoides; STAT3: transdutor de sinal e ativador de transcrição. Adaptada de Ramamoorthy et al., 2016.

ça reumática com cardite, miopatias inflamatórias, vasculites sistêmicas, lúpus eritematoso sistêmico (LES), sarcoidose e artrite reumatoide (AR). Outras condições necessitam de uma postura mais crítica, talvez questionável quanto ao seu uso, como na síndrome antifosfolípide e nas espondiloartrites. Também deve ser questionada a administração prolongada nas doenças de evolução crônica, por serem pouco efetivos no controle dos mecanismos básicos das doenças, permitindo a agressão tecidual. Nesses casos, surge a necessidade de associar medicamentos de ação lenta, com a finalidade de poupar o seu uso, assim como modificar o curso da doença.

Para o tratamento da AR as recomendações atuais são pelo uso de pequenas doses de GC no início do tratamento até a obtenção da remissão ou da baixa atividade da doença.

No LES e nas vasculites sistêmicas, nas fases agudas graves e com acometimento de órgãos vitais, tem-se preconizado o uso de pulsoterapia (em doses de 250 a 1.000 mg/dia, durante 3 dias) com o objetivo de minimizar os efeitos deletérios mais frequentemente associados ao uso de doses orais elevadas de corticosteroide.

Estudos recentes demonstraram que o uso de GC pode estar associado ao acúmulo de dano permanente de órgãos em pacientes com LES, mesmo em uso de doses baixas (equivalentes a 4,4 mg/dia de prednisolona).

Os GC não fluorados, prednisona e prednisolona, podem ser prescritos em gestantes, mas os riscos de morbidade gestacional aumentam proporcionalmente com a dose e a duração do tratamento. Destacam-se, entre os riscos, diminuição do tempo de gravidez, fenda palatina se usado no primeiro trimestre, ruptura prematura de bolsa amniótica, hipertensão e diabetes.

Pelo exposto, deve-se sempre avaliar a relação custo-benefício ao iniciar o tratamento com GC, levando em consideração a confirmação da doença de base, assim como a sua gravidade e a presença de outras comorbidades (osteoporose, catarata, hipertensão arterial, *diabetes mellitus*). É ainda relevante descartar a possibilidade de infecção ativa concomitante. Os esquemas posológicos, as vias de administração e os fármacos disponíveis a serem utilizados também variam de acordo com a doença a ser tratada, sua gravidade e a presença de comorbidades. As principais vias de administração utilizadas são: oral, parenteral (endovenosa ou intramuscular) e intrassinovial (articulações, bursas ou tendões). A padronização da dose de GC a ser empregada pode ser classificada de acordo com a Tabela 1.

Vários fatores podem influenciar a magnitude dos efeitos dos GC, incluindo a dose e a via de administração utilizada. Doses mais altas de GC são necessárias em situações de elevada atividade de doença, porém é importante ter em mente que a dose utilizada de GC deve ser sempre a menor possível, pelo menor tempo necessário (Quadros 1 e 2). A administração em dose única matutina tem sido recomendada com o objetivo de reduzir os efeitos adversos relacionados à supressão do eixo hipotálamo-hipófise-adrenal. Contudo, em doenças graves em atividade, a utilização de doses fracionadas nas 24 horas permite ação farmacológica mais constante. Como o ritmo circadiano da síntese natural dos GC leva aos seus mais baixos níveis no período noturno, o que coincide com a piora de

TABELA 1 Padronização das doses dos glicocorticoides

Terminologia	Dose diária	Aplicação clínica	Efeitos adversos
Baixa dose	≤ 7,5 mg	Terapia de manutenção	Poucos
Dose moderada	> 7,5 mg a 30 mg	Dose inicial nos casos crônicos	Dose-dependente e se tratamento arrastado
Alta dose	> 30 a 100 mg	Dose inicial nos casos subagudos	Frequentes e sérios
Altíssima dose	> 100 mg	Dose inicial nos casos agudos e com ameaça à vida	Muito frequentes e sérios
Pulsoterapia	≥ 250 mg, 1-3 dias	Condições graves	Baixa incidência

sintomas de doenças articulares inflamatórias, a administração dos GC poderia ser à noite. Ressaltamos que essa modalidade de administração traz uma grande resistência dos pacientes à redução da dose ou sua suspensão, devido à forte interferência que provoca em seu ritmo circadiano. Considerar. também o uso de GC com meia-vida mais curta ou intermediária (ver Quadro 1), assim como o uso por via oral. O uso em dias alternados parece reduzir a ocorrência de eventos adversos, mas esse esquema posológico pode precipitar a reagudização da doença e, portanto, recomenda-se utilizar com cautela. Os esquemas de pulsoterapia estão reservados para os casos graves, principalmente como tratamento de indução ou tratamento das recaídas no LES, nas vasculites sistêmicas e nas miopatias inflamatórias. Existem vários esquemas de suspensão ou redução das doses de GC. Em algumas doenças a diminuição da dose pode ser realizada mais rapidamente, porém em outras, como na febre reumática, no LES e nas vasculites, deve ser lenta e gradual. A redução será tanto mais lenta quanto maior o tempo e a dose de corticoterapia, não devendo-se diminuir de cada vez mais do que 1/3 da dose que está sendo administrada. A redução de, por exemplo, 60 mg de prednisona ao dia (ou equivalente) para 40 mg/dia pode ser feita em 1 ou 2 semanas (10 mg/semana) seguindo o esquema proposto:

- Doses acima de 30 mg/dia: retirar 5-10 mg/semana.
- Doses abaixo de 20 mg/dia: retirar 2,5 a 5 mg a cada 2 semanas.
- Doses menores que 10 mg/dia: retirar 1 mg a cada 4 semanas.

Alguns pacientes desenvolvem a síndrome de retirada do GC, apresentando artralgia e mialgia. Esses sintomas devem ser controlados com a administração de paracetamol e tendem a se resolver em até quatro dias após a redução da dose. Se os sintomas persistirem, deve-se considerar a reativação da doença de base.

EFEITOS COLATERAIS

Diversos são os efeitos colaterais dos GC (Tabela 2). A maioria dos eventos adversos relaciona-

QUADRO 1 Duração da ação dos glicocorticoides

Curta duração	Média duração	Longa duração
Meia-vida de 8-12 horas	Meia-vida de 12-36 horas	Meia-vida de 36-54 horas
Hidrocortisona	Prednisona	Dexametasona
Cortisona	Prednisolona	Betametasona
	Metilprednisolona	
	Triancinolona	

QUADRO 2 Glicocorticoides: equivalência de doses, potência e efeito mineralocorticoide

	Equivalência de doses (em mg)	Potência	Efeito mineralocorticoide
Hidrocortisona	25	1	1
Cortisona	20	0,8	0,8
Prednisona	5	4	0,25
Prednisolona	5	4	0,25
Metilprednisolona	4	5	0,5
Triancinolona	4	5	0
Dexametasona	0,75	25	0
Betametasona	0,6	25	0
Deflazacorte	7,5	4	0

dos aos GC é dose e tempo-dependente, entretanto, evidências sobre a real toxicidade de GC em baixas doses são escassas. A sensibilidade aos efeitos adversos é individual, alguns desenvolvem efeitos colaterais com baixas doses e outros, mesmo com altas doses, não apresentam importantes complicações por essas substâncias. Pacientes com doença grave tendem a usar altas doses de GC e os efeitos colaterais devem ser entendidos como uma interação entre manifestação da doença, atividade de doença e uso de GC.

Boers et al. em um estudo com prednisona 5 mg/dia em pessoas com AR ativa, com mais de 65 anos, por 2 anos, observaram que houve um aumento relativo de 24% no número de pacientes com pelo menos um evento adverso relacionado ou possivelmente associado ao uso de GC, sendo a maioria de infecções não graves.

Um outro estudo sobre AR, de Burmester et al., comparando a continuação da prednisona ou a diminuição da dose, apresentou 5% e 3%, respectivamente, de eventos adversos graves relacionados a GC, porém com melhor controle da doença nos pacientes com manutenção da dose (77 vs. 65% de baixa atividade sustentada da doença), demonstrando a segurança e eficácia da continuação de GC em baixas doses, 5 mg/dia de prednisona.

Mathian et al. compararam a eficácia e a segurança da manutenção *versus* retirada de 5 mg/dia de prednisona em pacientes com LES com doença quiescente: as baixas doses de GC foram associadas a uma menor taxa de exacerbação (7% no grupo de manutenção *versus* 27% no grupo de retirada). Nenhum evento adverso grave relacionado a GC foi relatado e os eventos adversos foram raros e não diferiram entre os grupos.

Efeitos musculoesqueléticos

Osteoporose

Os GC são a principal causa de osteoporose secundária, entretanto, em pacientes com enfermidades reumatológicas, outros fatores como gênero, predisposição genética, peso, alterações metabólicas, processo inflamatório e diminuição da mobilidade contribuem para a perda de massa óssea. A osteoporose induzida por GC (OIG) afeta inicialmente o osso trabecular, mas com o uso prolongado, o osso cortical, como no colo do fêmur, também é afetado. A perda óssea é detectável nos primeiros seis meses de tratamento, sendo que a perda média de osso no primeiro ano é de 2% a 3%, tanto para a coluna lombar quanto para o fêmur. Na OIG, o risco de fratura ocorre com valores de densitometria óssea mais elevados do que na osteoporose pós-menopáusica, aumenta com o avanço da idade e se já ocorreu fratura por fragilidade prévia.

O uso diário de prednisona maior que 2,5 mg, por mais de três meses, prejudica a integridade da massa óssea, indicando um risco aumentado de fratura, para o qual devem ser prescritas as medidas preventivas, como atividade física, orientação dietética, prescrição de cálcio, vitamina D e bisfosfonato. A suplementação de cálcio e vitamina D deve ser prescrita devido à redução na absorção intestinal de cálcio provocada pelo GC. Suplemento de cálcio, carbonato ou citrato de

TABELA 2 Efeitos colaterais dos glicocorticoides

Sistemas/órgãos	Efeitos colaterais
Osteomuscular	Osteoporose, osteonecrose não traumática e miopatia
Cardiovascular	Hipertensão, aterosclerose e arritmias
Endócrino	Diabetes, ganho de peso, supressão da adrenal, hipogonadismo
Pele	Fácies cushingoide, equimoses, atrofia da pele, estrias, acne, hirsutismo, hiperpigmentação e dificuldade de cicatrização
Gastrointestinal	Gastrite, úlceras e sangramento intestinal
Nervoso	Alteração de humor, insônia, irritabilidade, ansiedade, falta de memória e deficiências cognitivas
Olhos	Catarata e glaucoma

cálcio são necessários quando a ingestão diária desse elemento for inferior a 1.000 mg.

Pacientes que recebem GC por longo prazo devem ter a massa óssea avaliada na coluna lombar e o fêmur proximal.

Osteonecrose não traumática

A osteonecrose não traumática (ON) associada ao uso de GC pode ocorrer em qualquer articulação, sendo mais comum na cabeça do fêmur, tornando-se uma complicação grave e incapacitante. A patogênese envolve componentes genéticos, comprometimento vascular, hipertrofia dos adipócitos e aumento da pressão intraóssea, levando à isquemia e necrose medular e óssea. A osteonecrose se manifesta com dor e limitação da mobilidade, enquanto o diagnóstico geralmente é feito com exames de imagem, e entre esses a ressonância magnética permite a detecção mais precoce e potencialmente (dependendo das necessidades de esteroides e do estágio da lesão) o tratamento inicial com opções conservadoras, seguidas de substituição da articulação nos estágios avançados.

A ON pode ocorrer em 3% a 40% dos pacientes que receberam CG, sendo associada a doses cumulativas mais altas e cursos de tratamento mais longos, principalmente no LES, sendo a dose máxima mais importante que a dose cumulativa.

Prednisona na dose maior que 30-40 mg/dia ou uma dose cumulativa ≥ 12 g/ano aumenta o risco de ON. O risco é maior se a dose de GC for superior a 5.000 mg durante os primeiros três meses. Uma dose máxima de mais de 200 mg, ou uma dose cumulativa de metilprednisolona equivalente a mais de 4.000 mg parece ser um fator de risco significativo para ON multifocal. Os GC de meia-vida mais longa representam um risco maior para osteonecrose. É rara em dose menor que 20 mg por dia de prednisona.

Miopatia

A miopatia geralmente ocorre em pacientes com uso de GC em dose mais elevada e maior duração do tratamento, sendo mais comum com GC fluorados como dexametasona, betametasona e triancinolona. Predomina a atrofia das fibras musculares tipo II, clinicamente levando a atrofia e fraqueza da musculatura proximal, sobretudo da região pélvica. Quanto à avaliação complementar, as dosagens das enzimas musculares são pouco alteradas ou normais, e a eletromiografia pode exibir complexos de baixa amplitude.

Efeito cardiovascular

Alguns GC têm efeito mineralocorticoide, reduzindo a excreção de sódio e cloro e aumentando a excreção de potássio, cálcio e fósforo, levando a edema, ganho de peso e aumento da pressão arterial.

O uso de GC está associado a eventos cardiovasculares (ECV) e pode potencializar hipertensão, hiperlipidemia, *diabetes mellitus*, insuficiência cardíaca congestiva e obesidade, fatores de risco para aterosclerose. Entretanto, as doenças reumáticas inflamatórias, como LES e AR, são associadas à aterosclerose precoce e ao risco de doenças cardiovasculares. Pacientes com AR têm risco aumentado de ECV com prednisona 5 mg/dia, e aumento da dose cumulativa e da duração do uso, porém nenhuma associação com risco de ECV foi encontrada com prednisona 4 mg/dia ou doses cumulativas e durações mais curtas (intervalos de curto prazo de seis meses e um ano).

Baixas doses de CG podem melhorar a dislipidemia associada à doença inflamatória. A hipertensão ocorre em doses de moderada a alta de CG, mas não em baixas doses. Arritmia cardíaca é rara, mas pode ocorrer pela pulsoterapia.

Efeito no metabolismo

O uso de GC em doses baixas e médias pode levar à hiperglicemia após algumas semanas, e o risco aumenta quanto maior for a dose diária. Pacientes diabéticos têm níveis mais altos de glicemia enquanto usam GC. Dose moderada a alta de GC a longo prazo resulta em aumento do apetite, ganho de peso e uma redistribuição da gordura de forma centrípeta. A supressão do eixo hipotálamo-hipófise-adrenal nos usuários de GC depende da dose e do tempo de uso, podendo ocorrer em cinco dias com dose elevada, em seis semanas naqueles que fazem uso de 10 mg/dia de prednisona, e em quatro semanas quando a dose for de 15 mg/dia. O risco de desenvolver a supressão do eixo hipotámo-hipófise-adrenal nos usuários de GC é difícil de prever individualmente, entretanto, a formulação de GC usada, a dose e a duração do tratamento podem influenciar neste risco. O uso por mais de duas a quatro semanas, várias doses diárias e dose noturna aumentam o risco, mas a dose em dias alternados e a pulsoterapia de GC têm menor risco. Os GCs sistêmicos com meia-vida mais longa e alta potência têm maior probabilidade de causar insuficiência adrenal.

Os GC causam resistência à insulina e aumento da glicemia pós-prandial. Um estudo observou que 20% dos pacientes em uso de GC, em baixa dose por tempo prolongado, apresentavam concentração normal de glicose em jejum e tolerância à glicose prejudicada. Em outro estudo, com uso de GC em baixa dose na AR, não foi encontrado aumento nos casos de diabetes de início recente. O efeito metabólico não está apenas relacionado ao uso de GC, mas pode também estar ligado às características da doença inflamatória.

Os pacientes com *diabetes mellitus* têm níveis mais altos de glicemia enquanto usam GC. O risco de diabetes aumenta quando há outros fatores de risco, como história familiar de diabetes, diabetes gestacional, obesidade e idade avançada.

Efeito cutâneo e estético

Os efeitos colaterais sobre a pele e a aparência também são dose e tempo-dependentes e, embora não tenham os riscos de outros transtornos causados pelos GC, são relevantes para os pacientes. Eles incluem face cushingoide, equimoses, atrofia da pele, estrias, acne, vermelhidão facial, hirsutismo, hiperpigmentação, dermatite perioral, afinamento do couro cabeludo e dificuldade de cicatrização de feridas (Tabela 2). A diminuição dessas complicações é difícil nos casos mais graves e duradouros, mas alguma prevenção pode ser obtida com boa adesão ao tratamento e orientações dietéticas com restrição calórica.

Efeito no trato gastrointestinal

Os GC são menos tóxicos para o trato gastrointestinal do que os anti-inflamatórios não esteroidais (AINEs), mas podem causar gastrite, úlceras e sangramento, e o risco aumenta com o uso combinado com AINEs. Os riscos também são maiores em pacientes com mais de 60 anos e fumantes. Há relatos de casos de ruptura intestinal, perfuração diverticular e pancreatite associados aos GC, sendo este último de difícil correlação com os GC.

Infecções e infestações

O uso de GC aumenta o risco de infecções e esse efeito aumenta com a dose e o tempo. No entanto, o risco relativo ainda é controverso, pois depende de vários outros fatores, como atividade da doença, idade, comorbidades e medicações associadas, como os biológicos e imunossupressores. O risco de infecção grave e disseminação de infestação (p. ex.: estrongiloidíase) aumenta em pacientes com dose cumulativa mais alta de GC (> 8,4 g de prednisona). Mesmo o uso de baixas doses de GC está associado a um risco aumentado de infecções, a maioria não graves. As infecções podem ser por micro-organismos comunitários ou oportunistas.

Efeito neuropsiquiátrico

As alterações neuropsiquiátricas descritas com o uso de GC são: humor deprimido ou exaltado (euforia), insônia, irritabilidade, instabilidade emocional, ansiedade, insuficiência de memória e outras deficiências cognitivas. A frequência de depressão e apatia aumenta com dose superior a 7,5 mg/dia de prednisona. Embora os sintomas não sejam graves, eles causam sofrimento ao paciente e podem interferir na avaliação e no tratamento da doença de base. A psicose dos GC é rara, sendo associada a doses altas e à pulsoterapia, e muitas vezes difícil diferenciar da psicose lúpica.

TABELA 3 Interações dos glicocorticoides

Aumento do efeito dos GC	Diminuição do efeito dos GC	Efeito alterado pelos GC
Tiazídicos (hipocalemia)	Antiácidos	> AINE
	Anticonvulsivantes	> Ciclofosfamida
		< Insulina
		> Metotrexato

AINE: anti-inflamatórios não esteroidais; GC: glicocorticoides; >: aumenta ação; <: diminui ação.

Efeito ocular

A catarata subcapsular posterior é observada com dose igual ou superior a 15 mg/dia de prednisona por um ano. Com dose menor que 10 mg/dia, a chance diminui, entretanto a catarata pode ocorrer em doses superiores a 5 mg/dia de prednisona, não existindo uma dose mínima segura para o risco de catarata. Tende a ser bilateral, de lenta evolução.

Os GC podem causar ou agravar o glaucoma preexistente. O aparecimento de glaucoma induzido por CG oral é pouco frequente, ocorrendo naqueles com história familiar de glaucoma de ângulo aberto e que recebem altas doses de GC.

INTERAÇÕES

Os GC são frequentemente prescritos simultâneamente com outros medicamentos, e entre eles pode ocorrer interação. Por exemplo, aumentam o efeito da ciclofosfamida e do metotrexato, o que pode aumentar o risco de efeitos indesejáveis (Tabela 3).

REFERÊNCIAS BIBLIOGRÁFICAS

1. Apostolopoulos D, Kaudane-Rathnayake R, Raghunath S, Hoi A, Nikpour M, Morand EF. Independent association of glucocorticoids with damage accrual in SLE. Lupus Sci Med. 2016;3(1):1-9.
2. Bermas BL. Non-steroidal anti inflammatory drugs, glucocorticoids and disease modifying anti-rheumatic drugs for the management of rheumatoid arthritis before and during pregnancy. Curr Opin Rheumatol. 2014;26(3):334-40.
3. Bijlsma JWJ. Shall we ever agree on using low dose glucocorticoids in treating rheumatoid arthritis? Rheumatology (Oxford). 2023:kead167.
4. Boers M, Hartman L, Opris-Belinski D, Bos R, Kok MR, da Silva JAP, et al. Favorable balance of benefit and harm of long-term, low dose prednisolone added to standard treatment in rheumatoid arthritis patients aged 65+: the pragmatic, multicenter, placebo- controlled GLORIA trial. Arthritis Rheumatol, 2021;73(Suppl 10).
5. Burmester G, Buttgereit F, Bernasconi C, Lavaro-Garcia JM, Castro N, Dougados M, et al. Continuing versus tapering glucocorticoids after achievement of low disease activity or remission in rheumatoid arthritis (SEMIRA): a double-blind, multicentre, randomised controlled trial. Lancet. 2020;396:267-76.
6. Crowson LP, Davis JM 3rd, Hanson AC, Myasoedova E, Kronzer VL, Makol A, et al. Time trends in glucocorticoid use in rheumatoid arthritis during the biologics era: 1999-2018. Semin Arthritis Rheum. 2023;61:152219.
7. Enríquez-Merayo E, Cuadrado MJ. Steroids in lupus: enemies or allies. J Clin Med. 2023;12(11):3639.
8. Fanouriakis A, Kostopoulou M, Alunno A, Aringer M, Bajema I, Boletis JN, et al. 2019 update of the EULAR recommendations for the management of systemic lupus erythematosus. Ann Rheum Dis. 2019;78:736-45.
9. Hanberg JS, Miloslavsky EM. Steroid sparing in vasculitis: Myth or reality? Best Pract Res Clin Rheumatol. 2023;101843.
10. Jacomini LCL, Silva NA. Interações medicamentosas: uma contribuição para o uso racional de imunossupressores sintéticos e biológicos. Rev Bras Reumatol. 2011;51:161-74.
11. Kaji H, Yamauchi M, Chihara K, Sugimoto T. The threshold of bone mineral density for vertebral fracture in female patients with glucocorticoid-induced osteoporosis. Endocr J. 2006;53:27-34.
12. Lehmann M, Haury K, Oster H, Astiz M. Circadian glucocorticoids throughout development. Front Neurosci. 2023;17:1165230.
13. Luís M, Boers M, Saag K, Buttgereit F, da Silva JAP. The safety of glucocorticoids in the treatment of inflammatory rheumatic disease: new evidence. Curr Opin Rheumatol. 2022;34:179-86.
14. Mathian A, Pha M, Haroche J, Cohen-Abart F, Hié M, de Chambrun MP, et al. Withdrawal of low-dose prednisone in SLE patients with a clinically quiescent disease for more than 1 year: a randomised clinical trial. Ann Rheum Dis. 2020;79:339-46.

15. Meijer OC, Buurstede JC, Viho EMG, Amaya JM, Koning ACAM, van der Meulen M, et al. Transcriptional glucocorticoid effects in the brain: Finding the relevant target genes. J Neuroendocrinol. 2023;35(2):e13213.
16. Monge Chacón AG, Wang C, Waqar D, Syeda SA, Kumar R, Meghana DR. Long-term usage of oral glucocorticoids leading to adrenal insufficiency: a comprehensive review of the literature. Cureus. 2023;15(5):e38948.
17. Olnes MJ, Kotliarov Y, Biancotto A, Cheung F, Chen J, Shi R, et al. Effects of systemically administered hydrocortisone on the human immunome. Sci Rep. 2016;14:23002.
18. Palmsten K, Rolland M, Hebert MF, Clowse MEB, Schatz M, Xu R, et al. Patterns of prednisone use during pregnancy in women with rheumatoid arthritis: daily and cumulative dose. Pharmacoepidemiol Drug Saf. 2018;27(4):430-8.
19. Paolino S, Cutolo M, Pizzorni C. Glucocorticoid management in rheumatoid arthritis: morning or night low dose? Reumatologia. 2017;55(4):189-97.
20. Parente L. Deflazacort: therapeutic index, relative potency and equivalent doses versus other corticosteroids. BMC Pharm Toxicol. 2017;18(1):1.
21. Ramamoorthy S, Cidlowski JA. Corticosteroids: mechanisms of action in health and disease. Rheum Dis Clin N Am. 2016;42:15-31.
22. Theiler-Schwetz V, Prete A. Glucocorticoid withdrawal syndrome: what to expect and how to manage. Curr Opin Endocrinol Diabetes Obes. 2023;30(3):167-74.
23. Van der Goes MC, Jacobs JWG. Glucocorticoid therapy. In: Firestein GS, Budd RC, Gabriel SE, McInnes IB, O'Del JR (eds.). Firestein & Kelley's textbook of rheumatology. 11. ed. Philadelphia: Elsevier; 2021. p. 985-1006.
24. Vandevyver S, Dejager L, Tuckermann J, Libert C. New insights into the anti-inflammatory mechanisms of glucocorticoids: an emerging role for glucocorticoid--receptor-mediated transactivation. Endocrinology. 2013;154:993-1007.
25. Wiebe E, Huscher D, Schaumburg D, Palmowski A, Hermann S, Buttgereit T, et al. Optimising both disease control and glucocorticoid dosing is essential for bone protection in patients with rheumatic disease. Ann Rheum Dis. 2022; 81(9):1313-22.
26. Winn W, Chatham MD. Glucocorticoid effects on the immune system. 2018 [citado em 2017]. In: UpToDate [Internet]. Filadélfia: WoltersKluwer Health; 1992. Disponível em: https://www.uptodate.com/contents/glucocorticoid-effects-on-the-immune-system#H2.

142

Imunossupressores e imunomoduladores

Andrese Aline Gasparin
Nicole Pamplona Bueno de Andrade
Vanessa Hax
Odirlei André Monticielo
João Carlos Tavares Brenol

INTRODUÇÃO

Imunossupressores e imunomoduladores são utilizados no tratamento de várias doenças reumatológicas com o objetivo de induzir/manter remissão, reduzir a frequência de recidivas e a dose de corticoide. Na escolha de um imunossupressor devem ser considerados seus riscos e benefícios, as comorbidades do paciente, bem como as características específicas da doença a ser tratada (extensão do envolvimento orgânico, gravidade e progressão). O uso de imunossupressores pode aumentar o risco de infecções e outros efeitos indesejáveis relacionados ao medicamento e à suscetibilidade do paciente. Os riscos potenciais de cada uma das drogas podem ser minimizados pela monitorização clínica e laboratorial regular.

A posologia, os efeitos adversos, bem como sugestão de monitorização laboratorial e principais contraindicações de cada fármaco estão apresentados na Tabela 1.

ANTIMALÁRICOS

Farmacocinética

O sulfato de hidroxicloroquina (HCQ) e o difosfato de cloroquina (DCQ) são derivados de 4-aminoquinolinas e são rapidamente absorvidos após administração oral. Aproximadamente 45% da HCQ é excretada pelos rins, 3% pela pele e 20% pelo intestino. A excreção ocorre em uma fase rápida com meia-vida de três dias e em uma fase lenta, com meia-vida de 40 a 50 dias. Níveis plasmáticos estáveis são alcançados após seis meses de tratamento. Apresenta ampla distribuição tecidual, com acúmulo nas glândulas adrenais e pituitárias, tecidos pigmentados, fígado, baço, rins, pulmões e leucócitos. A CQ liga-se ao epitélio pigmentar retiniano e à córnea com maior avidez do que a HCQ, causando maior incidência de retinopatia e de depósitos corneanos. O tabagismo pode aumentar a metabolização dos antimaláricos, reduzindo sua eficácia.

Mecanismo de ação

Apresentam ações imunológicas por meio da inibição da apresentação e do processamento de antígenos pelo aumento do pH intracitoplasmático, da redução dos níveis de citocinas pró-inflamatórias séricas e cutâneas (IL-1β, IL-6, IL-18 e TNF-α) e do bloqueio da ativação da imunidade inata e adaptativa mediada por *toll-like receptors* (TLR), especialmente 7 e 9. Possuem ainda efeito antitrombótico, hipolipemiante e hipoglicemiante.

METOTREXATO

Farmacocinética

O metotrexato (MTX) oral demonstrou variabilidade significativa na biodisponibilidade em comparação com a forma subcutânea. É um pró-fármaco que se torna ativo apenas quando ligado a moléculas de glutamina dentro das células. Esse processo é lento, com necessidade de várias semanas para estabilização, o que explica o tempo para o efeito platô da resposta clínica. É excretado, em sua maior parte, de forma inal-

TABELA 1

Medicamento	Posologia	Efeitos adversos	Monitorização	Principais contraindicações
Antimaláricos	Sulfato de hidroxicloroquina 200 a 400 mg/dia (≤ 5,0 mg/kg de peso corporal ideal) Difosfato de cloroquina 250 mg/dia (2 a 3,0 mg/kg de peso corporal ideal)	Cardiomiopatia, alterações de condução cardíaca com prolongamento de QT Hemólise em pacientes com deficiência de G6PD Reações de hipersensibilidade imediatas e tardias, hiperpigmentação cutânea Hipoglicemia Miopatia Cefaleia, tontura, alucinações, psicose, redução do limiar convulsivo Toxicidade retiniana com retinopatia, maculopatia, redução de acuidade visual Náuseas e vômitos	Toxicidade retiniana: exame oftalmológico (campo visual e/ou tomografia de coerência óptica) no início do tratamento e a cada 12 meses em pacientes com maior risco de maculopatia (duração de tratamento > 5 anos, dose diária de HCQ > 5 mg/kg ou DCQ > 2-3 mg/kg de peso corporal real, presença de disfunção renal, uso concomitante de tamoxifeno ou doença macular preexistente). Na ausência de fatores de risco, a avaliação oftalmológica deve ser realizada no início do tratamento, repetida em 5 anos e, depois, anualmente Hemograma a cada 3-6 meses. Suspensão temporária se neutrófilos < 1.000/mm³, Hb < 8,0 g% ou plaquetas < 50.000/mm³, desde que não relacionados à atividade de doença Dosagem de enzimas musculares (CPK e aldolase) está indicada nos casos com suspeita de miopatia	Retinopatia preexistente, uso em crianças com < 6 anos de idade ou peso < 35 kg Uso com cautela/evitar: hepatopatas, portadores de *miastenia gravis*, porfiria ou insuficiência renal Os antimaláricos devem ser suspensos definitivamente, caso sejam confirmadas maculopatia, miopatia ou cardiotoxicidade
Azatioprina	0,5 a 1 mg/kg/dia, VO, com aumento de 0,5 mg/kg a cada 4 semanas se necessário até a dose máxima (2,5 mg/kg/dia)	Toxicidade hematológica reversível, dose-dependente: leucopenia, trombocitopenia, anemia macrocítica, pancitopenia Náuseas, vômitos, diarreia, hepatotoxicidade, pancreatite Eritema cutâneo, síndrome de hipersensibilidade Neoplasias (linfoma, raro) Infecções*	Hemograma, plaquetas, fosfatase alcalina e AST/ALT quinzenalmente nos primeiros 3 meses e, após, trimestralmente ou se houver mudança de dose Suspensão ou redução de dose se leucócitos < 4.000/mm³ ou plaquetas <100.000/mm³, desde que não relacionados à atividade de doença Elevação de AST/ALT/FA > 2x LSN: suspensão até a normalização do exame	Gestação e lactação: considerar riscos e benefícios Evitar vacinas de vírus vivos Atentar para uso concomitante de alopurinol e sulfassalazina Cautela na administração em pacientes com insuficiência renal

(continua)

TABELA 1 *(continuação)*

Medicamento	Posologia	Efeitos adversos	Monitorização	Principais contraindicações
Ciclofosfamida	Endovenosa (usualmente a cada 2-4 semanas): inicialmente 500-750 mg/m², com aumento progressivo de dose de acordo com o nadir leucocitário, até a dose máxima de 1 g/m² VO: 2 mg/kg/dia, com ajuste para função renal (0,8-1,5 mg/kg/dia)	Toxicidade hematológica, especialmente neutropenia Infecções em geral* Alopecia reversível, mucosite, vômitos Cistite hemorrágica Neoplasias, especialmente de bexiga Toxicidade cardíaca, hepática e pneumopatia intersticial, mais comuns com o uso de altas doses em quimioterapia Infertilidade, falência ovariana prematura em mulheres e azoospermia em homens	Com o uso endovenoso, o nadir de leucócitos ocorre após 7 a 14 dias, devendo ser realizado hemograma de controle aproximadamente no 10º dia e a dose da medicação deve ser ajustada conforme o resultado do leucograma: Se leucócitos < 3.500/mm³ ou neutrófilos < 1.500 mm³, reduzir a dose em 20-25% Se leucócitos > 4.000/mm³ e ausência de toxicidade, aumentar a dose em 20-25%	Gestação, especialmente no 1º trimestre, e lactação Infecção ativa História prévia de cistite hemorrágica Evitar vacinas de vírus vivos
Ciclosporina	Iniciar com 2,5 mg/kg/dia, VO, com aumento de 0,5-1 mg/kg se necessário até a dose de 4 a 5 mg/kg/dia de peso corporal ideal, dividida em duas tomadas diárias	Alterações metabólicas (intolerância à glicose, diabetes, dislipidemia, perda de massa óssea, hiperuricemia e gota) Hiperplasia gengival, hirsutismo Microangiopatia trombótica Hepatotoxicidade: náuseas, vômitos, hiperbilirrubinemia, colestase, icterícia, hepatite Hipertensão Infecções* Neoplasias (linfoproliferativas) Nefrotoxicidade: elevação da creatinina sérica, hipercalemia, hipomagnesemia, trombose capilar glomerular, síndrome hemolítico-urêmica Neurotoxicidade: tremor, cefaleia, insônia, astenia, leucoencefalopatia posterior reversível	A dose deve ser ajustada conforme níveis séricos avaliados a cada 3-6 meses Pressão arterial e função renal (creatinina): antes do início do uso, a cada 2 semanas nos primeiros 3 meses e após mensalmente Se desenvolvimento de hipertensão: redução da dose em 25-50%; persistindo a hipertensão, suspender o medicamento Aumento de creatinina > 30% do basal: redução de dose ou suspensão A monitorização de eletrólitos, ácido úrico e creatinina deve ser feita rotineiramente e, de forma especial, naqueles pacientes com hipertensão arterial sistêmica, hiperpotassemia e hiperuricemia Sinais ou sintomas de infecção, neurotoxicidade e neoplasias	Deve-se evitar o uso concomitante de drogas nefrotóxicas Gestação e lactação: considerar riscos e benefícios Evitar vacinas de vírus vivos

(continua)

TABELA 1 (*continuação*)

Medicamento	Posologia	Efeitos adversos	Monitorização	Principais contraindicações
Leflunomida	20 mg/dia ou em dias alternados, VO	Reações dermatológicas: eritema multiforme, Stevens-Johnson, DRESS e alopecia Diarreia Toxicidade hematológica: pancitopenia, agranulocitose, plaquetopenia Toxicidade hepática: elevação de AST e ALT, hepatite, insuficiência hepática Infecções Doença pulmonar intersticial Neuropatia periférica Cefaleia, hipertensão arterial	Hemograma, creatinina, AST/ALT a cada 1-3 meses Anemia, leucopenia ou trombocitopenia: reduzir a dose em 50%; interromper o uso se persistirem alterações Elevação de AST/ALT entre 1-3x LSN: reduzir a dose em 50% Elevação de AST/ALT > 3x LSN: interromper o uso	Gestação e lactação Doença hepática preexistente Cautela na administração em pacientes com insuficiência renal
Metotrexato	Iniciar com 7,5-15 mg/sem, com aumento de 2,5-5 mg a cada 4 semanas (máximo 25 mg/sem), VO, SC ou IM, sempre em associação com o uso de ácido fólico	Reações dermatológicas: eritema multiforme, Stevens-Johnson, fotossensibilidade, alopecia Efeitos gastrointestinais: náuseas, vômitos, diarreia, estomatite, hemorragia digestiva, enterite Toxicidade hematológica: agranulocitose, anemia, plaquetopenia, pancitopenia Toxicidade hepática: elevação de AST e ALT, cirrose, insuficiência hepática Infecções Nefrotoxicidade: IRA, proteinúria, cistite Neurotoxicidade: encefalopatia, cefaleia, mielopatia Doença pulmonar intersticial Nodulose acelerada	Hemograma, creatinina, AST/ALT a cada 1-3 meses Anemia, leucopenia ou trombocitopenia: reduzir a dose em 25-50%; interromper o uso se persistirem alterações Elevação de AST/ALT entre 1-3x LSN: reduzir a dose em 25-50% Elevação de AST/ALT entre 3-5x LSN: suspender o uso até AST/ALT entre 1-3x LSN e reiniciar com 50% da dose Elevação de AST/ALT > 5x LSN: interromper o uso	Infecções sem tratamento Gestação e lactação DCE < 30 mL/min/1,73 m AST/ALT ≥ 3x LSN ou doença hepática crônica Discrasia hematológica preexistente

(*continua*)

TABELA 1 *(continuação)*

Medicamento	Posologia	Efeitos adversos	Monitorização	Principais contraindicações
Micofenolato	MMF 500 a 1.500 mg, 2 vezes ao dia, e MS 360 a 1.080 mg, 2 vezes ao dia, ambos VO e em jejum Um comprimido de MMF de 500 mg equivale a 1 comprimido de MS de 360 mg	Síndrome inflamatória aguda Anemia, aplasia pura de células vermelhas, plaquetopenia, leucopenia Diarreia, dor abdominal, constipação, dispepsia, náuseas e vômitos, úlceras gástricas e duodenais Hepatotoxicidade Infecções* Neoplasias, doenças linfoproliferativas	Hemograma e plaquetas após 1-2 semanas de início do uso e após a cada 2-3 meses Suspensão ou redução de pelo menos 50% da dose se leucócitos < 4.000/mm³ ou plaquetas < 100.000/mm³, desde que não seja relacionado à atividade de doença Função renal e hepática β-HCG antes do início do uso Considerar redução de dose em caso de efeitos adversos gastrointestinais significativos	Gestação: descontinuar seu uso 6 semanas antes da concepção Evitar uso na lactação Evitar vacinas de vírus vivos Uso com cautela em pacientes com insuficiência renal O micofenolato pode reduzir a concentração sérica de contraceptivos hormonais, incluindo pílulas, adesivos e anéis vaginais, portanto, mulheres em idade fértil devem fazer uso de método alternativo ou adicional de contracepção
Sulfassalazina	Iniciar com 500 mg/dia, VO, com aumento de 500 mg a cada semana até a dose-alvo (2.000 a 3.000 mg/dia)	Discrasias hematológicas: agranulocitose, anemia aplástica, leucopenia, plaquetopenia Efeitos gastrointestinais: náuseas, vômitos, diarreia, dor abdominal Reações de hipersensibilidade tardia Cefaleia Oligospermia reversível Toxicidade hepática	Hemograma e AST/ALT a cada 1-3 meses Anemia, leucopenia ou trombocitopenia: reduzir a dose em 25-50%; interromper o uso se persistirem alterações Elevação de AST/ALT entre 1-3x LSN: reduzir a dose em 25-50% Elevação de AST/ALT entre 3-5x LSN: suspender o uso até AST/ALT entre 1-3x LSN e reiniciar com 50% da dose Elevação de AST/ALT >3x LSN: interromper o uso	Hipersensibilidade à sulfassalazina, seus metabólitos, sulfonamidas ou salicilatos Obstrução urinária ou intestinal Porfiria Idade < 2 anos Pacientes com deficiência de G6PD devem ser observados cuidadosamente quanto a sinais de anemia hemolítica

(continua)

TABELA 1 *(continuação)*

Medicamento	Posologia	Efeitos adversos	Monitorização	Principais contraindicações
Tacrolimo	0,1 a 0,2 mg/kg/dia, VO, divididos em duas doses	Alterações metabólicas (intolerância à glicose, diabetes, dislipidemia, hipomagnesemia, perda de massa óssea, hiperuricemia e gota) Microangiopatia trombótica Hipersensibilidade imediata e tardia Hipertensão Infecções Neoplasias (linfoproliferativas) Nefrotoxicidade: elevação da creatinina sérica, hipercalemia, trombose capilar glomerular, síndrome hemolítico-urêmica Neurotoxicidade: tremor, cefaleia, insônia, astenia, leucoencefalopatia posterior reversível Anemia, aplasia pura de células vermelhas	Pressão arterial e função renal (creatinina): antes do início do uso, a cada 2 semanas nos primeiros 3 meses e após mensalmente Se desenvolvimento de hipertensão: redução da dose em 25-50%; persistindo a hipertensão, suspender o medicamento Aumento de creatinina > 30% do basal: redução de dose ou suspensão A monitorização de eletrólitos, ácido úrico e creatinina deve ser feita rotineiramente e, de forma especial, naqueles pacientes com hipertensão arterial sistêmica, hiperpotassemia e hiperuricemia Maior atenção em pacientes com insuficiência cardíaca, bradiarritmias ou uso concomitante de medicações que prolongam o intervalo QT	Hipersensibilidade Deve-se evitar o uso concomitante de nefrotóxicos Gestação e lactação: considerar riscos e benefícios Evitar o uso em pacientes com QT longo: risco de *torsade de pointes* Evitar vacinas de vírus vivos

* Considerar profilaxia para pneumocistose em pacientes de alto risco, particularmente aqueles em uso de alta dose de glicocorticoide.

ALT: alanina aminotransferase; AST: aspartato aminotransferase; CPK: creatinofosfoquinase; DCE: depuração da creatinina endógena; DCQ: difosfato de cloroquina; DRESS: *drug reaction with eosinophilia and systemic symptoms*; FA: fosfatase alcalina; G6PD: glicose-6 fosfato desidrogenase; Hb: hemoglobina; HCQ: sulfato de hidroxicloroquina; IM: intramuscular; IRA: insuficiência renal aguda; LSN: limite superior da normalidade; MMF: micofenolato mofetil; MS: micofenolato de sódio; SC: subcutâneo; VO: via oral.

terada pelos rins, por meio de filtração glomerular e de secreção tubular ativa. Há risco de maior toxicidade quando combinado a outros medicamentos que depletam o folato, como sulfametoxazol-trimetoprim e probenecida. É recomendada a suplementação de ácido fólico para todos os pacientes em uso crônico de baixa dose de MTX, a fim de reduzir o risco de toxicidade e descontinuação do tratamento.

Mecanismo de ação

O MTX foi inicialmente desenvolvido para inibir a síntese *de novo* de purinas e pirimidinas que é necessária para a síntese de DNA e RNA e a proliferação de diferentes tipos de células. Outros mecanismos de ação foram postulados, incluindo liberação aumentada de adenosina, inibição de reações de transmetilação, acúmulo diminuído de poliaminas e desacoplamento da sintase do óxido nítrico. O MTX regula, direta e indiretamente, a função de quase todos os tipos de células envolvidas na inflamação, incluindo neutrófilos, monócitos, células T, células B, células endoteliais e sinoviócitos semelhantes a fibroblastos. O mecanismo de ação do MTX em diferentes células está resumido na Figura 1.

LEFLUNOMIDA

Farmacocinética

A leflunomida (LEF) é bem absorvida por via oral, sendo convertida em seu metabólito ativo, a teriflunomida. A teriflunomida apresenta extensa circulação êntero-hepática e pode levar até dois anos para se tornar indetectável no plasma. Sua eliminação ocorre por via renal e intestinal em proporções semelhantes. Para acelerar a eliminação da droga, a colestiramina pode ser utilizada (8 g, 3 x/dia, por 11 dias). Se a concentração sérica persistir > 0,02 mg/L, um curso adicional de colestiramina é recomendado. Como alternativa, carvão ativado (50 g de 6/6 h por 24 h) pode ser utilizado em algumas situações. Há relatos de que

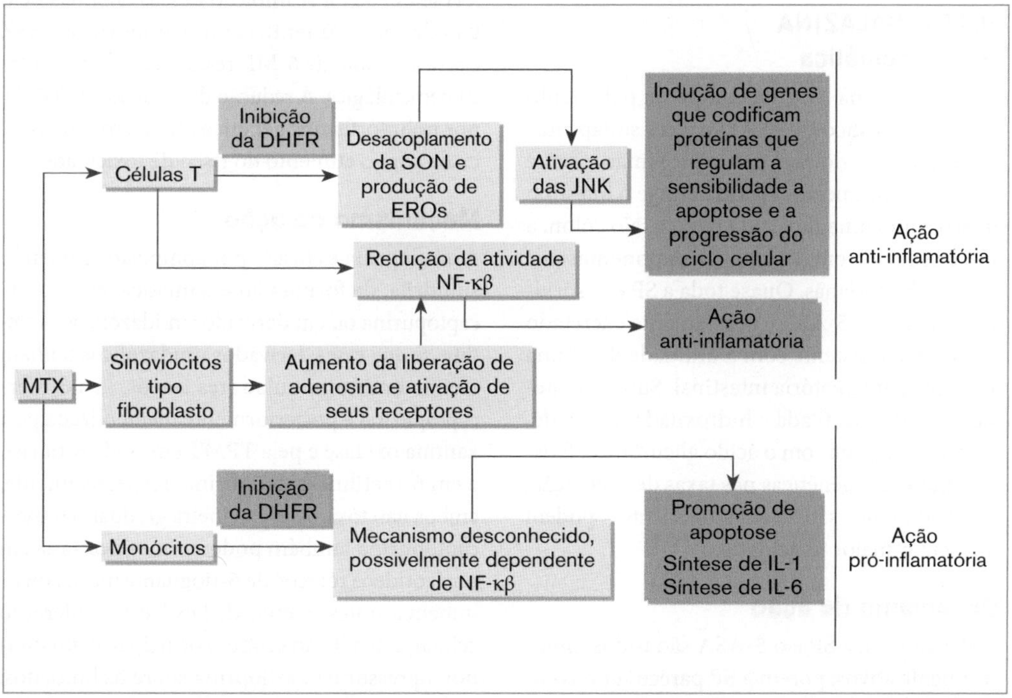

FIGURA 1 Mecanismo de ação celular do metotrexato na artrite reumatoide. Adaptada de Cronstein BN, 2020.
DHFR: di-hidrofolato redutase; EROs: espécies reativas de oxigênio; JNK: JUN N-terminal kinase; MTX: metotrexato; SON: sintase de óxido nítrico.

a LEF pode potencializar a ação da varfarina como resultado de sua competição mútua no nível do citocromo CYP2C9. Dose de ataque de 100 mg/dia de LEF por três dias foi usada em alguns estudos clínicos iniciais, sendo associada a uma maior probabilidade de efeitos colaterais, especialmente diarreia e outras alterações gastrointestinais, não sendo mais recomendada.

Mecanismo de ação

A LEF tem ação imunomoduladora e imunossupressora mediada pela inibição da síntese de pirimidinas em decorrência da inibição da enzima mitocondrial diidroorotato desidrogenase. A LEF inibe a adesão de leucócitos às células endoteliais, interfere na função das células dendríticas e na apresentação de antígenos, reduz a infiltração sinovial por linfócitos e a produção local de metaloproteinases, bloqueia a ativação do fator NF-κB e das Janus kinase (Jak) 1 e 3, reduz a síntese de IL-2 e a secreção de IL-10 e 11, além de ter ação preferencial em linfócitos T autorreativos.

SULFASSALAZINA

Farmacocinética

A sulfassalazina (SSZ) é composta pelo ácido 5-aminossalicílico (5-ASA) ligado à sulfapiridina (SP) através do anel azo. Aproximadamente 90% do medicamento ingerido atinge o intestino grosso como uma molécula intacta. No cólon, a SSZ é reduzida em seus dois componentes por enzimas bacterianas. Quase toda a SP é absorvida, enquanto o 5-ASA é amplamente excretado nas fezes, consistente com a utilidade da última na doença inflamatória intestinal. Subsequentemente, a SP é acetilada e hidroxilada no fígado, e então conjugada com o ácido glicurônico. Existem diferenças genéticas nas taxas de acetilação, e indivíduos que são "acetiladores lentos" podem apresentar maior toxicidade.

Mecanismo de ação

A SSZ intacta, a SP e o 5-ASA são todos biologicamente ativos, porém a SP parece ser o componente mais relevante no tratamento da AR. A SSZ inibe a expressão de TNF por meio da apoptose dos macrófagos, além de inibir a função do NF-kβ em suas células efetoras. Além disso, a SSZ também pode inibir a formação de osteoclastos por meio de efeitos moduladores sobre o ativador do receptor de NF-kβ (RANK), osteoprotegerina e RANK-ligante. A SP pode reduzir a secreção de citocinas inflamatórias, como IL-8 e MCP-1. A SSZ e seus metabólitos preferencialmente suprimem a função das células B, mas não a função das células T.

AZATIOPRINA

Farmacocinética

A azatioprina é um imunossupressor antimetabólico análogo à purina, derivado da tioguanina. É uma pró-droga, sendo o seu principal metabólito ativo a 6-mercaptopurina (6-MP). Apresenta boa absorção no trato gastrointestinal, com meia-vida de aproximadamente 24 horas. Cerca de 45% da droga é excretada na urina, o restante é metabolizado à 6-MP e esta, por sua vez, é transformada em diversos metabólitos inativos pelas enzimas xantina oxidase e tiopurina-S-metiltransferase (TPMT). A inibição dessas enzimas pelo uso de medicamentos como alopurinol e SSZ causa acúmulo de 6-MP, resultando em toxicidade hematológica. A redução da atividade da TPMT por polimorfismos genéticos também está associada com o aumento do risco de toxicidade.

Mecanismo de ação

A azatioprina é clivada por compostos contendo sulfidrila, de forma não enzimática, em 6-mercaptopurina ou em derivados imidazólicos. Acredita-se que esses derivados imidazólicos tenham efeitos imunomoduladores fracos. Já a 6-mercaptopurina é posteriormente metabolizada pela xantina oxidase e pela TPMT em ácido 6-tiúrico e em 6-metilmercaptopurina, respectivamente, ambos não tóxicos. De maneira gradual, a 6-mercaptopurina também pode ser metabolizada em nucleotídeos tóxicos de 6-tioguanosina, os quais inibem a síntese efetiva de DNA e a proliferação celular, este último sendo o principal efeito imunossupressor da azatioprina sobre os linfócitos. A 6-tioinosina monofosfato também pode ser metabolizada pela TPMT em 6-metiltioinosina 5'-monofosfato, que reduz a disponibilidade de nucleotídeos nas células. Os principais metabólitos e efeitos imunomodulatórios da azatioprina estão resumidos na Figura 2.

MICOFENOLATO

Farmacocinética

Tanto o mifofenolato de mofetila (MMF) quanto o micofenolato de sódio são absorvidos no estômago e rapidamente hidrolisados ao metabólito ativo, o ácido micofenólico (AMF). A droga é convertida reversivelmente no fígado ao metabólito inativo *7-0-mycophenolic acid glucoronide* (MPAG) e excretada na urina e na bile. A meia-vida sérica do AMF varia de 12 a 18 horas, de acordo com a formulação. É necessário ajuste de dose em pacientes com insuficiência renal crônica grave (DCE < 30 mL/min). O ajuste de dose por meio da medição do nível sérico livre

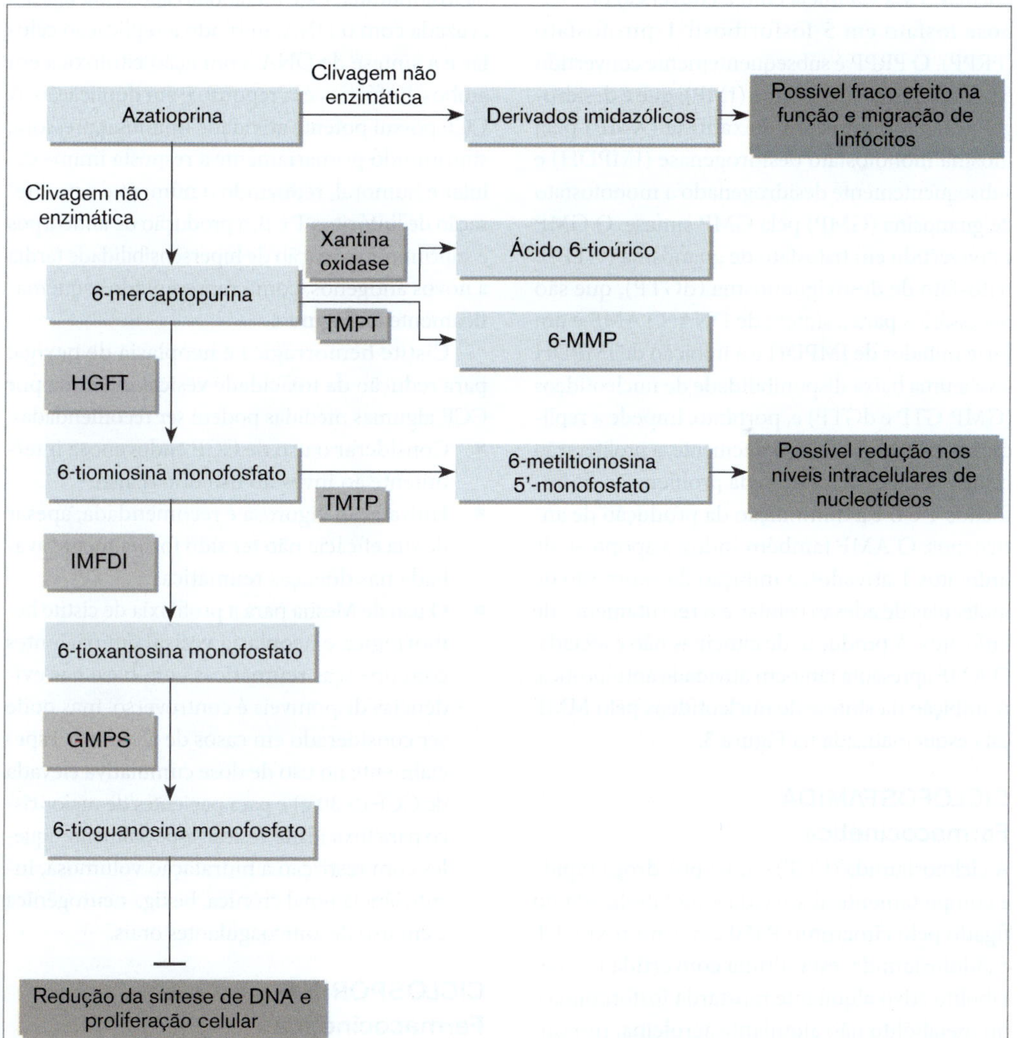

FIGURA 2 Principais metabólitos e efeitos imunomodulatórios da azatioprina. Adaptada de Broen JCA, 2020.
Adaptada de Broen JCA, 2020. GMPS: guanosina monofosfato sintetase; HGFT: hipoxantina-guanina fosforribosiltransferase; IMFDI: inosina-5-monofosfato desidrogenase; MMP: metilmercaptopurina; TMTP: tiopurina metiltransferase.

e total do AMF não é uma prática comum. O micofenolato de sódio apresenta menor incidência de efeitos adversos gastrointestinais. O aumento gradual da dose contribui para a redução desses efeitos adversos.

Mecanismo de ação

O MMF é metabolizado em AMF pelas carboxilesterases. O AMF inibe a síntese de nucleotídeos de guanina através da via da síntese de novo das purinas. Essa via inicia com a conversão de 5-ribose fosfato em 5-fosforibosil-1-pirofosfato (PRPP). O PRPP é subsequentemente convertido em monofosfato de inosina (IMP), que é desidrogenado a monofosfato de xantina (XMP) pela inosina monofosfato desidrogenase (IMPDH) e subsequentemente desidrogenado a monofosfato de guanosina (GMP) pela GMP sintase. O GMP é convertido em trifosfato de guanosina (GTP) e trifosfato de desoxiguanosina (dGTP), que são necessários para a síntese de DNA. O AMF é um forte inibidor de IMPDH e a inibição de IMPDH leva a uma baixa disponibilidade de nucleotídeos (GMP, GTP e dGTP) e, portanto, impede a replicação do DNA e, subsequentemente, a proliferação celular, levando à redução da proliferação de linfócitos T e B e à diminuição da produção de anticorpos. O AMF também induz a apoptose de linfócitos T ativados, a inibição da expressão de moléculas de adesão celular e o recrutamento de linfócitos. A produção de citocinas não é afetada. O AMF apresenta também atividade antifibrótica. A inibição da síntese de nucleotídeos pelo MMF está esquematizada na Figura 3.

CICLOFOSFAMIDA

Farmacocinética

A ciclofosfamida (CCF) é uma pró-droga rápida e completamente absorvida e metabolizada no fígado pelo citocromo P450 em 4-hidroxi-CCF e aldofosfamida, esta última convertida no metabólito ativo alquilante mostarda fosforamida e no metabólito não alquilante acroleína, responsável pela toxicidade vesical. Esses metabólitos são transportados ligados a proteínas plasmáticas e distribuídos para todos os tecidos, incluindo cérebro e liquor. Os metabólitos são primariamente excretados intactos na urina em 48 horas, necessitando de ajuste de dose em casos de disfunção renal. A utilização por via endovenosa intermitente se associa com menor dose cumulativa e menor exposição vesical à acroleína, mas necessita de ajuste de dose de acordo com a contagem de leucócitos.

Mecanismo de ação

A CCF é um agente alquilante cujo efeito terapêutico é mediado predominantemente pela mostarda fosforamida. Esse metabólito apresenta ligação cruzada com o DNA, inibindo a replicação celular e a síntese de DNA, com ação citotóxica em ambos, linfócitos em repouso e em duplicação. A CCF possui potente atividade imunossupressora, suprimindo primariamente a resposta imune celular e humoral, reduzindo o número e a proliferação de linfócitos T e B, a produção de anticorpos e suprimindo a reação de hipersensibilidade tardia a novos antígenos, como representado esquematicamente na Figura 4.

Cistite hemorrágica e neoplasia de bexiga: para redução da toxicidade vesical induzida por CCF, algumas medidas podem ser recomendadas:

- Considerar o uso de CCF endovenosa intermitente ao invés do uso oral diário.
- Hidratação vigorosa é recomendada, apesar de sua eficácia não ter sido formalmente avaliada nas doenças reumáticas.
- O uso de Mesna para a profilaxia de cistite hemorrágica e neoplasia vesical em pacientes com doenças reumáticas com base nas evidências disponíveis é controverso, mas pode ser considerado em casos de alto risco, especialmente no uso de dose cumulativa elevada de CCF (> 30 g) e para pacientes de maior risco para toxicidade vesical, especialmente aqueles com restrição à hidratação volumosa, insuficiência renal crônica, bexiga neurogênica e em uso de anticoagulantes orais.

CICLOSPORINA

Farmacocinética

A ciclosporina (CsA) é um polipeptídeo cíclico composto por 11 aminoácidos derivados do fungo *Tolypocladium inflatum*. Apresenta absorção intestinal pobre e errática com ampla variabilidade de biodisponibilidade individual, circula

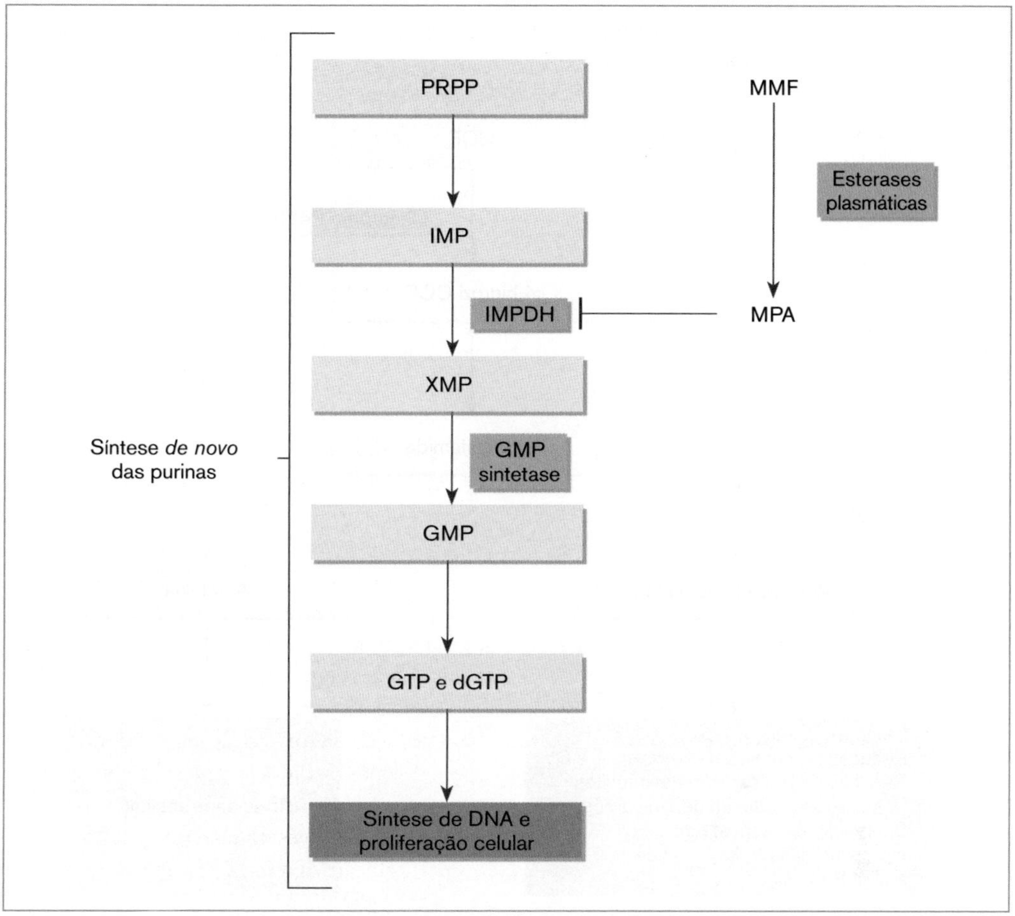

FIGURA 3 Inibição da síntese de nucleotídeos pelo micofenolato mofetil. Adaptada de Broen JCA, 2020. Adaptada de Broen JCA, 2020. dGTP: trifosfato de desoxiguanosina; GMP: monofosfato de guanosina; GTP: trifosfato de guanosina; IMP: monofosfato de inosina; IMPDH: inosina monofosfato desidrogenase; MMF: micofenolato de mofetila; MPA: ácido micofenólico; PRPP: 5-fosforibosil-1-pirofosfato; XMP: monofosfato de xantina.

associada a lipoproteínas, sendo metabolizada via citocromo P450 e excretada na bile. A formulação galênica, ciclosporina microemulsão (Neoral), apresenta absorção mais consistente com um alto pico de concentração e menor variabilidade individual.

Mecanismo de ação

A CsA liga-se com alta afinidade a proteínas citoplasmáticas chamadas ciclofilinas e esse complexo inibe competitivamente a calcineurina, o que resulta na redução da transcrição de genes da IL-2, 3 e 4, do TNF e do interferon-gama e na redução da proliferação de linfócitos T, principalmente dos linfócitos T auxiliares. Apesar de terem estruturas moleculares diferentes, a ciclosporina e o tacrolimo apresentam mecanismo de ação e efeito farmacológico semelhantes, inibindo a ativação intracelular da calcineurina.

TACROLIMO

Farmacocinética

O tacrolimo é um macrolídeo derivado do fungo *Streptomyces tsukubaensis*. Após administração oral e absorção no intestino delgado, 60% liga-se aos eritrócitos no sangue, 33% li-

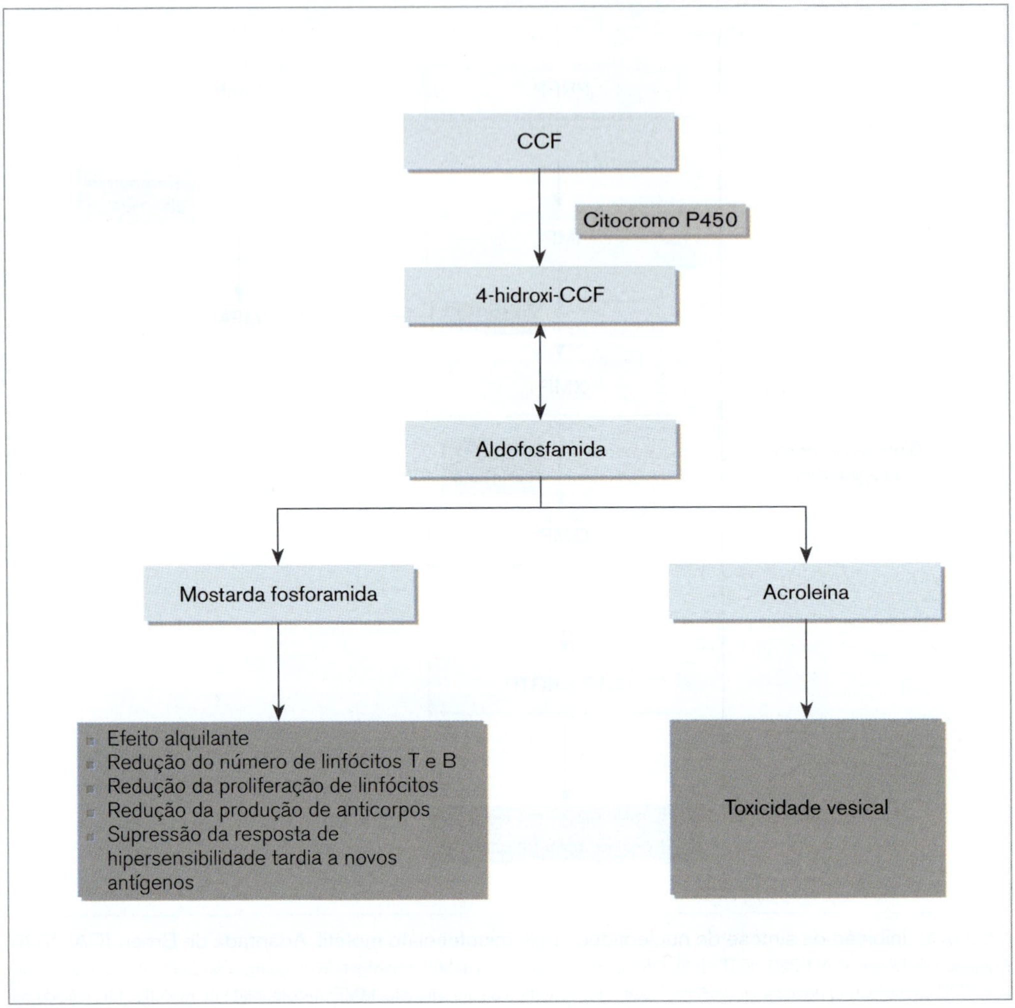

FIGURA 4 Diagrama esquemático da metabolização da ciclofosfamida (CCF) e do efeito de seus metabólitos.

ga-se às lipoproteínas e uma fração mínima circula livremente. A absorção é variável e incompleta, determinando uma biodisponibilidade que varia entre 4% e 89%, sendo em média de 20% a 25%. A metabolização ocorre no fígado pelas enzimas do citocromo P-450 (CYP450). Os metabólitos são excretados principalmente na bile e em pequena quantidade na urina. Apesar do efeito farmacodinâmico similar ao da ciclosporina, o tacrolimo mostra-se de 50 a 100 vezes mais potente em diferentes ensaios de células *in vitro*.

Mecanismo de ação

Nas células T, a sinalização através do seu receptor (RCT) aumenta os níveis de cálcio no citoplasma, o que leva à ativação da via calcineurina-fator nuclear das células T ativadas (NFAT). Nesta via, a desfosforilação do NFAT leva à ativação e à translocação nuclear do NFAT e à transcrição da IL-2. O tacrolimo liga-se à proteína de ligação FK506 (FKBP) e esse complexo tacrolimo-FKBP suprime a ativação da via calcineurina-NFAT, levando a uma inibição dependente de cálcio das vias de transdução de sinal das células T. Dessa forma, evita-se a transcrição do conjunto de genes que regulam a produção de linfocinas. O tacrolimo suprime a ativação das células T, a proliferação de células T-*helper* dependentes de células B, bem como a formação de linfocinas (como interleucinas-2, -3 e interferon gama) e a expressão do receptor de interleucina-2. O mecanismo de ação do tacrolimo pode ser visto na Figura 5.

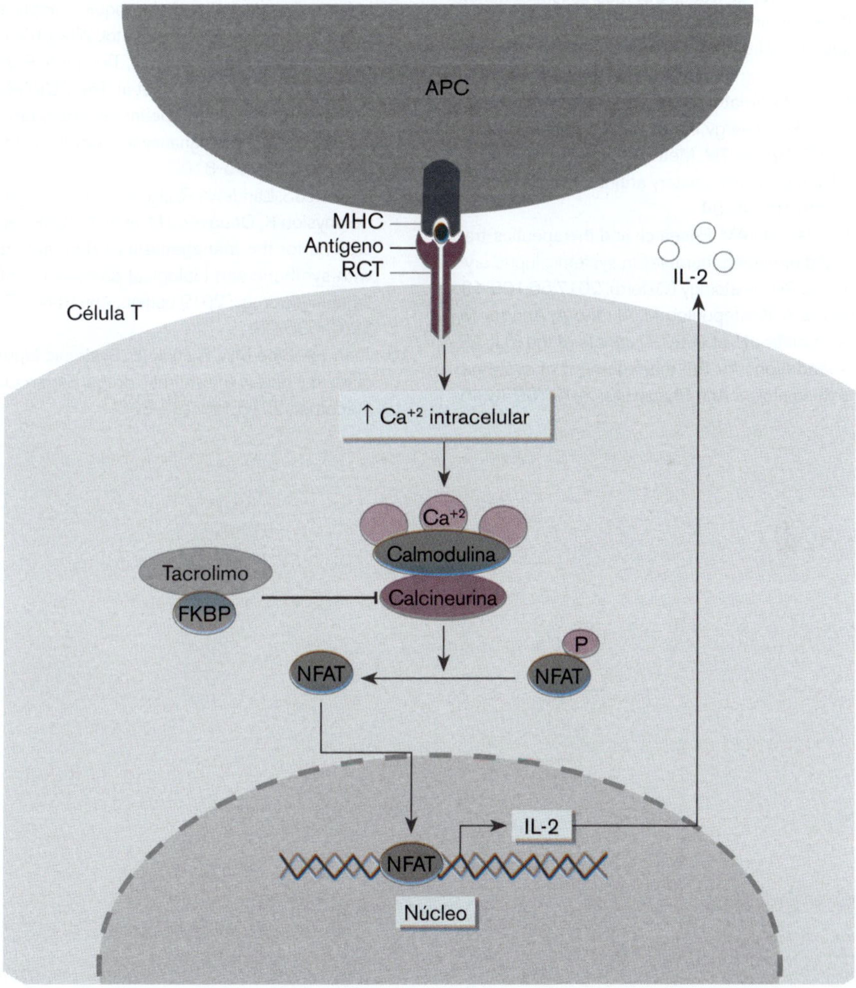

FIGURA 5 Mecanismo de ação do tacrolimo. Adaptada de Broen JCA, 2020.

Adaptada de Broen JCA, 2020. APC: célula apresentadora de antígeno, NFAT: fator nuclear das células T ativadas, FKBP: proteína de ligação FK, MHC: complexo principal de histocompatibilidade, RCT: receptor da célula T

REFERÊNCIAS BIBLIOGRÁFICAS

1. Alamilla-Sanchez ME, Alcala-Salgado MA, Alonso-Bello CD, Fonseca-Gonzalez GT. Mechanism of action and efficacy of immunosupressors in lupus nephritis. Int J Nephrol Renovasc Dis. 2021;14:441-58.
2. An J, Minie M, Sasaki T, Woodward JJ, Elkon KB. Antimalarial drugs as immune modulators: new mechanisms for old drugs. Annu Rev Med. 2017;68:317-30.
3. Broen JCA, van Laar JM. Mycophenolate mofetil, azathioprine and tacrolimus: mechanisms in rheumatology. Nat Rev Rheumatol. 2020;16(3):167-78.
4. Brown PM, Pratt AG, Isaacs JD. Mechanism of action of methotrexate in rheumatoid arthritis, and the search for biomarkers. Nat Rev Rheumatol. 2016;12:731-42.
5. Chighizola CB, Ong VH, Meroni PL. The use of cyclosporine A in rheumatology: a 2016 comprehensive review. Clin Rev Allergy Immunol. 2017;52:401-23.
6. Cronstein BN, Aune TM. Methotrexate and its mechanisms of action in inflammatory arthritis. Nat Rev Rheumatol. 2020;16:145-54.
7. Davis LS, Reimold AM. Research and therapeutics-traditional and emerging therapies in systemic lupus erythematosus. Rheumatology (Oxford). 2017;56:100-13.
8. Fanouriakis A, Kostopoulou M, Alunno A, Aringer M, Bajema I, Boletis JN, et al. 2019 update of the EULAR recommendations for the management of systemic lupus erythematosus. Ann Rheum Dis. 2019;78:736-45.
9. Hochberg MC, Silman AJ, Smolen JS, Weinblatt ME, Weisman MH. Rheumatology. 8. ed. Philadelphia: Elsevier; 2022.
10. Jordan N, D'Cruz D. Current and emerging treatment options in the management of lupus. Immunotargets Ther. 2016;5:9-20.
11. Miller AV, Ranatunga SKM. Immunotherapies in rheumatologic disorders. Medical Clinics. 2012;96:475-96.
12. Ntali S, Bertsias G, Boumpas DT. Cyclophosphamide and lupus nephritis: when, how, for how long? Clin Rev Allergy Immunol. 2011;40:181-91.
13. Schrezenmeier E, Dörner T. Mechanisms of action of hydroxychloroquine and chloroquine: implications for rheumatology. Nat Rev Rheumatol. 2020;16(3):155-66.
14. Skorpen CG, Hoeltzenbein M, Tincani A, Fischer-Betz R, Elefant E, Chambers C, et al. The EULAR points to consider for use of antirheumatic drugs before pregnancy, and during pregnancy and lactation. Ann Rheum Dis. 2016;75:795-810.
15. Smolen JS, Landewé R, Bijlsma J, Burmester G, Chatzidionysiou K, Dougados M, et al. EULAR recommendations for the management of rheumatoid arthritis with synthetic and biological disease-modifying antirheumatic drugs: 2019 update. Ann Rheum Dis. 2019; 79(6):685-99.
16. Tsang-A-Sjoe MW, Bultink IE. Systemic lupus erythematosus: review of synthetic drugs. Expert Opin Pharmacother. 2015;16:2793-806.

143
Imunobiológicos

Carla Gonçalves Schahin Saad
Júlio César Bertacini de Moraes
Karina R. Bonfiglioli
Dawton Torigoe
Ieda Maria Magalhães Laurindo

INTRODUÇÃO

Imunobiológicos são medicamentos produzidos por organismos vivos em processos extremamente complexos empregando técnicas de biologia molecular. Na reumatologia, são geralmente anticorpos monoclonais ou proteínas de fusão direcionados contra alvos específicos implicados na patogenia das doenças autoimunes. Entre os agentes disponíveis atualmente no Brasil, encontram-se: inibidores do TNF-α (infliximabe, adalimumabe, etanercepte, golimumabe, certolizumabe), inibidor do receptor da interleucina(IL)-6 (tocilizumabe), inibidores do receptor da IL-17A (secuquinumabe, ixequizumabe), inibidores da IL-1 (canaquinumabe), inibidor da subunidade p40 das interleucinas IL-12 e IL-23 (ustequinumabe), inibidor da subunidade p19 da IL-23 (guselkumabe, risanquizumabe), modulador seletivo da coestimulação dos linfócitos T (abatacepte) e inibidores dos linfócitos B através do CD20 (rituximabe) ou BLyS (belimumabe).

A seguir, resumimos as recomendações mais atualizadas para a triagem e o seguimento do tratamento com imunobiológicos.

RASTREAMENTO E SEGURANÇA

Infecções gerais

Pacientes em uso de biológicos (anti-TNFs e não anti-TNFs) apresentam maior risco de infecções graves em comparação aos pacientes recebendo medicamentos modificadores do curso da doença (MMDC) sintéticos convencionais, particularmente no primeiro ano de tratamento, sem diferenças significativas entre os diferentes mecanismos de ação quando avaliados em revisão sistemática. A incidência de infecções graves notoriamente vem diminuindo ao longo do tempo: nos primeiros levantamentos, o risco relativo em comparação a usuários de MMCD sintéticos convencionais era de 4,5, em contraste com valores de 1,1 a 1,8 em estudos mais recentes.

Conhecendo-se o perfil do paciente com maior potencial de complicações, é possível racionalizar a escolha da medicação e da estratégia de seguimento vigilante, com foco em segurança. Os elementos-chave para individualização do tratamento relacionados ao maior risco de infecção grave são: idade > 60 anos, doença pulmonar obstrutiva crônica, insuficiência renal crônica, *Health assessment questionnarie* (relacionado a limitação funcional) elevado, uso de glicocorticoides [≥ 7,5 mg (prednisona) – risco aumenta 2,2 vezes; ≥ 15 mg (prednisona) – risco aumenta 4,7 vezes] e infecções graves prévias.

Vacinação

Antes do início do tratamento com imunobiológicos, recomenda-se a atualização vacinal de rotina, de acordo com a faixa etária e fatores de risco. As recomendações mais atualizadas do *American College of Rheumatology* (ACR), incluindo vacinas para herpes-zóster (HZ) e papilomavírus humano (HPV), estão resumidas na Tabela 1. As seguintes observações foram incluídas na recente atualização de 2022:

- Em pacientes com 65 anos ou mais portadores de doença reumática imunomediada (DRIM) e pacientes entre 18 e 65 anos em uso de imunossupressores, a vacinação contra influenza em altas doses ou com adjuvante é condicionalmente recomendada em relação à dose usual.
- Para pacientes com menos de 65 anos, portadores de DRIM e em uso de imunossupressores, a vacinação contra pneumococo é fortemente recomendada.
- Para pacientes com 18 anos ou mais, portadores de DRIM e em uso de imunossupressores, a vacinação contra herpes-zóster recombinante é fortemente recomendada.
- Para pacientes com idade entre 26 e 45 anos, portadores de DRIM e em uso de imunossupressores, que não foram previamente vacinados, a vacinação contra HPV é fortemente recomendada.

Importante ressaltar que vacinas de vírus vivo não devem ser realizadas na vigência de imunossupressão. O ACR recomenda a descontinuação temporária do imunossupressor: o tempo de suspensão pré-vacinação varia de acordo com a droga, mas a reintrodução deve ser feita após quatro semanas, para otimizar a resposta vacinal. Daí a importância da atualização do cartão de vacinação, de acordo com recomendações locais, antes do início do tratamento imunossupressor.

Tuberculose

O uso de anti-TNFs está associado a um incremento no risco de tuberculose (TB) ativa de 4 a 25 vezes em comparação a indivíduos em uso de MMCD sintéticos. O objetivo de se rastrear tuberculose latente (TBL) nessa população é evitar a reativação da doença, que ocorre especialmente com a utilização de anti-TNFs, graças ao papel pivotal dessa citocina na manutenção do granuloma. Em 2003, a *Revista Brasileira de Reumatologia* publicou diretrizes locais para rastreamento de TBL em pacientes com artrite reumatoide (AR) candidatos à terapia anti-TNF, utilizando-se como base as recomendações já preconizadas para outros grupos de pacientes imunossuprimidos (Tabela 2), posteriormente também estendidas a quaisquer MMCD biológicos.

Em 2017, o Ministério da Saúde passou a recomendar em seu *Guia de Vigilância em Saúde* que pacientes portadores de tuberculose la-

TABELA 1 Recomendações para vacinação em pacientes portadores de doenças reumáticas imunomediadas conforme diretrizes do *American College of Rheumatology*. Considerar indicações para faixa etária e fatores de risco pertinentes

Antes do início do tratamento	Agente inativado/fragmentos			Recombinante	
	Pneumo*	Influenza	VHB	HPV	HZ
Monoterapia MMCDs	√	√	√	√	√
Combinação MMCDs	√	√	√	√	√
Anti-TNF	√	√	√	√	√
Outros biológicos	√	√	√	√	√
Durante o tratamento					
Monoterapia MMCDs	√	√	√	√	√
Combinação MMCDs	√	√	√	√	√
Anti-TNF	√	√	√	√	√
Outros biológicos	√	√	√	√	√

* Pneumocócica PCV 13, prevenar 13 ou pneumo 23. O *Center for Diseases Control* (CDC) recomenda que seja repetida uma dose após 5 anos em pacientes que apresentam condições crônicas como artrite reumatoide.
MMCDs: medicamentos modificadores do curso da doença sintéticos. VHB: vírus da hepatite B; HPV: papilomavírus humano; HZ: herpes-zóster.

TABELA 2 Recomendações para rastreamento e tratamento de tuberculose latente em pacientes candidatos a terapia com MMCD biológicos

Para todos os pacientes que receberão imunobiológicos, deve-se:
Indagar por contato com tuberculose ou diagnóstico de tuberculose prévio*
Realizar PPD ou IGRA** na indisponibilidade do PPD
Solicitar radiografia de tórax (TC de tórax se a radiografia for inconclusiva)
A indicação de isoniazida 300 mg/dia por 6 ou 9# meses deve ser feita se*:**
PPD ≥ 5 mm/IGRA positivo e/ou:
História de contato positiva e/ou
Imagem sequelar de tuberculose na radiografia simples de tórax****

* Considerados riscos para TB latente: contato intradomiciliar, presença de cavitação na radiografia de tórax do caso-índice; baciloscopia direta positiva e maior quantidade de bacilos no escarro do caso-índice. Exposição a situações de convívio com alta prevalência: profissionais de saúde, presidiários, moradores de albergues ou asilos, usuários de drogas injetáveis.
# A partir de 2017, o MS recomenda 9 meses de isoniazida.
** IGRA: *interferon gamma release assays*, Quantiferon-TB-Gold® ou T SPOT-TB®.
*** Iniciar imunobiológico somente após 1 mês do início da quimioprofilaxia. Se o paciente já apresentou tuberculose ativa e o tratamento foi completo, não se indica profilaxia. A quimioprofilaxia só deve ser indicada nesses casos se houver evidência de reexposição ao bacilo (história de novo contato e/ou viragem de PPD).
**** Nódulo calcificado, espessamento pleural. Avaliação de infecto/pneumo em casos duvidosos.
MMCDsc: medicamentos modificadores do curso da doença sintéticos convencionais; MS: Ministério da Saúde; PPD: prova tuberculínica; TB: tuberculose; TC: tomografia computadorizada.

tente, mesmo não imunossuprimidos, passassem a receber a quimioprofilaxia com isoniazida por nove meses, ou 270 doses, conforme já recomendam alguns protocolos internacionais. Essa diretriz também sugere o uso de rifampicina 10 mg/kg até 600 mg/dia por quatro meses como esquema alternativo para pacientes que apresentaram toxicidade à isoniazida e em outras situações especiais.

Em 2022 foi introduzida uma nova opção alternativa de quimioprofilaxia, o esquema 3HP (rifapentina + isoniazida): doses semanais de 900 mg de isoniazida + 900 mg de rifapentina (em maiores de 14 anos, com mais de 30 kg), totalizando 12 doses por 12 a 15 semanas.

Hepatite B

O objetivo do rastreamento de hepatite B antes do início da terapia biológica, além do eventual diagnóstico da hepatite ativa, é de identificar portadores inativos que podem sofrer reativação da doença com o uso de imunobiológicos. A reativação da doença é definida como aumento > 1 log 10 UI/mL na dosagem de VHB DNA sérico (ou qualquer detecção positiva em paciente com pesquisa anterior negativa) associado a aumento de alanina aminotransferase maior do que duas a três vezes o limite superior da normalidade.

O risco de reativação é mais elevado com o uso de rituximabe. Mesmo em pacientes com anticorpo anti-HBc positivo, houve reativação em parcela significativa, embora menor (3% a 25%). Esse risco tende a diminuir, mas não desaparece, na presença do anticorpo anti-HBs somado ao anti- HBc. No caso do tratamento com anti-TNFs, a incidência observada foi de 12% a 38% em HBsAg positivo/anti-HBc negativo e 2% em HBsAg positivo/anti-HBc positivo. A experiência em hepatite B com os outros mecanismos de ação (abatacepte e tocilizumabe) ainda é limitada. Séries de casos publicadas recentemente sugerem que as recomendações referentes ao rastreamento para esses imunobiológicos, no momento, podem seguir os mesmos princípios aplicados aos anti-TNFs.

A terapia antiviral reduz esse risco e tornou-se mandatória em determinados perfis sorológicos e também de acordo com o tipo de imunossupressão, conforme ilustrado na Tabela 3. Embora não exista consenso quanto à escolha da medicação, pacientes com alto risco de reativação devem preferencialmente receber os agentes antivirais mais novos (entecavir e tenofovir) em detrimento da lamivudina, considerando a prevalência substancial de resistência viral a esse agente.

Hepatite C

A utilização de imunobiológicos em pacientes portadores de hepatite C é considerada segura, com raros casos de reativação. Constitui uma contraindicação apenas na vigência de cirrose hepática, em que o risco-benefício do tratamento deve ser avaliado. É importante ressaltar que o paciente deve ser referenciado ao especialista (hepatologista ou infectologista) para avaliar necessidade de tratamento da hepatite C antes da imunossupressão, e que as enzimas hepáticas devem ser monitorizadas com intervalo máximo de três meses.

Outras infecções

HIV não constitui contraindicação para uso de imunobiológicos, devendo-se ter atenção para contagem de linfócitos, particularmente no uso de rituximabe.

Atenção para a doença de Chagas, leishmaniose, hanseníase e demais infecções endêmicas no Brasil.

AGENTES ANTIFATOR DE NECROSE TUMORAL

O TNF é uma proteína transmembrana de 26 kDa que também pode ser clivada, liberando uma proteína solúvel de 17 kDa; ambas as formas são biologicamente ativas. O TNF liga-se aos receptores de superfície celular p55 (tipo I) e p75 (tipo II), para exercer sua função biológica. Secretado principalmente por macrófagos, monócitos e células T tipo 1, o TNF promove respostas pró-inflamatórias.

O surgimento dos bloqueadores do TNF (anti-TNF) foi um grande avanço terapêutico para as doenças reumáticas, principalmente para AR, artrite idiopática juvenil (AIJ) e espondiloartrites (EpA). Atualmente, são aprovados em nosso país: infliximabe, etanercepte, adalimumabe, golimumabe e o certolizumabe pegol. O infliximabe, adalimumabe e o etanercepte têm aprovação para medicamentos originadores e biossimilares.

Indicações reumatológicas

- AR: adalimumabe, certolizumabe pegol, etanercepte, golimumabe e infliximabe aprovados.

TABELA 3 Condutas durante rastreamento de hepatite B*, de acordo com perfil sorológico

	Anti-HBc	HBsAg	Anti-HBs	Recomendação
Sem contato	–	–	–	Indicar vacinação, iniciar imunobiológico
Vacinado	–	–	+	Vacinado, iniciar imunobiológico
VHB "resolvida"	+	–	–/+	Dosagem de VHB DNA **Rituximabe:** iniciar terapia antiviral* profilática independente da carga viral. **Anti-TNF** e outros mecanismos: ▪ Se carga viral não detectável no rastreamento: iniciar biológico e realizar dosagem de enzimas hepáticas e DNA VHB a cada 1-3 meses ▪ Se carga viral positiva no rastreamento ou positivação durante o tratamento: iniciar terapia antiviral*
Portador inativo	+	+	–/+	Iniciar terapia antiviral* Dosagem de DNA VHB para seguimento

* A terapia antiviral deve ser prescrita e monitorizada preferencialmente por especialista (infectologista ou hepatologista), iniciada um mês antes da terapia biológica e mantida durante todo o tratamento, por até seis meses após a descontinuação do imunobiológico.

- AIJ: adalimumabe e etanercepte aprovados para AIJ na forma poliarticular a partir dos dois anos.
- Artrite psoriásica (APs): adalimumabe, certolizumabe pegol, etanercepte, golimumabe e infliximabe aprovados.
- EpA: adalimumabe, certolizumabe pegol, etanercepte, golimumabe e infliximabe são aprovados para espondilite anquilosante (EA). Adalimumabe e certolizumabe pegol também são aprovados para EpA axial sem evidência radiográfica de EA.

Contraindicações

As principais contraindicações ao uso de terapia anti-TNF são: tuberculose ativa, hipersensibilidade ao princípio ativo, infecção aguda ou crônica, insuficiência cardíaca congestiva graus III ou IV da *New York Heart Association*, doença desmielinizante e neoplasia (atual ou prévia até cinco anos).

Apresentação e posologia

Ver Tabela 4.

TERAPIAS DE DEPLEÇÃO DE LINFÓCITOS B

A célula B é uma potente apresentadora de antígenos, capaz de ativar linfócitos T, induzir a produção e produzir citocinas e autoanticorpos, como o fator reumatoide (FR) e os anticorpos antipeptídeo C citrulinados (anti-CCP), na AR, os anticorpos anticitoplasma de neutrófilos (ANCA), nas vasculites associadas ao ANCA, e os autoanticorpos específicos do lúpus eritematoso sistêmico (LES). Essa célula também contribui para a formação de estruturas linfoides organizadas em sítios de inflamação crônica.

O uso de medicamentos biológicos com ação sobre as linhagens de linfócitos B pode agir por efeito direto, como o rituximabe, anticorpo monoclonal contra a molécula CD20, expressa na superfície de linfócitos B; ou de forma indireta, como o belimumabe, anticorpo monoclonal contra o estimulador de linfócitos B (BLyS).

Rituximabe

O rituximabe é um anticorpo monoclonal que tem como alvo específico a molécula CD20 expressa na superfície de linfócitos B, desde a célula pré-B até o linfócito B de memória, poupando as células-tronco e os plasmócitos. A porção Fc é ligadora de complemento. Sob a ação dos anticorpos anti-CD20, os linfócitos sofrem citotoxicidade mediada por células, por complemento e indução de apoptose. O linfó-

TABELA 4

	Infliximabe	Adalimumabe	Etanercepte	Golimumabe	Certolizumabe
Apresentação	Frasco-ampola (100 mg)	Seringa preenchida ou caneta-ampola (40 mg ou 20 mg)	Frasco-ampola (25 mg) ou seringa preenchida (50 mg) ou caneta-ampola (50 mg)	Caneta-ampola (50 mg)	Seringa preenchida (200 mg)
Via	IV	SC	SC	SC	SC
Meia-vida	9 dias	14 dias	4 dias	14 dias	14 dias
Dose AR	3 a 5 mg por kg/peso	40 mg	25 mg × 2 ou 50 mg × 1/semana	50 mg	200 mg quinzenais ou 400 mg mensais
Dose EpA	3 a 5 mg por kg/peso	40 mg	25 mg × 2 ou 50 mg × 1/semana	50 mg	200 mg quinzenais ou 400 mg mensais
Intervalo	0, 2, 6 e, após, 8/8 semanas	2 semanas	1 semana	1 mês	0, 2, 4 e, após, 4/4 semanas

AR: artrite reumatoide; EpA: espondiloartrites; IV: intravenoso; SC: subcutâneo.

cito B desempenha um papel central na patogênese da artrite reumatoide e de outras doenças autoimunes como as vasculites sistêmicas e o lúpus eritematoso sistêmico, seja na produção de autoanticorpos, funcionando como célula apresentadora de antígenos ou interagindo com o linfócito T na modulação da resposta imune. Com a terapia anti-CD20 ocorre rápida depleção de linfócitos B, mantendo-se em níveis muito baixos na corrente sanguínea, mas com redução apenas parcial na medula óssea e no tecido sinovial. Como as células-tronco da medula óssea são poupadas, a geração de novas células B é mantida e seus níveis se recuperam entre 6 e 12 meses. Em 2019 foi aprovado o primeiro rituximabe biossimilar no Brasil.

Indicações reumatológicas

- AR: em combinação com metotrexato para o tratamento de pacientes adultos com doença ativa e resposta inadequada ou intolerância a um ou mais antagonistas do TNF.
- Granulomatose com poliangiíte e poliangiíte microscópica: em combinação com glicocorticoides é indicado para o tratamento das formas graves e ativas dessas vasculites.

Posologia e administração

Artrite reumatoide

- Dose: em combinação com metotrexato, é de duas infusões de 1.000 mg IV aplicadas com um intervalo de 15 dias. A dose pode ser repetida a cada 24 semanas ou baseada na avaliação clínica, mas não antes que 16 semanas.
- Velocidade: 1ª infusão de cada ciclo: 50 mg/h; após 30 min, aumentar gradualmente 50 mg/h de 30 em 30 min, até um máximo de 400 mg/h. 2ª infusão de cada ciclo: velocidade inicial de 100 mg/h, que pode ser aumentada em 100 mg/h, a cada 30 min, até um máximo de 400 mg/h.
- Pré-medicação: analgésico/antipirético e anti-histamínico deverão ser sempre administrados antes da infusão de rituximabe. Metilprednisolona 100 mg IV ou equivalente é recomendado 30 min antes de cada perfusão, pois diminui a incidência e a gravidade das reações infusionais.
- Alternativa de infusões subsequentes de 120 minutos com a concentração de 4 mg/mL em um volume de 250 mL. Se o paciente não apresentou uma reação adversa grave relacionada à infusão, na infusão prévia administrada no esquema original, a infusão de 120 minutos pode ser realizada nas infusões subsequentes. A infusão se inicia a uma taxa de 250 mg/h durante os primeiros 30 minutos e então é aumentada para 600 mg/h pelos próximos 90 minutos. Se a infusão de 120 minutos for bem tolerada, a alternativa de infusão de 120 minutos pode ser usada nas infusões e cursos subsequentes. Pacientes que apresentam doença cardiovascular clinicamente significativa, incluindo arritmias ou reações graves relacionadas à infusão prévias a qualquer terapia biológica anterior ou a rituximabe, não devem receber a infusão de 120 minutos.

Granulomatose com poliangiíte e poliangiite microscópica

- Dose: para a indução da terapêutica de remissão recomenda-se dose de 375 mg/m² de área de superfície corporal, administrada IV uma vez por semana, durante quatro semanas (total de quatro infusões). Administração IV de 1.000 mg por dia de metilprednisolona, durante 1 a 3 dias, antes da primeira perfusão de rituximabe (a última dose de metilprednisolona pode ser administrada no mesmo dia que a primeira perfusão de rituximabe). Isso deve ser seguido por 1 mg/kg/dia de prednisona por via oral (não excedendo 80 mg/dia).
- Velocidade: 1ª infusão de cada ciclo: 50 mg/h; após 30 min, aumentar gradualmente 50 mg/h de 30 em 30 min, até um máximo de 400 mg/h. 2ª infusão de cada ciclo: velocidade inicial de 100 mg/h, que pode ser aumentada em 100 mg/h, a cada 30 min, até um máximo de 400 mg/h.

- Pré-medicação: analgésico/antipirético e anti-histamínico deverão ser sempre administrados antes da infusão de rituximabe. Metilprednisolona 100 mg IV ou equivalente é recomendado 30 min antes de cada perfusão, pois diminui a incidência e a gravidade das reações infusionais.

Belimumabe

O belimumabe é um anticorpo monoclonal IgGI recombinante humano, direcionado especificamente contra o BLyS. Em pacientes com LES, o BLyS é superexpresso e está associado à atividade elevada de células B autorreativas, perpetuando o processo da doença autoimune. O medicamento age por meio da ligação ao BLyS humano, solúvel, com alta afinidade, que previne a ligação do BLyS a seus receptores de células B e neutraliza sua bioatividade. Uma vez que o BLyS é neutralizado, a expressão de genes antiapoptóticos é reduzida, e as células B autorreativas sofrem apoptose. Dessa forma, por meio da inibição do BLyS, o belimumabe ajuda a inibir a ativação e a sobrevivência de células B autorreativas e diminui a formação de autoanticorpos. Devido ao fato de os receptores de BLyS não serem expressos em todos os estágios de desenvolvimento de células B, a inibição específica de BLyS com o belimumabe reduz os subconjuntos de células B primárias de estágio inicial na periferia, sem afetar de uma forma significativa os compartimentos de estágio final, como células B de memória ou plasmócitos de vida longa. Isso ajuda a manter a imunidade.

Parâmetros farmacocinéticos em pacientes com LES que receberam belimumabe na dose padrão de 10 mg/kg: meia-vida de eliminação terminal média de 8,5 a 14,1 dias e meia-vida de distribuição terminal média de 19,4 dias.

Indicações reumatológicas

- LES: como terapia adjuvante em pacientes adultos com LES ativo, que apresentam alto grau de atividade de doença (p. ex.: anti-DNA positivo e complemento baixo) e que estejam fazendo uso de tratamento padrão para LES, incluindo uso de glicocorticoides, antimaláricos ou outros imunossupressores. Sua eficácia não foi avaliada em pacientes com nefrite lúpica ativa grave e em pacientes com atividade de sistema nervoso central.

Posologia e administração

- Dose: para LES, a dose recomendada é de 10 mg/kg, IV, nos dias 0, 14 e 28 e depois em intervalos de quatro semanas.
- Velocidade: a infusão de belimumabe deve ser feita durante o período de 1 h.
- Pré-medicação: um anti-histamínico oral, com ou sem antipirético, pode ser administrado antes da infusão de belimumabe.

Abatacepte

Abatacepte ou CTLA-4Ig, modulador seletivo da coestimulação da célula T, é uma proteína de fusão solúvel, recombinante, totalmente humanizada, constituída pelo domínio extracelular do antígeno CTLA-4 e pela porção constante modificada (Fc) de IgG1.

O abatacepte liga-se às moléculas coestimulatórias CD80 e CD86 presentes nas células apresentadoras de antígeno, bloqueando assim a interação dessas moléculas com o CD28 nas células T.

O bloqueio da ativação das células T por meio da interferência com a via de sinalização do CD28 compreende o mecanismo de ação principal do abatacepte. Estudos mais recentes, ainda controversos, apontam para sua interferência com outras células que também expressam as moléculas CD80/CD86, incluindo células T reguladoras (Treg), monócitos/macrófagos, osteoclastos e células B.

Indicações

- AR e AIJ (a partir dos 6 anos).
- APs.

Posologia e administração

Abatacepte é apresentado como pó liofilizado para solução IV 250 mg e solução injetável SC 125 mg/mL.

Administração intravenosa – uso adulto

O produto deve ser administrado em 30 minutos, três infusões com intervalo de duas semanas (semanas 0, 2 e 4) e a seguir a cada quatro semanas. A dose a ser administrada varia de acordo com o peso do paciente: < 60 kg – 500 mg; entre 60 e 100 kg – 750 mg; > 100 kg – 1.000 mg; cada frasco-ampola contém 250 mg do produto.

Administração intravenosa – uso pediátrico a partir dos 6 anos

Em pacientes com 6 a 17 anos que pesem menos de 75 kg, a dose recomendada é de 10 mg/kg de peso do paciente no momento da administração. Pacientes com mais de 75 kg devem seguir o esquema posológico dos adultos. A administração do produto segue as mesmas orientações e frequência de infusões dos pacientes adultos.

Administração subcutânea – uso adulto

O produto deve ser administrado uma vez por semana (injeção SC – 125 mg).

AGENTES ANTI-INTERLEUCINA-17

Secuquinumabe

O secuquinumabe é um anticorpo monoclonal IgG1 totalmente humanizado que se liga de maneira seletiva à citocina pró-inflamatória IL-17A, neutralizando-a e inibindo a interação com seu receptor, expresso em vários tipos celulares. Como resultado, há uma inibição da liberação de mediadores de dano tecidual, quimiocinas e citocinas pró-inflamatórias, reduzindo assim as ações mediadas pela IL-17A nas doenças inflamatórias e autoimunes.

Indicações reumatológicas

Artrite psoriásica

APs ativa em pacientes adultos, quando a resposta à terapia prévia com um ou mais fármacos modificadores do curso das doenças reumáticas for inadequada, podendo ser utilizado isoladamente ou em combinação com metotrexato.

Espondilite anquilosante/EpA axial com dano radiográfico

EpA axial radiográfica/EA ativa em pacientes adultos, que não tenham respondido adequadamente à terapia convencional. EpA axial não radiográfica em pacientes ativa com sinais objetivos de inflamação, como indicado por proteína C-reativa (PCR) elevada e/ou evidência na ressonância magnética em adultos que responderam de maneira inadequada a anti-inflamatórios não esteroidais (AINEs).

Artrite idiopática juvenil e artrite relacionada à entesite

Indicado para o tratamento de artrite relacionada à entesite ativa em pacientes acima de quatro anos de idade. Indicado para o tratamento da APs juvenil ativa em pacientes acima de dois anos de idade.

Posologia e administração

Artrite psoriásica

Administrar através de injeção SC em pacientes adultos. Esquema de aplicação: dose de 150 mg, nas semanas 0, 1, 2, 3 e 4, seguida por administração de manutenção mensal. Com base na resposta clínica, a dose pode ser aumentada para 300 mg. Pacientes com falha terapêutica a anti-TNF-α prévio ou com psoríase em placas associada moderada a grave: dose de 300 mg (duas injeções SC de 150 mg) nas semanas 0, 1, 2 e 3, seguida de administração de manutenção mensal com início na semana 4. Cada dose de 300 mg é administrada em uma injeção SC de 300 mg ou duas injeções SC de 150 mg.

Espondilite anquilosante

Administrar através de injeção SC em pacientes adultos. Esquema de aplicação: dose de 150 mg, nas semanas 0, 1, 2, 3 e 4, seguida por administração de manutenção mensal. Com base na resposta clínica, a dose pode ser aumentada para 300 mg. Cada dose de 300 mg é administrada em uma injeção SC de 300 mg ou duas injeções SC de 150 mg.

Espondiloartrite axial não radiográfica

Administrar através de injeção SC em pacientes adultos. Esquema de aplicação: dose de 150 mg nas semanas 0, 1, 2, 3 e 4, seguida por administração de manutenção mensal.

Artrite idiopática juvenil, artrite relacionada a entesite e artrite psoriásica juvenil

A dose recomendada é baseada no peso corporal. Para pacientes com peso < 50 kg, a dose é de 75 mg. Para pacientes com peso ≥ 50 kg, a dose é de 150 mg. Secuquinumabe é administrado por injeção SC nas semanas 0, 1, 2, 3 e 4, seguido por dosagem de manutenção mensal (a cada 4 semanas). Cada dose de 75 mg é administrada como uma injeção SC. Cada dose de 150 mg é administrada como uma injeção SC de 150 mg. Para todas as indicações descritas, os dados disponíveis sugerem que uma resposta clínica é usualmente atingida dentro de 16 semanas de tratamento. Alguns pacientes com resposta parcial inicial podem melhorar posteriormente com a continuação do tratamento para além das 16 semanas. A continuação do tratamento deve ser cuidadosamente considerada pelo médico, com base na resposta clínica do paciente.

Ixequizumabe

Ixequizumabe é um anticorpo monoclonal (mAb) humanizado de imunoglobulina G subclasse 4 (IgG4) com atividade neutralizante contra IL-17A. Ixequizumabe é produzido por tecnologia de DNA recombinante em linhagem celular mamífera recombinante e purificada com o uso de tecnologia padrão para bioprocessamento. Ixequizumabe é um anticorpo monoclonal IgG4 que se liga com alta afinidade e especificidade à interleucina 17A (IL-17A), uma citocina pró-inflamatória. Níveis elevados de IL-17A têm sido relacionados na patogênese de uma variedade de doenças autoimunes. A neutralização da IL-17A pelo ixequizumabe inibe essas ações. Ixequizumabe não se liga aos ligantes IL-17B, IL-17C, IL-17D, IL-17E ou IL-17F.

Indicações reumatológicas

Artrite psoriásica

Pacientes adultos com uma resposta insuficiente ou intolerantes ao tratamento com um ou mais MMCDs. Pode ser usado em monoterapia ou em associação com o metotrexato.

Espondiloartrite axial radiográfica/espondilite anquilosante

EpA ativa em pacientes adultos, que não tenham respondido adequadamente à terapia convencional.

Espondiloartrite axial não radiográfica

Pacientes adultos com EpA axial não radiográfica ativa com sinais objetivos de inflamação, que não tenham respondido adequadamente à terapia convencional.

Posologia e administração

Artrite psoriásica

Administrar através de injeção SC em pacientes adultos. A dose recomendada é de 160 mg por injeção SC (duas injeções de 80 mg) na semana 0, seguida de 80 mg a cada 4 semanas. Para pacientes com APs e psoríase em placas moderada a intensa coexistentes, utilizar o regime de dose para psoríase em placas. Pode ser administrado sozinho ou em combinação com uma MMCD convencional, por exemplo, metotrexato.

Espondiloartrite axial radiográfica/espondilite anquilosante

Administrar através de injeção SC em pacientes adultos. A dose recomendada é de 80 mg por injeção SC a cada quatro semanas. Para pacientes que tiverem uma resposta inadequada ou sejam intolerantes a pelo menos um inibidor do TNF, a dose de 160 mg (duas injeções de 80 mg) por injeção SC na semana 0, seguida por 80 mg a cada quatro semanas, pode ser considerada. MMCD convencionais como sulfassalazina, corticosteroides, AINEs e/ou analgésicos podem ser continuados durante o tratamento com ixequizumabe.

Espondiloartrite axial não radiográfica

Administrar através de injeção SC em pacientes adultos. A dose recomendada é de 80 mg por injeção SC a cada quatro semanas. MMCD convencionais, como sulfassalazina, corticosteroides, AINEs e/ou analgésicos podem ser usados durante o tratamento com ixequizumabe.

AGENTES BLOQUEADORES DE INTERLEUCINA-23

Ustequinumabe

É um anticorpo monoclonal IgG1 kappa completamente humano que se liga com especificidade à subunidade compartilhada proteica p40 das citocinas humanas IL-12 e IL-23. O ustequinumabe inibe a bioatividade da IL-12 e da IL-23 humanas, impedindo que a p40 se ligue ao receptor proteico IL-12R beta 1 expresso na superfície das células do sistema imunológico. Stelara® não se liga à IL-12 nem à IL-23 já ligadas aos receptores de superfície celular IL-12R beta1. Assim, não é provável que o ustequinumabe contribua para a citotoxicidade mediada por complemento ou por anticorpo das células, expressando receptores de IL-12 e/ou IL-23.

Indicações reumatológicas

Artrite psoriásica

Isolado ou em combinação com metotrexato, é indicado para o tratamento da APs ativa em pacientes adultos, quando a resposta ao tratamento com MMCDs foi inadequada.

Posologia e administração

Artrite psoriásica

Administrar SC em pacientes adultos. Esquema de aplicação: dose de 45 mg, nas semanas 0 e 4 e, depois, a cada 12 semanas. Alternativamente, a dose de 90 mg pode ser usada em pacientes com peso corpóreo maior que 100 kg.

Guselcumabe

O guselcumabe é um anticorpo monoclonal humano de IgG1λ que se liga de forma seletiva à proteína IL-23 com alta especificidade e afinidade. IL-23, uma citocina reguladora, afeta a diferenciação, expansão e sobrevida dos subgrupos de células T (p. ex., células Th17 e células Tc17) e subgrupos de células imunes inatas, que representam fontes de citocinas efetoras, incluindo IL-17A, IL-17F e IL-22 que causam doença inflamatória. Em humanos, o bloqueio seletivo de IL-23 demonstrou normalizar a produção destas citocinas. O guselcumabe exerce efeitos clínicos na psoríase em placa e APs por meio do bloqueio da via da citocina IL-23.

Indicações reumatológicas

Artrite psoriásica

Isolado ou em combinação com metotrexato, é indicado para o tratamento da APs ativa em pacientes adultos que tiveram uma resposta inadequada ou que foram intolerantes a uma terapia prévia com MMCDs.

Posologia e administração

Artrite psoriásica

Administrar SC em pacientes adultos. A dose recomendada é de 100 mg nas semanas 0 e 4 e, posteriormente, a cada 8 semanas. Para pacientes com alto risco de dano articular de acordo com o julgamento médico, a dose de 100 mg a cada quatro semanas pode ser considerada. Pode ser administrado sozinho ou em combinação com um MMCDs (p. ex., metotrexato). A descontinuação do tratamento deve ser considerada em doentes que não apresentem qualquer resposta após 24 semanas de tratamento.

Risanquizumabe

O risanquizumabe é um anticorpo monoclonal humanizado (imunoglobulina G1 – IgG1) bloqueador da IL-23. O risanquizumabe é um anticorpo monoclonal humanizado IgG1 que se liga seletivamente com alta afinidade à subunidade p19 da citocina humana IL-23 e inibe sua interação com o complexo do receptor da IL-23. Ao bloquear a ligação da IL-23 ao seu receptor, o risanquizumabe inibe a sinalização celular dependente de IL-23 e a liberação de citocinas pró-inflamatórias. O risanquizumabe não se liga à IL-12 humana, que compartilha a subunidade p40 com a IL-23.

Indicações reumatológicas

Artrite psoriásica

Isolado ou em combinação com metotrexato, é indicado para o tratamento da APs ativa em pacientes adultos que tiveram uma resposta inadequada ou que foram intolerantes a uma terapia prévia com MMCDs.

Posologia e administração

Artrite psoriásica

Administrar SC em pacientes adultos. A dose recomendada é de 150 mg (duas injeções de 75 mg) administradas por injeção SC nas semanas 0 e 4 e a cada 12 semanas, iniciando após a 2ª dose. Deve-se considerar a descontinuação do tratamento em pacientes que não apresentaram resposta após 16 semanas de tratamento. Alguns pacientes com psoríase em placas com resposta parcial inicial podem melhorar subsequentemente com a continuação do tratamento além de 16 semanas.

INIBIDOR DO RECEPTOR DA INTERLEUCINA-6 (TOCILIZUMABE)

A IL-6 é uma citocina pró-inflamatória multifuncional, com papel importante na persistência da inflamação na AR. É capaz de induzir a secreção de imunoglobulinas e de proteínas hepáticas de fase aguda, estimular a hematopoiese e direcionar a diferenciação terminal de linfócitos B em plasmócitos.

O tocilizumabe (TCZ) é um anticorpo monoclonal humanizado direcionado contra o receptor de IL-6 humana (anti-IL6R).

Indicações reumatológicas

- AR: apresentações SC e IV.
- AIJ (a partir dos 2 anos): apresentação IV apenas.
- Arterite de células gigantes: apresentação SC apenas.

A dose para AR (em combinação ou não com metotrexato e/ou outras MMCDs) é de 8 mg/kg, IV, a cada quatro semanas, em 1 h. Dose máxima de 800 mg por infusão. A dose pode ser reduzida para 4 mg/kg se houver anormalidades em enzimas hepáticas, contagem de neutrófilos ou plaquetas. Na apresentação SC, a dose é de 162 mg semanalmente.

Para AIJ poliarticular, a dose recomendada varia com o peso e deve ser feita a cada quatro semanas, por infusão IV com 1 h de duração: pacientes < 30 kg: 10 mg/kg; pacientes ≥ 30 kg: 8 mg/kg.

Para AIJ sistêmica deve ser aplicado a cada 2 semanas, durante 1 h: pacientes < 30 kg: 12 mg/kg; pacientes ≥ 30 kg: 8 mg/kg.

Para arterite de células gigantes a posologia é de 162 mg SC a cada 7 dias.

INIBIDORES DA INTERLEUCINA-1

A IL-1 desempenha papel central no processo inflamatório sistêmico. Isso pode ser comprovado na deficiência do antagonista do receptor da IL-1 (IL-1Ra), uma doença genética rara, na qual as células ficam expostas à atividade da IL-1 sem oposição de seu bloqueador. Como resultado, os recém-nascidos com essa deficiência desenvolvem intensa atividade inflamatória na forma de *rash* pustular, osteomielite estéril, periostite e reagentes de fase aguda elevados. O tratamento com a IL-1Ra recombinante rapidamente reverte a inflamação e previne o desfecho fatal.

Inibição da IL-1

Um grande espectro de doenças pode ser tratado tendo como alvo a IL-1. Desde doenças autoinflamatórias, neoplasias, doenças autoimunes e artropatia por cristais. Mais recentemente, a prevenção de eventos cardiovasculares isquêmicos foi demonstrada com a inibição da IL-1.

Diferentes formas de bloqueio da IL-1 podem ser utilizadas.

Anakinra

Anakinra é um antagonista do receptor da IL-1 recombinante humano que competitivamente inibe a IL-1α e a IL-1β de se ligar com o receptor IL-1R1. É aprovada pelas agências americana e europeia no tratamento da AR e na síndrome periódica associada à criopirina.

Canaquinumabe

O canaquinumabe é um anticorpo monoclonal humano que se liga especificamente à IL-1β. É utilizado no tratamento de síndromes autoinflamatórias e também demonstrou eficácia no tratamento da crise aguda de gota. É indicado para uso adulto e pediátrico acima de dois anos.

Indicações:

- Síndromes periódicas associadas à criopirina (CAPS): indicado em adultos e crianças com dois anos ou mais, incluindo: síndrome autoinflamatória familiar desencadeada pelo frio (FCAS)/urticária familiar ao frio (FCU); síndrome de Muckle-Wells (MWS); doença inflamatória multissistêmica de início neonatal (NOMID)/síndrome crônico-infantil-neurológica-cutaneoarticular (CINCA).
- Síndrome periódica associada ao receptor do fator de necrose tumoral (TRAPS): indicado para o tratamento de adultos e crianças com dois anos ou mais.
- Síndrome da hiperimunoglobulinemia D (HIDS)/deficiência da mevalonato quinase (MKD): indicado para o tratamento de adultos e crianças com dois anos ou mais.
- Febre familiar do Mediterrâneo (FMF): indicado para o tratamento de adultos e crianças com dois anos ou mais, nos quais a colchicina é contraindicada, não é tolerada, ou não apresenta uma resposta adequada, apesar da maior dose tolerável de colchicina. Pode ser administrado como monoterapia ou em combinação com colchicina.
- Doença de Still: indicado para o tratamento da doença de Still ativa, incluindo a doença de Still do adulto (DSA) e a AIJ sistêmica em pacientes com dois anos ou mais, que não tenham respondido adequadamente à terapia anterior com AINEs e corticosteroides sistêmicos. Pode ser usado como monoterapia ou em combinação com metotrexato.

Rilonacepte

O rilonacepte é uma proteína de fusão consistindo da fração Fc de uma IgG1 humana e a porção extracelular do receptor da IL-1. Essa proteína irá se ligar e neutralizar a IL-1β e, em menor grau, a IL-1α.

Rilonacepte e anakinra não são aprovados pela ANVISA para uso no Brasil.

SEGURANÇA

Todas as doenças nas quais a IL-1 tem um papel patofisiológico fundamental caracterizam-se por serem doenças com manifestações inflamatórias locais ou sistêmicas intensas, frequentemente com febre e altos níveis de reagentes de fase aguda.

O antagonista da IL-1 com maior tempo de uso e experiência é o anakinra. Seu perfil de segurança é semelhante ao de todos os agentes biológicos. Está associado a um maior risco de infecções, inclusive infecções graves. No entanto, o risco de TB não parece estar aumentado com o anakinra.

Canaquinumabe está associado ao aumento de infecções graves. Não há evidência de aumento de risco para TB até o momento, no entanto o rastreamento e a vigilância estão indicados da mesma maneira que para os demais imunobiológicos. Deve ser monitorizada a contagem de série branca e transaminases durante o curso do tratamento. Síndrome de ativação macrofágica foi descrita durante o uso de canaquinumabe, devendo-se manter vigilância quanto ao desenvolvimento de sinais e sintomas sugestivos.

REFERÊNCIAS BIBLIOGRÁFICAS

1. Bass AR, Chakravarty E, Akl EA, Bingham CO, Calabrese L, Cappelli LC, et al. 2022 American College of Rheumatology guideline for vaccinations in patients with rheumatic and musculoskeletal diseases. Arthritis Care Res. 2023;75:449-64.
2. Bonelli M, Scheinecker C. How does abatacept really work in rheumatoid arthritis? Curr Opin Rheumatol. 2018;30:295-300.
3. Bonfiglioli KR, da Mota LMH, de Medeiros Ribeiro AC, Kakehasi AM, Laurindo IMM, Giorgi RDN, et al. Recommendations of the Brazilian Society of Rheumatology for the use of JAK inhibitors in the management of rheumatoid arthritis. Adv Rheumatol. 2021;61(1):70.
4. Braun J, Baraliakos X, Deodhar A, Baeten D, Sieper J, Emery P, et al. MEASURE 1 study group. Effect of secukinumab on clinical and radiographic outcomes in ankylosing spondylitis: 2-year results from the randomised phase III MEASURE 1 study. Ann Rheum Dis. 2017;76:1070-7.

5. Brenol CV, da Mota LM, Cruz BA, Pileggi GS, Pereira IA, Rezende LS, et al. 2012 Brazilian Society of Rheumatology Consensus on vaccination of patients with rheumatoid arthritis. Rev Bras Reumatol. 2013;53:4-23.
6. Buch MH, Smolen JS, Betteridge N, Breedveld FC, Burmester G, Dörner T, et al. Rituximab Consensus Expert Committee. Updated consensus statement on the use of rituximab in patients with rheumatoid arthritis. Ann Rheum Dis. 2011;70:909-20.
7. Deodhar A, Helliwell PS, Boehncke WH, Kollmeier AP, Hsia EC, Subramanian RA, et al.; DISCOVER-1 Study Group. Guselkumab in patients with active psoriatic arthritis who were biologic-naive or had previously received TNFα inhibitor treatment (DISCOVER-1): a double-blind, randomised, placebo-controlled phase 3 trial. Lancet. 2020;395(10230):1115-25.
8. Di Bisceglie AM, Lok AS, Martin P, Terrault N, Perrillo RP, Hoofnagle JH. Recent US Food and Drug Administration warnings on hepatitis B reactivation with immune-suppressing and anticancer drugs: just the tip of the iceberg? Hepatology. 2015;61:703-11.
9. Furie R, Petri M, Zamani O, Cervera R, Wallace DJ, Tegzová D, et al. A phase III, randomized, placebo-controlled study of belimumab, a monoclonal antibody that inhibits B lymphocyte stimulator, in patients with systemic lupus erythematosus. Arthritis Rheum. 2011;63:3918-30.
10. Kay J, Schoels MM, Dorner T, Emery P, Kien TK, Smolen JS, et al. Consensus-based recommendations for the use of biosimilars to treat rheumatological diseases. Ann Rheum Dis. 2018;77:165-74.
11. McInnes IB, Mease PJ, Kirkham B, Kavanaugh A, Ritchlin CT, Rahman P, et al. FUTURE 2 Study Group. Secukinumab, a human anti-interleukin-17A monoclonal antibody, in patients with psoriatic arthritis (FUTURE 2): a randomised, double-blind, placebo-controlled, phase 3 trial. Lancet. 2015;386:1137-46.
12. Mease PJ, van der Heijde D, Ritchlin CT, Okada M, Cuchacovich RS, Shuler CL, et al. Ixekizumab, an interleukin-17A specific monoclonal antibody, for the treatment of biologic-naive patients with active psoriatic arthritis: results from the 24-week randomised, double-blind, placebo-controlled and active (adalimumab)-controlled period of the phase III trial SPIRIT-P1. Ann Rheum Dis. 2017;76:79-87.
13. Ministério da Saúde. Protocolo de vigilância da infecção latente pelo Mycobacterium tuberculosis no Brasil – 2022. Disponível em: https://www.gov.br/aids/pt-br/centrais-de-conteudo/publicacoes/2022/af_protocolo_vigilancia_iltb_2ed_9jun22_ok_web.pdf/view.
14. Mistry A, Savic S, van der Hilst JCH. Interleukin-1 blockade: An update on emerging indications. BioDrugs. 2017;31:207-21.
15. Mota LMHD, Kakehasi AM, Gomides APM, Duarte ALBP, Cruz BA, Brenol CV, et al. 2017 recommendations of the Brazilian Society of Rheumatology for the pharmacological treatment of rheumatoid arthritis. Adv Rheumatol. 2018;58:2.
16. Östör A, Van den Bosch F, Papp K, Asnal C, Blanco R, Aelion J, et al. Efficacy and safety of risankizumab for active psoriatic arthritis: 24-week results from the randomised, double-blind, phase 3 KEEPsAKE 2 trial. Ann Rheum Dis. 2022;81(3):351-8.
17. Ramiro S, Sepriano A, Chatzidionysiou K, Nam JL, Smolen JS, van der Heijde D, et al. Safety of synthetic and biological DMARDs: a systematic literature review informing the 2016 update of the EULAR recommendations for management of rheumatoid arthritis. Ann Rheum Dis. 2017;76:1101-36.
18. Resende GG, Meirelles ES, Marques CDL, Chiereghin A, Lyrio AM, Ximenes AC, et al. The Brazilian Society of Rheumatology guidelines for axial spondyloarthritis – 2019. Adv Rheumatol. 2020;60:19.
19. Ritchlin C, Rahman P, Kavanaugh A, McInnes IB, Puig L, Li S, et al. PSUMMIT 2 Study Group. Efficacy and safety of the anti-IL-12/23 p40 monoclonal antibody, ustekinumab, in patients with active psoriatic arthritis despite conventional non-biological and biological anti-tumour necrosis factor therapy: 6-month and 1-year results of the phase 3, multicentre, double-blind, placebo-controlled, randomised PSUMMIT 2 trial. Ann Rheum Dis. 2014;73:990-9.
20. Sarzi-Puttini P, Ceribelli A, Marotto D, Batticciotto A, Atzeni F. Systemic rheumatic diseases: From biological agents to small molecules. Autoimmun Rev. 2019;18:583.
21. Smolen JS, Landewé R, Bijlsma J, Burmester GR, Dougados M, Kerschbaumer A, et al. EULAR recommendations for the management of rheumatoid arthritis with synthetic and biological disease-modifying antirheumatic drugs: 2016 update. Ann Rheum Dis. 2017;76:960-77.
22. Stone JH, Merkel PA, Spiera R, Seo P, Langford CA, Hoffman GS, et al. Rituximab versus cyclophosphamide for ANCA-associated vasculitis. N Engl J Med. 2010;363:221-32.
23. van der Heijde D, Cheng-Chung Wei J, Dougados M, Mease P, Deodhar A, Maksymowych WP, et al. Ixekizumab, an interleukin-17A antagonist in the treatment of ankylosing spondylitis or radiographic axial spondyloarthritis in patients previously untreated with biological disease-modifying anti-rheumatic drugs (COAST-V): 16 week results of a phase 3 randomised, doubleblind, active-controlled and placebo-controlled trial. Lancet. 2018;392:2441-51.
24. Yonekura CL, Oliveira RDR, Titton DC, Ranza R, Ranzolin A, Hayata AL, et al. Incidence of tuberculosis among patients with rheumatoid arthritis using TNF blockers in Brazil: data from the Brazilian Registry of Biological Therapies in Rheumatic Diseases (Registro Brasileiro de Monitoração de Terapias Biológicas – BiobadaBrasil). Rev Bras Reumatol. 2017;57:477-83.

144

Pequenas moléculas

Ana Cristina de Medeiros Ribeiro
Karina R. Bonfiglioli

INTRODUÇÃO

A evolução significativa na fisiopatogênese das doenças reumáticas autoimunes levou ao desenvolvimento de novos medicamentos modificadores do curso da doença (MMCD), principalmente MMCD biológicos (MMCDb) e, mais recentemente, MMCD sintéticos alvo-específicos (MMCDsae). Os MMCDsae são também conhecidos como pequenas moléculas, por terem baixo peso molecular e agirem na solução citoplasmática, interagindo com proteínas e moléculas intermediárias naturais. Diferente dos MMCDb, os MMCDsae são sais de uso oral, mas foram desenvolvidos para agir em alvos celulares específicos. A inibição das proteínas Janus Kinases (JAK), enzimas pivotais na sinalização intracelular, tornou-se um mecanismo adicional na farmacopeia reumatológica, com ação indireta sobre a resposta de muitas citocinas, e com indicação crescente em várias doenças.

Diferente dos MMCDb, os inibidores de JAK (iJAK) são pequenas moléculas, cerca de 400 a 500 vezes menores que as longas cadeias proteicas dos medicamentos biológicos. Isso lhes confere características importantes e estratégicas, dependendo do contexto clínico, como:

- Uso oral e sem interferência da alimentação, o que permite maior liberdade aos pacientes, sem necessidade de infusões ou injeções subcutâneas.
- Ausência de necessidade de cadeia de refrigeração, o que lhes confere facilidade de armazenamento e redução de custos.
- Não indução de reações imunológicas paradoxais.
- Meias-vidas curtas (3 a 14 horas), o que lhes confere vantagens em casos de necessidade de retirada ou interrupção rápida, como em ocorrências infecciosas, programação cirúrgica, vacinal ou gestacional, com rápido retorno de ação com o reinício do tratamento.

MECANISMO DE AÇÃO

Os iJAK agem sobre o sistema *signal transducers and activators of transcription* (JAK-STAT), que leva sinais da superfície das células para sua maquinaria celular interna. Os receptores de superfície de diferentes células, ao serem acionados por seus ligantes/citocinas, comunicam-se com as proteínas da família JAK, que constituem quatro proteínas tirosina-quinases não receptores: JAK1, JAK2, JAK3 e TYK2. Essas proteínas se ligam à porção intracelular dos receptores em dímeros geralmente diferentes (heterodímeros), que são ativados por fosforilação. A partir daí ativam genes-alvo, a maioria com natureza pró-inflamatória, e desencadeiam respostas intracelulares específicas de acordo com o tipo celular e de receptor/citocina envolvidos (Figura 1). A inibição do sistema JAK-STAT pelos iJAK altera a atividade de células T, células *natural killers* e células dendríticas, reduzindo a produção de imunoglobulinas (Ig) G, IgM,e IgA, proteína C-reativa (PCR), proteína quimioatraente de monócitos-1 (MCP-1), interleucina (IL)-17 e IL-22, podendo levar ao controle de atividade de doenças autoimunes sistêmicas e alérgicas, mas também diminui a capacidade de proteção antiviral, pela redução do interferon (INF), com aumento de casos de infecções virais, como herpes-zóster. A inibição da via da cadeia βc pode também inibir a hematopoese.

INDICAÇÕES REUMATOLÓGICAS, APRESENTAÇÃO E POSOLOGIA

Os representantes desse grupo atualmente aprovados para comercialização no Brasil incluem o baricitinibe, o tofacitinibe e o upadacitinibe, tendo um crescente rol de indicações (Tabela 1).

Especificamente no caso de artrite reumatoide, foi confirmada a eficácia em vários cenários clínicos: como primeira opção terapêutica (mesmo em pacientes virgens de medicação), em pacientes com falha a MMCDsc e a MMCDb. Os iJAK inovaram aos serem diretamente comparados a MMCDb, notadamente adalimumabe, em pacientes com artrite reumatoide, com superioridade dos iJAK em alguns desfechos, apontando a classe como uma opção viável como primeira opção em casos de falha a MMCDsc. Ainda no contexto da artrite reumatoide, os iJAK também têm eficácia comprovada mesmo em monoterapia, tornando-se uma terapia preferencial em caso de intolerância/efeitos colaterais contraindicando a associação com MMCDsc.

PERFIL DE COMPLICAÇÕES

Assim como outros MMCD, por sua ação imunossupressora, os iJAK apresentam questões de

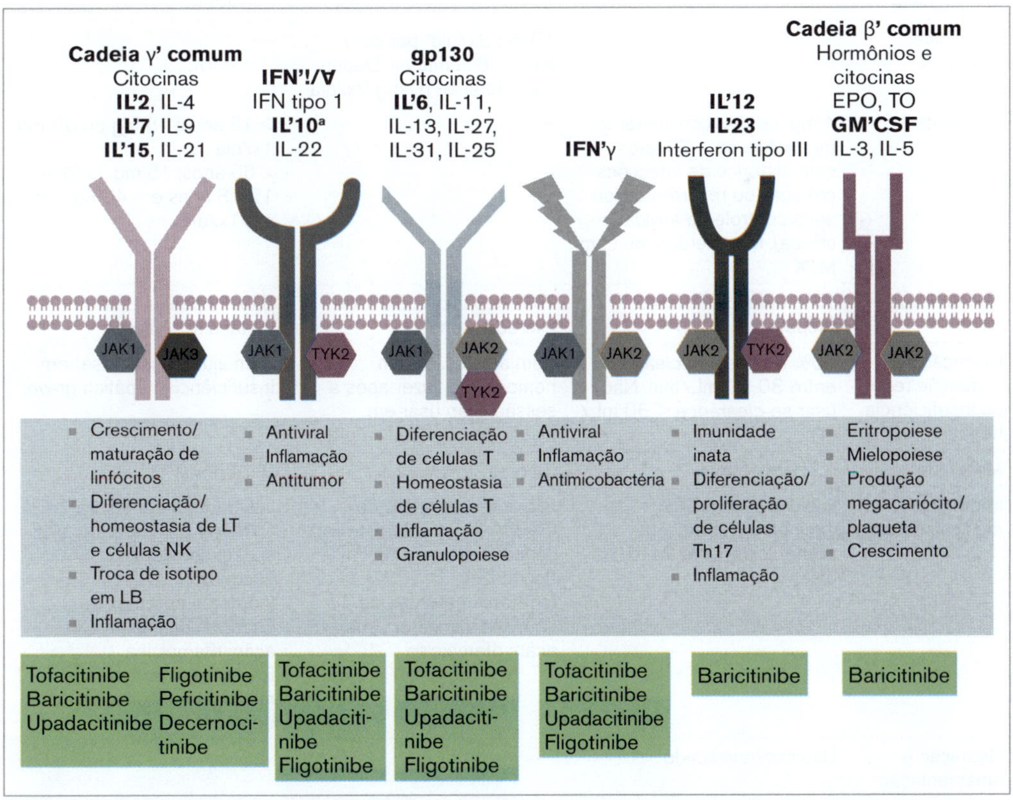

FIGURA 1 Relação das Janus Kinases (JAK) com receptores de superfície de citocinas e hormônios. A ativação dos receptores pelas citocinas desencadeia a atividade das JAKs, cuja via final é descrita no quadro cinza. As medicações que atuam mais seletivamente em determinadas JAKs estão descritas nos quadros verdes. Adaptada de Schwartz et al., 2046, e Choy et al., 2019.

TABELA 1 Apresentação, indicações e posologia os inibidores de JAK disponíveis no Brasil

	Baricitinibe	Citrato de tofacitinibe	Upadacinitinibe
Nome comercial	Olumiant®	Xeljanz®	Rinvoq®
Seletividade de inibição das JAK	JAK 1 e 2	JAK1, JAK2, JAK3 e, em um grau menor, TYK2	Seletivo e reversível da JAK1
Apresentação (comprimidos)	2 mg e 4 mg	5 mg e 10 mg	15 mg
Indicações/posologia			
Artrite reumatoide	4 mg 1x/dia* (considerar 2 mg 1x/dia se ≥ 75 anos, com histórico de infecções crônicas ou recorrentes, ou após controle da atividade clínica). Monoterapia ou com MTX	5 mg 2x/dia* em monoterapia ou com MTX ou outros MMCDsc	15 mg 1x/dia* em monoterapia ou com MTX ou outras MMCDsc
Artrite psoriásica	–	5 mg 2x/dia* com MMCDsc	15 mg 1x/dia. Monoterapia, com MTX ou outras MMCDsc
Espondilite anquilosante	–	–	15 mg 1x/dia
Retocolite ulcerativa	–	10 mg 2x/dia* por pelo menos 8 semanas. Depois considerar 5-10 mg 2x/dia	–
Dermatite atópica	4 mg 1x/dia (considerar 2 mg 1x/dia se ≥ 75 anos, com histórico de infecções crônicas ou recorrentes, ou após controle da atividade clínica). Monoterapia ou com MTX	–	> 18 anos: 15 mg ou 30 mg 1x/dia ≥ 65 anos: 15 mg 1x/dia 12-18 anos e ≥ 40 kg: 15 mg 1x/dia
Metabolismo	75% urina, 20% fezes (hepático < 10%)	70% hepático e 30% de excreção renal	52% hepático. Sem metabólitos ativos
Correção se disfunção renal ou insuficiência hepática	50% da dose se *clearance* entre 30-60 mL/min. Não usar se *clearance* < 30 mL/min	Sem ajustes. Se em hemodiálise, fazer após a sessão. Não usar em insuficiência hepática grave	Sem ajustes. Não usar em insuficiência hepática grave.
Meia-vida	12 horas e meia	3 horas	9-14 horas
Interações medicamentosas	Inibidores de OAT3 diminuem a liberação: probenicida. Usar 2 mg 1x/dia	Inibidores potentes de CYP3A4 aumentam o nível sérico: cetoconazol, fluconazol Indutores potentes de CYP3A4 diminuem sua ação: rifampicina	Inibidores potentes de CYP3A4 aumentam o nível sérico: cetoconazol, fluconazol Indutores potentes de CYP3A4 diminuem sua ação: rifampicina Rosuvastatina, sinvastatina, midazolam – sem alteração de dose
Gestação e amamentação	Uso contraindicado		

* Atualmente disponíveis no Sistema Único de Saúde (SUS) via Laudo de Solicitação, Avaliação e Autorização de Medicamento do Componente Especializado da Assistência Farmacêutica (LME).
CYP3A4: enzima citocromo P450 3A4; JAK: Janus Kinase(s); MMCDsc: medicamento(s) modificador(es) do curso da doença sintético(s) convencional(is); MTX: metotrexato; OAT3: transportador de ânion orgânico 3; TYK2: tirosina quinase 2.

TABELA 2 Perfil de risco a ser considerado em pacientes antes de iniciar o uso de iJAK

	Observações	Medidas a serem consideradas
Infecções gerais	Fatores de risco associados a maior risco infeccioso (compartilhados com outros biológicos) em AR: ▪ Idade ≥ 65 anos ▪ Tabagismo ativo ▪ Comorbidades: IRC, doença broncopulmonar, infecções prévias, obesidade, ICC, DM ▪ Fatores associados a doença mais grave: limitação física, atividade de doença, sexo feminino, presença de anti-CCP, AR extra-articular	▪ Triagem adequada ▪ Adesão ao programa de vacinação ▪ Redução da dose de corticoide com o controle da doença
Herpes-zóster	Risco aumentado em 2-3x em relação aos MMCDb nas artropatias inflamatórias e > 3x em relação a MMCDsc Fatores de risco associados: ▪ Idade ≥ 65 anos ▪ Herpes-zóster prévio ▪ Região asiática (em estudos internacionais) ▪ Sexo feminino ▪ Dose de prednisona ≥ 10 mg/dia	▪ Vacinação contra herpes-zóster se disponível ▪ Evitar em pacientes com histórico prévio de herpes-zóster ▪ Redução da dose de corticoide com o controle da doença
Eventos tromboembólicos	Risco aumentado de eventos tromboembólicos relacionados ao baricitinibe e ao tofacitinibe em estudos observacionais.	Evitar em pacientes com histórico prévio de eventos tromboembólicos e com alto risco tromboembólico
Eventos cardiovasculares e neoplásicos	Apesar de estudos pivotais e de registro não apontarem para um risco aumentado em relação aos anti-TNF ou outros MMCD, no estudo randomizado *Oral Surveillance*, encomendado pelo FDA, os critérios de não inferioridade pré-especificados para eventos cardiovasculares maiores e malignidades não foram atendidos para a comparação primária das doses combinadas de tofacitinibe aos inibidores do TNF. O FDA concluiu que há um risco aumentado de eventos cardiovasculares graves, neoplasias, eventos trombóticos venosos e morte, relacionados ao tofacitinibe em comparação aos anti-TNF.	▪ FDA: incluir na bula alerta para todos os iJAK, limitando seu uso para pacientes que não responderam ou apresentaram intolerância a dois anti-TNF ▪ EMA: atualização na bula do tofacitinibe. Avaliar cuidadosamente o perfil de risco-benefício individual de um paciente ao decidir prescrever ou continuar o tratamento com iJAK ▪ SBR: considerar com cuidado o uso de MMCDsae em populações de risco para eventos cardiovasculares maiores, tromboembólicos e neoplásicos, incluindo pacientes acima de 50 anos (e ainda mais acima de 65 anos), com fatores de risco tradicionais para doença cardiovascular, principalmente tabagistas atuais e passados

Anti-CCP: anticorpo anti-peptídeo C citrulinado; AR: artrite reumatoide; DM: *diabetes mellitus*; EMA: *European Medicines Agency*; FDA: *Food and Drug Administration*; ICC: insuficiência cardíaca congestiva; IRC: insuficiência renal crônica; MMCD: medicamento(s) modificador(es) do curso da doença; MMCDb: MMCD biológico(s); MMCDsae: MMCD sintético(s) alvo-específico(s); MMCDsc: MMCD sintético(s) convencional(is) ; SBR: Sociedade Brasileira de Reumatologia; TNF: fator de necrose tumoral.

segurança que precisam ser levadas em conta no momento da decisão terapêutica. Os perfis de complicações incluem sobretudo complicações infecciosas, risco tromboembólico, risco neoplásico e risco cardiovascular. Assim como antes de se iniciar MMCD, sobretudo os MMCDb, um *screening* infeccioso deve ser feito com atualização da carteira vacinal. A Tabela 2 resume as principais complicações associadas ao tratamento.

REFERÊNCIAS BIBLIOGRÁFICAS

1. Balanescu AR, Citera G, Pascual-Ramos V, Bhatt DL, Connell CA, Gold D, et al. Infections in patients with rheumatoid arthritis receiving tofacitinib versus tumour necrosis factor inhibitors: results from the open-label, randomised controlled ORAL Surveillance trial. Ann Rheum Dis. 2022;81(11):1491-503.
2. Bonfiglioli KR, da Mota LMH, de Medeiros Ribeiro AC, Kakehasi AM, Laurindo IMM, Giorgi RDN, et al. Recommendations of the Brazilian Society of Rheumatology for the use of JAK inhibitors in the management of rheumatoid arthritis. Adv Rheumatol. 2021;61(1):70.
3. Carneiro S, Palominos PE, Anti SMA, Assad RL, Gonçalves RSG, Chiereghin A, et al. Brazilian Society of Rheumatology 2020 guidelines for psoriatic arthritis. Adv Rheumatol. 2021;61(1):69.
4. Coates LC, Soriano ER, Corp N, Bertheussen H, Callis Duffin K, Campanholo CB, et al. GRAPPA Treatment Recommendations domain subcommittees. Group for Research and Assessment of Psoriasis and Psoriatic Arthritis (GRAPPA): updated treatment recommendations for psoriatic arthritis 2021. Nat Rev Rheumatol. 2022;18(8):465-79.
5. Danese S, Solitano V, Jairath V, Peyrin-Biroulet L. Risk minimization of JAK inhibitors in ulcerative colitis following regulatory guidance. Nat Rev Gastroenterol Hepatol. 2023;20(3):129-30.
6. Fraenkel L, Bathon JM, England BR, St Clair EW, Arayssi T, Carandang K, et al. 2021 American College of Rheumatology Guideline for the Treatment of Rheumatoid Arthritis. Arthritis Care Res (Hoboken). 2021;73(7):924-39.
7. Gouverneur A, Avouac J, Prati C, Cracowski JL, Schaeverbeke T, Pariente A, et al. JAK inhibitors and risk of major cardiovascular events or venous thromboembolism: a self-controlled case series study. Eur J Clin Pharmacol. 2022;78(12):1981-90.
8. Molander V, Bower H, Frisell T, Delcoigne B, Di Giuseppe D, Askling J; ARTIS Study Group. Venous thromboembolism with JAK inhibitors and other immune-modulatory drugs: a Swedish comparative safety study among patients with rheumatoid arthritis. Ann Rheum Dis. 2023;82(2):189-97.
9. Navarro-Compán V, Baraliakos X, Magrey M, Östör A, Saffore CD, Mittal M, et al. Effect of upadacitinib on disease activity, pain, fatigue, function, health-related quality of life and work productivity for biologic refractory ankylosing spondylitis. Rheumatol Ther. 2023:1-13.
10. Ramiro S, Nikiphorou E, Sepriano A, Ortolan A, Webers C, Baraliakos X, et al. ASAS-EULAR recommendations for the management of axial spondyloarthritis: 2022 update. Ann Rheum Dis. 2023;82(1):19-34.
11. Redeker I, Albrecht K, Kekow J, Burmester GR, Braun J, Schäfer M, et al. Risk of herpes zoster (shingles) in patients with rheumatoid arthritis under biologic, targeted synthetic and conventional synthetic DMARD treatment: data from the German RABBIT register. Ann Rheum Dis. 2022;81(1):41-7.
12. Salinas CA, Louder A, Polinski J, Zhang TC, Bower H, Phillips S, et al. Evaluation of VTE, MACE, and serious infections among patients with RA treated with baricitinib compared to TNFi: A multi-database study of patients in routine care using disease registries and claims databases. Rheumatol Ther. 2023;10(1):201-23.
13. Sandborn WJ, Su C, Sands BE, D'Haens GR, Vermeire S, Schreiber S, et al. OCTAVE Induction 1, OCTAVE Induction 2, and OCTAVE Sustain Investigators. Tofacitinib as induction and maintenance therapy for ulcerative colitis. N Engl J Med. 2017;376(18):1723-36.
14. Setyawan J, Azimi N, Strand V, Yarur A, Fridman M. Reporting of thromboembolic events with JAK inhibitors: Analysis of the FAERS database 2010-2019. Drug Saf. 2021;44(8):889-97.
15. Smolen JS, Landewé RBM, Bergstra SA, Kerschbaumer A, Sepriano A, Aletaha D, et al. EULAR recommendations for the management of rheumatoid arthritis with synthetic and biological disease-modifying antirheumatic drugs: 2022 update. Ann Rheum Dis. 2023;82(1):3-18.
16. Vallejo-Yagüe E, Weiler S, Micheroli R, Burden AM. Thromboembolic safety reporting of tofacitinib and baricitinib: an analysis of the WHO VigiBase. Drug Saf. 2020;43(9):881-91.
17. Ward MM, Deodhar A, Gensler LS, Dubreuil M, Yu D, Khan MA, at al. 2019 Update of the American College of Rheumatology/Spondylitis Association of America/Spondyloarthritis Research and Treatment Network recommendations for the treatment of ankylosing spondylitis and nonradiographic axial spondyloarthritis. Arthritis Care Res (Hoboken). 2019;71(10):1285-99.
18. Ytterberg SR, Bhatt DL, Mikuls TR, Koch GG, Fleischmann R, Rivas JL, et al. ORAL Surveillance Investigators. Cardiovascular and cancer risk with tofacitinib in rheumatoid arthritis. N Engl J Med. 2022;386(4):316-26.

145

Biossimilares em reumatologia

Henrique Helson Herter Dalmolin
Renan Rodrigues Neves Ribeiro do Nascimento
Júlio César Bertacini de Moraes

INTRODUÇÃO

Biossimilares são medicamentos biológicos que compartilham semelhanças com drogas biológicas já aprovadas (conhecidas como medicamentos originadores ou de referência). Dessa forma, sua estrutura molecular não é idêntica. Os medicamentos biológicos são compostos por moléculas complexas produzidas em células vivas, diferentemente dos medicamentos sintéticos de referência ou genéricos baseados em pequenas moléculas produzidas por processos químicos. Portanto, devido ao processo de fabricação distinto, os biossimilares não são considerados genéricos. Embora existam pequenas diferenças estruturais nas moléculas, essas diferenças não devem ter impacto funcional ou clinicamente significativo. De acordo com a definição da *Food and Drug Administration* (FDA), os biossimilares são altamente semelhantes ao produto de referência, com pequenas variações em componentes inativos, sem diferenças clinicamente significativas em termos de qualidade, segurança e eficácia.

Desde a sua aprovação e disponibilidade há cerca de uma década, os biossimilares têm se tornado mais amplamente acessíveis globalmente, à medida que diversos medicamentos biológicos perdem suas patentes e as agências reguladoras locais concedem autorizações. Os biossimilares abrangem uma ampla variedade de substâncias, como hormônios recombinantes, produtos sanguíneos, terapias baseadas em anticorpos monoclonais, vacinas recombinantes e produtos de terapia gênica e celular avançados. Portanto, esses agentes certamente desempenharão um papel cada vez mais relevante na prática clínica dos médicos.

Desde a sua primeira aprovação em 2013 pela *European Medicines Agency* (EMA), os biossimilares monoclonais, como o infliximabe (Remsima® e Inflectra®) e outros *monoclonal antibodies* (mAbs) de interesse para reumatologistas, têm sido aprovados e comercializados no Brasil. Devido à estrutura complexa e ao processo de fabricação demorado dos agentes biológicos, o custo e o acesso à população têm sido desafios significativos ao longo do tempo. Portanto, os biossimilares têm o objetivo de reduzir os custos desses produtos e tornar sua comercialização mais amplamente disponível.

Neste capítulo, discorreremos sobre os principais processos de produção desses produtos, bem como os aspectos jurídicos relacionados à sua disponibilidade em território nacional. Além disso, abordaremos questões de intercambialidade, destacando os desafios que se apresentam para os próximos anos.

PROCESSO DE PRODUÇÃO DOS BIOLÓGICOS

Os fabricantes de biossimilares não possuem acesso aos processos de fabricação dos produtos inovadores, pois esse conhecimento é restrito aos proprietários. Portanto, é impossível para os fabricantes de biossimilares replicarem de forma idêntica a proteína de referência. Como todos os agentes biológicos, o processo de fabricação é complexo, envolvendo moléculas grandes de substâncias ativas produzidas em linhagens celulares vivas cultivadas sob condições rigorosamente controladas. A fabricação biológica rotineira envolve a criação de uma linha celular contendo o gene que produz a proteína desejada em quantidade suficiente e com as modificações pós-traducionais desejadas. Existem três etapas críticas nesse processo: a) expansão celular e expressão proteica; b) isolamento e purificação das proteínas; e c) formulação e embalagem do medicamento para sua comercialização.

Os estágios de produção de um agente biológico envolvem a identificação e incorporação do gene da proteína desejada no material genético de uma célula hospedeira, que pode ser realizada por meio de um vetor, plasmídeo ou bacteriófago, um vírus que infecta apenas bactérias. Os plasmídeos são moléculas de DNA circulares de dupla fita, extracromossômicas, que têm a capacidade de se replicar independentemente do DNA cromossômico. Em seguida, as células são cultivadas para permitir a expansão do agente biológico, que é sintetizado e secretado. Posteriormente, o produto biofarmacêutico é separado do meio de cultura, passa por um processo de purificação e, por fim, é embalado para comercialização. Todo o processo é realizado sob rigoroso controle e regulamentação. A Figura 1 exemplifica esse processo de fabricação.

A qualidade dos atributos a serem comparados nos biossimilares abrange diversos aspectos, como a estrutura primária (ou seja, a sequência de aminoácidos e ligações dissulfeto), modificações pós-traducionais, como os locais de glicosilação e a estrutura do glicano, outras modificações (como oxidação, desamidação e

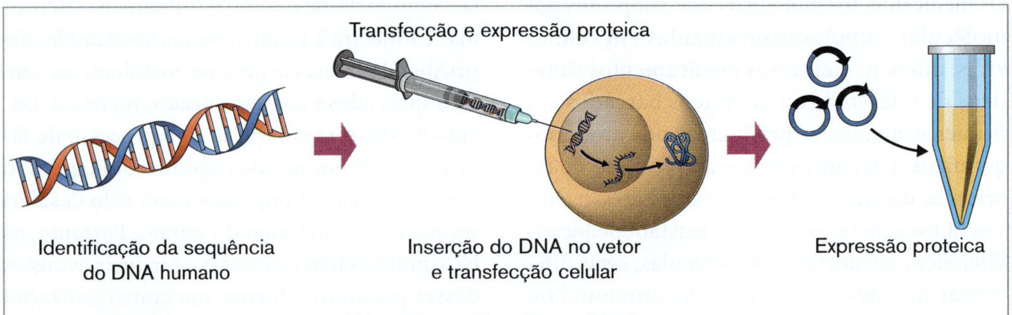

FIGURA 1 Processo típico de produção de biossimilares. O gene alvo é identificado, isolado e incorporado em um vetor (plasmídeo ou bacteriófago). Em seguida, o vetor é introduzido na célula hospedeira. A célula hospedeira é então cultivada em biorreatores, e o agente biológico resultante é separado e submetido a um processo de purificação para posterior análise e possível comercialização, após aprovação regulatória.
Adaptada de Mellstedt H, et al.

glicação), isômeros de carga e impurezas relacionadas ao produto (agregados, formas truncadas de proteínas e ligações dissulfeto incompatíveis). A atividade biológica dos anticorpos monoclonais depende do sítio de ligação ao antígeno, da avidez ao receptor FcγR, da ligação ao FcRn, da citotoxicidade dependente de anticorpo e da citotoxicidade dependente de complemento da molécula.

A aprovação de um biossimilar envolve diversas complexidades, como:

1. Apresentação de evidências de sua integridade e consistência do processo de fabricação.
2. Conformidade dos padrões de fabricação com os regulamentos de agências de saúde.
3. Demonstração da consistência do produto em relação ao produto inovador apropriado, por meio de ensaios relevantes e padronizados, que permitam a comparação entre múltiplos biossimilares do mesmo biológico, incluindo dados farmacocinéticos, farmacodinâmicos e estudos clínicos adequados.
4. Experiência prévia com produtos aprovados.

Esses aspectos complexos são de extrema importância durante o processo de aprovação de um biossimilar.

REGULAMENTAÇÃO SOBRE MEDICAÇÕES BIOSSIMILARES NO BRASIL

Os principais marcos jurídicos dos biossimilares no Brasil incluem a Lei de Propriedade Industrial (Lei n. 9.279/1996) e a Resolução da Diretoria Colegiada (RDC) n. 55/2010 da Agência Nacional de Vigilância Sanitária (ANVISA), responsável pela regulamentação de biossimilares no Brasil.

A Lei de Propriedade Industrial fornece proteção aos direitos de propriedade do titular da patente, fornecendo assim um marco legal para investimentos em pesquisa e desenvolvimento de medicamentos inovadores. A lei regulamenta o direito exclusivo de produzir, comercializar e utilizar a droga originadora por um período de 20 anos a partir da data de depósito do pedido da patente. Considerando que a chegada dos medicamentos imunobiológicos originadores no Brasil iniciou-se nos anos 1990, foi necessária a criação de normas regulamentadoras claras para a comercialização dos biossimilares, uma vez que as patentes expiraram e permitiram a chegada de outros fabricantes.

Em 2010, a RDC n. 55/2010 da ANVISA foi responsável por estabelecer os requisitos mínimos para o registro de produtos biológicos, visando garantir qualidade, segurança e eficácia desses medicamentos. Especificamente sobre os biossimilares, a resolução os nomeia como "produtos biológicos não novos por comparabilidade". Para a obtenção do registro de um biossimilar, a agência reforça a necessidade da inclusão de estudos de comparabilidade, além da necessária farmacovigilância com monitoramento e avaliação contínua de segurança após o registro.

A definição de "comparabilidade", segundo a ANVISA, "é a comparação científica, no que diz respeito a parâmetros não clínicos e clínicos em termos de qualidade, eficácia e segurança, de um produto biológico com um produto biológico comparador, com o objetivo de estabelecer que não existem diferenças detectáveis em termos de qualidade, eficácia e segurança entre os produtos". A resolução e a definição vêm ao encontro das recomendações da Organização Mundial da Saúde (OMS).

Os estudos obrigatórios para registro de um novo biossimilar no Brasil devem trazer informações sobre farmacocinética, farmacodinâmica (fase I) e seus estudos pivotais demonstrando segurança e eficácia clínica (fase III), não sendo necessários estudos de fase II (que demonstram evidências sobre melhor dose e forma de administração).

Além do processo de registro, conforme já citado, a ANVISA também enfatiza a importância da farmacovigilância contínua dos biossimilares após sua comercialização, sendo a avaliação contínua da segurança e eficácia desses medicamentos fundamental para garantir que não haja diferenças detectáveis entre o biossimilar e o medicamento biológico originador ao longo do tempo. A farmacovigilância permite a identificação precoce de quaisquer eventos adversos ou alterações na qualidade dos produtos, assegurando a confiabilidade e a segurança dos biossimilares no mercado.

Um ponto importante é que a ANVISA não adotou recomendações ou regras para a definição do nome do biossimilar, conforme ocorre em outros países. Com isso, tanto o biossimilar quanto o originador possuem a mesma denominação (p. ex.: infliximabe e rituximabe).

MEDICAMENTOS BIOSSIMILARES APROVADOS NO BRASIL

Até a data de edição deste capítulo (maio de 2023), estão disponíveis no Brasil biossimilares de infliximabe, etanercepte, rituximabe e adalimumabe.

A primeira aprovação ocorreu em maio de 2015 com o infliximabe biossimilar Remsima® (CT-P13), seguida por diversas aprovações nos anos seguintes. Hoje, de acordo com as autorizações de novos imunobiológicos por comparabilidade, são 23 biossimilares no mercado brasileiro, tendo sido o adalimumabe biossimilar Hulio® (FKB327) o último aprovado em agosto de 2022. Os demais biossimilares estão na Tabela 1.

DESAFIOS DOS BIOSSIMILARES NO BRASIL

Com o objetivo de reduzir os custos dos diversos sistemas de saúde, tanto público quanto privado, os biossimilares tornaram-se opções terapêuticas com custos menores. Entretanto, como falamos de moléculas diversas e dezenas de lançamentos em menos de uma década, é fundamental entender se há possibilidade de "trocas" entre essas medicações.

O termo "intercambialidade" significa a troca de um medicamento por outro equivalente (genérico ou biossimilar) onde se espera o mesmo resultado clínico. No mundo, diversos órgãos tentam regulamentar a intercambialidade. A EMA considera que a intercambialidade entre drogas é possível uma vez que o biossimilar tenha sido aprovado para comercialização dentro de suas regras, mas entende que a realização do "*switch* médico" (troca pelo prescritor) e a "substituição automática" (troca automática por outra medicação) devam ser regulamentadas pelos órgãos específicos de cada país da União Europeia de forma individual.

Já nos EUA, o FDA considera a "substituição automática", ou seja, a troca não médica possível, entretanto há necessidade de comprovação de que essa troca não trará danos ou perda de eficácia através de estudos científicos robustos, além de intensa vigilância pós-comercialização.

No Brasil, a ANVISA e a Gerência de Avaliação de Produtos Biológicos (GPBIO) entendem que a função dos órgãos regulatórios é de determinar a biossimilaridade e não de decidir sobre intercambialidade e substituições, entendendo que o médico é o responsável por essa função.

TABELA 1 Biossimilares aprovados no Brasil. ANVISA, 2023

Adalimumabe	Etanercepte	Infliximabe	Rituximabe
Amgevita®	Biomanguinhos®	Avsola®	Biomanguinhos®
Hadlima®	Brenzys®	Biomanguinhos®	Riabni®
Hyrimoz®	Erelzi®	Remsima®	Riximyo®
Idacio®	Nepexto®	Xilfya®	Ruxience®
Xilbrilada®		Renflexis®	Truxima®
Hadlima®			Vivaxxia®
Hulio®			

Disponível em: https://www.gov.br/anvisa/pt-br/assuntos/medicamentos/novos-medicamentos-e-indicacoes. Acesso em 23 de maio de 2023.

Além disso, a GPBIO também se posiciona e entende que não é adequada a realização de múltiplas trocas entre produtos biossimilares e originadores, pois o monitoramento se torna dificultado.

CONCLUSÃO

Ao longo dos últimos anos, foram acumuladas evidências robustas acerca da segurança, qualidade e eficácia dos biossimilares. Com sua rápida expansão no mercado, essas moléculas estão se tornando mais acessíveis em termos de disponibilidade e custo. Com cerca de 60% dos novos medicamentos sendo biológicos, há uma ampla lista de biossimilares elegíveis para o futuro, incluindo mais de 100 produtos biológicos cujas patentes expiraram e agora aguardam a candidatura de um biossimilar.

No entanto, persistem incertezas na literatura médica que precisam ser esclarecidas ao longo dos próximos anos. A escassez de dados científicos sobre a intercambialidade entre biossimilares-biossimilares, bem como entre biossimilares e o produto de referência, e a extrapolação dos dados científicos entre diferentes biossimilares do mesmo produto de referência, devido à heterogeneidade metodológica dos estudos, são temas que ainda demandam melhor entendimento.

Portanto, a substituição ou troca entre produtos inovadores e biossimilares deve ser considerada como uma alteração no manejo clínico. Devido à experiência ainda limitada, é possível que algumas diferenças clínicas potenciais não sejam evidentes mesmo após a aprovação. Assim, é imperativo fomentar programas de farmacovigilância rigorosos para capturar esses dados e estabelecer um banco de dados que registre o uso clínico de cada produto. A fim de garantir a precisão desses programas de farmacovigilância, é crucial repensar os modelos de dispensação de biológicos, buscando ampliar os serviços de terapia assistida em detrimento da dispensação direta aos pacientes ainda predominante no país. Nesse contexto, é fundamental garantir a visibilidade a pacientes e médicos assistentes de casos de substituição automática, permitindo que as agências reguladoras monitorem efetivamente quaisquer problemas de segurança e eficácia que possam surgir com o uso dos biossimilares. Vigilância pós-comercialização e pesquisas adicionais serão essenciais para fornecer dados sobre os riscos e benefícios dos biossimilares, fomentando assim o uso adequado desses medicamentos na área da reumatologia.

REFERÊNCIAS BIBLIOGRÁFICAS

1. Agência Nacional de Vigilância Sanitária (ANVISA). Nota de esclarecimento n. 003/2017/GPBIO/GGMED/ANVISA – Revisada. Brasília: ANVISA; 2017. Disponível em: https://www.gov.br/anvisa/pt-br/setorregulado/regularizacao/medicamentos/produtos-biologicos/documentos-orientativos-e-guias/nota-de-esclarecimento-003-de-2017-medicamentos-biologicos.pdf. Acesso em: 23 de maio de 2023.
2. Agência Nacional de Vigilância Sanitária (ANVISA). Resolução da Diretoria Colegiada – RDC n. 55, de 16 de dezembro de 2010. Estabelece os requisitos mínimos para o registro de produtos biológicos no Brasil. Brasília: Diário Oficial da União; 17 de dezembro de 2010. Disponível em: https://bvsms.saude.gov.br/bvs/saudelegis/anvisa/2010/anexo/anexo_res0055_16_12_2010.pdf. Acesso em: 23 de maio de 2023.
3. AL-Sabbagh A, Olech E, McClellan JE, Kirchhoff CF. Development of biosimilars. Semin Arthritis Rheum. 2016;45(5):S11-8.
4. Alten R, Cronstein BN. Clinical trial development for biosimilars. Semin Arthritis Rheum. 2015;44:S2-8.
5. Brasil. Lei n. 9.279, de 14 de maio de 1996. Regula direitos e obrigações relativos à propriedade industrial. Brasília: Diário Oficial da União; 15 de maio de 1996. Disponível em: https://www.planalto.gov.br/ccivil_03/leis/l9279.htm. Acesso em: 23 de maio de 2023.
6. De Mora F. Biosimilar: What it is not. Br J Clin Pharmacol. 2015;80(5):949-56.
7. European Medicines Agency (EMA). Statement on the scientific rationale supporting interchangeability of biosimilar medicines in the EU. 21 April 2023. Disponível em: https://www.ema.europa.eu/en/documents/public-statement/statement-scientific-rationale-supporting-interchangeability-biosimilar-medicines-eu_en.pdf. Acesso em: 23 de maio de 2023.
8. FDA – U.S. Food and Drug Administration. Interchageable biological products. Disponível em: https://www.fda.gov/media/151094/download. Acesso em 23 de maio de 2023.
9. Gherghescu I, Delgado-Charro MB. The biosimilar landscape: An overview of regulatory approvals by the EMA and FDA. Pharmaceutics. 2021;13(1):1-16.
10. Grampp G, Ramanan S. The diversity of biosimilar design and development: implications for policies and stakeholders. BioDrugs. 2015;29:365-72.

11. Ishii-Watabe A, Kuwabara T. Biosimilarity assessment of biosimilar therapeutic monoclonal antibodies. Drug Metab Pharmacokinet. 2019;34(1):64-70.
12. Mellstedt H, Niederwieser D, Ludwig H. The challenge of biosimilars. Ann Oncol. 2008;19:411-9.
13. Mysler E, Azevedo VF, Danese S, Alvarez D, Iikuni N, Ingram B, et al. Biosimilar-to-biosimilar switching: what is the rationale and current experience? Drugs. 2021;81:1859-79.
14. Niazi SK. The coming of age of biosimilars: a personal perspective. Biologics. 2022;2(2):107-27.
15. Sekhon B, Saluja V. Biosimilars: an overview. Biosimilars. 2011;1:111.
16. Wolff-Holz E, Tiitso K, Vleminckx C, Weise M. Evolution of the EU biosimilar framework: past and future. BioDrugs. 2019;33:621-34.

Seção 15

Ética e o reumatologista

146

Aspectos éticos em reumatologia

José Marques Filho
Henrique Josef
Rita de Cássia Corrêa Miguel

INTRODUÇÃO

O médico especialista em reumatologia lida frequentemente com questões éticas que vão desde os tradicionais conflitos do início da vida – reprodução medicamente assistida, aborto etc. – até aqueles relacionados ao final de vida – distanásia, ortotanásia e eutanásia –, passando por questões de autonomia dos pacientes, conflitos de interesses no relacionamento com a indústria farmacêutica, pesquisas em seres humanos, termos de consentimento livre e esclarecido na prática assistencial, aspectos éticos envolvendo a telemedicina e o uso das mídias sociais, entre muitos outros.

PRINCIPAIS CONFLITOS ÉTICOS NA PRÁTICA DIÁRIA DA MEDICINA

Entre diversos aspectos e conflitos éticos da prática da medicina e especialmente da reumatologia, escolhemos três que consideramos importantes para a atualidade: conflito de interesses na relação entre médicos e indústria farmacêutica, telemedicina e ética e mídias sociais.

Conflitos de interesses

Conflito de interesse, de acordo com Thompsom, "é um conjunto de condições em que o julgamento de um profissional a respeito de um interesse primário tende a ser influenciado indevidamente por um interesse secundário".

Os conflitos de interesses não se resumem a situações que envolvem somente aspectos econômicos, mas reportam-se àquelas em que aspectos financeiros e outros de interesse pessoal podem comprometer o julgamento ou a decisão de um profissional em suas atividades administrativas, gerenciais, de ensino, de pesquisa e outras. O problema se torna maior na existência de um conflito de interesse sem a sua clara declaração.

A parceria da classe médica com a indústria farmacêutica abrange, hoje, a quase totalidade de suas atividades: pesquisas básicas, ensaios clínicos e publicações científicas, além de educação médica continuada, prática assistencial e relacionamento com sociedades de especialidades e publicação de *guidelines*.

As normas éticas, publicadas pelo Conselho Federal de Medicina (CFM), e a legislação referente aos conflitos de interesses, publicada pela ANVISA, não abrangem a totalidade dos conflitos éticos atuais e precisam ser constantemente atualizadas.

Marques Filho defende a tese, em seu texto, de que "os limites que balizam o relacionamento do médico com a indústria farmacêutica são fundamentalmente éticos. Os únicos e exclusivos compromissos dos médicos são para com o seu paciente e a ciência".

Em uma publicação de 2020, Prasanas & Vikas chamam a atenção para a enorme quantidade de conflitos e problemas éticos nas crescentes publicações na área reumatológica, principalmente aqueles relacionados à declaração de conflitos de interesses no relacionamento do pesquisador com a indústria farmacêutica. Diante dessa realidade, afirmam ser essencial que princípios éticos façam parte da formação dos reumatologistas e sugerem que as sociedades de reumatologia forneçam recomendações sobre condutas éticas.

Mamada et al. avaliaram a prevalência e a magnitude de conflitos de interesse financeiro e não financeiro de autores de *guidelines* sobre artrite psoriásica e a qualidade e força das recomendações. Para tanto, cruzaram as informações dos autores com os pagamentos a eles efetuados pela indústria, tanto no Japão quanto nos Estados Unidos, utilizando dados do *US Payment Database* de 2016 a 2018. Os resultados demonstraram claramente a inadequação nas declarações de conflitos de interesses pelos autores e também que a maioria das recomendações foi baseada em qualidade de evidências baixa ou muito baixa.

Virginia et al. publicaram interessante artigo relacionado à competência ética de profissionais especializados em reumatologia. Utilizaram, como metodologia, o Exame Clínico Objetivo Estruturado (OSCE), padrão-ouro pedagógico para avaliação de egressos de cursos da especialidade. Concluíram que possuir competências éticas é mandatório para profissionais reumatologistas, havendo, assim, premente necessidade de incluir essas competências na grade curricular dos cursos de residência médica em reumatologia.

Para Kang, o impacto do relacionamento com a indústria no treinamento de jovens reumatologistas, com repercussão negativa na prática diária e nas pesquisas futuras, é um tema muito preocupante e deveria ser enfrentado de maneira mais intensa e pragmática pelos formadores desses jovens profissionais.

Em relação à participação da indústria na educação médica continuada, a situação atual é muito complexa: inúmeros textos de ética e bioética apresentam pesadas críticas à participação da indústria e chamam claramente a atenção para uma progressiva influência comercial na prática diária da reumatologia.

Uma interessante pesquisa feita por Domingues et al. em 2022 avaliou a opinião de médicos a respeito de uma proposta, na Espanha, para a aprovação de lei proibindo a participação da indústria na educação médica continuada (CME), que ficaria a cargo exclusivamente da administração pública. Para responder aos objetivos do estudo, as perguntas foram divididas em quatro categorias, a saber: questões relacionadas ao projeto de lei, questões para avaliar a percepção dos profissionais sobre conflitos de interesses, perguntas destinadas a identificar outras possibilidades de formação alternativas e, por fim, questões sobre a experiência do profissional em sua relação com a indústria farmacêutica. Foram obtidas 491 respostas, sendo que mais da metade dos entrevistados não concordou com a proposta de projeto de lei que pretendia proibir a indústria farmacêutica de financiar direta ou indiretamente a CME. Além disso, em geral, os pesquisados não identificaram conflitos de interesses em seus relacionamentos com a indústria. Diante desses resultados, os pesquisadores reforçaram a grande importância de educar os profissionais para que tenham conhecimento sobre conflitos de interesse e aprendam a gerenciá-los.

Em consonância com essas recomendações de Domingues et al., vale destacar que as entidades médicas e as sociedades de especialidades têm procurado atualizar as normas éticas no enfrentamento dessa grave situação de conflitos, particularmente na prática reumatológica diária.

O *American College of Rheumatology* (ACR) publicou o *Code of Ethics of the American College* of *Rheumatology* em 2017, dedicando grande espaço ao regramento ético, relativo aos conflitos de interesses. Foi criado, inclusive, um Comitê Especial, com normas próprias, visando a aperfeiçoar esse fundamental procedimento ético, com as respectivas penas, após condenação de algum membro do ACR.

A Sociedade Brasileira de Reumatologia (SBR), seguindo essa tendência, publicou o seu Código de Ética em 2019, o qual foi considerado um importante documento no enfrentamento de faltas éticas dos seus membros e um instrumento de combate aos conflitos de interesses em relação à parceria com a indústria farmacêutica, entre outros aspectos éticos.

TELEMEDICINA

Durante a pandemia de COVID-19, caracterizada como tal pela Organização Mundial da

Saúde em 11 de março de 2020, houve uma expansão da telemedicina em todo o mundo e não foi diferente no Brasil. Diante desse novo cenário, CFM publicou, em abril de 2022, a Resolução n. 2.314, definindo e regulamentando a telemedicina.

Segundo o CFM, a telemedicina é "o exercício da medicina mediado por tecnologias para fins de assistência, educação, pesquisa, prevenção de doenças e lesões e promoção de saúde". Compreende teleconsulta, teleinterconsulta, telediagnóstico, telecirurgia, telemonitoramento ou televigilância, teletriagem e teleconsultoria, podendo ser, a depender de cada modalidade, assíncrona ou síncrona.

Estudos sobre o papel e os benefícios da telemedicina na reumatologia ainda são escassos, apesar da expansão da prática, em especial durante a pandemia de COVID-19. Uma revisão sistemática publicada recentemente analisou publicações, a partir de 2015 até dezembro de 2022, sobre o uso de telemedicina para o diagnóstico e manejo de doenças reumáticas; foram encontrados 36 artigos, sendo a maioria observacional. Essa revisão sistemática concluiu que a telemedicina pode ser efetiva para o cuidado de pessoas com doenças reumáticas, mas a maioria dos estudos analisados apresentou limitações no desenho e risco de viés. Assim, os autores recomendaram a necessidade de novos estudos randomizados para que a telemedicina, para diagnóstico e manejo em reumatologia, seja mais bem avaliada.

Apesar da necessidade de mais estudos, sabe-se que a telemedicina, incluindo a teleconsulta, é uma realidade, em especial após a regulamentação pelo CFM. Assim, reforçamos a importância de seguir, rigorosamente, as normas da Resolução n. 2.314, a fim de garantir os preceitos éticos e o melhor cuidado aos pacientes. Dois aspectos importantes trazidos na Resolução merecem destaque: "A consulta presencial é o padrão-ouro de referência para as consultas médicas, sendo a telemedicina, um ato complementar" e "Nos atendimentos de doenças crônicas ou doenças que requeiram acompanhamento por longo tempo deve ser realizada consulta presencial, com o médico assistente do paciente, em intervalos não superiores a 180 dias".

MÍDIAS SOCIAIS

Mídia social é "toda ferramenta de comunicação digital que permite conectar e levar à interação entre as pessoas, em qualquer lugar do mundo", ou seja, sites, blogs, vlogs, Facebook, Instagram, Linkedin, TikTok, Twitter, WhatsApp, Telegram e YouTube, entre outros.

Muitos são os benefícios do uso das mídias sociais, seja para os profissionais da saúde, seja para os pacientes. Dentre eles, destacam-se a possibilidade de *networking*, de educação a distância e a facilidade de acesso a serviços e informações.

Faz-se, porém, necessário que o uso dessas mídias seja feito de forma ética. Um estudo publicado em 2021 avaliou a resposta de médicos à pergunta: "você considera quebra de sigilo médico compartilhar, de forma que seja impossível identificar o paciente, uma fotografia com uma alteração morfológica interessante, inerente a uma rara condição médica, por meio de mídias sociais ou aplicativos de mensagem instantânea?". Apenas 35,3% escolheram a resposta correta, a saber: "o compartilhamento da fotografia representa quebra de sigilo, não podendo ser compartilhada, nem mesmo com autorização expressa do paciente". Assim, a fim de evitar equívocos éticos relacionados ao uso das mídias sociais, o CFM e suas regionais estabelecem regras e algumas delas serão descritas a seguir, a fim de direcionar o leitor. Reforce-se, porém, que as Resoluções devem ser continuamente consultadas nos sites dos órgãos responsáveis, já que estão em constante atualização.

Com base nas Resoluções CFM n. 1.974/11, n. 2.126/15 e n. 2.133/15, o *Manual de Publicidade Médica* traz as seguintes orientações:

1. É vedada(o):

- "A publicação nas mídias sociais de autorretrato (*selfie*), imagens e/ou áudios que caracterizem sensacionalismo, autopromoção ou concorrência desleal."
- "Usar expressões tais como 'o melhor', 'o mais eficiente', 'o único capacitado', 'resultado garantido' ou outras com o mesmo sentido."

- "Sugerir diagnósticos ou tratamentos de forma genérica, sem realizar consulta clínica individualizada e com base em parâmetros da ética médica e profissional."

2. Sobre a escolha de uso de perfil pessoal ou profissional nas redes sociais:

- "A escolha da modalidade fica a critério do médico, mas é importante entender a função de cada uma, ou seja, o perfil pessoal está relacionado à vida privada, com interações entre pessoas próximas como familiares e amigos. Já o profissional serve de posicionamento como profissional da Medicina e, portanto, tem a função de dialogar com pacientes e a sociedade em geral." Deve-se divulgar o registro no Conselho Regional de Medicina e o Registro de Qualificação de Especialista (RQE), quando houver.

3. Em relação à prática de divulgação de "Antes × Depois":

- "É vedada a publicação de fotos de 'Antes × Depois' como publicidade médica nas redes sociais e em outros meios. E, mesmo que o paciente autorize, essa prática não pode ser feita, inclusive para mostrar métodos ou técnicas utilizadas no tratamento. Além disso, podem ser investigadas pelo Conselho Regional de Medicina (CRM) situações em que paciente ou terceiros publiquem "Antes × Depois" para promover determinado profissional da medicina."

4. Sobre o uso de WhatsApp, o Parecer CFM n. 14/2017 traz a seguinte orientação:

- "É permitido o uso de WhatsApp e plataformas similares para comunicação entre médicos e seus pacientes, bem como entre médicos e médicos, em caráter privativo, para enviar dados ou tirar dúvidas, bem como em grupos fechados de especialistas ou do corpo clínico de uma instituição ou cátedra, com a ressalva de que todas as informações passadas têm absoluto caráter confidencial e não podem extrapolar os limites do próprio grupo, tampouco podem circular em grupos recreativos, mesmo que compostos apenas por médicos."

CONCLUSÃO

Em meio a tantos avanços tecnológicos que, bem utilizados, podem trazer grandes benefícios tanto para médicos como para pacientes, reforçamos a importância da prática médica de forma ética, com a mensagem retirada do artigo de Danielle Chaet et al.: "Enquanto novas tecnologias e novos modelos de atendimento continuam surgindo, as responsabilidades éticas fundamentais dos médicos não mudam. A prática da medicina é inerentemente uma atividade moral, fundamentada em um pacto de confiança entre paciente e médico".

REFERÊNCIAS BIBLIOGRÁFICAS

1. American College of Rheumatology. Code of Ethics of American College of Rheumatology. 2017. Disponível em: https://rheumatology.org/api/asset/blt4fa378d-7f31306a9.
2. ANVISA. Resolução RDC 96, de 17 de dezembro de 2008. Dispõe sobre a propaganda, publicidade, informação e outras práticas cujo objetivo seja a divulgação ou promoção comercial de medicamentos.
3. Chaet D, Clearfield R, Sabin JE, Skimming K; Council on Ethical and Judicial Affairs American Medical Association. Ethical practice in Telehealth and Telemedicine. J Gen Intern Med. 2017;32(10):1136-40.
4. Christopoulos BD (coord.). A ética e os reumatologistas. São Paulo: ETCetera Editora de Livros e Revistas; 2004.
5. Conselho Federal de Medicina. Código de Processo Ético-Profissional – Resolução CFM N. 2.306/2022.
6. Conselho Federal de Medicina. Manual de publicidade médica do Conselho Federal de Medicina, CFM. Disponível em: http://www.portalmedico.org.br.
7. Conselho Federal de Medicina. Resolução CFM n. 2.314/2022. Define e regulamenta a telemedicina, como forma de serviços médicos mediados por tecnologias de comunicação.
8. Conselho Regional de Medicina do Estado de São Paulo. Guia das boas práticas nas redes sociais para médicos. São Paulo: Cremesp; 2022.
9. Dominguez-Alegria AR, Pinto-Pastor P, Herreros B, Real-de-Asúa D. Should the pharmaceutical industry be involved in continuing medical education? Rev Clin Esp. 2022;222:393-400.
10. Jackson LE, Edgil TA, Hill B, Owensby JK, Smith CH, et al. Telemedicine in rheumatology care: A systematic review. Semin Arthritis Rheum. 2022;56:152045.

11. Kang JS. Ethics and industry interations: impact on especialty training, clinical practice and research. Rheu Dis Clin North Am. 2020;46:119-33.
12. Lettieri GK, Tai AH, Hütter AR, Raszi ALT, Moura M, Cintra RB. Sigilo médico na era digital: análise da relação médico-paciente. Rev Bioét. 2021;29(4):814-24.
13. Mamada H, Murayama A, Kamamoto S, Kaneda Y, Yoshida M, Sugiura S, et al. Evaluation of financial and nonfinancial conflicts of interest and quality of evidence underlying psoriatic arthritis clinical practice guidelines: analysis of personal payments from pharmaceutical companies and authors' self-citation rate in Japan and the United States. Arthritis Care Res. 2023;75(6):1278-86.
14. Marques Filho J. A dimensão bioética dos conflitos de interesses na relação entre médico e indústria farmacêutica. Rev Bras Clin Med. 2010;8:148-53.
15. Marques Filho J (coord.). Rheuma & Ethos. Araçatuba: Editora Ekográfica; 2014.
16. Pascual-Ramos V, Contreras-Yáñez I, Arce Salinas CA, Saavedra Salinas MA, Del Mercado MVDM, López Zepeda J, et al. Evaluation of medical competencies in rheumatology: experience during national accreditation process. J Med Ethics. 2019;45:839-42.
17. Prasanna MD, Vikas A. Integrity of clinical research conduct, reporting, publishing and post-publication promotion in rheumatology. Clin Rheumatol. 2020;39(4):1049-60.
18. Sociedade Brasileira de Reumatologia. Code of Ethics of the Brazilian Society of Rheumatology. 2019. Disponível em: http://www.reumatologia.org.br/downloads/pdf/Code%20of%20Ethics%20SBR%20-%20AJE%20translation.pdf.

147

Tópicos trabalhistas e previdenciários relevantes para o reumatologista

Rafael Alves Cordeiro

INTRODUÇÃO

O Instituto Nacional do Seguro Social (INSS) foi criado em 1990 como autarquia federal. Atualmente, é vinculado ao Ministério do Trabalho e Previdência e funciona como uma organização pública prestadora de serviços previdenciários para a sociedade brasileira. Compete ao INSS, entre outras funções, operacionalizar o reconhecimento do direito, a manutenção e o pagamento dos benefícios previdenciários aos segurados do Regime Geral da Previdência Social (RGPS), que abrange mais de 50 milhões de segurados no Brasil.

Assim sendo, uma das atribuições do INSS é amparar o trabalhador que contribui com a Previdência Social quando ele estiver incapacitado para as suas atividades laborais habituais. As afecções do sistema osteomuscular e do tecido conjuntivo, grupo "M" do Código Internacional de Doenças (CID), respondem por grande parte dos pedidos de auxílio/aposentadoria por incapacidade. Nesse sentido, é importante que o médico reumatologista esteja familiarizado com conceitos trabalhistas e previdenciários básicos para, quando questionado, orientar adequadamente seus pacientes.

TIPOS DE BENEFÍCIOS DO INSS

Existem diversos tipos de benefícios previdenciários operacionalizados pelo INSS. Cada um deles apresenta critérios específicos para acesso. Seguem exemplos de benefícios do INSS:

- Aposentadoria programada (depende do tempo de contribuição e de idade mínima).
- Aposentadoria por idade para o trabalhador rural.
- Salário-maternidade.
- Salário-família.
- Pensão por morte (para dependentes do segurado).
- Auxílio-reclusão (para dependentes do segurado).
- Auxílio por incapacidade temporária.
- Aposentadoria por incapacidade permanente.
- Auxílio-acidente.
- Aposentadoria da pessoa com deficiência.
- Aposentadoria especial.

Os benefícios "auxílio por incapacidade temporária" e "aposentadoria por incapacidade permanente" possuem maior relação com as doenças reumáticas; portanto, serão abordados neste capítulo.

Auxílio por incapacidade temporária

O auxílio por incapacidade temporária será devido ao segurado que ficar incapacitado para o seu trabalho habitual por mais de quinze dias, uma vez cumprido, quando for o caso, o período de carência exigido. Portanto, quando a incapacidade ultrapassar esse período, o segurado deverá ser encaminhado ao INSS para avaliação médico-pericial. Durante os primeiros 15 dias consecutivos de afastamento da atividade por motivo de incapacidade temporária, compete à empresa pagar o salário ao segurado empregado (com base nos artigos 71 e 75 do Decreto n. 10.410/2020).

Aposentadoria por incapacidade permanente

A aposentadoria por incapacidade permanente será devida ao segurado que for considerado incapaz para o trabalho e insuscetível de reabilitação para o exercício de atividade que lhe garanta subsistência, uma vez cumprido, quando for o caso, o período de carência exigido. A concessão desse benefício depende da verificação da condição de incapacidade total e definitiva por exame médico-pericial a cargo da Perícia Médica Federal. Importante salientar que o segurado aposentado por incapacidade permanente poderá ser convocado a qualquer momento para novo exame médico-pericial com o objetivo de avaliar se as condições que ensejaram a aposentadoria permanecem (com base nos artigos 43, 44 e 46 do Decreto n. 10.410/2020).

ESPÉCIES DE BENEFÍCIOS POR INCAPACIDADE: PREVIDENCIÁRIO *VERSUS* ACIDENTÁRIO

As espécies previdenciárias do auxílio por incapacidade temporária e da aposentadoria por incapacidade permanente são destinadas aos segurados que se tornaram incapacitados de executar suas atividades laborais habituais por agravo à saúde não relacionado ao trabalho. Já as espécies acidentárias desses benefícios são concedidas ao segurado quando há o reconhecimento de nexo entre o trabalho e o agravo à saúde (acidente de trabalho ou doença relacionada ao trabalho).

O auxílio por incapacidade temporária em espécie acidentária confere ao segurado direitos adicionais como: ausência de período de carência para acessar o benefício, 12 meses de estabilidade no emprego após retornar ao trabalho e obrigatoriedade da empresa de depositar o Fundo de Garantia do Tempo de Serviço (FGTS) durante o período de afastamento do empregado.

Dessa forma, por exemplo, considerando que todos os critérios para concessão do auxílio por incapacidade temporária tenham sido atendidos, um trabalhador administrativo que fique incapacitado para o seu trabalho por conta de síndrome do manguito rotador receberá o benefício em espécie previdenciária. Já um trabalhador de linha de montagem que desenvolve a síndrome do manguito rotador (com contribuição de fatores de risco ergonômicos) receberá o benefício em espécie acidentária.

NOMENCLATURA DOS BENEFÍCIOS

Antes da Emenda Constitucional n. 103/2019, o "auxílio por incapacidade temporária" e a "aposentadoria por incapacidade permanente" eram denominados "auxílio-doença" e "aposentadoria por invalidez", respectivamente. A nomenclatura antiga "auxílio-doença" sugeria a falsa ideia de que bastava o indivíduo ter alguma doença para fazer jus ao benefício previdenciário. A nomenclatura atual "auxílio por incapacidade temporária" é mais condizente com a natureza desse benefício previdenciário, já que o objeto segurado é a capacidade laborativa para o trabalho habitual do indivíduo e não a simples presença de doença.

REQUISITOS PARA A CONCESSÃO DE BENEFÍCIOS POR INCAPACIDADE

A concessão dos benefícios por incapacidade é vinculada ao cumprimento de três critérios:

- Qualidade de segurado.
- Período de carência.
- Presença de incapacidade laborativa.

A qualidade de segurado é obtida através da filiação à Previdência Social, mediante contribuição. A filiação decorre automaticamente do exercício de atividade remunerada para os segurados obrigatórios e da inscrição formalizada com o pagamento da primeira contribuição para o segurado facultativo (Instrução Normativa n. 77/2015).

O período de carência é o tempo referente ao número mínimo de contribuições mensais necessárias para que o segurado faça jus ao benefício previdenciário. Para ter acesso ao auxílio por incapacidade temporária e à aposentadoria por incapacidade permanente, o período de carência exigido é correspondente a 12 contribuições mensais. Entretanto, existem situações em que o acesso a esses benefícios é isento de carência:

- Casos de acidente de qualquer natureza ou de doenças relacionadas ao trabalho.
- Casos em que o segurado, após filiar-se ao RGPS, apresenta incapacidade laborativa provocada por alguma das afecções que constam na lista de isenção de carência, elaborada com base em critérios de estigma, deformação, mutilação, deficiência ou outro fator que lhe confira especificidade e gravidade que mereçam tratamento particularizado. Essa lista que deve, teoricamente, ser atualizada a cada três anos está representada no Quadro 1.

A incapacidade laborativa é conceituada pelo *Manual Técnico de Perícia Médica Previdenciária* como a "impossibilidade de desempenho das funções específicas de uma atividade, função ou ocupação habitualmente exercida pelo segurado, em consequência de alterações morfopsicofisiológicas provocadas por doença ou acidente". Aqui é importante notar que presença de doença e incapacidade laborativa não são sinônimos, uma vez que nem toda doença gera incapacidade. Além disso, a perícia médica do INSS analisa a incapacidade sob a ótica das repercussões que a limitação funcional provocada por doença/acidente acarreta sobre o exercício de atividade laborativa habitual do indivíduo. Nesse sentido, uma mesma doença pode ser considerada incapacitante para o exercício de alguns trabalhos e não incapacitante para outros.

A emissão de parecer conclusivo quanto à incapacidade laboral para fins previdenciários é atribuição essencial e exclusiva dos cargos de perito médico federal e perito médico da Previdência Social (Lei n. 13.846/2019). Dessa forma, o médico assistente pode sugerir o tempo de afastamen-

QUADRO 1 Lista de doenças que excluem a exigência de cumprimento de carência para a concessão de auxílio por incapacidade temporária e aposentadoria por incapacidade permanente aos segurados do RGPS (Portaria Interministerial MTP/MS n. 22/2022)

- Tuberculose ativa
- Hanseníase
- Transtorno mental grave, desde que esteja cursando com alienação mental
- Neoplasia maligna
- Cegueira
- Paralisia irreversível e incapacitante
- Cardiopatia grave
- Doença de Parkinson
- **Espondilite anquilosante**
- Nefropatia grave
- **Estado avançado da doença de Paget (osteíte deformante)**[a]
- Síndrome da deficiência imunológica adquirida (AIDS)
- Contaminação por radiação, com base em conclusão da medicina especializada
- Hepatopatia grave
- Esclerose múltipla
- Acidente vascular encefálico (agudo)[b]
- Abdome agudo cirúrgico[b]

Lista sujeita a atualizações. Em negrito, condições reumáticas que, quando provocam incapacidade laborativa após filiação ao RGPS, são isentas de carência.

[a] Considera-se estado avançado da doença de Paget: lesões ósseas generalizadas, deformidades ósseas, osteoartrites secundárias, fraturas espontâneas, degeneração maligna, complicações neurológicas e sensoriais, complicações cardiovasculares. Também serão isentas de carência as formas monostóticas com deformidades acentuadas e dolorosas e aquelas que apresentarem dificuldade para marcha (coxopatia pagética). As formas localizadas, assintomáticas, detectadas em exames radiológicos de rotina, ou oligossintomáticas, não serão isentas de carência (*Manual de avaliação das doenças e afecções que excluem a exigência de carência.* Brasília, 2005).

[b] Condições enquadradas como isentas de carência quando apresentarem quadro clínico de evolução aguda e atenderem ao critério de gravidade: risco iminente de morte ou de perda da função de órgão ou sistema que requer cuidado de natureza clínica ou cirúrgica, podendo apresentar instabilidade das funções vitais e necessidade de substituição artificial de funções.

to laboral para repouso e recuperação de seu paciente (vide Resolução CFM n. 1.851/2008 a seguir), porém deve estar ciente que o perito médico poderá ter entendimento divergente e, neste caso, o parecer do médico do INSS prevalecerá.

Em relação aos atestados médicos solicitados pelo paciente ou seu representante legal para fins de perícia médica, o médico assistente deverá observar (Resolução CFM n. 1.851/2008):

- Diagnóstico.
- Resultados dos exames complementares.
- Conduta terapêutica.
- Prognóstico.
- Consequências à saúde do paciente.
- Provável tempo de repouso estimado necessário para a sua recuperação (complementará o parecer fundamentado do médico perito, a quem cabe legalmente a decisão do benefício previdenciário).
- Registrar os dados de maneira legível.
- Identificar-se como emissor, mediante assinatura e carimbo ou número de registro no Conselho Regional de Medicina.

MANUAIS DE PROCEDIMENTOS EM BENEFÍCIOS POR INCAPACIDADE

Os manuais de procedimentos em benefícios por incapacidade (em ortopedia e traumatologia, psiquiatria e clínica médica) servem como diretrizes de apoio para a decisão médico-pericial e podem auxiliar o perito médico do INSS em suas condutas. Veja no Quadro 2 exemplos de conduta médico-pericial para espondilite anquilosante que constam no *Manual de procedimentos em benefícios por incapacidade, Clínica Médica - parte I.*

CLASSIFICAÇÃO DA INCAPACIDADE LABORATIVA

Conforme já mencionado, a presença de doença não é sinônimo de incapacidade laborativa. A existência de incapacidade para a atividade laboral habitual deverá ser comprovada pelo segurado através da apresentação de documentos médicos. O perito médico do INSS, com base na análise dos documentos apresentados, nos conhecimentos sobre profissiografia e legislação e na realização do exame médico-pericial, avaliará se o segurado deve receber o benefício pleiteado. A incapacidade laborativa, se presente, será classificada quanto ao grau, à duração e à profissão (Quadro 3). Essa classificação auxiliará na determinação do benefício previdenciário a ser recebido. Por exemplo, a "invalidez" que permitirá o recebimento da aposentaria por incapacidade permanente (quando cumpridos os

QUADRO 2 Conduta médico-pericial em espondilite anquilosante

Ausência de incapacidade	▪ Sacroiliíte com boa resposta ao tratamento em indivíduos que exerçam atividades laborais leves
Data para cessação do benefício (auxílio por incapacidade temporária)	▪ Nos casos iniciais – sacroiliíte e/ou artrite periférica, sem limitação funcional de coluna e/ou quadril em indivíduos que exerçam atividades laborais que exijam esforço físico leve: 30 a 60 dias ▪ Sacroiliíte moderada/intensa + envolvimento de coluna e/ou quadril ± artrite periférica: 90 a 180 dias.
Reabilitação profissional	▪ Indivíduos que exerçam atividades laborais que exijam esforço moderado a intenso ▪ Indivíduos com envolvimento do quadril que exerçam atividades laborais que exijam carregamento de peso, deambulação constante ou postura em pé por longos períodos
Revisão do benefício em dois anos	▪ Previsão cirúrgica para correção de deformidades em coluna e quadril
Limite indefinido (aposentadoria por incapacidade permanente)	▪ Sacroiliíte intensa e anquilose da coluna vertebral ▪ Sequelas incapacitantes sem possibilidade de recuperação ou correção cirúrgica

Adaptado do *Manual de procedimentos em benefícios por incapacidade, Clínica Médica - parte I.* Brasília, 2010.

demais critérios de qualidade de segurado e período de carência) pode ser conceituada como a incapacidade laborativa total, permanente e multi/omniprofissional, insuscetível de reabilitação profissional.

REABILITAÇÃO PROFISSIONAL DO INSS

A reabilitação profissional é definida como a assistência educativa ou reeducativa e de adaptação ou readaptação profissional, que visa proporcionar os meios indicados para o reingresso no mercado de trabalho aos beneficiários incapacitados que possuam capacidade laborativa residual. O potencial laborativo residual do indivíduo é avaliado com base em diversos critérios, como: faixa etária, nível de escolaridade e potencial para aprendizagem, experiências profissionais, entre outros. O programa de reabilitação profissional do INSS auxilia o indivíduo na requalificação profissional com a aquisição de novas funções para serem exercidas no mercado de trabalho. Para isso, são utilizados recursos disponíveis na comunidade, como cursos de capacitação profissional e treinamentos. Além disso, quando indispensável para o processo de reabilitação profissional, são fornecidos recursos materiais como próteses, órteses e instrumentos de auxílio para locomoção, bem como seu reparo ou substituição.

O segurado devidamente reabilitado pelo INSS (após conclusão satisfatória do programa de reabilitação profissional) recebe o Certificado de Reabilitação Profissional e passa a ter prerrogativa legal para ocupar vagas de trabalho que são reservadas para pessoas com deficiência (PcD) nas empresas.

COTAS NAS EMPRESAS PARA PESSOAS COM DEFICIÊNCIA E REABILITADOS DO INSS

A Lei n. 8.213/91 estabeleceu, para empresas com cem ou mais empregados, cotas de 2% a 5% dos cargos a serem preenchidos por PcD ou reabilitados do INSS. Para ter direito às cotas, são utilizados critérios médico-legais para caracterizar o indivíduo como PcD. Existem diferentes categorias de deficiências em que o indivíduo pode ser enquadrado através de laudo médico caracterizador: deficiência física, auditiva, visual, intelectual/mental/psicossocial e múltipla. Para cada uma dessas categorias existem critérios de enquadramento, que extrapolam os objetivos deste capítulo (vide referências: orientações para fins de cumprimento da Lei n. 8.213/91). Contudo, vale salientar que o paciente reumático, dependendo do tipo e da gravidade das sequelas (caso existam), pode ser enquadrado como PcD para acessar as cotas de emprego. Seguem exemplos de situações passíveis de enquadramento:

- Paciente com lúpus eritematoso sistêmico e síndrome antifosfolípide que sofreu acidente vascular encefálico e tornou-se hemiparética.
- Paciente com artrite reumatoide ou artrite psoriásica com redução em grau máximo (acima de dois terços da amplitude normal) dos movimentos do primeiro e/ou do segundo quirodáctilo, desde que atingidas as articulações metacarpofalangeana e interfalangeana.

QUADRO 3 Classificação da incapacidade laborativa

Quanto ao grau	▪ Parcial: ainda permite o desempenho da atividade laboral habitual, embora com desempenho reduzido ▪ Total: não permite o desempenho da atividade laboral habitual
Quanto à duração	▪ Temporária: pode-se esperar a recuperação da capacidade para o trabalho dentro de um prazo previsível ▪ Permanente/Indefinida: insuscetível de recuperação dentro de um prazo previsível
Quanto à profissão	▪ Uniprofissional: incapacidade para apenas uma atividade profissional ▪ Multiprofissional: incapacidade para diversas atividades profissionais ▪ Omniprofissional: incapacidade para todas as atividades profissionais

Fonte: *Manual técnico de perícia médica previdenciária*. Brasília, 2018.

- Paciente com espondilite anquilosante com redução em grau máximo (acima de dois terços da amplitude normal) dos movimentos da coluna lombar e/ou da coluna cervical.
- Paciente com gota e osteoartrite secundária com redução em grau médio ou superior (acima de um terço da amplitude normal) dos movimentos da articulação do joelho e/ ou tibiotársica.
- Paciente com síndrome de Behçet com baixa acuidade visual devido a sequela de uveíte posterior e vasculite retiniana. Deve contemplar critério de cegueira ou baixa visão.
- Paciente com artrite idiopática juvenil com baixa acuidade visual devido a sequela visual de uveíte anterior crônica (ambliopia, glaucoma e ceratopatia em faixa). Deve contemplar critério de cegueira ou baixa visão.
- Paciente com granulomatose com poliangiíte ou policondrite recidivante com perda auditiva bilateral de 41 decibéis ou mais, aferida por audiograma, na média das frequências de 500 Hz, 1.000 Hz, 2.000 Hz e 3.000 Hz.

Em relação aos reabilitados pelo INSS, basta apresentar o Certificado de Reabilitação Profissional emitido pelo INSS para concorrer às vagas reservadas para as cotas.

REFERÊNCIAS BIBLIOGRÁFICAS

1. Brasil. Decreto n. 10.410, de 30 de junho de 2020. Brasília: Diário Oficial da União; 2020. Disponível em: http://www.planalto.gov.br/ccivil_03/_ato2019-2022/2020/decreto/d10410.htm.
2. Brasil. Emenda Constitucional n. 103, de 12 de novembro de 2019. Brasília: Diário Oficial da União; 2019. Disponível em: https://www.planalto.gov.br/ccivil_03/constituicao/emendas/emc/emc103.htm.
3. Brasil. Instituo Nacional do Seguro Social. Manual de avaliação das doenças e afecções que excluem a exigência de carência para concessão de auxílio-doença ou aposentadoria por invalidez. Brasília: INSS; 2005.
4. Brasil. Instituto Nacional do Seguro Social. Institucional. Disponível em: https://www.gov.br/inss/pt-br/acesso-a-informacao/institucional/institucional.
5. Brasil. Instituto Nacional do Seguro Social. Instrução Normativa n. 77, de 21 de janeiro de 2015. Brasília: Diário Oficial da União; 2015. Disponível em: https://www.in.gov.br/materia/-/asset_publisher/Kujrw0TZC2Mb/content/id/32120879/do1-2015-01-22-instrucao-normativa-n-77-de-21-de-janeiro-de-2015-32120750.
6. Brasil. Instituto Nacional do Seguro Social. Manual de procedimentos em benefícios por incapacidade, volume III. Diretrizes de apoio à decisão médico-pericial em Clínica Médica – parte I. Brasília: INSS; 2010.
7. Brasil. Instituto Nacional do Seguro Social. Manual técnico de perícia médica previdenciária. Brasília: INSS; 2018.
8. Brasil. Instituto Nacional do Seguro Social. Manual técnico de procedimentos da área de reabilitação profissional. Brasília: INSS; 2018.
9. Brasil. Lei n. 13.846, de 18 de junho de 2019. Brasília: Diário Oficial da União; 2019. Disponível em: https://www.planalto.gov.br/ccivil_03/_Ato2019-2022/2019/Lei/L13846.htm#art28.
10. Brasil. Lei n. 8.213, de 24 de julho de 1991. Brasília: Diário Oficial da União; 1991. Disponível em: https://www.planalto.gov.br/ccivil_03/leis/l8213cons.htm.
11. Brasil. Ministério da Economia, Subsecretaria de Inspeção do Trabalho. Caracterização das deficiências – Orientações para fins de cumprimento do art. 93 da Lei n. 8.213/91. Brasília: Ministério da Economia; 2021.
12. Brasil. Portaria Interministerial MTP/MS n. 22, de 31 de agosto de 2022. Brasília: Diário Oficial da União; 2022. Disponível em: https://in.gov.br/en/web/dou/-/portaria-interministerial-mtp/ms-n-22-de-31-de-agosto-de-2022-426206445.
13. Conselho Federal de Medicina. Resolução do Conselho Federal de Medicina n. 1.851, de 18 de agosto de 2008. Brasília: CFM; 2008. Disponível em: https://sistemas.cfm.org.br/normas/visualizar/resolucoes/BR/2008/1851.
14. Gianvecchio DM, Sá EC, Tsuchyia MJ, Cruz CRB. Previdência Social: benefícios previdenciários por incapacidade e sua aplicabilidade. In: Muñoz DR (eds.). Medicina do Trabalho. 1.ed. Rio de Janeiro: Editora Atheneu; 2022. p.85-90.
15. Rebelo P, Bortman D. Política de inclusão da pessoa com deficiência (PcD). In: Muñoz DR (ed.). Medicina do trabalho. 1.ed. Rio de Janeiro: Editora Atheneu; 2022. p.67-78.
16. Santos Junior EA, Cherem AJ. Estabelecimento de nexo causal entre adoecimento e trabalho: a perspectiva da perícia médica previdenciária. In: Mendes R (ed.). Patologia do trabalho. 3.ed. v.1. São Paulo: Editora Atheneu; 2013. p.249-92.

Índice remissivo

B

C

D

E

M

N

O

P

Q

R

S

T

U

V

W

X

Z